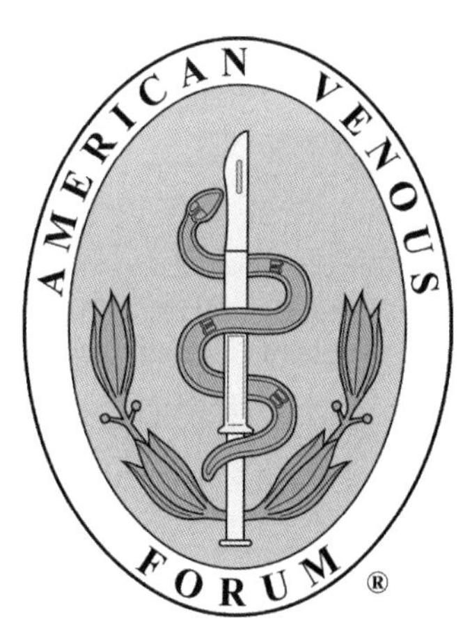

静脉及淋巴系统疾病手册

美国静脉论坛指南

Handbook of Venous and Lymphatic Disorders

Guidelines of the American Venous Forum

第 4 版

主　　编　Peter Gloviczki

副 主 编　Michael C. Dalsing　Bo Eklöf
　　　　　Fedor Lurie　Thomas W. Wakefield

主编助理　Monika L. Gloviczki

主　　译　王深明　陈　忠

副 主 译　符伟国　刘昌伟　张福先
　　　　　郭　伟　吴丹明

主译助理　王劲松

人民卫生出版社
·北　京·

图书在版编目（CIP）数据

静脉及淋巴系统疾病手册 /（美）彼得·格洛维茨基（Peter Gloviczki）主编；王深明，陈忠主译. —北京：人民卫生出版社，2021.1
ISBN 978-7-117-31161-8

Ⅰ. ①静… Ⅱ. ①彼…②王…③陈… Ⅲ. ①静脉疾病—诊疗—手册②淋巴疾病—诊疗—手册 Ⅳ. ①R543.6-62 ②R551.2-62

中国版本图书馆 CIP 数据核字（2021）第 009506 号

人卫智网	www.ipmph.com	医学教育、学术、考试、健康，购书智慧智能综合服务平台
人卫官网	www.pmph.com	人卫官方资讯发布平台

图字：01-2018-4108 号

静脉及淋巴系统疾病手册
Jingmai ji Linba Xitong Jibing Shouce

主　　译：王深明　陈　忠
出版发行：人民卫生出版社（中继线 010-59780011）
地　　址：北京市朝阳区潘家园南里 19 号
邮　　编：100021
E - mail：pmph @ pmph.com
购书热线：010-59787592　010-59787584　010-65264830
印　　刷：北京顶佳世纪印刷有限公司
经　　销：新华书店
开　　本：889 × 1194　1/16　　印张：42
字　　数：1714 千字
版　　次：2021 年 1 月第 1 版
印　　次：2021 年 3 月第 1 次印刷
标准书号：ISBN 978-7-117-31161-8
定　　价：380.00 元
打击盗版举报电话：010-59787491　E-mail：WQ @ pmph.com
质量问题联系电话：010-59787234　E-mail：zhiliang @ pmph.com

译者名单

译　　者（按姓氏笔画排序）

王劲松　王深明　戈小虎　叶志东　曲乐丰　刘　冰
刘　鹏　刘昌伟　闫　波　李　雷　李　震　李拥军
李晓强　肖占祥　吴丹明　何　菊　谷涌泉　辛世杰
张　岚　张小明　张福先　陆信武　陈　忠　金　星
金　辉　周为民　赵　珺　赵纪春　郝　斌　姜维良
郭　伟　郭曙光　黄建华　符伟国　章希炜　覃　晓
景在平　舒　畅　翟水亭　戴向晨

译者助理（按姓氏笔画排序）

马　珂　马玉奎　王　超　王折存　王诗颖　王斯文
牛　帅　厉祥涛　叶彦琛　朱　凡　朱文江　向宇威
刘　浩　刘　睿　刘　震　刘陈枢　许政曦　李　燕
李占军　李立强　杨　轶　杨耀国　吴小雨　吴洲鹏
邱佳聪　佟　铸　邹思力　邹卿云　汪　睿　沈　旭
张　佳　张　省　张　锐　张立魁　张克伟　苗天雨
苗雨晴　林　宇　胡　畅　胡恒睿　宦　玮　晏　燕
高喜翔　郭连瑞　郭建明　黄月亭　黄树杰　黄家麒
葛劲廷　董智慧　蒋玉洁　蒋庆君　舒　驰　熊　飞

编者名单

Deoranie N. Abdel-Naby MD
Resident in Surgery, The Brooklyn Hospital Center, Brooklyn, New York

Yazan Al-Ajam MD
Department of Plastic and Reconstructive Surgery, Royal Free Hospital, London, United Kingdom

Jose I. Almeida MD FACS RPVI RVT
Voluntary Professor of Surgery, University of Miami School of Medicine, Director, Miami Vein Center, Miami, Florida

Enrico Ascher MD
Professor of Surgery, Mount Sinai School of Medicine, Chief, Division of Vascular Surgery, NYU-Lutheran Medical Center, Brooklyn, New York

Michael T. Ayad MD
Department of Vascular and Endovascular Surgery, Southcoast Health System, Fall River, Massachusetts

Claire E. Bender MD
Professor of Radiology, Mayo Clinic College of Medicine, Department of Radiology, Mayo Clinic, Rochester, Minnesota

Haraldur Bjarnason MD
Professor of Radiology, Mayo Clinic College of Medicine, Division of Vascular and Interventional Radiology, Director, Gonda Vascular Center, Mayo Clinic, Rochester, Minnesota

Stuart Blackwood MD
Department of Surgery, Danbury Hospital, Western Connecticut Health Network, Connecticut

John Blebea MD MBA
Professor of Vascular Surgery, Department of Surgery, University of Oklahoma College of Medicine, Tulsa, Oklahoma

Thomas C. Bower MD
Professor of Surgery, Mayo Clinic College of Medicine, Chair, Division of Vascular and Endovascular Surgery, Gonda Vascular Center, Rochester, Minnesota

Andrew W. Bradbury BSc MB ChB (Hons) MBA MD FEBVS FRCSEd FRCSEng
Sampson Gamgee Professor of Vascular Surgery, University of Birmingham *and* Consultant Vascular Surgeon, Heart of England NHS Foundation Trust, Birmingham, United Kingdom

Ruth L. Bush MD JD MPH
Professor of Surgery, College of Medicine, Texas A&M Health Science Center, Bryan, Texas

Aurelia T. Calero MD
Assistant Professor of Surgery, Director, USF Comprehensive Vein Center, University of South Florida Morsani College of Medicine, Tampa, Florida

Joseph A. Caprini MD MS FACS RVT
Louis W. Biegler Chair of Surgery, Division of Vascular Surgery, NorthShore University HealthSystem, Evanston, Illinois *and* Clinical Professor of Surgery, The University of Chicago Pritzker School of Medicine, Chicago, Illinois

Patrick H. Carpentier MD
Professor of Vascular Medicine, Centre Hospitalier Universitaire Grenoble Alpes, Grenoble, France *and* Professor of Medicine, Grenoble University Medical School, Grenoble, France

Dawn M. Coleman MD FACS
Assistant Professor of Surgery, Department of Surgery, University of Michigan, Ann Arbor, Michigan

Philip D. Coleridge Smith DM FRCS
Consultant Vascular Surgeon, British Vein Institute, London, United Kingdom

Anthony J. Comerota MD FACS FACC
Director, Jobst Vascular Institute, The Toledo Hospital, Toledo, Ohio *and* Adjunct Professor of Surgery, University of Michigan, Ann Arbor, Michigan

Louise Corle MD
Vascular Resident, Department of Surgery, Knight Cardiovascular Institute, Oregon Health & Science University, Portland, Oregon

Michael C. Dalsing MD FACS
E. Dale and Susan E. Habegger Professor of Surgery and Chair, Division of Vascular Surgery, Indiana University School of Medicine, Indianapolis, Indiana

Katy Darvall MB ChB MD FRCS
Consultant Vascular and Endovascular Surgeon, North Devon Healthcare NHS Trust, United Kingdom

Alun H. Davies MD DM DSC FRCS FHEA FEBVS FACPH
Professor of Vascular Surgery & Honorary Consultant Surgeon, Head of Section of Vascular Surgery, Division of Surgery, Department of Surgery & Cancer, Faculty of Medicine, Imperial College School of Medicine, Level 4, Charing Cross Hospital, London, United Kingdom

Huw Davies BSc (Hons) MB BS MRCS
Research Fellow, Heart of England NHS Foundation Trust, Birmingham, United Kingdom

Steven M. Dean DO FACP RPVI
Professor of Clinical Internal Medicine, Division of Cardiovascular Medicine, Ohio State University Wexner Medical Center, Columbus, Ohio

Erin S. DeMartino MD
Pulmonary and Critical Care Fellow, Division of Pulmonology and Critical Care Medicine, Mayo Clinic, Rochester, Minnesota

Randall R. DeMartino MD MS
Assistant Professor of Surgery, Mayo Clinic College of Medicine, Consultant, Division of Vascular and Endovascular Surgery, Mayo Clinic, Rochester, Minnesota

Jose A. Diaz MD
Department of Surgery, University of Michigan, Ann Arbor, Michigan

Alan M. Dietzek MD RPVI FACS
Clinical Professor of Surgery, University of Vermont College of Medicine, Linda and Stephen R Cohen Chair in Vascular Surgery, Danbury Hospital–Western CT Health Network, Danbury, Connecticut

Christine M. Dubberke
Texas A&M Health Science Center, College of Medicine, Bryan, Texas

Audra A. Duncan MD
Professor of Surgery, Western University, Chief, Division of Vascular Surgery, LHSC Victoria Hospital, London, Ontario

Walter N. Duran MD
Vice Chair and Professor, Department of Pharmacology, Physiology and Surgery, University of Medicine and Dentistry of New Jersey, Newark, New Jersey

Bo Eklöf MD PhD
Clinical Professor, Emeritus, of Surgery, University of Hawaii *and* University of Lund, Helsingborg, Sweden

Steve Elias MD FACS FACPh
Director, Center for Vein Disease and Wound Healing Center, Englewood Hospital and Medical Center, Englewood, New Jersey

Young Erben MD
Assistant Professor of Surgery, Section of Vascular Surgery, Yale University, New Haven, Connecticut

Omar L. Esponda MD RPVI RPhS
NYU Langone Medical Center, Division of Vascular and Endovascular Surgery, New York, New York

Cindy L. Felty APRN C.N.P. M.S.N.
Assistant Professor of Medicine, Mayo Clinic College of Medicine, Mankato Campus, Mayo Clinic, Minnesota

Mark D. Fleming MD
Assistant Professor of Surgery, Mayo Clinic College of Medicine, Consultant, Division of Vascular and Endovascular Surgery, Mayo Clinic, Rochester, Minnesota

Jeremy L. Friese MD MBA
Founder and Chairman, Evidentia Health Inc., Minneapolis, Minnesota

Antonios P. Gasparis MD
Professor of Surgery, Division of Vascular and Endovascular Surgery, Department of Surgery, Stony Brook University Medical Center, Stony Brook, New York

David L. Gillespie MD RVT FACS
Affiliated Professor of Surgery Uniformed Services University, Chief, Department of Vascular and Endovascular Surgery, Southcoast Health System, Fall River, Massachusetts

James F. Glockner MD
Assistant Professor of Radiology, Mayo Clinic College of Medicine, Consultant, Department of Radiology, Mayo Clinic, Rochester, Minnesota

Monika L. Gloviczki MD PhD
Research Fellow, Emeritus, Department of Internal Medicine and the Gonda Vascular Center, Mayo Clinic, Rochester, Minnesota

Peter Gloviczki MD FACS
Joe M. and Ruth Roberts Professor of Surgery, Consultant and Chair, Emeritus, Division of Vascular and Endovascular Surgery, Director, Emeritus, Gonda Vascular Center, Mayo Clinic, Rochester, Minnesota

Michael Harlander-Locke MPH
Division of Vascular Surgery, University of California Los Angeles, Los Angeles, California

Linda Harris MD
Professor of Surgery, Chief, Division of Vascular Surgery, State University of New York, New York

John A. Heit MD
Professor of Laboratory Medicine and Pathology and Medicine, Emeritus, Mayo Clinic College of Medicine, Division of Cardiovascular Diseases, Mayo Clinic, Rochester, Minnesota

Peter K. Henke MD
Professor of Surgery, Division of Vascular Surgery, University of Michigan, Ann Arbor, Michigan

Anil Hingorani MD
NYU Lutheran Medical Center, Division of Vascular Surgery, Brooklyn, New York

Ying Huang MD PhD
Research Associate, Division of Vascular and Endovascular Surgery, Mayo Clinic, Rochester, Minnesota

Karl A. Illig MD
Professor of Surgery, Director, Division of Vascular Surgery, University of South Florida Morsani College of Medicine, Tampa, Florida

Benjamin Jacobs MD
Department of Surgery, University of Michigan, Ann Arbor, Michigan

Arjun Jayaraj MD
Vascular Surgeon, St. Dominic Hospital and the Rane Center, Jackson, Mississippi

Lowell S. Kabnick MD RPhS FACS FACPh
NYU Langone Medical Center, Division of Vascular and Endovascular Surgery, Director, NYU Vein Center, New York, New York

Manju Kalra MBBS
Professor of Surgery, Mayo Clinic College of Medicine, Consultant, Division of Vascular and Endovascular Surgery, Mayo Clinic, Rochester, Minnesota

Pamela S. Kim MD
Department of Surgery, Stony Brook University Medical Center, Stony Brook, New York

Robert L. Kistner MD
Clinical Professor of Surgery, John A. Burns School of Medicine, University of Hawaii, Hawaii

Angela A. Kokkosis MD
Assistant Professor of Surgery, Department of Surgery, Stony Brook University Medical Center, Stony Brook, New York

Venkataramu N. Krishnamurthy MD
Department of Radiology, University of Michigan, Ann Arbor, Michigan

Nicos Labropoulos BSc (Med) PhD DIC RVT
Professor of Surgery and Radiology, Stony Brook University Medical Center, Director, Vascular Laboratory, University Hospital, Stony Brook, New York

Brajesh K. Lal MD
Professor of Surgery, University of Maryland, Chief of Endovascular Surgery, University of Maryland Medical Center, Chief of Vascular Service, Baltimore Veteran Administration Medical Center, Baltimore, Maryland

Tristan R. A. Lane MD
Department of Surgery and Cancer, Imperial College London, London, United Kingdom

James Laredo MD PhD
Associate Professor of Surgery, Division of Vascular Surgery, Department of Surgery, George Washington University, Washington DC

Peter F. Lawrence MD
Professor and Chief, Division of Vascular Surgery, University of California Los Angeles, Los Angeles, California

Byung-Boong Lee MD
Clinical Professor of Surgery, Division of Vascular Surgery, Department of Surgery, George Washington University, Washington DC

Timothy K. Liem MD MBA FACS
Professor of Surgery, Knight Cardiovascular Institute, Oregon Health & Science University, Portland, Oregon

Elisabeth A. Lindgren MD
Department of Radiology, Mayo Clinic, Rochester, Minnesota

Joann Lohr MD FACS RVT
Lohr Surgical Specialists, LLC, President, Good Samaritan TriHealth Hospital Medical Staff, Cincinnati, Ohio

Marzia Lugli MD
Vascular Surgeon, Hesperia Hospital Deep Venous Surgery Center, Department of Cardiovascular Surgery, Hesperia Hospital, Modena, Italy

Fedor Lurie MD PhD
Adjunct Research Professor University of Michigan, Ann Arbor, Michigan *and* Associate Director, Jobst Vascular Institute, Toledo, Ohio

Edward G. Mackay MD
Vascular Surgeon, Palm Harbor, Florida

Oscar Maleti MD
Chief of Vascular Surgery, Director of Hesperia Hospital Deep Venous Surgery Center, Department of Cardiovascular Surgery, Hesperia Hospital, Modena, Italy *and* Director for Research Interuniversity Center, Math-Tech-Med, University of Ferrara, Ferrara, Italy

Rafael D. Malgor MD
Assistant Professor of Vascular Surgery, Department of Surgery, University of Oklahoma at Tulsa, Oklahoma

Jovan N. Markovic MD
Division of Vascular Surgery, Department of Surgery, Duke University Medical Center, Durham, North Carolina

William A. Marston MD
George Johnson Jr Distinguished Professor of Surgery, University of North Carolina School of Medicine, Chief, Division of Vascular Surgery, University of North Carolina Hospitals, Chapel Hill, North Carolina

Robert D. McBane II MD FACC
Professor of Medicine, Mayo Clinic College of Medicine, Chair, Division of Vascular Medicine, Department of Cardiology Mayo Clinic, Rochester, Minnesota

Robert B. McLafferty MD
Chief of Surgery, Veterans Affairs Health Care System, Professor of Surgery, Oregon Health & Science University, Portland, Oregon

Mark H. Meissner MD
Professor, Department of Surgery, University of Washington School of Medicine, Seattle, Washington

Bernardo C. Mendes MD
Vascular Surgery Resident, Mayo School of Graduate Medical Education, Division of Vascular and Endovascular Surgery, Mayo Clinic, Rochester, Minnesota

Anita T. Mohan MD
Resident, Division of Plastic Surgery, Mayo Clinic, Rochester, Minnesota

Gregory L. Moneta MD
Professor and Chief, Vascular Surgery, Department of Surgery, Knight Cardiovascular Institute, Oregon Health & Science University, Portland, Oregon

Nick Morrison MD
Morrison Vein Institute, Tempe, Arizona

Erin H. Murphy MD
Vascular Surgeon, St. Dominic Hospital and the Rane Center, Jackson, Mississippi

Peter Neglén MD PhD
Vascular Surgeon, SP Vascular Center, Limassol, Cyprus

Richard F. Neville MD
Associate Director, Heart and Vascular Institute, INOVA Health System, Director, Vascular Services, INOVA Health System, Fairfax, Virginia

Diane M. Nitzki-George Pharm D MBA
Clinical Pharmacist, Physicians Regional Medical Center, Naples, Florida *and* Assistant Clinical Professor, WPPD Program, College of Pharmacy, University of Florida, Florida

Andrea T. Obi MD
Section of Vascular Surgery, Department of Surgery, University of Michigan, Ann Arbor, Michigan

Gustavo S. Oderich MD
Professor of Surgery, Mayo Clinic College of Medicine, Consultant and Program Director, Division of Vascular and Endovascular Surgery, Mayo Clinic, Rochester, Minnesota

Thomas F. O'Donnell Jr. MD
Benjamin Andrews Distinguished Professor of Surgery (Emeritus), Tufts University School of Medicine, Boston, Massachusetts

Sarah Onida MD
Department of Surgery and Cancer, Imperial College London, London, United Kingdom

Frank T. Padberg Jr. MD FACS
Professor of Surgery, Division of Vascular Surgery, Rutgers, New Jersey Medical School, Newark, New Jersey

Felizitas Pannier MD
Private Practice, Associate Professor of Phlebology and Dermatology, Bonn, Germany *and* Department of Dermatology, University of Cologne, Cologne, Germany

Peter J. Pappas MD
Regional Medical Director, Center For Vein Restoration, Basking Ridge, New Jersey

Hugo Partsch MD
Professor Emeritus of Dermatology at University of Vienna, Austria

Marc A. Passman MD
Professor of Surgery, University of Alabama at Birmingham, Birmingham, Alabama

William H. Pearce MD
Professor of Surgery, Division of Vascular Surgery, Northwestern University, Chicago, Illinois

Patrick J. Peller MD
Department of Radiology, Mayo Clinic, Rochester, Minnesota

Thomas M. Proebstle MD PhD
Associate Professor Clinical Dermatology, College and University Medical Center Mainz, Germany *and* Director Private Clinic Proebstle, Mannheim, Germany

Eberhard Rabe MD
Professor, Department of Dermatology, University of Bonn, Germany

Joseph D. Raffetto MD
Associate Professor of Surgery, Harvard Medical School, Boston, Massachusetts *and* VA Boston Health Care System, West Roxbury, Massachusetts *and* Brigham and Women's Hospital, Boston, Massachusetts

Seshadri Raju MD
Vascular Surgeon, St. Dominic Hospital and the Rane Center, Jackson, Mississippi

John E. Rectenwald MD MS
Department of Surgery, Division of Vascular and Endovascular Surgery, University of Texas Southwestern Medical Center, Dallas, Texas

Arthur Delos Reyes MD
Vascular Fellow, Jobst Vascular Institute, Toledo, Ohio

Jeffrey M. Rhodes MD
Vascular Surgeon, Vascular Surgery Associates PC, Vein Care Center of Rochester, New York

Syed Ali Rizvi DO
NYU Lutheran Medical Center, Division of Vascular Surgery, Brooklyn, New York

Scott T. Robinson MD PhD
Department of Surgery, University of Michigan, Ann Arbor, Michigan

Heron E. Rodriguez MD
Associate Professor of Surgery and Radiology, Division of Vascular Surgery, Northwestern University, Chicago, Illinois

Thom W. Rooke MD MSVM FACC
Krehbiel Professor of Vascular Medicine, College of Medicine, Division of Vascular Medicine, Gonda Vascular Center, Mayo Clinic, Rochester, Minnesota

Connie Ryjewski APN
Department of Surgery, Advocate Lutheran General Hospital, Park Ridge, Illinois

Michel Saint-Cyr MD FRCS (C)
Wigley Professor of Plastic Surgery, Director, Division of Plastic Surgery, Scott & White Healthcare, Temple, Texas

Lewis B. Schwartz MD
Department of Surgery, Advocate Lutheran General Hospital, Park Ridge, Illinois

Cynthia K. Shortell MD
Professor and Chief, Division of Vascular Surgery, Chief of Staff, Department of Surgery, Duke University Medical Center, Durham, North Carolina

Anton N. Sidawy MD MPH
Professor of Surgery, George Washington University, Chair, Department of Surgery, George Washington University, Washington, District of Columbia

Anjan Talukdar MD
Vascular Surgeon, St Marys Hospital, Medison, Wisconsin

Ramesh K. Tripathi MD FRCS FRACS
Professor of Vascular Surgery, Narayana Institute of Cardiac Sciences, Bangalore, India

Michael A. Vasquez MD FACS RVT
The Venous Institute of Buffalo, Clinical Assistant Professor of Surgery, Department of Surgery, University at Buffalo, SUNY Buffalo, New York

Terri J. Vrtiska MD
Professor of Radiology, Mayo Clinic College of Medicine, Department of Radiology, Mayo Clinic, Rochester, Minnesota

Thomas W. Wakefield MD FACS
Stanley Professor of Vascular Surgery and Head, Section of Vascular Surgery, University of Michigan, Ann Arbor, Michigan

John V. White MD
Department of Surgery, Advocate Lutheran General Hospital, Park Ridge, Illinois

Waldemar E. Wysokinski MD
Professor of Medicine, Mayo Clinic College of Medicine, Division of Cardiovascular Diseases, Gonda Vascular Center, Mayo Clinic, Rochester, Minnesota

The Handbook is dedicated to the millions of health workers fighting COVID-19 across the globe to treat patients with pulmonary, cardiac and vascular complications.

谨以本书献给全球抗击 COVID-19 的数百万医务工作者，
用于治疗合并肺部、心脏和血管并发症的患者。

Peter Gloviczki
Michael C. Dalsing
Bo Eklöf
Fedor Lurie
Thomas W. Wakefield
Monika L. Gloviczki

Foreword to the Chinese Edition

It is a great honor and distinct privilege to witness the completion of the Chinese translation of the 4th Edition of the *Handbook of Venous and Lymphatic Disorders*. This book contains the latest information on diagnostic evaluation, medical, surgical and minimally invasive, endovascular treatment of venous and lymphatic disorders. With world-wide spread of the COVID-19 virus, infecting more than 51 million people and claiming the life of close to 1.3 million, mostly due to pulmonary, cardiac and vascular complications, effective prevention and low risk treatment of both acute and chronic venous diseases have become more important than ever. Providing guidelines for management, a consensus statement of experts of ten leading Chinese institutions recently concluded that nearly 20% of COVID-19 patients present with severe coagulation abnormalities and that venous thromboembolism (VTE) is a frequent cause of unexplained deaths. The Handbook discusses diagnostic evaluation and treatment of venous thromboembolism in detail and provides guidelines for management that is safe, minimally invasive, effective and durable.

Varicose veins, post-thrombotic syndrome, swollen legs and venous ulcers affect tens of millions of people world-wide. This book discusses both conventional and cutting-edge, modern managements, using percutaneous, minimally invasive techniques, including sclerotherapy, laser, radiofrequency, cyanoacrylate and mechano-chemical ablation techniques for the superficial and perforating veins and the use of stents to treat chronic iliofemoral and inferior vena cava obstructions. Keeping in mind the increasing need for guidelines that can be adopted across the globe, this textbook includes recommendations published previously by the American Venous Forum with updates from guidelines of other national and international vascular societies, if new evidence emerged. The Handbook presents 300 new guidelines dealing with acute and chronic venous disorders, vascular malformations, venous tumors, trauma, chronic lymphedema and chylous complications.

We are thankful to our North American and international experts who contributed to this volume. We are most grateful to Professor Shenming Wang, Chairman Dr. Zhong Chen and to Dr. Jinsong Wang for their commitment, efforts and friendship that made the translation and the publication of the Chinese Edition of the Handbook possible. We are sincerely indebted to the Chinese leaders of vascular surgery and phlebology, listed on the cover of the Handbook for their important contributions to bring this international project into fruition. We also thank the large number of Chinese physicians, who contributed to the translation of the book in a record time. Finally, we are grateful to our publisher, CRC Press, Taylor & Francis Group in England and to our Medical Editor Miranda Bromage, for their continuous support and to our Chinese publisher... for producing such a beautiful textbook.

On behalf of the American Venous Forum, we are proud to present this Handbook to all our Chinese colleagues as a milestone of collaboration of vascular disease specialists between our countries, for the benefit of patients with venous and lymphatic disorders world-wide.

Peter Gloviczki
Michael C. Dalsing
Bo Eklöf
Fedor Lurie
Thomas W. Wakefield
Monika L. Gloviczki
November 16, 2020

中文版序言

非常荣幸能见证《静脉及淋巴系统疾病手册》(第 4 版)中文版的完成。本手册包含了关于静脉和淋巴系统疾病的诊断评估、药物治疗、外科手术和微创、腔内治疗的最新信息。COVID-19 病毒正在全球范围内蔓延,已感染了 5 100 多万人,并且夺去了近 130 万人的生命,其中大部分是因为肺部、心脏和血管相关的并发症。如何有效地预防和低风险地治疗急、慢性静脉疾病,变得比以往任何时候都更为重要。最近中国十家顶级医疗机构的专家发表了共识声明,指出近 20% 的 COVID-19 患者存在严重的凝血异常,而静脉血栓栓塞症是导致不明原因死亡的常见病因,为治疗提供了指导。本手册详细探讨了静脉血栓栓塞的诊断性评估和治疗,并且为如何进行安全、微创、有效和持久的治疗提供了指引。

静脉曲张、血栓后综合征、腿肿和静脉溃疡影响了全世界数千万人。本手册讨论了传统、现代和前沿的治疗方式,使用经皮微创技术,包括硬化治疗、激光、射频、氰基丙烯酸酯和机械化学溶蚀技术来治疗浅表静脉和交通静脉疾病,以及使用支架来治疗慢性髂静脉和下腔静脉阻塞。考虑到对全球范围适用指南需求的增加,本手册包括了之前美国静脉论坛的指南和在新的证据基础上其他国家和国际血管学更新的指南。本手册展现了处理急、慢性静脉疾病、脉管畸形、静脉瘤、创伤、慢性淋巴水肿和乳糜并发症的 300 个新指南。

我们要感谢对本手册做出贡献的北美专家和国际专家。非常感谢王深明教授、陈忠教授和王劲松医生的工作、努力和友谊,让本手册中文版得以翻译和出版。衷心感谢在手册中文版封面上列出的中国血管外科和静脉外科的领导者,感谢他们为这个国际项目的成功做出的重要贡献。我们还要感谢众多的中国医生,他们在创纪录的时间里完成了这本手册的翻译。最后,我们要感谢出版商 CRC 出版社,英国 Taylor & Francis 集团,以及我们的医学编辑 Miranda Bromage 一如既往的支持,还要感谢中国的出版商制作出如此精美的一本书。

我们很荣幸地代表美国静脉论坛向所有的中国同事介绍这本手册,作为两国血管疾病专家合作的里程碑,为全世界的静脉和淋巴系统疾病患者造福。

Peter Gloviczki
Michael C. Dalsing
Bo Eklöf
Fedor Lurie
Thomas W. Wakefield
Monika L. Gloviczki
2020 年 11 月 16 日

原著序言

《静脉及淋巴系统疾病手册》(第 4 版)提供了处理静脉和淋巴管疾病临床棘手问题的最新评论和参考资料。这本最新版的著作分为 7 个部分,共 68 章,内容非常全面。例如,对特殊静脉问题下静脉损伤的处理。主编 Peter Gloviczki 是一位被广泛认可的处理血管领域问题的全球领导者,包括静脉和淋巴系统,同时由共同主编 Michael Dalsing,Bo Eklöf,Fedor Lurie,Thomas Wakefileld 和 Monika Gloviczki 提供协助,他们都在处理静脉和淋巴疾病方面建立了世界范围的可信度。经过多次修订,本手册在过去的 20 年里得到了美国静脉论坛的支持,并得到了包括血管外科学会在内的其他组织的支持。与第 1 版相比,第 4 版强调了治疗静脉和淋巴系统疾病的扩展和进步。主编们将第 4 版献给美国静脉论坛第一任主席 John J. Bergan 是最合适的。在近年来美国静脉论坛的诸多高产成员中,John J. Bergan 在处理淋巴系统和静脉疾病方面在世界公认范围内位居前列。我作为美国静脉论坛的第二任主席,毫无疑问与他密切合作并向其学习是一种荣幸。

1974 年在瑞士蒙特罗举办的欧美静脉疾病研讨会第一次会议揭示了欧洲和拉丁美洲的外科医生和医生在治疗静脉和淋巴疾病方面的统治地位。当然,还有一些美国人,包括 Geza de Takats,John Homan,Robert Linton 和 Karl Lofgren,他们对 20 世纪早期的静脉疾病感兴趣,然而这些人是例外。随后,1978 年在瑞士苏黎世举办的欧美静脉疾病研讨会第二次会议和 1981 年在墨西哥阿卡普尔科举办的第三次会议激发了北美的内科医生和外科医生的兴趣,引发了 1987 年在马里兰州贝塞斯达市的第四次会议,在欧洲静脉领域领导者的支持下,包括瑞士的 Leo Widmer 和其他人,在处理静脉和淋巴系统疾病方面,美国人努力建立美国静脉论坛的举动得到了 John J. Bergan 主席的支持。欧美静脉疾病研讨会第五次会议于 1990 年在 Hugo Partsch 的领导下在奥地利维也纳举办,会议上大家一致认同这将是最后一次在世界范围内建立静脉学会。

《静脉及淋巴系统疾病手册》(第 4 版)的大多数撰稿人来自美国静脉论坛的成员,这证明了美国过去 25 年来取得的进展。尽管如此,包括 Eberhardt Rabe,Ramesh Tripathi,Peter Negén,Alun Davies 和 Philip Coleridge-Smith 在内的经验丰富的专家们的国际贡献增强并补充了美国的经验。正如主编 Peter Gloviczki,Bo Eklöf,Fedor Lurie 和其他专家从欧美地区前来做出贡献一样,美国作为“大熔炉”继续欢迎多元化来源的贡献。Byung-Boong Lee 在韩国和美国都有诊断和处理动静脉畸形的丰富经验。参与第 4 版的国际专家还包括 Hugo Partsch,Thomas Proebstle,Oscar Maleti,Marzia Lugli 和 Patrick Carpentier。

所涉及的每个人都可以为他们在过去 25 年中所代表的成就感到自豪,并被纳入《静脉及淋巴系统疾病手册》(第 4 版)。随着对全球医学兴趣的不断扩大,诸如此类的合作性国际活动将使全世界的患者受益。

Norman M.Rich
MD,FACS,DMCC

原著前言

能够为您呈现《静脉及淋巴系统疾病手册》(第4版)是非常令人兴奋和期待的。第1版出版20年后,第4版内容可以证明过去20年来在诊断和治疗急性和慢性静脉及淋巴疾病方面取得的显著进步。第4版的编写逻辑是从基本概念、流行病学、分类、诊断评估和影像学研究发展到对最流行的静脉和淋巴系统疾病的当前处理方式。

美国近100万人口受到急性静脉血栓栓塞的威胁,而其中三分之一病人存在为致命的肺栓塞。本书讨论了评估和治疗这些疾病的最新进展。介绍药物治疗的指征和新型抗血栓药物的疗效。着重介绍有效的微创血管内介入技术治疗急性深静脉血栓形成和肺栓塞治疗方面,包括通过导管溶栓、药物机械联合和抽吸血栓切除术,必要时,放置静脉支架技术。医学上很少有领域像慢性静脉疾病的微创门诊治疗一样快速发展。近四分之一的美国成年人患有静脉曲张,数百万人患有晚期慢性静脉功能不全。治疗这种经常性疼痛和致残疾病的方法已经突飞猛进,其中包括:静脉内治疗,激光和射频消融,液体和泡沫硬化疗法,微创手术,或使用氰基丙烯酸酯栓塞或机械化学消融的最新技术。

据估计,美国有六七百万女性患有慢性盆腔淤血综合征。本版非常详细地介绍了这种高度流行的静脉综合征的评估和治疗方法,以及其他特殊的静脉病变,如May-Thurner综合征和腋窝锁骨下静脉血栓形成。本书包括血管畸形、静脉损伤和静脉肿瘤的章节,并讨论了慢性淋巴水肿、乳糜性积液及其并发症的最新治疗方法。

汇集指导静脉专科医生日常实践的循证临床实践指南是本书的特点。第4版包括300条新指南,105条涉及慢性静脉疾病的治疗。这些指南与最近公布的美国静脉论坛、血管外科学会、美国胸科医师学会及其他重要相关组织的建议相一致。越来越多的随机对照研究(其中有许多随机对照研究随访时间为5年或更长)为急性和慢性静脉疾病的治疗指南提供了高水平的证据。

本手册是由世界上处于前沿的静脉专家、美国静脉论坛的领导者以及国际权威人士撰写,已成为信息、静脉和淋巴疾病日常处理的最重要的百科全书和实用参考。再次,与包括Michael C. Dalsing,Bo Eklöf,Fedor Lurie和Thomas W. Wakefield在内的我们热情而勤奋的副主编团队,向那些为本书做出贡献的人们表示最诚挚的感谢。我们感谢我们的出版商CRC出版社,医学编辑Miranda Bromage,编辑助理Cherry Allen,以及印度钦奈Techset Composition的项目经理Nick Barber,是他们的努力和专业,才能在如此短的时间内制作出如此精美的书。我还要非常感谢Monika L. Gloviczki,感谢她对这个项目贡献的专业知识、奉献精神和坚定不移的承诺。她的支持和爱给了我极大的鼓舞。

Peter Gloviczki

目　录

第一篇

静脉疾病的基础知识

1

静脉和淋巴疾病：历史回顾

它显示了19世纪后25年的手术发展进程，使我们非常小心地对待我们所书写的内容，因为几年后人们看现在所写的内容可能会觉得非常荒谬。

Jerry Moore

1.1 介绍

本章是对历史概述进行更新，主要描述静脉和淋巴疾病的发现、诊断和治疗及之后的一系列进展过程。反思医学知识的历史演变非常重要，有助于我们了解在医学上获得的成就以及认识其中的不足。与认知其他所有科学的进步一样，我们目前理解静脉和淋巴疾病与科学进步是密不可分的，是建立在前辈的进步之上。我们通过数千年的观察实践，科学试验，认识错误和发现未知，从而在不断更新和创造某个当前领域的专业知识。我们处于一个前所未有的时代，在这个时代里，医学和经济的尽责特性与技术和医学疗法的指数级进步叠加在一起。全面收集的数据用于即时评估我们合作中产生的各种分歧，从而了解到医疗干预的有效性和效率，并设计最佳的充分基于证据，以患者为中心的疗法。如何促进并执行对患者护理管理和疾病预防措施，令其得到持续改进是我们目前所面临的挑战。尽管我们具备前沿知识，但医学上的不确定性、病因学的未知性，以及缺乏对常见静脉疾病的明确治疗和预防手段，明确提醒我们未来还有很远的路需探索。在我们讨论未来如何能产生重大变化之前，我们不妨退后一步，回顾一下静脉疾病诊治的主要历史进展。

1.2 静脉曲张和慢性静脉功能不全

1.2.1 整个古代的静脉病

对静脉曲张和慢性静脉功能不全临床表现的最初描述可追溯到数千年前。由于人类是依靠两条腿走路，因此重力会影响静脉血液回流到心脏，从而导致急性静脉血栓形成，静脉曲张和慢性静脉功能不全的发展。因此，今天治疗静脉曲张的基本原则与古代用于治疗静脉曲张的方法惊人相似。

在1550年左右由古埃及人写成的 *Ebers Papyrus*，是最古老和最重要的医学古籍之一。它包含静脉曲张的医学描述和治疗，并将它们描述为“曲折，(和)许多结节，好像被空气吹胀。”[1]后来，在公元前800和公元前600年间，印度外科医生 Sushruta 撰写了第一本外科教科书。依据其原始梵语版本的几次翻译内容表明他讨论过 *siragranthi* 或“静脉动脉瘤”，并且提及“压力过度紧张或消耗”导致他所描述的静脉曲张表现。他还提供了有关血栓性静脉炎相关病症治疗困难的首批记录之一。在他治疗静脉曲张的尝试中，他发明了静脉切开术，并描述了使用树皮来源的止血药(*sandhana*)、冷冻诱导的血液凝结(*skandana*)、灰诱导的脱水(*pachana*)和静脉烧灼引起的焦痂(*dahana*)作为实现止

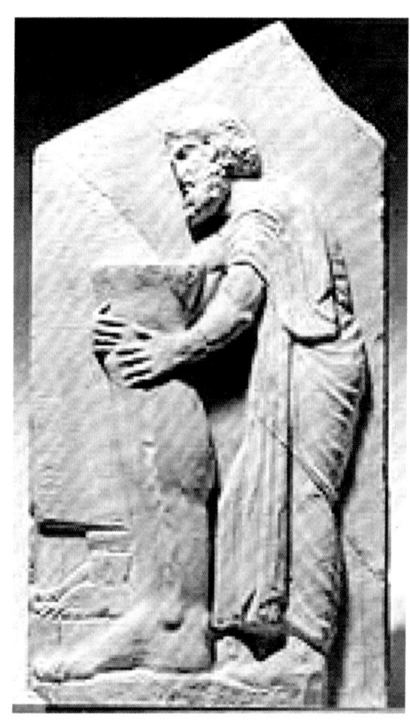

图 1.1 古希腊腿部静脉曲张石雕。Epidauros,希腊,公元前 3 世纪。(Available at http://www.hkma.org.)

血的方法。最后,他得出结论,静脉曲张是无法治愈的[1,2]。

第一个关于静脉曲张图示可以追溯到公元前 4 世纪,在一块古希腊的石雕描刻出来(图 1.1)。在雅典卫城(雅典)发现的一块石雕显示出一条巨大的腿的内侧有一条肿胀,扭曲并向上延伸的曲张静脉。石雕被认为是献给 Amynos 医生,这是最早期的静脉切开医师之一。

古希腊希波克拉底语录记录了著名的"医学之父"希波克拉底(公元前 460—377)的事迹,那时他已经认识到静脉曲张与溃疡之间的相关性。即使那时候人们对病理生理学的理解非常有限,他也不鼓励下肢溃疡的患者站立,并解释说静脉曲张代表着"血液流入静脉",并且意识到腿部绷带加压固定治疗的重要性[1,3-5]。4 种体液(血液、痰、黄胆汁和黑胆汁)学说是希波克拉底医学的基础,也是对体液循环生理的极其原始的理解,比如相信静脉和动脉可以携带空气[3]。他推荐了其他治疗方法,例如小穿刺口穿刺曲张静脉和烧灼治疗。希波克拉底在治疗静脉曲张方面遇到了与他的前任 Sushruta 相同的困难,并写道;

> 药物无法治愈的东西是用刀治愈的,刀不能治愈的是用烙铁治愈的,不管什么方法都不能治愈的那必须认为是无法治愈的[3]。

编写完整医学史的最早尝试之一发生在公元 1 世纪,由著名的罗马百科全书编纂者 Aurelius Cornelius Celsus(公元前 25—公元 50)完成。他描述了使用亚麻绷带加压和各种类型的膏药来治疗腿部溃疡,甚至通过使用钝钩撕脱进行手术静脉切除术或烧灼治疗[1,3]。在那个时代被广泛接受的病因为血液的连续双向运动以及导致静脉曲张的灵魂会将有毒体液安全地储存在曲张静脉中从而留在体外。含有邪灵的静脉曲张被认为是良性疾病,除非被压回血液循环。

在 1 世纪(公元 130 年),麻醉技术缺乏和歪曲的血液循环观点并没有阻止希腊医生 Claudius Galen 对难看的静脉曲张进行手术干预。Galen 详细推敲了塞尔苏斯对静脉曲张手术的描述,描述了静脉切开放血,并完善用钝钩进行手术撕脱。他被世人认可之处还有在相关文章中推广的体液动力理论,此理论在后来 1500 年内影响着西方医学和外科学[1,5,6]。他的一份写作摘录这样解释:

> 在腿部曲张静脉中,我们通过外表划痕标记静脉曲张整个范围,然后固定腿部,抓住皮肤表面,先将皮肤切开,然后用钩子钩起曲张静脉。将它绑起来,并在所有切口处做同样的事情。或者我们用一个精索静脉曲张钩将它们拉出并切断两端,或者用针线穿过静脉扭曲团然后将它们拉出来并取出它们[2]。
>
> 如果静脉是直的,或者虽然是弯曲的,但是没有扭曲,如果是中等大小,那么烧灼治疗会更好。如果静脉弯曲和扭曲,如形成复杂的扭曲团,最好将它切除[7]。

拜占庭医生在埃及著名的亚历山大医学院研究了先前希腊和罗马医生提出的医疗方法和外科技术。尽管对疾病过程的病理生理学知识相对有限,但是古代医生对于静脉曲张的外科治疗是非常感兴趣的。从第 4 世纪到第 6 世纪,医学实践和手术技术都得到了很快的发展。正如拜占庭医学文献所描述的,所有杰出的拜占庭医生,包括 Oribasius,Aetius,Tralles 的 Alexander 和 Aegina 的 Paul,都广泛研究、分享和实践几种静脉曲张的手术技术。他们通过在学习和实践中积累的经验建立了血管外科的基本原则,并发展了新技术[3,7]。

Oribasius 是第 4 世纪著名的医生之一,他依靠自己的观察、描述和经验巩固了从亚历山大医学院学到的知识,从而推动了静脉曲张的研究。他写了两本著名的医学著作,用大量的章节精心描述了静脉曲张和手术治疗技术。他的著作是一类最早定义静脉曲张的资料,也描述了头部、腹部、阴囊和腿部的曲张静脉的分布情况[7]。在"关于静脉曲张上方的治疗溃疡的难度"的章节中,他建议通过沿着静脉的切口进行静脉切除,以便完全清除其内容物并促使炎症产生形成瘢痕组织最终消除静脉。然后在手术之后给予泻药[7]。

拜占庭医生评估了先前提出的手术的有效性,并提出了他们自己的修改和观察,进一步发展了外科技术。Aetius,6 世纪伟大的拜占庭医学作家,也是第一个结扎静脉曲张的医生[1]。在公元 7 世纪,Paulus Aegineta(公元 607—690)认识到大隐静脉(great saphenous vein,GSV)结扎的重要性从而改进了 Aetius 的结扎技术。他还提出了其他新颖的方法,例如在准备手术时使用止血带[3,7]。接着是穆斯林外科医生 Albucasis de Cordova(公元 936—1013),他是第一个报告使用初级外部剥离器的医生之一[3,6]。

1.2.2 从中世纪到文艺复兴:放弃疾病的体液理论

到了中世纪,显著的发病率以及手术预后差,引起了对病理生理过程中涉及的人体解剖学的关注。法国文艺复兴时期外科医生 Guy de Chalice(1298—1368)依据 Galen 的解剖学教材解剖人体研究人体结构[5]。为了治疗腿部溃疡,他开发了应用压缩绷带制成的现代多层压迫敷料的前身。这种压缩绷带是由亚麻和由氧化铅，橄榄油和水制成的胶布组成[5]。这一制作过程在他的论文“Chirurgical Magna”中有所描述，并成为在欧洲近四个世纪的参考标准[8]。

后来，莱昂纳多·达·芬奇（1452—1519）在他详细的解剖画图中准确地说明了腿的静脉系统，包括浅静脉(图 1.2)。

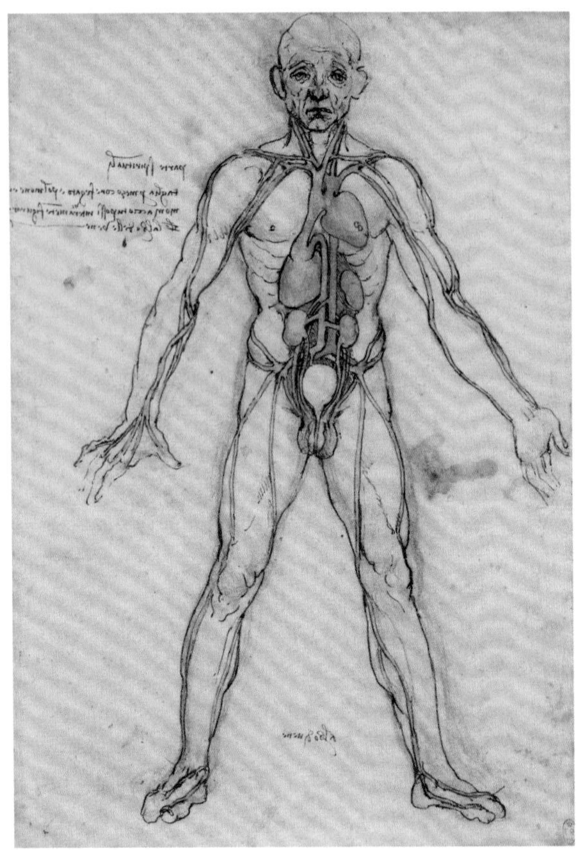

图 1.2 莱昂纳多·达·芬奇。（From da Vinci L. The major organs and vessels c.1485-1490（RCIN 912597）。Royal Collection Trust/© Her Majesty Queen Elizabeth II 2016.）

1.2.3 16 世纪

Jeronimus Fabricius d'Aquapendente（1533—1619）是帕多瓦医学院著名的解剖学教授，他是最早完整描述瓣膜的学者之一，他在 1579 年的公开解剖中描述了瓣膜。他研究静脉瓣膜的正式文献——*De Venarum Ostiolis*，发表于 1603 年[3]。1593 年，在另一篇名为 *Opera Chirurgica* 的文章中，他描述了静脉曲张的外科手术方法。Jeronimus 报告了在静脉曲张的上方和下方使用多次结扎的方法治疗静脉曲张，由于单独结扎效果可能不充分，他主张通过穿刺从静脉完全去除“全”血，以实现成功治疗[3]。

一位才华横溢的法国文艺复兴外科医生 Ambroise Paré（1510—1590）发表了关于静脉曲张治疗的文章[1]。因为他对长形瘢痕表示了担忧，所以他成为了最早有美学意识的外科医生之一[3]。他也是第一个进行大隐静脉皮内结扎的人，他描述了在大腿内侧结扎曲张静脉和大隐静脉（great saphenous vein，GSV），并提倡在静脉曲张皮肤表面应用腐蚀剂促使静脉瘤以产生血栓[3]。脓毒症的巨大疼痛和致命并发症显著影响了手术治疗在这个时代的普及，因此 Paré 回到了 Galen 的无创性压缩性溃疡治疗策略。他的技术改进包括局部清创术、局部治疗和溃疡清洗，然后从脚部向上包扎腿部，并在其敷料中加入铅板以增加局部压迫[5]。他还采用了严格的饮食，使用泻药、放血和卧床来作为治疗方式。然而，Paré 表示担心溃疡的愈合可能会导致有害的体液转移到其他地方并导致其他严重的疾病，如癌症，而开放性溃疡则令有害体液有机会从身体内排出。

当法国亨利二世的外科医生 Paré 被 Vaudeville 勋爵囚禁在 Hesdin 的监狱时[5,9]，被告知如果能治愈 Vaudeville 持续 6 年或 7 年的腿部溃疡，他就能重获自由。Paré 使用他的压缩方法在 15 天内几乎完全治愈溃疡，最后他被释放了。

1.2.4 17 和 18 世纪

来自 William Harvey（1578—1657）里程碑式的发现永久改变了人们对静脉生理学的理解。在对 Fabricius d'Aquapendente 解剖学进行了广泛的研究后，他在 1628 年首次准确描述了血液循环。他证明了血液循环是由于心脏充当泵而驱动的，并依靠静脉瓣膜建立了单向血流（图 1.3）[3,5]。这种理解基本上反驳了体液理论，并促使了人们进一步研究静脉曲张形成更为合理的病理生理原因[5]。

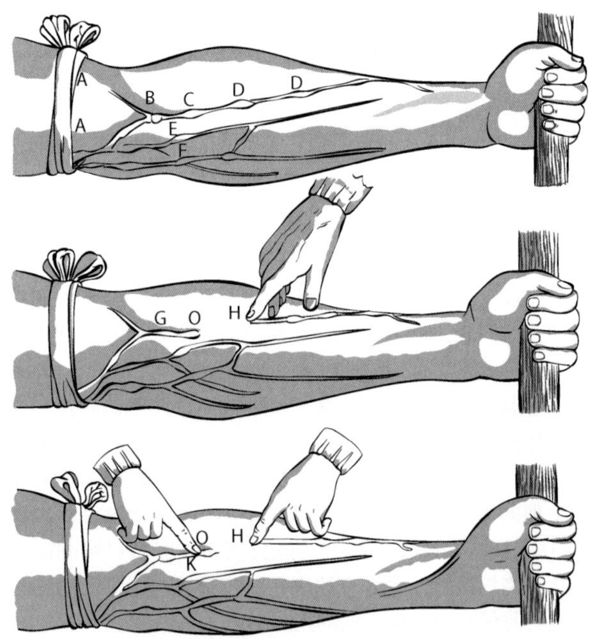

图 1.3 Harvey 的小静脉实验。（From De Motu Cordis HW. *Scientific Papers: Physiology, Medicine, Surgery, Geology, with Introductions, Notes and Illustrations*, translated by Willis R. The Harvard Classics. P. F. Collier and Son, New York, 1910, vol. 38.）

像希波克拉底一样，Richard Wiseman（1622—1676）相信静脉曲张与溃疡之间存在关联，并且在 1696 年创造了“静脉曲张性溃疡”一词[3]。他改变了以前外科医生关于自身被认可的工作的写作传统，专注于描述他的个人治疗方法和病例病史情况[5,10]。在他的职业生涯早期，他对腿部溃疡以上的静脉曲张进行了分离和结扎等相对简单的操作,但是患者的发病率和手术带来的痛苦让他感到非常不安。Wiseman 认识到,并非所有病例都适合外科手术,并且除极端严重病例外,一般都不适于手术治疗。为了寻找无创的替代治疗方法,他发明了由狗皮革制成的第一种永久性系带压缩袜,其柔软性和舒适性为患者所喜欢(图 1.4)。这些长袜的新颖之处在于系带特征,该特征使得长袜可调控,可以调节不同程度的压力。Wiseman 报告了一些用他的装置成功治疗的患者,并且认识到这种治疗方式是姑息性治疗,因为患者停止使用长袜后会造成溃疡复发[3,5]。

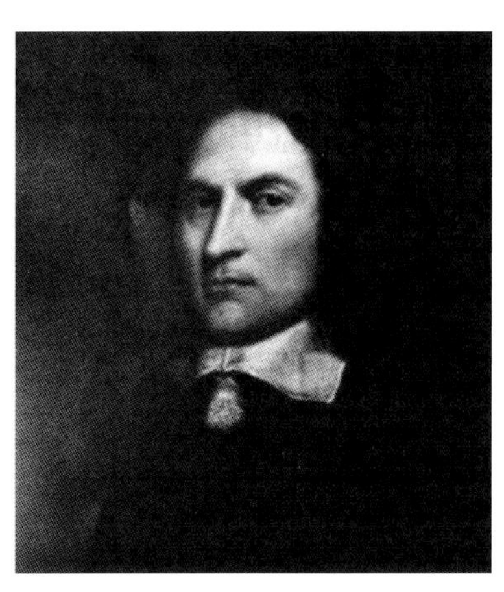

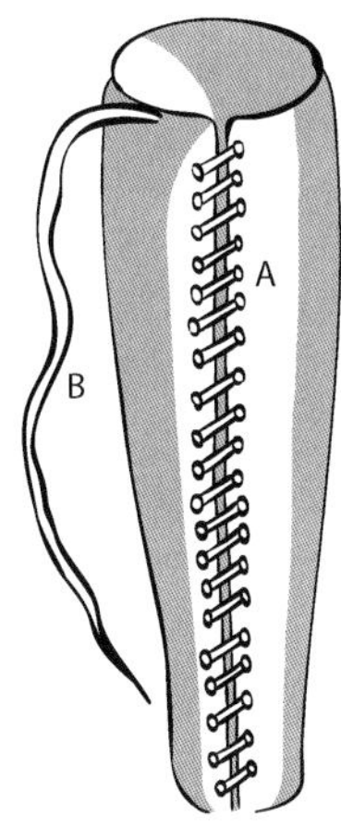

图 1.4 Richard Wiseman(1622—1676)和他的系带袜。(From Royle J and Somjen GM. *ANZ J Surg*,77(12),1120-1127,2007)

来自巴黎外科学院的第一任主任 Jean Louis Petit(1674—1750)对病理生理学理论带来更多的拓展。他认为,“阻碍血管中血液升高的任何因素”都可引起静脉曲张[6]。怀孕作为静脉曲张的致病因素的观点也是在这个时代观察得到的。

1.2.5 19 世纪

19 世纪的科学家和外科医生表示,越来越迫切需要研究静脉曲张的潜在病理生理原因。被明确阐明的机制成为发展外科最新概念的基础,并导致持续到 21 世纪末的治疗学快速改革。

皮下注射针的发明促使 Charles-Gabriel Pravaz 在 1840 年报道了第一例静脉内注射硬化剂疗法。在这些实验中,将无水酒精和氯化铁注射到静脉曲张中[3],但由于合并化脓性感染并发症而失败并最终取缔。这个想法在 20 世纪之交再次被重新审视。

到 1867 年,伦敦外科医生 John Gay 坚决驳斥了“静脉曲张性溃疡”的观点,在他著名的 Lettsomian 讲座中公开评论了静脉曲张和溃疡之间的因果关系。在尸体解剖中对静脉曲张、溃疡、色素沉着和硬结进行细致的解剖,他对静脉功能不全有了更深的了解。他得出结论,溃疡并非总是与可见的静脉曲张相关,并强调其他导致溃疡的因素,包括动脉疾病,以及深静脉或交通静脉系统的病变[1,5]。John Gay 认为术语“静脉曲张性溃疡”具有误导性,随后在 1868 年将溃疡重新分类为 3 组:简单溃疡、静脉溃疡(他最初创造的一个术语)和动脉溃疡。他也是第一个准确描述腿部穿静脉的人,为现代治疗静脉曲张铺路[1,5,11]。

直到 19 世纪末,对于各类静脉疾病,最有效的治疗方法仍然是由 Wiseman 所倡导的腿部抬高和加压压迫。即使是最简单的外科静脉曲张手术也会带来显著的感染危险,通常伴随化脓性并发症和静脉血栓形成。无菌手术技术应用和安全麻醉实施后,外科手术是否可行的风险评估才成为可能[5]。1867 年,Joseph Lister 开发了手术灭菌方法,通过降低感染风险,大大提高了腹股沟切口手术的安全性[3]。大约在同一时期,随着脊髓和气体麻醉的引入,麻醉学得到了极大的改善。麻醉和抗脓毒血症技术的进步以前所未有的速度促进了静脉曲张的手术治疗。

德国著名外科医生 Friedrich Trendelenburg(1844—1925)于 1890 年发表了关于 GSV 结扎的最初标志性论文,为现代静脉手术奠定了基础[5]。他将功能不全的 GSV 确定为反流和静脉高压的来源,可以通过结扎 GSV 来消除。由于害怕患者活动引起肺栓塞,会建议患者早期不要下床行走,因此 Trendelenburg 让他的患者在床上待 10 天以上。患者通常会由于反复出现的血栓性静脉炎和感染性并发症而经常住院 5~6 周。

来自澳大利亚墨尔本的外科医生 William Moore(图 1.5)修改了 Trendelenburg 最初的 GSV 结扎手术,将 GSV 的高位结扎和切除定位于大隐静脉和股静脉连接处(saphenofemoral junction,SFJ)的远端,这与现在开展的手术术式非常相似(图 1.6)。他还建议在 Poupart 韧带下方 2.5~5cm 处进行短横切口,在这个切口位置上 GSV 的解剖位置相对恒定。他是忠实使用 Lister 无菌手术原则的第一批外科医生之一,以最小的感染并发症进行手术。1896 年,他发表了一篇非凡的论文,其中引用 Trendelenburg 的术式作为他手术的灵感。这篇文章全面描述了静脉曲张的病因,列出了静脉回流,提出了导致静脉扩张及引起静脉曲张发生发展的因素,如地心引力和瓣膜功能不全。他还提出了关于病理过程的一个重要问题:有缺陷的瓣膜能否导致静

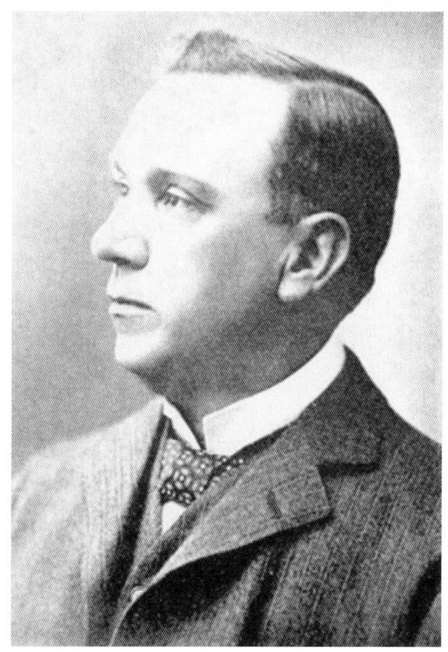

图 1.5 William Moore,大约 1903。(From Royle H and Somjen GM. *ANZ J Surg*,77(12),1120-1127,2007)

脉扩张抑或静脉扩张导致瓣膜功能不全[5,12]? 他还报告治疗腿部溃疡的成功案例,以及使用外科弹力绷带后可促使外科干预后曲张静脉消失。

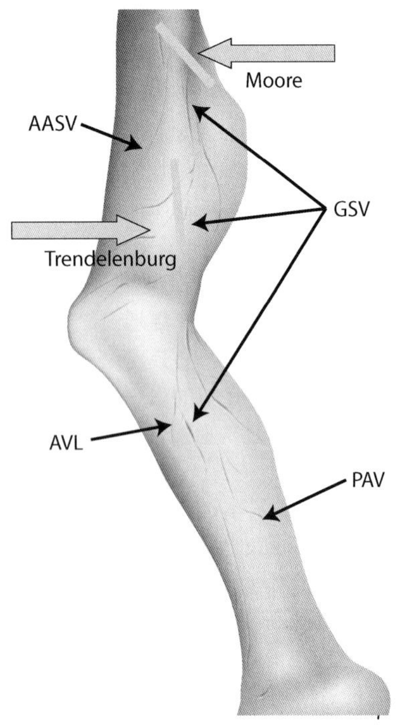

图 1.6 Trendelenburg 和 Moore 推荐的大隐静脉结扎水平。AASV,前副隐静脉;AVL,腿的前静脉;GSV,大隐静脉;PAV,后弓静脉。(From Royle J and Somjen GM. *ANZ J Surg*,77(12),1120-1127,2007.)

1.2.6 20 世纪

到了 20 世纪,SFJ 的大隐静脉结扎术被称为"crossectomy"并成为常规术式,但很快医生就意识到此术式复发率很高。在 20 世纪初期,由于硬化剂的发展,应用硬化剂治疗的热情再次达到顶峰,医生尝试了许多混合物,但由于过敏反应,皮肤脱落,疼痛甚至死亡等副作用使得最终放弃这些混合物。最后,当近端 GSV 结扎后再剥离大隐静脉,可显著减少复发次数[3]。

1916 年,John Homans 进一步发展了 Gay 最初提出的静脉疾病病理生理分类系统。与流行的观点相反,Homans 认为静脉曲张和溃疡的手术治疗应该基于特定致病性解剖缺陷[3]。他写道:

治疗皮表静脉曲张合并交通静脉曲张,不仅要根除大隐静脉,还要彻底探查小腿,以便结扎曲张的交通静脉[1]。

在 20 世纪 30 年代,一位名叫 Conrad Jobst 的工程师患有静脉曲张和硬化剂治疗难以治愈的慢性溃疡,他注意到当他站立在水池中时静脉曲张的症状得到很大的改善。他意识到水中梯度压力抵消了曲张静脉内静脉压,从而缓解了他的症状。他为自己设计了梯度变化压力袜,直到今天,他的这项发明仍然是静脉功能不全最重要的治疗方法[1,13]。

后来,在 1938 年,Robert Linton 通过描述交通静脉和无效穿支及其在静脉溃疡发展中的作用,显著地提高了对静脉疾病的认识。他热衷于研究这些静脉的解剖结构,并开发了筋膜下结扎小腿内侧交通静脉的外科手术方法,称为"Linton 手术"[1]。由于此术式需要在皮肤上做广泛切口容易造成严重并发症,这项技术最终被放弃了[1,3]。

Beberich 和 Hirsch 于 1923 年首次使用静脉造影为静脉疾病诊断带来重要突破。1925 年在使用 Barber 的"血压计"下,人们首次尝试量化静脉功能不全的程度。这种方法是采用 18 号针头直接测量下肢静脉压。1948 年,瑞典的 Gunnar Bauer 开发了下行静脉造影,证实静脉曲张和腿部溃疡患者的深静脉系统存在异常的可能性很高,并且表明存在除静脉曲张外的静脉异常的个体很可能患有静脉功能不全[1]。

1939 年 Stuard McAusland 提出了使用泡沫硬化剂进行治疗,当他摇动一瓶充满过酸钠的瓶子时意外发现此法可产生泡沫,并用产生的泡沫来治疗蜘蛛样静脉和毛细血管扩张[3]。在他报告 10 000 名患者使用硬化剂疗法之后的疗效,硬化剂疗法成为公认的治疗静脉功能不全的方法。Egmont James Orbach 在 1944 年出版的题为"空气阻滞技术"的文章描述了向静脉段内注入少量空气,可以隔绝曲张静脉内的血液淤滞;达到治疗效果。这种方法发展成了今天的"泡沫阻滞"(带有大泡沫的空气阻滞)技术,这种技术现在仍然用于治疗小静脉。随后的几十年中,人们对硬化泡沫进行了多次改进。

Carrel 和 Guthrie 于 1906 年首次尝试静脉重建手术以来,静脉重建手术发展直至 20 世纪 50 年代仍相对停滞。在此期间,动脉外科手术技术得到发展,而静脉重建手术的进展远低于动脉手术。静脉疾病病程发展对于患者而言相对可耐受且较隐匿,因而疾病发展较缓慢,不会对生命或肢体产生迫切的威胁。另外,静脉功能不全的病理生理学是复杂的并且因患者个体而异,通常涉及多种复杂的过程。此外,精细的静脉解剖结构(具有如薄纸般瓣膜的可塌陷薄壁血管)增加了静脉重建手术中的复杂性和困难程度。1952 年第一次出现使用大隐静脉作为旁路阻塞的髂外静脉的移植物。但这个移植物在手术 3 周后发生血栓形成,随后在整个 20 世纪 60 年代人们进行了各种其他尝试。1968 年,Psathakis 改造了一段股薄肌腱用于构建腘静脉的"替代瓣膜"。这启发了 Kistner,并在 1975 年首次报道尝试直接修复无功能股静脉瓣,并获得了很好的长期效果。最终,在 1979 年,假体移植物被用于静脉系统。在 20 世纪 80 年代,外科医生也开始移植带有正常瓣膜的静脉节段取代病变的静脉节段。20 世纪 90 年代开始使用假体移植物重建大静脉,包括上腔静脉和髂静脉[1]。到了今天,外科医生仅选择性地使用静脉瓣膜重建治疗,例如瓣膜移植、瓣膜成形术和瓣膜移植物植入。然而,对于患有严重的近端静脉回流或静脉阻塞的患者,在经皮介入治疗失败或无法进行经皮介入治疗情况下,手术静脉旁路是一种治疗选择。由于手术的失败和侵袭性,硬化剂疗法在 20 世纪 60 年代再次流行起来。硬化剂治疗技术再次被接受并得到持续改进;然而,由于缺乏一致的可重复技术并且其制备方法多样化,因此难以比较结果并确定理想的技术。

手术后残余静脉曲张的治疗仍然是外科医生需要面临的一个问题,这激发了瑞士皮肤科医生 Robert Muller 重新改造他在 1967 年开发的点式剥脱静脉切除技术,最初这项技术是使用半截破坏了的止血钳。这个被称为"Mullerian移行静脉切除术"的手术,传授给数百名医生。Robert Muller 被认为是现代移行静脉切除术的创始人,他的钩子至今仍在使用。

20 世纪 80 年代中期引入的多普勒扫描迅速取代静脉造影,成为研究静脉回流的黄金标准。多普勒彩色超声成像于 20 世纪 90 年代初出现,其扫描时间减少并具有更高的可靠性。它改善了静脉疾病的无创诊断,促进了静脉疾病自然病史和病理生理学的研究[3]。1994 年,人们发展了基于不同病因和部位的下肢静脉疾病 CEAP 分类。该分类系统根据临床症状(clinical signs,C)、病因(epiology,E)、解剖学(anatomic,A)分布和静脉疾病的病理(pathologic,P)机制定义了 7 个临床类别。同时还确定了严重程度和残疾评定量表。

1.2.7 现代静脉曲张治疗

在 21 世纪之前,静脉曲张通常采用传统的开放手术治疗。今天,大多数静脉疾病和由此导致的静脉功能不全在不需要开放手术的情况下也可以得到治疗。微创技术长远地改变了静脉曲张手术的临床前景,包括超声引导泡沫硬化疗法、静脉内激光疗法和射频消融术。新的干预措施正在不断出现并发展,这些将在后面的章节中讨论。这些手术在门诊就可以进行,且不需要全身麻醉。手术后患者满意度高与生活质量改善、术后疼痛减少、并发症降低、可以更快恢复工作和正常活动相关[14]。虽然略有改动,但是现今治疗静脉曲张和静脉溃疡手术方式的核心原则与 100 多年前的方式大致相同。偶尔,对于复发或难治性静脉溃疡的患者,可能需要传统的手术方法。在 20 世纪 90 年代后期,开始恢复使用泡沫硬化剂治疗。今天,硬化剂疗法是治疗下肢毛细血管扩张、网状静脉和小静脉曲张的首选治疗方法。现代的硬化剂包括十四烷基硫酸钠、聚维酮醇,偶尔还有高渗盐水[16]。激光治疗也可用于治疗小型或面部(美容的)毛细血管扩张症[15]。

1.2.8 静脉曲张和慢性静脉功能不全的现代经济影响

静脉疾病及其相关后遗症管理开支在今天的医疗保健预算中占很大比例。静脉疾病不应被视为良性的美容问题。与静脉疾病相关的巨大成本与随后发生的静脉溃疡和并发症的管理有关。微创手术通过减少严重的副作用、成本和术后疼痛,大大提高了治疗效率和健康相关的生活质量[3]。静脉回流治疗对于降低复发性静脉溃疡风险的重要性已经被明确证实,对健康经济分析的系统评价表明,在门诊环境中使用局部或肿胀麻醉进行早期静脉内手术治疗静脉曲张比长期保守治疗更具成本效益[17,18]。这一评估结论需要持续的研究和经济分析来确认,从而为患者提供具有成本效益的优质治疗方案选择。

1.2.9 静脉血栓栓塞

静脉血栓栓塞(venous thromboembolism,VTE)包括深静脉血栓形成(deep vein thrombosis,DVT)和肺栓塞(pulmonary embolism,PE)。与静脉曲张和慢性静脉功能不全的久远历史不同,VTE 的鉴别、诊断和治疗在医学史上是相对较新的。由于其模棱两可的临床发现及其快速致命的性质,VTE 几千年来未被认识和规范治疗,并且在今天仍然在诊断和治疗上充满挑战。虽然人类毫无疑问对 VTE 的认识有数千年,但治疗 DVT 的历史记录是在过去 700 年前才开始的,在过去 100 年内才出现了重大发现和进展[2,8]。

1.2.10 DVT 的首例病例和治疗方法:1 271—1 700s

据推测,一位东方科学家 Avicenna(980—1037)最早提到静脉血栓形成,他注意到静脉手术中存在"粒子迁移"的风险[8]。在 1271 年,Guillaume de Saint Pathus 第一次正式描述了 DVT 病变。他的手稿描述了一位 20 岁的名叫 Raoul 的诺曼鞋匠,他因右小腿疼痛和肿胀去看外科医生 Henri de Perche。医生最初建议他等待临床改善;然而,疼痛和肿胀进展并逐渐扩展到大腿。在几次不成功的治疗尝试后,症状持续恶化,直到患者最终出现腿部溃疡。最后,他被建议参观圣路易王陵。通过将圣墓的灰尘直接涂抹在溃疡上,鞋匠奇迹般地痊愈,这是 DVT 的第一个已知案例报告。

随着 DVT 病理过程的提出和治疗的尝试,DVT 报告的病例数迅速增加。在整个中世纪和文艺复兴时期,医生们广泛认同体液疾病理论,人们认为 DVT 是由"邪恶的体液"积累造成的。与 17 至 19 世纪的许多其他疾病相似,治疗的重点是通过放血消除这些邪恶的体液和恢复身体的自然体液平衡。尽管人们普遍错误认识其病理生理学过程,但文艺复兴时期的医生确实注意到 DVT 与妊娠之间存在相关性,这是该时代 DVT 出现的主要原因。当时医生建议母乳喂养可以预防怀孕相关 DVT,因为医生认为发病原因是腿部未能获取乳汁,由此患肢通常被称为"牛奶腿"[8,19]。

因为缺乏治疗效果体液理论最终被放弃。医生对猝死后患者尸检时在肺部发现大块血块感到困惑。1676 年 Richard Wiseman 认为 DVT 是由血液改变引起的,这观点引起人们广泛注意和科学研究兴趣[2,8,19]。19 世纪中期,法国著名病理学家 Jean Cruveilhier 详细阐述了血液改变的确切性质,并发表了他的理论,即"静脉炎在所有病理学中占主导地位[2,8,20]。"

这个概念在整个 19 世纪被广泛接受,治疗旨在对症治疗感染以及针对相关的静脉炎症[8]。DVT 治疗包括放血、水蛭的应用、吸血、使用泻药、冰敷和冷水浴,一切方式都是为了减少肢体充血。有针对性的抗感染药物包括用于疟疾的奎宁,用于治疗梅毒的汞和用于痛风的秋水仙碱。最后,还尝试了使用抗炎药物和一般的杀菌剂如氯化锌预防 DVT。

被称为现代病理学之父的 Rudolph Virchow(图 1.7)对 VTE 病理生理学的理解做出了巨大贡献,并开创了细胞病理学的时代。从医学院毕业并从事外科工作后,他随即对尸检室工作产生极大兴趣。在他的解剖学教授的推荐下,他怀着强烈的兴趣研究了 Cruveilhier 提出的静脉炎是所有疾病来源的理论。他很好奇静脉炎症是如何导致血凝块形成的,并且确定了一种方法来辨别活着时候形成的血栓和死后形成的血栓。经过广泛深入的实验室研究,他在 1856 年准确地确定了两种截然不同的血栓类型:血栓在闭塞部

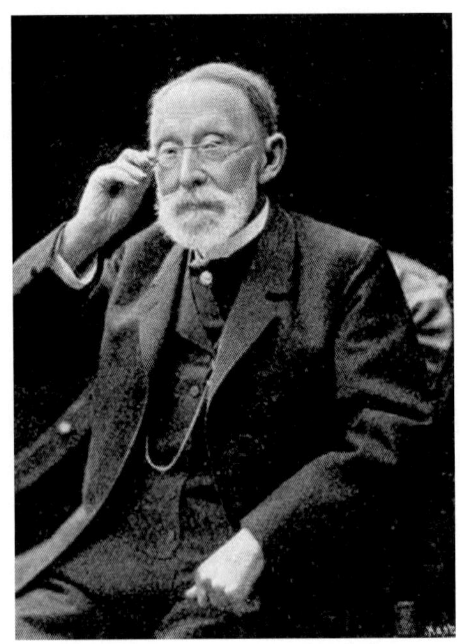

图 1.7 Rudolf Virchow,1902,81 岁去世那年的照片。(From Bagot CN,Roopen A. *Br J Haematol*,143(2),180-190,2008,four black and white photographs,two diagrams. Database:Image Quick View Collection.)

位的血管内形成,血栓从其起源之处脱离并形成栓塞,通过血流进入肺血管导致肺栓塞。离开医学院仅两年,他就发现了 DVT 与致命性 PE 之间的关系,创造了"栓塞"一词。他提出的三联征(静脉淤滞、创伤和高凝状态)仍被人们接受并被认为是对 VTE 最全面的病因解释。

在发现抗凝药之前,严格卧床休息数周是 VTE 治疗的基石。这种治疗背后的基本原理是:在 DVT 的"急性期"期间,血栓没有固定在血管内并且具有高迁移风险,血栓可以通过限制肢体的运动来固定到位[8]。将患者的下肢置于铁夹板中以防止活动,并使用特殊的斜倚矫形床来促进静脉回流。应用温热敷料减少血管痉挛和增加侧支循环。不幸的是,实际上除了促进血栓形成和扩展外,长时间固定常常可能产生严重的不良后果,例如下肢关节僵硬(关节强直)和肌肉萎缩[8]。在 19 世纪后期,在观察到浅静脉血栓形成在使用加压绷带后可迅速消失,两位德国静脉学家(Fischer 和 Lasker)开始让他们的 DVT 患者使用加压绷带治疗。尽管他们的治疗方法恰当且富有远见,但并不受欢迎,因为长期卧床休息是当时所提倡的 DVT 最重要的治疗方法[8]。

1.2.11 手术和血管内 VTE 治疗的演变

在 1793 年,John Hunter 提出 DVT 是由于血栓形成导致静脉闭塞引起的,并且在 1784 年尝试第一次 DVT 手术治疗,手术方式是在血栓上方结扎静脉,以防止血凝块扩展,引起致命的 PE。随后,1868 年,法国外科医生 Armand Trousseau 建议在存在复发性 PE 的情况下结扎下腔静脉(inferior vena cava,IVC)。Enico Bottini 在 1893 年也采用了这种方法[2]。尽管与高死亡率(14%)相关,手术结扎静脉仍持续开展至 20 世纪[8]。1908 年,德国莱比锡的 Friedrich Trendelenburg 首次开展通过左前胸廓切开术进行肺栓子切除术。对于两名因存在大量 PE 处于濒死状态的患者,该手术未成功完成。

在 20 世纪初,医生对致命性 PE 缺乏真正有效治疗和预防。在 Trendelenburg 尝试失败近 20 年后,Trendelenburg 的一名学生 Marin Kirschner 于 1924 年 3 月 28 日成功进行了第一次肺栓子切除术,从而开创了外科手术治疗 PE 的时代。这种干预措施极具风险,很少成功,而且在后来 40 年内全球范围内的开展案例很少。然而,John H. Gibbon, Jr. 在 1931 年发明的心肺机后使得外科治疗 PE 方法更加成为现实。

1961 年 4 月 18 日,来自得克萨斯州休斯敦的 Denton Cooley(图 1.8)完成了体外循环下的第一次肺栓塞切除术,使一名 37 岁的子宫切除术后的女性得以恢复[2]。然而,即使有体外循环,由于可能继发致命的术中栓塞以及血栓再次形成发生率高,这种手术方式依旧存在极大的死亡风险[8,21]。它只能是最后一种治疗手段,仅适用于大量急性 PE 或慢性复发性 PE,引起大量血栓楔入肺动脉并导致严重的肺动脉高压[2]。几年后,在 1969 年,Lazar Greenfield 医生提出了一种侵入性较小的肺栓子切除术方法,在荧光透视引导下从股静脉导入导管进行栓子切除。这种技术称为经静脉导管栓子切除术或血栓破碎术,其死亡率为 25%,与开放性肺栓子切除术相似。

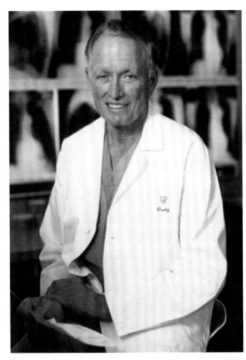

图 1.8 Denton A. Cooley,MD,心血管外科先驱并创建了得州心脏中心。(http://www. examiner. com/article/a-tribute-to-dr-denton-cooley)

尽管一些物质的纤溶性质在 19 世纪后期被研究和报道,但溶栓药仅在过去 50 年中被用于医学用途。1947 年,第一次使用部分纯化的链激酶治疗心肌梗死;然而,在这个年代,溶栓剂的相关毒性极大地限制了他们的系统使用[8,22]。1953 年,纤溶酶和链激酶首次进行血管内输注以治疗急性血栓形成,治疗对象为癌症转移并合并有孤立性 DVT 患者。目前,药物溶栓剂是早期血栓清除的主要治疗方法。导管溶栓与全身系统溶栓治疗的优劣尚未确定,在这方面已开展很多研究[8,23]。

1.2.12 治疗和预防进展——抗凝血时代:20 世纪 20 年代至 50 年代

DVT 医疗管理中最重要的进步发生在 20 世纪初。人们关注重点从致命的 DVT 栓塞导致的猝死转移至 VTE 不太严重的并发症,包括复发和大出血。到了这个时候,医生终于达成共识确定 Virchow 的三联征作为 VTE 的病理基础。在 20 世纪 20 年代革命性的抗凝治疗突破之前,人们已经尝试了许多其他无效的治疗方案。Michael DeBakey 于 1939 年开发的抗生素(磺胺、磺胺嘧啶和磺胺噻唑)、水蛭应用、X 射线疗法、乙酰甲基胆碱离子电渗疗法和椎旁腰椎麻醉的实验性治疗方法提出后都被放弃了。1940 年腰部交感神经阻滞的病理生理学基本原理是基于静脉造影图像提出的,其表明 DVT 伴随有严重的血管痉挛[8]。同样在 20 世纪 40 年代早期,Drs.Alton Ochsner 和 Michael DeBakey 推广 IVC 结扎术作为复发性 PE 最佳预防方法。然而,腔静脉血流的突然中断可引起持久性血流动力学改变,导致静脉治疗后遗症[2]。

1.2.13 预防性治疗的进展

在 20 世纪 50 年代,肝素成为 DVT 首选的血栓预防性治疗手段,但在某些情况下仍然会使用手术治疗,特别是在严重 VTE 的情况下[8]。为了减少手术相关的不良后果,从 20 世纪 50 年代中期开始提出各种装置用于临时或部分中断 IVC。在 20 世纪 60 年代早期,Adams-DeWeese 和 Miles 开发了 IVC 部分阻断夹,成功地在没有完全阻塞血流情况下捕获了可能致命的血凝块。血管夹在 20 世纪 60 年代非常流行,然而,由于并发症,包括 IVC 血栓形成和狭窄,这些装置未能提供实质性的临床益处。后来,腔内装置被设计成类似于滤器的装置[2,8]。DeWeese 在 1958 年构建了第一个腔内"harpgrip"过滤器,它可以阻止栓子的迁移而不会显著干扰静脉系统的功能或血流动力学[8,21]。虽然在预防 PE 方面具有良好的结果,但是过滤器需要在全身麻醉状态下行大手术放置。最后,这个问题在 Mobin-Uddin 伞出现后得到解决,该伞于 1970 年开始使用并广泛用于临床。该装置在局部麻醉下通过导管安装,操作简单[8]。但不幸的是,Mobin-Uddin 伞也同样具有较高的并发症发生率。1969 年,Lazar Greenfield 博士和石油钻探工程师 Garman Kimmel 先生发布了新一代腔内滤器。他们改良了被称为"Greenfield 过滤器"的原型,从此滤器被广泛使用了超过 25 年[2]。下一时期的进展包括发明了可回收的过滤器,此滤器仅从 20 年前开始用于临床,并且至今仍然是相关临床试验研究的对象[8]。

毫无疑问,针对 DVT 和 PE 的最佳保护措施仍然是确定高风险患者后给予适当的抗凝治疗预防措施。

1.2.14 现代:DVT 的动态管理(自 1950 年以来)

诊断方法的进步根本上改变了 DVT 管理。在 20 世纪 70 年代成为标准之前,静脉造影一直未能常规用于诊断 DVT。静脉造影使得医生能够客观地确诊 DVT 并给予治疗。即使在临床上无症状的患者中,静脉造影能让患者尽快得到治疗[8,24,25]。肝素显著降低了 PE 的死亡率,其抗炎和镇痛特性可以缩短卧床休息时间[8]。

对血栓迁移的担心使得大多数医生不愿意建议患者进行早期活动。直到 20 世纪 90 年代初,DVT 早期不建议行走,并且常规持续 5~7 天的卧床休息仍然包括在 DVT 治疗中[8,26]。在 20 世纪 80 年代低分子肝素(LMWH)出现使得抗凝治疗简化[8,27]。在 1996 年,研究证实患者在家中进行低分子量肝素治疗与在医院给予普通肝素治疗一样安全有效[8,26]。同年,一项小型随机试验证明早期行走并使用压力袜可以改善疼痛和减轻水肿症状,而且不会增加 PE 的风险[8,28]。这一证据表明,早期行走并使用压力袜可以作为 DVT 标准管理的一部分[8]。1997 年,研究显示压力袜可以有效预防血栓后综合征。

与传统 VTE 药物相比,新型口服抗凝药(Xa 因子抑制剂)具有相同的或更高的临床效益,具有很好的安全性。它们还有可能提高患者依从性,因为它们不需要常规监测[8,29-32]。

1.2.15 结论:VTE 治疗和预防的现代经济意义

尽管有诊断和治疗进展,但 VTE 仍然是一种常见且严重的疾病,每年约有 200 万人受到影响[32,33]。2011 年,治疗初次发病和反复发病的 VTE 事件的年度估计消耗为 135 亿 ~693 亿美元,其中 4.5 亿 ~39 亿美元费用是完全可以预防的。最近,VTE 预防成为联合委员会(The Joint Commission,TJC)、医疗保险和医疗补助服务中心(Centers for Medicare and Medicaid Services,CMS)及 2006 年国家质量论坛的优先事项[31,34,35]。与 VTE 及其并发症相关的直接医疗保健费用和间接社会费用是巨大的,优化 VTE 治疗和预防对于给患者提供尽可能最好的治疗结果和最小化与治疗和未来并发症相关的成本至关重要[32,36]。因此,静脉血栓形成领域具有不断改变机会,从 VTE 管理到诊断和治疗,再到预防,以提高医疗保健质量,同时减少的发病率,死亡率和可预防的 VTE 相关的成本。

1.3 淋巴系统和淋巴水肿

1.3.1 对淋巴系统的古老认识

古希腊人首次描述了淋巴系统。许多为发现静脉曲张和慢性静脉功能不全做出重大贡献的科学家也促进了我们对淋巴系统的认识。在公元前 4 世纪,亚里士多德描述了"纤维在血管和神经之间占据一个位置,并含有无色液体"。后来在 400 年代,希波克拉底发现腋窝淋巴结为"含有白血的血管"[37]。Galen(公元 129—199)和 Aegina 的 Paul(公元 607—690)继续对淋巴管进行观察。数百年后,淋巴系统研究取得了显著进展。

1.3.2 15—17 世纪

意大利人类解剖学家 Nicola Massa(1499—1569)描述了肾脏淋巴管,并思考了它们的功能[37]。1552 年 Eustachius

在解剖马时发现了一白色结构，并将其命名为“白色胸腔静脉(vena alba thoracis)”。在17世纪，微观解剖学的创始人和第一位组织学家Marcello Malpighi(1628—1689)发现了与肺部动脉和静脉相连的毛细血管。他还注意到位于淋巴管旁边的腺体(淋巴结)。后来，Henri Francois LeDran(1685—1770)是第一个注意到癌症在整个淋巴系统中传播的人[37]。解剖学和外科学教授Gasparo Aselli(1581—1626)于1622年发现了肠系膜淋巴管。Aselli在解剖喂养和未喂养的状态下的狗时巧合地注意到他后来命名的“乳糜管”(“venae albae aut lacteae”)[37]。最初，他认为精细，浅色的绳索网络是神经；然而，一些“乳糜管”开始渗漏乳白色液体，引起他的进一步关注和研究[37]。他还注意到乳糜管内的瓣膜[37]。德国解剖学家Johann Vesling(1598—1694)于1634年出版了一些最早的人类淋巴系统插图，其中包括了胸导管[37,38]。其他随后的研究者证明，淋巴管广泛分布于全身。

Thomas Bartholin(1616—1680)首先使用术语“淋巴管”。科学家和解剖学家们对新发现的淋巴系统的解剖学和功能的兴趣持续增加，并且提出淋巴系统对腹水和水肿的进展具有重要作用[37]。

1.3.3 18—19世纪的发现

William Hunter(1718—1783)和他的弟弟，“现代外科之父”John Hunter(1728—1793)，他们对动物和人类尸体解剖过程中都研究和定义了的淋巴系统[37]。1787年意大利解剖学教授Paolo Mascagni发表的人体淋巴系统图谱更为完整，强调淋巴起源与组织中的血管起源完全无关[37]。

1.3.4 19世纪和20世纪

淋巴系统被认为是身体免疫系统的核心。在1931年由Hernani Monteiro首次采用淋巴成像，以研究体内淋巴系统。巴黎的Servelle在1943年已经开始使用直接对比淋巴管造影术。1952年，Kinmonth使用蓝色染料染色淋巴管，然后直接注射不透射线的对比剂以调查淋巴疾病。今天，增强磁共振淋巴管造影是最常见的检测方法(尽管它仍然很少使用)[39]。在数字化技术和新的造影剂时代，淋巴成像领域不断发展和进步。为未来促进诊断和治疗提供有力工具[40]。

1.3.5 淋巴水肿的治疗方案

由于先天性或后天性原因，患者可能出现上肢或下肢的难治性的淋巴水肿。由于手术效果不确切，手术方式发展缓慢，尚未被广泛采用。通过显微外科手术，淋巴结移植和切除手术进行淋巴重建(Charles手术)一直是治疗的主要方法。这些选项将在后面的章节中讨论。

1.4 结论

静脉疾病的历史丰富，迷人，意义深远。过去几个世纪的发现是巨大的。最近出现的快速发展带来了很多奇妙和有趣的故事，应该记录下来用于后代学习和研究。

参考文献

1. Friedman SG. *A History of Vascular Surgery*. New York, NY: John Wiley & Sons, 2008.
2. Cervantes J and Rojas G. Virchow's legacy: Deep vein thrombosis and pulmonary embolism. *World J Surg* 2005;29(Suppl. 1):S30.
3. van den Bremer J and Moll FL. Historical overview of varicose vein surgery. *Ann Vasc Surg* 2010;24:426–32.
4. ISTH Steering Committee for World Thrombosis Day. Thrombosis: A major contributor to global disease burden. *Thromb Res* 2014;134:931–8.
5. Royle J and Somjen GM. Varicose veins: Hippocrates to Jerry Moore. *ANZ J Surg* 2007;77:1120–7.
6. Rose SS. Historical development of varicose vein surgery. In: MP Goldman, RA Weiss, and JJ Bergan (Eds.), *Varicose Veins and Telangiectasis: Diagnosis and Treatment* 1999:150, Quality Medical Publishing: St. Louis, MO.
7. Lascaratos J, Liapis C, and Kouvaraki M. Surgery on varices in Byzantine times (324–1453 CE). *J Vasc Surg* 2001;33:197–203.
8. Galanaud JP, Laroche JP, and Righini M. The history and historical treatments of deep vein thrombosis. *J Thromb Haemost* 2013;11:402–11.
9. Anning ST. Historical aspects. In: H Dodd and FB Cockett (Eds.), *The Pathology and Surgery of Veins of the Lower Limb*. E. & S. Livingstone: Edinburg, Scotland, 1956:6.
10. Wiseman R. *Several Chirurgical Treatises*. Flesher: London, 1676.
11. Gay J. On varicose diseases of the lower extremities, the Lettsomian Lectures of 1867. In: H Laufman (Ed.), *Clio Chirurgica, the Veins*, Silvergirl Books: Austin, TX, 1987:122.
12. Moore W. The operative treatment of varicose veins, with special reference to a modification of Trendelenburg's operation. *Int Med J Aust* 1896;1:393.
13. Bergan J. Conrad Jobst and the development of pressure gradient therapy for venous disease. In: Bergan J, ed. *Surgery of the Veins*. Orlando, FL: Grune and Stratton, 1985:529–40.
14. Nesbitt C, Bedenis R, Bhattacharya V, and Stansby G. Endovenous ablation (radiofrequency and laser) and foam sclerotherapy versus open surgery for great saphenous vein varices. *Cochrane Database Syst Rev* 2014;7.
15. Alguire PC and Scovell S. Overview and management of lower extremity chronic venous disease. *UpToDate*. June 6, 2016: http://www.uptodate.com/contents/overview-and-management-of-lower-extremity-chronic-venous-disease.
16. Scovell S. Liquid, foam, and glue sclerotherapy techniques for the treatment of lower extremity veins. *UpToDate*. June 6, 2016: http://www.uptodate.com/contents/liquid-foam-and-glue-sclerotherapy-techniques-for-the-treatment-of-lower-extremity-veins.

17. Gohel M. Which treatments are cost-effective in the management of varicose veins? *Phlebology* 2013;28:153–57.
18. Carroll C, Hummel S, Leaviss J et al. Systematic review, network meta-analysis and exploratory cost-effectiveness model of randomized trials of minimally invasive techniques versus surgery for varicose veins. *Br J Surg* 2014;101:1040–52.
19. Mannucci PM. Venous thrombosis: The history of knowledge. *Pathophysiol Haemost Thromb* 2002;32:209–12.
20. Wood KE. A history of pulmonary embolism and deep venous thrombosis. *Crit Care Clin* 2009;25:115–31.
21. DeWeese JA. Treatment of venous disease—The innovators. *J Vasc Surg* 1994;20:675–83.
22. Mueller RL and Scheidt S. History of drugs for thrombotic disease. Discovery, development, and directions for the future. *Circulation* 1994;89:432–49.
23. Enden T, Haig Y, Kløw NE et al. Long-term outcome after additional catheter-directed thrombolysis versus standard treatment for acute iliofemoral deep vein thrombosis (the CaVenT study): A randomised controlled trial. *Lancet* 2012;379:31–8.
24. Deykin D. Antithrombotic therapy in historical perspective. *Am J Cardiol* 1990;65:C2–6.
25. Meissner MH, Moneta G, Burnand K et al. The hemodynamics and diagnosis of venous disease. *J Vasc Surg* 2007;46:S4–24.
26. Levine M, Gent M, Hirsh J et al. A comparison of low-molecular-weight heparin administered primarily at home with unfractionated heparin administered in the hospital for proximal deep-vein thrombosis. *N Engl J Med* 1996;334:677–81.
27. Hyers TM. Management of venous thromboembolism: Past, present, and future. *Arch Int Med* 2003;163:759–68.
28. Partsch H and Blättler W. Compression and walking versus bed rest in the treatment of proximal deep venous thrombosis with low molecular weight heparin. *J Vasc Surg* 2000;32:861–9.
29. Prandoni P. Healthcare burden associated with the post-thrombotic syndrome and potential impact of the new oral anticoagulants. *Eur J Haematol* 2012;88:185–94.
30. Baglin T. Prevention of post-thrombotic syndrome: A case for new oral anticoagulant drugs or for heparins? *J Thromb Haemost* 2012;10:1702–3.
31. Mahan CE. Regulatory, policy and quality update for venous thromboembolism and stroke in United States hospitals. *Thromb Res* 2012;130:586–90.
32. Dobesh PP. Economic implications of inadequate treatment of venous thromboembolism and potential solutions. *J Pharm Pract* 2014;27:178–86.
33. Bergan JJ, Schmid-Schönbein GW, Coleridge Smith PD, Nicolaides AN, Boisseau MR, and Eklöf B. Chronic venous disease. *N Engl J Med* 2006;355:488–98.
34. Mahan CE, Borrego ME, Woersching AL et al. Venous thromboembolism: Annualised United States models for total, hospital-acquired and preventable costs utilising long-term attack rates. *Thromb Haemost* 2012;108:291–302.
35. Mahan CE, Holdsworth MT, Welch SM, Borrego M, and Spyropoulos AC. Deep-vein thrombosis: A United States cost model for a preventable and costly adverse event. *Thromb Haemost* 2011;106:405–15.
36. Caprini JA, Tapson VF, Hyers TM et al. Treatment of venous thromboembolism: Adherence to guidelines and impact of physician knowledge, attitudes, and beliefs. *J Vasc Surg* 2005;42:726–33.
37. Loukas M, Bellary SS, Kuklinski M et al. The lymphatic system: A historical perspective. *Clin Anat* 2011;24:807–16.
38. Persaud TVN. *A History of Anatomy. The Post-Vesalian Era*. Charles C Thomas: Springfield, 1997:56.
39. Liu NF, Lu Q, Jiang ZH, Wang CG, and Zhou JG. Anatomic and functional evaluation of the lymphatics and lymph nodes in diagnosis of lymphatic circulation disorders with contrast magnetic resonance lymphangiography. *J Vasc Surg* 2009;49:980–7.
40. Barrett T, Choyke PL, and Kobayashi H. Imaging of the lymphatic system: New horizons. *Contrast Media Mol Imaging* 2006;1:230–45.

2

静脉系统的形成与解剖

在过去的20年里，多普勒超声、三维CT重建及磁共振等现代影像学的发展，为我们提供了检查静脉系统的先进手段并使得我们对其有了更加深入的认识[1-3]。随着基于导管的微创治疗日益成为主流治疗方式，为了优化治疗结果并减少血栓栓塞等并发症，要求临床医生更全面系统的掌握静脉系统的解剖。由于目前推荐的解剖术语[4]与临床实践中的用词冲突频显，为了解决治疗急性静脉血栓及慢性静脉疾病的临床医生的困惑，新的国际通用解剖术语集已完成[5-7]。一份关于下肢静脉解剖的共识文件也在国际范围的努力下完成[2]。

本章节包括静脉系统形成的回顾，同时介绍了下肢和骨盆静脉解剖。我们也讨论了躯干和上肢的静脉解剖。美国静脉论坛的目的是引导世界上的静脉专家使用新的下肢静脉学术语，从而改善静脉疾病治疗的安全性和结果并增加对临床静脉研究感兴趣的专家之间的合作与交流。

2.1 静脉系统的形成

最原始的下肢血管管腔出现在妊娠的第三周。在形成的过程中，静脉系统需要经过三个不同阶段的演变过程，这个过程在1992年第一次被Woolard提出[8]。第一个阶段是未分化阶段，仅仅以毛细血管网的形式出现。第二个阶段是网状阶段，在这个阶段可以看到丛状结构。第三个阶段是成熟阶段，包括大的管腔、动脉及静脉的形成。角质细胞分泌的血管内皮生长因子引导毛细血管生长入无血管的表皮中[9]。

静脉系统开始出现在躯干是双侧对称的，随后左侧血管退化，右侧血管发挥上下腔静脉的作用[10]。这种发展模式导致了个体之间的解剖差异。

2.1.1 躯干静脉

2.1.1.1 上腔静脉及其分支

血液最初通过成对的静脉窦返回心管[11]。人体的头部血液通过双侧前主静脉返回未成熟心脏，而人体尾部则通过双侧后主静脉（图2.1）。前后主静脉汇合成总主静脉，双侧主静脉向中心流入静脉窦。总主静脉同时接受来自卵黄静脉及脐静脉的血液；卵黄静脉以后会发育为肝门静脉系统的一部分。

前主静脉包括左前主静脉和右前主静脉。这个左向右的管道以后会演变为左侧头臂静脉。左侧前主静脉在其连接处的根部退化并保存了下来，组成左心房斜行静脉（马歇尔斜行静脉）和冠状窦。

左侧前主静脉尾部的不退化导致了双上腔静脉（图2.2a）[3]。由于右侧上腔静脉近端的缺失，右侧人体头端的血液流入左侧上腔静脉（图2.2b）。

2.1.1.2 下腔静脉及其分支

下腔静脉由多个多段静脉发展而来[12]。成对的后主静脉起初伸展入原始骨盆区。并在髂骨结合处汇合（图2.1）。大部分后主静脉消失，遗留下的右侧后主静脉近端发展为奇静脉弓。后主静脉最远端在髂骨结合处形成髂总静脉、髂内、外静脉和骶正中静脉。后主静脉大部分被腹部的下主静脉和背部的上主静脉取代。上腹部的血液大多进入下主静脉，下腹部的血液大多流入上主静脉。奇静脉大多来源自上主静脉。最后，左侧的静脉普遍退化，仅留下右下腔静脉。

下腔静脉的最下部——肾下部分——由右侧上主静脉发展而来；因此，在位置上它相对靠后。这解释了为什么髂总静脉的汇合处为何在髂动脉的后方。在肾脏水平，下腔静脉来源自右侧上、下主静脉的汇合（肾部），因此在位置上更加靠前。在肾上部分，下腔静脉由更加靠前的下主静脉

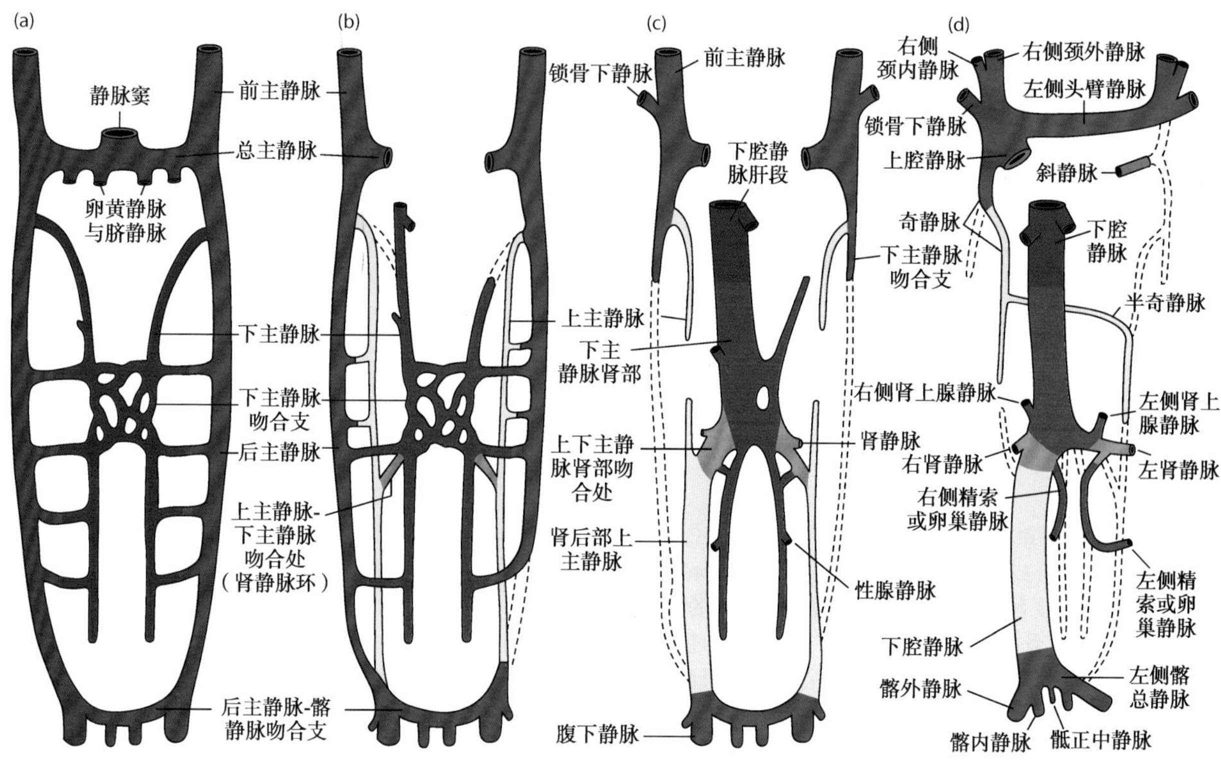

图 2.1 (a~d)主静脉发育分期。(Redrawn from Avery LB. *Developmental Anatomy*, revised 7th Edition. Philadelphia, PA: W. B. Saunders Co., 1974.)

形成(肾上部),这解释了为何下腔静脉近端在主动脉前方。下腔静脉的肝段直接由肝窦形成。

由于下腔静脉由双侧静脉发展而来,右侧静脉常保留下来,因此可以解释各种变异。如果右侧上主静脉没有与肝脏连接,肾上部的下腔静脉就会出现缺失,在这种情况下下腔静脉流入奇静脉弓,肝静脉穿过横膈直接进入右心房[3]。双下腔静脉(0.2%~3%)常由于双侧上主静脉的保留在肾水平以下出现[13](图 2.2c)。左下腔静脉(0.2%~0.5%)的原因在于右上主静脉的退化和左上主动脉的保留(图 2.2d)。肾静脉变异包括环绕主动脉的肾静脉环(1.6%~14%)[14,15]和主动脉后左肾静脉(3.2%)(图 2.3)[14]。

先天性腔静脉缺失非常少见也是一种重要的畸形,因为它是导致年轻患者深静脉血栓形成的原因之一,对于没有血栓形成危险因素的患者意义更大[12]。腹膜后静脉丛出现动脉瘤样改变,也有关于其破裂的报道[16]。并且有些患者由于静脉淤血表现为剧烈的背部疼痛[17]。在鉴别诊断中,深静脉血栓形成病史及腹膜后纤维化应该被考虑[18]。

2.1.2 四肢静脉

四肢脉管系统的形成始于主动脉分支部分节段发出的细小毛细血管网。随着四肢从身体分出,来自这个网络的一条血管作为中心动脉存在。血液通过在原始四肢尾端形成边缘窦并深入到顶外胚层脊的毛细血管网回流入身体。毛细血管网和边缘窦为满足四肢的形成发出新生的血管。早先,来自四肢边缘窦的血液流入人体浅静脉丛,但是血液逐渐进一步转流入更深的血管和深静脉(往往是成对伴随着动脉)中。瓣膜在静脉中形成的相对较早。一般认为瓣

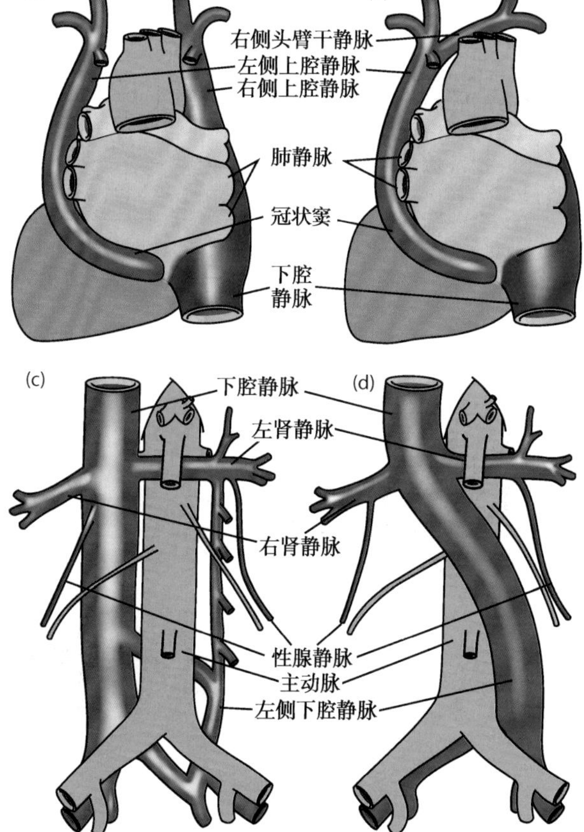

图 2.2 腔静脉解剖。(a)双上腔静脉;(b)左上腔静脉;(c)双下腔静脉;(d)左下腔静脉。(a 和 b,后视图;c 和 d,前视图)

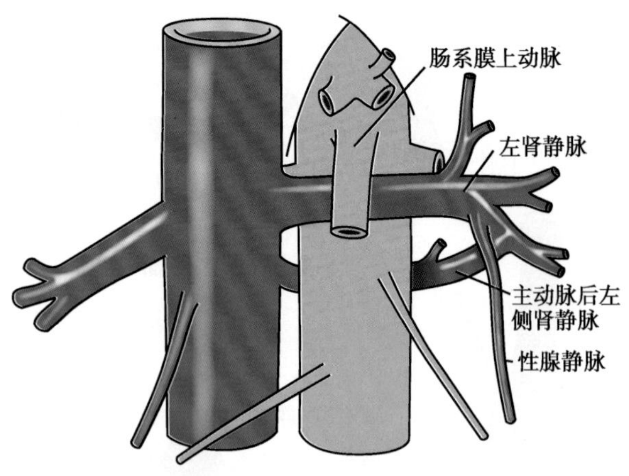

图 2.3 迂回的肾环

膜的数量在胎儿期第六个月的时候就已经确定了。

四肢静脉的形成很可能在神经形成之后。Gillot 提出静脉在神经的诱导下形成，在胚胎中，这个血管生成的导引神经是股神经、坐骨神经、股内皮神经[3,19]。在发展过程中许多胚胎期的静脉会发生退化。它们的保留（如坐骨静脉、边缘静脉系统等）在静脉变异的患者中常常出现[20-23]。

上肢轴动脉形成肱动脉及前臂骨间动脉，随后形成尺桡动脉。随着指（趾）的形成，顶端边缘窦退化，但是近端的边缘血管作为头静脉和贵要静脉继续存在。

2.2 解剖

2.2.1 下肢静脉

下肢静脉由深静脉、浅静脉和交通静脉（PVs）组成。交通静脉穿过将表浅组织和深层组织隔开的深筋膜将浅静脉和深静脉连接起来。穿静脉通过同样的系统连接静脉。现代多普勒超声的能够分辨出隐静脉层次和隐静脉鞘膜[1,2,7]。隐静脉瓣膜覆盖瓣膜袋，同时将隐静脉和其他的表浅静脉区分开来。双叶瓣是下肢的重要结构，协助完成正常静脉系统内的单向流动。

2.2.2 皮肤微循环

滋养皮肤的动脉分支直接或者跟随着骨骼肌进入皮肤。皮肤上小动脉形成网状结构和更表浅的乳头下丛[24]。真皮乳头层的毛细血管袢来自后丛并流入乳头下微静脉网。之后再进入更深的位于真皮和皮下连接处的网状层微静脉网（图 2.4）。垂直走向的带瓣小静脉将网状层微静脉网和浅静脉连接起来。

2.2.3 下肢浅静脉

少有人体静脉的变异性在大体解剖结构上超过腿部浅静脉。浅静脉（大隐、小隐静脉及它们的分支）在深筋膜外皮下脂肪组织内穿梭并接收来自皮肤及皮下的血液（图 2.5 和图 2.6，表 2.1）[24-27]。

足部静脉系统分为足背和足底静脉网（图 2.5）。血液通过浅静脉支流进入位于足背部跖骨近端头水平的足背静脉弓内。足背静脉弓的中间部分和双侧结尾部分都存在边缘静脉将血液输送进入大隐静脉及小隐静脉。

大隐静脉起始部位于踝关节内侧前方，穿过胫前由小腿内侧中央上行至膝部（图 2.6）。靠近膝盖部位，大隐静脉在大腿内侧上行至耻骨结节下 3cm 距其横向距离 3cm 处进入卵圆窝。双大隐静脉在小腿中存在的比例为 25%，在大腿中为 8%[25]。隐神经伴行大隐静脉约小腿远端 2/3。双侧小腿及大腿常会有副大隐静脉与大隐静脉平行存在，可以位于大隐静脉前、后或更浅的位置。腿部后副隐静脉（Leonardo 静脉或后弓静脉）起始于内踝后部沿小腿后内侧于膝远端上升汇入大隐静脉（图 2.6）。前副隐静脉接收膝

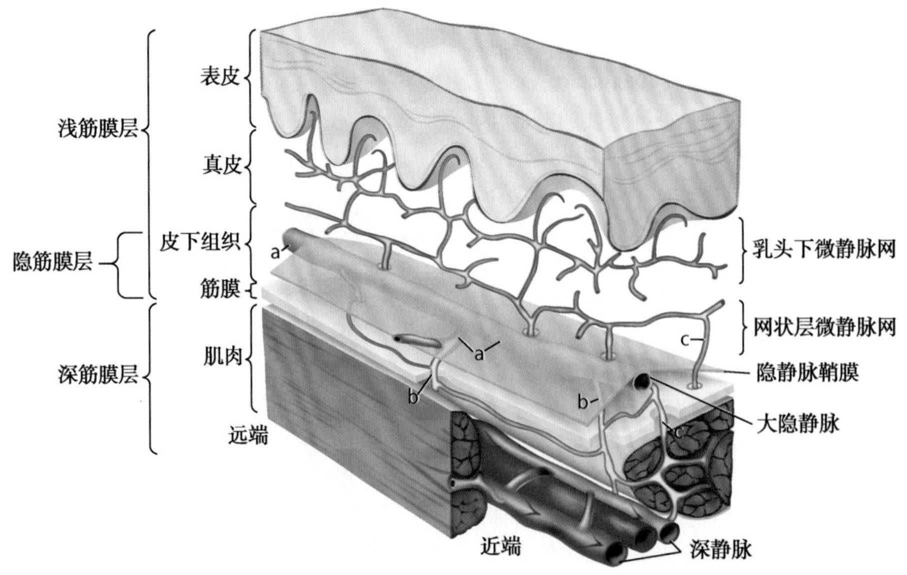

图 2.4 下肢静脉网。真皮乳头层毛细血管网血液流入乳头下微静脉网，继而流入网状静脉丛。浅静脉（a）接收真皮静脉血液后通过直接穿支流入深部轴静脉（b），穿支静脉之间通过小支流相互连接。肌内静脉窦通过间接穿支静脉被来自浅静脉或网状层微静脉的血液填充（c），然后他们进入深部轴静脉

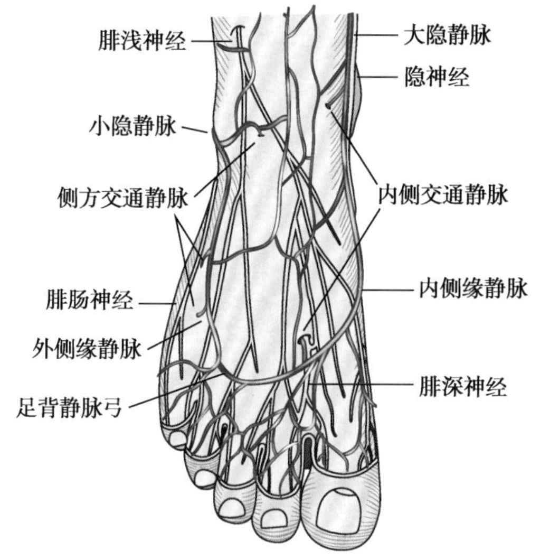

图 2.5 足部浅静脉及其穿支

盖以下腿前部的血液。出现在大腿的后副隐静脉接收大腿后、中部的血液[28]。大腿部的前副隐静脉接收大腿前部及侧方的血液(图 2.6)。前、后副隐静脉在大隐静脉即将要汇入位于腹股沟部浅静脉汇合处(隐股交界处)时进入大隐静脉(图 2.7)。旋髂浅静脉、腹壁浅静脉和阴部外静脉于大隐静脉末端汇入,在腹股沟处形成浅静脉汇流(隐股交界处)(图 2.8)。极少数情况下,大隐静脉末端位于下腹部或者在很低处汇入股静脉,所有腹股沟区的浅静脉全部汇入股静脉。大隐静脉在腹股沟区的其他分支包括股内、外侧浅静脉。

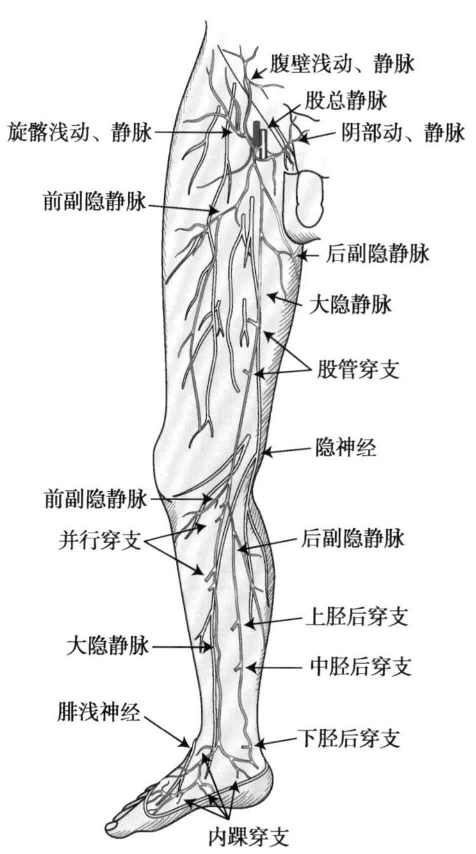

图 2.6 小腿内侧浅静脉及穿支

表 2.1 下肢静脉新术语

曾用术语	新术语
股浅静脉	股静脉
长隐静脉或大隐静脉	大隐静脉
短隐静脉或小隐静脉	小隐静脉
隐股交界处	腹股沟浅静脉汇合处
贾科米尼静脉	隐间静脉
后弓静脉或列奥纳多静脉	后副大隐静脉
柯克特穿支(Ⅰ,Ⅱ,Ⅲ)	胫后穿支(上、中、下)
博伊德穿支	并行穿支(近端)
谢尔曼穿支	并行穿支
“24cm”穿支	并行穿支
亨特 - 多德穿支	股管穿支
库斯特氏穿支	踝穿支

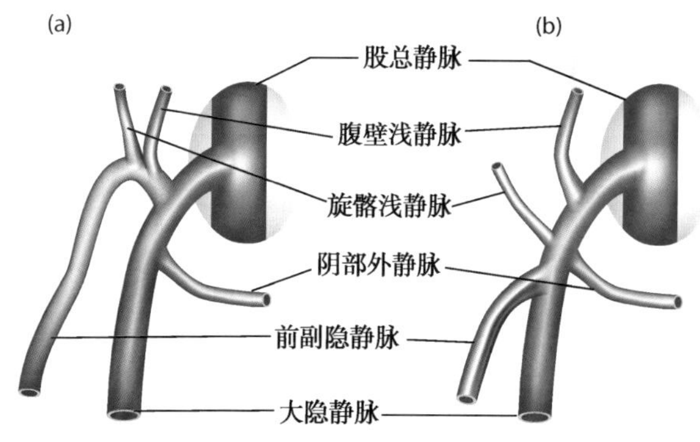

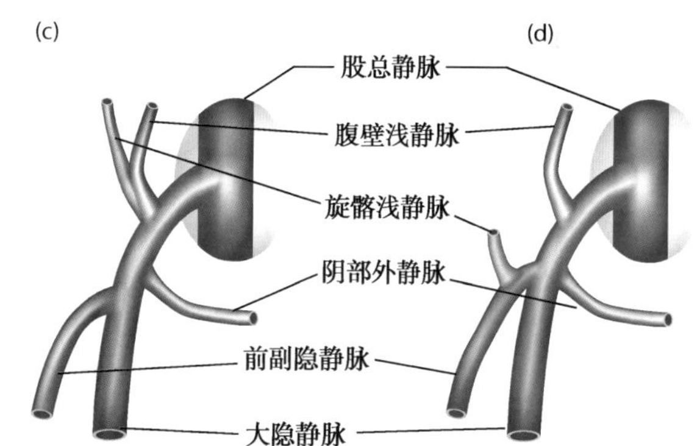

图 2.7 腹股沟浅静脉汇合区最常见的解剖变异(a:33%;b:15%;c:15%;d:13%)

小隐静脉位于小腿末端跟腱的外侧(图 2.9 和图 2.10)。在小腿的下三分之二,小隐静脉在皮下脂肪中穿行穿过深筋膜在腓肠肌两头内上行[27]。在距膝褶皱 5cm 的腘窝内,小隐静脉主干汇入腘静脉。小隐静脉末端有一条延伸出来的指向头部的小静脉常留存下来(图 2.9)。在某些特殊情况下,小隐静脉主干不流入腘静脉而是直接汇入股静脉或大隐静脉。隐间静脉(Giacomini 静脉)是在股后内侧连接小隐静脉和大隐静脉的交通静脉；在筋膜下穿行并穿过筋膜组成表浅静脉系统，这条静脉在三分之二的患有静脉疾病的患者下肢出现[29]。

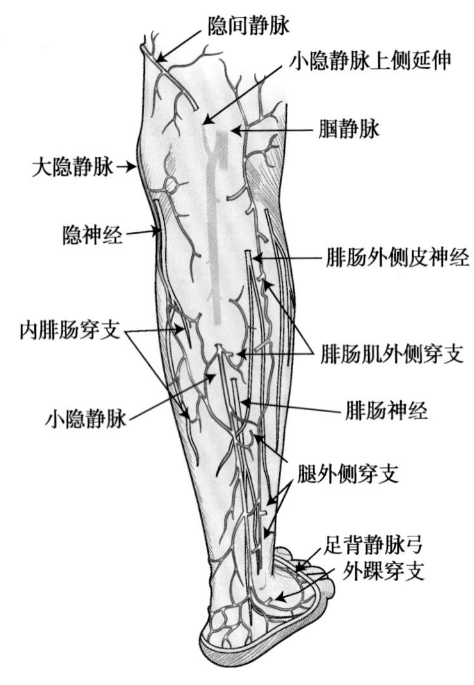

图 2.8　腿后部浅静脉及穿支

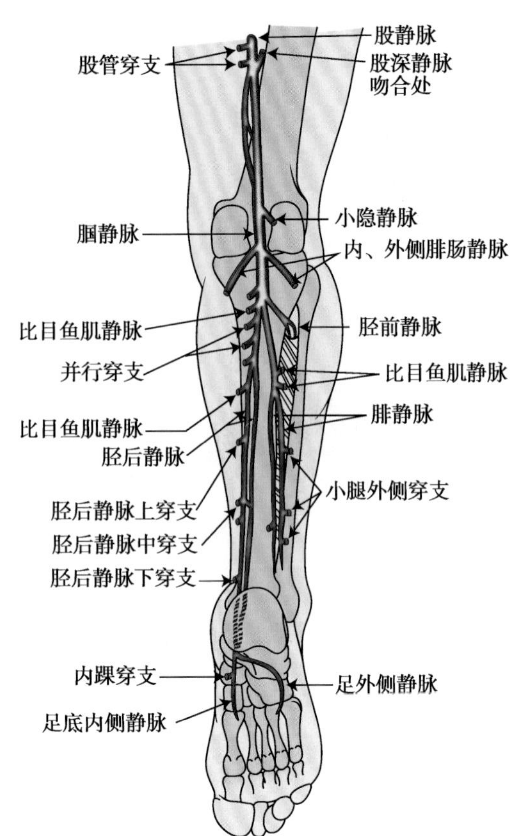

图 2.9　下肢深静脉

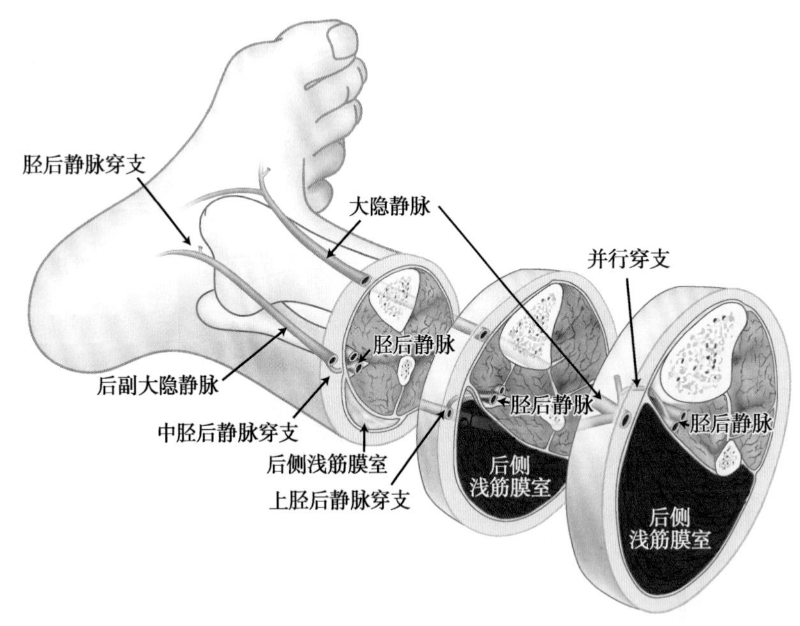

图 2.10　内侧深静脉直接穿支和后侧浅筋膜室的关系

腓肠神经在小腿末端伴随小隐静脉前行。小腿及大腿的侧方浅静脉组成了侧方静脉系统。侧方静脉系统将多个小的支流血液输送入大隐静脉、小隐静脉或通过交通静脉将其送入深静脉系统。

在浅静脉系统中，二尖瓣的存在使得单向流动的血液流向心脏。在主要静脉干的终止处常恒定存在更多的静脉瓣。这些静脉瓣膜拥有白色强韧的尖端，并且其所在的静脉壁呈正弦扩张。其余静脉瓣膜是精密的近透明结构。在大隐静脉中，至少有 6 个瓣膜的存在(最多 14~15 个)，在 85% 的静脉中，大隐静脉内靠近隐股交界处 2~3cm 的地方会存在一个恒定的静脉瓣[30]。瓣膜出现的频率在膝下部分比膝上要高。在小隐静脉中，瓣膜数目众多(中位数 7~10，范围 4~13)，同时空间排列也更加紧密。位置最高的瓣膜常靠近小隐静脉的终止处。存在于大、小隐静脉之间的交通静脉内的瓣膜因需要保证血液从小隐静脉流入大隐静脉，其方向都是固定的。

甚至直径小于 2mm 的小的浅静脉、小静脉都可能含有静脉瓣结构[31,32]。这些瓣膜可能在慢性静脉功能不全患者皮肤改变的发展中扮演重要的角色[9]。

2.2.4 下肢深静脉

深静脉常伴随着对应的动脉成对存在。在足底，具有丰富吻合支的足底静脉弓收集来自脚趾和跖骨的血液。足底深静脉弓前行至足底内侧静脉及足底外侧静脉并在内踝部形成胫后静脉(图 2.9)。在足背部，最主要的静脉足背静脉上行形成胫前静脉。

在小腿，成对的胫前静脉于趾长屈肌和胫骨后肌边缘间，在小腿后深间室的筋膜下穿行(图 2.10)。它们收集来自小腿深部肌肉、浅后间室的血液，并通过穿支连接后副大隐静脉及大隐静脉。胫后静脉穿过比目鱼肌接近其骨粘连处形成腘静脉。胫前静脉于小腿前室内上行。胫前静脉和腓静脉于远端存在一固定连接处。腓静脉始于小腿远端三分之一处，于深处上升至拇长屈肌内。它接收来自比目鱼肌内腓静脉穿支和一些大静脉的血液。胫前静脉和腓静脉形成胫腓干，与胫后静脉共同形成腘静脉。

腘静脉和股静脉常以不同长度成对呈节段出现，并与其相应动脉周围形成静脉丛，就如小腿深静脉一样(图 2.9)。腘静脉的血液主要来自腓肠静脉和小隐静脉。在收肌管内，腘静脉转变为股静脉，初始于股动脉侧方上行，随后绕到股动脉内侧。股静脉与股深静脉于腹股沟韧带下 9cm 处汇合。在深静脉存在血栓时，收肌管或其更远端，存在着一个固定的(约 84%)股深静脉和股静脉或腘静脉吻合支作为重要的旁路。股总静脉是股静脉和股深静脉汇合后的延续。大隐静脉在隐股交界处流入股总静脉。股总静脉更远端的分支是可以与髂内静脉连通的旋股内、外侧静脉。股总静脉位于对应动脉的内侧并于腹股沟韧带处作为髂外静脉上行。

深静脉瓣膜出现的频率由近端至远端越来越高。足部深静脉，胫内、胫前静脉和腓静脉，以大约 2cm 为间隔拥有大量的静脉瓣膜。腘静脉及最远端的股静脉常存在 1~2 个瓣膜。股静脉至其与股深静脉连接处存在 3 个或更多的静脉瓣膜。其中一个瓣膜恰好固定地(90%)出现在这个连接处末端[33]。在股深静脉，通常只存在一个静脉瓣。必须强调的是，在髂外静脉和股总静脉的接近隐股角的连接处仅有 1 个静脉瓣，或不存在瓣膜(37%)。髂总静脉和腔静脉内不存在静脉瓣。

2.2.5 交通静脉

下肢内存在着超过 150 支交通静脉，然而，中间大小的交通静脉有着最重要的地位并且是近几十年来争论的焦点[34-42]。在慢性静脉功能不全及静脉溃疡疾病的进展中，它们所扮演的角色仍未被很好地界定。下肢静脉穿支存在的位置各种各样，然而，交通静脉集群的分布却是有迹可循的(表 2.2)。足背、足底、足内及足侧部的穿支是足部的主要交通静脉组。一个大的交通支在第一、二跖骨之间穿行，并将足背浅静脉弓连向足静脉。踝部交通静脉组是踝关节内、外及前穿支。小腿内侧静脉穿支存在 2 组：胫后及其并行交通支。三组(上、中、下)胫后交通静脉(Cockett Ⅰ~Ⅲ穿支)连接后副大隐静脉至胫后静脉(图 2.10)。并行穿支将大隐静脉血液输入胫后静脉。其余膝下静脉穿支是：前、后、内、侧方交通支，腓肠侧方交通支，intergemellar 和 Achillean 交通静脉。髌上、下及腘窝交通静脉存在于膝盖周围。股管穿支连接大隐静脉支流至股静脉(图 2.8)。腹股沟穿支在大腿近端流入股静脉。

2.2.6 腓肠肌群静脉窦

静脉窦是腓肠肌内可以容纳大量静脉血液的薄壁大静脉。它们嵌入在行走时收缩的骨骼肌内；因此，它们作为“外周心脏”的“泵”存在——腓肠肌泵。比目鱼肌含有丰富的静脉窦；它可能拥有 1~18 个类似的静脉窦。在腓肠肌内，

表 2.2 小腿内侧直接穿支静脉的位置研究

第一作者(年份)	小腿数目组织解剖	手术发现	内侧穿支静脉位置[a]		
			中	上	髌骨近端穿静脉
Linton(1938)	10	50	小腿远端 1/3	小腿中 1/3	小腿近端 1/3
Sherman(1948)	92	901	13.5cm	18.5cm	24cm，30cm，35cm，40cm
Cockett(1953)	21	201	13~14cm	16~17cm	膝下
O'Donnell(1977)	—	39	1/2 无用的穿静脉在 10~15cm 之间[b](15~20cm[a])		很少有无用的穿静脉
Fischer(1992)	—	194	无用的穿静脉随机分布		
Mózes(1996)	40	—	7~9cm[b](12~14cm[a])	10~12cm[b](15~17cm[a])	18~22cm[b]，23~27cm[b]，28~32cm[b]［(23~27cm[a])，(28~32cm[a])，(33~37cm[a])］

[a] 自足底测量距离。

[b] 自内踝下部尖端测量距离。

它们发育较落后。静脉窦被来自浅静脉、网状静脉丛、肌肉穿支、肌肉内的毛细血管后微静脉、小肌肉静脉的血液间接充满。比目鱼肌的静脉窦内的血液通过比目鱼静脉流入胫后静脉及腓静脉(图 2.9)。比目鱼静脉较弯曲、粗短以适应相当大范围的肌肉运动。在小腿的下三分之一,比目鱼静脉往往直接汇入交通静脉而不是深静脉。双侧腓肠静脉常常将腓肠肌两头内的血液输入小隐静脉与腘静脉干汇合处远端的腘静脉中(图 2.9)。静脉窦本身是没有静脉瓣膜的;然而,小的肌内静脉将他们连接,肌肉静脉将静脉窦内的血液引入包含众多静脉瓣膜的深静脉中。间接向静脉窦输送血液的交通静脉存在静脉瓣膜。瓣膜的能力在腓肠肌泵的有效运行中起着至关重要的作用。

2.2.7 腹部及骨盆静脉

髂外静脉始于腹股沟韧带,沿骨盆边缘前行,于骶髂关节前与汇入的髂内静脉形成髂总静脉[43]。它的支流是腹壁下静脉(深)、旋髂深静脉和耻骨静脉,这些分支与其对应的静脉和闭孔静脉自由吻合。髂内静脉是由其骨盆内外的分支静脉联合形成的短静脉。盆外分支分别是臀上下静脉、阴部内静脉、闭孔静脉。臀静脉与旋股中静脉吻合并通过众多交通静脉接收相应浅静脉内的血液(图 2.11)。髂内静脉的骨盆内分支,如骶外静脉、一些内脏(直肠中,膀胱、子宫、阴道)静脉,接收来自骶前静脉丛、盆腔内脏静脉丛(直肠、膀胱、前列腺、子宫和阴道)的血液。这些静脉丛和其余的浅(阴部的)静脉丛连接骨盆两侧流动的静脉[44]。

髂总静脉起始于骶髂关节并在第五腰椎右侧汇合形成下腔静脉。右侧髂总静脉的唯一分支是接收来自骶正中静脉血液的右腰升静脉。腰升静脉沿着脊柱垂直上升收集来自腰静脉的血液,并于近端与奇静脉系统连接。

下腔静脉于脊柱右侧上行并于穿过横膈延误很短节段后止于右心房(图 2.11)。它的分支分别是腰静脉,右性腺(卵巢、睾丸)静脉、肾静脉、右侧肾上腺静脉、右膈下静脉、肝静脉。左侧性腺及肾上腺静脉汇入左肾静脉,左侧膈下静脉汇入左侧肾上腺静脉。在下腔静脉出现梗阻时,胸壁及腹壁之间的静脉吻合支(胸 - 腹上部静脉、胸内静脉、腹上部静脉)、腰 - 奇连接和椎血管丛提供重要的侧支循环。

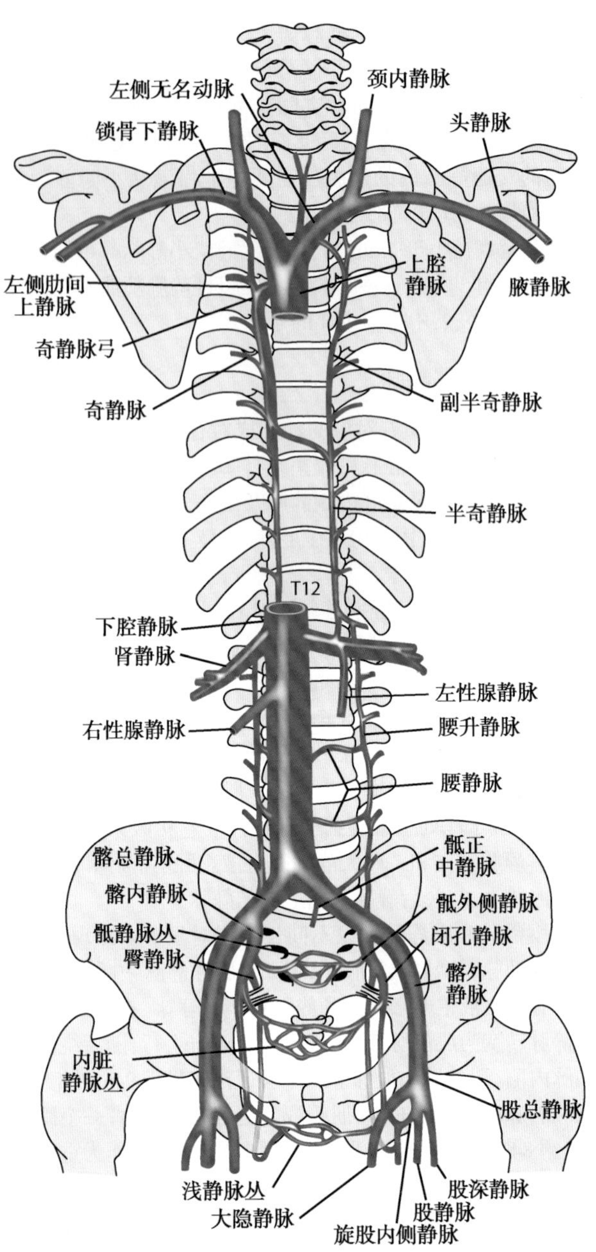

图 2.11 骨盆、腹部和胸部的主要静脉

2.2.8 上肢及胸部静脉

2.2.8.1 上肢静脉

维持静脉自上肢回流主要是心脏起作用。静脉瓣膜在这些静脉循环中并没有太大的作用。上肢的深静脉成对存在并随其对应动脉前行。深静脉及浅静脉之间的穿支的出现不如下肢频繁。

上肢浅静脉主要是头静脉和贵要静脉及其分支(图 2.12)。手背静脉丛经桡侧入头静脉,经尺侧入贵要静脉。头静脉始于"解剖上的鼻烟窝",绕过桡骨远端前行至前臂腹面,并于三角肌胸大肌间沟沿手臂外侧上行,穿过锁骨胸部筋膜流入腋静脉。贵要静脉沿前臂尺侧上升,于手臂中部穿过深筋膜,在接收了肱深静脉血液后流入腋静脉。肘正中静脉于肘前方连接头静脉和贵要静脉。常常有变异出现,包括副主静脉干的存在,如副头静脉或前臂静脉。深静脉(桡、尺、肱、腋静脉)常成对存在并沿手臂主要动脉前行。

腋静脉始于大圆肌下界(于 X 线片上对应肩胛骨边侧缘)。于第一肋外侧缘,止于前斜角肌内侧缘形成锁骨下静脉,然后与颈内静脉形成头臂干静脉。头臂干静脉(无名静脉)始于胸锁关节后,左侧头臂干静脉斜下行入右侧头臂干。头臂干的恒定支流分别是椎静脉、胸内静脉、甲状腺下静脉。上肋间静脉收集肋骨上方的静脉血汇入左侧头臂干静脉,然而在右侧汇入奇静脉。

上腔静脉于第一右侧肋软骨后由头臂干汇合形成。其于升主动脉右侧第三肋软骨水平流入右心房。在其进入心包前的一半长度处由后方接收来自奇静脉的血液。

2.2.8.2 奇静脉

奇静脉的起始部并不固定。它可以在肾静脉水平始于下腔静脉后部或延续于右侧腰升静脉(图 2.11)。奇静脉于

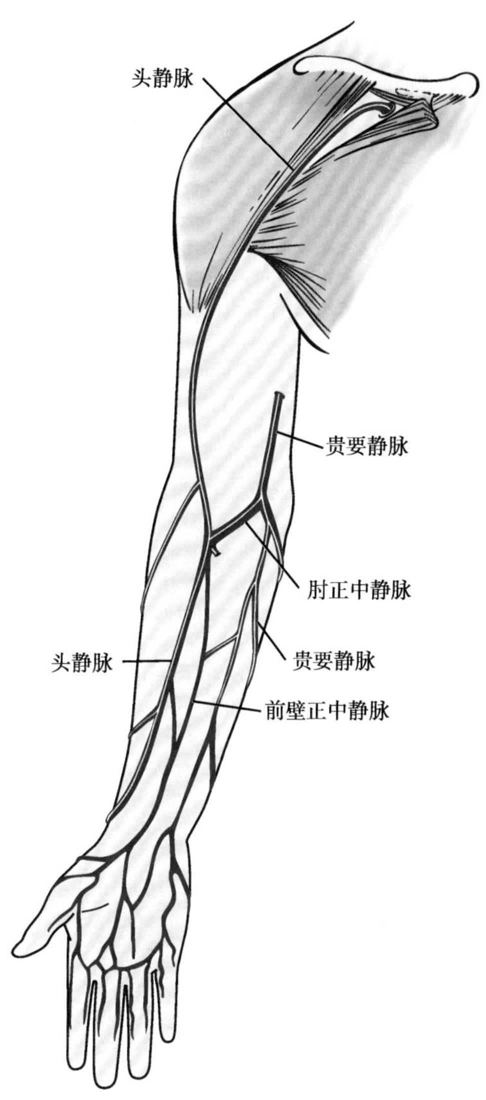

图 2.12　上肢浅静脉

(a)

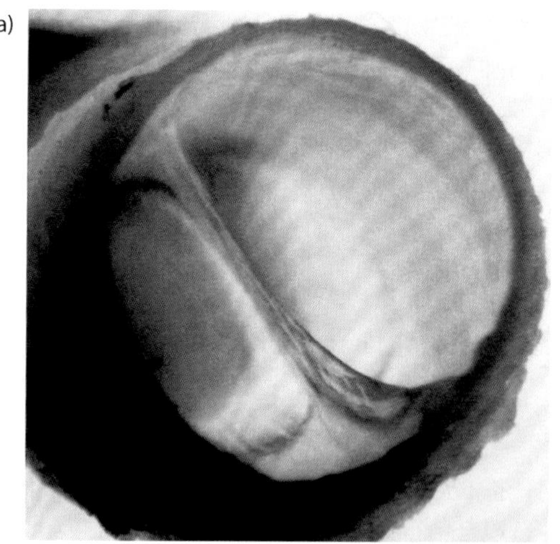

(b)

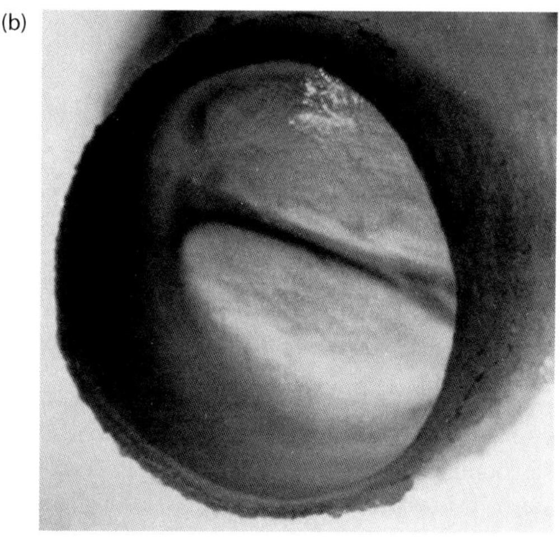

图 2.13　近端(a)和远端(b)静脉瓣(立体显微镜,放大倍率:×14)

躯体右侧上升至第四胸椎,然后前行进入上腔静脉。奇静脉主要分支是上肋间静脉、半奇静脉和副半奇静脉。半奇静脉于脊柱左侧上行,其起始部与奇静脉起始部类似,在第八胸椎水平绕过椎体进入奇静脉。通常情况下,左肾静脉与半奇静脉连通。副半奇静脉于脊柱左侧平行于奇静脉下行,其与左侧头臂干吻合,并于远端在第七胸椎水平汇入奇静脉或半奇静脉后终止。奇静脉接收来自双侧肋间静脉、内脏支流、自由的椎静脉丛吻合。奇静脉与其分支在上下腔静脉阻塞时提供重要的侧支循环。

2.3　组织学

静脉壁由 3 层组成:内膜、中膜和外膜[45,46]。内膜由均匀的少量结缔组织及其表面的单层内皮细胞组成。内弹性层是内膜底部的厚弹性纤维层,在中静脉中常常不完全形成,不存在于小静脉中。静脉瓣膜为由内皮细胞覆盖且中间有结缔组织骨架的内膜褶皱形成的二尖瓣(图 2.13a,b 和图 2.14)。静脉常会在瓣膜起始部膨胀形成小的正弦扩张,可能为适应血流动力学上的逆流情况。

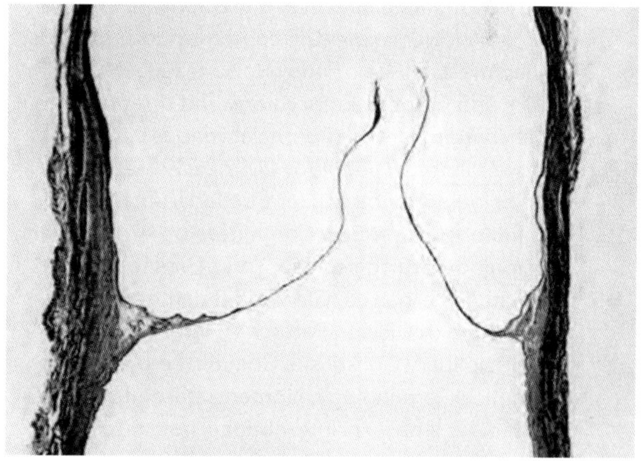

图 2.14　静脉瓣膜组织结构(地衣红染色,放大倍率:×2.5)

中膜由平滑肌细胞层及结缔组织组成。由于静脉尺寸及功能的不同,中膜的相对厚度以及两个主要组成部分的比例变化甚大。大多数的浅静脉,如大、小隐静脉,拥有厚平滑肌层,从而为其提供收缩能力并预防静脉曲张的形成。隐静脉分支拥有更薄的中膜,更易发生静脉曲张。小腿深静脉中膜中含有同隐静脉一般多的平滑肌;然而,它们的胶原蛋白含量更高,因此静脉壁更加坚固。大的深静脉(股静脉、髂静脉、腋静脉、锁骨下静脉及无名静脉）含有较少的平滑肌细胞群，值得注意的是在腔静脉中膜中这些细胞几乎彻底缺失[20]。

外膜没有明确的界限，并由含有淋巴管、静脉滋养血管、肾上腺能神经纤维的疏松结缔组织组成。大隐静脉外更由一层连接着深筋膜的纤维组织层包裹，使得其对静脉曲张的抵抗力更强[47]。

美国静脉论坛指南 1.1.0：静脉系统的形成与解剖

编码	指南	推荐等级（1：强；2：弱）
1.1.1	位于大腿的股总静脉与腘静脉之间的主要深静脉是股静脉，旧术语“股浅静脉”应被弃用	1
1.1.2	下肢浅静脉主要为大隐静脉和小隐静脉	1
1.1.3	旧称呼“Cockett”和“Giacomini”静脉分别更改为“胫后穿支静脉”和“隐间静脉”，不鼓励使用名族名词（以人名命名的名词）	1

参考文献

● = Key primary paper
★ = Major review article

1. Caggiati A. Fascial relationships of the long saphenous vein. *Circulation* 1999;100:2547–9.
2. Cavezzi A, Labropoulos N, Partsch H et al. Duplex ultrasound investigation of the veins in chronic venous disease of the lower limbs—UIP consensus document. Part II. Anatomy. *Eur J Vasc Endovasc Surg* 2006:31;288–99.
3. Uhl J-F and Gillot C. Embryology and three dimensional anatomy of the superficial venous system of the lower limbs. *Phlebology* 2007;22:194–206.
4. *Terminologia Anatomica, International Anatomical Terminology, Federative Committee on Anatomical Terminology*. Stuttgart, New York: Thieme, 1998.
●5. Caggiati A, Bergan JJ, Gloviczki P, Jantet G, Wendell-Smith CP, and Partsch H; International Interdisciplinary Consensus Committee on Venous Anatomical Terminology. Nomenclature of the veins of the lower limbs: An international interdisciplinary consensus statement. *J Vasc Surg* 2002;36:416–22.
●6. Caggiati A, Bergan JJ, Gloviczki P, Eklöf B, Allegra C, and Partsch H; International Interdisciplinary Consensus Committee on Venous Anatomical Terminology. Nomenclature of the veins of the lower limb: Extensions, refinements, and clinical application. *J Vasc Surg* 2005;41:719–24.
●7. Mozes G and Gloviczki P. New discoveries in anatomy and new terminology of leg veins: Clinical implications. *Vasc Endovasc Surg* 2004;38:367–74.
8. Woollard RH. The development of the principal arterial stems in the forelimb of the pig. In: *Carnegie Institution of Washington: Contributions to Embryology*, Vol. 14, No. 70. Publication No. 277. Washington, DC: Carnegie Institution of Washington, 1992, 139–54.
9. Ballaun C, Weninger W, Uthman A, Weich H, and Tschachler E. Human keratinocytes express the three major splice forms of vascular endothelial growth factor. *J Invest Dermatol* 1995;104:7–10.
10. Nicholson CP and Gloviczki P. Embryology and development of the vascular system. In: White RA and Hollier LH, eds. *Vascular Surgery: Basic Science and Clinical Correlations*. Philadelphia, PA: JB Lippincott, 1994, 3–20.
11. Carlson BM. The development of the circulatory system. In: Carlson BE, ed. *Patten's Foundations of Embryology*, 5th Ed. New York, NY: McGraw-Hill Publishing Company, 1988, 586–627.
★12. Spentzouris G et al. The clinical anatomy of the inferior vena cava: A review of common congenital anomalies and considerations for clinicians. *Clin Anat* 2014;27(8):1234–43.
★13. Eldefrawy A et al. Anomalies of the inferior vena cava and renal veins and implications for renal surgery. *Cent European J Urol* 2011;64(1):4–8.
14. Aljabri B et al. Incidence of major venous and renal anomalies relevant to aortoiliac surgery as demonstrated by computed tomography. *Ann Vasc Surg* 2001;15(6):615–8.
15. Trigaux JP et al. Congenital anomalies of the inferior vena cava and left renal vein: Evaluation with spiral CT. *J Vasc Interv Radiol* 1998;9(2):339–45.
16. Balzer KM et al. Spontaneous rupture of collateral venous aneurysm in a patient with agenesis of the inferior vena cava: A case report. *J Vasc Surg* 2002;36(5):1053–7.
17. Yigit H et al. Low back pain as the initial symptom of inferior vena cava agenesis. *AJNR Am J Neuroradiol* 2006;27(3):593–5.
18. Wax JR et al. Absent infrarenal inferior vena cava: An unusual cause of pelvic varices. *J Ultrasound Med* 2007;26(5):699–701.
●19. Gillot C. *Multimedia Atlas of the Superficial Venous Networks of the Lower Limb. Editions Phlebologiques Fancaises*. Cabourg: Colret Editeur, 1998.
20. Browse NL BK, Irvine AT, and Wilson NM. Embryology and radiographic anatomy. In: Browse NL BK, Irvine AT, Wilson NM, eds. *Diseases of the Veins*, 2nd Ed. London: Arnold, 1999, 23–48.
21. Noel AA, Gloviczki P, Cherry KJ Jr., Rooke TW, Stanson AW, and Driscoll DJ. Surgical treatment of venous malformations in Klippel–Trenaunay syndrome. *J Vasc Surg* 2000;32(5):840–7.
22. Cherry KJ, Gloviczki P, and Stanson AW. Persistent sciatic vein: Diagnosis and treatment of a rare condition. *J Vasc Surg* 1996;23:490–7.
23. Gloviczki P. Vascular malformations. In: Moore WS, ed. *Vascular and Endovascular Surgery: A Comprehensive Review*, 7th Ed. Philadelphia, PA: Saunders, 2005.
24. Braverman IM. The cutaneous microcirculation:

Ultrastructure and microanatomical organization. *Microcirculation* 1997;4:329–40.
25. Thomson H. The surgical anatomy of the superficial and perforating veins of the lower limb. *Ann R Coll Surg Engl* 1979;61(3):198–205.
26. Caggiati A and Bergan JJ. The saphenous vein: Derivation of its name and its relevant anatomy. *J Vasc Surg* 2002;35:172–5.
27. Caggiati A. Fascial relationships of the short saphenous vein. *J Vasc Surg* 2001;34:241–6.
28. Hollinshead WH. The back and limbs. In: Hollinshead WH, ed. *Anatomy for Surgeons*. New York, NY: Harper & Row Publishers, 1969, 617–631, 754–758, 803–807.
29. Delis KT, Knaggs AL, and Khodabakhsh P. Prevalence, anatomic patterns, valvular competence, and clinical significance of the Giacomini vein. *J Vasc Surg* 2004;40:1174–83.
30. Pang AS. Location of valves and competence of the great saphenous vein above the knee. *Ann Acad Med Singapore* 1991;20:248–50.
31. Vincent JR et al. Failure of microvenous valves in small superficial veins is a key to the skin changes of venous insufficiency. *J Vasc Surg* 2011;54(6 Suppl.):62S–69S.e1–3.
32. Caggiati A et al. Valves in small veins and venules. *Eur J Vasc Endovasc Surg* 2006;32(4):447–52.
33. Basmajian JV. Distribution of valves in femoral, external iliac and common iliac veins and their relationship to varicose veins. *Surg Gyn Obstet* 1952;95:537–42.
34. Linton RR. The communicating veins of the lower leg and the operative technique for their ligation. *Ann Surg* 1938;107:582–93.
35. Sherman RS. Varicose veins: Further findings based on anatomic and surgical dissections. *Ann Surg* 1949;130:218–32.
36. Cockett FB and Jones DEE. The ankle blow-out syndrome: A new approach to the varicose ulcer problem. *Lancet* 1953;1:17–23.
37. Dodd H and Cockett FB. Surgical anatomy of the veins of the lower limb. In: Dodd H, Cockett FB, eds. *The Pathology and Surgery of the Veins of the Lower Limb*. London: E. & S. Livingstone, 1956, 28–64.
38. O'Donnell TF, Burnand KG, Clemenson G, Thomas ML, and Browse NL. Doppler examination vs. clinical and phlebographic detection of the location of incompetent perforating veins. *Arch Surg* 1977;112:31–5.
39. May R. Nomenclature of the surgically most important connecting veins. In: May RPH, Staubesand J, eds. *Perforating Veins*. Baltimore, MA: Urban & Schwarzenberg, 1981, 13–8.
40. Fischer R, Fullemann HJ, and Alder W. About a phlebological dogma of the localization of the Cockett perforators [in French]. *Phlébologie* 1992;45:207–12.
41. Mozes G, Gloviczki P, Menawat SS, Fisher DR, Carmichael SW, and Kadar A. Surgical anatomy for endoscopic subfascial division of perforating veins. *J Vasc Surg* 1996;24:800–8.
42. Mozes G, Gloviczki P, Kadar A, and Carmichael SW. Surgical anatomy of perforating veins. In: Gloviczki P, Bergan JJ, eds. *Atlas of Endoscopic Perforator Vein Surgery*. London: Springer-Verlag, 1998, 17–28.
43. Gabella G. Venous system. In: *Gray's Anatomy*, 38th Ed. New York, NY: Churchill Livingstone, 1995, 1574–605.
44. Mavor GE and Galloway JM. Collaterals of the deep venous circulation of the lower limb. *Surg Gynecol Obstet* 1967;125:561–71.
45. Patrick JG. Blood vessels. In: Strenberg SS, ed. *Histology for Pathologists*. New York, NY: Raven Press, 1992, 195–213.
46. Parum DV. Histochemistry and immunochemistry of vascular disease. In: Stehbens WE, Lie JT, eds. *Vascular Pathology*. London: Chapman & Hall, 1995, 313–27.
47. Thomson H. The surgical anatomy of varicose veins. *Phlebologie* 1982;35:11–8.

3

正常静脉循环的生理和血流动力学

3.1 介绍

人类很早就认识到了静脉疾病，而在过去的150年中，生理学及诊断学的进步促进了人们对它的认识以及治疗。与20世纪前的诊疗模型相比，我们现在能更好地理解静脉系统的解剖以及功能。20世纪中叶的研究得到了许多独特且意义非凡的静脉系统相关生理学概念。尽管有部分研究被当时的诊断模式、有限的研究样本数量以及描述性的统计数据所限制，这些研究仍然为普通人提供了有价值的生理和血流动力学信息。动态血压测量、动态静脉造影、容积描图评价、彩色血流双工超声、静脉内超声、计算机断层扫描和磁共振静脉造影等技术对目前的知识的进步做出了重大贡献。关于阻塞和血液回流这两个影响静脉循环的主要病理因素将在后面的章节中详细讨论。

静脉循环的主要目的是将血液回流到心脏并促进氧合并进入再循环。了解血容量和血压的关系对于理解正常和异常的静脉功能至关重要。静脉强大的血液存储能力可以提供血容量的转移调节，并在维持心血管稳态方面发挥巨大作用。静脉张力的调节是容量调节的一个重要部分，并与影响心输出量分布的动脉控制机制协同工作。平滑肌张力调节在内脏和皮肤分布中最为明显，这些部位也分布着最为密集的神经。当人在直立姿态时，重力和静水压力产生的生理效应将出现，并对抗血液回流，但这些影响很大程度上被强有力的静脉瓣膜功能和外周血管泵机制所抵消。

3.2 静脉回流

静脉回流被定义为回流向心脏的血流，而在稳态环境下，静脉回流量等于心输出量。静脉回流量表达为单位时间内回流的血液体积，这一数值会随着年龄、性别和身体状况而改变。人类平均静息心脏输出(5 040ml/min)是由每一搏(70ml)和心率(72次/min)计算产生的[1]。提高肌纤维长度(体积)或心率会增加心脏输出量。

活跃的静脉血管收缩曾一度被认为是使心输出量发生变化的主要来源。大量证据表明，阻力(毛细)血管的反射调节是血液循环分布的决定性因素[2-4]。然而，尽管人类具有不同的活动姿势，仍有约60%~80%的静息血液(男人70ml/kg和女人65ml/kg)将停留在静脉系统中。这一体积总量的25%~50%的血液则储存在毛细血管后微静脉以及它们的集合系统中。而大约25%(18ml/kg)存在于内脏网络中[1-3]。

有效的静脉回流需要多个部分的交互，而这就需要一个有效的静脉系统，包括中心泵、压力梯度、外周静脉泵以及静脉瓣。

3.2.1 中心泵

心脏的跳动使得血液在动脉和静脉间流动。血液随着动态压力梯度流动。静脉血流随着动态压力梯度的变化流至中心泵入口即右心房。在普通个体中，无论处于什么体位，心房压力均稳定保持在4~7 mmHg。仰卧时，位于静脉末端的毛细血管床压力大约为12~18mmHg，这与踝关节测量的静脉压力一致[5-8]。因此,血液将流向压力较低的右心房。直立姿势时上肢压力在第一肋水平将增加约 6mmHg[1,6]。直立的姿势时举起胳膊,重力或静水压会推动上肢和大脑的血液流向心脏。中心静脉压力以上的柔软静脉壁将会塌陷,这也是临床床旁查体评估颈外静脉扩张部位高度的事实依据。无论站立还是坐姿,重力均会增加下肢动脉和静脉的压力。然而,由于重力对动脉和静脉循环的影响是相同的,当分析下肢静脉回流的压力梯度影响因素时,重力就不是其中重要一环了。

静脉回流在腹腔和胸腔内压力为负压或等压(通常为 0mmHg)时将增强。然而,在吸气时,腹腔内压力增加将成为一种外部压力施加在如软管一般的下腔静脉上,使得从下肢回流至右心房的血流瞬间减少[9]。腹腔积液和肥胖等临床病症会导致腹内压长期而顽固的升高;下肢静脉压力必须高于这种长期升高的压力,以使得血液能通过因外力受压而坍塌的下腔静脉。

在正常情况下,压力梯度开始于毛细血管静脉端 12~18mmHg,在胸外静脉中稳定下降至 5.5mmHg[10]。当血液到达右心房后将被主动地吸入心脏泵中,在肺循环中氧合后再次进入循环。由于在大静脉管腔中没有瓣膜,其病理生理结局通常是静脉血流受阻。中心静脉压升高后会产生充血性心力衰竭、腹腔积液、布 - 加综合征、病态肥胖及上腔静脉综合征等症状。

3.2.2 外周泵

下肢静脉回流是通过有效小腿肌泵及强有力的静脉瓣膜来实现的。正常的瓣膜关闭可以有效防止血液逆向流动。在正常的下肢中,静脉回流主要是深静脉的功能。瓣膜主要分布在四肢静脉,在远心端部位分布更甚。目前人们仍然不能完全解释静脉瓣膜的解剖学分布与一定程度的瓣膜功能不全及相应临床症状的关联。可以推测的是,静脉瓣膜功能不全或反流越严重,外周静脉功能不全的临床症状可能就会越明显[11-15]。

足底静脉可能是用于补偿或储备小腿肌泵作用的。由于大多数研究人员都关注在小腿肌泵,所以脚部和大腿部位的作用并未得到很好解释。小腿肌泵在正常肢体是非常有效的;然而,我们并不知道小腿肌泵是否能弥补如流出道梗阻、近端瓣膜失效、远端瓣膜失效以及肌肉无力等功能不足以及其背后的机制。

3.3 回流循环的生理组成

静水压和容量的显著作用是静脉循环所特有的。两者都与其他生理和血流动力学因素相互作用,并受外界环境因素例如体位、容量消耗、体育锻炼和环境温度等的影响。肾上腺素的反射在很大程度上控制着内脏血液循环。作为对局部、荷尔蒙和反射刺激的一种反应,流向皮肤和骨骼肌的血流可以在较大的范围内波动[2-4,16,17]。

3.3.1 流体静压和动态压力的关系

虽然局部静脉压将随着卧位、坐位和站立体位的改变而变化,静脉流量仍遵循压力梯度。小腿肌泵能有效地回流静脉血,但这仅在肌肉活动、收缩时才起作用。如果运动被人为地限制,血液容量将增加,压力慢慢上升到等同于重力产生的静水压力。持续暴露于较高的静水压将传递到毛细血管床,并在滤过中达到平衡,这有利于循环液体渗出至细胞外间隙。其他正常个体中小腿肌泵突发功能不全、肢体长时间保持不动的情况下可能会导致水肿,如在“经济舱”进行洲际飞行或在下肢长段石膏固定时。大多数人午后因鞋靴逐渐紧缚而使得足部疲乏也是因为这一原因。

静压或静水压代表从活跃血流循环的开始部位(通常是右心房)的血液柱的重量。在血液循环图上,这一点位于第四肋胸骨交界处的水平。给定解剖点处的静水压力是通过测量该标记以下至地面的垂直距离进行计算[5,18]。重力的影响使心房下方每厘米增加 0.77mmHg,这个常数来自血液密度(1.056g/cm^3)与重力加速度(980cm/s)的乘积再除以 13.33mN/cm^2 [1,10]。如图 3.1 所示,平均身高为 174cm 的美国男性在站立且远端小腿肌静止时,其静水压力为 94mmHg[6]。

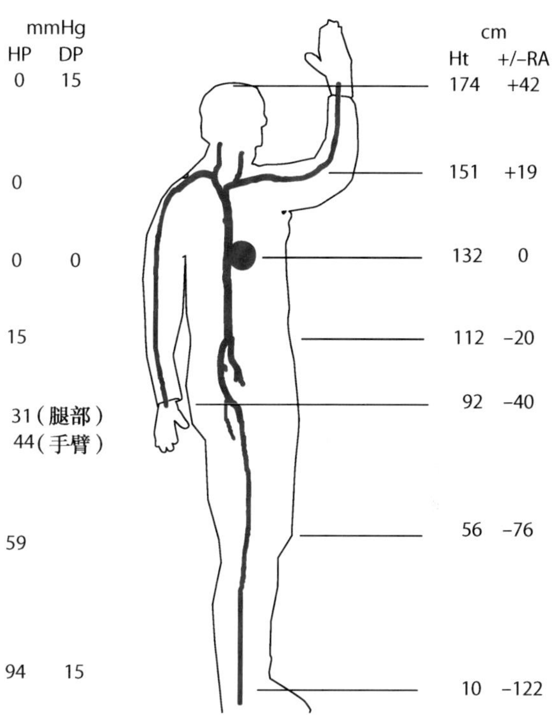

图 3.1 在此示意图中说明了由动态血压(心脏泵)和静水压(体位)影响产生的相对压力。图示保持静止不动,并且血液依靠重力填充于主要静脉。而上肢的压力随手臂的位置而变化。DP,动态压力;Ht,高度;HP,静水压力;RA,右心房。(From Meissner MH et al. *J Vasc Surg* 2007;46(Suppl.):4S-24S.)

长期、持续的静脉压升高或静脉高血压与病理结局有关。在外周静脉循环中,主要结局反映在皮肤和皮下组织中,包括 CEAP 临床分类 3~6 级中所描述的典型变化:水肿、色素沉着、纤维化和溃疡。皮肤溃疡出现的频率随着超过 30mmHg 的末端运动静脉压力的增加而上升[14]。这种静脉高血压,尽管并非唯一导致以上症状的原因,但仍然是外科治疗的主要关注对象[6,11,15]。静脉反流,这种与静脉高血压相关常见病理生理变化,可能是由深部或表层系统的瓣膜功能不全导致的。

3.3.2 血容量和压力关系

全身静脉池具有巨大的流体容量。健康个体可承受多达 20%~30% 的额外循环容量[1,2]。正常血容量约为女性 65ml/kg，男性为 70ml/kg，其中 60%~80% 存在于静脉循环中。可以想象仅仅一个直立姿势便可以导致下肢增加约 10% 的循环容积（7ml/kg 或 250~500ml）[2,3]。

静脉壁的形状将随着压力、体积和流量改变而不同，如图 3.2 所示[9]。当血管内流空或血管松弛时，血管壁将贴合，同时血压降低。当血管横截面轮廓改变为哑铃或椭圆形时，大量血流（或体积）的转移将被血管容纳，同时保持血管最小的压力变化。直到静脉横截面变成圆形，其压力仍然很低。一个不完全膨胀的血管即可以携带的巨大的血流量，这很具有欺骗性；不信的话可以问问那些曾经刺破过看似松弛的髂静脉或下腔静脉的外科医生。

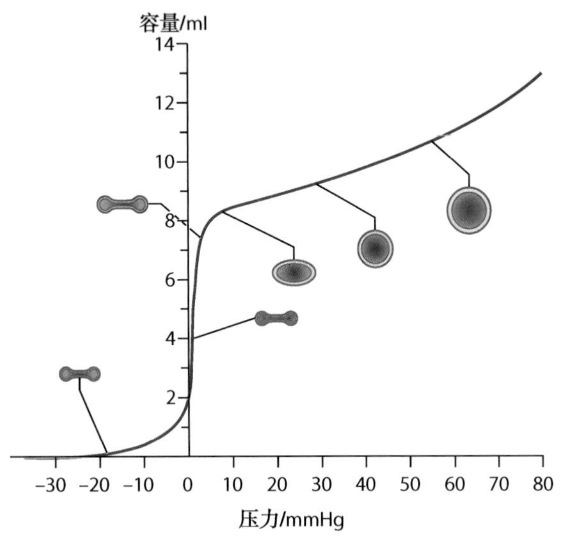

图 3.2 该图反映了可扩张静脉腔的压力 / 容积的关系。在压力上升之前向静脉注入较大的血容量；随着静脉截面逐渐变为椭圆，压力开始上升，并且在达到圆形结构后压力将进一步增加。（From Katz AI，Chen Y，Moreno AH. *Biophys J* 1969；9：1261-79.）

一旦静脉截面达到圆形的几何形状，血管进一步的扩张将伴随着每单位体积压力的急剧增加（图 3.2）。在 5~25mmHg 的正常压力范围内，血容量可大幅度变化，但却不影响血流量或压力[2,9]。因此，在正常压力范围内，静脉静水压力是静脉回流力学中的一个非显著因素。导致静脉循环扩张的高压近似于被动态静脉压（ambulatory venous pressure，AVP）研究定义的“异常高压”（30mmHg）[14]。这种生物压力阈值类似于慢性阻塞性或反流性瓣膜病肺功能障碍，以及由急性、持续性腹部和四肢房室压力综合征引起的组织功能障碍的压力阈值[19,20]。

静脉管壁比动脉管壁薄得多，但其内膜、中膜和外膜的组成是相同的。筋膜下深静脉的血管壁具有相对均匀的厚度。与浅表分支静脉相比，隐静脉、贵要静脉及头静脉等主干浅静脉壁相对较厚。柔韧性是静脉或容量血管的一个重要特征。然而，当在高压下完全膨胀时，静脉会失去这种柔韧性并变得如动脉一样僵硬[10]。另一个与容量功能相关的关键特征是其在较大直径范围内收缩或扩张的能力。例如静脉采血失败后或暴露于手术室时往往会导致静脉收缩，而随着环境温度升高、温声凝胶和全身麻醉，静脉往往会扩张。

3.3.3 生理控制：反射、激素和局部机制

血液容量流动通过内脏、肌肉和体表静脉对各种刺激做出的反应而产生巨大变化。反射性冲动通过交感神经传递，其主要作用于动脉并导致收缩。压力感受器和化学感受器介导的效应是对血流的最有效的快速调节[1]。而液体转移以及激素调节则对循环容量状态的慢性调整更重要。虽然血流主要由小阻力动脉血管床控制，但容量主要通过静脉网的扩张或收缩来调节。

肾上腺素神经支配分布于动脉和静脉。Furness 和 Marshall[21]在一个精巧的生理学 / 解剖学研究中证实，这些微血管床中的肾上腺素能受体的相对密度在动脉（阻力）循环中要大得多（图 3.3）。内脏和体表静脉中分布肾上腺素能纤维最多。这些部位同样存在大量平滑肌作为补充[1]。显著的小动脉平滑肌的增厚会促进毛细血管前血管的收缩，这是长颈鹿肢端皮肤的多种调节之一，从而帮助长颈鹿适应直立时极端生理应激[22]。

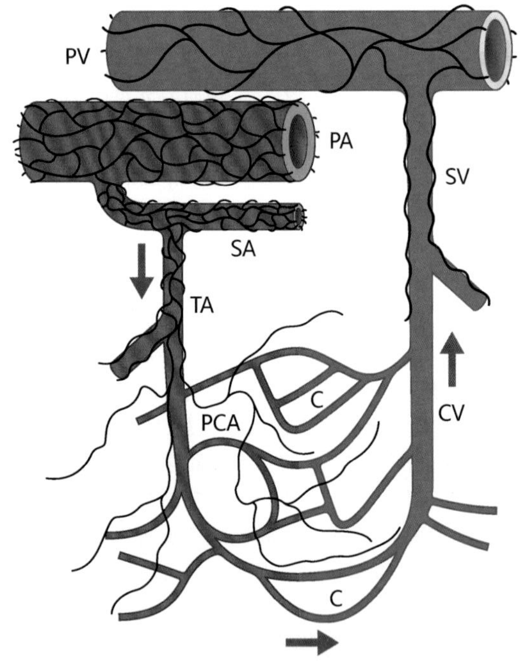

图 3.3 图示表示的是血肾上腺素能神经以及内脏血管之间的关系。粗线表示的是肾上腺素能神经。箭头表示血流的方向。值得注意的是，在毛细血管前小动脉和回流静脉是不受神经支配的。PA，主干动脉；PV，主干静脉；SA，微脉管系统小动脉；Ta，终末小动脉；PCA，毛细血管前微动脉；C，毛细血管；CV，回流静脉；SV，小静脉。（Reproduced with permission from Furness JB，Marshall JM. *J Physiol* 1974；239：75-88.）

内脏循环中通常包含约 18ml/kg 血液或占总血容量的 25%，约占总血流量的 27%。虽然正常内脏的需求是由局部的调控机制控制的，内脏血液容积快速调节也可通过压

力感受器及肾上腺素能系统实现[2,4]。在严重的低血压情况下，循环中血管升压素和循环儿茶酚胺可能对内脏调节施加额外作用。这一血液再分布能代偿约 50% 的急性失血量。这种血容量转移的原因可能很小一部分是由于主动的静脉收缩而引起，而大部分原因是动脉弹力纤维被动反弹和动脉血流得再分布。

不活跃骨骼肌组织中的血流量仅有 3ml/(min·100g)，但由于其基数庞大，这一部分仍占约 15% 的总血容量。骨骼肌血流受肾上腺素能刺激微乎其微，而对局部介导的刺激反应更大[1,2]。在持续的运动状态下，骨骼肌血流可以增大数倍至 80ml/(min·100g)。在运动刺激下静脉可以发生收缩，但局部温度的升高可以在活跃的肌肉中抵消这一刺激收缩反应。随着运动量的增加、热量的产生，以及体表静脉网的二次扩张，血流量将进一步增加。

人体中心温度保持在恒定的 36~37.5℃，而皮肤温度随着外界温度的变化而显著变化。总体而言，温度控制主要由下丘脑来维持，而皮肤循环对反射神经支配和直接局部刺激都有反应。在凉爽的环境中，皮肤组织中的血流量约为 3ml/(min·100g)，约占总血流量的 6%，而其变化可达 30 倍[16]。人体皮肤的热量保存是通过皮肤网络的收缩来实现的，从而进一步减少了体表血流。而深静脉则不受寒冷温度的影响[17]。因此，极端寒冷的环境下静脉血将聚集在深静脉系统中，通过逆向的热能交换达到有效的热能保存。体温降低可显著提高局部体表静脉的肾上腺素受体对低温的产生反应的阈值[17]。在温热环境下，人体将丢失热能以维持稳态体温。体表血流量随着肾上腺素能冲动的减少而增加，使得动静脉均扩张[16]。在高热应激下，皮肤的血流量可达到 2~3L/min。

局部损伤导致组胺和胸腺嘧啶脱氢酶释放，从而产生局部血管扩张。有越来越多的证据表明，黄体酮的血管舒张作用似乎可以促进静脉扩张，甚至增加静脉曲张的发生率[4]。尽管相关研究者众多，但目前关于一氧化氮在静脉循环中发挥作用的证据仍有限[23,24]。

3.4　末梢肌泵的运行机制

静脉系统的抗重力作用是通过排出血液的肌泵系统以及防止逆向流动的内部瓣膜实现的（图 3.4）。在正常个体中，这种机制是非常有效的。静脉压力与容量的复杂关系是静脉功能的重要组成部分。

3.4.1　瓣膜功能

正常瓣膜功能定义为在多普勒超声下，下肢深静脉和浅静脉中逆行流动的时间 <0.5 秒，但需除外股静脉和腘静脉（逆流时间 <1 秒）[15,25,26]。比目鱼肌静脉窦没有瓣膜和相对固定的体积[27]。成对的腓肠肌也有静脉窦，但其体积和数目明显较少。虽然静脉瓣在防止血液回流中的作用是毋庸置疑的，但单个或多个静脉瓣的功能障碍（或无功能）所造成的影响尚不清楚。单个瓣膜的失效会产生什么样生理后果仍不明确[25]。

不同解剖部位的瓣膜功能障碍的严重程度尚未完全

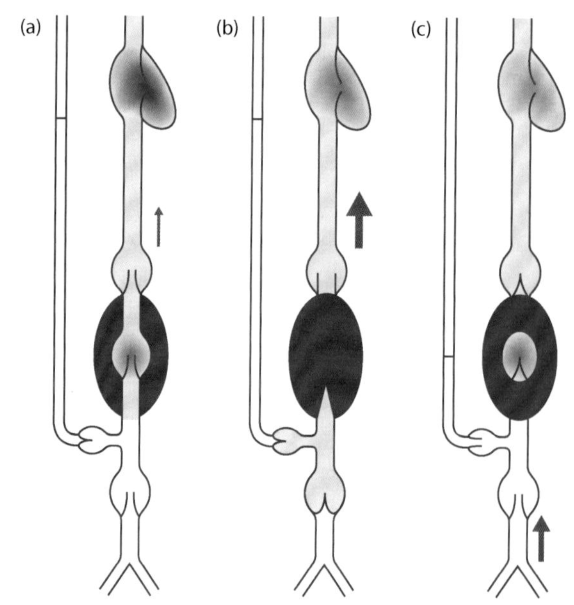

图 3.4　图中表示“肌肉泵工作示意”：(a) 休息；(b) 肌肉收缩；(c) 肌肉放松。远端腿的静脉压力由静水柱的长度指示。（From Sumner DS，Zierler E. Vascular physiology：Essential hemodynamic principles. In：Rutherford RB，ed. *Vascular Surgery*，6th Ed. Philadelphia，PA：Saunders-Elsevier，2005.）

探明。有些人认为股静脉和腘静脉瓣具有很强的病理生理学意义，而另一些人则更关注远端静脉瓣膜的异常[25,28-30]。在一组临床随机对照试验中对 155 例患者的分析，腘静脉瓣关闭不全是延迟愈合的唯一重要危险因素[28]。Rosfors 等[30]认为，远端静脉瓣膜功能不全相比于腘静脉瓣膜病变更加有意义，但二者同时存在时则很有可能和严重慢性静脉功能不全有关[13]。腘以下静脉的瓣膜数量较多提示这些瓣膜在该部位的功能更重要。

在正常状态下，穿支静脉瓣膜功能正常时可以防止静脉血外流[27,31]。这一概念与小腿肌泵的压力 / 流量关系是一致的。Cockett[27]曾生动描绘了穿支静脉功能障碍的表现并描述为“踝关节爆裂”综合征。

3.4.2　小腿肌泵

腓肠肌和比目鱼肌收缩使血液流入具有更大容积的腘静脉。正常肢体的小腿肌体积为 1 500~3 000ml，静脉容积为 100~150ml，单次收缩可泵出超过 60% 的静脉血量[12,32,33]。Christopoulos 等[32]规范了空气体积描记体积的报告方式，以便于临床研究组间的比较和消除干扰因素，如水肿和小腿肌大小不同等。正常肢体的小腿肌组织泵体积量为 2.5~3.7ml/100ml。用比值表示泵血分数也可以提供相同的比较分析功能。

通过数次肌泵收缩，静脉压即可从较高的静息静水压降低下来（图 3.5）[5]。末端运动压力，即 AVP，可以在小腿肌的不断收缩下维持在相对较低的值。当活动收缩停止时，需要 31 秒来恢复正常肢体的静水压力。正常小腿肌在重复收缩过程中所表现的静脉压和容量变化呈现出相似的曲线（图 3.6a~c）[5,6,32,33]。通过同时测量肌筋膜间隔室压力和静脉压力可以实现静脉压力与肌筋膜压力关系的分解[33,34]。而小腿肌90%的静脉血容量可以大于70秒的时间后得到恢复和补充[32]。

在正常静息状态下，小腿肌的静脉可以通过主动或被动机制达到1~2ml/s的充盈速率。来自足底静脉丛的压迫使小腿肌泵拥有充足的储备。肌肉的被动填充发生在肌肉松弛时，血流从肌肉本身、远端深静脉和浅静脉流入已排空的深静脉。静脉血流以一种有节律的方式，从静水压升高的表层血管中流向平均静脉压较低的小腿肌深静脉，并顺着这一压力梯度流经穿支静脉。并非所有穿支静脉都有瓣膜，但那些已有的瓣膜将有助于防止深静脉流向浅的表层静脉系统[27]。无论深静脉或浅静脉系统的功能异常都会引起静脉压升高、静脉容积增加和再充盈时间缩短[5,14,32]。值得注意的是，外部压力可以有效促进静脉血流入深静脉系统，并减少小腿肌泵容积，从而有效地启动外周静脉泵。

Almén 及 Nylander 通过影像学可视化技术比对了小腿肌主动收缩时的运动[31]。肌肉内的比目鱼肌静脉窦和小腿肌静脉窦在深筋膜室中进行充填，并在单个小腿肌收缩后完全排空。位于肌肉之间的、成对的、深部胫部静脉基本上是压缩的，但却从来没有完全流空过。近端静脉瓣膜在活动小腿收缩期间开放。远端的深静脉瓣膜在活动的小腿肌收缩过程中闭合，而且穿孔静脉中的深静脉瓣膜也会关闭，从而防止在肌肉收缩循环中发生血流逆行或外流[31]。此外，足底静脉造影对足底静脉丛填充深部胫静脉具有重要作用[35]。

直接压力测量的方法在胫骨、腘窝和隐静脉中的应用为评价静水压、单次和多次小腿肌收缩的压力降低和静息压恢复时间等提供了宝贵依据。然而，尽管具有创新性的和广泛实验观察意义，但从有创操作的角度考虑，开展重复检查十分困难。而容积描记法，无论是通过测定足体积、空气，或应变仪都有很好的接受度，这使得纵向数据的获取以及这些非侵入性监测的开展得以实现。多位作者已经描述分析了静脉容积变化与弹性压缩、手术干预、CEAP临床分级、静脉功能的晚期恶化和关节功能受损的关系[11,12,15,32,36,37]。

3.4.3 大腿和脚部对外周静脉泵的贡献

虽然大腿部静脉被肌肉所包围，但大腿肌肉活动收缩对静脉回流的作用被认为是最小的。有研究结果提示，与小腿肌正常静脉充盈时间超过一分钟相比，大腿部静脉完成充盈则需要不到10秒，这使研究者本人 Ludbrook[33]都感到惊讶。而大腿段静脉的实际瞬时充盈量与腘静脉末端运动压力测量结果一致[18,38]。利用15cm袖带的体积描记测量装置测出大腿段射血分数则为20%[33]。明确的大腿静脉快速充盈以及大腿中的较深且难以压缩的血管导致了相对低效的大腿静脉回流。

足底静脉丛的压迫可以促进机体向近端泵血[35]。虽然内侧和外侧足底静脉从位置上讲也属于肌肉间静脉，但内部肌肉的收缩与足部出现最大负重的时机相一致；这一压迫随后迫使血液流出足部。足底静脉丛的血流则被直接引导到成对的深部胫静脉；然而，静脉血是否都留存于深静脉中仍存在争议。一些研究者描述的结果表明，血流从这些深静脉和其他深静脉进入深静脉和浅静脉网络[39,40]。Kuster 等[40]研究通过解剖10条未腐化的下肢，研究了足部深部和浅筋膜系统之间的交通静脉，其结果表明每0.3m存在6~12支交通静脉。其中大约50%有静脉瓣膜，只允许从深静脉流向浅表静脉，这与小腿及大腿的穿支静脉是不一样的。即使在跗骨内静脉造影条件下，仍需要利用踝关节止血带将血驱返入深静脉[39]。

虽然下肢各部肌泵之间的相互作用还没有完全探明，但它们均与功能强大的瓣膜协同发挥着作用，从而使静脉血在肢体各部流动。

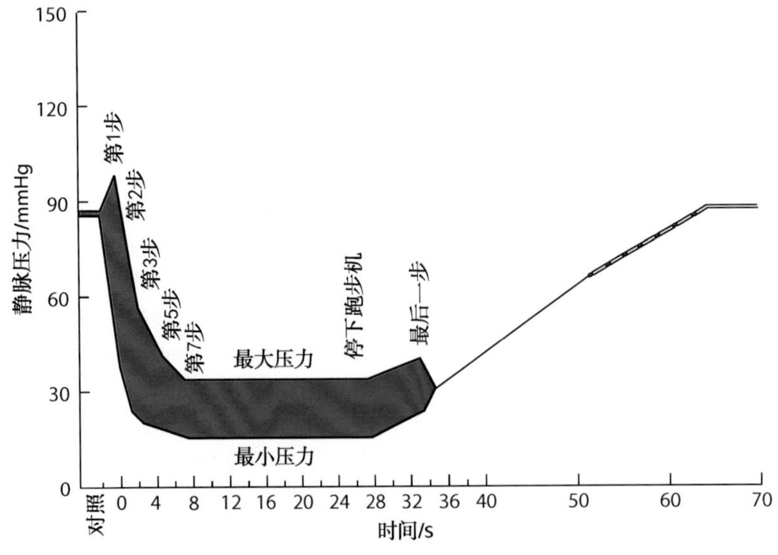

图3.5 站立、小腿运动和随后休息状态下足背静脉的平均压力变化。(From Pollack AA, Wood EH. *J Appl Physiol* 1949;1:649-62.)

3.4.4　每搏输出量和小腿肌泵输出量

与许多其他生物系统一样，外周肌泵所能提供的正常静脉回流量远大于正常功能所需的最小值。如果我们保守假设一个正常行走为 100 步 /min、喷射体积中位数为 3ml/100ml 的 2L 的小腿肌，小腿肌泵输出量（calf pump output，CPO）将是 6L/min。每个肢体的 CPO 将是这个的一半，即 3 L/min。即使采用这样保守的假设，预测的 CPO 也会超过静息时心输出量。从逻辑上讲，如果血液喷射比例降低，结果将是肌泵的效率的下降以及 CPO 的降低。例如，在深静脉功能不全的情况下，如果射血量中位数降低到 1.7ml/100ml，CPO 仍将是 3.4L/min。

3.4.5　下肢静脉压力的关系

在正常肢体可以通过步行时小腿肌肉收缩，使得静脉压力从静息静水压（约 90mmHg）降低到平均 22mmHg，这一过程可以在步行 7~12 步中完成[5]。类似的压力变化可以出现在站立时屈曲足底或抬高脚跟，这将使重量转移到前脚（踮脚动作）。当恢复静态站立位置时，静水压力恢复时间平均为 31 秒（图 3.6A~C）。作为一个实际问题，静脉压力的研究通常是从足背静脉获得的，其假设前提是其能准确地反映小腿深（胫后）静脉的置管监测压力。一些研究者比较了在相同解剖高度放置的深静脉和浅静脉的置管监测压力。这些研究表明，浅静脉的压力监测能近似反映深静脉系统的压力。然而，在皮肤和皮下静脉网测量的压力极易受到皮肤病理生理变化的影响。皮肤溃疡的发生率与超过 30mmHg 以上的 AVP 的增加呈线性关系。溃疡和增加 AVP 同时与充盈 90% 的时间小于 20 秒有关。另外，快速血液反流（例如，静脉回流速度大于 7ml/s）也与溃疡的高发生率相关。

产生收缩的肌肉以及完整的筋膜是外周静脉肌泵的重要组成部分。在最大限度的收缩过程中，比目鱼肌将产生 250mmHg 的压力，腓肠肌产生 215mmHg 的压力[33]。近期的研究提示，腿部筋膜内的压力在不同体位改变下，其压力变化可达 80~90mmHg[34]。胫骨近端的胫后静脉测得的静脉内压力可在小腿肌收缩早期上升到 200mmHg 以上，而在反复收缩过程中其压力峰值仍可达 150mmHg 以上。而在肌肉松弛状态下，这些小腿肌深部的压力则可下降到 30mmHg[18]。同一解剖高度下的隐静脉测压具有相对较低的初始压力峰值，但在肌肉连续收缩后同样会出现峰值压力的下降。因此，只有在小腿肌肉循环的后牵引松弛阶段，压力梯度才开始倾向于促进静脉血由浅至深的流动。腘静脉内的压力在最初的小腿肌收缩时表现出短暂上升，并与从小腿肌泵出的血流相照应，而腘动脉压力在舒张后却并不降低；因此，在大部分行走过程中，基线的静息腘静脉压力依旧是接近静水压的[18,38]。小腿肌固定且缺乏弹性的筋膜提供了一个坚固的包围，从而能够产生较高的压力，但同时也限制了室腔的膨胀，这将减少每搏输出量，而这也是小腿肌泵失效的潜在代偿机制。

与筋膜不同的是，正常皮肤是具有弹性的，并且可以

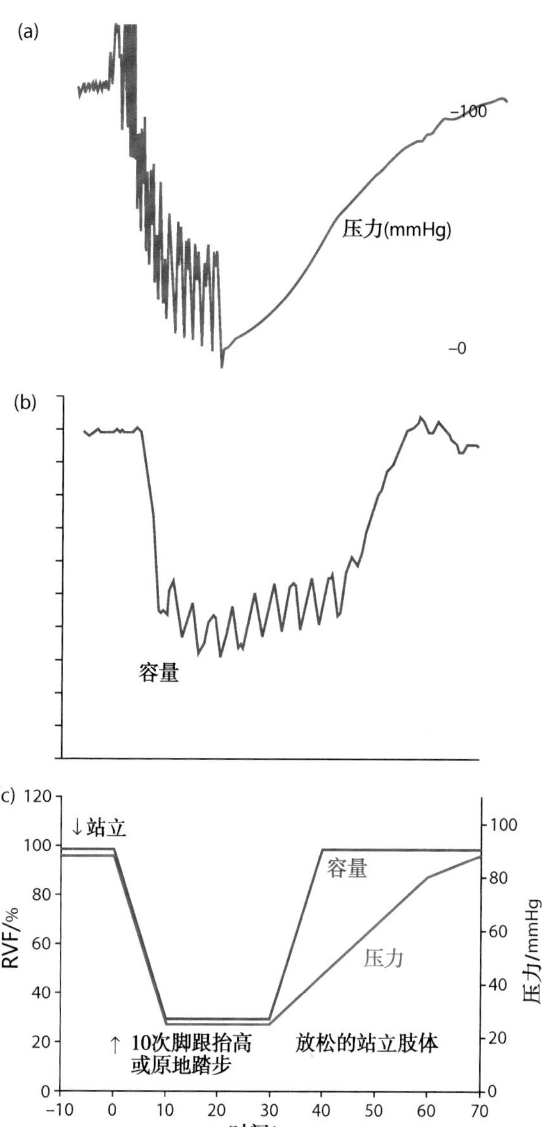

图 3.6　压力和容量随着小腿肌泵的激活而发生变化。受试者开始处于站立姿势，此时静水压力基线体现的是独立且非承重肢体的状态。随后受试者进行 10 次足跟 - 足尖（脚跟抬高）动作后恢复至非负重姿势。（a）通过脚背静脉插管得到了操作期间的压力变化，并以 mmHg 作为单位记录下来。（b）在这些动作中的容量变化示于该空气容量描记检查中。将运动后肢体剩余的容量除以静止站立位时的静脉容量得到残余容量分数（RVF，%）。（c）这个示意图比较了伴随时间线的压力和容量变化。需要注意的是，小腿泵在肌肉活动开始时，容量或压力的效率迅速减少。虽然容量填充在 5~7 秒内开始，但压力并不会在 30~40 秒内大幅上升

通过拉伸来对持续增加的皮下压力做出反应。皮肤扩张、水肿、静脉高压和轻微损伤均是溃疡的危险因素。与人类相比，长颈鹿对其夸张的生理需求表现出以下几种适应变化，包括升高的间质流体压力（平均 40~50mmHg）和具有致密而坚固筋膜的皮肤结构[22]。在临床上，一部分治疗器械参考并利用了这些因素，如可调式扣包（velcro wrap）和 Unna 靴，这些同样提供了一个坚固的外部包裹。具有压力梯度的弹力袜利用其弹力，提供了便利而灵活的外部支持。

3.5　生理代偿

3.5.1　直立体位下的代偿

对于人类而言，目前认为直立姿势下的原发性周围循环调节是基于动脉阻力的调整，而不是静脉张力或容积改变[3,41]。这种体位改变下的循环稳态很大程度上是通过心率的即时变化和动脉阻力的调节来实现的[2,5,41]。当依赖性容量血管（静脉）能够继续充盈而不是排空时，血液的重新分布可能会导致晕厥。所以，新入伍的军人的一个共同问题，就是要学会如何站稳脚跟。处于静止站立位置的普通个体至少每分钟将会把重心从一条腿转向另一只腿，并且这一频率不会因极端的热冷温度而减低[38,42]。

3.5.2　容量衰竭：出血（急性）和脱水（慢性）

对急性血量减少和静脉回流减少的代偿是通过刺激压力感受器和增加交感神经输出来调节的。约 10% 的循环体积的损失可能可以自行代偿，并不会引起交感神经介导的小动脉收缩、静脉收缩以及心率的增加等带来的心输出量或系统压力的改变。急性损失约 30%~40% 的血容量尚不至于死亡，机体仍可耐受，但此时需要最大限度地利用代偿机制。在内脏和皮肤分布中最为突出的反射性血管收缩，其往往伴随着严重急性失血时循环中儿茶酚胺的增加。以犬作为疾病模型的研究表明，约 29%（20ml/kg）的急性容量消耗可以通过血管收缩和经毛细血管液再吸收（6ml/kg）的结合进行代偿。因此，10~15ml/kg 的容量消耗可在动脉压降低和血管收缩力下降的情况下，通过静脉的主动收缩以及被动的弹性回缩来补偿[1,2]。

在较长的时间间隔内，人类个体可以代偿将近 50% 的血容量（35ml/kg）的损失。细胞外液向循环血容量的转移以及醛固酮和肾素 - 血管紧张素系统的激素效应均参与了这一程度的慢性失血的调节[1,2]。对于急性和慢性容量消耗的适应都是先通过控制动脉阻力实现的，而静脉在其中起着被动但却十分重要的作用。

3.5.3　肌肉、骨骼的活动

为了提供肌肉运动所需的巨大血液流量，机体将出现 3 种主要的循环调节方式。第一，心输出量相比正常静息值可能会增加 5~7 倍。第二，平均动脉压上升 20~80mmHg。第三，大量交感神经放电产生弥漫性小动脉及静脉收缩。由于局部代谢环境影响可以掩盖交感神经血管收缩信号，因而局部因素亦可引起肌肉小动脉的舒张。

利用相片及空气体积描记法可于观察到一天结束之时小腿肌泵功能的下降。虽然差别相对有限，但这些发现仍提示肢体的静脉反流会随着直立活动时间的延长而下降。这些结果的解释可能与静脉平滑肌的应力松弛有关。

小腿肌泵的机制可能很大程度上补偿了静脉功能不全，无论其原本是存在反流还是阻塞。然而，随着慢性静脉功能不全严重程度的增加，小腿肌泵功能和踝关节运动范围均将出现下降。对于小腿肌泵在静脉功能不全中的潜在作用，人们已经知晓一段时间了，但却很少有人在相关方面的治疗干预方面进行尝试[6,7,11,12]。有实验人员在小型的随机对照试验里，通过直接提高小腿肌泵功能的物理治疗后，可以观察到小腿肌泵功能的改善和肌肉的强化，从而印证了以上假设[43]。

3.5.4　温度调节

人体热能损失的调节是评价皮肤血流的主要指标。温度的降低会引起皮肤动脉血管收缩以及皮下静脉收缩。局部和中心效应的结合可使皮肤血流减少到小于 3ml/(min·100g)[16]。因寒冷而产生的额外生理代偿表现包括颤抖、饥饿和儿茶酚胺分泌。

促进热量丢失的调节机制包括增加皮肤动脉流量和提高皮下静脉血容量。最大皮肤血流量可增加超过 10 倍至 30ml/(min·100g)，流量为 2~3L/min[16]。对于多余的热量，其生理代偿现象包括出汗、呼吸增加和活动减少。在极端环境温度（0~55℃）的情况下，正常人的静脉压力测量将出现病理性改变[42]。受试者在环境温度 0℃和 55℃之间以及足趾温度 23℃和 39℃之间逐渐调节的过程中，每当受到刺激而出现发抖或出汗的临床临界点时进行记录（图 3.7）[42]。在低温的肢端中无法测及一个标准的静水压的上限值，即使达到相对减低的静水压力也需要更长的充盈时间；而在温热的肢体中，几乎瞬间即可达到完全的静水压力，使得运动后的压力评估变得困难[42]。尽管这是在相对极端的温度下的体表测定方法，这些 AVP 测定的相关发现同样对其他静脉检测方法有所启示。因此，这些检查应该在保持合适环境温度的

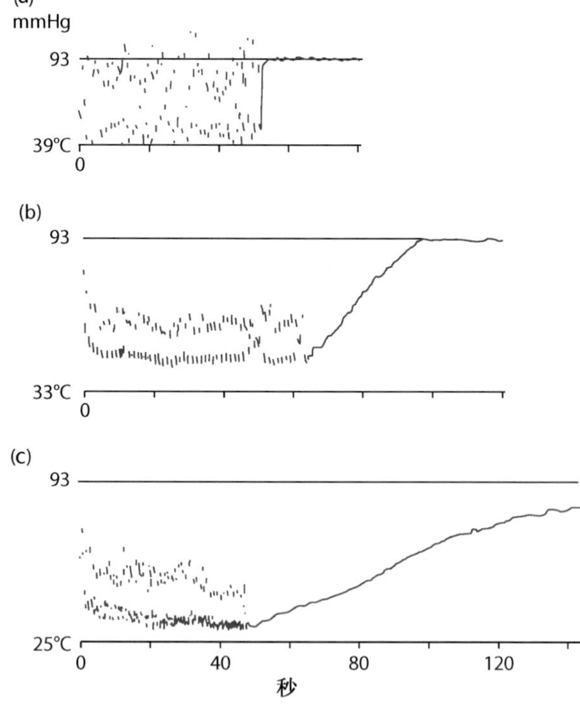

图 3.7　在极端环境温度下的动态静脉压力追踪变化（温度标记表明脚趾温度）。脚趾温度为 33°C（b），动态静脉压在第 40 秒时恢复到基线静水压力是正常的。需要注意的在（c）低温情况下是动态静脉压没有返回到基线静水压力（93mmHg），而在（a）高温环境下则迅速恢复到基线静水压力。（From Henry JP，Gauer OH. *J Clin Invest* 1950；29：855-61.）

房间内进行。

3.5.5 其他

主动的静脉收缩可以发生于过度通气、冷水浴、强烈的情绪和肌肉运动;它由肾上腺素能(交感)神经系统所介导[3]。寻求有效的静脉药物治疗的相关研究仍在进行之中[4]。

尽管人类尚未发现控制静脉扩张的具体神经通路,内皮细胞源性舒张因子的分泌机制却已成为近年来研究的热点。现已证实一氧化氮在静脉循环的血管扩张作用远小于其在动脉循环产生的作用。Lüscher 等研究了用于冠状动脉搭桥术所取的乳内动脉、乳内静脉和隐静脉的临床特性[24]。与动脉相比,静脉的舒张反应明显减低(图 3.8)。作者认为这些生理特性将影响动脉和静脉移植旁路的通畅性。

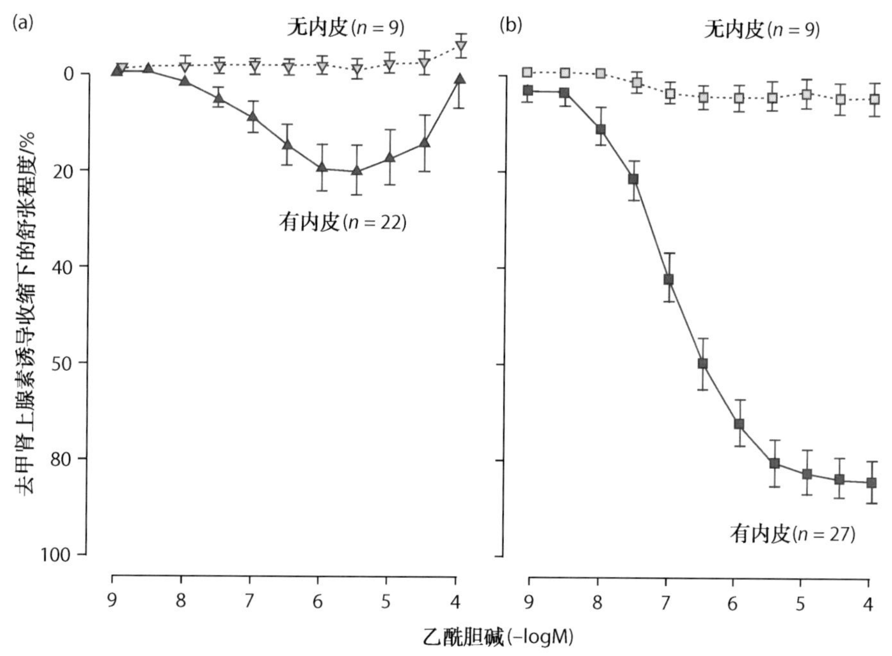

图 3.8 内皮依赖性舒张对乙酰胆碱(acetylcholine,ACh)的反应。(a)人类隐静脉;(b)人类乳内动脉。(From Lüscher TF et al. *N Engl J Med* 1988;319:462-7.)

3.6 总结

了解正常的静脉循环需要掌握复杂的血流动力学和生理学概念。重力引起的静水压力促使流动进入相关容量网络。静脉壁的扩张性使得机体可以承受(或促进)较大容量的调节以及血液最小限度的上升(或下降)。

与动脉和微循环中血液流动一样,静脉血液沿着压力梯回流。静脉血液对抗重力是通过将系统分解成多段肌泵而实现的,其内部静脉瓣膜可以阻止排出的血液的反流。小腿肌泵的抽吸机制十分有效,可以将血液排空到宽敞、并且有瓣膜的腘静脉中。站立体位、容量不足或温度变化下的循环快速调节很大程度上是由阻力血管的反射性改变和静脉张力的调节来实现的。复杂的循环生理相互作用造就了机体稳态环境,以此提供人类在不同环境下的功能需求。

美国静脉论坛指南 1.2.0:正常静脉循环的生理和血流动力学

编码	指南	证据级别(A:高质量;B:中等质量;C:低或极低质量)
1.2.1	静脉回流遵循持续的动态压力梯度。由心脏泵出提供的大部分能量被分配并消耗于动脉循环中	A
1.2.2	静脉系统中的静水压与以右心房为零点的血柱高度直接相关	A
1.2.3	静脉对抗重力回流是通过肢体远端主动的肌肉泵运动以及单向静脉瓣膜功能联合提供的	A
1.2.4	足底静脉泵起到启动小腿肌肉泵的作用	C
1.2.5	大腿肌肉泵对静脉回流的贡献甚微	B

续表

编码	指南	证据级别(A:高质量;B:中等质量;C:低或极低质量)
1.2.6	静脉的解剖结构允许其直径可以发生很大的变化这可以提高静脉系统的储备功能以对抗容量和环境温度变化	A
1.2.7	作用于可压缩近心端静脉的外部压力可以增加远心端静脉压	B

参考文献

● = Key primary paper
★ = Major review article

1. Guyton AC and Hall J. *Medical Physiology*, 13th Ed. Philadelphia, PA: Saunders, 2016.
★2. Rothe CF. Venous system: Physiology of the capacitance vessels. In: Shepherd JT, Abboud FM, eds. *Handbook of Physiology*, vol. III, *Peripheral Circulation and Organ Blood Flow*, Section 2, *The Cardiovascular System*. Bethesda, MD: American Physiological Society, 1983, 397–452.
★3. Shepherd JT. Role of the veins in the circulation. *Circulation* 1966;33:484–91.
4. Vanhoutte PM. Venous wall and venous disease. In: Vanhoutte PM, ed. *Return Circulation and Norepinephrine: An Update*. Paris: John Libbey, 1991, 1–14.
●5. Pollack AA and Wood EH. Venous pressure in the saphenous vein at the ankle in man during exercise and changes in posture. *J Appl Physiol* 1949;1:649–62.
6. Meissner MH, Moneta G, Burnand K et al. The hemodynamics and diagnosis of venous disease. *J Vasc Surg* 2007;46(Suppl.):4S–24S.
7. Kügler C, Strunk M, and Rudofsky G. Venous pressure dynamics of the healthy human leg. *J Vasc Res* 2001;38:20–9.
8. Neglén P and Raju S. Differences in pressures of the popliteal, long saphenous, and dorsal foot veins. *J Vasc Surg* 2000;32:894–901.
●9. Katz AI, Chen Y, and Moreno AH. Flow through a collapsible tube; experimental analysis and mathematical model. *Biophys J* 1969;9:1261–79.
★10. Sumner DS. Hemodynamics and pathophysiology of venous disease. In: Rutherford RB, ed. *Vascular Surgery*, 4th Ed. Philadelphia, PA: WB Saunders, 1995, 1673–95.
11. Araki C, Back TL, Padberg FT et al. Significance of calf muscle pump function in venous ulceration. *J Vasc Surg* 1994;20:872–9.
12. Back T, Padberg F, Araki C et al. Ankle range of motion and reduced venous function is associated with progression of chronic venous insufficiency. *J Vasc Surg* 1995;22:519–23.
13. Lees TA and Lambert D. Patterns of venous reflux in limbs with skin changes associated with chronic venous insufficiency. *Br J Surg* 1993;80:725–8.
14. Nicolaides AN, Hussein MK, Szendro G et al. The relation of venous ulceration with ambulatory venous pressure measurements. *J Vasc Surg* 1993;17:414–9.
★15. Gloviczki P, Comerota AJ, Dalsing MC et al. The care of patients with varicose veins and associated chronic venous diseases: Clinical practice guidelines of the society for vascular surgery and the American venous forum. *J Vasc Surg* 2011;53:2S–40S.
16. Roddie IC. Circulation to skin and adipose tissue. In: Shepherd JT, Abboud FM, eds. *Handbook of Physiology*, vol. III, *Peripheral Circulation and Organ Blood Flow*, Section 2, *The Cardiovascular System*. Bethesda, MD: American Physiological Society, 1983, 285–317.
17. Vanhoutte PM and Shepherd JT. Thermosensitivity and veins. *J Physiol (Paris)* 1971;63:449–51.
18. Arnoldi CG. Venous pressure in the leg of healthy human subjects at rest and during muscular exercise in the nearly erect position. *Acta Chir Scand* 1965;130:570–83.
19. Kron IL, Harman PK, and Nolan SP. The measurement of intrabdominal pressure as a criterion for abdominal re-expoloration. *Ann Surg* 1984;199:28–30.
20. Mubarak SI and Hargens A. *Compartment Syndromes and Volkman's Contracture*. Philadelphia, PA: Saunders, 1981.
21. Furness JB and Marshall JM. Correlation of the directly observed responses of mesenteric vessels of the rat to nerve stimulation and noradrenaline with the distribution of adrenergic nerves. *J Physiol* 1974;239:75–88.
22. Hargens AR, Millard RW, Petterssen K, and Johansen K. Gravitational hemodynamics and edema prevention in the giraffe. *Nature* 1987;329:59–60.
23. DeMey JG and Vanhoutte PM. Heterogenous behavior of the canine arterial and venous wall: Importance of the endothelium. *Circ Res* 1982;51:439–47.
●24. Lüscher TF, Diederich D, Siebenmann R et al. Difference between endothelium-dependent relaxation in arterial and in venous coronary bypass grafts. *N Engl J Med* 1988;319:462–7.
25. Araki C, Back TL, and Padberg FT. Refinements in detection of popliteal vein reflux. *J Vasc Surg* 1993;18:742–8.
26. VanBemellen PJ, Bedford G, Beach K, and Strandness DE. Quantitative segmental evaluation of venous valvular reflux with the duplex ultrasound scanner. *J Vasc Surg* 1989;10:425–31.
27. Cockett FG. The pathology and treatment of venous ulcers of the leg. *Br J Surg* 1955;43:260–78.

28. Brittenden J, Bradbury AW, Allan PL et al. Popliteal vein reflux reduces healing of chronic venous ulcer. *Br J Surg* 1998;85:60–2.
29. Dalsing MC, Raju S, Wakefield TW, and Taheri S. A multicenter, Phase I evaluation of cryopreserved venous valvular allografts for treatment of chronic deep venous insufficiency. *J Vasc Surg* 1999;30:854–66.
30. Rosfors S, Lamke L-O, Nordström E, and Bygdman S. Severity and location of venous valvular insufficiency: The importance of distal valve function. *Acta Chir Scand* 1990;156:689–94.
31. Almén T and Nylander G. Serial phlebography of the normal lower leg during muscle contraction and relaxation. *Acta Radiol* 1963;57:264–72.
32. Christopoulos DG, Nicolaides AN, Szendro G et al. Air-plethysmography and the effect of elastic compression on venous hemodynamics of the leg. *J Vasc Surg* 1987;5:148–59.
33. Ludbrook J. Musculovenous pumps of the human lower limb. *Am Heart J* 1966;71:635–41.
34. Alimi YS, Barthelemy P, and Juhan P. Venous pump of the calf: A study of venous and muscular pressures. *J Vasc Surg* 1994;20:728–35.
35. White JV, Katz ML, Cisek P, and Kreither J. Venous outflow of the leg: Anatomy and physiologic mechanism of the plantar venous plexus. *J Vasc Surg* 1996;24:819–24.
36. Bishara RA, Sigel B, Rocco K et al. Deterioration of venous function in normal lower extremities during daily activity. *J Vasc Surg* 1986;3:700–6.
37. Katz ML, Comerota AJ, Kerr RP, and Caputo GC. Variability of venous hemodynamics with daily activity. *J Vasc Surg* 1994;19:361–5.
38. Höjensgård IC and Stürup H. Static and dynamic pressures in superficial and deep veins of the lower extremity in man. *Acta Physiol Scand* 1953;27:49–67.
39. Jacobsen BH. Venous drainage of the foot. *Surg Gynecol Obstet* 1970;131:22–4.
40. Kuster G, Lofgren EP, and Hollinshead WH. Anatomy of the veins of the foot. *Surg Gynecol Obstet* 1968;127:817–23.
41. Samuelhoff SI, Browse NL, and Shepherd JT. Response of capacity vessels in human limbs to heal up tilt and suction on the lower body. *J Appl Physiol* 1966;21:47–54.
42. Henry JP and Gauer OH. The influence of temperature upon venous pressure in the foot. *J Clin Invest* 1950;29:855–61.
43. Padberg FT Jr., Johnston MV, and Sisto SA. Structured exercise improves calf muscle pump function in chronic venous insufficiency: A randomized trial. *J Vasc Surg* 2004;39:79–87.

4 慢性静脉疾病的分类与病因学

精确的静脉疾病分级系统是理解临床疾病进展过程和相互沟通的基础。自 20 世纪 80 年代引入无创超声扫描以来，一直以来作为静脉疾病诊断标准，已被精确的影像学研究所取代。目前已可以准确诊断下肢静脉慢性疾病在各个节段的病因和机制，因此构建一种能够有效记录和分析相关数据的分类系统是必要的，同时也是一项挑战。

1994 年，美国静脉论坛召集了世界慢性静脉疾病专家组成小组委员会来解决这一挑战。该委员会发现慢性静脉疾病分类不能只包含患者的临床状态，因此委员会为临床和科学研究中对慢性静脉疾病多样性进行有效的探讨创建了 CEAP 分级系统，使得临床状况相似的治疗方法可以进行分析和比较[1]。

慢性静脉疾病（chronic venous disease，CVD）根据病因不同，其临床表现大不相同，特殊的病理过程对疾病的治疗和远期预后也存在不同的影响，因此 CEAP 分级系统也纳入了这些影响因素。在 CEAP 分级系统中，临床状态（C）由每个病例的病因学基础（E）来修正，根据病理生理过程（A）的解剖分布（P）进行描述。创建它的国际专家已在世界各地成功地应用这一分级系统，并且 CEAP 分级的广泛应用已成为机构间高效交流和描述慢性静脉疾病的基础。

4.1 CEAP 分类的发展

1994 年创建的 CEAP 分类[1]提供了一个构架，CVD 的临床表现与下肢静脉特定解剖位置的关键的病理因素和生理机制一一对应。每种临床表现都存在具体区别：

- 病因是原发性、继发性还是先天性
- 是否由于管腔闭塞导致的反流
- 根据 18 个下肢静脉中已命名节段，精确定位受反流或梗阻影响的解剖节段

在该分级系统中，临床表现与确切的病理变化节段相对应，相似临床表现的病理进展的自然史和疾病管理的效果可以进行鉴定和研究。该分级系统可以描述在某个时间点疾病进展的状态；随着间隔治疗的实施和疾病进展的自然病史，这些细节可能随着时间而改变。通过定期的 CEAP 检查，可以记录随时间或干预后疾病发生的纵向变化。

该分级系统解决了现代诊断和治疗效果所带来的思考。它在 1995 年被纳入修订版静脉疾病报告标准[2]，并成为众所周知的 CEAP 分级。该分级已经由世界各地的静脉疾病官方组织颁布，由官方语言翻译并进行出版。这种全球性的传播强调了建立一种普遍分类系统的必要性，使机构和国家之间能够就 CVD 的细节和不同形式的治疗效果进行准确的交流。

CEAP 分类最初的目的是作为一个将来可以根据其使用经验进行修改的动态文档。对临床分类[3]和基于 CEAP[5-7]的附加评分系统[4]进行评估，包括其内容的有效性和批判性。该分类系统临床应用 10 年后，在 2004 年对 CEAP 的有效性和实用性进行了第一次关键性的审查，由美国静脉论坛新组建的国际小组委员会（Bo Eklof 教授担任主席）对其进行必要的修订。在这次修订中[8]，确认和保留了 CEAP 类别的基本结构；分类的新增内容包括术语的特定定义、C 分的详细说明，以及对记录结果的方法进行改

进，使分类的长格式书写更加完整，分类短格式的应用更加友好。本章将介绍经批准的修订版CEAP分类格式，并将阐明通过检查确定临床问题病因基础的重要性。

4.2 CEAP修订版[8]

CEAP分类将对CVD的描述分为临床表现、病因基础、疾病的解剖部位分布、疾病累及静脉节段手术治疗的病理生理机制等部分。CVD的每一个要素在分类中都有明确的定义，以便在使用分类的任何地方均可以实现规范化报告，使世界各地的机构间可以根据相似的问题进行交流。需要引起注意的是该分类是对疾病进展的时间特异性定性评估，当对个别病例进行后续评估或跟踪疾病个体自然病史的纵向研究时，该个体的分类描述进行不断更新。

修订表的内容如下：

C（表4.1）：临床分级根据疾病的进展程度分为7个等级，包括尚未明确疾病诊断（C0）、毛细血管扩张或网状静脉、静脉曲张、静脉性水肿、中至重度皮肤改变、静脉性溃疡（分为已治愈的溃疡和活动期溃疡）。

临床类别由符号表明诊断是否伴随症状（S）或无症状（a）。CEAP分类的初步报告根据严重程度对临床表现进行排序，该排序在疾病严重程度评分的有效性研究中得以保留[4,5]。

表4.1　临床分类

分类	描述
C0	无可见或可察觉的静脉疾病体征
C1	毛细血管扩张或网状静脉
C2	静脉曲张
C3	水肿
C4a	色素沉着和/或水肿
C4b	脂性硬皮病和/或皮肤萎缩
C5	溃疡已治愈
C6	溃疡活动期
S	伴有如下症状：疼痛、皮肤坚韧、皮肤刺激症状、肢体沉重、肌肉痉挛，或其他由于静脉功能紊乱引起的并发症
A	无症状

E（表4.2）：病因分类可分为三类——先天性、原发性和继发性，并使用新的名称（En）来表示无法确定病因基础的情况。先天性疾病是指命名的，公认的问题，其中血管本身是畸形的出生，如静脉畸形骨肥大综合征（Klippel-Trenaunay Sydrome）。原发性疾病指正常形成的静脉壁发生退行性变化并伴有瓣膜反流的病例，静脉曲张为典型表现。继发性疾病指在血栓形成后的静脉中阻塞和反流常共存的静脉后天性损伤。

表4.2　病因学分类

分类	描述
Ec	先天性
Ep	原发性
Es	继发性（血栓形成后）
En	未明确静脉病因

A（表4.3）：解剖分类分为三类，浅表静脉、交通静脉、深静脉。新增分类（An）表示不能确定的解剖分类。18个从膈下下腔静脉到足部静脉的命名节段（表4.4）补充了这一简单的解剖分类，在下一节中，这些命名节段用于定位反流和阻塞的节段。

表4.3　解剖学分类

分类	描述
As	浅静脉
Ap	交通静脉
Ad	深静脉
An	未明确静脉定位

表4.4　静脉解剖节段分类

分类	描述
浅静脉	
1	毛细血管扩张或网状毛细血管
2	膝上大隐静脉
3	膝下大隐静脉
4	小隐静脉
5	无隐静脉
深静脉	
6	下腔静脉
7	髂总静脉
8	髂内静脉
9	髂外静脉
10	骨盆静脉：生殖静脉、阔韧带静脉等其他静脉
11	股总静脉
12	股深静脉
13	股静脉
14	腘静脉
15	小腿静脉：胫前静脉、胫后静脉、腓静脉（成对出现）
16	肌间静脉：腓肠肌静脉、比目鱼肌静脉等
交通静脉	
17	股部交通静脉
18	腓部交通静脉

P（表4.5）：病理生理学的分类分为两类反流和梗阻，第三类是同时存在反流和梗阻的因素。在修订后的格式中增加了一个新的类别（Pn），以表明没有对回流和梗阻作出确定。

表 4.5 病理生理学分类

分类	描述
Pr	反流性
Po	阻塞性
Pr,o	反流和阻塞性并存
Pn	无明确的静脉病理生理变化

当发现反流和/或阻塞时,使用解剖分类(表 4.4)中描述的 18 个指定节段来识别每个问题的解剖节段。

血栓形成后疾病是一个动态过程,在疾病晚期血栓再通,进展为反流和阻塞并存,改变了疾病早期完全阻塞的病因基础。血栓形成后的进展可能表现为反流、阻塞或两者并存;CEAP 分类系统允许在检查时对结果进行逐段分类。连续性检查可用于记录特定病例随时间发生的反流和阻塞的动态变化。

4.3 术语与新定义

CEAP 分类涉及所有形式的慢性静脉疾病。慢性静脉疾病包括从毛细血管扩张到静脉溃疡等一系列静脉系统的形态和功能异常。其中一些疾病,如毛细血管扩张症,在正常成年人群中非常普遍,在许多情况下,使用"疾病"一词是不恰当的。2007 年,在美国静脉论坛(American Venous Forum)、欧洲静脉论坛(European Venous Forum,EVF)、静脉学国际联盟(International Union of Phlebology)、美国静脉学学院(American College of Phlebology)、血管学国际联盟(International Union of Angiology)的支持下,为了更新慢性静脉疾病的术语组建了大西洋两岸共识组织(VEIN-TERM)。建立 VEIN-TERM 共识是为了补充之前在 2004 年 CEAP 修订版中新增术语的定义。

4.3.1 2004 年修订版 CEAP 定义[8]

毛细血管扩张:扩张的皮下静脉汇合部腔内直径小于 1mm。症状包括:蜘蛛样静脉、网状静脉、螺旋状静脉。

交通静脉:扩张的蓝色真皮静脉直径大于 1mm 小于 3mm。常可见弯曲状静脉,但应除外菲薄透明的皮下可见静脉。症状包括:蓝色可见静脉、皮下静脉曲张和静脉血管扩张。

静脉曲张:直立状态下皮下扩张静脉血管直径≥ 3mm。包括隐静脉、隐静脉交通支或非隐静脉的下肢静脉。曲张静脉常呈弯曲状,但弯曲的皮下静脉伴有已确诊的反流也可被归类至曲张静脉中。症状包括:静脉曲张及静脉瘤样扩张。

环状静脉曲张:踝关节或足部内侧或外侧的扇形多发皮下小静脉病变。常被认为是静脉病变进展的早期征象。症状包括:踝部皮肤斑块和踝关节附近的皮肤斑块。

水肿:皮肤及皮下组织液体容积可见性增长,呈可凹陷性水肿。静脉水肿常累计下肢、踝关节或者足部与可鉴别的肿胀部位静脉反流或阻塞。常发生在踝关节区域,但常蔓延至腿部和足部。

色素沉着:血液淤积及渗出导致皮肤褐色沉着。常发生在踝关节区域,可蔓延至腿部和足部。

皮肤湿疹:红斑性皮炎,可发展为腿部皮肤水疱、渗出或破溃。它通常位于静脉曲张附近,但可能位于腿部的任何地方。湿疹通常发生于难以控制的 CVD,但可能反映对局部治疗的敏感性。

脂性硬皮病(lipodermatossclerosis,LDS):下肢皮肤和皮下组织的局限性慢性炎症和纤维化,有时与跟腱瘢痕或挛缩有关。LDS 前有时伴有疼痛性的皮肤弥漫性炎性水肿,通常被称为皮下组织炎。该疾病可以通过不同的局部症状和全身特点与淋巴管炎,丹毒,或蜂窝组织炎相鉴别。LDS 是严重 CVD 的表现。

皮肤萎缩或皮肤白色萎缩:常呈局限性圆形白色的皮肤萎缩性变化,周围有扩张的毛细血管,有时伴色素沉着。是严重 CVD 的表现,应避免与溃疡愈合瘢痕相混淆。溃疡愈合形成的瘢痕不属于萎缩性皮肤,可呈萎缩性皮肤,并伴有色素不全的变化,但可根据皮肤溃疡史和外观表现与萎缩性皮肤进行区分。

静脉溃疡:皮肤的全层缺损,多见于踝关节部位,因为 CVD,溃疡不能自行愈合且长期存在。静脉性腿部溃疡的治疗指南将其定义为发生在腿部或足部受静脉高压影响区域的开放性皮肤损伤[9]。

4.3.2 2007 年 VEIN-TERM 共识新增定义[10]

4.3.2.1 静脉临床分期

慢性静脉疾病(CVD):长期静脉系统的形态和功能异常,表现为需要进行探查和/或护理的症状和/或体征。

慢性静脉功能不全(chronic venous insufficiency,C3-C6):晚期 CVD,静脉系统功能异常,可引起水肿、皮肤变化或静脉溃疡。

静脉性症状(venous symptoms):与静脉疾病有关的主诉,包括刺痛、麻木、灼烧、疼痛、肌肉痉挛、肿胀、自觉搏动或沉重、皮肤瘙痒、腿部不适、腿疲劳和/或乏力。这些症状常提示为 CVD,尤其是由于高温或者一天活动症状加重,休息和/或抬高肢体症状可以缓解。现有静脉症状和/或实验室检查结果证实与 CVD 有关。但是无症状性表现(C0s)是普遍存在的问题。EVF 已经组织了一个关于静脉症状的共识委员会,该报告将于 2016 年发布。

静脉形态(venous signs):静脉失调的可见表现,包括扩张静脉(毛细血管扩张、网状静脉和静脉曲张)、腿部水肿、皮肤变化和溃疡,均包括在 CEAP 分类中。

静脉曲张复发(recurrent varices):治疗成功的静脉曲张区域重新出现静脉曲张。

残存静脉曲张:治疗后仍存在静脉曲张。

PREVAIT:此缩略语代表静脉曲张的存在(残余或复发)。

血栓后症状(post-thrombotic syndrome):慢性静脉症状和/或体征继发于下肢深静脉血栓及其后遗症。

盆腔淤血综合征(pelvic congestion syndrome):由于卵巢静脉和/或盆腔静脉反流和/或阻塞引起的一系列慢性症状,包括:盆腔疼痛、会阴部沉重感、尿急、性交后疼痛,可能与外阴、会阴和／或下肢静脉曲张有关。

精索静脉曲张（varicocele）：可见阴囊部曲张静脉。

静脉瘤（venous aneurysm）：静脉段局限性囊状或索性扩张，管径大于正常管腔至少 50%。

4.3.2.2　静脉病理生理性分期

静脉瓣膜功能不全（venous valvular incompetence）：静脉瓣膜功能不全导致异常的持续性静脉反流。

静脉反流（venous reflux）：可发生在任何静脉段的持续性静脉反流。

原发性：源于特发性静脉瓣膜功能失调。

继发性：源于血栓形成、创伤或药物性、热损伤或化学性病因。

先天性：源于静脉瓣缺如或发育异常。

轴向反流（axial reflux）：从腹股沟静脉到小腿静脉的持续反流。

浅静脉型（superficial）：累及浅静脉系统。

深静脉型（deep）：累及深静脉系统。

混合型（combined）：累及 3 种静脉系统（浅静脉、深静脉和交通静脉）的任意组合。

节段性反流（segmental reflux）：发生在下肢任意静脉系统（浅静脉、深静脉和交通静脉）的局限性静脉反流，除外腹股沟至小腿静脉的全程反流。注释：静脉反流在静脉性溃疡病理生理变化中目前公认的意义，将下肢静脉反流伴轴向反流定义为起自腹股沟至小腿静脉的不间断静脉反流。轴向反流可以发生在浅静脉或者深静脉系统，也可能发生在浅静脉、深静脉和交通静脉三者的任意组合。节段性反流是发生在 3 种静脉系统中任意系统，并且除外腹股沟至小腿静脉全程反流的局限性反流。

交通静脉功能不全（perforator incompetence）：交通静脉异常持续性外流。

新生血管形成（neovascularization）：接受治疗干预的静脉解剖学结构附近新生的多发弯曲小静脉。

静脉闭塞（venous occlusion）：静脉腔的完全闭塞。

静脉阻塞（venous obstruction）：静脉回流部分或完全受阻。

静脉压迫（venous compression）：由于管腔外的压迫导致静脉管腔狭窄或者闭塞。

再通（recanalization）：闭塞的静脉重新出现新的管腔。

髂静脉阻塞综合征（Iliac vein obstruction syndrome）：由于髂总静脉或髂外静脉狭窄或闭塞引发的静脉性症状或体征。

胡桃夹综合征（May-Thurner syndrome）：左髂总静脉在右髂总动脉后受到压迫引发的静脉性症状和体征。

4.4　CEAP 分类的记录

CEAP 分类的记录方法是十分重要的。2004 年修订版 CEAP 解决了这一问题，在原始的完整 CEAP 记录方法中添加了一个简化的基本 CEAP。修改后的格式包含了 CEAP 记录中包含的三个基本元素：

1. CEAP 的发现
2. 检查的日期
3. 检查的诊断“水平”：

a. 水平 1 病史，体格检查，多普勒检查（手持）

b. 水平 2 非侵入性：多普勒扫描和体积描记术

c. 水平 3 侵入性：静脉造影，静脉压测定，血管内超声（IVUS），CT，MRI

4.4.1　完整的 CEAP 分类

完整的 CEAP 分类系统对于研究者及科学杂志报告的标准化是十分必要的。在研究中可以将患者分组或者根据 C、A、E、P 区分亚组进行分析。

例如，这种完整的分类使 18 个命名的静脉段中的任何一个都可以被确定为静脉病理的位置。根据患者疼痛、曲张静脉、LDS、多普勒确定的大隐静脉原发反流位置和小腿部交通静脉功能不全，该疾病可以被分级为：C2，4b-S；Ep；As，p；Pr2，3，18。

4.4.2　基本 CEAP 分类

基本 CEAP 分类简化了整个分类格式，便于非正式的使用。它的目的是取代仅仅使用最高临床级别来表示静脉问题的习惯，这种格式不被鼓励，因为信息太不完整。

基本 CEAP 应用了两个简化：

1. 使用最高等级用于描述临床分类。例如，伴有静脉曲张、肿胀和 LDS 的患者被描述为 C4b（而不是完整的 CEAP 格式的 C2，3，4b）。

2. 解剖描述字段被省略。例如，完整的 CEAP 描述为：C2，4b-S；Ep；As，p；Pr2，3，18。经过简化后变为 C4b-S；Ep；As，p；Pr。

静脉疾病往往被认为是一个简单的问题，不值得进行复杂分类格式的分类。事实上，静脉疾病并不是那么简单，它需要明确的分类描述才能被理解。在现代血液学实践中，大多数患者应进行腿部静脉的多普勒扫描，以明确 CEAP 分类中的 E、A、P 的分类。该检查与下肢 DVT 和浅表静脉血栓形成（SVT）所需要的超声检查恰恰相反。

4.4.3　明确检查的数据和方法

CEAP 是一个动态的分类方式，可以根据一些因素发生变化，比如矫正性治疗、更加准确的诊断或者简单地说就是时间的流逝对疾病自然进展的影响。因此，应该记录用于特定分类检查方法和检查日期（如多普勒、双功扫描、静脉造影等）。

研究方法：随着 CVD 影像学检查和侵入性检查的增加，诊断的准确性不断提高。

测试的 3 个“级别”概述如下：

级别 1　诊室内的病史和临床检查，其中可能包括使用手持多普勒。

级别 2　非侵入性血管实验室，包括双重彩色扫描和体积描记术。

级别 3　全面性研究或更复杂的影像学研究，包括静脉曲张、上、下静脉造影、静脉压力测量、IVUS、螺旋 CT 扫描或 MRV。

4.4.4　日期和检查方法的记录可以在 CEAP 记录之后的括号中添加，如下所示

基础形式：C4b-S；Ep；As，p；Pr（Level 2；8/21/2015）

完整形式：C2，4b-S；Ep；As，p；Pr2，3，18.（Level 2；8/21/ 2015）

4.5　CEAP 的临床应用

例 1（图 4.1 和表 4.6）：患者表现为腿部疼痛肿胀，静脉曲张，LDS 和活动期溃疡。2015 年 5 月 17 日多普勒显示膝关节上下 GSV 轴向反流，小腿交通静脉功能不全，股静脉和腘静脉轴向反流。没有血栓形成后阻塞的体征。CEAP 描述如下：

根据完整 CEAP 进行分级：C2，3，4b，6-S；Ep；As，p，d；Pr2，3，18，13，14（L2；5/20/2015）。

根据基础 CEAP 进行分级：C6-S；Ep；As，p，d；Pr.（L2；5/20/2015）。

例 2（图 4.1 和表 4.6）：6 例患者出现严重的典型的 C4-C6 皮肤变化。根据视诊的临床等级划分 C4~C6 即可进行诊断，并且一些医生可以确定这些症状是由于血栓形成引起的。经过全面检查，6 个不同诊断如表 4.6。

表 4.6　6 位伴有下肢溃疡患者的 CEAP 分级和诊断（图 4.1）

病例	CEAP
1　孤立性交通静脉反流	C2，3，4b，6，-s；Ep；As，p；Pr18
2　大隐静脉和交通静脉反流	C2，3，4b，6，-s；Ep；As，p；Pr2，3，18
3　大隐静脉反流	C2，3，4b，6，-s；Ep；As，p；Pr2，3
4　无静脉疾病	C3，4b，6，-s；En；An；Pn
5　血栓后反流：深静脉和交通静脉	C2，3，4b，6，-s；Es；As，p，d；Pr2，3，11，13，14，15，18
6　原发性反流：深静脉、交通静脉和大隐静脉	C2，3，4b，6，-s；Ep；As，p，d；Pr2，3，11，13，14，15，18

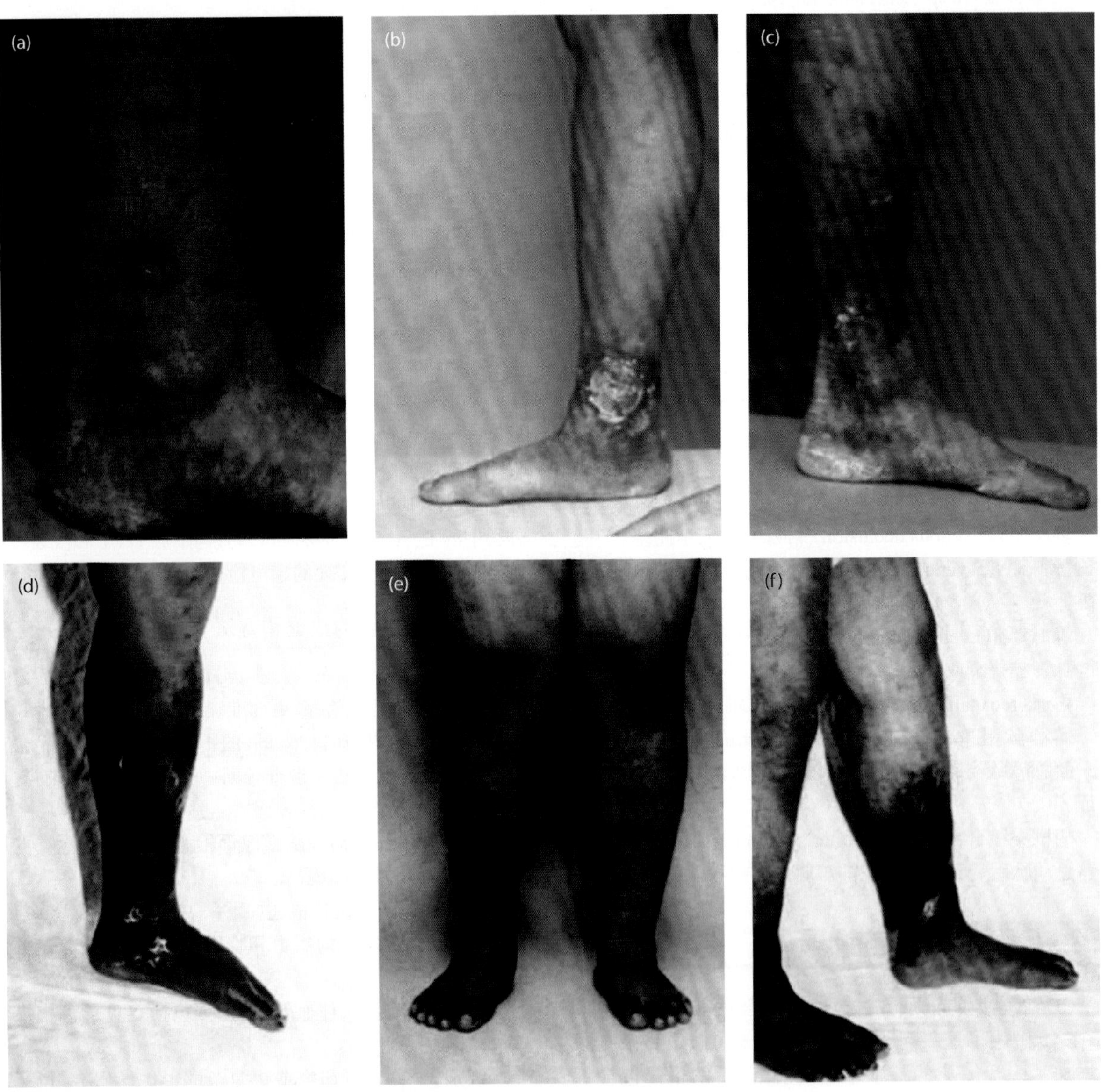

图 4.1　6 例患者伴有下肢溃疡。（a）孤立性交通静脉反流。（b）大隐静脉和交通静脉反流。（c）大隐静脉反流。（d）无静脉疾病。（e）血栓形成后反流：深静脉和浅静脉。（f）主要反流：深静脉、交通静脉和大隐静脉

这些病例说明，需要完整的CEAP分类可以用来识别相似临床症状背后的不同个体。6例患者的临床分级均为C4~C6，但E、A和P的细节差异很大。这些病例的治疗方式可以从例1、例2和例3的GSV或穿支静脉的简单消融，到例5和例6的广泛深静脉重建的潜力，再到例4不进行静脉治疗。

4.6 定义病因的重要性

了解CVD进展过程的病因基础是理解该疾病临床进展和治疗的基础。病因学中3种分类是完全不同的，先天性患者表现为血管畸形；原发性患者表现为正常形成的血管壁和瓣膜的退行性变；继发性患者的静脉病变是一种获得性炎症破坏过程，在其疾病进展中包含了破坏性和修复性因素。先天性患者疾病的发生是独特且相对罕见的，在本章节中没有进一步详细的讨论。

4.7 原发性CVD vs 继发性CVD

在原发性CVD和继发性CVD中，自然病史和治疗方案存在较大差异，但临床表现难以区分（见图4.1）。长期以来，人们一直认为原发性静脉功能不全（PVI）与血栓后继发性静脉功能不全（SVI）疾病之间的差异几乎没有相关性，因为这两种疾病的实际治疗方式在很大程度上仅限于为活动期的患者提供外部支持。1948年Bauer的一份关于原发性和继发性疾病的早期报告，描述两者之间临床相似性和显著病理差异，通过下肢静脉造影进行诊断，发现58%的晚期静脉功能不全患者的病因为非静脉血栓后疾病[12]。后来非侵入性检查的发展可以通过超声明确反流的诊断以及疾病的基础病因，目前诊疗方式应该包含准确的诊断和慢性静脉疾病的特异性治疗。临床表现的自然病史知识为疾病预防性治疗提供了指导，如明确抗凝治疗或矫正手术的目标部位。如果要在慢性静脉疾病的介入治疗方面取得进展，这些知识是必不可少的(表4.7为PVI和SVI间差异性)。

表4.7 原发性静脉功能不全和继发性静脉功能不全的特征性比较

原发性静脉功能不全	继发性静脉功能不全
退化性	获得性（炎症）
仅回流	阻塞 - 反流
内膜完整	内膜破坏
瓣膜伸展和萎缩	瓣膜瘢痕和破坏
主要是浅静脉	主要在深静脉
广泛发生	发生有限
需要几十年慢慢发展为C4~C6	几年内很快发展为C4~C6
治疗：支持和浅静脉手术	治疗：抗凝和支持
早期手术，提高生活质量	晚期手术，治疗C4~C6期并发症

4.7.1 原发性静脉功能不全

PVI是一种静脉壁和瓣膜的退行性变化疾病。它通常开始于下肢浅静脉的轻微反流[13]。在疾病早期，静脉仍维持瓣膜和内膜的基本成分。由于其位置和功能，浅静脉和穿支静脉在早期就受到损伤。PVI唯一的病理生理过程是反流。这种情况在人群中广泛存在（在成人中占20%~30%）[14,15]，明显比血栓后疾病更加普遍。在PVI中，受影响的静脉开始分布于下肢浅静脉，逐渐进展至交通静脉，在疾病晚期将累及深静脉。利用完整的CEAP分类中的解剖学分类可以追踪表浅静脉PVI的进展，该分类详细描述了所有静脉段的通畅性和功能。随着时间的推移，这些细节的连续记录详细记录了腿部静脉反流的进展和其他部分阻塞。随着时间的推移，反流纵向向上和向下进展，直到成为轴向反流。在这一时期持续反流可能从腹股沟或大腿上部发展到小腿下部或脚踝。长期以来，研究人员一直对轴向反流在进展到CVI晚期的PVI患者中的重要性印象深刻[11,14,16,17]。

深静脉反流是PVI的晚期进展表现在一些研究中发现，深静脉反流在C1~C2患者中的发生率低于10%，而在晚期（溃疡期）PVI中发生率大约为70%[18]。大量CVI的人口统计学研究表明，静脉淤滞综合征和静脉性下肢溃疡的病因学中PVI发生率比SVI更高[14,17]。较小规模的静脉溃疡研究报告了PVI与SVI发生的不同比例，且反映了两者都可能导致溃疡的事实[18,19]。18岁至80岁成人根据CEAP分类为C2级的患者中，PVI发生率约为20%，但在50岁至70岁人群中发病率上升到50%[20-23]。随着回顾PVI自然病史的大规模影像学研究的出现，有明确的证据表明这是一种缓慢进展的疾病，随着时间的推移可能会进展为C4~C6[23,24-26]。尽管越来越多的证据表明疾病的进展在高百分比的PVI病例中是可以预测的，但关于临床第2级到第6级的进展发生率的研究仍需进一步开展[24]。对于早期PVI患者，随着个体从C2进展至C4，其溃疡发生的风险进一步增加。对于那些存在渐进性变化的患者来说，溃疡的发生率似乎上升到了20%~40%[14,16,17]。在其晚期的表现中，当它影响到深静脉时，原发性疾病可能与血栓形成后的继发性疾病具有相似的破坏性，但药物和外科治疗的方式是截然不同的[27-29]。

原发性静脉功能不全的治疗管理仅限于外部支持或活动限制。在欧洲倾向于使用药物治疗有症状的静脉功能不全，而在美国并不推荐药物治疗。原发性疾病的外科治疗包括早期表浅静脉和交通静脉病变段的切除以及晚期反流的深静脉瓣膜修复手术。在70%~90%表浅静脉和交通静脉患者[30-32]以及70%深静脉瓣膜反流的患者[28,29,33,34]中，外科治疗的效果是长期有效的。远期的问题在于这些病例中有多少患者能从进展到溃疡阶段的过程中得到永久性的挽救，以及手术修复后的良好效果持续多久。

4.7.2 继发性静脉功能不全

与原发性静脉功能不全相比，血栓后继发性静脉功能不全是一种静脉获得性炎症性疾病，由单纯性闭塞性深静脉病变进展至反流与闭塞并存的状况。继发性静脉功能不全常发生于深静脉，较少发生于浅静脉[35,36]。在至少50%的下肢远端深静脉血栓病例中，继发性静脉功能不全常作用于血管内皮以及改变瓣膜结构。大多数情况下，在疾病的前6~12个月内阻塞的管腔能够再通，但在此期间由于粘连、隔膜形成以及多通道形成导致深静脉管腔内部分闭塞以及不同程度的反流，最终将导致瓣膜破坏、持续性阻塞节段附近侧枝形成、静脉血栓形成复发[35-37]。而这些病变过程不发生在原发性静脉功能不全。

原发性和继发性血栓形成后疾病的病理变化过程的差异性总结在表4.7。在深静脉有明显阻塞因素的情况下，合适的隐静脉系统可以提供补偿性的静脉回流，因此隐静脉的存在状态对DVT的未来预后具有重要意义。当原发性隐静脉反流患者发生DVT时，肢体静脉反流同时面临反流和阻塞的双重阻碍，临床情况可能恶化得更快。

对于血栓形成后反流和闭塞晚期的患者来说，外科治疗手段需要高度个体化(如置入人工瓣膜[28,29,38]、切除髂静脉[39,40]或短段远端静脉节段[41])。在高度选择情况下旁路手术(通过腔内切除术缩短旁路节段)对继发性疾病是有效的，血管成形术与支架植入是目前主要的治疗选择，但在原发性疾病中是没有应用的，原因在于原发性疾病存在髂静脉症状却不存在任何阻塞。各种形式的瓣膜置换[33]或自体瓣膜重建[38]都取得了一定成功，但它们的手术创伤较大，而且复发率很高。瓣膜修复术在非血栓性疾病中的应用中是有效的[28,33,34]。近期髂静脉腔内支架植入术[39,40]在治疗PVI(存在髂静脉症状)和SVI(血栓形成后的隔膜或阻塞)方面取得了较多成功经验。

4.7.3 病因学知识在CVD疾病管理中的应用

原发性和继发性疾病之间的临床相似性，容易导致对自然病史和临床表现的混淆，影响正确治疗。这些相似之处包括：

1. 两种疾病都在开始时影响静脉，并在后期对皮肤造成相似的并发症。

2. 两种疾病都伴有腿部肿胀和疼痛。

3. 导致CVD晚期痛苦和残疾的临床后遗症在很大程度上是由于这两种病因相似的皮肤和皮下组织并发症造成的。这也说明了基于皮肤的临床体格检查对疾病病因进行诊断是不可靠的。

4. 外部支持治疗有助于控制肿胀，两种病因引发的临床症状均得到改善，这对肢体的健康至关重要。这种支持治疗通过改善浅表组织的微循环发挥作用，但它是否能显著改善静脉回流流量还有待证明[42,43]。

考虑到原发性和血栓形成后病因在疾病过程中的巨大差异，对两种病因进行区分的分类系统在病例管理方面的重要优势在于：

1. 能够根据疾病的并发症以及并发症出现的时间明确疾病的自然病史(例如继发性疾病2~10年或原发性疾病5年)。

2. 辨别主要累及的静脉是原发性的浅静脉和继发性血栓形成后的深静脉。

3. 早期近端血栓清除和抗凝是成功预防血栓后继发性疾病的关键，而在原发性疾病中没有作用。

4. 特定手术治疗方式的有效性：

a. 隐静脉消融对原发性疾病的治疗至关重要，继发性疾病通常不需要或不可取。

b. 原发性疾病直接深静脉瓣膜修复效果较好。在血栓后继发性疾病中，瓣膜重建的新技术得到了很好的报道，并正在进行有效性研究。开发新型瓣膜和瓣膜替代品的尝试正在进行中。目前，一些血栓后疾病的瓣膜重建尚不可行。

c. 其他形式的深静脉重建在继发性疾病中是有选择性的，而在原发性髂下病变中几乎没有或没有作用，因为PVI没有阻塞性成分。

4.7.4 解剖和病理生理分类知识对CVD治疗的影响

解剖和病理生理的细节知识是了解PVI和SVI的临床进展和疾病管理的基础。正是在这些细节中，所有疾病成分(反流和阻塞)的外科矫正治疗具有机会得以开发。此外，静脉反流和阻塞的自然进展累及静脉分支的各节段时临床表现是不同。例如，下腔静脉和髂总静脉中没有瓣膜，因此反流在这些节段没有任何作用。同样，除了髂静脉或胫骨远端静脉外，盆腔静脉的阻塞与临床症状无关，因为这些区域存在许多侧支循环。

累及下肢浅静脉在PVI中是很重要的病理变化。呈轴向进展的浅静脉反流是导致疾病严重程度进展的一个关键途径，以及PVI的病变发展过程从浅表到交通静脉最终到深静脉，在腿部静脉溃疡的发展中起着重要的作用。这些变化很容易通过完整的CEAP分级中反流和阻塞的分段记录来识别。对这些静脉通路的纵向研究有助于更好地理解PVI的进展。这些研究可以识别构成从大腿上部到脚踝的轴向反流过程的浅静脉、穿支静脉和深静脉的解剖段，并帮助外科医生在治疗或预防静脉溃疡进行消融时确定需要处理的节段。

因此，通过静脉节段解剖学和病理生理学来确定CVD的整体病因是CVD治疗的基础，并且静脉节段解剖学和病理生理学需要作为分类的一个必须组成部分。为了使CVD疾病管理的改善成为可能，临床诊断必须完整和准确，并且病理过程的许多变化必须以能够分析的变量方式组织起来。完整的CEAP系统是目前实现这一目标的最佳方法。在临床实践中，基本CEAP可作为一种简单可适当折中的方案。

4.8 总结

CEAP分级和评分系统已被国际研究者验证和评价(3［1-B］,5［1-B］,6［1-B］,7［1-B］)。

原CEAP分级的主要缺陷是不足以鉴别临床类C1(毛细血管扩张和网状血管疾病)(3［1-B］)。

修订后的CEAP分类保留基本格式，并载有重要修订；它替换了原来的格式(8［1-B］)。

为了充分描述静脉状态，在慢性静脉出版物中遵循完整的CEAP分级格式十分必要(2［1-A］,3［1-B］,8［1-B］)。

原发性疾病是一种缓慢进展的退行性静脉疾病，通常开始于浅静脉，导致静脉壁无力，产生单纯瓣膜反流(22［1-B］,13［1-B］,12［1-B］,19［1-C］)。

血栓后继发性疾病是一种进展较快的炎症性疾病，通常开始于深静脉，可导致静脉瓣膜和管壁变形，常并发阻塞和反流(12［1-B］,35［1-B］,33［1-B］)。

由于原发性和继发性血栓后静脉功能不全的形态学和生理学效应及其临床治疗多方面存在差异，需要对其进行分类鉴定(12［1-B］,35［1-B］,27［1-B］,28［1-B］,30［1-B］32［1-B］)。

美国静脉论坛指南 1.3.0：慢性静脉疾病分类与病因学

编码	指南	推荐等级(1：强；2：弱)	证据级别(A：高质量；B：中等质量；C：低或极低质量)
1.3.1	推荐使用 CEAP(临床分级、病因学、解剖学、病理生理学)分类描述慢性静脉功能失调，该分类系统已被验证	1	B
1.3.2	推荐使用基本 CEAP 分类协助临床实践，而完整 CEAP 分级应用在临床研究	1	B
1.3.3	推荐区分原发性和继发性静脉功能不全，因为两者在病理生理学和治疗方法中存在明显差异	1	B

参考文献

● = Seminal primary article
★ = Key review paper
◆ = First formal publication of a management guideline

●1. Beebe HG, Bergan JJ, Bergqvist D et al. Classification and grading of chronic venous disease in the lower limbs: A consensus statement. *Vasc Surg* 1996;30:5–11.
●◆2. Porter JM and Moneta GL. International consensus committee on chronic venous disease. Reporting standards in venous disease: An update. *J Vasc Surg* 1995;21:635–45.
★3. Uhl JF, Cornu-Thenard A, Carpentier PH et al. Reproducibility of the "C" classes the CEAP classification. *J Phlebology* 2001;1:39–48.
◆4. Rutherford RB, Padberg FT, Comerota AJ et al. Venous severity scoring: An adjunct to venous outcome assessment. *J Vasc Surg* 2000;31:1307–12.
★5. Meissner MH, Natiello C, and Nicholls SC. Performance characteristics of the venous clinical severity score. *J Vasc Surg* 2002;36:889–95.
★6. Kakkos SK, Rivera MA, Matsagas M et al. Validation of the new venous severity scoring system in varicose vein surgery. *J Vasc Surg* 2003;38:224–8.
7. Ricci MA, Emmerich J, Callas PW et al. Evaluating chronic venous disease with a new venous severity scoring system. *J Vasc Surg* 2003;38:909–15.
●◆8. Eklöf B, Rutherford RR, Bergan JJ et al. Revision of the CEAP classification for chronic venous disorders: Consensus statement. *J Vasc Surg* 2004;40:1248–52.
9. O'Donnell TF Jr., Passman MA, and Marston WA. Management of venous leg ulcers: Clinical practice guidelines of the Society for Vascular Surgery and the American Venous Forum. *J Vasc Surg* 2014;60(2 Suppl.):3S–59S.
10. Eklöf B, Perrin M, Delis KT, and Rutherford R. Updated terminology of chronic venous disorders: The VEIN-TERM transatlantic interdisciplinary consensus document. *J Vasc Surg* 2009;49:498–501.
11. Danielsson G, Arfvidsson B, Eklöf B et al. Reflux from thigh to calf, the major pathology in chronic venous ulcer disease: Surgery indicated in the majority of patients. *Vasc Endovasc Surg* 2004;38:209–19.
●◆12. Bauer G. The etiology of leg ulcers and their treatment by resection of the popliteal vein. *J Internat Chir* 1948;8:937–61.
13. Weindorf N and Schultz-Ehrenburg U. The development of varicose veins in children and adolescents. *Phlebologie* 1990;43:573–7.
14. Rabe E, Pannier F, Ko A et al. Incidence of varicose veins, chronic venous insufficiency, and progression of disease in the Bonn Vein Study II. *J Vasc Surg* 2010;51:791.
15. Evans CJ, Fowkes FG, Ruckley CV, and Lee AJ. Prevalence of varicose veins and chronic venous insufficiency in men and women in the general population: Edinburgh Vein Study. *J Epidemiol Community Health* 1999;53:149–53.
16. Widmer LK, Holz D, Morselli B et al. *Progression of Varicose Veins in 11 Years. Observations on 1441 Working Persons of the Basle Study.* Unpublished paper. Basle Angiology Division of University Department of Medicine, 1992.
Per citation in Abenheim L, Kurz X. The VEINES study (Venous Insufficiency Epidemiologic and Economic Study). An international cohort study on chronic venous disorders of the leg. *Angiology* 1997;48:59–66.
17. Lee AJ, Robertson LA, Boghossian SM et al. Progression of varicose veins and chronic venous insufficiency in the general population in the Edinburgh Vein Study. *J Vasc Surg Venous Lymphat Disord* 2015;3:18–26.
18. Kistner RL, Eklöf B, and Masuda EM. Diagnosis of chronic venous disease of the lower extremities: The "CEAP" classification. *Mayo Clinic Proc* 1996;71:338–45.
19. Labropoulos N, Delis K, Nicolaides AN et al. The role of the distribution and anatomic extent of reflux in the development of signs and symp-

toms in chronic venous insufficiency. *J Vasc Surg* 1996;23:504–10.
●20. Coon WW, Willis PW, and Keller JB. Venous thromboembolism and other venous disease in the Tecumseh community health study. *Circulation* 1973;48:839–46.
21. Abramson JH, Hopp C, and Epstein LM. The epidemiology of varicose veins—A survey of Western Jerusalem. *J Epidemiol Community Health* 1981;35:213–7.
★22. Abenheim L and Kurz X. The VEINES study (Venous Insufficiency Epidemiologic and Economic Study). An international cohort study on chronic venous disorders of the leg. *Angiology* 1997; 48:59–66.
23. Giannoukas AD, Tsetis D, Ioannou C et al. Clinical presentation and anatomic distribution of chronic venous insufficiency of the lower limb in a typical Mediterranean population. *Int Angiol* 2002;21:187–92.
24. Makarova NP and Lurie F. Does surgical correction of superficial femoral vein valve change the course of varicose disease? *J Vasc Surg* 2001;33:361–8.
25. Kurz X, Kahn SR, Abenheim L et al. Chronic venous disorders of the leg: Epidemiology, outcomes, diagnosis and management. Summary of an evidence-based report of the VEINES task force. *Int Angiology* 1999;18:83–102.
26. Shepherd AC, Lane TR, and Davies AH. The natural progression of chronic venous disorders: An overview of available information from longitudinal studies. *Phlebolymphology* 2012;19(3):138–47.
★27. Masuda EM and Kistner RL. Long-term results of venous valve reconstruction: A 4- to 21-year follow-up. *J Vasc Surg* 1994;19:391–403.
28. Raju S, Fredericks RK, Neglen PN, and Bass JD. Durability of venous valve reconstruction techniques for "primary" and postthrombotic reflux. *J Vasc Surg* 1996;23:357–66.
29. Eklöf B, Kistner RL, and Masuda EM. Venous bypass and valve reconstruction: Long-term efficacy. *Vasc Med* 1998;3:157–64.
30. Dwerryhouse S, Davies B, Harradine K, and Earnshaw JJ. Stripping of the long saphenous vein reduces the rate of reoperation for recurrent varicose veins: Five-year results of a randomized trial. *J Vasc Surg* 1999;29:589–92.
31. Jones L, Braithwaite BD, Selwyn D et al. Neovascularization is the principal cause of varicose vein recurrence: results of a randomized trial of stripping the long saphenous vein. *Eur J Vasc Endovasc Surg* 1996;12:442–5.
32. Gloviczki P, Bergan JJ, Rhodes JM et al. Mid-term results of endoscopic perforator vein interruption for chronic venous insufficiency: Lessons learned from the North American subfascial endoscopic perforator surgery registry. The North American Study Group. *J Vasc Surg* 1999;29:489–502.
33. Perrin M. Reconstructive surgery for deep venous reflux: A report on 144 cases. *Cardiovasc Surg* 2000;8:246–55.
34. Sottiurai VS. Results of deep vein reconstruction. *Vasc Surg* 1997;31:276–8.
★35. Markel A, Manzo RA, Bergelin RO, and Strandness DE. Valvular reflux after deep vein thrombosis: Incidence and time of occurrence. *J Vasc Surg* 1992;15:377–84.
36. Ioannou CV, Giannoukas AD, Kostas T et al. Patterns of venous reflux in limbs with venous ulcers. Implications for treatment. *Int Angiol* 2003;22:182–7.
37. Caps MT, Manzo RA, Bergelin RO et al. Venous valvular reflux in veins not involved at the time of acute deep vein thrombosis. *J Vasc Surg* 1995;22:524–31.
38. Maleti O and Lugli M, Neovalve construction in postthrombotic syndrome. *J Vasc Surg* 2006;43:794–9.
39. Raju S, Fredericks RK, Hudson CA et al. Venous valve station changes in "primary" and postthrombotic reflux: an analysis of 149 cases. *Ann Vasc Surg* 2000;14(3):193–9.
40. Neglen P, Hollis KC, and Raju S. Combined saphenous ablation and iliac stent placement for complex severe chronic venous disease. *J Vasc Surg* 2006;44:828–33.
41. Puggioni A, Kistner RL, Eklöf B, and Lurie F. Surgical disobliteration of postthrombotic deep veins—Endophlebectomy is feasible. *J Vasc Surg* 2004;39:1048–52.
42. Mayberry JC, Moneta GL, DeFrang RD, and Porter JM. The influence of elastic compression stockings on deep venous hemodynamics. *J Vasc Surg* 1991;13(1):91–9; discussion 99–100.
43. Partsch B and Partsch H. Calf compression pressure required to achieve venous closure from supine to standing positions. *J Vasc Surg* 2005;42(4):734–8.

5

下肢慢性静脉功能不全的病理生理学和血流动力学

5.1 介绍

慢性静脉功能不全(chronic venous insufficiency,CVI)一词被许多医师广泛用于指非急性静脉疾病的整个范畴。CEAP分类和静脉临床严重程度评分(Venous Clinical Severity Score,VCSS)的发展和修订为描述特定的静脉疾病提供了方法,并阐述了CVI意味着静脉系统的功能异常。CEAP和VCSS都被推荐用于临床实践指南[1-3]。CVI应该保留用于描述更晚期的疾病,从静脉水肿开始(C3),但更常见的情况是皮肤改变(C4)或溃疡(C5~C6)。在这一章中,我们将讨论损害正常浅静脉系统和深静脉系统功能的病理生理学和血流动力学机制。梗阻和瓣膜功能不全之间有明显的区别。

5.2 浅静脉功能不全

在浅静脉系统,从血流动力学的角度来看,伴随血栓性静脉炎发生的梗阻不是主要的考虑因素。这可以通过大量的浅静脉侧支将流经穿支静脉的血液引流至深部静脉系统来解释。此外,下肢主要静脉回流是通过深静脉。然而,表浅静脉系统瓣膜功能不全和反流机制非常重要,因为它的血流动力学影响及相关的临床后遗症。当前使用的超声技术为浅表静脉功能不全提供可靠和定量的诊断,而治疗干预在很大程度上集中于这些功能不全的静脉段消融。这种双源瓣膜关闭时间对浅静脉反流的诊断价值是0.5秒。

原发性浅静脉瓣膜反流的病因尚存争议,尽管大多数观点倾向于:静脉壁薄弱,诱发静脉扩张和瓣膜环扩大。瓣叶不再能够完全合在一起而瓣膜功能不全也会发展起来。这个概念最初是由Cotton在50年前提出的,当时他用解剖学模型证明,静脉扩张发生在静脉曲张患者的瓣膜下方而非上方[4]。先前盛行的下行瓣膜功能不全理论19世纪以来就开始流行,当时Trendelenburg第一次将大隐静脉高位结扎。为了支持这一假说,在静脉壁中报告了大量的生化异常,这对其扩张性有影响。随着胶原蛋白含量的增加,弹性蛋白纤维的破碎、降解和积累细胞外基质,曲张静脉有弹性性能异常[5,6]。这些异常既支持了血管壁完整性的先天缺陷,也支持了诱导缺陷结构退化。Ackroyd等[7]的早期研究结果表明,瓣环和瓣叶的抗拉强度比静脉壁本身要大得多,这一观点支持了瓣膜不全是静脉壁缺陷的次要原因的理论。

血栓性静脉炎发作后继发性瓣膜功能障碍无疑发生在表浅静脉系统中,尽管其影响比深静脉系统更小。在最初的血栓事件之后,内在的溶栓和再通允许血流在先前闭塞的静脉内恢复。

然而,瓣膜尖处的炎症和纤维化过程限制了瓣叶的移动,导致只有部分瓣叶移动或完全的“冷冻瓣叶”(图5.1)。最终的结果是瓣膜功能不全和反流。此外,静脉的非瓣膜部分的炎症会导致静脉壁的增厚和钙化(图5.2)。目前还不清楚这种弹性和膨胀性的丧失会在多大程度上影响静脉血流动力学,但至少,由于管腔直径的减少,它必定减少这些节段中的体积流量。

另外一个需要考虑的因素是重力压力对浅静脉血流的影响。站立时额外的静水压力,无疑增加了外壁的张力,从而增加了血管的膨胀。在结构弱化的血管壁上,这种补充

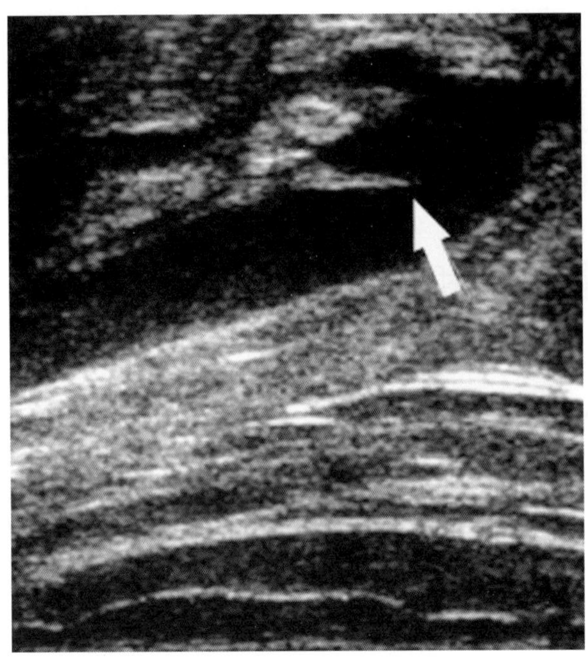

图 5.1 增厚和固定静脉瓣膜的纵向超声图像

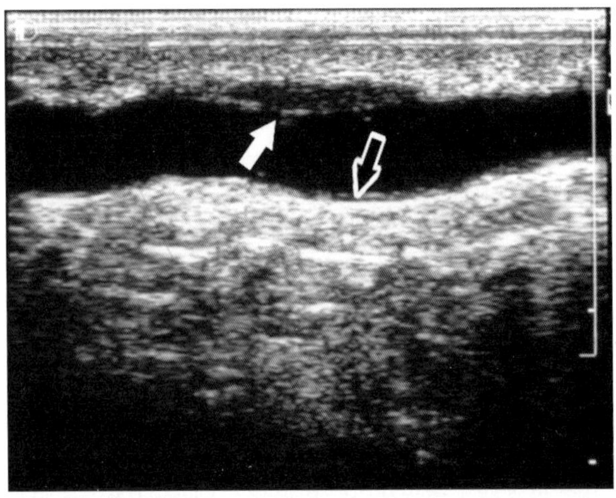

图 5.2 静脉炎后的静脉显示不规则的腔状轮廓、壁厚(实心箭)和钙化(空心箭)

力可以增加静脉直径,进一步分离瓣叶,导致反流的加剧。临床发现,随着时间的推移,反流从一个更远的、高压力的位置,到更近的、低压力的部分,支持了重力压力导致浅静脉反流的观点[8]。浅静脉反流患者站立时的静脉压增加不能通过行走或锻炼来缓解。在运动时,足背表浅静脉压力从正常肢体平均 87mmHg 降至 22mmHg。在静脉曲张患者中,在存在大隐静脉反流的情况下,恢复或再充盈时间仅为 3 秒,仅达到 44mmHg,而正常对照组为 31 秒[9]。这说明了在没有关闭瓣膜的保护压力分离的情况下,反流和增加的压力通过内嵌的流体柱流传输。从腿部血液体积而不是压力的角度来看,射血分数小于 65%,剩余体积分数大于空气体积描记法测量的 30%[10]。

对浅静脉功能不全的这些血流动力学和压力变化的理解已经形成了我们治疗建议的生理基础。最初的近端隐股静脉结扎和完整的大隐静脉剥离都是为了消除整个轴向途径的回流和静脉高压。最近,限制性的静脉内消融,无论是通过激光还是射频消融术,都证明在近端功能不全部分的有限关闭情况下,可以实现同等的临床改善。令许多外科医生感到惊讶的是,为了达到临床改善,在隐股静脉区所有的多个分支都需要被连接起来,这与在消融过程中保持这些分支完好无损的满意临床结果相矛盾。最近对我们经典理解的另一个挑战是成功缓解 CHIVA(Cure Conservatrice et Hemodynamique del'Insufficience Veineuse en Ambulatoire)术后的浅表静脉功能不全症状,其中大隐静脉被保留,只有回流的侧支被破坏[11]。最后,可以通过使用弹力袜来改善静脉水肿(C3)。二级(20~30mmHg)和三级(30~40mmHg)的弹力袜不仅减少了腿部组织液增加,而且还能压缩表浅皮下静脉,从而帮助控制反流和静脉高压。然而,后一个结论却受到了磁共振成像的挑战,在一些病变较轻的腿部,深层静脉比表浅静脉更容易被低压弹力袜压缩[12]。

5.3 深静脉

急性深静脉血栓形成(deep venous thrombosis,DVT)导致的深静脉阻塞是一种更严重的事件,因为肺栓塞的死亡风险和静脉流出梗阻的重要血流动力学影响。股深、股总或髂静脉的急性近端静脉血栓形成可以限制血液流出,从而使腿部的动脉流入量减少。因静脉阻塞而导致的腿部缺血——股青肿——是一种非常严重的疾病,如果不紧急缓解,将会导致肢体丧失。幸运的是,有多种溶栓性、机械性和介入治疗方法可用于治疗如此广泛的急性静脉闭塞。这是非常重要的,因为已经发现快速的血栓溶解与更高的瓣膜能力的恢复率有关[13]。在预防血栓形成综合征的预防中,血栓溶解有效性的最终科学证据,等待着一项大型前瞻性临床试验的结果[14]。除了急性阻塞引起的缺血效应外,如果血栓位于股深静脉或大隐静脉汇合处上方,则会发生显著的腿部水肿,这些静脉充当涉及股静脉和更远侧静脉闭塞的侧支通道。

在这些近端静脉的小范围或部分血栓形成,或者在更远端血管中的完全性 DVT 的情况下,在历史上,治疗包括急性期肝素抗凝治疗,以预防血栓的延长,然后是口服抗凝剂的转换和长期治疗。人们的预期是,如果系统的血栓性平衡倾向于一个溶解状态,那么内在的溶栓就会发生。的确,通过这种治疗,在使用多普勒超声评估时,大约一半的静脉血栓在 6 个月内通过溶解和重组过程完全消退[15]。血栓的解剖位置在一定程度上是对结果的预测。股静脉可能会继续梗阻,而部分到完全再通则更常见于髂外、股总和腘静脉。这可能是较高流速的结果,也可能是因为侧支循环的存在。然而,仅仅是再通化,总是血流动力学功能受损,往往会导致相对梗阻和反流[16]。

当早期的血栓没有溶解,残留的闭塞性凝块被重塑,被纤维组织取代,甚至被新生内皮覆盖,防止其进一步的溶解。血栓填入腔内并附着在静脉壁上造成完全性静脉阻塞,在重组后成为永久性血栓。这种永久性的闭塞具有重要的血流动力学阻塞效应,并导致通过侧支血管的静脉流出逐渐增加,在最初的 3~6 个月或更长的时间内维持系统的抗凝治疗可以防止血栓形成。梗阻的程度和所产生的侧支的数量决定了腿部的静脉流出量，血流动力学变化的严重程度，以及血栓后症状的严重程度(图 5.3)。由于正常瓣膜可能减少，侧支血管本身可能会成为回流到终点的通道。当腘静脉阻塞时，小腿穿支静脉成为血液反流到浅静脉系统的重要通道。腘窝梗阻，无论是孤立的还是与小腿静脉和髂股静脉损伤相结合，通常与更严重的症状和随后的腿部溃疡发展有关。

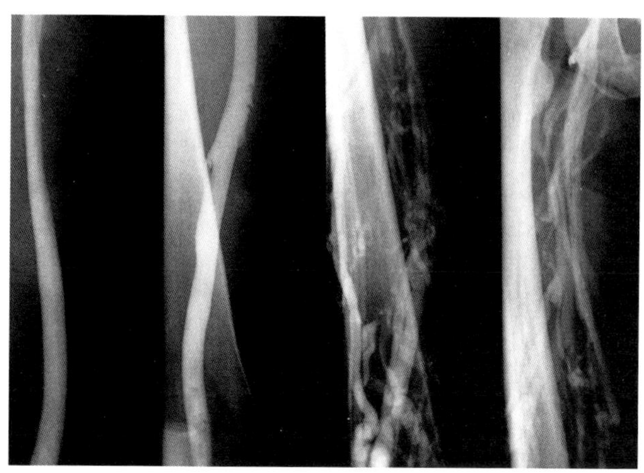

图 5.3　左边的两个图像显示了一组正常的深静脉。右边的两个图像显示了血栓形成后的股静脉伴粘连和侧支形成

在深静脉系统中，即使是非阻塞血栓也可能与严重的血流动力学功能障碍有关。凝块位于瓣膜袋或直接与瓣膜接触会对其功能造成不可逆损害[17]。急性期，当被血栓包裹时，瓣膜不能移动。与中央腔体相比，由于该区域的涡流较低，所以在瓣膜尖上溶栓更具不确定性和局限性[18]。纤维化过程在瓣膜区域内是最具破坏性的，因为它会引起瓣叶收缩和缩短，并进一步限制它们的活动性。这不仅仅是一个简单的机械效应。有证据表明，局部神经内分泌交感神经活动，控制静脉壁张力和瓣环底部[19]。血管堵塞在瓣膜的底部时，将改变局部的去甲肾上腺素浓度，并进一步限制瓣膜关闭和静脉扩张。

在这种情况下，发生永久性瓣膜功能不全并且发生反流，对于深静脉系统定义为大于 1 秒[20]。在静脉中没有瓣膜的部分，滑膜可能会发育。滑膜是永久性的内皮化的残余组织血栓，经常在静脉腔内交叉，产生一种限制血液流出的筛网状物质。如果延伸到有瓣膜的区域，它们可以将瓣叶粘在一起，并将它们固定在血管壁上。此外，在许多患者中，即使腔内没有血栓形成，腔内血栓形成后的静脉周围炎症纤维化可防止静脉扩张，也可作为限制总血流量的功能阻塞。

在 C5 和 C6 CEAP 分类中，深静脉内血栓性损伤是 CVI 最重要的原因。然而，有三分之一的晚期 CVI 患者可能有严重的瓣膜不全，却没有病史或明显的血栓性病因的证据。这可能是继发于深静脉壁的原发性扩张，或是与浅静脉功能不全有关的流动现象，这种现象的解决依靠浅静脉系统的消融。功能不全也可能是异常瓣膜(Kistner 软瓣膜)或真正的先天性瓣膜发育不全的结果。在一些患者中(例如，KT 综合征病例中)，深静脉完全缺失，在功能上被一种原始的轴向静脉取代[21]。此外，深层静脉阻塞或内部损伤可能是由于外在压迫、直接或间接的创伤性损伤、介入并发症或血管性肿瘤，如平滑肌瘤和平滑肌肉瘤[22,23]。

深层静脉具有更重要的血流动力学意义，因为它们主要负责腿部绝大部分的血液流出。然而，因为直到最近，我们在介入治疗选择方面一直受到更多限制，对深层系统的关注就少得多了。在深静脉阻塞的情况下，阻塞部分的分流仍然是一个可行的手术选择。Palma 手术是一种成熟的和成功的方法，当髂静脉一侧被阻塞，但对侧肢体开放时，提供静脉流出(图 5.4)。这种手术通常需要一段足够直径的显露股静脉和非病变大隐静脉作为导管，这种情况很少出现。当髂静脉或腔静脉与肿瘤有关时，流入静脉没有预先的静脉炎改变，带有人工移植物的旁路手术可以成功实现静脉血流速增高[24]。更常见的临床情况是髂静脉或腔静脉在先前置入的滤器存在下发生急性甚至慢性闭塞。在这些情况下，通过使用经皮药物 - 机械溶栓和静脉支架植入，获得了良好而持久的缓解。最近，我们更深刻地认识到当右髂总动脉的外部压迫产生了临床上显著的血流动力学阻塞，而不会因先前血栓发作而复杂化时，可缓 May-Thurner 综合征患者的部分近端静脉阻塞[22,23,25]。血管内超声为我们提供了更好的工具来更好地定义这种狭窄的存在，并评估干预的效果。预计在不久的将来会有更大的进展，特别是在特定于静脉支架的开发过程中，它会变得更大，更长，更灵活，但是有足够的径向强度和持久性穿过腹股沟韧带下面弯曲的髋部。不幸的是，静脉支架在股、腘静脉中并没有取得临床的成功。虽然血栓溶解通常采用合理的结果，但静脉支架的通畅性和耐久性在这些方面还没有达到可接受的水平，可能是因为静脉直径较小和流速较低。

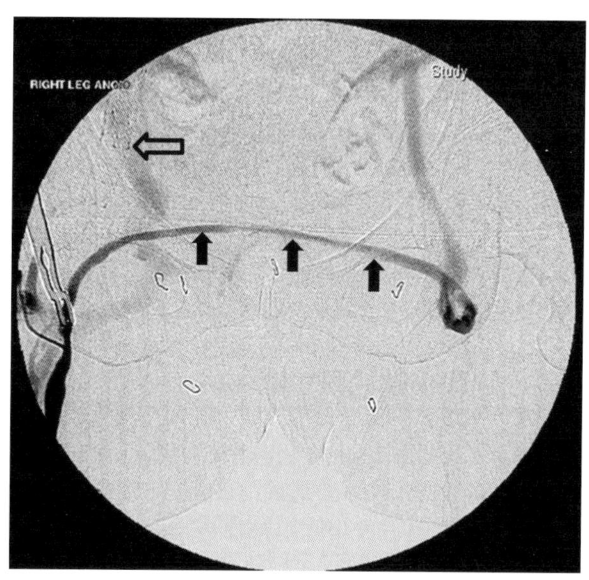

图 5.4　右向左股 - 股静脉旁路(Palma 手术)静脉造影术，在髂内支架置入术后(空心箭)，利用右髂静脉系统血栓形成的患者的左侧大隐静脉(实心箭)

深静脉闭塞性疾病的治疗进展尚未在瓣膜反流及功能不全的治疗中得到反映[26]。修复或替换非功能瓣膜的理念是保证即刻并直接恢复它们的血流动力学性能。然而，早期在股骨和腘窝区进行瓣膜修复和移植的历史经验并未到达临床预期，这与早期血栓形成有关，而不是证明这种干预是合理的。由于缺乏持久的通畅性，人工瓣膜的先前尝试也受到了限制[27]。这些瓣膜的早期血栓形成和瓣膜移植或修复程序的技术要求使它们无法得到广泛的临床应用，尽管它们已获专利，但它们似乎与良好的临床结果相关联，支持了其对深层系统血流动力学的重要价值。另一方面，尤其是在股静脉水平，通过放置一个新的瓣膜，以恢复瓣膜功能的设想应继续深入研究。希望在未来，随着支架技术和经皮技术的进一步发展，这种瓣膜将适用于严重静脉功能不全和溃疡不愈合的患者。与此同时，对一小部分患者来说，在股总静脉区域内进行静脉切开术增强髂静脉介入治疗的效果是有效的[28]。

5.4 小腿交通静脉支

现在已经证明，在正常人体中，血液不会通过小腿交通静脉从深静脉流到浅静脉系统[15]。另一方面，浅静脉系统的高压和反流可向交通静脉传导，导致其静脉扩张和瓣膜功能不全，引起深静脉血流逆行流向浅静脉。交通支静脉也可以作为再入静脉，使血液回流到隐静脉系统，以便回流到深静脉。许多患者消融隐静脉后，术后超声显示交通支静脉瓣膜功能恢复[29]。

小腿交通静脉功能不全也常与原发性深静脉阻塞或功能不全有关[16]。与临床相关的从深静脉系统到浅静脉系统的血流最常见的表现是在靠近交通静脉的轴向静脉和深静脉中的瓣膜功能不全。在这种情况下，穿支静脉充当安全阀或侧支通道，使血液在高压下从深静脉流入浅静脉。在小腿肌肉的收缩过程中，深静脉压力的升高通过连接交通静脉直接传导到小腿浅静脉系统[30]。这进而导致静脉高压影响到微循环，使毛细血管的压力增加。皮肤毛细血管床继发性肿胀，经毛细血管滤过增多，导致间质水肿形成，纤维蛋白原和蛋白渗出进入间质，产生脂质皮肤硬化的特征性变化[31]。

孤立的静脉系统功能不全通常与最小的CVI征象相关。然而，这三个静脉系统的功能不全更可能与小腿肌肉泵收缩后活动性溃疡和较高的残余静脉容量有关。

5.5 足和小腿的泵功能

静脉系统的血流动力学比动脉更为复杂，因为血流是间歇性的，并且静脉是会弯折的。它们内部的流动也取决于重力/静水压力和外在肌肉压力的影响。让我们首先回顾一下静脉在没有阻塞或瓣膜功能不全的正常情况下的功能。

小腿肌肉、足部和大腿肌肉作为生理泵，在站立时对于静脉血克服重力从下肢流回心脏起重要作用。小腿肌肉泵是最重要的，因为它包含最大的静脉血容量在内的比目鱼和腓肠肌血窦并产生最高的压力。肌肉收缩会驱使筋膜腔内的血液流向腿部的深静脉。肌肉内腓肠肌和比目鱼肌肌肉产生的压力可从放松时的9~15mmHg增加到250mmHg[32]。随着肌肉收缩，在小腿深静脉和腘静脉中所产生的巨大压力梯度导致血液从小腿迅速流出到大腿。当肌肉放松时，小腿肌肉腔内的静脉压力会降低，深静脉的压力则会最大限度地降低，促使血液通过静脉交通支瓣膜从浅静脉流向深静脉[33]。随后扩张深静脉，降低浅静脉的压力。这种影响是递增的，直到动脉流入等于静脉泵的静脉流出量。肌肉活动停止后，血流从毛细血管缓慢流入浅静脉，这导致静脉压力在接下来的20~35秒内缓慢增加，静脉重新回到原来的压力[34]。

正常人小腿泵的效率约为70%。静脉血压大约为100mmHg，这取决于患者的身高，在10次或10次以上的小腿肌肉重复收缩后，静脉血压降低到30mmHg(图5.5)[35]。一旦达到稳定状态，额外的收缩便不能进一步降低静脉压力了。

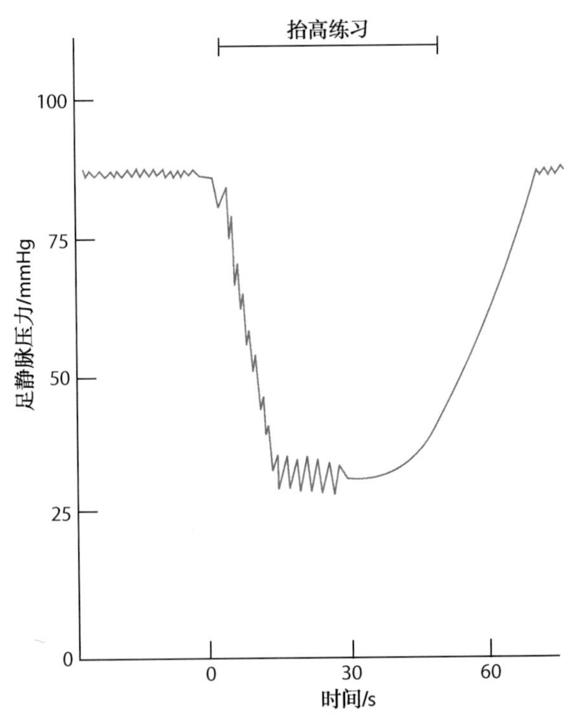

图5.5 正常下肢抬高练习中足静脉压力的变化。压力从基线下降了80%~90%，需要20~35s恢复到静息水平。(From Browse NL, Burnand KG, and Irvine A. *Diseases of the Veins*, London: Arnold, 1999. With permission.)

尽管与小腿相比，足泵的体积和静脉容量明显更小，但它的重要性已经得到了明确。站立时踝关节静脉压从10mmHg上升到90mmHg以上，提供足够的压力，使血液回流到心脏。一般认为足部动态静脉压在10~30mmHg时是正常的，在31~45mmHg时为中度静脉高压，在大于45mmHg时为重度静脉高压[36]。在休息时足泵既无功能也不需要。有意义的是其在运动中的作用。Uhl和Gillot的注射研究已经证实，足部静脉泵主要在深部的肌肉间，由外侧脚底静脉直接流入胫后静脉组成[37]。它也通过踝下交通支进入踝关节下大隐静脉起点的内侧边缘静脉。有趣的是,这表明血液从深层回流到表层系统,而不是在腿上其他部位看到的相反方向。最后是前交通静脉将足底静脉池直接连接到胫前静脉。足部静脉正常的流出通过深静脉系统和浅静脉系统进行。根据体积描记法,Scurr 和 Smith 估计,在收缩过程中,从脚底流出的血量在 20 到 30ml 之间[38]。这个泵实际上是静脉回流从下肢到心脏的第一步。运动时正常足静脉压如图 5.6 所示。

足泵的生理作用也被用于预防外伤或骨科手术后进行制动患者 DVT 的发生。外源性机械压迫足底静脉丛在胫后静脉产生(123 ± 71) cm/s 的峰值速度,是腓静脉和胫前静脉诱发速度的 4 倍[39]。

最后要考虑的是足部结构,脚跟、远侧跖骨和足底表面的外侧部分是主要的负重位置。脚背不承受压力。因此,足底静脉受到保护,除非是足部扁平的人。在这种情况下,应建议鞋垫既可以减轻足部负担,也可以潜在地改善足部静脉泵的活动。

空气体积描记法可以定量测量整个腿部的体积变化,特别是静脉体积、喷射体积和残余静脉体积,从中可以计算出射血分数和残余静脉分数[33]。这使得在介入治疗后对血流动力学功能障碍和改善情况进行客观的、可重现的评价成为可能[40]。

在静脉阻塞和瓣膜功能障碍的病理条件下,血流动力学遭到严重的扰乱。深静脉瓣膜功能不全导致了深静脉系统血流的逆向流动,这既增加了小腿的总血容量,又降低了血流回到右心的效率。没有并存头侧阻塞的深静脉瓣膜功能不全可通过强有力的小腿肌肉泵和交通静脉来弥补。如果由于深静脉管腔的纤维化减少而引起的深静脉流出阻塞或功能性阻塞,并且交通静脉原发性或继发性功能不全,则肌肉泵在将血液从腿部挤出时将变得非常低效。相比之下,小腿泵通过交通静脉的加速逆向血流,诱发浅静脉高压。在深静脉流出道梗阻或严重瓣膜功能不全时,不能使足够的静脉流出导致持续的动态静脉高压。如果浅静脉系统之前就存在反流,这些异常将进一步加剧。在没有深静脉病变但伴有交通静脉和浅表静脉系统功能不全的情况下,也可以看到类似但不太严重的表现。持续抬高的动态静脉压力导致毛细血管末端的压力升高。增加毛细血管静水压可引起渗出增多,组织液中蛋白质含量高,继发与 CVI 相关的皮肤改变。

如果浅静脉或交通静脉瓣膜功能不全,随着运动和肌肉的收缩,静脉再充盈时间或恢复时间会变短(图 5.6~图 5.8)。在存在深静脉闭塞、阻塞或发育不全的情况下(图 5.9),浅静脉压力很少降低,小腿收缩期间的压力实际上可能高于静息时的压力,但持续性静脉高压很罕见。深静脉瓣膜功能不全,伴或不伴有小腿交通静脉瓣膜功能不全,是血液在深静脉上下流动的原因(图 5.10 和图 5.11),并伴随反流通过任何相关的功能不全的交通静脉。这样的过程使小腿肌肉收缩产生的静脉压力降低受到限制并快速回到一个高的静息压力(图 5.6)。

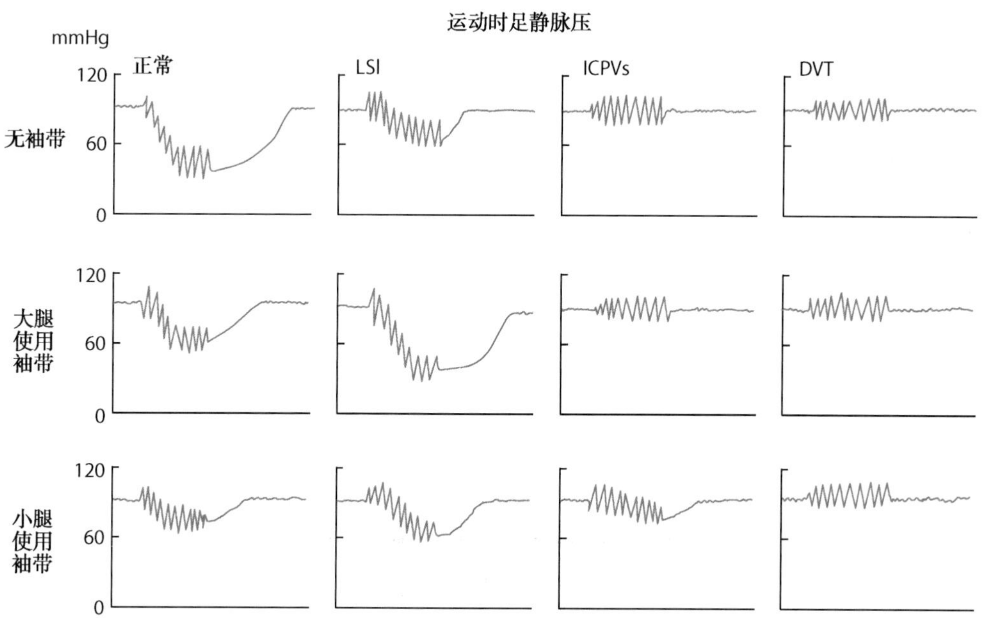

图 5.6 在正常人、大隐静脉功能不全(LSI)患者、交通支静脉功能不全(ICPVs)患者和深静脉血栓形成(DVT)患者的大腿和小腿使用袖带后足静脉压的变化。(From Browse NL, Burnand KG, and Irvine A. *Diseases of the Veins*, London: Arnold, 1999. With permission.)

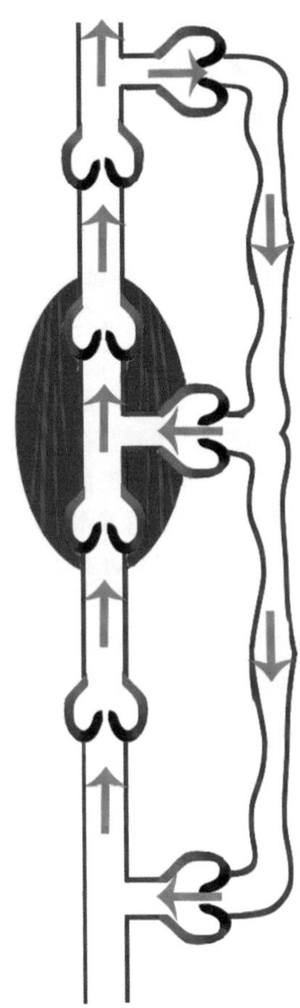

图 5.7　浅静脉功能不全使反流血可以到浅静脉，但是，只要交通静脉功能正常，小腿泵通常可以应付额外的负荷并降低运动期间的足静脉压力。这就是为什么单纯的浅静脉曲张不是引起静脉溃疡的常见原因

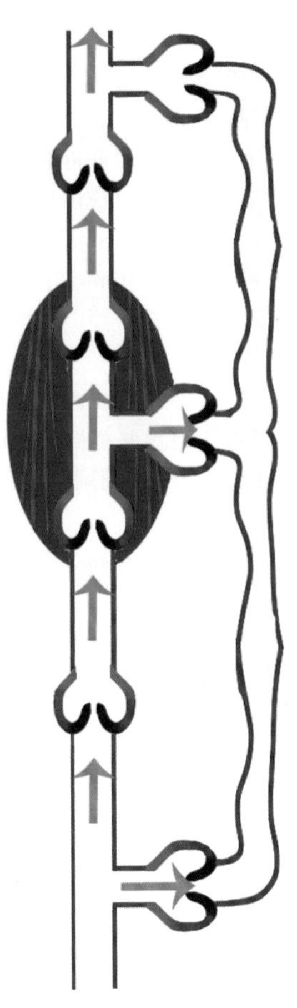

图 5.8　交通静脉功能不全，可能在深静脉血栓形成后发展而来，导致血液增多并流向浅静脉，在小腿肌肉收缩时加剧。作为静脉曲张的一部分，交通静脉可能发生扩张及瓣膜功能不全。箭头表示血流方向

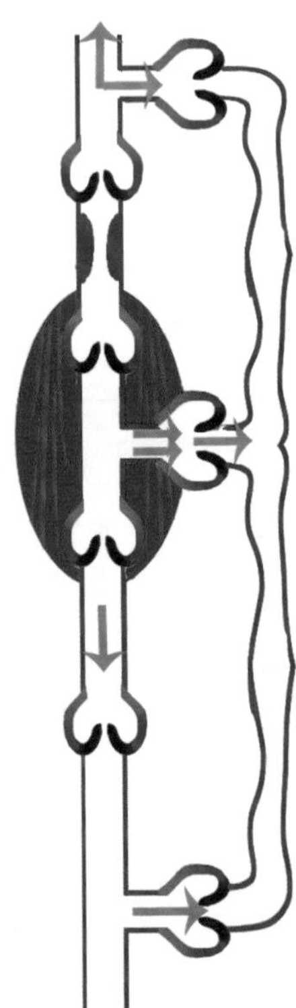

图 5.9　深静脉阻塞导致上行静脉的扩张和交通静脉的继发性功能不全，因为这些静脉成为侧支流出道的一部分。在运动时足底静脉压下降很少

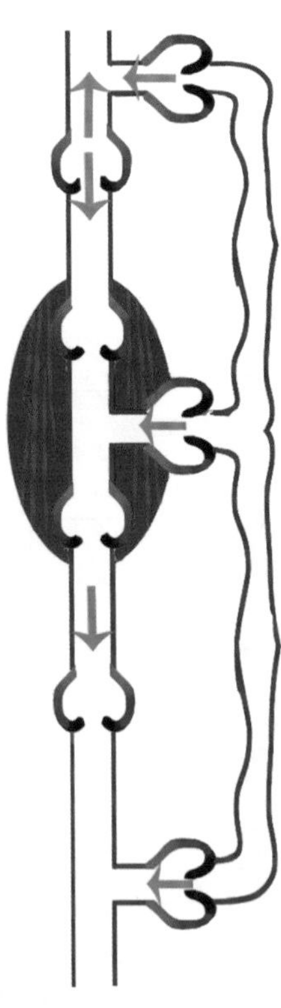

图 5.10　伴随深静脉的反流和交通静脉的功能，小腿肌肉泵可以通过增加输出来提供补偿

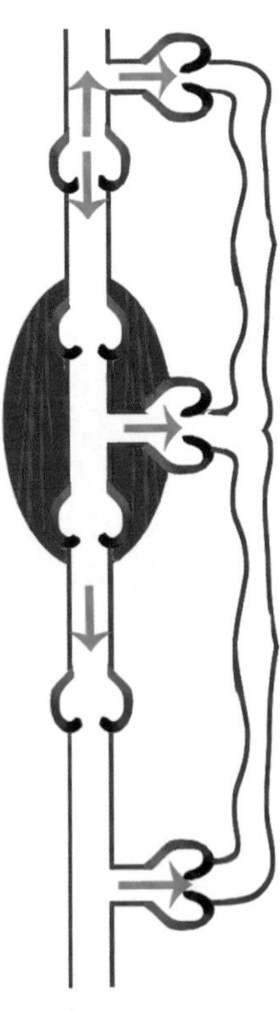

图 5.11　在深静脉反流和交通静脉功能不全的情况下，运动过程中泵的功能丧失，动态静脉高压难以缓解

5.6 结论

持续性动态静脉高压在下肢症状和溃疡发展中的重要性值得肯定。其潜在的病理生理学和血流动力学比大多数临床医生所承认的更加复杂,在过去的几十年中没有取得多少进展。大多数努力集中在治疗浅静脉疾病的技术发展,以及最近的深静脉系统治疗。今后,我们需要利用现代技术更准确地研究 CVI 的血流动力学异常,以便更详细地了解导致小腿溃疡的机制。这将使我们有更好的方法来预防和治疗静脉溃疡。

血管外科学会和美国静脉论坛静脉性腿部溃疡管理指南[3]

编码	指南	
3.12	静脉病分类	
我们建议所有静脉性下肢溃疡患者根据静脉疾病分类评估进行分类,包括临床 CEAP、修订的静脉临床严重程度评分和静脉疾病特异性生活质量评估(最佳方案) 欧洲慢性静脉疾病血管外科治疗协会临床实践指南 2		
2.2.2	静脉临床严重程度、病变节段和功能障碍评分	
推荐 1	分级	级别
推荐使用临床病因解剖病理生理学(CEAP)分类作为标准的描述性分类工具,以评估慢性静脉疾病患者的疾病严重程度,供检查和研究	I	B
推荐 2		
对于慢性静脉疾病,应考虑使用下列一种或多种评分系统:静脉临床严重程度评分以评估临床严重程度、静脉节段疾病评分用于病理生理和解剖学评价、静脉功能障碍评分用于功能评价,以及 Villalta Prandoni 评分用于评估血栓形成后综合征的严重程度	Ⅱa	B

参考文献

● = Key primary paper
★ = Published guideline

●1. Eklöf B, Rutherford RB, Bergan JJ et al. Revision of the CEAP classification for chronic venous disorders: Consensus statement. *J Vasc Surg* 2004;40:1248–52.
★2. Wittens C, Davies AH, Bækgaard N et al. Clinical practice guidelines of the European Society for Vascular Surgery (ESVS) management of chronic venous disease. *Eur J Vasc Endovasc Surg* 2015;49:678–737.
★3. O'Donnell TF Jr., Passman MA, Marston WA et al. Management of venous leg ulcers: Clinical practice guidelines of the Society for Vascular Surgery and the American Venous Forum. *J Vasc Surg* 2014;60(Suppl.):3S–59S.
4. Cotton L. Varicose veins. Gross anatomy and development. *Br J Surg* 1961;48:589–98.
5. Wali MA and Eid RA. Changes of elastic and collagen fibers in varicose veins. *Int Angiol* 2002;21(4):337–43.
6. Pocock ES, Alsaigh T, Mazor R et al. Cellular and molecular basis of venous insufficiency. *Vasc Cell* 2014;6:24.
7. Ackroyd JS, Pattison M, and Browse NL. A study on the mechanical properties of fresh and preserved human femoral vein wall and valve cusps. *Br J Surg* 1985;72:117–19.
8. Bernardini E, DeRango P, Piccioli R et al. Development of primary superficial venous insufficiency: The ascending theory. Observational and hemodynamic data from a 9-year experience. *Ann Vasc Surg* 2010;24(6):709–20.
●9. Pollack AA, Taylor BE, Myers TT et al. The effect of exercise and body position on the venous pressure at the ankle in patients having venous valvular defects. *J Clin Invest* 1949;28(3):559–63.
10. Nicolaides A, Christopoulos D, and Vasdekis S. Progress in the investigation of chronic venous insufficiency. *Ann Vasc Surg* 1989;3(3):278–92.
11. Gianesini S, Occhionorelli S, Menegatti E et al. CHIVA strategy in chronic venous disease treatment: Instructions for users. *Phlebology* 2014;30(3):157–71.
12. Partsch H, Mosti G, and Mosti F. Narrowing of leg veins under compression demonstrated by magnetic resonance imaging (MRI). *Int Angiol* 2010;29(5):408–10.
13. Elsharawy M and Elzayat E. Early results of thrombolysis vs anticoagulation in iliofemoral venous thrombosis. A randomized clinical trial. *Eur J Vasc Endovasc Surg* 2002;24(3):209–14.
14. Vedantham S, Goldhaber SZ, Kahn SR et al. Rationale and design of the ATTRACT study: A multicenter randomized trial to evaluate pharmacomechanical catheter-directed thrombolysis for the prevention of postthrombotic syndrome in patients with proximal deep vein thrombosis. *Am Heart J* 2013;165(4):523–30.
15. O'Shaughnessy AM and Fitzgerald DE. The patterns and distribution of residual abnormalities

between the individual proximal venous segments after an acute deep vein thrombosis. *J Vasc Surg* 2001;33:379–84.
★16. Eberhardt RT and Raffetto JD. Chronic venous insufficiency. *Circulation* 2014;130:333–46.
●17. Edwards EA and Edwards JE. The effect of thrombophlebitis on the venous valves. *Surg Gynecol Obstet* 1937;65:310–20.
18. Lurie F, Kistner RL, Eklöf B et al. Mechanism of venous valve closure and role of the valve in circulation: A new concept. *J Vasc Surg* 2003;38(5):955–61.
19. Crotty TP. The venous valve agger and plasma noradrenaline-mediated venodilator feedback. *Phlebology* 2007;22(3):116–30.
●20. van Bemmelen PS, Bedford G, Beach K et al. Quantitative segmental evaluation of venous valvular reflux with duplex ultrasound scanning. *J Vasc Surg* 1989;10(4):425–31.
21. Delis KT, Gloviczki P, Wennberg PW et al. Hemodynamic impairment, venous segmental disease, and clinical severity scoring in limbs with Klippel–Trenaunay syndrome. *J Vasc Surg* 2007;45(3):561–7.
●22. May R and Thurner J. The cause of the predominantly sinistral occurrence of thrombosis of the pelvic veins. *Angiology* 1957;8(5):419–27.
23. Neglen P, Thrasher TL, and Raju S. Venous outflow obstruction: An underestimated contributor to chronic venous disease. *J Vasc Surg* 2003;38(5):879–85.
24. Jost CJ, Gloviczki P, Cherry KJ et al. Surgical reconstruction of iliofemoral veins and the inferior vena cava for nonmalignant occlusive disease. *J Vasc Surg* 2001;33(2):320–8.
25. Raju S. Treatment of iliac-caval outflow obstruction. *Semin Vasc Surg* 2015;28:47–53.
26. Maleti O, Lugli M, and Tripathi RK. Deep venous reconstructive surgery. *Semin Vasc Surg* 2015;28:39–46.
27. Glynn JJ, Jones CM, Anderson DEJ et al. *In vivo* assessment of two endothelialization approaches on bioprosthetic valves for the treatment of chronic deep venous insufficiency. *J Biomed Mater Res B* 2015, DOI: 10.1002/jbm.b.33507 [Epub ahead of print].
28. Vogel D, Comerota AJ, Al-Jabouri M et al. Common femoral endovenectomy with iliocaval endoluminal recanalization improves symptoms and quality of life in patients with postthrombotic iliofemoral obstruction. *J Vasc Surg* 2011;55(1):129–35.
29. Labropoulos N, Mansour MA, Kang SS et al. New insights into perforator vein incompetence. *Eur J Vasc Endovasc Surg* 1999;18(3):228–34.
●30. Bjordal RI. Circulation patterns in the saphenous system and the perforating veins of the calf in patients with previous deep vein thrombosis. *Vasa Suppl* 1974;3:1–41.
★31. Comerota A and Lurie F. Pathogenesis of venous ulcer. *Semin Vasc Surg* 2015;28:6–14.
●32. Ludbrook J. The musculovenous pumps of the human lower limb. *Am Heart J* 1966;71(5):635–41.
●33. Christopoulos DG, Nicolaides AN, Szendro G et al. Air-plethysmography and the effect of elastic compression on venous hemodynamics of the leg. *J Vasc Surg* 1987;5(1):148–59.
34. Browse NL, Burnand KG, and Irvine A. *Diseases of the Veins*. London: Arnold, 1999.
35. Meissner MH, Moneta G, Burnand K et al. The hemodynamics and diagnosis of venous disease. *J Vasc Surg* 2007;46(Suppl. S):4S–24S.
★36. Reeder SW, Wolff O, Partsch H et al. Expert consensus document on direct ambulatory venous pressure measurement. *Int Angiol* 2013;32(5):453–8.
●37. Uhl JF and Gillot C. Anatomy of the foot venous pump: Physiology and influence on chronic venous disease. *Phlebology* 2012;27(5):219–30.
38. Scurr JH and Smith PC. The muscular pump of the foot: Physiological and clinical importance. *Phlebologie* 1993;46(2):209–15.
39. White JV, Katz ML, Cisek P et al. J. Venous outflow of the leg: Anatomy and physiologic mechanism of the plantar venous plexus. *J Vasc Surg* 1996;24(5):819–24.
40. Ibegbuna V, Delis KT, and Nicolaides AN. Haemodynamic and clinical impact of superficial, deep and perforator vein incompetence. *Eur J Vasc Endovasc Surg* 2006;31(5):535–41.

6

慢性静脉功能不全的病理生理学和静脉曲张的发病机制

6.1 介绍

慢性静脉功能不全(chronic venous insufficiency,CVI)是美国慢性退行性疾病的第七大主要原因。总共有 10%~35% 的美国成年人患有某种形式的慢性静脉功能不全,65 岁以上的人群中有 4% 存在静脉性溃疡[1,2]。据估计美国有 2 500 万人患有静脉曲张,200 万 ~600 万人患有更严重的 CVI(水肿和皮肤变化),近 500 000 人患有活动性静脉溃疡。美国政府对 CVI 治疗和静脉溃疡护理的花费估计每年超过 10 亿美元。此外,每年有 460 万个工作日因静脉相关疾病而丧失[3,4]。CVI 的长期性和缺乏有效的治疗方式给医疗卫生系统带来沉重的负担,这凸显了对更广泛的 CVI 相关研究的需求。在过去十年中,研究人员在确定遗传学和白细胞介导的损伤的作用方面取得了长足进步,并阐明了炎性细胞因子在下肢皮肤病变中的作用,此外,还进行了几项意在研究细胞功能的病理改变和分子调节机制的研究。本章将讨论静脉曲张形成的病因和持续静脉高压引起的下肢皮炎的分子调节机制。

6.2 曲张静脉的形成(宏观改变)

6.2.1 遗传学和深静脉血栓的作用

与动脉不同,静脉管壁薄、压力低,其功能是将血液从外周回流到心脏。上肢和下肢的肌肉收缩将血液推向心脏,一系列腔内瓣膜也阻止血流逆行或反流。当与曲张静脉形成相关的瓣膜破坏或功能障碍发生时,观察到静脉回流。当瓣膜破坏或者功能不全,就会出现静脉反流,这与曲张静脉的形成相关。

瓣膜反流导致动态静脉压力升高和一系列病理事件,临床上表现为下肢水肿、疼痛、瘙痒、皮肤变色、静脉曲张、静脉溃疡,以及最严重出现肢体坏死,这些临床症状统称为慢性静脉功能疾病[5]。年龄、性别、妊娠、体重、身高、种族、饮食、排便习惯、职业、姿势、既往深静脉血栓形成(DVT)和遗传都被认为是静脉曲张形成的易感因素。但是,除了 DVT 病史和遗传因素,很少有证据表明这些易感因素与曲张静脉形成有关。

一些流行病学研究表明静脉曲张形成与遗传易感性有关[6,7]。人们曾认为静脉瓣膜的轴向破坏导致动态静脉高压的传导,进而导致反流和静脉曲张的形成[6]。然而,Labropoulos 等[8]的研究表明,最常见的静脉曲张形成位置是膝下大隐静脉(great saphenous vein,GSV)及其支流,其次是膝上大隐静脉 GSV 和隐股交界。该研究的结果表明,反流过程似乎是局部的或多灶性的。静脉壁退化,随后深浅静脉系统任何部位都可以形成曲张静脉,这说明疾病有遗传相关性。

1969 年,Gunderson 和 Hauge[9]报道了在瑞典马尔默的静脉门诊进行的静脉曲张流行病学研究,在这项调查中,154 名女性和 24 名男性患者提供了关于其父母和兄弟姐妹的完整信息。虽然有性别和调查数据可信度的偏倚,但该报告表明,如果父亲患有静脉曲张,则子女发生静脉曲张的可能性更高。而且,如果父母双方都有静脉曲张,则子女患静脉曲张的风险进一步增加。

为了进一步支持遗传易感性理论,Cornu-Thenard 等[7]前瞻性地检查了 67 名患者及其父母,无静脉曲张的配偶和患者父母被用作对照,总共有 402 个受试者。研究发现,当父母双方都患病时,患静脉曲张的风险为 90%,如果父母只有一方有静脉曲张,则男性为 25%,女性为 62%,父母双方均未患病时为 20%,这些数据表明该疾病为外显率可变的常染色体显性遗传。父母患病的男性发病率较低和父母未患病的患者仍有发病,表明男性对静脉曲张形成的抵抗力更强,并且该病患者一定存在多种病因,如环境因素和激素。

Ng 等[10]证实正常人群中的静脉曲张与染色体 16q24 上的候选标记 D16S520 有关。靠近标记 *D16S520* 近端的可能候选基因是叉头框 C2(*FOXC2*)。*FOXC2* 编码调节叉头转录因子,并在早期脊椎动物胚胎的近轴中胚层和体节中表达。在后期阶段,表达在心脏和血管中[11]。*FOXC2* 被认为在淋巴系统的发育中起重要作用,表明其在淋巴水肿的发展中至关重要[12]。由于静脉回流与瓣膜异常有关,*FOXC2* 可能在静脉和淋巴瓣膜功能障碍的发展中发挥作用[13]。

Serra 等[14]报道,在 9 个静脉曲张家庭中,位于 *FOXC2* 基因附近染色体 16q24 上的基因 *D16S520* 与他们静脉曲张形成有关。作者认为有携带 D16S520 标记患者的家庭中,他们都有隐股交界反流。与 *FOXC2* 基因的候选标记的连锁表明在有静脉曲张倾向的 *FOXC2* 基因内或其附近存在功能变化。

静脉内皮损伤或局部促凝血环境因素的破坏会导致静脉系统中的血栓形成。目前公认的是,静脉血栓引发一系列炎症事件,这些事件促进或引起静脉壁纤维化[15]。静脉汇合处和瓣膜处的血栓形成导致中性粒细胞和血小板的活化。这些细胞的活化导致炎性细胞因子,促凝血剂和趋化因子的形成,引起凝血酶活化和进一步形成凝块。炎症介质产生细胞因子 / 趋化因子梯度,导致白细胞侵入血栓接触的静脉壁和周围的外膜。黏附分子的上调使这一过程持续下去,最终导致静脉壁纤维化,瓣膜破坏和静脉壁结构的改变[15,16]。虽然与静脉血栓形成继发的静脉壁损伤相关的机制开始被认识,但大多数静脉曲张患者并没有 DVT 病史。

6.2.2　静脉壁解剖、组织病理和功能改变

无论起始病因是什么,静脉曲张患者有几种独特的解剖学和生物化学异常,正常和静脉曲张的 GSV 区别在于其壁内有 3 个不同的肌肉层。

内层称为内膜,它是一个细胞层厚,由内皮细胞组成。中层包含内部纵向和外部圆形层,外膜在外部纵向层中含有松散组织的细胞外基质(ECM)[17-19]。在正常 GSV 中,中层肌层由平滑肌细胞组成(SMC),电镜显示为纺锤形(收缩表型)[20](图 6.1)。这些细胞彼此非常接近,呈平行排列,周围是规则排列的胶原纤维束。在曲张静脉中,中层肌肉层的有序外观被致密、无组织的胶原沉积所取代[20-22]。胶原蛋白沉积物将严重紧密相对的 SMC 分开,并且在中层尤其明显。SMC 呈椭圆形而非纺锤形,而且有许多含有胶原蛋白的空泡,是分泌表型(图 6.2)[15]。目前导致 SMC 从收缩表型去分化为分泌表型的原因尚不清楚。Ascher 等[23,24]推测 SMC 去分化可能与细胞凋亡失调有关。这些研究者报道,与正常静脉相比,曲张静脉外膜中促细胞凋亡介质 bax 和 poly-ADP- 核糖聚合酶减少。虽然在曲张静脉的中层或内膜中没有观察到这些介质的差异,但是 SMC 周转的减少可能因为分泌表型增加。在曲张静脉中观察到,视网膜母细胞瘤蛋白(细胞增殖和分化的细胞内调节因子)磷酸化的增加,可能同样促进该过程[18]。

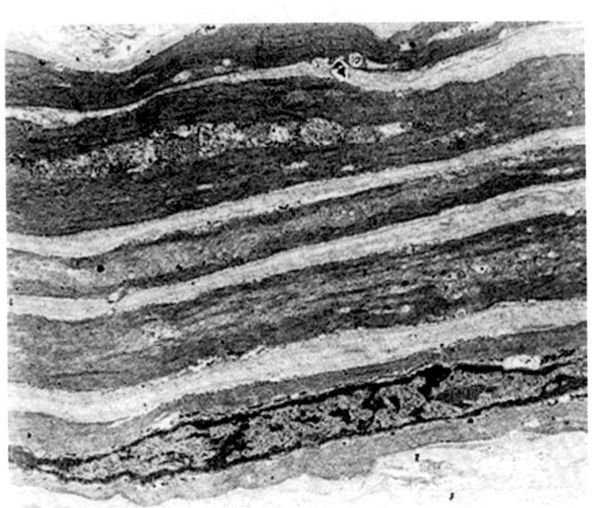

图 6.1　正常静脉的电子显微照片显示平滑肌收缩表型

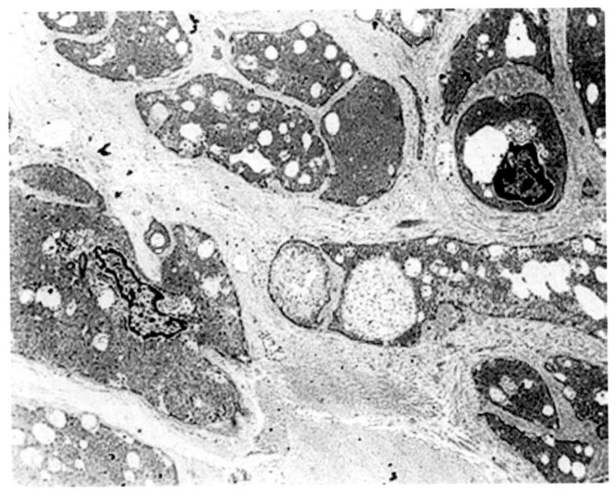

图 6.2　曲张静脉壁的电子显微镜照片显示出平滑肌细胞分泌表型细胞

在静脉曲张组织标本中可观察到静脉壁的重塑[17,19-22]。Gandhi 等[25]定量实验表明与正常 GSV 相比,曲张静脉胶原蛋白含量增加,弹性蛋白含量降低,胶原蛋白 / 弹性蛋白比例的净升高表明结缔组织基质调节不平衡。因此,一些研究者发现静脉曲张中基质金属蛋白酶(matrix metalloproteinase,MMP)和纤维蛋白溶解活性发生改变。与正常对照组相比,隐股交界处的 TIMP-1 和 MMP-1 蛋白水平增加,而 MMP-2 水平降低[26]。未发现总体 MMP-9 蛋白或活性水平的差异,但是,与正常静脉相比,通过免疫组织化学发现表达 MMP-9 的细胞数量在曲张静脉中升高[27,28]。有关纤溶酶激活剂及其抑制剂的作用的报道仍有争议。Shireman 等[29]报道,与正常对照组相比,在器官

浴系统培养的静脉标的中层，尿激酶纤溶酶原激活物（uPA）水平增加了 3 至 5 倍，而组织纤溶酶原激活物（tPA）或纤溶酶激活物抑制剂 1 水平没有差异。然而，其他研究报道，通过酶谱法测定曲张静脉中 uPA 和 tPA 活性的降低[27,30]。这些数据表明，纤溶酶原激活剂可能在 MMP 活化中发挥作用，导致静脉壁纤维化和静脉曲张形成；然而，静脉壁纤维化的调节机制还需要进一步研究。

静脉壁纤维化对静脉功能的影响还需要进一步阐明。相关研究评估了曲张静脉和正常 GSV 环对去甲肾上腺素、氯化钾、内皮素、钙离子载体 A23187、血管紧张素Ⅱ和一氧化氮的收缩反应[31,32]。这些研究表明，曲张静脉受到去甲肾上腺素，内皮素和氯化钾的刺激时，收缩性下降。相似的，与正常 GSV 相比，A23187 或一氧化氮刺激后，曲张静脉内皮依赖性和非依赖性舒张功能降低。曲张静脉收缩性降低的机制可能与受体介导有关[32,33]。通过利用角蝰毒素 S6c（内皮素 B 的选择性药理学抑制剂）和 131 碘 - 内皮素 -1 受体竞争性抑制剂发现，与正常 GSV 相比，静脉曲张中内皮素 B 受体减少[33]。受体反馈抑制继发于内皮素 -1 增加的受体产生反馈抑制，被认为介导了曲张静脉壁中受体含量降低。收缩性降低的其他机制可能与环磷酸腺苷（cAMP）水平和前列环素 / 血栓素 A2 的比例有关[34]。与正常 GSV 相比，静脉曲张标本中 cAMP 增加。此外，虽然正常静脉和静脉曲张之间的绝对蛋白质水平没有差异，但是前列环素与血栓素 A2 的比例增加。曲张静脉的舒张功能降低与内皮素受体水平下降还是对 cAMP 的反应性降低有关，或者只是静脉曲张形成的继发结果尚不清楚。然而，很明显，随着静脉壁纤维化的发展，静脉曲张收缩性降低，这可能加剧了动态静脉高压的发生。

6.3 微循环

6.3.1 白细胞活化

由于不认同纤维蛋白袖带理论以及随后发现 CVI 患者 GSV 血液样本中循环的白细胞减少，Coleridge Smith 及其同事[35]提出了白细胞捕获理论。该理论提出循环中性粒细胞被困在继发于静脉高压的静脉微循环中，随后缓慢的毛细血管血流导致缺氧和中性粒细胞活化。中性粒细胞活化导致毒性代谢物脱粒，随后内皮细胞受损。随后的异质毛细血管灌注导致皮肤血流改变，最终导致皮肤损伤。白细胞捕获理论的问题是从未直接观察到中性粒细胞阻塞毛细血管流动，因此对其真实性产生怀疑。然而，有显著证据表明白细胞活化在 CVI 的病理生理中起主要作用。

6.3.2 白细胞激活的作用和慢性静脉功能不全中的功能状态

1988 年，Thomas 等[36]报道，与正常患者相比，CVI 患者经过一段时间的静息循环后，白细胞减少了 24%。他们分别研究了 3 组，每组 10 名患者。第 1 组研究对象没有静脉疾病，第 2 组是无并发症的原发性静脉曲张患者，第 3 组是通过多普勒超声检查，应变仪体积描记术和足血流测定确定的长期 CVI 患者。GSV 走行于内踝上方，于坐位和仰卧位置的不同时间点，取患者静脉血。然后将样品置于自动细胞计数器中并测定白细胞和红细胞的数量。然后比较不同时间点白细胞与红细胞的比例。据报道，与正常对照受试者相比，伴有腿依赖性，CVI 患者细胞量显著增加，而原发性静脉曲张患者与对照受试者没有差异。还注意到，与对照组和原发性静脉曲张患者相比，白细胞的相对数量显著减少（28% vs 5%，$P<0.01$）。结论是白细胞数量的减少是由于继发于静脉高压，白细胞在静脉微循环中被俘获。进一步推测，在被困时，白细胞可能被激活并释放出有毒代谢物，从而对微循环和表面的皮肤造成损害。这些重要的观察是首次说明 CVI 病人病理生理异常的白细胞活性。

Scott 等[37]强调了白细胞在皮肤病变发展中的重要性。这些作者从原发性静脉曲张患者，脂质硬化患者，脂质硬化和愈合溃疡患者中分别获得了活检，并确定了每组中每个高倍视野（40 倍放大）的白细胞（WBC）中位数。由于没有纳入活动性溃疡的患者，也没有尝试确定白细胞的类型。据报道，在原发性静脉曲张、脂质性皮肤硬化和愈合性溃疡患者中，每平方毫米病变中 WBC 中位数分别是 6、45 和 217 个。该研究表明，随着临床疾病进展和 CVI 严重程度的增加，CVI 患者真皮中白细胞数量逐渐增加。静脉淤滞性皮肤改变中涉及的白细胞类型存在争议。在 Wilkinson 等[38]进行的一项研究中，从 23 名需要手术高位结扎、剥脱和或撕脱的静脉曲张患者中获得了皮肤活检。皮肤状况记录为脂质硬化、湿疹或正常。临床上将脂质性皮肤硬化定义为皮肤和皮下组织可触及的硬化和湿疹，其为可见的红斑，皮肤有鳞屑。对白细胞特异性细胞表面标志物进行免疫组织化学染色，据报道，在该患者群体中观察到巨噬细胞和淋巴细胞是主要的亮氨酸细胞，很少观察到中性粒细胞和 B 淋巴细胞。T 淋巴细胞和巨噬细胞主要位于血管周围和表皮中。然而，Pappas 等[39]使用电子显微镜对皮肤微循环进行了定量形态学评估，并报道真皮改变的 CVI 患者中的主要细胞是巨噬细胞和肥大细胞。此外，未观察到淋巴细胞。这种差异可能与所研究的患者类型有关。Wilkinson 等[38]对患有红斑和湿疹皮肤改变的患者进行了活检，而 Pappas 等[39]主要评估了皮肤纤维化的老年患者。湿疹性皮肤改变的患者可能具有 CVI 的自身免疫成分，而真皮纤维化的患者可能与慢性炎症和组织重塑相关。

6.3.3 静脉微循环

许多研究试图评估 CVI 患者的微循环[39-43]。这些研究中的大多数是血管异常的定性描述，而缺乏活检部位的均匀性和患者分层。在 1997 年之前，人们普遍认为真皮微循环的内皮细胞出现异常，含有 Weibel-Palade 体，水肿，并且表现出内皮间隙扩大[42]。基于这些描述性观察，认为 CVI 患者的皮肤微循环功能紊乱，并与渗透性增加和溃疡形成相关。直到 1997 年才报道了真皮微循环的定量形态学分析[39]，这项研究的目的是量化内皮细胞结构和局部细胞类型的差异，重点是白细胞类型及其与小动脉，毛细血管和毛细血管后微静脉（PCV）的关系，评估的变量是白细胞的数量和类型，内皮细胞厚度，内皮囊泡密度，内皮细胞间连接宽度，袖带厚度和核糖体密度。分别从 35 名患者小腿下部和大腿下部获得两块 4mm 活检样本，根据 1995 年国际心血管外科学会 / 血管外科学会 CEAP 分类[5]，将所有患者分为 4 组。第 1 组由 5 名无静脉疾病的患者组成，这些人的皮肤活查作为正常对照。2~4 组由 CEAP 4 级（n=11）、5 级（n=9）和 6 级（n=10）CVI 的患者组成。

6.3.4　内皮细胞特征

无论是小腿或大腿活检，在小动脉、毛细血管和 PCV 的内皮细胞厚度都没有观察到显著差异[39]。定性资料显示内皮细胞似乎具有代谢活性，许多细胞核表现出白色外观，说明 mRNA 转录活跃。在大多数情况下，核糖体数量非常丰富，超过了图像分析系统的分辨能力，所以无法量化。核糖体含量的显著增加和内皮细胞核的常染色体外观，强烈提示蛋白质生产活跃。在两组之间的小腿活组织检查中未观察到囊泡密度的显著差异。6 级患者大腿标本的小动脉和 PCV 中内皮细胞的囊泡数量增加，但与小腿活检相比没有差异。平均内皮细胞间连接宽度在 20~50nm 的正常范围内变化。未观察到显著扩大的内皮间隙连接，因此与 Wenner 等的报道相矛盾[42]。在小腿和大腿活检中，毛细血管水平的平均基底层厚度都显著不同，4 级患者的差异最为明显。Pappas 这些数据表明 CVI 患者皮肤微循环的内皮细胞显著异常。他们表现出代谢活动增加，说明细胞转录和蛋白质生产活跃。最令人惊讶的是观察到均匀紧密的间隙连接。以前，据报道这些间隙连接宽达 180nm，并且认为间隙增大是造成大分子外渗和水肿形成的原因[42,44]。Pappas 等[39]提出了组织水肿的其他原因，如增加的跨内皮囊泡转运、跨内皮通道的形成，以及交界裂隙内糖萼的改变，可能与 CVI 水肿和大分子转运有关。

6.3.5　白细胞的类型和分布

观察到肥大细胞和巨噬细胞类型和分布都有显著的差异（图 6.3）。小腿和大腿活组织检查中，4 级和 5 级患者小动脉和 PCV 周围的肥大细胞数量比对照组高 2~4 倍（P <0.05）。与对照相比，6 级患者的肥大细胞数没有差异。无论大腿还是小腿活检，毛细血管周围的肥大细胞数在各组之间都没有差异。5 级和 6 级患者小动脉和 PCV 周围的巨噬细胞数量分别都有增加（P <0.05），毛细血管周围的巨噬细胞数量的差异主要在 4 级患者的小腿和大腿活组织检查中。奇怪的是，血管周围空间没有发现淋巴细胞、浆细胞和中性粒细胞。成纤维细胞是在小腿和大腿活组织检查中观察到的最常见的细胞。据推测，肥大细胞和巨噬细胞可能起到调节组织重塑的作用，继而导致皮肤真皮纤维化[39,45]。肥大细胞糜蛋白酶是 MMP-1 和 -3（胶原酶和溶基质素）的有效激活剂[46-48]。在体外模型中使用了人肥大细胞系 HMC-1，据报道这些细胞可自发黏附于纤维连接蛋白、层粘连蛋白、Ⅰ型和Ⅲ型胶原，而所有这些都是血管周围袖带的组成部分（图 6.4）[48]。糜蛋白酶也会导致储存的转化生长因子 - β 1（TGF- β 1）的释放，活化的内皮细胞、成纤维细胞和细胞外基质的血小板都可以分泌 TGF- β 1[49]。TGF- β 1 的释放和活化引发一系列事件，其中巨噬细胞和成纤维细胞被募集到伤口愈合部位并被刺激分别产生成纤维细胞有丝分裂原和结缔组织蛋白[50]。肥大细胞脱粒导致 TGF- β1 活化和巨噬细胞募集，可以解释为什么在 6 级患者中观察到肥大细胞减少和巨噬细胞数量增加。血管周围巨噬细胞中频繁出现细胞质尾巴说明巨噬细胞迁移，也进一步证实了炎性细胞因子募集的概念。

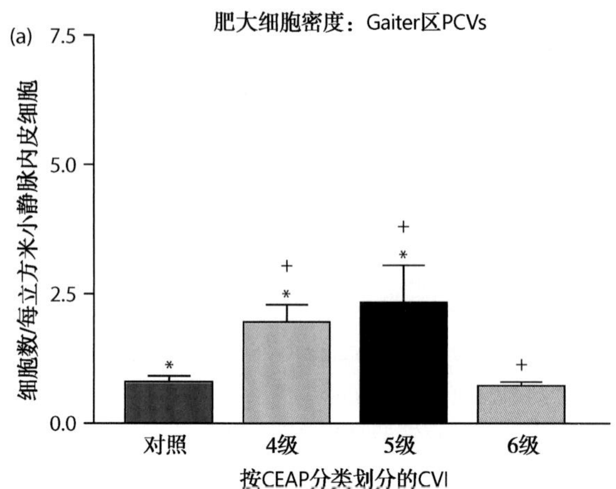

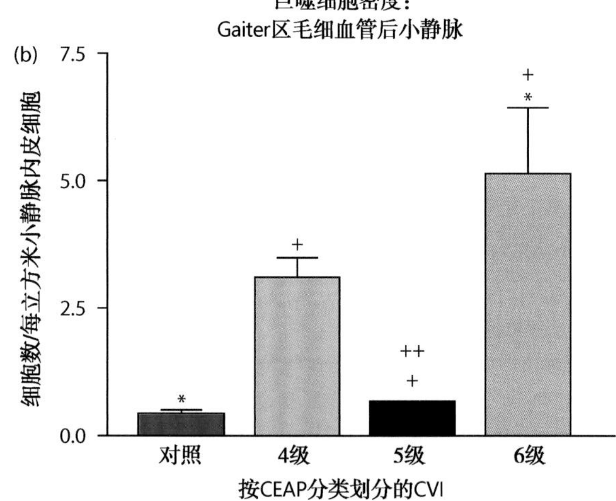

图 6.3　直方图显示肥大细胞密度（a）和巨噬细胞密度（b），根据 CEAP 疾病分类及其与毛细血管后静脉端（PCVs）。4 级：只有静脉性皮炎；5 级：静脉性皮炎和愈合的溃疡；6 级：活动性静脉溃疡。CVI，慢性静脉功能不全

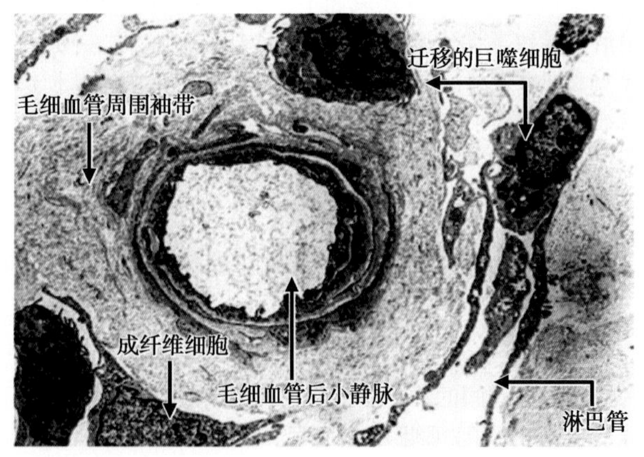

图 6.4　慢性静脉功能不全皮肤微循环的显微照片（4 300×），可见细胞外基质变化（毛细血管袖带），迁移的巨噬细胞，淋巴管和成纤维细胞

6.4　ECM 改变

一旦白细胞迁移到细胞外空间，它们就会定位在毛细血管和 PCV 周围。血管周围的空间被 ECM 蛋白包围，形成“袖带”[51,52]。整个真皮间质是一种致密且无组织的胶原沉积，并与这些血管周围的袖带相邻[39,44]。血管周围的袖带和伴随的胶原沉积，是 CVI 患者皮肤微循环的必备因素（图 6.4）。血管周围袖带最初被误认为是纤维蛋白原外渗的结果，故称为“纤维蛋白袖带”。现在已知袖带是由Ⅰ型和Ⅲ型胶原、纤连蛋白、玻连蛋白、层粘连蛋白、肌腱蛋白和纤维蛋白组成的 ECM 蛋白环[53]。袖带及其细胞的作用尚不完全清楚。Pappas 等的研究提示真皮微循环的内皮细胞是袖带形成的原因[39]。袖带曾被认为是氧气和营养物扩散的屏障，然而，最近的证据表明袖带的形成是为了维持血管结构以应对增加的机械负荷[54]。尽管血管周围的袖带可能起到保护微循环结构的作用，但是一些病理过程可能都与袖带形成有关。免疫组织化学分析显示血管周围袖带间隙中存在 TGF-β1 和 α2- 巨球蛋白[55]，有人提出这些“被困”分子在真皮中异常分布，导致组织重塑和纤维化改变。袖带也可以作为毛细血管生成的晶格，这解释了 CVI 患者真皮中观察到的毛细血管弯曲和密度增加。

6.5　瘀血性皮炎和皮肤纤维化的病理生理学研究

调节白细胞活化、成纤维细胞功能和皮肤 ECM 改变的机制是 20 世纪 90 年代的研究重点。CVI 是一种继发于持续静脉高压损伤的慢性炎症。据推测，原发性损伤是因为大分子（即纤维蛋白原和 α2- 巨球蛋白）和红细胞外渗到真皮间质中[41,42,44,55,56]，红细胞降解产物和间质蛋白外渗是化学引诱物，并且可能引起负责白细胞募集的最初的慢性炎症信号。CVI 真皮活检中观察到的微循环交换血管内皮细胞上细胞间黏附分子 1（ICAM-1）表达增加，已经发现就是这些化学事件导致的[38,56]。ICAM-1 是巨噬细胞、淋巴细胞和肥大细胞用来渗出黏附的激活依赖性黏附分子。如上所述，所有这些细胞均已经通过免疫组织化学和电子显微镜在真皮活检间质中观察到了[38,39]。

6.6　细胞因子调节和组织纤维化

TGF-β1 基因表达和蛋白质产生的改变引起慢性炎性，白细胞募集、ECM 改变和组织纤维化是其典型表现。为了确定 TGF-β1 在 CVI 中的作用，Pappas 及其同事从正常患者和 CEAP 4 级、5 级和 6 级 CVI 患者中进行了皮肤活检，并分析了它们的 TGF-β1 基因表达、蛋白质产生和细胞定位。与对照组和 5 级和 6 级患者相比，4 级患者的 TGF-β1 基因表达显著升高（图 6.5；$P<0.05$）[57]。数据显示，与正常皮肤相比，在临床活动性 CVI 区域，活性 TGF-β1 的含量增加。此外，来自大腿下部的活检组织中活性 TGF-β1 蛋白浓度与正常皮肤没有差异，表明损伤反应有区域性[57]。免疫组织化学和免疫金标实验证明血管周围套袖、血管周围白细胞和成纤维细胞中有高浓度的 TGF-β1 染色。许多血管周围白细胞内颗粒染色表现为阳性，并且在形态学上与先前报道的肥大细胞相似（图 6.3 和图 6.6）[57]。然而，初步的 TGF-β1 生物活性测定表明，与正常患者和 CVI 患者同侧大腿活检皮肤相比，所有 4、5 级和 6 级的活性 TGF-β1 蛋白产生增加。只有淤滞性皮炎区域中活性 TGF-β1 增加意味着对静脉高压的区域性反应。正常基因表达的蛋白产量增加说明 mRNA 信息稳定或蛋白质翻译后修饰。

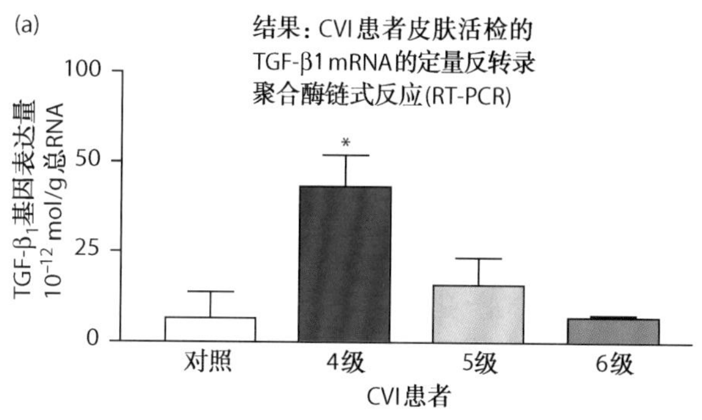

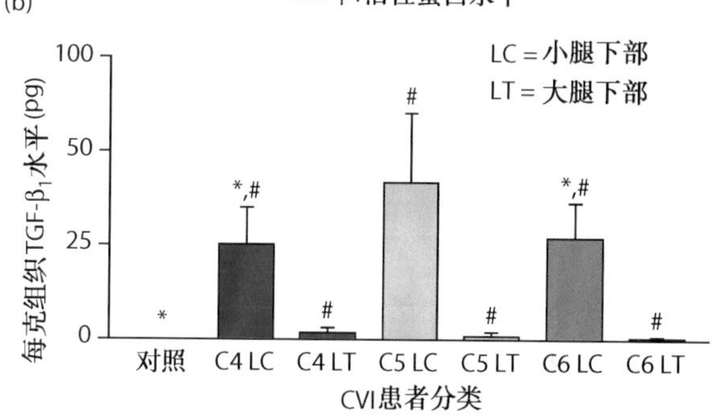

图 6.5　仅在 4 级患者中转化生长因子 -β1（TGF-β1）mRNA 转录物增加（a）；在临床 4、5、6 级患者活动性溃疡区域中观察到活性 TGF-β1 蛋白（b）。CVI：慢性静脉功能不全

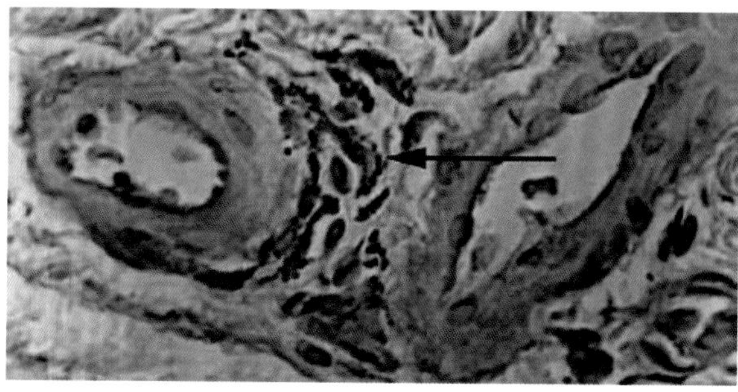

图 6.6　血管周围袖带显示转化生长因子 -β1 阳性白细胞。水平箭头表示白细胞在形态上与肥大细胞相似（×575）

2008 年，一项前瞻性观察性研究调查了 80 名患有慢性腿部溃疡和踝肱比大于 0.85 的患者（43 名男性和 37 名

女性)。Gohel 等[58]建立了 TGF-β1 浓度与溃疡大小变化之间的反比关系,以及碱性成纤维细胞生长因子(bFGF)浓度与溃疡大小之间的直接关系。尽管在该研究中 43% 的患者不能进行成对的液体分析,但结果表明愈合性溃疡中的纤维形成、基质沉积和增殖更多。

Beidler 等[59]对 30 例未愈合的下肢溃疡伴水肿(CEAP 6 级)的前瞻性研究,调查了 4 周压迫治疗前后慢性静脉溃疡中促炎和抗炎症细胞因子的水平。作者证实,促炎性细胞因子白细胞介素 -1α(IL-1α)、IL-1β、干扰素 -γ(IFN-γ)、IL-12p[40]和粒细胞 - 巨噬细胞集落刺激因子水平较高的溃疡愈合得更快。愈合快的溃疡压迫治疗前的 IFN-γ 水平很高,而且在压迫治疗后 IFN-γ 显著减少。IFN-γ 是一种有多种免疫功能的糖蛋白,已经显示 IFN-γ 可以抑制角质形成细胞的细胞周期,DNA 复制和 RNA 代谢。它是角质形成细胞凋亡的关键介质,与 IL-1α 协同作用产生肿瘤坏死因子 -α。数据显示 IFN-γ 的表达在伤口愈合的急性炎症阶段非常重要,但其下调是伤口愈合所必需的。此外,该研究表明,压迫疗法的作用机制是抑制阻止溃疡愈合的促炎信号。

同时还研究了 CVI 患者皮肤中几种其他生长因子的分布和位置。Peschen 等[60]采取了 30 例网状静脉、静脉湿疹、皮肤色素沉着、脂肪性皮肤硬化和活动性腿部溃疡患者的皮肤活检,研究了板源性生长因子受体 -α(PDGFR-α)和 PDGFR-β 及血管内皮生长因子(VEGF)的作用。数据表明,与单纯网状静脉和色素沉着改变的患者相比,患有湿疹和活动性溃疡的 CVI 患者的基质中 PDGFR-α 和 -β 和 VEGF 的表达明显增加。在较低程度上,皮肤脂质硬化的患者也表现出对 PDGFR-α 和 -β 和 VEGF 的免疫反应性。静脉湿疹患者的 PDGFR-α 和 -β 在毛细血管和周围的成纤维细胞和炎性细胞中表达显著升高。此外,与单纯网状静脉的患者相比,脂质性皮肤硬化患者的真皮成纤维细胞、SMC 和血管细胞的免疫反应性增加。在活动性静脉溃疡患者的间充质细胞和血管内皮细胞中,观察到的 PDGFR-α 和 -β 表达最多。VEGF 免疫反应性与疾病严重程度相关。VEGF 阳性毛细血管内皮细胞和毛细血管细胞分别在静脉湿疹,脂肪性皮肤硬化和活动性静脉溃疡患者中增加。随后,这些作者报道,随着 CVI 真皮疾病进展,内皮细胞黏附分子 ICAM-1、血管黏附分子 -1 及其相应的白细胞配体 LFA-1 和 VLA-4 的表达增加[56]。这些数据表明,可能通过上调黏附分子来控制 PDGF 和 VEGF,从而调节 CVI 患者的白细胞募集、毛细血管增生和间质水肿[58]。

6.7　皮肤成纤维细胞功能

一些研究报道,与从同一患者的同侧大腿正常皮肤活检获得的成纤维细胞相比,从静脉溃疡边缘分离的成纤维细胞有异常表型。哈桑等[61]比较了用 TGF-β1 刺激后静脉溃疡成纤维细胞产生前胶原 mRNA 和胶原的能力。这些作者发现在静脉溃疡成纤维细胞和来自同侧大腿活检的正常成纤维细胞(对照)之间,用 TGF-β1 刺激后的原胶原 mRNA 水平没有差异。然而,在对照受试者中,胶原产生以剂量依赖性方式增加 60%,而静脉溃疡成纤维细胞则无反应。这种无反应性与 TGF-β Ⅲ型受体减少 4 倍有关。在一篇后续报告中,Kim 等[62]指出,TGF-β Ⅲ型受体的减少与 TGF-β1 受体底物 SMAD2 和 SMAD3 以及 p42/44 丝裂原活化蛋白质(MAP)激酶的磷酸化降低有关。另一个相似的研究发现,与正常对照组相比,静脉溃疡成纤维细胞的胶原蛋白和纤维连接蛋白产生减少[63]。

Stanley 等进一步描述了成纤维细胞对生长因子的反应性[64]。这些研究者描述了用 bFGF、表皮生长因子(EGF)和 IL-1β 刺激时静脉溃疡成纤维细胞的增殖反应。在他们的初步研究中,他们发现当用 bFGF、EGF 和 IL-1β 刺激时,静脉溃疡成纤维细胞的生长速率显著受到抑制。在随访研究中,这些作者指出先前观察到的生长抑制可以通过 bFGF 逆转[65]。Lal 等[66]报道,CVI 成纤维细胞对 TGF-β1 的增殖反应与疾病严重程度相关。CEAP 2~3 级患者的成纤维细胞具有激动剂诱导的增殖能力,4 级和 5 级成纤维细胞激动剂诱导的增殖能力下降,而 6 级(静脉溃疡)成纤维细胞在 TGF-β1 刺激后没有增殖,这证实了先前研究者的观察结果。表型上,静脉溃疡成纤维细胞呈现大而多角形,表现出不同的核形态特征,而正常成纤维细胞呈现紧密和锥形,具有明确的核形态特征,静脉溃疡成纤维细胞在形态上与经历细胞衰老的成纤维细胞相似。因此,CVI 静脉溃疡成纤维细胞的钝化生长反应似乎与细胞衰老的发展有关[65,66]。

衰老细胞的其他特征有基质蛋白[例如纤连蛋白(cFN)]的过度表达和 β- 半乳糖苷酶(SA-β-Gal)的活性增强。在对 7 例静脉淤滞性溃疡患者的评估中,注意到静脉溃疡患者的 SA-β-Gal 阳性细胞百分比高于正常对照组(6.3% vs 0.21%,$P \leqslant 0.06$)[65]。据报道,通过蛋白质印迹分析,静脉溃疡患者成纤维细胞产生的 cFN 比对照组高 1~4 倍[67]。这些数据支持静脉溃疡成纤维细胞表型上像衰老细胞一样的假设。然而,衰老是导致增殖抵抗和细胞功能障碍的广泛事件表象,而端粒和端粒酶活性是真正细胞衰老的必要条件。迄今为止,尚无报道 CVI 成纤维细胞端粒或端粒酶活性异常。尽管进行了一些研究,但衰老细胞在 CVI 中的真正作用仍然不明确。

6.8　静脉溃疡的形成和愈合

正常伤口愈合的主要依赖成纤维细胞介导的基质收缩和角质形成细胞上皮化,CVI 的进展可能与伴随的成纤维细胞介导收缩特性的增加和加速的伤口愈合相关。Pappas 及其同事在一项前瞻性研究中使用不同程度 CVI 患者的活组织检查,研究了 TGF-β1 和 MAP 激酶对成纤维细胞介导的基质收缩的影响[68,69]。发现用 TGF-β1 治疗和抑制 MAP 激酶促进剂量依赖性胶原蛋白收缩,而且随着临床疾病 CEAP 严重程度的增加,对治疗的反应性增加。这表明 MAP 激酶调节 TGF-β1 诱导的细胞内收缩蛋白和肌成纤维细胞表型的发展。

相反,细胞外信号调节激酶(ERK)-1/2 的 Ras 激活显示出不可逆地抑制 TGF-β1 诱导的凝胶收缩,表明 ERK-1/2 调节 TGF-β1 诱导的收缩。根据 CVI 的严重程度,ERK-1/2 和 TGF-β1 之间的分子串扰发生改变。CVI 真皮中储存的动能和张力增加，同时伤口愈合中 TGF-β1 和 / 或 ERK 的抑制也增加。虽然增加的成纤维细胞收缩性在伤口愈合过程中是有益的，但 CVI 真皮结构的损伤会释放真皮中存储的动能。临床上，这种能量释放表现为伤口裂开。

在基质收缩增加的情况下，细菌污染和持续性静脉高压被认为是次要影响伤口愈合的因素。据认为，静脉高压通过称为机械转导的机制影响溃疡伤口愈合。机械转导是将物理力转换为生化信号并将这些信号整合到细胞反应中的过程。人们认为，向 CVI 真皮成纤维细胞转导机械压力可激活细胞衰老过程并刺激抑制 TGF-β1 介导的基质收缩的信号级联，导致伤口愈合延长。

一些研究报道了从静脉溃疡患者分离的成纤维细胞中生长因子反应性的丧失。衰老的成纤维细胞虽然不增殖，但仍具有合成活性。这些成纤维细胞增加蛋白质的合成和分泌引起组织微环境的改变，影响了组织结构和功能。Campisi 报道，致癌 *Ras* 基因的过表达刺激 ERK MAP 激酶信号传导和诱导其他成纤维细胞株的衰老反应。因此，Ras 信号可能会影响 CVI 溃疡愈合[70]。

6.9 MMPs 及其抑制剂在 CVI 中的作用

伤口愈合是一个有序的过程，涉及炎症、再上皮化、基质沉积和组织重塑。已知 MMPs 和金属蛋白酶组织抑制剂(tissue inhibitors of metalloproteinases，TIMPs) 具有组织重塑特性及其在炎症和伤口修复中的作用，它们通常与 CVI 的发病机制有关。通常，MMP 和 TIMP 不是组成型表达的。它们是为响应外源信号而暂时诱导的，例如各种细胞因子或生长因子、细胞 - 基质相互作用和改变的细胞 - 细胞接触。与来自急性伤口的液体相比，来自慢性静脉溃疡的液体中 MMP-2 和 MMP-9 (明胶酶) 水平增加 10 倍，MMP-1 (胶原酶) 水平增加 116 倍。TGF-β1 是 TIMP-1 的有效诱导物和 MMP-1 的抑制剂。MMP 和 TIMP 生产的改变可能有助于调节 CVI 患者的下肢组织纤维化[71,72]。在活动性溃疡患者中，已报道来自静脉溃疡的角质形成细胞中 TIMP-1 增加。为了使伤口愈合发生，MMP 和 TIMP 之间存在微妙的平衡，必须保持这种平衡以防止在非愈合性溃疡中观察到的 MMP 不受控制的 ECM 降解[73-77]。

6.10 总结

静脉功能不全和 / 或流出阻塞引起静脉高压，从而导致 CVI。长期暴露于静脉高压反过来导致大分子和红细胞外渗，进而引起多种生物过程的激活，例如内皮激活、白细胞渗透、ECM 改变和胶原沉积。TGF-β1 通过影响 MMP 和 TIMP 的产生，导致 ECM 和胶原蛋白的产生增加，并改变组织重塑。通过增加的 α-SMA 表达介导成纤维细胞分化为收缩细胞，TGF-β1 和 / 或 MAP 激酶的抑制增加影响伤口的愈合。这种转化与增强的基质收缩相关，其与 CEAP 疾病加重相关。收缩性增加的一个不幸后果是 CVI 真皮的合成张力增大，这通常导致伤口裂开。真皮结构的损伤释放存储在基质中的动能，也导致伤口裂开。静脉高压可能通过压力介导的机械转导刺激 Ras 的产生。Ras 激发 ERK MAP 激酶会抑制 TGF-β1 介导的基质收缩，可能是静脉溃疡愈合不良的原因。

美国静脉论坛指南 1.5.0：慢性静脉功能不全的病理生理学和静脉曲张的发病机制

编码	指南	证据级别(A 级：高质量；B 级：中等质量；C 级：低或极低质量)
1.5.1	遗传因素和深静脉血栓形成是静脉曲张的诱因	A
1.5.2	年龄、性别、妊娠、体重、身高、种族、饮食、排便习惯、职业及姿势是静脉曲张的诱因	C
1.5.3	受血流动力学因素、金属基质蛋白酶和纤溶酶原激活物影响的静脉壁重塑和纤维化导致曲张静脉形成	C
1.5.4	在慢性静脉功能不全中，高静脉压向皮肤微循环的传递导致大分子和红细胞的渗出，后者为炎症损伤的潜在刺激因子	A
1.5.5	转化生长因子 -β1(TGF-β1)和金属基质蛋白酶(MMP)在导致皮肤脂质硬化和慢性皮肤改变中起关键作用	B

参考文献

● = Key primary paper
★ = Major review article
◆ = First formal publication of a management guideline

1. White GH. Chronic venous insufficiency. In: Veith F, Hobson RW II, Williams RA, and Wilson SE, eds. *Vascular Surgery*. New York, NY: McGraw-Hill, 1993, 865–88.
2. Callam MJ. Epidemiology of varicose veins. *Br J Surg* 1994;81:167–73.
3. Hume M. Presidential address: A venous renaissance? *J Vasc Surg* 1992;6:947–51.
4. Lawrence PF and Gazak CE. Epidemiology of chronic venous insufficiency. In: Gloviczki P, Bergan JJ, eds. *Atlas of Endoscopic Perforator Vein Surgery*. London: Springer-Verlag, 1998, 31–44.
◆5. Porter JM. International consensus committee on chronic venous disease. Reporting Standards in venous disease: An update. *J Vasc Surg* 1995;21:635–45.
6. Browse NL, Burnand KG, Irvine AT, and Wilson NM, eds. Varicose vein: Pathology. In: *Diseases of the Veins*. London and New York, NY: Oxford University Press, Inc., 1999, 145–62.

- 7. Cornu-Thenard A, Boivin P, Baud MM et al. Importance of the familial factor in varicose disease: Clinical study of 134 families. *J Derm Surg Oncol* 1994;20:318–26.
- 8. Labropoulos N, Giannoukas AD, Delis K et al. Where does the venous reflux start? *J Vasc Surg* 1997;26:736–42.

9. Gunderson J and Hauge M. Hereditary factors in venous insufficiency. *Angiology* 1969;20:346–55.
10. Ng, MY, Andrew T, Spector TD et al.; Lymphoedema Consortium. Linkage to *FOXC2* region of chromosome 16 for varicose veins in otherwise healthy, unselected sibling pairs. *J Med Genet* 2005;42:235–9.
11. Kume T, Jiang H, Topczewska JM et al. The murine winged helix transcription factors Foxc1 and Foxc2 are both required for cardiovascular development and somitogenesis. *Genes Dev* 2001;15:2470–82.
12. Fang J, Dagenais SL, Erickson RP et al. Mutations in FOXC2 (MFH-1), a forkhead family transcription factor, are responsible for hereditary lymphedema-distichiasis syndrome. *Am J Hum Genet* 2002;67:1382–8.
13. Finegold DN, Kimak MA, Lawrence EC et al. Truncating mutations in *FOXC2* cause multiple lymphedema syndromes. *Hum Mol Genet* 2001;10:1185–9.

- 14. Serra R, Buffone G, de Franciscis A et al. A genetic study of chronic venous insufficiency. *Ann Vasc Surg* 2012;26(5): 636– 42.
- 15. Wakefield TM, Strietert RM, Prince MR et al. Pathogenesis of venous thrombosis: A new insight. *Cardiovasc Surg* 1997;5:6–15.

16. Takase S, Bergan JJ, and Schmid-Schonbein G. Expression of adhesion molecules and cytokines on saphenous veins in chronic venous insufficiency. *Ann Vasc Surg* 2000;14:427–35.
17. Rose A. Some new thoughts on the etiology of varicose veins. *J Cardiovasc Surg* 1986;27:534–43.

- 18. Pappas PJ, Gwertzman GA, DeFouw DO et al. Retinoblastoma protein: A molecular regulator of chronic venous insufficiency. *J Surg Res* 1998;76:149–53.

19. Travers JP, Brookes CE, Evans J et al. Assessment of was structure and composition of varicose veins with reference to collagen, elastin and smooth muscle content. *Eur J Vasc Endovasc Surg* 1996;11:230–37.
20. Jurukova Z and Milenkov C. Ultrastructural evidence for collagen degradation in the walls of varicose veins. *Exp Mol Pathol* 1982;37:37–47.
21. Venturi M, Bonavina L, Annoni F et al. Biochemical assay of collagen and elastin in the normal and varicose vein wall. *J Surg Res* 1996;60:245–8.
22. Maurel E, Azema C, Deloly J, and Bouissou H. Collagen of the normal and the varicose human saphenous vein: A biochemical study. *Clin Chim Acta* 1990;193:27–38.
23. Ascher E, Jacob T, Hingorani A et al. Programmed cell death (apoptosis) and its role in the pathogenesis of lower extremity varicose veins. *Ann Vasc Surg* 2000;14:24–30.
24. Ascher E, Jacob T, Hingorani A et al. Expression of molecular mediators of apoptosis and their role in the pathogenesis of lower-extremity varicose veins. *J Vasc Surg* 2001;33:1080–6.
25. Gandhi RH, Irizarry E, Nachman GB et al. Analysis of the connective tissue matrix and proteolytic activity of primary varicose veins. *J Vasc Surg* 1993;18:814–20.
26. Parra JR, Cambria RA, Hower CD et al. Tissue inhibitor of metalloproteinase-1 is increased in the saphenofemoral junction of patients with varices in the leg. *J Vasc Surg* 1998;28:669–75.
27. Kosugi I, Urayama H, Kasashima F et al. Matrix metalloproteinase-9 and urokinase-type plasminogen activator in varicose veins. *Ann Vasc Surg* 2003;17:234–8.
28. Woodside KJ, Hu M, Burke A et al. Morphologic characteristics of varicose veins: Possible role of metalloproteinases. *J Vasc Surg* 2003;38:162–9.
29. Shireman PK, McCarthy WJ, Pearce WH et al. Plasminogen activator levels are influenced by location and varicosity in greater saphenous vein. *J Vasc Surg* 1996;24:719–24.
30. Badier-Commander C, Verbeuren T, Lebard C et al. Increased TIMP/MMP ratio in varicose veins: A possible explanation for extracellular matrix accumulation. *J Pathol* 2000;192:105–12.
31. Lowell RC, Gloviczki P, and Miller VM. *In vitro* evaluation of endothelial and smooth muscle function of primary varicose veins. *J Vasc Surg* 1992;16:679–86.
32. Rizzi A, Quaglio D, Vasquez G et al. Effects of vasoactive agents in healthy and diseased human saphenous veins. *J Vasc Surg* 1998;28:855–61.
33. Barber DA, Wang X, Gloviczki P, and Miller VM. Characterization of endothelin receptors in human varicose veins. *J Vasc Surg* 1997;26:61–9.
34. Nemcova S, Gloviczki P, Rud KS, and Miller VM. Cyclic nucleotides and production of prostanoids in human varicose veins. *J Vasc Surg* 1999;30:876–84.
35. Coleridge Smith PD, Thomas P, Scurr JH, and Dormandy JA. Causes of venous ulceration: A new hypothesis. *Br Med J* 1988;296:1726–7.
36. Thomas P, Nash GB, and Dormandy JA. White cell accumulation in dependent legs of patients with venous hypertension: A possible mechanism for trophic changes in the skin. *Br Med J* 1988;296:1693–5.
37. Scott HJ, Smith PDC, and Scurr JH. Histological study of white blood cells and their association with lipodermatosclerosis and venous ulceration. *Br J Surg* 1991;78:210–11.
38. Wilkinson LS, Bunker C, Edward JCW et al. Leukocytes: Their role in the etiopathogenesis of skin damage in venous disease. *J Vasc Surg* 1993;17:669–75.
39. Pappas PJ, DeFouw DO, Venezio LM et al. Morphometric assessment of the dermal microcirculation in patients with chronic venous insufficiency. *J Vasc Surg* 1997;26:784–95.
40. Leu AJ, Leu HJ, Franzeck UK, and Bollinger A. Microvascular changes in chronic venous insufficiency: A review. *Cardiovasc Surg* 1995;3:237–45.
41. Leu HJ. Morphology of chronic venous insufficiency—Light and electron microscopic examinations. *Vasa* 1991;20:330–42.
42. Wenner A, Leu HJ, Spycher M, and Brunner U.

Ultrastructural changes of capillaries in chronic venous insufficiency. *Exp Cell Biol* 1980;48:1–14.
43. Scelsi R, Scelsi L, Cortinovis R, and Poggi P. Morphological changes of dermal blood and lymphatic vessels in chronic venous insufficiency of the leg. *Int Angiol* 1994;13:308–11.
•44. Burnand KG, Whimster I, Naidoo A, and Browse NL. Pericapillary fibrin deposition in the ulcer bearing skin of the lower limb: The cause of lipodermatosclerosis and venous ulceration. *Br Med J* 1982;285:1071–2.
45. Norgauer J, Hildenbrand T, Idzko M et al. Elevated expression of extracellular matrix metalloproteinase inducer (CD 147) and membrane-type matrix metalloproteinases in venous leg ulcers. *Br J Dermatol* 2002;147:1180–6.
46. Saarien J, Lalkkinen N, Welgus HG, and Kovannen PT. Activation of human interstitial procollagenase through direct cleavage of the Leu[83]–Thr[84] bond by mast cell chymase. *J Biol Chem* 1994;269:18134–40.
47. Lees M, Taylor DJ, and Woolley DE. Mast cell proteinases activate precursor forms of collagenase and stromelysin, but not of gelatinases A and B. *Eur J Biochem* 1994;223:171–7.
48. Kruger-Drasagakes S, Grutzkau A, Baghramian R, and Henz BM. Interactions of immature human mast cells with extracellular matrix: Expression of specific adhesion receptors and their role in cell binding to matrix proteins. *J Invest Dermatol* 1996;106:538–43.
49. Taipale J and Keski-oja J. Growth factors in the extracellular matrix. *FASEB J* 1997;11:51–9.
50. Roberts AB, Flanders KC, Kondaiah P et al. Transforming growth factor b: Biochemistry and roles in embryogenesis, tissue repair and remodeling, and carcinogenesis. *Recent Prog Horm Res* 1988;44:157–97.
51. Burnand KG, Clemenson G, Gaunt J, and Browse NL. The effect of sustained venus hypertension in the skin and capillaries of the canine hind limb. *Br J Surg* 1981;69:41–4.
⋆52. Browse NL and Burnand KG. The cause of venous ulceration. *Lancet* 1982;2:243–5.
53. Herrick S, Sloan P, McGurk M et al. Sequential changes in histologic pattern and extracellular matrix deposition during the healing of chronic venous ulcers. *Am J Pathol* 1992;141:1085–95.
54. Bishop JE. Regulation of cardiovascular collagen deposition by mechanical forces. *Mol Med Today* 1998;4:69–75.
55. Higley HR, Kassander GA, Gerhardt CO, and Falanga V. Extravasation of macromolecules and possible trapping of transforming growth factor-β1 in venous ulceration. *Br J Surg* 1995;132:79–85.
56. Peschen M, Lahaye T, Gennig B et al. Expression of the adhesion molecules ICAM-1, VCAM-1, LFA-1 and VLA-4 in the skin is modulated in progressing stages of chronic venous insufficiency. *Acta Derm Venereol* 1999;79:27–32.
•57. Pappas PJ, You R, Rameshwar P et al. Dermal tissue fibrosis in patients with chronic venous insufficiency is associated with increased transforming growth factor-$b_1$gene expression and protein production. *J Vasc Surg* 1999;30:1129–45.
58. Gohel MS, Windhaber RA, Tarlton JF, Whyman MR, and Poskitt KR. The relationship between cytokine concentrations and wound healing in chronic venous ulceration. *J Vasc Surg* 2008;48(5):1272–7.
59. Beidler SK, Douillet CD, Berndt DF, Keagy BA, Rich PB, and Marston WA. Inflammatory cytokine levels in chronic venous insufficiency ulcer tissue before and after compression therapy. *J Vasc Surg* 2009;49(4):1013–20.
60. Peschen M, Grenz H, Brand-Saberi B et al. Increased expression of platelet-derived growth factor receptor alpha and beta and vascular endothelial growth factor in the skin of patients with chronic venous insufficiency. *Arch Dermatol Res* 1998;290:291–7.
61. Hasan A, Murata H, Falabella A et al. Dermal fibroblasts from venous ulcers are unresponsive to the action of transforming growth factor-β1. *J Dermatol Sci* 1997;16:59–66.
62. Kim B, Kim HT, Park SH et al. Fibroblasts from chronic wounds show altered TGF-β signaling and decreased TGF-β type II receptor expression. *J Cell Physil* 2003;195:331–36.
63. Herrick SE, Ireland GW, Simon D et al. Venous ulcer fibroblasts compared with normal fibroblasts show differences in collagen but not in fibronectin production under both normal and hypoxic conditions. *J Invest Dermatol* 1996;106:187–93.
64. Stanley AC, Park H, Phillips TJ et al. Reduced growth of dermal fibroblasts from chronic venous ulcers can be stimulated with growth factors. *J Vasc Surg* 1997;26:994–1001.
65. Mendez MV, Stanley A, Park H et al. Fibroblasts cultured from venous ulcers display cellular characteristics of senescence. *J Vasc Surg* 1998;28:876–83.
66. Lal BK, Saito S, Pappas PJ et al. Altered proliferative responses of dermal fibroblasts to TGF-β1 may contribute to chronic venous stasis ulcers. *J Vasc Surg* 2003;37:1285–93.
67. Mendez MV, Stanley A, Phillips TJ et al. Fibroblasts cultured from distal lower extremities in patients with venous reflux display cellular characteristics of senescence. *J Vasc Surg* 1998;28:1040–50.
68. Pappas PJ, Fallek SR, Garcia A et al. Role of leukocyte activation in patients with venous stasis ulcers. *J Surg Res* 1995;59:553–9.
69. Pappas PJ, Teehan EP, Fallek SR et al. Diminished mononuclear cell function is associated with chronic venous insufficiency. *J Vasc Surg* 1995;22:580–6.
70. Campisi J. Senescent cells, tumor suppression, and organismal aging: Good citizens, bad neighbors, *Cell* 2005;120:513–22.
71. Saito S, Trovato MJ, You R et al. Role of matrix metalloproteinases 1, 2, and 9 and tissue inhibitor of matrix metalloproteinase-1 in chronic venous insufficiency. *J Vasc Surg* 2001;34:930–8.

72. Herouy Y, Trefzer D, Hellstern MO et al. Plasminogen activation in venous leg ulcers. *Br J Dermatol* 2000;143:930–6.
73. Weckroth M, Vaheri A, Lauharanta J et al. Matrix metalloproteinases, gelatinase and collagenase, in chronic leg ulcers. *J Invest Dermatol* 1996;106:1119–24.
74. Wysocki AB, Staiano-Coico L, and Grinell F. Wound fluid from chronic leg ulcers contains elevated levels of metalloproteinases MMP-2 and MMP-9. *J Invest Dermatol* 1993;101:64–8.
75. Bullen EC, Longaker MT, Updike DL et al. Tissue inhibitor of metalloproteinases-1 is decreased and activated gelatinases are increased in chronic wounds. *J Invest Dermatol* 1995;104:236–40.
76. Herouy Y, May AE, Pornschlegel G et al. Lipodermatosclerosis is characterized by elevated expression and activation of matrix metalloproteinases: Implications for venous ulcer formation. *J Invest Dermatol* 1998;111:822–7.
77. Herouy Y, Trefzer D, Zimpfer U et al. Matrix metalloproteinases and venous leg ulceration. *Eur J Dermatol* 2000;9:173–80.

7

静脉溃疡形成和愈合的细胞机制

7.1 介绍

静脉性腿部溃疡(venous leg ulcer，VLU)发生在约 1% 的人群中。慢性静脉疾病(chronic venous disease，CVD)的危险因素包括遗传、年龄、女性和肥胖。虽然不限于老年人，但 CVD 的患病率，特别是腿部溃疡，随着年龄的增长而增加[1]。CVD 对医疗保健资源有相当大的影响。据估计，静脉溃疡在美国每年导致大约 200 万个工作日的损失，并且耗费约 30 亿美元的治疗费用[2]。总体而言，在医疗保健系统发达的国家，CVD 大约占医疗保健总预算的 1%~3%[1]。VLU 中皮肤异常是复杂的病理生理学相互作用的结果，其涉及静脉遗传和环境持续影响，剪切应力和静脉高压的改变，内皮细胞上糖萼糖胺聚糖涂层的损伤，炎症细胞活化和渗透，微循环的变化，细胞因子过度表达和基质金属蛋白酶(matrix metalloproteinase，MMP)激活(图 7.1)，导致细胞功能改变，组织完整性破坏，伤口愈合延迟[3-6]。总的来说，这些异常的伤口状态导致慢性和复发性的静脉溃疡发作。涉及静脉溃疡形成和复发的机制尚不清楚，但我们理解的当前状态是本章综述的实质。白细胞的作用不容忽视，它们在静脉溃疡发病机制中是至关重要的。慢性炎症是静脉溃疡形成的已知成分，也在第 6 章中介绍过，关于白细胞活化和活性的重要信息以及它们在 VLU 中的作用也一并阐述。

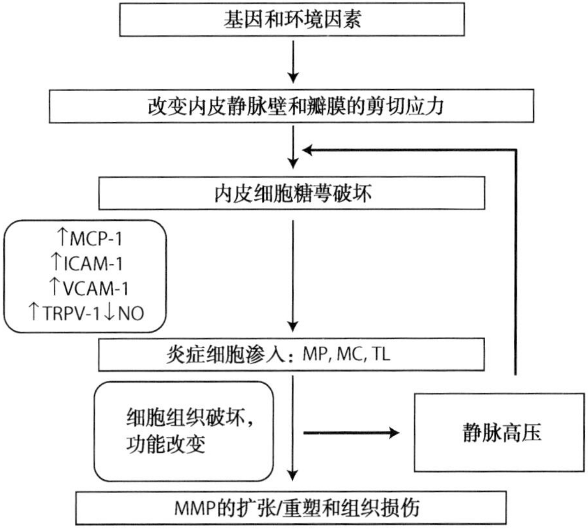

图 7.1 静脉性腿部溃疡病理生理学示意图。遗传和环境影响使患者易患慢性静脉疾病和静脉性腿部溃疡。静脉壁和瓣膜的内皮上的剪切应力的改变导致糖萼的破坏和内皮的活化，黏附分子的表达，以及白细胞的募集和迁移到微循环的静脉壁、间质和血管周围区域。发生在静脉壁的结构变化，瓣膜缺乏导致静脉高压。由此产生的静脉压增加会引起内皮和糖萼的进一步破坏性变化，从而使炎症反应持续存在。细胞因子和基质金属蛋白酶的产生和活化导致持续的炎症、静脉壁扩张、细胞外基质降解和组织破坏，最终形成静脉性腿部溃疡

7.2 静脉溃疡形成的理论观点

涉及静脉疾病的病理状况，导致由瓣膜功能不全和/或阻塞引起的静脉高压称为慢性静脉功能不全（chronic venous insufficienc，CVI）[7]。CVD 一直是一个具有挑战性的问题，早在 2 500 多年前就被希波克拉底注意到[8]。希波克拉底讨论了静脉疾病的治疗，并观察到"如果有腿部溃疡最好不要站立。"尽管自希波克拉底观察以来已经过了数千年，但静脉溃疡的发病机制仍然难以捉摸。皮肤纤维化和静脉溃疡形成的机制尚不清楚。根据科学观察，许多研究者已经提出了在患有 CVI 的患者中观察到的皮肤病理学和溃疡的晚期形式的潜在病因。在一项关于 41 名静脉溃疡的患者的研究中，对组织进行活检并进行纤维蛋白染色。发现皮肤硬化性皮肤活组织检查在真皮毛细血管周围具有纤维蛋白层，但在对照受试者的正常皮肤中未发现纤维蛋白。在患有脂肪性皮肤硬化的皮肤中观察到的毛细血管周围纤维被认为导致组织纤维化和缺氧，并导致溃疡形成[9]。对 CVI 患者进行的一项系列调查确定离开依赖性下肢的白细胞减少了 24%，但随着腿部抬高，这种情况恢复正常[10]。由此提出假设：白细胞被困在微循环（真皮毛细血管）中导致组织缺血和静脉溃疡[11]。生长因子被认为是伤口愈合的重要介质。另一种可能的静脉溃疡形成机制认为生长因子被伤口中存在的大分子如 α-2 巨球蛋白和纤维蛋白原结合或"捕获"[12]。这些理论推动了目前的研究，旨在确定毛细血管周围变化，白细胞功能，细胞因子和生长因子效应的作用，以及可溶性化合物对与 CVI 相关的组织纤维化和静脉溃疡形成的影响。

7.3 环境和基因影响

心血管疾病的病理生理学是一个复杂的、多方面的、相互关联的事件，其导致扩张、曲折、瓣膜功能不全的静脉曲张、静脉高压以及 CVD 中出现的相关临床表现，包括静脉水肿、色素沉着过度、脂肪性皮肤硬化和静脉溃疡。一些流行病学研究评估了相关的风险因素。当然，基因和环境因素会影响 CVD 的发生倾向、存在和发展。一些重要的影响因素是家族史、长期站立和坐姿、肥胖、女性、怀孕和雌激素，后三者临床上与静脉曲张相关[13,14]。多个基因使患者存在 VLU 的易感性。研究重点是 CVD 病人关于 VLU 发展和愈合可能性的遗传多态性[15]。血色素沉着症 C282Y（*HFE*）基因突变、某些因子ⅩⅢ（FⅩⅢ）*V34L* 基因变异、铁转运蛋白（*FPNI*）基因和基质金属蛋白酶 12（*MMP12*）基因已被研究，作为 VLU 的潜在遗传风险因素，可能对于患 VLU 的风险增加、VLU 发病、其愈合潜力和 VLU 大小有长期的影响[16,17]。特别是，证实 HFE 基因突变增加了原发性 CVD 患者中 VLU 的风险[18]。FⅩⅢ是一种重要的交联蛋白，是溃疡愈合期间的关键作用[19]。HFE 和 FⅩⅢ基因也已被评估用于预测 CVD 患者的浅表静脉手术后的 VLU 愈合。特定的 FⅩⅢ基因型具有有利的溃疡愈合率，而 HFE 基因突变，尽管其在静脉溃疡风险中具有重要性，但对愈合时间没有影响[20]。其他几个基因也被认为与 VLU 愈合不良和/或进展有关。这些包括亚甲基四氢叶酸还原酶（*MTFR*）基因突变导致酶的减少，即编码的 *SLC40A1* 基因对于铁转运蛋白和铁的出口异常，以及成纤维细胞生长因子受体-2（*FGFR-2*）基因突变和伤口愈合过程中的异常[21]。

7.4 剪切力、多糖-蛋白质复合物和内皮细胞激活

血管内皮对于血管张力、止血和凝血具有关键的调节作用。损伤、感染、免疫疾病、糖尿病、遗传易感性、环境因素、吸烟和动脉粥样硬化都对内皮有不利影响，这反过来又必须进行补偿以防止进一步损伤并维持血管壁的完整性。在慢性静脉疾病中，必要的条件是持续升高的静脉压力。对微循环的影响始于内皮细胞上的剪切应力改变，导致内皮细胞释放血管活性剂并表达炎症分子、趋化因子、促血栓形成前体和 E-选择素[1,22]。内皮细胞通过细胞间黏附分子-1（ICAM-1，CD54）和存在于内皮中的机械敏感的瞬时受体电位香草素通道感受机械力、低剪切应力和伸展[1,23]。众所周知，患有 CVD 的患者 ICAM-1 的表达增加，ICAM-1 在内皮细胞上表达并激活白细胞的募集并引发内皮细胞附着，渗血和迁移，引发炎症级联反应[24-26]。起始事件可能涉及内皮及其糖萼（内皮细胞腔内表面的糖胺聚糖层）上的剪切应力和机械应力的变化，伴随一氧化氮产生的扰动，血管活性物质的释放，大分子的外渗和红细胞降解成纤维蛋白和含铁血黄素，然后激活白细胞，单核细胞趋化蛋白-1（MCP-1）、巨噬细胞炎症蛋白-1β（MIP-1β）和血管细胞黏附分子-1（VCAM-1，CD-106）的表达，以及 L-选择素，E-选择素和 ICAM-1 的表达和脱落，以及白细胞的募集。白细胞转移到静脉壁和瓣膜，最终转移到周围组织和血管周围微循环，建立一个炎症级联，产生几种细胞因子[转化生长因子-β1（TGF-β1）、肿瘤坏死因子-α（TNF-α）和白细胞介素-1（IL-1）]和 MMPs 的表达增加，导致组织降解和最终的 VLU 形成（图 7.2）[1,27,28]。面对炎症和损伤，白细胞释放的 TGF-β1 激活成纤维细胞并开始修复过程。由于未知原因，VLU 具有异常的 TGF-β1 受体和下游信号传导，导致失调和不能形成临时基质。炎症、细胞因子和 MMP 的破坏性影响占主导地位并导致 VLU 形成[5,27,28]。此外，内皮糖萼是防止白细胞黏附，炎症和血栓形成的重要结构。然而，静脉壁上改变的剪切应力和机械力导致白细胞黏附，并且在炎症中导致糖萼的损伤和丢失[29,30]。

7.5 炎症细胞和慢性静脉功能不全

7.5.1 白细胞在 CVI 中的作用

在患有 CVI 的患者中，皮肤组织的活组织检查显示白细胞在脂肪皮质硬化和愈合的溃疡皮肤中增加[10]。该领域的进一步研究集中于明确皮肤纤维化和溃疡的细胞类型和功能。在一项评估 CVI 患者组织活检中白细胞数量的研究中，发现有溃疡病史的患者真皮中白细胞数最多，其次是有脂质硬化的组织，没有皮肤改变的 CVI 患者最低[31]。在

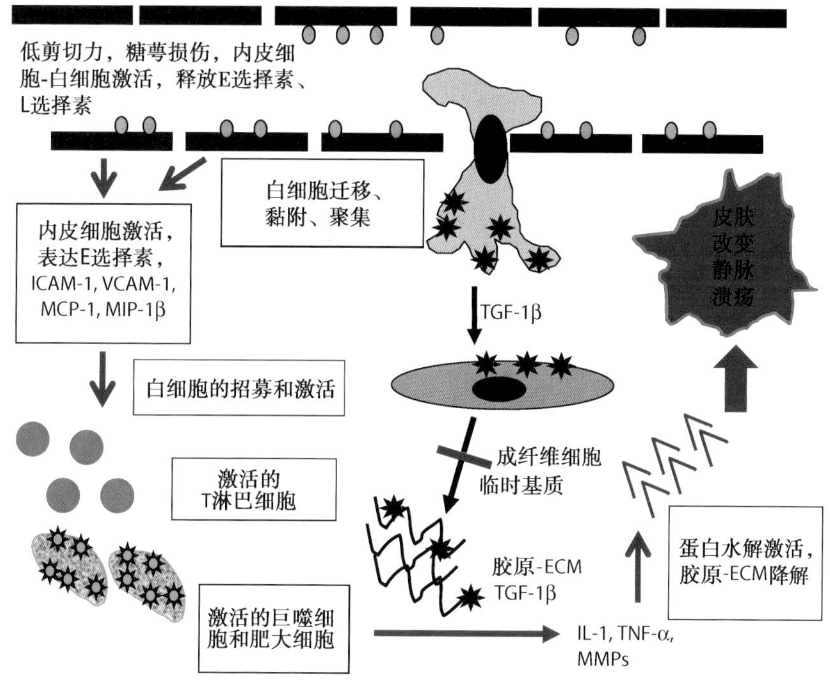

图 7.2 静脉循环中炎症过程导致静脉性腿部溃疡的示意图。剪切应力的改变导致糖萼损伤、内皮激活、黏附分子(选择蛋白和 ICAM-1)和趋化因子(MCP-1 和 MIP-1β)的表达。白细胞迁移到内皮并被激活。损伤反应试图补偿释放 TGF-β 的白细胞，以刺激成纤维细胞并沉积临时基质(黑色箭)。然而，持续性静脉高压和炎症反应压倒了再生过程，其被阻断(红色条纹穿过黑色箭)，相反细胞因子的产生，MMP 的刺激和组织的降解占据主导地位，导致真皮受损和静脉性腿部溃疡的发展(红色箭)

使用免疫组化对严重脂肪皮质硬化性皮肤改变的患者进行组织学研究中，发现主要的细胞类型是 T 淋巴细胞和巨噬细胞，并且很少观察到中性粒细胞。ICAM-1 活化白细胞的表达升高，但不是内皮白细胞黏附分子 -1 或 VCAM-1。作者得出结论，血管周围和真皮基质中巨噬细胞和 T 淋巴细胞的积聚和黏附与 CVI 皮肤改变和溃疡有关[32]。

7.5.2 白细胞在 CVI 中的激活和定位

为了进一步评估这些白细胞的活性并确认观察到的皮肤组织学结果，一项研究通过比较正常对照受试者的血液和 CVI 患者的血液来评估白细胞上的表面活化标记物，发现 CVI 患者 T 淋巴细胞上的 $CD3^+/CD38^+$ 表达降低，单核细胞上 $CD14^+/CD38^+$ 标记物的表达增加，但没有观察到中性粒细胞活化的迹象，这与上述组织学中白细胞减少一致[33]。在葡萄球菌肠毒素抗原攻击存在下，通过增殖反应测定评估单核细胞的功能。这项研究得出结论，单核细胞功能随着 CVI 而恶化，并且减少的增殖反应与疾病的严重程度(脂肪性皮肤硬化和 VLU)相关，这表明单核细胞增殖减少可能与伤口愈合不良有关[34]。利用电子显微镜通过形态学分析定量研究白细胞的作用，发现晚期 CVI 患者的皮肤活检中研究了内皮细胞结构和白细胞类型的差异及其与微循环的关系。作者确定具有严重脂肪性皮肤硬化和愈合性溃疡的组织在小动脉和毛细血管后微静脉周围含有显著数量的肥大细胞，并且在活动性溃疡中，巨噬细胞主要位于毛细血管后微静脉中。正如在瘢痕组织中可能预期的那样，成纤维细胞是所有评估的活组织检查中最丰富的细胞类型，但与疾病的严重程度无关，并且在内皮细胞间连接宽度上没有差异[35]。这项研究的重要意义在于它确定了炎症细胞在微循环方面的位置，并证明了巨噬细胞在活动性溃疡中占主导地位。

7.5.3 白细胞和信号标记物

白细胞参与 CVI 病理学需要与内皮细胞(白细胞 / 内皮细胞信号传导)相互作用以使白细胞到达真皮组织。对溃疡皮肤附近的活组织检查进行的免疫组织化学研究评估了严重脂肪性皮肤硬化和活动性溃疡患者粘连分子的变化，证明：VCAM-1 和 ICAM-1(在巨噬细胞上表达)的表达增加，内皮细胞和树突细胞表面标记抗原 CD54［其通过淋巴细胞功能相关抗原 1(LFA-1)激活 T 细胞］的存在。此外，与健康皮肤相比，血管周围白细胞中 LFA-1 和极晚期激活抗原 4 的表达水平显著增加，表明 CVI 患者中黏附分子的上调是促进白细胞内皮黏附、激活、跨内皮迁移的重要介质[36]。

7.5.4 中性粒细胞在 CVI 的作用

尽管目前的证据表明，在患有严重 CVI 的患者的真皮中很少发现中性粒细胞，并且尚未检测到激活，但一些研究已经确定了中性粒细胞在该疾病过程中的作用。研究人员评估有或没有皮肤变化的静脉曲张患者，在直立位时从足部取血样然后再在仰卧位时取血。通过流式细胞术分析白细胞表面标志物 CD11b，并通过酶联免疫吸附测定法测量血浆可溶性L-选择蛋白。在皮肤改变的直立位的腿中，中位中性粒细胞和单核细胞CD11b以及L-选择素水平均降低并且即使在仰卧位时静脉高压缓解后也保持低水平。在患有无并发症的静脉曲张的患者中也注意到了这一点。在直立位具有静脉曲张的两个患者组的血浆中的可溶性L-选择素增加，表明白细胞黏附于内皮。作者得出结论，静脉高压导致微循环中活化的中性粒细胞和单核细胞的隔离持续存在，即便是静脉高压消失[37]。在患有脂肪性皮肤硬化和VLU的患者中也研究了白细胞的系统性活化。对血样进行亚硝基蓝四氮唑还原活化粒细胞的分析。患者血浆中性粒细胞活化，但未见全血中性粒细胞活化。与静脉曲张和水肿患者相比，脂肪性皮肤硬化和溃疡患者的炎症反应更为明显。作者的结论是，CVI患者的血浆可能含有粒细胞的激活因子。由于CVI患者全血中性粒细胞比健康对照者少，提示CVI患者活化的中性粒细胞被困在外周循环中，这一现象可能在CVI的发展和真皮皮肤变化中起重要作用[38]。

7.6 静脉溃疡性成纤维细胞功能、衰老表型和调节

7.6.1 静脉溃疡成纤维细胞增殖减少

成纤维细胞在急性和慢性伤口的愈合中的作用十分重要，并且在显微镜分析中，它们已经被确定为来自静脉溃疡和皮脂硬化皮肤的真皮活组织检查中的主要细胞类型[35]。从VLU患者溃疡边缘取得的活组织检查检测成纤维细胞生长和生长因子反应的改变，并与来自同一患者的正常同侧大腿活检成纤维细胞进行比较。作者发现增殖显著减少，成纤维细胞在形态上更大，形状为多边形，核特征不均匀。然而，对于生长因子[碱性成纤维细胞生长因子(bFGF)和表皮生长因子(EGF)]的反应维持在静脉溃疡成纤维细胞中，尽管与对照成纤维细胞观察到的量级不同。结果表明在从VLU获得的真皮成纤维细胞中存在功能异常，表明细胞衰老可能是静脉溃疡形成的病理生理学中的一个因素[39]。

7.6.2 静脉溃疡成纤维细胞和衰老

细胞衰老的本质是对DNA合成的不可逆抑制，而DNA合成是复制所必需的(不活跃和/或受阻的多种转录核因子)，而这些细胞不能通过正常的生理手段，包括生长因子刺激来启动细胞增殖。然而，该细胞维持正常的生物功能，并保持活力。一个有趣的观察是，从VLUs培养的成纤维细胞具有类似于衰老的特性，但也有能力对生长因子(FGF和EGF)刺激做出反应，尽管其强度不如正常对照组的成纤维细胞[39,40]。其他研究表明，静脉溃疡成纤维细胞对血小板衍生生长因子(PDGF)的增殖反应显著降低[41]。溃疡未愈合超过3年的患者的成纤维细胞生长速度明显慢于溃疡愈合时间较短的患者[42]。这可以帮助解释为什么慢性VLUs这么难愈合。这些溃疡的环境可能代表疲惫的细胞复制和停止生长的状态，导致溃疡伤口无法愈合。这一观点得到了一项研究的支持，该研究评估了不同持续时间的活动性VLUs患者。从溃疡边缘和同侧大腿取活检，每一处的成纤维细胞送去培养。通过检测表达特异性衰老标记物-衰老相关的β半乳糖苷酶的成纤维细胞数量来定量测定细胞衰老率。作者确定，对于衰老标记物的成纤维细胞染色大于15%的患者，溃疡愈合的时间存在直接的临床关系[43]。虽然这项研究对于确定与溃疡长期愈合相关的体外标记物很重要，但这些发现应谨慎解释，因为体外结果可能不能准确反映体内发生的情况。与组织培养皿的规定设置相比，在一个活跃的静脉溃疡床中，有许多无法控制的因素，如包扎、感染、伤口液体的持续冲洗、姿势变化、医学共病和全身病理学。此外，其他细胞如角质形成细胞在溃疡愈合中也很重要。

在随后的实验中阐明了细胞衰老的某些特征。静脉溃疡成纤维细胞含有更多衰老相关β-半乳糖苷酶染色阳性的细胞，且与细胞纤连蛋白有关的蛋白和mRNA表达也增加。Mendez等推测，衰老细胞在VLUs中积累的增加导致了溃疡愈合不良[40]。此外，当这些研究者使溃疡成纤维细胞经历进行性细胞培养传代时，与正常或仅有静脉曲张的成纤维细胞反应是不同的。与对照组相比，溃疡成纤维细胞不仅在6代中具有增加的衰老相关β-半乳糖苷酶表达细胞的平均数量(63.8% ± 8.9% vs 11.2% ± 3.1%，$P < 0.05$)，而且6代之后，几乎所有的溃疡成纤维细胞都衰老(>95%)。这些数据表明溃疡成纤维细胞的细胞年龄更大并且更接近复制衰竭。这种衰老细胞在静脉溃疡伤口中的累积可能导致顽固性不愈合[44]。尽管在体外证实，但尚未提供体内静脉溃疡或脂质皮肤硬化性皮肤中成纤维细胞衰老的明确证据。当与正常对照受试者比较时，发现来自静脉溃疡和CVI患者的成纤维细胞在被bFGF刺激时具有增加的纤连蛋白和MMP-2的表达。这可能不一定意味着他们拥有更多的衰老样表型，但由于它们在溃疡环境中生长缓慢或位置的原因而受到更多的促有丝分裂刺激[45]。纤连蛋白和MMP-2的上调可能是对bFGF的正常，短暂和诱导的反应。

7.6.3 静脉溃疡成纤维细胞：成肌细胞分化，细胞运动，受体和胶原合成

成肌细胞分化是在伤口愈合期间发生的正常过程，但是在慢性炎症的情况下，已知持续的成肌细胞表达导致组织纤维化[46,47]。通过延时数字光成像检测静脉溃疡患者和静脉曲张患者成纤维细胞的运动功能。与同侧正常大腿成纤维细胞和没有任何CVI的对照受试者的成纤维细胞相比，这些结果显示静脉溃疡成纤维细胞运动性显著降低。有趣的是，来自曲张静脉患者的成纤维细胞也出现明显运动性降低。运动性降低与肌成纤维细胞分化的标志物α-SMA的表达有关。在同一研究中，证实了与牛血清白蛋白(对照)相比，从静脉溃疡中收集的慢性伤口液体里新生成纤维细胞的运动性显著降低，这导致了肌成纤维细胞的分化[48]。显示CVI成纤维细胞和肌成纤维细胞分化改变的运动性的数据提供了进一步的证据，支持成纤维细胞功能障碍是VLU愈合受损的重要方面的概念。此外，来自溃疡的伤口液体导致成纤维细胞的功能和结构的显著改变。

先前已经证实静脉溃疡成纤维细胞对PDGF的反应减弱[42]。尽管作者无法说明PDGF受体的任何差异，但他们

指出静脉溃疡成纤维细胞对 PDGF-AB 没有生长反应，并且 PDGF-α 和 PDGF-β 受体的基础水平降低[41]。对这些差异的一种可能的解释是，培养成纤维细胞是通过从溃疡边缘[41]、肉芽组织和脂肪性皮肤硬化的中心部位进行活检得到的[42]。当然，存在影响 VLU 组织的生物，环境和生物化学差异，影响着 VLUs 的组织，这些差异反映在体外研究的结果中，在评估结果和得出结论时应始终考虑到这些差异。在静脉溃疡创面中，细胞功能受到局部环境刺激、细胞因子、生长因子、蛋白酶和抑制剂的影响。这可以解释在组织培养研究中所注意到的结果的差异[49]。

除 PDGF 受体外，还研究了 TGF-β Ⅱ型受体。TGF-β 在成纤维细胞对细胞外蛋白的调节，增殖和伤口愈合过程中的分化非常重要[50]。在评估静脉溃疡成纤维细胞与对照成纤维细胞的研究中，研究人员发现脯氨酸掺入前胶原、总 TGF 的合成或前胶原或 TGF-β 的 mRNA 水平没有差异。然而，当用外源 TGF-β 刺激成纤维细胞并测量胶原合成时，静脉溃疡成纤维细胞无反应，而正常细胞显示胶原蛋白产生增加超过 60%(P=0.000 1)。静脉溃疡成纤维细胞显示 TGF-β Ⅱ型受体减少 4 倍，这可部分解释 TGF-β 诱导的胶原合成的缺失。尚不清楚为什么受体被下调，但它对 TGF-β 的反应有影响。这种结果可以解释 VLU 再上皮化和伤口愈合需要的适当的细胞外基质(extracellular matrix，ECM)沉积[51]。在最近的一项研究中，在 VLU 患者中检查了 TGF-β 信号传导途径。该研究的关键结果是 TGF-βR Ⅰ、TGF-βR Ⅱ和 TGF-βR Ⅲ受体的抑制，以及磷酸化 Smad2 的完全缺失，这在 TGF-β 信号转导中是重要的。通常由 TGF-β 刺激的细胞增殖和功能的转录因子(GADD45β，ATF3 和 ZFP36L1)在 VLU 中被抑制，而由 TGF-β 抑制的基因(FABP5，CSTA 和 S100A8)在 VLU 中被诱导。这些数据表明 TGF-β 信号通过下调 TGF-β 受体、Smad 信号传导的减弱、TGF-β 靶基因的失调而在 VLU 中被功能性阻断。此外，外源性 TGF-β 的应用可能不会导致溃疡愈合[52]。

7.6.4 静脉溃疡成纤维细胞调节的改变

来自静脉溃疡的成纤维细胞表现生长减慢和对生长因子的反应减弱的调节机制仍然未知。TGF-β 具有许多细胞功能，包括细胞调节和组织重塑和纤维化。在对 CVI 患者以及 VLU 的研究中，活动性皮肤病附近的组织活检显示活性 TGF-β 显著升高，这在同一患者的大腿活组织检查或对照受试者中不存在。作者得出结论，CVI 患者发生组织重塑的变化，真皮组织纤维化和 VLU 发病机制受 TGF-β 调节[49]。细胞增殖和衰老状态受关键调节蛋白和转录因子的激活和抑制的调节[53,54]，除了细胞生长和分化外，依靠核转录及随后的蛋白合成的代谢功能严格受活化蛋白激酶(MAPK)级联反应的调节[55]。在这个过程中有两个非常重要的调节蛋白。第一个是 p21(也称为衰老细胞衍生的抑制剂，sdi1，cip1，waf1 或 p21)，它们抑制细胞周期蛋白激酶以及 E2F 转录因子(E2F 是激活必需酶的关键调节基因产物，允许细胞从细胞周期进展的 G1 期进入 S 期)，从而阻断 DNA 复制。另一种是肿瘤抑制蛋白视网膜母细胞瘤(pRb)，当磷酸化(ppRb)时，能够激活 E2F 转录调节因子和 DNA 合成。在衰老的成纤维细胞中，存在 p21 的过表达和 pRb 的组成型低磷酸化，导致生长停滞[56-58]。在静脉溃疡培养的成纤维细胞中，与基础水平的对照成纤维细胞相比，p21 的显著过表达(P = 0.016)和 pRb 的磷酸化不足(P = 0.069)。重要的是，与基础(未治疗的)溃疡成纤维细胞相比，用 bFGF 治疗溃疡引起成纤维细胞 p21 的显著下调(P = 0.008)和 ppRb 的增加(P = 0.03)[59]。该研究表明细胞周期调节蛋白在静脉溃疡成纤维细胞中的改变对于衰老表型的重要性，但与衰老细胞不同，溃疡成纤维细胞对生长因子有反应，其中 p21 的抑制作用逆转，对 ppRb 的影响为阳性。细胞调节的这些改变可以解释在 VLU 患者临床上观察到的一些增殖减少和顽固性愈合的概率。

如前所述，MAPK 作为调节所有真核细胞中细胞增殖，迁移和分化的重要信号传导途径。MAPK 家族由 3 种信号传导途径组成 ERK1/2(p44/p42)，p38 和 JNK/SAPK- 它们都具有需要磷酸化激活的上游激酶(MKKK 和 MKK)。ERK1/2(p44/p42)被有丝分裂原(PDGF 和 FGF)刺激，并负责将信号转导至细胞核，导致增殖和细胞生长。另外两种 MAPK(p38 和 JNK/SAPK)受到应激状态(紫外线，氧化和炎症)和细胞因子的刺激，并负责将信号转导至细胞核，导致细胞分化，生长停滞和细胞凋亡[55,60]。已经发现 p38 途径在 G1/S 转换中引起细胞周期停滞，并且可以迫使细胞离开细胞周期朝向有丝分裂后的分化表型[61]。在一项有趣的研究中，将 MAPKs、ERK1 和 ERK2 用 PDGF-AB 处理，在静脉溃疡成纤维细胞中进行了研究。发现溃疡成纤维细胞激活 MAPK。上游激酶 MEK1(MKK)的抑制(PD 98059)显著降低成纤维细胞增殖，其可被 PDGF 逆转。此外，静脉溃疡创面液直接抑制 MAPKs ERK1 和 ERK2。这些数据提供了 MAPK ERK 途径在调节静脉溃疡成纤维细胞增殖中的重要性，并且证实了伤口渗出液对 MAPK ERK 途径的抑制作用[62]。此外，VLU 伤口液具有重要的抑制作用，影响 MAPK 的调节和增殖。涉及 p38 的 MAPK 途径通过应激反应(静脉溃疡微环境、细胞因子和炎症)激活，并通过在细胞周期的 G1/S 期诱导生长停滞参与调节细胞增殖。多个实验证实了与正常成纤维细胞相比，静脉溃疡成纤维细胞具有增加的磷酸化 p38 的表达。与未处理的成纤维细胞相比，用 SB203580 抑制 p38 增加了静脉溃疡成纤维细胞的生长。当用 bFGF 10ng/mL 处理静脉溃疡成纤维细胞时，48 小时内 p38 的表达暂时减少(即 bFGF 可逆转 p38，从而导致细胞增殖)。或者用细胞因子 TNF-α 和 IL-1β 治疗可以上调 p38[63]。激酶 p38 似乎是静脉溃疡成纤维细胞生长衰减的关键激酶，但其有效的有丝分裂原如 bFGF 可以逆转其作用。这些数据将为 VLU 患者提供治疗的潜在目标；然而，临床试验对于确定调节 MAPK 途径和 VLU 愈合的有效性是必要的。最近的研究表明与完整皮肤相比，静脉溃疡成纤维细胞中真皮 N-cadherin，zonula occludens-1 和间隙连接蛋白 43(Cx43)的上调。抑制 Cx43 和 N-cadherin 加速细胞迁移并证明这些蛋白质是细胞黏附、迁移、增殖和细胞骨架动力学功能的重要调节剂，并且可能是促进 VLU 愈合的潜在治疗靶标[64]。

图 7.3 总结了静脉溃疡成纤维细胞和衰老细胞的调节和改变。

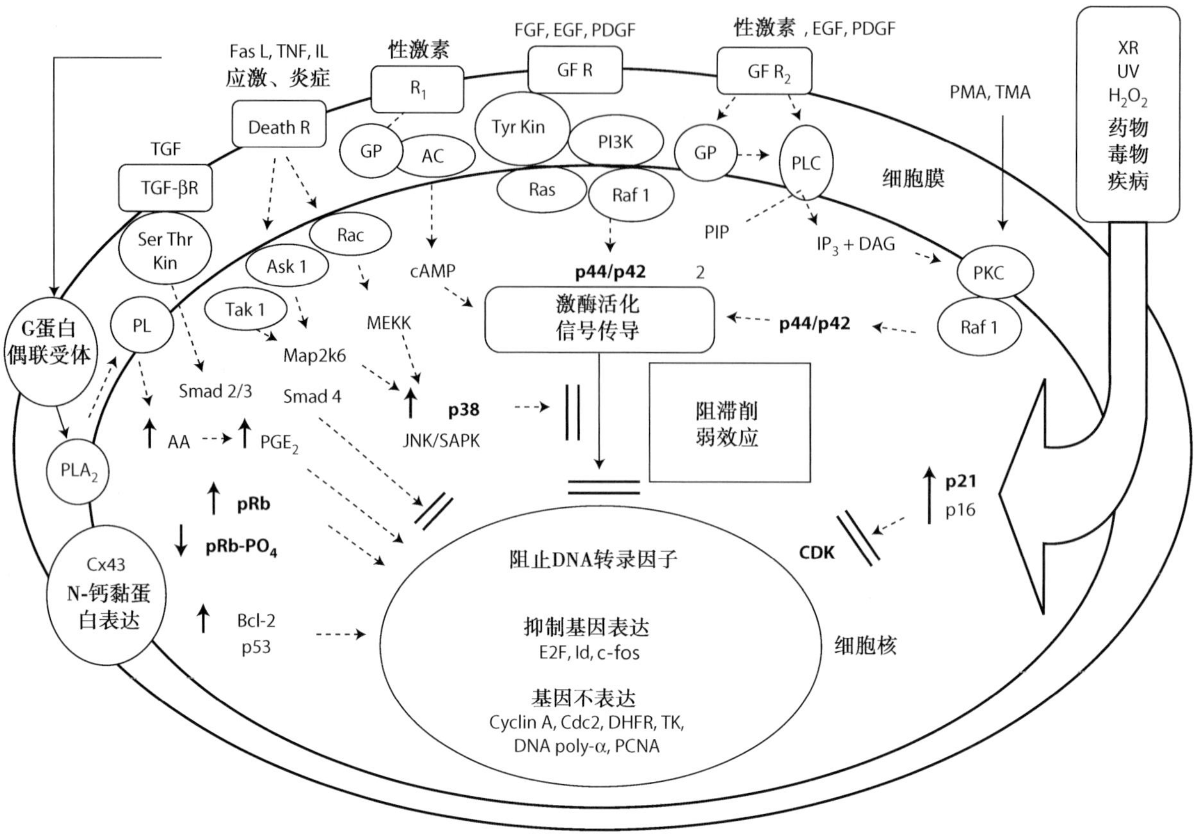

图 7.3 导致抑制 DNA 转录和细胞增殖的信号通路：静脉溃疡成纤维细胞中的衰老表型。用于调节细胞增殖的静脉溃疡成纤维细胞信号传导途径的示意图和导致生长减弱和 DNA 抑制的途径使这些细胞具有衰老表型。生长因子、激素和细胞因子与细胞表面受体(TGF、死亡、激素 R1 和生长因子)和各种有害刺激(炎症、辐射和应激)和佛波酯[佛波醇 -12- 肉豆蔻酸酯 13- 乙酸酯(PMA)和 12- 十四烷酸佛波醇 13- 乙酸酯(TPA)]对受体具有直接或间接作用。在受体激活后，信号通路导致蛋白质磷酸化和涉及各种膜相关蛋白的第二信使的产生：酪氨酸激酶(Tyr Kin)，丝氨酸苏氨酸激酶(Ser Thr Kin)，G 蛋白(GP)，腺苷酸环化酶(AC)，Ras，Rac，磷脂酰肌醇 3- 激酶(PI3K)，磷脂酶 C(PLC)和蛋白激酶 C(PKC)。Ras(GDP/GTP 激活蛋白依赖性途径激活激酶级联，激活 Raf、MEK 和 MAPK(ERK1/2 和 p44/p42)，Ras 独立途径导致 PKC 激活，Raf 和 MAPK 用于激活转录因子(Elk-1、c-Myc、CREB 和 Sap-1)及 DNA 转录和增殖。磷酸肌醇 4，5- 二磷酸(PIP2)是其中 PLC 形成第二信使肌醇 1，4，5- 三磷酸(IP3)和 1，2- 二酰基甘油(DAG)的底物。反过来，DAG 在通过膜易位激活 PKC 中是重要的。配体刺激的 TGF- β R 受体复合物引起 Smad 复合物(Smad 2/3-Smad 4)的磷酸化并易位至细胞核，与转录因子结合并导致基因激活。通过细胞因子和应激刺激死亡受体激活 Rac、Ask 和 Tak 途径，导致激酶活性(MEKK 和 Map2k6)和 p38 和 JNK/SAPK 激酶的磷酸化，导致转录因子激活(c-Jun、ATF-2、Elk-1、Sap-1 和 CHOP)，其导致生长停滞和细胞凋亡。请注意，活动 Ras 还可以激活 p38 和 JNK(图中未显示)。衰老细胞和静脉溃疡成纤维细胞(衰老样表型)对信号转导(=)的反应减弱，导致 DNA 合成的抑制。DNA 合成的阻滞也增加磷脂(PLS)通过磷脂酶 A2(PLA2)的作用的代谢产物的结果，生产花生四烯酸(AA)和前列腺素 E_2(PGE_2)的水平升高，以及通过抑制细胞周期蛋白依赖性蛋白激酶(CDK)通过 p21 和 p16 的过表达引起 pRb 的低磷酸化(即 pRb-PO4 降低)，从而抑制 DNA 复制所必需的基因表达。与衰老细胞不同，静脉溃疡成纤维细胞尽管具有较少的促有丝分裂受体，但利用 MAPK 途径(ERK 1/2 和 p44/p42 升高)并且能够响应生长因子(bFGF)并下调负增殖蛋白和激酶(p21 和 p38)以增加增殖。二氢叶酸还原酶(DHFR)、胸苷激酶(TK)、DNA 聚合酶 - α(DNApoly α)和辅因子增殖细胞核抗原(PCNA)。虚线箭头表示一条路；实心向上或向下箭头分别表示该化合物是否过表达或表达不足；双实心条表示阻塞 / 减弱响应

7.7 静脉溃疡中的角化细胞和上皮细胞化

一些研究强调了角质形成细胞伤口覆盖最终导致再上皮化的重要性，以及造粒伤口床的影响。已经研究了细胞周期调节蛋白，其特异性地影响上皮形成的增殖和凋亡。在静脉溃疡，糖尿病溃疡和对照受试者的活组织检查中，对于细胞周期调节蛋白或凋亡相关蛋白没有观察到角质形成细胞免疫组织化学染色的主要差异[65]。在一项后续研究中，这些研究者通过免疫组织化学和表型表征比较了静脉溃疡的边缘与中央肉芽组织的角质细胞和内皮细胞的生长因子和细胞因子表达水平。溃疡边缘的角质形成细胞和内皮细胞保留了它们对生长因子和细胞因子的分泌潜力。溃疡床主要由巨噬细胞组成，并且注意到很少的成纤维细胞[66]。作者推测伤口床由慢性感染改变，营养受损抑制角质形成细胞迁移。众所周知，纤连蛋白是参与角质形成细胞再上皮化的 ECM 的重要蛋白质。一项评估静脉溃疡创面边缘，急性伤口和正常皮肤活检的研究确定，纤维连接蛋

白的转录产物在静脉溃疡中显著增加。然而，α5β1 整合素是纤维连接蛋白的细胞表面受体，在静脉溃疡活组织检查中通过免疫染色检测不到。因此，尽管表达了纤连蛋白mRNA，但缺乏整联蛋白受体可能已经阻止角质形成细胞迁移和伤口闭合[67]。一项评估角质形成细胞分离标记的研究发现，角蛋白 K1/K10 和小部分富含脯氨酸的蛋白质以及晚期分化标记物 flaggrin 在 VLU 中受到抑制，而晚期分化标记物 involucrin、transgultaminase 1 和另一个子集与健康皮肤相比，在 VLU 中诱导了小的脯氨酸蛋白。该研究得出结论，VLU 的非愈合边缘处的角质形成细胞不执行活化或消化途径，并且可能部分地导致 VLU 愈合受损[68]。

7.8 伤口渗出液环境和 MMPs

7.8.1 静脉溃疡伤口渗出液

静脉溃疡微环境由真皮成纤维细胞、角质形成细胞、炎症细胞、ECM、生长因子、细胞因子、细菌和微循环组成。静脉溃疡环境的一个有趣的方面是存在慢性静脉溃疡伤口渗出液。已知伤口渗出液具有影响细胞功能的重要性质，其中许多鉴定的组分是蛋白水解酶、蛋白酶、ECM 蛋白、抑制剂、MMPs、趋化因子、细胞因子和生长因子[69]。显著数量的趋化因子（IL-8、MCP-1、MIP-1α 和 RANTES）和细胞因子[TNF-α、IL、干扰素 -γ（IFN-γ）、生长调节蛋白α［GROα］和嗜酸细胞活化趋化因子）-2]已被确定存在于 VLU 伤口渗出液中。许多这些趋化因子和细胞因子在 ECM 和组织间质中以及在炎症细胞中，在伤口渗出液中产生和分泌。这些化合物对于 VLU 中白细胞的募集，MMP 的激活，组织破坏和持续的炎症状态是重要的[69]。由于 MMPs 参与 VLU 的发病机制，因此必须检查已评估 VLU 伤口渗出液中蛋白酶的数据。静脉溃疡渗出液的胶原酶活性比正常急性伤口渗出液的活性高 116 倍。VLU 中的胶原酶活性降低，表明在 2 周时愈合[70,71]。静脉溃疡渗出液引起成纤维细胞增殖的抑制并诱导与细胞衰老一致的变化[48,72]。它还抑制新生儿成纤维细胞的生长，导致大多数细胞保持在细胞周期的 G_1 期或 G_2 期（即不能进入 S 期，从而阻断 DNA 合成）。当与用牛血清白蛋白处理的成纤维细胞相比时，伤口渗出液在 500mg/ 板的浓度下显示出剂量依赖性抑制并且没有毒性（通过台盼蓝排除测定法）。用 VLU 伤口渗出液处理的新生儿成纤维细胞的正常增殖可以通过伤口渗出液的热灭活或通过在 10% 血清中去除和放置细胞来逆转[73]。除成纤维细胞外，VLU 伤口渗出液还通过抑制 DNA 合成来抑制内皮细胞和角质形成细胞的增殖。虽然 VLU 伤口渗出液中特定的抑制成分尚不清楚，但有证据表明这种活性抑制物质存在于小于 30kDa 的部分，并且对细胞的抑制作用比对大于 30kDa 的部分有 2~3 倍的抑制作用[74]。通过加热至 100℃可以逆转伤口渗出液的抑制作用，并且在 2% 和 4% 的浓度下，伤口渗出液导致细胞死亡。静脉溃疡渗出液被证明可抑制 MAPK 的表达，特别是 ERK1 和 ERK2 的表达，同时降低新生儿成纤维细胞的增殖[62]。伤口渗出液抑制细胞的机制部分涉及通过抑制 Ras 依赖性 MAPK 途径下调磷酸化 pRb 肿瘤抑制基因和细胞周期蛋白 D1[75]。VLU 渗出液中引起细胞功能变化的化合物将成为未来研究的焦点。识别伤口渗出液中的抑制物质对于了解其对细胞行为、调节、转录、翻译前和翻译后变异的分子影响以及表型改变非常重要，并将提高我们对更好地治疗静脉溃疡的认识。在 VLU 渗出液中发现的生物标志物可用于确定愈合潜力，以及治疗 VLU 的治疗靶标[69]。

7.8.2 ECM 和 MMPs

ECM 是重要的结构和功能性支架，其由细胞功能、伤口修复、上皮形成、血管支持、细胞分化和信号传导以及细胞迁移所必需的蛋白质组成。ECM 由许多蛋白质和糖蛋白组成，包括胶原蛋白、弹性蛋白、纤连蛋白、玻连蛋白、聚集蛋白聚糖、巢蛋白、蛋白多糖、糖胺聚糖、生长因子、整联蛋白、肌腱蛋白、纤维蛋白和层粘连蛋白[69,76,77]。ECM 对于提供其中角质形成细胞可以迁移的底物特别重要，以便最终在急性和慢性伤口中建立皮肤覆盖[67]。伤口的 ECM 代谢异常一直是人们感兴趣和研究的领域。MMP 是涉及 ECM 转换的健康和疾病状态的蛋白酶。MMP 是高度同源的锌依赖性内肽酶，属于称为 metzincins 的大量蛋白酶，并且它们能够切割 ECM 的大部分成分。根据其底物特异性和结构相似性，至少 26 种鉴定和表征的 MMP 被分类。它们的四个主要亚组是间质胶原酶、明胶酶、溶基质素和膜型 MMP。其他 MMP 在不同的亚组中，例如基质溶素[78,79]。天然存在的 MMP 抑制剂是 MMP（TIMP）的组织抑制剂。分子如 trocade（Ro 32-3555）、marimastat（BB-25160 和 BB-94）和 Ro 28-2653 也是已知的抑制 MMPs，可用于研究 MMPs 在生物系统中的动力学和机制[79]。早期报道评估 VLU 伤口渗出液与急性伤口渗出液相比，发现慢性伤口渗出液 MMP-2 和 MMP-9(明胶酶)的水平含量增加了 10 倍，而且证明这些酶的活性增加，表明高组织更新[80]。其他研究人员已经确认了慢性 VLU 分泌物中 MMP-1 和明胶酶活性水平的增加，多西环素抑制研究表明，蛋白酶活性如此之高，以至于细胞来源是成纤维细胞、单核细胞、角质形成细胞或内皮细胞，而不是中性粒细胞[81]。

确定胶原酶活性的来源至关重要，因为细菌也会产生胶原酶并且在静脉溃疡中很多。人胶原酶的一个重要区别特征是它以特定的 3/4 和 1/4 片段降解胶原蛋白，而细菌胶原酶以非特异性方式随机降解胶原蛋白。确定来自 VLU 渗出液的胶原酶在特异性 3/4 和 1/4 片段中降解胶原蛋白，其指示人胶原酶[81]。MMP 水平和静脉溃疡活动中所记录的变化不仅仅是静脉疾病的特征，并且在其他炎症性伤口中也发现类似的改变，包括烧伤和压疮[82]。其他研究者也证实了 VLU 渗出液渗出液中 MMP-1 水平升高和 TIMP-1 水平降低。重要的是，与用急性伤口渗出液或胎牛血清处理的成纤维细胞相比，VLU 渗出液导致新生成纤维细胞中 MMP-1 和 MMP-3 的显著过表达[83]。在另一项有趣的研究中，将 VLU 渗出液与急性伤口渗出液进行比较，并评估 MMP-9 和中性粒细胞明胶酶相关脂质运载蛋白（neutrophil gelatinase-associated lipocalin，NGAL）。NGAL 与 MMP9 共价结合，抑制 MMP-9 的失活并增加其活性。正如所料，与对照相比，VLU 渗出液中 MMP-9 和 NGAL 显著升高。在愈合的 VLU 中，VLU 渗出液中的 MMP-9 和 NGAL 的水平在第 4 周和第 8 周降低[84]。TIMP 的产生可能对 MMP 表达有显著影响。在体外研究中，从静脉溃疡培养的成纤维细胞表现出 MMP-1 和 MMP-2 水平和活性的显著降低以及 TIMP-1 和 TIMP-2 产生的显著增加。作者得出结论，TIMP 对成纤维细胞蛋白酶活性的抑制导致慢性伤口 ECM 的重组受损，导致愈合延迟[85]。该研究表明，尽管静脉溃疡伤口和伤口渗出液渗出液中蛋白酶活性升高，但体外研究的细胞成分（在这种情况下，成纤维细胞）通过改变其 MMPs 和 TIMP 的表达来补偿。

在脂质皮肤硬化性皮肤中观察到的结构异常和愈合过程也归因于 MMP 途径。在一项研究中，与健康皮肤相比，从皮脂硬化皮肤获得皮肤活组织检查，并通过免疫组织化学，逆转录酶聚合酶链反应，免疫印迹和酶谱分析进行分析。该研究发现，脂质皮质硬化皮肤中 MMP-1、MMP-2 和 TIMP-1 的 mRNA 和蛋白表达增加，活性 MMP-2 水平升高。此外，proMMP-1-TIMP1 复合物增加，表明蛋白酶的过表达与 TIMP 结合[86]。通过免疫组织化学评估，MMP-1 和 MMP-2 主要定位于基底层和表皮上基底层、血管周围区域和网状真皮，并且在患病皮肤的基底膜中发现 TIMP-2 的显著降低的表达[86]。这表明在脂质皮肤硬化性皮肤 - 静脉溃疡形成的前体 - 发生过度和不受约束的 MMP 活性和 ECM 转换，尤其是在真皮，表皮和血管周围区域。一致的趋势是血管周围区域存在 MMPs（见下文 7.8.3 节）。需要考虑的是 MMP 可能导致组织灌注异常，或影响血管生成和微血管系统。在一项设计巧妙的研究中，研究人员将 VLU 渗出液与对照急性伤口渗出物渗出液（供体皮肤移植部位）进行了比较，并在体外血管生成模型中通过测量成管长度对比了两种渗出液渗出物。与对照渗出液组[（1 740 ± 320）mm，$P<0.05$]相比，静脉溃疡渗出液导致小管形成及其长度（490 ± 130mm）显著减少。当 MMP-2 和 MMP-9 的合成抑制剂加入慢性静脉溃疡液时，血管生成明显增加[（870 ± 220）mm，$P<0.05$][87]。MMP-9 的蛋白水解活性可以从纤溶酶原产生血管抑制素，抑制人微血管内皮细胞的增殖。内皮抑素也是抗血管生成的并且可以被 MMP 激活。这些数据提示静脉溃疡创面液中的 MMPs 可能具有显著的抗血管生成作用，并可能破坏血管周围区域的微循环，从而抑制伤口愈合。

7.8.3 MMPs 的调制和激活

MMP 以前酶形式合成。该酶原具有称为半胱氨酸开关的半胱氨酸结构域，其与锌活性结合位点相互作用，防止活化和底物降解。半胱氨酸开关在前酶活化之前被切割[78]。已经发现 VLU 中过量的蛋白水解活性降解必需的纤溶酶原，激活 proMMP 至 MMP，这是纤维蛋白溶解和细胞迁移所必需的。MMP 还抑制角质形成细胞产生纤溶酶，这可能导致细胞迁移减少[88]。对伤口愈合很重要的是 F Ⅻ，它会影响胶原蛋白的交联。F Ⅻ具有调节 MMP 的有害作用的能力。在体外研究中，研究者评估了增加浓度的胶原酶和 F Ⅻ对成纤维细胞存活的影响，如通过 MTT 比色测试所测定的。在高浓度的胶原酶（2mg/ml）下，95% 的成纤维细胞被杀死，F Ⅻ（5U/ml）无法减轻这种影响。然而，在较低的胶原酶浓度（0.5~1mg/ml）下，F Ⅻ的添加能够消除胶原酶的影响并增加成纤维细胞的存活率。这些数据与临床发现一致，即 F Ⅻ的局部应用具有改善静脉溃疡愈合的能力[19]。除了 F Ⅻ之外，与对照受试者相比，在患有静脉性溃疡的患者的肢体的血清和真皮中发现了铁超负荷。在 VLU 患者中也存在伴随的 MMP-9 活性升高。静脉溃疡组织中铁超负荷的重要性在于它可以引起氧化应激和自由基或活性氧物质的产生。作者提出，肢体中铁沉积物会释放到血清中，伴随 MMPs 的激活、活性氧的活化、受损溃疡的愈合[89]。其他研究者还发现，通过 8- 异前列烷和 VLU 渗出液中的总抗氧化状态测量，铁蛋白和总体氧化应激增加。重要的是，愈合 VLU 患者的铁蛋白和氧化应激水平明显低于非愈合 VLU 患者[90]。

如前所述，纤溶酶原在 MMP 调节中是必需的[88]。尿激酶型纤溶酶原激活物（uPA）以细胞结合的方式作为纤维非依赖性纤溶酶原激活物起作用，当 uPA 与其受体 uPAR 结合时，uPA 的活性加强。将静脉溃疡与正常真皮进行比较，一项研究发现转录产物和 uPA 和 uPAR 蛋白均在静脉溃疡中过度表达。通过免疫组织化学定位 uPA 和 uPAR 确定这些蛋白质存在于真皮和毛细血管周围区域[91]。人们可以假设 uPA 对维持蛋白水解活性至关重要，并且可能在静脉溃疡的发病机制中通过纤溶酶激活 MMPs。

MMPs 活化中的两个重要分子是 MT1-MMP 和细胞外 MMP 诱导剂（EMMPRIN；CD147）[78,92]。利用免疫组织化学分析，发现 MMP-2、MT1-MMP、MT2-MMP 和 EMMPRIN 在静脉溃疡真皮中显著升高，并且在静脉溃疡活组织检查的血管周围区域仅 EMMPRIN 和 MMP-2 过度表达。这些数据表明在静脉溃疡组织中存在 MMP 激活剂，其有利于细胞外转换和不受约束的 MMP 活化[92]。在另一项评估愈合与非愈合性 VLU 的研究中，研究人员确定，在治愈溃疡组织时，PDGF-AA 水平升高，但 MMP 或 EMMPRIN 水平没有差异。在同一项研究中，愈合性溃疡与非愈合性溃疡的静脉溃疡渗出液表现出 PDGF-AA 和 TIMP-2 水平升高以及 MMP-2 水平低。由于它们有助于确定对溃疡愈合很重要的因素，并支持蛋白酶活性升高（MMP-2 和 MMP-9）有利于非愈合环境的理论，因此这些因素很有意义。此外，生长因子 PDGF-AA 似乎对促进愈合至关重要[93]。图 7.4 总结了 MMPs 的活化及其在溃疡形成中的潜在作用。

7.8.4 MMPs 的调节

静脉溃疡和脂肪皮质硬化组织中 MMP 产生的调节是复杂的。MMP 的翻译后修饰对于其活性是必需的，并且可能受 TGF-β1 的调节。皮肤成纤维细胞和白细胞是 MMP 的主要来源，尤其是 MMP-2[94]。在成纤维细胞中也研究了 MAPK 和 MMP 活化的相互作用。已经证明细胞因子 TNF-α 诱导 MMP-19 表达，其通过用 PD98059 和 p38 与 SB203580 阻断 MAPK 途径 ERK1 和 ERK2 来抑制。此外，腺病毒介导的 ERK1 和 ERK2 与 p38 联合诱导导致成纤维细胞中有效的 MMP-19 表达，c-JNK 的激活也产生了丰富

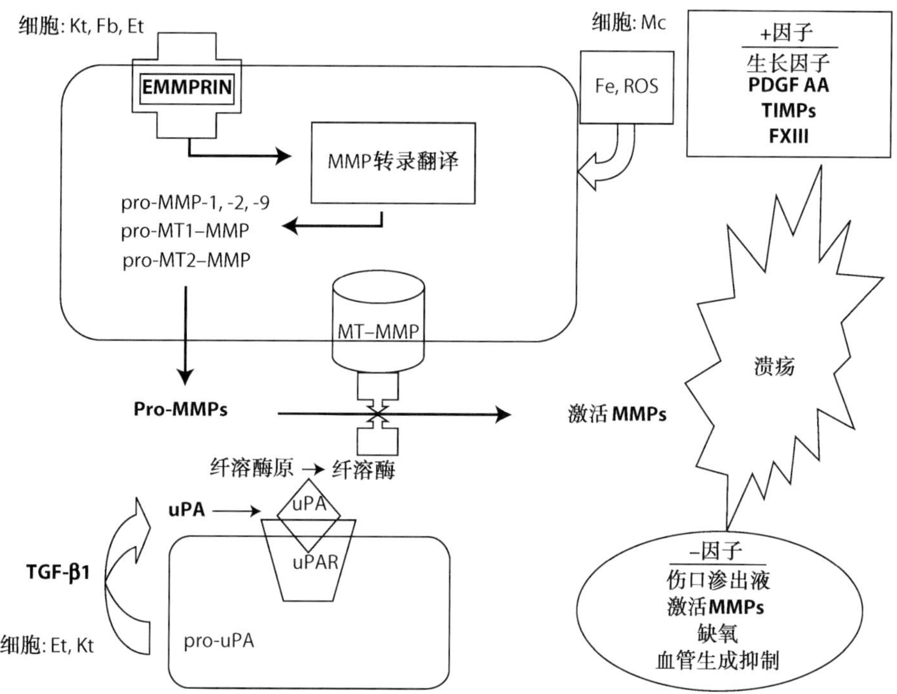

图 7.4 基质金属蛋白酶活化和不平衡蛋白酶活性导致静脉溃疡形成。MMP 激活的示意图。EMMPRIN 活化导致 pro-MMP 的合成。此外，铁过载和活性氧物质导致 MMP 的表达。此外，合成 pro-uPA 并通过 TGF 转化为 uPA 并与其受体 uPAR 结合，这增强了纤溶酶原向纤溶酶的转化。proMMP 以其无活性形式分泌，并被纤溶酶和膜型 MMP（MT1-MMP 和 MT2 MMP）激活。伤口渗出液中的活性 MMP 引起组织降解，抗血管生成和成纤维细胞和角质形成细胞抑制，促进不愈合的静脉溃疡（阴性因子）。促进静脉溃疡愈合的因素是存在 MMP 组织抑制剂（TIMP）、生长因子如血小板衍生生长因子 AA（PDGF-AA）和因子ⅩⅢ（FⅩⅢ）（阳性因子）。涉及的细胞是角质形成细胞（Kt）、成纤维细胞（Fb）、内皮细胞（Et）、巨噬细胞（Mc）和白细胞

的 proMMP-19[95]。这些数据以及静脉溃疡成纤维细胞中 MAPK 改变的结果，由于伤口渗出液的影响[62,63,75]，表明 MAPK 的重要调节功能和皮肤成纤维细胞中的蛋白水解活性及其在静脉溃疡发病机理中的意义[95]。

7.9 VLU 愈合的重要标志

在 12~24 周时 VLU 愈合达到 60% 至 70%，并且应用的主要治疗是压力治疗[96,97]。理解 VLU 的病理生理学是必要的，以便可以开发预测 VLU 愈合和潜在治疗靶标的生物标志物[69]。一些研究表明，VLU 愈合与 MMP-9 和 NGAL 的减少以及氧化应激的减少有关[90]。在一项对 40 名患者进行的愈合与非愈合性 VLU 持续时间超过 8 周的研究中，患者在 VLU 边缘进行了组织活检，并在初次就诊时进行了渗出液评估。在 8 周后评估 VLU 愈合。在愈合 VLU 中，血管周围区域中 PDGF-AA 水平显著升高（$P<0.001$），并且在伤口渗出液中 PDGF-AA 水平显著增加，MMP-2 ：TIMP-2 比例降低（$P=0.0001$）[93]。胶原蛋白更新和重塑是愈合 VLU 的重要功能。在一项评估愈合患者（n = 12）和未治愈患者（n = 15）以及对照组（n = 15）的 VLU 活检组织的研究中，使用加压包扎 12 个月后，测定了胶原降解产物和胶原转化率。发现愈合的 VLU 的胶原蛋白显著（$P<0.001$）降低和Ⅲ型胶原蛋白水平升高（$P=0.005$，通过胶原蛋白Ⅲ N- 末端前肽测量），并且 MMP-1 水平升高（$P<0.001$ ；MMP-1 在愈合过程中对组织重塑很重要）[98]。在对 80 名多层加压包扎患者的研究中，研究了 TGF-β1 在 VLU 愈合中的作用。在伤口渗出液和血清中，细胞因子和因子反映了炎症过程（IL-1 和 TNF-α）、蛋白水解（proMMP-2 和 proMMP-9）、血管生成（bFGF 和 VEGF）和基质沉积 / 增殖 / 纤维化测量（TGF-β1）。有趣的是，5 周时溃疡愈合仅与 VLU 渗出液中 TGF-β1 浓度增加显著相关[99]。细胞因子水平和静脉溃疡愈合的巧妙的分析确定未治疗的溃疡通常显示高水平的促炎性细胞因子，包括几种白细胞介素、TNF-α 和 IFN-γ。经过 4 周的压迫治疗，促炎细胞因子的水平显著下降，伤口开始愈合。随着溃疡的改善，TGF-β1 的水平显著增加。当特定细胞因子水平与愈合百分比相关时，发现那些具有较高水平的促炎性细胞因子（包括 IL-1 和 IFN-γ）的患者在压迫前愈合明显好于那些具有较低水平的那些。用压迫疗法治疗导致愈合，其与促炎性细胞因子水平降低和抗炎细胞因子 IL-1 受体拮抗剂的更高水平相结合[100]。在评估 VLU 患者的另一项研究中，在初次就诊和压迫治疗 4 周后获得组织活检。在 4 周时，MMP-3（基质溶素 -1）和 MMP-9（明胶酶 -B）的 mRNA 和蛋白质均显著降低。此外，在那些 VLU 愈合率超过 40% 的患者与治愈率低于 40% 的患者中，MMP-1、MMP-2 和 MMP-3 的显著降低被识别出来[101]。这些研究表明胶原转

换、基质金属蛋白酶、促炎和抗炎细胞因子以及TGF-β1的之间复杂相互作用。同时还证实了时间依赖MMP和细胞因子功能平衡重要性，以及TGF-β1在促进VLU愈合中的关键作用。

7.10 结论

VLU病理生理学是一个复杂的过程，涉及本章讨论的许多变化，包括遗传和环境的影响、剪切应力的改变和内皮激活对糖萼的损伤、白细胞作用于静脉内皮和微循环的炎症反应，在细胞功能变化方面，重要的细胞成分（成纤维细胞和角质形成细胞）失调、过度表达趋化因子、细胞因子、信号通路的失调，如TGF-β和MAPK，以及MMPs及其对ECM的影响。另一个使炎症和非愈合状态持续存在的成分是VLU渗出液形成的抑制环境，除了一些调节途径，还对细胞生长和愈合有显著的负面影响。通过本次回顾和研究，可以总结一些观点和结论，如"指南"所列。静脉溃疡病理生理学涉及系统和局部过程。仅针对一个系统可能不会导致溃疡愈合的临床变化。为了减少临床症状和降低复发率，我们可能需要对多个系统进行干预。我们目前对VLU发展的理解只是冰山一角。然而，尽管看似巨大，但通过认真的科学研究来获取知识的任务必须取得进展。作为静脉疾病的专家，我们必须更好地了解静脉溃疡病理的复杂性，并将我们的资源集中在以下问题上，例如剪切应力和糖萼的调节、微循环中的白细胞、愈合中涉及的细胞的调节、伤口渗出液及其对溃疡环境的影响，以及趋化因子、细胞因子和MMP的影响和调节。

美国静脉论坛指南1.6.0：静脉溃疡形成和愈合的细胞机制

编码	指南	证据级别（A：高质量；B：中等质量；C：低或极低质量）
1.6.1	我们向所有治疗下肢静脉溃疡的医师推荐一套有关静脉生理学和下肢静脉溃疡病理生理学的基本实用知识	最优方案
1.6.2	年龄、性别和环境因素易诱发静脉溃疡	B
1.6.3	剪切应力、多糖-蛋白质复合物损伤和静脉内皮细胞激活引起的黏附分子表达，均可导致白细胞附着，这是慢性静脉功能不全进展的关键步骤	B
1.6.4	白细胞活化和与内皮细胞的相互作用引发一系列炎症反应	B
1.6.5	巨噬细胞在溃疡形成中具有重要作用	C
1.6.6	功能异常的白细胞、衰老的成纤维细胞和角质细胞可延迟溃疡愈合	B
1.6.7	关键的调节细胞周期蛋白（p21和pRb）影响成纤维细胞增殖和延迟伤口愈合	B
1.6.8	静脉溃疡渗液具有抑制性细胞因子和金属基质蛋白酶（MMP）。MMP在静脉溃疡形成中起着不可或缺的作用	A
1.6.9	Ⅷ因子、纤溶酶原和细胞外MMP诱导剂调节MMP活性并可导致静脉溃疡	C

参考文献

● = Key primary paper
★ = Major review article

★ 1. Bergan JJ, Schmid-Schonbein GW, Smith PD et al. Chronic venous disease. *N Engl J Med* 2006;355:488–98.
2. McGuckin M, Waterman R, Brooks J et al. Validation of venous leg ulcer guidelines in the United States and United Kingdom. *Am J Surg* 2002;183:132–7.
3. Raffetto JD. Dermal pathology, cellular biology, and inflammation in chronic venous disease. *Thromb Res* 2009;123(Suppl. 4):S66–71.
4. Liu YC, Margolis DJ, and Isseroff RR. Does inflammation have a role in the pathogenesis of venous ulcers? A critical review of the evidence. *J Invest Dermatol* 2011;131:818–27.
★ 5. Chi YW and Raffetto JD. Venous leg ulceration pathophysiology and evidence based treatment. *Vasc Med* 2015;20:168–81.
6. Mannello F, Ligi D, and Raffetto JD. Glycosaminoglycan sulodexide modulates inflammatory pathways in chronic venous disease. *Int Angiol* 2014;33:236–42.
7. Flanigan DP, Goodreau JJ, Burnham SJ et al. Vascular laboratory diagnosis of clinically suspected acute deep vein thrombosis. *Lancet* 1978;2:331–4.
8. Flye MW. Venous disorders. In: Sabiston DC Jr., ed. *Textbook of Surgery: The Biological Basis of Modern Surgical Practice*, 14th ed. Philadelphia, PA: W.B. Saunders Company, 1991, 1490–501.
● 9. Burnand KG, Whimster I, Naidoo A, and Browse NL. Pericapillary fibrin in the ulcer-bearing skin of the leg: The cause of lipodermatosclerosis and venous ulceration. *Br Med J* 1982;285:1071–2.
● 10. Thomas PR, Nash GB, and Dormandy JA. White cell accumulation in dependent legs of patients with venous hypertension: A possible mechanism for trophic changes in the skin. *Br Med J* 1988;296:1693–5.
● 11. Coleridge Smith PD, Thomas P, Scurr JH, and Dormandy JA. Causes of venous ulceration: A new hypothesis. *Br Med J* 1988;296:1726–7.

•12. Falanga V and Eaglstein WH. The "trap" hypothesis of venous ulceration. *Lancet* 1993;341:1006–8.
★13. Raffetto JD and Khalil RA. Mechanisms of varicose vein formation: Valve dysfunction and wall dilation. *Phlebology* 2008;23:85–98.
★14. Eberhardt RT and Raffetto JD. Chronic venous insufficiency. *Circulation* 2014;130:333–46.
15. Zamboni P and Gemmati D. Clinical implications of gene polymorphisms in venous leg ulcer: A model in tissue injury and reparative process. *Thromb Haemost* 2007;98:131–7.
•16. Tognazzo S, Gemmati D, Palazzo A et al. Prognostic role of factor XIII gene variants in nonhealing venous leg ulcers. *J Vasc Surg* 2006;44:815–19.
•17. Gemmati D, Federici F, Catozzi L et al. DNA-array of gene variants in venous leg ulcers: Detection of prognostic indicators. *J Vasc Surg* 2009;50:1444–51.
•18. Zamboni P, Tognazzo S, Izzo M et al. Hemochromatosis *C282Y* gene mutation increases the risk of venous leg ulceration. *J Vasc Surg* 2005;42:309–14.
19. Zamboni P, De Mattei M, Ongaro A et al. Factor XIII contrasts the effects of metalloproteinases in human dermal fibroblast cultured cells. *Vasc Endovasc Surg* 2004;38:431–8.
•20. Gemmati D, Tognazzo S, Catozzi L et al. Influence of gene polymorphisms in ulcer healing process after superficial venous surgery. *J Vasc Surg* 2006;44:554–62.
★21. Anwar MA, Georgiadis KA, Shalhoub J, Lim CS, Gohel MS, and Davies AH. A review of familial, genetic, and congenital aspects of primary varicose vein disease. *Circ Cardiovasc Genet* 2012;5:460–6.
22. Schmid-Shonbein GW, Takase S, and Bergan JJ. New advances in the understanding of the pathophysiology of chronic venous insufficiency. *Angiology* 2001;52(Suppl. 1):S27–34.
23. Chen YS, Lu MJ, Huang HS, and Ma MC. Mechanosensitive transient receptor potential vanilloid type 1 channels contribute to vascular remodeling of rat fistula veins. *J Vasc Surg* 2010;52:1310–20.
•24. Ono T, Bergan JJ, Schmid-Schönbein GW, and Takase S. Monocyte infiltration into venous valves. *J Vasc Surg* 1998;27:158–66.
25. Takase S, Pascarella L, Lerond L, Bergan JJ, and Schmid-Schönbein GW. Venous hypertension, inflammation and valve remodeling. *Eur J Vasc Endovasc Surg* 2004;28:484–93.
26. Takase S, Bergan JJ, and Schmid-Schönbein G. Expression of adhesion molecules and cytokines on saphenous veins in chronic venous insufficiency. *Ann Vasc Surg* 2000;14:427–35.
27. Raffetto JD. Inflammation in chronic venous ulcers. *Phlebology* 2013;28(Suppl. 1):61–7.
•28. Mannello F, Ligi D, Canale M, and Raffetto JD. Sulodexide down-regulates the release of cytokines, chemokines, and leukocyte colony stimulating factors from human macrophages: Role of glycosaminoglycans in inflammatory pathways of chronic venous disease. *Curr Vasc Pharmacol* 2014;12:173–85.
29. Mannello F and Raffetto JD. Matrix metalloproteinase activity and glycosaminoglycans in chronic venous disease: The linkage among cell biology, pathology and translational research. *Am J Transl Res* 2011;3:149–58.
•30. Mannello F, Medda V, Ligi D, and Raffetto JD. Glycosaminoglycan sulodexide inhibition of MMP-9 gelatinase secretion and activity: Possible pharmacological role against collagen degradation in vascular chronic diseases. *Curr Vasc Pharmacol* 2013;11:354–65.
•31. Scott HJ, Coleridge Smith PD, and Scurr JH. Histological study of white blood cells and their association with lipoder-matosclerosis and venous ulceration. *Br J Surg* 1991;78:210–1.
32. Wilkinson LS, Bunker C, Edwards JC et al. Leukocytes: Their role in the etiopathogensis of skin damage in venous disease. *J Vasc Surg* 1993;17:669–75.
33. Pappas PJ, Fallek SR, Garcia A et al. Role of leukocyte activation in patients with venous stasis ulcers. *J Surg Res* 1995;59:553–9.
•34. Pappas PJ, Teehan EP, Fallek SR et al. Diminished mononuclear cell function is associated with chronic venous insufficiency. *J Vasc Surg* 1995;22:580–6.
•35. Pappas PJ, DeFouw DO, Venezio LM et al. Morphometric assessment of the dermal microcirculation in patients with chronic venous insufficiency. *J Vasc Surg* 1997;26:784–95.
36. Weyl A, Vanscheidt W, Weiss JM et al. Expression of the adhesion molecules ICAM-1, VCAM-1, and E-selectins and their ligands VLA-4 and LFA-1 in chronic venous leg ulcers. *J Am Acad Dermatol* 1996;34:418–23.
37. Saharay M, Shields DA, Porter JB et al. Leukocyte activity in the microcirculation of the leg in patients with chronic venous disease. *J Vasc Surg* 1997;26:265–73.
38. Takase S, Schmid-Schonbein G, and Bergan JJ. Leukocyte activation in patients with venous insufficiency. *J Vasc Surg* 1999;30:148–56.
•39. Stanley AC, Park HY, Phillips TJ et al. Reduced growth of dermal fibroblasts from chronic venous ulcers can be stimulated with growth factors. *J Vasc Surg* 1997;26:994–1001.
•40. Mendez MV, Stanley AC, Park HY et al. Fibroblasts cultured from venous ulcers display cellular characteristics of senescence. *J Vasc Surg* 1998;28:876–83.
41. Vasquez R, Marien BJ, Gram C et al. Proliferative capacity of venous ulcer fibroblasts in the presence of platelet derived growth factor. *Vasc Endovascular Surg* 2004;38:355–60.
42. Agren MS, Steenfos HH, Dabelsteen S et al. Proliferation and mitogenic response to PDGF-BB

of fibroblasts isolated from chronic venous leg ulcers is ulcer-age dependent. *J Invest Dermatol* 1999;112:463–9.
43. Stanley A and Osler T. Senescence and healing rates of venous ulcer. *J Vasc Surg* 2001;33:1206–11.
44. Raffetto JD, Mendez MV, Phillips TJ et al. The effect of passage number on fibroblast cellular senescence in patients with chronic venous insufficiency with and without ulcer. *Am J Surg* 1999;178:107–12.
45. Seidman CS, Raffetto JD, Marien BJ et al. bFGF induced alterations in cellular markers of senescence in growth rescued fibroblasts from chronic venous ulcer and venous reflux patients. *Ann Vasc Surg* 2003;17:239–44.
46. Desmoulière A. Factors influencing myofibroblast differentiation during wound healing and fibrosis. *Cell Biol Int* 1995;19:471–6.
47. Pedagogos E, Hewitson TD, Walker RG et al. Myofibroblast involvement in chronic transplant rejection. *Transplantation* 1997;64:1192–7.
48. Raffetto JD, Mendez VM, Marien BJ et al. Changes in cellular motility and cytoskeletal actin in fibroblasts from patients with chronic venous disease and in newborn fibroblasts in the presence of chronic wound fluid. *J Vasc Surg* 2001;33:1233–41.
●49. Pappas PJ, You R, Rameshwar P et al. Dermal tissue fibrosis in patients with chronic venous insufficiency is associated with increased transforming growth factor-beta1 gene expression and protein production. *J Vasc Surg* 1999;30:1129–45.
50. Lawrence DA. Transforming growth factor-β: A general review. *Eur Cytokine Netw* 1996;7:363–74.
●51. Hasan A, Murata H, Falabella A et al. Dermal fibroblasts from venous ulcers are unresponsive to the action of transforming growth factor-β1. *J Dermatol Sci* 1997;16:59–66.
52. Pastar I, Stojadinovic O, Krzyzanowska A et al. Attenuation of the transforming growth factor beta-signaling pathway in chronic venous ulcers. *Mol Med* 2010;16:92–101.
53. Campisi J. The biology of replicative senescence. *Eur J Cancer* 1997;33:703–9.
54. Raffetto JD, Leverkus M, Park HY, and Menzoian JO. Synopsis on cellular senescence and apoptosis. *J Vasc Surg* 2001;34:173–7.
55. Widmann C, Gibson S, Jarpe MB, and Johnson GL. Mitogen-activated protein kinase: Conservation of a three-kinase module from yeast to human. *Physiol Rev* 1999;79:143–80.
●56. Noda A, Ning Y, Venable SF et al. Cloning of senescent cell-derived inhibitors of DNA synthesis using an expression screen. *Exp Cell Res* 1994;211:90–8.
●57. Stein GH, Beeson M, and Gordon L. Failure to phosphorylate the retinoblastoma gene product in senescent human fibroblasts. *Science* 1990;249:666–9.
●58. Dimri GP, Hara E, and Campisi J. Regulation of two E2F-related genes in presenescent and senescent human fibro-blasts. *J Biol Chem* 1994;269:16180–6.
●59. Seidman C, Raffetto JD, Overman KC, and Menzoian JO. Venous ulcer fibroblasts respond to basic fibroblast growth factor at the cell cycle protein level. *Ann Vasc Surg* 2006;20:376–80.
60. Kyriakis JM and Avruch J. Sounding the alarm: Protein kinase cascades activated by stress and inflammation. *J Biol Chem* 1996;271:24313–6.
61. Force T and Bonventre JV. Growth factors and mitogen-activated protein kinases. *Hypertension* 1998;31:152–61.
62. Raffetto JD, Vasquez R, Goodwin DG, and Menzoian JO. Mitogen activated protein kinase pathway regulates cell proliferation in venous ulcer fibroblasts. *Vasc Endovasc Surg* 2006;40:59–66.
●63. Raffetto JD, Gram CH, Overman KC, and Menzoian JO. Mitogen-activated protein kinase p38 pathway in venous ulcer fibroblasts. *Vasc Endovascular Surg* 2008;42:367–74.
64. Mendoza-Naranjo A1, Cormie P, Serrano AE et al. Targeting Cx43 and N-cadherin, which are abnormally upregulated in venous leg ulcers, influences migration, adhesion and activation of Rho GTPases. *PLoS One* 2012;7:e37374.
65. Galkowska H, Olszewsk WL, Wojewodzka U et al. Expression of apoptosis- and cell cycle-related proteins in epidermis of venous leg and diabetic foot ulcers. *Surgery* 2003;134:213–20.
66. Galkowska H, Olszewsk WL, and Wojewodzka U. Keratinocyte and dermal vascular endothelial cell capacities remain unimpaired in the margin of chronic venous ulcer. *Arch Dermatol Res* 2005;296:286–5.
67. Ongenae KC, Phillips TJ, and Park HY. Level of fibronectin mRNA is markedly increased in human chronic wounds. *Dermatol Surg* 2000;26:447–51.
68. Stojadinovic O, Pastar I, Vukelic S et al. Deregulation of keratinocyte differentiation and activation: A hallmark of venous ulcers. *J Cell Mol Med* 2008;12:2675–90.
★69. Mannello F, Ligi D, Canale M, and Raffetto JD. Omics profiles in chronic venous ulcer wound fluid: Innovative applications for translational medicine. *Expert Rev Mol Diagn* 2014;14:737–62.
70. Schultz GS and Mast BA. Molecular analysis of the environment of healing and chronic wounds: Cytokines, proteases, and growth factors. *Wounds* 1998;10(Suppl. F):1–9.
71. Harris IR, Yee KC, Walters CE et al. Cytokine and protease levels in healing and non-healing chronic venous leg ulcers. *Exp Dermatol* 1995;4:342–9.
72. Mendez MV, Raffetto JD, Phillips TJ et al. The proliferative capacity of neonatal skin fibroblasts is reduced after exposure to venous ulcer fluid: A potential mechanism for senescence in venous ulcers. *J Vasc Surg* 1999;30:734–43.
73. Phillips TJ, Al-Amoudi HO, Leverkus M, and Park HY. Effect of chronic wound fluid on fibroblasts. *J Wound Care* 1998;7:527–32.

74. Bucalo B, Eaglstein WH, and Falanga V. Inhibition of cell proliferation by chronic wound fluid. *Wound Repair Regen* 1993;1:181–6.
75. Seah CC, Phillips TJ, Howard CE et al. Chronic wound fluid suppresses proliferation of dermal fibroblasts through a Ras-mediated signaling pathway. *J Invest Dermatol* 2005;124:466–74.
76. Midwood KS, Mao Y, Hsia HC et al. Modulation of cell–fibronectin matrix interactions during tissue repair. *J Invest Dermatol Symp Proc* 2006;11:73–8.
77. Geutjes PJ, Daamen WF, Buma P et al. From molecules to matrix: Construction and evaluation of molecularly defined bioscaffolds. *Adv Exp Med Biol* 2006;585:279–95.
★78. Visse R and Nagase H. Matrix metalloproteinases and tissue inhibitors of metalloproteinases: Structure, function, and biochemistry. *Circ Res* 2003;92:827–39.
★79. Raffetto JD and Khalil RA. Matrix metalloproteinases in venous tissue remodeling and varicose vein formation. *Curr Vasc Pharmacol* 2008;6:158–72.
●80. Wysocki AB, Staiano-Coico L, and Grinnell F. Wound fluid from chronic leg ulcers contains elevated levels of metalloproteinases MMP-2 and MMP-9. *J Invest Dermatol* 1993;101:64–8.
●81. Weckroth M, Vaheri A, Lauharanta J et al. Matrix metalloproteinases, gelatinase and collagenase, in chronic leg ulcers. *J Invest Dermatol* 1996;106:1119–24.
82. Yager DR, Zhang LY, Liang HX et al. Wound fluid from human pressure ulcers contain elevated matrix metalloproteinase levels and activity to surgical wound fluids. *J Invest Dermatol* 1996;107:43–8.
83. Subramaniam K, Pech CM, Stacey MC, and Wallace HJ. Induction of MMP-1, MMP-3 and TIMP-1 in normal dermal fibroblasts by chronic venous leg ulcer wound fluid. *Int Wound J* 2008;5:79–86.
84. Serra R, Buffone G, Falcone D et al. Chronic venous leg ulcers are associated with high levels of metalloproteinases-9 and neutrophil gelatinase-associated lipocalin. *Wound Repair Regen* 2013;21:395–401.
85. Cook H, Stephens P, Davies KJ et al. Defective extracellular matrix reorganization by chronic wound fibroblasts is associated with alterations in TIMP-1, TIMP-2, and MMP-2 activity. *J Invest Dermatol* 2000;115:225–33.
86. Herouy Y, May AE, Pornschlegel G et al. Lipodermatosclerosis is characterized by elevated expression and activation of matrix metalloproteinases: Implications for venous ulcer formation. *J Invest Dermatol* 1998;111:822–7.
87. Ulrich D, Lichtenegger F, Unglaub F et al. Effects of chronic wound exudates and MMP-2/-9 inhibitor on angiogenesis *in vitro*. *Plast Reconstr Surg* 2005;116:539–45.
88. Hoffman R, Starkey S, and Coad J. Wound fluid from venous leg ulcers degrades plasminogen and reduces plasmin generation by keratinocytes. *J Invest Dermatol* 1998;111:1140–4.
●89. Zamboni P, Scapoli G, Lanzara V et al. Serum iron and matrix metalloproteinase-9 variations in limbs affected by chronic venous disease and venous leg ulcers. *Dermatol Surg* 2005;31:644–9.
●90. Yeoh-Ellerton S and Stacey MC. Iron and 8-isoprostane levels in acute and chronic wounds. *J Invest Dermatol* 2003;121:918–25.
91. Herouy Y, Trefzer D, Hellstern MO et al. Plasminogen activation in venous ulcers. *Br J Dermatol* 2000;143:930–6.
92. Norgauer J, Hildenbrand T, Idzko M et al. Elevated expression of extracellular matrix metalloproteinase inducer (CD147) and membrane-type matrix metalloproteinases in venous leg ulcers. *Br J Dermatol* 2002;147:1180–6.
93. Mwaura B, Mahendran B, Hynes N et al. The impact of differential expression of extracellular matrix metalloproteinase inducer, matrix metalloproteinase-2, tissue inhibitor of matrix metalloproteinase-2 and PDGF-AA on the chronicity of venous leg ulcers. *Eur J Vasc Endovasc Surg* 2006;31:306–10.
94. Saito S, Trovato MJ, You R et al. Role of matrix metalloproteinases 1, 2, and 9 and tissue inhibitor of matrix metalloproteinase-1 in chronic venous insufficiency. *J Vasc Surg* 2001;34:930–8.
95. Hieta N, Impola U, Lopez-Otin C et al. Matrix metalloproteinase-19 expression in dermal wounds and by fibroblasts in culture. *J Vasc Surg* 2003;121:997–1004.
★96. Cullum NA, Nelson EA, Fletcher AW, and Sheldon TA. Compression for venous leg ulcers. *Cochrane Database Syst Rev* 2001;(2):CD000265.
●97. Marston WA, Carlin RE, Passman MA, Farber MA, and Keagy BA. Healing rates and cost efficacy of outpatient compression treatment for leg ulcers associated with venous insufficiency. *J Vasc Surg* 1999;30:491–8.
98. Meyer FJ, Burnand KG, Abisi S et al. Effect of collagen turnover and matrix metalloproteinase activity on healing of venous leg ulcers. *Br J Surg* 2008;95:319–25.
99. Gohel MS, Windhaber RA, Tarlton JF, Whyman MR, and Poskitt KR. The relationship between cytokine concentrations and wound healing in chronic venous ulceration. *J Vasc Surg* 2008;48:1272–7.
100. Beidler SK, Douillet CD, Berndt DF, Keagy BA, Rich PB, and Marston WA. Inflammatory cytokine levels in chronic venous insufficiency ulcer tissue before and after compression therapy. *J Vasc Surg* 2009;49:1013–20.
101. Beidler SK, Douillet CD, Berndt DF, Keagy BA, Rich PB, and Marston WA. Multiplexed analysis of matrix metalloproteinases in leg ulcer tissue of patients with chronic venous insufficiency before and after compression therapy. *Wound Repair Regen* 2008;16:642–8.

8

急慢性静脉血栓形成：发病机制及新展望

8.1 介绍

深静脉血栓形成（deep vein thrombosis，DVT）指的是在深静脉内形成一处或多处血栓，最常发生于下肢。血栓会部分或完全阻滞静脉内的循环，从而导致诸如疼痛、肿胀、压痛、病变部位肤色改变或受累区域发红及皮肤溃疡等典型症状。2008年，美国卫生部部长呼吁采取行动预防静脉血栓形成（vein thrombosis，VT）及肺栓塞（pulmonary embolism，PE）："该症更多地危及美国老年人群，除非积极应对，否则随着人口老龄化，预计将来会有更多人群患病和死亡"，并邀请多方利益相关者团结协作扭转这一惊人的预测趋势[1]。

8.2 静脉血栓形成：流行病学

目前，静脉血栓形成（VT）在美国仍然是一个严重的卫生保健问题，每年影响近25万人，且每年至少有20万人被诊断为PE，然而一些证据表明这些数字为保守估计[2-4]。静脉血栓形成这一问题在世界范围内都很普遍，影响着不同社会经济阶层的人群。随着人口年龄的增长，静脉血栓形成的发病率一直在上升。在85~89岁的人群中，静脉血栓形成的发病率高达310/100 000[5]。此外每年相关的治疗费用高达数十亿美元[6]。静脉血栓形成的晚期并发症包括血栓形成后综合征（post-thrombotic syndrome，PTS），导致约40万~50万患者出现皮肤溃疡，约600万~700万患者出现色素沉着及瘀滞性皮炎在内的较严重症状。据报道，在髂股静脉血栓形成的患者中，高达28%的患者会出现显著的水肿及皮肤改变，同时约28%的患者会在20年内会出现静脉淤血综合征[5]。即便是无症状性的静脉血栓形成患者都可出现PTS[7]。

目前关于VT的治疗方法并不完善，即便是采用目前公认最佳的治疗方法，患者依然有很大的风险出现复发及病情迁延。据观察，在髂股静脉血栓形成的患者中，未采取抗凝治疗的患者复发率约为29%~47%，采用肝素抗凝的患者复发率约5%~7%，采用低分子肝素（low-molecular-weight heparin，LMWH）抗凝的患者复发率约为4%~5%，采用直接凝血酶抑制剂抗凝的患者复发率约3%~9%[8-10]；这些治疗的并发症包括轻微出血及大出血，后者可导致患者死亡。在接受8年的治疗后，患者出现慢性静脉功能不全的概率约29%，若发生同侧复发性VT，那么患者出现此综合征的风险会大大增加[11,12]。因此，尽管抗凝治疗在预防VT后致命性PE方面成效显著[13]，但其最终的治疗结果往往不甚理想。至于旨在清除血栓的溶栓治疗，尽管其在早期一些研究中被证明确有疗效，但由于其出血风险以及患者获益难以预测的原因，该方法没有得到临床医生的广泛接受[14]。

8.3 内皮

内皮作为一种广泛存在的结构，构成了人体血管的内壁。人体内皮结构的平均重量约为1kg，平均面积约4 000~7 000m2[15]。在大多数(如果不是全部)疾病过程中，内皮被描述为病理生理过程的主要决定因素或作为间接损伤的靶点[15,16]。内皮细胞在正常人体中的促凝及抗凝这一平衡机制中扮演着重要的角色。在调节止血方面，内皮作为一个整体发挥作用[17]。尽管如此，内皮细胞被认为主要发挥抗血栓及促纤溶作用；它们就像一个个产生各种促凝及抗凝调节因子的“小工厂”[17,18]。然而，无论是物理性（血管损伤）还是功能性（败血症）激活及紊乱状态下，都可以观察到内皮细胞发挥促凝作用[19]。众所周知，在正常条件下，血液内的细胞成分与血管壁相互作用，促进血管修复。处于激活或功能紊乱状态下的内皮细胞会激活血小板、红细胞、白细胞和不溶性纤维蛋白快速沉积的机制，从而导致血栓的形成[15]。

8.4　急性静脉血栓形成

8.4.1　炎症及静脉血栓形成的进展

1974 年，Stewart 等利用狗的 VT 模型首先证明了炎症和 VT 之间的关系[20]。众所周知，血管炎症反应最初是具有保护作用的，因为其在促进炎症细胞募集以去除微生物和内毒素方面起到一定作用。然而，局部和全身的炎症能够通过促进组织因子（tissue factor，TF）、黏附分子、促炎细胞因子、促血栓形成细胞微粒、膜磷脂、纤维蛋白原等的释放及提高血小板反应性等方式产生促血栓形成的环境，同时炎症可以减少血栓调节素、C 反应蛋白受体、激活态 C 蛋白和 S 蛋白的半衰期、血管内肝素及纤溶酶［通过增加纤溶酶原激活物抑制物 -1（PAI-1）的释放］[21]。炎症和 VT 之间密切相关，并且具有共同的机制（图 8.1）。静脉血栓形成之后，在静脉壁及血栓中会发生由急性到慢性的炎症反应。炎症的急性期或血栓形成过程通常是由中性粒细胞介导的，而炎症的慢性期或血栓溶解过程则是由单核细胞介导；在此过程中纤维蛋白逐步沉积（图 8.2）。这一反应会导致血栓的增大、机化和再通，且以损害静脉壁和瓣膜为代价。白细胞、细胞因子、趋化因子及炎症因子诸如白介素 -6（IL-6）和肿瘤坏死因子 -α（TNF-α）等促进了这一炎症过程。

8.4.1.1　选择素与静脉血栓形成

促炎介质及抗炎介质参与了静脉壁和血栓间的终反应。我们还发现了选择素（P- 选择素和 E- 选择素）也参与其中（图 8.3a）。这些物质作为细胞黏附分子介导了白细胞 - 内皮细胞之间的反应（图 8.3b）。在阻断所有静脉分支的啮齿类动物静脉血栓形成模型[22]中，早在诱导血栓形成的 6 小时后，P- 选择素的浓度就开始增加，而 E- 选择素的浓度则在 6 天后才开始增加，并且，在这些蛋白质的表达增加之前，相关基因的表达早已增加。在诱导血栓形成的第 2 天，抗炎细胞因子白介素 -10（IL-10）的基因表达就已上调，并且持续上调至第 9 天，表明在炎症反应中存

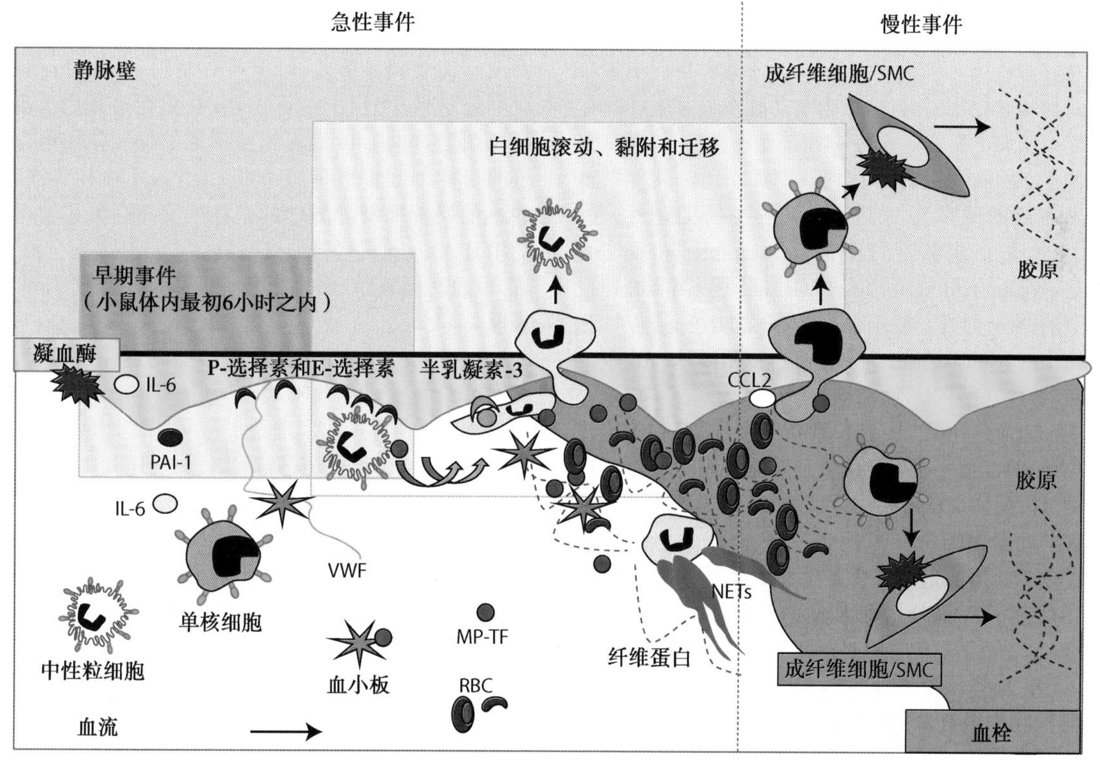

图 8.1　急性和慢性静脉血栓形成（VT）的机制。急性静脉血栓形成：血栓形成：炎症似乎与血栓形成密切相关。内皮细胞、血小板、微粒子和白细胞（中性粒细胞和单核细胞）是静脉血栓形成的主要参与因子，TF、VWF 和炎性细胞因子（包括 IL-6）已被证实参与这一过程。血栓溶解：静脉壁和血栓重塑是一个复杂的过程，随血栓存在的时间长短而变化。参与这一阶段的主要炎症细胞是单核细胞。促纤维化介质在这一阶段起重要作用，导致了血栓的纤维化。这种纤维化的严重程度将决定深静脉血栓形成的预后（如血栓形成后综合征或血栓再通伴或不伴瓣膜功能不全）。IL-6，白细胞介素 -6；PAI-1，纤溶酶原激活物抑制剂 -1；VWF，von Willebrand 因子，血管性血友病因子；MP，微粒子；TF，组织因子；CCL2，趋化因子（C-C 型）配体 2；NET，中性粒细胞外陷阱；SMC，平滑肌细胞；RBC，红细胞

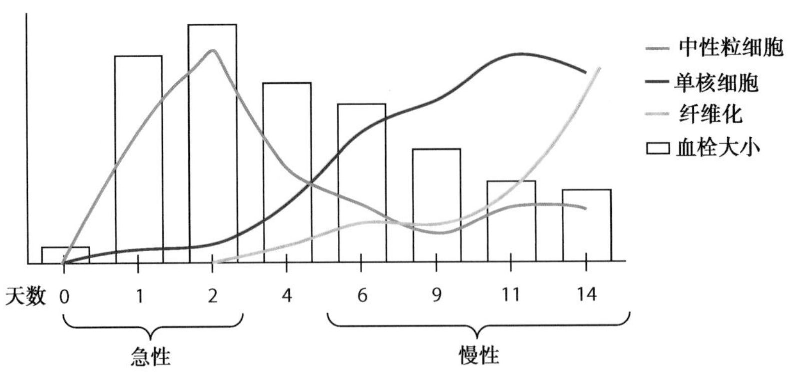

图 8.2　静脉血栓形成（VT）是一个复杂的动态过程，在人类和实验动物身上表现为至少两个阶段：急性血栓形成和慢性血栓形成。这一图表表现了在小鼠体内静脉血栓是如何发生发展的。在血栓开始形成（血栓负荷）的前 2 天血栓体积（条形）明显增加，这与中性粒细胞（蓝线）向静脉壁内迁移的变化相一致。这些数据，连同组织学表现，体现了小鼠静脉血栓形成模型的急性期（前 2 天）特点。血栓形成的自然病程表明，血栓体积从第 4 天开始逐渐减小。在这一时期，单核细胞（红线）是优势细胞，血栓的纤维化（黄线）逐渐增加。这些数据，连同组织学表现，体现了小鼠静脉血栓形成模型的慢性期（第 4 天后）的特点

在着维持平衡的机制。另外，在相关 mRNA 表达上调之前，IL-10 的蛋白表达就已增加，表明最初的 IL-10 浓度增加是因为体内已有 IL-10 释放，之后才是因为 IL-10 合成增加[23]。

P- 选择素作为一种重要的黏附分子，参与炎症细胞和血管之间的相互作用，并且被认为与动脉及静脉循环的心血管事件均相关[24]。这一分子存在于血小板的 α 颗粒和内皮细胞的 Weibel-Palade 小体内。发挥作用时其首先转移到这些细胞的质膜上，来调节最初的炎症反应[25]。重组可溶性 P- 选择素糖蛋白配体 -Ig（recombinant soluble P-selectin glycoprotein ligand-Ig，rPSGL-Ig）可以结合并抑制细胞相关的 P- 选择素。被凝血酶激活的血小板表达 P- 选择素并与中性粒细胞结合，rPSGL-Ig 可以阻断这一效应过程的约 90%[26]。近来发现，白细胞和血小板之间有增效效应[27]，如组织因子能够以 P- 选择素介导的方式从白细胞转运至血小板，甚至血小板也已经被证明能够表达功能性 P- 选择素糖蛋白配体（PSGL-1），其可以促进 P- 选择素介导的血小板滚动过程（图 8.3c）[28,29]。

为了进一步阐明选择素在血栓炎症反应中的重要性，有人专门研究了 P- 选择素基因或 E- 选择素基因或 P- 选择素和 E- 选择素基因敲除（knockout，KO）小鼠。在这些研究中，E- 选择素基因敲除及 P- 选择素和 E- 选择素基因同时敲除小鼠有着更低的血栓形成风险；然而，P- 选择素基因敲除及 P- 选择素和 E- 选择素基因敲除小鼠则被发现在静脉炎症反应方面有着更低的风险[23]。除此之外，我们还用灵长类动物模型证实了 P- 选择素及其受体 P- 选择素糖蛋白配体（PSGL-1）在静脉血栓形成中的重要性，该模型即暂时性（6 小时）球囊阻断下腔静脉（inferior vena cava，IVC），引起血流淤滞导致下腔静脉血栓形成。在此模型中，我们发现，当给予预防性治疗时，P- 选择素的抗体或受体拮抗剂（rPSGL-Ig）可以抑制炎症和血栓形成[30,31]。进一步的研究表明，rPSGL-Ig 与血栓形成及 rPSGL-Ig 与血栓自发再通之间呈现出显著的剂量 - 反应关系[32]。与对照组相比，尽管在炎性细胞外渗方面没有观察到显著差异，但所有使用 rPSGL-Ig 组的血栓周围静脉壁中钆（炎症标志物）强化明显减少。事实上，最高剂量 rPSGL-Ig 组对血栓形成的抑制作用最好，但该组的炎症细胞渗出量却是最大的，提示血栓形成的预防并不依赖于抑制静脉壁的白细胞渗出。更重要的是，在使用 rPSGL-Ig 观察到的这些效应中没有出现全身抗凝状态、出血时间延长、血小板减少或伤口愈合相关并发症等表现。

在灵长类动物模型中，直接抑制选择素可有效治疗髂股静脉血栓。血栓形成 2 天后，对狒狒使用 rPSGL-Ig（4mg/kg）、LMWH 或生理盐水，并根据药物半衰期每周使用一次（rPSGL-Ig）或每日一次（LMWH 和生理盐水）[33]。治疗后的第 14 天或第 90 天对动物进行检查和解剖。与对照组相比，rPSGL-Ig 组和低分子肝素（LMWH）组的近端髂静脉自发再通率明显增加，然而这几组之间的炎症相关数据没有明显差异。在血栓形成后第 90 天，rPSGL-Ig 组和 LMWH 组的再通髂静脉发生保有良好的瓣膜功能。因此，rPSGL-Ig 同 LMWH 一样可成功治疗静脉血栓，但是前者可以在不需要抗凝的情况下增强静脉自发再通率。

因此，通过阻断 P- 选择素可抑制白细胞 - 血小板、白细胞 - 内皮细胞、白细胞 - 白细胞、甚至是血小板 - 内皮细胞之间的相互作用（图 8.3c），这些作用均可以抑制血栓的扩增。在使用 rPSGL-Ig 抑制 P- 选择素的动物身上发现其自发性溶栓有所改善，这一结果与在使用 P- 选择素抑制剂进行动脉和静脉溶栓的灵长类动物、猪和大鼠

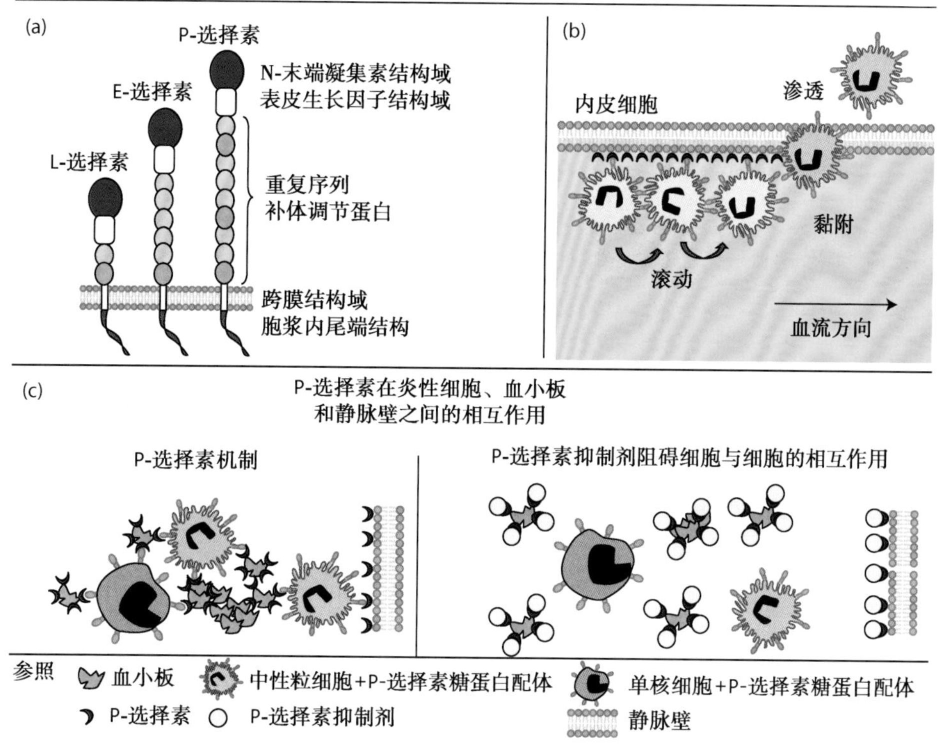

图 8.3　选择素对于静脉血栓形成(VT)来说十分关键。(a)选择素结构的示意图。由图可见选择素之间的差异是由于特定序列重复的数目不同。(b)P- 选择素参与静脉血栓形成期间白细胞的滚动、黏附和浸润。(c)P- 选择素及其受体 P- 选择素糖蛋白配体(PSGL-1)使白细胞、血小板和内皮细胞之间的相互作用成为可能。然而,如果添加 P- 选择素抑制剂,这会降低细胞间的相互作用并直接影响血栓形成

模型中发现的结果相似[29,34,35]。这可能是由于白细胞 - 血小板相互作用减少,导致 P- 选择素依赖的组织因子释放增加及纤维蛋白沉积[36]。与野生型(wild-type,WT)小鼠产生的血栓相比,P- 选择素基因敲除小鼠血栓中的组织因子和纤维蛋白积累较少,表明其纤维蛋白形成减少[37]。

8.4.1.2　白介素 -6(IL-6)和 VT 过程中的其他介质

最近,通过使用 VT 小鼠模型[39],人们发现了一条不仅存在于心血管疾病[38],更重要的是存在于 VT 过程中的一条信号通路,其连接了 IL-6 和纤维化过程[39]。据证实,在 VT 的早期阶段,中和 IL-6 的生物学效应是通过改变趋化因子配体 2 在基因和蛋白质水平上的表达来实现的。这些早期事件导致 VT 后期的纤维化明显减少[39]。另一种机制包括激活血小板,导致 CD40 配体的表达,而 CD40 配体又具有促炎及增强血栓形成反应[40]。在血栓形成过程中,有一些特定的介质显示出抗炎作用。Henke 等的研究证明了白介素 -10(IL-10)可调节静脉血栓形成大鼠结扎模型中的炎症反应[41]。通过病毒转染 IL-10 基因的大鼠的静脉壁中白细胞明显减少,其中受影响最大的是多形核中性粒细胞(polymorphonuclear neutrophils,PMNs)的数量。因此,这些数据进一步支持了 VT 模型实验中炎症与 VT 之间的联系。此外,最近的文献综述强调了炎症与 VT 在临床上有着密切的联系[42],并且炎症和 VT 之间亦存在平行关系,这也进一步说明“炎症有急性和慢性阶段,VT 也是”[43]。中性粒细胞是与急性炎症和急性 VT 相关的细胞,而单核细胞则被认为是参与慢性炎症和慢性 VT 过程的主要细胞(图 8.1)。

8.4.1.3　微粒与 VT

循环细胞产生的微粒有助于血栓的凝固和扩增。它们存在于健康个体的血液中,并在各种疾病状态下中分泌增加。微粒是指直径小于 1μm 的小泡,由包含少量细胞质和细胞特异性表面分子的质膜组成[44]。内皮细胞、白细胞和血小板具有结构完整的质膜,其特点是脂质横向可控分布,这一结构被称为“脂筏”(图 8.4)。这些细胞的激活促进了脂膜的重新分布,在此期间脂筏集中在细胞的某些区域,而微粒最终将从这些区域出胞。因此,微粒富含脂筏[45]。最近的研究表明,微粒促进血栓形成,部分是由于它们内含组织因子[27,46],这在早期 VT 中极其重要。血小板衍生微粒与 VT 患者中产生肝素诱导的血小板减少综合征(heparin-induced thrombocytopenia,HIT)相关[47]。Ramacciotti 等证明微粒在小鼠下腔静脉结扎模型中具有促血栓形成作用[48],在这项研究中,一组微粒是在 C57BL/6 小鼠开始诱导血栓形成后 2 小时获得的,而另一组是在 2 天后获得的,后分别将两组微粒注入结扎下腔静脉 48 小时的野生型 C57BL/6J 小鼠体内,发现相对于注入前组(诱导血栓形成后 2 小时获得组)微粒的小鼠来说,注入后组(诱导血栓形成后 2 天获得组)微粒的小鼠形成的血栓的体积明显较大。另外,组织因子相关性微粒与总的微粒浓度具有明显的相

关性(*R*=0.99)[48]。虽然微粒的重要性已被证明,但由于其难以测量,且目前关于具体测量的方法也众说纷纭,因此,目前急需一种能够定性定量分析循环细胞来源微粒的标准化方法[45,49,50]。

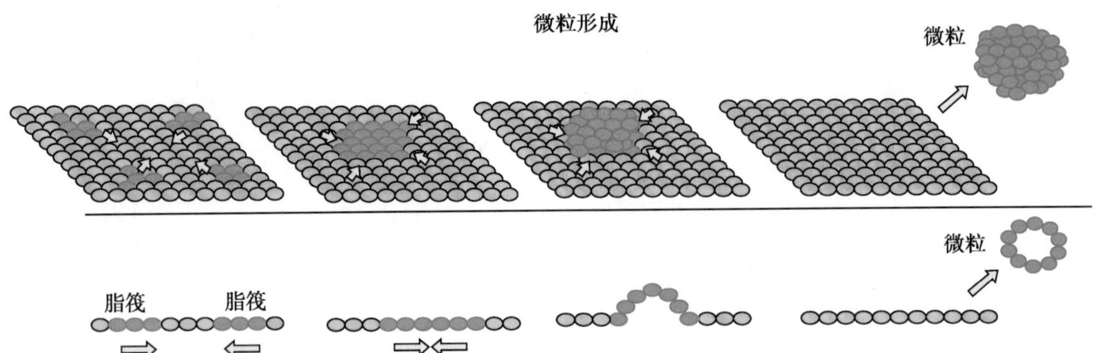

图 8.4 微粒形成的示意图。微粒是一种已知的在人类和实验动物静脉血栓形成期间含量增加的极小元素。上图,三维;下图,二维

8.4.2 凝血和 VT 的新进展

8.4.2.1 血管性血友病因子和 VT

目前有证据表明血管性血友病因子(von Willebrand factor,vWF)参与了 VT 的过程(图 8.1)[51]。vWF 是一种由二硫键结合在一起的多聚体蛋白,通过介导血小板黏附、稳定促凝血因子Ⅷ等作用来促进血管损伤处稳定血栓的发生与形成[52]。vWF 存在于内皮细胞(储存于 Weibel-Palade 小体中)、血小板(由巨核细胞合成并储存在血小板 α 颗粒中)和内皮下结缔组织中[53]。vWF 缺乏会导致血管性血友病(von Willebrand 病)[54]。在血浆中,从 500kDa 至 200 000kDa 大小不等的 VWF 多聚体在剪切力的作用下受到蛋白酶 ADAMS13 的调节并被裂解为活性较低的多聚体[55-58]。vWF 是 GPIb-Ⅸ-Ⅴ复合体和整合素 αⅡbβ3 中糖蛋白Ⅰbα(GPIbα)的配体,介导血小板黏附和血栓形成[55,59]。通过氯化铁静脉损伤模型,Chauhan 等证明了闭塞性血栓的形成依赖于 vWF 而不是 GPⅠbα,表明 vWF 在静脉流动条件下可与其他黏附分子发生反应[56]。最近的一项体外研究在促凝和低剪切速率的条件下对血小板在微小纤维蛋白形成中的作用进行了评价,表明当 vWF 与 GP1b-Ⅴ-Ⅸ的结合被阻断或小鼠血浆中缺乏 vWF 时纤维蛋白形成的量会减少,且形成速度会相对减慢[60]。最近有一项在非人类灵长类动物身上使用双球囊模型的研究,在此研究中 vWF 抑制剂被用作一种治疗方式(在血栓形成后使用)和预防手段(在诱导血栓形成时使用)[61]。另外,在使用 vWF 抑制剂治疗的动物身上没有观察到其对于血栓再通方面的影响[61];然而,在以 vWF 抑制剂作为预防手段的动物身上通过磁共振静脉造影观察到,与对照组相比,其血栓再通有明显改善。这些数据为血小板参与静脉血栓形成启动过程中所起的作用提供了新的见解[61]。由于 vWF 抑制剂仅在预防性应用中有实际效果,表明了 vWF 在血栓形成的早期阶段具有更大的参与性,在血栓形成的晚期事件中发挥的作用较小。

8.4.2.2 组织因子和 VT

组织因子(tissue factor,TF)是一种具有三个结构域(细胞内、跨膜和细胞外)的糖蛋白(47kDa),其通过与因子Ⅶa 形成复合物,继而激活因子 X,最终激活凝血酶[62,63]。TF 在各个器官间分布不均,在肺、脑及胎盘中浓度较高,在心、肾、小肠、睾丸及子宫中浓度中等,在脾、胸腺及肝中浓度较低[64]。表达 TF 的细胞的分布亦不均衡,多种细胞基础性表达 TF,如脑内的星形胶质细胞、器官外被覆的上皮细胞、外膜成纤维细胞和外周细胞、心肌细胞等。还有一些细胞可在外源性或内源性刺激下显著增强 TF 的表达,如平滑肌细胞、内皮细胞和含有少量组织因子的单核细胞[64,65]。TF 在单核细胞表面的表达促进了单核细胞与活化的血小板及内皮细胞的相互作用,促进了纤维蛋白的形成并沉积到正在形成的血栓中。通过细胞培养技术,使单核细胞和内皮细胞被 TNF、IL-1 或单核细胞趋化蛋白(MCP)-1 刺激,并在细胞表面表达 TF[66,67]。通过靶基因和骨髓移植技术建立小鼠静脉血栓模型,发现血管壁 TF 而非白细胞 TF 对血栓形成来说最为重要[68],这一结果也许与这一模型的本质特点相关:下腔静脉完全性结扎。TF 在参与静脉血栓形成的过程中起到的作用被认为与循环性促凝微粒有关(图 8.1)[69]。众所周知,癌症,特别是胃肠道癌症,与 VT 密切相关。在这种情况下,TF 在结直肠癌和胰腺癌中均有过表达[70-72]。此外,TF 的活性在化疗药物治疗的细胞中有所增加,这也增加了静脉血栓形成的风险[73]。另外,发现患有静脉血栓栓塞症(venous thromboembolism,VTE)的癌症患者与无 VTE 的癌症患者相比,其微粒 TF 水平明显升高[74,75]。

8.4.3 纤溶和 VT 的新进展

纤溶作用是由纤溶系统产生的,在调节止血中至关重要,其包含一种非活性的前体酶,即纤溶酶原,它可以转化为活性酶,即纤溶酶(图 8.5)。纤溶是一种被人们所熟知的机制,我们在此将专注于一些将纤溶与 VT 联系起来的新观点。

Ⅰ型纤溶酶原激活物抑制因子(PAI-1)和 VT

在正常情况下,纤溶系统在纤溶过程起着制衡凝血系统及防止血管内血栓形成的作用。Ⅰ型纤溶酶原激活物抑制因子通过抑制尿激酶型纤溶酶原激活剂（uPA）和组织型纤溶酶原激活剂（tPA）（它们激活纤溶酶原形成纤溶酶）来调节纤溶过程（图 8.5a）[16]。纤溶酶是丝氨酸蛋白酶抑制剂，是纤维蛋白溶解过程中裂解纤维蛋白和纤维蛋白原的主要酶[16]。这一过程的最终结果是形成 1 个片段 E 分子和 2 个片段 D 分子，它们以共价连接的二聚体（D- 二聚体）形式存在（图 8.5a）[16,76]。静脉内血栓的大小取决于凝血级联（形成血栓）和纤溶系统（溶解血栓）之间的平衡。凝血活性的增加和 / 或纤溶活性的降低使得血栓较大（图 85b）；凝血活性降低和 / 或纤溶活性增加导致血栓偏小（图 8.5c）。

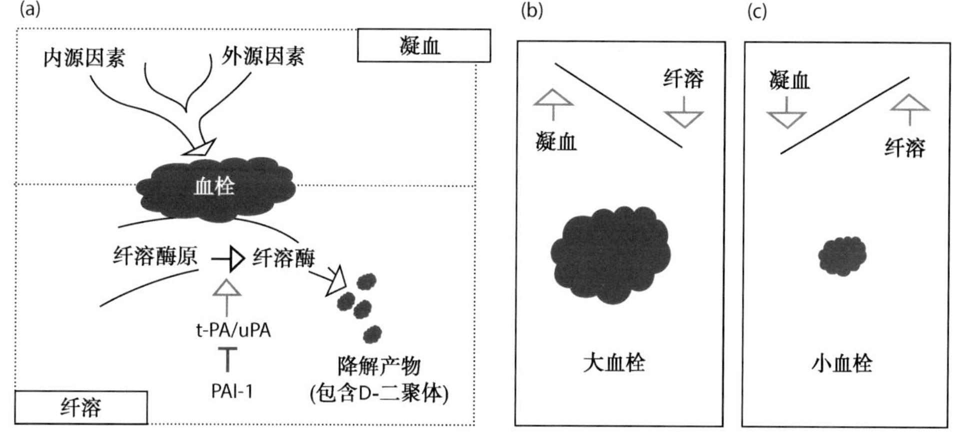

图 8.5　凝血、纤溶和静脉血栓形成（VT）。凝血级联反应导致血栓的形成，血栓的大小取决于多种机制，包括纤维蛋白溶解（a）（图示）。考虑到这两个变量，凝血增加或纤溶减少会导致大血栓（b），凝血减少或纤溶增加会导致小血栓（c）。t-PA，组织纤溶酶原激活剂；uPA，尿激酶型纤溶酶原激活剂；PAI-1，纤溶酶原激活物抑制剂 -1

Baxi 等通过大鼠狭窄模型来研究 I 型纤溶酶原激活物抑制因子抑制剂（PAI-1）的作用，最终证明了其与对照组相比，血栓的重量有明显的下降[77]。在这项研究中，虽然采用伊诺肝素治疗组在血栓重量降低方面与采用 PAI-1 治疗组取得同样的效果，但是，采用伊诺肝素治疗组的凝血参数发生了明显的改变[77]。这一结果表明，PAI-1 或许是一种能够有效治疗 VT 的药物，并且其对于凝血相关方面影响甚微，这也说明了 PAI-1 在静脉血栓形成过程中扮演着重要角色[77]。最近，有人利用载脂蛋白 E 基因缺失的小鼠（$ApoE^{-/-}$）研究了 PAI-1 在高脂血症情况下在静脉血栓形成过程中所起到的作用[78]。在这种情况下，继发于纤溶系统受损，$ApoE^{-/-}$ 小鼠在下腔静脉结扎后血栓明显变大，之后发现这种损害是由于 $ApoE^{-/-}$ 小鼠体内 PAI-1 水平显著升高而纤溶酶活性显著降低所致[78]。这些结果表明，在高脂血症的基础下，PAI-1 在 VT 过程中起到重要作用。

8.5　慢性静脉血栓形成

8.5.1　炎症与静脉壁损伤的新进展

多年以来，人们一直认为血管内皮在维持内环境稳态方面起不了什么作用，甚至是根本不起作用，但这一观点最终被证明是错误的。同样的，体内的血栓并非是惰性的，而是具有生物活性的，随着时间变化，其具有特定的细胞类型和基质成分。因此，人们能够找到特定的疗法来操纵血栓并加速溶栓过程。正常的血栓随着时间变化可逐渐溶解（即便没有采取溶栓治疗），这一过程也许是因为 uPA 激活纤溶系统所致[79,80]。uPA 释放自白细胞，内渗入血栓和静脉壁固有细胞中，目前介导这一过程的细胞信号通路尚不明确，但这一通路中很可能包括一些抗凝因子如抗凝血酶、蛋白 C、蛋白 S 和凝血酶。

静脉血栓溶解的过程与伤口愈合类似，涉及促纤维化生长因子、胶原的沉积和基质金属蛋白酶（MMP）的表达和活化[81-84]。在下腔静脉淤滞诱导静脉血栓形成的啮齿类模型及下腔静脉电解模型中，我们发现作为对下腔静脉损伤和血栓形成诱导的回应，在静脉壁及血栓中会有急、慢性炎症反应[85-89]。在血栓形成后第 2 天，静脉壁中的中性粒细胞数量明显高于空白对照组，血栓形成后第 6 天，静脉壁中的单核细胞数量明显高于空白对照组；在这两个时间点，总炎症细胞数量均明显增加。

虽然中性粒细胞会造成静脉壁的损伤，但其所具有的促纤溶和胶原溶解的作用在早期血栓溶解中必不可少[86,90,91]。我们发现，在淤血性静脉血栓形成的大鼠模型中，患有中性粒细胞减少症的大鼠在静脉血栓形成后的第 2 和 7 天时所形成的血栓更大、血栓纤维化程度更高（更大和更少的细胞栓子）并且 uPA 和基质金属蛋白酶 -9（MMP-9）的水平更低[86,90]，然而，通过以上一些相同的机制，中性粒细胞对早期静脉壁重塑起到的作用并非是完全有害的[86]。血栓形成时，若血栓中缺乏中性粒细胞则可能会直接影响血栓的溶解，而不是通过次级细胞信号传导。至于临床相关性方面，有研究发现，当其他因素得到控制时，患有恶性疾病的患者若同时患有中性粒细胞减少症，那么他们患反复性静脉血栓栓塞（VTE）的风险往往更大[92]。一个重要的悬而未决的问题是，患有短暂性中性粒细胞减少症的患者血栓溶解功能方面是否已受损，以及这是否会在临床上表现为有更高的血栓形成后综合征（PTS）风险。

外源性应用趋化肽白介素 -8（IL-8）可以刺激中性粒细胞的促炎性反应，从而促进实验中静脉血栓的溶解[93]。据推测，IL-8 可促进血栓内的中性粒细胞的活化及纤溶酶原激活剂的释放。为了进一步研究趋化因子在中性粒细胞向静脉血栓内渗中所起的作用，我们利用具有 CXC 受体靶向基因缺失（CXCR2 KO）的小鼠，其配体包括 KC 和 MIP-2，类似人 IL-8[85]。在血栓开始形成的前 8 天，CXC 受体靶向基因缺失小鼠有着更大、组织化程度更低的血栓，且血栓内中性粒细胞及单核细胞较少；在晚期(第 12 天和第 21 天)，血栓内的新生血管较少，纤溶功能受损。总的来说，中性粒细胞在早期血栓消退中起作用，而单核细胞则在后期占主导作用，两者都受 CXC 趋化因子活性的调节。

单核细胞可能是静脉血栓溶解过程中最重要的细胞，因为其具有多种功能，并且通过多个信号引导固有细胞的激活。血栓开始形成后第 8 天，单核细胞的内渗达到顶峰，这一现象与单核细胞趋化蛋白 1（MCP-1）水平升高有关，这是引导单核细胞趋化和活化的主要 CC 族趋化因子之一[84,94]，同样也与静脉血栓溶解相关[95]。CC 受体 -2 靶向性缺失（CCR-2 KO）的小鼠模型可能是通过损伤早期干扰素 -γ（IFN-γ）介导的金属基质蛋白酶 2 和 9（MMP-2 和 -9）活性从而导致血栓溶解早期和晚期的功能受损。事实上，伴有瘀滞性血栓形成的 CC 受体 -2 靶向性缺失小鼠在补充外源性 IFN-γ 后血栓溶解功能得到完全恢复，并且血栓内的单核细胞及纤溶活性并未增加，这一结果部分是因为 MMP-2 和 -9 活性的恢复[96]。这些实验表明，早期 Th1 淋巴因子活性(例如，IFN-γ)在血栓溶解中具有广泛且重要的作用，这可能是由 CCR2+ 单核细胞介导，其他人的研究也显示了类似结果，即静脉血栓的溶解依赖于 CCR2 细胞信号活性[97]。

组织愈合依赖于生理性血管新生，血栓类似于创伤愈合，在之前提到的趋化因子受体缺乏的小鼠实验同样证明了血栓溶解和血管新生之间存在密切的联系。然而，血管新生可以反映血栓机化，而不影响血栓溶解。例如，在大鼠静脉血栓淤滞模型中，给予外源性促血管生成剂后，尽管血栓中微血管的血流量增加，但血栓大小并没有发生显著变化[98]。然而，其他研究人员则发现，当外源性给药时，血管内皮生长因子具有促进血栓溶解的潜在作用[99]。

血栓溶解和静脉壁损伤的新进展

随着血栓的溶解，大量的促炎因子被释放出来，包括白介素 -1（IL-1）、肿瘤坏死因子 -α（TNF-α）和转化生长因子 -β（TGF-β），它们存在于血栓的不同时期，并可能对静脉壁产生直接作用[85,100]。其中，静脉血栓形成所产生的静脉壁生物力学损伤的原因是促纤维化介质的升高，包括 TGF-β、调解激活的正常 T 细胞表达和分泌的趋化因子（regulated upon activation，normal T-cell expressed and secreted，RANTES）和单核细胞趋化蛋白 1（MCP-1）。在静脉血栓形成小鼠模型中观察到血栓形成后晚期纤维化现象，伴随着静脉壁胶原总量显著增加[101]，这可能是一个促进静脉壁纤维化的局部机制。然而，在大鼠静脉血栓形成模型的最初 7 天，可以发现早期静脉壁胶原溶解(而不是胶原生成)，这体现了静脉壁对损伤的急性反应。有趣的是，我们在小鼠、大鼠和狒狒相关模型中，已经发现 P- 选择素抑制与血栓胶原含量降低和静脉壁纤维化损伤相关[61,102,103]，表明这种抑制作用可能对晚期静脉壁损伤具有一定的保护作用。为了评估血栓对损伤的作用，同时消除瘀血的影响，我们向暴露的下腔静脉直接添加 10% 的氯化铁，保持 3 分钟，造成静脉的化学损伤[83,104]，通过这一方法，可以持续 24 小时以上在下腔静脉内产生血栓。对这些模型的初步研究表明，非瘀滞性血栓形成比淤滞性血栓形成所造成的损伤更小(例如，静脉壁僵硬度降低，胶原水平没有变化，基质金属蛋白酶 9 的活化程度较低)，并且瘀滞性血栓与静脉壁接触的时间越长，伤害往往越大(图 8.6)。

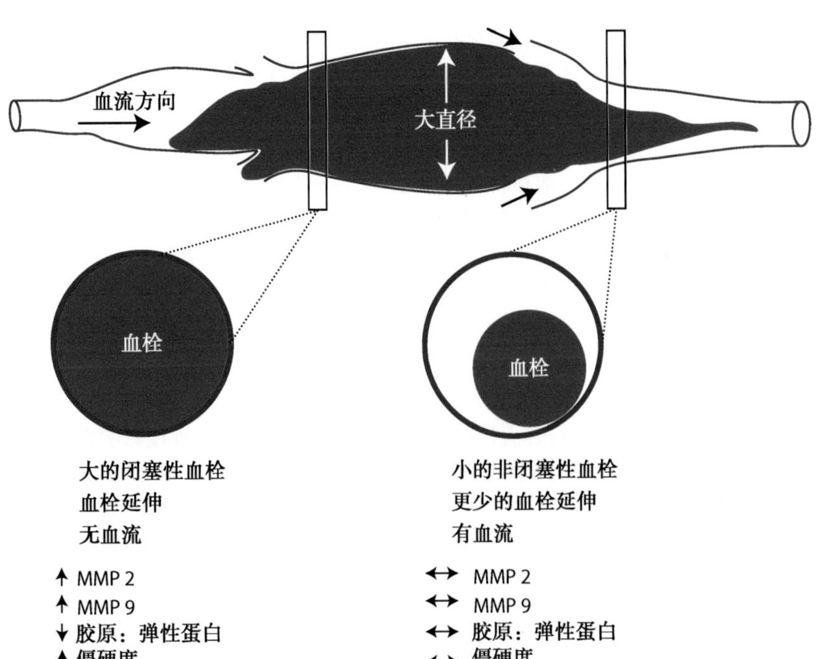

图 8.6　血栓溶解与静脉壁损伤的研究进展。血栓的分布是不均匀的，完全闭塞区和部分闭塞区并存。根据有无血流的情况探索了组织重塑的主要参数。需要注意的是，静脉直径被扩大仅是为了容纳血栓。MMP，基质金属蛋白酶

最近，使用瘀滞性静脉血栓形成小鼠模型研究 Toll 样受体 9（TLR9）对血栓溶解的信号转导。血栓形成后第 8 天，$TLR9^{-/-}$ 小鼠形成的血栓明显大于野生型小鼠，而血栓胶原含量及新生血管分别减少 55% 和 37%，此外，在 $TLR9^{-/-}$ 小鼠血栓中观察到纤维蛋白原减少和凝血酶 - 抗凝血酶复合物增加[105]，并且 $TLR9^{-/-}$ 小鼠静脉壁中 IFN-α、IL-1α 和 IL-2 含量相较于野生型小鼠均显著降低。髓样分化因子（myeloiddifferentiationfactor88，MyD88）在 TLR9 细胞内信号转导中起重要作用，而 $MyD88^{-/-}$ 小鼠具有与野生型小鼠相似的静脉血栓溶解率。另外，Notch δ 样配体 4 的抑制与较大的静脉血栓形成有关，而 TLR9 激动剂的使用与较小的静脉血栓形成相关[105]。

使用下腔静脉结扎的 $uPA^{-/-}$ 或 $PAI\text{-}1^{-/-}$ 小鼠模型与野生型小鼠作对照，研究者制造淤滞性血栓，并在慢性期（8 天或 21 天）采集组织，研究者采集到瘀血血栓后进行对比发现，与野生型小鼠相比，第 8 天和第 21 天 $uPA^{-/-}$ 小鼠的血栓明显较大，而 $PAI\text{-}1^{-/-}$ 小鼠的血栓则显著小于野生型小鼠[106]。相应地，与野生型小鼠形成的血栓相比，$uPA^{-/-}$ 小鼠第 8 天的纤溶酶水平降低了一半，而 $PAI\text{-}1^{-/-}$ 小鼠则增加了 3 倍；另外，$PAI\text{-}1^{-/-}$ 小鼠的内皮细胞标志物 CD31 在第 8 天时相较于野生型小鼠升高两倍，而 $uPA^{-/-}$ 小鼠则在第 21 天时降低 2.5 倍，表明其内皮细胞存活率较低[106]。静脉壁血管平滑肌细胞基因表达显示，第 8 天和第 21 天的 $PAI\text{-}1^{-/-}$ 小鼠比相应的野生型小鼠多表达 2.3 倍和 3.8 倍的平滑肌 22 蛋白（SM22）及 1.8 倍和 2.3 倍 α 平滑肌肌动蛋白（αSMA），并且 αSMA+ 细胞增加 1.8 倍（$P \leqslant 0.05$；n=3~5）。最后，$PAI\text{-}1^{-/-}$ 小鼠与野生型小鼠相比，在第 8 天时体内胶原含量增加了 2 倍，在 $uPA^{-/-}$ 小鼠体内则没有观察到这种差异[106]。这一研究所阐明的本质是，在瘀滞性静脉血栓形成过程中，纤溶酶的活性对于血栓溶解来说至关重要[106]。在最近另一项着重于血栓溶解和静脉壁重构的研究中，尽管静脉壁中单核细胞有所增多，但基质金属蛋白酶 2（MMP-2）的缺失与中期静脉壁纤维化和炎症的减轻有关。考虑到 MMP-2 及 MMP-2/9 的缺失会损害静脉血栓的溶解性，提示直接抑制 MMP-2 很可能仍需要抗凝治疗[107]。

目前，有两项最新的相关研究[108,109]专注于探讨 I 型纤溶酶原激活物抑制因子（PAI-1）与静脉壁损伤的关系，在第一项研究中，研究者观察到缺乏玻璃体连接蛋白会增加循环 PAI-1 含量，且 PAI-1 以剂量依赖的方式正向调节静脉壁纤维化过程[109]。PAI-1 可以通过降低巨噬细胞的活性来减小静脉血栓形成后的静脉壁损伤[109]，然而，事实却是在 PAI-1 浓度较高的动物体内血栓往往体积更大。在另一项研究中[108]，研究者评价了 PAI-1 和低分子肝素（LMWH）对血栓形成后静脉壁损伤的影响，作者发现 LMWH 对于静脉壁纤维化具有保护作用，但这一现象在 PAI-1 缺乏小鼠中却并不明显，并且会促进单核细胞向管壁内渗入。这一数据支持了 LMWH 对血栓后静脉壁的保护作用依赖于 PAI-1[108]。

在过去的几年中，在人体试验及研究性实验中发现，循环骨髓内皮组细胞被证明在动脉损伤修复中起重要作用。Modarai 及其同事[110]发现这些细胞在静脉血栓溶解过程中也起到重要作用。我们已经发现了一些能够表明这些循环细胞在血栓溶解过程中起特定作用及表达趋化因子受体 -7（CCR7）的证据，这一受体在淋巴细胞止血及在肺炎模型的纤维化过程中起到一定作用[111]。有趣的是，在促纤维化表型的 $CCR7^{-/-}$ 小鼠中，血栓后静脉壁重塑功能受伤，这依赖血栓形成机制，并且由循环 CCR7+ 细胞介导。与其他损伤后纤维化反应不同，也许 CCR7+ 细胞信号转导对于静脉壁良性重构十分重要，因为静脉血栓形成抗体阻断 CCR7 后可以减轻静脉壁纤维化损伤[112]。

8.6　静脉血栓形成的现存争议和新发现

8.6.1　他汀类药物，高脂血症和 VT

最近，预防性使用他汀类药物的正当性试验：瑞舒伐他汀的干预试验（Justification for the Use of Statins in Prevention：an Intervention Trial Evaluating Rosucastatin，JUPITER），随访了一批具有高水平 C 反应蛋白服用瑞舒伐他汀或安慰剂的患者[113]。这一试验本是想集中研究瑞舒伐他汀对主要心血管事件的影响，然而却发现接受瑞舒伐他汀治疗的患者 VT 发生率显著降低。高脂血症患者通常会使用他汀类药物，虽然高脂血症在目前并不被认为是 VT 的危险因素，但这一理念在未来可能会发生改变。大多数研究高脂血症的临床试验会涉及服用他汀类药物的患者，这有可能在一定程度上掩盖了高脂血症与 VT 之间的联系。按照这一方向，我们以高脂血症为背景使用 $ApoE^{-/-}$ 小鼠对静脉血栓进行了研究，我们发现，由于 PAI-1 水平的升高，$ApoE^{-/-}$ 小鼠体内的纤溶系统受损，从而导致了 VT 概率的升高[77]。我们认为瑞舒伐他汀能够降低 VT 的原因如下：①已知激活的内皮细胞和血小板是 VT 启动过程中可溶性 P- 选择素的主要来源，与对照组相比，瑞舒伐他汀组在所有时间点可溶性 P- 选择素明显较低。②瑞舒伐他汀组血栓形成 6 小时后，循环中活性和总 PAI-1 含量显著降低。另外，瑞舒伐他汀组大鼠下腔静脉中 PAI-1 基因表达降低，同时肝脏中 PAI-1 基因表达也显著降低。这些结果表明，通过降低高脂血症小鼠 PAI-1 含量，瑞舒伐他汀最终改善了纤溶系统功能。③与对照组相比，瑞舒伐他汀组血栓形成 3 小时后，肝脏内炎症因子的基因表达与对照组相比明显降低，静脉壁内的炎症因子基因表达虽不明显，但也有所降低——这是使用静脉血栓动物模型探索瑞舒伐他汀的干预试验（JUPITER）结果的第一次尝试[114]，而这也进一步证明了他汀类药物通过促纤溶、抗凝血、抗血小板、抗静脉壁瘢痕效应等改善静脉血栓的溶解，因此，他汀类药物为提高静脉血栓溶解率及减少 VT 后静脉壁损伤提供了一种新的药物治疗方法[115]。

8.6.2　胞外 DNA 及 VT

中性粒细胞的胞外 DNA——胞外诱捕网已被证明能够通过形成微生物围栏屏障来杀死细菌、真菌及寄生虫[116,117]，据报道，中性粒细胞胞外 DNA 参与脉管系统脓毒症或非感染性炎症疾病状态如小血管炎等[118,119]。近年来的研究表明，细胞外DNA在实验动物模型中具有促血栓形成作用[120]。除了吞噬和杀菌功能外，已知中性粒细胞和其他白细胞通过释放DNA纤维以形成胞外诱捕网[121-124]，且中性粒细胞是参与急性VT的主要炎性细胞之一[20]。在狒狒[125]和小鼠[126,127]身上进行实验获得的血栓中，胞外诱捕网是血栓的结构部分，并与von Willebrand因子(vWF)共存[120]。在这些研究的基础上，最近有研究发现胞外DNA是静脉血栓形成潜在的生物标志物，且研究结果显示，与健康人及静脉血栓阴性对照组相比，静脉血栓患者的胞外循环DNA含量显著增加[128]。与静脉血栓相关的胞外DNA是关于血栓形成的最重大发现之一，我们相信，这一发现将引领有关VT研究的新时代。

半乳凝素和VT

半乳凝素3(gal3)和半乳凝素3结合蛋白(gal3 bp)在许多病变如癌症、感染、糖尿病、动脉粥样硬化、伤口愈合和炎症性疾病如哮喘和类风湿性关节炎中起重要作用，但它们在VT中的作用尚未明确[129-137]。在DVT的患者身上提取到的微颗粒中发现，gal3 bp的浓度明显升高[138]。gal3 bp是外源性凝集素家族的一员，并且与整合素介导的细胞黏附作用相关[139]。最近发表了一篇关于半乳凝素及其在VT、炎症和纤维化中的潜在作用的详细综述[78]。这些研究证明微粒与VT相关；然而，这些因子在血栓形成中的作用及其作为VT的潜在生物标志物的作用直至最近才被人着重研究[140]。我们的实验室最近发现gal3和gal3 bp与小鼠血栓形成和共定位有关，并且血栓形成部分依赖于gal3，除此之外，我们还发现gal3可能是急性VT患者的生物标志物[140]。除了白细胞之外，在所有被检查的与血栓相关的组织和血液成分(微粒、红细胞、血小板、静脉壁和血栓)中均发现gal3 bp和gal3。除此之外，我们最近发现，在VT情况下，在小鼠和人类中均观察到了gal3 bp和gal3水平增加，表明这两种物种之间存在相似性。然而，尽管事实上gal3 bp的浓度水平高于gal3，我们的数据却表明，与非VT的情况相比，VT情况下gal3升高的程度更明显。目前，有关实验正在专注研究静脉血栓的生物标志物，因为当前尚无任何能够调节VT的生物标志物，在此我们提出了两个明确的候选生物标志物，以供未来研究评估[140]。

8.7 结论

研究VT以及由此导致的静脉壁损伤的病理生理学是十分令人兴奋的，部分原因来源于，与动脉疾病相比，静脉相关疾病相对来说并不被重视。幸运的是，在过去的几年里，美国国立卫生研究院提出了两项资助申请，以便更好地研究静脉疾病的临床和基础病理生物学，并且公共卫生部部长也已经批准了一项针对VTE的专项行动。有关抗凝剂的辅助治疗或替代治疗具有巨大的潜力，并且有望降低患者早期发生PE及晚期出现PTS并发症的风险。

美国静脉论坛指南1.7.0：急慢性静脉血栓形成：发病机制及新展望

编码	指南	证据级别(A：高质量；B：中等质量；C：低或极低质量)
1.7.1	急性静脉血栓形成可引起静脉壁和血栓的急性到慢性炎症反应，导致血栓增大、机化及再通，同时损伤静脉壁和瓣膜	A
1.7.2	D-二聚体、内皮细胞、血小板源性微粒和可溶性P-选择素是血栓形成的标志物，在急性静脉血栓栓塞患者中明显增多	A
1.7.3	血栓的溶解由天然抗凝剂如抗凝血酶Ⅲ、蛋白C、蛋白S及凝血酶调节	B
1.7.4	中性核细胞促进纤溶和胶原酶溶解，并在血栓溶解中起关键作用。单核细胞在血栓溶解后期必不可少	A

参考文献

1. Wakefield TW, McLafferty RB, Lohr JM et al. Call to action to prevent venous thromboembolism. *J Vasc Surg* 2009;49(6):1620–3.
2. Coon WW, Willis PW 3rd, and Keller JB. Venous thromboembolism and other venous disease in the Tecumseh Community Health Study. *Circulation* 1973;48(4):839–46.
3. Anderson FA Jr., Wheeler HB, Goldberg RJ et al. A population-based perspective of the hospital incidence and case–fatality rates of deep vein thrombosis and pulmonary embolism. The Worcester DVT Study. *Arch Intern Med* 1991;151(5):933–8.
4. Peterson KL. Acute pulmonary thromboembolism: Has its evolution been redefined? *Circulation* 1999;99(10):1280–3.
5. Heit JA, Silverstein MD, Mohr DN et al. The epidemiology of venous thromboembolism in the community. *Thromb Haemost* 2001;86(1):452–63.
6. Hull RD, Pineo GF, and Raskob GE. The economic impact of treating deep vein thrombosis with low-molecular-weight heparin: Outcome of therapy and health economy aspects. *Haemostasis* 1998;28(Suppl. 3):8–16.
7. Wille-Jorgensen P, Jorgensen LN, and Crawford M. Asymptomatic postoperative deep vein thrombosis and the development of postthrombotic syndrome. A systematic

review and meta-analysis. *Thromb Haemost* 2005;93(2):236–41.
8. Geerts WH, Pineo GF, Heit JA et al. Prevention of venous thromboembolism: The Seventh ACCP Conference on Antithrombotic and Thrombolytic Therapy. *Chest* 2004;126(3 Suppl.):338S-400S.
9. Hirsh J. Heparin. *N Engl J Med* 1991;324(22):1565–74.
10. Lensing AW, Prandoni P, Prins MH, and Buller HR. Deep-vein thrombosis. *Lancet* 1999;353(9151):479–85.
11. Prandoni P, Lensing AW, Cogo A et al. The long-term clinical course of acute deep venous thrombosis. *Ann Intern Med* 1996;125(1):1–7.
12. Kahn SR, Shrier I, Julian JA et al. Determinants and time course of the postthrombotic syndrome after acute deep venous thrombosis. *Ann Intern Med* 2008;149(10):698–707.
13. Douketis JD, Kearon C, Bates S, Duku EK, and Ginsberg JS. Risk of fatal pulmonary embolism in patients with treated venous thromboembolism. *JAMA* 1998;279(6):458–62.
14. Elliott CG. Thrombolitic therapy. In: Hull RD, Raskov G, Pineo G, eds. *Venous Thromboembolism: An Evidence-Based Atlas*, 1st Ed. Mount Kisco, NY: Wiley-Blackwell, 1996, 253–255.
15. Aird WC. Endothelium. In: Kitchens CS, Alving BM, Kessler CM, eds. *Consultative Hemostasis and Thrombosis*, 2nd Ed. Philadelphia, PA: W.B. Saunders Co., 2002, 35–42.
16. Kitchens CS, Alving BM, and Kessler CM. *Consultative Hemostasis and Thrombosis*. Philadelphia, PA: W.B. Saunders Co., 2002, 617.
17. Aird WC. Endothelial cell heterogeneity. *Cold Spring Harb Perspect Med* 2012;2(1):a006429.
18. Aird WC. Phenotypic heterogeneity of the endothelium: I. Structure, function, and mechanisms. *Circ Res* 2007;100(2):158–73.
19. Meier TR, Myers DD Jr., Wrobleski SK et al. Prophylactic P-selectin inhibition with PSI-421 promotes resolution of venous thrombosis without anticoagulation. *Thromb Haemost* 2008;99(2):343–51.
20. Stewart GJ, Ritchie WG, and Lynch PR. Venous endothelial damage produced by massive sticking and emigration of leukocytes. *Am J Pathol* 1974;74(3):507–32.
21. Esmon CT. Inflammation and thrombosis. *J Thromb Haemost* 2003;1(7):1343–8.
22. Diaz JA, Farris DM, Wrobleski SK, Myers DD, and Wakefield TW. Inferior vena cava branch variations in C57BL/6 mice have an impact on thrombus size in an IVC ligation (stasis) model. *J Thromb Haemost* 2015;13(4):660–4.
23. Myers D Jr., Farris D, Hawley A et al. Selectins influence thrombosis in a mouse model of experimental deep venous thrombosis. *J Surg Res* 2002;108(2):212–21.
24. Ridker PM, Buring JE, and Rifai N. Soluble P-selectin and the risk of future cardiovascular events. *Circulation* 2001;103(4):491–5.
25. Takada M, Nadeau KC, Shaw GD, Marquette KA, and Tilney NL. The cytokine-adhesion molecule cascade in ischemia/reperfusion injury of the rat kidney. Inhibition by a soluble P-selectin ligand. *J Clin Invest* 1997;99(11):2682–90.
26. McEver RP and Cummings RD. Perspectives series: Cell adhesion in vascular biology. Role of PSGL-1 binding to selectins in leukocyte recruitment. *J Clin Invest* 1997;100(3):485–91.
27. Rauch U, Bonderman D, Bohrmann B et al. Transfer of tissue factor from leukocytes to platelets is mediated by CD15 and tissue factor. *Blood* 2000;96(1):170–5.
28. Forlow SB, McEver RP, and Nollert MU. Leukocyte–leukocyte interactions mediated by platelet microparticles under flow. *Blood* 2000;95(4):1317–23.
29. Toombs CF, DeGraaf GL, Martin JP, Geng JG, Anderson DC, and Shebuski RJ. Pretreatment with a blocking monoclonal antibody to P-selectin accelerates pharmacological thrombolysis in a primate model of arterial thrombosis. *J Pharmacol Exp Ther* 1995;275(2):941–9.
30. Downing LJ, Wakefield TW, Strieter RM et al. Anti-P-selectin antibody decreases inflammation and thrombus formation in venous thrombosis. *J Vasc Surg* 1997;25(5):816–27; discussion 828.
31. Wakefield TW, Strieter RM, Schaub R et al. Venous thrombosis prophylaxis by inflammatory inhibition without anticoagulation therapy. *J Vasc Surg* 2000;31(2):309–24.
32. Myers DD Jr., Schaub R, Wrobleski SK et al. P-selectin antagonism causes dose-dependent venous thrombosis inhibition. *Thromb Haemost* 2001;85(3):423–9.
33. Myers D, Wrobleski S, Londy F et al. New and effective treatment of experimentally induced venous thrombosis with anti-inflammatory rPSGL-Ig. *Thromb Haemost* 2002;87(3):374–82.
34. Myers DD Jr., Rectenwald JE, Bedard PW et al. Decreased venous thrombosis with an oral inhibitor of P selectin. *J Vasc Surg* 2005;42(2):329–36.
35. Falati S, Liu Q, Gross P et al. Accumulation of tissue factor into developing thrombi *in vivo* is dependent upon microparticle P-selectin glycoprotein ligand 1 and platelet P-selectin. *J Exp Med* 2003;197(11):1585–98.
36. Palabrica T, Lobb R, Furie BC et al. Leukocyte accumulation promoting fibrin deposition is mediated *in vivo* by P-selectin on adherent platelets. *Nature* 1992;359(6398):848–51.
37. Sullivan VV, Hawley AE, Farris DM et al. Decrease in fibrin content of venous thrombi in selectin-deficient mice. *J Surg Res* 2003;109(1):1–7.
38. Diaz JA, Booth AJ, Lu G, Wood SC, Pinsky DJ, and Bishop DK. Critical role for IL-6 in hypertrophy and fibrosis in chronic cardiac allograft rejection. *Am J Transplant* 2009;9(8):1773–83.
39. Wojcik BM, Wrobleski SK, Hawley AE, Wakefield TW, Myers DD, and Diaz JA. Interleukin-6: A potential

target for post-thrombotic syndrome. *Ann Vasc Surg* 2011;25(2):229–39.
40. Andre P, Prasad KS, Denis CV et al. CD40L stabilizes arterial thrombi by a beta3 integrin-dependent mechanism. *Nat Med* 2002;8(3):247–52.
41. Henke PK, DeBrunye LA, Strieter RM et al. Viral IL-10 gene transfer decreases inflammation and cell adhesion molecule expression in a rat model of venous thrombosis. *J Immunol* 2000;164(4):2131–41.
42. Rodriguez AL, Wojcik BM, Wrobleski SK, Myers DD Jr., Wakefield TW, and Diaz JA. Statins, inflammation and deep vein thrombosis: A systematic review. *J Thromb Thrombolysis* 2012;33(4):371–82.
43. Diaz JA. Inflammation and acute venous thrombosis. *US Oncol Hematol* 2011;7(1):68–71. DOI: 10.17925/OHR.2011.07.1.68.
44. Ahn ER, Lander G, Jy W et al. Differences of soluble CD40L in sera and plasma: Implications on CD40L assay as a marker of thrombotic risk. *Thromb Res* 2004;114(2):143–8.
45. Peramo A and Diaz JA. Physical characterization of mouse deep vein thrombosis derived microparticles by differential filtration with nanopore filters. *Membranes (Basel)* 2011;2(1):1–15.
46. Furie B, Furie BC, and Flaumenhaft R. A journey with platelet P-selectin: The molecular basis of granule secretion, signalling and cell adhesion. *Thromb Haemost* 2001;86(1):214–21.
47. Walenga JM, Jeske WP, and Messmore HL. Mechanisms of venous and arterial thrombosis in heparin-induced thrombocytopenia. *J Thromb Thrombolysis* 2000;10(Suppl. 1):13–20.
48. Ramacciotti E, Hawley AE, Farris DM et al. Leukocyte- and platelet-derived microparticles correlate with thrombus weight and tissue factor activity in an experimental mouse model of venous thrombosis. *Thromb Haemost* 2009;101(4):748–54.
49. Jy W, Horstman LL, Jimenez JJ et al. Measuring circulating cell-derived microparticles. *J Thromb Haemost* 2004;2(10):1842–51.
50. Giacobbe DT and Murray MJ. Vascular disease and inflammation. *Anesthesiol Clin North America* 2004;22(2):183–97, v.
51. Brill A, Fuchs TA, Chauhan AK et al. von Willebrand factor-mediated platelet adhesion is critical for deep vein thrombosis in mouse models. *Blood* 2011;117(4):1400–7.
52. Wagner DD and Frenette PS. The vessel wall and its interactions. *Blood* 2008;111(11):5271–81.
53. Wagner DD, Olmsted JB, and Marder VJ. Immunolocalization of von Willebrand protein in Weibel–Palade bodies of human endothelial cells. *J Cell Biol* 1982;95(1):355–60.
54. Sadler JE, Matsushita T, Dong Z, Tuley EA, and Westfield LA. Molecular mechanism and classification of von Willebrand disease. *Thromb Haemost* 1995;74(1):161–6.
55. Bergmeier W, Chauhan AK, and Wagner DD. Glycoprotein Ibalpha and von Willebrand factor in primary platelet adhesion and thrombus formation: Lessons from mutant mice. *Thromb Haemost* 2008;99(2):264–70.
56. Chauhan AK, Kisucka J, Lamb CB, Bergmeier W, and Wagner DD. von Willebrand factor and factor VIII are independently required to form stable occlusive thrombi in injured veins. *Blood* 2007;109(6):2424–9.
57. Tsai HM, Sussman, II, and Nagel RL. Shear stress enhances the proteolysis of von Willebrand factor in normal plasma. *Blood* 1994;83(8):2171–9.
58. Furlan M, Robles R, and Lammle B. Partial purification and characterization of a protease from human plasma cleaving von Willebrand factor to fragments produced by *in vivo* proteolysis. *Blood* 1996;87(10):4223–34.
59. Ruggeri ZM. von Willebrand factor, platelets and endothelial cell interactions. *J Thromb Haemost* 2003;1(7):1335–42.
60. Cosemans JM, Schols SE, Stefanini L et al. Key role of glycoprotein Ib/V/IX and von Willebrand factor in platelet activation-dependent fibrin formation at low shear flow. *Blood* 2011;117(2):651–60.
61. Diaz JA, Wrobleski SK, Alvarado CM et al. P-selectin inhibition therapeutically promotes thrombus resolution and prevents vein wall fibrosis better than enoxaparin and an inhibitor to von Willebrand factor. *Arterioscler Thromb Vasc Biol* 2015;35(4):829–37.
62. Mann KG, van't Veer C, Cawthern K, and Butenas S. The role of the tissue factor pathway in initiation of coagulation. *Blood Coagul Fibrinolysis* 1998;9(Suppl. 1):S3–7.
63. Nemerson Y. Tissue factor and hemostasis. *Blood* 1988;71(1):1–8.
64. Osterud B and Bjorklid E. Sources of tissue factor. *Semin Thromb Hemost* 2006;32(1):11–23.
65. Steffel J, Luscher TF, and Tanner FC. Tissue factor in cardiovascular diseases: Molecular mechanisms and clinical implications. *Circulation* 2006;113(5):722–31.
66. Grabowski EF and Lam FP. Endothelial cell function, including tissue factor expression, under flow conditions. *Thromb Haemost* 1995;74(1):123–8.
67. Ernofsson M and Siegbahn A. Platelet-derived growth factor-BB and monocyte chemotactic protein-1 induce human peripheral blood monocytes to express tissue factor. *Thromb Res* 1996;83(4):307–20.
68. Day SM, Reeve JL, Pedersen B et al. Macrovascular thrombosis is driven by tissue factor derived primarily from the blood vessel wall. *Blood* 2005;105(1):192–8.
69. Williams JC and Mackman N. Tissue factor in health and disease. *Front Biosci (Elite Ed)* 2012;4:358–72.
70. Rickles FR, Hair GA, Zeff RA, Lee E, and Bona RD. Tissue factor expression in human leukocytes and tumor cells. *Thromb Haemost* 1995;74(1):391–5.
71. Tesselaar ME, Romijn FP, Van Der Linden IK, Prins FA, Bertina RM, and Osanto S. Microparticle-associated tissue factor activity: A link between cancer and thrombosis? *J Thromb Haemost* 2007;5(3):520–7.
72. Haubold K, Rink M, Spath B et al. Tissue factor procoagulant activity of plasma microparticles is increased in patients with early-stage prostate

cancer. *Thromb Haemost* 2009;101(6):1147–55.
73. Swystun LL, Shin LY, Beaudin S, and Liaw PC. Chemotherapeutic agents doxorubicin and epirubicin induce a procoagulant phenotype on endothelial cells and blood monocytes. *J Thromb Haemost* 2009;7(4):619–26.
74. Tesselaar ME, Romijn FP, van der Linden IK, Bertina RM, and Osanto S. Microparticle-associated tissue factor activity in cancer patients with and without thrombosis. *J Thromb Haemost* 2009;7(8):1421–3.
75. Manly DA, Wang J, Glover SL et al. Increased microparticle tissue factor activity in cancer patients with venous thromboembolism. *Thromb Res* 2010;125(6):511–2.
76. Hassouna HI. Laboratory evaluation of hemostatic disorders. *Hematol Oncol Clin North Am* 1993;7(6):1161–249.
77. Baxi S, Crandall DL, Meier TR et al. Dose-dependent thrombus resolution due to oral plaminogen activator inhibitor (PAI)-1 inhibition with tiplaxtinin in a rat stenosis model of venous thrombosis. *Thromb Haemost* 2008;99(4):749–58.
78. Diaz JA, Ballard-Lipka NE, Farris DM et al. Impaired fibrinolytic system in ApoE gene-deleted mice with hyperlipidemia augments deep vein thrombosis. *J Vasc Surg* 2012;55(3):815–22.
79. Singh I, Burnand KG, Collins M et al. Failure of thrombus to resolve in urokinase-type plasminogen activator gene-knockout mice: Rescue by normal bone marrow-derived cells. *Circulation* 2003;107(6):869–75.
80. Moir E, Booth NA, Bennett B, and Robbie LA. Polymorphonuclear leucocytes mediate endogenous thrombus lysis via a u-PA-dependent mechanism. *Br J Haematol* 2001;113(1):72–80.
81. Madlener M, Parks WC, and Werner S. Matrix metalloproteinases (MMPs) and their physiological inhibitors (TIMPs) are differentially expressed during excisional skin wound repair. *Exp Cell Res* 1998;242(1):201–10.
82. Grinnell F. Fibronectin and wound healing. *J Cell Biochem* 1984;26(2):107–16.
83. Zhu YK, Liu X, Wang H et al. Interactions between monocytes and smooth-muscle cells can lead to extracellular matrix degradation. *J Allergy Clin Immunol* 2001;108(6):989–96.
84. Gillitzer R and Goebeler M. Chemokines in cutaneous wound healing. *J Leukoc Biol* 2001;69(4):513–21.
85. Henke PK, Varga A, De S et al. Deep vein thrombosis resolution is modulated by monocyte CXCR2-mediated activity in a mouse model. *Arterioscler Thromb Vasc Biol* 2004;24(6):1130–7.
86. Henke PK, Varma MR, Deatrick KB et al. Neutrophils modulate post-thrombotic vein wall remodeling but not thrombus neovascularization. *Thromb Haemost* 2006;95(2):272–81.
87. Diaz JA, Hawley AE, Alvarado CM et al. Thrombogenesis with continuous blood flow in the inferior vena cava. A novel mouse model. *Thromb Haemost* 2010;104(2):366–75.
88. Diaz JA, Wrobleski SK, Hawley AE, Lucchesi BR, Wakefield TW, and Myers DD Jr. Electrolytic inferior vena cava model (EIM) of venous thrombosis. *J Vis Exp* 2011(53):e2737.
89. Diaz JA, Alvarado CM, Wrobleski SK et al. The electrolytic inferior vena cava model (EIM) to study thrombogenesis and thrombus resolution with continuous blood flow in the mouse. *Thromb Haemost* 2013;109(6):1158–69.
90. Varma MR, Varga AJ, Knipp BS et al. Neutropenia impairs venous thrombosis resolution in the rat. *J Vasc Surg* 2003;38(5):1090–8.
91. Stewart GJ. Neutrophils and deep venous thrombosis. *Haemostasis* 1993;23(Suppl. 1):127–40.
92. Lin J, Proctor MC, Varma M, Greenfield LJ, Upchurch GR Jr., and Henke PK. Factors associated with recurrent venous thromboembolism in patients with malignant disease. *J Vasc Surg* 2003;37(5):976–83.
93. Henke PK, Wakefield TW, Kadell AM et al. Interleukin-8 administration enhances venous thrombosis resolution in a rat model. *J Surg Res* 2001;99(1):84–91.
94. Hogaboam CM, Steinhauser ML, Chensue SW, and Kunkel SL. Novel roles for chemokines and fibroblasts in interstitial fibrosis. *Kidney Int* 1998;54(6):2152–9.
95. Humphries J, McGuinness CL, Smith A, Waltham M, Poston R, and Burnand KG. Monocyte chemotactic protein-1 (MCP-1) accelerates the organization and resolution of venous thrombi. *J Vasc Surg* 1999;30(5):894–9.
96. Henke PK, Pearce CG, Moaveni DM et al. Targeted deletion of CCR2 impairs deep vein thombosis resolution in a mouse model. *J Immunol* 2006;177(5):3388–97.
97. Ali T, Humphries J, Burnand K et al. Monocyte recruitment in venous thrombus resolution. *J Vasc Surg* 2006;43(3):601–8.
98. Varma MR, Moaveni DM, Dewyer NA et al. Deep vein thrombosis resolution is not accelerated with increased neovascularization. *J Vasc Surg* 2004;40(3):536–42.
99. Waltham M, Burnand KG, Collins M, McGuinness CL, Singh I, and Smith A. Vascular endothelial growth factor enhances venous thrombus recanalisation and organisation. *Thromb Haemost* 2003;89(1):169–76.
100. Wakefield TW, Strieter RM, Wilke CA et al. Venous thrombosis-associated inflammation and attenuation with neutralizing antibodies to cytokines and adhesion molecules. *Arterioscler Thromb Vasc Biol* 1995;15(2):258–68.
101. Deatrick KB, Eliason JL, Lynch EM et al. Vein wall remodeling after deep vein thrombosis involves matrix metalloproteinases and late fibrosis in a mouse model. *J Vasc Surg* 2005;42(1):140–8.
102. Myers DD Jr., Henke PK, Wrobleski SK et al. P-selectin inhibition enhances thrombus resolution

and decreases vein wall fibrosis in a rat model. *J Vasc Surg* 2002;36(5):928–38.
103. Thanaporn P, Myers DD, Wrobleski SK et al. P-selectin inhibition decreases post-thrombotic vein wall fibrosis in a rat model. *Surgery* 2003;134(2):365–71.
104. Diaz JA, Obi AT, Myers DD Jr. et al. Critical review of mouse models of venous thrombosis. *Arterioscler Thromb Vasc Biol* 2012;32(3):556–62.
105. Henke PK, Mitsuya M, Luke CE et al. Toll-like receptor 9 signaling is critical for early experimental deep vein thrombosis resolution. *Arterioscler Thromb Vasc Biol* 2011;31(1):43–9.
106. Baldwin JF, Sood V, Elfline MA et al. The role of urokinase plasminogen activator and plasmin activator inhibitor-1 on vein wall remodeling in experimental deep vein thrombosis. *J Vasc Surg* 2012;56(4):1089–97.
107. Deatrick KB, Luke CE, Elfline MA et al. The effect of matrix metalloproteinase 2 and matrix metalloproteinase 2/9 deletion in experimental post-thrombotic vein wall remodeling. *J Vasc Surg* 2013;58(5):1375–84 e2.
108. Obi AT, Diaz JA, Ballard-Lipka NL et al. Low-molecular-weight heparin modulates vein wall fibrotic response in a plasminogen activator inhibitor 1-dependent manner. *J Vasc Surg Venous Lymphat Disord* 2014;2(4):441–50.e1.
109. Obi AT, Diaz JA, Ballard-Lipka NL et al. Plasminogen activator-1 overexpression decreases experimental postthrombotic vein wall fibrosis by a non-vitronectin-dependent mechanism. *J Thromb Haemost* 2014;12(8):1353–63.
110. Modarai B, Burnand KG, Sawyer B, and Smith A. Endothelial progenitor cells are recruited into resolving venous thrombi. *Circulation* 2005;111(20):2645–53.
111. Hashimoto N, Jin H, Liu T, Chensue SW, and Phan SH. Bone marrow-derived progenitor cells in pulmonary fibrosis. *J Clin Invest* 2004;113(2):243–52.
112. Laser A, Elfline M, Luke C et al. Deletion of cysteine-cysteine receptor 7 promotes fibrotic injury in experimental post-thrombotic vein wall remodeling. *Arterioscler Thromb Vasc Biol* 2014;34(2):377–85.
113. Glynn RJ, Danielson E, Fonseca FA et al. A randomized trial of rosuvastatin in the prevention of venous thromboembolism. *N Engl J Med* 2009;360(18):1851–61.
114. Patterson KA, Zhang X, Wrobleski SK et al. Rosuvastatin reduced deep vein thrombosis in ApoE gene deleted mice with hyperlipidemia through non-lipid lowering effects. *Thromb Res* 2013;131(3):268–76.
115. Kessinger CW, Kim JW, Henke PK et al. Statins improve the resolution of established murine venous thrombosis: Reductions in thrombus burden and vein wall scarring. *PLoS One* 2015;10(2):e0116621.
116. Papayannopoulos V and Zychlinsky A. NETs: A new strategy for using old weapons. *Trends Immunol* 2009;30(11):513–21.
117. Wartha F and Henriques-Normark B. ETosis: A novel cell death pathway. *Sci Signal* 2008;1(21):pe25.
118. Kessenbrock K, Krumbholz M, Schonermarck U et al. Netting neutrophils in autoimmune small-vessel vasculitis. *Nat Med* 2009;15(6):623–5.
119. Clark SR, Ma AC, Tavener SA et al. Platelet TLR4 activates neutrophil extracellular traps to ensnare bacteria in septic blood. *Nat Med* 2007;13(4):463–9.
120. Fuchs TA, Brill A, and Wagner DD. Neutrophil extracellular trap impact on deep vein thrombosis. *Arterioscler Thromb Vasc Biol.* 2012;32(8):1777–83.
121. Brinkmann V, Reichard U, Goosmann C et al. Neutrophil extracellular traps kill bacteria. *Science* 2004;303(5663):1532–5.
122. Chow OA, von Kockritz-Blickwede M, Bright AT et al. Statins enhance formation of phagocyte extracellular traps. *Cell Host Microbe* 2010;8(5):445–54.
123. von Kockritz-Blickwede M, Goldmann O, Thulin P et al. Phagocytosis-independent antimicrobial activity of mast cells by means of extracellular trap formation. *Blood* 2008;111(6):3070–80.
124. Yousefi S, Gold JA, Andina N et al. Catapult-like release of mitochondrial DNA by eosinophils contributes to antibacterial defense. *Nat Med* 2008;14(9):949–53.
125. Fuchs TA, Brill A, Duerschmied D et al. Extracellular DNA traps promote thrombosis. *Proc Natl Acad Sci U S A* 2010;107(36):15880–5.
126. Brill A, Fuchs TA, Savchenko A et al. Neutrophil extracellular traps promote deep vein thrombosis in mice. *J Thromb Haemost* 2012;10(1):134–44.
127. von Bruhl ML, Stark K, Steinhart A et al. Monocytes, neutrophils, and platelets cooperate to initiate and propagate venous thrombosis in mice in vivo. *J Exp Med* 2012;209(4):819–35.
128. Diaz JA, Fuchs TA, Jackson TO et al. Plasma DNA is elevated in patients with deep vein thrombosis. *J Vasc Surg Venous Lymphat Disord* 2013; doi: 10.1016/j.jvsv.2012.12.002 [Epub ahead of print].
129. Yang RY, Rabinovich GA, and Liu FT. Galectins: Structure, function and therapeutic potential. *Expert Rev Mol Med* 2008;10:e17.
130. Rabinovich GA, Liu FT, Hirashima M, and Anderson A. An emerging role for galectins in tuning the immune response: Lessons from experimental models of inflammatory disease, autoimmunity and cancer. *Scand J Immunol* 2007;66(2–3):143–58.
131. Sato S, Ouellet N, Pelletier I, Simard M, Rancourt A, and Bergeron MG. Role of galectin-3 as an adhesion molecule for neutrophil extravasation during streptococcal pneumonia. *J Immunol* 2002;168(4):1813–22.
132. Zuberi RI, Hsu DK, Kalayci O et al. Critical role for galectin-3 in airway inflammation and bronchial hyperresponsiveness in a murine model of asthma. *Am J Pathol* 2004;165(6):2045–53.
133. O'Driscoll L, Linehan R, Liang YH, Joyce H, Oglesby I, and Clynes M. Galectin-3 expression alters adhe-

sion, motility and invasion in a lung cell line (DLKP), *in vitro. Anticancer Res* 2002;22(6A):3117–25.
134. Nachtigal M, Ghaffar A, and Mayer EP. Galectin-3 gene inactivation reduces atherosclerotic lesions and adventitial inflammation in ApoE-deficient mice. *Am J Pathol* 2008;172(1):247–55.
135. Iacobini C, Amadio L, Oddi G et al. Role of galectin-3 in diabetic nephropathy. *J Am Soc Nephrol* 2003;14(8 Suppl. 3):S264–70.
136. Cao Z, Said N, Amin S et al. Galectins-3 and -7, but not galectin-1, play a role in re-epithelialization of wounds. *J Biol Chem* 2002;277(44):42299–305.
137. Liu FT, Hsu DK, Zuberi RI et al. Modulation of functional properties of galectin-3 by monoclonal antibodies binding to the non-lectin domains. *Biochemistry* 1996;35(19):6073–9.
138. Ramacciotti E, Hawley AE, Wrobleski SK et al. Proteomics of microparticles after deep venous thrombosis. *Thromb Res* 125(6):e269–74.
139. Iurisci I, Cumashi A, Sherman AA et al. Synthetic inhibitors of galectin-1 and -3 selectively modulate homotypic cell aggregation and tumor cell apoptosis. *Anticancer Res* 2009;29(1):403–10.
140. DeRoo EP, Wrobleski SK, Shea EM et al. The role of galectin-3 and galectin-3-binding protein in venous thrombosis. *Blood* 2015;125(11):1813–21.

9

急性静脉血栓形成的流行病学和危险因素

9.1 介绍

深静脉血栓形成(deep vein thrombosis，DVT)和肺栓塞(pulmonary embolism，PE)具有许多共同的危险因素和病理生理学特征，通常被认为是同一疾病的临床表现：静脉血栓栓塞症(venous thromboembolism，VTE)。共有 25%~40% 的深静脉血栓形成患者合并有无症状的肺栓塞[1,2]。VTE 是西方人群中仅次于心肌梗死和卒中的第三大常见心血管疾病[3]。

DVT 的发生率大约是 PE 的两倍[2]，因此在 VTE 患者中，大约三分之一表现为 PE 而三分之二表现出 DVT。尽管由于更频繁的仪器使用和不断改进的诊断检查使上肢静脉血栓形成越来越多地被发现，但下肢深静脉依旧是最常见的静脉血栓形成部位。血栓形成很少涉及非寻常部位，如脑窦、视网膜和肠系膜静脉。VTE 的预防和管理需要对其流行病学和相关风险因素有所了解，特别是在以下三方面：识别需要预防的人群；为高风险患者如妊娠、避孕和激素替代治疗者提供咨询；确定所需的抗凝持续时间以减少复发性血栓形成。

9.2 下肢 DVT 的流行病学

下肢 DVT 的发生率高度依赖于所研究的人群、其潜在的危险因素以及 DVT 被记录的方式。相较于尸解研究偏倚于基本情很差以及年老的患者，临床研究通常针对特定的住院患者群体，例如术后患者。对 DVT 发病率的真实评估受限于研究人群基数过少、临床上大多数无症状的血栓形成患者以及对诊断客观记录的需要。由于 DVT 和/或 PE 纳入标准不一致、复发性 DVT 排除或纳入标准不同，以及年龄区间多变，方法学上合理的研究解释变得复杂。目前普遍认为尸解研究的发病率高于实际，而流行病学研究则低于实际[4]。

尽管由于 VTE 的门诊治疗可能使发病率的估计值低于实际，最近的统计显示在美国平均每年仍有 547 596 例因 VTE 而住院治疗的患者[5]。系统性回顾 9 项方法学上可靠的流行病学研究，显示加权平均年龄调整后，单纯性首次发作 DVT 的发病率为 50.4/(10 万人·年)[6]。同时包含 DVT 和 PE 时，年龄和性别调整后，美国的首次发作有症状性 VTE(DVT + PE)发生率约为 71 至 117 例/10 万人[4]。自 2001 年以来，人们注意到 VTE 发病率大幅增加，这主要是由于 PE 的发病率增加而不是 DVT[7]。近期的研究提出在欧洲裔人种中，VTE 的发病率为 104~183 例/10 万人，单纯性 DVT 的发病率为 45~117 例/10 万人，单纯性 PE 的发病率为 29~78 例/10 万人[7]。有人提出，PE 的发病率上升与肺部 CTA 和 MRI 的普及和诊断准确性升高有关。除去这一观察到的结果，研究者注意到在 2000 年至 2010 年期间，法国的 PE 年龄调整死亡率每年下降 3%[8]。

DVT 是由遗传和环境危险因素相互作用引起的多因疾病。无血栓形成危险因素而发生血栓的情况被定义为原发性、特发性或无端性 DVT，而有危险因素并发生血栓的情况被指定为继发性或激发性 DVT。特发性 DVT 患者的比例在 26% 至 49% 之间[1,3,4,9,10]。继发性或激发性 DVT 的危险因素可能是短暂的或永久性的，亦可能是遗传性的或获得性的(环境性)。永久性危险因素被认为可能是提高个体血栓形成潜在风险基线的原因，而一过性危险因素通常是引发急性血栓形成事件的原因。42.4% 的患者存在暂时性、可逆性的危险因素，而其中最常见的是肢体制动(15%)、手术(14.4%)和严重的内科疾病(8.2%)[10]。

DVT 的大多数危险因素可能与 Virchow 三要素——血流淤滞、血管壁损伤和血液异常——以及许多遗传性、获得性或环境相关高凝状态有关(表 9.1)。已确定的血栓形成危险因素见表 9.2[11-27]。住院 DVT 患者与门诊 DVT 患者的相关危险因素存在实质性差异。虽然在 3 个月内恶性肿瘤、手术和创伤病史同样是门诊血栓形成患者的重要危险因素,但它们在住院 DVT 患者中的发生频率更高[28,29]。此外,尽管 DVT 和 PE 通常被认为是同一疾病的临床表现,但一些危险因素确实对两者的患病风险有不同影响[2]。黑人种族和一些炎性肺病(慢性阻塞性肺病、镰刀型细胞贫血症和肺炎)更倾向是 PE 的危险因素,而轻微腿部损伤、肥胖、生殖性因素[口服避孕药(oral contraceptives, OCs)和妊娠]和 V 因子 Leiden 突变则更倾向于是 DVT 的危险因素[2]。许多与 DVT 更密切相关的危险因素来源于活化蛋白 C 抵抗,曾有假定认为这可能是由于该类患者相关的纤维蛋白溶解功能受损,以及栓塞的风险降低。

虽然在不同程度上已确定了这些危险因素的相关风险性(表 9.2),但任何个体因素的重要性都是其与正常对照相比的相对风险及其在人群中流行率的作用。例如天然抗凝物质(抗凝血酶、蛋白质 C 和蛋白质 S)缺乏将增加血栓形成风险高达 10 倍之多,但这些危险因素却十分罕见。相比之下,因子 V Leiden 突变虽然是一个相对风险程度较低的危险因素,但其在白种人中发生率为 5%,基于人群流行率的角度来看,这一危险因素更为重要。

而最重要的是,临床上血栓形成时常伴随着多种遗传性和获得性危险因素。事实上,多种危险因素的同时出现通常是血栓形成的先决条件。在症状性 VDT 门诊患者中,被客观记录的具有 1 个危险因素与具有 3 个或更多危险因素的 DVT 患者间的比值比从 1.26 增高至 3.88[28]。然而,许多基因与基因间和基因与环境间的相互作用是协同的,由此显著增加的风险高于任何个体危险因素的总和[17]。例如,具有因子 V Leiden 和凝血因子Ⅷ高表达的患者搭乘飞机旅行时,血栓形成风险增加约 50 倍[30]。最后,显然 VTE 是慢性疾病的急性表现。大约 30% 的患者将在第一次 VTE 发作后的 10 年内出现复发[7]。特发性 DVT 患者的 10 年复发风险高达 50%,继发性 VTE 患者的 10 年复发风险高达 22.5%[31]。复发的危险因素包括无端性 DVT、易栓症、年龄、肥胖、男性、活动性癌症和伴随下肢轻度瘫痪的神经系统疾病[7,31]。D-二聚体水平持续升高,作为持续激活凝血的指标,也预测了复发风险[32]。而首发事件——无论是 DVT 还是 PE——与复发事件类型之间也存在显著关系。那些以 PE 作为首发事件的患者比那些首发事件为 DVT 的患者更倾向于出现复发性 PE。

表 9.1　先天性、获得性和情境性血栓形成危险因素

先天性	获得性	环境相关	先天性或获得性
V 因子 Leiden 突变	年龄	手术	高同型半胱氨酸血症
凝血酶原 G20210A	恶性肿瘤	外伤	凝血因子Ⅷ、Ⅸ和Ⅺ过量
AT 缺乏	抗磷脂抗体	妊娠	
蛋白 C 缺乏症	HIV 感染	口服避孕药	
蛋白 S 缺乏症	真性红细胞增多症	激素替代治疗	
血浆凝血因子Ⅷ升高	阵发性睡眠性血红蛋白尿		
血浆凝血因子Ⅺ升高	肝素诱导性血小板减少症		
非 O 型血	贝切特病(白塞病)		
	肾病综合征		
	炎症性肠病		
	甲状腺功能亢进		

AT,抗凝血酶

表 9.2　血栓栓塞危险因素

危险因素	患病率[a]	风险	文献
年龄		每 10 年增长 1.9 倍	11
手术	18%~39%	4~5.9×[一般手术:25%;耻骨后前列腺切除术:32%;妇科(良性疾病):14%;神经外科:22%;髋/膝关节置换术:51%/47%]	12,13
外伤	3%~12%	20.5×	14

续表

危险因素	患病率[a]	风险	文献
恶性肿瘤	18%~51%	不化疗:4.4~6.9 × 化疗:6.5~9.9 ×	14,15
医院 / 养老院		18.4 ×	14
静脉血栓栓塞的病史		15.6 ×	16
原发性高凝状态			
AT,蛋白质 C & S 缺乏症	5.5%~9.5%	10 ×	
V 因子 Leiden 突变	20%		
杂合子型		3~8 ×	2,13,15,17,18
纯合子型		50~80 ×	
凝血酶原 20210A	4%~7%	2~4 ×	
凝血因子Ⅷ增加	25%	6 ×	
凝血因子Ⅸ增加	10%	2 ×	
凝血因子Ⅺ增加		2.2 ×	
高同型半胱氨酸血症		2~3 ×	
非 O 型血		1.6~2.3 ×	
家族史		2.9 ×	19
口服避孕药	16%[b]	2.9 × (30~50 倍因子 V Leiden)	20
雌激素替代治疗		2~4 ×	21
肢体制动	10%~17%	2 ×(术前)至 5.6 ×(内科患者)	16,22
长途旅行	13.3%	2.4~4 ×	13,16,23,24
妊娠和产褥期	25%~30%[b]	4.3 ×	25
中心静脉导管		11.8 ×	14
抗磷脂抗体	3.1%	狼疮抗凝剂:6 × 抗心磷脂抗体:2 ×	26
炎症性肠病	1.2%~7.1%	1.5~3.6 ×	2,27
甲状腺功能亢进症		2 ×	2
肥胖		多变性	
静脉曲张		多变性	
心肌梗死 /CHF	11%	多变性	

AT,抗凝血酶; CHF,充血性心力衰竭。

[a] 深静脉血栓形成或静脉血栓栓塞(人群归因风险)患者的危险因素患病率。

[b] <45 岁的女性。

9.3 DVT 的危险因素

9.3.1 人口统计学危险因素

年龄、性别和种族可能会影响 DVT 的发病率。其中,年龄与 DVT 风险增加间的联系最为一致。DVT 的发病率随年龄呈指数增长[3],在 20 岁至 80 岁之间上升 200 倍,每 10 年增加相对风险为 1.9[11]。Rosendaal[33]同样注意到 DVT 发病率由每 1 000 名 14 岁以下儿童中有 0.006 人增加到每 1 000 名 40~54 岁成年人中有 0.7 人。而汉森等[34]发现被客观记录的血栓栓塞事件中,男性的患病率由 50 岁时的 0.5% 增加至 80 岁时的 3.8%。患病风险升高可能是与几种年龄相关的因素相关,包括活动减少、主要血栓形成危险因素的数量增加、年龄相关高凝状态和静脉系统的变化。30% 40 岁以上的住院患者存在 3 种或更多风险因素,而 40 岁以下患者仅有 3%[35]。凝血酶激活标志物水平升高,提示了获得性血栓形成前状态同时高龄人群中比目鱼肌静脉发生解剖学变化，以及瓣膜囊中血液淤滞增加[36,37]。

性别差异对 DVT 发病率的影响是多变的，可能与其他危险因素有关。一些研究者注意到男性和女性之间的发病率没有显著差异[28,38]，而另一些研究者则观察到男性的风险略有增加（相对风险：1.4）[11]。超过 1 亿的女性使用口服避孕药，大于 85% 至少有一次怀孕，10%~20% 曾使用激素替代治疗，生殖性的危险因素存在明显差异。虽然常见的遗传性血栓形成倾向没有性别差异，但似乎有一些伴 X 染色体的单核苷酸多态性使男性易形成血栓[39]。

发病率在妊娠期女性与 45~60 岁男性中会更高[3,9,39,40]。40 岁以下妇女中有一半的血栓栓塞事件与妊娠有关[41]。进入中年，男性罹患 DVT 的未校正风险为两倍（风险比：2.0；95%CI：1.61~2.49），PE 患病风险也相似[1]。但当校正身高、体重指数、吸烟和体力活动后，男性和女性的 DVT 患病率相同，而男性患 PE 的风险更是显著降低（风险比：0.6；95%CI：0.41~0.87）。男性罹患 DVT 的未校正风险增加归因于身高的差异，而女性较高的 PE 发生率则与这些潜在的诱发因素无关。据推测，身高较高的人群中，静脉内血液瘀滞增加，这可能使他们更易形成血栓[39]。不同于性别对首发 VTE 的多变性影响，男性一直被认为具有更高的 VTE 复发风险[39]。

地理差异对 DVT 发病率的影响确实存在。在美国，内陆地区 VTE 的发病率高于任何一个沿海地区[42]。然而，内外科疾病的区域性差异、预防疾病的措施和诊断方法使种族差异的结论难以得出。尸解的一系列数据[43]和编码的出院数据[44,45]表明美国黑人和白人患者的血栓栓塞发生率相同。而其他数据表明，与白人患者相比，黑人患者中 PE 比 DVT 更多发[2,42]。尽管有证据表明亚洲、阿拉伯和非洲人群的术后 DVT 发生率可能较欧洲人更低[46]，但在南非术后 DVT 发病率在欧洲和非欧洲裔间或西班牙裔和亚裔间是相似的[47]。与美国白人相比，亚洲人群中 VTE 的发病率特别低，其比率仅为 0.21[45]。各种观察结果表明，这种差异更可能是由于遗传因素而非获得性血栓形成危险因素造成的[48]。遗传决定因素如血型和 Leiden 突变的种族和民族差异是普遍认知的。亚洲人中因子 V Leiden 突变率（0.5%）仅为高加索人群（5%）的十分之一[4]。

9.3.2 手术

与手术相关的血栓栓塞风险多种多样，同围术期的肢体制动、凝血激活和纤维蛋白溶解一过性抑制有关。在围术期，凝血酶活化增加以及纤溶酶原激活物抑制剂 -1（PAI-1）水平升高已被充分证明。风险程度随着患者特异性因素（例如年龄和 VTE 病史）和手术特异性因素（例如持续时间和制动程度）而进一步变化。合并症对术后血栓形成的影响尚不清楚，一些研究指出使用 OC、心肌梗死或心力衰竭、炎症性肠病、呼吸衰竭、中风或静脉曲张的影响相对较小[49]。虽然低于住院的术后患者，但门诊术后 VTE 的风险也大幅的提高[49]。

如果没有合适的预防，接受一般外科手术患者的 DVT 发生率约为 25%，耻骨后前列腺切除术患者为 32%，伴或不伴随恶性肿瘤的妇科手术为 22% 和 14%，选择性神经外科手术为 22%，接受髋部骨折手术、髋关节置换术和膝关节置换手术的患者中分别为 45%、51% 和 47%[12]。已研发出的评分模型如 Caprini 和 Rogers，可协助识别区分患者发生血栓栓塞症的极低、低、中以及高程度风险[50]。在美国，770 万年龄超过 18 岁且住院时间超过 2 天的患者中，只有 40% 患者的 VTE 风险较低，而 41% 的患者处于高或极高的 VTE 风险[51]。

大约一半的术后 DVT 在手术室内发生，其余大部分发生在术后的第 3~5 天[52]。然而，DVT 的风险并不随着出院而结束。在妇科患者中，51% 的血栓栓塞事件发生在刚刚出院后[53]。同样，高达 25% 的接受腹部手术的患者在出院后 6 周内发生 DVT[54]。从国家卫生服务部门乳腺癌筛查研究中招募了 947 454 名女性进行一项百万女性研究[49]。在 584 万人的多年随访中，有 5 689 例首次发生静脉血栓栓塞的患者，其中 1/3 为术后患者（25% 随访者接受手术治疗）。而术后第 3 周的发病率最高，25% 接受手术的女性有三分之一在术后第 3 周发生静脉血栓栓塞。与未接受手术的女性相比，接受住院手术的女性患者在术后 6 周内发生 VTE 的风险为前者的 69.1 倍（95% CI：63.1~75.6）。这种风险在 7~12 周时仍然较高（相对风险：19.6；95%CI：16.6~23.1）直至术后 1 年（相对风险 3.7；95% CI：2.8~4.9）。因此，手术后风险增加的持续时间远远超出术后早期阶段。对于癌症手术尤其如此，其术后 VTE 风险延续超过 1 年（12 个月后的相对风险：6.1；95% CI：4.9~7.6）。

9.3.3 外伤

创伤患者或许最全面的表现了 Virchow 三要素的融合。直接静脉损伤、多重凝血和纤维蛋白溶解紊乱、骨骼损伤导致的肢体制动、瘫痪和危重病都可能会引起外伤患者并发 DVT 的风险增高。据报道，在尸解的外伤死亡人员中，DVT 的发生率为 62%~65%[55,56]，与静脉造影发现外伤患者 DVT 的发病率为 58% 相当[57]。仅采用二维超声检查 DVT 发病率普遍大幅降低。外伤人群并发 DVT 的重要决定因素是：高龄、输血、手术、骨盆骨折、股骨或胫骨骨折、脊髓损伤、损伤严重程度评分、外伤损伤严重程度评分、主要静脉损伤和股静脉置管[58]。

9.3.4 内科疾病

大约 60% 的 VTE 事件与医院或疗养院内行动受限有关，记录在案的出院数据表明约 1% 的住院患者被诊断患有 DVT[45]。内科（22%）疾病和手术（24%）患者发生 DVT 事件的比例上大致相等[7,40]。在并发 DVT 的内科患者中，85% 至少有一个危险因素，超过 50% 至少有两个危险因素[16]。临床试验数据表明年龄大于 75 岁、癌症、有 VTE 病史和急性传染病是 VTE 的独立预测因素[59]。美国胸科医师学会认为住院治疗的内科患者如合并充血性心力衰竭、严重呼吸道疾病或具有危险因素——既往 VTE 病史、癌症、急性神经系统疾病、败血症和炎症性肠病，则具有 VTE 高风险[60]。

9.3.5 恶性肿瘤

活动性癌症将 VTE 发生的风险提高约 7 倍，并且在所有血栓栓塞事件中约占 20%[40,15,13,61]。DVT 可能使 19%~30% 的恶性肿瘤恶化,3%~ 23% 的患者在诊断为恶性肿瘤时发现特发性血栓形成,并且另有 5%~11% 的患者在发病后 1~2 年内发生 VTE。侵袭性癌症,特别是恶性血液病、胰腺癌、脑癌、胃癌和卵巢癌与 VTE 发病率高风险有关,而前列腺癌、乳腺癌和黑色素瘤的 VTE 发病率则低得多[61,62]。局部性恶性肿瘤相较转移性恶性肿瘤并发 VTE 的风险低得多。血栓栓塞风险在诊断恶性肿瘤的早期阶段最高。诊断后 3 个月 VTE 风险增加 54 倍,而在诊断后 1 年时则降低至 13.4 倍[63]。在癌症患者中,复发 VTE 的风险比非癌症 VTE 患者高 2 至 3 倍[61]。VTE 并发症是癌症患者死亡的第二大原因[61,64],可能与癌症进展和促凝血活性之间的关联有关。这种关系也可以解释以低分子量肝素治疗 VTE 的恶性肿瘤患者的生存优势。

VTE 也可能是未确诊癌症的预兆。特发性 DVT 患者在 6~12 个月内诊断为隐匿性恶性肿瘤的发生率比一般人群高 2.2~5.3 倍[65,66]。临床前恶性肿瘤在上肢血栓形成患者中更为常见。因 VTE 发现恶性肿瘤的患者死亡率高于没有 VTE 的恶性肿瘤患者。

各种癌症的血栓形成潜力与肿瘤生物学有关。与癌症相关的血栓形成机制包括组织凝血活酶表达、血小板活化、循环肿瘤细胞的微粒脱落以及中性粒细胞胞外网状陷阱(NETs)的产生[64]。高达 90% 的癌症患者存在凝血系统的异常。膜结合和循环组织凝血活酶在许多癌症中上调,特别是在脑、胰腺、胃和卵巢癌症中[64]。肿瘤细胞也可以使组织因子表达微粒。循环内高水平的肿瘤细胞可以作为无细胞 DNA 的来源,反过来促进 NETs 的形成,使其作为血小板黏附和血栓形成的支架。转移性恶性肿瘤患者也可表现出血小板反应性增强。最后,相关的巨噬细胞可以产生促凝血剂和炎性细胞因子。

除肿瘤相关因素外,癌症并发 VTE 也与许多患者和治疗相关的危险因素有联系。内科疾病与潜在血栓形成倾向的协同,例如因子 V Leiden 突变和凝血酶原 20210A,增加了癌症患者并发 VTE 的风险。已研发出用于预测 VTE 风险的评分系统,包括癌症部位的 5 个临床危险因素,血小板计数≥ 350×10^9/L、血红蛋白 <10g/dl 或使用红细胞生成刺激剂、白细胞计数 > 11×10^9/L、体重指数≥ 35kg/m^2、生物标志物 P-选择素(≥ 53.1ng/ml)和 D- 二聚体(≥ 1.44μg/ml)[62]。前瞻性随访 819 名癌症患者,得分为 0 的患者 6 个月内发生 VTE 的概率仅为 1.0%,而得分大于 5 的患者则为 35.0%。癌症治疗可能进一步增加 VTE 的风险。除手术和中心静脉导管的危险因素外,某些恶性肿瘤的治疗可能与直接内皮毒性、高凝状态诱导、纤维蛋白溶解活性降低和肿瘤细胞溶解有关[64,67,68]。

9.3.6 肢体制动

卧床休息和 DVT 之间的关系是早已公认的。在使用 DVT 预防措施前,在行动受限制 1、2 和 4 周后,下肢血栓形成的尸检发生率分别迅速从 15% 上升至 77% 和 94%[37]。卧床休息引起的血栓通常显示双侧,而与中风相关的血栓形成通常局限于瘫痪肢体,这一现象进一步强调了肢体制动的重要性。

在长途航班之后,PE 的发生率为 0.39/100 万乘客[23],是旅行相关死亡率的第二大原因[69]。这与每年超过 150 000 例额外 VTE 发生的风险归因相一致[30]。4 项病例对照研究显示,13.3% 的 VTE 患者有近期旅行史,而对照组只有 6.9%[23]。前瞻性试验进一步证明 3.9% 超声记录的 DVT 患者具有长途航空旅行史。这种血栓通常是无症状的,局限于小腿静脉,并且大多可以通过使用过膝的弹力袜来预防[70]。

虽然有时被称为“经济舱综合征”。但仍有一些数据表明旅行相关的血栓形成可能发生在航空旅行以外的其他出行方式中[13]。旅行并发血栓形成的机制一般认为包括低压缺氧引起的凝血活化、血液淤滞和脱水[71]。年龄较大、身材高大、肥胖、既往有 VTE 病史、使用 OCs 和潜在的血栓形成倾向将会显著增加旅行并发血栓形成的风险[13,23,30]。

9.3.7 静脉血栓栓塞病史

多达 15%~26% 的 DVT 患者伴有既往血栓栓塞事件病史。复发性 DVT 发生率在具有不可逆性血栓形成危险因素和特发性 DVT 患者中较高。一些研究者也注意到 65 岁以下患者的发病率明显较高[72]。

虽然其他因素也可能发挥作用,但许多复发与原发性高凝状态有关。在 8 年随访期间,因子 V Leiden 突变杂合子患者复发性血栓形成的累积发生率为 40%,比没有突变的患者高 2.4 倍[73]。其他研究[74]估计 17% 复发性血栓栓塞事件可能与高同型半胱氨酸血症有关。虽然这些研究结果的方法学有效性受到质疑,但纤维蛋白溶解受损和复发性 DVT 之间的关系已被提出[75]。

9.3.8 原发性高凝状态

原发性高凝状态包含具有遗传基础的血栓形成倾向。在没有手术或恶性肿瘤时,有原发性血栓形成倾向风险的患者占确诊血栓患者的 25%[15]。虽然偶尔在不常见部位发生血栓,但高凝状态并不是上肢血栓形成的重要危险因素[76]。导致正常功能丧失的血栓形成倾向(抗凝血酶、蛋白 C 和蛋白 S)往往比那些导致功能异常的获得性因素更严重(因子 V leiden 和凝血酶原 20210A)。一般而言,越常见的血栓形成倾向造成的风险越低,但由于它们的发生频率,导致更多的血栓形成事件(表 9.2)。这些异常表型可同时表现在家族内部或家族之间,但是在具有血栓形成家族史的人群中,血栓形成风险更高并且首次发病年龄更小。具有血栓形成倾向的家族似乎具有显著的混合多基因缺陷发生率。血栓形成倾向筛查指南见表 9.3。

人体血液内固有的抗凝物质——抗凝血酶、蛋白 C 和蛋白 S——的经典缺陷存在于约 0.5% 的健康受试者[77]和 5%~10% 的 DVT 患者中。各种无义突变(Ⅰ型缺陷,其特征在于缺乏保护性蛋白质)和错义突变(Ⅱ型缺陷,其特征在于存在异常蛋白质)与先天性缺陷相关。杂合性缺陷将血栓形成风险提高约 10 倍[13]。

外源性活化蛋白C无法延长活化部分凝血酶原时间是活化蛋白C抵抗的特征。凝血因子V基因中的单点突变，导致用谷氨酰胺替代精氨酸506（因子V Leiden；FV：R506Q），这出现在94%具有活化蛋白C抵抗的个体中[78-80]，并且使因子V对被激活的蛋白C的降解不那么敏感。

表9.3　血栓形成倾向筛查指南

首次发作的特发性VTE
VTE发生在<50岁，即使存在一过性危险因素
怀孕、激素替代疗法或口服避孕药期间发生VTE
儿童VTE
复发性VTE
没有癌症或静脉曲张的复发性血栓性浅静脉炎
异常部位（脑窦或肠系膜/肝静脉）的VTE
华法林诱导的皮肤坏死和婴儿暴发性紫癜（没有败血症的情况下）
一级亲属中有症状性血栓形成倾向的育龄女性
在任何孕龄时2次连续流产或3次非连续流产；1次孕20周后胎儿死亡
严重的先兆子痫

资料来源：改编自Nicolaides AN et al. *Int Angiol* 2005；24：1-26.
VTE，静脉血栓栓塞。

因子V Leiden突变以常染色体显性遗传方式遗传，并且是最常见的遗传性血栓形成倾向疾病。突变显示出明显的地理变异性，但是取决于种族划分，存在于0%~15%正常人群和高达20%的DVT患者中。有限的数据表明，多达37%的血栓后综合征患者也存在这种突变[15]。斯堪的纳维亚、北欧和东地中海人群的等位基因频率最高，亚洲人和南美洲人的等位基因频率较低，东方人群中几乎不存在[15]。

各种其他遗传病也与VTE风险增加有关。6%的静脉血栓形成患者凝血酶原基因3’区域中的凝血酶原20210A的突变使血浆中凝血酶原水平升高。这样的突变存在明显的区域差异，2%~3%的高加索人中存在此突变。其他凝血蛋白，如凝血因子Ⅷ、Ⅹ和Ⅺ，在血浆中的水平升高也会导致VTE风险增加2至3倍[13,15,18]。25%凝血因子Ⅷ水平升高的患者并发VTE。非O型血中von Willebrand因子（vWF）和凝血因子Ⅷ的水平都会增加，使VTE发生风险增加两倍[81]。据推测，这是由于血液中A和B抗原保护vWF（因子Ⅷ的载体）免于裂解，导致两者水平升高[82]。高水平的同型半胱氨酸具有许多促凝血的作用，包括直接内皮毒性、影响一氧化氮和前列环素产生、组织因子诱导、凝血因子V活化、血小板黏附增加和组织纤溶酶原激活物（t-PA）抑制，这与VTE发生风险增加2~3倍有关联[18,74,83]。多态性亚甲基四氢叶酸基因调节高半胱氨酸再甲基化合成甲硫氨酸，它似乎没有显著提高VTE的风险。

尽管已经描述了几种纤维蛋白溶解性疾病，包括定性和定量的纤溶酶原缺陷、循环PAI-1升高、凝血酶激活的纤溶抑制物增多、凝血因子ⅩⅢ和脂蛋白（a）增多，但缺乏增加VTE风险的数据支持[18]。

9.3.9　口服避孕药和激素治疗

在育龄妇女中，大约四分之一的血栓栓塞事件归因于OCs[84]。与非OC使用者0.03~0.06/1 000人的血栓栓塞事件（包括脑血栓形成）入院风险相比，OC使用者的血栓栓塞事件入院风险估计为0.4~0.6/1 000人[85-88]。两项meta分析显示，与非使用者相比，OC使用者的VTE总体相对风险为2.9~3.5[20,88]。较随后几年相比，使用OCs第一年的VTE相对风险要高出约50%[89]。

血栓形成风险与雌激素剂量以及孕激素类型相关。雌激素的药物剂量与许多凝血系统的改变有关。PAI-1[90]减少，而血液黏度、纤维蛋白原、血浆凝血因子Ⅶ和Ⅹ水平、血小板黏附和聚集可能增加[85,91,92]。孕激素进一步影响性激素结合球蛋白的水平[88]。

雌激素含量超过50μg或低于20μg分别与VTE的最高和最低风险相对应。第一代OCs含有利奈黄体酮或炔诺酮作；第二代OCs含有左炔诺黄体酮或炔诺黄体酮；第三代产品含有去氧孕烯、孕二烯酮或诺孕酯；第四代产品含有非睾酮衍生的孕激素异类体，包括屈螺酮、地诺孕素和诺美黄体酮。与其他配方相比较，第三代和第四代避孕药配方中的孕激素成分使血栓形成发生的风险增加约两倍[13,81,89]。

避孕相关的血栓形成危险因素包括年龄、先天性血栓形成倾向、非O型血型、吸烟、肥胖和肢体制动[81,89]。活化蛋白C抵抗出现在30%的避孕合并VTE患者中[93]。凝血因子V杂合使用OCs的患者发生VTE风险增加25~35倍，而凝血酶原20210A杂合子突变或凝血因子Ⅷ水平升高患者使用OCs后的VTE风险分别增加16倍和10倍[15]。但是在无VTE家族史的情况下，在使用OC之前不建议进行常规血栓形成倾向筛查[81]。具有重要危险因素的女性应考虑使用仅含孕激素的避孕药，如宫内左炔诺黄体酮避孕方式和单纯孕激素药物[89]。据估计，遵守现行有关避孕药使用指南可预防大约四分之一的避孕合并VTE发生[81]。

非口服激素避孕药，包括透皮联合避孕药（相对风险：7.9；95% CI：3.5~17.7）和避孕环（相对风险：6.5；95% CI：4.7~8.9），也与VTE发生风险增加有关。血管注射用醋酸甲羟黄体酮可使VTE发生风险增加3倍[7]，而皮下孕激素植入物则增加风险40%[89]。与非激素避孕药使用者相比，宫内左炔诺黄体酮避孕方式可降低（相对风险：0.6，95% CI：0.4~0.8）VTE风险。雌激素的药理剂量，例如用于抑制泌乳，同样与血栓栓塞风险增加有关。虽然用于绝经后激素替代治疗的雌激素剂量约为OC的6倍，但血栓栓塞的风险只增加了两到四倍。雌激素-孕激素混合使用的风险高于单纯雌激素使用的风险[94,95]。然而，必须正确看待激素替代治疗的风险，因为每年激素替代治疗仅在每10 000名女性中引起2例新发VTE[21]。与OCs一样，先天性血栓形成倾向缺陷如V Leiden突变、蛋白S缺乏和高凝血因子Ⅺ水平的存在，增加了与雌激素替代相关的血栓形成风险。用于治疗雌激素受体阳性乳腺癌的雌激素受体拮抗剂他莫昔芬也显著增加血栓形成风险[15]。最后，非常有限的数据表明在血栓形成倾向患者中，睾酮治疗亦可能并发 VTE[96]。据推测，这种风险的增加与睾酮芳香化后转化为雌二醇有关。

9.3.10 妊娠

在每 10 万婴儿降生中，产妇死亡从发达国家的 12.1（95%CI：10.4~13.7）到发展中国家的 232.8（95%CI：207.3~260.6）不等[97]。尽管在全球范围内流产和出血仍是最重要的产妇死亡原因，但在美国，VTE 是产妇死亡的主要原因，占死亡产妇的 20%[98]。虽然妊娠合并 VTE 的发生率在 0.08% 到 7.13% 区间内变化，但对 27 项研究的汇总分析表明其总体发生率为 1.4%（95% CI：1.0%~1.8%），DVT 为 1.1%（95% CI：DVT 为 1.0%~1.3%，PE 为 0.3%（0.2%~0.4%）[99]。关于怀孕期间 DVT 发生时间存在争议。虽然一些数据表明风险在整个妊娠期间均匀分布，但最近的数据[7]表明妊娠早期 DVT 发病率较低。相比之下，产后 DVT 的风险比怀孕期间高出 2~4 倍。这与 meta 分析结果一致，meta 分析显示 57.5% 的 VTE 事件发生在产后，而在产前的 VTE 事件中，55.95% 发生在妊娠晚期[99]。DVT 在产后 3 个月内的总发病率为 351.4/（10 万女性·年），而妊娠期间的总发病率为 85.2/（10 万女性·年）[25]。复发性血栓栓塞可能使 4%~15% 的女性之后妊娠变得困难[100]。

怀孕期间的血栓形成风险归因于子宫压迫合并获得性促血栓形成状态而导致的静脉回流受损。妊娠相关病例中，72.1% DVT 发生于左下肢[99]。妊娠与凝血系统的一系列变化相关，包括纤维蛋白原、凝血因子Ⅱ、Ⅶ、Ⅷ和Ⅹ增加；蛋白 S 水平降低；纤维蛋白溶解活性降低。其他危险因素，特别是高凝状态、哺乳期抑制、孕妇年龄增加和辅助分娩，都与风险增加有关。在患有血栓形成倾向的女性中，抗凝血酶缺乏的女性发生妊娠合并血栓形成的风险很高；那些患有蛋白质 C 或 S 缺乏、因子 V 纯合子或因子 V 联合凝血酶原突变的患者风险高；具有因子 V 杂合子或凝血酶原突变的患者风险中等[15]。由于因子 V Leiden 突变的高患病率，其与高达 59% 的妊娠合并 VTE 病例相关[93,101]。

9.3.11 抗磷脂抗体

抗磷脂抗体存在于 4%~20% 的 VTE 患者中。狼疮抗凝体（lupus anticoagulant，LA）和抗心磷脂抗体（anticardiolipin antibod，ACAs）可见于系统性红斑狼疮、其他自身免疫性疾病、非自身免疫性疾病（如梅毒和急性感染）、药物（如氯丙嗪、普鲁卡因胺和肼哒嗪）以及老年人[102]。系统性红斑狼疮患者中，LA 和 ACAs 的发现率分别是 34% 和 44%，而一般人群中则分别为 2% 和 0%~7.5%[102]。系统性红斑狼疮患者中，发现 LA 者的 VTE 风险增加 6 倍，而发现 ACA 者的风险增加 2 倍[26]。在健康人群中，LA 的活动也会使其血栓形成风险增加 3.6 倍，伴随抗 β_2- 糖蛋白Ⅰ或抗凝血酶原抗体的存在则风险进一步增加[103]。虽然数据相互矛盾，但至少表明在无自身免疫性疾病的人群中，VTE 和 ACAs 可能无关联[104]。

抗磷脂抗体综合征以至少 1 次的动脉或静脉血栓形成和 / 或 3 次早于 10 周的自然流产为特征，10 周后 1 次早期胎死或 24 周之前的 1 次早产也可作为其特征。实验室检验确诊需要在分别 2 次至少间隔 6 周的检查中存在 LA 或中至高滴度的 IgG 或 IgM ACAs[15]。大约 80% 的抗磷脂抗体综合征患者是女性[103]。

9.3.12 其他危险因素

虽然缺乏上面讨论的强有力的流行病学支持，但其他一些情况亦与 DVT 发病率增加有关。这些情况包括中心静脉置管和炎性肠病。其他危险因素，如肥胖、吸烟、静脉曲张、心肌梗死、充血性心力衰竭和微量白蛋白尿，部分已被确定为急性 DVT 的独立危险因素。

肥胖在某些人群中会使血栓形成风险增加[21,52,105]，而在其他人群中则无关[106]。肥胖使创伤患者 DVT 发病率增加[107]，而在内科疾病患者中则并不会[59]。

静脉曲张也被列为急性 DVT 的危险因素，作为既往 DVT 或静脉血液淤滞的可能标志物。支持这种关联的证据是不明确的，并且由于存在其他危险因素而经常变得难以判断。少数针对门诊患者研究认为静脉曲张不是 DVT 的危险因素[29]，或仅是女性和 65 岁以上的人群的独立危险因素[28]。尽管静脉曲张在一些高风险人群中的作用不能完全排除，但静脉曲张的重要性在普通人群中是存疑的。

系统性高凝状态、充血性心力衰竭和强制卧床休息在理论上可以使急性心肌梗死住院患者易患 DVT。据报道，该人群 DVT 的发病率为 20%~40%，总体平均发病率为 24%[108-110]。虽然 Kotilainen 等[108]发现 DVT 的发生率在心肌梗死确诊患者（21%）和非确诊患者（25%）中十分相近，但在 60 岁以上充血性心力衰竭患者（54%）中的发病率明显较高。这一发现已被一些病例[111]证实，但另一些病例则没有这样的情况[22]。尽管偶然发现充血性心力衰竭是尸解 VTE 的危险因素，但 Heit 等[14]发现充血性心力衰竭不是死亡前或致死性 VTE 的危险因素。虽然很难准确定义内科重症患者心脏病相关的额外风险，但证据表明，这些患者是 VTE 高风险人群[112]。

9.4 结论

VTE 的正确管理需要对诊断和治疗有全面的了解。而对相关的流行病学和危险因素的了解同样关键。风险分层对于确定哪些患者需要在高风险情况下进行预防是非常重要的。针对接受手术或住院治疗的内科患者，已有适用的风险分层方案[113]和循证预防措施[50]。而对 VTE 危险因素的理解在以下方面很重要：为患者提供有关避孕、妊娠和激素替代治疗相关风险的咨询；了解哪些患者需要进一步考虑存在潜在的恶性肿瘤或高凝状态；确定复发性 VTE 的风险；确定 VTE 发作后的治疗持续时间。这些考虑需要对血栓形成危险因素、各危险因素在血栓形成中的相对重要性及其相互协同作用有所掌握。后者尤其重要，因为 VTE

几乎总是在多种遗传和环境危险因素的背景下发展。基因与基因间和基因与环境间相互的协同作用是静脉血栓形成的基础，同时这些相互作用的相对风险正在被更好地理解。

美国静脉论坛指南 1.8.0：急性静脉血栓形成的流行病学和危险因素

编码	指南	推荐等级（1：强；2：弱）	证据级别（A：高质量；B：中等质量；C：低及极低质量）
1.8.1	静脉血栓栓塞（VTE）的预防和处理需要对潜在危险因素的相互作用充分理解。所有静脉血栓栓塞性疾病的发作都应该归为原发性（无诱因和特发性）或继发性（有诱因）	1	A
1.8.2	所有住院患者都应该在入院时进行全面的血栓栓塞风险因素的评估	1	A
1.8.3	应使用公认的模型，如 Rogers 或 Caprini 评分，来评估手术患者血栓栓塞风险	1	B
1.8.4	应遵循已制定的循证指南，以预防高危患者深静脉血栓形成	1	A
1.8.5	易栓症的筛查应限于已有指南所列入的患者	1	A

参考文献

● = Key primary paper
★ = Major review article
◆ = First formal publication of a management guideline

1. Severinsen MT, Johnsen SP, Tjonneland A, Overvad K, Dethlefsen C, and Kristensen SR. Body height and sex-related differences in incidence of venous thromboembolism: A Danish follow-up study. *Eur J Intern Med* 2010;21(4):268–72.
2. van Langevelde K, Flinterman LE, van Hylckama Vlieg A, Rosendaal FR, and Cannegieter SC. Broadening the factor V Leiden paradox: Pulmonary embolism and deep-vein thrombosis as 2 sides of the spectrum. *Blood* 2012;120(5):933–46.
3. Naess IA, Christiansen SC, Romundstad P, Cannegieter SC, Rosendaal FR, and Hammerstrom J. Incidence and mortality of venous thrombosis: A population-based study. *J Thromb Haemost* 2007;5(4):692–9.
4. White RH. The epidemiology of venous thromboembolism. *Circulation* 2003;107(23 Suppl. 1):I4–8.
5. Centers for Disease Control and Prevention. venous thromboembolism in adult hospitalizations—United States, 2007–2009. *MMWR Morb Mortal Wkly Rep* 2012;61(22):401–4.
★6. Fowkes FJ, Price JF, and Fowkes FG. Incidence of diagnosed deep vein thrombosis in the general population: Systematic review. *Eur J Vasc Endovasc Surg* 2003;25(1):1–5.
★7. Heit JA. Epidemiology of venous thromboembolism. *Nat Rev Cardiol* 2015;12(8):464–74.
8. Olie V, Fuhrman C, Chin F, Lamarche-Vadel A, Scarabin PY, and de Peretti C. Time trends in pulmonary embolism mortality in France, 2000–2010. *Thromb Res* 2015;135(2):334–8.
9. Cushman M, Tsai AW, White RH et al. Deep vein thrombosis and pulmonary embolism in two cohorts: The longitudinal investigation of thromboembolism etiology. *Am J Med* 2004;117(1):19–25.
10. Agnelli G, Verso M, Ageno W et al. The MASTER registry on venous thromboembolism: Description of the study cohort. *Thromb Res* 2008;121(5):605–10.
11. Anderson FA, Wheeler HB, Goldberg RJ et al. A population-based perspective of the hospital incidence and case-fatality rates of deep vein thrombosis and pulmonary embolism. *Arch Intern Med* 1991;151:933–8.
◆12. Nicolaides AN, Breddin HK, Fareed J et al. Prevention of venous thromboembolism. International Consensus Statement. Guidelines compiled in accordance with the scientific evidence. *Int Angiol* 2001;20(1):1–37.
13. Rosendaal FR. Venous thrombosis: The role of genes, environment, and behavior. *Hematology Am Soc Hematol Educ Program* 2005:1–12.
14. Heit JA, Silverstein MD, Mohr DN, Petterson TM, O'Fallon WM, and Melton LJ. Risk factors for deep vein thrombosis and pulmonary embolism. A population-based case–control study. *Arch Intern Med* 2000;160:809–15.
◆15. Nicolaides AN, Breddin HK, Carpenter P et al. Thrombophilia and venous thromboembolism. International consensus statement. Guidelines according to scientific evidence. *Int Angiol* 2005;24(1):1–26.
●16. Samama MM. An epidemiologic study of risk factors for deep vein thrombosis in medical outpatients: The Sirius study. *Arch Intern Med* 2000;160(22):3415–20.
17. Rosendaal FR. Venous thrombosis: A multicausal disease. *Lancet* 1999;353:1167–73.
18. Franchini M, Martinelli I, and Mannucci PM. Uncertain thrombophilia markers. *Thromb Haemost* 2015;115(1):25–30.
19. Bloemenkamp KWM, Rosendaal FR, Helmerhorst FM, Buller HR, and Vanderbroucke JP. Enhancement by factor V Leiden mutation of risk of deep-vein thrombosis associated with oral contraceptives containing a third generation progestagen. *Lancet* 1995;346(8990):1593–6.

20. Koster T, Small R-A, Rosendaal FR, and Helmerhorst FM. Oral contraceptives and venous thromboembolism: A quantitative discussion of the uncertainties. *J Intern Med* 1995;238(1):31–7.
21. Perez Gutthann S, Garcia Rodriguez LA, Castellsague J, and Duque Oliart A. Hormone replacement therapy and risk of venous thromboembolism: Population based case-control study. *BMJ* 1997;314(7083):796–800.
22. Sigel B, Ipsen J, and Felix WR. The epidemiology of lower extremity deep venous thrombosis in surgical patients. *Ann Surg* 1974;179(3):278–90.
23. Dalen JE. Economy class syndrome: Too much flying or too much sitting? *Arch Intern Med* 2003;163(22):2674–6.
24. Venemans-Jellema A, Schreijer AJ, Le Cessie S, Emmerich J, Rosendaal FR, and Cannegieter SC. No effect of isolated long-term supine immobilization o profound prolonged hypoxia on blood coagulation. *J Thromb Haemost* 2014;12(6):902–9.
25. Heit JA, Kobbervig CE, James AH, Petterson TM, Bailey KR, and Melton LJ 3rd. Trends in the incidence of venous thromboembolism during pregnancy or postpartum: A 30-year population-based study. *Ann Intern Med* 2005;143(10):697–706.
26. Wahl DG, Guillemin F, de Maistre E, Perret C, Lecompte T, and Thibaut G. Risk for venous thrombosis related to antiphospholipid antibodies in systemic lupus erythematosus—A meta-analysis. *Lupus* 1997;6(5):467–73.
27. Koenigs KP, McPhedran P, and Spiro HM. Thrombosis in inflammatory bowel disease. *J Clin Gastroenterol* 1987;9(6):627–31.
28. Oger E, Leroyer C, Le Moigne E et al. The value of risk factor analysis in clinically suspected deep venous thrombosis. *Respiration* 1997;64(5):326–30.
29. Cogo A, Bernardi E, Prandoni P et al. Acquired risk factors for deep-vein thrombosis in symptomatic outpatients. *Arch Intern Med* 1994;154(2):164–8.
30. Cannegieter SC. Travel-related thrombosis. *Best Pract Res Clin Haematol* 2012;25(3):345–50.
●31. Prandoni P, Noventa F, Ghirarduzzi A et al. The risk of recurrent venous thromboembolism after discontinuing anticoagulation in patients with acute proximal deep vein thrombosis or pulmonary embolism. A prospective cohort study in 1,626 patients. *Haematologica* 2007;92(2):199–205.
●32. Palareti G, Cosmi B, Legnani C et al. D-dimer testing to determine the duration of anticoagulation therapy. *N Engl J Med* 2006;355(17):1780–9.
33. Rosendaal FR. Thrombosis in the young: Epidemiology and risk factors. A focus on venous thrombosis. *Thromb Haemost* 1997;78(1):1–6.
34. Hansson PO, Welin L, Tibblin G, and Eriksson H. Deep vein thrombosis and pulmonary embolism in the general population. 'The Study of Men Born in 1913'. *Arch Intern Med* 1997;157(15):1665–70.
35. Anderson FA, Wheeler HB, Goldberg RJ, Hosmer DW, and Forcier A. The prevalence of risk factors for venous thromboembolism among hospital patients. *Arch Intern Med* 1992;152(8):1660–4.
36. McLachlin AD, McLachlin JA, Jory TA, and Rawling EG. Venous stasis in the lower extremities. *Ann Surg* 1960;152(4):678–85.
37. Gibbs NM. Venous thrombosis of the lower limbs with particular reference to bed rest. *Br J Surg* 1957;45(191):209–36.
38. Nordstrom M, Lindblad B, Bergqvist D, and Kjelstrom T. A prospective study of the incidence of deep-vein thrombosis within a defined urban population. *J Intern Med* 1992;232(2):155–60.
●39. Roach RE, Cannegieter SC, and Lijfering WM. Differential risks in men and women for first and recurrent venous thrombosis: The role of genes and environment. *J Thromb Haemost* 2014;12(10):1593–600.
●40. Heit JA. The epidemiology of venous thromboembolism in the community: Implications for prevention and management. *J Thromb Thrombolysis* 2006;21(1):23–9.
41. Coon WW, Willis PW, and Keller JB. Venous thromboembolism and other venous disease in the Tecumseh Community Health Study. *Circulation* 1973;48(4):839–46.
42. Kniffen WD, Baron JA, Barrett J, Birkmeyer JD, and Anderson FA. The epidemiology of diagnosed pulmonary embolism and deep venous thrombosis in the elderly. *Arch Intern Med* 1994;154(8):861–6.
43. Thomas WA, Davies JNP, O'Neal RM, and Dimakaulangan AA. Incidence of myocardial infarction correlated with venous and pulmonary thrombosis and embolism. *Am J Cardiol* 1960;5:41–7.
44. Gillum RF. Pulmonary embolism and thrombophlebitis in the United States, 1970–1985. *Am Heart J* 1987;114(5):1262–4.
45. Stein PD, Kayali F, Olson RE, and Milford CE. Pulmonary thromboembolism in the United States: Analysis of data from the national hospital discharge survey and the United States bureau of the census. *Am J Med* 2004;116:435–42.
46. Chumnijarakij T and Poshyachinda V. Postoperative thrombosis in Thai women. *Lancet* 1975;1:1357–8.
47. Joffe SN. Racial incidence of postoperative deep vein thrombosis in South Africa. *Br J Surg* 1974;61(12):982–3.
48. Klatsky AL and Baer D. What protects Asians from venous thromboembolism? *Am J Med* 2004;116(7):493–5.
●49. Sweetland S, Green J, Liu B et al. Duration and magnitude of the postoperative risk of venous thromboembolism in middle aged women: Prospective cohort study. *BMJ* 2009;339:b4583.
◆50. Gould MK, Garcia DA, Wren SM et al. Prevention of VTE in nonorthopedic surgical patients: Antithrombotic Therapy and Prevention of Thrombosis, 9th ed: American College of Chest Physicians Evidence-Based Clinical Practice Guidelines. *Chest* 2012;141(2 Suppl.):e227S–77S.
51. Anderson FA Jr., Zayaruzny M, Heit JA, Fidan D, and

Cohen AT. Estimated annual numbers of US acute-care hospital patients at risk for venous thromboembolism. *Am J Hematol* 2007;82(9):777–82.
52. Kakkar VV, Howe CT, Nicolaides AN, and Clarke MB. Deep vein thrombosis of the leg. Is there a "high risk" group. *Am J Surg* 1970;120(4):527–30.
53. Macklon NS and Greer IA. Venous thromboembolic disease in obstetrics and gynaecology: The Scottish experience. *Scot Med J* 1996;41(3):83–6.
54. Scurr JH. How long after surgery does the risk of thromboembolism persist? *Acta Chir Scand Suppl* 1990;556:22–4.
●55. Sevitt S and Gallagher N. Venous thrombosis and pulmonary embolism. A clinico-pathological study in injured and burned victims. *Br J Surg* 1961;48:475–89.
56. Hamilton T and Angevine D. Fatal pulmonary embolism in 100 battle casualties. *Mil Surg* 1946;99:450–8.
●57. Geerts WH, Code KI, Jay RM, Chen E, and Szalai JP. A prospective study of venous thromboembolism after major trauma. *N Engl J Med* 1994;331(24):1601–6.
58. Meissner MH. Deep venous thrombosis in the trauma patient. *Semin Vasc Surg* 1998;11:274–82.
59. Alikhan R, Cohen AT, Combe S et al. Risk factors for venous thromboembolism in hospitalized patients with acute medical illness: Analysis of the MEDENOX Study. *Arch Intern Med* 2004;164(9):963–8.
◆60. Geerts WH, Pineo GF, Heit JA et al. Prevention of venous thromboembolism: The Seventh ACCP Conference on Antithrombotic and Thrombolytic Therapy. *Chest* 2004;126(3 Suppl.):338S–400S.
61. Wun T and White RH. Epidemiology of cancer-related venous thromboembolism. *Best Pract Res Clin Haematol* 2009;22(1):9–23.
●62. Ay C, Dunkler D, Marosi C et al. Prediction of venous thromboembolism in cancer patients. *Blood* 2010;116(24):5377–82.
63. Blom JW, Doggen CJ, Osanto S, and Rosendaal FR. Malignancies, prothrombotic mutations, and the risk of venous thrombosis. *JAMA* 2005;293(6):715–22.
64. Mitrugno A, Tormoen GW, Kuhn P, and McCarty OJ. The prothrombotic activity of cancer cells in the circulation. *Blood Rev* 2016;30(1):11–9.
65. Sorensen HT, Mellemkjaer L, Steffensen FH, Olsen JH, and Nielsen GL. The risk of a diagnosis of cancer after primary deep venous thrombosis or pulmonary embolism. *N Engl J Med* 1998;338(17):1169–73.
●66. Nordstrom M, Lindblad B, Anderson H, Bergqvist D, and Kjellstrom T. Deep venous thrombosis and occult malignancy: An epidemiological study. *BMJ* 1994;308(6933):891–4.
67. Clarke CS, Otridge BW, and Carney DN. Thromboembolism. A complication of weekly chemotherapy in the treatment of non-Hodgkin's lymphoma. *Cancer* 1990;66(9):2027–30.
68. Doll DC, Ringenberg QS, and Yarbro JW. Vascular toxicity associated with antineoplastic agents. *J Clin Oncol* 1986;4(9):1405–17.
69. Sarvesvaran R. Sudden natural deaths associated with commercial air travel. *Med Sci Law* 1986;26(1):35–8.
70. Scurr JH, Machin SJ, Bailey-King S, Mackie IJ, McDonald S, and Smith PD. Frequency and prevention of symptomless deep-vein thrombosis in long-haul flights: A randomised trial. *Lancet* 2001;357(9267):1485–9.
71. Bendz B, Sevre K, Andersen TO, and Sandset PM. Low molecular weight heparin prevents activation of coagulation in a hypobaric environment. *Blood Coagul Fibrinolysis* 2001;12(5):371–4.
72. Beyth RJ, Cohen AM, and Landefeld CS. Long-term outcome of deep-vein thrombosis. *Arch Intern Med* 1995;155(10):1031–7.
73. Simioni P, Prandoni P, Lensing AW et al. The risk of recurrent venous thromboembolism in patients with an Arg506 → Gln mutation in the gene for factor V (factor V Leiden). *N Engl J Med* 1997;336(6):399–403.
74. den Heijer M, Blom HJ, Gerrits WB et al. Is hyperhomocysteinaemia a risk factor for recurrent venous thrombosis? *Lancet* 1995;345(8954):882–5.
75. Prins MH and Hirsch J. A critical review of the evidence supporting a relationship between impaired fibrinolytic activity and venous thromboembolism. *Arch Intern Med* 1991;151(9):1721–31.
76. Hingorani A, Ascher E, Hanson J et al. Upper extremity versus lower extremity deep venous thrombosis. *Am J Surg* 1997;174(2):214–7.
77. Winkler UH, Holscher T, Schulte H, Ziereyn JP, Collett W, and Schindler AE. Ethinylestradiol 20 versus 30 μg combined with 150 μg desogestrel: A large comparative study of the effects of two low-dose oral contraceptives on the hemostatic system. *Gynecol Endocrinol* 1996;10(4):265–71.
●78. Bertina RM, Koeleman BPC, Koster T et al. Mutation in blood coagulation factor V associated with resistance to activated protein C. *Nature* 1994;369:64–7.
79. Makris M, Rosendall FR, and Preston FE. Familial thrombophilia: Genetic risk factors and management. *J Intern Med* 1997;242(Suppl. 740):9–15.
80. Dahlback B. Inherited thrombophilia: Resistance to activated protein C as a pathogenic factor of venous thromboembolism. *Blood* 1995;85(3):607–14.
●81. Suchon P, Al Frouh F, Henneuse A et al. Risk factors for venous thromboembolism in women under combined oral contraceptive. The PILI Genetic Risk Monitoring (PILGRIM) Study. *Thromb Haemost* 2015;115(1):135–42.
82. Zhou S and Welsby I. Is ABO blood group truly a risk factor for thrombosis and adverse outcomes? *World J Cardiol* 2014;6(9):985–92.
83. Falcon CR, Cattaneo M, Panzeri D, Martinelli I, and Mannucci PM. High prevalence of hyperhomocyst(e)inemia in patients with juvenile venous thrombosis. *Arterioscler Thromb* 1994;14(7):1080–3.
84. Sartwell PE, Masi AT, Arthes FG, Greene GR, and Smith HE. Thromboembolism and oral contraceptives: An epidemiogic case–control study. *Am J*

Epidemiol 1969;90(5):365–80.

85. Oral contraceptive use and venous thromboembolic disease, surgically confirmed gall-bladder disease, and breast tumors. *Lancet* 1973;1(7817):1399–404.
86. Vessey MP and Doll R. Investigation of relation between use of oral contraceptives and thromboembolic disease. *Br Med J* 1968;2(599):199–205.
87. Farmer RD, Lawrenson RA, Thompson CR, and Kennedy JG, Hambleton IR. Population-based study of risk of venous thromboembolism associated with various oral contraceptives. *Lancet* 1997;349(9045):83–8.
★88. Stegeman BH, de Bastos M, Rosendaal FR et al. Different combined oral contraceptives and the risk of venous thrombosis: Systematic review and network meta-analysis. *BMJ* 2013;347:f5298.
89. Lidegaard O. Hormonal contraception, thrombosis and age. *Expert Opin Drug Saf* 2014;13(10):1353–60.
90. Scarabin P-Y, Plu-Bureau G, Zitoun D, Bara L, Guize L, and Samama MM. Changes in haemostatic variables induced by oral contraceptives containing 50 µg or 30 µg oestrogen: Absence of dose-dependent effect of PAI-1 activity. *Thromb Haemost* 1995;74(3):928–32.
91. von Kaulla E, Droegemueller W, Aoki N, and von Kaulla KN. Antithrombin III depression and thrombin generation acceleration in women taking oral contraceptives. *Am J Obstet Gynecol* 1971;109(6):868–73.
92. Quehenberger P, Loner U, Kapiotis S et al. Increased levels of activated factor VII and decreased plasma protein S activity and circulating thrombomodulin during use of oral contraceptives. *Thromb Haemost* 1996;76(5):729–34.
93. Hellgren M, Svensson PJ, and Dahlback B. Resistance to activated protein C as a basis for venous thromboembolism associated with pregnancy and oral contraceptives. *Am J Obstet Gynecol* 1995;173(1):210–3.
94. Douketis JD, Julian JA, Crowther MA et al. The effect of prothrombotic blood abnormalities on risk of deep vein thrombosis in users of hormone replacement therapy: A prospective case–control study. *Clin Appl Thromb Hemost* 2011;17(6):E106–13.
95. Douketis JD, Julian JA, Kearon C et al. Does the type of hormone replacement therapy influence the risk of deep vein thrombosis? A prospective case–control study. *J Thromb Haemost* 2005;3(5):943–8.
96. Glueck CJ and Wang P. Testosterone therapy, thrombosis, thrombophilia, cardiovascular events. *Metab* 2014;63(8):989–94.
97. Kassebaum NJ, Bertozzi-Villa A, Coggeshall MS et al. Global, regional, and national levels and causes of maternal mortality during 1990–2013: A systematic analysis for the Global Burden of Disease Study 2013. *Lancet* 2014;384(9947):980–1004.
98. Chang J, Elam-Evans LD, Berg CJ et al. Pregnancy-related mortality surveillance—United States, 1991–1999. *MMWR Surveill Summ* 2003;52(2):1–8.
★99. Meng K, Hu X, Peng X, and Zhang Z. Incidence of venous thromboembolism during pregnancy and the puerperium: A systematic review and meta-analysis. *J Matern Fetal Neonatal Med* 2015;28(3):245–53.
100. Toglia MR and Weg JG. Venous thromboembolism during pregnancy. *N Engl J Med* 1996;335(2):108–14.
101. Hirsch DR, Mikkola KM, Marks PW et al. Pulmonary embolism and deep venous thrombosis during pregnancy or oral contraceptive use: Prevalence of factor V Leiden. *Am Heart J* 1996;131(6):1145–8.
102. Love PE and Santoro SA. Antiphospholipid antibodies: Anticardiolipin and the lupus anticoagulant in systemic lupus erythematosus (SLE) and in non-SLE disorders. *Ann Int Med* 1990;112(9):682–98.
103. de Groot PG, Lutters B, Derksen RH, Lisman T, Meijers JC, and Rosendaal FR. Lupus anticoagulants and the risk of a first episode of deep venous thrombosis. *J Thromb Haemost* 2005;3(9):1993–7.
104. Runchey SS, Folsom AR, Tsai MY, Cushman M, and McGovern PD. Anticardiolipin antibodies as a risk factor for venous thromboembolism in a population-based prospective study. *Br J Haematol* 2002;119(4):1005–10.
●105. Jick H, Derby LE, Myers MW, Vasilakis C, and Newton KM. Risk of hospital admission for idiopathic venous thromboembolism among users of postmenopausal oestrogens. *Lancet* 1996;348(9033):981–3.
106. Nicolaides AN and Irving D. Clinical factors and the risk of deep venous thrombosis. In: Nicolaides AN, ed. *Thromboembolism: Aetiology, Advances in Prevention and Management*. Lancaster: MTP Press, 1975, 193–204.
107. Meissner MH, Chandler WL, and Elliott JS. Venous thromboembolism in trauma: A local manifestation of systemic hypercoagulability? *J Trauma* 2003;54(2):224–31.
108. Kotilainen M, Ristola P, Ikkala E, and Pyorala K. Leg vein thrombosis diagnosed by ^{125}I-fibrinogen test after acute myocardial infarction. *Ann Clin Res* 1973;5(6):365–8.
109. Clagett GP, Anderson FA, Heit J, Levine MN, and Wheeler HB. Prevention of venous thromboembolism. *Chest* 1995;108(4 Suppl.):312S–34S.
110. Maurer BJ, Wray R, and Shillingford JP. Frequency of venous thrombosis after myocardial infarction. *Lancet* 1971:2(7739):1385–7.
111. Simmons AV, Sheppard MA, and Cox AF. Deep venous thrombosis after myocardial infarction. Predisposing factors. *Br Heart J* 1973;35:623–5.
112. Hirsch D, Ingenito E, and Goldhaber S. Prevalence of deep venous thrombosis among patients in medical intensive care. *JAMA* 1995;274(4):335–7.
113. Samama MM, Dahl OE, Mismetti P et al. An electronic tool for venous thromboembolism prevention in medical and surgical patients. *Haematologica*. 2006;91(1):64–70.

10

慢性静脉疾病的流行病学研究

10.1 介绍

近几十年来，全球范围内很多国家都进行了慢性静脉疾病（chronic venous disorders，CVDs）的流行病学研究。其中大多数研究都集中在静脉曲张的流行率上[1-8]。通过回顾分析这些数据，发现其中存在着重要问题，即在不同的研究中使用了 CVD 或慢性静脉功能不全（chronic venous insufficiency，CVI）两种不同的概念，以及不同的年龄分组。只在极少数研究中，研究人群是基于一般人口的随机样本[9]。而在多数研究中，只收集使用了问卷中的信息。研究方案很少纳入临床和多普勒超声的评估结果，并且只有一些最新研究将 CEAP 分类纳入了研究方案中[9-15]。最近公布了 CVD 发病率的纵向研究数据[16-19]。

10.2 早期流行病学研究

早期研究报道，女性静脉曲张的患病率为 1% 至 73%，男性为 2% 至 56%，女性 CVI 的患病率为 1% 至 40%，男性为 1% 至 17%[1]。但其研究结果因地理区域和评估方法而异。在西方国家，成年女性静脉曲张患病率为 25%~33%，成年男性为 10%~20%[1,2,5,8]。Framingham 研究中，女性静脉曲张的年发生率为 2.6%，而男性为 1.9%[20]。皮肤改变的患病率在 3% 到 13% 之间，调查人群中活动性和愈合性溃疡发病率在 1% 和 2.7% 之间。已确定的静脉曲张危险因素包括高龄、家族史、女性、多次妊娠、常年站立的职业和女性肥胖者[1,2,5,20]。

10.3 基于 CEAP 分级的流行病学研究

在修订后的 CEAP 分级中，提出了静脉疾病的准确定义[21]。毛细血管扩张是指口径小于 1 mm 的皮内静脉扩张的总称。网状静脉是蓝色扩张的皮下静脉，通常直径为 1mm 至小于 3mm。静脉曲张指直立位置测量时直径等于或大于 3mm 的皮下静脉。水肿是皮肤和皮下组织中液体体积明显增加的表现，其特征为凹陷性。“慢性静脉功能不全”意味着静脉系统功能异常，通常是指疾病的晚期，包括水肿（C3）、皮肤改变（C4）或静脉溃疡（C5~C6）[21]。近年来发表的几项研究中使用了 CEAP 分级（表 10.1）[9-15]。

10.4 CVD 的流行率

10.4.1 圣地亚哥人口样本研究[13]

1994 年至 1996 年期间，共纳入加利福尼亚州圣地亚哥地区 2 211 名年龄在 40 至 79 岁之间的男女样本。通过视诊和多普勒超声评估 CVD 的临床表现：毛细血管扩张、静脉曲张、营养变化和水肿。应用修订的 CEAP 分级方法评估除 C3 之外的最严重临床表现。19% 为 C0 级，51.6% 为 C1 级，23.3% 为 C2 级，6.2% 为 C4~C6 级。在整个人口样本中，5.8% 样本存在水肿，其中男性为 7.4%，女性为 4.9%。在非西班牙裔白人亚群中，静脉疾病的患病率随着年龄的增长而增加。女性中 C1 和 C2 更常见，而男性中 C4~C6 更常见。

表 10.1　西方国家慢性静脉疾病 C0~C6(CEAP) 的患病率

第一作者（年份）	国家	M/F 比例 /%	年龄 / 岁	样本量	C0			C1			C2			C3			C4			C5			C6		
					总计 /%	M/%	F/%	总计 /%	M/%	F/%	总计 /%	M/%	F/%	总计 /%	M/%	F/%	总计 /%	M/%	F/%	总计 /%	M/%	F/%	总计 /%	M/%	F/%
Criqui (2003)[13a]	美国	35.3/64.7	40~79	2 211	19.0	33.6	11.0	51.6	43.6	55.9	23.3	15.0	27.7	5.8	7.4	4.9[b]	6.2	7.8[f]	5.3						
Jawien (2003)[14a]	波兰	16.0/84.0	16~97	40 095	51.5			16.5			21.8			4.5			4.6			1.0			0.5		
Rabe (2003)[9a]	德国	43.9/56.1	18~79	3 072	9.6	13.6	6.4	59.1	58.4	59.5	14.3	12.4	15.8	13.4	11.6	14.9	2.9	3.1	2.7	0.6	0.6	0.6	0.1	0.1	0.1
Carpentier (2004)[10c]	法国	67.7/32.3	>18	409		48.7[g]						23.7	46.3		1.1	2.2		4.0	2.1		1.4	0.7		0.0	0.0
Chiesa (2005)[12c]	意大利	14.1/85.9	18~90	5 187	22.7	36.0	20.6	64.8	33.4	69.9	29.4	29.3	29.4[d]	13.6	11.4	13.9	3.4	5.2	3.1	8.6	11.6	8.1			
											13.6	11.4	13.9[e]					[h]			[i]				
Rabe (2012)[15a]	全球	31.6/68.4	50.6 ± 16.9	91 545	36.1			21.7			17.9			14.7			7.5			1.4			0.7		

标注：M，男性；F，女性。

[a] 最高指定临床类别。

[b] 全人群中的水肿症状。

[c] 列出了所有临床类别。

[d] 非隐静脉曲张。

[e] 隐静脉曲张。

[f] 包含 C4~C6。

[g] 包含 C0+C1。

[h] 只包含 C4a。

[i] 包含 C4b~C6。

10.4.2 意大利 24 个城市的队列研究[11,12]

这项横断面人口研究在 2003 年春夏通过电视、报纸和传单等广告方式共招募来自意大利北部、中部和南部 24 个城市的 5 247 名参与者。大多数为女性(85.9%)。所有人都完成了标准化问卷,并通过临床和多普勒超声检查进行评价。根据 CEAP 分级标准确定临床分期:22.7% 的人群属于 C0 级,64.8% 为 C1 级,43.0% 为 C2 级,13.6% 为 C3 级,3.4% 为 C4a 级,8.6% 为 C4b~C6 级。CVI 定义为 C1~C6。静脉曲张的危险因素包括高龄、意大利南部居民、多次妊娠和家族史。

10.4.3 德国波恩静脉研究[9]

2000 年 11 月至 2002 年 3 月期间,德国静脉学会在波恩市和两个乡镇进行了波恩静脉研究。参与者是从登记的人口样本中随机选出的。共调查了 3 072 名 18 至 79 岁的参与者(1 722 名女性和 1 350 名男性)。所有参与者都完成标准化调查问卷,并接受 4 名静脉外科医生的临床评估和多普勒超声检查,然后应用 CEAP 进行分级。在临床研究阶段,根据最严重的临床表现将参与者进行分级。

在 49.1% 的男性人群和 62.1% 的女性人群中存在与静脉疾病症状一致的腿部不适表现,例如沉重感和肿胀感等。其患病率随年龄增长而增加。根据前 4 周内的调查,14.8% 的参与者出现腿部肿胀:7.9% 为男性,20.2% 为女性。根据 CEAP 分级,只有 9.6% 的参与者(男性 13.6%,女性 6.4%)没有静脉疾病的表现(C0),而 59.1%(男性 58.4%,女性 59.5%)存在毛细血管扩张或网状静脉(C1)(见表 10.1)。

14.3% 的参与者(男性 12.4%,女性 15.8%)存在静脉曲张而无水肿或皮肤改变(C2)。13.4% 的参与者(男性 11.6%,女性 14.9%)存在胫前凹陷性水肿(C3)。2.9%(男性 3.1%,女性 2.7%)为 C4 期,表现为皮肤变化,如湿疹、色素沉着或皮肤脂质硬化。0.6% 存在愈合性静脉溃疡(C5),0.1% 为活动性溃疡(C6)。在女性人群中 C2 和 C3 的患病率显著增高。城市人口的 CVI 发病率较高(C3~C6)。C2~C6 级的患病率随年龄增长而增加。

在校正年龄和生活区域之后的多变量分析中,静脉曲张的危险因素是高龄、女性和多次妊娠。CVI 的危险因素是高龄、肥胖和城市居民。

10.4.4 波兰研究[14]

这项横断面的多中心研究纳入 803 名波兰初级保健医生(全科医生、内科医生和妇科医生)以及从其各自门诊中筛选出的 50 名患者。共有 40 095 名 16 至 97 岁的成年人(平均年龄 44.8 岁)接受了问诊和临床检查,其中大部分是女性(84%)。使用 CEAP 的临床分级(最高级别)进行评价。存在任何 C1~C6 级表现都被诊断为 CVI。静脉曲张组高达 81% 的参与者存在腿部不适,非静脉曲张组为 35%。共有 10% 的参与者存在水肿,34.3% 患有静脉曲张,1.5% 存在活动性或愈合性静脉溃疡。51.1% 参与者 CEAP 分级为 C0 级,16.5% 为 C1 级,21.8% 为 C2 级,4.5% 为 C3 级,4.6% 为 C4 级,1.0% 为 C5 级,0.5% 为 C6 级。静脉曲张的危险因素包括高龄、多次妊娠,阳性家族史和肥胖。而女性未被证实是静脉曲张的危险因素。

10.4.5 法国研究[10]

在这项横断面研究中,对亚群使用了一项有关雷诺现象的调查。经过血管科医生对 409 名参与者(277 名男性和 132 名女性)进行标准化问卷调查和临床检查:48.7% 为 C0 级或 C1 级;23.7% 的男性和 46.3% 的女性为 C2 级;C3 级的男女比例分别为 1.1% 和 2.2%。4% 的男性和 2.1% 的女性存在皮肤变化(C4)。1.4% 的男性和 0.7% 的女性中存在愈合性溃疡。未发现有活动性溃疡者。

阳性家族史、高龄、妊娠、身材较高的女性以及每周运动锻炼不到一次的男性是静脉曲张的主要危险因素。

10.4.6 静脉咨询项目[15]

最新的数据来自静脉咨询项目,这是一项大型的国际前瞻性观察性研究,该研究由国际静脉联盟发起,西欧、中欧、东欧、拉丁美洲和中东的 6 232 名全科医生共筛查出 91 545 名具有 CVD 临床表现的患者。平均年龄是 50.6 岁。16.4% 的参与者为无症状的 C0 级,19.7% 的患者存在静脉症状,但不存在有 CVD 的体征(C0S)。21.7% 存在网状静脉或毛细血管扩张,17.9% 为 C2 级,14.7% 为 C3 级,7.5% 为 C4 级,1.4% 为 C5 级,0.7% 为 C6 级。

即使在最新的研究方案中,关于招募的研究人群的年龄和性别分布,以及 CVI 的定义方面仍然存在差异(表 10.1)。仅有 3 项研究对参与者进行多普勒超声评估[9,12,13]。仅在波恩静脉研究中提到了凹陷性水肿的评估方法。这是不同报道中 C3 患病率在 1.1% 和 14.9% 之间变化的原因(表 10.1)。

在基于 CEAP 分级的流行病学研究中,所报道的绝大部分分级的患病率相似(表 10.1)。C0 和 C1 级的人群患病率超过 60%(48.7%~70.6%)。C2 的患病率超过 20%(17.9%~29.4%),女性更高。据报道,静脉疾病导致的皮肤改变,包括静脉性溃疡存在于不到 10% 的研究群体中(3.6%~8.6%)。愈合性溃疡的患病率为 0.6%~1.4%,活动性溃疡为 0~0.7%[9,10,12-15]。

10.5 静脉反流的流行率

在 CVD 的发病机制中,瓣膜功能障碍和静脉壁扩张导致了静脉反流。在波恩静脉研究中,21% 的成年人群中(男性为 17.7%,女性为 23.5%)反流时间超过 0.5 秒[22]。20% 的成年人群中存在深静脉反流(男性为 23.1%,女性为 17.6%)[22]。Evans 等在爱丁堡静脉研究中发现了类似的结果[23]。

10.6 静脉症状的流行率

CEAP 分级可以区分症状和无症状病例,临床症状包括疼痛、紧绷感、皮肤刺激感、肢体沉重感、肌肉痉挛等。通常会因高温或在傍晚时加重,而休息或抬高腿部时可缓解[21]。最新的流行病学研究表明,在一般人群中这些症状的高患病率与 CVD 相关，但无特异性[24-29]。在波恩静脉研究中，56.4% 的参与者声称在检查前 4 周内的腿部症状可归因于 CVD[30]。与男性人群(49.1%)相比，静脉症状在女性人群中更多见(62.1%)。症状的患病率随着年龄和 CEAP 临床分级的增高而增加[30]。对于圣地亚哥研究的参与者，当存在 CVI 皮肤营养改变时，腿部症状的发生率增高[24]。静脉曲张组中有沉重感的比例为 11.8%，而营养变化组为 16.0%。肿胀感(19.1% 对 35.7%)、腿部疲劳感(18.3% 对 21.1%)、疼痛(25.5% 对 29.1%)、瘙痒(8.7% 对 13.1%)和痉挛(17.7% 对 19.7%)等症状也有类似的差异。与男性人群相比，女性的症状更为常见[24]。

10.7 CVD 和静脉反流的发病率

仅有少数研究评估了 CVD 的发病率[16,18,20]。在 Framingham 研究中，女性静脉曲张的发病率为每年 2.6%，男性为 1.9%[20]。所有年龄组的发病率均相差无几。在波恩静脉研究中，随访 6.6 年时静脉曲张的发病率为 13.7%，CVI 为 13.0%[16]。发病率随年龄增长而增加。在 Robertson 等的爱丁堡静脉研究中发现，腿部静脉反流的 13 年发病率为 12.7%(95% CI：9.2%~17.2%)，每年为 0.9%[18]。与深静脉反流 2.6% 的 13 年发病率相比，浅静脉反流发病率较高，为 8.8%。未发现年龄和性别差异，但肥胖和既往患有 DVT 的人群发病率较高[18]。

10.8 CVD 的病情进展

最近，Lee 等发表了爱丁堡静脉研究的病情进展结果[19]。随访 13.4 年后，57.8%(每年 4.3%)的参与者表现出静脉疾病进展。在基线评价时仅有静脉曲张的群体中，有 31.9% 进展为 CVI。危险因素包括静脉曲张的家族史(优势比[OR]：1.85；95% CI：1.14~1.30)和 DVT 病史(OR：4.10；95%CI：1.07~15.71)。肥胖患者的静脉曲张发展成 CVI 的风险更高(OR：1.85；95% CI：1.10~3.12)[19]。在随访 6.6 年后，波恩静脉研究基线时有症状或无症状的 C2 级静脉曲张的人群有 30% 进展至较高的临床分级[17]。这些数据进一步证实了等待手术治疗的静脉曲张患者的随访研究结果。Brewster 等报告了 304 名等待手术的静脉曲张患者的随访结果[31]。平均等待 4 年后，64% 的患者存在病情进展。在等待手术期间，5.2% 的患者出现浅静脉血栓，22% 发生皮肤改变，12% 发展为静脉性溃疡。Labropoulos 等在一项研究中对 190 名等待静脉曲张手术患者中的 116 条肢体进行评价，中位随访时间 19 个月后有 11.2% 的肢体临床分级进展[32]。7 条肢体从 C2 进展到 C3，4 条肢体从 C3 进展到 C4，2 条肢体从 C4 进展到 C6[32]。

10.9 静脉曲张和慢性静脉功能不全的相关危险因素

与静脉曲张相关的主要危险因素是高龄、女性、多次妊娠和阳性家族史(表 10.2)。

表 10.2 与静脉曲张和慢性静脉功能不全相关的危险因素

危险因素	VV	CVI
高龄	+	+
家族史	+	+
女性	+	±
多次妊娠	+	±
肥胖	±	+
口服避孕药或激素替代疗法	–	–

+：确定；±：不确定；–：无关；CVI：慢性静脉功能不全；VV：静脉曲张。

10.9.1 年龄

在所有研究中，老年或高龄是静脉曲张和 CVI 最重要的危险因素[1,5,8-11,13-15]。Framingham 研究中，女性静脉曲张的 2 年平均发病率为 5.2%，男性为 3.9%，随着年龄增长，静脉曲张的患病率稳步增加[20]。在圣地亚哥研究中，老年或高龄作为危险因素，静脉曲张的 OR 高达 2.42，CVI 的高达 4.85。在波恩静脉研究中，高龄是静脉曲张和 CVI 最重要的危险因素。在 70~79 岁亚组中静脉曲张的 OR 为 15.9，CVI 的为 23.3。

10.9.2 阳性家族史

几项研究显示静脉曲张或静脉疾病的阳性家族史与静脉曲张的风险高度相关[1,8-10,14]。在波恩静脉研究中，静脉曲张的 OR 值男性为 2.1，女性为 2.3，CVI 的 OR 值男性为 1.4(95% CI：1.01~2.02)，女性为 1.3(95% CI：0.92~1.74)。这种效应随着年龄的增长而减少[33]。尽管遗传似乎是静脉曲张的危险因素，但迄今为止尚未发现任何相关的基因缺陷。

10.9.3 性别、多次妊娠和激素

女性静脉曲张的患病率高于男性[1]。在圣地亚哥研究中，女性性别作为静脉曲张的危险因素的 OR 是 2.18，而在波恩静脉研究中是 1.5[9,13]。相似结果见于多项研究[2,5,8]。相比之下，CVI 的发生率没有明显的性别差异。Chiesa 等[12]发现女性中水肿的患病率较高(13.9% vs 11.4%)，但 C4a 级(3.1% vs 5.2%)和 C4b~C6 级(8.1% vs 11.6%)静脉疾病的发生率较低。在波恩静脉研究中发现了类似的结果[9]。在圣地亚哥研究中，女性性别和皮肤营养变化的 OR 值为 0.65[13]。静脉曲张性别差异的主要原因可能是妊娠次数。Chiesa 等[12]发现既往妊娠的非隐静脉曲张妇女的 OR 值(OR：1.11)高于未产妇(OR：0.75)。Jukkola 等[34]证实经产状况是静脉曲张的独立危险因素(OR：2.0)。在波恩静脉研究中，OR 随妊娠次数的增加从 1.3 增加到 2.2。从未妊娠的女性和男性具有相似的静脉曲张的患病率[35]。激素替代疗法或口服避孕药似乎不是静脉曲张或 CVI 的危险因素。在波恩静脉研究中，我们并未看到摄入激素对静脉曲张有一致性影响(OR：0.9)，但与 CVI 存在负相关(OR：0.6)[35]。在 5 年的随访研究中，Jukkola 等[34]也证实激素替代疗法和口服避孕药并未增加静脉曲张的风险。Bérard 等[36]发现激素替代疗法对静脉溃疡的发展具有保护作用。

10.9.4 肥胖

肥胖在静脉曲张中的作用存在争议。在 Framingham 研究中,体重指数(BMI)大于 27kg/m^2 会增加女性静脉曲张的风险,但男性则不然[20]。在波恩静脉研究中,BMI 大于 30kg/m^2 会增加女性静脉曲张的风险(OR 为 1.9),但不是特别明显。然而,男性和女性的 CVI 风险会显著增加(OR 分别为 6.5 和 3.1)[9]。Iannuzzi 及其同事[37]证实,绝经后妇女的 BMI 大于 30kg/m^2 与静脉曲张呈正相关(OR:5.8)。Carpentier 等[10]发现静脉曲张风险增加与肥胖无关,但与女性身高相关。在波兰研究中,与非 CVD 人群相比,肥胖是静脉疾病的危险因素。

10.9.5 其他危险因素

对于其他危险因素如吸烟、高血压、体育锻炼或便秘,不同研究的数据并不一致。即使存在,风险似乎也很低[1,2,4,5,38,39]。

10.10 总结

CVD 疾病是西方人群中最常见的疾病之一,静脉疾病症状如腿部沉重感、肿胀感和站立时疼痛是一般人群最常见的主诉。慢性静脉疾病更严重的体征如湿疹、色素沉着、脂性硬皮病或静脉溃疡等的发生率在男性和女性中可达到 5%。在一般人群中,20% 以上患有静脉曲张。已确定的静脉曲张危险因素包括高龄、家族史、女性和多次妊娠。在 CVI 中,肥胖起着重要的补充作用。

10.11 临床推荐

1. C0/C1 级静脉疾病的患病率超过 60%(48.7%~70.6%),静脉曲张(C2)达到 20% 以上(21.8%~29.4%)。静脉疾病导致的包括静脉性溃疡在内的皮肤变化存在于不到 10% 的人群中(3.6%~8.6%),愈合性溃疡的患病率在 0.6%~1.4% 之间,活动性溃疡在 0%~0.5% 之间[9,10,12-14]。

2. 静脉曲张的相关危险因素是:

a. 高龄[9,13,20]

b. 阳性家族史[9,10,14]

c. 女性[9,13]

d. 多次妊娠[12,34]

e. 肥胖[20]

3. CVI 的相关危险因素是:

a. 高龄[9,13]

b. 阳性家族史[9]

c. 肥胖[9,14]

美国静脉论坛指南 1.9.0:慢性静脉疾病的流行病学

编码	指南	证据级别(A:高质量;B:中等质量;C:低或极低质量)
1.9.1	静脉曲张在成年人中的患病率高于 20%(21.8%~29.4%)	A
1.9.2	约 5%(3.6%~9.6%)的成人出现慢性静脉功能不全导致的皮肤改变或溃疡	A
1.9.3	活动性静脉溃疡占成年人口的 0.1%~0.7%;0.6%~1.4% 存在已愈合溃疡	B
1.9.4	年龄增长是静脉曲张和慢性静脉功能不全的危险因素	A
1.9.5	家族史、女性和多次生育史是静脉曲张的危险因素	A
1.9.6	年龄和肥胖是慢性静脉功能不全的危险因素	A

参考文献

● = Key primary papers

● 1. Beebe-Dimmer JL, Pfeifer J, Engle JS, and Schottenfeld D. The epidemiology of chronic venous insufficiency and varicose veins. *Ann Epidemiol* 2005;15:175–84.

● 2. Evans CJ, Fowkes FGR, Hajivassiliou CA, Harper DR, and Ruckley C. Epidemiology of varicose veins—A review. *Int Angiol* 1994;13:263–70.

3. Evans CJ, Fowkes FGR, Ruckley CV, and Lee AJ. Prevalence of varicose veins and chronic venous insufficiency n men and women in the general population: Edinburgh Vein Study. *J Epidemiol Community Health* 1999;53:149–53.

4. Fischer H, ed. *Venenleiden—Eine Repräsentative Untersuchung in der Bundesrepublik Deutschland (Tübinger Studie)*. Munich: Urban und Schwarzenberg, 1981.

● 5. Fowkes FGR, Evans CJ, and Lee AJ. Prevalence and risk factors of chronic venous insufficiency. *Angiology* 2001;52(1):S5–S15.

● 6. Heit JA, Rooke TW, Silverstein MD et al. Trends in the incidence of venous stasis syndrome and venous ulcer: A 25-year population-based study. *J Vasc Surg* 2001;33:1022–7.

7. Ruckley CV, Evans CJ, Allan PL et al. Chronic venous insufficiency: Clinical and duplex correlations. The Edinburgh Vein Study of venous disorders in the general population. *J Vasc Surg* 2002;36:520–5.

8. Widmer LK, Stählin HB, Nissen C, and Da Silva A, eds. *Venen-, Arterien-Krankheiten, Koronare Herzkrankheit bei Berufstätigen. Prospektiv-Epidemiologische Untersuchung Baseler Studie I–III 1958–1978*. Bern: Hans Huber, 2002.

● 9. Rabe E, Pannier-Fischer F, Bromen K et al. Bonner Venenstudie der Deutschen Gesellschaft für Phlebologie—epidemiologische Untersuchung zur Frage der Häufigkeit und Ausprägung von chronischen Venenkrankheiten in der städtischen und ländlichen Wohnbevölkerung. *Phlebologie* 2003;32:1–14.

●10. Carpentier PH, Maricq HR, Biro C et al. Prevalence,

risk factors and clinical patterns of chronic venous disorders of lower limbs: A population-based study in France. *J Vasc Surg* 2004;40:650–59.

11. Chiesa R, Marone EM, Limoni C et al. Demographic factors and their relationship with the presence of CVI sigs in Italy. The 24-Cities Cohort Study. *Eur J Vasc Endovasc Surg* 2005;30:674–80.
•12. Chiesa R, Marone EM, Limoni C et al. Chronic venous insufficiency in Italy: The 24-Cities-Cohort Study. *Eur J Vasc Endovasc Surg* 2005;30:422–9.
•13. Criqui MH, Jamosmos JM, Fronek AT et al. Chronic venous disease in an ethnically diverse population. The San Diego Population Study. *Am J Epidemiol* 2003;158:448–56.
•14. Jawien A, Grzela T, and Ochwat A. Prevalence of chronic venous insufficiency in men and women in Poland: Multicenter cross-sectional study in 40095 patients. *Phlebology* 2003;18:110–21.
•15. Rabe E, Guex JJ, Puskas A, Scuderi A, and Fernandez Quesada F; VCP Coordinators. Epidemiology of chronic venous disorders in geographically diverse populations: Results from the vein consult program. *Int Angiol* 2012;31:105–15.
•16. Rabe E, Pannier F, Ko A et al. Incidence of varicose veins, chronic venous insufficiency, and progression of disease in the Bonn Vein Study II. *J Vasc Surg* 2010;51:791.
17. Pannier F and Rabe E. Progression of chronic venous disorders—Results from the Bonn Vein Study. Abstract presented at: *American Venous Forum, 23rd Annual Meeting*, 2011, San Diego, CA.
18. Robertson LA, Evans CJ, Lee AJ, Allan PL, Ruckley CV, and Fowkes FGR. Incidence and risk factors for venous reflux in the general population: Edinburgh Vein Study. *Eur J Vasc Endovasc Surg* 2014;48:208–14.
19. Lee AJ, Robertson LA, Boghossian SM et al. Progression of varicose veins and chronic venous insufficiency in the general population in the Edinburgh Vein Study. *J Vasc Surg Venous Lymphat Disord* 2015;3:18–26.
•20. Brand FN, Dannenberg AL, Abbott RD, and Kannel WB. The epidemiology of varicose veins: The Framingham study. *Am J Prev Med* 1988;4:96–101.
21. Eklöf B, Rutherford RB, Bergan JJ et al. Revision of the CEAP classification for chronic venous disorders: Consensus statement. *J Vasc Surg* 2004;40:1248–52.
22. Maurins U, Hoffmann BH, Losch C et al. Distribution and prevalence of reflux in the superficial and deep venous system in the general population—Results from the Bonn Vein Study, Germany. *J Vasc Surg* 2008;48:680–7.
23. Evans CJ, Allan PL, Lee AJ et al. Prevalence of venous reflux in the general population on duplex scanning: The Edinburgh Vein Study. *J Vasc Surg* 1998;28:767–76.
•24. Langer RD, Ho E, Denenberg JO, Fronek A, Allison M, and Criqui MH. Relationships between symptoms and venous disease: The San Diego Population Study. *Arch Intern Med* 2005;165(12):1420–4.
25. Van der Velden SK, Shadid NH, Nelemans PJ, and Sommer A. How specific are venous symptoms for diagnosis of chronic venous disease? *Phlebology* 2014;29:580–6.
•26. Bradbury A, Evans C, Allan P, Lee A, Ruckley CV, and Fowkes FG. What are the symptoms of varicose veins? Edinburgh Vein Study cross sectional population survey. *BMJ* 1999;318:353–6.
27. Bradbury A, Evans CJ, Allan P, Lee AJ, Ruckley CV, and Fowkes FG. The relationship between lower limb symptoms and superficial and deep venous reflux on duplex ultrasonography: The Edinburgh Vein Study. *J Vasc Surg* 2000;32(5):921–31.
28. Darvall KA, Bate GR, Adam DJ, and Bradbury AW. Generic health-related quality of life is significantly worse in varicose vein patients with lower limb symptoms independent of CEAP clinical grade. *Eur J Vasc Endovasc Surg* 2012;44(3):341–4.
29. Amsler F, Rabe E, and Blattler W. Leg symptoms of somatic, psychic, and unexplained origin in the population-based bonn vein study. *Eur J Vasc Endovasc Surg* 2013;46:255–62.
30. Wrona M, Jöckel K-H, Pannier F, Bock E, Hoffmann B, and Rabe E. Association of venous disorders with leg symptoms—Results from the Bonn Vein Study 1. *Eur J Vasc Endovasc Surg* 2015;50:360–7.
31. Brewster SF, Nicholson S, and Farndon JR. The varicose vein waiting list: Results of a validation exercise. *Ann R Coll Surg Engl* 1991;73:223–6.
32. Labropoulos N, Leon L, Kwon S et al. Study of the venous reflux progression. *J Vasc Surg* 2005;41:291–5.
33. Hirai M, Naiki K, and Nakayama R. Prevalence and risk factors of varicose veins in Japanese women. *Angiology* 1990;41:228–32.
34. Jukkola TM, Mäkivaara LA, Luukkaala T et al. The effects of parity, oral contraceptive use and hormone replacement therapy on the incidence of varicose veins. *J Obstet Gynaecol* 2006;26:448–51.
35. Bromen K, Pannier-Fischer F, Stang et al. Lassen sich geschlechtspezifische Unterschiede bei Venenerkrankungen durch Schwangerschaften und Hormoneinnahme erklären? *Gesundheitswesen* 2004;66:170–4.
36. Bérard A, Kahn SR, and Abenheim L. Is hormone replacement therapy protective for venous ulcer of the limbs? *Pharmacoepidemiol Drug Saf* 2001;10:24–51.
37. Iannuzzi A, Panico S, Ciardullo AV et al. Varicose veins of the lower limbs and venous capacitance in postmeopausal women: Relationship with obesity. *J Vasc Surg* 2002;36:965–8.
38. Fowkes FGR, Lee AJ, Evans CJ et al. Lifestyle risk factors for lower limb venous reflux in the general population: Edinburgh Vein Study. *Int J Epidemiol* 2001;30:846–52.
39. Lee A, Evans CJ, Hau CH, and Fowkes GR. Fiber intake, constipation and risk of varicose veins in the general population: Edinburgh Vein Study. *J Clini Epidemiol* 2001;54:423–9.

第二篇

诊断性评价与静脉影像研究

11

高凝状态的评价和急性静脉血栓的分子标记物

11.1 介绍

正常止血功能平衡血块形成和血块溶解两个状态。血管损伤、静脉瘀滞、血液高凝状态有利于血栓形成。这3个因素被称为魏尔啸(Virchow)三要素,这也意味着对正常止血过程的破坏。静脉血栓栓塞形成(venous thromboembolism,VTE)的风险随着这些诱发危险因素的存在而增加(有关VTE的流行病学和危险因素更详细的讨论见第9章)。

高凝状态可分为遗传性、获得性或混合性。易患血栓症的患者大多数都有其特征性的表现,例如:在年轻时血栓形成,反复血栓形成,对肝素抵抗,华法林引起的皮肤坏死,紫癜,血栓形成家族史,或者罕见部位的血栓形成。当遗传性或获得性的易栓症影响到患者或家庭成员的临床治疗时,查明这些因素是非常重要的。

11.2 血栓风险标记物

11.2.1 β2-糖蛋白

β2-糖蛋白(β2-GPI)是在抗磷脂抗体患者循环中发现的一种主要的抗原。β2-GPI可以清除循环血液中的微粒,包括阴离子和脂多糖细胞残骸。β2-GPI与细胞磷脂酰丝氨酸的反复暴露和结合被认为是抗β2-GPI抗体形成的一种机制。这些抗体似乎对抗磷脂抗体综合征(APS)更具特异性,并可引起参与调节止血的不同细胞类型的激活。

11.2.2 D-二聚体

D-二聚体升高不一定是引起VTE的危险因素,但应作为高凝状态的标志加以使用和解释。纤维蛋白被纤溶酶水解时形成D-二聚体。循环中D-二聚体水平升高表明纤维蛋白溶解。VTE中D-二聚体的升高程度可能取决于疾病的发展程度,症状的持续时间,抗凝血药物的使用,较低的D-二聚体水平与不太广泛的疾病缓解,更长的症状持续时间,以及抗凝血药物有关。

D-二聚体水平升高也可能是由于最近的大手术、出血、创伤、怀孕、癌症或急性动脉血栓形成引起。不同的检测方法在敏感性和特异性、检测速度和所涉及的检测者等方面存在差异。中度和高度敏感性检测的敏感性范围至85%~95%,但取决于所用的方法的不同,特异性可低至40%。D-二聚体检测的其他问题包括对D-二聚体分子上不同结合位点的抗体特异性不同,在异常和正常的结果之间缺乏明确的截止值、缺乏参考标准分析和标准计量单位。一个纤维蛋白原的单位大约相当于一个D-二聚体单位的一半。由于D-二聚体测定具有很高的阴性预测价值,所以它被用来帮助“排除”VTE。

对于在停止抗凝后1个月D-二聚体正常的患者,在一年中每隔几个月进行D-二聚体复查可确定复发的风险。D-二聚体复查不仅被用来识别有复发VTE风险的人,而且还确定了根据性别(不同)复发率的差异,其中男性的复发率更高。Vienna预测模型使用基于网络的计算器,根据性别、VTE的位置和抗凝停止3周后的D-二聚体结果对VTE复发风险进行分层分析。其他用来预测VTE复发,并基于D-二聚体的规则还包括按年龄调整的D-二聚体和DASH(D-二聚体、年龄、性别、激素)治疗。

11.2.3 因子Ⅷ

因子Ⅷ是控制凝血酶生成的5种辅酶因子之一,因子Ⅷ(F Ⅷ)血浆水平的升高与VTE复发的风险增加有关。这种风险最初在F Ⅷ水平在90%左右的患者中被证实。最近的一项研究发现,F Ⅷ水平高于75百分位的患者与正常D-二聚体相比,经调整的多变量危险比(HR)为4.5(95% CI:1.7~12.2)。与异常D-二聚体相比,F Ⅷ(>75百分位数)升高的HR为7.1(95%CI:2.8~17.6)。然而,由于F Ⅷ是在急性期激活的,这些结果需要谨慎解释。在一项随访研究中,最初出现VTE和F Ⅷ水平>230IU/dl的患者,在停止抗凝后2年复发血栓形成的概率为30%(95%CI:13%~46%)。

11.2.4 高同型半胱氨酸血症

高同型半胱氨酸血症(hyperhomocysteinemia,HHC)指血浆同型半胱氨酸水平升高,这是一种由甲硫氨酸产生的代谢底物。HHC可发生在某些疾病状态下,如肾功能不全、甲状腺功能减退或叶酸、维生素B_6或维生素B_{12}缺乏,因为这些维生素在同型半胱氨酸的代谢中很重要。使用华法林也有助于形成HHC,因为患者经常避免食用绿色蔬菜,而这些蔬菜可以提供这些必要的维生素。HHC也可能提示甲基四氢氟酸还原酶(*MTHFR*)基因突变,这是一种遗传性血栓倾向形成症。

HHC与特发性深静脉血栓形成(deep venous thrombosis,DVT)的发生密切相关。在HHC患者中发现VTE的风险增加了4.8倍。与其他血栓疾病不同,除了抗磷脂质抗体综合征,HHC与动脉和静脉血栓形成均有关。事实上,空腹同型半胱氨酸水平与女性心肌梗死风险呈正相关[相对危险度(RR):3.37,95% CI:1.30~8.70,P = 0.014]。HHC相关性血栓形成的机制尚未完全阐明,但可能涉及内皮细胞、因子V、血栓调节素和组织因子的影响。

对于动脉血栓形成,随机、双盲维生素干预中风预防(Vitamin Intervention for Stroke Prevention,VISP)试验的作者发现,尽管降低了人-半胱氨酸水平,高剂量维生素对治疗中风、冠心病事件或死亡并没有影响。此外,挪威维生素(NORVIT)试验还表明,无论是否含有维生素B_6,叶酸加维生素B_{12}并不会降低心血管疾病或急性心肌梗死后的死亡,尽管同型半胱氨酸水平降低,实际上反而会导致事件显著增加。心脏病预防评估2(HOPE2)还发现,在5 522名患者中,叶酸、维生素B_6和B_{12}并没有减少心血管事件。值得注意的是,NORVIT和HOPE2试验包括的患者不考虑基线同型半胱氨酸水平。此外,中国脑卒中初级预防试验(CSPPT)发现,服用叶酸联合依那普利的患者第一次中风的风险明显降低。

11.2.5 血小板选择蛋白/P-选择素

P-选择素是一种表达于活化的血小板和内皮细胞表面的黏附分子,在急性静脉血栓栓塞时增加,因此被用于帮助诊断DVT和肺栓塞。P-选择素是白细胞募集的中介物,促进凝血前微粒的生成,直接影响血栓的稳定。来自基础和临床研究的证据表明,P-选择素可以作为反映血栓形成前状态的标记物,并在癌症患者中显示出价值。

11.3 易栓症

大多数易栓症是遗传性的,抗磷脂综合征是一种获得性易栓症。其他的疾病状态,条件和实验室检查的异常易使患者形成血栓,这不被认为是真正的易栓症,但在本章的其他地方讨论。

遗传性易栓症可分为两组或两组以上(表11.1)。第一组异常被定义为凝血因子抑制剂的不足,而第二组异常代表凝血因子水平或功能的增加。其他遗传性血栓形成包括罕见的纤溶系统紊乱。

表11.1 遗传性易栓症的分类

第一组遗传性血栓形成倾向症	第二组遗传性血栓形成倾向症
• 抗凝血酶缺乏症	• 活化蛋白C抵抗伴有或没有因子V Leiden突变
• C蛋白缺乏	• 凝血酶原G20210A突变
• S蛋白缺乏	• 因子升高
	• 甲四氢氟酸还原酶(*MTHFR*)基因突变

一般来说,第一组异常不太常见,但比第二组更容易形成血栓。第二组异常,虽然可能是单次血栓事件的危险因素,但可能不是后续血栓形成的重要危险因素。第1组疾病的患者通常年龄较早,伴有特发性或复发性VTE,有更高的复发VTE的可能性,更有可能伴有VTE的家族史。

11.3.1 激活蛋白C抵抗与因子V Leiden突变

活化蛋白C抵抗(activated protein C resistance,APC)是指因子V对APC的解离作用产生抵抗,使V因子的解离速度减慢约10倍,从而增加凝血酶的产量。

因子V Leiden病(factor V Leiden,FVL)是最常见的遗传性血栓形成症,约5%的白种人、1.2%的非洲裔美国人、2.2%的西班牙裔美国人、1.2%的印第安人以及0.45%的亚裔美国人受到影响。与第一组异常(抗凝血酶、蛋白C和蛋白S缺乏)相比,APC抵抗是血栓形成的较弱的危险因素。杂合子FVL突变患者出现症状性VTE的终生概率约为10%;因此,绝大多数患者不会因为这种突变而出现并发症。对于杂合子突变的人,调整后的HRs为2.2(95% CI:2.0~2.5),对于纯合子突变的人,调整后的HRs为7.0(95% CI:4.8~10)。杂合子FVL人群VTE复发风险较高[优势比(OR):2.4;95% CI:1.6~3.6,P <0.01]。

11.3.2 抗磷脂抗体综合征(APS)

抗磷脂抗体是自身抗体中的一个异质性家族,包括红斑狼疮抗凝血剂和抗心磷脂抗体,直接针对在凝血过程中很重要的磷脂结合蛋白。抗磷脂抗体综合征(antiphospholipid antibody syndrome,APS)是一种抗体介导的高凝状态,由悉尼分类法详细说明的临床和病理特征组合而成。实验室标准锚定在持续阳性抗体:抗心磷脂、β2-糖蛋白及狼疮抗凝试验。原发性APS包括患有该综合征但没有狼疮或其他自身免疫性疾病的患者,而继发性APS包括患有系统性红斑狼疮的患者。灾难性APS是最严重的一种,它的临床病理特征有4种:多器官受累、症状发展不到1周、抗磷脂抗体的存在(诊断时并不强制要求抗体持续存在)和小血管闭塞。抗磷脂抗体的存在也可以在某些药物治疗期间和感染期间发生,但它们在这些情况下的临床意义尚不清楚。

据报道,10%的健康人和35%~50%的系统性红斑狼疮患者都存在抗磷脂抗体。在发生血栓事件的患者中,患病率则更高,在4%~21%之间,这表明抗磷脂抗体和血栓之间可能存在联系。

当筛查红斑狼疮抗凝药时,当前的指南建议使用两个或两个以上的磷脂依赖性凝血试验。在接受抗凝治疗的患者中,尤其是肝素,测试的准确性可能会受到影响。抗心磷脂抗体-免疫球蛋白(Ig)亚型IgG、IgM和IgA是通过酶联免疫吸附法检测的,通常被报道为每个亚型特异性的滴度。现普遍认为IgG亚型蛋白与血栓形成的发展关系最为密切。

据报道,APS患者复发性静脉血栓栓塞的发生率在52%~69%之间,在停止抗凝的头几个月发生率最高。血栓形成风险较高的患者是由抗心磷脂抗体、抗β2糖蛋白抗体和狼疮抗凝剂组成的三联阳性患者。

11.3.3 抗凝血酶缺乏症

抗凝血酶(前称"抗凝血酶Ⅲ")是一种天然抗凝血剂,它结合并灭活因子Ⅱa(凝血酶)、Ⅸa、Ⅹa、Ⅺa、和Ⅻa以减少血凝块的形成。突变可能导致抗凝血酶缺乏,这是一种常染色体显性遗传。抗凝血酶缺乏症可分为两种类型:Ⅰ型表示功能(活性)水平和抗原性抗凝血酶均降低,而Ⅱ型则显示功能低下,但保留抗原水平。

0.07%~0.2%的普通人群和0.5%~8%的VTE患者存在抗凝血酶缺乏症。在急性血栓事件中,抗凝血酶水平可以降低,因此应在事件发生后至少3个月进行实验室诊断。由于抗凝血酶水平可能较低,诊断也应推迟到肝素治疗停止后至少5天。杂合子抗凝血酶缺乏症患者的VTE风险增加了5~50倍。大多数(>50%)杂合子突变患者在30岁前就会发展为VTE。

11.3.4 因子升高

因子Ⅷ和Ⅸ水平升高的发生率在10%到20%之间。凝血因子Ⅴ、Ⅶ、Ⅷ、Ⅸ、Ⅹ和Ⅺ的血浆浓度升高可能是由调节蛋白或因子基因的不明突变引起的。这些因子的水平升高是导致血栓形成的原因还是另一个血栓形成过程的反应尚不清楚;然而,持续性因子水平升高在有静脉血栓栓塞病史的患者中更为常见。

因子水平可以通过功能测试或抗原测试来测量。在与维生素K缺乏相关的情况下,如维生素K拮抗剂(VKAs)、营养不良和肝胆疾病,因子Ⅶ、Ⅸ和Ⅹ的水平可能会降低。其他与因子水平变化相关的条件包括口服避孕药的使用、怀孕、血脂异常、肥胖、衰老、急性压力、慢性炎症、最近的有氧运动和血型。

11.3.5 纤溶系统紊乱

提示纤溶系统缺陷的实验室标志物包括肝素辅助因子Ⅱ的缺乏和接触因子的缺乏。从直观上看,纤维蛋白原升高、纤维蛋白原结构改变、纤溶酶原缺乏、纤溶酶原激活物抑制剂-1(PAI-1)升高、组织纤溶酶原激活物(tPA)缺乏均会增加血栓风险。除了增加纤维蛋白水平,升高的纤维蛋白原水平可能增强血小板与糖蛋白Ⅱb/Ⅲa受体的结合并增加血浆黏度。纤维蛋白原结构的获得或遗传改变-纤维蛋白原异常-可能导致纤维蛋白原功能异常出现出血或血栓并发症。对任何纤溶系统缺陷的检测都不是常规的,因为这些检测没有标准化,血栓形成的风险也没有确定,而且由于检测结果呈阳性,治疗将如何改变也不清楚。

11.3.6 *MTHFR*基因突变

与同型半胱氨酸代谢相关的基因编码酶:MTHFR、半胱苷肽b合成酶(CBS)或蛋氨酸合成酶(methionine synthase)的突变可导致遗传HHC。这些突变可能会导致HHC,也可能不会,这取决于突变的纯合性或杂合性,与另一个突变的共同遗传,或同时存在B族维生素缺乏症。引起HHC的最常见的突变是*MTHFR* C677T("耐热性")和*MTHFR* A1298C突变。虽然这些突变可能导致HHC,但它们与血栓没有直接联系。

杂合*MTHFR* C677T突变的发生率为34%~50%,纯合突变的发生率为12%~15%,这取决于人群。*MTHFR* A1298C突变不太常见。由于同型半胱氨酸水平升高(而不是潜在的突变)与血栓形成有关,因此测量总血浆同型半胱氨酸水平(tHcy)比检测基因突变更有用。对适度水平、中等水平、严重水平的合理定义是血浆总高半胱氨酸水平分别是15~30μmol/L、31~100μmol/L和100μmol/L。根据一项meta分析,动脉血栓形成的相对风险为1.3(95%可信区间:1.1~1.5);数据显示复发性静脉血栓栓塞风险增加比首次静脉血栓栓塞风险增加的更明显。

11.3.7 蛋白C缺陷

与抗凝血酶缺乏症类似,蛋白C缺乏症也可分为两类:Ⅰ型,功能水平和抗原水平降低,通常是由于蛋白C的生成水平较低;Ⅱ型,功能水平降低,但抗原水平正常。超过160个突变导致蛋白C质缺乏,这使得基因测试不切实际。一般人群中约有0.17%~0.4%存在蛋白C缺乏,其中大多数为Ⅰ型缺乏。VTE患者中有1.5%~11.5%(平均4%)存在杂合缺陷。

蛋白C缺乏应诊断为功能性C蛋白水平。这一水平在急性静脉血栓栓塞发作期间没有升高，这使得测试可以在任何时候进行。在急性事件中发现正常蛋白C水平将排除蛋白C缺乏症的可能。华法林和其他维生素K拮抗剂是蛋白C功能或抗原水平减低的最常见原因；因此，等华法林停用2~4周后再测试是谨慎的做法。

C蛋白缺乏患者VTE的OR为3.1。到40岁时，大约50%的杂合蛋白C缺乏症患者会出现静脉血栓栓塞发作，如果同时发生遗传性或获得性血栓性疾病，风险就会增加。

11.3.8　蛋白S的缺乏

和蛋白质C一样，蛋白质S是一种维生素K依赖的内源性抗凝血剂，主要在肝脏中产生。蛋白S是APC对Ⅴa、Ⅷa因子失活的辅助因子；因此，蛋白S缺乏与蛋白C缺乏表型相似。与天然抗凝剂的另外两种缺陷不同的是，总蛋白S的60%~70%与转运蛋白c4b结合蛋白结合，不能作为APC的辅助因子。超过131个突变与蛋白质缺乏有关。

蛋白质缺乏根据游离、总量和功能测试可分为3种类型。Ⅰ型缺陷为游离和总抗原水平降低，Ⅱ型为活性低但游离和总水平正常，Ⅲ型为游离水平低但总水平正常。Ⅲ型缺乏通常是由于蛋白质S与C4b结合蛋白异常结合所致。

一般人群中约有0.03%~0.2%的人存在蛋白缺乏症，但由于难以做出准确的诊断，其实际患病率尚不清楚。由于影响游离蛋白S水平的多种因素，诊断蛋白S缺乏具有挑战性。总蛋白S水平不是VTE风险的明确预测指标。

诊断蛋白S缺乏的有效测试是游离抗原水平、总抗原水平和功能（APC辅助因子活性）水平。通常不需要常规检测抗原总蛋白S。功能测试受蛋白质活性以外因素的影响，应谨慎解释。随着时间的推移，人们注意到了蛋白质水平的波动。因此，诊断应该通过第二次测试来确认。

据报道，VTE与蛋白S缺乏相关的比率从0到11.5倍不等。一项家族性研究表明，50%的蛋白S缺乏症患者在45岁时发生VTE，但基于人群的研究表明两者之间的关联较弱或没有关联，这可能是由于缺乏蛋白缺乏症的发生率较低，难以达到统计学意义所致。

11.3.9　凝血酶原缺陷：凝血酶原基因20210A突变

凝血酶原G20210A（P20210）突变是因子Ⅱ基因在20210位点的G突变为A，导致功能正常的凝血酶原循环水平升高95% CI：1.2~1.9）。P20210突变是第二常见的遗传性血栓倾向形成症。美国的患病率为1%~2%。大约5%~10%的VTE患者有P20210。由于P20210是一种突变，它通过基因测试被诊断出来，可以不考虑患者当前病情下进行测试。纯合凝血酶原P20210患者的VTE调整风险（HR：11，95% CI：2.8~44）高于杂合突变患者（HR：1.5，95% CI：1.2~1.9）VTE复发的风险不那么显著，P20210杂合子患者首次发病后复发的OR为低于第一次VTE的风险，1.72（95% CI：1.27~2.31），但高于非携带者的风险。

11.4　诱发条件

11.4.1　血型

O型血患者患DVT的风险似乎较低。高水平的Ⅷ因子和von Willebrand因子与ABO血液系统的某些基因型相关，特别是A1和B等位基因。O1和O2等位基因降低了VTE风险。与A2等位基因相关的VTE风险数据相互冲突，需要进一步调查。在连续712例DVT患者中，非O型血的OR为2.21（95% CI：1.78~2.75）。非O型血液并发血栓形成对DVT的风险更大（OR：7.06；95% CI：4.85~10.28）。对于纯合子FVL患者尤其如此。

11.4.2　癌症

VTE是癌症患者发病和死亡的主要原因。肺栓塞是每7名住院癌症患者中就有1人死亡的原因。与非癌症患者相比，癌症患者发生新静脉血栓栓塞和复发性静脉血栓栓塞的频率要高得多，而且大多数事件是自发发生的，没有像非癌症患者一样的其他触发危险因素的存在。相反的联系也是真实的，VTE尤其是特发性血栓形成的患者癌症发生率很高。一些常见的风险包括手术、化疗、插入中心静脉导管和卧床，进一步提高VTE在癌症患者的发病率。静脉血栓栓塞的治疗应该无限期地持续下去，直到癌症得到缓解，患者不再接受化疗。低分子量肝素的治疗比华法林更有效，是急性血栓事件后前3~6个月的首选治疗方法。

11.4.3　家族史

有一个一级亲属有静脉血栓栓塞病史的患者发生静脉血栓栓塞的风险增加了两倍（OR：2.2；95% CI：1.9~2.6），有一个以上亲属有静脉血栓栓塞的风险增加了4倍（OR：3.9；95% CI：2.7~5.7）。这些发现适用于被诊断患有VTE的兄弟姐妹、父母、子女、同父异母兄弟姐妹、侄女、侄子、堂兄弟姐妹及配偶。

11.4.4　肝素诱发的血小板减少症

肝素诱发的血小板减少症（heparin-induced thrombocytopenia，HIT）是肝素的一种严重的病理不良反应，涉及免疫球蛋白介导的肝素分子的反应，导致血小板活化和凝血酶的产生。虽然肝素诱发的抗体形成发生在10%~20%接受肝素治疗的患者中，但绝大多数患者从未发生过HIT。肝素/PF-4复合物的抗体是短暂的，据报道在85天内从循环中消失。与未分离的肝素（UFH）相比，低分子量肝素可显著降低HIT发生的风险（<1%）。

11.4.5　怀孕

在孕妇中，动脉血栓形成的风险是非孕妇的4倍。怀孕期间静脉血栓栓塞的风险要高出4~5倍。怀孕期间因子Ⅶ、Ⅷ、Ⅹ以及纤维蛋白原、von Willebrand因子和PAI-1通常会增加。这些止血变化，加上妊娠造成的身体静脉容量减少和流出，都可能导致静脉血栓栓塞的风险，在产后 8 周才会恢复正常。

在静脉血栓栓塞中，大约 80% 是 DVT，20% 是肺栓塞。复发性静脉血栓栓塞占怀孕期间 VTE 的 15%~25%，风险增加 3~4 倍（RR：3.5；95% CI：1.6~7.8）。最重要的危险因素是易栓症的存在，有 30%~50% 妊娠合并 VTE 患者中存在易栓症。

11.4.6 手术

对于以往血栓形成或血栓形成缺陷的患者，手术后复发血栓的可能性超过 50%。最重要的是术前对已知的血栓性缺陷或相关的阳性家庭成员进行仔细地筛查和咨询。这一获知将明确血栓预防措施在哪些患者中正确选择、开始时间、剂量和持续时间，以及增加物理预防方法，尽管它们增加了成本。

11.5 最佳展示实践

11.5.1 检测

遗传性血栓形成缺陷和一个或多个获得性危险因素（如手术或口服避孕药的使用）的结合，导致 VTE 的风险高于这些单一因素单独作用的风险。对遗传性易栓症进行普遍检测是不适当的，也不建议这样做。阴性检测仅排除患者已接受检测的血栓形成倾向的存在，并不一定证明无法识别的缺陷不存在。因此，在每种情况下，评估和记录详细的初始临床病史是至关重要的。

目前，在文献中没有一致的指南指导哪些患者应考虑用于进行血栓形成倾向检查，并且如果进行检查，哪些特异性检验应当进行。框 11.1 提供了一些关于这些问题的实用建议。血栓形成的许多功能和抗原检测可受多种外部因素的影响，如药物治疗、急性血栓形成和其他获得性疾病。因此，在排除任何外部因素后，并在最终诊断出遗传性易栓症之前，这些化验应重复进行。

框 11.1 可能考虑行易栓症检查的患者

原因不明或“特发性”血栓栓塞（首次事件）
次要的，与癌症无关的第一次事件和年龄小于 50 岁（包括口服避孕药和激素替代疗法的血栓形成）
复发性“特发性”或继发性非癌症相关事件
不寻常部位（门静脉、窦静脉等）血栓形成
广泛的血栓形成
有静脉血栓栓塞的家族病史

11.5.2 使用评分系统进行风险评估

评价外科患者血栓栓塞风险的评分系统有很多，而最广泛应用的是 Caprini 评分。这个系统由许多常见的危险因素组成，每个因素都有一个数值权重。这个数字反映了每个因素引起血栓事件的可能性。在迄今进行的研究中，将总分与术后 30~60 天内血栓事件的实际发展情况进行比较。这个系统已经在全世界 15 个内科和外科患者进行临床研究。以上，包括超过 25 000 名患者中进行了测试。4 分或以下的患者发生临床事件的风险小于 1.0%。临床上相关的静脉血栓栓塞率随着分数的增加而增加。在一些手术后，评分 9 分以上 VTE 风险增加到 18%。无论测试的结果如何，这个概念似乎都是正确的。波士顿大学通过将这一分数与强制性预防方案联系起来，得出了最好的结果。在住院期间，得分在 4 分或以下的 78 名患者可由治疗医师酌情给予预防（低至中度风险）。许多这些低风险的患者没有接受抗凝预防，因为临床出血事件的风险大于临床明显血栓形成的风险。另一方面，得分为 5~8 的患者被认为属于高危人群，需要在临床试验显示的时间段内进行保护，以防止术后血栓形成。无论住院时间长短，这段时间是 7~10 天。最后，得分在 9 分以上（最高风险）的患者预防性治疗 30 天，因为真实血栓事件的发生率为 6%~18%。这些规定是强制性的，但是如果医生们觉得出血的风险很高，他们可以选择退出。高危患者的医生依从性为 89%，最高危组为 77%。期间普外科静脉血栓栓塞率为 0.2%，肺栓塞率接近于零。波士顿大学的这个系统记录的是国家外科质量改进项目（National Surgical Quality Improvement Program，NSQIP）数据库中 VTE 事件发生率最低的记录。

11.5.3 血栓形成患者评分的重要性

有血栓病史的患者得分为 3 分，有血栓形成倾向的患者得分为 3 分。有血栓的家族史，分数增加到 9 分。这意味着，在一些正在考虑进行选择性生活质量手术的患者中，高分可能会让他们重新考虑实施计划好的手术的可行性。这一小部分患者发生重大或致命并发症的风险可能高达 5%。

11.5.4 一般建议

在进行易栓症检测之前，应取得患者，尤其是无症状家属的知情同意。对于血栓形成倾向一项或多项阳性患者，应向他们提供咨询和建议：血栓形成的危险、VTE 的体征和症状、高位情况下（例如择期手术、妊娠）预防性抗栓的益处。

由于在一个患者中可存在多个血栓倾向因素，因此即使在确认单个血栓倾向因子后，也应考虑检测额外的遗传性或获得性血栓倾向因子病。在排除药物治疗和获得性疾病等干扰因素后，并在明确诊断遗传性血栓性疾病之前，应考虑重复功能或抗原诊断试验。

美国静脉论坛指南 2.1.0：高凝状态的评价和急性静脉血栓的分子标记物

编码	指南	推荐等级（1：强；2：弱）	证据级别（A：高质量；B：中等质量质量；C：低或极低质量）
2.1.1	以下情况的患者可考虑进行易栓症评估： 1. 不明原因或"特发性"血栓栓塞（首次）； 2. 继发性、非癌症相关的首次发病和年龄小于 50 岁（包括口服避孕药和激素替代疗法引起的血栓形成）； 3. 复发的特发性或非癌症相关的继发性发病； 4. 不常见部位血栓形成（门静脉、静脉窦等）； 5. 广泛的血栓形成； 6. 明显的静脉血栓栓塞性疾病家族病史	1	C
2.1.2	大多数患者在完成标准抗凝治疗（通常为 6 个月）后 2~4 周进行易栓症的检测	1	C
2.1.3	不建议对无症状易栓症患者进行长期、初级的药物血栓预防	2	B
2.1.4	易栓症患者应考虑在手术、创伤、长期制动、妊娠或急性疾病等高血栓风险时期，进行血栓预防	1	A
2.1.5	易栓症患者在急性深静脉血栓形成发生后，应考虑延长抗凝治疗时间	1	B

参考文献

● = Key primary paper
★ = Major review article

1. Wolberg AS, Aleman MM, Leiderman K, and Machlus KR. Procoagulant activity in hemostasis and thrombosis: Virchow's triad revisited. *Anesth Analg* 2012;114(2):275–85.
● 2. Heit JA, O'Fallon WM, Petterson TM et al. Relative impact of risk factors for deep vein thrombosis and pulmonary embolism: A population-based study. *Arch Int Med* 2002;162:1245–8.
3. Rosendaal F. Risk factors for venous thrombosis: Prevalence, risk and interaction. *Semin Hematol* 1997;34:171–87.
★ 4. Haemostasis and Thrombosis Task Force, British Committee for Standards. Investigation and management of heritable thrombophilia. *Br J Haematol* 2001;114:512–28.
5. Middeldorp S, Buller H, Prins M et al. Approach to the thrombophilic patient. In: Coleman R, ed. *Hemostasis and Thrombosis: Basic Principles and Clinical Practice*. Philadelphia, PA: Lippincott, Williams & Wilkins, 1994, 1085–100.
6. de Groot PG and Meijers JC. β(2)-glycoprotein I: Evolution, structure and function. *J Thromb Haemost* 2011;9(7):1275–84.
7. Lensing AWA, Hirsh J, Ginsberg JS, and Büller HR. Diagnosis of venous thrombosis. In: Colman RW, Hirsh J, and Marder VJ et al., eds. *Hemostasis and Thrombosis*. Philadelphia, PA: Lippincott Williams & Wilkins, 2001, 1277–301.
★ 8. Caprini JA, Glase CJ, Anderson CB, and Hathaway K. Laboratory markers in the diagnosis of venous thromboembolism. *Circulation* 2004;109(Suppl. I):I-4–I-8.
9. Wells PS, Owen C, Doucette S et al. Does this patient have deep vein thrombosis? *JAMA* 2006;295:199–207.
10. Palareti G, Cosmi B, Legnani C et al.; DULCIS (D-dimer and ULtrasonography in Combination Italian Study) Investigators. D-dimer to guide the duration of anticoagulation in patients with venous thromboembolism: A management study. *Blood* 2014;124(2):196–203.
11. Tamizifar B, Oghab P, and Esfahani MA. The prediction role of D-dimer in recurrence of venous thromboembolism 1-year after anticoagulation discontinuing following idiopathic deep vein thrombosis. *J Res Med Sci* 2014;19(7):586–91.
●12. Cosmi B, Legnani C, Tosetto A et al.; PROLONG Investigators (on behalf of Italian Federation of Anticoagulation Clinics). Usefulness of repeated D-dimer testing after stopping anticoagulation for a first episode of unprovoked venous thromboembolism: The PROLONG II prospective study. *Blood* 2010;115(3):481–8.
13. Kearon C, Spencer FA, O'Keeffe D et al.; D-dimer Optimal Duration Study Investigators. D-dimer testing to select patients with a first unprovoked venous thromboembolism who can stop anticoagulant therapy: A cohort study. *Ann Intern Med* 2015;162(1):27–34.
●14. Eichinger S, Heinze G, and Kyrle PA. D-dimer levels over time and the risk of recurrent venous thromboembolism: An update of the Vienna prediction model. *J Am Heart Assoc* 2014;3(1):e000467.
15. Di Marca S, Cilia C, Campagna A et al. Comparison of wells and revised Geneva rule to assess pretest probability of pulmonary embolism in high-risk hospitalized elderly adults. *J Am Geriatr Soc* 2015;63(6):1091–7.
●16. Righini M, Van Es J, Den Exter PL et al. Age-adjusted

D-dimer cutoff levels to rule out pulmonary embolism: The ADJUST-PE study. *JAMA* 2014;311(11):1117–24. Erratum in: *JAMA*. 2014;311(16):1694.

17. Tosetto A, Iorio A, Marcucci M et al. Predicting disease recurrence in patients with previous unprovoked venous thromboembolism: A proposed prediction score (DASH). *J Thromb Haemost* 2012;10(6):1019–25.
18. Kyrle PA and Eichinger S. Clinical scores to predict recurrence risk of venous thromboembolism. *Thromb Haemost* 2012;108(6):1061–4.
19. Cosmi B, Legnani C, Cini M, Favaretto E, and Palareti G. D-dimer and factor VIII are independent risk factors for recurrence after anticoagulation withdrawal for a first idiopathic deep vein thrombosis. *Thromb Res* 2008;122(5):610–7.
20. Eischer L, Gartner V, Schulman S, Kyrle PA, and Eichinger S; AUREC-FVIII Investigators. 6 versus 30 months anticoagulation for recurrent venous thrombosis in patients with high factor VIII. *Ann Hematol* 2009;88(5):485–90.

★21. Crowther MA and Kelton JG. Congenital thrombophilic states associated with venous thrombosis: A qualitative overview and proposed classification system. *Ann Intern Med* 2003;138:128–34.

22. Key NS and McGlennen RC. Hyperhomocyst(e)inemia and thrombophilia. *Arch Pathol Lab Med* 2002;126:1367–75.
23. Sobczyńska-Malefora A, Harrington DJ, Rangarajan S, Kovacs JA, Shearer MJ, and Savidge GF. Hyperhomocysteinemia and B-vitamin status after discontinuation of oral anticoagulation therapy in patients with a history of venous thromboembolism. *Clin Chem Lab Med* 2003;41(11):1493–7.
24. Omar S, Ghorbel IB, Feki H et al. Hyperhomocysteinemia is associated with deep venous thrombosis of the lower extremities in Tunisian patients. *Clin Biochem* 2007;40(1–2):41–5.
25. Köktürk N, Kanbay A, Aydoğdu M, Özyılmaz E, Bukan N, and Ekim N. Hyperhomocysteinemia prevalence among patients with venous thromboembolism. *Clin Appl Thromb Hemost* 2011;17(5):487–93.

•26. Page JH, Ma J, Chiuve SE et al. Plasma total cysteine and total homocysteine and risk of myocardial infarction in women: A prospective study. *Am Heart J* 2010;159(4):599–604.

27. Toole JF, Malinow MR, Chambless LE et al. Lowering homocysteine in patients with ischemic stroke to prevent recurrent stroke, myocardial infarction, and death: The vitamin intervention for stroke prevention (VISP) randomized controlled trial. *JAMA* 2004;291:565–75.
28. Bønaa KH, Njølstad I, Ueland PM et al. Homocysteine lowering and cardiovascular events after acute myocardial infarction. *N Engl J Med* 2006;354:1578–88.
29. The Heart Outcomes Prevention Evaluation (HOPE) 2 Investigators. Homocysteine lowering with folic acid and B vitamins in vascular disease. *N Engl J Med* 2006;354:1567–77.

•30. Huo Y, Li J, Qin X et al.; CSPPT Investigators. Efficacy of folic acid therapy in primary prevention of stroke among adults with hypertension in China: The CSPPT randomized clinical trial. *JAMA* 2015;313(13):1325–35.

31. Antonopoulos CN, Sfyroeras GS, Kakisis JD, Moulakakis KG, and Liapis CD. The role of soluble P selectin in the diagnosis of venous thromboembolism. *Thromb Res* 2014;133(1):17–24.
32. André P. P-selectin in haemostasis. *Br J Haematol* 2004;126(3):298–306.
33. Pabinger I and Ay C. Biomarkers and venous thromboembolism. *Arterioscler Thromb Vasc Biol* 2009;29(3):332–6.

•34. Ay C, Simanek R, Vormittag R et al. High plasma levels of soluble P-selectin are predictive of venous thromboembolism in cancer patients: Results from the Vienna Cancer and Thrombosis Study (CATS). *Blood* 2008;112(7):2703–8.

35. Cavenagh JD and Colvin BT. Guidelines for the management of thrombophilia. Department of Haematology, The Royal London Hospital, Whitechapel, London, UK. *Postgrad Med J* 1996;72(844):87–94.
36. Cushman M. Inherited risk factors for venous thrombosis. *Hematology (Am Soc Hematol Educ Program)* 2005;452–7.
37. Moll S. Thrombophilias —Practical implications and testing caveats. *J Thromb Thrombolysis* 2006;21:7–15.
38. Press RD, Bauer KA, Kujovich JL, and Heit JA. Clinical utility of factor V Leiden (R506Q) testing for the diagnosis and management of thromboembolic disorders. *Arch Pathol Lab Med* 2002;126:1304–18.
39. Mazoyer E, Ripoll L, Gueguen R et al.; FITENAT Study Group. Prevalence of factor V Leiden and prothrombin G20210A mutation in a large French population selected for nonthrombotic history: Geographical and age distribution. *Blood Coagul Fibrinolysis* 2009;20(7):503–10.
40. Sode BF, Allin KH, Dahl M, Gyntelberg F, and Nordestgaard BG. Risk of venous thromboembolism and myocardial infarction associated with factor V Leiden and prothrombin mutations and blood type. *CMAJ* 2013;185(5):E229–37.
41. Sveinsdottir SV, Saemundsson Y, Isma N, Gottsäter A, and Svensson PJ. Evaluation of recurrent venous thromboembolism in patients with factor V Leiden mutation in heterozygous form. *Thromb Res* 2012;130(3):467–71.
42. Giannakopoulos B and Krilis SA. The pathogenesis of the antiphospholipid syndrome. *N Engl J Med* 2013;368(11):1033–44.
43. Asherson RA, Cervera R, de Groot PG et al.; Catastrophic Antiphospholipid Syndrome Registry Project Group. Catastrophic antiphospholipid syndrome: International consensus statement on classification criteria and treatment guidelines. *Lupus* 2003;12(7):530–4.
44. Ortel TL. The antiphospholipid syndrome: What are we really measuring? How do we measure it? And how do we treat it? *J Thromb Thrombolysis* 2006;21:79–83.

★45. Lim W, Crowther MA, and Eikelboom JW. Management of antiphospholipid antibody syndrome: A systematic review. *JAMA* 2006;295:1050–7.
46. von Landenberg P, Döring Y, Modrow S, and Lackner KJ. Are antiphospholipid antibodies an essential requirement for an effective immune response to infections? *Ann N Y Acad Sci.* 2007;1108:578–83.
47. Galli M, Luciani D, Bertolini G, and Barbui T. Lupus anticoagulants are stronger risk factors for thrombosis than anticardiolipin antibodies in the antiphospholipid syndrome: A systematic review of the literature. *Blood* 2003;101:1827–32.
48. Keeling D, Mackie I, Moore GW, Greer IA, and Greaves M; British Committee for Standards in Haematology. Guidelines on the investigation and management of antiphospholipid syndrome. *Br J Haematol* 2012;157(1):47–58.
●49. Pengo V, Ruffatti A, Legnani C et al. Incidence of a first thromboembolic event in asymptomatic carriers of high-risk antiphospholipid antibody profile: A multicenter prospective study. *Blood* 2011;118(17):4714–8.
50. Kottke-Marchant K and Duncan A. Antithrombin deficiency: Issues in laboratory diagnosis. *Arch Pathol Lab Med* 2002;126:1326–36.
51. Chandler WL, Rodgers GM, Sprouse JT, and Thompson AR. Elevated hemostatic factor levels as potential risk factors for thrombosis. *Arch Pathol Lab Med* 2002;126:1405–14.
52. Tollefsen DM. Heparin cofactor II deficiency. *Arch Pathol Lab Med* 2002;126:1394–400.
53. Brandt J. Plasminogen and tissue-type plasminogen activator deficiency as risk factors for thromboembolic disease. *Arch Pathol Lab Med* 2002;126:1376–81.
54. Francis CW. Plasminogen activator inhibitor-1 levels and polymorphisms: Association with venous thromboembolism. *Arch Pathol Lab Med* 2002;126:1401–04.
55. Hayes T. Dysfibrinogenemia and thrombosis. *Arch Pathol Lab Med* 2002;126:1387–90.
56. Kitchens C. The contact system. *Arch Pathol Lab Med* 2002;126:1382–6.
57. Pintao MC, Ribeiro DD, Bezemer ID et al. Protein S levels and the risk of venous thrombosis: Results from the MEGA case–control study. *Blood* 2013;122(18):3210–9.
58. Minuk L, Lazo-Langner A, Kovacs J, Robbins M, Morrow B, and Kovacs M. Normal levels of protein C and protein S tested in the acute phase of a venous thromboembolic event are not falsely elevated. *Thromb J* 2010;8:10.
59. Goodwin AJ, Rosendaal FR, Kottke-Marchant K, and Bovill E. A review of the technical, diagnostic, and epidemiologic considerations for protein S assays. *Arch Pathol Lab Med* 2002;126:1349–66.
60. McGlennen RC and Key NS. Clinical and laboratory management of the prothrombin G20210A mutation. *Arch Pathol Lab Med* 2002;126:1319–25.
61. Ho WK, Hankey GJ, Quinlan DJ, and Eikelboom JW. Risk of recurrent venous thromboembolism in patients with common thrombophilia. *Arch Intern Med* 2006;166:729–36.
62. Muellner SK, Haut ER, Streiff MB, Holcomb JB, and Cotton BA. ABO blood group as a potential risk factor for venous thromboembolism in acutely injured patients. *Thromb Haemost* 2011;105(1):5–13.
63. Paiva SG, Sabino AP, Carvalho MG et al. Polymorphisms in exons 6 and 7 of the ABO locus and their association with venous thrombosis in young Brazilian patients. *Blood Coagul Fibrinolysis* 2009;20(2):122–8.
64. Tirado I, Mateo J, Soria JM et al. The ABO blood group genotype and factor VIII levels as independent risk factors for venous thromboembolism. *Thromb Haemost* 2005;93(3):468–74.
65. Spiezia L, Campello E, Bon M et al. ABO blood groups and the risk of venous thrombosis in patients with inherited thrombophilia. *Blood Transfus* 2013;11(2):250–3.
66. Procare-GEHT Group. ABO blood group but not haemostasis genetic polymorphisms significantly influence thrombotic risk: A study of 180 homozygotes for the factor V Leiden mutation. *Br J Haematol* 2006;135(5):697–702.
67. Prandoni P. Cancer and venous thromboembolism. Clinical implications of strong association. *Pathophysiol Haemost Thromb* 2006;35:111–5.
68. Kakkar AK, Levine M, Pinedo HM et al. Venous thrombosis in cancer patients: Insights from a frontline survey. *Oncologist* 2003;8:381–8.
69. Buller HR, Agnelli G, Hull RD et al. Antithrombotic therapy for venous thromboembolic disease: The Seventh ACCP Conference on Antithrombotic and Thrombolytic Therapy. *Chest* 2004;126(Suppl. 3):401S–28S.
70. Bezemer ID, van der Meer FJ, Eikenboom JC, Rosendaal FR, and Doggen CJ. The value of family history as a risk indicator for venous thrombosis. *Arch Intern Med* 2009;169(6):610–5.
71. Zöller B, Ohlsson H, Sundquist J, and Sundquist K. Familial risk of venous thromboembolism in first-, second- and third-degree relatives: A nationwide family study in Sweden. *Thromb Haemost* 2013;109(3):458–63.
★72. Warkentin TE and Greinacher A. Heparin-induced thrombocytopenia: Recognition, treatment, and prevention: The Seventh ACCP Conference on Antithrombotic and Thrombolytic Therapy. *Chest* 2004;126(Suppl. 3):311S–37S.
73. Arepally GM and Ortel TL. Clinical practice. Heparin-induced thrombocytopenia. *N Engl J Med* 2006;355:809–17.
74. James AH. Venous thromboembolism in pregnancy. *Arterioscler Thromb Vasc Biol* 2009;29(3):326–31.
75. Caprini JA, Goldshteyn S, Glase CJ, and Hathaway K.

Thrombophilia testing in patients with venous thrombosis. *Eur J Vasc Endovasc Surg* 2005;30:550–5.
76. Olson JD, Arkin CF, Brandt JT et al. College of American Pathologists Consensus Conference XXXVI: Diagnostic issues in Thrombophilia. Introduction and general considerations. *Arch Pathol Lab Med* 2002;126:1277–80.
★77. Caprini JA. Risk assessment as a guide to thrombosi prophylaxis. *Curr Opin Pulm Med* 2010;16:448–52.
78. Cassidy MR, Rosenkranz P, and McAneny D. Reducing postoperative venous thromboembolism complications with a standardized risk-stratified prophylaxis protocol and mobilization program. *J Am Coll Surg* 2014;218:1095–104.

12

多普勒超声在急性静脉系统疾病中的应用

12.1 介绍

据统计，首次静脉血栓栓塞形成（venous thromboembolism，VTE）的发生率为每年 70 至 113 例 /10 万人，美国每年至少发生 350 000 例深静脉血栓形成（deep venous thrombosis，DVT）和肺栓塞[1,2]。对于接受大手术和长期住院治疗的患者而言，这是一种常见的并发症，而美国卫生部在 2008 年的行动号召中将 VTE 描述为可预防的引起院内死亡的最常见原因[3]。

成功的治疗需要在症状出现的最初 24 小时内及时诊断并开始抗血栓治疗。在 20 世纪 80 年代之前，患者通常通过阻抗容积描记法（impedance plethysmography，IPG）、^{121}I 标记的纤维蛋白原核扫描和静脉造影来诊断。然而，对于双股静脉或腘静脉仅 1 条静脉受累，以及孤立性小腿 DVT 患者，IPG 的准确性受到限制，说明其在诊断非闭塞性近端血栓形成时敏感性降低。标记的纤维蛋白原扫描和造影静脉造影更加费工，耗时，并且不是每个医疗机构都可以进行。B 型和多普勒超声用于评估静脉疾病的方法始于 1968 年，但在接下来 10 年中未成为有效诊断工具[4-6]。自 20 世纪 80 年代以来，静脉多普勒检查成为诊断急性 DVT 和浅静脉血栓形成的主要手段。尽管静脉多普勒成像最初应用于检查上下肢静脉血栓形成，但现在同样应用于髂静脉及肠系膜静脉血栓的检查。本章将讨论检查的指征，检查技巧，各种解剖床中静脉多普勒超声检查的准确性，以及急性静脉疾病成像的对比。

12.2 检查指征

静脉多普勒超声已成为静脉血栓形成首选的影像学检查。这与多种因素有关，包括其在检测上肢和下肢 DVT 方面的相对高的准确性以及非常低的并发症风险。由于其可便携式床边检查以及更多医疗机构血管实验室和超声波服务的可用性，多普勒超声已被广泛采用。事实上，这种成像模式的普及，以至于它可能已经成为其自身成功的牺牲品，多项报告显示医疗保健机构通常在行多普勒扫描时以较低的阈值用于“排除”DVT[7,8]。这导致静脉超声的过度使用，超声检查显示多达 80%~90% 的患者 DVT 检查显示阴性结果。

多普勒超声扫描在急性静脉疾病中的合理应用标准已被公布[9]。表 12.1 总结了众多专业学会的建议，并根据解剖位置将各种临床适应证分类为绝对和相对适应证。四肢疼痛和水肿是上肢或下肢静脉多普勒超声检查的常见的绝对适应证。其他适应证包括对无法接受抗凝治疗的孤立性小腿 DVT 患者进行随访监测，以及在与深静脉系统汇合处有孤立性浅静脉血栓的患者。虽然热消融术后的多普勒超声监测正被推荐以及广泛应用（图 12.1a 和 b），但最近射频或激光消融后常规静脉超声检查的效用和成本效益受到质疑[10]。

尽管采用标准化适应证进行静脉多普勒检查，但大多数患者深静脉或浅静脉血栓的检查结果为阴性。对于临床疑有下肢 DVT 的患者，临床决策规则与定性或定量 D-二聚体检测相结合，已被评估为“排除”DVT 的手段，而无

表 12.1　根据解剖学区域对静脉疾病患者静脉多普勒超声扫描的适应证

解剖位置	绝对适应证	相对适应证
上肢	肢体水肿 上肢非关节疼痛或可触及条索样改变 在已诊断上肢 DVT 的情况下出现新的疼痛或水肿	在没有留置静脉导管的情况下，起源不明的发热 确诊上肢 DVT 患者出现呼吸急促 筛查 ICU 住院时间延长的无症状患者，起搏器 / 除颤器置入术前检查，监测功能性静脉导管，高凝状态或 D- 二聚体阳性患者
下肢	肢体水肿 上肢非关节疼痛或可触及条索样改变 肺栓塞 在已诊断下肢 DVT 的情况下出现新的疼痛或水肿 小腿 DVT 抗凝禁忌时，对于近端的监测 当接近深静脉汇入处时，对于 GSV 或 SSV SVT 的监测 大隐静脉静脉内消融术后早期随访 卵圆孔未闭，疑似栓塞 容积描记术显示下肢静脉阻塞提示 DVT	筛查 ICU 住院时间延长的无症状患者，骨科手术后，高凝状态或 D- 二聚体阳性患者
下腔静脉及髂静脉	如果近端 DVT 可选择与下肢静脉超声一并检查，或者在单侧或双层股总静脉中发现异常血流 适合下腔静脉滤器置入前的术前检查	无需 LE 静脉扫描的独立测试 腹痛 腹部瘀伤 不明原因的发烧
肝、门静脉及深静脉	评估没有腹水 / 肝大 / 脾大 / 门静脉高压的肝硬化 在没有其他诊断的情况下，评估异常 LFT 和黄疸 TIPS 后的监测	黄疸的初步诊断检查

资料来源：摘自 Gornik HL et al. *J Am Coll Cardiol* 2013；62：649-65.

DVT，深静脉血栓形成，GSV，大隐静脉；ICU，重症监护病房；LFT，肝功能检查；SSV，小隐静脉；SVT，浅静脉血栓形成；TIPS，经颈静脉肝内门体分流术。

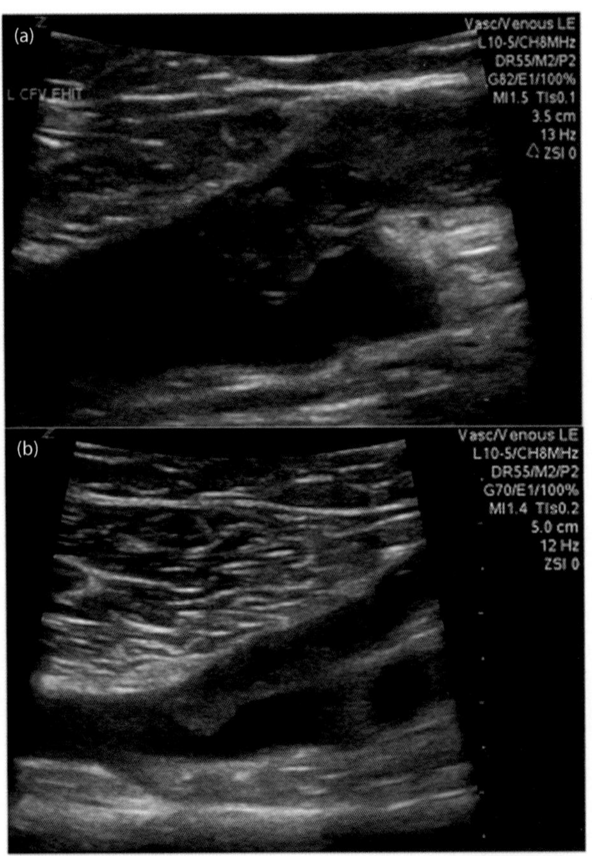

图 12.1　大隐静脉（a）和小隐静脉（b）腔内消融术后，出现腔内热消融诱导的血栓形成（EHIT）的灰度图像

需进行进一步检查，如静脉多普勒超声[8,11,12]。Wells 理论是最广泛研究的临床决策评分系统，如表 12.2 所示。早期对 Wells 理论的描述将患者分为可能与不太可能的 DVT。不太可能的 Wells 评分（≤ 1）与阴性 D- 二聚体测定相结合，DVT 概率非常低（<2%），此处排除了活动性恶性肿瘤和复发性 VTE 患者。可能血栓的患者 Wells 评分（>1）应进行进一步的静脉超声多普勒检查。使用这种临床决策可以消除大约三分之一的患者对静脉多普勒成像的需求[10]。美国胸科医师学会（American College of Chest Physicians，ACCP）基于证据的临床实践指南建议联合应用 D- 二聚体测定和静脉多普勒超声扫描作为临床评估工具（2B 级推荐）。然而，ACCP 指南推荐的算法将 Wells 理论分为低（≤ 0）、中（1~2）和高概率（≥ 3）。推荐的诊断算法要复杂得多，可能会降低其实用性并吸引许多医疗保健供应商[13]。最近也出现了类似的针对怀疑有上肢 DVT 的患者的临床决策规则，但在应用之前需要进一步确认[14]。

表 12.2　检查前预测深静脉血栓形成概率的临床模型

临床症状	得分
活动性癌症（≤ 6 个月）	1
瘫痪，轻度瘫痪或近期石膏固定下肢	1
最近卧床不起 >3 天或 <4 周前进行过大手术	1
沿深静脉系统走形局部压痛	1
整条腿肿胀	1

续表

临床症状	得分
与无症状侧相比小腿肿胀 >3cm（胫骨结节下方 10cm）	1
局限于有症状下肢的凹陷性水肿	1
浅静脉侧支	1
深静脉血栓形成病史	1
类似深静脉血栓形成的其他诊断	-2

资料来源：摘自 Geersing et al. *BrMedJ* 2014；348：g1340.

注释：如果得分≤1，则血栓可能不大；如果得分 >1，则血栓可能大。

12.3 检查方法

12.3.1 下肢静脉检查

患者仰卧位，床与 Trendelenburg 体位略相反。最理想的是，房间温暖，但是在急诊、医院病房或重症监护室进行便携式静脉检查时，这并不总是可行的。下肢静脉血栓形成的检查通常在髋关节轻微外旋和膝关节屈曲的情况下进行，后者便于从后路进行腘静脉检查。宽带频率在 5~10MHz 范围内的线性传感器通常用于评估下肢和上肢静脉。一些解剖位置需要在该范围内使用较低频率，尤其是在较大体质的患者中。

检查标准化至关重要，不仅能够提高诊断准确性，还有助于与之前的成像进行比较，无论它们是否在同一机构进行。静脉多普勒超声评估急性静脉疾病的标准和指南可以从血管检查的社会认证委员会（IAC）中找到[15]。使用以下标准检查静脉段的血栓形成或血流通畅程度：①静脉压缩性（或顺应性）；②频谱多普勒波形评估自发性静脉血流，阶段性血流或远端血流增大；③可视化血栓。这些标准并非全部都适用于所有静脉段。

静脉的可压缩性应通过横截面灰度成像评估，包括大隐静脉与股静脉交汇部、股总静脉、股静脉（近端，中段和远端）、腘静脉、胫后和腓静脉（图 12.2）。IAC 标准和指南至少包括对股总静脉和腘静脉的多普勒波形评估。我们的机构标准增加了对大静脉可压缩性的评估，以及对股深静脉、股静脉、胫后静脉和腓静脉的多普勒评估，以评估远端增加的阶段性血流或流量（图 12.3）。如果患者的症状值得进一步检查，则继续浅静脉（曲张静脉和小隐静脉）和小腿肌间静脉（腓肠肌和比目鱼肌）进行检查。大多数常规静脉多普勒研究排除了胫前静脉，因为它们直径小，发生 DVT 的可能性相对较低（1%）[16]。

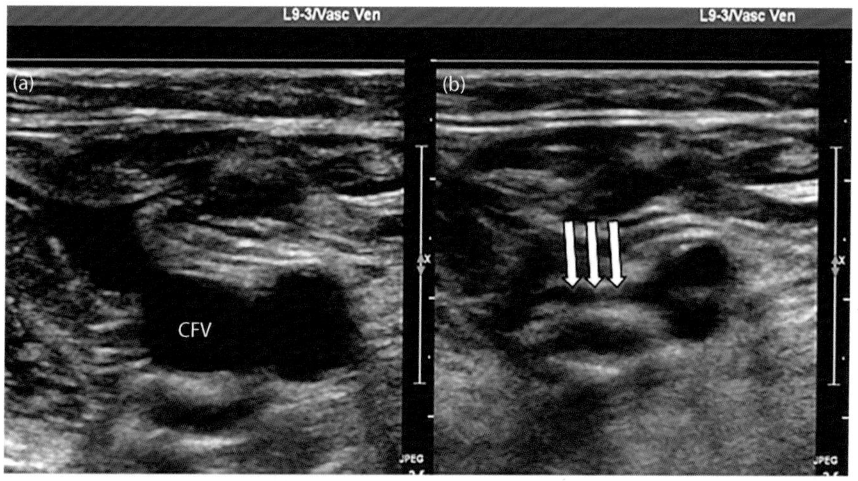

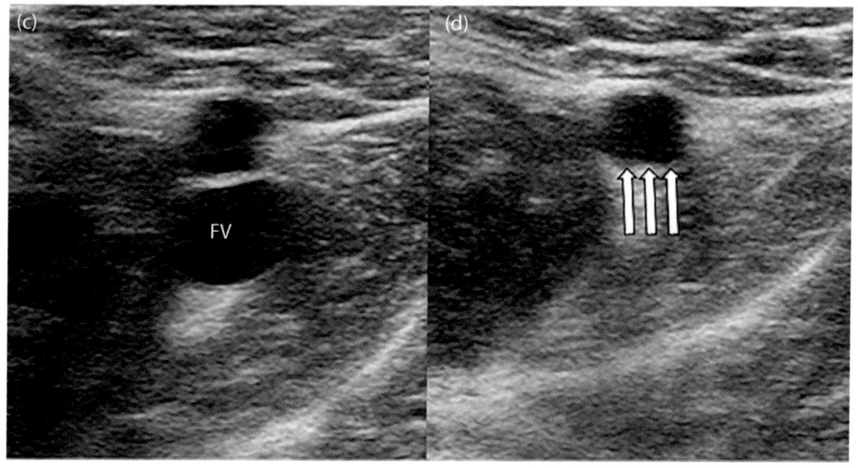

图 12.2　左股总静脉（CFV）在大隐静脉衔接处的横截面的灰度图像，无压缩（a）和压缩（b）。相似的左侧股静脉灰度图像，无压缩（c）和压缩（d）。白色箭头表示压缩静脉的位置

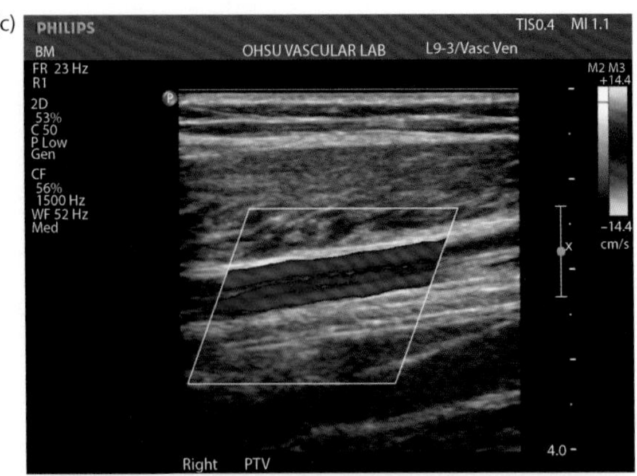

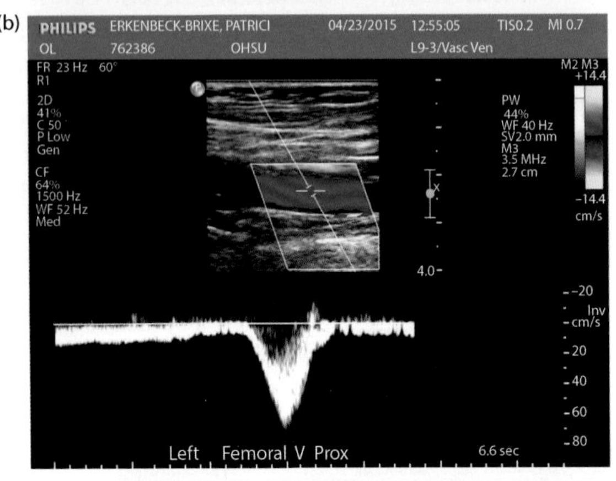

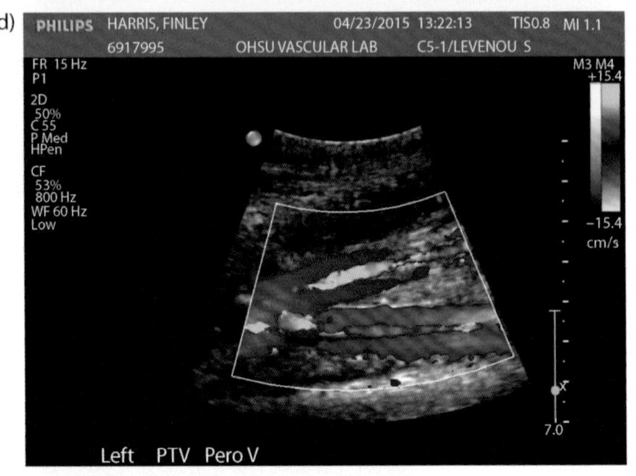

图 12.3 远端加压后股总静脉（a）和股静脉（b）的多普勒波形。胫静脉通常较小且多条，通常通过 B 型成像和彩色血流进行评估。彩色血流图像：胫后静脉（c）和胫后静脉与腓静脉汇合处（d）。在（d）中，由于静脉相对于换能器的角度原因，成对的腓静脉（红色）显示出与成对的胫后静脉（蓝色）颜色相反的血流信号

血栓可视化通过 B 型和彩色血流成像完成，可以直接观察闭塞性和非闭塞性血栓（图 12.4）。B 型成像用于评估可视化血栓内的回声程度、静脉壁厚度和静脉直径（收缩与扩张期），高回声血栓、增厚的静脉壁和静脉内径缩小提示病变为一个更慢性的过程。多普勒和彩色血流评估通常在探头纵向的情况下进行，其中颜色灵敏度需设置为低流量和适当角度。

12.3.2 髂静脉和下腔静脉检查

对于任何 DVT，血栓延伸到腹股沟韧带以上都建议对髂静脉和下腔静脉（IVC）进行评估。这包括直接证据，如股总静脉上方的血栓，以及间接证据，如不随呼吸变化的股静脉连续血流，提示近端静脉阻塞。这些更深层结构的超声评估通常需要低频腹部探头，范围从 2.0 到 5.0MHz。为更好地显示 IVC 和髂静脉，可能需要仰卧位、半右侧或半左侧卧位，患者在检查前至少禁食 6 小时。髂静脉和 IVC 太深而无法压迫，通常只能利用多普勒血流结合彩色血流图像来评估。

12.3.3 上肢静脉检查

对于上肢静脉的多普勒超声检查比下肢静脉更具挑战性。锁骨下静脉中段被锁骨部分遮挡，无名静脉在胸廓入口处被遮挡。检查时患者应仰卧位，被检查的手臂外展外旋，以便于检查腋静脉和肱静脉。旋转头部以便于检查同侧颈内静脉。5~10MHz 探头用于上肢静脉，检查体型较大的患者应用弯探头，特别是在腋窝区域。

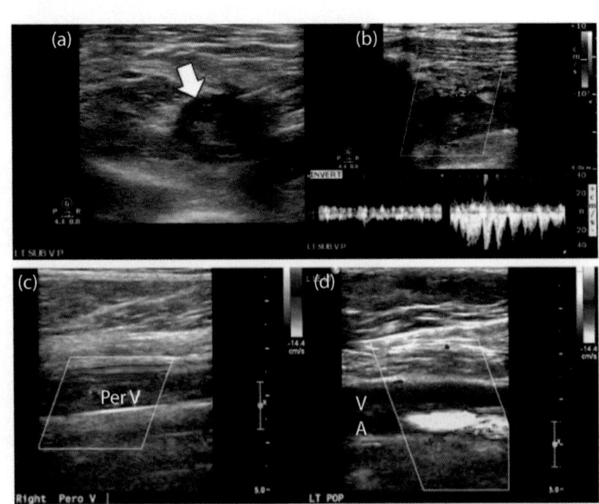

图 12.4 锁骨下静脉可视化血栓的代表性图像：B 超型成像（a）和彩色血流成像（b）。成对的腓静脉之一的彩色血流表明相当大的腓深静脉血栓形成（c）。腘动脉（A）和静脉（V）的彩色血流成像显示腘静脉内没有血流（d）

上肢静脉血栓形成和通畅性的评估与下肢相似。IAC标准包括横截面灰度成像，用于评估颈内静脉，锁骨下动脉，腋静脉，肱静脉，贵要静脉和头静脉的可压缩性，如果出现提示血栓形成的症状，还可对肘前和前臂深静脉进行额外评估[14]。频谱多普勒波形用于评估自发时象流量和/或增强时象时，通常需要利用纵向视角观察同侧颈内静脉、腋静脉及双侧锁骨下静脉（见图 12.3）。与下肢相反，上肢静脉的时象流量在吸气时更显著。

12.3.4　门静脉 - 肠系膜静脉和肝静脉检查

早在20世纪70年代末，即首次报道了超声诊断门静脉-肠系膜静脉血栓形成，肝门静脉和肠系膜静脉循环系统的多普勒超声评估是肝病患者评估和随访的重要工具[17]。门静脉及肠系膜静脉成像是全面评估的一个部分，包括：肝内门静脉和肝外门静脉，肠系膜上静脉和脾静脉，肝静脉，IVC，肝实质，以及任何门脉系统分流或侧支通路[15]。

扫描门静脉 - 肠系膜静脉通常需要使用具有 2~5MHz 较低频率范围的曲面腹部换能器以更好地穿透组织，并且当患者禁食至少 6 小时可视化得到改善。超声检查者应该熟悉解剖变异，因为它们可能存在于约 35% 的患者中。最常见的变异是门静脉发出右前、右后和左侧三条门静脉分支[18]。患者通常需仰卧位，但也可能需左侧卧位，以获得适当的经腹、肋下和肋间窗。门静脉循环中的正常多普勒静脉波形为具有轻度脉动波形的连续血流（图 12.5）。肝静脉血流是多相的，在心房收缩期间具有早期逆行成分，并且双峰前向流动受到心室收缩和舒张、三尖瓣开合以及呼吸的影响。

12.4　多普勒超声检查的准确性和结果

下肢深静脉血栓形成的多普勒超声成像的准确性取决于症状是否存在以及血栓形成的解剖位置（表 12.3）[19]。在大型荟萃分析中，多普勒超声成像对症状性 DVT 患者诊断敏感性显著高于无症状患者（89% vs 47%）。然而，两组之间的特异性仍然相同（94%）[19]。关于位置，多普勒超声诊断孤立性小腿静脉血栓形成的敏感性低于下肢近端静脉。

表 12.3　静脉多普勒超声诊断深静脉血栓形成对有症状和无症状患者的敏感性和特异性，根据静脉解剖分类

解剖位置	敏感性	特异性
所有下肢深静脉血栓患者[a]		
有症状患者	89%	94%
无症状患者	47%	94%
近端下肢静脉血栓[a]		
有症状患者	97%	
无症状患者	62%	
孤立小腿深静脉血栓[a]		
有症状患者	73%	
无症状患者	53%	
下腔静脉和髂静脉[b]	46%	100%
门静脉[c]	89%	92%
上肢静脉[d]	78%~100%	82%~100%

.[a] Kearon C et al. *Ann Intern Med* 1998；128：663-77.
.[b]Laissy JP. *Am J Roentgenol* 1996；167：971-5.
.[c] Tessler FN et al. *Am J Roentgenol* 1991；157：293-6.
.[d] Sajid M et al. *Acta Haematol* 2007；118：10-18.

基于 20 世纪 90 年代的数据，超声在其他解剖位置的准确性还不确切。基于有限的信息，IVC 和髂静脉的多普勒超声扫描敏感性不如计算机断层扫描（CT）或磁共振成像检测近端血栓形成敏感性高[20]。关于门静脉多普勒超

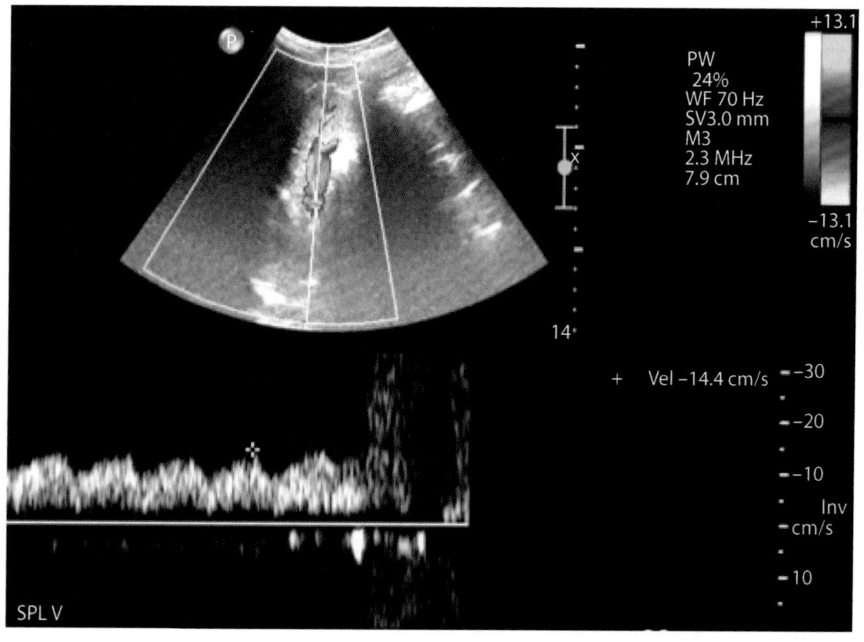

图 12.5　门静脉 - 肠系膜静脉循环（脾静脉表现）的多普勒波形，显示具有轻度脉动波形的连续血流

声成像准确性的数据也来自单中心研究，结果如表 12.3 所示[21]。有关上肢 DVT 多普勒超声诊断有较多的信息，因为疑似上肢静脉血栓形成患者应用该方式已经在很大程度上取代了静脉造影和增强 CT 检查。上肢静脉多普勒超声成像的敏感性范围为 78% 至 100%，特异性范围为 82% 至 100%[22-24]。

这些准确性研究与“管理研究”有显著差异，在“管理研究”中，对 DVT 检测为阴性且停止抗凝的患者进行随访，以监测是否进一步发展为静脉血栓栓塞。前面提到的 meta 分析表明，在平均 6 个月的随访期间，多普勒超声成像检查阴性的患者发生 VTE 的概率一直很低（2.0%）。

12.5 多普勒超声扫描诊断急性静脉疾病存在的争议

12.5.1 全腿与近端静脉多普勒超声检查

进行全腿静脉多普勒扫描检查与更局限性的检查近端静脉（股静脉及腘静脉）之间的争议与许多因素有关，这些因素不仅包括孤立性小腿 DVT 患者是否抗凝治疗，还有小腿静脉多普勒超声的敏感性和特异性，DVT 的预测概率和 D- 二聚体测定。过去，患有孤立性小腿 DVT 的患者通常不接受抗凝治疗。然而，最近的 2012 年 ACCP 指南建议对手术引起的孤立性远端 DVT 患者或非手术但存在暂时危险因素的患者进行 3 个月（相对较短的持续时间）的抗凝治疗。该指南还建议对不明原因的 DVT 患者（包括孤立的远端 DVT）进行至少 3 个月的抗凝治疗[25]。因此，全腿静脉多普勒成像结果可能会显著影响抗血栓治疗的决定。

另一个支持进行全腿静脉多普勒超声检查的观点是相对简单的诊断算法：如全腿超声来提示 DVT 则无需进一步治疗或检查，如提示近端 DVT 则抗凝治疗。全腿扫描如提示孤立的远端 DVT，临床医生必须在多普勒超声扫描随访（大约 1 周）与抗凝治疗之间做出决定[13]。相比之下，ACCP 诊断算法对于接受局限近端静脉多普勒超声检查的患者更复杂。扫描如提示近端 DVT 则进行抗凝治疗，反之近端局部多普勒超声结果显示阴性，则 ACCP 指南建议相应遵循以下之一：全腿静脉多普勒超声检查；1 周内复查；D- 二聚体测定；传统的静脉造影。我们赞成基于全腿静脉多普勒超声检查更有效的算法（如图 12.6 所示）[26]。

12.5.2 单侧与双侧静脉多普勒成像

即使患者出现单侧体征和症状，也经常进行双侧静脉多普勒超声扫描。常规双侧扫描的一个根本原因是对侧存在隐匿性 DVT 可能。在被诊断单侧 DVT 的患者中，报告中对侧 DVT 的发生率为 3.6% 至 29%[27-30]。然而，在未患有 DVT 的情况下，较少数患者在无症状的情况下被诊断为对侧 DVT（<1%）[24,26,27]。无症状 DVT 更可能是慢性的，更可能发生在住院患者中，并且与活动性恶性肿瘤相关[24,25]。

尽管隐匿性双侧 DVT 在单侧症状患者中相当普遍，但

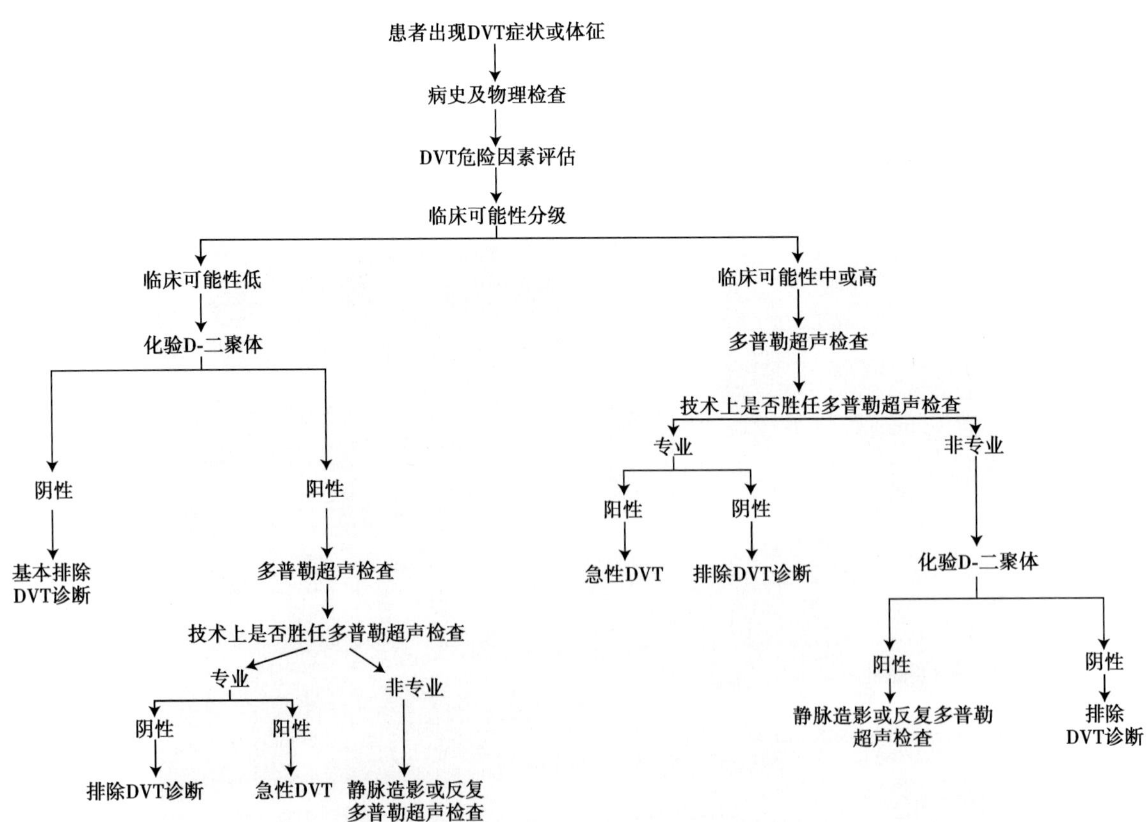

图 12.6 使用临床概率测试，D- 二聚体测定和全腿静脉多普勒超声扫描的诊断算法。摘自 Zierler BK. *Circulation* 2004；109（Suppl. I）:I-9-I-14.

一些学者不建议常规进行双侧多普勒超声扫描，因为绝大多数患者抗血栓治疗方案并不需要任何改变[24]。也有人建议对活动性恶性肿瘤患者[25-27]或住院患者[26]进行双侧扫描，因为这些亚组患者对侧血栓形成率明显高于门诊患者(34% 对 16%)或无癌症患者(38.3% 与 12%)。与此相关的理由是，即使缺乏这些临床危险因素(住院和恶性肿瘤)仍然难以预测排除对侧 DVT。

至少多普勒超声扫描对侧无症状肢体确实为临床医生提供了有用的基础信息，因为 VTE 复发的概率可能大于 30%[31]。

12.5.3 扫描残余静脉阻塞以指导抗血栓治疗

一些学者已经证实在停止抗凝治疗时存在残余静脉阻塞(RVO)与 VTE 复发相关，使其成为优化持续治疗时间的潜在工具[32]。然而，有关 RVO 的数据不一致以及 RVO 的定义存在显著差异[33,34]。最近的患者水平荟萃分析提示诊断 DVT 后的前 3 个月随访结果显示 RVO 与 VTE 复发之间存在轻度关联(风险比:1.32)[35]。如果没有更确定的关系，大多数确诊的 VTE 复发预测模型都不会将 RVO 作为参考因素[36]。话虽如此，在停止抗凝治疗时患者的超声多普勒复查随访确实能帮助临床医生解释 VTE 复发问题[37]。

12.6 结论

静脉多普勒超声扫描在急性静脉血栓形成的诊断中起关键作用。通常，它们具有很高的准确率和非常低的并发症发生率。然而，应该针对适应证进行检查，并且与预测概率评分和 D- 二聚体分析结合使用时可能更有用。在已确诊 DVT 的患者中，停止治疗后开始超声多普勒随访有利于随后的对比，因为 VTE 的复发率不容忽视。

美国静脉论坛指南 2.2.0：多普勒超声在急性静脉疾病中的应用

编码	指南	推荐等级 (1：强；2：弱)	证据级别 (A：高质量；B：中等质量；C：低质量或极低质量)
2.2.1	推荐多普勒超声扫描作为诊断肢体急性深静脉血栓形成(DVT)的标准手段	1	A
2.2.2	我们推荐对 DVT 的多普勒超声检查在每个静脉段中的检查应包括 3 个部分：血栓的可视性、静脉的顺应性或可压缩性及探查静脉血流	1	A
2.2.3	我们认为多普勒超声扫描在症状性髂股静脉血栓形成的灵敏度大于或等于 90%，在小腿静脉血栓形成的灵敏度为 50%~70%	2	B
2.2.4	我们认为多普勒超声扫描在诊断上肢 DVT 的敏感性在 78% 和 100% 之间，特异性在 82% 和 100% 之间	2	B

参考文献

● = Key primary paper
★ = Formal publication of a management guideline

1. Anderson FA Jr., Wheeler HB, Goldberg RJ et al. A population-based perspective of the hospital incidence and case–fatality rates of deep vein thrombosis and pulmonary embolism. The Worcester DVT Study. *Arch Intern Med* 1991;151:933–8.
● 2. White RH. The epidemiology of venous thromboembolism. *Circulation* 2003;107:I-4–I-8.
3. Office of the Surgeon General (US); National Heart, Lung, and Blood Institute (US). The Surgeon General's Call to Action to Prevent Deep Vein Thrombosis and Pulmonary Embolism, Rockville (MD): Office of the Surgeon General (US); 2008. Available from: http://www.ncbi.nlm.nih.gov/books/NBK44178/.
4. Sumner DS, Baker DW, and Strandness DE. The ultrasonic velocity detector in a clinical study of venous disease. *Arch Surg* 1968;97:75–80.
5. Hull R, Hirsh J, Sackett DL, Powers P, Turpie AGG, and Walker I. Combined use of leg scanning and impedance plethysmography in suspected venous thrombosis: An alternative to venography. *N Engl J Med* 1977;296:1497–500.
6. Killewich LA, Bedford GR, Beach KW, and Strandness DE Jr. Diagnosis of deep venous thrombosis. A prospective study comparing duplex-scanning to contrast venography. *Circulation* 1989;79:810–4.
7. Fowl RJ, Strothman GB, Blebea J, Rosenthal GJ, and Kempczinski RF. Inappropriate use of venous duplex scans: An analysis of indications and results. *J Vasc Surg* 1996;23:881–6.
8. Büller HR, ten Cate-Hoek AJ, Hoes AW et al. Safely ruling out deep venous thrombosis in primary care. *Ann Intern Med* 2009;150:229–35.
● 9. Gornik HL, Gerhard-Herman MD, Misra S, Mohler ER III, and Zierler RE. ACCF/ACR/AIUM/ASE/IAC/SCAI/SCVS/SIR/SVM/SVS/SVU 2013 appropriate use criteria for peripheral vascular ultrasound and physiological testing part II: Testing for venous disease and evaluation of hemodialysis access. *J Am Coll Cardiol* 2013;62:649–65.
10. Jones RTC and Kabnick LS. Perioperative duplex ultrasound following endothermal ablation of the

saphenous vein: Is it worthless? *J Invasive Cardiol* 2014;26:548–50.

•11. Wells PS, Anderson DR, Rodgers M et al. Evaluation of D-dimer in the diagnosis of suspected deep-vein thrombosis. *N Engl J Med* 2003;349:1227–35.

•12. Geersing GJ, Zuithoff NPA, Kearon C et al. Exclusion of deep vein thrombosis using the wells rule in clinically important subgroups: Individual patient data meta-analysis. *Br Med J* 2014;348:g1340.

★13. Bates, SM, Jaeschke R, Stevens SM et al. Diagnosis of DVT. Antithrombotic therapy and prevention of thrombosis, 9th ed: American College of Chest Physicians Evidence-Based Clinical Practice Guidelines. *Chest* 2012;141:e351S–418S.

14. Kleinjan, A, Di Nisio M, Beyer-Westerdorf J et al. Safety and feasibility of a diagnostic algorithm combining clinical probability, D-dimer testing, and ultrasonography for suspected upper extremity deep venous thrombosis: A prospective management study. *Ann Intern Med* 2014;160:451–7.

•15. Intersocietal Accreditation Commission. IAC Standards and Guidelines for Vascular Testing Accreditation. Available from: http://intersocietal.org/vascular/standards/IACVascularTestingStandards2015.pdf.

16. Mansour MA. Venous duplex ultrasound of the lower extremity in the diagnosis of deep venous thrombosis. In: AbuRahma AF, Bandyk DF, eds. *Noninvasive Vascular Diagnosis: A Practical Guide to Therapy*, 3rd Ed. London: Springer-Verlag, 2013, 473–81.

17. Merritt CRB. Ultrasonographic demonstration of portal vein thrombosis. *Radiology* 1979;133:425–7.

18. Benson CB and Frates MC. Ultrasound of the hepatoportal circulation. In: AbuRahma AF and Bandyk DF, eds. *Noninvasive Vascular Diagnosis: A Practical Guide to Therapy*, 3rd Ed. London: Springer-Verlag, 2013, 565–87.

19. Kearon C, Julian JA, Math M, Newman TE, and Ginsberg JS. Noninvasive diagnosis of deep venous thrombosis. *Ann Intern Med* 1998;128:663–77.

20. Laissy J-P, Cinqualbre A, Loshkajian A et al. Assessment of deep venous thrombosis in the lower limbs and pelvis: MR venography versus duplex Doppler sonography. *Am J Roentgenol* 1996;167:971–5.

21. Tessler FN, Gehring BJ, Gomes AS et al. Diagnosis of portal vein thrombosis: Value of color Doppler imaging. *Am J Roentgenol* 1991;157:293–6.

22. Sottiurai VS, Towner K, McDonnell AE, and Zarins CK. Diagnosis of upper extremity deep venous thrombosis using noninvasive technique. *Surgery* 1982;91:582–5.

23. Falk RL and Smith DF. Thrombosis of upper extremity thoracic inlet veins: Diagnosis with duplex Doppler sonography. *Am J Radiol* 1987;149:677–82.

24. Sajid M, Ahmed N, Desai M, Baker D, and Hamilton G. Upper limb deep vein thrombosis: A literature review to streamline the protocol for management. *Acta Haematol* 2007;118:10–18.

★25. Kearon C, Akl EA, Comerota AJ et al. Antithrombotic therapy for VTE disease: Antithrombotic therapy and prevention of thrombosis, 9th ed: American College of Chest Physicians Evidence-Based Clinical Practice Guidelines. *Chest* 2012;141:e419S–94S.

★26. Zierler BK. Ultrasonography and diagnosis of venous thromboembolism. *Circulation* 2004;109(Suppl. I): I-9–I-14.

27. Strothman G, Blebea J, Fowl RJ, and Rosenthal G. Contralateral duplex scanning for deep venous thrombosis in unnecessary in patients with symptoms. *J Vasc Surg* 1995;22:543–7.

28. Prandoni, P, Lensing AWA, Piccioli A, Bagatella P, and Girolami A. Ultrasonography of contralateral veins in patients with unilateral deep-vein thrombosis. *Lancet* 1998;352:786.

29. Pennell RC, Mantese VA, and Westfall SG. Duplex scan for deep vein thrombosis—Defining who needs an examination of the contralateral asymptomatic leg. *J Vasc Surg* 2008;48:413–6.

30. Le Gal G, Robert-Edabi H, Carrier M, Kearon C, Bounameaux H, and Righini M. Is it useful to also image the asymptomatic leg in patients with suspected deep vein thrombosis? *J Thromb Haemost* 2015;13:563–6.

31. Heit JA, Mohr DN, Silverstein MD, Petterson TM, O'Fallon WM, and Melton LJ III. Predictors of recurrence after deep vein thrombosis and pulmonary embolism: A population-based cohort study. *JAMA Intern Med* 2000;160:761–8.

32. Siragusa S, Malato A, Anastasio R et al. Residual vein thrombosis to establish duration of anticoagulation after a first episode of deep vein thrombosis: The Duration of Anticoagulation based on Compression Ultrasonography (DACUS) study. *Blood* 2008;112:511–5.

33. Stephenson EJP and Liem TK. Duplex imaging of residual venous obstruction to guide duration of therapy for lower extremity deep venous thrombosis. *J Vasc Surg Venous Lymphat Disord* 2015;3:326–32.

34. Carrier M, Rodger MA, Wells PS, Righini M, and Le Gal G. Residual vein obstruction to predict the risk of recurrent venous thromboembolism in patients with deep vein thrombosis: A systematic review and meta-analysis. *J Thromb Haemost* 2011;9:1119–25.

35. Donadini, MP, Ageno W, Antonucci E et al. Prognostic significance of residual venous obstruction in patients with treated unprovoked deep vein thrombosis. *Thromb Haemost* 2014;111:172–9.

36. Kyrle PA and Eichinger S. Clinical scores to predict recurrence risk of venous thromboembolism. *Thromb Haemost* 2012;108:1061–4.

37. Hamadah A, Alwasaidi T, Le Gal G et al. Baseline imaging after therapy for unprovoked venous thromboembolism: A randomized controlled comparison of baseline imaging for diagnosis of suspected recurrence. *J Thromb Haemost* 2011;9:2406–10.

13

多普勒超声检查在慢性静脉阻塞性疾病及瓣膜功能不全中的应用

13.1 介绍

静脉阻塞和反流是导致静脉高压的两种原因，可以引起慢性静脉功能不全(chronic venous disease，CVD)。尽管 CVD 有很高的患病率，相关领域也有较多的研究，但其病因仍未完全清楚。临床医生所面临的挑战之一即为找到一种可靠的方法对 CVD 患者进行评估。CVD 患者的很多症状可以通过体格检查来评估，但是仅仅依靠体格检查是不够的。

静脉造影、体积描记和多普勒超声(duplex ultrasound，DUS)是评估静脉系统的主要检查手段。CT 和 MRI 近年来也被应用于 CVD 的检查，尤其是疑似髂静脉及腔静脉阻塞的患者[1]。体积描记用来评估反流量、腓肠肌泵功能和阻塞。静脉造影应用于有腔内治疗及深静脉重建需求的患者。体积描记也被推荐用于超声检查无法提供有效信息的严重 CVD 患者[1]。DUS 因其安全、无创、经济及可靠的优点已经成为大多数 CVD 患者的检查方式。尽管急性静脉疾病的评估已经在第 18 章予以描述，需要指出的是其能累及新的和已经受累的静脉节段，加重 CVD 的严重程度。

由美国静脉协会在 1994 年发布的 CEAP 分级系统于 2004 年进行了更新[2]。新版分级详述了 CVD 的严重程度，改进了报告标准以及针对不同阶段患者的治疗方案选择。CEAP 分级基于 4 个要素，分别为症状(sign，C)、病因(etiology，E)、解剖(anatomy，A)和病理生理(pathophysiology，P)。最近，一个更详细的静脉评分系统 VCSS(Venous Clinical Severity Score)开始用于对 CVD 严重程度的评分。VCSS 系统包含 10 个等级，主要依据包括疼痛程度、曲张静脉数量、皮损以及弹力袜的应用。体格检查和诊断性检查在评估患者治疗前后状况时都是不可或缺的。

13.2 多普勒超声

超声探头的选择很重要，4~7MHz 的线阵转换器频谱适用于大多数的静脉检查。其他的多频线阵同样适用。静脉越表浅，可用越高频的探头以达到更好的分辨率。针对深部静脉和肥胖患者可以应用 3MHz 的曲线探头达到更深的穿透能力。低频探头同样适用于评估盆腔和腹部的静脉系统。曲线低频转换器也可以应用于大于 6cm 的深部图像(如四肢)。

成像时，低流量设定是最常应用的。脉冲重复频率(pulse repetition frequency，RPF)设置为 1 500Hz 或者更低。在静脉狭窄或动静脉瘘的情况下，可将 RPE 调高，因在这些情况下血流速度明显提高。将焦点设定在后壁(远离皮肤的一侧静脉壁)以提高成像视野中的侧方分辨率。在没有血流瘀滞和血栓的情况下，静脉腔应设定为暗视野。时间获取补偿根据回声反射和相关组织的深度进行设定，以期获得病变的最佳影像。在获取速度波形时，获取需要设定为暗背景，以避免高估。因深度导致信号较弱时，获取应相应增加。声波角度在静脉系统时通常设定为 0°。然而，因为大多数静脉走行与皮肤平行，如果需要测量准确的速度，角度需要调整至与血流平行。

检查室的环境同样有助于获取最佳影像结果，需要保持温暖和舒适。同样，涂抹于皮肤的凝胶也需要预热，以确保检查时没有静脉痉挛，而获得自然状态下的准确检查结果。

13.3 阻塞

外来因素和自身因素均可引起静脉系统阻塞。肿瘤、血肿、囊肿、动脉瘤和骨骼肌肉结构可造成对静脉的外源性压迫。然而，造成静脉系统阻塞最常见的病因是静脉血栓。诊断至关重要，因为深静脉血栓形成(deep vein thrombosis，DVT)是导致长期患病和最终死亡的一个重要原因。

因其巨大的患病人群和诊疗费用，DVT 的长期后果是很严重的。血栓形成后综合征(post-thrombotic syndrome，PTS)用来描述 CVD 造成的后遗症。典型表现包括疼痛、烧灼感、瘙痒、静脉曲张、慢性肢体肿胀、色素沉着和溃疡。据报道单次 DVT 后形成 PTS 的概率为 23%~79%。一项大型前瞻性研究显示 5 年发病率为 25%[3]。同侧复发性 DVT 形成 PTS 的概率增加了 6 倍[3]。DUS 诊断血栓的敏感性和特异性在膝上可超过 95%，而在膝下节段准确性有所降低[4]。阻塞的功能性评估无法通过超声实现，因为 DUS 一次只能评价单个节段。事实上，也没有适用的方法评估和量化功能性阻塞。

超声多普勒技术在 CVD 中的应用与在急性静脉血栓中类似。在疾病的慢性阶段，主干静脉可发生慢性闭塞。侧支循环形成和血管再通也可能发生。主干静脉与相应动脉紧密伴行，如果一条静脉距离动脉超过 1cm 以上，需要考虑其为代偿增宽侧枝的可能性。在发生完全再通以及双静脉中的一条未受血栓累及的情况下，可以获得正常多普勒信号。35%~40% 人群中存在双腘静脉，甚至偶尔会出现三条腘静脉。25%~30% 人群的大腿段存在双股静脉，两条静脉走行可能不同。小腿静脉通常成对与对应动脉伴行，但也有单支及三支的情况发生。胫后静脉发育不全也有过报道。在双静脉和发育不全的情况下，对细节的关注和经验有助于减少错判。对于既往有过 DVT 病史的患者，在扫查既往受累节段和对侧肢体时需要警惕是否有 DVT 复发。DVT 复发的危险因素包括既往同侧 DVT 病史、年龄大于 65 岁、残余血栓以及既往髂股静脉受累[3,5]。了解这些危险因素可以帮助检查者小心寻找复发 DVT 的征象，比如新发部位的栓子、血栓延伸大于 9cm、之前已经再通的节段对压力无反应、小腿静脉血栓厚度大于等于 2mm 以及近端血管内血栓厚度大于 4mm[6]。

静脉超声检查需要遵循相应标准。简言之，患者以反 Trendelenburg 体位卧于检查台上，膝关节屈曲外旋。检查从腹股沟韧带下方的股隐静脉汇合处开始。探头首先以静脉横断面扫查，并施加压迫，然后转为沿长轴评估血流，每 3~5cm 为一个检查节段。以相同的方式逐一检查下肢所有的深静脉是否有阻塞，包括股静脉、股深静脉、腘静脉、腓静脉、比目鱼肌静脉、腓肠肌静脉和胫后静脉。胫前静脉不常规检查因其发生血栓的概率较低，除非在局部症状或胫前部位受到外伤的情况下。之后评估包括大隐静脉(great saphenous vein，GSV)、小隐静脉(small saphenous vein，SSV)在内的浅静脉。最后，如果发现阻塞，继续检查髂静脉及下腔静脉(inferior vena cava，IVC)尤为重要。对于腹部及盆腔的静脉，主要对血流进行评估，因对于以上部位的压迫很难实现，而且会引起患者的不适。正常静脉血流随呼吸节律，压迫远端会引起流速增加，做 Valsalva 动作可停止。休息状态下及静脉血流增加时，股总静脉流速和波形的不对称提示近端阻塞。然而，未表现出不对称并不能排除阻塞。因此，如果怀疑腔髂静脉系统的阻塞，必须全程扫查上述静脉。

在存在外源性压迫所致的狭窄时，表现包括狭窄后湍流造成的颜色混杂、狭窄部位的异常多普勒波形、血流减慢、自发声影和狭窄前的静脉扩张[7]。静脉直径的减少可以用测量面积的方法，通过比较最小层面和正常层面。通过计算狭窄处峰流速与狭窄前峰流速比值或者狭窄后峰流速和狭窄前峰流速比值可以得到峰流速比值。如果患者跨狭窄段的压力梯度大于等于 3mmHg，收缩期峰流速比值(peak systolic velocity，PSV)会大于 2.5。以上部分对于研究中心静脉狭窄特别有用[7]。

所有 DUS 检查均需包含四个要素，即可视化、可压缩性、流量和增强。有一些方法可以协助区别急性与慢性阻塞(表 13.1)。急性静脉血栓表现为无回声、扩张和光滑的静脉壁。慢性血栓则表现为有回声、收缩以及不规则厚壁(图 13.1)。急性栓子在加压时表现为“海绵样”，但是在探头压迫时静脉壁仍不能贴合。在彩色多普勒检查中，急性栓子表现出融合流量通道。慢性栓子要么有多通道，要么有侧枝。管腔网状改变和厚壁、伴或不伴反流，提示血栓史但并没有可视血栓。存在扩张的并行静脉提示阻塞，但是如果不存在并不能够排除阻塞。静脉在没有任何解剖上的阻塞时可以完全再通。然而，增厚变硬的静脉壁仍然可以导致功能性阻塞。

双下肢均有症状和体征时提示双侧髂静脉阻塞或者 IVC 受累。髂静脉和 IVC 可以受到外源性肿块压迫(图 13.2)。外源性压迫可以引起 CVD 的症状和体征。在这类患者中，经常导致受压静脉内血栓形成。

13.4 反流

静脉反流是指下肢静脉血流的反向流动。静脉反流可分为生理性和病理性。生理性反流发生在瓣膜闭合的短暂时间内。有前瞻性研究证实下肢不同的静脉系统可接受的生理性静脉反流也不同[6]。依据作者们的经验，反流量的临界值在股总静脉、股静脉和腘静脉为大于 1 000 毫秒。对于股深浅静脉、小腿深静脉和肌间静脉，该临界值为 500 毫秒；而在交通静脉(perforating veins，PVs)为 350 毫秒。有人推测在瓣膜较少的大静脉，瓣叶闭合所需要的时间长于小而短的静脉。最近一项多中心前瞻性研究表明反流时间大于等于 0.5 秒即可认为异常[8]。不同类型的反流详见图 13.3。

区别原发性反流、继发性反流和先天性反流很重要。此分类基于反流的病理生理学特点。先天性反流为出生时即存在，但是很少能早期发现，因症状和体征的出现具有延迟性。继发性反流主要是血栓形成的后果。最常见的反流类型是原发性，原因不明。一项利用 CEAP 分级研究 CVD 原因的研究显示先天性反流占 CVD 的 1%~3%，继发性反流占 18%~28%，而原发性反流则占所有 CVD 的 64%~79%[9]。

表 13.1　超声多普勒区分急慢性阻塞的标准

标准	急性(数天到数周)	亚急性(数周到数月)	慢性(数月到数年)
大小	扩张	因溶解而不再扩张	减少;有时无法检测到
回声密度	无回声:急性栓子	中等回声	回声因血栓时间、细胞组分、成纤维细胞和胶原沉积而不同
管腔特点	看不到或仅能部分看到	再通与粘连	部分再通且可压缩,常伴残余血栓或静脉壁缺陷,压迫时反流有海绵感
管壁特点	薄而光滑	增厚	因对血栓的炎症反应导致增厚伴管腔减小
血流特点	无血流或充盈缺损	部分再通	部分再通伴反流;扩张的侧枝血流加快
血栓特点	-	存在尾征	减低的线性延伸
侧枝静脉	无	可能存在	阻塞节段旁经常存在

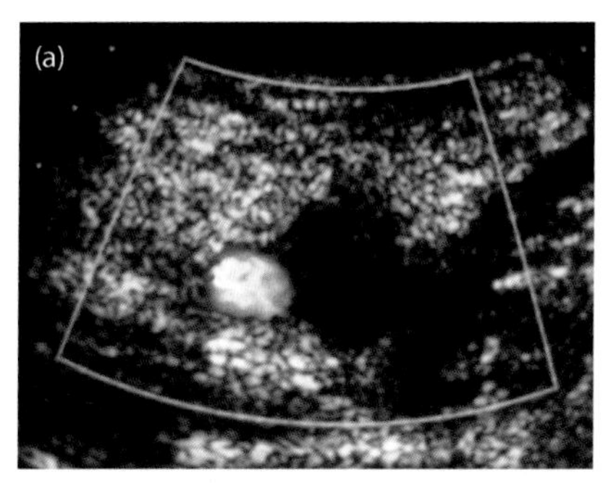

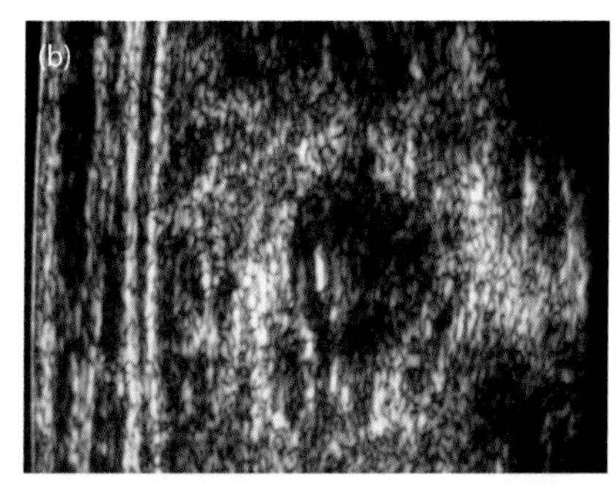

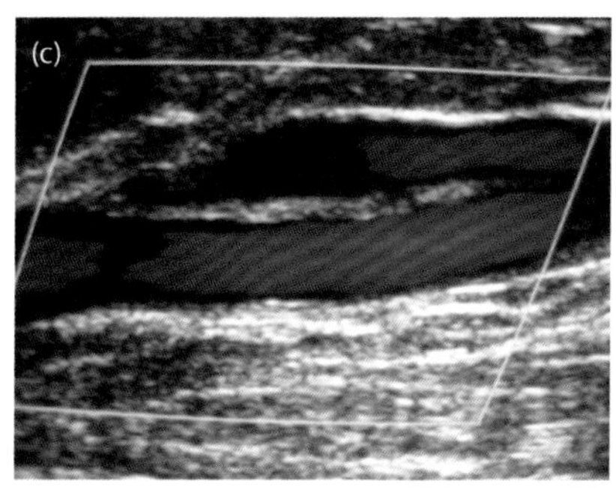

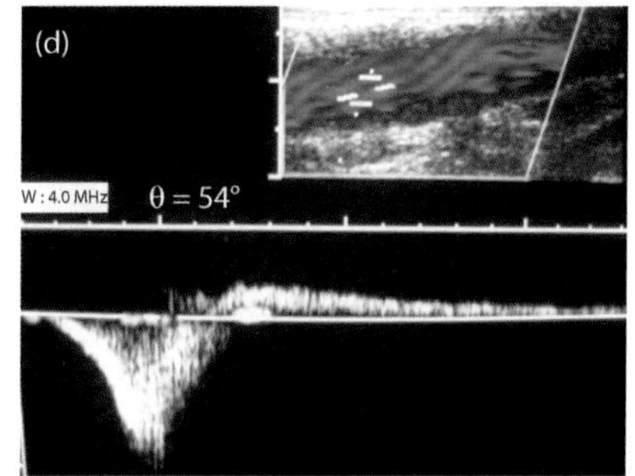

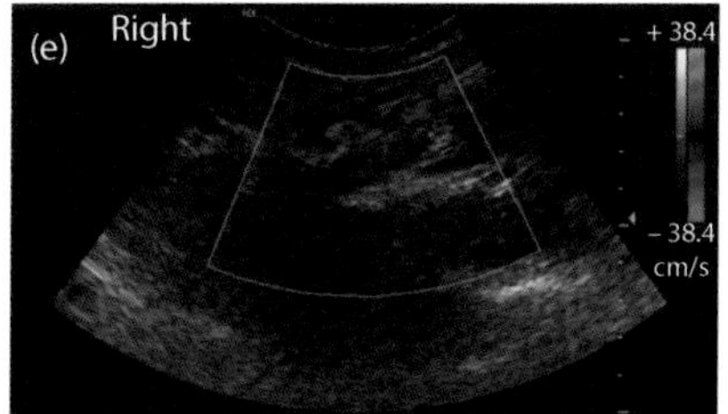

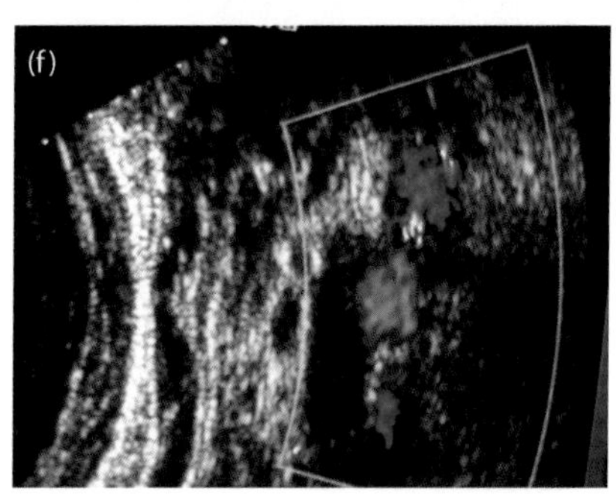

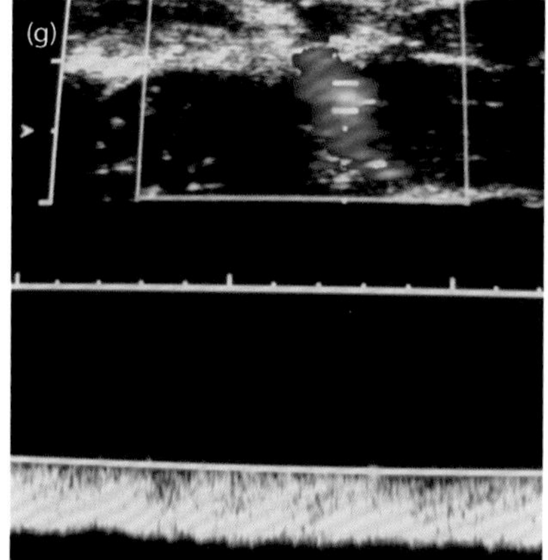

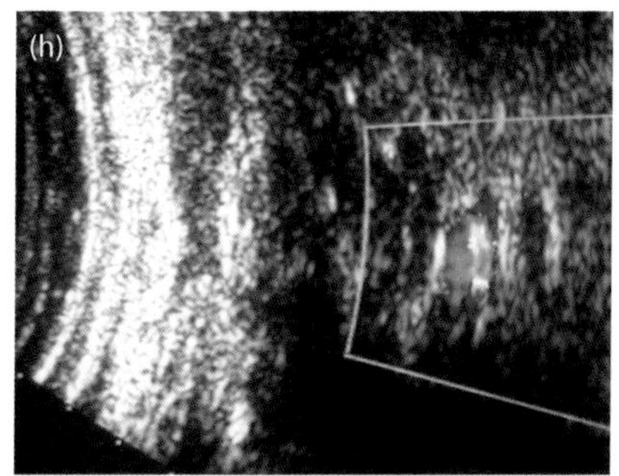

图 13.1 (a)股总静脉急性血栓形成。血栓形成后静脉管腔扩张,表现为均质无回声(管腔直径约 2 倍于相邻股动脉),无彩色血流信号。(b)一例比目鱼肌静脉慢性血栓形成的患者再发急性血栓导致小腿疼痛。检查提示静脉扩张,可见回声区(陈旧血栓)和无回声区(新鲜血栓)。(c)大隐静脉慢性血栓形成伴局部血栓再通。管腔中的陈旧血栓表现为回声条带,同时可见血液反流。(d)腘静脉内血栓完全再通伴持续性反流。(e)慢性髂股静脉闭塞伴腹壁下静脉和髂内静脉侧枝形成。(f)慢性下腔静脉闭塞伴部分血栓再通。与邻近动脉相比,下腔静脉管腔缩窄。奇静脉扩张,管腔直径大于动脉。(g)髂股静脉闭塞患者腹股沟区侧枝可见不规则血流。(h)一例之前因血栓形成行支架治疗的女性患者,术后再发慢性髂外静脉闭塞。毗邻动脉可见血流。静脉管腔直径缩小,同时管腔内可见回声区。血栓与血管壁之间可见支架回声影

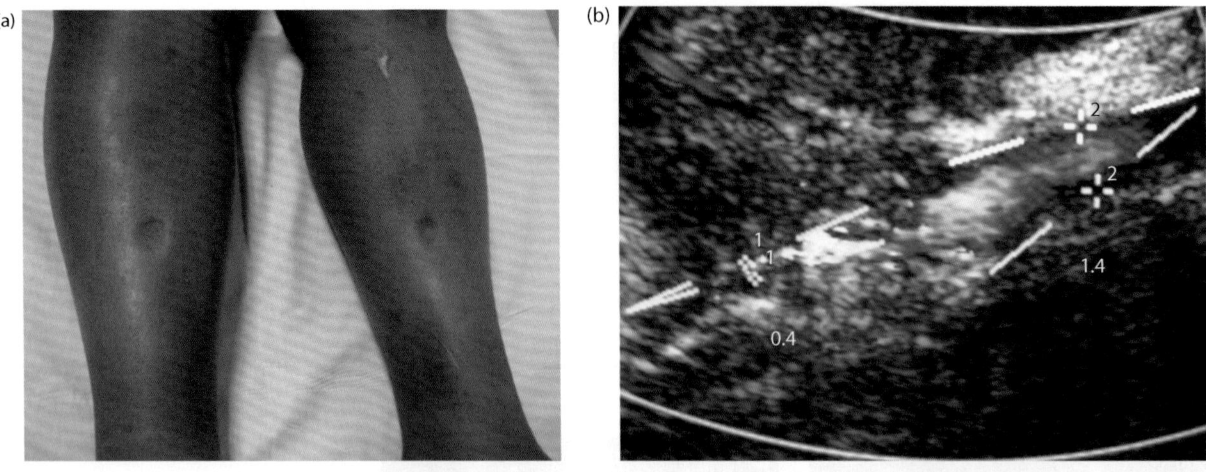

图 13.2 (a)一例下腔静脉受压患者出现双下肢水肿。双侧胫前指压后出现凹陷性水肿。(b)肝脏附近肿瘤压迫下腔静脉。受压区域下腔静脉宽度约为 0.4mm，正常情况下宽度约为 1.4mm。正常下腔静脉区域可见蓝色充盈，压迫区域颜色转为白色提示严重静脉狭窄

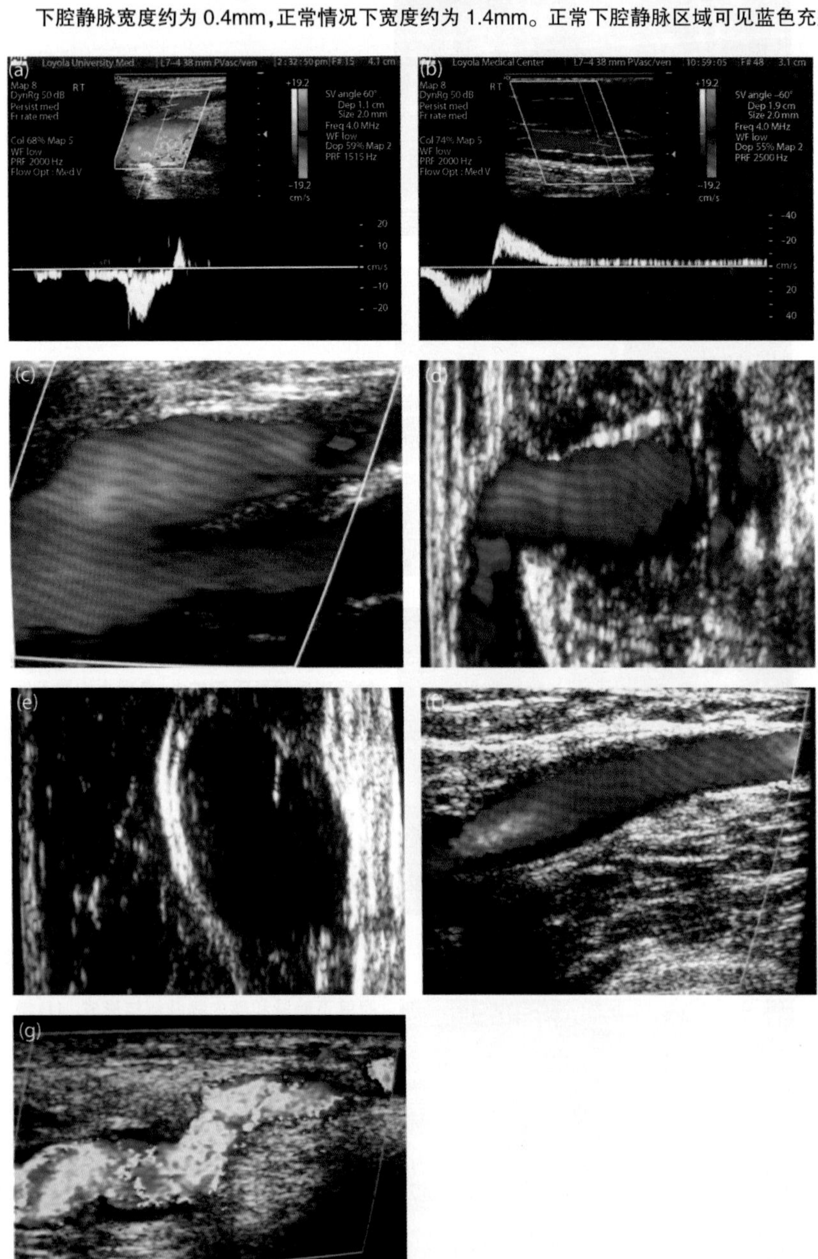

图 13.3 (a)正常股隐静脉交汇。远端加压后可见向心血流(因血流远离传感器所以表现为逆向血流)。解除远端压迫后，在静脉瓣关闭之前会出现短暂的反向血流。(b)膝下大隐静脉反流延长。该静脉直径正常说明静脉功能不全时静脉扩张并非必需。该患者为无症状的 CEAP 2 级。(c)腘静脉、腓肠内侧静脉、小隐静脉反流。该患者有慢性血栓且完全再通，CEAP 分级 4 级，症状包括疼痛和瘙痒。(d) C5 级患者溃疡愈合，有小腿下段内侧穿支反流，该静脉扩张(直径大于 6mm)，有反向血流。(e)横断面视角见大腿下部大隐静脉局部扩张，4 点钟方向瓣膜固定。(f)小腿上段小隐静脉扩张，静脉壁增厚。患者出现皮肤改变、水肿、胫前静脉曲张。小隐静脉直径 8mm，反流时间超过 5 秒。(g)从腓肠肌内侧静脉至小隐静脉反流。小隐静脉自小腿中部的腓肠肌静脉交汇处至外踝段功能不全。近端小隐静脉正常

13.5 方法

反流可通过两种方式引出。Valsalva 动作过程中腹压升高，如果静脉瓣关闭不全会导致反向血流。本方法主要用于评估腹股沟区域静脉瓣膜功能，因近端正常的静脉瓣会限制试验效果。

压迫检查处以远肢体是一种评估反流的可靠方法。压迫开始可见静脉流量增加，因血液沿正常方向从远心端至近心端被推挤。一旦压迫解除，立即出现反向血流。如果瓣膜功能完好，极少甚至不会出现血液反流。如瓣膜功能不全，血液则会持续反流。为了标准化和精确化测量，使用自动充气袖带快速充放气进行压迫和解除压迫是必要的。自动充气袖带常放置于距测量部位远端 5cm 处。大腿区域使用 24cm 袖带，小腿区域使用 12cm 袖带，足踝区域使用 7cm 袖带。充气时间至少持续 3 秒，之后快速放气，0.3 秒内需完成放气过程。为确保静脉完全排空和克服近端血管的流体压力，大腿袖带充盈压力需达到 80mmHg、小腿 100mmHg、足踝区 120mmHg。伴有严重水肿的患者，上述技术可能无法充分适用，此时可考虑尝试背屈和跖屈踝关节。

为获得最佳结果，检查应从站立位开始，将重心转移至对侧腿，待检肢体稍屈曲外旋。如患者无法长时间站立，大腿中段以下可于坐位检查。如仰卧位检查，躯干需抬高 >45°。另一种监测反流的检查方法是将被检查肢体置于倾斜床上并屈曲至 60°，同时将体重转移至对侧肢体承重后进行检查。

下肢静脉常规检查始于股浅及股深静脉交汇处上方的股总静脉。随后检查接近终末瓣膜处的股浅静脉及相关侧支通常功能不良，随后检查腘静脉及小腿肌间静脉。大隐静脉、小隐静脉及其属支作为最容易发生反流的血管需细致检查。大概有 10% 静脉反流的患者病变不位于大隐静脉或小隐静脉系统。常见的非隐静脉系统反流部位为臀肌静脉、会阴部静脉、大腿后下部静脉、腘静脉以及坐骨神经静脉等[10]。由于在隐静脉孔中被两层筋膜包裹，大隐静脉与其他表浅静脉相比很容易识别并区分开来[11]。小隐静脉在腘三角内，位于腓肠肌的中间和外侧头之间，周围包饶小腿筋膜[12]。浅静脉侧支通常功能不良，在大腿段常为位于前侧和中侧的副静脉，在小腿段则为前侧和后侧的弓静脉。上述静脉一旦发生功能不全需对其全程进行检查。

双隐静脉少见，在所有 CVD 患者中比例小于 3%[12]。最常见的隐静脉变异为节段性发育不全和缺失，在变异静脉附近经常可发现伴随走行的副静脉，其可以保证静脉回流通畅[13]。

交通静脉需在最后进行检查。其在浅静脉和深静脉之间穿过深筋膜垂直走行，较容易识别。深筋膜极其致密且存在回声，在超声下极容易识别。一般下肢约有 150 支交通支静脉，其中仅 20 支静脉的明显反流可能会引起临床症状。正常情况下，下肢静脉血流是由浅静脉经过交通支流入深静脉。交通静脉的超声检查可使用横向和斜向扫描，以观察到其长轴。一般伴行大隐静脉、小隐静脉及其属支。只有在深静脉或浅静脉出现反流时交通支静脉才会出现血液逆流。依据血管外科学会及美国静脉论坛指南，针对 CVD 患者，应选择性对交通静脉进行监测[1]。当交通静脉血流逆流持续时间≥ 500 毫秒，直径≥ 3.5 mm 且位于未痊愈或开放的静脉性溃疡（CEAP 等级 C5~C6）之下，其可被视为病态[1]。上述信息可以帮助医生针对交通静脉是否需要处理制定相应方案[1]。

CVD 患者的超声检查常以图示描述，以图 13.4 为例。左下肢和右下肢已按比例绘制，并有皮肤、肌肉和如腘窝皱褶、缝匠肌、膝关节和内踝等体表标志。这些图示能够让我们更好地理解和表述这些病变，有助于针对每一条肢体制定治疗方案。

13.6 DUS 在理解 CVD 病理生理过程中的作用

绝大多数（70%~80%）CVD 患者是有症状的。这些症状包括瘙痒、疼痛、抽搐、沉重感、烧灼感和溃疡。80% 的患者存在静脉曲张和毛细血管扩张。在 20%~25% 的患者中可见皮肤改变，CVD 患者中 12%~14% 会存在活动性或已愈合的静脉性溃疡（图 13.5）。C1 和 C2 级患者仅有浅静脉系统反流。伴随临床症状恶化（C3~C6），交通支及深静脉的功能不全发生率将会升高。在 CVD 患者中，80% 的患者仅有静脉反流，17% 患者同时伴有反流和阻塞，只有 2% 的患者仅存在阻塞[9]。此外，合并反流和梗塞患者皮肤病变的进展和预后更差[3]。

在 CVD 患者中绝大多数的反流病变位置是隐静脉主干及其属支，与临床分级无关。90% 以上的患者上述静脉受累。浅静脉系统中，大隐静脉受累占 70%~80%，小隐静脉受累占 15%~20%，非隐静脉者约占 10%。深静脉系统仅对 30% 的 CVD 患者产生影响，交通支对 20% 的 CVD 患者有影响[9]。在伴有皮损的患者中，反流的形式很复杂[14]。多个研究已经证明单独的浅静脉系统反流导致了 17%~54% 的静脉溃疡。所有伴有静脉性溃疡的肢体中，74%~93% 的患肢浅静脉系统存在反流[15-17]。超过 50% 静脉性溃疡的患者存在浅静脉反流伴或不伴穿支反流。这部分患者可受益于针对浅静脉系统的治疗[18]。只有不到10%的患者存在孤立性的深静脉反流[17-19]。在深静脉系统中，腘静脉反流与 CVD 的严重程度最为相关。52%~70% 下肢静脉性溃疡患者两个静脉系统受累；16%~50% 下肢静脉性溃疡患者三个静脉系统受累[17-19]。86% 的静脉性溃疡患者中，溃疡病变及病变周围 2cm 左右部位存在静脉反流。然而，只有三分之一的交通支在上述区域存在反流[17]。隐静脉反流可单独发生，不伴股浅静脉或隐静脉 - 腘静脉交通功能不全。因此，结扎上述两个交通可能对该类患者并不合适[20-21]。在 2.6%~4.0% 的患者中，任何静脉系统均未发现反流或阻塞。对于这些患者，应评估造成溃疡的其他因素[22]。

有研究表明在发生静脉曲张的患肢中，隐静脉发育不良的概率明显高于正常肢体（P<0.001）。其对曲张静脉反流路径和解剖学改变具有重要影响。术前 DUS 检查可协助发现大隐静脉发育不良节段。它的出现对手术的影响主要体现在两个方面：68% 的患肢存在节段性发育不良，而远端大隐静脉功能一般是正常的；如远端大隐静脉功能异常，则可绕过发育不良血管节段处理其属支来治疗病变[13]。

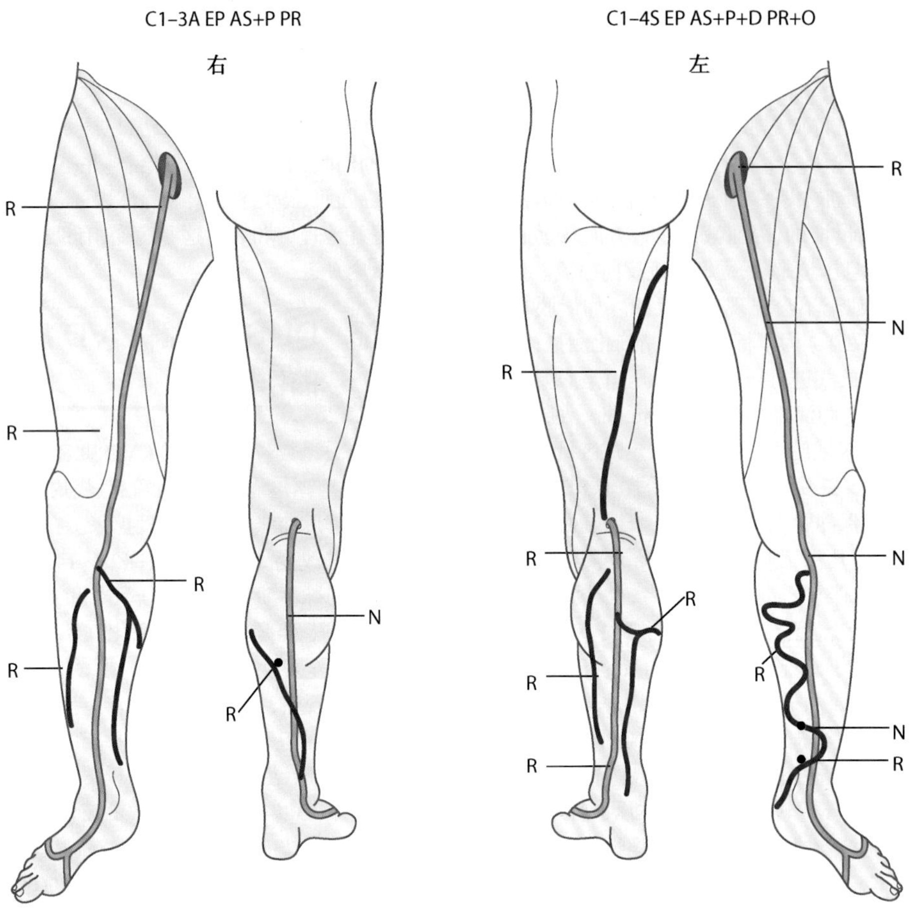

C1–3A EP AS+P PR　　　　C1–4S EP AS+P+D PR+O

右　　　　左

LT: POPV + MGV
部分再通伴反流

图 13.4　一例双侧 CVD 患者的超声多普勒检查报告。患者 53 岁女性，孕 2，父母双方均有 CVD 家族史。在第二次怀孕后出现 CVD 的症状和体征。左下肢首先发病，2 年后右下肢发病。左下肢 7 年前发生过静脉血栓。LT，左侧；MGV，腓肠肌内侧静脉；N，无反流；POPV，腘静脉；R，反流

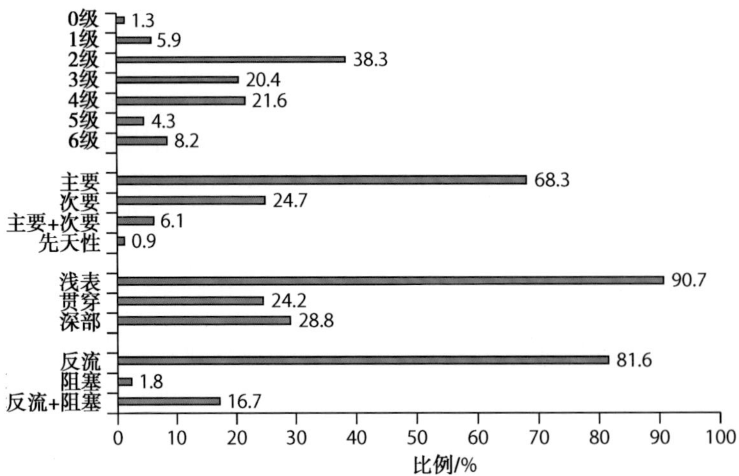

图 13.5　根据 CEAP 分级连续描述 1 000 条 CVD 患者下肢

表浅静脉中的几种不同的反流形式值得讨论，有时隐静脉主干在治疗过程中可不处理。事实上，在某些情况下，大隐静脉和小隐静脉是应该被保留的。约 9% 无大隐静脉反流患者中存在前副隐静脉功能不全，伴或不伴股浅静脉受累。对前副静脉处理后，经过 1 年的随访，所有患者的大隐静脉均无反流，95% 的患者对疗效满意。一项大规模针对小隐静脉系统反流患者的研究提示：3.1% 的患者仅存在小隐静脉在大腿段延伸部位的功能不全[12]。在另一项针对大腿延伸部位的研究显示，4.7% 的患者存在大、小隐静脉系统反流[23]。仅存在分支反流患者比例占所有 CVD 患者的 9.7%。最常见的部位是后弓状静脉[24]。

约 10% 的 CVD 患者为非隐静脉系统反流，如外阴、臀肌、大腿后外侧和其他部位的静脉[10]。出现上述部位静脉反流的患者大部分为多产妇女，平均怀孕 3 次。上述这些情况中，均可经超声定位处理病变而保留隐静脉。非隐静脉的反流见图 13.6。

有研究表明，原发性的深、浅静脉系统反流患者中，深静脉反流可能与浅静脉反流直接相关。这种静脉反流循环过载理论说明：浅静脉系统的反流通过穿支静脉和浅静脉与深静脉主要交汇处增加深静脉系统流量，使深静脉系统产生过度负荷。这可以导致深静脉系统扩张和反流。有研究表明，通过外科手术处理浅静脉系统反流后，超过 90% 的患者深静脉系统反流消失[25]。一项前瞻性研究显示，原发性 CVD 患者深静脉反流部位主要为隐股交界、隐腘交界及腹股沟交界[26]。当反流发生于上述位置时，反流速度更快，反流时间也更长。与血栓形成造成的反流相比，深静脉反流常表现为节段性，反流时间更短。最近一项针对 30 条患肢的研究表明，只有当腘静脉瓣功能不全时，浅静脉反流导致的深静脉反流才会显著引起的血流动力学代偿性改变[27]。

大多数的交通静脉都存在至少一个筋膜下瓣膜以防止血液从深静脉反流至浅静脉系统。交通静脉功能不全对 CVD 患者症状、体征的影响仍未完全清楚。然而，有证据表明，功能不全的交通静脉数量和交通静脉的直径与 CVD 的严重程度正相关[28-29]。功能不全交通静脉数量越多，静脉血流指数也越高。众所周知，静脉血流指数与 CVD 的严重程度密切相关[29]。交通静脉功能不全更多发生在小腿[16,28,29]。功能不全的交通静脉更多出现在小腿中下 2/3。直径超过 3.5mm 的交通静脉更容易出现功能不全[28]。但是，仅用直径判断是否存在静脉功能不全敏感性较低，因为有大约 1/3 的反流交通静脉直径 <3.5mm。当浅静脉和深静脉系统通过功能不全的交通静脉相连接时，病变交通支内的反流持续时间以及血流动力学改变更加严重[28,30]。新发的交通支反流与浅静脉系统反流有密切关系。原发性 CVD 中，交通支反流沿周围功能不全的浅静脉顺向发生；或沿反流浅静脉血流再汇入处的反向发生；也可在浅静脉受累部位新发。

纠正浅静脉系统反流可消除交通静脉的反流，但存在深静脉功能不全时无效[31]。有前瞻性研究证明，在 DUS 引导下结扎交通静脉 3 年后，复发率高达 76%[32]。交通静脉功能不全复发的主要原因是血管新生以及新发部位静脉功能不全，而不能归结于手术效果不佳。

DUS 还可识别其他血管中不常见的病理改变，如动脉瘤、肿瘤和慢性静脉炎等（图 13.7）。这些病理改变通常与 CVD 的症状和体征无关，除非其伴有反流或阻塞。然而，诊断是非常重要的，直接影响处理方式。

13.7　CVD 的进展

既往曾提出假设，由于流体静力学压力，反流应始于髂股静脉瓣膜，并且逆向进展。然而，对静脉壁的形态

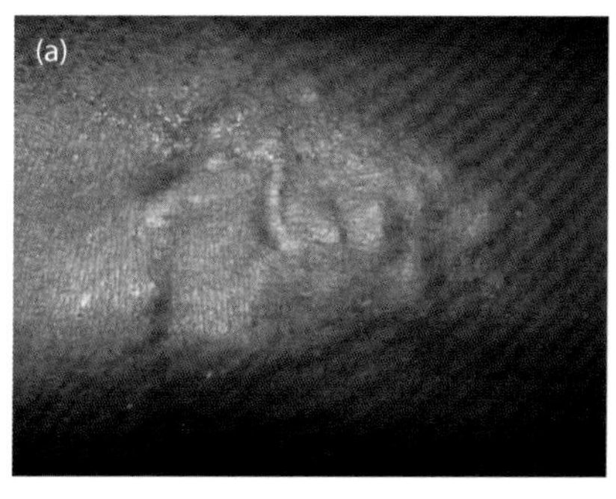

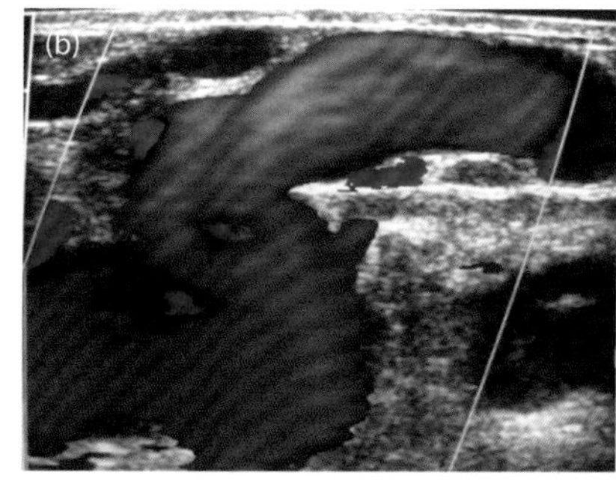

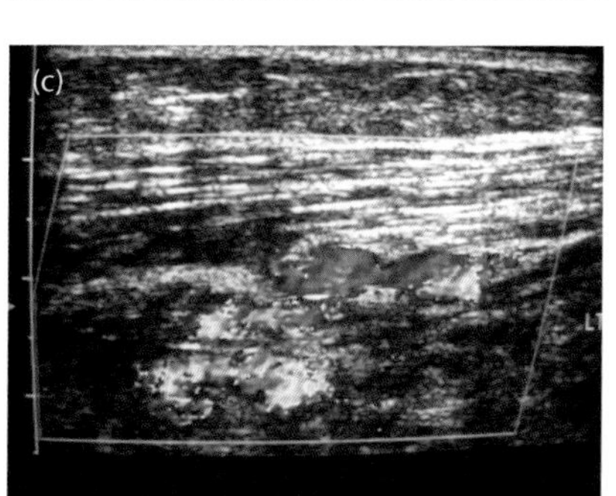

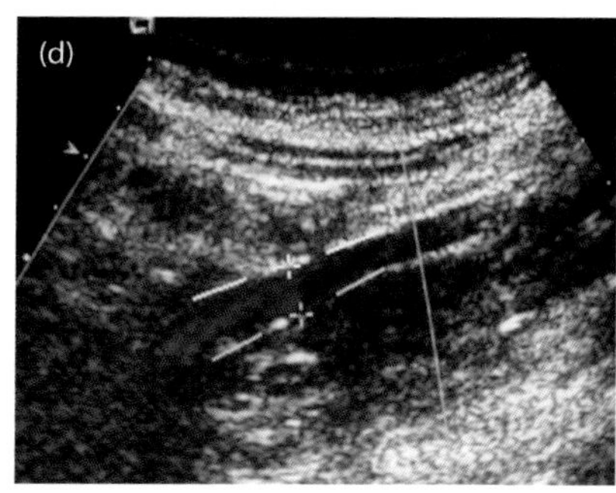

图 13.6　非隐静脉反流实例。(a) 一名主诉为疼痛和瘙痒的男性患者的右侧腘窝曲张静脉侧枝。曲张静脉在腘窝皮褶之上消失，因其汇入深处的腘静脉。(b) 同一患者腘窝处的明显反流。静脉出现扩张、曲张，与腘窝皮肤皱褶稍上方穿过深筋膜。其与腘静脉外侧枝在隐 - 腘静脉交接处汇合。(c) 股内侧肌迂曲扩张静脉的反流。这些静脉在大腿下段与穿支连接，延续为后内侧的曲张静脉。(d) 一名孕 3 的 24 岁女性患者左侧卵巢静脉曲张。表现为左侧会阴部静脉、腹股沟内侧静脉、大隐静脉和小腿后外侧静脉曲张。卵巢静脉直径为 8.8mm

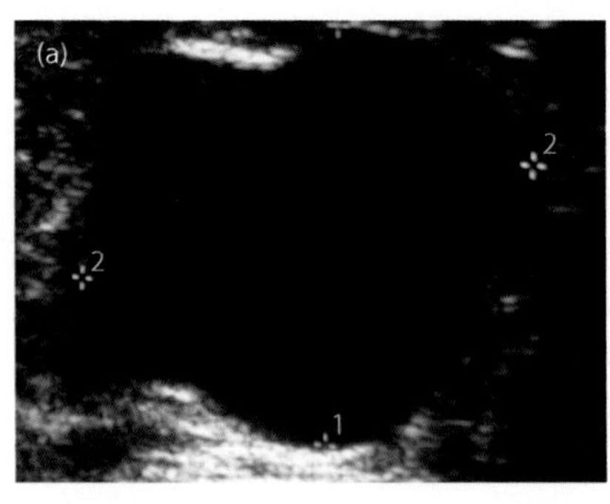

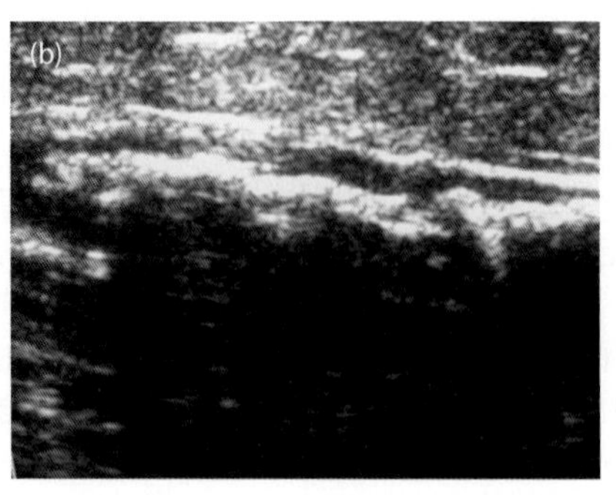

图 13.7 (a)大腿上段前副隐静脉瘤横断面观，直径为 23mm。相邻静脉段在 7 点钟方向部分可见，直径 3.4mm。该静脉瘤管腔内为无回声，故未形成血栓。同时也从可完全压迫佐证其内无血栓形成。(b)大腿下段大隐静脉壁严重钙化。钙化处可见声影。静脉硬化偶尔可见于下肢静脉，但其并不像肠道静脉钙化那样通常预示疾病

学、生物化学和功能的研究表明静脉任何节段都可能发生病变，无论瓣膜的位置和功能如何。DUS 可以清楚显示在 CVD 早期，多数反流发生在大腿下段、膝关节和小腿，与腹股沟区无关[26]。因此反流可能向上发展，向下发展，双向发展，也可能是多病灶的。最近的一项研究进一步支持了这些发现，该研究比较了 30 岁以下静脉曲张组和 60 岁以上静脉曲张组[33]。结果表明大部分患者的隐静脉和非隐静脉支流均有病变，并且在年轻人中更常见。静脉连接处受累情况与年龄关联较弱(38% vs 59%，P=0.000 5)。

一项涉及 126 例肢体的前瞻性研究显示，继发性 CVD 发展速度比原发性 CVD 快，研究对象分为原发性、继发性和无症状体征三组。研究者随访五年，发现继发性 CVD 患者中皮肤改变出现更早，损伤更重[34]。另一研究随访了 90 例患者的 116 条肢体，分析 CVD 患者中反流的进展和与查体的关系[35]。这些患者在术前进行了两次或以上 DUS 检查，但因各种原因手术被延后。结果表明 73.3% 的患者 DUS 检查与反流程度均无变化。13 条肢体 CEAP 分期进展，其中 7 例 DUS 结果也有进展。反流发生进展的比例为 26.7%。这些结果表明不管是体格检查，还是 DUS 都不能单独预测疾病进展。反流通常沿解剖途径进展，向上、向下或下双向进展，很少在其他部位新发。

13.8 复发性静脉曲张

1998 年，在巴黎召开的国际会议上建立了针对术后复发性静脉曲张(recurrent varices after surgery，REVAS)的指南。新的分类补充完善了 CEAP 系统，并将干预措施考虑在内。新指南定义了真性复发、残余病灶和疾病进展。复发性静脉曲张患病率报道为 20%~80%[36]。Perrin 及其同事进行的一项多中心研究，目的是基于 REVAS 系统评估复发性静脉曲张的病因，病理生理机制以及疾病进展[37]。研究在 14 个不同机构纳入了 170 名患者，共 199 条患肢，随访 1 年。反流复发最易累及的部位分别是股隐交界 47%、交通支 55%。由技术原因导致的复发性反流包括：隐股静脉连接处结扎失败、新生血管形成，以及术前评估未识别病变的穿支静脉。大多数患者术后反流出现在膝下，而非大腿。这是因为大隐静脉在膝上全程通常被闭塞或切除，而膝下部位仅仅结扎或剥脱。19% 的患者因为技术失败而复发，20% 因为再生血管，这两种情况在 17% 的患者身上同时发生。35% 复发患者的原因不明。32% 复发于其他部位。有家族史患者的复发率最高(68%)。这个结果是意料之中的，已有研究表明静脉疾病与遗传有关[38]。尽管复发的严重程度在男性患者中更高，但女性患者更可能需要再次干预。

13.9 DUS 在治疗各个阶段的应用

DUS 也可以作为治疗和随访的辅助工具。治疗方式依据基线 DUS 结果。初次检查时，绘制图谱以显示反流、阻塞的分布和程度。如果拟行深静脉重建、腔内或旁路术以减轻梗阻、处理盆腔静脉反流，可能还需要其他检查[39]。DUS 可以用来描述局部的效果(如反流或阻塞的改善、消除或者加重)。除此之外，也可以用来评估治疗部位近端或远端的疗效。然而，DUS 一次只能评估一短段静脉，肢体的总体治疗效果用生理性检查更为合适，如体积描计和压力测定。

目前已经开展了 DUS 引导下浅静脉和穿支静脉内的消融和硬化治疗。记录好静脉直径、深度、弯曲度、梗阻情况、发育不良区域很重要，以便制定更好的治疗方案[40]。隐静脉直径在交界(隐股交界或隐腘交界)下 3cm 测量，大隐静脉在大腿中部测量[40]。

在手术过程中，DUS 用于建立经皮静脉通路以及引导导丝和导管。安全的将导管头部置于正确位置可使对病变位置的定位变得容易。消融术开始前，在静脉周围注射肿胀液，目的是在需要治疗的整段静脉周围形成光晕征以及造成导管周围静脉塌陷。撤回导管时，可以观察静脉的即时效果。手术结束时要重新检查静脉确保消融完全，并确保静脉交界部位和深静脉内未形成血栓。DUS 也可以用于其他辅助疗法，比如静脉切除和硬化剂治疗。在许多医疗中心，超声引导下的硬化剂治疗可作为一种单独的治疗方式[41,42]。

静脉腔内治疗的随访对评估手术效果和识别深静脉血栓等并发症有重要意义。推荐静脉热消融术后 1 年进行 DUS 复查以确保大隐静脉及小隐静脉处于闭塞状态。如果闭塞成功，则至少可维持 3~5 年[40]。这项 1 年期的随访对于识别治疗部位新发功能不全静脉(因新生血管或现存血管扩张)和新发部位病变同样重要。当医生和患者认同检查结果后，有助于指导进一步治疗[40]。

美国静脉论坛指南 2.3.0：多普勒超声检查在慢性静脉阻塞性疾病及瓣膜功能不全中的应用

编码	指南	推荐等级（1：强；2：弱）	证据级别（A：高质量；B：中等质量；C：低或极低质量）
2.3.1	对于所有怀疑慢性静脉阻塞及瓣膜功能不全患者，推荐首选多普勒超声扫描。该项检查安全、无创、经济并可靠	1	A
2.3.2	我们推荐对慢性静脉阻塞的多普勒超声检查包含以下4个部分：可视性、可压缩性、静脉血流及扩张程度	1	A
2.3.3	推荐多普勒超声用于鉴别急性和慢性静脉阻塞	2	B
2.3.4	我们建议通过两种方式诱发反流：应用Valsalva动作增加腹压；通过手动或袖带压迫远端肢体并在检查时释放压力	2	B
2.3.5	坐位时，我们推荐通过两种方式诱发反流：应用Valsalva动作增加腹压，评估股总静脉及大隐静脉交汇处；或者，对于远端静脉较多的患者，可手动或袖带压迫肢体远端并在检查时释放压力	1	A
2.3.6	推荐以1秒为界限判断股、腘静脉是否存在反流；建议以500毫秒为界限判断大隐静脉、小隐静脉、股深静脉和交通静脉是否存在反流	1	B
2.3.7	我们推荐在慢性静脉功能不全的患者中选择性应用超声多普勒对交通静脉进行检查。并推荐“病理性”交通静脉的定义应包括：反流时间大于或等于500毫秒、直径大于或等于3.5mm、位于已愈合或开放溃疡下方（CEAP分级C5~C6）	1	B

参考文献

1. Gloviczki P, Comerota AJ, Dalsing MC et al.; Society for Vascular Surgey, American Venous Forum. The care of patients with varicose veins and associated chronic venous diseases: Clinical practice guidelines of the Society for Vascular Surgery and the American Venous Forum. *J Vasc Surg* 2011;53(5 Suppl.):2S–48S.
2. Eklöf B, Rutherford RB, Bergan JJ et al. American Venous Forum international *ad hoc* committee for revision of the CC. Revision of the CEAP classification for chronic venous disorders: Consensus statement. *J Vasc Surg* 2004;40(6):1248–52.
3. Prandoni P, Bernardi E, Marchiori A et al. The long term clinical course of acute deep vein thrombosis of the arm: Prospective cohort study. *BMJ* 2004;329(7464):484–5.
4. Kearon C, Julian JA, Newman TE, and Ginsberg JS. Noninvasive diagnosis of deep venous thrombosis. McMaster diagnostic imaging practice guidelines initiative. *Ann Intern Med* 1998;128(8):663–77.
5. Labropoulos N, Jen J, Jen H, Gasparis AP, and Tassiopoulos AK. Recurrent deep vein thrombosis: Long-term incidence and natural history. *Ann Surg* 2010;251(4):749–53.
6. Labropoulos N, Waggoner T, Sammis W, Samali S, and Pappas PJ. The effect of venous thrombus location and extent on the development of post-thrombotic signs and symptoms. *J Vasc Surg* 2008;48(2):407–12.
7. Labropoulos N, Borge M, Pierce K, and Pappas PJ. Criteria for defining significant central vein stenosis with duplex ultrasound. *J Vasc Surg* 2007;46(1):101–7.
8. Lurie F, Comerota A, Eklöf B et al. Multicenter assessment of venous reflux by duplex ultrasound. *J Vasc Surg* 2012;55(2):437–45.
9. Kistner RL, Eklöf B, and Masuda EM. Diagnosis of chronic venous disease of the lower extremities: the “CEAP” classification. *Mayo Clin Proc* 1996;71(4):338–45.
10. Malgor RD and Labropoulos N. Pattern and types of non-saphenous vein reflux. *Phlebology* 2013;28(Suppl. 1):51–4.
11. Caggiati A. Fascial relationships of the long saphenous vein. *Circulation* 1999;100(25):2547–9.
12. Labropoulos N, Giannoukas AD, Delis K et al. The impact of isolated lesser saphenous vein system incompetence on clinical signs and symptoms of chronic venous disease. *J Vasc Surg* 2000;32(5):954–60.
13. Caggiati A and Mendoza E. Segmental hypoplasia of the great saphenous vein and varicose disease. *Eur J Vasc Endovasc Surg* 2004;28(3):257–61.
14. Labropoulos N, Patel PJ, Tiongson JE, Pryor L, and Leon LR Jr., Tassiopoulos AK. Patterns of venous reflux and obstruction in patients with skin damage due to chronic venous disease. *Vasc Endovascular Surg* 2007;41(1):33–40.
15. Hanrahan LM, Araki CT, Rodriguez AA, Kechejian GJ, LaMorte WW, and Menzoian JO. Distribution of valvular incompetence in patients with venous stasis ulceration. *J Vasc Surg* 1991;13(6):805–811; discussion 811–2.
16. Labropoulos N, Delis K, Nicolaides AN, Leon M, and Ramaswami G. The role of the distribution and anatomic extent of reflux in the development of signs and symptoms in chronic venous insufficiency. *J Vasc Surg* 1996;23(3):504–10.
17. Labropoulos N, Giannoukas AD, Nicolaides AN, Ramaswami G, Leon M, and Burke P. New insights

into the pathophysiologic condition of venous ulceration with color-flow duplex imaging: implications for treatment? *J Vasc Surg* 1995;22(1):45–50.
18. Barwell JR, Davies CE, Deacon J et al. Comparison of surgery and compression with compression alone in chronic venous ulceration (ESCHAR study): Randomised controlled trial. *Lancet* 2004;363(9424):1854–9.
19. Yamaki T, Nozaki M, and Sasaki K. Color duplex ultrasound in the assessment of primary venous leg ulceration. *Dermatol Surg* 1998;24(10):1124–8.
20. Labropoulos N, Giannoukas AD, Delis K et al. Where does venous reflux start? *J Vasc Surg* 1997;26(5):736–42.
21. Labropoulos N, Leon M, Nicolaides AN, Giannoukas AD, Volteas N, and Chan P. Superficial venous insufficiency: Correlation of anatomic extent of reflux with clinical symptoms and signs. *J Vasc Surg* 1994;20(6):953–8.
22. Labropoulos N, Manalo D, Patel NP, Tiongson J, Pryor L, and Giannoukas AD. Uncommon leg ulcers in the lower extremity. *J Vasc Surg* 2007;45(3):568–73.
23. Delis KT, Knaggs AL, and Khodabakhsh P. Prevalence, anatomic patterns, valvular competence, and clinical significance of the Giacomini vein. *J Vasc Surg* 2004;40(6):1174–83.
24. Labropoulos N, Kang SS, Mansour MA, Giannoukas AD, Buckman J, and Baker WH. Primary superficial vein reflux with competent saphenous trunk. *Eur J Vasc Endovasc Surg* 1999;18(3):201–6.
25. Walsh JC, Bergan JJ, Beeman S, and Comer TP. Femoral venous reflux abolished by greater saphenous vein stripping. *Ann Vasc Surg* 1994;8(6):566–70.
26. Labropoulos N, Tassiopoulos AK, Kang SS, Mansour MA, Littooy FN, and Baker WH. Prevalence of deep venous reflux in patients with primary superficial vein incompetence. *J Vasc Surg* 2000;32(4):663–8.
27. Papadakis KG, Christopoulos D, Hobbs JT, and Nicolaides AN. Descending phlebography in patients with venous ulceration: Hemodynamic implications. *Int Angiol* 2015;34(3):263–8.
28. Labropoulos N, Mansour MA, Kang SS, Gloviczki P, and Baker WH. New insights into perforator vein incompetence. *Eur J Vasc Endovasc Surg* 1999; 18(3):228–34.
29. Ibegbuna V, Delis KT, and Nicolaides AN. Haemodynamic and clinical impact of superficial, deep and perforator vein incompetence. *Eur J Vasc Endovasc Surg* 2006;31(5):535–41.
30. Delis KT, Husmann M, Kalodiki E, Wolfe JH, and Nicolaides AN. *In situ* hemodynamics of perforating veins in chronic venous insufficiency. *J Vasc Surg* 2001;33(4):773–82.
31. Stuart WP, Adam DJ, Allan PL, Ruckley CV, and Bradbury AW. Saphenous surgery does not correct perforator incompetence in the presence of deep venous reflux. *J Vasc Surg* 1998;28(5):834–8.
32. van Rij AM, Hill G, Gray C, Christie R, Macfarlane J, and Thomson I. A prospective study of the fate of venous leg perforators after varicose vein surgery. *J Vasc Surg* 2005;42(6):1156–62.
33. Caggiati A, Rosi C, Heyn R et al. Age-related variations of varicose veins anatomy. *J Vasc Surg* 2006;44:1291–5.
34. Labropoulos N, Gasparis AP, Pefanis D, Leon LR Jr., and Tassiopoulos AK. Secondary chronic venous disease progresses faster than primary. *J Vasc Surg* 2009;49(3):704–10.
35. Labropoulos N, Leon L, Kwon S et al. Study of the venous reflux progression. *J Vasc Surg* 2005;41(2):291–5.
36. Perrin MR, Guex JJ, Ruckley CV et al. Recurrent varices after surgery (REVAS), a consensus document. REVAS group. *Cardiovasc Surg* 2000;8(4):233–45.
37. Perrin MR, Labropoulos N, and Leon LR Jr. Presentation of the patient with recurrent varices after surgery (REVAS). *J Vasc Surg* 2006;43(2):327–34; discussion 334.
38. Cornu-Thenard A, Boivin P, Baud JM, De Vincenzi I, and Carpentier PH. Importance of the familial factor in varicose disease. Clinical study of 134 families. *J Dermatol Surg Oncol* 1994;20(5):318–26.
39. Nicolaides AN, Cardiovascular Disease Educational and Research Trust, European Society of Vascular Surgery, The International Angiology Scientific Activity Congress Organization, International Union of Angiography, Union Internationale de Phlebologie at the Abbaye des Vaux de Cernay. Investigation of chronic venous insufficiency: A consensus statement (France, March 5–9, 1997). *Circulation* 2000;102(20):E126–63.
40. De Maeseneer M, Pichot O, Cavezzi A et al.; Union Internationale de Phlebologie. Duplex ultrasound investigation of the veins of the lower limbs after treatment for varicose veins—UIP consensus document. *Eur J Vasc Endovasc Surg* 2011;42(1):89–102.
41. Guex JJ. Foam sclerotherapy: An overview of use for primary venous insufficiency. *Semin Vasc Surg* 2005;18:25–9.
42. Smith PC. Chronic venous disease treated by ultrasound guided foam sclerotherapy. *Eur J Vasc Endovasc Surg* 2006;32:577–83.

14

间接无创检查评价静脉功能(容积描记术)

静脉疾病通常分为两大类:急性(通常由血栓形成引起)和慢性(通常是慢性静脉阻塞、瓣膜功能不全和/或肌肉泵功能障碍)。在急性静脉血栓形成中,不仅要诊断血栓的存在,而且要确定血栓的位置,确定血栓的形成时间,评估后续进程的变化(如血栓的蔓延、成分、再通等)。多普勒超声已经成为解决这些诊断需求的标准检查。

由于阻塞、反流和肌肉泵功能而导致的血流动力学变化的复杂性,所以评估慢性静脉疾病(chronic venous disease,CVD)的最佳方法不太明确。尽管存在这种不确定性,但仍需要进行详细的评估。在过去的30年中,心血管疾病的治疗取得了显著的进展,新的治疗方式从静脉瓣膜的外科重建到浅静脉的日间微创治疗,到急性和慢性静脉阻塞的腔内治疗中得到应用。在这种环境下,对能够解读关键临床问题的可靠检查技术的需求日益增长。

静脉检查(通常是多普勒扫描)是CEAP分类方法[1]的一个关键手段,它为描述CVD患者提供了一个架构。疾病的诊断和临床分类的定义基于临床评估,非侵入性检查用于确定静脉系统各个解剖段的病理生理变化(反流或阻塞),在某些情况下被用于确定病因。采用描述性分类的CEAP分级不能表明疾病的严重程度。甚至临床"C"级分类可能与临床严重程度无关。例如,成功治疗的静脉溃疡患者即使完全无症状且没有静脉疾病迹象,仍被归类为C5。此外,分类的病理生理部分CEAP-的"P"也是纯描述性的。它包括回流和阻塞的识别,但不能量化回流或阻塞的严重程度。虽然可以通过静脉临床严重程度评分(Venous Clinical Severity Score,VCSS[2])等来评估CVD的临床严重程度,但不能通过成像方式(如超声和静脉造影)来定义反流或梗阻的严重程度,不仅对单个静脉节段无法进行定义,更不可能对全肢进行定义。尽管CVD治疗的目标是纠正血流动力学异常,但长期随访期间和治疗后评估CVD严重程度尤其具有挑战性,因为临床表现和潜在病理生理学之间的关系复杂,且定义不清。

这些局限性决定了需要能够评估下肢静脉系统整体功能的检测方式。静脉压力测量可用于此目的,但具有侵入性和不实用性。间接非侵入性试验,如各种容积描记术,是替代方法。

14.1 技术原则

评估CVD患者最常用的间接非侵入性检查是空气容积描记术(air plethysmography,APG)和应变计容积描记术(strain-gauge plethysmography,SGP)。这两种技术都通过测量肢体尺寸对运动、姿势的变化以及应用和释放静脉止血带的反应来评估静脉功能。

这些检查的主要设定是,四肢的动脉血供应和经毛细血管的液体交换不会因所用的操作而发生显著变化。因此,肢体容积的变化归因于静脉的充盈和排空(图14.1)。

APG和SGP使用不同的模型计算容积变化。APG测量校准能反映容积变化的测量袖带中的压力变化。SGP根据周长变化计算容积变化。它假定末端为圆柱形,在试验操作中容积变化分布均匀。这两种方法给出的信息在数量上不同,但在质量上相同[3]。

APG和SGP都需要患者充分配合。进行运动、保持姿势和在两腿之间分配重量方面的一致性可以显著导致结果的变异。外部机械、热和化学(药理)刺激也可能导致静脉腔大小和静脉电容的显著变化。在分析这些间接试验的结果时,应考虑所有这些因素以及中心静脉血流动力学和动脉供血的变化。

光容积图和光反射流变仪通过测量反射光的强度来计算组织血液密度的变化。由于光线无法穿透皮肤更深,校

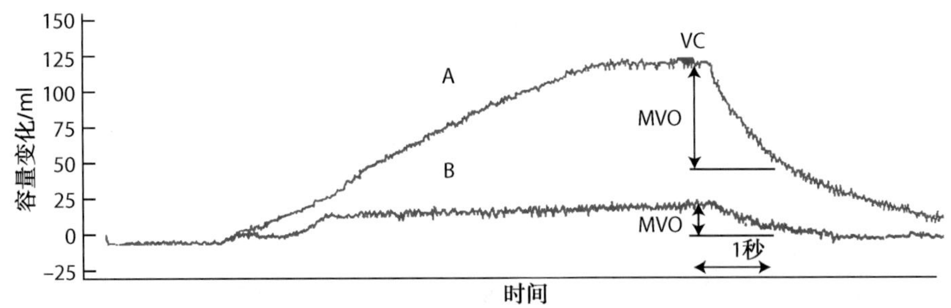

图 14.1　股腘深静脉血栓形成 3 年后患者的空气容积描记术。(A)未受影响的肢体;(B)有静脉阻塞肢体的静脉容量(VC)降低,最大静脉压力降低的是阻塞袖带的压力。MVO,最大静脉流出量

准困难,特异性差,这些技术目前在评估 CVD 中几乎没有应用[4]。

14.2　实际应用

尽管容积描记术研究可以识别阻塞和反流,但它们不能将这些变化定位到特定的静脉段。多普勒超声是鉴别反流和阻塞的首选标准技术。当怀疑有静脉阻塞,但不能通过多普勒扫描识别时,容积描记术有助于克服超声检测静脉阻塞的低灵敏度。

与超声相比,这些间接检查的一个优点是能够定量测量阻塞和瓣膜功能不全对下肢静脉系统整体功能的影响。此外,容积描记术可以提供肌肉泵功能的定量评估(图 14.2)。这个信息也可用于评估治疗结果和随访[5,6]。

14.2.1　阻塞的识别和评估

下肢静脉系统的生理作用包括通过增加和释放额外的血液量来调节循环血容量和改变中心血流动力学。为了满足这一需求,在正常情况下,静脉保持着巨大的储备能力。静脉阻塞可明显减少这种储备。流出阻力的增加降低了远端静脉的排空率。容积描记术对静脉阻塞的识别和评估基于以下两个参数:静脉容量和静脉阻力。

用止血带扎住小腿后测量静脉阻塞后容积的增加,快速释放后小腿容积减小,这是静脉阻塞容积描记术的基础。虽然静脉压力升高到止血带的压力,但血液仍在研究肢体静脉中聚集。由于静脉在低压下容易增大,压力超过 50~80mmHg 后变得不可拉伸,因此它们达到了最大容量后,小腿亦增至最大体积。

止血带的快速释放在四肢静脉间产生压力梯度,其中释放处压力等于止血带的压力,而中心静脉压力接近于零。定义压力梯度使通过测量止血带释放后小腿容积的减少率计算静脉阻力成为可能。在有静脉阻塞的四肢,这种阻力可以超过正常值 3 倍或更多[7],除非侧枝血流能抵消轴向静脉阻塞的影响。

14.2.2　反流严重性评估

抬腿或运动可以减少四肢静脉中积聚的血量。当四肢垂直放置时,静脉再充盈可能发生在动脉血流相对缓慢或瓣膜功能不全时,血流从更大直径的近端部分快速反流。测量静脉再充盈率(通常为总容积的 90%)可评估无静脉阻塞的四肢总瓣膜功能或反流严重程度。当仅限于单纯浅静脉功能不全的患者时,容积描记术的静脉再充盈与多普勒扫描所确定的大隐静脉反流密切相关[8]。

14.2.3　肌肉泵功能评估

下肢静脉系统血液对抗静水压并主动排出是肌肉泵的功能,它将肌肉收缩与静脉瓣膜提供单向流动的能力结合在一起。评估 CVD 患者的肌肉泵功能很重要,因为它的损伤对 CVD 的严重程度有显著影响[9]。通过物理疗法[10]和/或弹性压缩改善肌肉泵功能[11]可产生有益的治疗

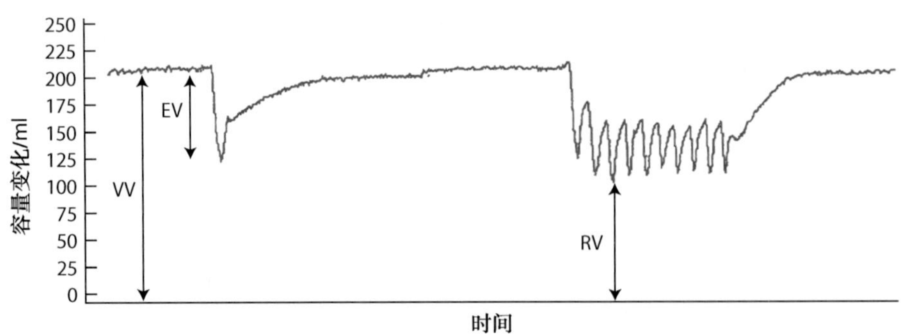

图 14.2　空气容积描记术评价肌肉泵功能。射血分数是用 EV 除以 VV 来计算的,用百分比乘以 100 来表示。剩余容积分数是通过将 RV 除以 VV 计算得出的,并且也用百分比表示。VV,功能性静脉容积;EV,喷射容积(单趾运动);RV,连续 10 次趾运动后的残余容积

效果。

单次小腿肌肉收缩后小腿容积的减少,以及反复收缩仍未排出的血液量,可与功能性静脉容积(射血分数和残余容积分数)分别挂钩,以评估小腿肌肉泵功能。容积描记术的发现与动态静脉压力的测量有很好的相关性[12]。其无创性使这种间接检查成为评估小腿肌肉泵的唯一可行选择。

14.2.4 临床相关性

间接非侵入性检查结果的临床相关性仍有待确定。虽然在早期的研究中已经证实了其预测溃疡的可能性[13],但更详细地分析表明,静脉血流动力学的恶化(通过容积描记术测量)仅在皮肤发生变化[12]之前或溃疡愈合期间才与临床严重程度相平行[9]。

14.2.5 可靠性

容积描记术的可靠性和可重复性已由 Christopoulos 和 Nicolaides[13]证明,后来被其他人证实[14]。然而可重复性的局限性在各报道间有显著差异,应通过系统的调查加以定义。

14.3 总结

容积描记术是目前全球范围内评估四肢静脉系统生理功能的唯一实用的无创性方法。它不仅为反流和阻塞影响静脉功能提供了有价值的信息,而且为评估小腿肌肉泵提供了一种方法。容积描记术是一种无创的方式,补充了多普勒超声,可用于监测静脉血流动力学随时间的变化和/或评估治疗结果。

美国静脉论坛指南 2.4.0:间接无创检测评价静脉功能(容积描记术)

编码	指南	推荐等级(1:强;2:弱)	证据级别(A:高质量;B:中等质量;C:低或极低质量)
2.4.1	我们建议选择性地使用静脉体积描记法对单纯静脉曲张患者的静脉系统进行无创性评估(CEAP C2 级)	2	C
2.4.2	对晚期慢性静脉疾病患者(CEAP 类别 C3~C6),如果多普勒扫描不能提供明确的病理生理学信息,我们建议使用静脉体积描记法对静脉系统进行无创性评估	2	B

参考文献

1. Eklöf B, Rutherford RB, Bergan JJ et al. Revision of the CEAP classification for chronic venous disorders: Consensus statement. *J Vasc Surg* 2004;40:1248–52.
2. Vasquez MA, Rabe E, McLafferty RB et al. Revision of the venous clinical severity score: Venous outcomes consensus statement: Special communication of the American Venous Forum Ad Hoc Outcomes Working Group. *J Vasc Surg* 2010;52:1387–96.
3. Louisy F, Cauquil D, Andre-Deshays C et al. Air plethysmography: An alternative method for assessing peripheral circulatory adaptations during spaceflights. *Eur J Appl Physiol* 2001;85:383–91.
4. Bays RA, Healy DA, Atnip RG, Neumyer M, and Thiele BL. Validation of air plethysmography, photoplethysmography, and duplex ultrasonography in the evaluation of severe venous stasis. *J Vasc Surg* 1994;20:721–7.
5. Gillespie DL, Cordts PR, Hartono C et al. The role of air plethysmography in monitoring results of venous surgery. *J Vasc Surg* 1992;16:674–8.
6. Rhodes JM, Gloviczki P, Canton L et al. Endoscopic perforator vein division with ablation of superficial reflux improves venous hemodynamics. *J Vasc Surg* 1998;28:839–47.
7. Barnes RW, Collicott PE, Sumner DS, and Strandness DE Jr. Noninvasive quantitation of venous hemodynamics in postphlebitic syndrome. *Arch Surg* 1973;107:807–14.
8. Lattimer CR, Azzam M, Kalodiki E, and Geroulakos G. Venous filling time using air-plethysmography correlates highly with great saphenous vein reflux time using duplex. *Phlebology* 2014;29:90–7.
9. Araki CT, Back TL, Padberg FT et al. The significance of calf muscle pump function in venous ulceration. *J Vasc Surg* 1994;20:872–7.
10. Padberg FT Jr., Johnston MV, and Sisto SA. Structured exercise improves calf muscle pump function in chronic venous insufficiency: A randomized trial. *J Vasc Surg* 2004;39:79–87.
11. Christopoulos DG, Nicolaides AN, Szendro G et al. Air-plethysmography and the effect of elastic compression on venous hemodynamics of the leg. *J Vasc Surg* 1987;5:148–59.
12. Welkie JF, Comerota AJ, Katz ML et al. Hemodynamic deterioration in chronic venous disease. *J Vasc Surg* 1992;16:733–40.
13. Christopoulos D, Nicolaides AN, Cook A et al. Pathogenesis of venous ulceration in relation to the calf muscle pump function. *Surgery* 1989;106:829–35.
14. Yang D and Sacco P. Reproducibility of air plethysmography for the evaluation of arterial and venous function of the lower leg. *Clin Physiol Funct Imaging* 2002;22:379–82.

15

静脉造影

15.1 介绍

1895 年伦琴医生发现了 X 射线并随后在静脉内注射造影剂使得对全身的血管解剖和功能有了更清楚的认识。20 世纪 70 年代,静脉造影成为诊断静脉系统疾病的重要组成部分,它能确保临床医生正确诊断深静脉血栓形成(deep venous thrombosis,DVT),而不需要完全依赖于临床症状,或不完善、不客观的检查结果[1]。

静脉造影需要将造影剂注入外周静脉,依赖流向心脏的静脉血与造影剂混合成为不透 X 线的血液,通过血管腔内混合造影剂的血液可以进行 X 线透视和拍片检查。在 X 线下不仅能显示解剖结构,而且还可提供血管管腔的病理学改变。我们能从随着血流梯度流向心脏的血液中感受到血管中血流动力学的存在。同时静脉血流还可以被外因改变或者影响,例如通过在肢体扎止血带,迫使混合造影剂(增强)的血液进入深静脉系统,这种方法通常用于诊断 DVT 或寻找功能不全的交通静脉,在膝盖处扎止血带还可以用来减慢造影剂进入中心静脉的速度。

造影剂比血液重,因而可在血管中分层,使部分较大的静脉不能完全充盈,当造影剂在较大的静脉中分层时,可能看不清血管的整个轮廓,这是静脉造影常见的缺陷。

15.2 下肢顺行静脉造影

顺行静脉造影,顾名思义是血流中的造影剂沿着压力梯度流向心脏。在超声诊断 DVT 之前,静脉造影是常用的诊断方法,也是最常用的放射学操作之一[2]。上肢静脉造影从技术上来说也是一种顺行静脉造影术,但顺行静脉造影主要是指下肢静脉造影。顺行静脉造影可用于检查深静脉、浅静脉,以及深、浅静脉之间连接的交通静脉。Berberich 和 Hirsch[3]医生于 1923 年首次介绍了静脉造影术。在 1938 年 Dos Santos 医生[4]证实了静脉造影对血栓的有效性以后,静脉造影成为诊断 DVT 的金标准。

15.2.1 技术

Rabinov 等[1]和 Nicolaides 等[5]分别于 1971 年和 1972 年描述了下肢顺行静脉造影技术。该操作应在倾斜操作台上进行,头端抬高 40°~60°,在操作台的末端放置一个脚踏板,患者将被检查的腿放松不负重,对侧脚站在脚踏板上支撑身体。以 18~20G 留置穿刺针穿入足背静脉,穿刺针穿刺越靠近末梢越好,因为造影剂可以均匀地分散在静脉床中,且此推荐直接在足背穿刺。避免足内侧静脉进针,因为造影剂会较多地进入大隐静脉,而非深静脉系统。

造影开始时,常将止血带扎在脚踝上方(图 15.1)。扎止血带的目的是把造影剂直接引向深静脉系统,以便检查小腿的深静脉。因为胫前静脉在踝关节水平较表浅,所以在此扎止血带时胫前静脉常不显影。当检查完深静脉后,释放止血带进一步注射造影剂充盈浅静脉及胫前静脉和腓肠肌静脉丛(见图 15.1)。

通常,第二个止血带扎在膝盖的上方或下方,目的是延缓造影剂进入股静脉,充分充盈和评估小腿静脉。踝部止血带释放之后再释放膝部止血带,使大量混合造影剂的血液进入股静脉并流向髂静脉(图 15.2)。此时,操作台一直保持在头端抬高 40°~60°,直到评估完股静脉后,再将操作台头端降低到水平位甚至头低脚高(Trendelenburg)位,此时可观察到混合造影剂的血液进入髂静脉和下腔静脉。静脉造影时患者可向内、外侧旋转腿,从而得到良好的正、侧位X线影像以利于鉴别病变。

通过按压足底,使造影剂从充盈的足底静脉丛(图15.3)挤入腓肠肌静脉,使小腿部静脉显影良好。此技术还可以应用于更高的部位,挤压小腿使造影剂进入股静脉,可增强股静脉的显影。

选择的造影剂是非离子造影剂,通常含300mg/ml的碘。静脉系统良好显影需注射100~150ml造影剂。最好是助手注射造影剂,主要操作者在实时透视下指挥患者向内侧、外侧旋转腿并间断地拍摄图像(X射线)以查看和记录(图15.4)。肢体正、侧位片有助于了解三维关系,显示血管全貌和病变。

15.2.2　适应证

在超声用于诊断DVT之前顺行静脉造影一直都是主要的诊断方法,目前对于临床高度怀疑DVT但超声检查结果阴性或不确定时,以及在某些情况下不能依靠或不能执行超声的情况(例如肢体石膏固定、严重肿胀、组织瘢痕)时,顺行静脉造影仍占有一席之地。美国胸科医师协会在2012出版的DVT诊断建议中指出:"在高度疑似下肢DVT患者中,有以下情况(腿部石膏固定或皮下组织过度增厚、水肿)超声检查是不可行的,建议行CT静脉成像或MR静脉成像以及MR直接血栓成像替代静脉造影[6]。"另外,还补充说明:"如果B超对DVT的诊断不确定(例如短段不能压瘪的静脉),则很可能带来假阳性结果造成误治。此时,患者应选择高质量的静脉造影,而不应考虑或过度关注静脉造影带来的不适和并发症。"新出现的问题与部分医生和医疗机构缺乏经验有关。事实上造影结果取决于对技术方面理解以及大量的实践操作和对结果/图像的解释能力。

许多情况下,急性DVT导致的静脉闭塞在静脉造影上可以看到静脉中的造影剂突然中断(图15.5a),还常可观察到在静脉壁和血栓之间有很细的血流,在静脉上形成线状影像,称为"轨道征"(图15.5b)[5,7,8]。造影剂中断和"轨道征"常被认为是急性DVT诊断征象。静脉血栓可能不是完全阻塞血管,而是紧贴在血管壁上允许造影剂围绕在血栓周围(充盈缺损征)(图15.5c)。

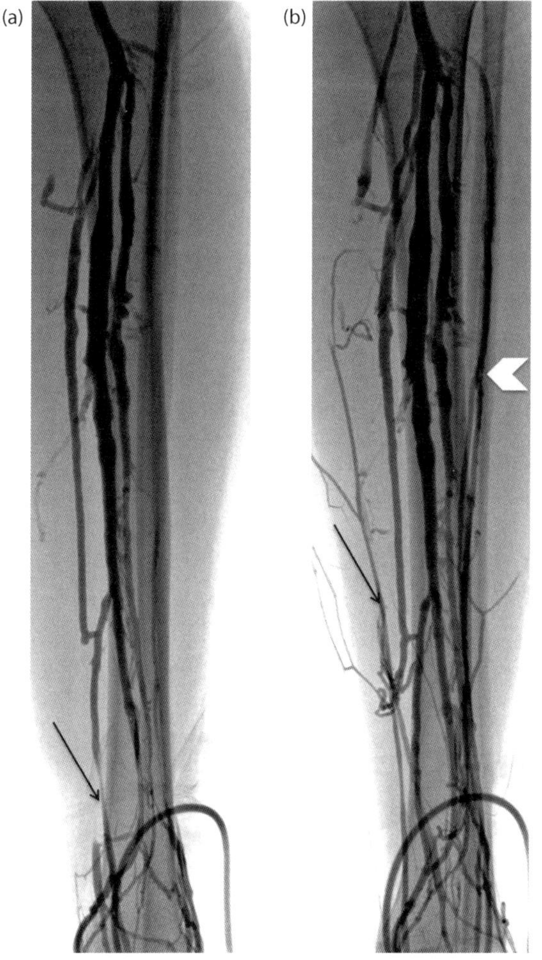

图15.1　(a)止血带扎在踝部(黑箭),以便使混合造影剂的血液通过交通支进入到深静脉中。注意胫前静脉几乎未显影。(b)止血带释放后,浅静脉显影(黑箭)和胫前静脉显影(白箭头)

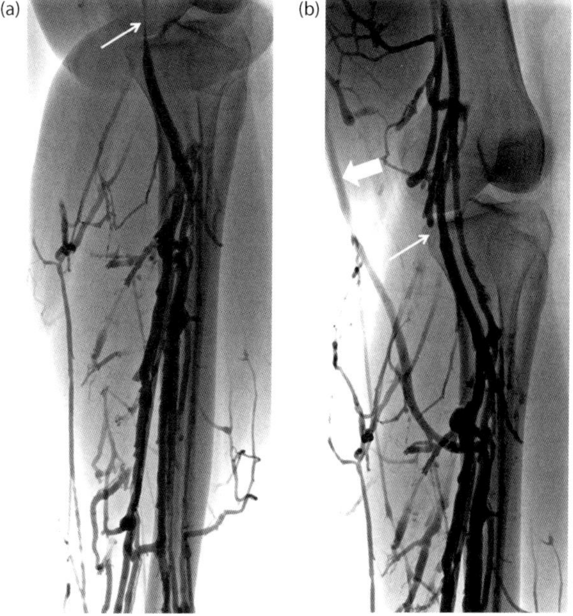

图15.2　止血带在膝盖处释放前(a)和释放后(b)(细箭)。注意正常显影的双腘静脉。还需注意在释放后浅静脉的显影(粗箭)。造影剂将充盈股静脉,此时挤压小腿腓肠肌可以将更多的造影剂压入股静脉使之充盈良好

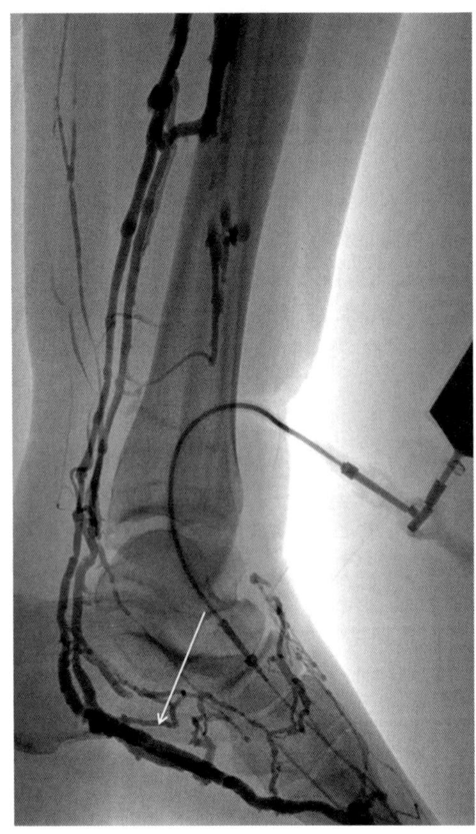

图 15.3 足底静脉充盈良好(箭)。按压足底,造影剂可从充盈的足底静脉丛挤入腓肠肌静脉,使小腿部静脉良好显影

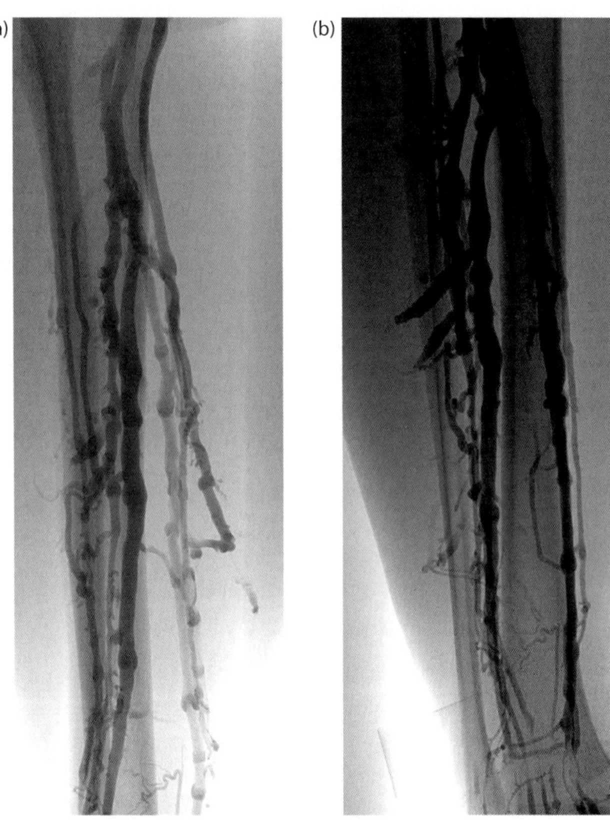

图 15.4 (a)右下肢静脉造影侧位片。(b)正位片(PA)。比较正、侧位片静脉:解剖结构正常,但胫前静脉充盈不佳可能是止血带压迫踝部静脉所致

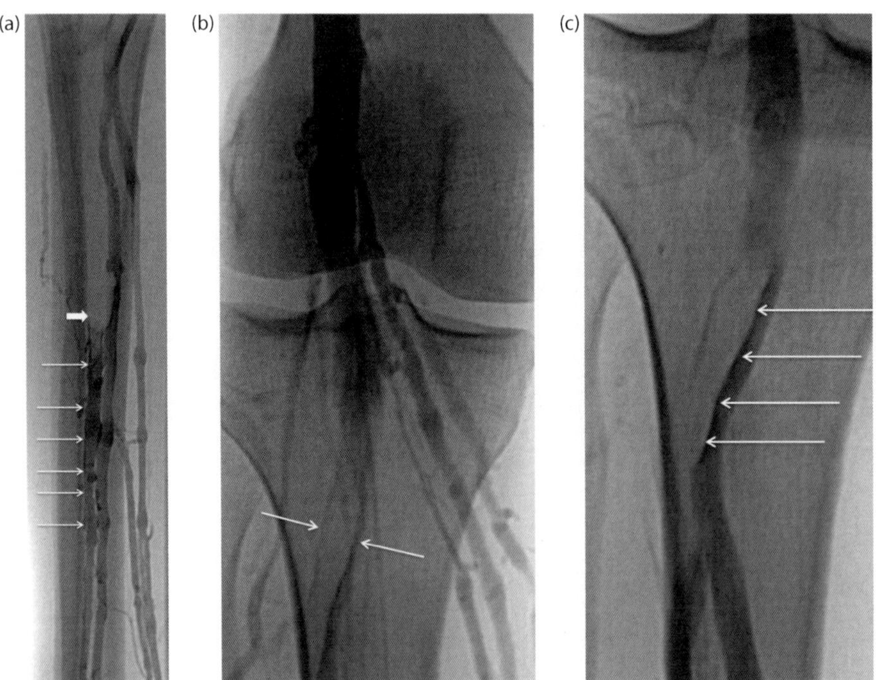

图 15.5 (a)双腓静脉支之一闭塞(细箭),可见充盈缺损(粗箭头)。(b)轨道征隐约可见是由于造影剂从血栓和血管壁(箭)之间流过,并且转到"切线"位时更清楚。(c)血栓黏附在静脉的一侧(箭),血流围绕血栓,在静脉的另一侧流动。有时血栓只靠尾部固定于静脉壁,成为了漂浮血栓

慢性深静脉血栓后的变化很容易在顺行静脉造影中观察到，在踝关节处扎止血带将造影剂引入深静脉系统非常重要，否则慢性深静脉血栓时深静脉的压力通常很高，血流常被转移到浅静脉系统。血栓形成后的变化程度不一。从无瓣膜且直径小于正常的通畅静脉(图15.6a)到无管腔充盈完全闭塞的静脉都可见到。两者之间，除血栓再通过程中形成的隔膜或网状结构外，还包括沿着以前健康静脉流过形成的细小造影剂影，看起来像"滤网"状结构(图15.6b)。

静脉顺行造影可显示深静脉系统的通畅性和直径大小以及浅静脉的范围和从浅静脉到深静脉的交通静脉情况。在Klippel-Trenaunay氏综合征患者的静脉造影中常可发现深静脉的问题，其深静脉通常很细(发育不良)；这种情况下造影，在踝关节周围扎止血带尤为重要，以将造影剂引到深静脉系统(图15.7)。在一些特殊的情况下，Alomari[9]建议先使用超声确定交通静脉，然后将止血带扎在确定有交通静脉的部位预防其过早充盈，以便更好地评估深静脉系统。在一些情况下术前评估要关注侧支静脉和部分的静脉显影，此时需要更大量的造影剂才能使静脉充分显影。因此，

(a)

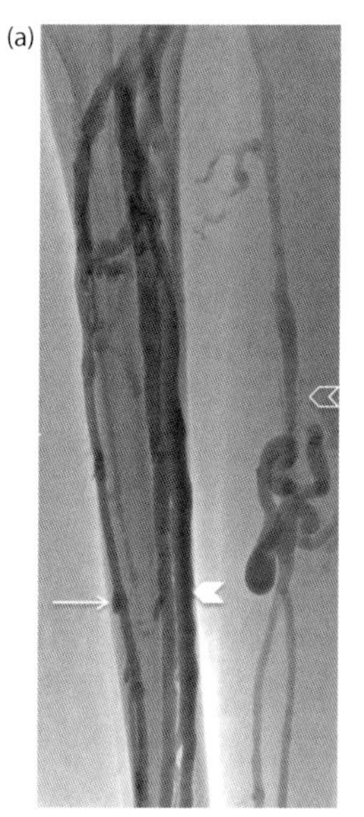

(b)

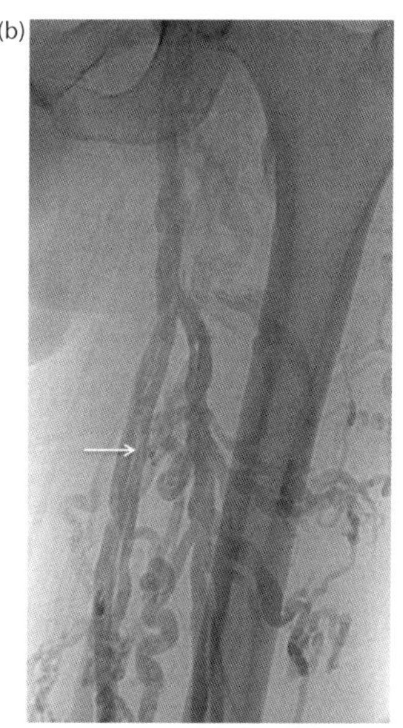

图15.6 (a)右小腿顺行静脉造影。注意胫前静脉的正常瓣膜窦(细箭)，提示是静脉正常。腓静脉僵硬伴"波浪状"轮廓且没有瓣膜，表明慢性血栓后改变(粗箭头)。小隐静脉曲张伴滋养血管扩张(空心箭头)提示新近的血栓性浅静脉炎。(b)典型的血栓后改变，再通的网状血管中(箭)有"滤网征"影像

(a)

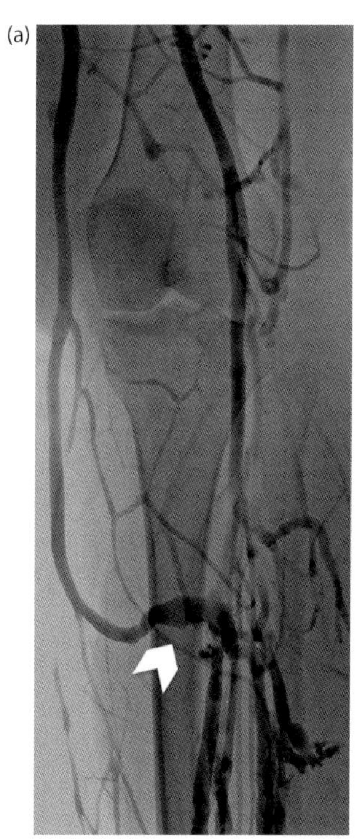

(b)

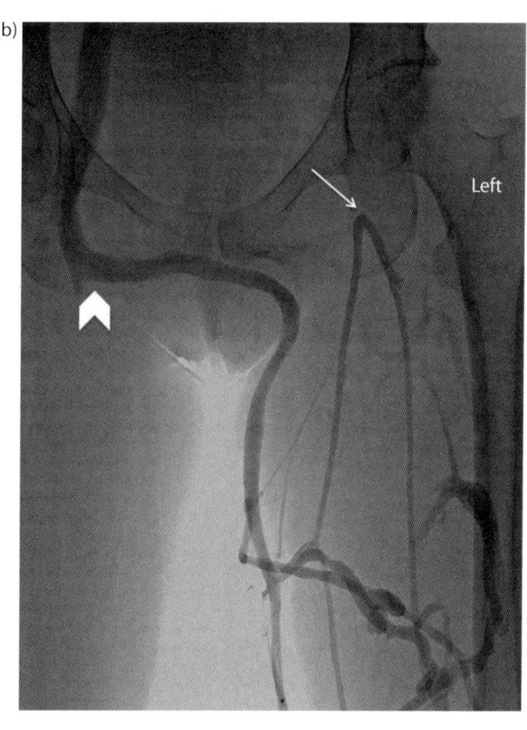

图15.7 左下肢Klippel-Trenaunay综合征。(a)粗大的大隐静脉似乎与深静脉交通(粗箭头)。(b)发育不良的股静脉和未充盈的股总静脉(细箭)，大隐静脉将造影剂经耻骨前引流到对侧大隐静脉(粗箭头)

Alomari 建议使用稀释造影剂法和数字减影成像。

现在可应用超声对功能不全的交通静脉进行定位和评估，但应用顺行静脉造影技术确定和标记功能不全的交通静脉更有帮助。造影寻找功能不全的交通静脉时，应在踝部周围扎止血带迫使造影剂进入深静脉系统，防止造影剂直接进入浅静脉系统。在顺行静脉造影中，可以看到功能不全的交通静脉从深静脉系统流向浅静脉系统（图 15.8）[10]。用测量装置（不透X线尺子）同时放在检查腿旁边，可以利用腿上的骨性标志如踝关节等标记交通静脉[11]。

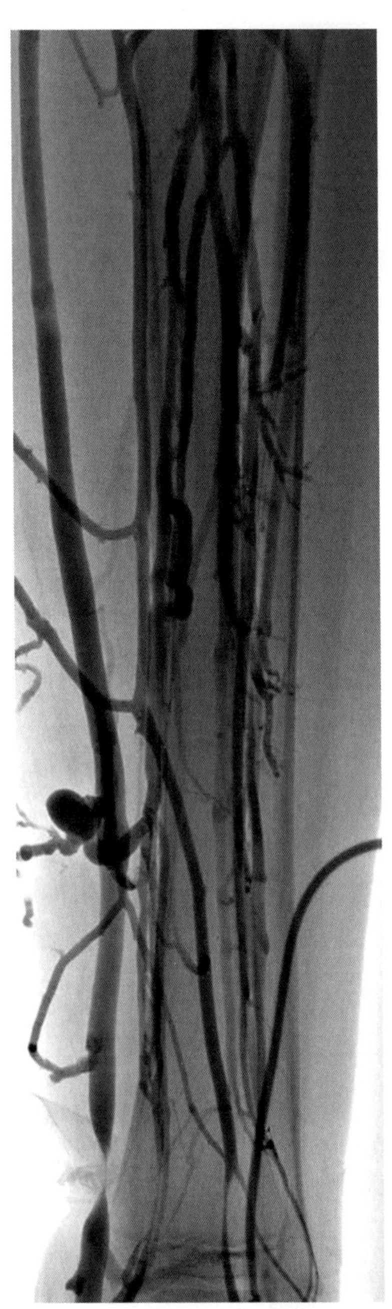

图 15.8 从胫后静脉到浅表曲张静脉的交通静脉，注意踝部有止血带

静脉造影诊断急性 DVT 准确性如何？用于评价 DVT 诊断的新技术时，顺行静脉造影作为研究的参照金标准就能说明一切。Hull 等[12]随访了 DVT 静脉造影阴性的患者，发现 160 例顺行静脉造影阴性未进行治疗的患者中证实有 2 例（1.3%）在 8 天内发生了 DVT。这项研究是一个证明静脉造影诊断 DVT 准确性的有说服力的指标，说明有症状提示 DVT 的患者只要顺行静脉造影阴性，暂不治疗就是安全的。顺行静脉造影需要专业知识的培训，一项研究发现，10%~15% 的顺行静脉造影检查由于造影剂不足而不能明确诊断[13]。

15.3 下肢逆行静脉造影

20 世纪 80 年代下肢逆行静脉造影普及，主要用于瓣膜手术前评估下肢静脉瓣膜功能[14]。现在多普勒超声可准确显示静脉瓣关闭不全的位置。

15.3.1 技术

逆行静脉造影要求在股总静脉水平（髂外静脉和股总静脉的结合处）放置导管，评估股总静脉瓣膜和股静脉瓣膜功能，如怀疑腘静脉和小腿静脉功能不全时应在腘静脉水平放置导管（这可能需要腘静脉穿刺术）[15]。可从任何途径穿刺进入股静脉放置导管，例如颈内静脉、肱静脉、对侧股静脉，甚至同侧股静脉[14,16]。该操作在倾斜的 X 线操作台上进行，头端抬高大约 60°，被检查的腿自然放松，对侧脚踩脚凳，然后以 7ml/s 的速度注射造影剂，总体积为 70ml，要求患者在注射期间进行 Valsalva 动作。必须注意 X 射线设备的位置，以便在注射造影剂期间和注射之后 X 线一直能观察到膝下到下腔静脉的范围。

检查者在透视下观察腿部造影剂在下肢静脉的反流并拍摄 X 线片，通常以拍片为主，但也可存储为“视频图像”[17]。根据造影过程中造影剂沿深静脉反流的距离对反流进行分级[14,18]。0 级：股总静脉汇合部以远无明显造影剂；1 级：显示造影剂反流进入股静脉，但不超过大腿中部（图 15.9）；2 级：显示造影剂反流超过大腿中部，但未进入腘静脉；3 级：显示造影剂反流超过腘静脉，小腿深静脉没有造影剂；4 级：反流包括小腿深静脉直至踝关节水平。这种分级仅用于深静脉，但是通过将导管放置在大隐静脉入口附近，也可以评价大隐静脉的瓣膜功能。但需要注意的是该方法不能评估功能正常瓣膜以远的瓣膜，除非将导管放置于正常瓣膜水平以远，或者直接穿刺以及通过将导管推进到正常瓣膜远端检测。

15.3.2 适应证

本影像学检查主要用于瓣膜手术[17]。逆行静脉造影是侵入性的，超声多普勒已取代它。逆行静脉造影的另一个问题是造影剂可能通过瓣膜“泄漏”，很难鉴别这是真正的反流或临床意义较小的“瓣膜漏”。

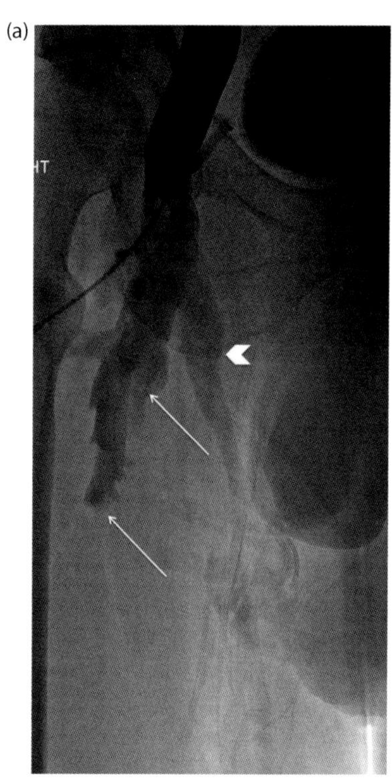

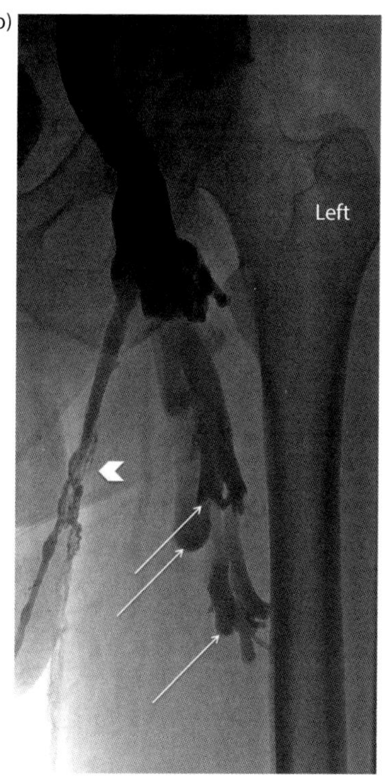

图 15.9 双下肢逆行静脉造影。穿刺右股总静脉，置入导管并“翻山”进入到左股总静脉并检查左下肢。然后将导管拉回到穿刺处上方的右髂外静脉并评估右下肢静脉。(a)右腿静脉造影显示1级反流：造影剂进入股深静脉和股静脉(细箭)，同时反流进入到粗大且功能不全的大隐静脉中(粗箭头)。(b)左腿静脉造影显示1级反流：造影剂到达大腿中段血管。可见功能良好的瓣膜(细箭)。还可见大隐静脉血栓后功能不全的改变(粗箭头)

15.4 上肢静脉造影

上肢静脉造影在许多方面与下肢所描述的相似。静脉造影已很少用于上肢 DVT 的诊断，只是在超声诊断不能明确的情况下提供帮助。

15.4.1 技术

上肢静脉造影方法类似于下肢静脉造影。先将18~20G 静脉穿刺针留置于手背静脉中，注入 20~30ml 含 300mg/ml 碘的非离子造影剂。止血带扎在肘部水平或上方使造影剂进入深静脉系统。诊断上肢静脉血栓的标准和下肢静脉造影相同[8]。有时，例如在建立血液透析通路之前，通过手背静脉注射造影剂了解和评估静脉解剖。此时，最好将穿刺针置于末梢，以便使造影剂充分分散到表浅静脉以及深静脉中。

静脉型胸廓出口综合征是由于锁骨下静脉在前斜角肌前面、肋锁骨肌后面以及锁骨和第一肋骨之间通过胸廓时受压而引起的。静脉造影是最常用的静脉型胸廓出口综合征诊断方法，但现在 CT 和 MR 成像已经大部分取代了静脉造影[19,20]，静脉造影仅显示是否存在闭塞，而不能识别静脉周围的结构。

胸廓出口综合征的患者静脉造影是平卧在检查台上进行的。将 18~20G 静脉穿刺针留置于肘正中静脉中，注入 20ml 含 300mg/ml 碘的非离子造影剂。通常造影分 3 步：第一步：中立位置，手臂自然地靠在患者两侧注射造影剂；第二步：手臂平伸 90°，握一个重物，如 1L 盐水袋，同样方法注射造影剂；第三步：手臂伸展在头部上方，同样方法注射造影剂。在第二步注射时可见胸小肌的压痕，而在第三步注射时常可以看到胸廓出口处的压痕。通过影像显示静脉阻塞和侧支形成来诊断，阻塞常位于第一肋骨的内侧缘(图 15.10)。

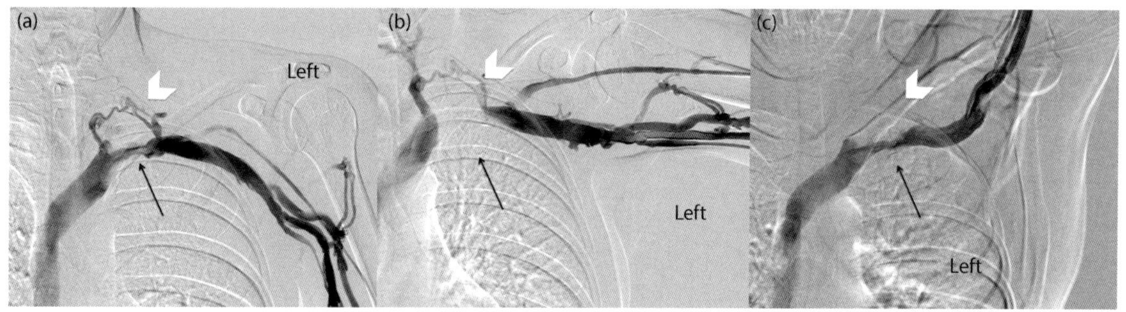

图 15.10 左上肢静脉造影诊断胸廓出口综合征。(a)中立位置。锁骨下静脉在第一肋骨内侧狭窄(黑箭)，有侧支形成(白箭头)。(b)手臂平伸 90° 时，锁骨下静脉阻塞(黑箭)，侧支仍可见(白箭头)。(c)当手臂伸展到头部以上时，锁骨下静脉变窄(黑箭)，但是侧支未显影(白箭头)，可能受压

15.4.2 适应证

更先进的横截面成像，如 MR、CT、特别是超声检查将取代静脉造影，因其具有可显示周围组织结构及三维成像的能力使其更有价值。虽然超声检查对血流的评估非常有意义，但静脉造影在复杂静脉病变的诊断中仍占有一席之地。

美国静脉论坛指南 2.5.0：静脉造影

编码	指南	推荐等级（1：强；2：弱）	证据级别（A：高质量；B：中等质量；C：低或极低质量）
2.5.1	我们推荐急性或慢性静脉疾病在静脉腔内重建手术前行静脉造影	1	B
2.5.2	我们建议对怀疑有急性深静脉血栓的患者，只有在其他影像学检查方法无法确定时才进行静脉造影	2	B

参考文献

● = Key primary papers
★ = Major Review articles
◆ = Guidelines

1. Rabinov K and Paulin S. Roentgen diagnosis of venous thrombosis in the leg. *Arch Surg* 1972;104(2):134–44.
2. Cronan JJ. Venous thromboembolic disease: The role of US. *Radiology* 1993;186(3):619–30.
3. Haeger K and Sjukhuset A. Problems of acute deep venous thrombosis: I. The interpretation of signs and symptoms. *Angiology* 1969;20(4):219–23.
4. Dos Santos J. La phlebographie directe. Conception, technique, premiers resultats. *J Int Chir* 1938;3:625–69.
5. Nicolaides AN, Kakkar VV, Field ES, and Renney JT. The origin of deep vein thrombosis: A venographic study. *Br J Radiol* 1971;44(525):653–63.
◆6. Bates SM, Jaeschke R, Stevens SM et al.; American College of Chest Physicians. Diagnosis of DVT: Antithrombotic therapy and prevention of thrombosis, 9th ed: American College of Chest Physicians evidence-based clinical practice guidelines. *Chest* 2012;141(2 Suppl.):e351S–418S.
●7. Andrews RT. Contrast peripheral phlebography and pulmonary angiography for diagnosis of thromboembolism. *Circulation* 2004;109(12 Suppl. 1):I-22–I-27.
●8. Deweese JA and Rogoff SM. Phlebographic patterns of acute deep venous thrombosis of the leg. *Surgery* 1963;53:99–108.
●9. Alomari AI. Diversion venography—A modified technique in Klippel–Trenaunay syndrome: Initial experience. *J Vasc Interv Radiol* 2010;21(5):685–9.
10. Hach W. [Varicose veins of the deep perforating veins—A typical phlebologic disease picture]. *Vasa* 1985;14(2):155–7.
11. Massell TB and Ettinger J. Phlebography in the localization of incompetent communicating veins in patients with varicose veins. *Ann Surg* 1948;127(6):1217–25.
12. Hull R, Hirsh J, Sackett DL et al. Clinical validity of a negative venogram in patients with clinically suspected venous thrombosis. *Circulation* 1981;64(3):622–5.
13. Leizorovicz A, Kassai B, Becker F, and Cucherat M. The assessment of deep vein thromboses for therapeutic trials. *Angiology* 2003;54(1):19–24.
●14. Kistner RL, Ferris EB, Randhawa G, and Kamida C. A method of performing descending venography. *J Vasc Surg* 1986;4(5):464–8.
15. Perrin M, Bolot JE, Genevois A, and Hiltband B. Dynamic popliteal phlebography. *Phlebology* 1988;3(4):227–35.
★16. Kistner RL and Kamida CB. Update on phlebography and varicography. *Dermatol Surg* 1994;21(1):71–6.
17. Rosales A. Valve reconstructions. *Phlebology* 2015;30(1 Suppl.):50–8.
18. Herman RJ, Neiman HL, Yao JS, Egan TJ, Bergan JJ, and Malave SR. Descending venography: A method of evaluating lower extremity venous valvular function. *Radiology* 1980;137(1):63–9.
19. Demondion X, Herbinet P, Van Sint Jan S, Boutry N, Chantelot C, and Cotten A. Imaging assessment of thoracic outlet syndrome. *Radiographics* 2006;26(6):1735–50.
◆20. Moriarty JM, Bandyk DF, Broderick DF et al. ACR appropriateness criteria imaging in the diagnosis of thoracic outlet syndrome. *J Am Coll Radiol* 2015;12(5):438–43.

16

计算机断层扫描与磁共振成像在静脉系统中的应用

16.1 介绍

目前对静脉系统疾病的诊断评估受益于先进的计算机断层扫描(computed tomography,CT)和磁共振成像(magnetic resonance imaging,MRI)的应用,掌握各种技术的基本原理和合理应用将为医疗管理和对外科干预的决策提供有效的信息。

16.2 成像技术:静脉疾病的 CT 成像

在过去的十年中,CT 已经成为显示各种血管解剖和病理的一种标准无创成像方式。现代 CT 的采集已经从单探测器螺旋扫描仪发展到多通道螺旋 CT 检查。最近 256 层、320 层和双源 CT 系统已经被用于临床,并在许多疾病诊断中取代导管造影血管成像。正确应用现代 CT 技术可在手术治疗前提供精准、省时、经济的诊断评估。

CT 的两个主要优点是图像采集的速度和分辨率。在一次屏气期间,现代 CT 可以在不到一分钟时间内获得图像采集。其次,亚毫米的分辨率可通过先进的后处理技术和 3D 重建技术为临床医生提供精准的图像细节(图 16.1)。与 MRI 相比,CT 的另一个显著优势是能够显示钙化密度,例如,在造影前采集单扫图像显示淋巴结肉芽钙化导致上腔静脉阻塞。静脉系统 CT 成像的两个主要缺点是辐射暴露和含碘对比剂的应用。标准的腹部和盆腔 CT 检查的辐射暴露量大约是 5~10mSv。目前 CT 物理界正在进行的研究重点是通过调节辐射束优化 CT 采集的必要辐射,根据患者的个体大小调整剂量[1]。碘化造影剂的应用对准确评价静脉系统是必要的,但是对碘化造影剂过敏或肾功能不全人群应采用其他成像技术进行评估,包括超声或 MRI。

16.2.1 临床应用

16.2.1.1 上腔静脉和头臂静脉

CT 最常用于对上腔静脉急性和慢性闭塞的评估,并且已被公认为评估上腔静脉和中心静脉有效的无创检查[2-5]。CT 可评估术后的变化,包括评估血管内支架的通畅率、旁路移植物术后的变化。无论何种适应证,CT 最佳的检查方法为同时在两侧肘前静脉注射造影剂,单侧肢体使用 90~100ml 稀释造影剂,注射速度为 2~3ml/s,随后注射 20~30ml 盐水有利于造影剂从肱静脉和腋静脉流入中心静脉。双侧手臂注射可以使无名静脉和上腔静脉均匀显影,并避免中心静脉内未显影血液可能造成的伪影(图 16.2)。采用薄层 CT(1~2mm)提供横断面原始图像,可以进行重建冠状位、矢状位或特定轴位图像,结合轴向图像和特定重建图像对静脉通畅性、静脉狭窄、管腔内血栓和侧支血管的评估提供精准的评估。

增强 CT 图像中,上腔静脉或中心静脉内急性血栓的特征表现为管腔内低密度充盈缺损(图 16.3),病变血管的管径可以正常或扩张。慢性闭塞的病变通常表现为细小、低密度、纤维化的线性密度,3D 重建图像可以精准显示出胸壁和奇静脉侧支血管(图 16.4)。

通过 CT 较导管静脉造影术评价上腔静脉和中心静脉结构的优点是 CT 能够准确地描述静脉阻塞病变的病理。上腔静脉阻塞的最常见的原因是恶性肿瘤,肺肿瘤最常见,阻塞可由原发或转移肿瘤外部压压迫或直接侵袭血管引起。上腔静脉阻塞的其他常见原因包括肉芽肿性疾病和医源性闭塞改变(经静脉心脏起搏器植入、中心静脉导管和放

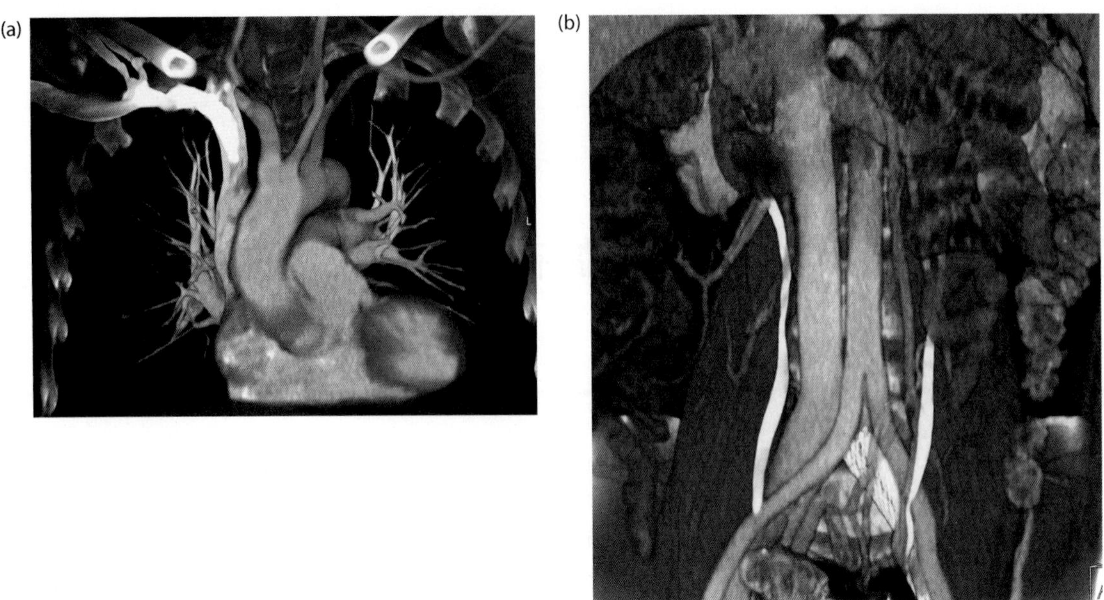

图 16.1 当代计算机断层扫描技术与特定的采集技术和后处理应用相结合,可准确描述胸部(a)和腹部(b)静脉血管系统

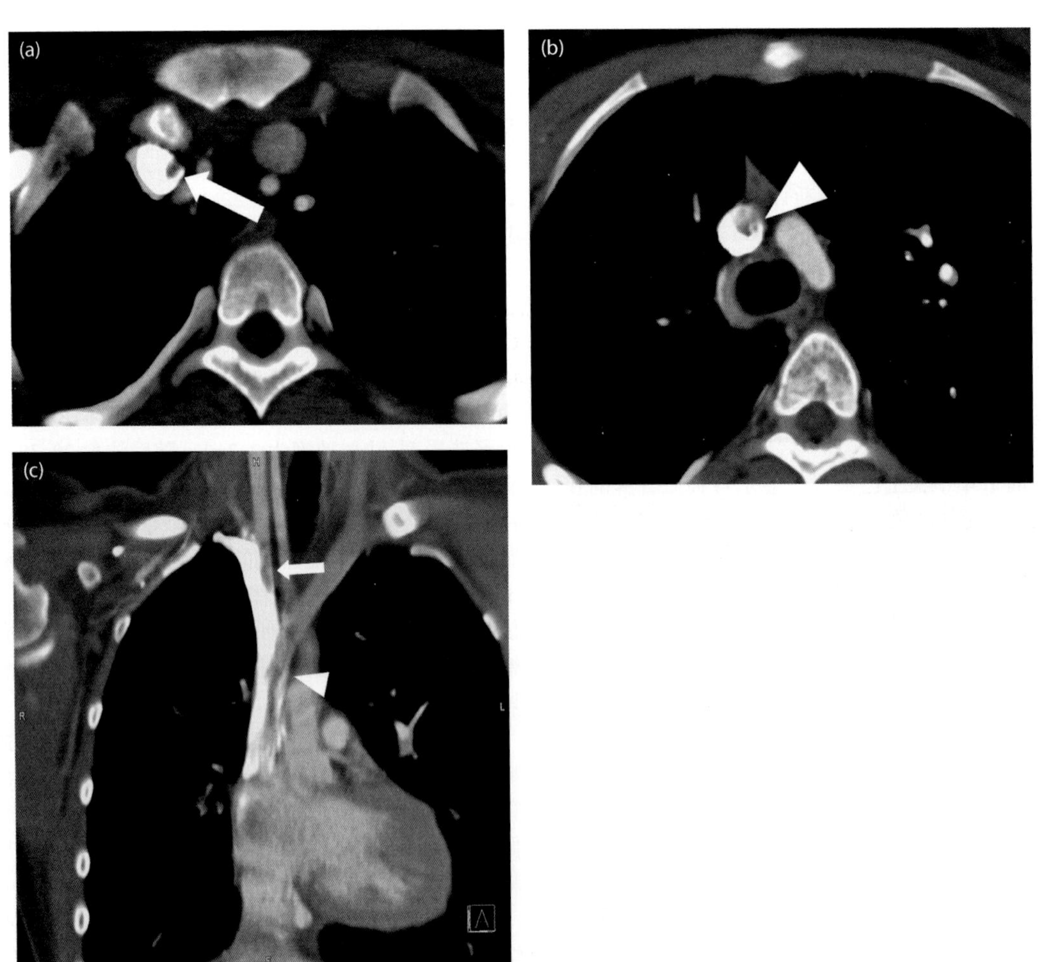

图 16.2 (a,b)胸部增强 CT 横断位和(c)冠状位显示低密度充盈缺损伪影,因为来自右颈静脉和左头臂静脉内无造影剂的血液进入含有造影剂右侧头臂静脉的(a 和 c,箭)和上腔静脉(b 和 c,箭头)

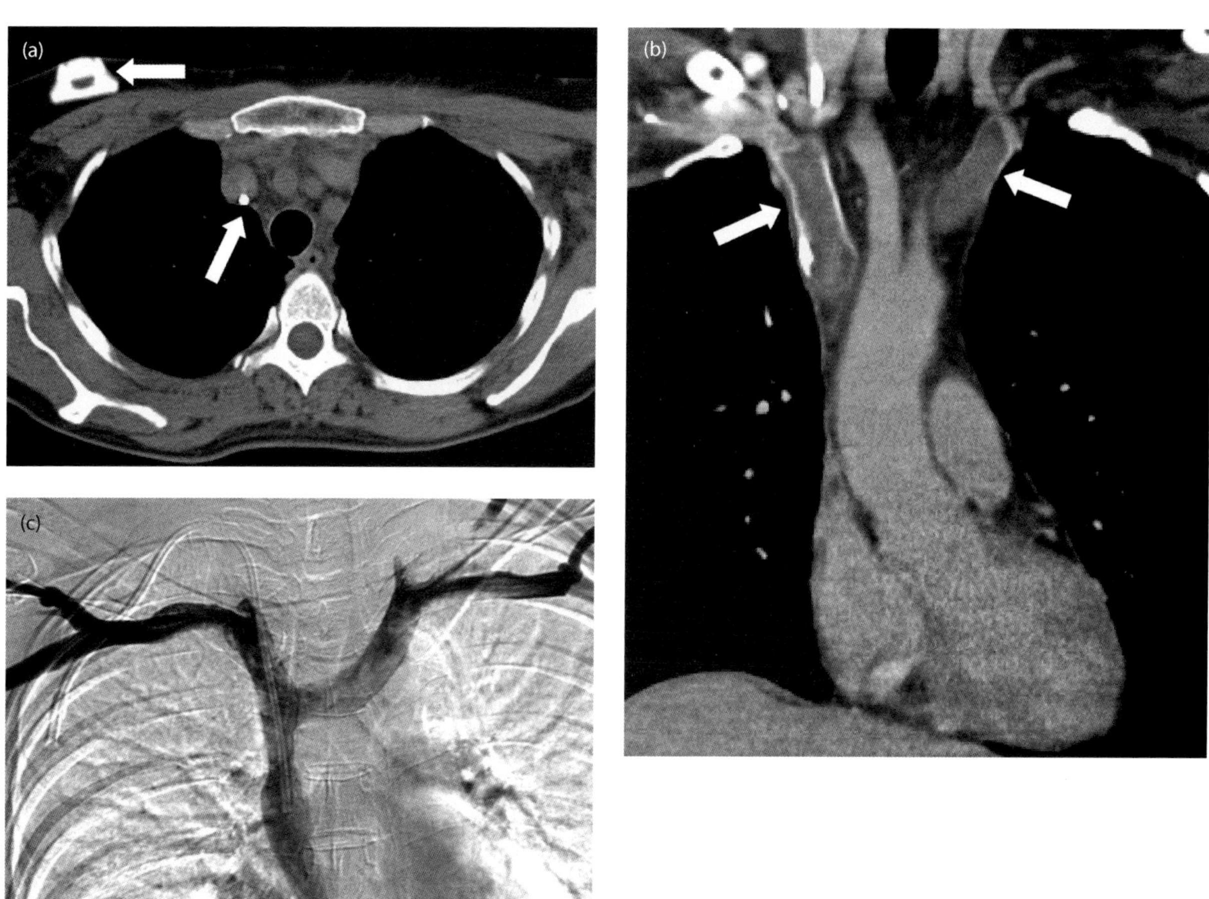

图 16.3 上腔静脉血栓闭塞。(a)胸部轴位 CT 平扫图像显示了中心静脉导管的位置(箭号)。(b)经双侧肘前静脉穿刺同时注射碘化造影剂获得的冠状 CT 图像显示右、左肱静脉有低密度血栓(箭号所示)。(c)在溶栓后进行导管静脉造影显示头臂静脉通畅

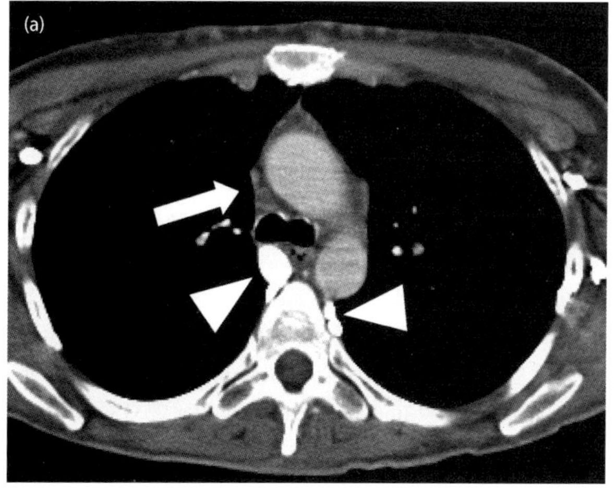

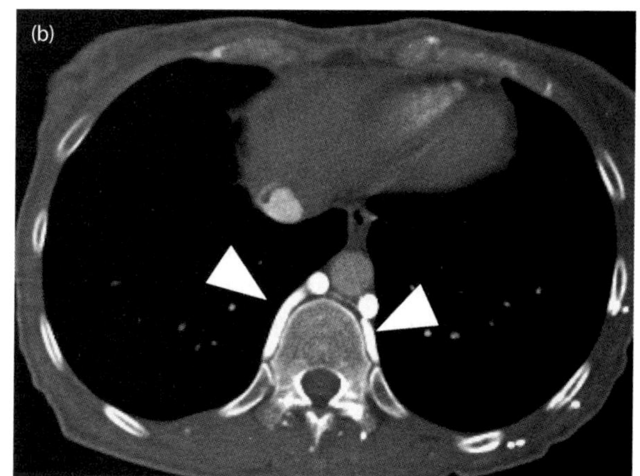

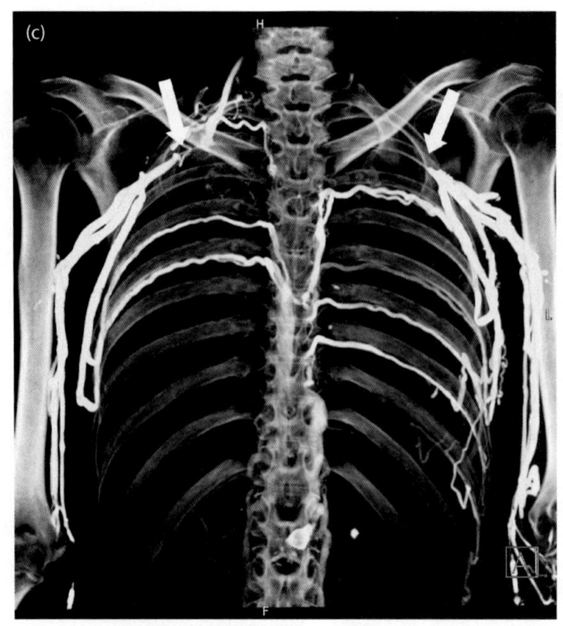

图 16.4 增强轴位 CT 显示:(a)上腔静脉闭塞(箭)(b)奇静脉和半奇静脉系统扩张(箭头)。(c)胸部三维立体图像显示双侧头臂静脉阻塞(箭)和大量的胸壁侧支血管

疗后改变)。上腔静脉的解剖变异也可以通过 CT 评估准确直观评估,如左侧上腔静脉。

16.2.1.2 下腔静脉

下腔静脉的准确评估需要考虑血流伪影的影响,由于现代 CT 扫描速度快,伪影尤其突出(图 16.5)。此外,对下腔静脉解剖变异的了解对准确鉴别解剖变异和病变非常重要(图 16.6 和图 16.7)[6-9]。下腔静脉显示的流动伪影是由下肢静脉内造影剂与血液混合不均匀的血液流入下腔静脉肾下段,下腔静脉肾上段由于造影剂通过肾脏的快速转运而接收到混杂的血液。下腔静脉的解剖变异是由于永久性胚胎残余。最常见的解剖变异包括单发左侧下腔静脉(<1%)和双下腔静脉(1%~3%)、腹主动脉后左肾静脉(2%~3%)和环主动脉型左肾静脉(2%~9%)[7]。

对于下腔静脉 CT 成像,延迟时间一般为注射造影剂后 90~110 秒,使下腔静脉肾下段血管内造影剂均匀分布。与上腔静脉相同,现代 CT 评估在任何轴位都可精确的显示完整下腔静脉;然而,由于下腔静脉在腹腔内的纵向走向,冠状位图像通常提供最完整的描述。下腔静脉中最常见的病理改变是由于血栓疾病引起的血栓,并且可以在中央腔静脉内观察到(图 16.8),或者由于恶性闭塞性病变继发血栓形成(图 16.9)。血栓也可在静脉属枝中显示,如肾静脉或股总静脉内(图 16.10)。下腔静脉内的肿瘤栓子最常见的原因是来自邻近器官的局部转移,如肾脏(肾细胞癌)、肝脏(肝细胞癌)或肾上腺(肾上腺皮质癌)。下腔静脉内充盈缺损的一个罕见原因是下腔静脉平滑肌中原发性肿瘤,如平滑肌肉瘤[10,11]。下腔静脉可能受到损伤破裂,这种情况比较罕见(图 16.11)。CT 评估显示下腔静脉滤器方向的能力有助于描述相关血栓或滤器移位(图 16.12)。

16.2.1.3 肺动脉

由于 CT 的快扫描和对中央型肺动脉栓塞的灵敏度和特异性高(约 100%),肺动脉 CT 在很大程度上取代了导管介导肺血管造影和肺通气 - 灌注闪烁扫描(VQ 扫描)[12,13]。在其他研究中,单纯的肺亚段栓塞的检测已被证实不太准确,CT 血管造影的敏感性为 83%,特异性为 96%[14]。然而,利用最先进的 CT 技术可以提高单纯周围性肺动脉血栓的准确性,可精确检测各种大小的肺动脉栓塞(图 16.13)。另外,根据临床评估对患者分层,是诊断肺栓塞的最佳策略[15]。

肺动脉 CT 造影诊断急性肺动脉栓塞的征象为受累肺动脉内充盈缺损,通常会略微夸大。静脉注射造影剂最佳时机是获得准确肺动脉 CT 评估的关键因素,可通过造影剂注射后延迟 20~25 秒的固定采集,或使用基于肺动脉血管增强峰值采集的造影剂跟踪软件在一次屏气中获得。慢性肺栓塞通常表现为肺动脉血栓段再通(图 16.14)。慢性肺动脉栓塞的 CT 表现包括周围肺动脉血管壁的不规则增厚,表现为软组织影或纤维条索,在重建的病变动脉段上,可能会出现肺动脉段直径的突变。

16.2.1.4 May-Thurner 综合征

May-Thurner 综合征是由于左髂静脉受到右髂动脉和第五腰椎的压迫造成髂静脉狭窄且腔内粘连结构的形成所引起的下肢和盆腔静脉回流障碍性疾病。是继发髂股静脉血栓形成的主要原因之一,在轴位 CT 图像中,左髂总静脉最大直径减小,测量最大直径 3~4mm(图 16.15),髂静脉正常平均直径 10~12mm[16]。May-Thurner 综合征传统治疗包括抗凝治疗,但通过腔内治疗或开放手术可以减轻髂静脉压迫症状(图 16.16),腔内治疗 May-Thurner 综合征的一期和二期成功率约 90%[17-18]。

16.2.1.5 特定的应用

现代 CT 技术即通过亚毫米高分辨率 CT 扫描,在任何成像平面上使用三维容积成像分析进行显示,以准确描述

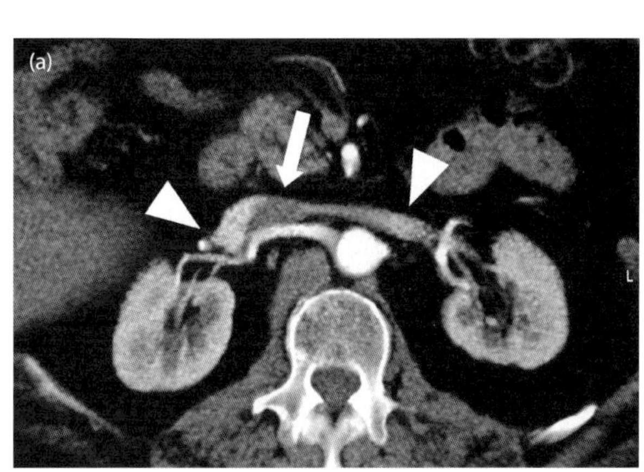
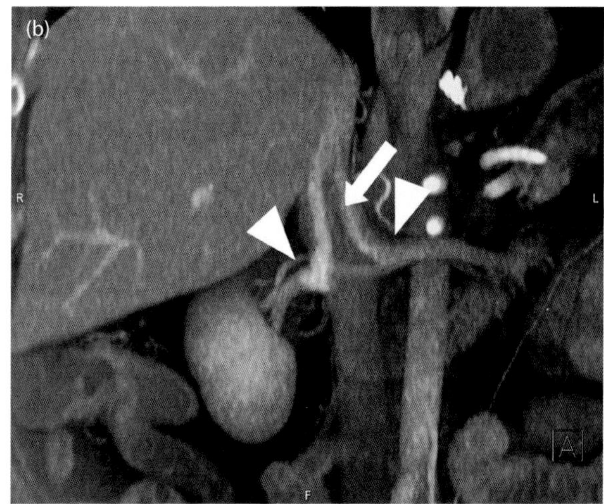

图 16.5　(a,b)增强轴位 CT 显示伪影(箭号)是由于来自下腔静脉肾下段的无对比剂血液和来自肾静脉含有对比剂的血液(箭头)汇入下腔静脉肾段

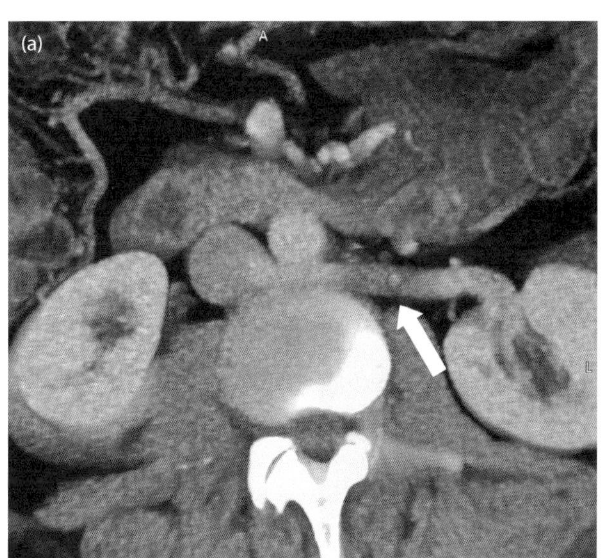
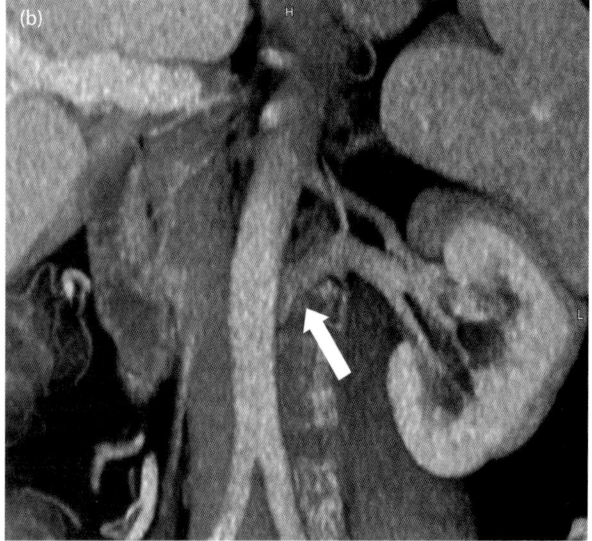

图 16.6　(a,b)增强轴位和冠状位 CT 图像显示了主动脉后左肾静脉(箭)的解剖关系

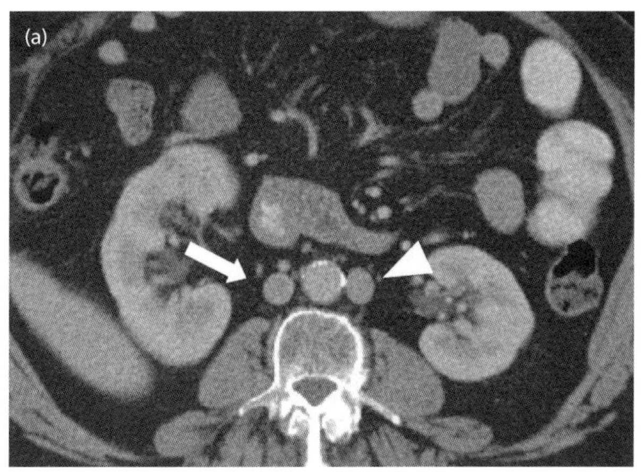
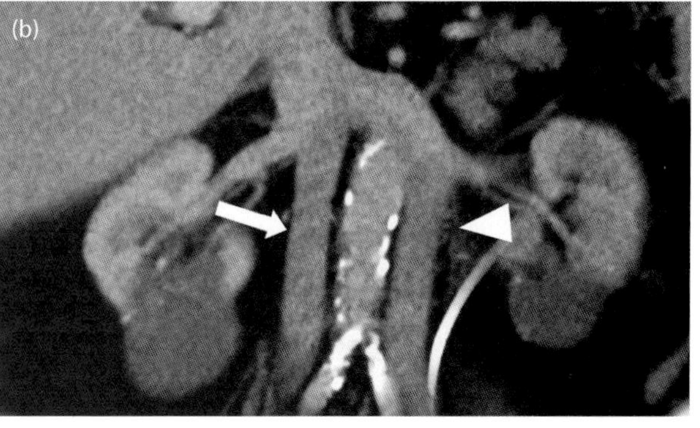

图 16.7　(a,b)增强轴位 CT 显示下腔静脉肾下段右侧(箭)和左侧(箭头)双下腔静脉畸形

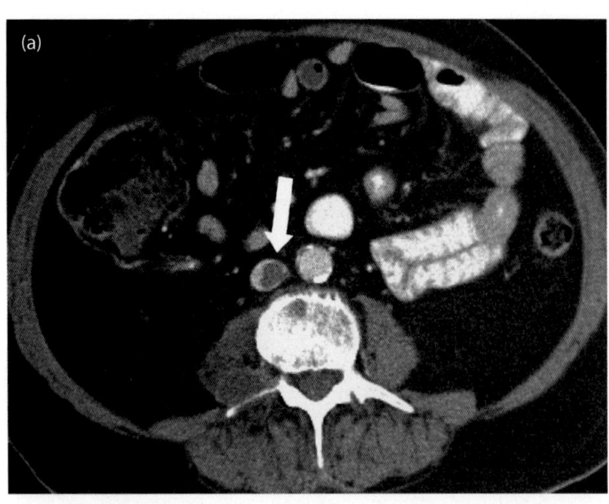

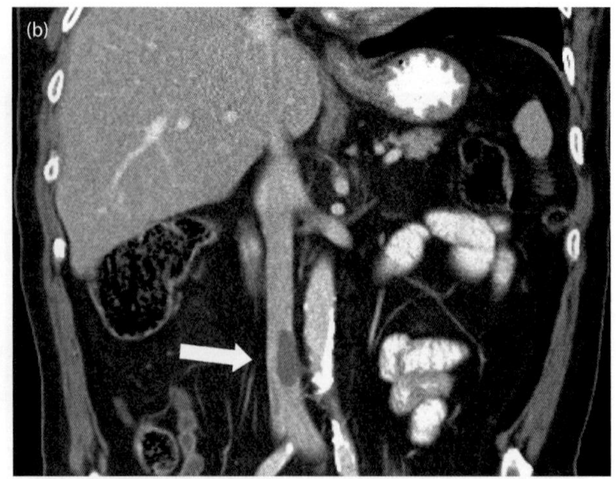

图 16.8 下腔静脉血栓。(a)增强轴位 CT 和(b)冠状位图像显示下腔静脉肾下段低密度血栓(箭)

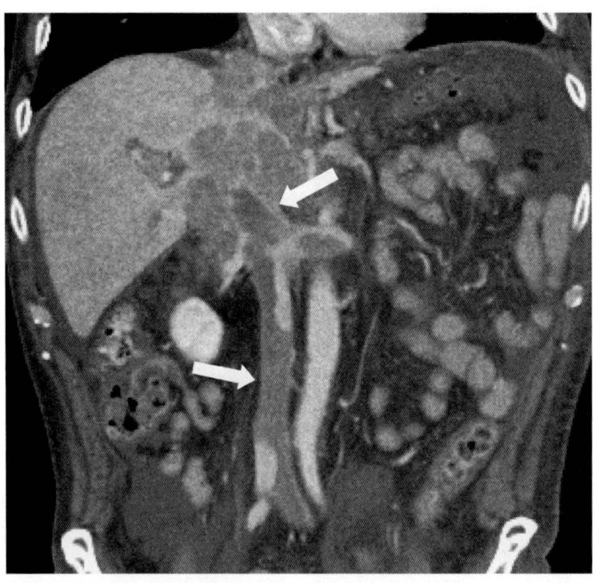

图 16.9 下腔静脉恶性血栓。增强冠状位 CT 图像显示混合密度的肿瘤和血栓充满下腔静脉肾上段和肾下段(箭)

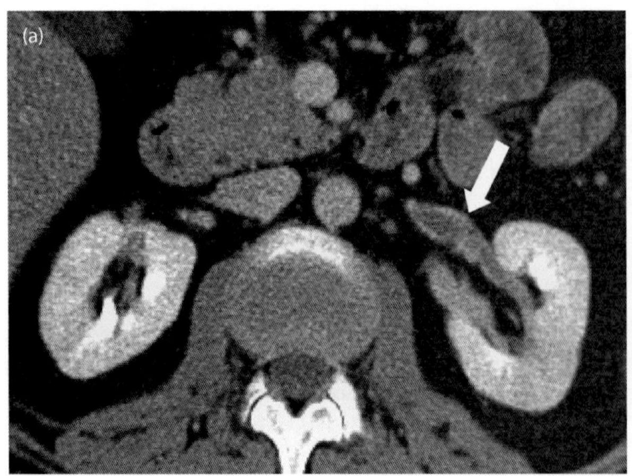

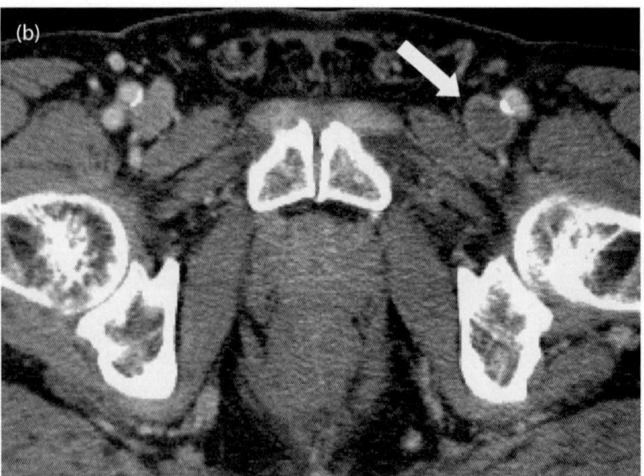

图 16.10 静脉分支血栓。增强轴位 CT 图像显示(a)左肾静脉急性血栓(箭)和(b)左股静脉急性血栓(箭)

狭窄部位和静脉病变段治疗后的通畅性。通过对数据集的后处理技术，可以精确显示复杂的解剖和病理关系，包括复杂的肺动静脉畸形（图 16.17）、复杂的腹部或盆腔静脉畸形（图 16.18），或直接下肢静脉造影（图 16.19）。

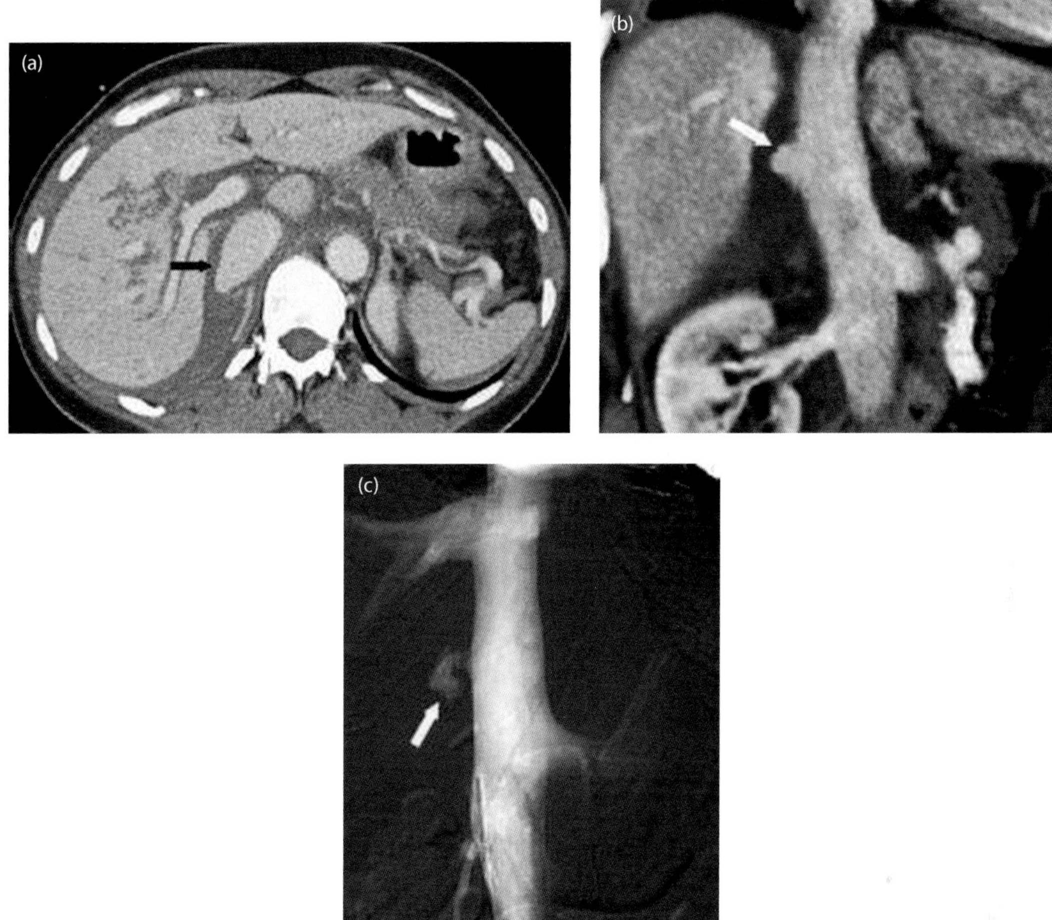

图 16.11 外伤性下腔静脉破裂。(a，b) 轴位和冠状位 CT 检查显示肝下下腔静脉管腔外造影剂外渗（箭）。导管引导的腔静脉造影中得到证实（C，箭）

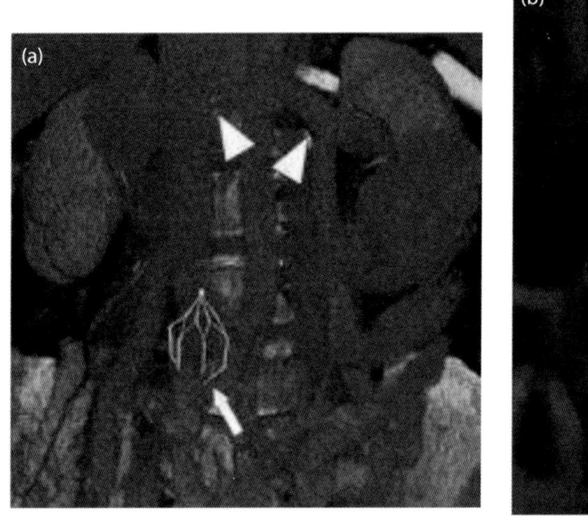

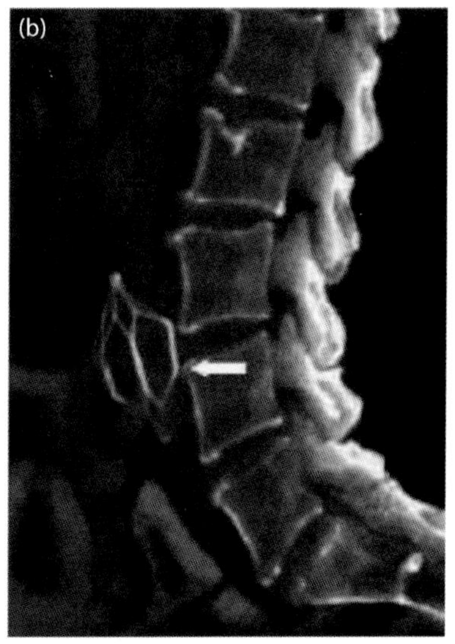

图 16.12 下腔静脉滤器移位。(a) 冠状位和 (b) 矢状面 CT 图像显示下腔静脉滤器移位至靠近髂总静脉分叉（箭），而不是肾静脉水平（箭头）

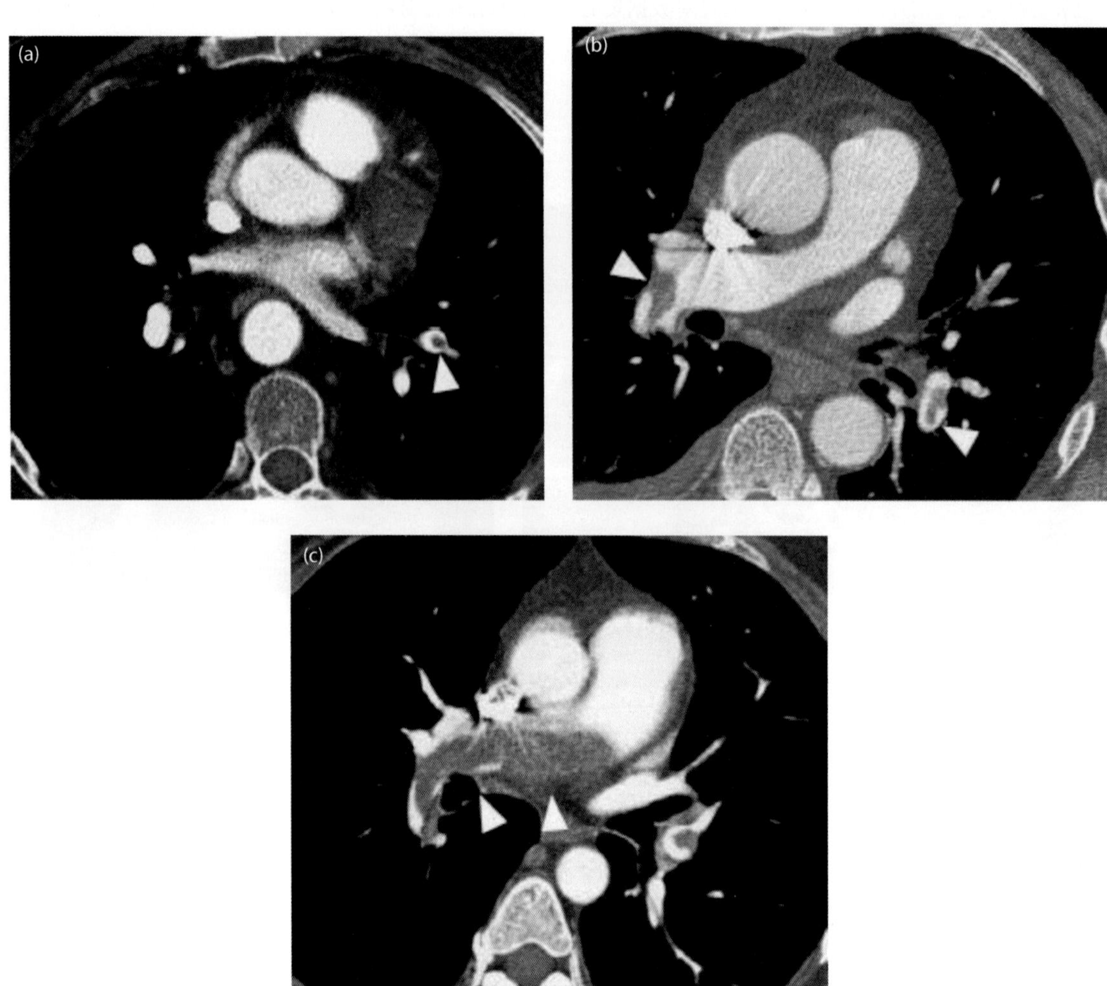

图 16.13 三例急性肺栓塞患者。轴位肺动脉 CT 造影显示:(a)小肺段肺动脉栓塞(箭头);(b)双侧肺动脉栓塞(箭头);(c)右主肺动脉中央性肺栓塞(箭头)

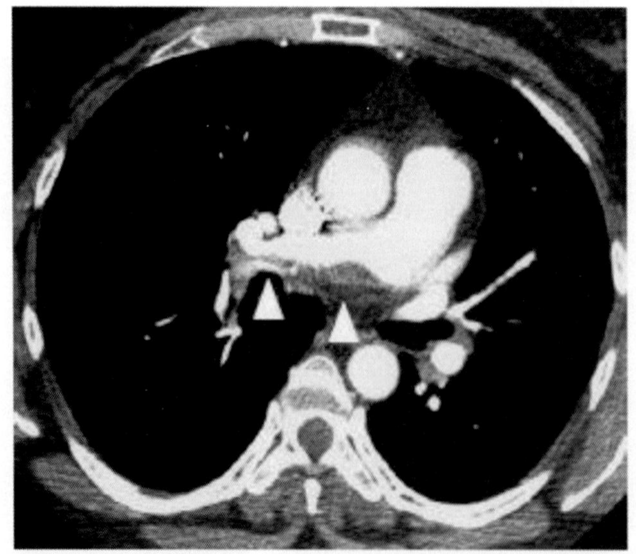

图 16.14 慢性肺栓塞。轴向 CT 图像特征表现为再通和不规则管壁增厚(箭头)

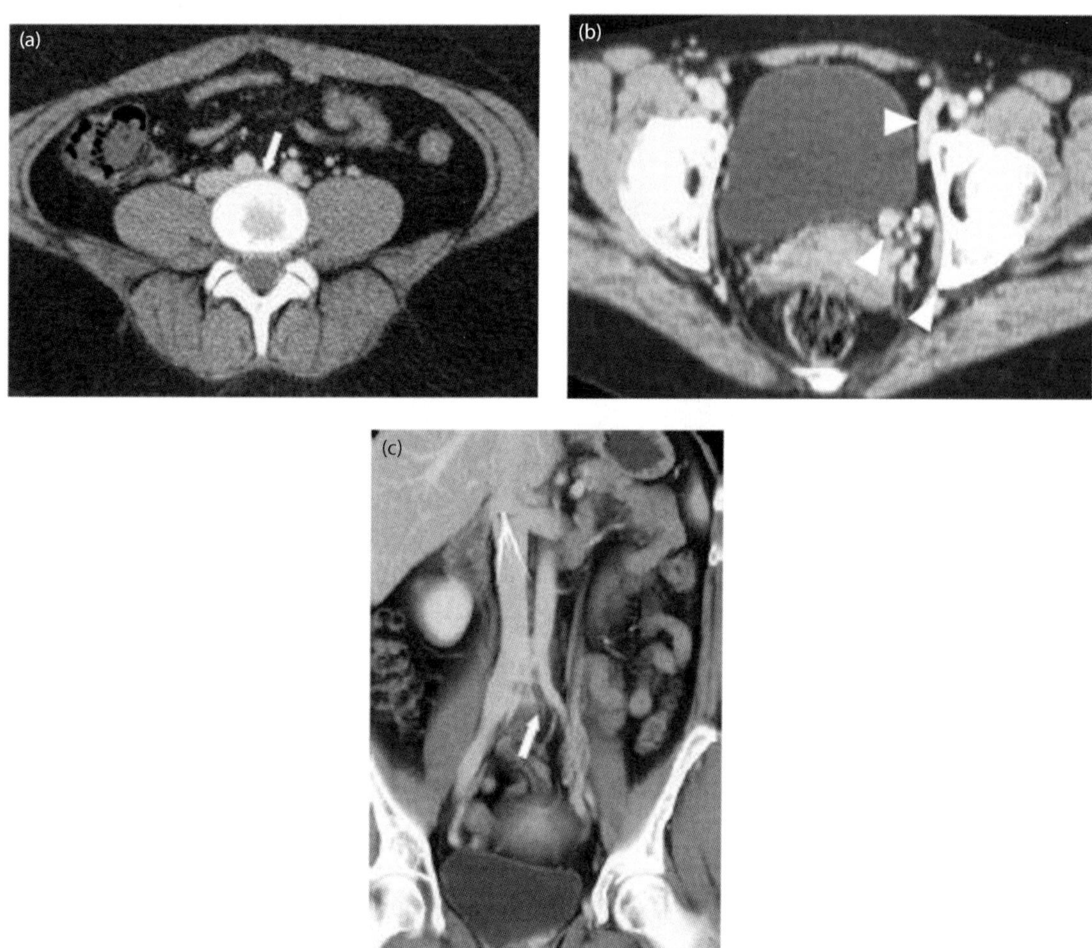

图 16.15 May-Thurner 综合征。增强轴位 CT 显示左髂总静脉被右髂总动脉压迫(a、c 中的箭)和左侧盆腔侧支循环血管形成(b 中的箭头)

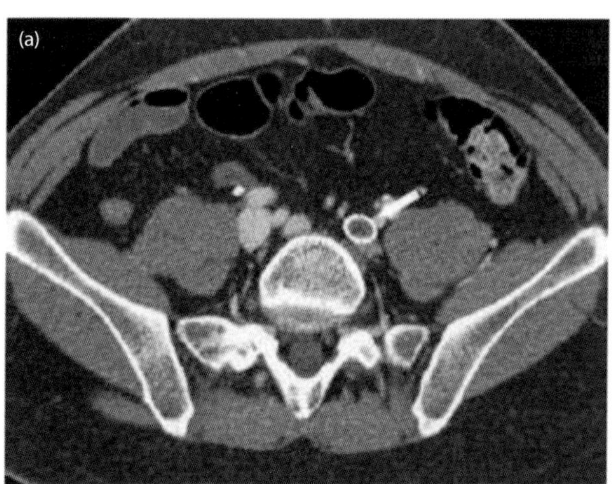

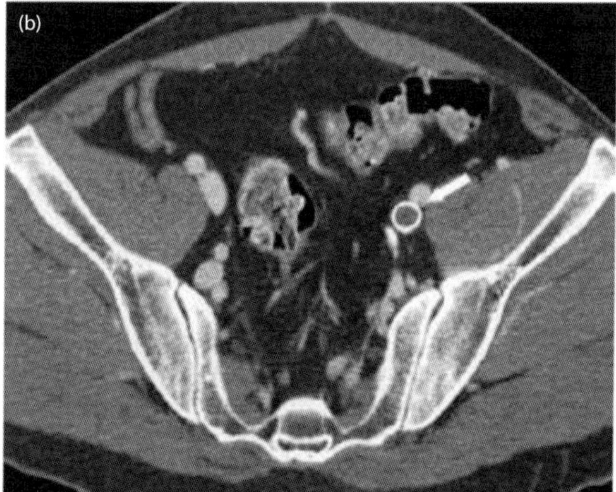

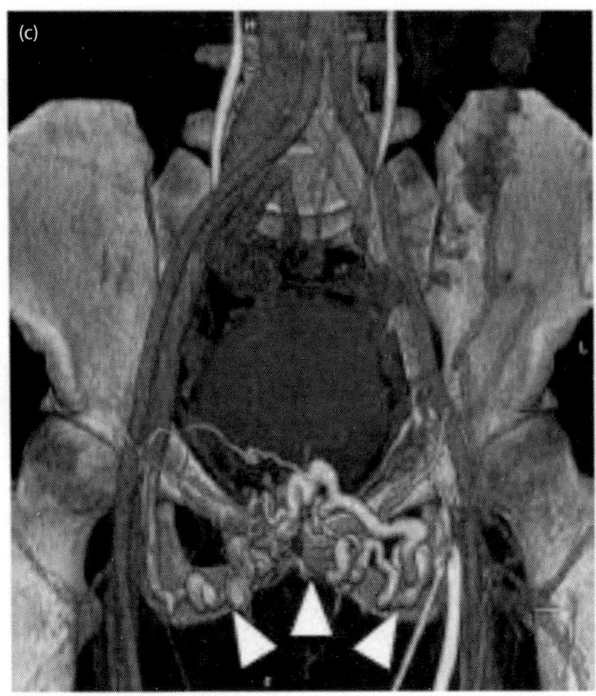

图 16.16　支架植入术后闭塞和侧支循环血管。(a,b)增强轴位CT显示左髂静脉支架阻塞(箭)。(c)三维重建显示盆腔大量的侧支循环血管在耻骨联合附近开放(箭头)

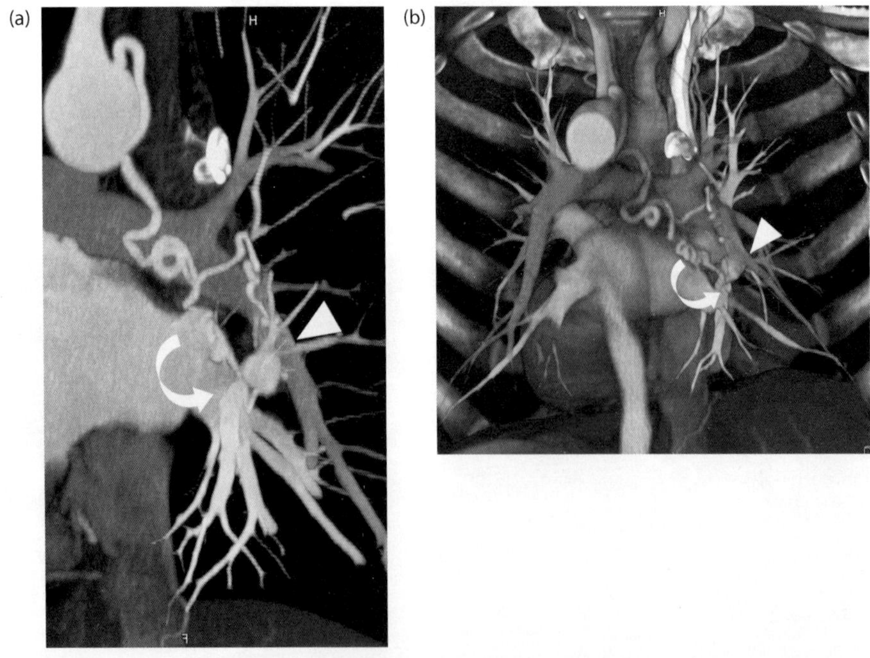

图 16.17　计算机断层扫描评估,包括(a)最大强度投影和(b)体积成像,描绘了与胸主动脉和肺动脉(箭头)及肺静脉(弯曲箭)相连的复杂肺动静脉畸形

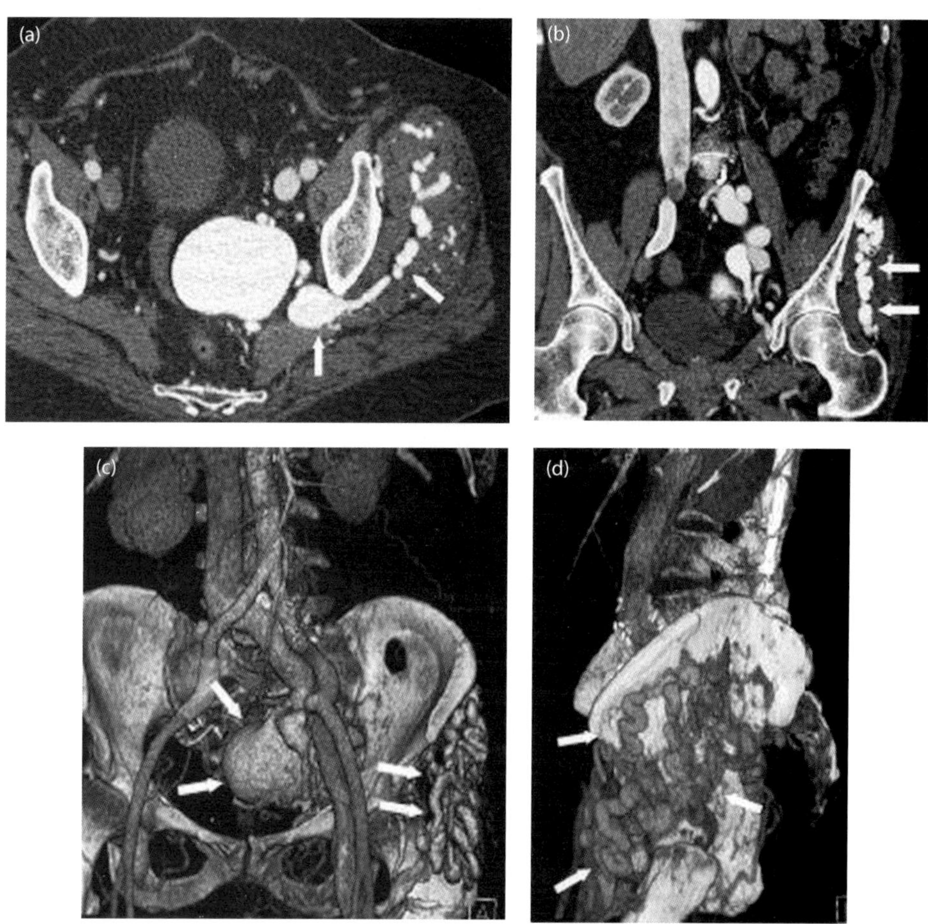

图 16.18 腹部和骨盆的增强 CT 显示，在(a)轴向(箭)、(b)冠状(箭)和(c,d)三维重建(箭)上，左半骨盆周围存在大的动静脉畸形

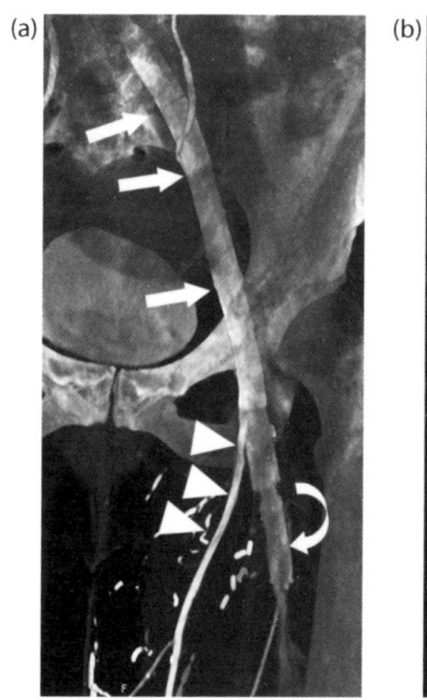

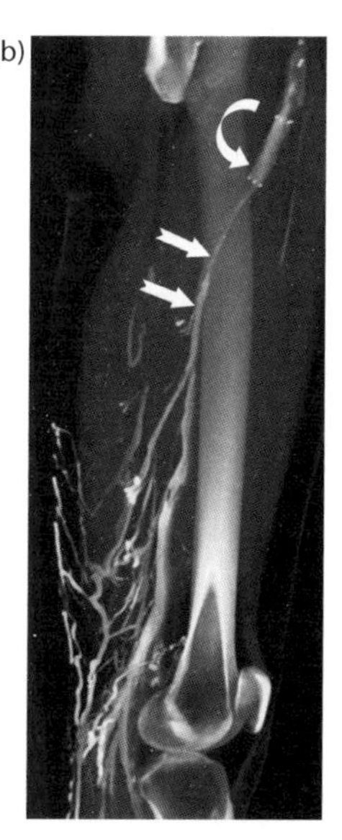

图 16.19 下肢直接 CT 静脉造影。(a)通过直接 CT 静脉造影(将造影剂注射到足部背静脉中)获得的体积渲染图像显示，左髂静脉(箭)中植入支架通畅，大隐静脉(箭头)通畅。(b)近端股浅静脉内的支架(弯曲箭)通畅，因支架附近的股浅静脉内的深静脉血栓形成而发生慢性变化(缺口箭)

16.3 成像技术:静脉疾病的 MRI

16.3.1 磁共振静脉造影

磁共振(magnetic resonance，MR)静脉造影通常不是评价静脉系统的首选检查，但在临床有广泛的应用。MR 多用于其他检查技术不能确诊的疾病。磁共振静脉造影包括多种技术，具有不同的实现血管显影的机制。例如，与其余大多数技术相比，灵活性是磁共振静脉造影术的主要优势：一种技术在特定病例中可能不太成功，通常可以应用不同的方法并获得令人满意的结果。然而，这种灵活性也有一定的局限性，因为对于经验有限的人来说，选择的范围可能有些困难。与 CT 静脉造影相比，磁共振静脉造影的优点包括无需静脉造影即可获得诊断性检查，另外静脉血的对比噪声比更高，能够在等待对比度出现在静脉中的同时进行多次采集，而不会因额外的辐射剂量而受到影响。此外，最近还引进了一种基于钆的 MRI 造影剂(gadofoveset tridsodium)，血管内半衰期约为 30 分钟。与传统的细胞外钆造影剂相比，这种造影剂提供了持续的高静脉信噪比

(signal-to-noise ratio, SNR),并提高了获得对比后磁共振静脉造影数据的灵活性。与 CT 相比,磁共振静脉造影的空间分辨率普遍较低,检查时间较长,禁忌证为病情不稳定、安装起搏器或植入式自动复律除颤器的患者,以及某些脑动脉瘤夹。

16.3.2 技术

可用的磁共振静脉造影技术很多,我们粗略地将这些技术分为黑血、亮血和造影剂增强技术。

黑血磁共振静脉造影脉冲序列作为一种专用的静脉造影技术很少被使用。然而,黑血效应通常出现在自旋回波和快速自旋回波序列中,这是采集期间流出成像平面的血液中激发自旋的结果(图 16.20~ 图 16.22)。自旋回波和快速自旋回波序列在数据采集前采用一系列 90°~180° 射频(radio frequency, RF)脉冲。静止旋转同时加上脉冲,并以预期的方式产生信号。另一方面,移动的自旋可以通过初始 90° 脉冲和数据采集之间的成像切片,被从未使过初始脉冲的非激发自旋所取代,因此不会向图像提供信号。这会导致信号无效或黑血效应。为了提高这种效果的可靠性,更复杂的黑血序列采用了心电图(electrocardiogram, ECG)门控和两个倒置脉冲。大多数黑血血管序列是为动脉成像而设计的,但对静脉造影也有效,或者可以通过调整一些成像参数来优化静脉造影。黑血静脉造影序列可以清楚地显示静脉中的充盈缺损,并经常提供高质量的解剖图像。然而,应该注意的是,这些技术是极容易产生伪影的,例如,缓慢流动的血液通常会产生不完全的信号空洞,并且可以模拟静脉血栓。同样地,平面内血流会导致静脉内的阳性信号被误认为是血栓。弥散加权成像(diffusion weigh imaging, DWI)(图 16.22)是一种额外的黑血技术,很少被用作专用的静脉造影采集。DWI 使用两个或多个在相反方向上施加的梯度脉冲,由短时间间隔隔开。梯度脉冲使采集对微观扩散效应敏感,信号损失与微观扩散的小增量成比例。这项技术对血流等体积运动也非常敏感,在静脉和动脉中产生非常可靠的黑血效应。

大多数亮血技术依赖于增强血液流入成像平面的信号。这些方法通常采用梯度回波或扰相梯度回波序列进行连续采集,在连续采集的过程中,单个图像的所有数据在移动到下一个层面之前都会被采集。在连续成像中,给定层面中的静止自旋不断地被激发,并且磁化没有足够的时间在下一次激发之前完全恢复。这种自旋饱和现象导致成像层面内的静止自旋信号减少。另一方面,旋转运动可能进入层面,并将不饱和信号分配给图像,从而产生更高的信号强度即亮血效果(图 16.20)。连续梯度回波脉

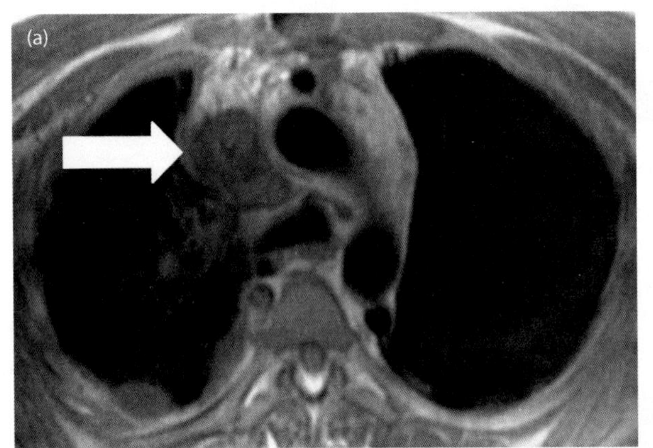

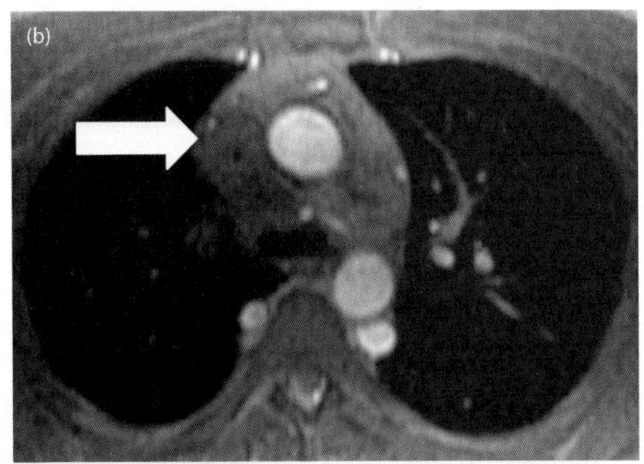

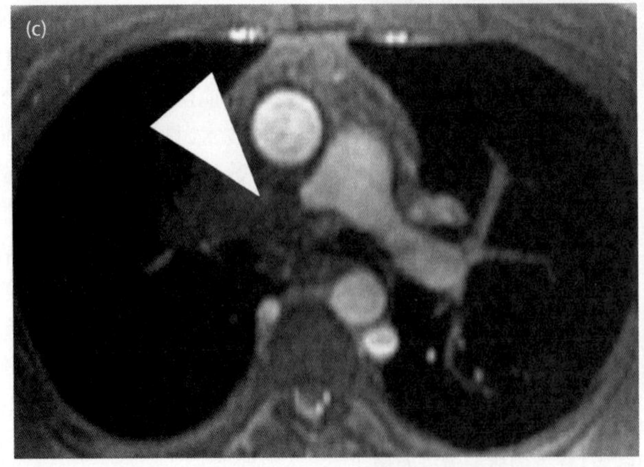

图 16.20 纤维化纵隔炎患者的黑血(a)和亮血(b,c)非对比磁共振静脉造影显示上腔静脉和右肺动脉阻塞。上腔静脉闭塞表现为双反转恢复快速自旋回波图像中的流动空隙(a 中的箭)和无亮血信号快速梯度回波图像(b 中的箭)。同时注意右肺动脉缺乏亮血信号(c 中箭头,指向右肺动脉),与血栓形成一致

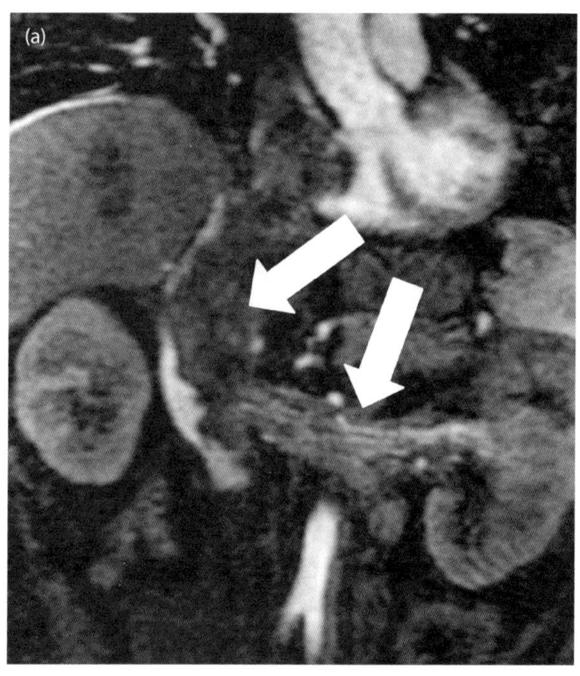

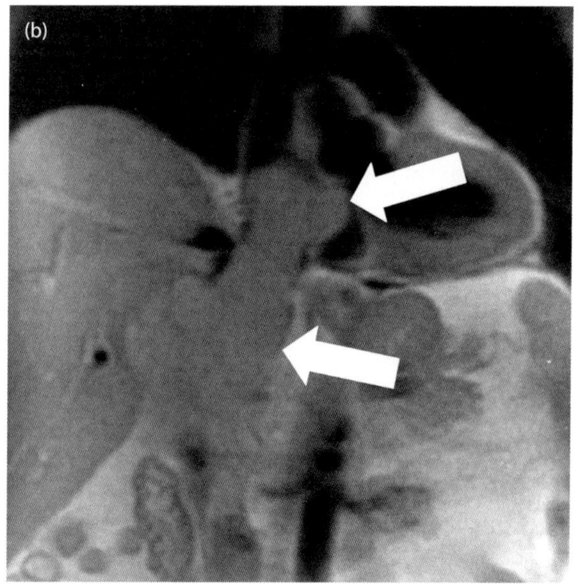

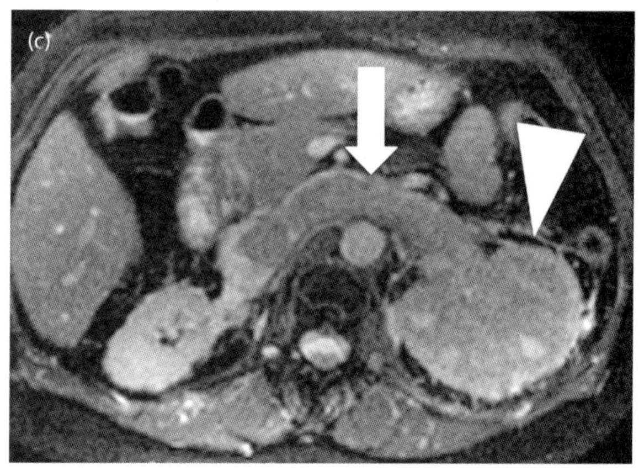

图 16.21　肾细胞癌伴肾静脉和下腔静脉（IVC）癌栓。（a）动脉相三维去饱和梯度回声图像显示广泛的肾静脉和 IVC 血栓（箭）。注意左肾静脉的线性增强血栓。（b）黑血单快速自旋回波图像显示 IVC 及右心房（箭）存在与癌栓一致的巨大充盈缺损。（c）轴向稳态自由进动图像显示左肾占位（箭头）和肾静脉癌栓（箭）

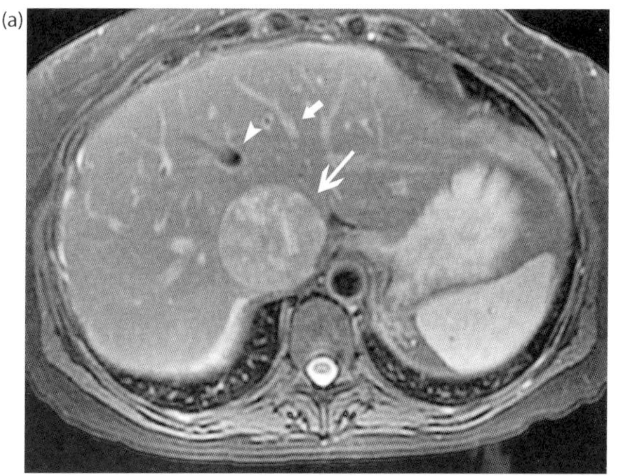

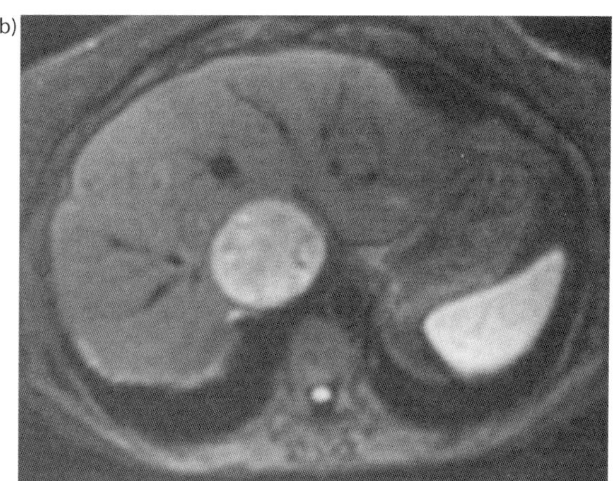

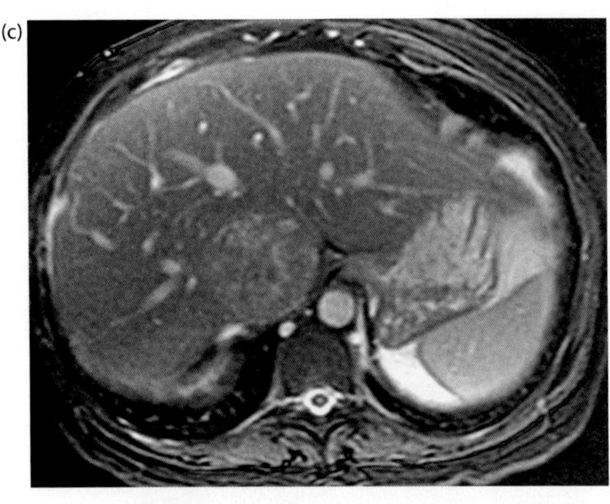

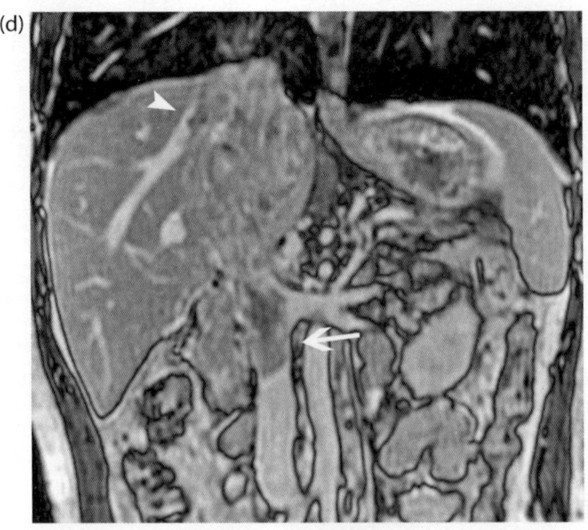

图 16.22 下腔静脉(IVC)肉瘤成像的无对比黑血和亮血技术成像。轴向快速自旋回波(FSE)黑血图像(a)显示一个大的不均一肿块导致肝内静脉扩张(大箭)。注意左肝静脉(小箭)和右肝静脉由于平面内血流缓慢而无流动空隙。肝中静脉(箭头)存在一个流空。相似位置的弥散加权像(b)再次显示了IVC肿块,与FSE图像相比对比度更大。弥散加权成像显示出更强的黑血效应,所有肝静脉都有暗流空隙。亮血轴向二维稳态自由进动(SSFP)图像(c)再次显示一个IVC肿块,在肝静脉有亮信号强度。冠状面三维SSFP图像(d)显示少量癌栓位于肝中静脉(箭头)口。注意沿IVC肿块下缘(箭头)可见较暗、信号强度较均匀的血栓(箭)

冲序列代表了最常见的亮血静脉造影形式,也被称为飞行时间技术,并且在磁共振血管造影和静脉造影中都有应用[19-21]。由于流入层面的血液从任何一个方向携带明亮的信号,因此在成像层面的上方或下方应用饱和脉冲以消除来自动脉或静脉的干扰。飞行时间磁共振静脉造影通常是作为一个连续的二维薄片堆叠进行的,理想的方向是垂直于成像静脉。然后,二维数据应用标准算法,如体积渲染或最大强度投影,可用于获得三维重建,飞行时间磁共振静脉造影是一种比黑血法更强大的技术,但仍然容易出现与血流相关的伪影。缓慢流动或平面内流动可能导致充盈缺陷伪影或血管可视化不良。飞行时间磁共振静脉造影的一个显著缺点是采集时间长,通常为5~15分钟,这主要取决于平面内空间分辨率、层面厚度和解剖覆盖率。这对于胸部和腹部成像来说是最有影响的,因为呼吸造成的运动伪影会严重限制图像质量。在屏气过程中可以获得图像,在这种情况下,通常以较低的空间分辨率获取较厚的层面,这样屏气和总采集时间是合理的。然而,这通常会妨碍高质量的三维重建。

稳态自由进动(steady state free precession,SSFP)脉冲序列是另一种亮血成像技术(图16.21、图16.22)。通过应用一系列平衡的RF脉冲,这些序列可以维持稳定的纵向及横向磁化状态。2D SSFP序列通常比梯度回波更快,并且有更高的SNRs。然而,在SSFP图像中,血流高信号的根本原因是血液的内在磁弛豫性质,而不是流入效应,这是两者最重要的区别。这反过来说明在血流速度缓慢或者血液静止状态下,SSFP序列检测可以更多地排除人为因素造成的误差。图像采集时间快(特别是采用并行成像),每秒钟可以采集2~4张图像,甚至在患者无法做到屏息时,仍可保证图像质量[22,23]。在15~20秒的屏气下,或者通过呼吸触发,可以获得3D SSFP脉冲序列。为了提高血流的背景抑制、提高信噪比及对比噪声比,为了有效地三维重建,呼吸触发的3D SSFP磁共振动脉造影(magnetic resonance angiography,MRA)或磁共振静脉造影(magnetic resonance venography,MRV)常常有额外的矫正,这通常涉及自旋标记的一种形式,这种形式下,厚片反转脉冲抑制成像容积内的固定旋转信号,血液呈高信号。这些技术几乎都是为了动脉造影而设计,但是可以通过简单地改良,使之应用于静脉造影。

SSFP序列的局限性包括:即使采用脂肪抑制,仍然有相当高的背景信号,这就使3D重建往往难以实现。在视野边缘和含气组织边缘的带状伪影偶尔会出现问题。获得最小伪影的最佳SSFP图像需要更高效的梯度图像,然而这并不普及。

在磁共振静脉造影中,相位对比脉冲序列相对罕见。在这种技术中,额外的正和负的梯度脉冲应用于标准梯度回波或干扰梯度回波序列(spoiled gradient echo sequence,SPGR)。固定旋转没有净积累的阶段,而旋转越过渐变积累阶段与速度成正比。通过调整这些编码速率,一系列速度可被检测及测量。相位对比造影术的主要优势是,它生成图像中每个像素的速度可以确定。通过结合ECG,静脉血流可以精确测量。这在静脉狭窄的评估及慢性肠系膜缺血的诊断中很有价值。相位对比技术的主要缺点是,获取时间长于飞行时间法和SSFP序列技术。

MR增强造影术可能是目前使用最广泛的技术。这种技术在本质上与3D MR增强血管造影相同,通过应用3D干扰梯度回波,伴或不伴脂肪饱和,可采用钆对比剂(图16.21和图16.23~图16.25)。钆使相邻水质子的T1时间缩短,而且这种效果很少受流入效应的影响。3D SPGR序列T1加权成像提供适量的背景抑制[24-26]。

在进行MRA后,最简单的3D磁共振造影术包含了1个或多个额外的收获。注射对比剂后,当动脉中的钆对比剂浓度达到最大的同时行MRA。当静脉中对比剂浓度达到最大值时获得下一阶段影像。另外,造影剂或荧光触发可以被用来优化时间获取,从而主要增加静脉中造影剂的浓度,使其达到最大。这虽然减少了获取的数量,但是也减少了动脉期数据丢失的机会。

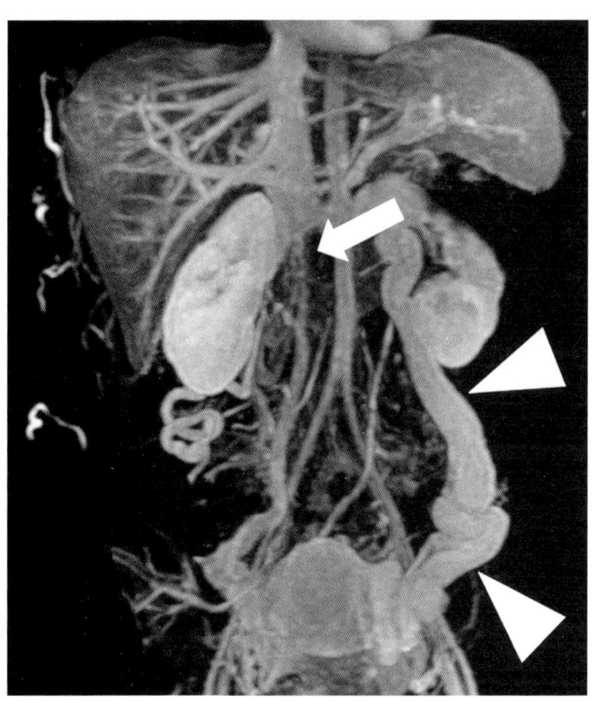

图16.23 伴有侧支形成的慢性IVC闭塞。对比度增强的三维扰相梯度回波采集的最大强度投影图像显示肾静脉下方的IVC闭塞(箭),左侧性腺静脉(箭头)大面积扩张

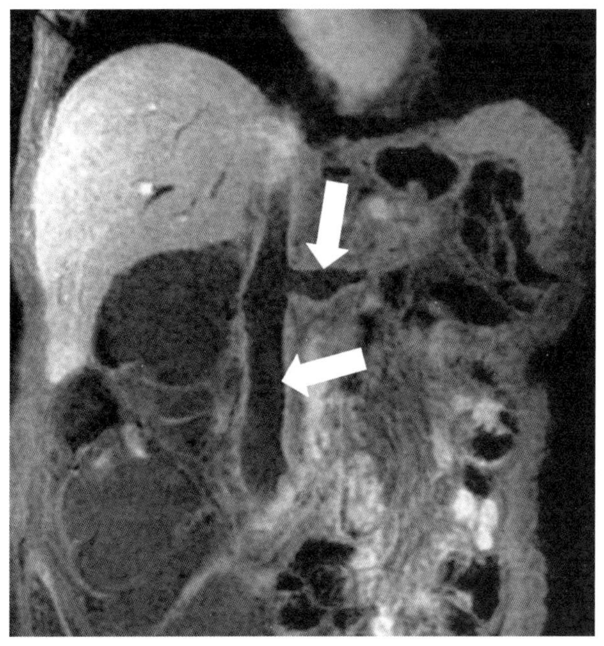

图16.24 下腔静脉血栓形成。部分体积最大强度投影图像从三维扰相梯度回波显示下腔静脉和左肾静脉广泛血栓形成(箭)

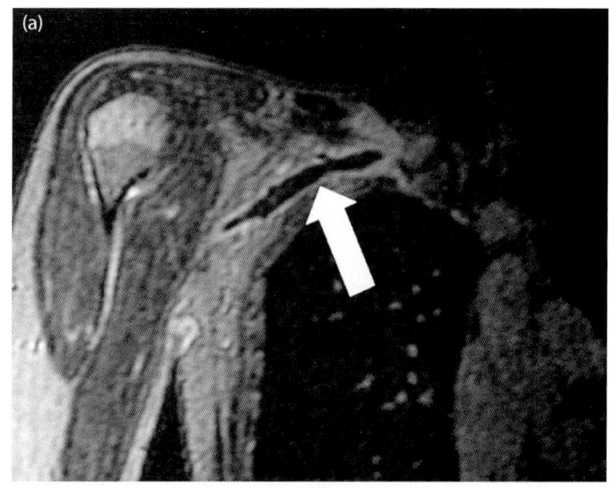

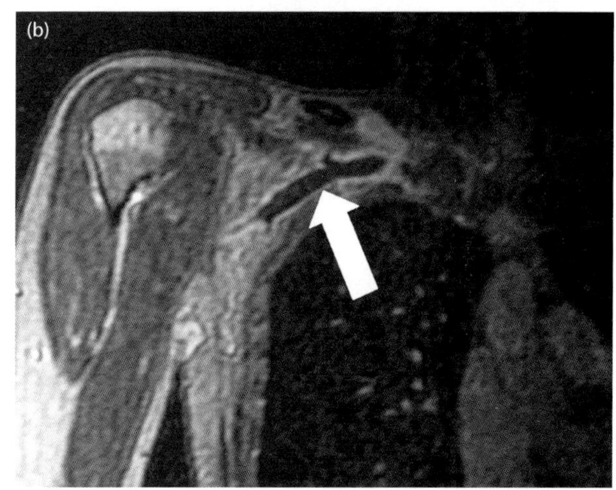

图16.25 腋静脉及锁骨下静脉血栓形成。三维增强磁共振静脉造影显示闭塞性血栓(箭)

3D增强磁共振的图像获取时间足够短,可以在一个屏息内完成图像采集,这是3D增强磁共振相对于飞行时间法磁共振的一个重要优势。由于不依赖血液的流入效应,平面的获取对血管信号没有影响。在腔静脉、盆腔静脉及四肢静脉的斜冠状面可视化图像中,在一次屏息中可实现最大容积覆盖,因此,3D采集量可以最大效率的优化。与更加常用的MRA相比,增强磁共振造影术有一些局限性,比如在造影剂到达静脉之前,其最高浓度比起动脉中来说已经降低,不过这样的浓度通常足以满足诊断目的。脂肪抑制(通常是通过化学饱和脉冲)虽然会略微增加采集时间,但通常有助于减少背景信号、提高静脉对比。最后,屏息成像对空间分辨率及信噪比有最基本的限制:同时增加空间分辨率和信噪比一般需要增加采集时间,并且空间分辨率的增加会降低信噪比。在某些部位的诊断中,屏息成像并不是必要的检查,比如骨盆及四肢,在这些部位的检查中,可以通过多重采集获得较高的空间分辨率及信噪比。

最近引进了一个血管内或者血池中应用的钆对比剂——钆磷维塞,增加了3D增强MRV的灵活性[27]。血管内药物可逆地与白蛋白结合,在血管内半衰期约为30分钟,这在长的时间窗内提高了信噪比,同时允许重复采集。血管内药物尤其有助于慢充盈结构的成像,如静脉畸形(图

16.26)。也允许扩展视野的检查,解决在检查结束前存在因造影剂排泄导致信号丢失的问题。血管成像的延长时间窗口也意味着可以获得更高的空间分辨率的图像,尤其是在没有潜在运动的部位,如四肢及骨盆。

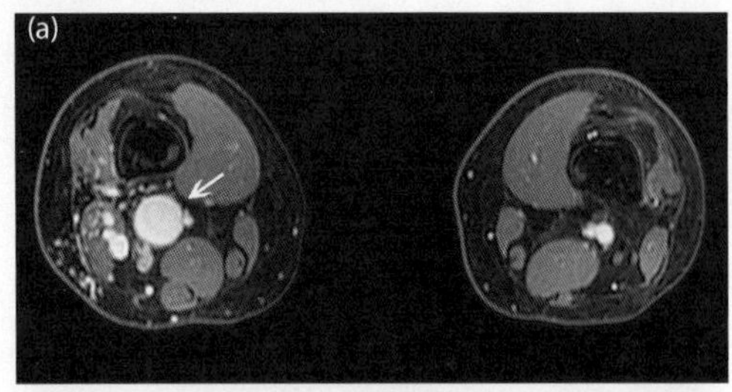

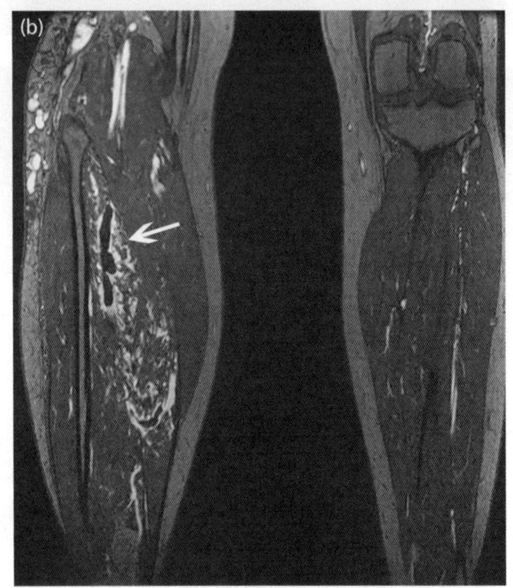

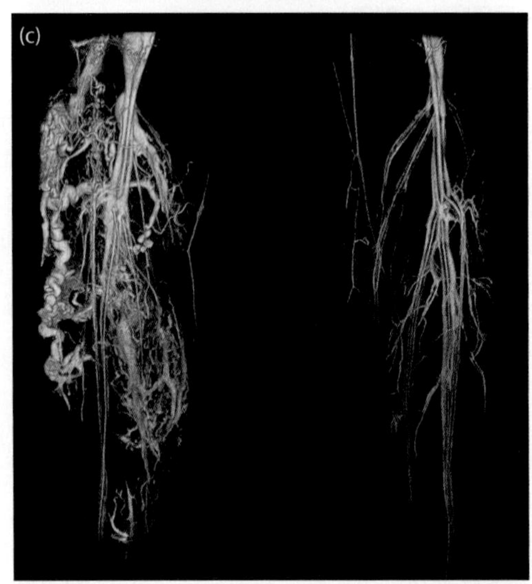

图 16.26 血管内造影显示右下肢 Klippel-Trenaunay 综合征。注射造影剂约 10 分钟后获得的轴向脂肪抑制三维扰相梯度回波(SPGR)图像(a)显示,与正常左侧相比,右侧腘静脉(箭)明显增大,肌间和皮下静脉曲张多发强化。冠状位三维 SPGR 图像(b)再次显示广泛的右小腿静脉曲张,以及肌间静脉血栓形成(箭)。体积渲染图像(c)再次显示了与正常左侧动静脉相比,右侧小腿广泛的深静脉和浅静脉扩张

3D 磁共振造影可以通过标准技术进行数据重建,比如重组技术、最大值强度投射及体积渲染技术。分体积最小强度投影图像可能对突出静脉血栓形成有所帮助。某些时候,减影技术是去除背景信号及动脉信号的有效方法。例如,如果获得纯粹的动脉相图像,这些可以从静脉期图像做减影,生成一个纯粹的静脉图像数据集(图 16.27b)。同样,仅仅从最佳的静脉期图像中去除强化前的图像数据,就能大量减少背景信号并可能提高三维重建图像的质量。减影技术要求在减影前后患者状态保持一致,但情况并非总是如此,特别是那些两次屏气不一致的患者。

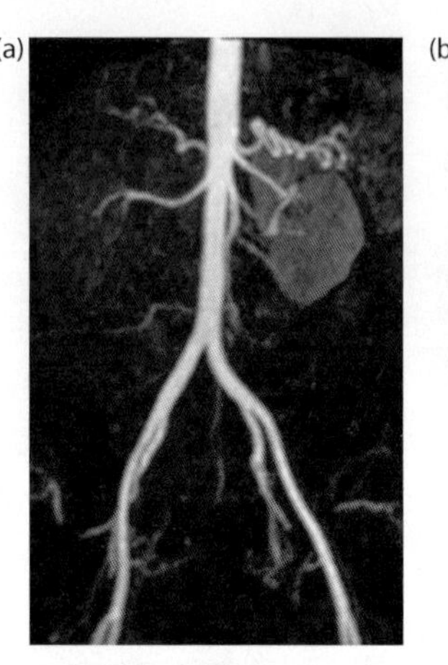

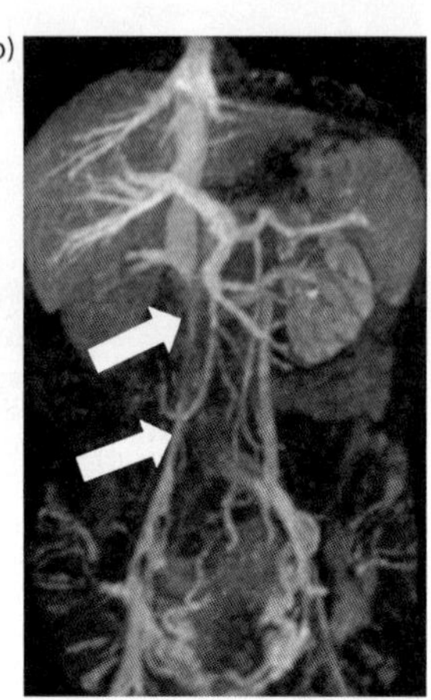

图 16.27 (a)动脉期和(b)静脉期造影最大强度投影图像增强磁共振动静脉造影在腰椎转移放疗后下腔静脉严重狭窄的患者中应用。注意(b)中的线状 IVC(箭)。从静脉期源图像中减去动脉期源图像,去除静脉期图像中的残余动脉对比

增强磁共振造影术的局限性包括其静脉内造影的需求。钆对比剂不适用于原发性硬化性肾纤维化伴严重肾功能不全的患者[28],常规上,不推荐预计肾小球滤过率小于 30ml/(min·1.73m^2)的患者使用造影剂。此外,造影剂还有过敏的风险,但是其过敏风险要略小于增强 CT 中应用的碘对比剂。静脉中造影剂的量偶尔不足,不能使其产生最佳显影。可能最常见的就是在下肢及骨盆检测中出现缓慢的静脉反流。在这种情况下,增加对比剂或多点刺激采集可能有助于提高图像质量。相对于 CT 而言,磁共振造影的一个显著优势是,对静脉期采集时间的要求没有那么严格。在磁共振检查中,可以等到静脉对比剂达到最佳浓度时再开始多重采集,而在 CT 检查中,累积辐射剂量是需要严格考虑的因素。

一些学者提倡直接磁共振造影技术,这项技术是将稀释后的造影剂直接注射到所要了解的静脉中,同时直接进行扫描(图 16.28)。这可以避免当造影剂通过动脉系统时发生稀释的问题。这项技术有两个主要的局限性,一是所采用的静脉需要建立在目标外周静脉(通常是手或足部),二是除非双侧肢体同时注射造影剂,否则对侧只能获得很小的显影[28-33]。

16.3.3 临床应用

磁共振静脉造影术在静脉成像中通常起次要作用。双功能多普勒超声通常是诊断四肢静脉血栓的首选检查。超声检查准确、便捷、比磁共振廉价,但是偶尔也存在局限性。

超声对中央静脉、下腔静脉、髂静脉的显影效果不佳。

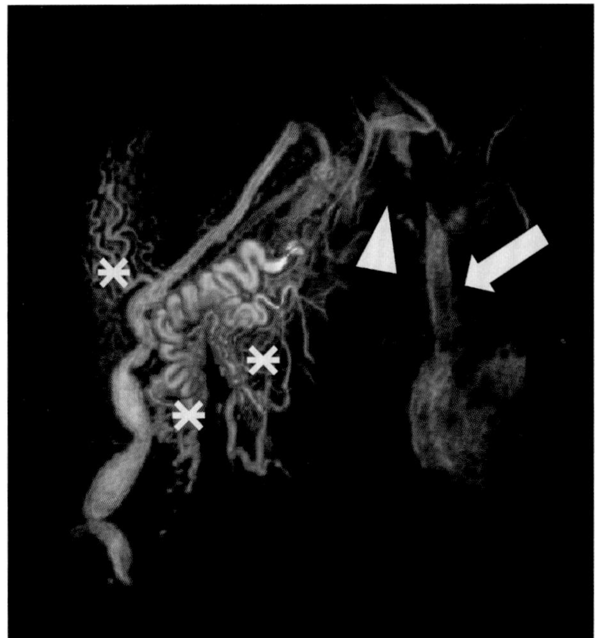

图 16.28 锁骨下静脉血栓形成患者的直接静脉造影。将稀释钆造影剂注入右侧外周静脉，通过对比增强的三维梯度回波序列得到体积渲染图像，显示出清晰的上腔静脉（箭）、右锁骨下静脉远端闭塞（箭头）和广泛的侧支形成（星号）

16.3.3.1 上肢和中央静脉

超声检查通常能够很好地看到上肢深、浅静脉，但是对中心静脉的诊断价值很有限，而磁共振可以为疑似 SVC、头臂静脉、锁骨下静脉、颈静脉狭窄或闭塞的患者提供有价值的影像资料（图 16.20、图 16.25 和图 16.28）[25,30]。增强和平扫[31,32]都有助于诊断，磁共振造影还可以显示纵隔内的阻塞性病变。

16.3.3.2 肺静脉

在左心房异位起搏点的射频消融术前（解剖学定位）及术后（检测并发症，如肺静脉狭窄或闭塞）用 MR 评估肺静脉是很有价值的（图 16.29）[33]。肺部磁共振造影可以与心脏磁共振结合起来，一些学者认为心脏增强磁共振有助于诊疗计划的制订[34]。MRV 还能看到先天性的肺静脉畸形，如肺部静脉异常反流（图 16.30）[35]。而且可以结合心脏功能评估和分流严重程度，测量肺动脉与主动脉血流量比（Qp/Qs）。

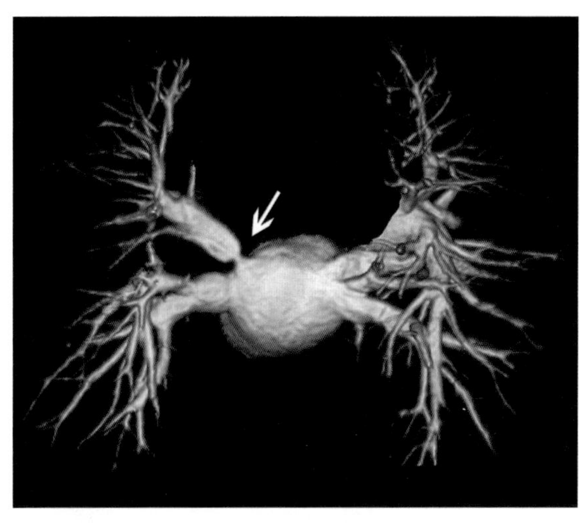

图 16.29 左心房射频消融术后肺静脉狭窄。三维钆增强肺静脉造影后体积渲染成像显示左上肺静脉（箭）与左心房交界处严重狭窄

(a)

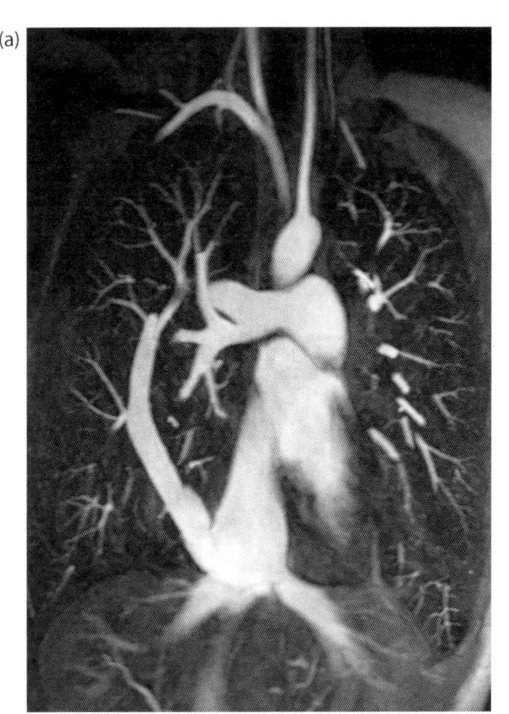

(b)

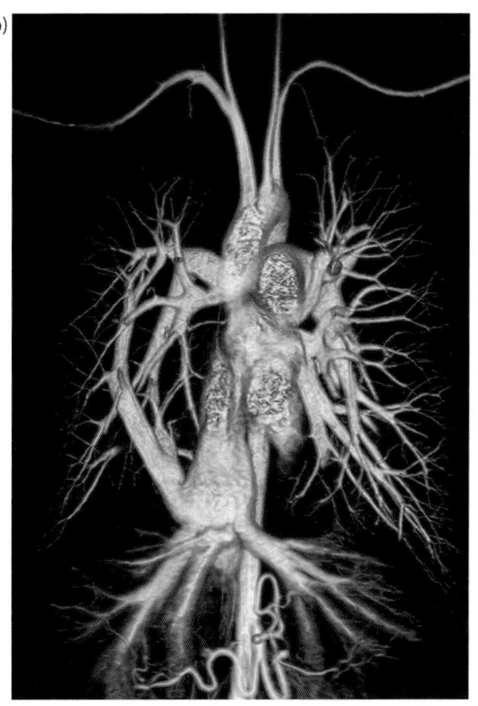

图 16.30 弯刀征。三维钆增强肺静脉造影的部分最大强度投影（MIP）图像（a）和体积渲染图像（b）显示一个异常的大血管引流右肺，并在膈上方汇入下腔静脉

16.3.3.3 下腔静脉和肾静脉

增强或者平扫MRV可以准确地评估下腔静脉。在肾癌的分期及治疗中，静脉扩张是一个重要的考虑因素。约有20%的病例侵犯到肾静脉，有10%的病例侵犯到下腔静脉。MR是评估肾细胞癌的理想检查。它可以高度准确地发现和描述肾占位病灶，可以轻易地发现原发病灶、邻近组织的浸润及远处转移灶。包括MR造影所得的静脉分期可以提示肾静脉或者腔静脉中是否有癌栓，还可以显示静脉解剖结构，这些信息对手术入路及手术方式的选择都很有帮助[23,24,36-38]。癌栓在对比下呈强化影，并且通常外观呈异质性，然而，血栓无论是否使用对比剂，都呈现低信号(图16.21和图16.31)。最近的几项研究比较了MRI和多探头CT在肾细胞癌血管分期中的作用，发现这两种检查都有高度的准确性[37,38]。MRI和CT都常用来筛选肾移植捐献者，因为肾脏的动、静脉的数量及位置对于外科手术方案的制定都很重要。MR动、静脉造影不仅可以有效地回答这一问题，还可以避免患者遭受辐射[39]。

16.3.3.4 门静脉、肝静脉和肠系膜静脉

门静脉、肝静脉和肠系膜静脉在腹部MRI下可以非常直观的被显影；血栓及其来源都可以很容易地通过MRI获得。MRI是显示肝占位性病变的绝佳检查方法，同时可以很好地显示肝内及门静脉转移灶(图16.32)。门脉高压及其导致的静脉曲张也可以被表现出来。门静脉血流的方向决定了相位对比技术的使用[40]。超声主要用于评估肝移植术后血管并发症的诊断。MRI作为一项次选检查，主要在超声应用受限或者结果不明确时使用。它可以直接显示出门静脉与下腔静脉的吻合口、吻合口狭窄及血栓形成。计算机断层扫描血管造影(computed tomngraphy angiography，CTA)对动脉并发症的诊断可能更加敏感。但是MRI更擅长于胆道系统及肝脏情况的评估。一些学者也提倡将相位对比技术应用于疑似慢性肠系膜缺血的患者，正常人在食用高脂食物后，肠系膜上静脉血流会增加，但是这类患者则缺乏这种表现。

16.3.3.5 髂静脉和下肢静脉

深静脉血栓形成(deep venous thrombosis，DVT)是一个相当普遍的问题，美国每年大约有260 000人被诊断为DVT。双功能多普勒是诊断DVT最常用的检查手段，它可以精确地诊断出股-腘静脉血栓，但是在盆腔内静脉、小腿静脉、肥胖患者和慢性无症状血栓的诊断上作用有限。

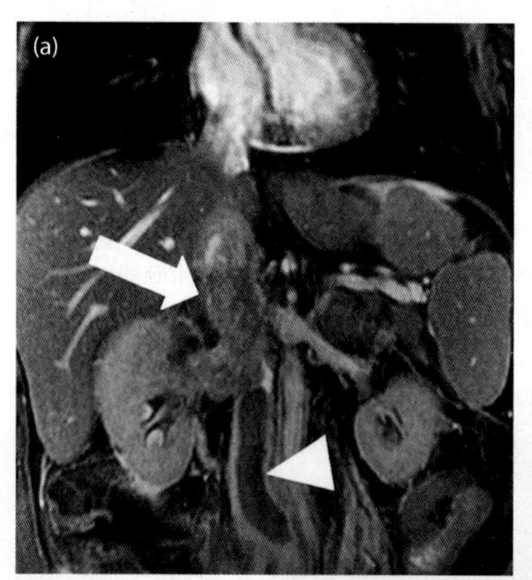

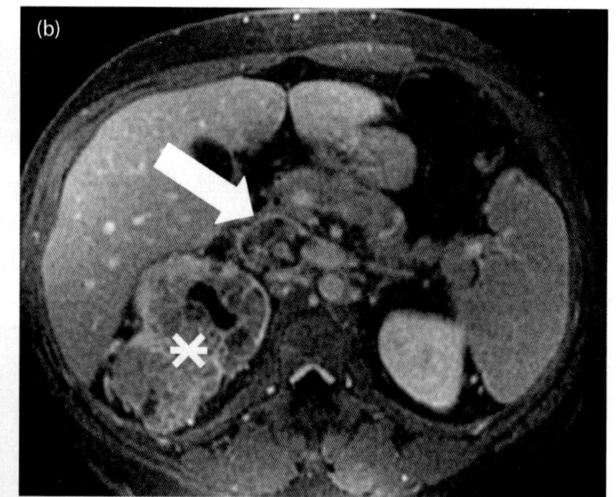

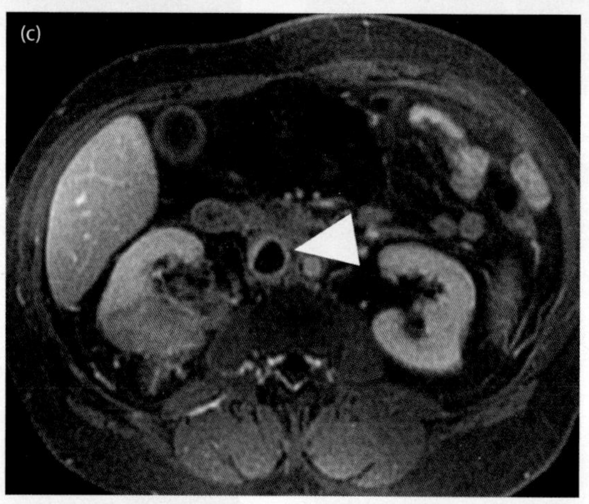

图16.31 肾细胞癌(星号)合并癌栓和血栓。(a)冠状动脉脂肪饱和稳态自由进动图像显示右肾肿块、肾静脉和下腔静脉扩张，这些血管内缺乏正常的亮血信号。注意癌栓与血栓的区别：癌栓异质性大，信号强度更大，向上延伸(箭)，血栓则位于肾静脉水平以下的下腔静脉(箭头)。(b，c)轴向对比增强的脂肪饱和三维扰相梯度回波图像显示相似的结果，左肾静脉水平的异质性癌栓增强(b中箭)，较低位置的血栓不增强(箭头)

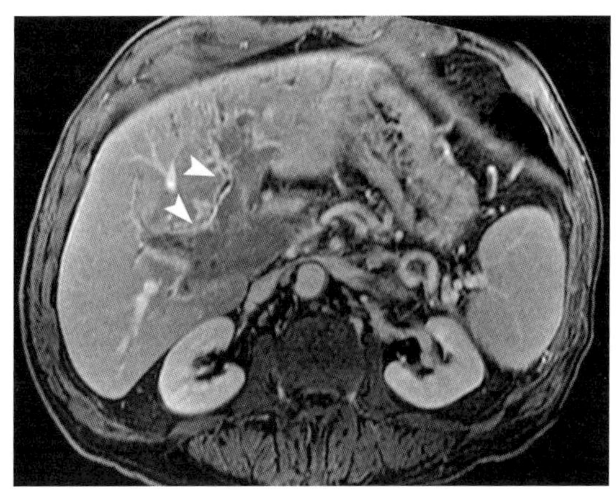

图 16.32 浸润性肝细胞癌主要累及门静脉。钆后轴向静脉相三维扰相梯度回波图像显示因异质性强化的肿瘤导致的门静脉的主干和外周静脉的扩张（箭头）

几项研究已经肯定了 MRV 检测盆腔和下肢静脉血栓形成的有效性[19,20,27,41-43]。据 Carpenter 等[19]报道，飞行时间法 MR 及传统 MR 诊断从下腔静脉至腘静脉深静脉血栓的敏感度是 100%，特异度是 96%。Evans[20]等发现 MRV 比超声检查更敏感，但是在股 - 腘静脉血栓的诊断中，两者特异度等同。最近，Fraser 等[41]采用增强减影评估股 - 髂静脉深静脉血栓时，发现与传统造影方法相比，特异度及敏感度都是 100%。Ruehm 等[42]在用增强 MR 研究下肢静脉时获得了质量很好的图像。

虽然一些研究表明平扫技术有较好的特异度和敏感度，但是获取时间会很长，这会减少患者配合程度，也会影响图像质量，相比之下，使用增强扫描的主要优点就是减少了采集时间，从而减少检查的总耗时（图 16.26 和图 16.33）。与传统造影术相比，MR 及 CT 造影的一个额外优势是在评估髂静脉及下肢静脉时，可以看到周围软组织的详细情况，这有助于找到血栓形成的根本原因（图 16.34）。

16.3.3.6 特定综合征和特殊情况

髂静脉压迫综合征是指由于右髂总动脉压迫左髂总静脉所引起的髂静脉狭窄或血栓形成，由此导致的一系列症状。MRA 和 MRV 可以看到髂动静脉的情况（图 16.35），并且不需要额外注射造影剂就能获得其他信息（如可以看到髂静脉持久性的狭窄）。

胡桃夹综合征是指左肾静脉受到腹主动脉和肠系膜上动脉的压迫，导致受压远端肾静脉曲张、输尿管扩张及睾丸（卵巢）静脉扩张（图 16.36），引起的一系列症状。通过冠状位增强 MRA/MRV 可以很容易地显示这些发现。

盆腔淤血综合征是由盆腔静脉淤血、静脉回流不畅及卵巢静脉扩张引起的慢性盆腔疼痛。增强和平扫都能显示宫旁突出的盆腔静脉，这是相对非特异性的表现。时间分辨 MRA 技术已经被建议作为另一项技术，用来显示肾静脉血流向扩张的、功能不全的卵巢静脉的反流[44]。

胸廓出口综合征的发生同时伴有血栓性（Paget-Schroetter 综合征）或非血栓性（McCleery 综合征）锁骨下静脉压迫。超声通常足以作出诊断，但是 MRV 可以在诊断不清的情况下起到作用[45]。钆对比剂的使用可以实现单剂量对比剂下的多重采集（图 16.37）。

16.3.3.7 静脉畸形和动静脉畸形

对于动静脉畸形的患者，供血动脉中的血流快速充盈引流静脉时可以被立刻显示出来。时间分辨增强 MRV 对充分描述这些病变组织的解剖很有帮助。静脉畸形可能会出现充盈缓慢，延迟获取可能有助于评估病变的程度，尤其是在注射血管内造影剂后。

16.3.3.8 术后成像

尽管支架置入术后血管腔内的显影可能会受到影响，MRV 对于评估静脉手术后的并发症依然非常有用（图 16.38）。

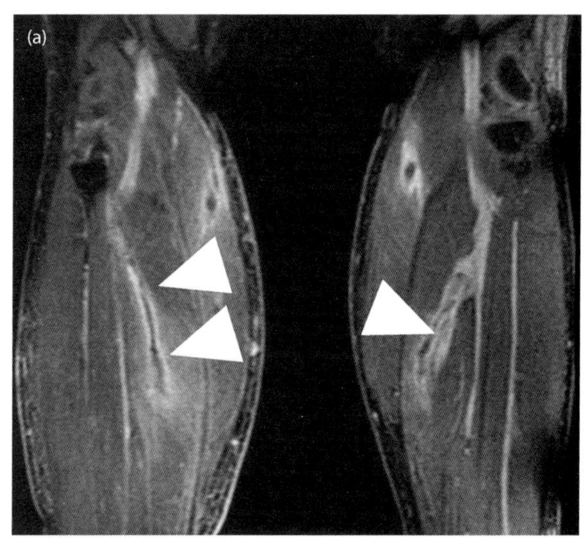

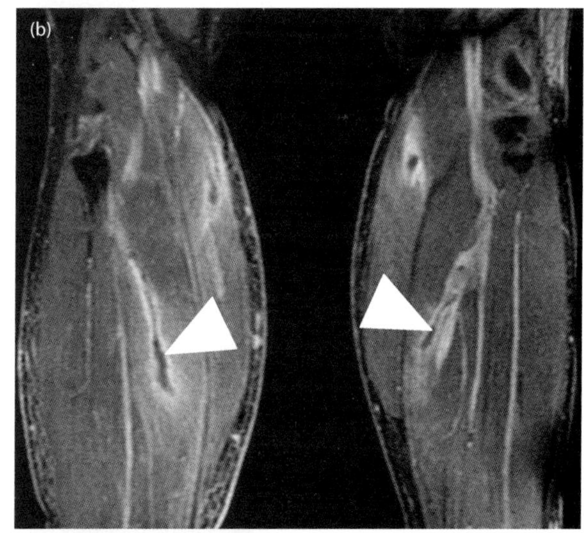

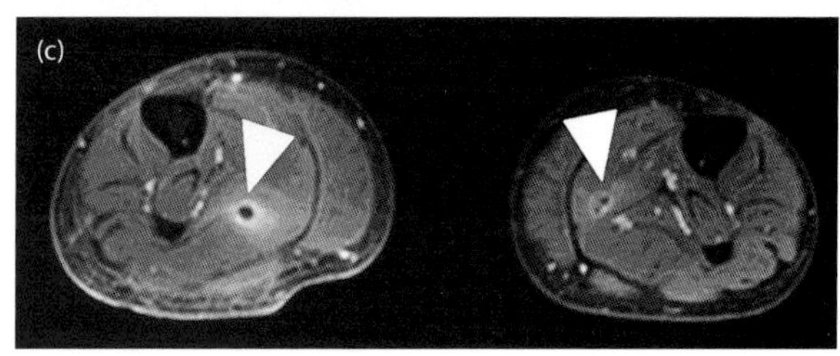

图 16.33 小腿浅静脉血栓形成。(a,b）冠状位和（c）轴位造影饱和脂肪三维扰相梯度回波图像显示双侧静脉（箭头）充盈缺损，周围血管壁和邻近肌肉炎性增强

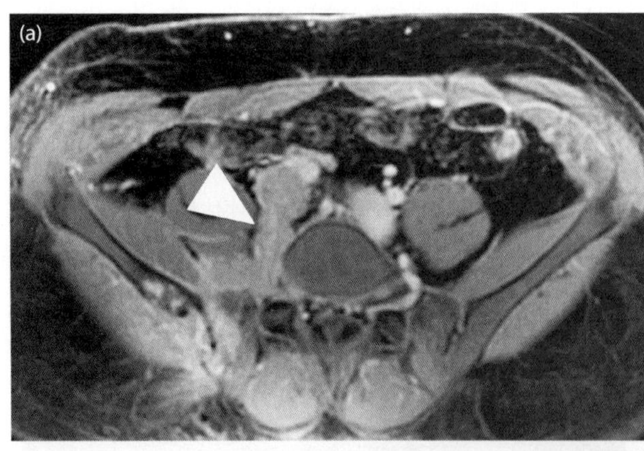

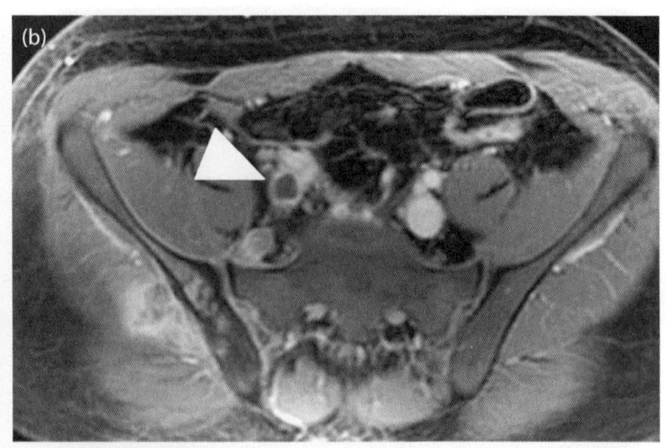

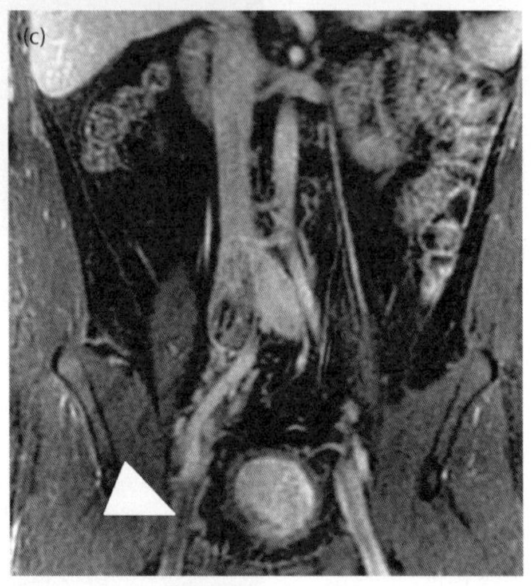

图 16.34 伴静脉扩张的尤文肉瘤。(a,b)轴向增强脂肪饱和扰相梯度回波图像显示右侧髂骨有肿块,并向邻近肌肉延伸。注意右侧髂内静脉扩张,充满癌栓(a 中箭头),较低位置的髂外静脉有血栓(b 中箭头)。(c)冠状位三维扰相梯度回声图像再次显示右侧髂总静脉癌栓(箭头)

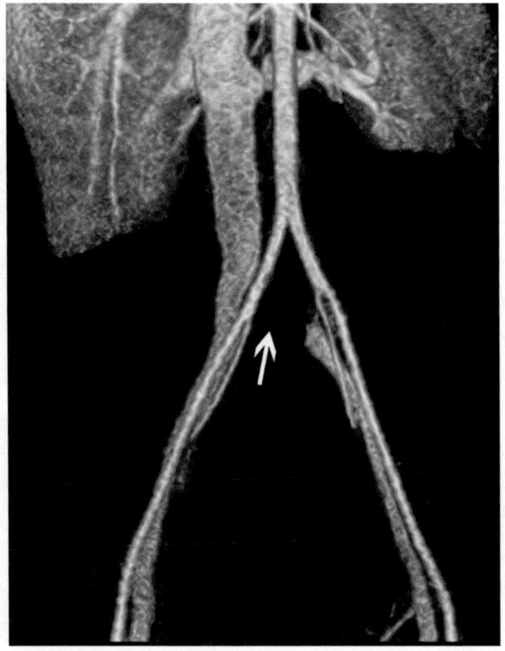

图 16.35 May-Thurner 综合征。三维对比增强 MRA/MRV 冠状旋转数字图像显示左侧髂总静脉(箭)在被右髂总动脉压迫处的远心端形成局灶性血栓

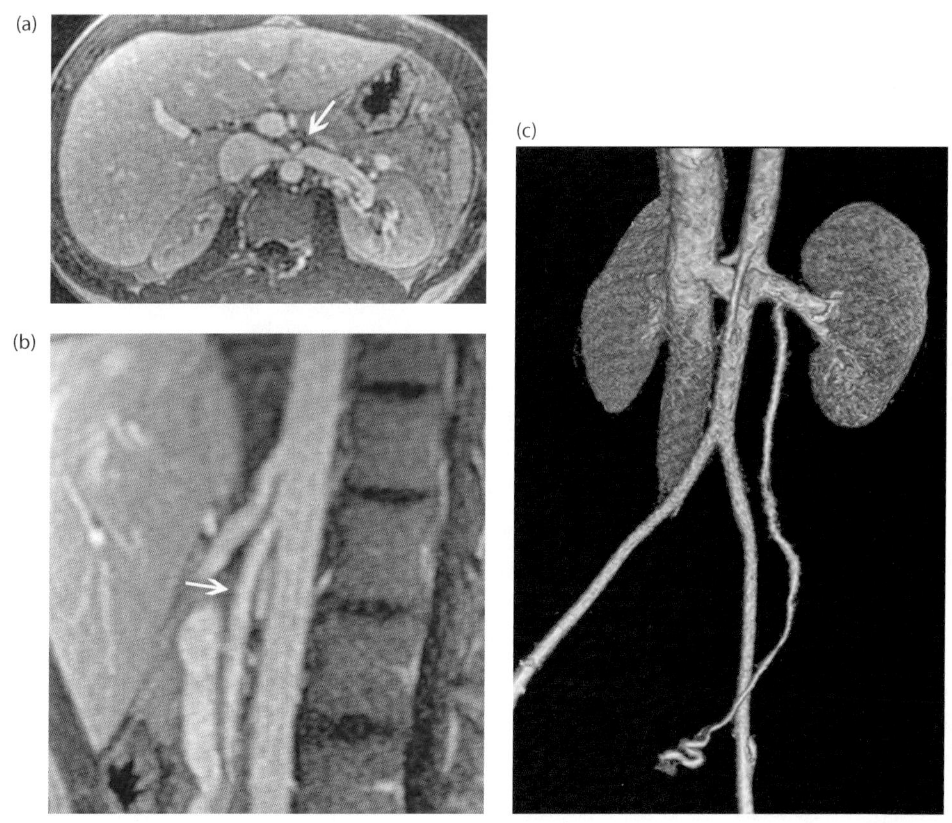

图 16.36 胡桃夹综合征。轴位(a)和矢状位(b)重建的三维增强 MRV 显示肠系膜上动脉对左肾静脉明显的压迫并导致其狭窄(箭)。冠状斜位渲染图像(c)再次显示了左侧肾静脉的局部受压,以及左侧性腺静脉扩张和小精索静脉曲张

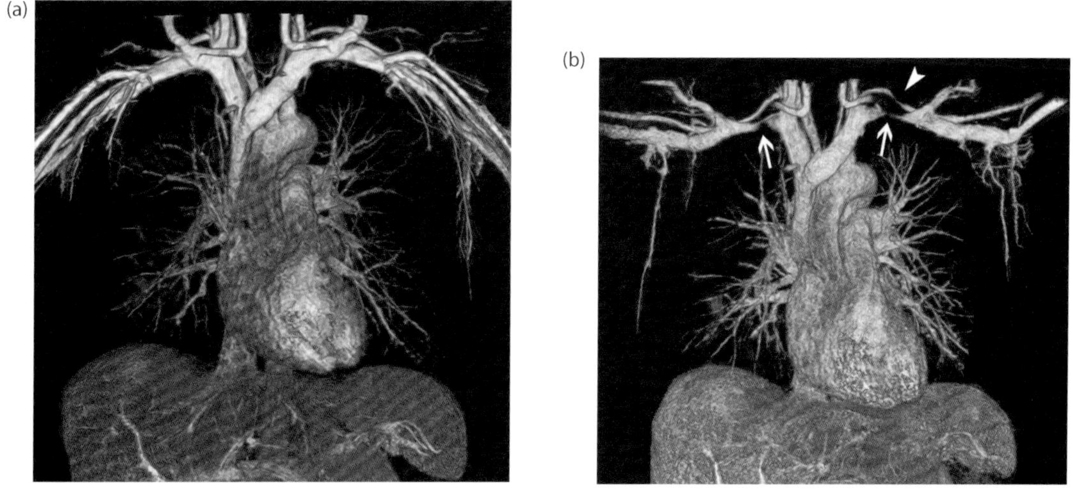

图 16.37 静脉胸廓出口综合征。血管内注射钆造影剂后获得手臂中立位置的胸部静脉造影体积渲染图像(a)显示胸腔静脉的正常外观。手臂抬高的体积渲染图像(b)显示两侧锁骨下静脉严重狭窄(箭),以及左侧锁骨下动脉狭窄(箭头)

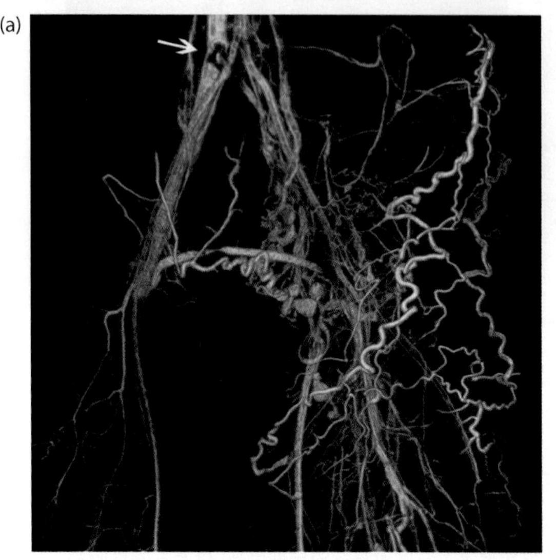

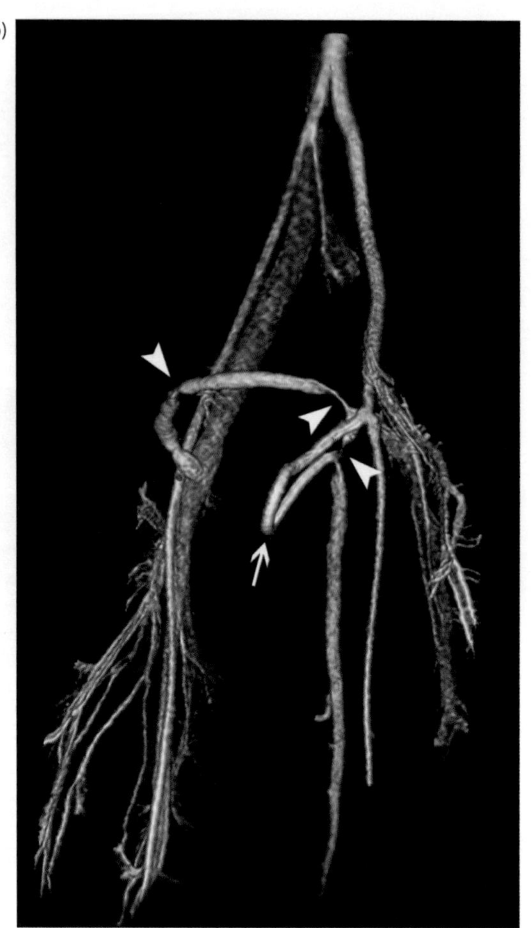

图 16.38 股-股静脉旁路移植术后移植段狭窄伴慢性左髂静脉血栓的患者。体积渲染图像从对比度增强 MRV(a)显示左侧吻合口附近有广泛的静脉侧支血管。下腔静脉充盈缺损(箭)为闭塞的左髂总静脉支架。体积渲染图像(b)显示侧支静脉屏蔽后,左侧吻合口及移植物内可见多处狭窄(箭头所指)。为改善移植物内的血流,行动静脉瘘(箭)手术

16.3.4 MR 与 CT 静脉造影

CT 相对于 MR 的主要优势在于其速度和空间分辨率。采用最先进的 64 排螺旋 CT,在几秒钟内就可以覆盖大量的空间,其各向同性空间分辨率小于 1mm。3D SPGR MRV 序列的标准采集时间一般在 10~20 秒之间,对于呼吸急促的患者来说,这有时是有问题的。典型 MR 静脉成像采集的平面内空间分辨率≤ 1mm,然而,层厚一般在 2~4mm 范围内,显著低于 CT,但一般适用于大多数应用。对于幽闭恐怖症、起搏器植入等 MR 禁忌证的患者,CT 是更好的选择。

MR 是一种灵活得多的技术,因为应用了平扫和各种不同机制的增强技术,所以在困难情况下更多的选择 MR。一般来说,尽管信噪比偶尔较低,但磁共振成像的静脉血对比噪声比明显较高。对碘对比剂过敏及肾功能不全的患来说,MRV 是首选检查。MRV 也是无静脉通路患者的首选检查方法,因为许多非对比技术适用于 MRI 而不适用于 CT。辐射剂量也是一个考虑因素,特别是对于儿童、孕妇及其他对射线敏感的人群(表 16.1)。

表 16.1 计算机断层扫描和磁共振成像评价静脉疾病的优缺点

	优点	缺点
计算机断层扫描	快速 高空间分辨率 钙化显影	碘化对比剂 辐射
磁共振成像	无辐射暴露 无需碘对比剂 可多次采集 更高的对比度分辨率	禁忌证:起搏器、动脉瘤夹、幽闭恐怖症

16.3.5 未来展望

由于认识到造影剂可导致严重肾功能不全患者发生肾源性全身纤维化(NSF),非造影剂 MRA 技术得到了很好的发展,其中最常用的是采用 3D SSFP 或 3D FSE 脉冲序列[31,46,47]。这些方法有强大的背景抑制功能,使三维重建图像与增强 MRA 极其相似,并且已经证明,在各种情况下,检查结果几乎与标准增强 MRA 一样精确,如肾动脉狭窄的评估。同样的技术也可以应用于静脉造影,在非对比静脉造影中也可能取得类似的成功。

16.4 总结

CT 和 MR 都是解决大量静脉系统临床问题的有效工具。如上所述,每种技术都有其独特的优点和缺点。每种技术的进步都将不断地为各种静脉疾病提供最佳的影像学评估。

美国静脉论坛指南 2.6.0 :计算机断层扫描与磁共振成像在静脉系统中的应用

编码	指南	推荐等级(1 :强;2 :弱)	证据级别(A:高质量;B:中等质量;C:低或极低质量)
2.6.1	我们推荐 CT 静脉增强用于评估胸部、腹部和盆腔大静脉阻塞。CT 可准确地描述潜在的病理情况、证实外在压迫、肿瘤侵犯、外伤性破坏、解剖变异、血栓范围和静脉滤器的位置	1	B
2.6.2	我们推荐 CT 静脉增强用于诊断肺栓塞。对于中心型栓塞,其敏感性和特异性接近 100%,而对于亚段栓塞,其敏感性和特异性分别为 83% 和 96%	1	A
2.6.3	我们推荐 MR 静脉造影用于诊断急性髂股静脉和腔静脉血栓形成。据报道其敏感性 100%,特异性 96%。其亦被推荐用于门静脉、脾静脉或肠系膜静脉血栓的诊断	1	A
2.6.4	MRI 和 MR 静脉造影对与肾脏、肾上腺、腹膜后、原发性腔静脉或转移性恶性肿瘤相关的下腔静脉血栓成像有很高的准确性。磁共振静脉造影可显示肾静脉和下腔静脉中有无血栓或癌栓	1	A

参考文献

● = Key primary paper
★ = Major review article

★1. McCollough CH, Bruesewitz MR, and Kofler JM Jr. CT dose reduction and dose management tools: Overview of available options. *Radiographics* 2006;26:503–12.
2. Eren S, Karaman A, and Okur A. The superior vena cava syndrome caused by malignant disease. Imaging with multi-detector row CT. *Eur J Radiol* 2006;59:93–103.
3. Cihangiroglu M, Lin BH, and Dachman AH. Collateral pathways in superior vena caval obstruction as seen on CT. *J Comput Assist Tomogr* 2001;25:1–8.
4. Siegel MJ. Multiplanar and three-dimensional multi-detector row CT of thoracic vessels and airways in the pediatric population. *Radiology* 2003;229:641–50.
5. Lawler LP and Fishman EK. Multi-detector row CT of thoracic disease with emphasis on 3D volume rendering and CT angiography. *Radiographics* 2001;21:1257–73.
★6. Zhang L, Yang G, Shen W, and Qi J. Spectrum of inferior vena cava: MDCT findings. *Abdom Imaging* 2007;32:495–503.
7. Minniti S, Visentini S, and Procacci C. Congenital anomalies of the venae cavae: Embryological origin, imaging features and report of three new variants. *Eur Radiol* 2002;12:2040–55.
8. Bass JE, Redwine MD, Kramer LA et al. Spectrum of congenital anomalies of the inferior vena cava: Cross-sectional imaging findings. *Radiographics* 2000;20:649–52.
9. Trigaux JP, Vandroogenbroek S, De wispelaere JF et al. Congenital anomalies of the inferior vena cava and left renal vein: Evaluation with spiral CT. *J Vasc Interv Radiol* 1998;9:339–45.
10. Alfuhaid TR, Khalili K, Kirpalani A et al. Neoplasms of the inferior vena cava-pictorial essay. *Can Assoc Radiol J* 2005;56:140–7.
11. Ameeri S, Butany J, Collins MJ et al. Leiomyosarcoma of the inferior vena cava. *Cardiovasc Pathol* 2006;15:171–3.
12. Remy-Jardin M, Remy J, Deschildre F et al. Diagnosis of pulmonary embolism with spiral CT: Comparison with pulmonary angiography and scintigraphy. *Radiology* 1996;200:699–706.
●13. Remy-Jardin M, Remy J, Wattinne L, and Giraud F. Central pulmonary thromboembolism: Diagnosis with spiral volumetric CT with the single-breath-hold technique—Comparison with pulmonary angiography. *Radiology* 1992;185:381–7.
●14. Stein PD, Fowler SE, Goodman LR et al. Multidetector computed tomography for acute pulmonary embolism. *N Engl J Med* 2006;354:2317–27.
●15. Stein PD, Woodard PK, Weg JG et al. diagnos-

tic pathways in acute pulmonary embolism: Recommendations of the PIOPED II Investigators. *Radiology* 2007;242:15–21.

16. Oguzkurt L, Tercan F, Pourbagher MA et al. Computed tomography findings in 10 cases of iliac vein compression (May–Thurner) syndrome. *Eur J Radiol* 2005;55:421–5.
17. Lamont JP, Pearl GJ, Patetsios P et al. Prospective evaluation of endoluminal venous stents in the treatment of May–Thurner syndrome. *Ann Vasc Surg* 2002;16:61–4.
18. O'Sullivan GJ, Semba CP, Bittner CA et al. Endovascular management of iliac vein compression syndrome. *J Vasc Interv Radiol* 2000;11:823–36.
19. •Carpenter JP, Holland GA, Baum RA et al. Magnetic resonance venography for detection of deep venous thrombosis: Comparison with contrast venography and duplex Doppler ultrasonography. *J Vasc Surg* 1993;18:233–8.
20. •Evans AJ, Sostman HD, Knelson MH et al. Detection of deep venous thrombosis: Prospective comparison of MR imaging with contrast venography. *AJR Am J Roentgenol* 1993;161:131–9.
21. ⋆Vogt FM, Herborn CU, and Goyen M. MR venography. *Magn Reson Imaging Clin N Am* 2005;13:113–29.
22. Cantwell CP, Cradock A, Bruzzi J et al. MR venography with true fast imaging with steady-state precession for suspected lower-limb deep vein thrombosis. *J Vasc Interv Radiol* 2006;17:1763–9.
23. Lee CU and Glockner JF. Vascular staging of renal and adrenal malignancies with a noncontrast enhanced steady state free precession technique. *J Magn Reson Imaging* 2011;33:1406–13.
24. •Choyke PL, Walther MCM, Wagner JR et al. Renal cancer: Preoperative evaluation with dual-phase, three-dimensional MR angiography. *Radiology* 1997;205:767–71.
25. Shinde TS, Lee VS, Rofsky NM et al. Three-dimensional gadolinium-enhanced MR venographic evaluation of patency of central veins in the thorax: Initial experience. *Radiology* 1999;213:555–60.
26. Lin J, Zhou KR, Chen ZW et al. Vena cava 3D contrast-enhanced MR venography: A pictorial review. *Cardiovasc Intervent Radiol* 2005;28:795–805.
27. Huang SY, Kim CY, Miller MJ et al. Abdominopelvic and lower extremity deep venous thrombosis: Evaluation with contrast-enhanced MR venography with a blood-pool agent. *AJR Am J Roentgenol* 2013;201:208–14.
28. Daftari Besheli L, Aran S, Shaqdan K, Kay J, and Abujudeh H. Current status of nephrogenic systemic fibrosis. *Clin Radiol* 2014;69:661–8.
29. Ruehm SG, Zimny K, and Debatin JF. Direct contrast-enhanced 3D MR venography. *Eur Radiol* 2001;11:102–12.
30. Tanju S, Sancak T, Dusunceli E et al. Direct contrast-enhanced 3D MR venography evaluation of upper extremity deep venous system. *Diagn Interv Radiol* 2006;12:74–9.
31. Kim CY, Bashir MR, Heye T et al. Respiratory-gated noncontrast SPACE MR angiography sequence at 3T for evaluation of the central veins of the chest: A feasibility study. *J Magn Reson Imaging* 2015;41:67–73.
32. Gao K, Jiang H, Zhai RY et al. Three-dimensional gadolinium-enhanced MR venography to evaluate central venous steno-occlusive disease in hemodialysis patients. *Clin Radiol* 2012;67:560–3.
33. Schonberger M, Usman A, Galizia M et al. Time-resolved MR venography of the pulmonary veins precatheter-based ablation for atrial fibrillation. *J Magn Reson Imaging* 2013;37:127–37.
34. Malcome-Lawes LC, Juli C, Karim R et al. Automated analysis of atrial late gadolinium enhancement imaging that correlates with endocardial voltage and clinical outcomes: A 2-center study. *Heart Rhythm* 2013;10:1184–91.
35. Valsangiacomo ER, Levasseur S, McCrindle BW et al. Contrast-enhanced MR angiography of pulmonary venous abnormalities in children. *Pediatr Radiol* 2003;33:92–8.
36. Laissy JP, Menegazzo D, Debray MP et al. Renal carcinoma: Diagnosis of venous invasion with Gd-enhanced MR venography. *Eur Radiol* 2000;10:1138–43.
37. Hallscheidt PJ, Bock M, Riedasch G et al. Diagnostic accuracy of staging renal cell carcinoma using multidetector-row computed tomography and magnetic resonance imaging. *J Comput Assist Tomogr* 2004;28:333–9.
38. Hallscheidt PJ, Fink C, Haferkamp A et al. Preoperative staging of renal cell carcinoma with inferior vena cava thrombus using multidetector CT and MRI: Prospective study with histopathological correlation. *J Comput Assist Tomogr* 2005;29:64–8.
39. Hussain SM, Kock MCJM, Ifzermans JNM et al. MR imaging: A one-stop shop modality for preoperative evaluation of potential living kidney donors. *Radiographics* 2003;23:505–20.
40. Liu H, Cao H, and Wu ZY. Magnetic resonance angiography in the management of patients with portal hypertension. *Hepatobiliary Pancreat Dis Int* 2005;4:239–43.
41. Fraser DGW, Moody AR, Davidson IR et al. Deep venous thrombosis: Diagnosis using venous enhanced subtracted peak arterial MR venography versus conventional venography. *Radiology* 2003;226:812–20.
42. Ruehm SG, Wiesner W, and Debatin JF. Pelvic and lower extremity veins: Contrast-enhanced three-dimensional MR venography with a dedicated vascular coil—Initial experience. *Radiology* 2000;215:421–7.
43. Kluge A, Mueller C, Strunk J et al. Experience in 207 combined MRI examinations for acute pulmonary embolism and deep vein thrombosis. *AJR Am J Roentgenol* 2006;186:1686–96.
44. Dick EA, Burnett C, Anstee A et al. Time-resolved imaging of contrast kinetics three-dimensional

magnetic resonance venography in patients with pelvic congestion syndrome. *Br J Radiol* 2010;83:882–7.
45. Lim RP, Bruno M, Rosenkrantz AB et al. Comparison of blood pool and extracellular gadolinium chelate for functional MR evaluation of vascular thoracic outlet syndrome. *Eur J Radiol* 2014;83:1209–15.
46. Furuta A, Isoda H, Yamashita R et al. Non-contrast-enhanced MR portography with balanced steady-state free-precession sequence and time-spatial labeling inversion pulses: Comparison of imaging with flow-in and flow-out methods. *J Magn Reson Imaging* 2014;40:583–7.
47. Shimada K, Isoda H, Okada T et al. Unenhanced MR portography with a half-Fourier fast spin-echo sequence and time-space labeling inversion pulses: Preliminary results. *AJR Am J Roentgenol* 2009;193:106–12.

第三篇

急性血栓形成的管理

17

急性深静脉血栓形成的临床表现和自然病程

17.1 介绍

静脉血栓栓塞(venous thromboembolism,VTE)包括深静脉血栓形成(deep venous thrombosis,DVT)和肺栓塞。在参加一项前瞻性多中心研究的 2 119 名患者中,72.7% 的患者患有 DVT,9.7% 的患者患有肺栓塞(pulmonary embolism,PE),17.5% 的患者同时患有 DVT 和 PE[1]。根据年龄校正的 DVT 首次临床发作的发生率为 50.4/(10 万人·年)[2]。然而,许多发作是无症状的,并且急性 DVT 的症状(包括水肿,疼痛和红斑)也是非特异的[1]。静脉系统内的血栓形成很大程度上取决于凝血系统和纤溶系统的不平衡,并且这些类似的相互作用对于血栓随后的演变也很重要。随着时间的推移,再通和机化的过程与血栓蔓延和再次血栓形成相互竞争。复发血栓和血栓后综合征主导着急性 DVT 的远期自然病程。DVT 的治疗旨在预防其并发症—PE、DVT 复发、血栓后综合征和死亡。这些并发症与 DVT 的自然病程密切相关,了解 DVT 的自然病程是为了确定 DVT 最佳治疗方案的需要。

17.2 急性 DVT 的临床表现

急性 DVT 的临床表现因血栓闭塞的解剖分布、延伸范围和阻塞程度而不同。因此,症状可能是程度不同的,从无症状到出现明显肿胀和发绀,甚至濒临静脉性坏疽(股青肿)。尽管 DVT 被习惯性分为累及近端或远端静脉两类,但实际上按解剖分类应有三类——孤立小腿静脉(远端)、股腘和髂股静脉血栓形成——这三类具有稍微不同的自然病程。因此,血管外科学会和美国静脉论坛的指南建议使用精确的解剖术语来分类说明静脉血栓形成累及的最近端范围,如累及髂股静脉,伴或不伴下腔静脉、股腘静脉,或孤立的远端小腿静脉[3]。

血栓越靠近近心端,症状越严重。当有临床表现时,急性 DVT 的体征和症状可能包括疼痛、水肿、红斑、压痛、发热、浅静脉突出、足背屈疼痛(Homan 征)和周围性发绀。虽然可能与并发 DVT 有关,但可触及的条索(palpable cord)更常提示浅表静脉血栓形成。然而,高达 50% 的急性 DVT 患者可能缺乏特异性体征和症状[4,5]。特别是术后患者,更可能存在小的、无症状的远端非闭塞性血栓。股青肿,其特征为高度肿胀、发绀和疼痛三联征[6],是最严重的急性 DVT 形式,是由于肢体静脉流出道近乎完全的血栓形成所致。进展期病例的特征表现为严重的静脉高压伴侧支和微血管血栓形成,导致静脉坏疽。静脉坏疽与华法林介导的蛋白 C 缺失尤为相关,特别是在癌症或肝素诱导的血小板减少症患者中[7,8]。

众所周知,仅基于临床体征和症状诊断急性 DVT 是不准确的。症状和体征是非特异性的,可能与其他下肢疾病有关,包括淋巴水肿、血栓后遗症、浅静脉血栓形成、蜂窝织炎、肌肉骨骼创伤和 Baker 囊肿。通过血管检查来排除 DVT 的结果是仅 12%~31% 的患者超声检查呈阳性[9-11]。然而,12.8% 会在检查下肢时偶然发现,其中 3.3% 是明显的[12]。

通过常见症状来诊断 DVT 的敏感性和特异性在不同的报道中浮动范围较大:小腿疼痛,敏感性 75%~91%,特异性 3%~87%;和小腿肿胀,敏感性 35%~97%,特异性 8%~88%[13-18]。没有任何体征或症状有足够的敏感性或特异性来准确诊断或排除血栓形成,无论单独还是组合[19]。例如,尽管 Markel 等发现 83% 患有 DVT 的患者有肿胀史,但 63% 的临床可疑但未确诊的 DVT 的患者也存在肿胀。在存在和不存在 DVT 的患者中分别有 51% 和 41% 有肢体疼痛。临床检查的总体敏感性和特异性分别为 60%~96% 和 20%~72%[20]。

临床评估的准确度也因住院患者和门诊患者而异。住院患者更有可能接受手术或本身是危重病,而门诊患者近期接受手术、受伤或既往罹患 DVT 的可能性更低[9]。此外,门诊患者的 DVT 发病率较低,但腿部的特异性症状更常见。因此,缺乏某些危险因素、症状或体征可能对门诊患者有更高的阴性预测价值[11]。

由于急性 DVT 的临床表现是非特异性的,因此血栓相关危险因素的存在与否可能会改变诊断怀疑。例如,在非癌症门诊患者中,症状持续时间大于 7 天且腿围差 <3cm 这一指标的阴性预测值为 95%[11],可惜阳性预测值仅 28.6%。类似的,小腿周长差 <2cm 这一指标,对门诊患者的阴性预测值为 85%,对住院患者的阴性预测值为 93%[9]。然而,当缺乏危险因素组合时,无肿胀的门诊患者阴性预测值增加到 97%,住院患者为 92%。尽管有这些观察结果,但仅基于临床经验的治疗所造成的血栓栓塞风险难以接受,在二级转诊门诊患者中高达 2%~4%,在住院患者中为 8%,在初诊患者中为 12%[9,11,21]。因此,通常有必要进一步诊断检查,以确保对确诊的 DVT 患者进行恰当的治疗,同时防止对其他疾病的患者进行不恰当的抗凝治疗造成并发症。

临床评估的作用是通过采用评分检测 DVT 的可能性,包括与进一步的诊断方法结合,如静脉彩超和 D- 二聚体[22]。由 Wells 等开发和验证的概率模型已被广泛使用[23]。该模型根据以下指标有效地将患者分为低、中、高预测概率组,包括是否存在:癌症,瘫痪或石膏固定下肢,近期手术或卧床休息超过 3 天,大腿和小腿肿胀,深静脉沿线压痛,小腿围长增加 >3cm,凹陷性水肿,侧支浅静脉,以及其他诊断的可能性等。无 DVT 患者中 56% 的最常见诊断是蜂窝组织炎或肌肉骨骼疾病,而确诊为 DVT 的患者只有 17% 也被诊断为蜂窝组织炎或肌肉骨骼疾病[24,25]。尽管这种模型可用于指导进一步的诊断检测,不幸的是,低概率 DVT 发病率患者仍有 3% 的发病率这一问题使仅基于临床方法的诊断模式并不完善[23]。但幸运的是,D- 二聚体在低概率门诊患者中具有极好的阴性预测值,并且临床(预测可能性)评估、D- 二聚体和静脉彩超结合评分也已经得到开发和验证[22]。

DVT 的延误诊断并不罕见。在 2 047 名有症状的 DVT 患者中,症状出现后 5 天内确诊的仅 47.1%,而延误超过 10 天的占 22.6%[1]。大部分延误时间是由于就诊的拖延,患者在症状出现后平均 4.4 天就医[26]。诊断性的延误通常时间更短,其主要归因于对患者潜在 DVT 危险因素的认识不足[1]。

17.3 急性 DVT 的并发症

17.3.1 肺栓塞

PE 危及生命的潜在后果使其成为急性 DVT 最重要的短期并发症。约 10% 的 DVT 伴随有症状的 PE[27]。最近的综述报告显示,孤立 PE 的发病率为 29~78/10 万人[28]。自 2001 年以来,PE 的发病率大幅增加,可能与肺动脉 CTA 和 MRA 的应用增加有关。尽管如此,年龄校正后的 PE 在法国的死亡率在 2000 年至 2010 年间每年下降 3%[29]。

然而,呼吸系统症状与客观证实的 PE 存在与否关系不大,并且有高达 75% 的肺栓塞患者可能无症状[30,31]。常规诊断检查表明,PE 伴急性 DVT 的频率比目前认为的更高。多达 25%~52% 有 DVT 但无 PE 症状的患者会有高度可疑的肺部扫描表现[30-33]。尽管被认为是有症状 PE 的一种不常见的来源,孤立性小腿静脉血栓有 18%~29% 的患者也发现了高度怀疑 PE 的扫描表现。

PE 的转归因患者合并症和临床表现特点而异。美国心脏协会建议将患者分为大面积、亚大面积和非大面积三个类别[34]。大面积PE的特点是持续性低血压(收缩压 <90mmHg)、无脉或持续性严重心动过缓;亚大面积 PE 证据是右心室功能障碍[包括超声心动图、CT、脑利钠肽(BNP 或 pro-BNP)异常或心肌坏死(肌钙蛋白 I 或 T)];非大面积 PE 表现正常血压,右心室(RV)功能和心肌标志物正常。大面积 PE 的死亡率从 25% 到 52.4% 不等,非大面积 PE 的死亡率约为 1%。

17.3.2 血栓后综合征

血栓后综合征,症状包括疼痛、水肿、皮肤改变和溃疡等症状,是 DVT 最重要的远期并发症。其中许多有方法学缺陷的较早期研究报告了高达三分之二的急性 DVT 患者有血栓后的临床表现。最近的研究表明,尽管血栓后综合征的发病率仍未得到充分认识,但与历史研究相比,其发生率更低。对静脉造影确诊 DVT 后的 224 例患者随访 5 年,血栓形成后综合征发生在 29.6% 的近端血栓形成者和 30% 的孤立性小腿静脉血栓形成患者[35]。基于人群的研究表明,在美国,600 万 ~700 万有皮肤变化,40 万 ~50 万人出现溃疡[36]。除了巨大的经济成本之外,血栓后综合征患者的活动受限与其他严重慢性疾病患者的活动受限相当[27]。

17.3.3 急性 DVT 后死亡率

急性 DVT 发作后导致的死亡率超过了匹配年龄人群的平均预期死亡率。尽管 DVT 的住院病例死亡率仅为 5%,但值得注意的是 1 年、3 年和 5 年的死亡率分别为 22%、30% 和 39%[27,37,38]。早期死亡最常继发于癌症,肺栓塞和心脏病。在≥ 45 岁的患者中,癌症是早期死亡的最重要预测因子[39],癌症患者的 28 天死亡率高达 25.4%[40]。与无癌症患者的 12.6% 相比,其 1 年死亡率高达 63.4%[37]。尽管癌症患者和特发性 DVT 患者的死亡率仍超过指数事件至少 3 年,但是与癌症无关的继发性 VTE 患者的死亡率在 6 个月后恢复到普通人群的死亡率[37]。

DVT 还与心血管发病率和死亡率的风险增加有关。有症状血管事件的 10 年累积风险在特发性 DVT 患者中为 25.4%,而继发性 VTE 患者为 12.9%[42]。原发性 DVT 患者也存在更高的动脉粥样硬化危险因素(糖尿病,高血压和高胆固醇血症),并且冠状动脉钙化的患病率也高于无 VTE 的对照组[43]。抗凝剂停止时残留血栓的存在可能是后续心血管事件的标志[41,44]。在有症状 DVT 3 个月以后,仍残留静脉阻塞的患者发生复发性 VTE、血栓后综合征、癌症或动脉血栓形成事件的可能性增加 2.5 倍[45]。尽管其原因尚不清楚,但据推测,残留血栓的存在可能与全身性高凝状态有关[46]。合并心脏病的 DVT 患者凝血系统的高激活水平,延迟再通和心梗与纤溶酶原激活物抑制剂 -1(PAI-1)水平升高有关的观察结果,均支持这种关系[47]。

17.4 急性 DVT 的自然病程

17.4.1 静脉血栓形成

正如 Virchow(魏尔啸)最初提出的,3 个因素在静脉血栓形成的发展中起主要作用:血流异常、血液异常和血管壁损伤。然而,尽管 Virchow 的假设是准确的,但也显而易见,这 3 个因素在个体患者中并非同等重要。静脉壁结构损伤的作用是有争议的;即使血流瘀滞,明显的内皮损伤对于血栓形成似乎既不是必要条件也不是充分条件[48]。除了直接静脉创伤、髋关节置换术和中心静脉导管之外,很少有证据表明静脉损伤在大多数血栓形成中起重要作用。相比之下,支持内皮细胞的生物损伤可能在静脉血栓形成中起非常重要作用的数据在逐渐增多。静脉内皮通常具有抗血栓形成能力,可产生前列腺素 I_2、血栓调节蛋白、组织型纤溶酶原激活物和抗凝血酶等黏多糖辅因子。在有利于血栓形成的条件下,内皮可能变成促血栓形成,产生组织因子、血管性血友病因子和纤维蛋白。白细胞可能是内皮损伤和高凝状态的关键介质,血栓形成的早期阶段的特征是管壁渗透性增加,然后白细胞黏附、迁移和内皮破坏[49,50]。相关细胞因子也可能是重要的,其中诸如白细胞介素 -1 增加组织因子表达,同时减少蛋白 C 活化[51]。

尽管大多数静脉血栓起源于血流量较低的区域,但在缺乏低水平活化凝血因子的情况下,单独血流瘀滞的刺激是不够的[52,53]。虽然血流瘀滞可能促进白细胞黏附并引起内皮细胞缺氧[49],导致促凝血状态,其最重要的作用可能在于允许活化凝血因子在易栓区域积累[54]。因此,血流瘀滞可能是血栓形成所需其他事件的允许因素。

凝血系统的不平衡激活似乎是许多急性 DVT 发作的最重要因素。尽管止血系统持续活跃,但通过凝血与纤溶系统的激活剂和抑制剂之间的精确平衡,血栓前状态可能由调节和抑制系统的不平衡,或激活超过抗血栓能力而引起[55]。影响不平衡凝血的一些因素可能与大多数血栓危险因素有关,包括年龄、恶性肿瘤、手术、创伤、原发性高凝状态、妊娠和口服避孕药的使用。

根据其病程发展中可察觉的差异,下肢静脉血栓可分类为累及髂股、股腘或小腿静脉[3]。这些血栓起源于血流瘀滞导致的凝血功能不平衡区域:静脉窦中、静脉瓣后、静脉汇合处和外在压迫区域的远端。这是一个非常重要且经常被误解的概念——DVT 从根本上讲是凝血局限于血流瘀滞区域的疾病,而不是静脉本身的疾病。尽管 40% 的近端血栓主要来自股静脉或髂静脉,但最常见的起源部位是小腿静脉[56]。在股静脉中,血栓可能位于瓣膜后,而在髂静脉中,DVT 通常与右侧髂总动脉压迫左髂总静脉(May-Thurner 综合征)有关[57]。在流动模型中,在瓣膜尖端上产生的涡流将红细胞捕获在尖端附近的低剪切场中。B 超也证实了这种涡流[58]。在这些涡流内形成的红细胞聚集体可能是血栓形成的早期病灶[59]。然而,这种聚集体可能是短暂的,直到被局部激活凝血系统中的纤维蛋白所稳定。形成后,这些早期血栓可能会锚定在瓣膜尖端附近的内皮上[60,61],这个过程可能由黏附的白细胞介导[50]。

血栓向瘀滞区之外蔓延可能在很大程度上取决于凝血活化和血栓溶解之间的相对平衡。如果局部条件有利于蔓延,随着血小板被红细胞、纤维蛋白和白细胞网络包裹,血栓附着层叠生长将从顶点向外开始。与动脉血栓不同,静脉血栓主要由红细胞和纤维蛋白组成,而血小板相对较少。一旦管流被扰乱,血流动力学因素也可促进血栓顺行和逆行蔓延。相反,当瓣膜袋内出现内皮化的纤维蛋白片段时,血栓形成终止,这种早期血栓或许不会蔓延。

17.4.2 再通

一旦形成,静脉血栓再通和复发的竞争过程就是急性 DVT 的自然病程。慢性后遗症的发展与这两个过程之间的平衡密切相关。静脉管腔的重建通常在实验研究和临床中都会出现[62]。在 DVT 的动物模型中已广泛研究了血栓机化和再通的机制。静脉壁和血栓在这些过程中都起重要作用。简而言之,血栓形成后不久,具有纤维蛋白溶解活性的新内皮细胞迅速再生,同时血栓和静脉壁内出现早期中性粒细胞浸润,然后是单核细胞浸润[63,64]。单核细胞作为纤维蛋白溶解和细胞因子介质的来源,似乎在血栓机化和再通中起着特别重要的作用。实验显示血栓 3 周完全再通,血栓缩小变成内皮化的内膜下条纹。

尽管缺乏大范围研究,但一些组织学研究表明临床 DVT 都遵循相似的过程。在动物模型中,再通似乎是一个复杂的过程,包括内在(起自血栓内)和外在纤溶、外围破碎、新生血管形成和血栓回缩。机化随着表面细胞(可能来源于内皮)的迁移开始于血栓附着区[62]。首先在血栓和静脉壁之间形成口袋状,然后通过外围破碎和纤维蛋白溶解逐渐扩大。同时血栓也经历中央软化和收缩。若无蔓延,血栓最终结果是静脉腔恢复,同时在初始血栓黏附到静脉壁的部位处形成略微凸起的纤维斑块。

一系列可以随访到的静脉血栓随时间推移的非侵袭性诊断试验证实了这些过程的临床重要性。Killewich 等用彩超对 21 例患者前瞻性随访发现[65],在 7 天内出现血管再通的患者为 44%,90 天时为 100%。最初累及的部位仍闭塞的百分比在 30 天减少到 44%,在 90 天减少到 14%。同样,Van Ramshorst 等发现[66],在股腘静脉血栓形成后的前 6 个月内,血栓负荷呈指数下降。大多数再通发生在前 6 周内,并且在此期间,在 23 个完全闭塞的节段中有 87% 恢复血流。大约 55% 的受试者在血栓形成 6~9 个月内出现完全再通[67,68]。然而,在急性血栓发生后数月至数年，血栓负荷减少仍可能持续，尽管速度较慢（图 17.1）。值得注意的是，通过评估股静脉和腘静脉的两点压缩性的临床研究表明，不完全再通的比率在 3 个月时相似（49.4%）[45]。

尽管在股腘段中血栓清除速率相似[66]，但一些人发现胫段的清除速度更快，这可能说明小静脉血栓溶解效率的更高[47,69]。相反，血栓在髂段的再通更慢且不彻底。DVT 后 1 年、3 年和 5 年，髂股静脉通畅率分别低至 24%、18% 和 18%[70]。

再通的程度与凝血活化程度和纤溶抑制程度有关（图 17.2），与凝血酶活化产物（凝血酶原片段 1 和 2）的水平呈负相关[47]。也有人发现血栓溶解较差的患者 PAI-1 水平较高[47,68]。从临床角度来看，据报道，在老年患者中，无症状的术后血栓形成患者和仅累及一个静脉段的患者更容易完全再通[71]。癌症与不完全再通有关。永久性风险因素的存在可使延迟再通的风险增加 11 倍[72]。

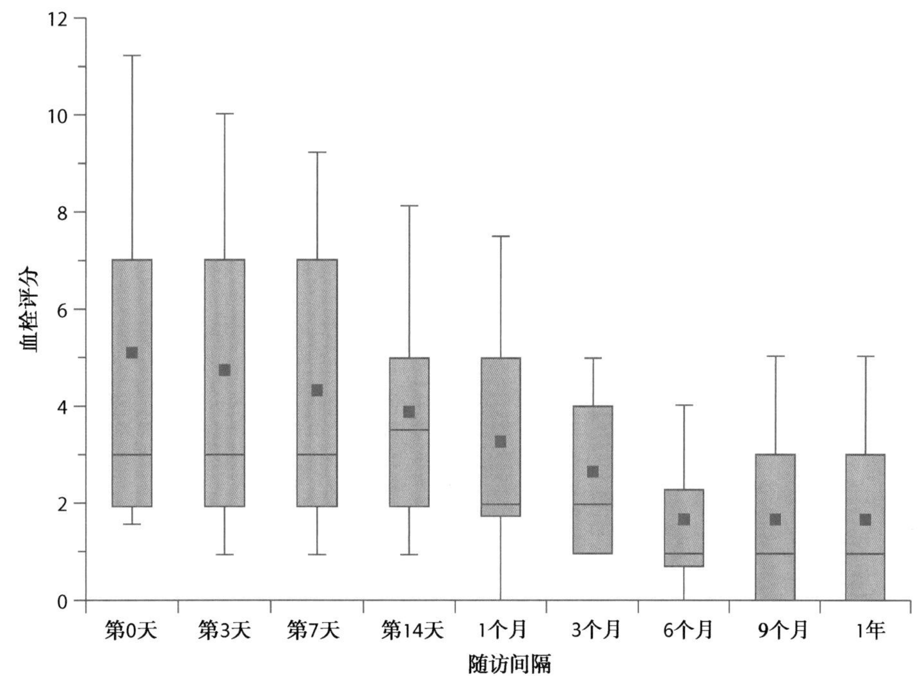

图 17.1 显示深静脉血栓形成后 1 年内连续超声检查确定的血栓评分降低的箱线图。箱的顶部、中间和底部的横线分别代表第 75、第 50（中位数）和第 25 百分位数。实心正方形表示平均值，顶部和底部的误差条分别表示第 90 和第 10 百分位。进行性再通时，血栓平均评分从出现时的 5.1 降至 12 个月后的 1.8。平均再通率 6 个月为 52.4%，9 个月为 57.9%，12 个月为 58.8%。（From Meissner MH et al. J Vasc Surg 2002；35：278-85. Reprinted with permission.）

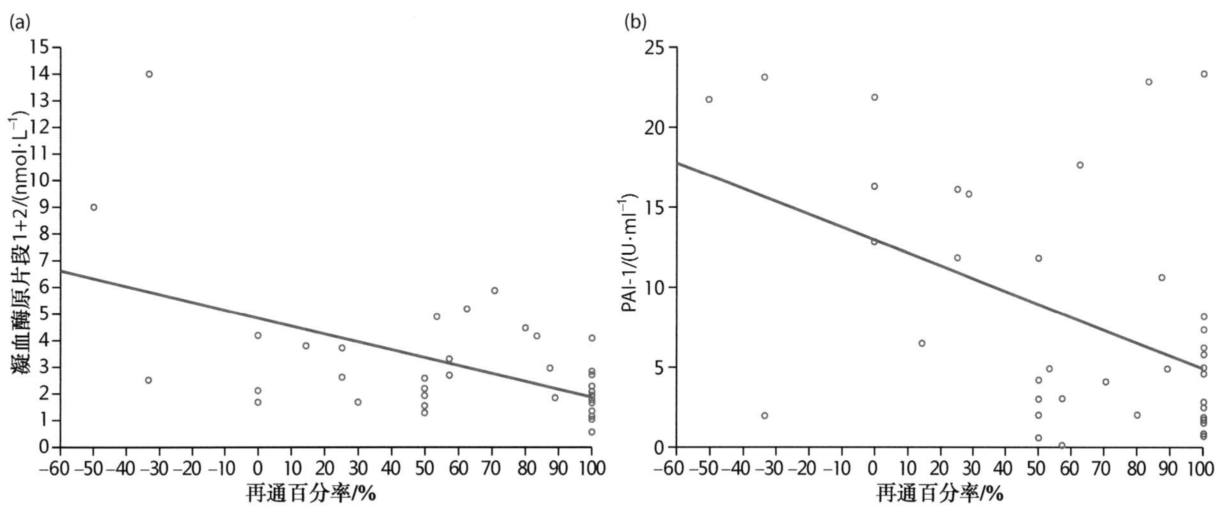

图 17.2 随访至少 9 个月的患者（n = 44）再通率与凝血酶原片段 1 和 2（a）和纤溶酶原激活物抑制剂（PAI-1）活性（b）的散点图。连续的回归线显示了再通与初始片段 1 和片段 2（R = 0.53，P = 0.000 4）和 PAI-1（R = 0.48，P = 0.002）水平之间的相关性。再通率为负数的患者在随访中有血栓进展

17.4.3 静脉血栓形成复发

在急性 DVT 的早期，血栓复发与再通竞争。大多数临床研究包含有症状的复发性 DVT 和 PE，其发生率取决于治疗、血栓的近远端位置以及随访的持续时间。幸运的是，标准抗凝治疗在治疗期间预防复发性 VTE 非常有效。在近端 DVT 患者中，接受标准抗凝治疗 3 个月的患者出现复发性血栓栓塞事件的发生率为 5.2%[73]，而接受不充分皮下低分子肝素治疗 3 个月的患者为 47%[74]。也有人报告在 3 个月抗凝治疗期间，复发性 VTE 的发生率为 7%[75]。最新的直接抗凝剂（达比加群酯）和Ⅹa 抑制剂（利伐沙班、阿哌沙班和依度沙班）与华法林的随机对照研究表明，在最初的 3~12 个月治疗期间，新抗凝剂（2.1%~3.2%）和华法林（1.8%~3.5%）的复发性 VTE 发生率相似[76]。

由于 VTE（不论急性或慢性）根本上说是抗凝紊乱的疾病，因此许多抗凝症状事件发生在抗凝治疗停止后并不奇怪。同侧肢体复发的风险与对侧一样大[77]。Sarasin 和 Bounameaux[78]计算出，在停用抗凝治疗后，近端 DVT 每月理论上复发率为 0.9%，与观察所得的每年复发率 7.0%~12.9% 相似[39,44]。在首次发生后，累积复发率在 5 年时高达 24%，8 年时高达 30%，而复发 VTE 风险最高是在发生后的前 6~12 个月[44,75,77]。在首次发生 VTE 后随访的 1 626 例患者中，停止抗凝治疗后累计复发率在 1 年、3 年、5 年和 10 年分别为 11.0%、19.6%、29.1% 和 39.9%[79]。

复发风险与潜在的血栓形成危险因素高度相关。与继发 DVT 的患者相比，原发性血栓形成患者的复发风险要高 2~3 倍[44,75,79]。然而，10 年复发风险在原发性 VTE 患者中可能高达 52.6%，同时在继发性 DVT 患者中也很高（22.5%）[79]。有症状的复发性 DVT 的特定危险因素包括高龄、男性、体重指数高、下肢瘫痪、活动性恶性肿瘤和较短的抗凝时间[79,80]。遗传性血栓形成倾向是否为复发性 VTE 的危险因素仍存在争议。虽然一些先天性易栓症（包括抗凝血酶、蛋白 C 和蛋白 S 缺乏、高同型半胱氨酸血症以及因子Ⅷ和Ⅺ水平升高）似乎与复发风险增加相关，但支持风险增加的数据（与常见因子 V Leiden 突变和凝血酶原 G20210A 突变有关）是相互矛盾的[81]。几种用于预测复发性血栓形成风险的临床模型已经在研发，但还有待前瞻性研究验证[81]。复发风险似乎也与血栓位置有关。近端静脉血栓形成与孤立性小腿静脉血栓形成相比，复发风险高 3 倍，髂股静脉血栓形成的复发风险比股腘静脉高 2.4 倍[82]。

孤立的小腿静脉血栓后的复发需要尤其注意。有限的数据表明，与近端静脉血栓形成相比，孤立的小腿静脉血栓形成与凝血激活机制缺乏有关，这可能预示着某些病理生理学的差异[46]。小腿静脉血栓形成至少可以分为两种，即成对的胫后和腓静脉血栓形成（轴性小腿静脉血栓形成）和腓肠肌或单侧肌肉间静脉血栓形成（小腿肌间静脉血栓形成），他们的自然病程也不同。在轴性小腿静脉血栓形成的患者中，23% 的未治疗者和 10% 仅接受静脉肝素治疗者发生了近端蔓延[83]。随着超声技术的提高，小腿肌间静脉血栓的发现更频繁，目前约占孤立性小腿静脉血栓的 40%。这类血栓的自然病程近期才得到描述。在小腿肌间静脉血栓形成后的 135 条肢体中，16.3% 蔓延到在胫静脉或更高水平，大多数（90.9%）在 2 周内出现，仅有 2.9% 蔓延到腘静脉水平[84]。癌症是与这些血栓蔓延唯一相关的独立危险因素。虽然有数据表明小腿肌间静脉血栓形成可能比轴性小腿静脉血栓形成更为良性，但与相关患者中 7% 的 PE 发生率与 18.8% 长期复发率的报道存在互相冲突[85]。这类血栓相关的自然病程和诊治需要更多研究资料。

不足为奇的是，非侵入性自然病程研究得出了比临床研究所报道的更高的无症状复发率。一些研究显示，26%~38% 的患者血栓蔓延发生在出现后的前几周内（图 17.3）[86,87]。在 177 例患者中，随访时间中位数为 9.3 个月，52% 的患者观察到超声证实的复发性血栓事件[88]。在最初累及的肢体中，向新节段蔓延的发生率为 30%，部分闭塞或再通节段的复发发生率为 31%。最初未累及的对侧肢体中有 6% 也发现新的血栓。

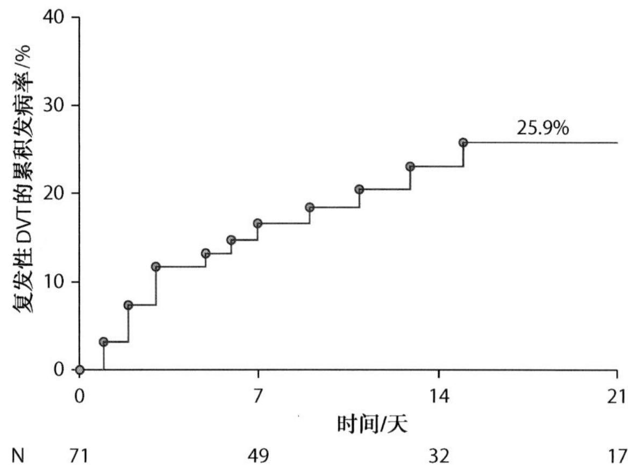

图 17.3 治疗前 3 周超声证实的复发血栓事件累积发生率。DVT：深静脉血栓形成。（From Caps MT et al. *Vasc Med* 1999；4：9-14，1999. Reprinted with permission.）

虽然超声发现的无症状复发血栓与潜在的危险因素无明显关联[88]，但它们与凝血活化的程度和抗凝的充分性息息相关。凝血酶活化产物（凝血酶原片段 1 和 2）和 D-二聚体的初始水平在超声发现复发的患者中明显更高[46]。停止抗凝治疗后的高 D-二聚体水平也与症状性临床复发的高风险有关[89]。孤立性小腿静脉血栓形成时，D-二聚体水平 ≥ 2 000ng/ml 预测复发事件的敏感性和特异性分别为 88.9% 和 76.5%。充分的抗凝治疗可防止无症状的血栓复发，根据标准的实验室测量，抗凝治疗时间每减少 20%，血栓形成事件的风险增加 1.4 倍[87]。

事实上，再通和血栓形成复发可能是相关的。在第一次 DVT 发作后随访长达 6 年的 313 例患者中，58 例复发性 VTE 患者中有 41 例有残留血栓。然而，残余血栓作为复发性 DVT 预测因子的重要性仍存在争议[75]。虽然有些人发现再通不全的患者复发性血栓形成的风险增加 2.2~5 倍[44,71]，但其他人未能证明这种关系[90,91]。一项包含 13 项研究，涉及 3 531 名患者的荟萃分析表明，停用抗凝治疗后残余静脉阻塞与原发性 DVT 患者的复发性 VTE 无关（OR：1.35；95%CI：0.87~2.08），而与继发性 VTE 患者的复发性 VTE 有明显的关系(OR:2.78;95%CI:1.41~5.50),这是因为癌症使患者的复发风险增加[92]。由于许多复发事件发生在对侧腿,或者是PE发作,因此残余血栓的任何风险都可能与潜在的高凝状态有关,而不是静脉系统的机械异常[41,44]。事实上,持续高凝状态的存在可能是复发性VTE风险更好的预测因子[93]。至少有一项研究发现,尽管残余血栓不是一个独立的预测因子,但停用抗凝剂后1个月测得的D-二聚体水平>500ng/ml可使复发风险增加3.3倍[90]。

17.5 DVT的自然病程与血栓后综合征

17.5.1 血栓后综合征的病理生理学

如上所述,血栓后综合征的表现包括疼痛、水肿、皮肤改变和溃疡。至少有三种评分系统——Ginsberg标准[94]、Villalta量表[95]和静脉临床严重度评分[96]——已用于分类血栓后综合征的临床严重程度,并且发病率随系统变化很大。虽然有些人担心Villalta量表可能对轻微血栓后疾病过度敏感,但它在临床研究中使用最为广泛。在首次DVT发作后用Villalta量表评估的355名患者中,5年时任何程度的和严重的血栓后综合征的累积发生率分别为28%和9.3%[35]。

由静脉回流和梗阻共同引起的静脉高压是血栓后更严重的后遗症。虽然在实验中产生的血栓经常再通并形成通畅但瓣膜缺如的血管腔,但瓣膜破坏并不是临床DVT的普遍后果。许多患者在急性DVT发作后仍然没有慢性症状,只有69%的四肢在血栓形成1年后出现超声证实的反流[97]。个别静脉节段的反流发生率更低,只有33%-59%的受累节段功能不全。

血栓后静脉的组织学检查为DVT后的不同的反流情况提供了一些解释。在确诊血栓后综合征的肢体中,约50%的腘静脉瓣膜小叶上发现血栓形成,而其他发现有瓣膜内皮侵蚀、伴随基底膜增厚和非典型的内膜下胶原纤维[98]。然而,大多数急性DVT发作与这种大量的组织学变化无关。与血栓后综合征患者的观察结果相反,急性DVT后的早期纤维细胞组织很少累及瓣膜尖[60,99]。在Sevitt检查的44个样本中,只有4个发现瓣膜尖有血栓附着[99]。多数情况下,血栓通过裂隙与瓣膜尖端分离,可能由瓣膜内皮的局部纤溶活动引起。这些观察结果可能说明了静脉瓣膜尖瓣强烈的纤溶酶原激活物活性,这可能在再通时起保护瓣膜的作用。

这些组织学发现与瓣膜反流的自然病程一致。有研究表明,反流的发生与完全再通一致或略微先发于完全再通[69]。与再通一样,在DVT后的前6~12个月内,反流发生率最高[100]。反流可能在多达23%的相关节段中是暂时的,在随访期间可消失。当瓣膜仍然部分受到残留血栓附着时,这种现象就会发生。然后,正常的瓣膜可能会在完全再通时恢复功能。

尽管静脉反流影响很大,但发生水肿、色素沉着或溃疡的肢体同时出现反流和残余阻塞的可能性高于仅有反流或仅有残余阻塞(图17.4)[18]。除了对静脉压的直接影响外,阻塞也可能间接导致反流的发展。在随访期间发生反流的患肢有30%先前无血栓阻塞[100]。反流发生在原本未累及的节段中的确切机制仍不清楚,但可能与持续的近端梗阻有关。因此,可能存在至少两种不同的反流机制:常见的与血栓节段再通有关,以及不太常见的与未受累节段的近端阻塞有关。在受血栓影响的节段发生反流的风险几乎是未累及节段的3倍[100]。

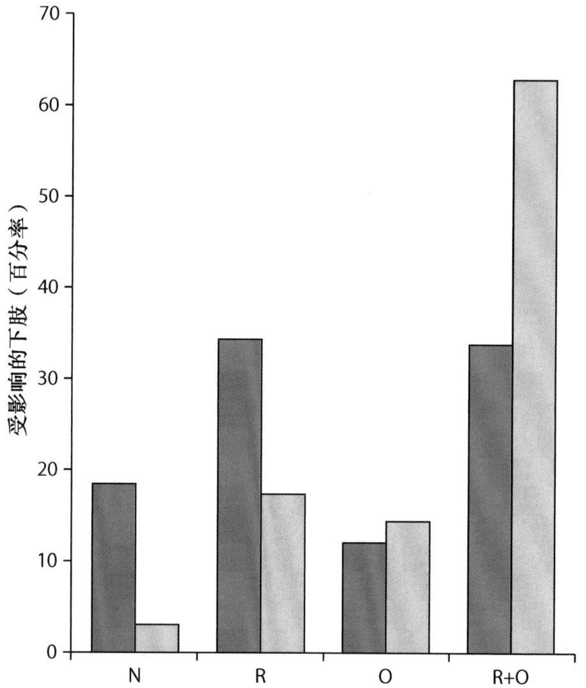

图17.4 下肢深静脉血栓形成后无异常(N)、单纯反流(R)、单纯梗阻(O)、反流伴梗阻(R+O)的比例。深色柱表示下肢无症状;浅色柱表示下肢有血栓后遗症症状。(From Johnson BF et al. *J Vasc Surg* 1995;21:307-13,1995. Reprinted with permission.)

17.5.2 血栓后综合征的决定因素

尽管我们的了解仍然不全面,但了解血栓后综合征发展所涉及的因素对其预防和管理至关重要。大多数研究者尚未发现血栓的初始程度与最终结果之间明确的关系。然而,血栓形成后临床表现的其他潜在决定因素包括再通率、复发性血栓形成事件、反流程度以及反流和阻塞的解剖分布。

从理论上讲,静脉血栓的快速再通可以缓解近端静脉阻塞并保留瓣膜功能。在113例急性DVT患者的长期超声随访中,大多数患者接受标准抗凝治疗,完全再通的时间与反流的最终发展情况有关[69]。根据所涉及的静脉段,发生反流的节段完全再通所需时间比瓣膜功能存在的节段长2.3~7.3倍(图17.5)。有限的数据还表明,溶栓治疗可以降低髂股静脉DVT后血栓后综合征的发生率。来自一项多中心研究的未发表数据表明[101],在102例经导管溶栓治疗的髂股静脉DVT患者中,完全溶解的患者1年内无症状(84%无症状)的可能性明显高于溶解<50%的患者(36%没有症状)。一项系统综述包含4项比较导管溶栓与常规抗凝治疗的研究进一步显示,在溶栓治疗的患者中,静脉反流、持续性静脉阻塞

和血栓后综合征的发生显著减少[102]。最后,CaVentT 试验显示,与标准抗凝治疗相比,接受导管溶栓治疗的患者 2 年后血栓后综合征发生率的绝对风险降低 14.4%[103]。

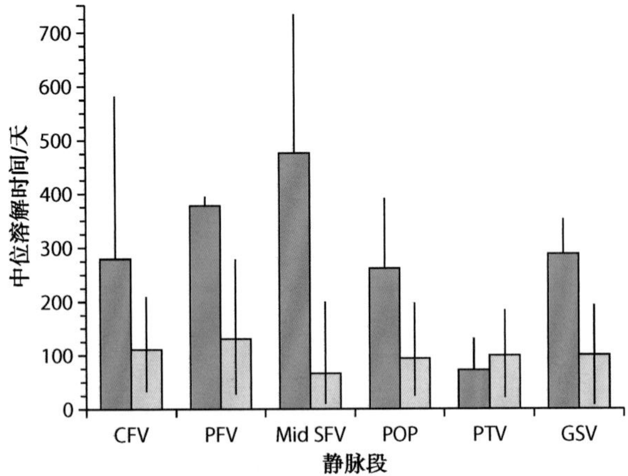

图 17.5 根据最终反流情况分组,从血栓形成到完全再通的中位时间。误差条表示四分位范围。分段:股总静脉(CFV)、股深静脉(PFV)、股浅静脉中段(SFM)、腘静脉(PPV)、胫后静脉(PTV)、大隐静脉(GSV)。(From Meissner MH et al. *J Vasc Surg* 1993;18:596-608. Reprinted with permission.)

血栓复发也对瓣膜功能和血栓后综合征的发展有不利影响。血栓扩展到最初未受累节段显然使这些节段处于瓣膜破坏的风险中。然而,部分闭塞或再通部位的复发会进一步增加反流的风险[88]。已经有人注意到反流在 36%~73% 的此类节段中发生,这远远高于无复发性血栓形成节段的发生率(图 17.6)。与这些观察结果一致,出现血栓后症状的患者中,45% 有复发性血栓形成事件,而无症状患者中,仅有 17% 出现复发[27]。复发性血栓形成患者的血栓后综合征风险增加 6 倍[35]。

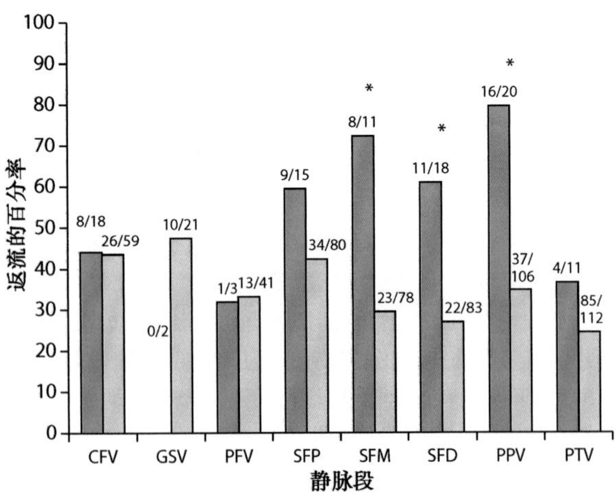

图 17.6 伴和不伴血栓再形成的初始受累静脉节段的返流情况。分段:股总静脉(CFV)、大隐静脉(GSV)、股深静脉(PFV)、股浅静脉近、中和远段(SFP、SFM、SFD)、腘静脉(PPV)、胫后静脉(PTV)。条上的数字表示的是,观察到返流的节段数除以可以明确评估返流情况的节段数。SFM、SFD 和 PPV 节段血栓再形成与无血栓再形成间差异有统计学意义(*P < 0.005)。(From Meissner MH et al. *J Vasc Surg* 1995 ;2 :v558-67. Reprinted with permission.)

最后,临床症状和体征的发展与总体反流程度[104]以及反流和阻塞的解剖学分布有关。远端深静脉段的反流,尤其是腘静脉和胫后静脉,与血栓后皮肤改变最为相关。然而,据报道,有 84%~94% 的慢性皮肤改变患者和 60%~100% 的静脉溃疡患者存在相应的浅表反流[105-107]。尽管功能不全的交通静脉可能对压力传递起一定作用,但浅表静脉的血栓形成和血栓非依赖性退行性变似乎在浅表静脉功能不全的发展中是主要的[108]。

关于阻塞,血栓形成后临床表现的严重程度与持续性髂股和腘静脉阻塞最为相关[104]。通过 Villalta 评分的方法,在 24 个月时,与股腘或孤立性小腿静脉血栓形成相比,持续性髂股静脉血栓形成似乎格外重要,其血栓后综合征表现明显更严重。相比之下,在许多患者中,股静脉阻塞似乎具有相对良好的耐受[109],可能是由于继发了股深静脉的轴向转流[110]。然而,持续性腘静脉阻塞似乎与较高的 CEAP 临床分级相关[104]。

17.6 自然病程研究的临床应用

急性 DVT 的自然病程具有临床诊疗意义,其为改变结局提供了一些机会。结合加压疗法,早期下地活动可以更快地解决急性疼痛和水肿,且不会增加 PE 的风险[111,112]。长期加压对于预防血栓形成后综合征的作用的证据是有争议的。早期非盲随机试验表明 30~40-mmHg 压力袜能使血栓后综合征的风险降低 50%[113,114]。最近一项安慰剂对照试验未发现压力袜的益处[115],很可能是患者较低的依从性(55.6%)导致了这些结果。此外,一些高风险人群,如持续性髂股静脉阻塞或伴有腘静脉、胫后静脉和表浅静脉反流的人群,应需特别重视压力袜的使用。

根据我们目前的了解,复发性静脉血栓形成是血栓后综合征最有力的预测指标。早期行走虽然不促进再通,但可以降低血栓蔓延的风险[116]。更重要的是,确保足够的抗凝持续时间和强度对预防复发性血栓形成至关重要。在早期抗凝治疗不充分的患者中,复发性血栓栓塞事件的发生率增加 15 倍[73],而低分子肝素比普通肝素在这方面具有一定的理论优势(1A 级)[117-119]。其更高的生物利用度和更易预测的剂量 - 反应关系使其可更快速地抑制凝血[120]。尽管在低分子肝素和普通肝素治疗的患者中症状性血栓栓塞复发发生率的差异尚未在临床试验中得到证实[121,122],但至少有一些研究表明低分子肝素治疗患者的无症状复发率较低[123]。凝血酶和Ⅹa 直接抑制剂可能也在降低血栓后综合征的发生率方面具有一定作用。

人们越来越认识到,不同患者复发血栓栓塞的风险不同,并且患原发性 DVT 或存在不可逆风险因素的患者需要更长的治疗时间。因此,在停止抗凝治疗之前,必须彻底评估复发性血栓形成的风险,尤其是对于患有原发性 DVT 的患者。复发性 VTE 的风险受持续高凝状态的影响,并且有临床研究表明 D- 二聚体测定在指导不明原因的 VTE 患者抗凝持续时间方面有作用[93]。

关于再通,其程度和速度是瓣膜功能和复发性血栓形成的重要决定因素。至于复发性血栓形成,血栓溶解也与抗凝治疗的充分性有关。在维持治疗期间使用低分子肝素可能比华法林具有一些优势。与标准口服抗凝治疗相比，使用低分子肝素治疗 3~6 个月有利于更大程度的再通，不同程度地改善短期临床结果，且有不显著的反流减少的趋势[119,124]。凝血酶和Xa 直接抑制剂对于减轻血栓形成后临床表现的潜在作用亟需临床试验结果。至少在一些患者中，尤其是急性髂股 DVT 发病时间少于 14 天的高风险患者，溶栓治疗似乎确实能促进快速和完全的再通。早期试验表明，在导管溶栓治疗的髂股静脉 DVT 患者中[103]，血栓后综合征会一定程度地减少，而进一步确定药物 / 机械血栓清除术在髂股静脉和股腘静脉 DVT 中的作用的试验即将开展[125]。最后，压力袜的早期应用也可能在促进早期再通方面发挥作用。在一项比较立即使用压力袜和延迟使用压力袜的小型随机试验中，早期压力袜组中 82% 的闭塞节段实现了 90 天完全再通，而延迟组仅有 60%[126]。

由于大多数与 DVT 相关的远期死亡是由于心脏病和恶性疾病，故很少有干预措施会降低死亡率。值得注意的是，常规使用腔静脉滤器尚未显示出降低即刻或长期死亡率[127,128]。然而，一些研究已经表明，用低分子肝素治疗伴有 DVT 的早期或局灶性癌症患者可改善生存率[129]。对于晚期转移性患者，没有发现类似的优势。

美国静脉论坛指南 3.1.0：急性深静脉血栓形成的临床表现和自然病程

编号	指南	推荐等级（1：强；2：弱）	证据等级（A：高质量；B：中等质量；C：低或极低质量）
3.1.1	基于自然病程的不同，我们推荐将下肢深静脉血栓形成（DVT）准确地描述为累及髂股静脉、股腘静脉或孤立的小腿静脉，而不是简单地分为近端或远端血栓	1	A
3.1.2	我们推荐在所有出现急性 DVT 症状和体征的患者中，使用经验证的评分系统进行正式的 DVT 验前概率评估	1	A
3.1.3	我们推荐在终止抗凝治疗前，充分评估患者静脉血栓栓塞性疾病的复发风险，尤其是特发性 DVT 患者	1	A
3.1.4	推荐在符合以下标准的患者采取早期血栓清除的策略：(a) 首次出现的急性髂股深静脉血栓形成；(b) 发病时间 <14 天；(c) 出血风险低；(d) 具有良好的活动能力和可接受的预期寿命	2	C
3.1.5	我们推荐对依从性好的急性 DVT 患者使用 30~40mmHg 弹力袜（膝关节水平）来降低 DVT 患者血栓后综合征的风险	1	C

参考文献

● = Major primary paper
★ = Major review paper
◆ = Published guideline

1. Ageno W, Agnelli G, Imberti D et al. Factors associated with the timing of diagnosis of venous thromboembolism: Results from the MASTER registry. *Thromb Res* 2008;121:751–6.
2. Fowkes FJ, Price JF, and Fowkes FG. Incidence of diagnosed deep vein thrombosis in the general population: Systematic review. *Eur J Vasc Endovasc Surg* 2003;25:1–5.
3. ◆ Meissner MH, and Gloviczki P, Comerota AJ et al. Early thrombus removal strategies for acute deep venous thrombosis: Clinical practice guidelines of the Society for Vascular Surgery and the American Venous Forum. *J Vasc Surg* 2012;55:1449–62.
4. ● Sevitt S and Gallagher N. Venous thrombosis and pulmonary embolism. A clinico-pathological study in injured and burned victims. *Br J Surg* 1961;48:475–89.
5. McLachlin J, Richards T, and Paterson JC. An evaluation of clinical signs in the diagnosis of venous thrombosis. *Arch Surg* 1962;85:738–44.
6. Weaver FA, Meacham PW, Adkins RB, and Dean RH. Phlegmasia cerulea dolens: Therapeutic considerations. *South Med J* 1988;81:306–12.
7. Osman KA, Ahmed MH, Abdulla SA, Bucknall TE, and Rogers CA. Venous gangrene and cancer: A cool look at a burning issue. *Int Semin Surg Oncol* 2007;4:7.
8. Warkentin TE. Venous limb gangrene during warfarin treatment of cancer-associated deep venous thrombosis. *Ann Intern Med* 2001;135:589–93.
9. Criado E and Burnham C. Predictive value of clinical criteria for the diagnosis of deep vein thrombosis. *Surgery* 1997;122:578–83.
10. Markel A, Manzo R, Bergelin R, and Strandness D. Acute deep vein thrombosis: Diagnosis, localization, and risk factors. *J Vasc Med Biol* 1991;3:432–9.
11. Nypaver T, Shepard A, Kiell C, McPharlin M, Fenn N, and Ernst C. Outpatient duplex scanning for deep vein thrombosis: Parameters predictive of a negative study result. *J Vasc Surg* 1993;18:821–6.
12. Sutter ME, Turnipseed SD, Diercks DB, Samuel P, and White RH. Venous ultrasound testing for suspected thrombosis: Incidence of significant non-thrombotic findings. *J Emerg Med* 2009;36:55–9.
13. Cranley JJ, Canos AJ, and Sull WJ. The diagnosis of deep venous thrombosis. Fallibility of clinical symptoms and signs. *Arch Surg* 1976;111:34–6.
14. Haeger K. Problems of acute deep venous thrombosis. *Angiology* 1969;20:219–23.

15. Hull R, Hirsh J, Sackett DL, and Stoddart G. Cost effectiveness of clinical diagnosis, venography, and noninvasive testing in patients with symptomatic deep-vein thrombosis. *N Engl J Med* 1981;304:1561–7.
16. Peters SH, Jonker JJ, de Boer AC, and den Ottolander GJ. Home-diagnosis of deep venous thrombosis with impedance plethysmography. *Thromb Haemost* 1982;48:297–300.
17. Cooperman M, Martin EW Jr., Satiani B, Clark M, and Evans WE. Detection of deep venous thrombosis by impedance plethysmography. *Am J Surg* 1979;137:252–4.
•18. Johnson BF, Manzo RA, Bergelin RO, and Strandness DE. Relationship between changes in the deep venous system and the development of the postthrombotic syndrome after an acute episode of lower limb deep vein thrombosis: A one- to six- year follow-up. *J Vasc Surg* 1995;21:307–13.
19. Oudega R, Moons KG, and Hoes AW. Limited value of patient history and physical examination in diagnosing deep vein thrombosis in primary care. *Fam Pract* 2005;22:86–91.
20. Anand SS, Wells PS, Hunt D, Brill-Edwards P, Cook D, and Ginsberg JS. Does this patient have deep vein thrombosis? *JAMA* 1998;279:1094–9.
21. Oudega R, Hoes AW, and Moons KG. The Wells rule does not adequately rule out deep venous thrombosis in primary care patients. *Ann Intern Med* 2005;143:100–7.
22. Schutgens RE, Ackermark P, Haas FJ et al. Combination of a normal D-dimer concentration and a non-high pretest clinical probability score is a safe strategy to exclude deep venous thrombosis. *Circulation* 2003;107:593–7.
•23. Wells PS, Anderson DR, Bormanis J et al. Value of assessment of pretest probability of deep-vein thrombosis in clinical management. *Lancet* 1997;350:1795–8.
24. Shields GP, Turnipseed S, Panacek EA, Melnikoff N, Gosselin R, and White RH. Validation of the Canadian clinical probability model for acute venous thrombosis. *Acad Emerg Med* 2002;9:561–6.
25. Tick LW, Ton E, van Voorthuizen T et al. Practical diagnostic management of patients with clinically suspected deep vein thrombosis by clinical probability test, compression ultrasonography, and D-dimer test. *Am J Med* 2002;113:630–5.
26. Elliott CG, Goldhaber SZ, and Jensen RL. Delays in diagnosis of deep vein thrombosis and pulmonary embolism. *Chest* 2005;128:3372–6.
27. Beyth RJ, Cohen AM, and Landefeld CS. Long-term outcome of deep-vein thrombosis. *Arch Intern Med* 1995;155:1031–7.
28. Heit JA. Epidemiology of venous thromboembolism. *Nat Rev Cardiol* 2015;12:464–74.
29. Olie V, Fuhrman C, Chin F, Lamarche-Vadel A, Scarabin PY, and de Peretti C. Time trends in pulmonary embolism mortality in France, 2000–2010. *Thromb Res* 2015;135:334–8.
30. Kistner R, Ball J, Nordyke R, and Freeman G. Incidence of pulmonary embolism in the course of thrombophlebitis of the lower extremities. *Am J Surg* 1972;124:169–76.
31. Plate G, Ohlin P, and Eklöf B. Pulmonary embolism in acute iliofemoral venous thrombosis. *Br J Surg* 1985;72:912–5.
32. Huisman MV, Buller HR, ten Cate JW et al. Unexpected high prevalence of silent pulmonary embolism in patients with deep venous thrombosis. *Chest* 1989;95:498–502.
33. Monreal M, Barroso R-J, Ruiz Manzano J, Salvador Tarrason R, Lafoz Navol E, and Viver Manresa E. Asymptomatic pulmonary embolism in patients with deep vein thrombosis. Is it useful to take a lung scan to rule out this condition? *J Cardiovasc Surg* 1989;30:104–7.
34. Jaff MR, McMurtry MS, Archer SL et al.; American Heart Association Council on Cardiopulmonary Critical Care, Perioperative and Resuscitation, American Heart Association Council on Peripheral Vascular Disease, American Heart Association Council on Arteriosclerosis, Thrombosis and Vascular Biology. Management of massive and submassive pulmonary embolism, iliofemoral deep vein thrombosis, and chronic thromboembolic pulmonary hypertension: A scientific statement from the American Heart Association. *Circulation*. 2011;123:1788–830.
35. Prandoni P, Lensing A, Cogo A et al. The long term clinical course of acute deep venous thrombosis. *Ann Intern Med* 1996;125:1–7.
36. Coon WW, Willis PW, and Keller JB. Venous thromboembolism and other venous disease in the Tecumseh Community Health Study. *Circulation* 1973;48:839–46.
37. Naess IA, Christiansen SC, Romundstad P, Cannegieter SC, Rosendaal FR, and Hammerstrom J. Incidence and mortality of venous thrombosis: A population-based study. *J Thromb Haemost* 2007;5:692–9.
38. Anderson FA, Wheeler HB, Goldberg RJ et al. A population-based perspective of the hospital incidence and case-fatality rates of deep vein thrombosis and pulmonary embolism. *Arch Intern Med* 1991;151:933–8.
39. Cushman M, Tsai AW, White RH et al. Deep vein thrombosis and pulmonary embolism in two cohorts: The longitudinal investigation of thromboembolism etiology. *Am J Med* 2004;117:19–25.
40. White RH. The epidemiology of venous thromboembolism. *Circulation* 2003;107:I4–8.
41. Savory L, Harper P, and Ockelford P. Posttreatment ultrasound-detected residual venous thrombosis: A risk factor for recurrent venous thromboembolism and mortality. *Curr Opin Pulm Med* 2007;13:403–8.
42. Prandoni P, Ghirarduzzi A, Prins MH et al. Venous thromboembolism and the risk of subsequent symptomatic atherosclerosis. *J Thromb Haemost* 2006;4:1891–6.
43. Hong C, Zhu F, Du D, Pilgram TK, Sicard GA, and

Bae KT. Coronary artery calcification and risk factors for atherosclerosis in patients with venous thromboembolism. *Atherosclerosis* 2005;183:169–74.
44. Young L, Ockelford P, Milne D, Rolfe-Vyson V, McKelvie S, and Harper P. Post-treatment residual thrombus increases the risk of recurrent deep vein thrombosis and mortality. *J Thromb Haemost* 2006;4:1919–24.
●45. Prandoni P, Lensing AW, Prins MH, Villalta S, Harenberg J, and Noventa F. Residual vein thrombosis and the risk of subsequent serious complications. *Thromb Res* 2015;136:178–9.
46. Meissner MH, Zierler BK, Bergelin RO, Chandler WC, Manzo RA, and Strandness DE. Markers of plasma coagulation and fibrinolysis after acute deep venous thrombosis. *J Vasc Surg* 2000;32:870–80.
●47. Meissner MH, Zierler BK, Chandler WL, and Strandness DE. Coagulation, fibrinolysis, and recanalization after acute deep venous thrombosis. *J Vasc Surg* 2002;35:278–85.
48. Thomas DP, Merton RE, Wood RD, and Hockley DJ. The relationship between vessel wall injury and venous thrombosis: An experimental study. *Br J Haematol* 1985;59:449–57.
49. Schaub RG, Simmons CA, Koets MH, Romano PJ, and Stewart GJ. Early events in the formation of a venous thrombus following local trauma and stasis. *Lab Invest* 1984;51:218–24.
●50. Stewart GJ. Neutrophils and deep venous thrombosis. *Haemostasis* 1993;23(Suppl. 1):127–40.
51. Nawroth PP, Handley DA, Esmon CT, and Stern DM. Interleukin 1 induces endothelial cell procoagulant while supressing cell-surface anticoagulant activity. *Proc Natl Acad Sci USA* 1986;83:3460–4.
52. Aronson DL and Thomas DP. Experimental studies on venous thrombosis: Effect of coagulants, procoagulants and vessel contusion. *Thromb Haemost* 1985;54:866–70.
53. Thomas DP, Merton RE, and Hockley DJ. The effect of stasis on the venous endothelium: An ultrastructural study. *Br J Haematol* 1983;55:113–22.
54. Lawson CA, Yan SD, Yan SF et al. Monocytes and tissue factor promote thrombosis in a murine model of oxygen deprivation. *J Clin Invest* 1997;99:1729–38.
55. Amiral J and Fareed J. Thromboembolic diseases: Biochemical mechanisms and new possibilities of biological diagnosis. *Semin Thromb Hemost* 1996;22:41–8.
56. Browse NL and Thomas ML. Source of non-lethal pulmonary emboli. *Lancet* 1974;1:258–9.
57. Karino T and Motomiya M. Flow through a venous valve and its implications for thrombus formation. *Thromb Res* 1984;36:245–57.
●58. Lurie F, Kistner RL, Eklöf B, and Kessler D. Mechanism of venous valve closure and role of the valve in circulation: A new concept. *J Vasc Surg* 2003;38:955–61.
59. Quarmby J, Smith A, Collins M, Cederholm-Williams S, and Burnand K. A model of *in vivo* human venous thrombosis that confirms changes in the release of specific soluble adhesion molecules in experimental venous thrombogenesis. *J Vasc Surg* 1999;30:139–47.
●60. Sevitt S. Organization of valve pocket thrombi and the anomalies of double thrombi and valve cusp involvement. *Br J Surg* 1974;61:641–9.
●61. Sevitt S. The structure and growth of valve-pocket thrombi in femoral veins. *J Clin Pathol* 1974;27:517–28.
●62. Northeast AD, Soo KS, Bobrow LG, Gaffney PJ, and Burnand KG. The tissue plasminogen activator and urokinase response *in vivo* during natural resolution of venous thrombus. *J Vasc Surg* 1995;22:573–9.
63. Wakefield TW, Linn MJ, Henke PK et al. Neovascularization during venous thrombus organization: A preliminary study. *J Vasc Surg* 1999;30:885–93.
64. Wakefield TW, Strieter RM, Wilke CA et al. Venous thrombosis-associated inflammation and attenuation with neutralizing antibodies to cytokines and adhesion molecules. *Arterioscler Thromb Vasc Biol* 1995;15:258–68.
●65. Killewich LA, Bedford GR, Beach KW, and Strandness DE Jr. Spontaneous lysis of deep venous thrombi: Rate and outcome. *J Vasc Surg* 1989;9:89–97.
66. van Ramshorst B, van Bemmelen PS, Honeveld H, Faber JAJ, and Eikelbloom BC. Thrombus regression in deep venous thrombosis. Quantification of spontaneous thrombolysis with duplex scanning. *Circulation* 1992;86:414–9.
67. Killewich LA, Macko RF, Cox K et al. Regression of proximal deep venous thrombosis is associated with fibrinolytic enhancement. *J Vasc Surg* 1997;26:861–8.
68. Arcelus JI, Caprini JA, Hoffman KN et al. Laboratory assays and duplex scanning outcomes after symptomatic deep vein thrombosis: Preliminary results. *J Vasc Surg* 1996;23:616–21.
●69. Meissner MH, Manzo RA, Bergelin RO, Markel A, and Strandness DE. Deep venous insufficiency: The relationship between lysis and subsequent reflux. *J Vasc Surg* 1993;18:596–608.
70. AbuRahma A, Perkins SE, Wulu JT, and Ng HK. Iliofemoral deep vein thrombosis: Conventional therapy versus lysis and percutaneous transluminal angioplasty and stenting. *Ann Surg* 2001;233:752–60.
71. Piovella F, Crippa L, Barone M et al. Normalization rates of compression ultrasonography in patients with a first episode of deep vein thrombosis of the lower limbs: Association with recurrence and new thrombosis. *Haematologica* 2002;87:515–22.
72. Ageno W, Steidl L, Piantanida E et al. Predictors of residual venous obstruction after deep vein thrombosis of the lower limbs: A prospective cohort study. *Thromb Res* 2003;108:203–7.
73. Hull RD, Raskob GE, Hirsch J et al. Continuous intravenous heparin compared with intermit-

tent subcutaneous heparin in the initial treatment of proximal-vein thrombosis. *N Engl J Med* 1986;315:1109–14.

74. Hull R, Delmore T, Genton E et al. Warfarin sodium versus low-dose heparin in the treatment of venous thrombosis. *N Engl J Med* 1979;301:855–8.

•75. Prandoni P, Lensing AW, Prins MH et al. Residual venous thrombosis as a predictive factor of recurrent venous thromboembolism. *Ann Intern Med* 2002;137:955–60.

★76. Dobesh PP and Fanikos J. New oral anticoagulants for the treatment of venous thromboembolism: Understanding differences and similarities. *Drugs* 2014;74:2015–32.

77. Lindmarker P and Schulman S. The risk of ipsilateral versus contralateral recurrent deep vein thrombosis in the leg. The DURAC Trial Study Group. *J Intern Med* 2000;247:601–6.

78. Sarasin FP and Bounameaux H. Duration of oral anticoagulant therapy after proximal deep vein thrombosis: A decision analysis. *Thromb Haemost* 1994;71:286–91.

•79. Prandoni P, Noventa F, Ghirarduzzi A et al. The risk of recurrent venous thromboembolism after discontinuing anticoagulation in patients with acute proximal deep vein thrombosis or pulmonary embolism. A prospective cohort study in 1,626 patients. *Haematologica* 2007;92:199–205.

80. Heit JA. The epidemiology of venous thromboembolism in the community: Implications for prevention and management. *J Thromb Thrombolysis* 2006;21:23–9.

81. Prandoni P, Barbar S, Milan M, Vedovetto V, and Pesavento R. The risk of recurrent thromboembolic disorders in patients with unprovoked venous thromboembolism: New scenarios and opportunities. *Eur J Inter Med* 2014;25:25–30.

82. Douketis JD, Crowther MA, Foster GA, and Ginsberg JS. Does the location of thrombosis determine the risk of disease recurrence in patients with proximal deep vein thrombosis? *Am J Med* 2001;110:515–9.

83. Philbrick JT and Becker DM. Calf deep venous thrombosis. A wolf in sheep's clothing? *Arch Intern Med* 1988;148:2131–8.

84. MacDonald PS, Kahn SR, Miller N, and Obrand D. Short-term natural history of isolated gastrocnemius and soleal vein thrombosis. *J Vasc Surg* 2003;37:523–7.

85. Gillet J-L, Perrun MR, and Allaert FA. Short-term and mid-term outcome of isolated symptomatic muscular calf vein thrombosis. *J Vasc Surg* 2007;46:513–9.

86. Krupski WC, Bass A, Dilley RB, Bernstein EF, and Otis S. Propagation of deep venous thrombosis by duplex ultrasonography. *J Vasc Surg* 1990;12:467–75.

87. Caps MT, Meissner MH, Tullis MJ et al. Venous thrombus stability during acute phase of therapy. *Vasc Med* 1999;4:9–14.

88. Meissner MH, Caps MT, Bergelin RO, Manzo RA, and Strandness DE. Propagation, rethrombosis, and new thrombus formation after acute deep venous thrombosis. *J Vasc Surg* 1995;22:558–67.

★89. Verhovsek M, Douketis JD, Yi Q et al. Systematic review: D-dimer to predict recurrent disease after stopping anticoagulant therapy for unprovoked venous thromboembolism. *Ann Intern Med* 2008;149:481–90, W94.

90. Cosmi B, Legnani C, Cini M, Guazzaloca G, and Palareti G. D-dimer levels in combination with residual venous obstruction and the risk of recurrence after anticoagulation withdrawal for a first idiopathic deep vein thrombosis. *Thromb Haemost* 2005;94:969–74.

91. Cosmi B, Legnani C, Iorio A et al.; PROLONG Investigators. Residual venous obstruction, alone and in combination with D-dimer, as a risk factor for recurrence after anticoagulation withdrawal following a first idiopathic deep vein thrombosis in the prolong study. *Eur J Vasc Endovasc Surg.* 2010;39:356–65.

★92. Janakiram M, Sullivan M, Shcherba M, Guo S, and Billett HH. A systematic review of the utility of residual vein obstruction studies in primary and secondary venous thrombosis. *Thrombosis* 2013;2013:247913.

•93. Palareti G, Cosmi B, Legnani C et al. D-dimer testing to determine the duration of anticoagulation therapy. *N Engl J Med* 2006;355:1780–9.

94. Ginsberg JS, Hirsh J, Julian J et al. Prevention and treatment of postphlebitic syndrome: Results of a 3-part study. *Arch Intern Med* 2001;161:2105–9.

95. Villalta S, Bagatella P, Piccioli A, Lensing AWA, Prins MH, and Prandoni P. Assessment of validity and reproducibility of a clinical scale for the post-thrombotic syndrome. *Haemostasis* 1994;24:158a.

•96. Vasquez MA, Rabe E, McLafferty RB et al.; American Venous Forum Ad Hoc Outcomes Working Group. Revision of the venous clinical severity score: Venous outcomes consensus statement: Special communication of the American Venous Forum Ad Hoc Outcomes Working Group. *J Vasc Surg* 2010;52:1387–96.

97. Markel A, Manzo RA, Bergelin RO, and Strandness DE. Valvular reflux after deep vein thrombosis: Incidence and time of occurrence. *J Vasc Surg* 1992;15:377–84.

98. Budd TW, Meenaghan MA, Wirth J, and Taheri SA. Histopathology of veins and venous valves of patients with venous insufficiency syndrome: Ultrastructure. *J Med* 1990;21:181–99.

•99. Sevitt S. The mechanisms of canalisation in deep vein thrombosis. *J Pathol* 1973;110:153–65.

100. Caps MT, Manzo RA, Bergelin RO, Meissner MH, and Strandness DE. Venous valvular reflux in veins not involved at the time of acute deep vein thrombosis. *J Vasc Surg* 1995;22:524–31.

•101. Mewissen MW, Seabrook GR, Meissner MH, and Cynamon J, Labropoulos N, Haughton SH. Catheter-directed thrombolysis of lower extremity deep venous thrombosis: Report of a national multicenter registry. *Radiology* 1999;211:39–49.

⋆102. Casey ET, Munrad MH, Zumeta Garcia M et al. Treatment of acute iliofemoral deep vein thrombosis: A systematic review and meta-analysis. *J Vasc Surg* 2012;55:1463–73.

•103. Enden T, Haig Y, Klow NE et al. Long-term outcome after additional catheter-directed thrombolysis versus standard treatment for acute iliofemoral deep vein thrombosis (the CaVenT study): A randomised controlled trial. *Lancet* 2012;379:31–8.

104. Meissner MH, Caps MT, Zierler BK et al. Determinants of chronic venous disease after acute deep venous thrombosis. *J Vasc Surg* 1998;28:826–33.

105. Gooley NA and Sumner DS. Relationship of venous reflux to the site of venous valvular incompetence: Implications for venous reconstructive surgery. *J Vasc Surg* 1988;7:50–9.

106. Rosfors S, Lamke LO, Nordstroem E, and Bygdeman S. Severity and location of venous valvular insufficiency: The importance of distal valve function. *Acta Chir Scand* 1990;156:689–94.

107. van Bemmelen PS, Bedford G, Beach K, and Strandness DE Jr. Status of the valves in the superficial and deep venous system in chronic venous disease. *Surgery* 1991;109:730–4.

108. Meissner MH, Caps MT, Zierler BK, Bergelin RO, Manzo RA, and Strandness DE Jr. Deep venous thrombosis and superficial venous reflux. *J Vasc Surg* 2000;32:48–56.

109. Valentine RJ and Clagett GP. Aortic graft infections: Replacement with autogenous vein. *Cardiovasc Surg* 2001;9:419–25.

110. Raju S, Fountain T, Neglen P, and Devidas M. Axial transformation of the profunda femoris vein. *J Vasc Surg* 1998;27:651–9.

111. Blattler W and Partsch H. Leg compression and ambulation is better than bed rest for the treatment of acute deep venous thrombosis. *Int Angiol* 2003;22:393–400.

112. Junger M, Diehm C, Storiko H et al. Mobilization versus immobilization in the treatment of acute proximal deep venous thrombosis: A prospective, randomized, open, multicentre trial. *Curr Med Res Opin* 2006;22:593–602.

•113. Brandjes D, Buller H, Heijboer H et al. Randomised trial of effect of compression stockings in patients with symptomatic proximal-vein thrombosis. *Lancet* 1997;349:759–62.

•114. Prandoni P, Lensing AW, Prins MH et al. Below-knee elastic compression stockings to prevent the post-thrombotic syndrome: A randomized, controlled trial. *Ann Intern Med* 2004;141:249–56.

•115. Kahn SR, Shapiro S, Wells PS et al.; SOX Trial Investigators. Compression stockings to prevent post-thrombotic syndrome: A randomised placebo-controlled trial. *Lancet* 2014;383:880–8.

116. Isma N, Johanssson E, Bjork A et al. Does supervised exercise after deep venous thrombosis improve recanalization of occluded vein segments? A randomized study. *J Thromb Thrombolysis* 2007;23:25–30.

117. Piovella F and Barone M. Long-term management of deep vein thrombosis. *Blood Coagul Fibrinolysis* 1999;10(Suppl. 2):S117–22.

118. Hull RD, Raskob GE, Brant RF, Pineo GF, and Valentine KA. Relation between the time to achieve the lower limit of the APTT therapeutic range and recurrent venous thromboembolism during heparin treatment for deep vein thrombosis. *Arch Intern Med* 1997;157:2562–8.

119. Gonzalez-Fajardo JA, Arreba E, Castrodeza J et al. Venographic comparison of subcutaneous low-molecular weight heparin with oral anticoagulant therapy in the long-term treatment of deep venous thrombosis. *J Vasc Surg* 1999;30:283–92.

120. Markers of hemostatic system activation in acute deep venous thrombosis- evolution during the first days of heparin treatment. The DVTENOX Study Group. *Thromb Haemost* 1993;70:909–14.

121. Holmstrom M, Aberg W, Lockner D, and Paul C. Long-term clinical follow-up in 265 patients with deep venous thrombosis initially treated with either unfractionated heparin or dalteparin: A retrospective analysis. *Thromb Haemost* 1999;82:1222–6.

122. Dolovich LR, Ginsberg JS, Douketis JD, Holbrook AM, and Cheah G. A meta-analysis comparing low-molecular weight heparins with unfractionated heparin in the treatment of venous thromboembolism. *Arch Intern Med* 2000;160:181–8.

123. Prandoni P, Lensing AW, Buller HR et al. Comparison of subcutaneous low-molecular-weight heparin with intravenous standard heparin in proximal deep-vein thrombosis. *Lancet* 1992;339:441–5.

124. Daskalopoulos ME, Daskalopoulou SS, Tzortzis E et al. Long-term treatment of deep venous thrombosis with a low molecular weight heparin (tinzaparin): A prospective randomized trial. *Eur J Vasc Endovasc Surg* 2005;29:638–50.

125. Vedantham S, Goldhaber SZ, Kahn SR et al. Rationale and design of the ATTRACT study: A multicenter randomized trial to evaluate pharmacomechanical catheter-directed thrombolysis for the prevention of postthrombotic syndrome in patients with proximal deep vein thrombosis. *Am Heart J* 2013;165:523–30 e3.

126. Arpaia G, Cimminiello C, Mastrogiacomo O, and de Gaudenzi E. Efficacy of elastic compression stockings used early or after resolution of the edema on recanalization after deep venous thrombosis: The COM.PRE trial. *Blood Coagul Fibrinolysis* 2007;18:131–7.

•127. Decousus H, Leizorovicz A, Parent F et al. A clinical trial of vena caval filters in the prevention of pulmonary embolism in patients with proximal deep-vein thrombosis. *N Engl J Med* 1998;338:409–15.

128. Mismetti P, Laporte S, Pellerin O et al. Effect of a

retrievable inferior vena cava filter plus anticoagulation vs anticoagulation alone on risk of recurrent pulmonary embolism: A randomized clinical trial. *JAMA* 2015;313:1627–35.

129. Lee AY. The effects of low molecular weight heparins on venous thromboembolism and survival in patients with cancer. *Thromb Res* 2007;120(Suppl. 2):S121–7.

18

急性深静脉血栓形成和肺栓塞的诊断路径

18.1 深静脉血栓形成

18.1.1 介绍

静脉血栓栓塞(venous thromboembolism,VTE)包括一系列疾病,从深静脉血栓形成(deep venous thrombosis,DVT)开始,及其通常导致的肺栓塞(pulmonary embolism,PE)或血栓后综合征。鉴于现有的大量的诊断方法,准确而低成本地排除VTE的任务有时可能非常艰巨。本章的目的是简要概述广泛可用的诊断方法及路径(图18.1)以帮助疑似VTE患者的确诊。

18.1.2 症状及体征

经典的"教科书式"患者在临床上很少遇到,对于可能患有DVT的患者尤其如此。"教科书式"的患者通常表现为疼痛、凹陷性水肿和股白肿或股青肿。而大多数时候,患者的主诉是模糊的,并可归因于许多其他病因。70%以上表现为DVT症状的患者并未罹患DVT,许多DVT患者也没有任何症状。

在一项针对有DVT症状的患者的研究中,对17个预测因子的多变量回归分析确立了9个独立的DVT预测因子[1]。有趣的是,尽管确定了这些独立的风险因素,但作者却指出这些变量的预测价值很低。事实上,根据这些变量被归类为低风险组的患者的DVT患病率为15%,中度风险组患病率为35%,高风险组的患病率虽然为100%,但仅包括少数患者。

在初级医疗机构中,仅凭患者病史和体格检查不足以判断DVT的存在与否[1]。因此,医护人员有责任保持对临床DVT的高度警惕并制定适当的确诊策略。

18.1.3 临床诊断 / 评分量表

随着医学技术的进步,对正确诊断的重视要点似乎已经从临床医生观察和检查的技能转变为临床医生制定正确诊断方法的能力。如前所述,与目前可用的诊断方式相比,经典的诊断方法确实缺乏敏感性和特异性[1,2]。

1997年,Wells等根据9个变量(表18.1)建立了预测DVT发病概率的临床模型。根据这些变量,将有症状的患者分为高概率、中概率和低概率组,其总体VTE患病率分别为75%,17%和3%。随后对Wells评分和经验评估的比较显示两者之间的一致性较差[4]。Wells评分能更好地辨识低风险患者,而经验评估则能更好识别高风险患者。其他研究将临床直觉与经过验证的评分系统进行了比较,结果相似,相关性差[5]。在一项研究中,接近40%的患者病情被低估,而在另一项研究中医生却高估了这些患者[4,5]。

虽然Wells评分系统使用最广泛,但其有效性受到质疑。Oudega等研究了发病时间不足30天的疼痛和下肢肿胀的疑似DVT的患者[2]。与Wells等先前的研究相反,Oudega等的研究结果表明,基于Wells预测概率评分,最低风险组中15%的患者被加压超声证实为DVT[3]。然而,Wells等最近对14项研究的meta分析支持他们早期的发现,低,中,高风险组的DVT患病率分别为5%,17%和53%[6]。

没有研究表明单独的临床概率评分可以诊断或除外DVT,评分系统的作用主要是将低 / 中等概率的评分与其他方法相结合以排除DVT。这在临床评估中存在很大程度的可变性,使其有用性受到质疑。

18.1.4 静脉造影

静脉造影(contrast venography,CV)(详见第15章)长

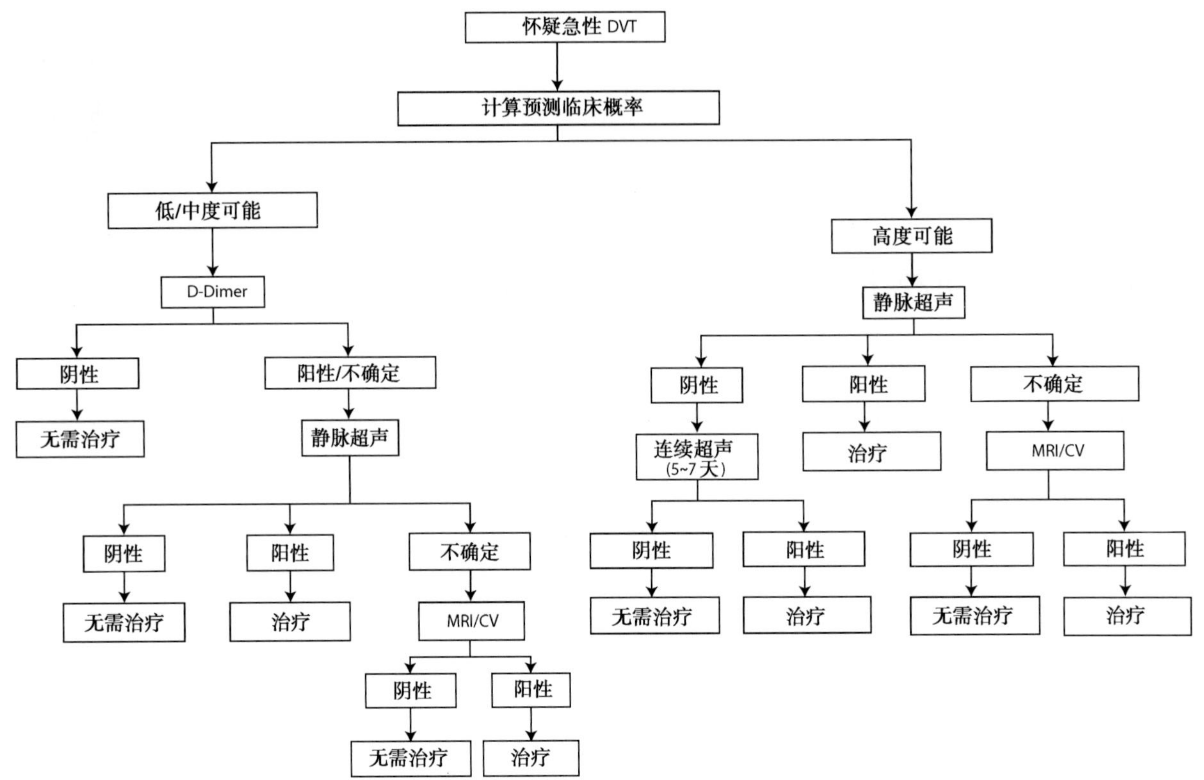

图 18.1　深静脉血栓形成诊断策略。CV，静脉造影；DVT，深静脉血栓形成；MRI，磁共振成像

表 18.1　用于预测深静脉血栓形成的检查前临床概率的临床模型

临床特征	分数
活动期癌症(在过去 6 个月内接受癌症治疗或正在接受姑息治疗的患者)	1
瘫痪，麻痹或近期石膏固定下肢	1
最近卧床不起 3 天或更长时间或在过去 12 周内进行需要全身或局部麻醉的大手术	1
沿深静脉分布的局部压痛	1
整条下肢肿胀	1
小腿肿胀至少比无症状侧周径长 3cm(在胫骨结节下方 10cm 处测量)	1
凹陷性水肿局限于有症状的一侧肢体	1
浅静脉侧支形成(非静脉曲张)	1
既往有深静脉血栓形成病史	1
存在其他比深静脉血栓形成更可能、更合理的诊断	−2

资料来源：Wells PS et al. *N Engl J Med* 2003；349(13)：1227-35.

评分为 2 或更高表明可能发生深静脉血栓形成；得分小于 2 表示深静脉血栓形成的可能性不大。对于双腿有症状的患者，使用症状更严重的一侧腿进行评估。

期以来一直被认为是检测有症状 DVT 的金标准。但它目前在 DVT 诊断中的地位已经大大下降。灵敏度不高、有创侵入的操作、静脉炎风险以及静脉造影负荷及相关的肾毒性和过敏反应风险、成本增加和需要适当的静脉通路等自身缺点使其实用性受到限制。

在进行 CV 的可用方法中，已出现两种占主导地位的技术。Rabinov-Paulin 提出的第一种技术涉及点式造影，而第二种技术涉及全长造影。Lensing 等比较了这两种技术，证实 Rabinov-Paulin 技术有 20% 的情况是不足以判断有无 DVT 的，而全长造影的该比率仅为 2%(P<0.001)[7]。观察

者之间对使用 Rabinov-Paulin 技术(21%)的解读差异也显著大于全长造影技术(4%)。如果要进行 CV,则优选全长造影技术。

鉴于 CV 是检测有症状 DVT 的金标准,后续方法都与 CV 进行比较以确定其适用性。Terao 等比较同一组患者的 CV 与 US,CV 的敏感性和特异性分别为 95.5% 和 91.4%,US 的敏感性和特异性分别为 78.3% 和 96.5%[8]。尤其在小腿,US 的敏感性低于 CV,只能检测出 73.6% 被 CV 证实的 DVT。据 Ozbudak 等的另一项小型研究报道,11.8% 被 CV 发现患有 DVT 的患者,US 没有得出该诊断[9]。de Valois 等在一项比较 CV 与多普勒超声检查和应变仪体积描记术的研究中回应了这一观点[10]。作者承认多普勒超声检查很有前景,但如果超声结果不能确定,仍需 CV 作为备选的金标准。

近年来新出现的影像方法和技术可以在灵敏度和特异性方面与 CV 相媲美。此外,新的方法试图在某种程度上解决 CV 的缺点或不便。当无创性方法不可用、不能确诊或存在已知会产生假结果的临床病症[例如术后或妊娠期间 D- 二聚体水平,孕妇子宫压迫髂静脉或产后近期妇女进行磁共振静脉造影(MRV)检查]时,CV 的作用可能仍然存在。但 CV 很少作为一线检查。

18.1.5　阻抗容积描记术

阻抗容积描记术(impedance plethysmography,IPG)(详见第 14 章)是基于四肢皮肤上两点之间的阻抗随着四肢血液容量的增加而减少的生理学原理。该技术通过检查静脉流出的速率从而确定是否存在静脉流出受阻。在下肢的主要血管中,包括腘静脉及其近端静脉,存在 DVT 时,静脉流出的速率应降低并从而影响描记。但在非限流血栓的情况下,该方法将是阴性的。

随着 IPG 的临床作用不断减少,当前对 IPG 的研究越来越难以找到。在 Anderson 等的一项研究中,对疑似 DVT 的门诊患者进行 IPG 检查,结果发现 15% 的患者 IPG 检查结果异常,另外 22% 的患者 IPG 检查结果正常,但临床上却高度怀疑 DVT[11]。与 CV 或加压超声(compression ultrasound,CUS)相比,IPG 对于近心端 DVT 的阳性预测值仅为 65%,灵敏度为 66%。这种低灵敏度得到了另一项研究的支持,其中 IPG 对近心端 DVT 的敏感性为 65%,特异性为 93%[12]。IPG 仅检测到 23% 涉及腘静脉但不累及股浅静脉的 DVT。在住院患者中,IPG 与 CV 相比较,IPG 的近心端 DVT 灵敏度为 96%,特异性为 83%[13]。

Kearon 和 Hirsh 进行了文献回顾以确定 IPG 的敏感性和特异性存在巨大差异的原因[14]。发现了一些偏倚包括在 CV 之前重复 IPG 检查以及纳入已知 IPG 异常的患者等。此外,IPG 从阴性到阳性结果的转变率高于 US。这种差异可能是由于 IPG 漏诊了先前较小但后来蔓延了或成为限流性血栓的近心端 DVT。

鉴于 IPG 在敏感性和特异性上表现的不一致性,特别是在门诊环境中,以及 IPG 无法检测到腘静脉远端的 DVT,故很少推荐使用 IPG 作为一线检查。即使在 IPG 为阴性结果的情况下,也建议对临床上怀疑患有 DVT 的患者进行其他辅助性检查[14]。大多数医疗机构都可以获得更高灵敏度、特异性和便利性的其他影像学检查方法。

18.1.6　多普勒超声

如第 12 章所述,超声几乎完全取代了 CV 作为检查 DVT 的首选诊断方法。相比 CV,超声具有无辐射、便携性、无创性和低成本等优点。此外,超声还可以区分非血管病变,如腹股沟淋巴结病、贝克囊肿、脓肿和血肿。多普勒超声(Doppler ultrasonography,DUS)将实时 B 模式加压超声与多普勒静脉血流检测相结合。目前主要的顾虑是超声的诊断能力是否与 CV 相当。

在一项 meta 分析中,Goodacre 等将超声与 CV 进行了比较,整体敏感性近端 DVT 为 94.2%,远端 DVT 为 63.5%,特异性为 93.5%[15]。并且注意到结合彩色多普勒技术具有更高的灵敏度,而 CUS 具有最佳特异性。一个关于 CUS 和 CV 类似研究测得 CUS 的敏感性为 97%,特异性为 87%[13]。

Ascher 等[16]检查了重复超声检查对 DVT 患者的作用。对初步诊断为下肢 DVT 的患者进行了回顾性分析。尽管有足够的肝素和华法林治疗,但 DVT 的血栓近端延长率为 19%。此外,血栓近端延长的患者 PE 患病率增加($P<0.05$)。鉴于这项研究的结果,重复 DUS 可能有助于区分那些可能从下腔静脉滤器置入受益的高风险患者。

关于重复 / 连续 US 在 DVT 诊断中的作用的争论仍在继续。对于近端 DVT,CUS 的敏感性较高,对于非阻塞和孤立的小腿静脉血栓形成,CUS 的敏感性较低。从而导致漏诊的血栓可能扩散并造成肺栓塞。在没有进行额外检查的单次正常超声检查后,静脉血栓形成率为 2.5%[17,18]。在初次检查阴性后 7~14 天进行重复 US,超过 3 个月的随访中血栓栓塞并发症的发生率降低至约 1%[19]。基于类似的研究,尽管尚未明确,但初始检查结果为阴性后仍然存在持续的临床问题的应进行重复超声检查已成为普遍共识[15,20]。此外,绝大多数重复的超声检查结果都是阴性的,证明了这种方法既费钱又费时[3]。

进一步的研究已经检验了 D- 二聚体和超声检查相结合的作用,以减少重复超声检查所需的次数。那些 D- 二聚体阴性和初次超声检查阴性的患者在 3 个月的随访中被发现具有 1.3% 的血栓栓塞并发症率,该概率与重复超声检查相当,但大大降低了成本和时间[19,21]。重复超声检查仅用于那些 D- 二聚体阳性和初次超声检查阴性的患者[19,22]。

浅静脉反流疾病采用腔内消融技术治疗已超过 15 年。术后发现的血栓被称为腔内热诱导血栓(endovascular heat induces thrombus,EHIT)。很少有研究关注 EHIT 与自发性血栓形成之间的超声结果差异[23]。

射频消融通过胶原基质的热诱导变性引起静脉壁胶原收缩,随后纤维化,损伤和静脉壁的炎症导致血管腔闭塞,从而导致静脉阻塞[24]。

静脉闭塞的第二个原因是内皮剥脱,其是由于热诱导的炎症过程引起的静脉壁的肿胀,该炎症过程是对治疗期间产生的从内膜到外膜的温度梯度的反应而发生。

静脉壁胶原的完全损伤以及随后静脉壁的完全收缩是由内膜到外膜的温度梯度和加热的持续时间决定的。激光导致的静脉损伤是由蒸汽泡引起的。使用这两种技术形成的血栓在静脉超声和病理上与自发性血栓形成不同[23,25]。

在制定经腔内静脉消融的患者的治疗策略时，重要的是将新发血栓与 EHIT 区分开来。与消融技术相关的血栓具有更大程度的富细胞反应、成纤维细胞反应和水肿。新生血栓对病理学的三色染色具有更高效的反应[23]。在 Santin 等的一项实验研究中，在所有 EHIT 样本中发现了新血管形成的证据，但新发血栓的样本中仅有 33%[23]。虽然超声可能在组织学上区分血栓来源，但这可能很困难[23]。

EHIT 更具有高回声性，静脉扩张更少，可压缩性更低。在超声扫描中，它具有比新发血栓更高的回声性。

治疗后的 DUS 应报告从浅静脉到深静脉的血栓范围，无论是在隐 - 股静脉还是隐 - 腘静脉交界处。必须报告血栓延伸程度，因为这将用于确定治疗方案。那些闭塞低于 50% 的患者可以通过观察和定期超声扫描进行保守治疗，而闭塞超过 50% 的患者可以进行短期抗凝治疗并随访[25-27]。完全闭塞的血栓则视为 DVT 进行治疗（图 18.2~ 图 18.6）。

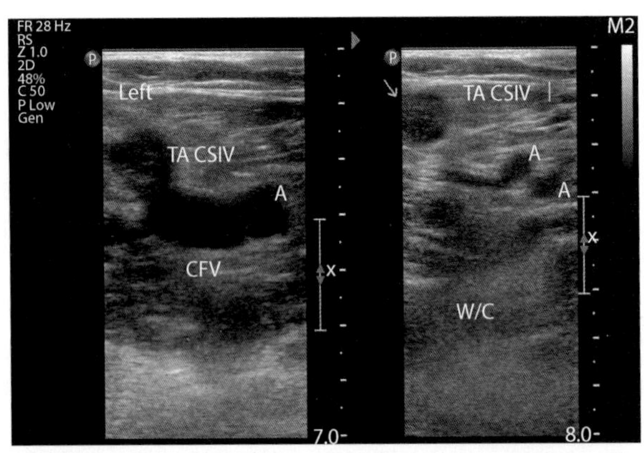

图 18.2 射频消融后的理想多普勒超声图像。隐静脉闭塞，但没有血栓扩张到股静脉（CFV）。A，动脉；CSI，浅表腹股沟区静脉的汇合点；TA，急性闭塞；W/C，伴有加压。（经许可引自 Lohr J, Kulwicki A. *Semin Vasc Surg* 2010 ;23 :90-100.）

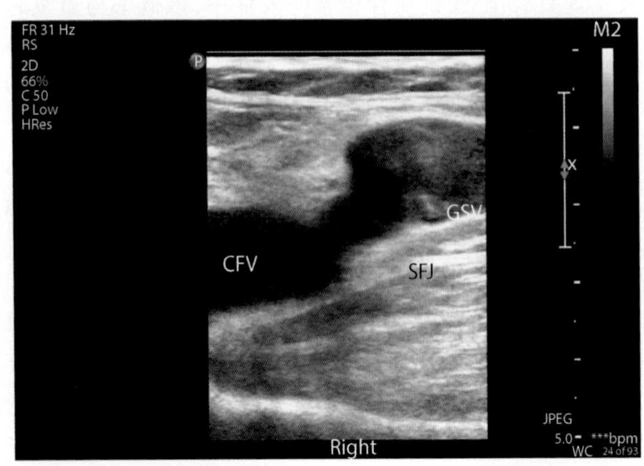

图 18.3 加压的高回声图像

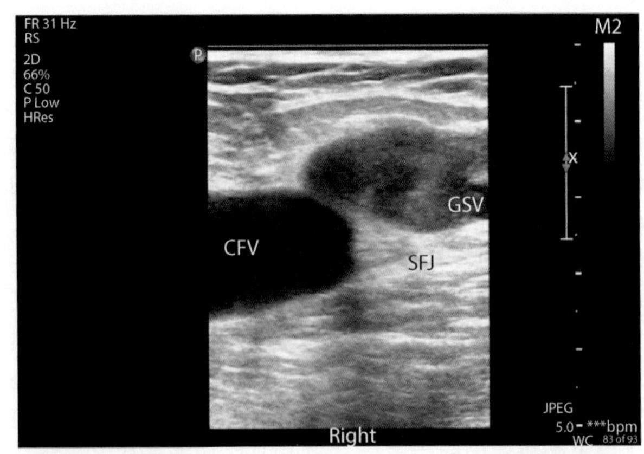

图 18.4 闭塞的大隐静脉股静脉汇合处静脉腔内热诱导的血栓

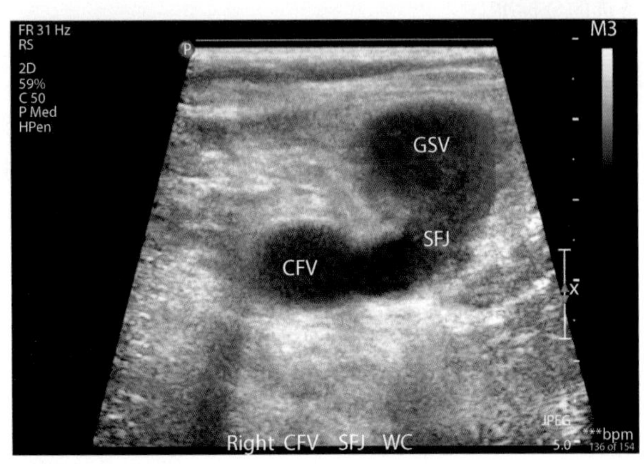

图 18.5 突出的静脉腔内热诱导的血栓

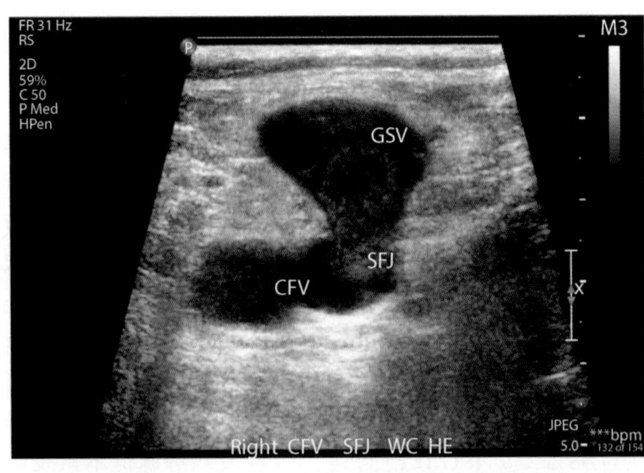

图 18.6 股静脉中自由漂浮的静脉腔内热诱导的血栓尖端

静脉 DUS 的局限性包括静脉的错误识别、重复畸形的静脉系统、全身性疾病或低血容量静脉充盈不足、肥胖或水肿患者的成像欠佳，或髂静脉和内收肌管等不适合压迫的区域。与大多数超声成像方法一样，静脉 DUS 的检查质量在很大程度上取决于执行检查的技术人员。

18.1.7 磁共振成像 /MRV

磁共振成像（MRI)/MRV（详见第 16 章）近年来在检测 DVT 方面获得了进步。除了比 CV 更小的侵入性外，MRV 还克服了 CUS 和 IPG 的一些局限性。由于 MRV 直接观察血栓，与 IPG 相比，甚至可以检测到非限流血栓。MRV 还应该能够检测到腹股沟韧带近端的血栓，这个区域过去一直是 CUS 的难题。此外，与 CUS 相比，MRV 结果也不依赖于技术专家的经验和可用性。

Carpenter 等对 MRV 与 CV 进行了比较，97% 的扫描患者的结果相同[28]。事实上，血栓的程度以及是否部分或完全闭塞在两项检查之间是完全一致的。MRV 具有 100% 的敏感性和 96% 的特异性。Laissy 等注意到类似的结果，与 CV 相比，MRV 表现出 100% 的灵敏度和特异性[29]。MRV 也被证实在检测 DVT 的范围方面具有 95% 的高灵敏度。

与大多数涉及下肢 DVT 的检查一样，MRV 对外周血栓的敏感性降低。在一项前瞻盲法研究中，MRV 直接血栓成像的灵敏度值为 94% 或 96%，具体则取决于读片者[30]。当检查孤立的小腿静脉 DVT 时，两位读片者的 MRV 灵敏度值分别为 83% 和 92%。对于涉及股腘静脉段的 DVT，两个读片者的敏感性显著高于 97%。而当检查髂股静脉段时，两位读片者的 MRV 灵敏度上升至 100%。

MRV 与 CUS 另一个共同的优点可能是发现成熟血栓。在减去峰值动脉的静脉增强 MRV 与 CV 比较的研究中，髂静脉和股静脉中 DVT 的灵敏度和特异性为 100%[31]。有趣的是，血管壁增强被发现适用于急性血栓形成而不是用于慢性血栓形成。

提升 MRI/MRV 的使用度需要时间和患者合作去开展这项检查。由于调度困难，使用 MRV 诊断 DVT 可能会限制 MRI 用于其他用途。此外，具有某些植入物的患者可能无法进行 MRV 检查，而且 MRV 的成本显著高于其他大多数 DVT 检查方法。在一项研究中，MRV 的成本是 CV 的 1.4 倍，是 DUS 的 2.5 倍[28]。

最近人们对肾功能不全患者的钆安全性提出了担忧。有证据表明钆与肾源性系统性纤维化有关[32-35]。

18.1.8 D- 二聚体

使用 D- 二聚体筛查可能患有 DVT 的患者已经获得了相当大的关注，以降低成本和加快患者的检查。目前可用的 D- 二聚体测定方法包括比浊法、酶联免疫吸附测定（enzyme-linked immunosorbent assay，ELISA）、胶乳颗粒凝集、荧光免疫测定和免疫过滤检测。每种检测方法都具有相应的正常参考范围，其通常是不可互换的。

Yamaki 等将 Wells 预测临床概率（prediction of clinical probability，PCP）评分和定量 D- 二聚体检测相结合以减少静脉 DUS 次数[36]，研究中得出 100% 的敏感性和 100% 的阴性预测值（negative predictive value，NPV）。该作者建议低至中度 PCP 和 D- 二聚体阴性患者无需进行进一步检查以排除 DVT。这个建议回应了先前使用 SimpliRED 测定的 D- 二聚体的 NPV 从中概率 PCP 组的 94.1% 降低至高概率患者的 86.7% 的研究结果[37]。Fancher 等的系统综述以及 Wells 等的 meta 分析得出可以有效地排除在临床中低概率和 D- 二聚体检测阴性的患者中 DVT 的结论[6,38]。

Diamond[39]等测定了没有 PCP 评分的患者的 D- 二聚体水平，与 DUS 相比，D- 二聚体结果显示了 100% 敏感性和 100%NPV，但由于存在大量假阳性，仅有 48.8% 的特异性。据估计，仅基于 D- 二聚体测定就可以减少 42% 的静脉 DUS。Stevens 等比较了 5 种不同的定量 D- 二聚体测定方法，只要 D- 二聚体测定的参考范围设定为高灵敏度，则 NPV 一致性较高[40]。即使存在蜂窝织炎该方法依旧有较高的灵敏度[41]。

Goodacre 等在对 97 项研究的综述中观察到 D- 二聚体测定的灵敏度和特异性差异很大[15]。降低阈值可产生更高的敏感性，因为可以选择最大灵敏度的水平，以及在临床概率低的患者中使用 D- 二聚体可能会产生更高的特异性及较低的假阳性数量。

在妊娠、恶性肿瘤、近期术后状态和总胆红素大于 2mg/dl 等情况下可能存在 D- 二聚体测定假阳性的情况。其他的混杂因素可能包括血栓的形成时间长短（由于 D- 二聚体水平可能随着时间的推移而显著下降），血栓的位置（孤立的小腿 DVT 降低敏感性）和使用肝素（可能显著降低 D- 二聚体水平）[42]。尽管有其局限性，只要将阈值设置得足够低以保持高灵敏度，D- 二聚体仍是排除 DVT 的有效工具。如果需要更高的特异性，D- 二聚体检测应与 PCP 评分结合使用。

18.1.9 其他方法

其他检查诊断方式包括计算机断层扫描（CT）、液晶接触热成像、C 反应蛋白、流变学和光电容积描记术，已经取得了不同程度的成功[43-48]。然而，目前还没有任何一种检查方式已达到主流地位，限制了它们在临床环境中的可用性。

18.1.10 妊娠期 DVT

怀孕期间的 DVT 增加了诊断复杂程度。对于胎儿的健康以及关于 DVT 检查方法在此期间的诊断准确性问题存在明显的担忧。

胎儿在 VTE 检查期间接触的电离辐射量被认为可显著诱导恶性肿瘤[49]。即使这样，在 DVT 检查期间接受的剂量仍小于在怀孕 9 个月期间接受的背景辐射。除了穿过胎盘并可能抑制胎儿的甲状腺功能外，造影剂还有引起过敏反应的风险[49]。

超声仍然是检测妊娠期 DVT 的一线检查。如果超声的质量不理想或怀疑盆腔内血栓，应考虑进行 MRI/MRV。已知 D- 二聚体水平即使在正常妊娠期间也会增加，并且尚未证实其作用[42]。在怀孕患者中，如果初次超声为 DVT 阴性，建议重复使用超声检查。

18.1.11 静脉注射吸毒者

该类患者对 DVT 的诊断提出了特殊的挑战。这些患者通常会在感染后 D- 二聚体测定持续阳性。此外，在 DUS 中也可能存在慢性静脉壁改变。该组中的初次扫描阴性者应在 7~10 天内进行重复检查，但这些吸毒者依从性通常是有问题的。

18.1.12 争议

单侧静脉扫描的作用一直备受争议。国际血管实验室认证委员会(ICAVL)承认需要进行单侧扫描或有限扫描,并公布了修订后的指南。然而,在无症状肢体中发现血栓的概率和重要性尚未得到解决[50-52]。DVT 的诊断和治疗仍在继续发展,甚至静脉的命名也在不断发展。其中的变化是股浅静脉改为股静脉,大/长隐静脉改为大隐静脉,较小隐静脉改为小隐静脉,以更准确地反映其真实的解剖结构[53]。

18.2 肺栓塞

18.2.1 背景

与 DVT 一样,PE 是必须经过客观检查确认的诊断。PE 的非特异性体征和症状与危险因素结合,并不足以进行明确的诊断,而应促使临床医生进一步调查确诊[54]。正确诊断和及时治疗的重要性应被强调,因为 PE 后的死亡率比单纯 DVT 要高得多[55]。图 18.7 展示了以下各节中描述的方法。

18.2.2 体征和症状

PE 最常见的症状是呼吸急促和心动过速,包括晕厥、低氧血症和突发性低血压在内的常见症状也与 PE 有关。然而,所有这些体征都是非特异性的,并且也可以在其他疾病或病症中出现。PE 的症状范围广泛,包括焦虑、呼吸困难、胸痛和头晕[56]。尽管检查前准确确定 PE 的能力似乎随经验增加,但差异不够大,几乎四分之一的 PE 患者的首发临床表现是猝死[55,57]。

18.2.3 临床风险评分

建议使用经过证实的风险评估作为怀疑患有 PE 的患者诊断的第一步[58]。计算 PCP 既是一种经济有效的方法,同时也可以根据所使用的评估工具将患者分为低/中/高概率组或不太可能/可能的组。根据评估结果,患者应进行额外的检查以确认或排除 PE 的诊断。如果使用得当,评分系统可以减少对影像检查和相关成本的需求。

在一项评价 Wells 简化评分、Geneva 评分和经验评估的研究中,作者得出上述三种方法在临床上都是有用的,尽管经验评估倾向于将较少的患者归类为低概率组[58]。特别令人感兴趣的是低/中等概率组,因为这组患者可以通过辅助检查有效地排除 PE 的诊断[59,60]。使用表 18.2[61,62]所示的 Wells 临床诊疗策略,因不太可能的概率和正常 D-二聚体而未治疗患者的后续 VTE 率仅为 0.5%[63]。

其他如表 18.3 中经证实的评分系统,已经证明同样有用[59]。

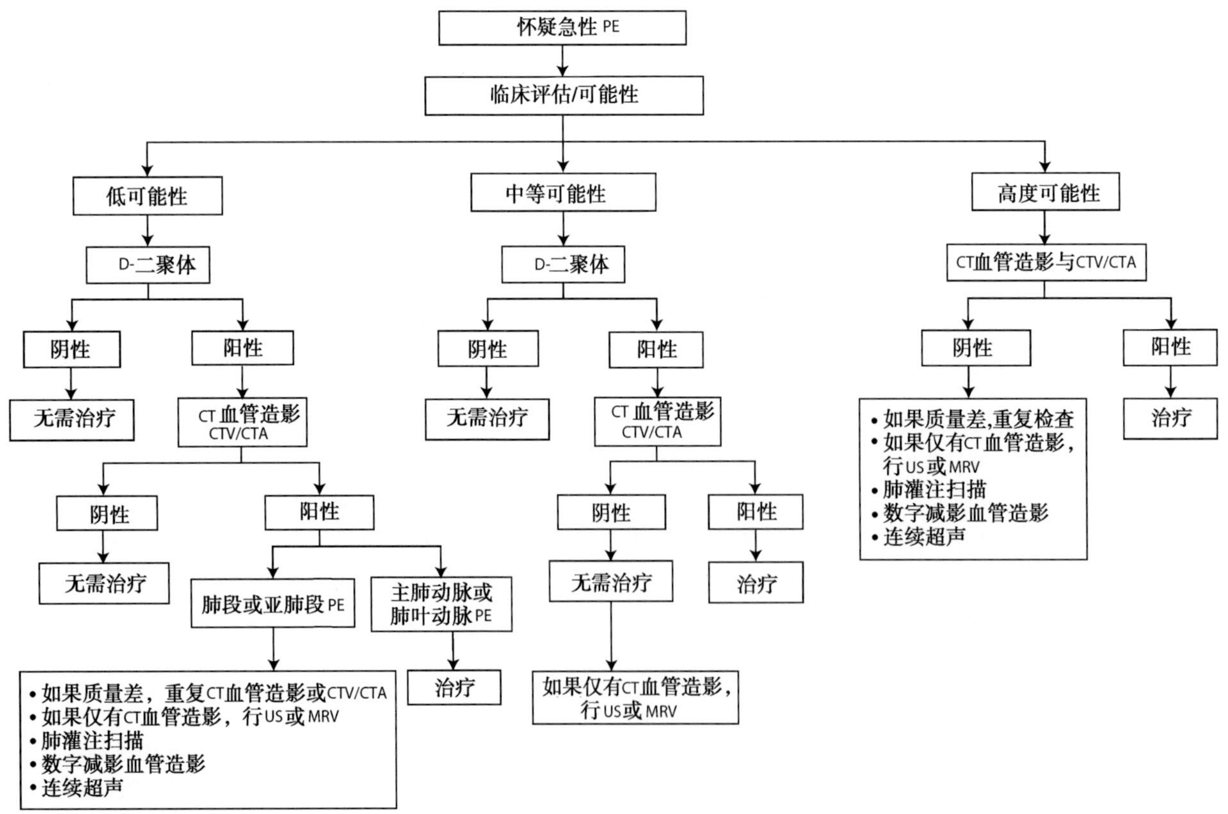

图 18.7 肺栓塞诊断流程。CT,计算机断层扫描;CTA,计算机断层血管造影;CTV,计算机断层扫描静脉造影;MRI,磁共振成像;MRV,磁共振静脉造影;PE,肺栓塞;US,超声

表 18.2 肺栓塞的 Wells 简化临床评分表

标准	分数
深静脉血栓的临床症状和体征(下肢肿胀和深静脉触痛)	3
肺栓塞的可能性大于其他疾病	3
HR>100 次 /min	1.5
最近 4 周内有手术史和制动史	1.5
既往有深静脉血栓史或肺栓塞史	1.5
咯血	1
恶性肿瘤史(正在治疗或近 6 月内治疗过或姑息治疗)	1

资料来源:Michiels JJ et al. *Semin Vasc Med* 2002 ;2(4):345-51.

肺栓塞的临床评分:≤ 2 分,低度临床可能;2~6 分,中度临床可能;≥ 6 分,高度临床可能

表 18.3 Antwerp 肺栓塞临床评分表

标准	分数
年龄 >60 岁	0.5
一个或多个静脉血栓栓塞的危险因素	1.5
一种或多种静脉血栓栓塞的诱因	1.0
呼吸道症状和体征	
呼吸困难	1.5
胸膜炎样疼痛	1.0
非胸骨后,非胸膜胸痛	1.0
PaO_2 <92%(<3 L O_2)	1.0
咯血	1.0
胸膜摩擦音	1.0
心脏和其他症状和体征	
心跳 >100 次 /min	1.0
体温 <37.5℃或 > 38.6℃	1.0
胸部 X 线检查:肺不张和 / 或单侧膈肌抬高可疑肺栓塞,没有其他解释	1.0
腿部症状可疑深静脉血栓形成(肿胀,疼痛等)(Wells 等的深静脉血栓形成的临床评分[62])	3.0
循环和 / 或呼吸功能不全的迹象:1、2 或 3 任意一条	6.0
1. 低血压(收缩压 <90mmHg,心率 >100 次 /min)	
2. 呼吸功能不全(人工呼吸 >3 L O_2)	
3. 最近发生的右心功能失代偿	

资料来源:Michiels JJ et al. *Semin Vasc Med* 2002 ;2(4):345-51.

PaO_2 :氧气的动脉分压。肺栓塞的临床评分:低风险,<3 分;中等风险,3.0~6.0 分;高风险,>6 分。

18.2.4 通气 - 灌注显像

在广泛使用螺旋 CT(spiral computed tomograph,s-CT)之前,通气灌注(ventilation perfusion,VP)显像通常是一线检查。VP 显像比肺血管造影创伤小,常规检查可以有效排除 PE。阳性结果也对 PE 具有高度特异性,随后可以直接进行治疗[64]。但是 VP 显像的一个主要缺点是大量的结果模棱两可。正如肺栓塞诊断前瞻性研究(PIOPED)所指出的,多达 70% 的 VP 扫描是非诊断性的,需要额外的检查[64]。此外,VP 扫描的灵敏度不是最理想的,对于 PE 患者,VP 扫描结果为高概率的仅为 40% 左右,大多数 PE 患者仅有中等或低概率结果[65]。

随后尝试改进 VP 扫描的诊断能力,在急性肺栓塞诊断的前瞻性研究(PISA-PED)中对被分配临床概率组后的患者仅进行灌注扫描[66]。而使用组合检查可获得 92%~99% 的阳性预测值和 97% 的 NPV。在其他研究中 s-CT 结合 VP 扫描的检查方法的诊断能力得到改善[67-69]。

VP 显像在因显影剂过敏或肾功能不全而有碘化造影剂禁忌证的患者以及使用 s-CT 有较高辐射暴露剂量的年轻女性具有临床意义[70]。在孕妇中,69% 的 PIOPED Ⅱ研究者建议进行肺部显像而不是 CT 血管造影[59]。

18.2.5 肺血管造影

肺血管造影长期以来一直被认为是诊断 PE 的黄金标准,但已不再作为常规使用。考虑到该检查的侵入性、更高的辐射暴露的可能性以及显著更高的成本,几乎没有证据支持肺血管造影应作为第一线检查方法使用[59]。

基于 PIOPED 患者群体的肺血管造影的分析显示,98% 的观察者在 PE 发生于主肺动脉或肺叶动脉时结论一致,90% 观察者在 PE 限于肺段动脉或亚肺段动脉时结论一致,而仅有 66% 的观察者在 PE 限于亚肺段动脉时结论一致[71]。

在早期的研究中,肺血管造影显示出比 s-CT(67%)高得多的灵敏度[72]。即使多探头 CT 技术有了相当大的进步,肺血管造影仍然表现出更高的灵敏度,尽管这差距较小且可能临床意义有限[73]。0.6% 的肺血管造影阴性的患者随后被发现患有 PE[74]。

与肺血管造影相关的并发症是有限的,但并非无关紧要。在一项基于 PIOPED 患者的研究中发现 0.5% 的致死性并发症,1% 的主要非致命性并发症,5% 的次要事件[74],肺血管造影检查后共有 1% 的患者出现肾功能不全[74]。

18.2.6 D- 二聚体

D- 二聚体检查在 PE 和 DVT 的处理中的效用非常相似。这两种情况都是相同疾病谱的一部分,因此理所当然地该标志物会表现出高度的一致性。

对 D- 二聚体诊断作用的前瞻性研究的一个系统评价得出 ELISA 和定量快速 ELISA 在各种化验中具有最高的敏感性(96%)和阴性似然比(0.13)[75]。在其他的研究中也发现了类似的高灵敏度但特异性一般的结果[76-78],还有人提出 D- 二聚体水平在门诊患者中具有更大的益处,因为在住院患者中可能导致假阳性结果的条件(例如炎症,创伤和手术)更常见[75]。至于 D- 二聚体在妊娠患者中的诊断作用,目前还没有明确的共识[76]。

D- 二聚体测定具有高灵敏度,但特异性一般,使其在确诊 PE 准确性中受到限制。然而,结合低、中等概率评分的临床评估量表和正常 D- 二聚体测定结果可以有效地排除

PE[60,63,77]。不幸的是，阴性D-二聚体结果的临床评估高概率患者有超过15%的PE率，故不应该依赖D-二聚体测定，高危人群应进一步检查明确[77]。

18.2.7 螺旋CT

s-CT已成为诊断PE的主要检查方法之一。该检查不仅比肺血管造影具有更小的侵入性，而且还具有鉴别可能与PE混淆的其他病症的能力。肺炎、气胸、纵隔气肿、胸膜/心包积液、主动脉夹层和各种其他疾病都可以出现类似PE的体征和症状，并且出现在11%~70%疑似PE的CT检查中[65]。

在20世纪90年代，s-CT与VP扫描和血管造影进行比较的研究中是基于单探头CT扫描仪的。尽管其存在技术限制，但s-CT在PE的诊断中是有用的，特别是在VP扫描为中等概率的情况下。在一项前瞻性研究中，以肺血管造影作为金标准将闪烁显像与s-CT进行比较，在VP扫描为中等概率的患者中s-CT与血管造影有80%结论一致[79]。一项对VP扫描为中等概率的患者的独立研究显示使用s-CT检出PE率为24.4%[80]。s-CT优于VP扫描的优势也得到了其他研究的支持，但报告的s-CT灵敏度范围很广，从53%到100%[65,72,81,82]。

使用单探头CT扫描仪时亚段和周围肺动脉的可视性很差，这些位置的PE敏感性特别低[83]。单独使用时单探头CT扫描的假阴性率高达30%[84,85]。

目前这一代多探头CT（MDCT）扫描仪更快，能够看见较小的肺动脉[86]。据报道其更高的敏感性甚至可与肺血管造影相媲美[73]。单探头CT、4-MDCT和16-MDCT扫描仪对亚肺段动脉的可视率分别在36%、75%和88%[65]。近年来，通过推动同步间接CT静脉造影和CT肺动脉血管造影扫描，可以评估PE和DVT的存在，具有更高的灵敏度和相似的特异性[59,65,87]。然而，这些分析对DVT敏感性和/或特异性方面存在偏差，因为样本来自PE患者组，DVT发病率较高。

18.2.8 MRI/磁共振血管造影

近年来，MRI/磁共振血管造影（MRA）用于诊断PE的用途受到了更多的关注。即便如此，大多数诊断策略和建议，包括PIOPED Ⅱ，都只是简单提及MRI[59]。

与常规血管造影相比，根据检查方法的不同，MRA的敏感性在77%至100%之间[88,89]。随着磁共振灌注成像的引入，其灵敏度增加并可与16-MDCT血管造影相媲美[90]。因造影剂过敏、肾功能不全或对辐射暴露的担忧，当传统诊断方法不可用或禁忌时，MRI/MRA在当前可以作为备选检查[59,88,89]。MRI也可能在确定急性PE的血栓形成时间方面有作用[91]。

值得注意的是，最近的研究质疑钆的肾毒性低于碘化造影剂的传统观点。事实上，在血管造影浓度下，钆已显示出与碘化造影剂相同或更高的肾细胞毒性[32]。还有越来越多的证据表明钆可能在肾源性系统纤维化的发展中起重要作用[33-35]。

18.2.9 其他检查方法

人们已经研究了其他用于PE的诊断的方法，并取得了不同程度的成功。虽然心电图（ECG）可能存在改变，但它们对PE既不敏感也不具有特异性[92]。但是，这些改变可能提供了一种风险分层的方法，因为急性PE出现心电图改变的患者比没有改变的患者的预后更差[93]。同样，尽管可能存在动脉血气变化，但它们都是非特异性的，因此在PE的诊断中作用有限[94]。最后，虽然胸部X线片常规用于那些呼吸窘迫的患者，但即使在PE存在的情况下结果大多也是正常的。胸部X线片可能有助于确定哪些患者应接受s-CT与VP显像，因为异常胸部X线片增加了VP扫描结果模棱两可的可能性[95]。

一旦确认了PE，以现有的诊疗原则将患者的风险分层为治疗组和/或测试组以进行进一步评估。患者风险分层的过程有助于识别能够很好地接受标准治疗以及可能需要更积极治疗的患者，这也有助于确定资源如何分配。一些小的、偶然发现的肺栓塞和一些节段性肺栓塞的患者现在被视为门诊患者，而其他患者可能需要立即介入治疗，无论是手术还是溶栓治疗。现已经在使用两种不同的评分系统来预测PE的严重程度，包括肺栓塞严重程度指数（PESI）评分和Geneva评分（表18.4）[96,97]。

表18.4 预测肺栓塞严重程度的两种评分系统

PESI分数[96]		分配点数
年龄（每年）		岁数值
男性		10
癌症		30
心衰		10
慢性肺疾病		10
脉搏 >110次/min		20
收缩压 <100mmHg		30
呼吸频率 > 29次/min		20
体温 <36℃		20
精神状态改变		60
SaO_2 <90%		20
低风险得分		<66
高风险得分		>125
Geneva得分[97]		
癌症	2	
心衰	1	
既往深静脉血栓形成	1	
收缩压 <100mmHg	2	

续表

PESI 分数[96]	分配点数
PaO_2 <8kPa	1
伴有深静脉血栓形成	1
低风险得分	<3
高风险得分	>2

PaO_2，动脉氧分压，PESI，肺栓塞严重程度指数；SaO_2，动脉血氧饱和度的百分比。

资料来源：Kline JA，Miller DW. *J Natl Compr Canc Netw* 2011；9(7)：800-10.

在验证研究中，PESI 评分小于 66 可预测 30 天死亡率低于 3%[98]。最近一项大型跨国随机试验研究比较了诊断为 PE 和 PESI 评分低于 66 的住院治疗的患者与在门诊中心立即出院的患者的预后和成本(图 18.8~图 18.11)[98,99]。

可将心电图、生物标志物、超声心动图和 CT 肺血管造影结果结合起来预测伴或不伴右心室功能障碍的患者的死亡率。对于右心室功能不全的患者，死亡率为 15%；对于那些没有右心室功能不全的死亡率为 5%。如果肌钙蛋白升高，死亡率大于 43%，否则其死亡率低于 15%。在脑钠尿肽(BNP)升高的患者中，死亡风险为 47%，而 BNP 不升高者的死亡率低于 13%。对于那些 proBNP 升高的患者，死亡率为 32%；如果不升高，死亡率低于 5%[98]。

然后，专家可以将这些分层数据综合在一起，以便对患者进行风险分级，从而确定不同的治疗和监测需求(表 18.5)。PE 风险低的患者可能需要使用低分子量肝素或普通肝素进行肝素抗凝治疗。PE 风险低的患者可以入住无监护的病床，其中一些患者可能直接出院[100-109]。

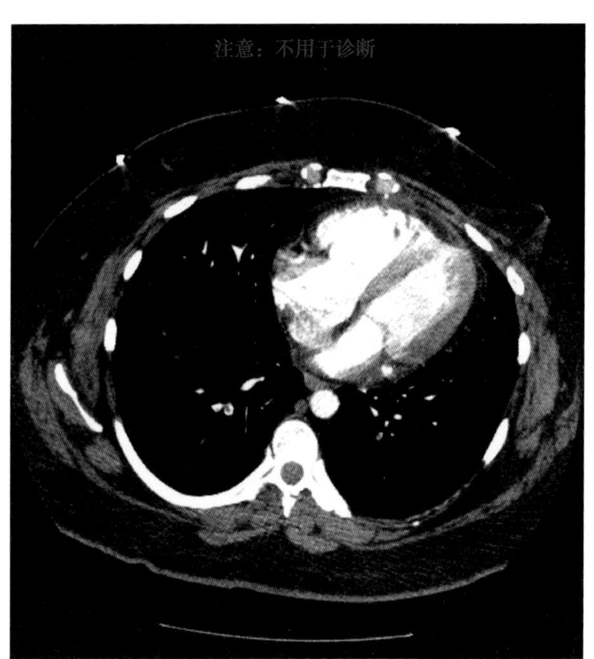

图 18.8 右心室压迫左心室

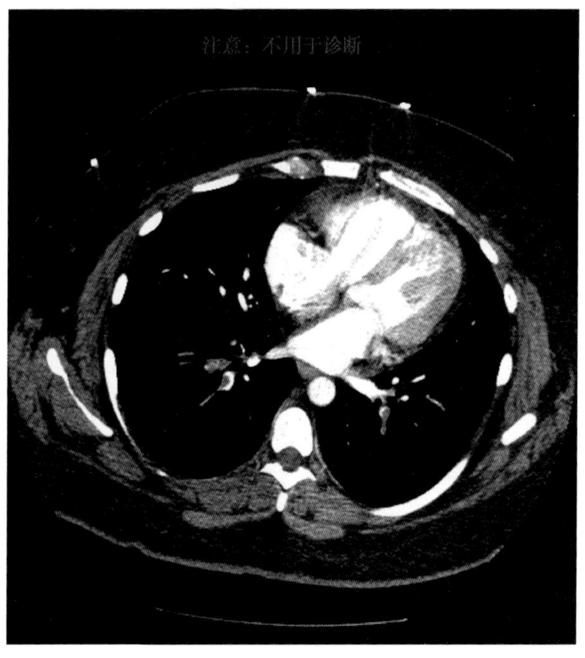

图 18.9 室间隔受压屈曲进入左心室

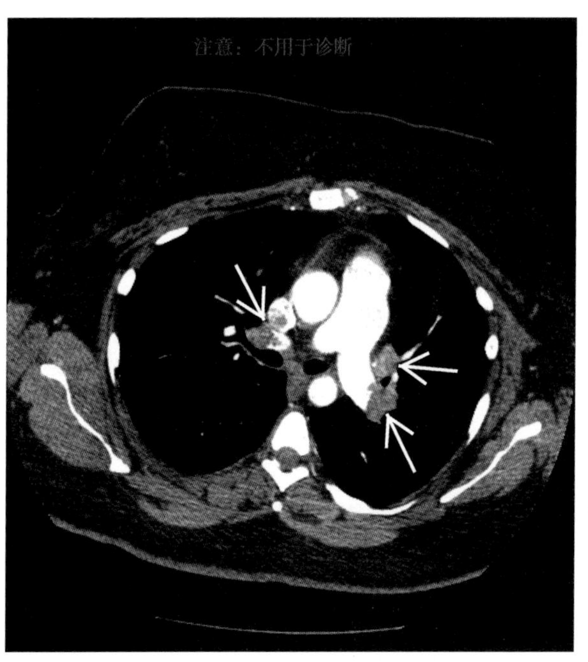

图 18.10 近端肺栓塞

中度风险 PE 患者应通过遥测监护和进行初始肝素化等住院治疗。任何出现新的或恶化迹象的病情变化的患者都应重复进行生物标志物检查和超声心动图检查，并应重新评估风险。

患有中重度肺栓塞或亚大块肺栓塞的患者可能需要更积极的护理和监测并应考虑行溶栓治疗(图 18.12)。亚大块栓塞的治疗仍然是最具争议的话题之一，目前正在进行大量研究[110]。

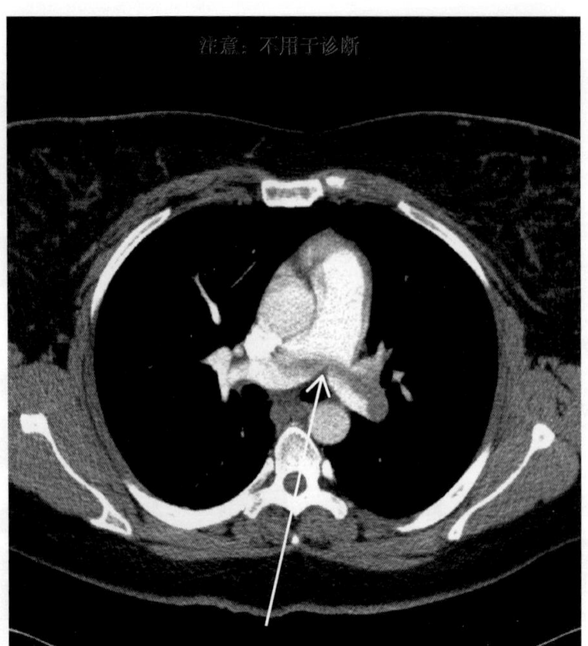

图 18.11 中央马鞍形栓子

表 18.5 对急性肺栓塞患者及相关治疗方案进行分类的标准

类别	定义	推荐的治疗方案
低风险	收缩压始终 > 90mmHg 及满足以下所有情况： • 休克指数 <1 • SaO_2 几乎总是 >94% • 心电图正常(或 Daniel 评分 <3) • 肌钙蛋白和 BNP 或 proBNP 正常 • PESI 得分 <66	• 开始使用低分子量肝素 • 可选择进入无监护的普通病房 • 如果能够确保足够的依从性和规律的随访，则考虑门诊治疗
中等风险	收缩压始终 >90mmHg，及满足以下任何一项： • 任何一次休克指数≥ 1 • SaO_2 持续 <94% • 心电图显示任何肺动脉高压症状(心动过速，S1Q3T3 或不完全性 RBBB) • 肌钙蛋白或 BNP 或 proBNP 升高 • PESI 得分 > 65 • 超声心动图检查，任何程度的右心室功能减退	• 开始肝素治疗 • 少数病例溶栓治疗 • 进入监护病房
中高危险(亚大面积)	出现至少中度的痛苦和： • 休克指数 >1 和超声心动图检查提示严重的右心室功能减退 • 恶化的心电图，如 S1Q3T3 和新的不完全性 RBBB，或不完全 RBBB 进展为完全性 RBBB，或 V1~V3 中 T 波倒置	• 开始肝素治疗 • 大多数患者若无禁忌证在急诊室溶栓治疗 • 进入重症监护病房
高风险(大面积)	收缩压 <90mmHg 或低于记录的基线水平 20mmHg 并出现痛苦症状 任何持续的收缩压 <90mmHg，而不论症状如何	• 开始肝素治疗 • 所有患者若无禁忌证在急诊室溶栓治疗 • 重症监护病房

BNP：脑利钠肽；PESI：肺栓塞严重程度指数；proBNP：脑钠尿肽前体；RBBB：右束支传导阻滞；SaO_2：动脉血氧饱和度的百分比。

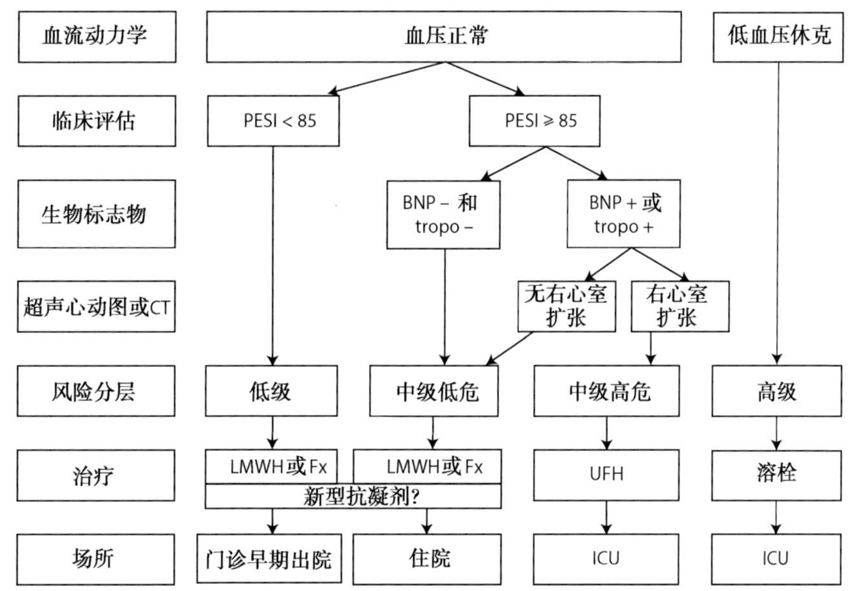

图 18.12 急性肺栓塞患者危险分层和治疗策略中的策略管理。BNP：脑利钠肽；Fx：磺达肝癸钠；ICU：重症监护病房；LMWH：低分子量肝素；PESI：肺栓塞严重程度指数；RV：右心室；tropo：肌钙蛋白；UFH：普通肝素。(来自 Penaloza A，Roy PM，Kline J. *Curr Opin Crit Care* 2012；18：318-25)

高风险患者也可能被视为危重患者，而低血压可能与主肺动脉栓塞有关，并且可能需要肝素抗凝、重症监护病房监测和治疗升级。

溶栓治疗最常见的相对禁忌证包括年龄超过 80 岁、与晕厥或癫痫样表现相关的创伤、贫血或血小板减少症、月经期、最近进行过分娩、遥远或模糊的卒中病史、胃肠道出血和转移癌等。

18.2.10 DVT 和 PE 诊疗策略的使用

策略的使用旨在将患者分成不同风险组进行检查和评估，同时不遗漏任何有意义的病理改变。该策略仅适用于有症状的门诊患者，其使用排除标准来提高诊断的敏感性和特异性。它们尚未针对住院患者或无症状患者进行验证。策略在不同的人群中表现不同，并且在由不同的医护人员使用时也不同。通过策略也可制定标准化的治疗管理计划。这些可能对缺乏经验的员工有用，并且可以减少实践差错，也可以提供对风险管理的一些控制。该策略并未考虑诊断的不确定性和患者等待确诊时的焦虑感。使用该策略时需得到临床医生和患者双方的认可，并且策略应该利用广泛有效的检查方法。

美国静脉论坛指南 3.2.0：急性深静脉血栓形成和肺栓塞的诊断路径

编码	指南	推荐等级 (1：强；2：弱)	证据级别 (A：高质量；B：中等质量；C：低或极低质量)
3.2.1	在疑似有症状的急性 DVT 的门诊患者中，建议首先进行临床评分和 D- 二聚体水平检测，以筛选应进一步检查的患者	1	B
3.2.2	在某些临床条件下的 D- 二聚体水平诊断 DVT 是不准确的，包括近期手术、妊娠、恶性肿瘤、感染、胆红素升高、外伤和肝素使用。在这些情况下，建议采用其他诊断方法	1	B
3.2.3	我们建议采用双功能超声扫描复查或其他影像学检查，随访那些双功能超声阴性，但临床怀疑有 DVT 的患者	1	B
3.2.4	临床评分和 D- 二聚体水平的组合在 DVT 诊断时与计算机断层扫描具有相似的诊断价值	2	B
3.2.5	我们建议在肾功能不全患者中慎用钆剂，因存在肾源性系统纤维化的风险	2	C

参考文献

● = Key primary papers
★ = Major reviews

1. Donner-Banzhoff N. Limited value of patient history and physical examination in diagnosing deep vein thrombosis in primary care. *Fam Pract* 2005;22:86–91.
2. Oudega R., Hoes, AW, and Moons KG. The Wells rule does not adequately rule out deep venous thrombosis in primary care patients. *Ann Intern Med* 2005;143:100–7.
● 3. Wells PS, Anderson DR, Bormansis J et al. Value of assessment of pretest probability of deep-vein thrombosis in clinical management. *Lancet* 1997;350:1795–8.
4. Miron MJ, Perrier A, and Bounameaux H. Clinical assessment of suspected deep vein thrombosis: Comparison between a score and empirical assessment. *J Intern Med* 2000;247:249–54.
5. Smithline HA, Mader TJ, Ali FM, and Cocchi MN. Determining pretest probability of DVT: Clinical intuition vs. validated scoring systems. *Am J Emerg Med* 2003;21:161–2.
★ 6. Wells PS, Owen C, Doucette S, Fergusson D, and Tran H. Does this patient have deep vein thrombosis? *JAMA* 2006;295:199–207.
7. Lensing AW, Büller HR, Prandoni P et al. Contrast venography, the gold standard for the diagnosis of deep-vein thrombosis: Improvement in observer agreement. *Thromb Haemost* 1992;67:8–12.
8. Terao M, Ozaki T, and Sato T. Diagnosis of deep vein thrombosis after operation for fracture of the proximal femur: Comparative study of ultrasonography and venography. *J Orthop Sci* 2006;11:146–53.
9. Ozbudak O, Eroğullari I, Oğüş C, Cilli A, Türkay M, and Ozdemir T. Doppler ultrasonography versus venography in the detection of deep vein thrombosis in patients with pulmonary embolism. *J Thromb Thrombolysis* 2006;21:159–62.
10. de Valois JC, van Schaik CC, Verzijibergen F, van Ramshorst B, Eikelboom BC, and Meuwissen OJ. Contrast venography: From gold standard to 'golden backup' in clinically suspected deep vein thrombosis. *Eur J Radiol* 1990;11:131–7.
11. Anderson DR, Lensing AW, Wells PS, Levine MN, Weitz JI, and Hirsch J. Limitations of impedance plethysmography in the diagnosis of clinically suspected deep-vein thrombosis. *Ann Intern Med* 1993;118:25–30.
12. Ginsberg JS, Wells PS, Hirsch J et al. Reevaluation of the sensitivity of impedance plethysmography for the detection of proximal deep vein thrombosis. *Arch Intern Med* 1994;154:1930–3.
13. Heijboer H, Cogo A, Büller HR, Prandoni P, and ten Cate JW. Detection of deep vein thrombosis with impedance plethysmography and real-time compression ultrasonography in hospitalized patients. *Arch Intern Med* 1992;152:1901–3.
★ 14. Kearon C and Hirsh J. Factors influencing the reported sensitivity and specificity of impedance plethysmography for proximal deep vein thrombosis *Thromb Haemost* 1994;72:652–8.
★ 15. Goodacre S, Sampson F, Thomas S, van Beek E, and Sutton A. Systematic review and meta-analysis of the diagnostic accuracy of ultrasonography for deep vein thrombosis. *BMC Med Imaging* 5 2005;5:6.
16. Ascher E, Depippo PS, Hingorani A, Yorkovich W, and Salles-Cunha S. Does repeat duplex ultrasound for lower extremity deep vein thrombosis influence patient management? *Vasc Endovasc Surg* 2004;38:525–31.
17. Birdwell BG, Raskob GE, Whitsett TL et al. The clinical validity of normal compression ultrasonography in outpatients suspected of having deep venous thrombosis. *Ann Intern Med* 1998;1:1–7.
18. Cogo A, Lensing AW, Koopman MM et al. Compression ultrasonography for diagnostic management of patients with clinically suspected deep vein thrombosis: Prospective cohort study. *BMJ* 1998;316:17–20.
19. Kraaijenhagen RA, Piovella F, Bernardi E et al. Simplification of the diagnostic management of suspected deep vein thrombosis. *Arch Intern Med* 2002;162:907–11.
20. Andrews EJ Jr. and Fleischer AC. Sonography for deep venous thrombosis: Current and future applications. *Ultrasound Q* 2005;21:213–25.
21. Tick LW, Ton E, van Voorthuizen T et al. Practical diagnostic management of patients with clinically suspected deep vein thrombosis by clinical probability test, compression ultrasonography, and D-Dimer test. *Am J Med* 2002;113:630–5.
22. Bernardi E, Prandoni P, Lensing AW et al. D-dimer testing as an adjunct to ultrasonography in patients with clinically suspected deep vein thrombosis: Prospective cohort study. The Multicentre Italian D-dimer Ultrasound Study Investigators Group. *BMJ* 1998;317:1037–40.
23. Santin BG, Lohr JM, Panke TW et al. Venous duplex and pathologic differences in thrombus characteristics between de novo deep vein thrombi and endovenous heat-induced thrombi. *J Vasc Surg Venous Lymphat Disord* 2015;3:184–9.
24. Lohr J and Kulwicki A. Radiofrequency ablation: Evolution of a treatment. *Semin Vasc Surg* 2010;23:90–100.
25. Marsh P, Price BA, Holdstock J, Harrison C, and Whiteley MS. Deep vein thrombosis (DVT) after venous thermoablation techniques: Rates of endovenous heat-induced thrombosis (EHIT) and classical DVT after radiofrequency and endovenous laser ablation in a single centre. *Eur J Vasc Endovasc Surg* 2010;40:521–7.
26. Harlander-Locke M, Jiminez JC, Lawrence PF et al. Management of endovenous heat-induced thrombus using a classification system and treatment algorithm following segmental thermal ablation of the small

saphenous vein. *J Vasc Surg* 2013;58:427–32.
27. Lawrence PF, Chandra A, Wu M et al. Classification of proximal endovenous closure levels and treatment algorithm. *J Vasc Surg* 2010;52:388–93.
28. Carpenter JP, Holland GA, Baum RA, Owen RS, Carpenter JT, and Cope C. Magnetic resonance venography for the detection of deep venous thrombosis: Comparison with contrast venography and duplex Doppler ultrasonography. *J Vasc Surg* 1993;18(5):734–41.
29. Laissy JP, Cinqualbre A, Loshkajian A et al. Assessment of deep venous thrombosis in the lower limbs and pelvis: MR venography versus duplex doppler sonography. *AJR Am J Roentgenol* 1996;167:971–5.
30. Fraser DG, Moody AR, Morgan PS, Martel AL, and Davidson I. Diagnosis of lower-limb deep venous thrombosis: A prospective blinded study of magnetic resonance direct thrombus imaging. *Ann Intern Med* 2002;136:89–98.
31. Fraser DG, Moody AR, Davidson IR, Martel AL, and Morgan PS. Deep venous thrombosis: Diagnosis by using venous enhanced subtracted peak arterial MR venography versus conventional venography. *Radiology* 2003;226:812–20.
32. Heinrich MC, Kuhlmann MK, Kohlbacher S et al. Cytotoxicity of iodinated and gadolinium-based contrast agents in renal tubular cells at angiographic concentrations: *In vitro* study. *Radiology* 2007;242:425–34.
33. Centers for Disease Control. Nephrogenic fibrosing dermopathy associated with exposure to gadolinium-containing contrast agents—St. Louis, Missouri, 2002–2006. *MMWR Morb Mortal Wkly Rep* 2007;56:137–41.
34. Broome DR, Girduis MS, Baron PW, Cottrell AC, Kjellin I, and Kirk GA. Gadodiamide-associated nephrogenic systemic fibrosis: Why radiologists should be concerned. *AJR Am J Roentgenol* 2007;188:586–92.
35. Kuo PH, Kanal E, Abu-Alfa AK, and Cowper SE. Gadolinium-based MR contrast agents and nephrogenic systemic fibrosis. *Radiology* 2007;242:647–9.
● 36. Yamaki T, Nozaki M, Sakurai H, Takeuchi M, Soejima K, and Kono T. Prospective evaluation of a screening protocol to exclude deep vein thrombosis on the basis of a combination of quantitative D-dimer testing and pretest clinical probability score. *J Am Coll Surg* 2005;201:701–9.
● 37. Wells PS, Anderson DR, Rodger M et al. Evaluation of D-dimer in the diagnosis of suspected deep-vein thrombosis. *N Engl J Med* 2003;349:1227–35.
★ 38. Fancher TL, White RH, and Kravitz RL. Combined use of rapid D-dimer testing and estimation of clinical probability in the diagnosis of deep vein thrombosis: Systematic review. *BMJ* 2004;329:821.
39. Diamond S, Goldbweber R, and Katz S. Use of D-dimer to aid in excluding deep venous thrombosis in ambulatory patients. *Am J Surg* 2005;189:23–6.
40. Stevens SM, Gregory Elliott C, Woller SC et al. The use of a fixed high sensitivity to evaluate five D-dimer assays' ability to rule out deep venous thrombosis: A novel approach. *Br J Haematol* 2005;131:341–7.
41. Shitrit D, Levi H, Huerta M, Rudensky B, Bargil-Shitrit A, and Gutterer N. Appropriate indications for venous duplex scanning based on D-dimer assay. *Ann Vasc Surg* 2002;16:304–8.
42. Keeling DM, Mackie IJ, Moody A, and Watson HG; Haemostasis and Thrombosis Task Force of the British Committee for Standards in Haematology. The diagnosis of deep vein thrombosis in symptomatic outpatients and the potential for clinical assessment and D-dimer assays to reduce the need for diagnostic imaging. *Br J Haematol* 2004;124:15–25.
43. Baldt MM, Zontsich T, Stümpflen A et al. Deep venous thrombosis of the lower extremity: Efficacy of spiral CT venography compared with conventional venography in diagnosis. *Radiology* 1996;200:423–8.
44. Lim KE, Hsu WC, Hsu YY, Chu PH, and Ng CJ. Deep venous thrombosis: Comparison of indirect multidetector CT venography and sonography of lower extremities in 26 patients. *Clin Imaging* 2004;28:439–44.
45. Kohler A, Hoffmann R, Platz A, and Bino M. Diagnostic value of duplex ultrasound and liquid crystal contact thermography in preclinical detection of deep vein thrombosis after proximal femur fractures. *Arch Orthop Trauma Surg* 1998;117:39–42.
46. Bucek RA, Reiter M, Quehenberger P, and Minar E. C-reactive protein in the diagnosis of deep vein thrombosis. *Br J Haematol* 2002;119:385–9.
47. Locker T, Goodacre S, Sampson F, Webster A, and Sutton AJ. Meta-analysis of plethysmography and rheography in the diagnosis of deep vein thrombosis. *Emerg Med J* 2006;23:630–5.
48. Tan YK and da Silva AF. Digital photoplethysmography in the diagnosis of suspected lower limb DVT: Is it useful? *Eur J Vasc Endovasc Surg* 1999;18:71–9.
49. Scarsbrook AF, Evans AL, Owen AR, and Gleeson FV. Diagnosis of suspected venous thromboembolic disease in pregnancy. *Clin Radiol* 2006;61:1–12.
50. Sheiman RG and McArdle CR. Bilateral lower extremity US in the patient with unilateral symptoms of deep venous thrombosis: Assessment of need. *Radiology* 1995;194:171–3.
51. Strothman G, Blebea J, Fowl RJ, and Rosenthal G. Contralateral duplex scanning for deep venous thrombosis is unnecessary in patients with symptoms. *J Vasc Surg* 1995;22:543–7.
52. Lohr J. Bilateral lower extremity duplex scanning revisited. *Dis Mon* 2005;51:79–85.
53. Mozes G and Gloviczki P. New discoveries in anatomy and new terminology of leg veins: Clinical implications. *Vasc Endovasc Surg* 2004;38:367–74.
54. Langan CJ and Weingart S. New diagnostic and treatment modalities for pulmonary embolism: One path through the confusion. *Mt Sinai J Med* 2006;73:528–41.
55. Heit, JA. Venous thromboembolism: Disease burden, outcomes and risk factors. *J Thromb Haemost*

2005;3:1611–7.
56. Tapson VF, Carroll BA, Davidson BL et al. The diagnostic approach to acute venous thromboembolism. Clinical practice guideline. American Thoracic Society. *Am J Respir Crit Care Med* 1999;160:1043–66.
57. Doyle NM, Ramirez MM, Mastrobattista JM, Monga M, Wagner LK, and Gardner MO. Diagnosis of pulmonary embolism: A cost-effectiveness analysis. *Am J Obstet Gynecol* 2004;191:1019–23.
• 58. Kelly J and Hunt BJ. The utility of pretest probability assessment in patients with clinically suspected venous thromboembolism. *J Thromb Haemost* 2003;1:1888–96.
59. Stein PD, Woodard PK, Weg JG et al.; PIOPED II Investigators. Diagnostic pathways in acute pulmonary embolism: Recommendations of the PIOPED II investigators. *Radiology* 2007;242:15–21.
60. Sohne M, Kruip MJ, Nijkeuter M et al; Christopher Study Group. Accuracy of clinical decision rule, D-dimer and spiral computed tomography in patients with malignancy, previous venous thromboembolism, COPD or heart failure and in older patients with suspected pulmonary embolism. *J Thromb Haemost* 2006;4:1042–6.
61. Michiels JJ, Berghout A, Schroyens W et al. The rehabilitation of clinical assessment for the diagnosis of pulmonary embolism. *Semin Vasc Med* 2002;2:345–51.
62. Wells PS, Anderson DR, Rodger M et al. Excluding pulmonary embolism at the bedside without diagnostic imaging: Management of patients with suspected pulmonary embolism presenting to the emergency department by using a simple clinical model and a D-dimer. *Ann Intern Med* 2001;135:98–107.
63. van Belle A, Büller HR, Huisman MV et al.; Christopher Study Investigators. Effectiveness of managing suspected pulmonary embolism using an algorithm combining clinical probability, D-dimer testing, and computed tomography. *JAMA* 2006;295:172–9.
• 64. The PIOPED Investigators. Value of the ventilation/perfusion scan in acute pulmonary embolism. Results of the Prospective Investigation of Pulmonary Embolism Diagnosis (PIOPED) *JAMA* 1990;263:2753–9.
65. Patel S and Kazerooni EA. Helical CT for the evaluation of acute pulmonary embolism. *AJR Am J Roentgenol* 2005;185:135–49.
• 66. Miniati M, Pistolesi M, Marini C et al. Value of perfusion lung scan in the diagnosis of pulmonary embolism: Results of the Prospective Investigative Study of Acute Pulmonary Embolism Diagnosis (PISA-PED). *Am J Respir Crit Care Med* 1996;154:1387–93.
67. Gleeson FV, Turner S, and Scarsbrook AF. Improving the diagnostic performance of lung scintigraphy in suspected pulmonary embolic disease. *Clin Radiol* 2006;61:1010–5.
68. Wilson HT, Meagher TM, and Williams SJ. Combined helical computed tomographic pulmonary angiography and lung perfusion scintigraphy for investigating acute pulmonary embolism. *Clin Radiol* 2002;57:33–6.
69. Gottschalk A. New criteria for ventilation-perfusion lung scan interpretation: A basis for optimal interaction with helical CT angiography. *Radiographics* 2000;20:1206–10.
70. Parker MS, Hui FK, Camacho MA, Chung JK, Broga DW, and Sethi NN. Female breast radiation exposure during CT pulmonary angiography. *AJR Am J Roentgenol* 2005;185:1228–33.
71. Stein PD, Henry JW, and Gottschalk A. Reassessment of pulmonary angiography for the diagnosis of pulmonary embolism: Relation of interpreter agreement to the order of the involved pulmonary arterial branch. *Radiology* 1999;210:689–91.
72. Garg K, Welsh CH, Feyerbend AJ et al. Pulmonary embolism: Diagnosis with spiral CT and ventilation–perfusion scanning—Correlation with pulmonary angiographic results or clinical outcome. *Radiology* 1998;208:201–8.
73. Winer-Muram HT, Rydberg U, Johnson MS et al. Suspected acute pulmonary embolism: Evaluation with multi-detector row CT versus digital subtraction pulmonary arteriography. *Radiology* 2004;233:806–15.
74. Stein PD, Athanasoulis C, Alavi A et al. Complications and validity of pulmonary angiography in acute pulmonary embolism. *Circulation* 1992;85:462–8.
★75. Stein, PD, Hull RD, Patel KC et al. D-dimer for the exclusion of acute venous thrombosis and pulmonary embolism: A systematic review. *Ann Intern Med* 2004;140:589–602.
★ 76. Nijkeuter M, Ginsberg JS, and Huisman MV. Diagnosis of deep vein thrombosis and pulmonary embolism in pregnancy: A systematic review. *J Thromb Haemost* 2006;4:496–500.
★ 77. Brown MD, Rowe BH, Reeves MJ, Bermingham JM, and Goldhaber SZ. The accuracy of the enzyme-linked immunosorbent assay D-dimer test in the diagnosis of pulmonary embolism: A meta-analysis. *Ann Emerg Med* 2002;40:133–44.
78. Ota S, Wada H, Nobori T et al. Diagnosis of deep vein thrombosis by plasma-soluble fibrin or D-dimer. *Am J Hematol* 2005;79:274–80.
• 79. Mayo JR, Remy-Jardin M, Müller NL et al. Pulmonary embolism: Prospective comparison of spiral CT with ventilation-perfusion scintigraphy. *Radiology* 1997;205:447–52.
80. Ferretti GR, Bosson JL, Buffaz PD et al. Acute pulmonary embolism: Role of helical CT in 164 patients with intermediate probability at ventilation–perfusion scintigraphy and normal results at duplex US of the legs. *Radiology* 1997;205:453–8.
81. Powell T and Müller NL. Imaging of acute pulmonary thromboembolism: Should spiral computed tomography replace the ventilation-perfusion scan? *Clin Chest Med* 2003;24:29–38, v.
82. Coche E, Verschuren R, Keyeux A et al. Diagnosis

of acute pulmonary embolism in outpatients: Comparison of thin-collimation multi-detector row spiral CT and planar ventilation–perfusion scintigraphy. *Radiology* 2003;229:757–65.
83. Van Strijen MJ, De Monye W, Kieft GJ, Pattynama PM, Prins MH, and Huisman MV. Accuracy of single-detector spiral CT in the diagnosis of pulmonary embolism: A prospective multicenter cohort study of consecutive patients with abnormal perfusion scintigraphy. *J Thromb Haemost* 2005;3:17–25.
84. Perrier A, Howarth N, Didier D et al. Performance of helical computed tomography in unselected outpatients with suspected pulmonary embolism. *Ann Intern Med* 2001;135:88–97.
85. Anderson DR, Kovacs MJ, Dennie C et al. Use of spiral computed tomography contrast angiography and ultrasonography to exclude the diagnosis of pulmonary embolism in the emergency department. *J Emerg Med* 2005;29:399–404.
86. Schoepf UJ, Savino G, Lake DR, Ravenel JG, and Costello P. The age of CT pulmonary angiography. *J Thorac Imaging* 2005;20:273–9.
87. Stein PD, Fowler SE, Goodman LR et al.; PIOPED II Investigators. Multidetector computed tomography for acute pulmonary embolism. *N Engl J Med* 2006;354:2317–27.
88. Stein PD, Woodard PK, Hull RD et al. Gadolinium-enhanced magnetic resonance angiography for detection of acute pulmonary embolism: An in-depth review. *Chest* 2003;124:2324–8.
89. Pleszewski B, Chartrand-Lefebvre C, Qanadli SD et al. Gadolinium-enhanced pulmonary magnetic resonance angiography in the diagnosis of acute pulmonary embolism: A prospective study on 48 patients. *Clin Imaging* 2006;30:166–72.
90. Kluge A, Luboldt W, and Bachmann G. Acute pulmonary embolism to the subsegmental level: Diagnostic accuracy of three MRI techniques compared with 16-MDCT. *AJR Am J Roentgenol* 2006;187:W7–W14.
91. Kluge A, Gerriets T, Lange U, and Bachman G. MRI for short-term follow-up of acute pulmonary embolism. Assessment of thrombus appearance and pulmonary perfusion: A feasibility study. *Eur Radiol* 2005;15:1969–77.
92. Brown G and Hogg K. Best evidence topic report. Diagnostic utility of electrocardiogram for diagnosing pulmonary embolism. *Emerg Med J* 2005;22:729–30.
93. Geibel A, Zehender M, Kasper W, Olschewski M, Klima C, and Konstantinides SV. Prognostic value of the ECG on admission in patients with acute major pulmonary embolism. *Eur Respir J* 2005;25:843–8.
94. Maloba M and Hogg K. Best evidence topic report. Diagnostic utility of arterial blood gases for investigation of pulmonary embolus. *Emerg Med J* 2005;22:435–6.
95. Daftary A, Gregory M, Daftary A, Seibyl JP, and Saluja S. Chest radiograph as a triage tool in the imaging-based diagnosis of pulmonary embolism. *AJR Am J Roentgenol* 2005;185:132–4.
96. Aujesky D, Obrosky DS, Stone RA et al. Derivation and validation of a prognostic model for pulmonary embolism. *Am J Respir Crit Care Med* 2005;172:1041–6.
97. Wicki J, Perrier A, Perneger TV, Bounameaux H, and Junod AF. Predicting adverse outcome in patients with acute pulmonary embolism: A risk score. *Thromb Haemost* 2000;84:548–52.
98. Kline JA and Miller DW. Risk stratification for acute pulmonary embolism. *J Natl Compr Canc Netw* 2011;9:800–10.
99. McCabe A, Hassan T, Doyle M, and McCann B. Identification of patients with low-risk pulmonary embolism suitable for outpatient treatment using the Pulmonary Embolism Severity Index (PESI). *Ir J Med Sci* 2013;182:291–5.
100. Carpenter CR, Keim SM, Seupaul RA, and Pines JM; Best Evidence in Emergency Medicine Investigator Group. Differentiating low-risk and no-risk PE patients: The PERC score. *J Emerg Med* 2009;36:317–22.
101. Paiva LV, Providencia RC, Barra SN, Faustino AC, Botelho AM, and Marques AL. Cardiovascular risk assessment of pulmonary embolism with the GRACE risk score. *Am J Cardiol* 2013;111:425–31.
102. Becattini C, Casazza F, Forgione C et al. Acute pulmonary embolism: External validation of an integrated risk stratification model. *Chest* 2013;144:1539–45.
103. Kohn CG, Mearns ES, Parker MW, Hernandez AV, and Coleman CI. Prognostic accuracy of clinical prediction rules for early post-pulmonary embolism all-cause mortality: A bivariate meta-analysis. *Chest* 2015;147:1043–62.
104. Costantino G and Furlan R. Syncope risk stratification in the emergency department. *Cardiol Clin* 2013;31:27–38.
105. Yoo HH, Queluz TH, and El Dib R. Outpatient versus inpatient treatment of acute pulmonary embolism (Review). *Cochrane Database Syst Rev* 2014;(11):CD010019.
106. Zondag W, Vingerhoets LM, Durian MF et al.; Hestia Study Investigators. Hestia criteria can safely select patients with pulmonary embolism for outpatient treatment irrespective of right ventricular function. *J Thromb Haemost* 2013;11:686–92.
107. Clark DC III, McGiffin DC, Dell'Italia LJ, and Ahmed MI. Submassive pulmonary embolism: Where's the tipping point? *Circulation* 2013;127:2458–64.
108. Erkens PM, Gandara E, Wells PS et al. Does the pulmonary embolism severity index accurately identify low risk patients for outpatient treatment? *Thromb Res* 2012;129:710–4.
109. Vinson DR, Zehtabchi S, and Yealy DM. Can selected patients with newly diagnosed pulmonary embolism be safely treated without hospitalization? A systematic review. *Ann Emerg Med* 2012;60:651–62.
110. Penaloza A, Roy PM, and Kline J. Risk stratification and treatment strategy of pulmonary embolism. *Curr Opin Crit Care* 2012;18:318–25.

19

急性下肢深静脉血栓形成和肺栓塞的治疗

19.1 简介

尽管近年来对静脉血栓栓塞(VTE)的药物和介入治疗取得了进展,但静脉血栓栓塞仍然是住院死亡和急诊就诊的主要原因。在过去,静脉血栓栓塞症的治疗中使用普通肝素或者低分子肝素,通常作为维生素K拮抗剂抗凝治疗的桥接过渡。在过去的几年里,治疗静脉血栓栓塞症的方法已经扩大到包括新型口服抗凝剂和注射抗凝剂、新的溶栓设备和新的腔静脉滤器。在这一章中,我们提供关于静脉血栓栓塞治疗基本原则的概述,从最初的表现到选择最合适的治疗方式、积极抗凝治疗的持续时间和特殊情况。

19.2 静脉血栓栓塞症的治疗原则

静脉血栓栓塞症患者的治疗目标是防止肺栓塞导致的死亡、防止复发性的静脉血栓栓塞症和防止形成血栓后综合征。传统上,肝素、低分子肝素和华法林等抗凝药物是静脉血栓形成初期治疗的主要药物,能够有效地减少血栓的扩展和继发性栓塞。新型口服Xa因子抑制剂(利伐沙班、阿哌沙班和依度沙班)和一种凝血酶抑制剂(达比加群)最近被批准用于VTE的治疗。对于髂股静脉血栓形成的患者,导管接触式溶栓可以降低PTS(血栓形成后综合征)的风险。对于不能抗凝的患者,如颅内出血或严重外伤的患者,下腔静脉滤器可显著降低肺栓塞导致的死亡风险。由于缺乏有效的药物治疗,PTS的预防仍然是一个棘手的问题。一些数据表明,在大面积阻塞性髂股静脉血栓形成过程中,使用低分子肝素、逐级加压弹力袜和恢复静脉血流可以降低PTS发生的风险,尽管这些其中都没有能可靠预防的。

19.3 标准的初始治疗

在静脉血栓栓塞症患者的初始治疗中,立即抗凝至关重要(图19.1)。系统的抗凝治疗可以减少血栓的扩展,肺栓塞的发生和复发。24小时内不能采取治疗性抗凝会增加复发的风险。因此,在等待确诊的过程中,通常有必要对推断为肺栓塞的患者进行经验性的抗凝治疗。这在怀疑下肢深静脉血栓形成(DVT)的患者中并不常见,因为床旁双相超声检查快速且几乎普遍可用。抗凝的风险、收益和成本应该与等待检测VTE的患者是否诊断为VTE临床概率相权衡。当使用有效的临床预测分数来评估DVT或PE风险时[1],低危患者最多等待24小时,中危患者最多等待4小时后抗凝,以便在开始抗凝前获得客观的影响学资料,这是可以接受的[2]。高风险的患者最好立即进行抗凝治疗。有大出血的危险因素,例如最近的一次手术,可以推迟抗凝起始时间,而心肺储备不良的患者可能获益于较早期的抗凝。然而,即使有恰当的抗凝治疗,仍有三分之一的患者会在8年的时间内发生复发性DVT[2]。可用于立即抗凝治疗的药物包括普通肝素、低分子肝素、华法林和新型抗凝药物如磺达肝葵钠、利伐沙班和阿哌沙班。此外,达比加群和依度沙班可以在普通肝素和低分子肝素初始桥接治疗后,行单药治疗(表19.1)[3]。

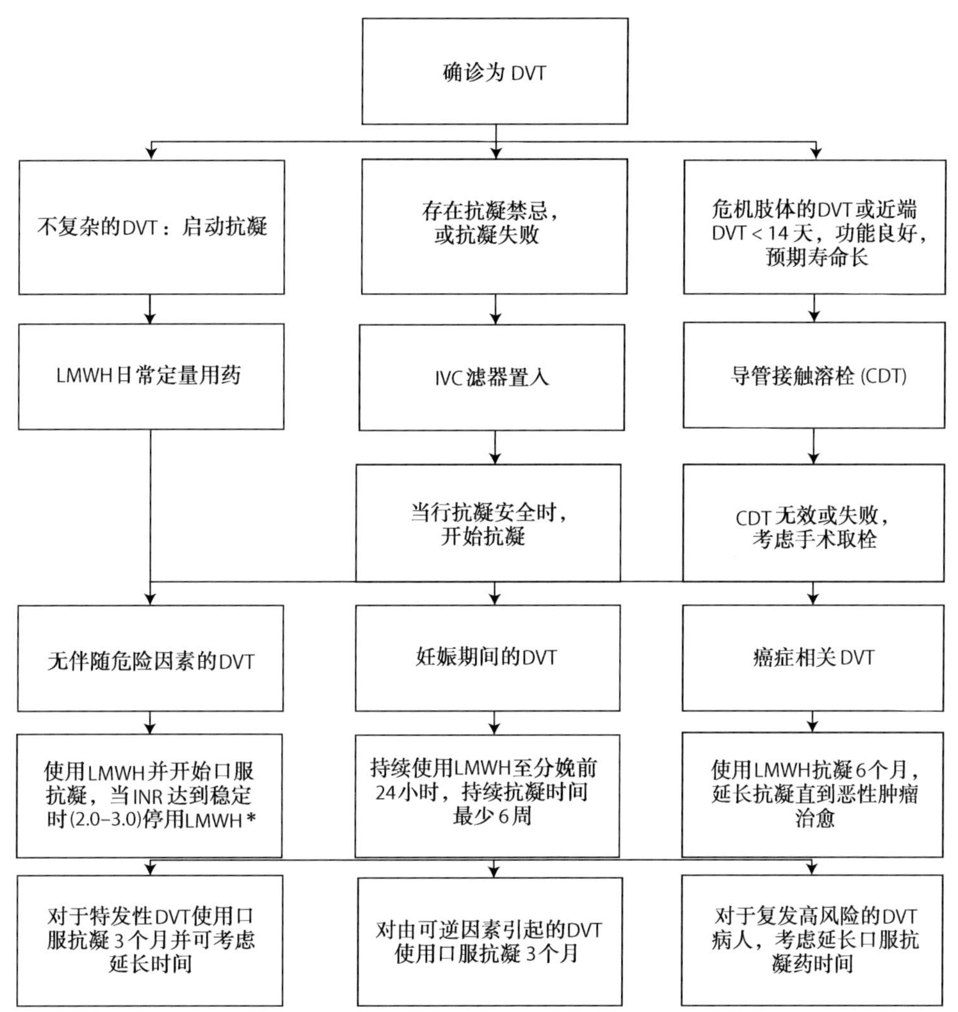

图 19.1 急性深静脉血栓形成的治疗流程图。* 部分新型口服抗凝剂不需要低分子肝素桥接，并且不需要检测 INR。CDT，导管引导溶栓；DVT，深静脉血栓形成；INR，国际标准化比率；IVC，下腔静脉；LMWH，低分子肝素

表 19.1 新口服抗凝药物的剂量用于静脉血栓栓塞的初始治疗

药物	药理机制	初始剂量	长期剂量
达比加群(Pradaxa，Boehringer Ingelheim)	直接凝血酶抑制剂	5~10 天的标准抗凝(低分子肝素或普通肝素)	150mg，每天两次
利伐沙班(Xarelto，Bayer)	直接 Xa 抑制剂	15mg 每天两次，持续 3 周	20mg/d
阿哌沙班(Eliquis，Bristol Myers-Squibb)	直接 Xa 抑制剂	10mg 每天两次，维持 1 周	5mg/d
依度沙斑(Savaysa，Daiichi Sankyo)	直接 Xa 抑制剂	5~10 天的标准抗凝(低分子肝素或普通肝素)	60mg/d

19.3.1 低分子肝素 / 肝素

目前推荐的用于治疗急性 DVT 的方法是低分子肝素，它由普通肝素的低分子范围衍生而来(4~5kDa 到 10~16kDa)，它具有可靠的体重依赖型剂量给药的优点，它不需要监控(除了病态肥胖、肾衰竭和可能的怀孕)和易于治疗(皮下注射途径)，可以进行居家注射和更低的出血风险。低分子肝素至少和普通肝素一样有效和安全，而且在实际的应用中，能够实现(这一目标)因为能更快达到治疗剂量和更可靠。一些高质量的随机对照试验比较了低分子肝素和普通肝素在 DVT 治疗中的作用。低分子肝素可降低大出血发生的风险(每 100 名接受治疗的患者中约有 2 人发生大出血的绝对风险降低，RR 0.6~0.7)，复发性血栓栓塞疾病的风险较低(RR 0.7~0.8)，和更低的死亡风险(RR 0.7~0.8)[4]。目前市面上有几种低分子肝素，每种的剂量不同，有些是静脉注射或皮下注射，有些只是皮下注射，但在所有的情况下，它们的剂量是固定总量或者取决于体重。两种最常见的低分子肝素是依诺肝素(每 12 小时皮下注射 1mg/kg 或对于静脉血栓栓塞症患者每 24 小时 1.5mg/kg)和达替肝素钠(对于静脉血栓栓塞症的患者每 12 小时皮下注射 120 个抗 Xa 因子 U/kg)。每日一次性剂量优于每日两次剂量(表 19.2)，可以提高非妊娠患者的依从性。考虑到妊娠肾小球滤过率(GFR)

表 19.2 美国静脉论坛指南 3.3.0：急性深静脉血栓形成和肺栓塞医学治疗的主要建议摘要

编码	指南	推荐等级（1：强；2：弱）	证据级别（A：高质量；B：中等质量；C：低或极低质量）
3.3.1a	如果家庭环境适宜，建议在家中对急性 DVT 患者的进行初步治疗，而不是在医院里	1	B
3.3.2a	建议低分子肝素（LMWH）治疗急性 DVT 优于普通肝素	2	B
3.3.3a	建议每日两次以上低分子肝素治疗急性 DVT	2	C
3.3.4b	对于合并癌症的急性 DVT 患者，建议使用 LMWH 优于 NOACs 或 VKAs	2	C
3.3.5b	对未合并癌症的急性 DVT 患者，在长期抗凝治疗中，建议使用对达比加群、利伐沙班、阿哌沙班或依度沙班优于维生素 K 拮抗剂（VKA）	2	B
3.3.6b	建议无诱因的近端 DVT 患者在停止抗凝治疗后应服用阿司匹林，以防止静脉血栓复发	2	B
3.3.7b	建议对由暂时性危险因素（手术或非手术）引起的急性近端 DVT 进行 3 个月的治疗	1	B
3.3.8b	建议对无严重症状或危险因素的急性孤立型远端 DVT 进行 2 周以上的抗凝连续影像监测	2	C
3.3.9b	建议对有严重症状和危险因素的急性远端 DVT 抗凝治疗	2	C
3.3.10b	建议对有低或中度出血风险急性无诱因近端 DVT 患者延长抗凝治疗	2	B
3.3.11b	建议对有较高出血风险的急性无诱因的近端 DVT 患者 3 个月的抗凝治疗，而不是延长治疗时间	1	B
3.3.12b	如果出血的风险不高，建议对存在活动性癌症的急性下肢 DVT 患者的抗凝期延长至 3 个月以上	1	B
3.3.13b	建议对于急性近端 DVT 患者抗凝治疗优于导管溶栓治疗	2	C
3.3.14b	建议对合并低血压或没有高出血风险的肺栓塞患者进行系统性溶栓治疗	2	C

[a] Kearon C et al. *Chest* 2012；142：1698-704.

[b] Kearon C et al. *Chest* 2016；149（2）：315-52；Meissner MH et al. *J Vasc Surg* 2012；55：1449-62.

的增加，孕期应该每日两次给药。由于多效性和更一致的抗凝作用，和常规治疗相比，延长低分子肝素亭扎肝素的使用可降低慢性静脉功能不全的指标。在 480 例患者中，亭扎肝素在 12 周的治疗效果优于华法林[2,5]。

在过去，大多数患者接受肝素治疗，包括以体重为基础的一次性冲击剂量（80U/kg），接着以体重为调整的输注，根据列线图每 6 小时进行调整。近年来，由于在治疗范围和首次治疗结果时间的改善，原来用部分凝血活酶激活时间（PTT）的测量监测肝素已逐渐转向监测 Xa 因子水平（表 19.2）[6]。肝素这种治疗仍然很常见，尤其是在术后的患者中，如果遇到出血并发症或者需要再介入，则需要较短的半衰期和相对直接的逆转抗凝治疗，肝素是一个好的选择。在肾功能不全的情况下，肝素也是可以选择的（GFR<30ml/min）。5 天的疗程和更长的疗程在预防复发性血栓方面具有同样的效果，前提是华法林开始治疗比较早（通常在诊断 24 小时以内），并且在停用肝素之前口服抗凝药物治疗[7]。低分子肝素没有经过专门的测试，但大都认为它有类似的作用。肝素联合华法林抗凝治疗降低了下肢深静脉血栓患者血栓复发和肺动脉栓塞的发生率，也降低了肺动脉栓塞的死亡率。在一项对 4 221 名下肢深静脉血栓患者和 1 302 名肺动脉栓塞患者的研究中，下肢深静脉血栓治疗期间和治疗后的致命肺动脉栓塞分别只有 0.4% 和 0.3%，而肺动脉栓塞治疗期间和治疗后的致命肺动脉栓塞分别只有 1.5% 和 0%[7]。

给予使用肝素或低分子肝素 5 天，在肝素桥接期间，开始口服抗凝药，传统上我们使用维生素 K 拮抗剂，尽管现在的指南支持使用新型口服抗凝药优于维生素 K 拮抗剂（2B 证据，表 19.2）。依度沙班和达比加群需要桥接，而利伐沙班、阿哌沙班和磺达肝葵钠则不需要[8]。仅仅使用华法林，而没有肝素或低分子肝素桥接是不够的。有些患者可能在整个治疗过程中使用低分子肝素作为唯一的抗血栓药物。对于恶性肿瘤和并急性下肢深静脉血栓形成的患者，低分子肝素可以在不增加不良事件的情况下，将复发风险降低一半，并避免因食物摄入变化而导致华法林治疗困难。对于出血风险低和出血风险高的患者，推荐的治疗时间都是不确定的（见图 19.1 和表 19.2）。

19.3.2 华法林

华法林和其他维生素 K 拮抗剂能够减少下肢深静脉血栓形成和肺动脉栓塞患者血栓的复发率 30% 以上。华法林(香豆素类)应该在抗凝治疗后(正在肝素桥接治疗中)开始使用,以防止华法林导致的皮肤坏死引起的反常的血栓形成。其原因是华法林在因子Ⅱ、Ⅸ、Ⅹ之前,引起蛋白 C 和蛋白 S 的抑制,导致药物开始使用时可能出现高凝状态。对于标准的肝素,这需要测量治疗性激活的 PTT 或抗 Xa 因子水平(图 19.2),然而对于低分子肝素,使用适当的基于体重调整剂量的低分子肝素并在体内循环是足够的。

从肝素到维生素 K 拮抗剂(华法林)涉及肝素和华法林治疗的重叠。临床试验表明,如果患者接受了至少 5 天的肝素治疗,一旦 INR 进入治疗范围(2.0~3.0),肝素就可以安全地停止使用。有些人建议继续使用肝素,检测 INR 进入治疗范围至少 24 小时(实质上是 2 天以上的两次测量),因为华法林的抗血栓作用和它作用凝血酶原时间的影响相比有所延迟。然而,临床试验还没有证实这种方法是否比在 INR 治疗后立即停用肝素更能有效预防血栓形成。

华法林的剂量目标是 INR 在 2.0~3.0 之间,不建议使用华法林的负荷剂量,因为凝血因子没有相称性地降低,INR 不能准确反映华法林在治疗起始阶段的抗凝作用。华法林的初始剂量是每日 5mg,通常在晚上服用。低剂量通常被用于年老、体弱、肝病或心力衰竭的患者。随后的剂量依赖于实验室监测 PTT/INR 的结果,在治疗的第一周至少需要检测两次,INR 在 2.0~3.0 能够有效地防止血栓蔓延和复发,且出血风险相对较低[7]。尽管进行了仔细地监测,使用华法林治疗静脉血栓栓塞症的患者即使 INR 在目标范围内,每年仍有 5%~6% 的大出血风险[9]。长期使用低剂量华法林抗凝治疗(INR 1.5~2.0)并不会降低血栓复发 / 蔓延的风险,而且与更高剂量的华法林(INR 2.0~3.0)具有同样的出血风险[10,11]。华法林抗凝剂的另外一个困难是饮食和药物相互作用对药物有效性的影响。患者应该获得关于膳食维生素 K 的信息,它可能会降低华法林的功效,以及关于非处方维生素的警告和膳食相互作用的信息。

19.3.3 治疗场所

门诊治疗因其低成本、患者感受好等优点而成为首选。患者必须能够清楚地知道并严格地遵守详细的医嘱。适当的患者(或看护者)教育对于安全的门诊管理至关重要。对于理解或坚持治疗有困难的患者,有高危并发症或严重症状的患者,至少在最初阶段应该住院治疗。住院治疗提供了对临床变化更密切的监测和临床变化更快的反应。从整体治疗费用来看,低分子肝素的成本较低,尽管它的价格比较高。住院时间短(甚至不用住院)是这种治疗的部分优势原因。然而,即使在住院的患者中,静脉注射和监测的成本使普通肝素比低分子肝素更昂贵。

许多下肢深静脉血栓栓塞患者可以安全地作为门诊患者来治疗,少数肺动脉栓塞患者也有足够低的风险来证明门诊治疗的建议是正确的。这些患者在考虑门诊治疗前血流动力学应稳定,无右心室功能障碍的超声心动图征象。门诊治疗下肢深静脉血栓形成的绝对禁忌证也适用于肺动脉栓塞患者,包括大范围血栓、活动性出血、大出血风险高、肝素过敏史、潜在肝病、临床不稳定和广泛血栓形成导致严重的肿胀、发绀和 / 或严重的气短。生物标志物可以帮助预测结果,但不是决定性的,正常脑钠肽水平往往预测结果好,而肌钙蛋白的升高往往提示副作用的发生率较高。

19.3.4 新型抗凝剂(因子 Xa 和因子Ⅱa 抑制剂)

目前有很多机构在研发抗凝剂用于取代低分子肝素或华法林。磺达肝癸钠(Arixtra,GlaxosmithKline)是一种合成的五糖,具有于肝素相同的抗凝血酶序列,靶向因子为 Xa。磺达肝癸钠与华法林联合使用时已被批准用于治疗下肢深静脉血栓和肺动脉栓塞的治疗,用于全髋关节置换术、全膝关节置换术和髋关节骨折患者的血栓预防,以及腹部手术患者的血栓预防。皮下注射磺达肝癸钠有 17 小时的半衰期,剂量需要根据患者的体重而定。它不与内皮或蛋白结合,重要的是不使血小板减少。对于这种药没有现成的解毒剂。在静脉血栓栓塞的预防方面,一项涉及 7 000 多名患者的荟萃分析显示,在术后 6 小时开始使用磺达肝癸钠预防静脉血栓栓塞的风险比术后 12~24 小时开始使用低分子肝素减少了 50% 以上[12]。尽管大出血增加,但严重出血没有增加。磺达肝癸钠也被发现在预防其他组的患者,包括一般的患者[13]。对于静脉血栓栓塞症的治疗,磺达肝癸钠被发现疗效相当于普通肝素和低分子肝素用于下肢深静脉血栓和肺动脉栓塞[13,14],磺达肝癸钠也被发现以预防性剂量治疗 45 天

抗 Xa 因子 /($U·ml^{-1}$)	重复肝素剂量	持续泵入 /min	速率变化	重复抗 Xa 因子水平
少于 0.2*	80U/kg	0	增加 1.5U/(kg·h)	6 小时
0.2~0.29	40U/kg	0	增加 1U/(kg·h)	6 小时
0.3~0.7	无	0	不变	6 小时
0.71~0.8	无	0	减少 1U/(kg·h)	6 小时
0.81~0.99	无	30	减少 1.5U/(kg·h)	6 小时
≥ 1*	无	60	减少 3U/(kg·h)	6 小时

图 19.2 体重调整肝素列线表。该表由抗凝治疗委员会制作(药剂业及药物治疗委员会)© 密歇根大学卫生系统。* 如果两次连续的抗 Xa 值在此范围内,请通知医生。** 当两个连续的抗 Xa 值处于治疗范围(0.3~0.7U/ml)时,第二天早上和以后每 24 小时进行抗 Xa 检测

对浅表血栓性静脉炎的有效(证据级别:2B)[2,15]。

最近,一些新型口服抗凝剂(NOACs)获得了美国食品药品管理局(FDA)的批准以取代华法林(见表 19.1 和表 19.2)。达比加群靶向作用于活性因子Ⅱ(因子Ⅱa),利伐沙班、阿哌沙班、依度沙班靶向作用于活性因子 X(因子 Xa)。与华法林类似,达比加群和依度沙班在开始治疗时需要使用低分子肝素或普通肝素桥接,而利伐沙班和阿哌沙班可以作为直接单用治疗。目前美国 FDA 批准以上所有药物用于急性下肢深静脉血栓的治疗,尽管不同的药代动力学可能会导致医生选择一种药物而不是另一种药物(见表 19.2)。

19.3.4.1 达比加群

达比加群(Pradaxa®,Boehringer Ingelheim Pharmaceuticals)获 FDA 批准用于预防房颤患者的卒中和全身栓塞,以及用于治疗和预防使用注射用抗凝剂 5~10 天的患有下肢深静脉血栓和肺动脉栓塞的患者[16]。达比加群的半衰期最长,为 12~17 小时,随年龄的增长和肾功能的下降而延长。这是唯一一种至少可以部分依靠透析逆转拮抗的药物[17]。它也是口服抗凝药物中唯一拥有商业上可用的拮抗剂。

19.3.4.2 利伐沙班

利伐沙班(Xarelto®,Bayer)是 FDA 批准的用于进行髋关节和膝关节置换患者静脉血栓的预防,用于房颤患者的中风和全身栓塞的预防,以及静脉血栓的治疗。这是第一个被批准单一治疗的口服抗凝药。EINSTEIN 试验评估了利伐沙班与标准抗凝治疗急性下肢深静脉血栓形成的比较[18],利伐沙班被发现在统计学上不劣于标准治疗,没有增加出血风险。此外,在完成 6~12 个月的治疗后,额外增加与安慰剂组相比 EINSTEIN 组增加了 6~12 个月的持续治疗。与安慰剂相比,延长的利伐沙班治疗能明显减少复发性静脉血栓栓塞,而没有增加大出血的风险,尽管它没有直接与维生素 K 拮抗剂或低分子肝素比较。关于肺栓塞的类似的发现已经被注意(EINSTEIN-PE)[19]。利伐沙班具有每日一次给药和立即单药治疗的优点,使它成为患者方便的一个选择。

19.3.4.3 阿哌沙班

阿哌沙班(Eliquis®,Bristol Myers-Squibb)是目前被 FDA 批准用于预防房颤并发症、预防髋关节或膝关节置换术后下肢深静脉血栓形成、下肢深静脉血栓形成 / 肺动脉栓塞的治疗以及降低下肢深静脉血栓形成 / 肺动脉栓塞的复发风险。这是唯一一种新的口服药物,在不增加出血的情况下显示出优于标准治疗的优越性。最近,阿哌沙班进行了一个作为扩大治疗静脉血栓栓塞与安慰剂比较的研究,研究显示静脉血栓栓塞的发生率显著降低,而出血风险并没有增加[20]。阿哌沙班是口服抗凝药物患者中唯一显示胃肠道出血较华法林略有减少的药物[21]。

19.3.4.4 依度沙班

依度沙班(Savaysa®,Daiichi Sankyo)是最近批准的治疗下肢深静脉血栓的药物[20],目前 FDA 批准该药物用于非瓣膜性房颤患者预防卒中和非中枢神经系统栓塞,以及用于肠外抗凝药物治疗 5~10 天的患者下肢深静脉血栓形成和肺动脉栓塞的治疗。依度沙班药物的使用注意事项中指出,这种新型抗凝剂对于血肌酐清除率 >95ml/min 的房颤患者效果较差,并且在开始治疗前就应该评估肾功能。根据 FDA 的数据,与接受华法林治疗的类似患者相比,肌酐清除率为 95ml/min 的患者患中风的风险更高。依度沙巴是唯一一种在出血并发症高风险(低体重和 / 或低肌酐清除率)患者中以低剂量特别测试的药物[22]。

19.3.4.5 口服抗凝剂的并发症

这些药物存在的问题包括目前无法跟踪其水平、逆转其抗凝作用,以及在需要进行干预时缺乏可用于桥接这些药物的可靠数据。国际血栓和止血协会(ISTH)发表了监测药物水平可能有用的情况,包括:①出血;②患者在手术或开放手术前 24 小时内已服药,或肌酐清除率 <50ml/min 以上;③确定正服用其他已知对药代动力学有显著影响的药物的患者的亚治疗或超治疗水平;④鉴定极端体重的患者的亚治疗或超治疗水平;⑤肾功能恶化患者;⑥围术期的管理;⑦逆转抗凝;⑧怀疑过量;⑨评估在治疗过程中发生血栓事件的患者依从性(这种应用可能受到口服药物半衰期短的限制)[23]。

目前,FDA 批准的唯一一种逆转剂是针对达比加群。Idarucizumab 是一种人源化单克隆抗体片段,可与达比加群结合并阻止凝血酶与游离达比加群结合。逆转 AD Ⅲ期临床试验表明,需要紧急逆转的患者使用 5g 抗体后,凝血酶时间需要 11.4 小时恢复正常。它的耐受性很好,没有任何主要副作用。支持性的护理一直是主要的治疗方法,直至对残留的 NOACS 使用拮抗剂。尽管缺乏大型的临床试验数据,但是对于创伤或严重 / 危及生命的出血,可以使用浓缩的凝血因子(凝血酶原复合物)或透析(仅达比加群)(图 19.3)。

19.3.5 阿司匹林

虽然阿司匹林不是一种新药物,但在标准疗程后使用阿司匹林进行静脉血栓栓塞的延长治疗已重新引起人们的兴趣。在特发性的下肢深静脉血栓形成患者中,两项试验评估了阿司匹林与安慰剂的对比,这些患者在最初接受肝素治疗,后来使用华法林治疗至少 6 周(最多 3 个月);阿司匹林以每天 100mg 的剂量使用,持续 2~4 年。在 WARFAS 研究中,研究了 402 例患者,复发率为 6.6%/ 年相比 11.2%/ 年(危险比 HR:0.58,P=0.02),ASPIRE 研究 822 例患者复发率为 4.8%/ 年相比 6.5%/ 年(HR:0.74,P=0.09)[24,25]。两者结合分析,静脉血栓栓塞症的复发率降低了 32%(7.5%/ 年,5.1%/ 年;HR:0.68,P=0.008),主要血管事件(复发性静脉血栓栓塞、心肌梗死、卒中、心血管疾病死亡发生率降低 34%;8.7%/ 年相比 5.7%/ 年;HR:0.66,P=0.002),大出血事件没有增加[26,27]。有趣的是,当与新的抗凝剂进行延长治疗比较时,单用阿司匹林 32% 的复发率下降远小于合用新型抗凝剂 83%~88% 的复发率下降[28]。这些数据表明,抗凝血出血风险增加或血栓中度增高的患者可能收益于阿司匹林的长期治疗(图 19.2,图 19.4)。

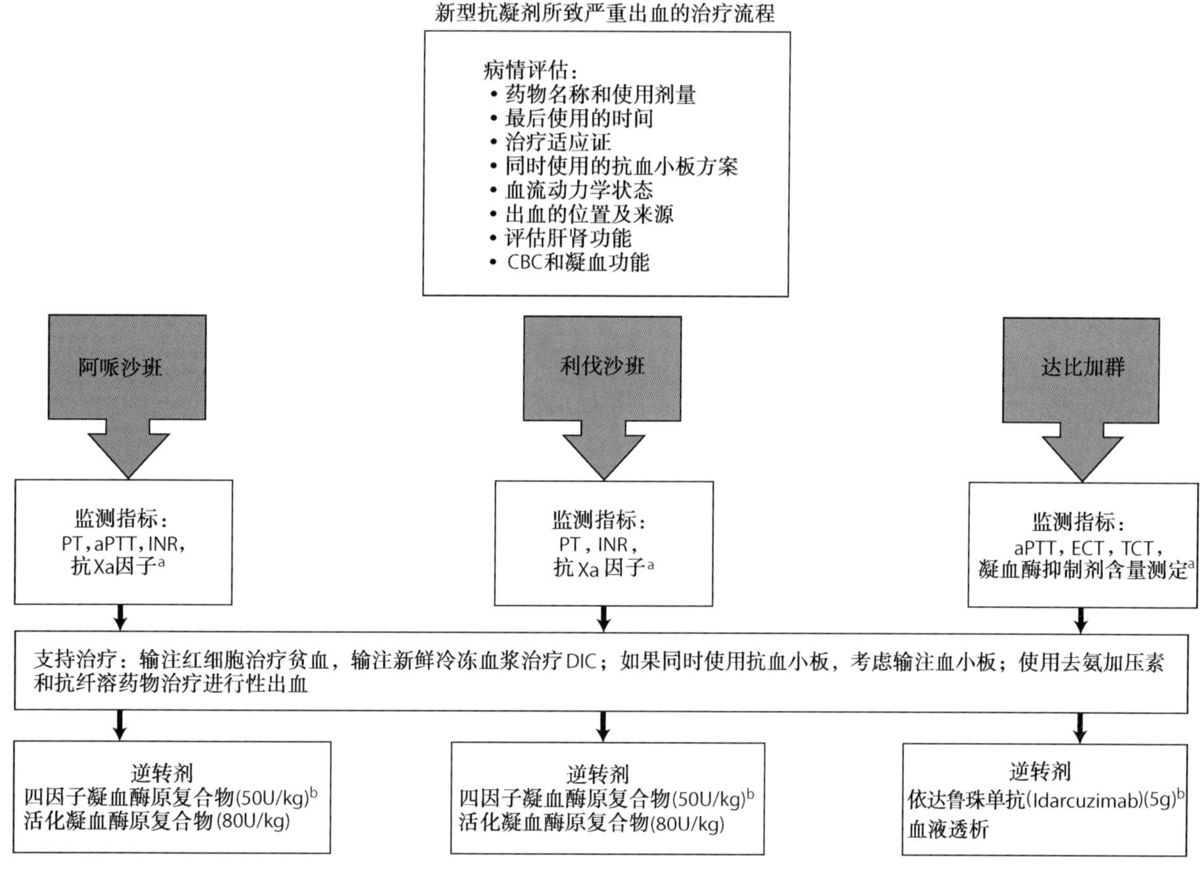

图 19.3　逆转新型抗凝剂。[a] 首选监测指标；[b] 首选逆转剂。(经作者许可复制和修改自 Knepper J et al. *J Vasc Surg Venous Lymphat Disord* 2013；1(4)：418-26.)

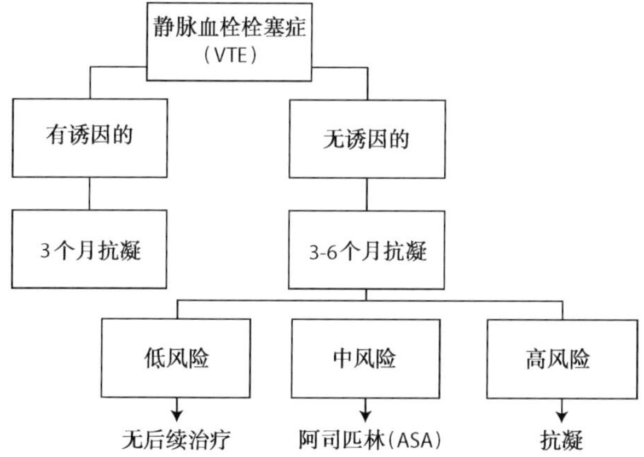

图 19.4　使用阿司匹林(ASA)进行静脉血栓栓塞症(VTE)的延长治疗模式图(经作者允许可转载 Wakefield TW,Obi A,Henke PK, *Circulation* 2014：130(13)：1031-3.)

19.4　疗程

抗凝治疗的疗程取决于许多因素，包括目前血栓形成风险的表现，继发血栓形成的危险因素存在，血栓形成(特发性或继发的)的类型，血栓发生的频率，华法林停药后大约1个月监测D-二聚体的水平和停止抗凝治疗时静脉的状态[2,29]。引起静脉血栓栓塞的第一次发作后，推荐近端和远端血栓抗凝时间为3个月，尽管在某些情况下远端血栓可能不需要治疗(见表19.2)[2]。对于无症状的和无危险因素的小腿下肢深静脉血栓形成患者，超声连续监测优于抗凝治疗。另一方面，对于有症状的小腿下肢深静脉血栓形成患者建议抗凝治疗(见图19.2)[2]。在第二次静脉血栓栓塞发生后，建议延长口服抗凝药物时间，除非患者在发生时非常年轻或有其他缓解因素(见图19.2)。静脉血栓栓塞症复发更常见的是杂合子因子V Leiden联合凝血酶20210A原突变，或每种蛋白C或蛋白S缺乏的纯合状态(尤其是家族病史)，抗凝血酶缺乏，抗磷脂抗体和未解决的癌症[30]。在这些情况下，建议长期口服抗凝药物。当他们单独出现时，最常见的高凝状态是杂合因子V Leiden和凝血酶原20210A不具有与纯合状态相同的复发风险。在这些情况下，口服抗凝血剂的时间缩短[31]。在某些情况下，如活动性癌症，使用低分子肝素治疗优于华法林，推荐至少6个月的长期治疗[2]。

对于非继发性(特发性)的下肢深静脉血栓形成，建议治疗时间延长3个月以上，尤其是对于出血风险较低的患者(2B级，见表19.2)。如果考虑对特发性静脉血栓栓塞患者进行无限期治疗，在华法林治疗完成1个月后，可以通过D-二聚体检验结果来辅助决策。D-二聚体升高提示风险持续增加，提示恢复全剂量抗凝。在一项针对特发性静脉血栓栓塞患者的研究中，当停用华法林后1个月D-

二聚体正常时，静脉血栓栓塞症的复发率较低(6.2%)，而D-二聚体异常患者的复发率为15%。在D-二聚体异常患者中，华法林的恢复使用使复发率降低到2.9%[32]。其他的研究也报告了类似的发现。重复(连续)使用下肢超声检查也被提议作为检查是否在通常的抗凝时间窗外继续抗凝治疗，尽管它的有效性不太确定，而且临床上很难量化这种效果。对于第二次没有原因静脉血栓栓塞患者，对于低出血的患者建议抗凝治疗3个月以上(1B级)。根据临床情况的停药标准已做描述，证据水平为1B-2B。如果出血风险不高，活动性癌症患者急性小腿下肢深静脉血栓形成的治疗应延长抗凝时间而不是3个月的抗凝治疗(见表19.2)。

19.5 并发症

抗凝治疗最常见的并发症是出血。使用标准肝素大约有10%的患者在最初5天发生出血事件。据报道，普通肝素的主要出血率为2.0%，而低分子肝素为1.5%~4.7%[33]。在口服抗凝治疗中，华法林主要出血的发生率在1.6%~2.0%之间，所有出血的发生率在8.5%~10.3%之间。新型NOACS患者主要出血率为0.6%~1.4%，非主要出血率报道为4.3%~9.4%[34]。

另一个潜在的严重并发症是肝素诱导的血小板减少症(heparin-induced thrombocytopenia，HIT)。这种综合征发生在0.6%~30%的患者。随着早期诊断和适当治疗，发病率和死亡率已经降低。虽然HIT通常在肝素治疗开始后的3~14天开始，但如果患者之前接触过肝素，则可以发生更早。在病理生理学方面，肝素依赖性抗体与血小板结合，通过释放促凝微粒子激活血小板，导致血栓形成和血小板减少[35]。虽然使用低分子肝素的血栓发生率和严重程度都低于标准的普通肝素，但是牛和猪的普通肝素、低分子肝素都与HIT有关[36]。即使轻微的接触肝素，例如留置导尿管上的肝素涂层，也可能导致该综合征的临床表现。当肝素或低分子肝素治疗期间发生血栓时，血小板下降50%或更多时，或血小板下降到100 000时，应怀疑发生了HIT[37]。肝素诱导的血小板减少和血栓综合征(heparin-induced thrombocytopenia and thrombotic syndrome，HITTS)被定义为与血栓发作相关的HIT。

酶联免疫吸附实验((enzyme-linked immunosorbent assay，ELISA)是一种高度敏感但特异性较差的诊断实验，它检测血浆中的抗肝素抗体。另一个更具体但不太敏感的实验是血清释放实验。通常这两种实验的结合可以提供最好的诊断准确性。在诊断时，必须停止肝素和口服华法林抗凝，直到有足够的替代抗凝药物提供和建立。此外，在血小板计数正常化或至少恢复到150 000之前，不应使用华法林。在HIT患者中，低分子肝素不能替代标准肝素，因为它们与标准肝素抗体的交叉反应性较高。直接凝血酶抑制剂阿加曲班已被FDA批准作为替代药物。虽然在某些情况下，磺达肝葵钠也被发现对HIT的治疗有效，但它并没有得到FDA的批准。根据《2012年ACCP指南》，这些替代药物的使用被给予2C或1C水平的证据。

19.6 非药物治疗

下肢深静脉血栓栓塞治疗后使用强压力和早期下床活动可明显减轻由深静脉血栓引起的疼痛和肿胀。研究表明，使用加压长袜可使近端下肢深静脉血栓形成患者PTS的发生率和严重程度降低约50%[38]。此外，适度的压力下行走不会增加肺动脉栓塞的风险，但显著降低了PTS的发生率和严重程度[39]。然而，最近一项多中心随机试验挑战了这一概念。这个研究的结论是，逐级加压弹力袜在第一次近端下肢深静脉血栓形成后并不能阻止PTS[40]。这个大型的随机研究，虽然这令人很感兴趣，但也带出了很多问题，它的数据应该在其他研究中得到进一步证实后，能不在推荐下肢深静脉血栓形成后的患者穿弹力袜(在我们看来)。

19.7 积极治疗

对于下肢深静脉血栓形成的治疗，目标是防止下肢深静脉血栓的延长/复发，预防肺动脉栓塞，尽量减少血栓形成后期的后遗症，即PTS。标准抗凝只完成前两个目标，而没有完成3个目标。在下肢深静脉血栓发生后，30%的患者会出现PTS，而髂股下肢深静脉血栓患者中出现PTS的比例更高[41]。因此，对范围广的血栓患者，有指征使用积极治疗。患有下肢深静脉血栓形成的患者可能会因为长期缺血而导致疼痛、肿胀或肢体丧失，或者由于肺动脉栓塞(低血压、心动过速、缺氧和呼吸急促)而出现临床不稳定状态，除了简单的抗凝治疗外，初始积极治疗可能会使他们获益。在这种情况下，患者最好住院治疗。治疗方法包括导管接触溶栓(CDT，结合或不结合机械装置治疗)、血栓切除术和系统溶栓。

实验上，血栓在静脉壁引起炎症反应，导致静脉壁纤维化和瓣膜功能障碍。血栓与静脉壁的长期接触会增加损伤[42]。因此，祛除血栓应该是减少这种作用的一个很好的解决方案，由于治疗的初始时间不同，祛除血栓可能不能完全消除静脉壁的改变。例如，血栓与静脉瓣膜接触的时间越长，瓣膜失去功能的概率就越大[43]。

随访6个月到10年，在静脉通畅和预防静脉反流的方面，直接在手术视野下用导管清除血栓被证明优于单纯抗凝[44]。导管接触溶栓在许多非随机研究中，小范围的随机试验中，显示它比标准疗法在提高生活质量方面更有效。导管接触溶栓结合机械装置使结果进一步优化[45,46]。这种机械装置包括Angiojet机械性血栓抽吸装置、Trellis球囊阻塞导管装置和EKOS超声加速导管装置。这些装置加速了溶栓，减少了溶栓剂的用量，从而降低了出血量。此外，静脉支架用于髂静脉阻塞治疗已被证明可以减少PTS和慢性静脉功能不全的发生率[47]。Attract试验研究是将导管接触药物结合机械溶栓与标准抗凝在严重髂股静脉血栓形成患者中相比较的试验已经完成了志愿者的招募。这项研究将评估解剖学、生理学和终点生活质量，以及并发症。它的结果将有助于指导治疗，并确定在哪些患者，医生需采取更积极的治疗。目前，ACCP 2016指南并不推荐积极治疗，但它也指出对于那些重视预防PTS,不看重CDT相关成本、风险的患者,可以采取这种治疗方法(见表19.2)[48]。对于急性髂股深静脉血栓,目前支持使用导管接触溶栓或采用机械和外科血栓切除术进行更积极治疗的证据将在第20章有更详细的讨论。

对于急性肺动脉栓塞,有证据表明当栓塞造成血流动力学损害时,可以进行溶栓[49]。在对照试验中,系统性溶栓已被证明比单纯肝素更快地改善血流动力学、影像学和超声心动图;然而,死亡率并没有升高。必须权衡全身性出血的重要风险和系统性溶栓相对不确定的益处。如果与心肺骤停,肺动脉栓塞造成的死亡率为70%;需要升压维持的血压降低,则为30%。在血流动力学不稳定的情况下,在没有出血高风险的情况下,推荐采用系统性溶栓(2小时内给予100mg,或者15分钟内给予50mg组织纤溶酶原激活剂[t-PA])(见表19.2)。对于是否应该在没有血流动力学稳定,但有证据显示右心功能障碍或相关生物标志物阳性的情况下溶栓,目前还没有达成共识[50]。未来的研究将说明这些问题[50]。目前,在选定的非大面积肺动脉栓塞患者(右心室超声心动图应变,抗凝后临床状态恶化,或收缩压降低超过40mmHg的相对低血压)中,如果患者出血风险非常低,可考虑系统性溶栓。随着肺动脉栓塞的溶栓范围越来越局限,将导管置入肺循环可能会减少全身性出血,肺动脉溶栓的适应证可能会扩大,这一点将在第21章有更详细的讨论。

19.8 特殊治疗

19.8.1 抗凝和怀孕

与怀孕相关的静脉血栓栓塞的发生率尚不明确,但比非孕妇高很多。大约三分之二的下肢深静脉血栓形成发生在分娩前,并且在整个怀孕期间分布均匀,但是40%~60%的PE发生在分娩后的4~6周。有症状的静脉血栓栓塞估计为5~12/10 000次妊娠,在产后6周内,估计为3~7/10 000次分娩。这意味着与同龄的非妊娠患者相比,产前静脉血栓栓塞症增加了7~10倍,产后静脉血栓栓塞症增加了15~25倍[51]。妊娠期下肢深静脉血栓发生在左下肢较多,这是因为左侧髂静脉受右髂动脉压迫,而增大的子宫对动脉推压有关。

妊娠期静脉血栓栓塞与血栓形成密切相关。最重要的血栓形成因子是V Leiden,凝血酶原基因突变,抗心磷脂抗体升高,抗凝血酶缺乏,蛋白C和蛋白S缺乏。然而,在这组患者中,常规的血栓倾向筛查似乎并不具有很好的成本效益[52]。

低分子肝素治疗妊娠及产后静脉血栓栓塞安全有效,它优于华法林,因为华法林可能有患胚胎病的风险(妊娠6~12周),在分娩时可能有颅内出血的风险,而且优于普通肝素。当计划怀孕或发现怀孕时,应停用用于治疗VTE的华法林,使用低分子肝素。由于普通肝素和低分子肝素不能穿透胎盘,它们可以在整个妊娠过程中使用。肝素抗凝虽然会增加胎盘剥脱的风险,但既不会引起胎儿畸形,也不会引起胎儿出血。需要持续抗凝的患者可在分娩12周后重新使用华法林。华法林不会以活性形式进入母乳,因此它不是禁忌证,可以在哺乳期间使用。

19.8.2 易栓症的监测

识别血栓形成可以指导未来静脉血栓栓塞事件的风险评估,并为抗凝时间的治疗决策提供指导。指南和专家意见建议在以下人群中进行监测:50岁或更年轻时首次出现特发性血栓;有两次或者两次以上复发性血栓的病史,特别是在非继发性的情况下;血栓形成于不常见的部位(如大脑或肠系膜);2个或2个以上一级亲属有静脉血栓形成的阳性家族史;在怀孕期间或在使用激素中出现血栓的妇女;还有不明原因的复发性流产[53]。检测的优点包括提高对血栓形成的发病机制的了解,识别和咨询受影响的家庭成员,以及避免昂贵的诊断检查,如计算机断层扫描,寻找恶性肿瘤的需要。其缺点包括很少发现需要改变治疗的范围缺失,可能出现过积极治疗、保险影响和检测成本。来自大型RIETE注册试验数据表明,静脉血栓栓塞的首发血栓倾向检测是不可取的[31]。

目前已知几种遗传性血栓形成倾向范围,如果要进行检测的话,它们的检测需要特殊的相互作用的知识来解读。急性血栓和妊娠可短暂降低抗凝血酶、蛋白C和蛋白S的水平,因此,这些检测应推迟到从急性事件后6周进行。肝素治疗可以降低抗凝血酶活性和抗原水平,干扰对基于血栓的狼疮抗凝物结果的分析。华法林可以增加抗凝血酶水平,降低蛋白C和蛋白S水平,因为它们是维生素K依赖因子。华法林的药效可能在停药后持续6周。重要的是,抗磷脂抗体的ELISAS检测和V Leiden因子和凝血酶原基因突变的分子诊断检测不受抗凝的影响,可以随时进行。

19.9 下腔静脉滤器

使用下腔静脉滤器的传统适应证包括:抗凝使用的、并发症和失败。总的来说,在下腔静脉中,使用锥形的、基于导丝的永久过滤器,能保护大于95%的肺动脉栓塞事件[54]。随着这些过滤器的成功研发,一些适应证已经扩大,包括存在自由漂浮的血栓尾,当抗凝风险过高或肺动脉栓塞的风险被认为很高时,甚至围术期硬膜外麻醉下使用。下腔静脉滤器可以是永久的或选择性的(可回收的)。目前超过12个下腔静脉滤器被FDA批准。大多数滤器被放置在下腔静脉的肾下位置。然而,它们也可能位于肾上或上腔静脉。肾上放置的适应证包括积极妊娠、育龄妇女,或以前的滤器充满血栓。目前,只有一项关于使用下腔静脉滤器治疗下肢深静脉血栓的随机前瞻性研究可用(这不是滤器的传统用法)[55]。第26章将详细介绍下腔静脉滤器目前的适应证、技术和结果,包括美国静脉论坛的建议。

参考文献

● = Key primary paper
★ = Major review article

1. Wells PS, Anderson DR, Rodger M et al. Evaluation of D-dimer in the diagnosis of suspected deep-vein thrombosis. *N Engl J Med* 2003;349(13):1227–35.
●2. Kearon C, Akl EA, Comerota AJ et al. Antithrombotic therapy for VTE disease: Antithrombotic Therapy and Prevention of Thrombosis, 9th ed: American College of Chest Physicians Evidence-Based Clinical Practice Guidelines. *Chest* 2012;1426):1698–704.
★3. Wells PS, Forgie MA, and Rodger MA. Treatment of venous thromboembolism. *JAMA* 2014;311(7):717–28.
★4. Erkens P and Prins M. Fixed dose subcutaneous low molecular weight heparins versus adjusted dose unfractionated heparin for venous thromboembolism. *Cochrane Database Syst Rev* 2010;(9):CD001100.
● 5. Hull RD, Pineo GF, Mah AF, and Brant R. A randomized trial evaluating long-term low-molecular-weight heparin therapy out-of-hospital versus warfarin sodium comparing the post-phlebitic outcomes at three months. *Blood* 2001;98:447A.
6. Vandiver JW and Vondracek TG. Antifactor Xa levels versus activated partial thromboplastin time for monitoring unfractionated heparin. *Pharmacotherapy* 2012;32(6):546–58.
7. Douketis JD, Kearon C, Bates S, Duku EK, and Ginsberg JS. Risk of fatal pulmonary embolism in patients with treated venous thromboembolism. *JAMA* 1998;279(6):458–62.
★8. Bates SM and Ginsberg JS. Treatment of deep-vein thrombosis. *N Engl J Med* 2004;351(3):268–77.
9. Schulman S, Rhedin AS, Lindmarker P et al. A comparison of six weeks with six months of oral anticoagulant therapy after a first episode of venous thromboembolism. Duration of Anticoagulation Trial Study Group. *N Engl J Med* 1995;332(25):1661–5.
10. Ridker PM, Goldhaber SZ, Danielson E et al. Long-term, low-intensity warfarin therapy for the prevention of recurrent venous thromboembolism. *N Engl J Med* 2003;348(15):1425–34.
11. Kearon C, Ginsberg JS, Kovacs MJ et al. Comparison of low-intensity warfarin therapy with conventional-intensity warfarin therapy for long-term prevention of recurrent venous thromboembolism. *N Engl J Med* 2003;349(7):631–9.
12. Turpie AG, Bauer KA, Eriksson BI, and Lassen MR. Fondaparinux vs enoxaparin for the prevention of venous thromboembolism in major orthopedic surgery: A meta-analysis of 4 randomized double-blind studies. *Arch Intern Med* 2002;162(16):1833–40.
●13. Buller HR, Davidson BL, Decousus H et al. Fondaparinux or enoxaparin for the initial treatment of symptomatic deep venous thrombosis: A randomized trial. *Ann Intern Med* 2004;140(11):867–73.
14. Buller HR, Davidson BL, Decousus H et al. Subcutaneous fondaparinux versus intravenous unfractionated heparin in the initial treatment of pulmonary embolism. *N Engl J Med* 2003;349(18):1695–702.
●15. Decousus H, Prandoni P, Mismetti P et al. Fondaparinux for the treatment of superficial-vein thrombosis in the legs. *N Engl J Med* 2010;363(13):1222–32.
●16. Schulman S, Kearon C, Kakkar AK et al. Dabigatran versus warfarin in the treatment of acute venous thromboembolism. *N Engl J Med* 2009;361(24):2342–52.
★17. Knepper J, Horne D, Obi A, and Wakefield TW. A systematic update on the state of novel anticoagulants and a primer on reversal and bridging. *J Vasc Surg Venous Lymphat Disord* 2013;1(4):418–26.
●18. EINSTEIN Investigators; Bauersachs R, Berkowitz SD, Brenner B et al. Oral rivaroxaban for symptomatic venous thromboembolism. *N Engl J Med* 2010;363(26):2499–510.
19. EINSTEIN–PE Investigators; Büller HR, Prins MH, Lensin AW et al. Oral rivaroxaban for the treatment of symptomatic pulmonary embolism. *N Engl J Med* 2012;366(14):1287–97.
20. Agnelli G, Buller HR, Cohen A et al. Apixaban for extended treatment of venous thromboembolism. *N Engl J Med* 2013;368(8):699–708.
★21. Yeh CH, Hogg K, and Weitz JI. Overview of the new oral anticoagulants opportunities and challenges. *Arterioscler Thromb Vasc Biol* 2015;35(5):1056–65.
●22. Hokusai-VTE Investigators; Büller HR, Décousus H, Grosso MA et al. Edoxaban versus warfarin for the treatment of symptomatic venous thromboembolism. *N Engl J Med* 2013;369(15):1406–15.
●23. Baglin T, Hillarp A, Tripodi A, Elalamy I, Buller H, and Ageno W. Measuring oral direct inhibitors of thrombin and factor Xa: A recommendation from the Subcommittee on Control of Anticoagulation of the Scientific and Standardization Committee of the International Society on Thrombosis and Haemostasis. *J Thromb Haemost* 2013;11(4):756–60.
24. Becattini C, Agnelli G, Schenone A et al. Aspirin for preventing the recurrence of venous thromboembolism. *N Engl J Med* 2012;366(21):1959–67.
25. Brighton TA, Eikelboom JW, Mann K et al. Low-dose aspirin for preventing recurrent venous thromboembolism. *N Engl J Med* 2012;367(21):1979–87.
★26. Warkentin TE. Aspirin for dual prevention of venous and arterial thrombosis. *N Engl J Med* 2012;367(21):2039–41.
●27. Simes J, Becattini C, Agnelli G et al. Aspirin for the prevention of recurrent venous thromboem-

bolism: The INSPIRE Collaboration. *Circulation* 2014;130(13):1062–71.

28. Wakefield TW, Obi A, and Henke PK. An aspirin a day to keep the clots away: Can aspirin prevent recurrent thrombosis in extended treatment for VTE? *Circulation* 2014:130(13):1031–3.

●29. Kearon C, Akl E, Comerota A et al.; American College of Chest Physicians. Antithrombotic therapy for VTE disease: Antithrombotic therapy and prevention of thrombosis: American College of Chest Physicians evidence-based clinical practice guidelines. *Chest* 2012;141(Suppl. 2):e419S–e94S.

30. De Stefano V, Martinelli I, Mannucci PM et al. The risk of recurrent deep venous thrombosis among heterozygous carriers of both factor V Leiden and the G20210A prothrombin mutation. *N Engl J Med* 1999;341(11):801–6.

●31. Gabriel F, Portolés O, Labiós M et al. Usefulness of thrombophilia testing in venous thromboembolic disease: Findings from the RIETE Registry. *Clin Appl Thromb Hemost* 2013;19(1):42–7.

●32. Palareti G, Cosmi B, Legnani C et al. D-dimer testing to determine the duration of anticoagulation therapy. *N Engl J Med* 2006;355(17):1780–9.

33. Crowther MA and Warkentin TE. Bleeding risk and the management of bleeding complications in patients undergoing anticoagulant therapy: Focus on new anticoagulant agents. *Blood* 2008;111(10):4871–9.

⋆34. Yeh CH, Gross PL, and Weitz JI. Evolving use of new oral anticoagulants for treatment of venous thromboembolism. *Blood* 2014;124(7):1020–8.

35. Greinacher A, Michels I, and Mueller-Eckhardt C. Heparin-associated thrombocytopenia: The antibody is not heparin specific. *Thromb Haemost* 1992;67(5):545–9.

⋆36. Martel N, Lee J, and Wells PS. Risk for heparin-induced thrombocytopenia with unfractionated and low-molecular-weight heparin thromboprophylaxis: A meta-analysis. *Blood* 2005;106(8):2710–5.

⋆37. Alving BM. How I treat heparin-induced thrombocytopenia and thrombosis. *Blood* 2003;101(1):31–7.

38. Prandoni P, Lensing AW, Prins MH et al. Below-knee elastic compression stockings to prevent the post-thrombotic syndrome: A randomized, controlled trial. *Ann Intern Med* 2004;141(4):249–56.

39. Aschwanden M, Labs KH, Engel H et al. Acute deep vein thrombosis: Early mobilization does not increase the frequency of pulmonary embolism. *Thromb Haemost* 2001;85(1):42–6.

●40. Kahn SR, Shapiro S, Wells PS et al. Compression stockings to prevent post-thrombotic syndrome: A randomised placebo-controlled trial. *Lancet* 2014;383(9920):880–8.

●41. Prandoni P, Lensing AW, Cogo A et al. The long-term clinical course of acute deep venous thrombosis. *Ann Intern Med* 1996;125(1):1–7.

⋆42. Wakefield TW, Myers DD, and Henke PK. Mechanisms of venous thrombosis and resolution. *Arterioscler Thromb Vasc Biol* 2008;28(3):387–91.

●43. Meissner MH, Manzo RA, Bergelin RO, Markel A, and Strandness DE Jr. Deep venous insufficiency: The relationship between lysis and subsequent reflux. *J Vasc Surg* 1993;18(4):596–605; discussion 606–8.

44. Juhan CM, Alimi YS, Barthelemy PJ, Fabre DF, and Riviere CS. Late results of iliofemoral venous thrombectomy. *J Vasc Surg* 1997;25(3):417–22.

●45. Enden T HY, Kløw NE, Slagsvold CE et al.; CaVenT Study Group. Long-term outcome after additional catheter-directed thrombolysis versus standard treatment for acute iliofemoral deep vein thrombosis (the CaVenT study): A randomised controlled trial. *Lancet* 2012;379:31–8.

46. Baekgaard NBR, Just S, Jørgensen M, and Jensen LP. Long-term results using catheter-directed thrombolysis in 103 lower limbs with acute iliofemoral venous thrombosis. *Eur J Vasc Endovasc Surg* 2010;39(1):112–7.

47. Raju S, Darcey R, and Neglén P. Unexpected major role for venous stenting in deep reflux disease. *J Vasc Surg* 2010;51(2):401–8.

●48. Kearon C, Akl EA, Ornelas J et al.; Antithrombotic therapy for VTE disease: CHEST guideline and expert panel report. *Chest* 2016;149(2):315–52.

⋆49. Marti C, John G, Konstantinides S et al. Systemic thrombolytic therapy for acute pulmonary embolism: A systematic review and meta-analysis. *Eur Heart J* 2014;2015;36(10):605–14.

●50. Meyer G, Vicaut E, Danays T et al. Fibrinolysis for patients with intermediate-risk pulmonary embolism. *N Engl J Med* 2014;370(15):1402–11.

⋆51. Rodger M. Evidence base for the management of venous thromboembolism in pregnancy. *Hematology Am Soc Hematol Educ Program* 2010;2010:173–80.

●52. Goldhaber SZ. Risk factors for venous thromboembolism. *J Am Coll Cardiol* 2010;56(1):1–7.

⋆53. Hirsh J and Lee AY. How we diagnose and treat deep vein thrombosis. *Blood* 2002;99(9):3102–10.

⋆54. Greenfield LJ and Proctor MC. Current status of inferior vena cava filters. *Ann Vasc Surg* 2000;14(5):525–8.

●55. PREPIC Study Group. Eight-year follow-up of patients with permanent vena cava filters in the prevention of pulmonary embolism The PREPIC (Prévention du Risque d'Embolie Pulmonaire par Interruption Cave) randomized study. *Circulation* 2005;112(3):416–22.

56. Meissner MH, Gloviczki P, Comerota AJ et al. Early thrombus removal strategies for acute deep venous thrombosis: Clinical practice guidelines of the Society for Vascular Surgery and the American Venous Forum. *J Vasc Surg* 2012;55:1449–62.

20

置管溶栓、机械吸栓和手术治疗急性髂股深静脉血栓形成

20.1 介绍

在美国静脉血栓栓塞病影响900 000成年人[1]，在全球范围内也有较高的发病率和死亡率。目前的治疗重点为以抗凝为基础来防止深静脉血栓形成(deep venous thrombosis，DVT)。多个随机对照试验已经证明单纯抗凝可以降低肺动脉栓塞(pulmonary embolism，PE)和死亡以及DVT相关的早期并发症[2]。然而，抗凝并不能预防静脉血栓疾病最重要的晚期并发症——血栓后综合征(post-thrombotic syndrome，PTS)的发生[3-5]。

PTS指急性患侧DVT后出现的产生的一系列影响下肢的症状与体征；PTS多在诊断(和治疗)DVT后几个月时间内变得明显[6]。临床表现随时间越发明显，包括疼痛、水肿、浅静脉曲张、色素沉着、皮肤湿疹并在严重病例中出现溃疡，从而严重影响患者生活质量。目前报道的PTS发生率并不确切，主要与随访时间不同及随访质量差异相关[7-9]。在美国，PTS大约在一半的DVT患者中发生，影响约600万成年人，并在40~50万DVT患者中产生溃疡[10]。大量证据表明，单纯使用抗凝治疗的髂股静脉DVT更易产生严重的PTS[4,6]。

20.2 需清除血栓的原因

静脉高压是慢性静脉疾病的发病基础[5,11]，瓣膜功能不全和静脉阻塞是髂股静脉DVT的结果，是严重PTS发生的原因[12]。因此，清除髂股静脉DVT患者的血栓最主要原因是取出急性血栓避免或减轻慢性静脉阻塞(图20.1)，继而减少PTS的发生[4,12,13]。

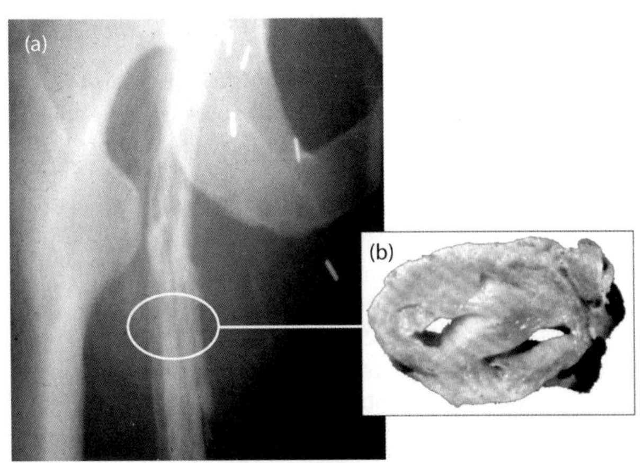

图20.1 (a和b)血栓形成后静脉疾病显示：不能识别梗阻也是慢性静脉疾病的病理生理学的一部分。该患者10年前发生髂股深静脉血栓形成，单纯抗凝治疗。发展为严重血栓后综合征，患者接受多次住院资料静脉溃疡。上行静脉造影显示髂股静脉系统再通；然而，放射科医生的解释是深静脉系统“没有阻塞”，3秒的最大静脉流出试验是“正常的”。经典的Linton过程，显示(插入)股深静脉下方，静脉造影相应位置的股静脉横切面

20.3 已发表的指南和证据

2012年血管外科协会(society for vascular surgery)发布指南，其指南题目为：血管外科协会及美国静脉论坛临床实践指南(Clinical Practice Guidelines of the Society for

Vascular Surgery and the American Venous Forum)[14]。急性深静脉血栓早期血栓清除策略：

2.1 我们建议对于这样的患者应早期清除血栓，其指征为：(a)初次发生髂股静脉深静脉血栓；(b)症状 <14 天；(c)出血风险低；(d)一般情况较好，可以活动或预期寿命较长(证据等级 2C)。

2014 年，美国心脏病学会(American College of Cardiology, AHA)发布一项共识，题为：血栓后综合征循证依据的预防、诊断和治疗，AHA 科学声明。此声明对于溶栓和腔内治疗 DVT 预防 PTS 的推荐如下[6]：

置管溶栓和药物机械直接溶栓在有经验的治疗中心可在以下患者进行：急性(<14 天)有症状大面积近端 DVT，一般情况良好预计生存率>1 年且出血风险低(分类Ⅱb，证据等级 B)。

溶栓治疗预防 PTS 形成的争议一直存在。值得注意的是，美国胸科医师协会第 9 版(ACCP)共识委员会改变了其对于使用溶栓药物治疗中心型 DVT 的推荐。

在 2012 年发表的《VTE 疾病的抗血栓治疗》中，ACCP 推荐如下[15]：

2.9 急性近端 DVT 患者，我们推荐单纯抗凝治疗应优于置管溶栓(CDT)(证据等级 2C)。

此版本修改了 2008 年发布的第 8 版 ACCP 指南关于近端 DVT 患者血栓清除的内容。当时的证据表明，手术清除血栓或 CDT 推荐使用于急性髂股静脉血栓的患者，从而减少急性期症状及 PTS 发生(证据等级 2B)[2]。第 8 版 ACCP 指南共识委员会认为，髂股静脉 DVT 这一重要的亚群患者，应注意需要采取相应治疗措施清除血栓。

无论是 AHA 还是 ACCP 均依赖于现有文献发布推荐，基于此 2012 年第 9 版 ACCP 指南采用了更严格的方法纳入证据，因此相比于 2008 年，2012 年指南排除了所有非随机对照试验研究，不包括其他证据。尽管存在有效证据，采用了这个标准后，2012 年 ACCP 指南关于急性深静脉血栓的治疗所纳入的文献，均无法达到 1A 的推荐等级的。第 9 版 ACCP 指南改变了对中心型血栓的分类，并且不认为髂股静脉血栓(IFDVT)患者是一类面临更高危 PTS 发生风险的亚群。

虽然最近的多中心试验证明 CDT 可使髂股静脉 DVT 患者获益，但从单中心非随机试验看，仍有多个中心的研究支持溶栓治疗。在 Catheter-Directed Thrombolysis in Acute Iliofemoral Vein Thrombosis(CaVenT)实验中，209 例患者被随机分为 CDT+ 抗凝组或单纯抗凝组。与单纯抗凝相比，CDT+ 抗凝可以显著减少 PTS 发生[4]。在 Thrombus Obliteration by Rapid Percutaneous Endovenous Intervention in Deep Venous Occlusion(TORPEDO)实验中，研究将药物机械置管溶栓(PCDT)+ 抗凝与单纯抗凝的 183 例 DVT 患者进行相比。结果再次显示，PCDT 结合抗凝显示出更低的 PTS 发生率。使用非标准 PTS 评估和临床观察非盲法降低了这些结果的统计强度[6]。

美国国立卫生研究院(National Institutes of Health, NIH)发起了 Acute Venous Thrombosis：Thrombosis Removal with Adjunctive Catheter-directed Thrombolysis(ATTRACT)试验。这个试验是一项多中心、随机、开放式、盲法评估、双治疗组对照临床试验[16,17]。ATTRACT 在 2014 年 12 月开始募集 692 名参与者。纳入患者为髂股静脉 DVT 或股腘静脉 DVT(图 20.2)。总共 692 名患者被随机分组。目前 ATTRACT 实验已进入第二年随访阶段，评估第一终点事件，2017 年将发布结果。根据现有证据及 CDT 的安全性、低剂量[小剂量纤溶活性药物溶于大剂量生理盐水[50~100ml/(mg·h)]]，我们建议 CDT 治疗髂股静脉 DVT 应予强烈推荐。

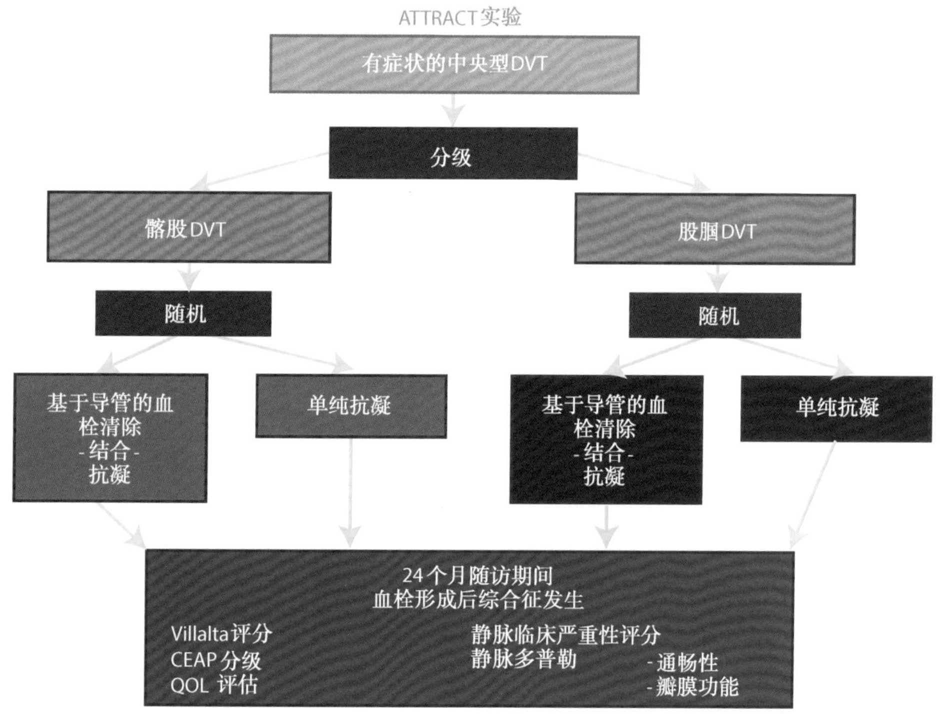

图 20.2 ATTRACT 实验方法，DVT，深静脉血栓形成；QOL，生活质量

20.4 治疗前评估

急性DVT诊断成立后，应立即予抗凝治疗，同时抬高及患肢加压[18-20]。抗凝及加压治疗后，应鼓励患肢及早下床活动。可抗凝和下床活动的髂股静脉DVT患肢，应考虑血栓清除手术。肾功能正常的患者需行头部、胸部、腹部及盆腔增强CT。早期行CT检查的意义在于，大约50%此类患者同时伴随无症状性肺动脉栓塞，虽然这类栓塞对治疗计划并无影响，但是约25%无症状性肺梗患者会在3~5天后因胸膜炎而发生胸痛。此时实施CT检查的价值便可体现[21]。因为若无CT结果，医生会将此类胸痛视作"治疗无效"或溶栓、血栓清除术的并发症，而不会考虑患者已发生肺动脉栓塞。除此以外，CT还可以发现其他胸、腹、盆腔病变（图20.3b）。Martinez团队回顾分析47例患者的CT结果，发现PE发生率为48%，其他胸、腹及盆腔病变发生率为23%[22]。肾细胞癌、肾上腺肿瘤、腹膜后淋巴瘤、肺腺癌、肝转移癌、髂静脉瘤及腔静脉闭锁均可由CT检查发现。这类疾病也是髂股静脉DVT发生的潜在来源和危险因素。无论采用CT还是彩超检测，下腔静脉影像学检查对于血栓程度的评估都十分重要。若使用导管方式治疗，有漂浮血栓、非梗阻性腔静脉血栓患者推荐使用下腔静脉滤器。若使用手术治疗，对于有漂浮血栓的患者应使用近端球囊阻断下腔静脉或置入滤器。大部分髂股静脉DVT患者无需置入下腔静脉滤器。

广泛血栓的患者通常有十分明显的诱因（创伤）、已知的易栓症或潜在的肿瘤。但是，对于无明显原因的VTE通常应实施全套遗传性易栓症检查。早些年我们的经验是对患者实施全套遗传性易栓症检查，但是现在我们认为这完全没有必要。因为对于急性DVT患者而言，其血栓栓塞导致急性静脉血栓事件的风险远远大于任何已知的遗传易栓症风险[23]。检查获得性易栓症也十分必要。一系列易栓症的阴性检查结果会让医生低估未来栓塞的风险。对患者育龄期直系女性亲属检查非常重要，尤其是factor V Leiden、凝血酶原、20210突变和抗凝血酶这些检查。因为这些检查结果对于妊娠期间护理非常关键。除此以外，检测获得性易栓症例如抗磷脂抗体很有必要。

当疾病诊断确立，应回顾分析患者有无手术或置管溶栓禁忌证。总体而言，大部分髂股静脉DVT患者应行血栓清除。股总静脉血栓造成闭塞造成静脉回流障碍，造成严重的PTS并发症。虽然大部分急性DVT在门诊治疗，但是有股总静脉梗阻和/或髂静脉梗阻的患者应予以入院治疗并给予合适手术，恢复静脉流出道，从股总静脉到下腔静脉回流通畅。我们处理髂股静脉DVT原则总结归纳于图20.4。

20.5 静脉内置管溶栓

置管溶栓（catheter-directed thrombolysis，CDT）技术在过去的几年就已经开始使用。我们目前更倾向使用的方法是超声引导下腘静脉穿刺顺行置管。腘静脉远端或胫静脉血栓的患者通常采用超声引导下胫后静脉入路。辅助机械技术的使用通常会缩短溶栓时间和加快栓子溶解速度。纤溶激活物的使用剂量和体积同样发生了进展。因为与纤维结合的纤溶酶原的活性并非剂量依赖，纤溶酶原与纤溶酶原激活物的接触才是更重要的一个因素。近些年溶栓溶液

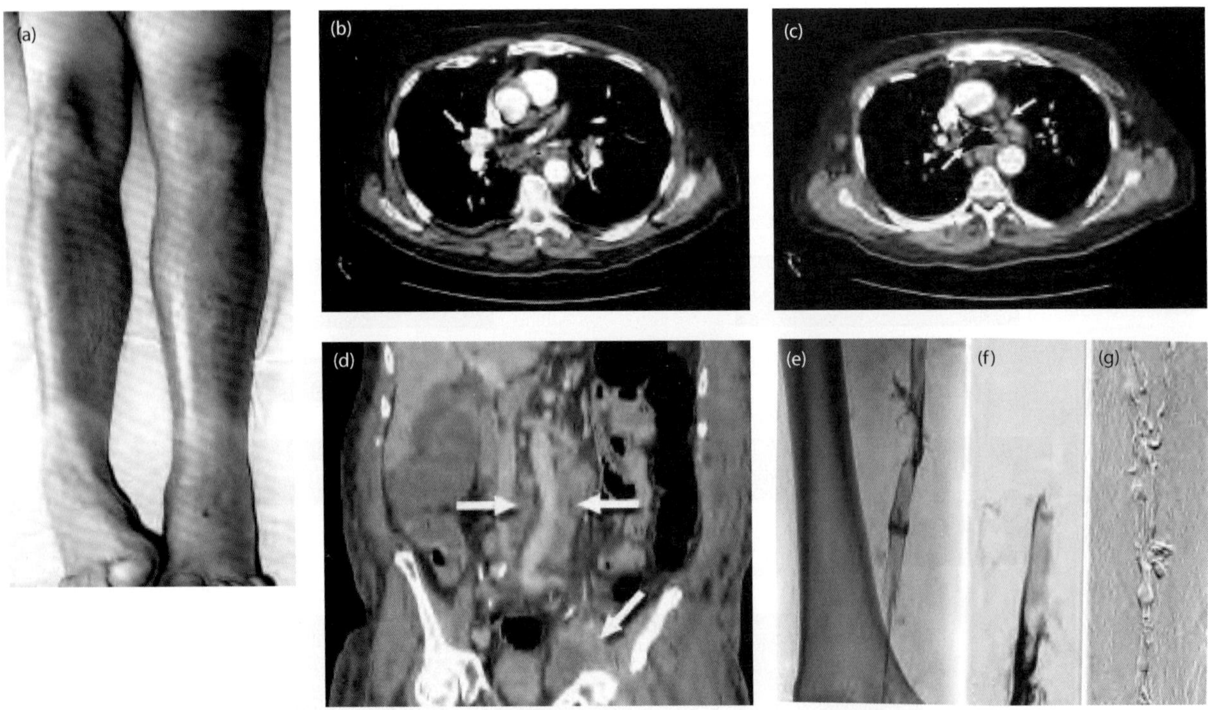

图20.3 65岁白人男性剖腹手术36小时后，诊断为左下肢股青肿入院（a）。静脉多普勒显示胫骨后静脉血栓延伸至髂外静脉。胸部、腹部和盆腔行增强CT显示无症状肺栓塞（b）和纵隔（c）、腹膜后（c，箭），盆腔淋巴结肿大（d，箭）。导管静脉造影显示股静脉（e和f）广泛的血栓和在足踝区胫后静脉导管显示小腿血栓的轮廓（g）

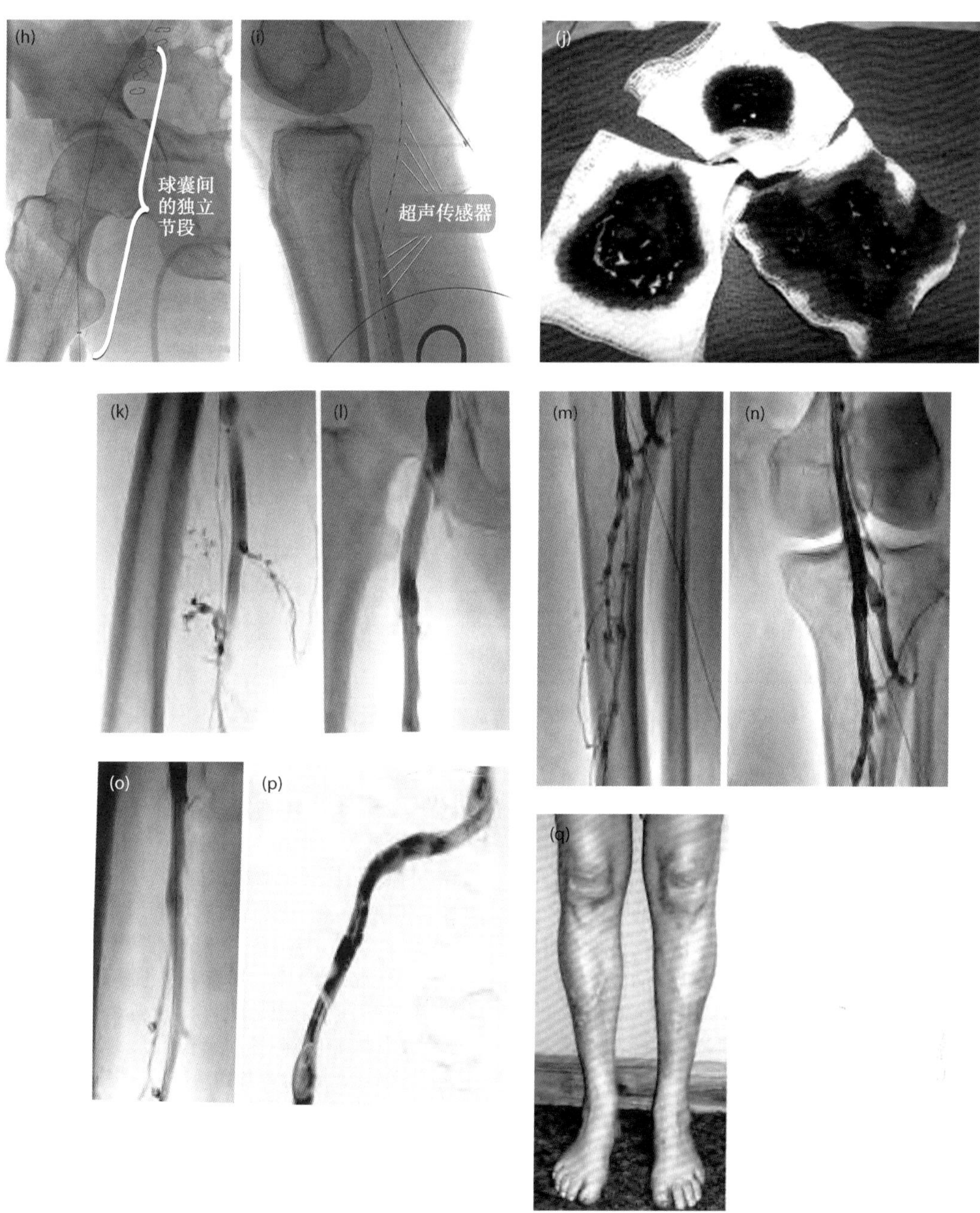

图 20.3 （续）通过超声引导腘静脉入路使用 Trellis 导管治疗大部分从腘静脉近端到髂总静脉的血栓（h）。胫后静脉及腘静脉血凝块使用 EKOS EndiVave 系统治疗（i）。独立节段药物机械溶栓所致的液化、节段血栓使用 Trellis 导管吸出（j）。进行下一节段造影前使用阶段静脉造影检查治疗效果（k 和 l）。残余栓子使用 Angiojet 吸出，支架置入治疗髂静脉压迫。整体静脉造影显示腓、腘、股及髂静脉通畅，瓣膜柔软提示瓣膜功能良好（m~p）。如导管技术完善，可将导管留置于腘静脉（如使用远端入路，可留置于胫后静脉）用以继续关注普通肝素 24 小时。这样做的意义是将高浓度肝素注入目的静脉，增加其与参与栓子、内皮及内膜下胶原的结合，减少再次形成血栓的风险。患者化疗治疗淋巴瘤。16 个月后（q），患者症状消失，无血栓后综合征，下肢静脉通常，瓣膜功能正常同时无淋巴瘤复发证据

的使用量（体积）增加，与此相对应的是纤溶酶原激活物使用浓度（剂量）的下降。现今我们更倾向于将溶栓溶液的注入体积加至 80~100ml/h。更多溶栓溶液更易使血栓饱和，从而将更多与纤维结合的纤溶酶原暴露于纤溶酶原激活物中。1mg 重组型组织性纤溶酶原激活物（rtPA）用 100ml 盐水输入。静脉影像学检查应每隔 12 小时重复一次，从而评估溶解情况，调整导管位置及辅助其他机械除栓手段的使用。成功溶栓后应行完整静脉系统造影。若仍有狭窄存在（左髂总静脉受右髂总动脉压迫，因此这类狭窄区域多位于左髂静脉），应予狭窄处球囊扩张及支架置入。此外，血管腔内超声可以提高髂静脉压迫的诊出率并让支架释放位置更加精准。残余的狭窄区域应予以治疗，以获得更高的远期通畅率，否则患者会面临血栓复发的风险。如置入支架，术中应选择和邻近正常静脉尺寸合适的支架。

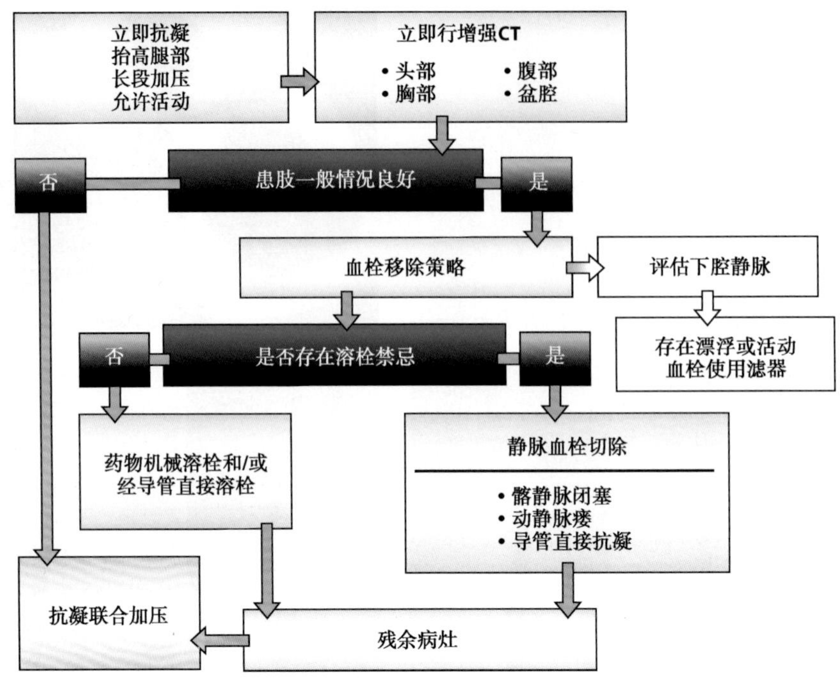

图 20.4 髂股静脉深静脉血栓形成患者治疗方法建议。CT,计算机断层扫描

20.6 药物 - 机械联合血栓清除

辅助使用机械吸栓技术很快成为治疗广泛性静脉血栓腔内治疗的标准术式[24-30]。单独使用经皮机械血栓切除成功率较 CDT 低,且有着难以接受的肺动脉栓塞并发症发生。一项评估 pulse-spray 药物机械系统清除血透移植物血栓的前瞻性研究结果发现,通过 pulse-spray 系统喷洒凝血酶原激活物治疗血栓的患者肺动脉栓塞发生率为 18%,而使用该系统喷洒肝素盐水发生 PE 比例则为 64% (P=0.04)[24]。形成血栓的血透移植物因为与静脉循环系统直接连通,因此血透移植物血栓形成可视作近端静脉发生 DVT。如果血栓静脉大于 6mm 血透移植物时,观察结果会被放大。我们获得的结果可能会被放大。在一项实验研究中,Greenberg 和其同事[25]研究了单纯机械、药物联合机械以及单纯药物除栓效果。其结果与小规模临床观察性研究以及 Kinney 等[24]报道的结果相一致。结果表明,单纯使用 pulse-spray 机械血栓清除其远端栓塞数目及规模均最大。在此基础上如果加入尿激酶溶液,其栓塞数目及规模将得以缩小,并且增加溶解速度和缩短静脉复通时间。

Vedantham 等[26]评估了单独机械血栓清除及联合药物溶栓治疗 28 条急性 DVT 患肢。该研究评估了多种设备,包括 Amplatz(ev3 公司)、AngioJet(Possis Medical)、Trerotola(Arrow International)以及 Oasis(Boston Scientific/Medi-tech),每一步治疗均行静脉造影。总共 26% 的血栓通过单纯机械除栓予以清除,但在此基础上加上纤溶酶原激活剂(药物机械联合除栓)可清除 82% 的血栓。

Lin 等[27]报道了其使用药物机械吸栓装置 8 年使用经验。在 98 例患者中,46 例单独使用 CDT,52 例行药物机械联合除栓。使用 AngioJet 系统(Boston Scientific)行药物机械联合吸栓显著减少静脉造影,缩短 ICU 停留时间和住院时间,同时减少输血量。两组间出血并发症发生无显著差异。Kasirajan 等[28]使用机械吸栓的小规模病例报告显示单纯机械吸栓效果较联合药物而言更差。

单纯 CDT 静脉复通时间最长,但其远端栓塞发生最少。总体而言,单纯机械除栓最为不恰当。虽然机械吸栓技术可以帮助许多患者清除复杂的病灶,但是其溶血风险十分常见偶尔也会导致贫血和肾衰竭。Trellis 导管(Covidien)是一种用来分段控制药物机械除栓的装置。这种复合导管通过导丝引入后通过两个阻断球囊将发生血栓的静脉分隔开。溶栓装置进入两个球囊间的血栓。腔内导管呈螺旋形,外力驱动下以 3 500 转 /min 速度旋转。15~20 分钟后液化的血栓及残余血栓通过鞘管被吸出。在进行下一段栓塞静脉段前,观察静脉造影。这类装置的优点在于合并了机械和药物治疗的优势,因为可将泵入的药物吸出,所以可用于治疗有传统大剂量溶栓药禁忌证的患者。栓子快速被溶解,治疗时间显著减少。Martinez-Trabal 报道使用分离节段药物机械吸栓的患者溶栓时间显著减少,同时显著减少纤溶酶原激活物的用量[29,30]。然而遗憾的是,Trellis 导管已经停产。

另一项 CDT 的辅助装置是整合于泵入导管的超声换能器。在纤溶酶原激活物泵入时机器会产生超声波,从而增加纤维蛋白的接触面积增加溶栓速度。多个报道已经指出泵入导管结合超声换能器可以加速血栓溶解[31-33]。体外实验显示超声可以增加纤溶酶原激活物(t-PA)溶解血栓的活性[32,34,35]。根据体外实验推测其潜在的机制为,在 t-PA 环境下,超声使血栓分解为片段,更多 t-PA 结合纤维上的结合位点从而获得更大的接触面积[36,37]。Engelberger 等[38]对高频低强度超声的泵药导管进行了研究。在单中心随机对照研究中，Engelberger 等显示剂量一定的情况下，低强度超声辅助溶栓治疗 PE 安全有效。他们还报道，超声辅助溶栓治疗髂股静脉 DVT 后行常规支架置入术治疗残余狭窄，其出血风险降低，通畅率升高并降低 PTS 发生率[39]。

同一作者进一步研究 CDT 联合超声治疗髂股静脉 DVT 的益处。作者随机将 48 例急性髂股 DVT 患者随机行单纯 CDT 或超声辅助溶栓[40]。所有患者均将超声导管置入于髂静脉，但只有超声辅助组将超声装置打开。15 小时后，作者发现单纯 CDT 和超声辅助组血栓负荷分别减少 54% 和 55%，两组并无显著差异。

股青肿患者（图 20.3）显示出分段药物机械除栓的优势，其可缩短治疗时间并限制溶栓药物暴露时间，因此可以最大化地保证安全和效果。因为这些患者在 Engelberger[40]发病此篇论文前治疗，因此我们无法判断超声辅助除栓结合 CDT 是否可以获得更好的结果。随着技术的持续进步，溶栓时间将进一步缩短，更多的患者将得到清除血栓的治疗方案（图 20.4），更多的患者将避免合并 PTS 发生。

20.7 手术静脉血栓切除

CDT 及 IFDVT 安全有效性的增加，手术血栓切除并不经常需要实施，但是对于特定的患者手术仍旧是一种有价值的治疗方式。多发伤，活动性出血及重要部位（颅内和眼内）出血风险高的患者均为此类患者。接下来将介绍我们目前的手术技术。

静脉血栓切除通常推荐全麻。纵行切口暴露股总静脉、股静脉、隐股静脉汇合或股深静脉（图 20.5a）。推荐纵行切开股总静脉从而获得隐静脉和股深静脉分支的入路。如果存在腹股沟下血栓，推荐抬高患肢，使用加压绷带稍加压，足部背屈，加压腓肠肌及大腿肌肉。当临床显示腹股沟以下血栓完全清除后，可行髂股静脉球囊取栓。

若腹股沟下血栓仍存在，同时导丝可至远端，可使用导丝球囊取栓导管实施手术。如果导丝无法通过腹股沟下静脉瓣膜，应向下行切口以暴露远端胫后静脉并使用 3 号 Fogarty 导管从胫后远端上行至股总静脉切开段实施取栓。将 12~14G 导管从中间切断并插入球囊导管。另一球囊导管（4 号 Fogarty）置入硅胶鞘的另一侧（图 20.5a）。同一术者对两球囊进行加压，保证导管保持在鞘内。4 号球囊导管向远端，使球囊导管通过形成血栓段静脉瓣膜和静脉内栓子（图 20.5b）直到切开的胫后静脉水平（图 20.5c）。与此相似，如果有导丝球囊取栓导管，导丝可从远端胫后静脉通过近端腹股沟，再沿导丝进球囊导管实施血栓切除，必要时可重复操作（图 20.5 d 和 e）。

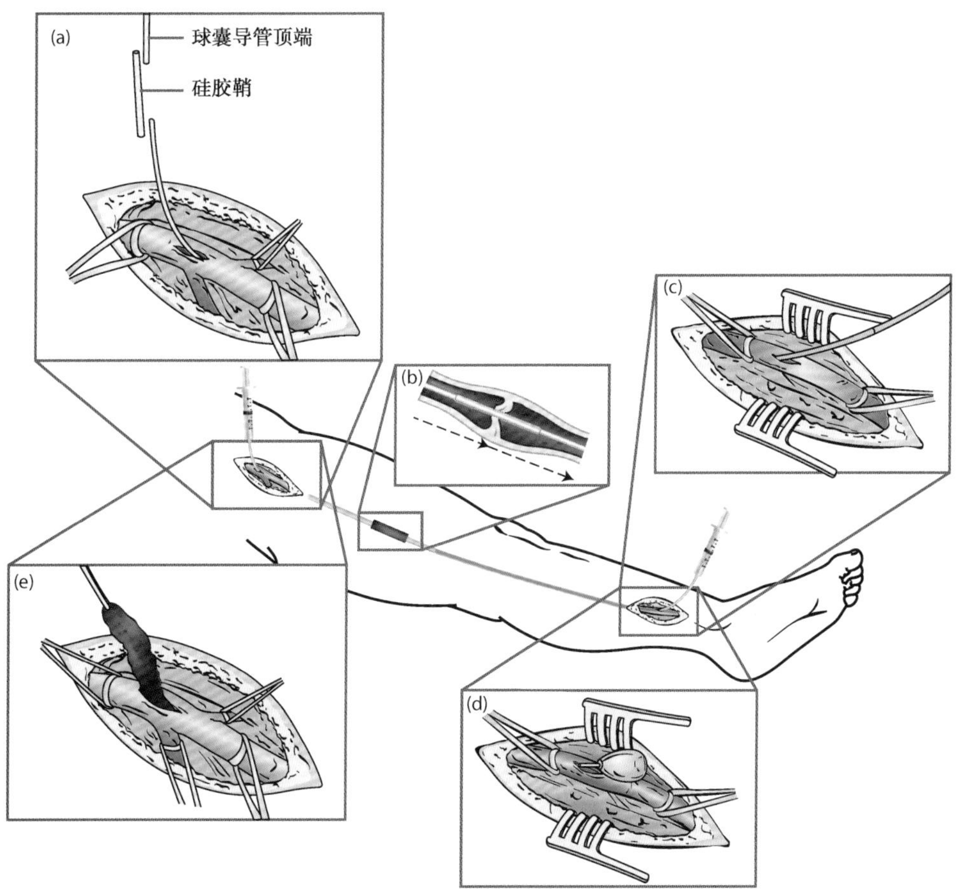

图 20.5 手术治疗静脉血栓。(a) 沿腹股沟纵行切开暴露股总静脉、股静脉、隐股交接及股深静脉。(b 和 c) 球囊导管通过形成血栓的瓣膜和栓塞静脉至远端胫后静脉水平行血栓切除。(d 和 e) 如可能，使用球囊导管反复行腹股沟下静脉血栓切除

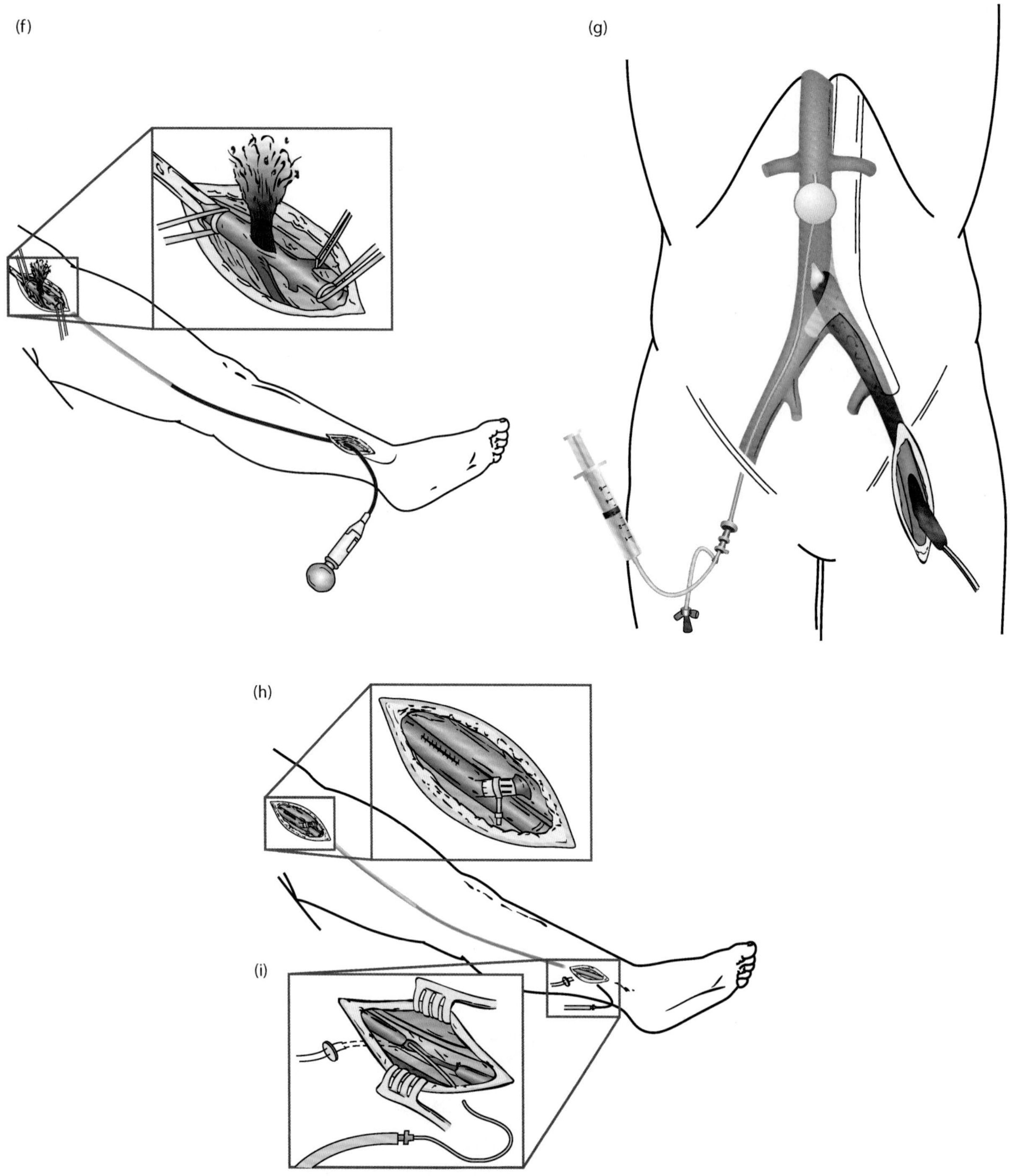

图 20.5 （续）(f)腹股沟下球囊血栓切除后，置入大号红色胶管于胫后静脉近端，通过注射器大力冲洗使用肝素盐水灌注腹股沟下静脉系统。灌注完成后，血管钳再次夹闭股总静脉远端，使用 3~4mg rtPA 溶于 250~300ml 盐水注入深静脉系统。随后行近端血栓清除。(g)髂 - 下腔静脉血栓切除可以在下腔静脉血栓上方充盈保护性球囊导管，这种方法可以作为滤器的替代方式。大直径静脉血栓切除导管配合 8~10Fr 球囊使用。(h)在隐静脉动静脉瘘周围用聚四氟乙烯或硅橡胶补片包裹。用一条大号永久的单丝缝合线环绕并在皮下组织中留大约 2cm。这有助于限制动静脉瘘的扩张，也可在必要时手术切断动静脉瘘时作为解剖标志指引。(i)将小导管（小儿尿管）通过皮肤穿刺口导入伤口。导管插入并固定在胫后静脉近端，以便将普通肝素直接注入切除的静脉

腹股沟下球囊导管取栓后，腹股沟下静脉系统通过近端胫后静脉置入大号红色橡胶管以大量肝素盐水冲洗并使用冲洗球加压以将参与血栓冲出深静脉（图 20.5f）。使用此方法可清除大量血栓。一旦腹股沟下静脉血栓被彻底清除，需在股静脉切口下方用血管钳阻断，同时在腹股沟下静脉系统注入凝血酶原激活物溶液，通常大约为 4~6mg rtPA 溶于 200ml 盐水。凝血酶原激活物溶液应在接下来整个手术过程中留存于腹股沟下静脉。此剂量的局部 rtPA 将与残留血栓中的纤维蛋白结合促进栓子进一步溶解。但是因为循环血液中的凝血酶原激活物和纤溶抑制物，此剂量药物

并不会造成系统性纤溶。如果因为血栓陈旧和慢性疾病，腹股沟下静脉内血栓无法成功切除，在股深静脉下方游离股深静脉。必要时直接血栓切除以保障股深静脉通畅。

随后使用8或10号球囊导管置入髂静脉，在进入下腔静脉前清除大块血栓。近端血栓清除通常在球囊内打入造影剂，在透视引导下实施，尤其在存在下腔静脉滤器、下腔静脉存在血栓或导管运动有阻力的情况下。在此部分操作时，麻醉医生应在呼气末期予正压同气以减少肺动脉栓塞风险。如果下腔静脉存在血栓时，可在血栓上方行腔静脉保护性球囊或置入滤器(图20.5g)。

完成髂股静脉血栓清除后，需进行术中静脉造影或透视以发现髂静脉狭窄及明确髂静脉回流情况。联合血管内超声对于发现髂静脉狭窄效果优于单纯使用静脉造影。在静脉弹性允许的情况下，任何髂静脉狭窄均需行球囊扩张支架成形术予以纠正。使用髂静脉支架时，14mm及以上直径的直接推荐用于髂静脉，12mm及以上的支架推荐用于髂外静脉。

一旦缝合静脉切口，应将近端大隐静脉断端或大隐静脉主要属支与股浅动脉型端侧吻合，以建立动静脉瘘(arteriovenous fistula，AVF)。吻合口应限制于3.5~4.0mm。AVF建立的目的在于增加静脉流速而不增加静脉压力。应记录AVF开放前后股总静脉压力。AVF开放后，股浅静脉压力不应发生改变。如果压力增加，近端髂静脉应重新予以评估以发现梗阻或狭窄。如果压力持续上升，应减低AVF流量并维持正常压力。

使用一片聚四氟乙烯或牛心包包饶大隐静脉AVF以一根不降解缝线(0号线)绕圈缝合并在皮下留约2cm线头(图20.5h)。这将为未来必要时封闭动静脉瘘提供指引，虽然绝大多数情况下AVF并不需要封闭。因为AVF直径有限且无法扩大，我们决定可以永久保留。该瘘口也可使用腔内方式闭合。

如果伤口出现浆液性液体，应仔细寻找淋巴管断端并充分结扎凝固。闭式引流应置于伤口以排出液体，防止术后积液。引流管通过切口周围独立的切口引出。伤口给予多层可吸收线缝合从而彻底止血、封闭淋巴管并消除死腔。

远端胫后静脉予以结扎。小灌注导管(小儿饲管)应通过另外的皮肤穿刺口插入并固定在近端胫后静脉(图20.5 i)。此管用于术后灌注普通肝素(UFH)抗凝或预置静脉造影使用。通过此管抗凝保证在最可能清除血栓期间，在手术区域级静脉内肝素最大浓度。2-0单丝缝线环状缝合近端胫后静脉(连同管一起)同时将缝线及管的末段均留于皮肤表面邻近切口。将缝线两端穿过一个无菌纽扣，从而保证导管移除后静脉紧贴皮肤。导管拔出后，缝线最上的张力会闭合导管插入处，防止出血。最后缝合保持一个向上的张力使胫后静脉在导管移除后紧贴皮肤降低出血风险。如前文所说，移除导管前，应通过此管顺行静脉造影以保障静脉通畅。

无菌敷料下应使用抗菌药膏。患者下肢应垫无菌棉纱同时予多层弹力绷带从脚趾加压至腹股沟区。胫后静脉导管应在两层绷带之间并小心保护，保障患者可通过管使用UFH，并在轮椅上活动。

20.8 术后护理

使用UFH从胫后静脉导管持续泵入药物，并通过带轮输液车以便患者可以活动。移除胫后静脉置管前，应予顺行静脉造影。口服抗凝药应在患者清醒后立刻使用并长期以口服方式服药。肝素重叠4~5天直到INR值达2~3。口服抗凝药物长期治疗，通常1年以上。

间断充气加压装置应在术后患者不活动时使用。出院前患者需使用30~40mmHg膝下梯度加压弹力袜并指导患者在下床活动时穿着弹力袜，直至晚上睡觉时，随机实验显示，使用30~40mmHg弹力袜可减少至少50%PTS发生[18,19]。

当患者痊愈并开始日程活动后，应予多次多普勒超声检查及静脉功能检测以评估静脉通常情况及瓣膜功能，同时为后续提供参考。

美国静脉论坛版指南3.4.0：置管溶栓、机械吸栓和手术治疗急性髂股深静脉血栓形成

编码	指南	推荐等级 (1：强；2：弱)	证据级别 (A：高质量；B：中等质量；C：低或极低质量)
3.4.1	对于有症状DVT和血栓较大的患者，尤其是髂股深静脉血栓患者，我们推荐包括血栓清除在内的治疗策略	1	B
3.4.2	对于持续时间小于14天有症状的髂股DVT，在条件适合的情况下，我们建议使用导管溶栓来减少急性症状和血栓后遗症发病率(如果有适当的专业知识和资源)	1	B
3.4.3	我们建议在髂股深静脉血栓形成的治疗中采用药物机械溶栓、血栓碎裂和抽吸而不是单用导管溶栓，以缩短治疗时间(如果有适当的专业知识和资源)	2	B
3.4.4	对于急性DVT患者不建议进行全系统性溶栓	1	B
3.4.5	对于不适合经导管溶栓有症状髂股DVT患者，我们建议进行手术取栓	1	B

注意：此表包含指南的推荐及建议。所有关于此章节书写的相关证据数据均已参考，因此这些推荐强度与先前已发表的指南可能存在差异。我们确认：ATTRACT试验的结果对本指南产生了最主要的影响。

参考文献

● = Key primary paper
★ = Major review article
◆ = Guideline

●1. Heit JA, Cohen AT, and Anderson FA Jr.; on behalf of the VTE Impact Assessment Group. Estimated annual number of incident and recurrent, non-fatal and fatal venous thromboembolism (VTE) events in the US. *ASH Annual Meeting Abstracts* 2005;106(11):910.
◆2. Kearon C, Akl EA, Comerota AJ et al. Antithrombotic therapy for VTE disease: Antithrombotic Therapy and Prevention of Thrombosis, 9th ed: American College of Chest Physicians Evidence-Based Clinical Practice Guidelines. *Chest* 2012;141(2 Suppl.):e419S–e494S.
●3. Prandoni P, Lensing AW, Prins MH et al. The impact of residual thrombosis on the long-term outcome of patients with deep venous thrombosis treated with conventional anticoagulation. *Semin Thromb Hemost* 2015;41(2):133–40.
●4. Enden T, Haig Y, Klow NE et al. Long-term outcome after additional catheter-directed thrombolysis versus standard treatment for acute iliofemoral deep vein thrombosis (the CaVenT study): A randomised controlled trial. *Lancet* 2012;379(9810):31–8.
5. Delis KT, Bountouroglou D, and Mansfield AO. Venous claudication in iliofemoral thrombosis: Long-term effects on venous hemodynamics, clinical status, and quality of life. *Ann Surg* 2004;239(1):118–26.
◆6. Kahn SR, Comerota AJ, Cushman M et al. The post-thrombotic syndrome: Evidence-based prevention, diagnosis, and treatment strategies: A scientific statement from the American Heart Association. *Circulation* 2014;130(18):1636–61.
7. O'Donnell TF Jr., Browse NL, Burnand KG, and Thomas ML. The socioeconomic effects of an iliofemoral venous thrombosis. *J Surg Res* 1977;22(5):483–8.
●8. Kahn SR, Hirsch A, and Shrier I. Effect of post-thrombotic syndrome on health-related quality of life after deep venous thrombosis. *Arch Intern Med* 2002;162(10):1144–8.
●9. Kahn SR, Kearon C, Julian JA et al. Predictors of the post-thrombotic syndrome during long-term treatment of proximal deep vein thrombosis. *J Thromb Haemost* 2005;3(4):718–23.
10. Rosendaal FR. Venous thrombosis: A multicausal disease. *Lancet* 1999;353(9159):1167–73.
11. Akesson H, Brudin L, Dahlstrom JA, Eklöf B, Ohlin P, and Plate G. Venous function assessed during a 5 year period after acute ilio-femoral venous thrombosis treated with anticoagulation. *Eur J Vasc Surg* 1990;4(1):43–8.
●12. Aziz F and Comerota AJ. Quantity of residual thrombus after successful catheter-directed thrombolysis for iliofemoral deep venous thrombosis correlates with recurrence. *Eur J Vasc Endovasc Surg* 2012;44(2):210–3.
●13. Comerota AJ, Grewal N, Martinez JT et al. Postthrombotic morbidity correlates with residual thrombus following catheter-directed thrombolysis for iliofemoral deep vein thrombosis. *J Vasc Surg* 2012;55(3):768–73.
◆14. Meissner MH, Gloviczki P, Comerota AJ et al. Early thrombus removal strategies for acute deep venous thrombosis: Clinical practice guidelines of the Society for Vascular Surgery and the American Venous Forum. *J Vasc Surg* 2012;55(5):1449–62.
◆15. Guyatt GH, Akl EA, Crowther M, Gutterman DD, and Schuunemann HJ. Executive summary: Antithrombotic Therapy and Prevention of Thrombosis, 9th ed: American College of Chest Physicians Evidence-Based Clinical Practice Guidelines. *Chest* 2012;141(2 Suppl.):7S–47S.
●16. Vedantham S, Goldhaber SZ, Kahn SR et al. Rationale and design of the ATTRACT study: A multicenter randomized trial to evaluate pharmacomechanical catheter-directed thrombolysis for the prevention of postthrombotic syndrome in patients with proximal deep vein thrombosis. *Am Heart J* 2013;165(4):523–30.
★17. Comerota AJ. The ATTRACT trial: Rationale for early intervention for iliofemoral DVT. *Perspect Vasc Surg Endovasc Ther* 2009;21(4):221–4.
●18. Brandjes DP, Buller HR, Heijboer H et al. Randomised trial of effect of compression stockings in patients with symptomatic proximal-vein thrombosis. *Lancet* 1997;349(9054):759–62.
19. Prandoni P, Lensing AW, Prins MH et al. Below-knee elastic compression stockings to prevent the post-thrombotic syndrome: A randomized, controlled trial. *Ann Intern Med* 2004;141(4):249–56.
20. Ginsberg JS, Magier D, Mackinnon B, Gent M, and Hirsh J. Intermittent compression units for severe post-phlebitic syndrome: A randomized crossover study. *CMAJ* 1999;160(9):1303–6.
21. Dorfman GS, Cronan JJ, Tupper TB, Messersmith RN, Denny DF, and Lee CH. Occult pulmonary embolism: A common occurrence in deep venous thrombosis. *AJR Am J Roentgenol* 1987;148(2):263–6.
22. Martinez J, Paolini DJ, and Comerota AJ. Chest and abdominopelvic CT scans are important tools for evaluating patients with iliofemoral venous thrombosis. 2008. http://vesurgery.org/docs/archives/spring/2008_spring_abstracts.pdf. Accessed August 1, 2015.
23. Baglin T, Luddington R, Brown K, and Baglin C. Incidence of recurrent venous thromboembolism in relation to clinical and thrombophilic risk factors: Prospective cohort study. *Lancet* 2003;362(9383):523–6.
24. Kinney TB, Valji K, Rose SC et al. Pulmonary embo-

lism from pulse-spray pharmacomechanical thrombolysis of clotted hemodialysis grafts: Urokinase versus heparinized saline. *J Vasc Interv Radiol* 2000;11(9):1143–52.
25. Greenberg RK, Ouriel K, Srivastava S et al. Mechanical versus chemical thrombolysis: An *in vitro* differentiation of thrombolytic mechanisms. *J Vasc Interv Radiol* 2000;11(2 Pt 1):199–205.
26. Vedantham S, Vesely TM, Parti N, Darcy M, Hovsepian DM, and Picus D. Lower extremity venous thrombolysis with adjunctive mechanical thrombectomy. *J Vasc Interv Radiol* 2002;13(10):1001–8.
27. Lin PH, Zhou W, Dardik A et al. Catheter-direct thrombolysis versus pharmacomechanical thrombectomy for treatment of symptomatic lower extremity deep venous thrombosis. *Am J Surg* 2006;192(6):782–8.
28. Kasirajan K, Gray B, and Ouriel K. Percutaneous AngioJet thrombectomy in the management of extensive deep venous thrombosis. *J Vasc Interv Radiol* 2001;12(2):179–85.
29. Martinez Trabal JL, Comerota AJ, LaPorte FB, Kazanjian S, DiSalle R, Sepanski DM. The quantitative benefit of isolated, segmental, pharmacomechanical thrombolysis (ISPMT) for iliofemoral venous thrombosis. *J Vasc Surg* 2008;48(6):1532–7. doi: 10.1016/j.jvs.2008.07.013. Epub Sep 19, 2008.
30. Vogel D, Walsh ME, Chen JT, and Comerota AJ. Comparison of vein valve function following pharmacomechanical thrombolysis versus simple catheter-directed thrombolysis for iliofemoral deep vein thrombosis. *J Vasc Surg* 2012;56(5):1351–4.
31. Tachibana K and Tachibana S. Ultrasound energy for enhancement of fibrionolysis and drug delivery: Special emphasis on the use of a transducer-tipped ultrasound system. In: Siegel RJ, ed. *Ultrasound Angioplasty.* Boston: Kluwer, 1996, 121–33.
32. Rosenschein U, Bernstein JJ, DiSegni E, Kaplinsky E, Bernheim J, and Rozenzsajn LA. Experimental ultrasonic angioplasty: Disruption of atherosclerotic plaques and thrombi in vitro and arterial recanalization *in vivo. J Am Coll Cardiol* 1990;15(3):711–7.
33. Steffen W, Fishbein MC, Luo H et al. High intensity, low frequency catheter-delivered ultrasound dissolution of occlusive coronary artery thrombi: An *in vitro* and *in vivo* study. *J Am Coll Cardiol* 1994;24(6):1571–9.
34. Trubestein G, Engel C, Etzel F, Sobbe A, Cremer H, and Stumpff U. Thrombolysis by ultrasound. *Clin Sci Mol Med Suppl* 1976;3:697s–8s.
35. Ariani M, Fishbein MC, Chae JS et al. Dissolution of peripheral arterial thrombi by ultrasound. *Circulatior* 1991;84(4):1680–8.
36. Lauer CG, Burge R, Tang DB, Bass BG, Gomez ER, and Alving BM. Effect of ultrasound on tissue-type plasminogen activator-induced thrombolysis. *Circulation* 1992;86(4):1257–64.
37. Drobinski G, Brisset D, Philippe F et al. Effects of ultrasound energy on total peripheral artery occlusions: Initial angiographic and angioscopic results. *J Interv Cardiol* 1993;6(2):157–63.
★38. Engelberger RP and Kucher N. Ultrasound-assisted thrombolysis for acute pulmonary embolism: A systematic review. *Eur Heart J* 2014;35(12):758–64.
39. Engelberger RP, Fahrni J, Willenberg T et al. Fixed low-dose ultrasound-assisted catheter-directed thrombolysis followed by routine stenting of residual stenosis for acute ilio-femoral deep-vein thrombosis. *Thromb Haemost* 2014;111(6):1153–60.
●40. Engelberger RP, Spirk D, Willenberg T et al. Ultrasound-assisted versus conventional catheter-directed thrombolysis for acute iliofemoral deep vein thrombosis. *Circ Cardiovasc Interv* 2015;8(1):e002027.
★41. Kearon C, Kahn SR, Agnelli G, Goldhaber S, Raskob GE, and Comerota AJ. Antithrombotic therapy for venous thromboembolic disease: American College of Chest Physicians Evidence-Based Clinical Practice Guidelines (8th Edition). *Chest* 2008;133(6 Suppl.):454S–545S.

21

急性肺栓塞的腔内及外科处理

21.1 介绍

静脉血栓栓塞事件（venous thromboembolic events，VTE）年发病率在（80~100）/10 万人，是高致病率和高死亡率的重要临床原因。在美国，每年有超过 250 000 人次的入院与 VTE 有关，其中三分之一为肺栓塞（pulmonary embolism，PE），年发病率为 45/10 万人[1,2]，急性 PE 发病率较高，一旦确诊，其 28 天死亡率为 15%[1]。为了临床治疗需要，根据血流动力学及影响临床预后的因素，将 PE 分为大面积栓塞和次大面积栓塞（表 21.1）。所有 PE 患者无论临床分级，初始治疗都是使用普通肝素或者低分子量肝素立即进行抗凝治疗，以后者优先[3]。低风险 PE 仅需要抗凝治疗[4]。大面积栓塞患者如果没有溶栓禁忌，应优先给予溶栓治疗[4]。然而，溶栓给药的最佳方式还存在争议：外周静脉给药或导管接触给药；另外，次大面积栓塞的最优方案是溶栓治疗还是导管技术相关治疗（catheter-based treatment，CBT）或是两者联合治疗，也存在着激烈的争论。

本章主要讨论的内容是概述并分析急性 PE 的干预治疗方法，探讨大面积栓塞和次大面积栓塞的临床治疗经验。

表 21.1 急性肺栓塞分级

危险分级	定义
大面积 PE	急性 PE 伴有持续性低血压持续 >15 分钟或需强心药物支持 无脉 持续性的心动过缓（<40 次 /min）并伴有休克的临床证据
次大面积 PE	有右心功能不全或心肌损伤，但无全身性低血压改变 右心功能不全，符合以下情况之一： 右心室扩张（CT 或超声心尖四腔面：右室直径 / 左室直径 >0.9） 脑利钠肽升高（BNP>90pg/ml） N 末端脑钠肽前体升高（NT-proBNP>500pg/ml） 心电图改变 心肌损伤，符合以下指标之一： 肌钙蛋白 I 升高（>0.4ng/ml） 肌钙蛋白 T 升高（>0.1ng/ml）
低风险 PE	排除大面积或次大面积栓塞，无临床预后不良指标

来源：Jaff MR，McMurtry MS，Archer SL. *Circulation* 2011；16（123）：1788~1780.

注：PE，肺栓塞；bpm，次 /min；RV，右心室；LV，左心室；US，超声；CT，计算机扫描成像；BNP，脑利钠肽；ECG，心电图。

21.2　急性肺栓塞的病理生理

急性 PE 患者的血流动力学改变受多种临床因素的影响，除了血栓栓塞负荷，还包括体液因子如凝血因子、凝血酶和组胺的释放等。另外，患者的心肺功能储备对能否耐受这些血流动力学改变也起着重要作用。因此，在既往有心肺疾病的患者中，即使较小的肺栓塞也可能会导致心脏功能衰竭。相反，既往健康个体可能耐受较大的血栓栓塞。因此，需要构建个体化的急性 PE 分级方法(表 21.1)，来指导临床治疗方案的选择[5]。

急性 PE 导致肺血管阻力增加是由两方面的因素引起。首先，肺血管的物理性阻塞增加了肺动脉(pulmonary artery，PA)阻力，并且肺动脉阻力与血栓栓塞负荷成正比。其次，血栓栓塞后的低氧血症引发肺血管床的收缩。这两个因素相互作用导致肺动脉压力不可逆增高。目前已证实，当血栓阻塞肺血管系统的 25%~30% 时即出现 PA 压力的增加[5,6]。如果平均 PA 压力已达到 30~40mmHg，则被归类为严重肺动脉高压。因为在以往健康个体中，40mmHg 是右心室(right ventricle，RV)可产生的最大压力。当然不排除 RV 肥大患者的 PA 压力可能更高[6]。

肺动脉血栓阻塞了血液通过，导致无效通气增加，代偿性过度通气可以排出过多的 CO_2，并增加 PaO_2。然而，肺通气和灌注之间的不匹配、心内或肺内混合静脉血分流和肺泡通气不足可能导致 PE 患者低氧血症[6]。

血栓阻塞肺动脉血流以及低氧血症所致的血管收缩均可引起 RV 功能的相应的改变，即导致 RV 后负荷的增加，后负荷的增加会导致 RV 扩张、心肌运动功能减退、三尖瓣反流以及心肌缺血，并最终会导致右心衰竭。RV 扩张也会导致室间隔被压扁，从而影响左室(left ventricular，LV)功能。这些因素还会降低 LV 前负荷及 LV 功能，并引起全身性低血压，从而加重心肌缺血。这个过程是滞后的，即相对“正常血压”和稳定血流动力学表现的患者，12~48 小时后有可能发生血流动力学的突然紊乱[5,7]。

21.3　干预治疗指征

鉴于急性 PE 的病理过程，治疗需要解决以下问题：①预防新的血栓形成；②从 PA 中清除阻塞的血栓(快速清除或逐渐清除)；③当表现右心功能障碍时，应予以纠正。目前指南对 PE 治疗的建议是，出血风险低的大面积 PE 患者应进行溶栓治疗，对于存在有不良预后因素(新发血流动力学不稳定、呼吸困难加重、严重 RV 功能障碍或大面积心肌坏死)的次大面积 PE 患者也可考虑进行溶栓治疗(图 21.1)[3,4]。但是，需要注意全身溶栓禁忌的患者(近期有颅内出血、颅内手术史、

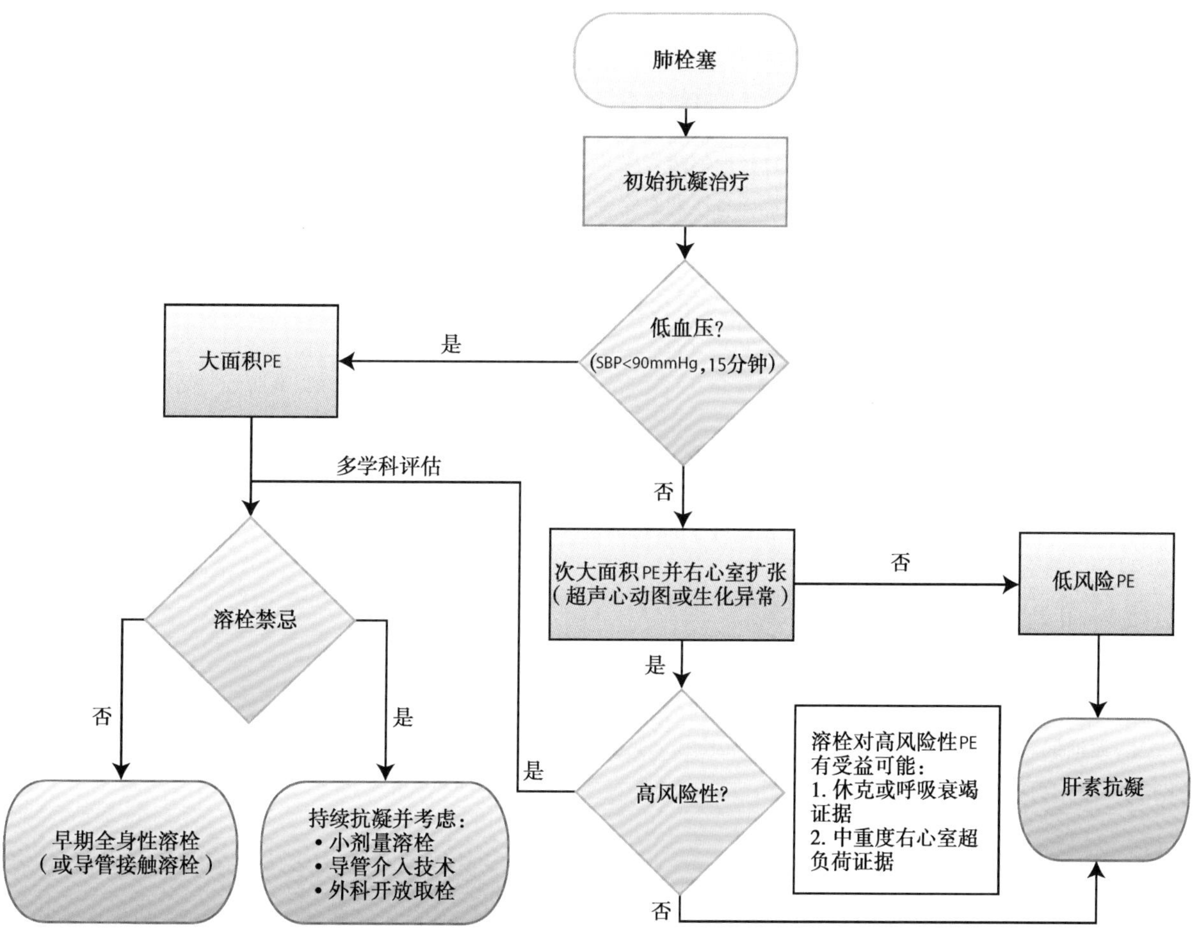

图 21.1　肺栓塞的治疗策略。PE，肺栓塞；SBP，收缩期血压

脊柱手术史、头部外伤史,患有颅内肿瘤、未控制的高血压、活动性出血或近期有出血),以及全身性溶栓治疗的风险,如:出血风险为20%、出血性脑卒中风险为3%~5%[8]。另外,在急诊情况下,全身溶栓给药持续时间受限也可能会影响溶栓效果。即便给予及时的溶栓治疗,一些患者可能仍未能受益,这种情况下,寻找能快速清除血栓、降低溶栓药物剂量的措施,如CBT或血栓切除术,将是非常重要的替代治疗方案。

在大面积PE和次大面积PE患者中,RV流出道阻塞会导致严重的RV扩张改变。因此,介入性治疗能快速消除血栓阻塞,或许比全身性溶栓能更快逆转这种急性PE的病理状态。如果不能进行全身性溶栓,经皮CBT和开放性血栓切除手术可以减少血栓负担、加速血栓溶解,与单独肝素治疗相比,能更快改善肺灌注,并可能会改善RV扩张反应。另外,有时CBT仅使用较低剂量甚至不用溶栓药物来减少出血风险。当然,CBT治疗可能会对护理要求较高,目前只能是除了全身性溶栓治疗以外的二线治疗选择。还没有其他证据能证明CBT的效果超过全身性溶栓。然而,Kearon等并不建议采用非介入措施(即全身溶栓)和抗凝来联合治疗大面积和次大面积PE[3]。

由于PE治疗方法很多,PE应急工作组(委员会)已经成为一种多学科协调的诊疗模式,可以优化紧急、复杂PE的治疗、护理方案[9]。这种多学科协作的方法可能会促成更多方面的努力协作,改善PE的诊治流程和临床结果。

21.4 碎栓及抽栓术

广泛使用也是相对简单的技术是旋转猪尾导管碎栓术(图21.2)。通过股静脉或颈静脉入路,导丝穿过血栓进入肺动脉远端,与传统的猪尾导管相比,此猪尾导管环形段有侧孔,允许导丝通过并以导丝为轴旋转,易于搅碎急性期血栓(图21.2b)。环形直径为8mm的猪尾导管适用于肺动脉段分支,12mm的可用左、右肺动脉[8,10]。此方法可以在30分钟内快速搅碎血栓,碎裂的小栓块冲向远端肺动脉小分支,从而使主干血管的血流灌注得以部分恢复,改善肺循环的血流动力学稳定性(图21.2 c)。另外,碎裂的血栓表面积增加,提高了纤溶活动度。回顾性分析显示,此类介入碎栓术即刻临床有效率在80%,并发症少[11]。还可以使用血管扩张用球囊(直径9~14mm)在血栓内扩张,进一步达到碎栓的目的[12]。需要注意的是,球囊直径不要超过血栓部位的血管直径,以避免产生其他并发症[8]。

除了碎栓术以外,还可以通过导管抽吸较小血管内的血栓,一般选用带端孔的导引导管(直径8或9Fr),头端插入血栓后,尾端连接注射器负压抽吸。在一篇关于导管接触性溶栓(catheter-directed thrombolysis,CDT)治疗的综述中显示,无论是否进行了碎栓,血栓抽吸在40%~100%的病例中技术上是成功的[11]。

21.5 机械性血栓祛除装置

最著名的血栓清除装置是AngioJet导管系统(波士顿科学公司,马尔堡,马萨诸塞州,美国)。AngioJet导管是一种基于伯努利原理的流变性机械血栓清除装置。利用液体在高速喷射时局部产生的低压区(达 -600mmHg),将血栓破碎并带回导管以清除出体外。可以联合灌注组织纤溶酶原激活物(tPA)提高血栓清除效率。tPA喷射到血栓中发挥作用(脉冲喷射模式,AngioJet导管可将10或20mg tPA溶液形成喷雾)。然后,改用生理盐水,并调整至标准流变清除模式进行血栓清除。该装置有多种尺寸的导管可供选择,可用于外周血管或冠状动脉。多数选用6Fr直径或以下的导管(4Fr直径的用于冠状动脉),使用时需要与AngioJet泵连接。尽管AngioJet系统在外周血管血栓治疗中取得了成功,并且预期在PE中也会成功,截至目前,美国食品药品管理局(FDA)还没有批准其用于PE的治疗[13,14]。AngioJet系统在肺循环使用中发现有明显的并发症。有一篇关于导管介入治疗PE的系统性综述,显示仅有11%的病例采用AngioJet系统,但相关并发症占所有并发症的76%。主要和轻微并发症的发生率分别为40%和28%。这些并发症包括:心动过缓、心脏传导阻滞、心搏骤停、深度咳嗽、肾功能不全、血红蛋白尿、咯血及手术相关的死亡[8,11,15]。这些并发症的原因尚不清楚,推测可能的原因包括:溶血释放腺苷、钾离子或喷射刺激张力受体等。现在的AngioJet系统说明书有黑框警告,以提醒治疗肺动脉栓塞过程中的不良事件和死亡的风险。因此,临床上已经有多种低风险的PE治疗方法(如碎栓等),不建议在这些高风险患者中选用AngioJet系统。

目前,临床上还有其他几种可用的血栓祛除装置。Helix Clot Buster:主要用于透析通路的血栓形成,目前已超说明书用于PE的治疗。但是,该设备在美国已不再可用;Aspirex导管(Straub Medical,旺斯,瑞士):是一种较新型装置,具有在PE中应用的潜力,目前在美国尚不能使用(在其他国家已获批静脉应用指征)。该装置的导管内有一螺旋管,高速旋转时可产生负压,旋切血栓并抽吸出体外。体外和体内实验以及早期临床报告均已证明对PE是有效的[16,17];Indigo系统(Penumbra公司,阿拉米达市,加利福尼亚州,美国):新研发的一种用于抽吸血栓的大直径的定向导管,目前临床应用数据有限。

AngioVac系统(Angiodynamics公司,莱瑟姆,内华达州,美国):是一种治疗PE很有前景的新型导管模式。根据其使用说明,AngioVac(图21.3)主要是用于建立体外旁路时的静脉转流(时间可达6小时),另外它可用于清除不需要的血管内物质(软血栓或栓子)。通过将22Fr带有漏斗式气囊的加强导管插入血栓内(图21.4),导管连接至一个特殊设计的过滤器装置,然后再与静脉旁路引流泵连接,血液通过第二个静脉通路回流至体内形成完整的回路,该装置每分钟可以过滤血液5L(图21.4)。目前,该导管可通过颈静脉或股静脉入路置入的24Fr的Dryseal鞘(WLGore公司,弗拉格斯塔夫,亚利桑那州,美国)进入肺血管系统。单个病例报道显示该装置用于治疗急性PE是可行的[18]。Donaldson等使用AngioVac系统完成了一组14例患者的治疗,包括5例PE患者,但是仅有3例PA使用了AngioVac导管[19],这3名患者中只有1名患者完全清除了血栓,另外两名PE患者进行了辅助导管接触溶栓治疗。血细胞比容的急性下降是常见的并发症(11/14),需要输血(5例)和穿刺点血肿(2例)也不少。

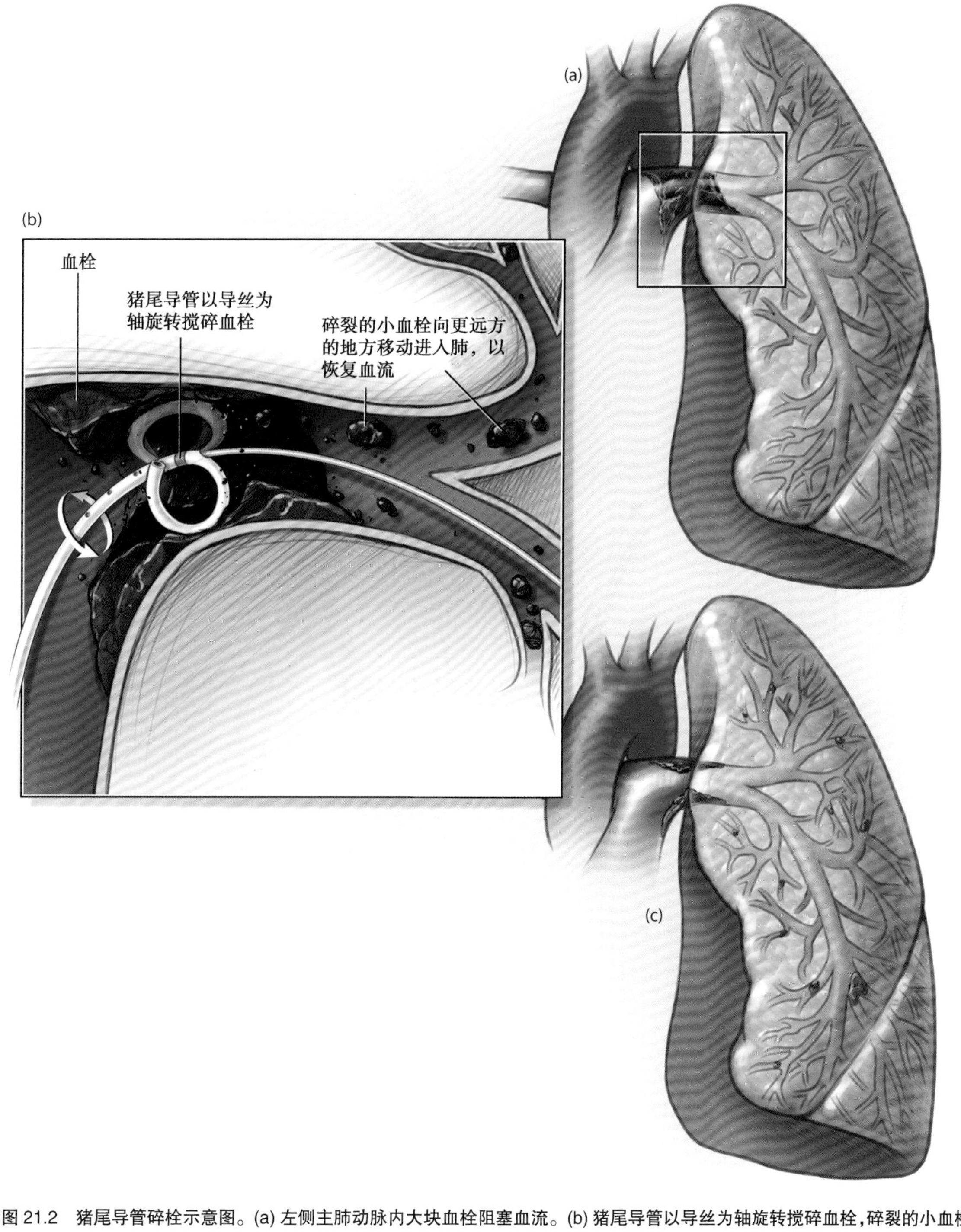

图 21.2　猪尾导管碎栓示意图。(a) 左侧主肺动脉内大块血栓阻塞血流。(b) 猪尾导管以导丝为轴旋转搅碎血栓，碎裂的小血栓进入远端以恢复主肺动脉的血流。(c) 碎栓后血流恢复及远端部分分支栓塞

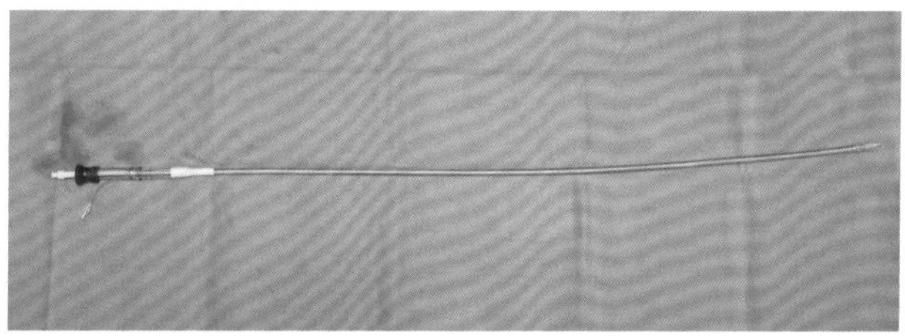

图 21.3　AngioVac 导管

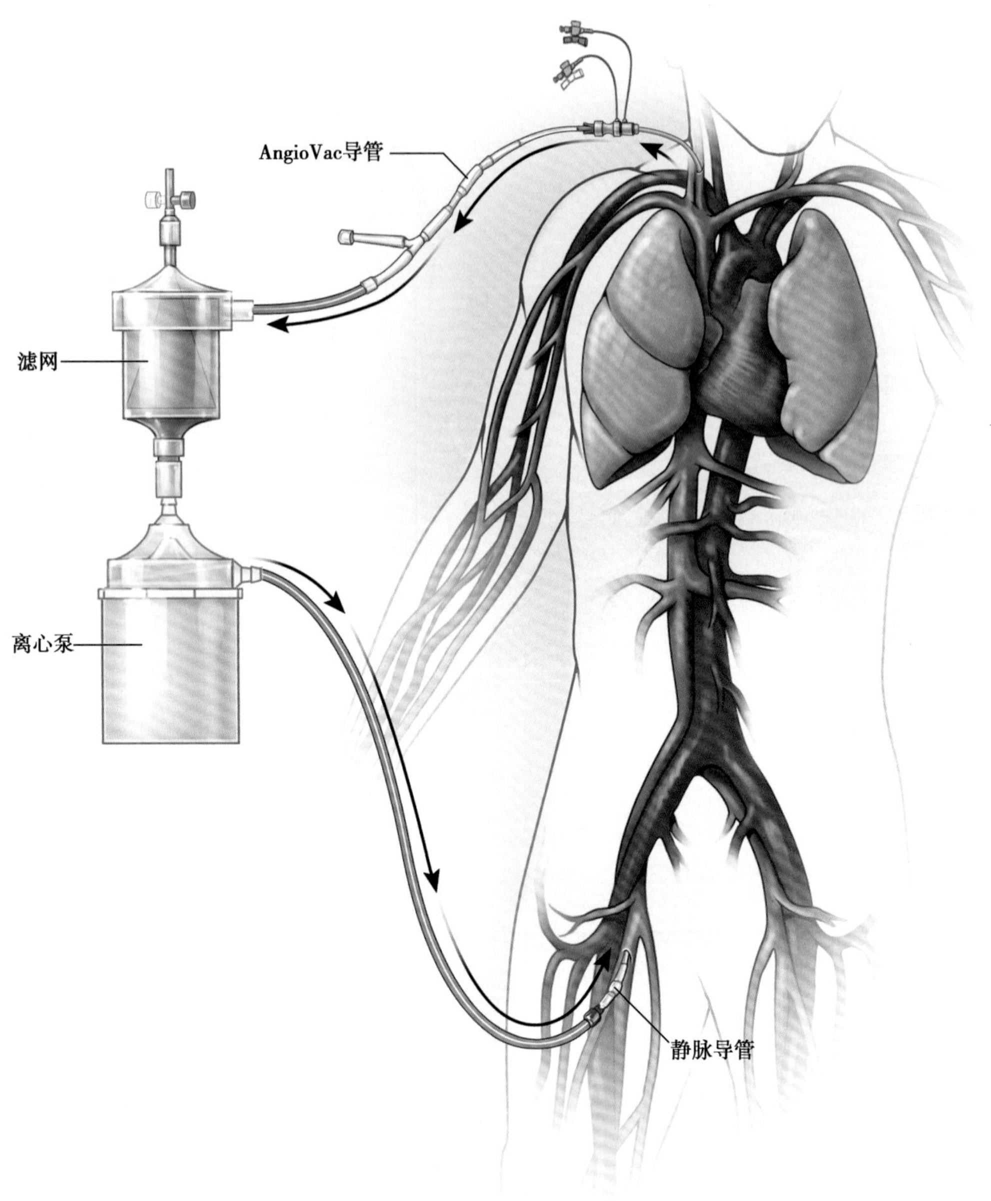

图 21.4 AngioVac 血栓抽吸系统的管路示意图。在离心泵的作用下，血液经颈静脉通道流向特殊设计的滤网，再经标准静脉导管返回股静脉

Demartino 等所在的机构已将 AngioVac 用于 PE 病例，其中主要用于溶栓禁忌且需要紧急处理的患者（大面积或伴有高风险次大面积 PE）。在我们有限的经验中，首选是经颈静脉入路，可以选择经皮穿刺的方式。利用导丝预成形技术[例如手动塑形 Amplatz 导丝（波士顿科学公司，马尔堡，马萨诸塞州，美国）]是必要的，以便将 AngioVac 导管经 RV 送入 PA（图 21.5）。术中操作必须特别小心，有报道显示这种技术存在导致 RV 破裂的风险。治疗的血栓范围限于左右肺动脉分叉远端的 2cm 以内，尽管理论上该系统的抽吸作用能够取出更远端的血栓。此外，由于插入导管导致 RV 流出道阻塞，患者应安置临时体外膜肺氧合装置（extracorporeal membrane oxygenation，ECMO）以确保安全。取栓结束后即可撤出 ECMO。为简化操作，AngioVac 系统的流出管道可以连接到 ECMO 管路上（图 21.6）。总的来说，该装置很有应用前景，可以快速从 PA 中清除血栓而无需溶栓。然而，此项技术存在以下风险：首先，静脉旁路需要大剂量的肝素以获得大于 350 秒的活化凝血时间（activated clotting time，ACT），有出血风险；其次，由于管路增加了患者的血管内容量，存在稀释性贫血的风险；最后，存在插管操作可能导致心脏或肺血管受伤的风险，并且需要使用 ECMO，因此需要与心脏外科密切配合。

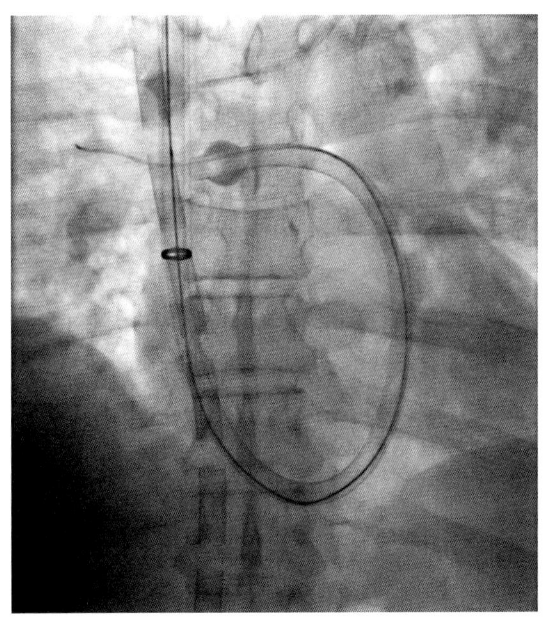

图 21.5 AngioVac 导管经右侧颈静脉进入右肺动脉

21.6 导管接触溶栓术

为了减少在治疗 PE 时需要的大量全身 tPA 输注(通常在 1~2 小时内 50~100mg),有人提出了局部灌注溶栓药是一种可能更安全的治疗选择,并且可以单独治疗或者作为辅助手段治疗大面积/次大面积 PE,约占所有 CDT 的三分之二[11]。常规操作是经股静脉或颈静脉入路,导管送至肺动脉,然后将多侧孔导管(UniFuse,Angiodynamics 公司,莱瑟姆,内华达州,美国)置于血栓内,单侧或双侧灌注溶栓药物(尿激酶或更常见的 tPA)(图 21.7)。对于 tPA,通常 1~2mg/h 的速度灌注 15 小时左右,然后进行肺动脉造影复查,通常情况下 tPA 用量 <30mg,因此理论上具有较低的出血并发症风险。如果计划延长灌注时间(>24 小时),应监测纤维蛋白原水平。如果纤维蛋白原水平急剧下降(>50%),或者低于 200mg/dl,则应减少剂量或停止输注。一项 CDT 的荟萃分析结果显示,在至少 80% 的患者在手术期间接受局部溶栓治疗的成功率高于其他文献的报道(91.2% vs 82.8%,P = 0.01);如果延长局部溶栓治疗时间,成功率同样更高(89.2% vs 84.2%,P = 0.045)。然而,纳入的研究方法不同,难以证明导管接触性溶栓的临床效果比其他 CDTs 更明显[11]。

对于大面积及次大面积 PE,超声辅助血栓溶解(ultrasound-assisted thrombolysis,USAT)装置可以用来改善 tPA 在向肺血管系统的灌注效果并减少 tPA 灌注时间(以及相应地减少 tPA 剂量)。目前,EkoSonic 腔内系统(EKOS 公司,博塞尔,华盛顿州,美国)是唯一获准在美国使用的 USAT 设备。超声能量可使血栓内的非交联纤维蛋白纤

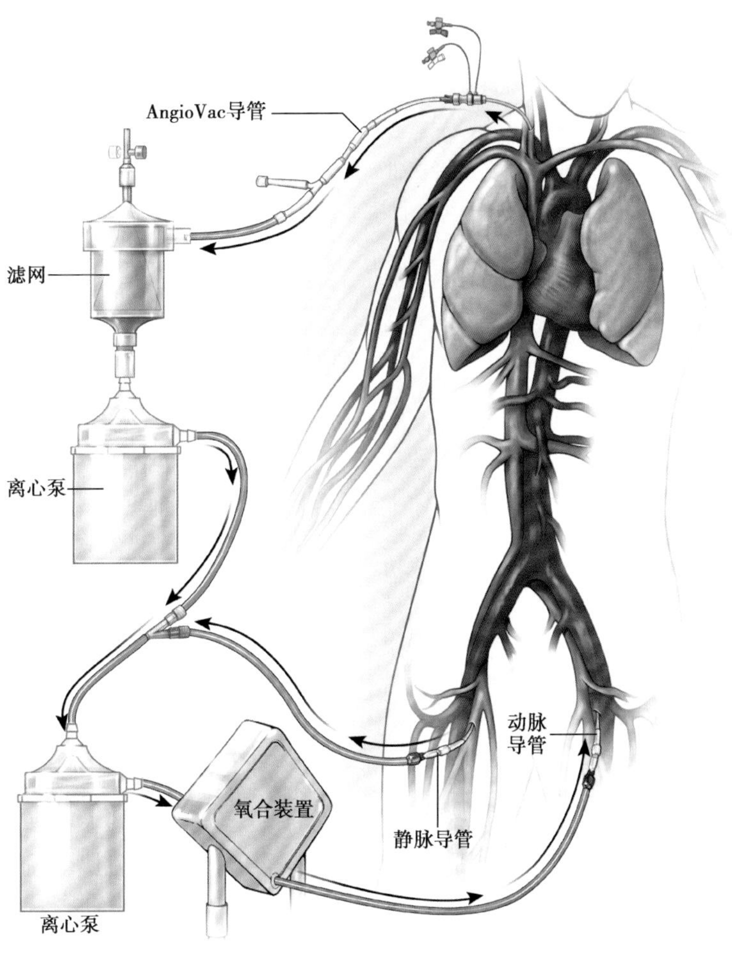

图 21.6 AngioVac 与体外氧合装置连接示意图

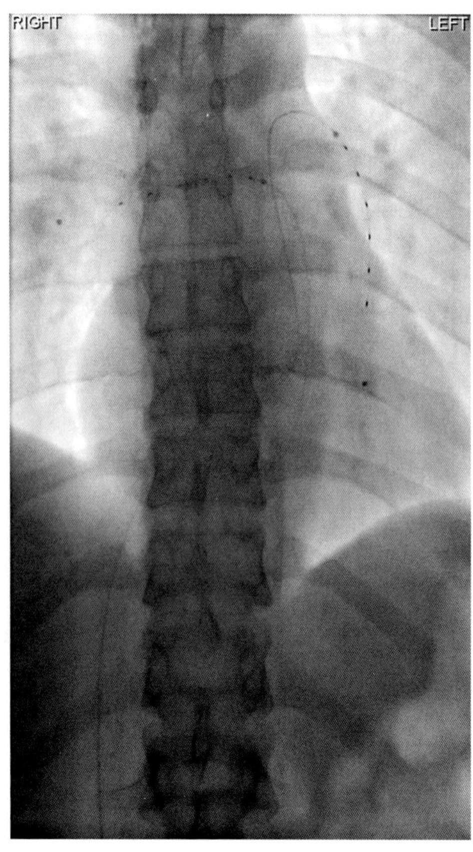

图 21.7 左、右肺动脉双置入 EKOS 导管

维发生可逆性解聚，并打开 tPA 结合的位点以促进药物效应。此外，超声波可增加对血栓的穿透性[20]。USAT 导管与 6Fr 鞘兼容，可以单侧或双侧肺动脉同时置入，后者更常见，如果计划进行双侧 USAT 治疗，则需要使用 10Fr 鞘。常规操作步骤是，选择性插管至肺动脉，导丝进入到肺动脉远端肺叶分支，然后灌注导管沿导丝插入血栓部位，最后灌注导管内再插入超声波轴芯。此超声波轴芯可以传导高频(2.2GHz)、低能量(每个换能器 0.5W)超声波[20]。

ULTIMA 试验是迄今为止唯一一项 USAT 治疗的随机对照研究[21]。59 例中度风险的 PE(RV/LV 比值≥1.0)随机分到肝素治疗组和肝素 +USAT 治疗组，USAT 使用的是 EkoSonic 系统，tPA 以 1mg/h 的速度单侧或双侧灌注 15 小时。主要观察终点是治疗后 24 小时与治疗前的 RV/LV 比值变化。在肝素 +USAT 组中，USAT 导管置入的技术成功率为 100%(其中 87% 患者为双侧置入)。治疗前后对比显示，肝素 +USAT 组的 RV/LV 比值下降明显[由 1.28 ± 0.19 降至 0.99 ± 0.17(P<0.001)，而肝素组由 1.2 ± 0.14 降至 1.17 ± 0.2(P=0.31)]。肝素 +USAT 组的 RV/LV 比值平均下降了 0.3 ± 0.2，肝素组为 0.03 ± 0.16，组间对比显示有显著差异(P<0.001)，即与肝素治疗组相比，肝素 +USAT 组的大多数患者在 24 小时 RV 血流动力学显著改善，然而，至 90 天复查时两组之间的差异不大。另外，两组患者平均住院时间、90 天死亡率无明显差异。出血并发症方面，肝素 +USAT 组出现了 4 例轻微出血，肝素组 1 例，均无严重出血事件[21]。

在几篇较大的回顾性研究报道中(表 21.2)，USAT 在 RV/LV 比值改善方面有类似的结果，如 Engelberger 等报道了 52 例中高危的 PE 患者，RV/LV 比值在 24 小时内从 1.42 ± 0.21 降至 1.06 ± 0.23(P<0.001)，显示受益最大的是高危 PE 患者。并发症主要包括：死亡率 3.8%、轻微出血 21%、大出血 3.8%[22]。此外，Kennedy 等报道了 60 例接受 USAT 治疗的患者，所有患者均成功置入 USAT 导管，结果显示 57% 的病例血栓完全溶解，PA 压力显著下降，而死亡率为 5%[23]；McCabe 等报道了 53 例患者，RV/LV 比值、PA 压力改善方面结果相似，出血率为 9.4%，也是相似的[24]。其他系列综述性文献结果显示 USAT 的出血率为 2%~20% 以及较低死亡率。Lin 等的报道是唯一的一篇对比分析研究，结果显示与标准导管接触性溶栓相比，USAT 治疗所需灌注时间更短(17.4 ± 5.2 vs 25.3 ± 7.3h，P=0.03)、tPA 的剂量更少(17.2 ± 2.4 vs 25.4 ± 5.3mg，P = 0.03)及完全溶栓的可能性更高，并且出血并发症发生率更低(0% vs 21%，P=0.02)[25]。

总体而言，这些研究证明了 USAT 治疗中度风险的 PE 是可行性的。然而，缺乏与标准导管接触性溶栓疗效比较的随机对照试验，此外，现有的研究通常是以心脏和肺血流动力学作为研究终点的代表指标，却与长期结果没有明确的相关性。到目前为止，许多治疗技术都没能被证明能改善长期死亡率或其他患病率，也无法更改现行的次大面积 PE 治疗指南。因此，需要更进一步研究区分哪些患者将会从这些技术中获益最大。

21.7 肺动脉血栓外科切除术

当溶栓禁忌时，肺血栓外科切除术(surgical pulmonary embolectomy，SPE)是治疗大面积急性 PE 以及具有不良预后的次大面积急性 PE 的有效手段。最好是在具有这类手术经验的中心来完成，因为此类患者病情非常不稳定。以往认为，SPE 在血流动力学不稳且标准化治疗失败或者溶栓禁忌时，作为最后的治疗选择手段，因此可以预见报道中出现预后不良的结果。然而现在的 SPE 预后结果已经明显改善，甚至可能比药物治疗或尝试反复溶栓治疗更有效[26]。Stein 等的文献综述结果显示，在 1985 至 2005 年间，SPE 的平均死亡率从 32% 下降到 20%，很可能是后一组患者术前心搏骤停的患者略少(33% 对 27%)造成的，因为术前有心搏骤停的患者术后死亡率为 59%，而术前无心搏骤停的患者死亡率为 20%[27]。

最近，Leacche 等报道了在 Brigham and Women's Hospital(译者注：波士顿，美国)接受紧急 SPE 治疗的 47 名 PE 患者[28]，几乎所有患者(95%)超声心动图显示有 RV 功能障碍，他们积极采取 SPE 的适应证包括抗凝治疗的禁忌(47%)、药物治疗失败(10%)和 RV 血流动力学功能障碍(32%)。术前必要的经食管超声心动图(transesophageal echocardiogram，TEE)以评估 RV 功能和卵圆孔未闭(patent foramen ovale，PFO)和房间隔缺损[(atrial septal defects，ASDs)；检查结果可能需要相应的改变手术插管和心肌保护策略]。术中正中胸骨切开后，常温下建立体外循环，无需心搏骤停(除非存在 PFO 或 ASD)。纵向或横向切开 PA 动脉，直视下用镊子和吸引器移除血栓，避免使用 Fogarty 导管以防止远端血管损伤。最后在下腔静脉内置入滤器。术后 30 天内有 3 例（6%）患者死亡，其中 2 例术前发生过心搏骤停，2 例需要 RV 功能辅助装置；其他并发症包括：再次手术者 2 例，胸骨后切口感染 2 例。中位随访时间为 27 个月，1 年和 3 年生存率分别为 86%（95%CI，70%~90%）和 83%（95%CI，66%~92%）。远期死亡的主要原因是癌症[28]。基于这些令人鼓舞的研究结果，作者已经将 SPE 扩展应用到 PA 近端大块血栓且存在 RV 功能障碍的次大面积 PE 患者。其他医师也在做这方面的研究，并取得了类似的结果[29]。

总体而言，SPE 治疗急性 PE 是可行的，并且可能是 PE 综合治疗的重要组成部分。较大中心性血栓（PA 主干或左 / 右肺动脉干内）的患者应在心源性休克发作前转诊。术中无论是否需要体外转流、主动脉阻断或心搏骤停，手术均可以在常温下进行。只有直视下血栓完全清除并放置下腔静脉滤器，才能避免 PE 复发的风险[4,28]。随着 SPE 临床治疗结果的改善，对于那些大面积或次大面积 PE 的患者来说，外科手术仍然是可行的有效的治疗手段之一。因此根据患者病情及科室专长，并多学科协作，对治疗方案进行优化，显得尤为重要。

表 21.2　已报道的超声辅助溶栓治疗的文献资料

文献	年份	类型	例数	患者资料	治疗	结果	大出血	轻微出血	死亡率
Kucher 等[21]	2014	RCT	59	中度风险急性 PE（RV/LV ≥ 1）	USAT（EkoS，tPA 10mg）+ 肝素 vs 肝素	RV/LV 值 USAT：1.28 ± 0.19 降至 0.99 ± 0.17（P<0.001） 肝素：1.2 ± 0.14 降至 1.17 ± 0.2（P=0.31）	0%	USAT10% 肝素 3%	90 天时肝素组 1.7%
Engelberger 等[22]	2013	回顾性分析	52	中等风险（38） 高风险（14）	USAT（每侧 tPA10mg）15 小时	ND	3.80%	21%	90 天时 3.8%
Kennedy 等[23]	2013	回顾性分析	60	中等风险（48） 高风险（12）	USAT（tPA 35.1 ± 11.1mg） 19.6 ± 6 小时	完全溶解 57%，大部分溶解 41%，部分溶解 1.7%	1.70%	1.70%	90 天时 7%
McCabe 等[24]	2015	回顾性分析	53	中等风险 PE	USAT（tPA 24 ± 9mg）15.9 ± 3 小时	RV/LV 值：1.12 ± 0.3 降至 0.98 ± 0.2（P=0.03） PA 收缩压：51.4 ± 15.5 降至 40 ± 10.8 PA 平均压：33.8 ± 10.5 降至 27 ± 7.6（P<0.01）	总出血率 9.4%		出院时 0%
Lin 等[25]	2009	回顾性分析	25	大面积 PE USAT（11）*vs*CDT（14）	尿激酶和 tPA	血栓溶解 USAT：100% vs CDT：50% Miller 评分无差异	USAT：0% vs CDT：21%（n=3）		USAT：9.1%（1）vs CDT：14.2%（2）

注：RCT，随机对照试验；RV，右心室；LV，左心室；USAT，超声辅助溶栓；tPA，组织纤溶酶原激活物；PE，肺栓塞；ND，无数据；PA，肺动脉；CDT，导管接触性溶栓。

美国静脉论坛指南 3.5.0：急性肺栓塞的腔内及外科处理

编码	指南	推荐等级（1：强；2：弱）	证据级别（A：高质量；B：中等质量；C：低及极低质量）
3.5.1	对于急性 PE 患者，我们推荐使用皮下注射 LMWH、磺达肝素或静脉推注 UFH 开始治疗	1	A
3.5.2	对于合并轻度右心室能障碍的低风险 PE 或次大面积 PE，建议单独抗凝治疗	1	B
3.5.3	如果出血风险可接受的，建议对大面积 PE 进行溶栓治疗	1	B
3.5.4	如果出血风险可接受的，建议对预后较差的次大面积 PE 进行溶栓治疗	2	C
3.5.5	溶栓禁忌的大面积 PE，建议根据就诊中心的专业条件选择导管取栓、碎栓或手术清除血栓	1	C
3.5.6	对于溶栓后仍不稳定的大面积 PE 患者，建议根据就诊中心的专业条件选择导管取栓、碎栓或手术清除血栓	1	C
3.5.7	对于判定为预后不良的次大面积 PE，建议行导管取栓或手术切除栓子	2	C
3.5.8	对于低危 PE 或次大面积 PE 合并轻度右心室功能障碍患者，我们不建议行导管取栓或手术切除栓子	2	C

参考文献

● = Key primary paper
★ = Major review article

1. Cushman M, Tsai AW, White RH et al. Deep vein thrombosis and pulmonary embolism in two cohorts: The longitudinal investigation of thromboembolism etiology. *Am J Med* 2004;117(1):19–25.
2. Lloyd-Jones D, Adams RJ, Brown TM et al. Executive summary: Heart disease and stroke statistics—2010 update: A report from the American Heart Association. *Circulation* 2010;121(7):948–54.
3. ★ Kearon C, Akl EA, Comerota AJ et al. Antithrombotic therapy for VTE disease: Antithrombotic Therapy and Prevention of Thrombosis, 9th ed: American College of Chest Physicians Evidence-Based Clinical Practice Guidelines. *Chest* 2012;141(2 Suppl.):e419S–94S.
4. ★ Jaff MR, McMurtry MS, Archer SL et al. Management of massive and submassive pulmonary embolism, iliofemoral deep vein thrombosis, and chronic thromboembolic pulmonary hypertension: A scientific statement from the American Heart Association. *Circulation* 2011;123(16):1788–830.
5. ★ Goldhaber SZ and Elliott CG. Acute pulmonary embolism: Part I: Epidemiology, pathophysiology, and diagnosis. *Circulation* 2003;108(22):2726–9.
6. Elliott CG. Pulmonary physiology during pulmonary embolism. *Chest* 1992;101(4 Suppl.):163S–71S.
7. Castillo C and Tapson VF. Right ventricular responses to massive and submassive pulmonary embolism. *Cardiol Clin* 2012;30(2):233–41.
8. Kuo WT. Endovascular therapy for acute pulmonary embolism. *J Vasc Interv Radiol* 2012;23(2):167–79.e4; quiz 179.
9. Provias T, Dudzinski DM, Jaff MR et al. The Massachusetts General Hospital Pulmonary Embolism Response Team (MGH PERT): Creation of a multidisciplinary program to improve care of patients with massive and submassive pulmonary embolism. *Hosp Pract (1995)* 2014;42(1):31–7.
10. Schmitz-Rode T, Janssens U, Duda SH, Erley CM, and Gunther RW. Massive pulmonary embolism: Percutaneous emergency treatment by pigtail rotation catheter. *J Am Coll Cardiol* 2000;36(2):375–80.
11. ★ Kuo WT, Gould MK, Louie JD, Rosenberg JK, Sze DY, Hofmann LV. Catheter-directed therapy for the treatment of massive pulmonary embolism: Systematic review and meta-analysis of modern techniques. *J Vasc Interv Radiol* 2009;20(11):1431–40.
12. Kuo WT, van den Bosch MA, Hofmann LV, Louie JD, Kothary N, and Sze DY. Catheter-directed embolectomy, fragmentation, and thrombolysis for the treatment of massive pulmonary embolism after failure of systemic thrombolysis. *Chest* 2008;134(2):250–4.
13. Koning R, Cribier A, Gerber L et al. A new treatment for severe pulmonary embolism: Percutaneous rheolytic thrombectomy. *Circulation* 1997;96(8):2498–500.
14. Zeni PT Jr., Blank BG, and Peeler DW. Use of rheolytic thrombectomy in treatment of acute massive pulmonary embolism. *J Vasc Interv Radiol* 2003;14(12):1511–5.
15. Dwarka D, Schwartz SA, Smyth SH, and O'Brien MJ. Bradyarrhythmias during use of the AngioJet system. *J Vasc Interv Radiol* 2006;17(10):1693–5.
16. Kucher N, Windecker S, Banz Y et al. Percutaneous catheter thrombectomy device for acute pulmonary embolism: *In vitro* and *in vivo* testing. *Radiology* 2005;236(3):852–8.
17. Eid-Lidt G, Gaspar J, Sandoval J et al. Combined clot fragmentation and aspiration in patients with acute pulmonary embolism. *Chest* 2008;134(1):54–60.
18. Pasha AK, Elder MD, Khurram D, Snyder BA, and Movahed MR. Successful management of acute massive pulmonary embolism using AngioVac suction catheter technique in a hemodynamically unstable patient. *Cardiovasc Revasc Med* 2014;15(4):240–3.
19. ● Donaldson CW, Baker JN, Narayan RL et al. Thrombectomy using suction filtration and veno-venous bypass: Single center experience with a novel device. *Catheter Cardiovasc Interv* 2015;86(2):E81–7.
20. ★ Engelberger RP and Kucher N. Ultrasound-assisted thrombolysis for acute pulmonary embolism: A systematic review. *Eur Heart J* 2014;35(12):758–64.
21. ● Kucher N, Boekstegers P, Muller OJ et al. Randomized, controlled trial of ultrasound-assisted catheter-directed thrombolysis for acute intermediate-risk pulmonary embolism. *Circulation* 2014;129(4):479–86.
22. Engelberger RP, Moschovitis A, Fahrni J et al. Fixed low-dose ultrasound-assisted catheter-directed thrombolysis for intermediate and high-risk pulmonary embolism. *Eur Heart J* 2015;36(10):597–604.
23. Kennedy RJ, Kenney HH, and Dunfee BL. Thrombus resolution and hemodynamic recovery using ultrasound-accelerated thrombolysis in acute pulmonary embolism. *J Vasc Interv Radiol* 2013;24(6):841–8.
24. McCabe JM, Huang PH, Riedl L, Eisenhauer AC, and Sobieszczyk P. Usefulness and safety of ultrasound-assisted catheter-directed thrombolysis for submassive pulmonary emboli. *Am J Cardiol* 2015;115(6):821–4.
25. ● Lin PH, Annambhotla S, Bechara CF et al. Comparison of percutaneous ultrasound-accelerated thrombolysis versus catheter-directed thrombolysis in patients with acute massive pulmonary embolism. *Vascular* 2009;17(Suppl. 3):S137–47.
26. Meneveau N, Seronde MF, Blonde MC et al. Management of unsuccessful thrombolysis in acute massive pulmonary embolism. *Chest* 2006;129(4):1043–50.

27. Stein PD, Alnas M, Beemath A, and Patel NR. Outcome of pulmonary embolectomy. *Am J Cardiol* 2007;99(3):421–3.

● 28. Leacche M, Unic D, Goldhaber SZ et al. Modern surgical treatment of massive pulmonary embolism: Results in 47 consecutive patients after rapid diagnosis and aggressive surgical approach. *J Thorac Cardiovasc Surg* 2005;129(5):1018–23.

29. Yalamanchili K, Fleisher AG, Lehrman SG et al. Open pulmonary embolectomy for treatment of major pulmonary embolism. *Ann Thorac Surg* 2004;77(3):819–23; discussion 823.

22

急性静脉血栓栓塞的治疗策略：现行指南

22.1 介绍

目前静脉血栓栓塞(venous thromboembolism，VTE)已成为高发病率疾病来源和高死亡率主要疾病来源。在美国，每年 VTE 的发生率已经超过 1/1 000，约有 20 万例患者首次确诊患上 VTE。VTE 患者的 7 天死亡率达 25%，而三分之一的肺栓塞(pulmonary embolism PE)患者会猝死。在西方社会，VTE 成为第四位死亡因素，在心血管疾病死亡因素中居第三位，仅次于心梗和卒中。对于幸存下来的 VTE 患者，其中约 30% 在 10 年内会发展为复发性 VTE，超过 20%~30% 的患者在这期间会发展为血栓后综合征(对于髂股深静脉血栓患者的发生率将更高)。VTE 更常见于老年人，超过 60 岁后血栓发生率会显著增加。随着人口老龄化，VTE 发病率将会增加。

显然，VTE 已经成为各种各样的患者和医务人员(providers)需要面对和解决的问题。本章的目的就是为了指导那些涉及患者诊疗的工作者，如何简单明了地制订诊疗方案(适用于常见的临床情况)。标准化治疗管理计划根据策略而制订。这些方法会减少实际操作中的变异，可用于缺乏经验的工作人员，并能够提供风险管控。需要注意的是，由于独特的临床环境，患者偏好或焦虑，诊断的不确定性，以及运用于不同患者群，或在被不同的医务人员使用时该策略都会形成不同的结果。为了使用该策略，临床医生和患者需要有接受度，而且应力求策略中所涉及的检查项目是广泛可用且经过验证有效的。以下列出的策略和支持性资料可从第 8、19~21 和 23~ 28 章查阅，关键参考文献列于每章的结论处。

22.2 预防

VTE 是可以预防的，尤其是住院患者(见第 23 章)。恰当的实施预防措施是有成本效益的，能够使 VTE 发生减少 50%~70%，且会有较低的出血风险事件。未进行 DVT 的预防，VTE 在外科手术和非外科住院患者中会有较高发生率。尽管 VTE 的发生率会有较大的浮动，在手术患者中 VTE 发生率达 20%。在美国每年实施 2 800 万例外科手术，超过 3 500 万非外科手术患者住院治疗，因此这是重要的健康问题。随着门诊用药患者和门诊手术量的增加，仅严重病患才住院治疗。在非手术患者中，在未实施预防措施的情况下，其血栓形成事件发生率估计高达 16%。PE 在医院内所有死亡因素中占 10%，也是最可能预防的死亡因素之一。PE 会在毫无预警的情况下发生，而且突然死亡可能会是这一疾病的最初始症状。根据目前的指南，对于住院患者同时合并其他疾病的情况下，加用低剂量普通肝素，低分子量肝素(low-molecular-weight heparin，LMWH)，或磺达肝癸钠，都是安全且有效的预防策略。对于存在出血情况的患者，或处于 VTE 低风险的患者，有指征使用机械性压力治疗(间歇充气加压)(图 22.1)。对于 VTE 中度风险和高度风险的患者，图 22.1 提

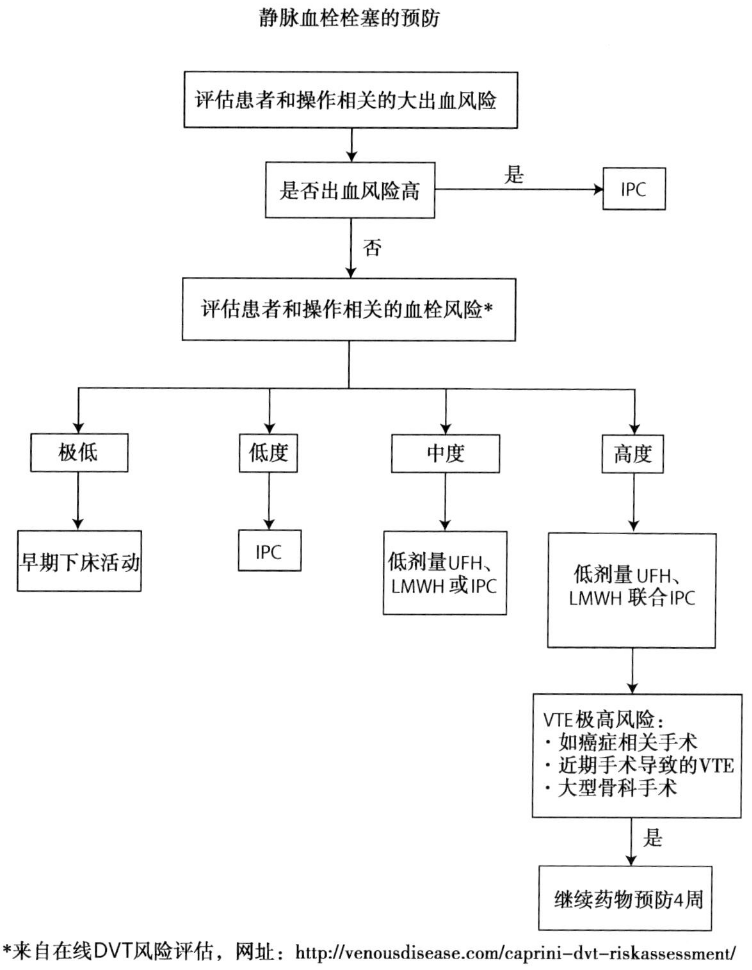

静脉血栓栓塞的预防

评估患者和操作相关的大出血风险

是否出血风险高 → 是 → IPC

否

评估患者和操作相关的血栓风险*

极低 → 早期下床活动

低度 → IPC

中度 → 低剂量UFH、LMWH或IPC

高度 → 低剂量UFH、LMWH联合IPC

VTE极高风险：
· 如癌症相关手术
· 近期手术导致的VTE
· 大型骨科手术

是 → 继续药物预防4周

*来自在线DVT风险评估，网址：http://venousdisease.com/caprini-dvt-riskassessment/

图 22.1　住院患者中血栓预防的实际操作过程。IPC，间歇充气加压；LDUFH，低剂量普通肝素；LMWH，低分子量肝素；UFH，普通肝素；VTE，静脉血栓栓塞

供了血栓预防规则的建议。

22.3　诊断

可疑 VTE 的诊断工作依赖于对 DVT 或 PE 的临床怀疑程度（见第 18 章）。一些评分系统帮助临床医生在相关检测结果证实前，判定这一诊断的可能性，Well 评分适用于 DVT（表 22.1）和 PE（表 22.2），Antwerp 评分适用于 PE（表 22.3）。当得到 DVT 或 PE 发生可能性低或中等的分数时，会提示临床医生采用 D- 二聚体作为排除的检测方法（图 22.2 和图 22.3）。如是高风险分数就需要更积极的病情检查，如果怀疑是 DVT 则采用双功超声（见图 22.2），如果有 PE 迹象则采取 CT 检查(见图 22.3)。更重要的是，当前诊断应当仅采用低风险的非侵入性检查。侵入性检查（如下肢静脉造影或肺动脉造影）几乎毫无用场，除非有特殊情况，或按计划进行侵入性干预。

表 22.1　Wells 临床模型，在辅助检查前用于预测深静脉血栓临床可能性[a]

临床特征	得分
活动期癌症（之前 6 个月内因癌症进行治疗或正在接受癌症姑息治疗）	1
瘫痪、轻瘫、或近期进行了下肢石膏固定	1
近期卧床 3 天或更长；或在近 12 周内进行全麻或局麻的较大外科手术	1
沿深静脉系统分布的局部压痛	1

续表

临床特征	得分
整个下肢肿胀	1
患侧小腿较健侧小腿肿胀增粗 3cm(于胫骨平台下 10cm 测量)	1
仅限于患肢的指凹性水肿	1
浅静脉侧支形成(非静脉曲张)	1
深静脉血栓史	1
存在比深静脉血栓可能性更大的其他诊断	−2

来源:转载自 Wells PS et al. *N Engl J Med* 2003 ;349(13):1227-35.

[a] 得分 2 分或更高提示深静脉血栓的可能性为可能;不足 2 分提示深静脉血栓的可能性为不太可能。双下肢都有症状的患者,按症状重的一侧进行评分。

表 22.2 Wells 临床模型,针对 PE 的简短临床评分列表

标准	得分
深静脉血栓的临床体征和症状:下肢的轻微肿胀及下肢深静脉的触痛	3.0
肺动脉栓塞比其他诊断的可能性都更大	3.0
心率为 100 次 /min 以上	1.5
4 周内接受过外科手术或近期静卧不动	1.5
既往深静脉血栓或肺栓塞病史	1.5
咯血	1.0
不足 6 个月的恶性肿瘤病史(积极治疗或姑息治疗)	1.0
肺动脉栓塞临床得分	
低	≤ 2
中	2.0~6.0
高	≥ 6

来源:转载自 Michiels JJ et al. *Semin Vasc Med 2002*;2(4):345-51.

表 22.3 Antwerp 临床评分列表:PE 版

标准	得分
>60 岁	0.5
一个或多个 VTE 危险因素	1.5
一个或多个 VTE 诱因	1.0
呼吸表现和症状	
呼吸困难	1.5
胸膜炎性胸痛	1.0
非胸骨后胸痛、非胸膜性胸痛	1.0
PaO_2<92%(吸氧流量低于 3L/min)	1.0

续表

标准	得分
咯血	1.0
胸膜摩擦	1.0
心脏及其他症状和指征	
心率为 100 次 /min 以上	1.0
体温为 37.5℃ ~38.6℃	1.0
胸片：肺不张和 / 或单侧膈肌抬高可疑肺栓塞且无其他原因解释	1.0
下肢症状（肿胀、疼痛等）可疑深静脉血栓（Wells-DVT 临床评分）	3.0
循环不稳和 / 或呼吸功能不全征象（以下任何一项）：	6.0
1. 低血压（收缩压低于 90mmHg 且心率高于 100 次 /min）	
2. 呼吸功能不全（人工呼吸氧流量 >3L）	
3. 近期右心功能失代偿	
肺动脉栓塞临床得分	
低	≤ 3
中	3.0~6.0
高	≥ 6

来源：转载自 Michiels JJ et al. *Semin Vasc Med 2002*；2（4）：345-51.

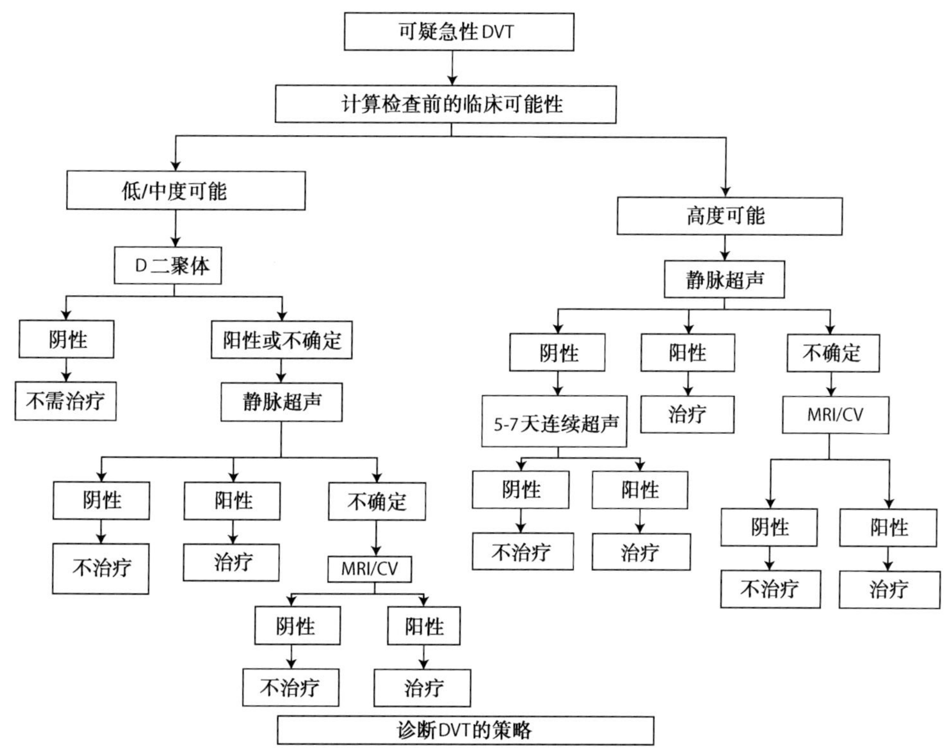

图 22.2　可疑 DVT 的诊断策略。需要注意的是检验前的可能性可以通过使用 Wells 得分获得（详见文中描述）。对于 D 二聚体升高可能为其他原因（近期手术或外伤）的患者，理论上可以直接进行超声检查，即使其可疑性较低。CV，静脉造影；DVT，深静脉血栓；MRI，磁共振成像

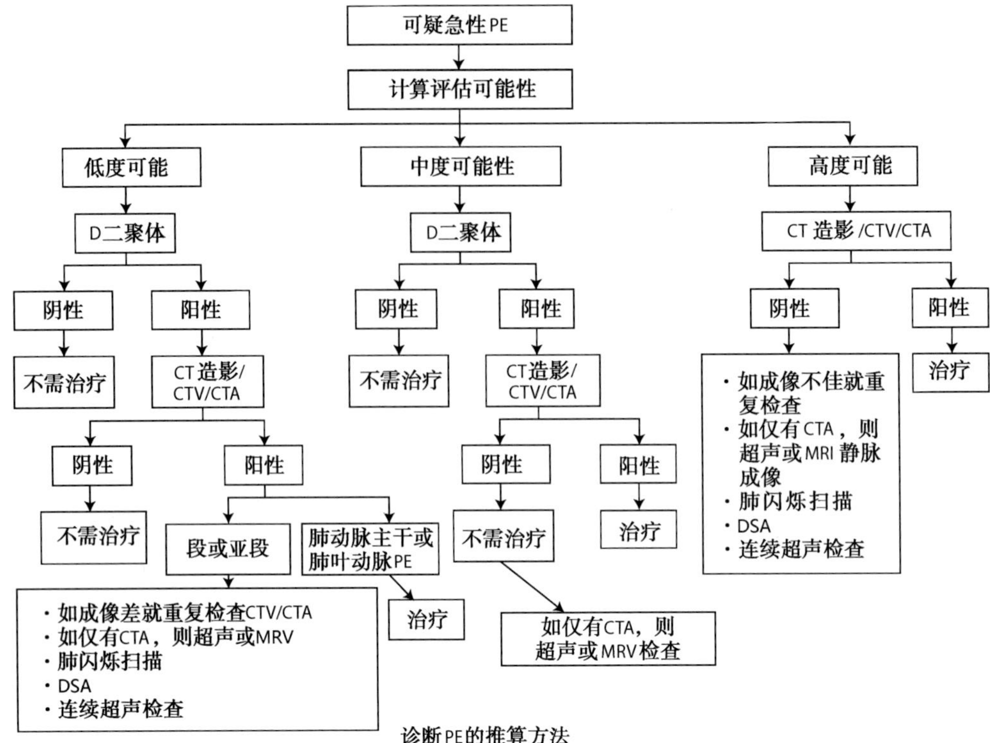

图 22.3 可疑 PE 的诊断策略。CT,计算机断层扫描成像;CTA,CT 动脉造影:CTV:CT 静脉造影;MRI,磁共振成像;MRV,磁共振静脉成像;PE,肺动脉栓塞;US,超声。(摘自 Stein PD et al.;PIOPED II Investigators. Radiology 2007;242(1):15-21.[3])

22.4 DVT 的治疗

确诊的急性 VTE 主要治疗首选抗凝治疗(参考第 19 章)。一般优先推荐 LMWH,如果患者肾功能不全,或者担心出血风险,那么普通肝素则有更短的半衰期,且可以被鱼精蛋白完全中和的优势,也是一个不错的抗凝选择。图 22.4 概述了多种疾病(如妊娠和癌症)并存 DVT 时的处理方法。

22.5 髂股 DVT 的治疗

确诊髂股 DVT 后的处理措施(图 22.5)包括抗凝治疗,同时需要抬高患肢及压力治疗;还要鼓励步行训练(见第 19 章)。可自由行走的髂股深静脉血栓患者,应该考虑进行血栓去除治疗(见图 22.5)。下腔静脉(inferior vena cava, IVC)的 CT 成像和多普勒超声影像,在评估 IVC 受累程度方面有重要的作用。对于下腔静脉血栓为漂浮状态但未导致管腔完全闭塞的患者,推荐使用下腔静脉滤器。在确定了血栓累及范围后,下一步应该仔细考虑是否存在外科手术治疗或经导管介入治疗的禁忌证。大部分的髂股 DVT 患者应当进行经导管技术的血栓去除治疗。完全闭塞性股静脉血栓,一旦累及股深静脉,这些患者的下肢静脉回流就被完全阻断了,而且在患病后期往往会出现严重的血栓后遗症表现。多数需要接受抗凝方案的患者,被作为门诊患者进行治疗,但其中股总静脉和 / 或髂静脉发生闭塞的患者应当收住入院,并通过手术方法来恢复静脉的通畅性,来使下肢静脉的血液能够回流到 IVC。

22.6 PE 的治疗

对于急性 PE,治疗上有几点需要强调:①预防新发血栓;②清除肺动脉内阻塞性血栓(迅速或逐渐清除);③改善已存在的右心室(right ventricular, RV)功能障碍(见第 21 章)。大面积 PE 合并低出血风险的患者,推荐进行溶栓治疗。此外,次大面积 PE 患者,如新发血流动力学不稳定、呼吸功能不全恶化、严重右心功能不全、或大面积心肌梗死时,可以考虑溶栓治疗(图 22.6)。但是,导管介入治疗或者外科血栓切除手术,也可推荐用于多种情况。这些包括存在全身溶栓治疗禁忌证(近期颅内出血、近期脑外科手术、近期脊髓手术、近期颅脑外伤、脑肿瘤、难控性高血压、或活动性出血、近期出血)的情况,存在显著的出血风险的情况,在紧急状态下没有充足的时间进行输注治疗,全身溶栓未能起效的情况。最后,即使进行了溶栓治疗,其中一些患者的病情并不会得到改善,需要更积极的治疗,如导管技术治疗或外科血栓切除。

22.7 浅静脉血栓性静脉炎

在寻找 DVT 的诊断证据过程中,偶尔会遇到孤立性浅静脉血栓性静脉(superficial venous thrombophlebitis, SVT)的患者(见第 27 章)(图 22.7)。如果同时存在 DVT,患者的处理原则应按照图 22.4 和图 22.5 进行。仅有轻度

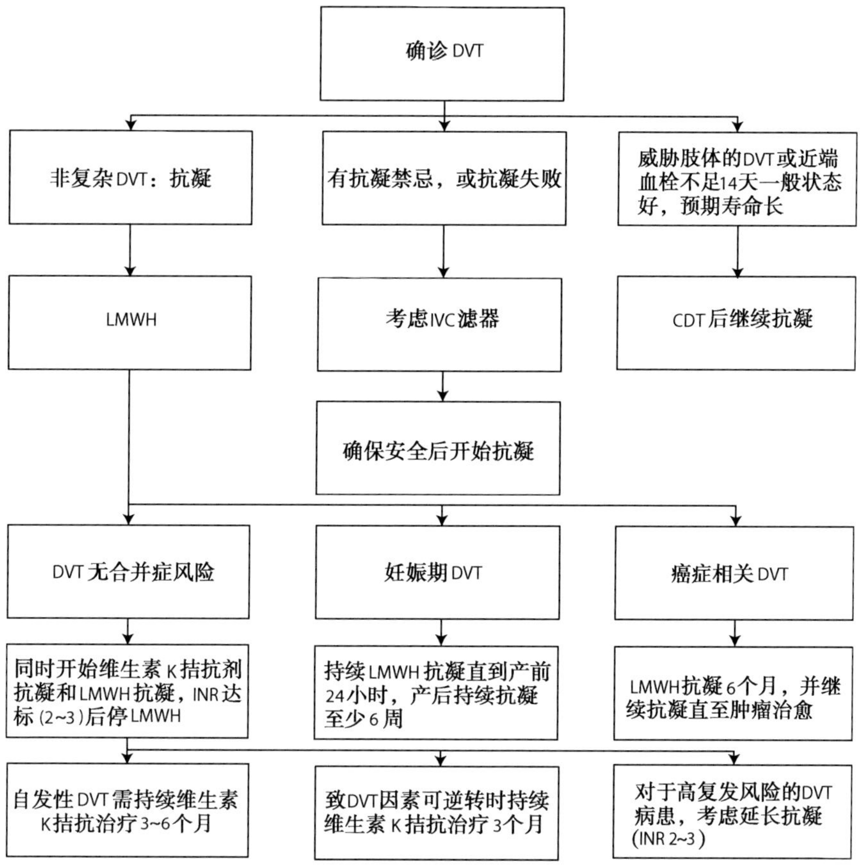

图 22.4 ACCP 推荐急性 DVT 处理措施,不包括新型口服抗凝剂的使用。值得注意的是,一些新型口服抗凝剂不需要 LMWH 桥接,不需要监测 INR。CDT,导管接触溶栓;DVT,深静脉血栓;INR,国际标准化比值;IVC,下腔静脉;LMWH,低分子量肝素

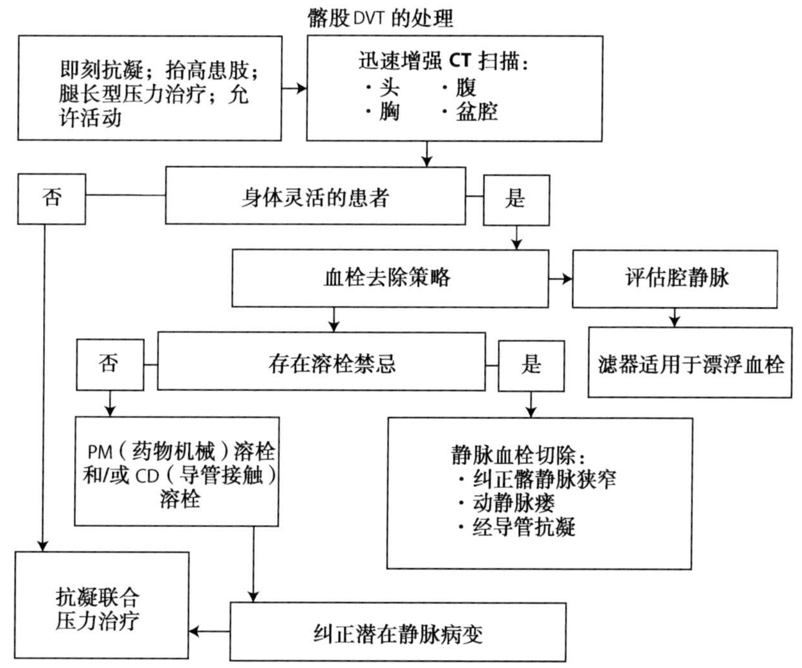

图 22.5 急性闭塞性近端 DVT 处理措施。积极的处理措施推荐用于预期寿命长,且可自由活动的患者。CD,导管接触;CT,计算机断层成像;DVT,深静脉血栓;PM,药物机械

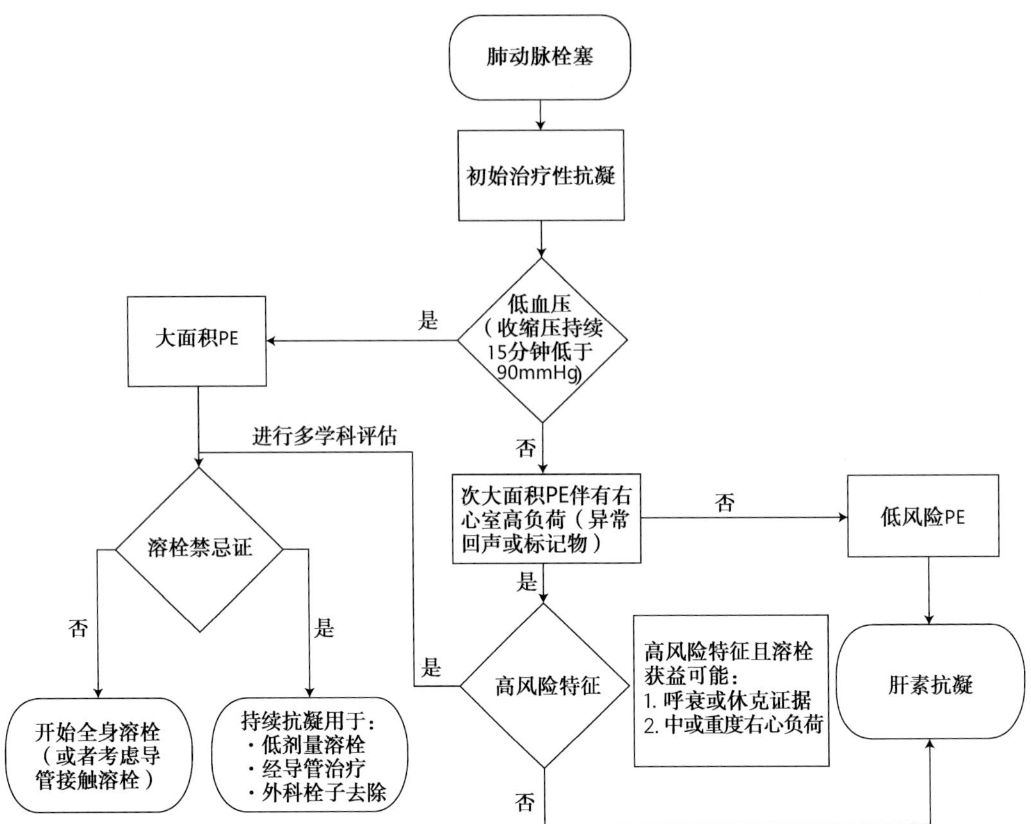

图 22.6 PE 的处理，按照存在的大面积肺栓塞、次大面积肺栓塞或低风险肺栓塞分类

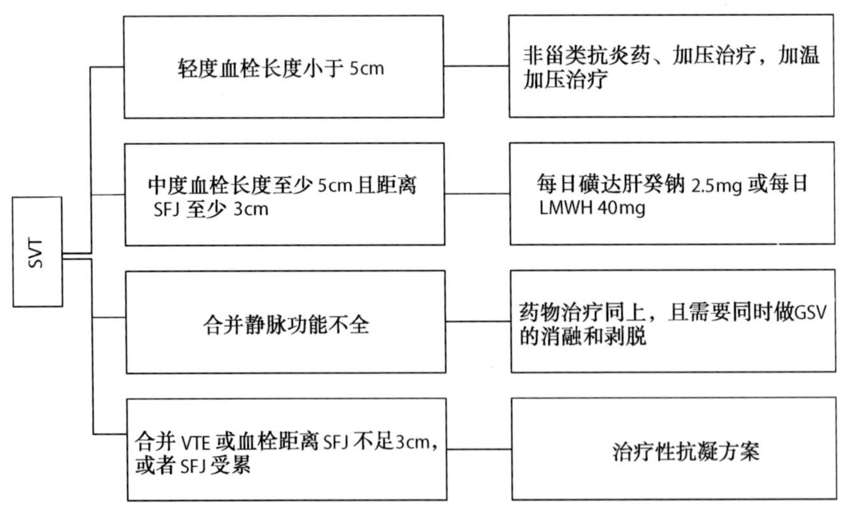

图 22.7 SVT 的处理。GSV，大隐静脉；LMWH，低分子量肝素；NSAID，非甾体抗炎药；SFJ：隐股接合处；SVT，浅静脉血栓；VTE，静脉血栓栓塞。（转自：Karthanos C et al. Superficial vein thrombosis in patients with varicose veins: Role of thrombophilia factors, age and body mass. *Eur J Vasc Endovasc Surg* 2012；43：355-58.[4]）

孤立性 SVT 的患者,其最佳处理原则为使用非甾体抗炎药,加压治疗和保暖加压治疗,并进行下肢运动。中等程度的 SVT 处理措施更积极一些,包括预防性使用 LMWH 或磺达肝素(见图 22.7)。中度 SVT 指距离隐股静脉接合处(sapheno femoral junction,SFJ)3cm 远,且长度至少 5cm 的病变范围。如果患者发展成 DVT 或 PE,应当考虑进行治疗性抗凝方案(见图 22.4 和图 22.5)。对于中等程度血栓,当患者不能忍受抗凝治疗时,在 SFJ 处进行大隐静脉(great saphenous vein,GSV)切断并结扎的方案是恰当合理的。对于症状性 SVT 患者和经超声证实为静脉功能不全的患者,应当考虑进行外科手术治疗,包括 GSV 消融手术和受累静脉属支的切除。然而,只有在静脉炎症得到控制后再进行上述治疗才最有效,通常在急性期过后的 3~6 个月。

22.8 新型抗凝剂导致的严重出血

随着凝血酶直接抑制剂达比加群,以及Ⅹa 因子直接抑制剂阿哌沙班、利伐沙班和依杜沙班的获批用于治疗急性 DVT,临床医生们应该要准备好处理一些偶发患者,他们或者有严重出血并发症,或者因急诊手术或处于严重创伤状态(见第 19 章)迫切需要紧急逆转凝血状态。逆转新型口服抗凝剂的方法应当根据患者的临床状态来决定(图 22.8)。对于非急迫逆转的病例,需停抗凝治疗 2~4 天。对于大出血病例,单纯停抗凝药物是不充分的,还需额外的应对措施。推荐的逆转措施包括:活性炭(仅达比加群过量时使用)、新鲜冰冻血浆、活化或非活化的四因子凝血酶原复合物浓缩液(prothrombin complex concentrates,PCC)、重组活化Ⅶ(recombinant factor VIIa,rFVⅡa)以及仅适用于达比加群的血液透析。考虑到持续出血的风险和血栓形成风险并存,在利伐沙班或阿哌沙班引起大出血时,较明智的方案应采用四因子 PCC,如果凝血功能未能逆转,同时还要使用止血药物[aPCC(活化的 PCC)或 rFVⅡa]。由达比加群引起的大出血情况,使用 aPCC 和 rFVⅡa 的效果基本相同,可能与活化的Ⅶa 因子是 aPCC 一部分有关。一种用于拮抗达比加群的药物(idarucizumab)已经获美国食品药品管理局(Food and Drug Administration FDA)批准,但并未在所有的医院得到广泛应用,另有一些正在研发的药品旨在拮抗Ⅹa 因子抑制剂。

22.9 阿司匹林在进展性 VTE 的应用

据传统观念,阿司匹林(ASA)在治疗或预防 VTE 方面基本无任何作用(见第 19 章)。然而,在最新的 INSPIRE 研究中又再次引入了 ASA,可以使处于中度复发风险的 VTE 患者获得潜在受益(图 22.9)。对于继发性 DVT 患者,3 个月的抗凝治疗是充分的。而对于那些原发性(特发性)VTE 且高复发风险患者,往往需要长期或终身抗凝,他们应当持续口服维生素 K 拮抗药或一种新型口服抗凝剂,而不是 ASA 治疗。对于特发性 VTE 且中度复发风险患者,提倡每

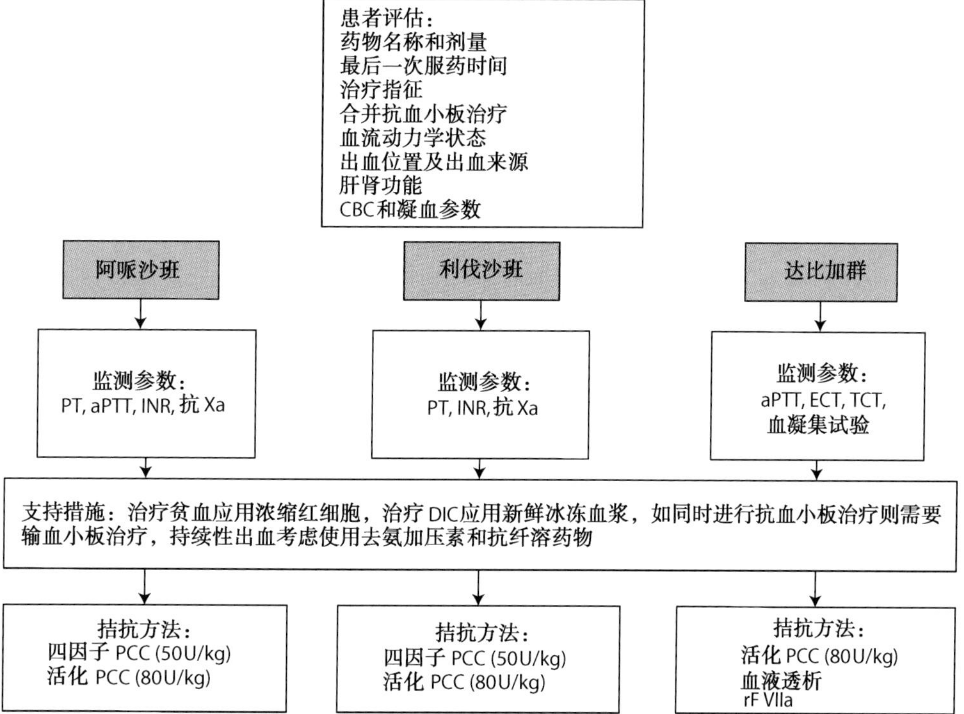

图 22.8 新型抗凝剂的拮抗治疗。aPTT,活化部分凝血活酶时间;CBC,完整血细胞计数检测;DIC,弥散性血管内凝血;ECT,外源性凝血时间;INR,国际标准化比值;PCC,凝血酶原混合物浓缩液;PT,凝血酶原时间;TCT,凝血酶凝血时间。(转自:Reproduced with permission from Knepper J et al. A systematic update on the state of novel anticoagulants and a primer on reversal and bridging. *J Vasc Surg: Venous Lymphat Disord* 2013;1(4):418-26.[6])

天使用小剂量 ASA,而不是什么也不用。对于特发性 VTE 且低复发性 VTE 患者,不需要更多治疗。医生们所面临的主要挑战是区分低风险患者和中度风险患者。目前已发现的一些重要的因素包括:男性,D 二聚体升高,明显残留的瘢痕组织,明显的血栓形成倾向,更重要的是处于多个血栓形成倾向的状态,65 岁以上,存在血栓后综合征(我们认为最不重要)。因此如果患者有一个或更多的以上致复发因素,那么推荐使用小剂量 ASA 治疗。

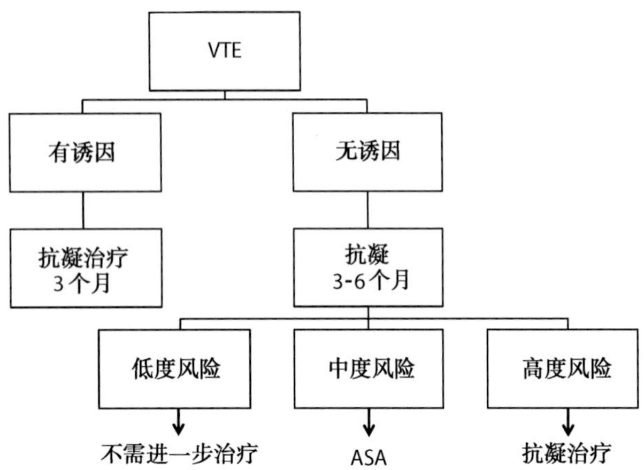

图 22.9 结合 ASA 的进展性 VTE 治疗策略。ASA,阿司匹林;VTE,静脉血栓栓塞症。(转自:Wakefield TW,Obi A,and Henke PK. An aspirin a day to keep the clots away:Can aspirin revent recurrent thrombosis in extended treatment for VTE ? *Circulation* 2014 ;130(3):1031-33.[5])

22.10 中心静脉血栓

由起搏器导线、中心静脉导管、或透析导管导致的急性中心静脉血栓往往没有症状(见第 25 章)。经临床检查提示发病,后经超声检查进行明确。一旦经超声证实有上肢 DVT,主要的治疗方案是抗凝。而血栓切除或溶栓的作用是很有限的,除非存在炎症肿胀,即肢体的生机可能受到威胁时(图 22.10)。预防血栓形成最好的方法即把导管的尖端放置在右心房和上腔静脉的连接处。通过改良导管或导线的材质,以降低血栓的形成倾向,也可能在一定程度上减少中心静脉血栓发生。

22.11 受挫性静脉血栓形成

由胸廓出口梗阻而诱发静脉血栓的患者,最佳开始步骤(更准确地说是最佳的治疗成功机会)取决于症状持续时间,而其后进行的胸廓出口减压治疗,则由残余静脉和残余症状决定(见第 24 章)。溶栓治疗后应当即刻进行减压治疗(图 22.11)。需要注意的是对于慢性血栓不能再通,也没有明显的症状的患者,还是建议切除第一肋骨。但应进行个体化讨论,切除和保留第一肋的利弊关系都应进行仔细严密地讨论。

22.12 肠系膜静脉血栓

临床观察结果建议在发现肠系膜静脉血栓(mesenteric

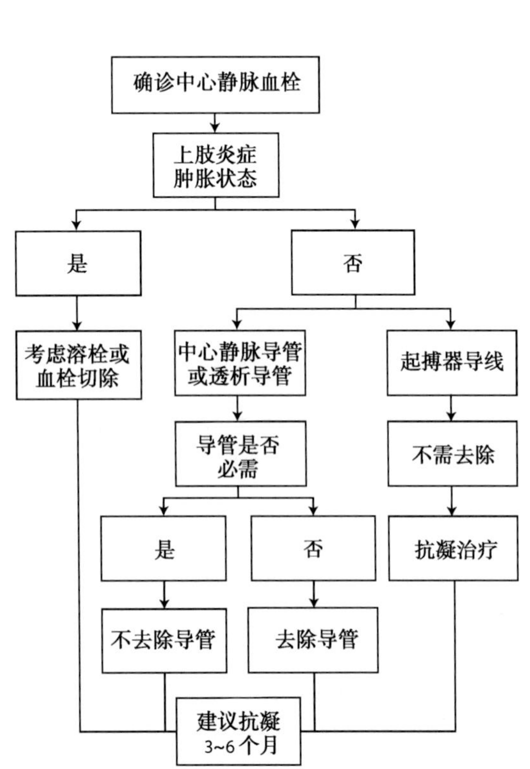

图 22.10 上肢深静脉血栓的处理。需要注意的是,如果患者不能进行抗凝治疗,可以植入上腔静脉滤器

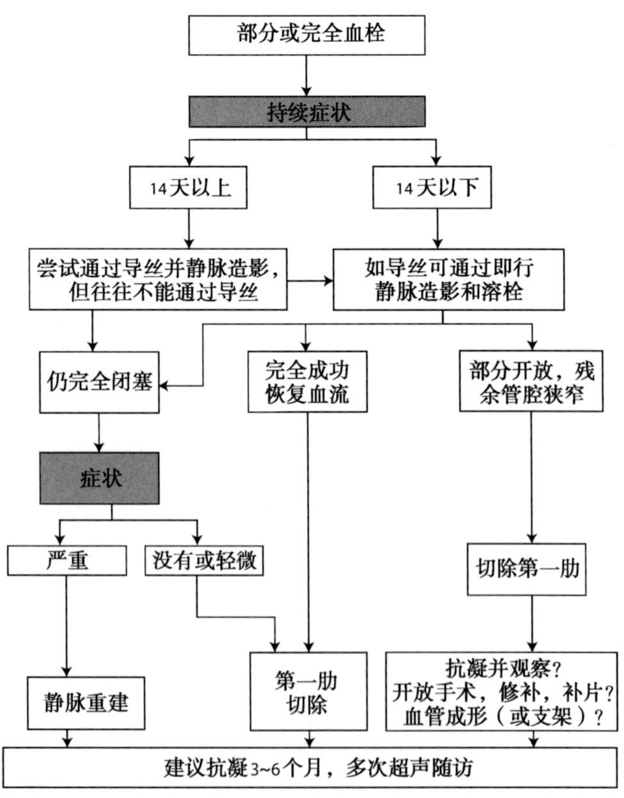

图 22.11 受挫性静脉血栓处理,也称为 Page-Schroetter 病

venous thrombosis，MVT）早期即刻使用肝素抗凝治疗，可以提高生存率，控制血栓进展，减少复发（见第 28 章）（图 22.12）。消化道出血不是抗凝治疗的必要禁忌证，但必须权衡出血风险和肠坏死风险。观察性研究建议慢性抗凝治疗可以降低三分之一的复发性血栓。总之，如果可能的话，抗凝治疗应当持续，直到血栓诱发因素已经去除。如果 MVT 患者的患病诱因为暂时性危险因素，为期 3 个月的抗凝治疗可能更合理。专家共识认为，对于有肠道损伤症状的患者需要抗生素治疗。

血管腔内治疗可以选择性用于 MVT 患者的病程早期，在肠梗死或进展为腹膜炎以前（见图 22.12）。机械性血栓去除可以联合溶栓治疗。MVT 患者中，需要外科手术干预的并不普遍，必须手术的可能仅有小部分。急性肠系膜缺血伴有腹膜炎或肠梗死，可以作为外科手术干预和病变肠段切除的适应证。外科手术成功的关键是要切除足够的肠管（以确保肠吻合口愈合），以及终止血栓进展，同时还要尽可能保留有活性的肠道组织。往往在实施外科手术 1 天以后，还会进行开腹手术，二次探查。手术以后，确定止血彻底后，尽快开始抗凝治疗。对于某些患者，血栓去除仍是一种可选择的治疗方案，但务必要尽早尽快，随着血栓成熟（超过 3 天）会使血栓切除成功率降低。

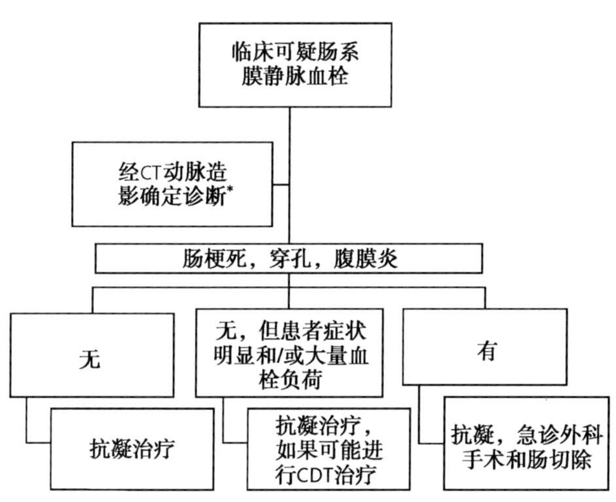

图 22.12 肠系膜静脉血栓处理。CT 动脉成像不能获得时，核磁共振动脉成像或超声检查可以作为的替代检查方法。需要注意的是，导管介入治疗技术在仅在某些机构可以实施。但仅有极少血栓必需要手术切除。CDT，导管接触溶栓；CT，计算机断层成像

22.13 下腔静脉滤器

在下腔静脉滤器的保护下，会降低外科手术相关的 PE 发生率和死亡率（见第 26 章）。滤器适用于有抗凝禁忌且有 PE 风险的患者，或者抗凝失败或有并发症的患者（图 22.13）。应用 IVC 滤器可以降低发病率和死亡率。虽然多项研究证明滤器在预防 PE 方面的效用，但这些滤器也会引起 DVT 进展或复发，同时还会出现 IVC 血栓。这些并发症的概率因不同的滤器而异。对于存在时限性抗凝禁忌的患者，近来可回收型滤器用于预防 PE 有上升趋势。这一操作的获益有理论依据，但还需要客观研究证实。选用滤器类型因人而异。我们更需要努力的是去明确哪些患者处在明确 PE 的高风险中，因为他们应该接受滤器植入。还要努力去探索改善预防血栓的办法，因为没有一款滤器可以影响潜在血栓的形成过程。

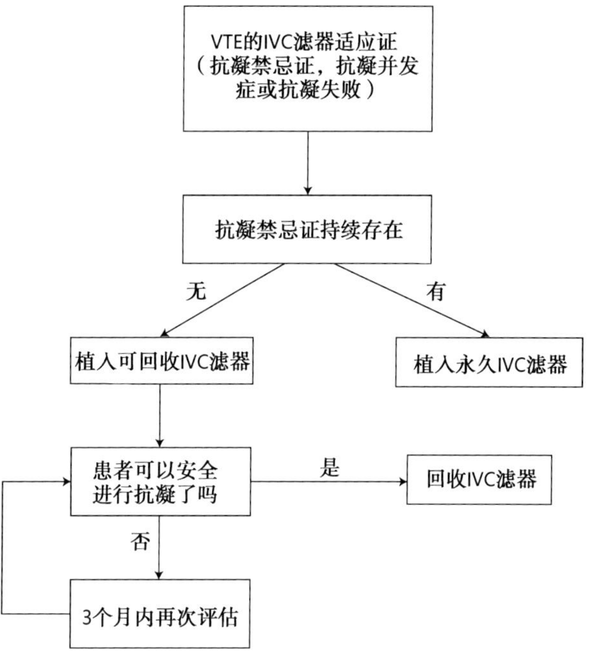

图 22.13 决定 IVC 滤器选择类型的策略。IVC，下腔静脉

美国静脉论坛指南 3.6.0：急性深静脉血栓形成的治疗策略

编码	指南	推荐等级（1：强；2：弱）	证据级别（A：高质量；B：中等质量；C：低或极低质量）
3.6.1	目前治疗深静脉血栓（DVT）的首选是低分子量肝素（LMWH），优于普通肝素（UFH）	1	A
3.6.2	停用口服抗凝的标准包括血栓风险、残余血栓负荷和凝血系统激活（根据 D-二聚体水平）	1	A
3.6.3	肝素诱导的血小板减少仍然是所有肝素制剂存在的一个问题，但 UFH 比 LMWH 更常见。替代药物包括水蛭素、阿加曲班和磺达肝素	1	C
3.6.4	在 DVT 治疗后采用高压力和早期下床活动可以显著降低 DVT 引起的疼痛和肿胀的远期发病率	1	A

参考文献

1. Wells PS, Anderson DR, Rodger M et al. Evaluation of D-dimer in the diagnosis of suspected deep-vein thrombosis. *N Engl J Med* 2003;349(13):1227–35.
2. Michiels JJ, Berghout A, Schroyens W, De Backer W, Hoogsteden H, and Pattynama PM. The rehabilitation of clinical assessment for the diagnosis of pulmonary embolism. *Semin Vasc Med* 2002;2(4):345–51.
3. Stein PD, Woodard PK, Weg JG et al.; PIOPED II Investigators. Diagnostic pathway in acute pulmonary embolism: Recommendations of the PIOPED II Investigators. *Radiology* 2007;242(1):15–21.
4. Karthanos C, Sfyroeras G, Drakou A et al. Superficial vein thrombosis in patients with varicose veins: Role of thrombophilia factors, age and body mass. *Eur J Vasc Endovasc Surg* 2012;43:355–58.
5. Wakefield TW, Obi A, and Henke PK. An aspirin a day to keep the clots away: Can aspirin prevent recurrent thrombosis in extended treatment for VTE? *Circulation* 2014; 130(13):1031–33.
6. Knepper J, Horne D, Obi A, and Wakefield TW. A systematic update on the state of novel anticoagulants and a primer on reversal and bridging. *J Vasc Surg: Venous Lymphat Disord* 2013;1(4):418–26.

23

预防深静脉血栓形成:现行指南

23.1 介绍

在美国,静脉血栓栓塞(venous thromboembolism,VTE)是造成患者发病和死亡的主要原因之一[1-3]。据报道,VTE 发病率超过 1/1 000,每年约 201 000 例新发 VTE 病例。VTE 患者 7 天死亡率为 25%,而肺动脉栓塞(pulmonary embolism,PE)患者猝死率高达 35%。因此,VTE 是西方社会的第四大死因,也是仅次于心肌梗死和卒中的第三大心血管事件死亡原因。此外,VTE 是一种呈现复发态势的疾病,血栓事件中"幸存"的 VTE 患者,在 10 年中有 30% 发生 VTE 复发,20%~30% 患者发生静脉炎后综合征(post-phlebitic syndrome)。VTE 常好发于老年人,血栓事件在 60 岁以上老年人群中的发生率显著增加(图 23.1)。随着人口老龄化,预计 VTE 患者例数将进一步增加。尽管在过去几十年中,放射影像学检测技术、VTE 相关风险因素的认知以及抗凝手段等取得了一定进展,但 VTE 的发病率仍一直处于相对稳定、居高不下的状态(图 23.2)。

然而,VTE 是一种可预防的疾病,特别是在住院患者中[4]。提供适当的预防措施,可将 VTE 发病率降低 50%~70%,且带来较低的出血风险。若无有效预防措施,不管是手术及非手术患者,VTE 发病率都处于较高水平。尽管 VTE 的发生受患者本身及手术相关因素等多方面影响,在无预防措施情况下,有多达 20% 的手术患者可能发生 VTE 事件。而在美国每年超过 2 800 万例患者接受外科手术治疗,超过 3 500 万患者入院接受非手术治疗,进一步说明了 VTE 防治的严峻性[5]。此外,PE 死亡病例占医院总死亡病例的 10% 左右,其是住院患者最常见的可预防的死因之一。PE 的发生通常无明显的临床先兆,常以猝死为首发症状。随着门诊诊疗技术水平的提高,收入院患者往往病情危重,而对于以上非手术患者如无有效预防措施,VTE 发生率可高达 16%[4,5]。

总之,VTE 是最常见的可预防的死因。对存在 VTE 风险的患者提供适当的预防策略是最高级别的安全措施。因此,本章节旨在阐述 VTE 相关风险因素及各种预防方案的有效性和安全性,并根据风险因素评估提供最合适的预防建议。

23.2 VTE 危险因素

如表 23.1 所示,VTE 独立危险因素包括一系列临床因素 / 特征。老龄是 VTE 发病的主要危险因素之一。在男性、女性患者中,年龄与 VTE 年发病率均存在直接相关性(图 23.1)。50 岁以上患者中,VTE 发病率急剧增加,而 50 岁以下患者则相对较少发生 VTE。

随着年龄的增长,VTE 致 PE 的比例显著增加。随着美国人口平均年龄的增长,PE 患者生存率显著下降,可能是导致 VTE 的死亡率增长的主要原因(图 23.3)。VTE 发病率也因种族而异:白种人和非洲裔美国人 VTE 发病率最高,其次为西班牙裔美国人,风险最低的种族群体则是亚裔美国人,美洲原住民的 VTE 发病率不明。其他 VTE 重要独立危险因素包括:手术、创伤、住院或疗养院疗养、恶性肿瘤(不论有无同时行化疗治疗)、既往中心静脉置管或经静脉植入起搏器(上肢深静脉血栓形成)、既往浅表性血栓形成、静脉曲张和神经系统疾病伴瘫痪(表 23.1)。严重的肝脏疾病可能对 VTE 发生具有保护作用,这可能与肝脏促凝血因子合成减少有关。VTE 的绝对发生率与体重指数呈显著正相关，与体力活动呈负相关[6]。

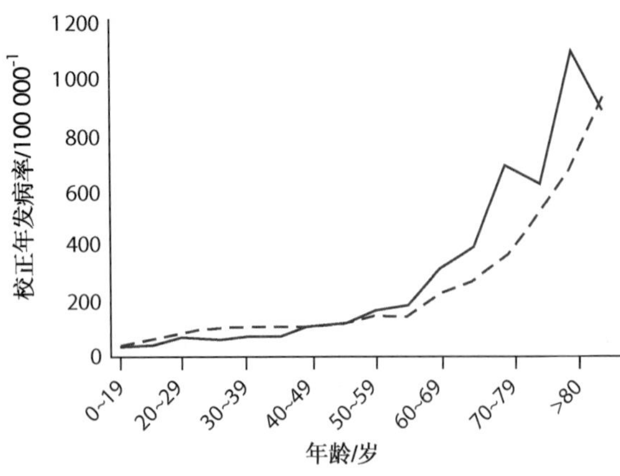

图 23.1 校正年龄、性别后的静脉血栓栓塞症年发病率(1966—1990 年，明尼苏达州奥尔姆斯特德县)(男性：实线；女性：短划线)。(数据来源：Silverstein MD et al. *Arch Intern Med* 1998；158(6)：585-93.)

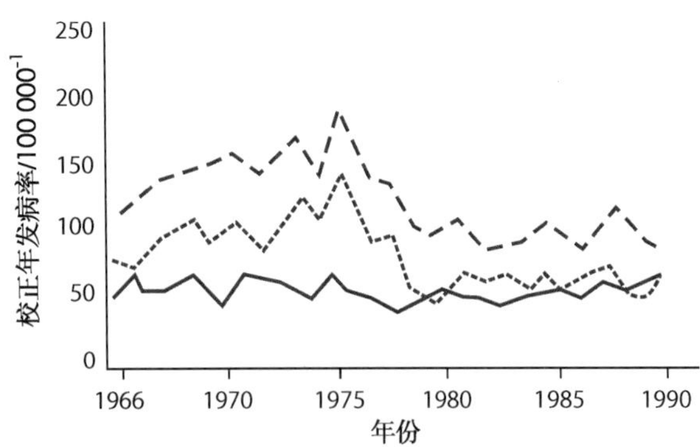

图 23.2 静脉血栓栓塞症年发病率变化(1966—1990 年，明尼苏达州奥尔姆斯特德县)(总 VTE 发病率：短划线；肺动脉栓塞 ± 深静脉血栓：点状线；单纯深静脉血栓：实线)。(数据来源：Silverstein MD et al. *Arch Intern Med* 1998；158(6)：585-93.)

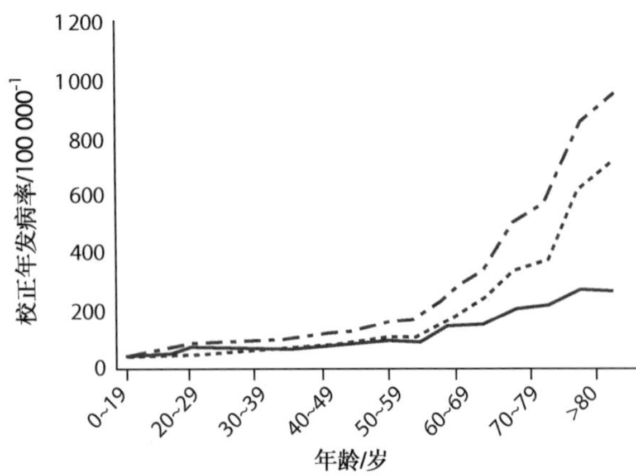

图23.3 校正年龄后的静脉血栓栓塞症年发病率(总VTE发病率：短/长划线；肺动脉栓塞 ± 深静脉血栓：点状线；单纯深静脉血栓：实线)。(数据来源：Silverstein MD et al. *Arch Intern Med* 1998；158(6)：585-93.)

表 23.1 静脉血栓栓塞症的临床危险因素

一般危险因素
高龄
创伤
手术
下肢制动或瘫痪
中心静脉导管或经静脉起搏器植入
医院或疗养院住院
既往浅静脉血栓病史
静脉曲张
获得性或继发性血栓形成倾向
恶性肿瘤
骨髓增生异常
肝素诱导的血小板减少
肾病综合征
弥散性血管内凝血
激素避孕药及激素替代治疗
狼疮抗凝及抗磷脂抗体综合征
妊娠及产后
化疗
炎症性肠病
血栓闭塞性脉管炎(伯格病)
白塞综合征
原发性或家族性血栓形成倾向
抗凝血酶缺乏
蛋白 C 缺乏
蛋白 S 缺乏
活化蛋白 C 抵抗与凝血因子 V Leiden 突变
凝血酶原基因 G20210A 突变
凝血因子Ⅷ升高
高同型半胱氨酸血症

23.2.1 住院治疗

当代，大多数住院患者同时存在多种 VTE 风险因素，VTE 风险逐年增加。此外，大多数 VTE 病例发生在患者住院期间及其前后。一项大型、多中心、前瞻性 DVT 研究对 5 451 名住院患者进行彩超检查，发现近 60%VTE 病例发生在患者围住院期间，38%VTE 发生在手术后 3 个月内[7]。对存在 VTE 风险患者行预防性治疗措施，是降低住院患者 VTE 发生率的有效策略。大多数住院患者存在的 DVT 危险因素不止一个，本质上这些危险因素可累加。尽管手术和创伤是 VTE 主要的获得性危险因素，但大多数 DVT 事件发生在非手术患者中。对于非手术患者，主要危险因素包括Ⅲ~Ⅳ级心力衰竭(纽约心脏病协会)、慢性阻塞性肺病急性加重、脓毒血症、高龄、既往 VTE 史、癌症、卒中伴瘫痪和卧床等因素[2,3]。

23.2.2 手术因素

手术是 VTE 的主要危险因素之一，且因术式、手术时间和适应证、麻醉类型及相关危险因素、年龄等患者特异性变量而异[2,3,8-10]。一般来说，接受麻醉的患者 VTE 风险增加 22 倍。从外科手术的角度来看，VTE 最高风险与骨科相关外科手术相关，尤其是髋关节或膝关节置换、髋部骨折和创伤手术，包括脊髓损伤患者。患者特异性变量包括癌症、先天性血栓形成倾向、既往 VTE 病史、肥胖和年龄增长（>60 岁）[9]。一般而言，脊髓 / 硬膜外麻醉的 VTE 风险低于全身麻醉[11]。与住院手术相比，门诊手术 VTE 风险较低。接受血管手术的患者发生 VTE 的风险比其他手术更小，可能与术中使用肝素治疗有关。主动脉手术的风险高于远端旁路手术[12,13]。

Caprini 风险评分模型将手术患者的 VTE 风险分为四类：极低（0~1 分），低（2 分），中等（3~4 分）和高（≥ 5 分）[14-16]。此模型评估的主要因素包括 40 余种，可用于确定哪类患者将从 VTE 预防中获益及其最适合的预防策略。该模型有相关手机 app 支持，可在线简单、快捷地评估患者 VTE 风险[17]。

23.2.3 激素

据估计，全世界有超过 1 亿女性使用激素类避孕药物。VTE 是口服避孕药（oral contraception，OCP）最严重的并发症之一[18]。随着年龄的增长，女性 VTE 的发病率为 1/100 000~1/10 000 不等。服用 OCP 女性较未服用者患 VTE 风险高 3~6 倍。在凝血因子 V Leiden 点突变或凝血酶原 G20210A 基因突变的携带者中，这种风险呈指数级增高[18-20]。发生 VTE 的高危风险在 OCP 治疗的前 6~12 个月，特别是在首次服用者中[18]，风险一直持续到停药后 3 个月。VTE 风险与雌激素剂量成正比，同时也与黄体酮类型有关。许多研究表明，第三代 OCP 比第二代 OCP 具有更高的 VTE 风险。仅含黄体酮的 OCP 与联合制剂相比风险较低[21]。透皮贴剂和阴道环递送途径均会增加血栓形成风险。有限的数据表明，相对于口服制剂，透皮黄体酮植入物的风险较小，但其本身仍会增加 VTE 风险。释放左炔诺孕酮的宫内避孕器是唯一一种尚未证实可增加 VTE 风险[22]的基于激素的避孕药。

绝经后激素替代疗法（postmenopausal hormone-replacement therapy，HRT）和选择性雌激素受体调节剂（他莫昔芬和雷洛昔芬）都与 VTE 风险增加有关。3 项大型随机对照研究的数据显示，超过 30 000 名女性中，口服 HRT 女性与未服用者相比，VTE 增加 2~3 倍[23-25]，发生 VTE 的风险似乎在疗程中的 6~12 个月最高。

单用共轭马雌激素比联合雌激素和醋酸甲羟孕酮，具有更低的 VTE 风险（校正风险比：0.59，95% CI：0.37~0.94）[23]。遗传性血栓形成倾向可使口服 HRT 女性 VTE 风险呈指数级增加。例如，凝血因子 V Leiden 突变患者使用 HRT 治疗可致女性 VTE 风险提高 15 倍[26]。

23.2.4 怀孕

怀孕可使女性 VTE 发病率增加 3~6 倍[27,28]。怀孕后 DVT 发生率为 172~199/100 000[29,30]。产妇剖宫产后 VTE 风险高于阴道分娩产妇，这可能与高雌激素水平，静脉瘀滞，分娩时骨盆创伤和获得性高凝状态有关。这种获得性血栓形成倾向的因素包括促凝血因子（纤维蛋白原，血管性血友病因子和凝血因子Ⅷ）升高以及蛋白质 S 等天然抗凝剂减少。与妊娠期 DVT 相关的危险因素包括年龄增长（> 35 岁）、缺乏运动、肥胖以及既往 VTE 病史等。非洲裔美国人的 VTE 风险似乎高于高加索人群[30]。左下肢 DVT 发生率是右下肢的 3 倍，可能与右髂总动脉压迫左髂总静脉有关。此外，在这些女性中，DVT 发生率大约是 PE 发生率的 3 倍。产妇在产褥期（分娩后 6 周）发生 VTE 的风险高于妊娠期。

23.2.5 炎症性肠病

炎症性肠病（inflammatory bowel disease，IBD）是一种被普遍接受的 VTE 危险因素。然而，二者相关联的潜在机制仍不清楚。因为大多数既往研究受到转诊偏倚的限制，VTE 在 IBD 患者中的发病率很难确定。一项加拿大（马尼托巴省）人群研究中，VTE 发病率为 0.5%，与一般人群相比，DVT（IRR：3.5，95%CI：2.9~4.3）和 PE（IRR：3.3，95%CI：2.5~4.3）的发病率显著高于预期[31]。尽管 VTE 的风险可能与 IBD 疾病活动有关，但是一半 DVT 患者在血栓事件发生时 IBD 处于非活动期[32-34]。行手术，尤其是结肠直肠手术的 IBD 患者 VTE 风险显著增加。在加拿大结肠直肠 DVT 预防试验中，接受普通肝素（unfractionated heparin，UFH）的 IBD 患者手术后的 VTE 发生率为 9%，而接受低分子肝素（low-molecular-weight heparin，LMWH）的患者为 3%[35]。

23.2.6 肾病综合征

血栓形成是肾病综合征并发症主要病因[36,37]。肾静脉血栓形成是静脉血栓形成最常见的部位，约 35% 肾病综合征患者发生肾静脉血栓。其中，20% 的病例合并其他静脉段的血栓形成。抗凝血酶经尿排泄，血小板高反应性和血浆黏度升高被认为是这类患者血栓形成的病理生理机制。一般而言，肾静脉血栓形成常继发于其他潜在疾病或肾癌[38]。

23.2.7 恶性肿瘤

活动期恶性肿瘤患者 VTE 发生率可高达 11%。胰腺、胃肠道、卵巢、前列腺以及肺恶性肿瘤患者尤其容易发生 VTE。事实上，所有恶性肿瘤，包括血液系统恶性肿瘤，都在某种程度上与 VTE 易患性有关，但需要除外的是非黑色素瘤皮肤癌。接受手术治疗的恶性肿瘤患者 VTE 风险显著增加，DVT 发生率近 40%。与非癌症相关的手术相比，术后 DVT 风险增加了 2 倍，致命性 PE 风险增加了 3 倍。血栓形成可能作为某些个体恶性肿瘤的首发表现。Trousseau 综合征或迁移性血栓性静脉炎是一个很好的例子。Prandoni 等[39]的经典研究发现，153 例特发性 VTE 患者中恶性肿瘤的患病率为 3.3%。在为期 2 年的随访中，特发性 VTE 患者被确诊新的癌症的比例高于继发 VTE 患者（7.6% vs 1.9%）。如果在此期间患者 VTE 复发，则新发恶性肿瘤的发生率为17.1%。新的潜在癌症与患者内脏/器官深静脉血栓形成或双下肢DVT尤为相关[40]。癌症患者VTE风险可进行在线评估[41]。Khorana评分是一种简单的风险预测模型，基于临床基线和实验室检查等相关变量，其可用于预测接受化疗的癌症门诊患者VTE风险[42]。该风险模型包括VTE的5个预测变量，包括:癌症部位(极高风险部位为2分;高风险部位为1分);血小板计数≥350×10^9/L(1分);血红蛋白<10g/dl和/或使用红细胞生成刺激剂(1分);白细胞计数>11×10^9/L(1分);体重指数≥35kg/m^2(1分)。根据得分，患者被定义为低度(0分)，中度(1~2分)或高度(≥3分)VTE风险。低度风险组的随后2.5个月的VTE发生率为0.3%~0.8%，中度风险组为1.8%~2%，高度风险组为6.7%~7.1%。其中，极高风险的癌症部位包括胃癌和胰腺癌。高风险癌症部位包括肺癌、淋巴瘤、妇科癌、膀胱癌和睾丸癌。

23.2.8 旅行

长途旅行和VTE之间的关联性目前尚存在争议。既往回顾性研究主要评估了新发VTE与近期旅行的相关性。VTE发生可能与旅行时长有关，有研究表明，只有当旅行超过10小时才会增加VTE风险[43]。另一项研究中，飞往巴黎的旅行时间不足6小时的1.35亿旅客中只有56人被确认为PE，对应的DVT发生率为1/100 000 000，而旅行时间超过6小时的旅客中DVT发生率为1∶700 000[44]。大多数罹患VTE的长途旅行患者都存在其他血栓形成的危险因素[3,4]，归因于单独旅行的因果关系可能因此是不成立的。

23.3 VTE预防方案

一般而言，VTE预防方案及持续时间应该综合考虑即平衡患者个体的VTE风险与干预后的出血风险。VTE预防可分为两种常规策略:首选-机械性和药物性预防和次选-“监测性”预防。监测预防通常采用多普勒超声检查对无症状DVT患者进行连续筛查监测，确诊后行DVT治疗。然而，超声筛查对无症状静脉血栓形成的敏感性有限。此外，该策略对预防静脉血栓形成无效，仅限于住院患者监测。

当代住院床位高速周转的医疗环境下，监测预防策略无法对出院患者进行DVT监测。因此一级预防措施对于VTE防治尤为重要。

23.3.1 机械性预防措施

预防VTE的非药物方法包括弹性加压长袜(elastic compressive stockings，ELS)、间歇气压加压(intermittent pneumatic compression，IPC)装置、腿部抬高和早期活动。这些方法都能促进静脉排空，从而减少静态静脉血液汇集。ELS和IPC装置均能减少静脉血栓事件。最近一项对19项随机试验(包括1 681名接受普外科和骨科手术的患者)的荟萃分析显示，ELS可使DVT绝对风险降低12%(21% vs 9%)[45]，近端DVT风险从5%降低到1%，PE发病率也从5%降至2%。

一项对798名重症监护病房(ICU)患者的研究发现，IPC的使用可降低VTE发生率[46]。在一项包括70项试验的荟萃分析(共纳入16 164名住院患者)中，IPC的使用可使DVT的绝对风险降低9.4%(7.3% vs 16.7%)[47]，PE发生率也有所降低(12% vs 2.8%)。目前，不同类型IPC与降低VTE风险的相关数据尚不足。从有限的可用数据来看，小腿-大腿IPC和足底IPC似乎同样有效[48]。

以上干预措施主要是针对出血风险高的抗凝禁忌患者(2C级)[9]，而对于高VTE风险患者可同时联合药物治疗(2C级)[9]。事实上，与单用IPC相比，联合IPC与药物预防可能会使VTE发生率进一步降低50%左右[47]。

23.3.2 下腔静脉滤器

不推荐常规下腔静脉(inferior vena cava，IVC)滤器植入用于VTE预防[9,10,49,50]。应明确IVC滤器植入适应证，包括需行紧急手术或存在抗凝禁忌的急性VTE(Ⅰ级;证据水平B)[50]，“急性”DVT通常被定义为在手术1个月内出现的DVT。IVC滤器植入适应证还包括抗凝效果不佳的DVT。对于存在多发伤、药物治疗出血风险高的患者，IVC滤器可酌情作为预防措施(2C级)。创伤患者可能存在广泛的腿部损伤，因此不推荐使用IPC和ELS。

美国食品和药物管理局(Food and Drug Administration，FDA)已批准多种可回收IVC滤器。可回收IVC滤器的出现增加了临床医生术前放置IVC滤器的热情，但目前临床尚未建立可回收IVC过滤器预防DVT的适应证体系。此时，临时、可回收IVC滤器植入的适应证与永久性IVC滤器相同(2C级)[49]。

23.3.3 药物预防方法

药物预防可以大致分为以下几类，包括使用肝素类药物、维生素K拮抗剂和口服凝血因子抑制剂。抗血小板药物如阿司匹林、双嘧达莫或噻吩并吡啶类药物在预防静脉血栓形成方面无效或劣于其他药物。现行指南建议不要将其用于该适应证。

23.3.3.1 普通肝素

肝素包括UFH，LMWH和合成的戊糖磺达肝素，通过活化循环内源性抑制剂-抗凝血酶(以前称为抗凝血酶Ⅲ)发挥抗凝作用。UFH是从猪或牛肠黏膜中提取的高度负电荷的蛋白多糖，是由不同长度和分子量(5 000~50 000Da)的肝素分子组成的异质混合物[51]。UFH特定戊糖序列可在肝素结合位点与抗凝血酶结合，从而激活抗凝血酶。然而，任何肝素制剂中仅约15%~25%的肝素分子含有这种特定的戊糖序列，因此大部分肝素不通过该途径发挥抗凝的作用，尤其是对于磺达肝素而言。UFH结合抗凝血酶和凝血酶，形成三元结构复合物，并可增强抗凝血酶对凝血酶的亲和力(1 000倍)，且凝血酶-抗凝血酶复合物一旦形成，基本上是不可逆的。肝素从(三元结构)复合物中分离后参与另一轮抗凝血酶活化。活化的抗凝血酶还可有效抑制凝血因子Ⅸa、Ⅹa和Ⅺa的活性。细胞或血浆蛋白可与UFH非特异性结合，中和其抗凝血活性。基于以上因素，UFH注射后在机体内的分布和效果因人而异。尽管如此,对于中度 VTE 风险的普通外科患者,皮下注射低剂量 UFH 预防 VTE 是安全、有效的。然而,对高(或极高) VTE 风险患者而言,低剂量 UFH 对 VTE 预防成效甚微。高 VTE 风险患者术后"急性期反应物"相关血浆蛋白水平升高,与肝素非特异性结合,导致肝素抗凝血作用减弱。虽然,对于以上患者在术后可加大 UFH 用量,以维持活化部分凝血活酶时间(activated partial thromboplastin time,APTT)在正常范围上限,从而达到预防 VTE 的效果,但术后凝血功能监测和 UHF 用量调整不便,故并未在临床上广泛应用。需要指出的是,低剂量 UFH 与术后伤口血肿发生率增加有关。另外,UFH 可导致破坏性血栓性并发症,即肝素诱导的血小板减少症和血栓形成(heparin-induced thrombocytopenia and thrombosis,HITT)。因此,应至少应每隔一天监测血小板计数,一旦低于其基线的 30%~50%,应停用 UFH。

23.3.3.2　低分子量肝素

低分子量肝素(low molecular weight heparin,LMWH)是通过 UFH 酶促或化学祛聚等方法获得的均匀分子量(4 000~6 000Da)的肝素制剂[51]。LMWH 的药理学优势在于其净电荷更中性,因此大大减少了与蛋白质或细胞的非特异性结合。经皮下注射的 LMWH 可几乎被完全吸收。因此,皮下注射 LMWH 的抗凝效果具有良好的可预测性和重复性,故通常不需要实验室监测和剂量调整。对高 VTE 风险的外科患者而言,LMWH 具有较好的预防效果。在北美,LMWH 通常在术后 12~24 小时给药;而在欧洲,通常在术前 10~12 小时进行给药。根据随机临床试验数据,两种给药方式无统计学差异。同剂量 LMWH 与 UFH 相比,其出血风险较低。然而,在接受全髋关节和膝关节置换术的患者中,LMWH 比调整剂量华法林引起的出血风险更高。尽管 LMWH 相关肝素诱导血小板减少症(heparin induced thrombocytopenia,HIT)的发生率低于 UFH,但其存在大量的交叉反应性,并且 HITT 患者的抗凝治疗方案不能安全地转为 LMWH。目前,LMWH(每剂量的)成本比 UFH 大约高 10 倍。

23.3.3.3　磺达肝素

磺达肝素是一种合成的戊糖,具有与抗凝血酶肝素结合位点结合的特异序列[53],可通过皮下注射给药,具有吸收快速、完全的优点,其抗凝效果具有可预测性,94% 的药物蛋白可与抗凝血酶结合,且体内半衰期长,约 17~22 小时。磺达肝素主要通过肾脏排泄,因此其可能不适合肾功能不全患者。由于其分子量小和带中性电荷,鱼精蛋白对中和磺达肝素无效。在髋关节和膝关节置换手术的临床试验中,磺达肝素在减少血栓形成事件和出血并发症方面与其他 LMWH 相比优势明显。在髋部骨折手术中,磺达肝素似乎优于其他抗凝药物。磺达肝素的日常治疗成本与其他低分子量肝素相当。磺达肝素似乎不会引起 HIT,但其是否可以作为(存在或不存在血栓的) HIT 患者抗凝治疗的替代药物,目前尚不清楚。

23.3.3.4　华法林

华法林是一种口服抗凝剂,其可抑制肝脏合成的维生素 K 依赖的凝血因子和抗凝血蛋白翻译后的谷氨酸残基羧化作用[54],包括凝血因子Ⅱ,Ⅶ,Ⅸ和Ⅹ,以及抗凝血蛋白 C 和抗凝血蛋白 S。酸残基羧化可使钙掺入蛋白质,这是蛋白质正确折叠和活化所必需的步骤,在没有钙参与的情况下,蛋白质不会被激活并且功能丧失。治疗剂量的华法林可使活化的维生素 K 依赖性凝血因子的总量减少约 30%~50%。凝血因子浓度的降低呈连续性,与其半衰期有关。通常在华法林给药后 24~48 小时,可以观察到其总抗凝血作用。然而,华法林的峰值抗凝效果可能会延迟到给药后的 72~96 小时。定期监测华法林治疗进行监测,可改善药物的安全性和有效性。凝血酶原时间国际标准化比值(international normalized ratio,INR)是基于凝血相关的测定,其与凝血因子活性直接相关。对于大多数抗凝适应证,治疗性华法林剂量应使 INR 维持在 2~3。

华法林的治疗范围较窄,当 INR 值超过 5 时,大出血的风险显著增加。对于低于 1.5 的 INR 水平,其抗凝效果丧失。华法林治疗可能受其他药物和膳食维生素 K 等因素的影响,因此应通过定期测定凝血酶原时间(PT)/INR 来调整剂量。由于剂量反应的变化,华法林起始治疗有一定难度。在生理和药理因素,如影响华法林的药代动力学或药效学的相互作用的药物或疾病,影响维生素 K 摄取、吸收的饮食或胃肠道因素,影响维生素 K 依赖的凝血因子合成或代谢的生理因素等,都可影响华法林治疗。华法林治疗的出血率(包括致命、严重和轻微出血事件)为 7.6~16.5/(100 人·年)。主要危及生命的出血事件发生率为 1.3~2.7/(100 人·年)[38-40]。大多数出血事件可发生在华法林治疗剂量水平,其出血风险随着抗凝强度的增长而增加。

23.3.3.5　阿司匹林

目前已有诸多关于阿司匹林预防 VTE 的相关研究,但发现其对 VTE 预防成效差强人意。现有的较好的临床试验的目标患者群体是在大关节手术的骨科患者中进行的。PEP 临床试验将接受髋部骨折手术或全髋关节置换术的 17 444 名患者随机分为每日 162mg 阿司匹林治疗组或安慰剂组,持续观察 35 天[55]。与安慰剂组(2.5%)相比,阿司匹林组 VTE 发病率显著降低(1.6%),但降低程度有限,仅为 0.9%。两组间因出血需要再次手术的比例没有差异。有意思的是,本研究中随机接受低剂量阿司匹林治疗的患者非致命性心肌梗死发生率增加。总之,当加入其他预防性治疗时,阿司匹林可能会轻度降低大关节手术后 VTE 风险(1B 级)[10]。目前尚无临床证据表明,小剂量阿司匹林可作为非骨科手术患者或住院患者行 DVT 预防的药物。

23.3.3.6　凝血因子直接抑制剂

目前临床有 4 种凝血酶直接抑制剂。这些抑制剂中的阿加曲班、比伐卢定、地西卢定是通过肠胃外途径给药,达比加群通过口服给药。现在还有三种口服凝血因子Ⅹa 直接抑制剂(阿哌沙班、依多沙班、利伐沙班),其中阿哌沙班和利伐沙班被 FDA 批准用于 VTE 预防。

23.3.3.7　比伐卢定

比伐卢定是水蛭素的 20 肽类似物,静脉内注射后终末半衰期为 25 分钟,只有一部分通过肾脏排出体外。它是目前 FDA 批准的,主要针对接受冠状动脉疾病经皮冠状动脉介入治疗患者的 VTE 预防。在 222 例接受全髋关节和膝关节置换手术的患者的第2阶段剂量递增试验中，水蛭素(每8小时1.0mg/kg)治疗患者总DVT率为17%和近端DVT为2%，出血率<5%[56]。

23.3.3.8 阿加曲班

阿加曲班是一种拟肽精氨酸衍生物，可与凝血酶活性位点非共价结合，形成可逆复合物[51,52]。阿加曲班的血浆半衰期为45分钟，药物在肝脏代谢过程中产生几种活性中间体。虽然这种药物可安全地用于肾功能不全的患者，但对于肝功能不全患者应慎用。FDA已批准该药用于HIT患者抗凝治疗。

23.3.3.9 达比加群

达比加群酯是达比加群的前体，一旦代谢成其活性形式-达比加群，会直接抑制凝血酶活性。口服达比加群的生物利用度有限，2小时达峰值浓度[57]。达比加群半衰期为12~17小时，并且不被细胞色素P450系统代谢。口服达比加群吸收较差，约为7%，并且取决于胃pH值。酒石酸可促进胃肠黏膜水平的局部pH变化，为了促进药物吸收，通常通过将达比加群涂覆酒石酸微球来配置制剂。该制剂可导致胃炎和相关胃肠道不适。达比加群胶囊必须完整吞咽，以免影响药物吸收。P-糖蛋白系统可将口服吸收的药物分泌至肠腔，是已知药物相互作用可能发挥作用的唯一机制。促进/上调该机制，可降低达比加群的循环水平(例如利福平)，而抑制/下调该机制可使达比加群在循环血液水平增加高达50%(例如胺碘酮，决奈达隆，酮康唑和维拉帕米)。

四项临床试验比较了达比加群与依诺肝素对骨科手术后的VTE预防效果[58-61]，包括两项全膝关节置换术后的试验-RE-MODEL(n = 2 076)、RE-MOBILZE(n = 2 615)和两项全髋关节置换后的试验-RE-NOVATE(n = 3 494)、RE-NOVATE Ⅱ(n = 2 055)。三项试验发现达比加群(150mg或220mg每日一次)的疗效率不低于依诺肝素(30mg每日两次或每日40mg)，在大出血的发生率方面二者相似[58-60]。在全膝关节置换术的RE-MOBILIZE试验中，达比加群组的VTE发生率均较高，两组出血率相似。达比加群被FDA批准用于VTE治疗，而不推荐用于VTE预防。

23.3.3.10 利伐沙班

利伐沙班(Xarelto)是一种口服凝血因子Ⅹa直接抑制剂，它通过抑制凝血酶原向凝血酶的转化而发挥抗凝作用[62]。口服利伐沙班的生物利用度为80%，达到峰值时间为2~4小时。其清除半衰期为7~11小时。利伐沙班大部分通过肝脏的CYP450系统代谢，主要经CYP3A4和CYP2J2代谢。潜在的药物相互作用包括抑制或促进CYP3A4或P-糖蛋白途径的药物。利伐沙班禁用于中度至重度肝功能损害(Child-Pugh B和C级)患者或患有任何程度的肝病并伴有凝血功能障碍的患者。利伐沙班通过肾脏排出的总量为66%，因此，对于肌酐清除率为30~50ml/min的患者，应慎用利伐沙班，并且禁用于内生肌酐清除率小于30ml/min的患者。由于其高血浆蛋白结合率(92%~95%)，该药物不能被透析清除。利伐沙班并不适合所有患者群体，用药前需平衡其风险与收益。

RECORD临床试验比较了利伐沙班(每日10mg)与依诺肝素(每日40mg或每日两次30mg)在髋关节(RECORD 1和2)或膝关节(RECORD 3和4)置换手术患者中VTE预防效果[63-66]。髋关节置换术患者治疗持续时间为35天，膝关节置换术患者治疗持续时间为10~15天。其中，RECORD 2比较了利伐沙班延长给药治疗(31~39天)和10~14天依诺肝素治疗在髋关节置换手术患者中的效果。RECORD 1，3和4发现利伐沙班治疗可降低DVT、PE发病率和死亡率而不增加出血率。RECORD 2发现利伐沙班延长给药比依诺肝素(10~14天)更有效，且不增加出血并发症。推荐利伐沙班用于髋关节或膝关节置换术后DVT预防的剂量为每日10mg，于止血后6~10小时给予首剂，膝关节成形术后持续口服12天，髋关节置换术后则为25天。总之，利伐沙班预防具有良好的疗效和安全性，可用于骨科领域VTE预防。

23.3.3.11 阿哌沙班

阿哌沙班(Eliquis)是口服的凝血因子Ⅹa直接抑制剂[67]。该药物通过胃肠道吸收约50%，吸收不受食物影响。阿哌沙班在给药后1~3小时完全起效。药物代谢主要通过CYP3A4途径在肝脏中完成；因此，阿哌沙班的血液水平受影响这些酶活性的药物影响。血药水平也受到P-糖蛋白系统的诱导物和抑制剂的影响。其清除通过肾脏(27%)，胆道和直接肠道排泄发生。

在接受全关节置换术后的三项VTE预防临床试验中，阿哌沙班(2.5mg，每日两次)与依诺肝素进行了比较[68-70]。这些试验包括全膝关节置换临床试验相关ADVANCE-1(依诺肝素30mg，每日2次)和ADVANCE-2(依诺肝素40mg，每日1次)。ADVANCE-3试验将全髋关节置换术后阿哌沙班与依诺肝素(40mg，每日1次)进行比较。与依诺肝素(40mg，每日一次)相比，阿哌沙班具有更好的疗效和相似的安全性。与每日两次的依诺肝素(30mg，每日2次)相比，阿哌沙班具有更高的安全性和相似的疗效。推荐阿哌沙班用于髋关节或膝关节置换术后DVT预防的剂量为2.5mg，每日2次。一旦出血已被控制，应在术后12~24小时初次给药，膝关节成形术后持续给药10~14天，髋关节置换术持续35天。总之，阿哌沙班预防具有良好的疗效和安全性，可用于骨科手术后的VTE预防。

23.4 预防建议

23.4.1 普通外科

普通外科术后静脉血栓形成的风险取决于手术的大小程度和性质以及患者特异性风险因素(表23.1)[9]。因此，患者可分为极低，低，中，高和极高风险组(表23.2)。Caprini VTE风险评分为患者评估和管理提供及时的风险评估和一般指导[14-16]。对于极低风险患者(Caprini评分0)，VTE的风险低，早期下床活动对预防VTE效果是令人满意的(1B级)。对于低风险患者(Caprini评分1~2)，推荐IPC治疗(2C级)。对于中度风险患者(Caprini评分3~4)，VTE预防可能包括低剂量UFH，预防剂量LMWH或间歇性气动加压泵(2B级)。对于高危普通外科患者(Caprini评分≥5)，应使用低剂量UFH或预防剂量LMWH。对于接受癌症相关手

表 23.2 外科手术患者 VTE 风险分层

低风险
小手术,年龄 <40 岁,无其他风险
适度的风险
大手术,年龄 > 40 岁,无其他风险
高风险
大手术,年龄 >40 岁,有额外风险或心肌梗塞(myocardial infarction,MI)
极高风险
大手术,>40 岁,有额外风险
额外风险
• 既往静脉血栓栓塞
• 癌症
• 分子相关高凝状态
• 髋关节或膝关节置换术
• 髋部骨折手术
• 重大创伤
• 脊髓损伤

术的患者,术后应延长药物预防 4 周(1B 级)。对于有大出血风险的外科患者,建议采用 IPC 进行机械性预防,而非药物预防[10]。

结肠直肠手术,尤其是恶性肿瘤切除术,与术后 VTE 风险增加有关。在 ENOXACAN 研究中,631 名接受结直肠恶性肿瘤手术患者被随机分配接受低剂量 UFH(5 000U 每日 3 次)或依诺肝素(每日 40mg)治疗[71]。所有血栓形成事件均通过静脉造影或肺闪烁显像证实。患者随访时间为 3 个月。两组静脉血栓形成率相当(UFH 18.2% vs LMWH 14.7%)。大出血事件发生率也相当(UFH 2.9% vs LMWH 4.1%)。在加拿大结肠直肠 DVT 预防试验中发现了类似的结果,其中 936 名接受结肠直肠手术治疗恶性肿瘤(n = 475)或 IBD(n = 584)的患者入组[72]。低剂量 UFH 和依诺肝素组,VTE 率(两者均为 9.4%)和大出血率(1.5% 对 2.7%)几乎相同。FX140 研究人员对两种不同的 LMWH 在结肠直肠癌手术患者中进行了比较[73]。在这项研究中,1 271 名患者随机接受了那屈肝素(2 850IU/d)或依诺肝素(40mg/d)治疗。尽管各组间 VTE 发生率相似,但依诺肝素治疗患者出血并发症更为常见。总之,结直肠手术后 VTE 发生率高,需要积极预防。UFH(5 000U,每日 3 次)和 LMWH(>3 400U/d)具有相似的、可接受的 VTE 预防效果。

23.4.2 血管外科

血管外科手术患者可能比行其他手术患者发生 VTE 风险更小。对于出血风险高的患者,IPC 是一种合理的预防选择(2C 级)。血管外科手术患者 VTE 风险与患者年龄,腹部血管外科手术,保肢手术,手术时间和手术静脉创伤直接相关。其风险分类与普通外科手术类似(表 23.2)。对于未接受 VTE 预防的患者,DVT 发生率可能很高。例如,经静脉造影评估的患者中,VTE 发生率从 18%~42% 不等[74,75]。一项纳入 50 例血管外科手术患者的队列研究,通过术前和出院前连续超声检查评估 VTE 发生率,发现腹部血管外科术后血栓事件发生率最高(41%),接受外周血管旁路手术患者血栓事件发生率最低(18%)[75]。小腿静脉 DVT 比近端 DVT 发生率高 4 倍。普通外科手术 VTE 预防推荐策略可推广到血管外科手术患者。大多数血管病患者常有其他合并症,包括广泛的冠状动脉疾病,心肌功能障碍和阻塞性肺病,这些都增加了静脉血栓形成的风险并提高 PE 患者的死亡率。与其他疾病患者不同的是,血管疾病患者在手术过程中通常接受系统性肝素抗凝治疗。因此,无需在术前行低剂量肝素治疗或术中 IPC 治疗。然而,胸或胸腹部动脉重建或其他复杂血管手术(即破裂主动脉瘤修复,涉及主要血管截肢或主要静脉重建)的患者经常需进入 ICU 行进一步治疗,患者活动受限且常合并多器官系统衰竭。虽然没有血管外科术后相关临床数据,但根据其他患者数据表明 ICU 患者 VTE 风险高,推荐低剂量肝素或 LMWH 治疗作为预防策略(1B 级)。

23.4.3 骨科手术

23.4.3.1 全髋关节置换

随着人口老龄化及肥胖人群的增长,预计需行全关节置换患者数量逐渐增加。因此,老年人、肥胖者等患者 VTE 预防至关重要。维生素 K 拮抗剂广泛用于全髋关节置换术。华法林在该适应证中的优势包括其有效性,延迟起效,可滴定反应,可接受的出血风险,广泛的可用性和熟悉度[10]。目标 INR 应调整到 2.0~3.0。无论是术前或术后开始使用,华法林治疗效果稳定。多项临床试验表明,LMWH 对全髋关节置换术后预防 VTE 是安全、有效的。已有多项临床试验比较了维生素 K 拮抗剂与 LMWH 的 VTE 预防效果,但结果不一。两项试验显示 LMWH 优于华法林[76,77],而另外三项试验则显示两者没有差异[78-80]。磺达肝素是一种可接受的替代药物,其疗效不亚于 LMWH- 依诺肝素[81,82],且术后出血率相似。总之,LMWH、磺达肝素(2.5mg/ 天)或华法林(目标 INR:2.0~3.0)是该适应证可接受的 VTE 预防方案(1B 级)。根据 RECORD 和 ADVANCE 试验,利伐沙班和阿哌沙班同样是这种适应证的可接受药物选择[63,64,70]。而达比加群和依杜沙班均未获得 FDA 批准用于髋关节置换术后的 VTE 预防。

23.4.3.2 全膝关节置换

与全髋关节置换手术相比,全膝关节置换术后 VTE 风险似乎更高[10]。虽然全髋关节置换患者术后的静脉造影确诊 DVT 率高达 50%,但症状性 DVT 的发生率要低得多,特别是接受适当预防措施的患者。调整剂量的维生素 K 拮抗剂可为全膝关节置换手术患者提供有效的预防效果,有症状的 VTE 发生率为 1.0%~1.3%[83,84]。许多临床试验将香豆素衍生物与 LMWH 进行了比较。LMWH 在降低 VTE 方面一直优于华法林,但导致出血率更高[78,85-87]。因此,LMWH 或调整剂量华法林的选择取决于 VTE 预估风险和出血风险。IPC 为全膝关节置换患者提供有效的辅助性非药物预防。磺达肝素是一种可接受的替代药物,与依诺肝素相比,具有近似相同的疗效[88,89]。总之,LMWH,磺达肝葵钠(2.5mg/d)或华法林(目标 INR:2.0~3.0)是可接受的 VTE 预防方案(1B 级)[10]。RECORD 和 ADVANCE 试验证实利伐沙班或阿哌沙班可作为合理的 VTE 预防替代药物[65,66,68,69]。达比加群和依杜沙班均未获得 FDA 批准用于膝关节置换手术 VTE 预防。

23.4.3.3 髋部骨折手术

髋部骨折手术术后 VTE 风险高,静脉造影确诊 VTE 发生率接近 50%[10]。症状性近端 DVT 发生率约为 25%,致命性 PE 发生率为 1.4%~7.5%。髋部骨折术后 VTE 预防仍然是一个重大挑战,因为创伤本身会导致出血风险增加。如果髋部骨折后超过 2 天才入院,DVT 风险则会增加。此外,如果髋部骨折患者在伤后 24 小时内进行手术,则致命性 PE 的风险会降低。建议使用调整剂量华法林或 LMWH 预防 VTE,并应在患者临床生命体征稳定后立即给药。磺达肝素可能是该适应证的首选预防药物。与 LMWH 相比,磺达肝素降低了近端 DVT 的发生率(0.9% vs 4.3%),大出血率相当(两组均为 2.2%)[90]。总之,磺达肝素,LMWH 或华法林是可以接受的 VTE 预防方案(1B 级)[10]。根据指南,IPC 治疗可能是次选的可接受的替代方案(1C 级)[10]。髋部骨折手术患者未单独纳入在利伐沙班相关 RECORD 1 或 2 临床试验中,因此,利伐沙班在此类患者中的有效性和安全性尚不清楚。同样,在针对阿哌沙班的 ADVANCE 3 临床试验也未包括髋部骨折患者。鉴于这三项选择性全髋关节置换手术临床试验的结果,利伐沙班或阿哌沙班可能作为髋部骨折手术 VTE 预防的可接受替代药物[63,64,70]。

23.4.3.4 膝关节镜

关节镜膝关节手术是美国最常见的骨科手术[10]。此手术后症状性 DVT 发生率极低,公布的发生率低于 0.005%。因此,关于膝关节镜检查后 VTE 预防的建议仅限于早期下床活动(2B 级)[10]。

23.4.3.5 VTE 预防的最佳持续时间

骨科术后 VTE 预防的最佳持续时间仍不确定,是一个被持续争论的话题[91-93]。虽然 VTE 预防通常仅在住院期间,但三分之二的静脉血栓事件发生在患者出院后[91]。VTE 风险期可能在术后持续长达 3 个月。大多数临床试验至少进行持续 7~10 天的 VTE 预防。然而,目前术后住院时间通常为 4 天或更短,这可能会导致预防的持续时间不足。在 9 项延长期预防试验(30~42 天)的荟萃分析中,VTE 发生率的优势比(OR)显著降低(OR:0.38,95%CI:0.24~0.61)[92],全髋关节置换术患者比全膝关节置换术患者 VTE 风险降低更明显。预防时间延长与大出血事件无关。根据以上综合数据,目前美国胸科医师学会(ACCP)指南强烈建议所有全关节置换或髋部骨折手术患者术后接受 10 天适当的 VTE 预防(1B 级)[10]。对于接受全髋关节置换术或髋部骨折手术的患者,预防应持续 4 周,特别是存在持续 VTE 危险因素的患者(如既往有 VTE 史,肥胖,持续制动或双侧同时行全膝关节置换术;2B 级)[10]。

23.4.4 神经外科

颅内手术,恶性肿瘤,手术持续时间长,肢体麻痹和患者高龄等危险因素与神经外科手术后 VTE 风险增加有关[9]。症状性 VTE 的发生率从 3.7% 到 19% 不等,具体取决于上述危险因素是否存在[94-96]。IPC 一直是神经外科患者首选预防措施,因为即使是极少的出血也可能是灾难性的(2C 级)[9]。在考虑预防策略时,必须权衡 VTE 发生率与颅内出血(约 1%)的风险[97]。对于高 VTE 风险患者,低剂量 UFH 或 LMWH 是可接受的预防药物(2C 级)[9,96,98]。对 150 例接受开颅脑肿瘤切除术的患者出院前行多普勒超声检查发现,任何以上药物用药后有症状的 DVT 检出率为 0。在另一项对 100 例开颅手术患者的研究中,肝素与达肝素在术后出血或 VTE 发生率方面无显著差异[98]。值得注意的是,神经外科术后发生 VTE 的病例中 80% 发生在患者出院后[99]。

23.4.5 急性脊髓损伤伴下肢瘫痪

脊髓损伤伴肢体瘫痪患者罹患有症状和无症状 VTE 的风险增加,与无脊髓损伤的大创伤相比风险可能高出两倍[100-107]。PE 是这类患者的第三大死因[108,109]。脊髓损伤患者 VTE 的主要危险因素包括高龄、下肢骨折以及 VTE 预防不及时。VTE 风险最高的时期为受伤后的前 2 周,症状性 PE 很少发生在 3 个月以后。因此,在没有其他危险因素的情况下,预防性持续时间应为伤后 3 个月[99]。在一项评估脊髓损伤后 VTE 预防策略的荟萃分析研究中,LMWH 可降低 PE 发生率,与低剂量普通肝素(LDUH)相比,大出血事件较少[110]。与无预防措施相比,尚无法确定 LDUH 的疗效;然而,该研究仅分析了 101 名患者,限制了以上研究结果的解读。在一项回顾性队列研究中,两种不同剂量的亭扎肝素(每天 3 500 或 4 500U)与依诺肝素(每日 40mg)在 140 名脊髓损伤患者中进行了比较[111]。依诺肝素和较高剂量的亭扎肝素能降低 VTE 发生率。住院早期开始预防可降低 VTE 发生率。根据现有证据,LMWH 可为急性脊髓损伤和瘫痪患者提供有效的预防(2C 级)[9]。一旦确认止血完全(无活动性出血),应早期启动药物预防措施。由于该患者人群中 VTE 风险高,应尽可能合用 IPC(2C 级)[9]。对于因出血风险过大而无法安全使用药物预防的患者,应使用 IPC(1C 级),定期重新评估出血风险,并在可行时加入药物预防(2C 级)。

23.4.6 多发伤

无症状 DVT 在创伤患者中很常见[损伤严重程度评分(ISS)>9]。一项基于静脉造影检查的针对 349 名创伤患者的研究发现,在下肢骨折(69%)、脊髓损伤(62%)或面部、胸部或腹部单发伤(50%)的患者中,DVT 患病率较高[112]。所有以上患者均未接受 VTE 预防治疗。其他基于超声研究发现,698 名创伤患者腘静脉及其以远的小腿静脉 DVT 发生率为 15.9%[113]。重要的是,随时间推移 35.7% 的患者血栓向近端发展。其风险因素包括高 ISS 分数、年龄<62 岁、ICU 住院以及手术。在一项 344 名创伤患者(ISS>9)的随机临床试验中,将依诺肝素(30mg 每日两次)与肝素(5 000U 每日两次)对 VTE 的预防进行了比较[114]。依诺肝素组与肝素组相比,静脉造影证实其近端 DVT 发生率显著降低

(6% vs 15%),大出血事件无显著差异(3.9% vs 0.7%)。基于以上原因,LMWH 从止血后起用于创伤患者 VTE 预防是安全的(2C 级)。然而,据现有数据,最近指南也指出低剂量 UFH 可用于此指征(2C 级)[9]。

一项基于 442 名创伤患者(ISS> 9)的相关研究,比较了 IPC 与 LMWH(依诺肝素 30mg,每日两次)的 VTE 预防效果[115]。在该研究中,患者入院 24 小时内行超声检查以确定患者是否已存在 DVT,此后每周一次或在怀疑 DVT 时再次行超声检查。有 6 例行 IPC 治疗的患者以及 1 例行 LMWH 治疗的患者发生 DVT(P = 0.122)。每组中各有一例患者发展为 PE。两组大出血和轻微出血的总发生率没有显著差异。对于 VTE 风险极高的患者,应在药物预防基础上加用 IPC 治疗(2C 级)[9]。

在考虑创伤患者的 VTE 预防时,必须评估其大出血的风险。由于创伤患者出血风险过高,药物预防可能并不适当。这些患者包括严重的头部损伤,肝脏或脾脏撕裂或创伤,脊髓损伤(特别是硬膜外血肿)和创伤相关的凝血功能障碍和严重的血小板减少症。对于这些患者,建议先使用 IPC 直至出血情况得到控制(2C 级)。因腿部创伤 IPC 不可行时,预防性 IVC 滤器植入可能适用于不能耐受其他三种 VTE 预防措施的患者[49]。IVC 滤器植入不建议作为创伤患者的主要的常规预防措施(2C 级)。许多人认为可回收滤器的出现对高 VTE 风险创伤患者来说是一个有吸引力的选择。一项研究比较了研究者所在机构引入可回收滤器之前和之后的滤器放置率,滤器相关并发症及其 PE 发生率的差异[116]。在该机构引入可回收滤器后,滤器放置率为引入前的 3 倍,但 PE 发生率没有显著变化。目前尚无随机临床试验用于指导创伤患者行滤器植入的适应证。

23.4.7 椎管内麻醉

对于接受预防性或治疗性抗凝治疗的患者,椎管内麻醉可能带来罕见但严重的并发症[117-119],可能因脊柱内出血压迫神经组织导致截瘫,其相关的体征和症状包括严重的背部疼痛,伴有进行性下肢无力或麻木,以及肠或膀胱功能障碍。该并发症的诊断需要不断监测患者的症状和体征,因为其可能会被麻醉药物所掩盖。LMWH 或 UFH 药物治疗可引起脊髓周围血肿,插入和移除椎管内麻醉输送导管时可出现此出血风险。发生脊髓周围血肿的危险因素包括高龄,脊柱错位,创伤性插入和既往出血史。怀疑使患者易患血肿的其他因素包括依诺肝素用药过量,在未止血前即使用依诺肝素以及服用已知可增加出血风险的药物。一般来说,最好在上次 LMWH 注射 12 小时(如果是每日两次剂量)或 18 小时(如果是每日一次剂量)后,再插入或拔除椎管内麻醉导管。在拔除椎管内麻醉导管 2 小时后,再考虑重新开始抗凝血治疗。如果存在脊柱创伤,则重新开始抗凝的等待时间窗应延长。

一项关于 LMWH 或类肝素预防在区域阻滞麻醉 / 镇痛相关的椎管内并发症的综述,为患者手术前 LMWH 初始剂量选择提供了以下建议:

- 对罹患出血性疾病的患者或接受可能会影响止血的其他药物(例如,阿司匹林或非甾体抗炎药,血小板抑制剂或其他抗凝药)的患者,应避免区域阻滞麻醉。
- LMWH 注射 10~12 小时后,再行腰椎穿刺针穿刺。
- 行脊髓穿刺时,抽吸出血性液的患者应避免区域阻滞麻醉。
- 单次椎管内麻醉优于连续硬膜外麻醉。
- 对于接受连续麻醉的患者,硬膜外导管应留置过夜,并在第二天取出。
- 置入或拔除脊柱导管 2 小时后,再行 LMWH 治疗。

口服直接因子抑制剂治疗患者椎管内麻醉的时机也是一个重要的变量,然而目前对临床医生有指导意义的证据或数据却有限。这些药物的包装上都有黑框警告,警示这些药物在椎管内麻醉患者中可导致脊髓血肿及硬膜外血肿。椎管内麻醉前停用抗凝药物的时机尚不明确。对于利伐沙班,在停用该药物后,应将导管拔除延迟至少 18 小时,并且在取出导管 6 小时内不应重新开始用药。对于阿哌沙班,药物停药后导管移除应延迟至少 24 小时,并且在取出导管 5 小时内不应重新开始用药。如果发生穿刺性损伤,任何药物重新开始的时间应延迟至少 24~48 小时。对于达比加群和依度沙班,FDA 批准的包装说明书没有提供具体的时间建议,而以上抗凝药物用药和椎管内注射操作之间的最佳应用时间尚不清楚。无论何种药物,都应仔细监测患者神经损伤的体征或症状,并在发生任何情况时及时进行评估和干预。

对于怀疑脊髓血肿的患者,必须进行快速诊断和手术治疗,以免造成永久性瘫痪。总之,所有接受椎管内麻醉和抗凝预防的患者都应该仔细并经常监测脊髓压迫的早期迹象。

23.4.8 急性卒中伴下肢瘫痪

低剂量肝素和 LMWH 可有效预防急性卒中伴瘫痪患者 VTE 事件。与单用低剂量肝素相比,IPC 联合低剂量肝素是一种更有效的预防措施[120]。在一项 2 876 例卒中患者的随机对照试验中,CLOTS 3 研究者将 IPC 治疗与保守观察组进行了比较。随访 6 个月后,IPC 治疗可使近端 DVT 发生率由 8.5% 降低至 3.6%[121]。现行指南建议皮下注射肝素以预防瘫痪患者 DVT 事件(1 级;证据水平 A)[122]。

对于不能接受抗凝预防的患者,使用阿司匹林是一种合理的替代方法(Ⅱa 类;证据水平 A)。在脑卒中伴有脑出血且不能安全地进行抗凝治疗的患者中,IPC 可能是合适的替代方案。使用一项卒中注册研究的方法,对 73 例接受 LMWH 或 UFH 预防的颅内出血和 / 或脑室内出血患者进行连续计算机断层扫描成像评估血肿体积[123]。研究者发现仅 2 例患者颅内血肿进展。作者得出结论,在亚急性期颅内出血(intracranial hemorrhage,ICH)和 / 或脑室内出血的患者可以安全地行 DVT 药物预防,而没有导致血肿进展的风险。

23.4.9 急症住院患者

VTE 是一种公认的住院期间并发症,并且是急性病患者发生合并症和死亡的主要原因[124]。在没有适当的 VTE 预防的情况下,VTE 发病率高达 20%。

在住院患者中，血栓预防已被证明可以减少有症状和无症状静脉血栓栓塞事件的复合终点。一项研究中，1 102 名住院患者随机接受每日依诺肝素（20mg 或 40mg）或安慰剂治疗长达 14 天[124]。与安慰剂组相比，依诺肝素（40mg）组中有症状及无症状 VTE 发生率显著降低（5.5% vs 14.9%），在长达 3 个月的随访中上述结果依然显著，大出血事件发生率无差异。较低剂量的依诺肝素疗效欠佳。在急症住院患者中，与安慰剂相比，达肝素（每日 5 000IU）和磺达肝癸钠（每日 2.5mg）的随机试验中发现了类似的疗效和安全性结果[125,126]。

然而，尚未有明确证据显示血栓预防可提高患者生存率。在 LIFENOX 研究中，8 307 名患者被随机分配接受依诺肝素组或安慰剂联合梯度压力弹力袜组，以研究两种干预因素对患者 30 天内全因死亡率的主要疗效结果[127]。接受 LMWH 治疗的患者与对照组相比，死亡率无差异（4.9% vs 4.8%），且大出血事件发生率（0.4% vs 0.3%）也无差异。

诸多随机临床试验证明了住院患者血栓预防的安全性、有效性和成本效益，但在内外科住院患者中，尚缺乏适当的、规范的 VTE 预防措施。一项多国家横断面 ENDORSE 研究调查了 68 183 名患者（55% 内科患者和 45% 外科手术患者），只有一半的高危患者（58.5% 外科手术患者和 39.5% 的内科患者）接受了指南认可的 VTE 预防措施[128]。

有助于提高 VTE 预防干预率的措施包括全系统的教育宣教，实时对患者提供 VTE 预防警示，多方面策略比单一干预更有效[129]。

总之，根据最近的指南，低剂量的 UFH、低分子量肝素或磺达肝素对于大多数常见病住院患者是安全有效的预防策略（1B 级）[9]。对于出血患者，IPC 治疗可能会提供类似的预防效果（2C 级）。

23.5 结论

总之，静脉血栓栓塞是最常见的且可预防的造成患者死亡和病痛的原因。对存在 VTE 风险患者，提供适当的 VTE 预防是最高级的安全措施。鉴别存在 VTE 风险患者，并采取适当的预防措施，对降低住院患者 VTE（包括致命性 PE）的发生率是至关重要的。

美国静脉论坛指南 3.7.0：预防深静脉血栓形成

编码	指南	推荐等级（1：强；2：弱）	证据级别（A：高质量；B：中等质量；C：低或极低质量）
3.7.1	当药物引起出血的风险很高时，建议使用非药物的方法预防静脉血栓栓塞，包括弹力袜、间歇气动加压装置、腿抬高和早期活动。每一种都能减少约 20%VTE 的发生	2	C
3.7.2	对于 VTE 风险极高的患者，建议使用非药物学方法与药物相结合方法预防 VTE	2	C
3.7.3	对于 1 个月内发生急性 DVT 患者，如果需要进行紧急手术或其他情况不允许抗凝，我们建议放置下腔静脉滤器	1	B
3.7.4	我们不建议将下腔静脉滤器治疗不加选择地作为创伤患者的主要常规预防措施	2	C
3.7.5	我们建议暂时的、可回收的或可选择的下腔静脉过滤器的适应证与永久的下腔静脉过滤器相同	2	C
3.7.6	在重大关节手术后结合其他预防性治疗，阿司匹林可以适度降低血栓的风险	1	B
3.7.7	对于非常低风险的患者（Caprini 评分为 0），VTE 风险非常低，因此只建议早期活动预防静脉血栓栓塞	1	B
3.7.8	对于低风险患者（Caprini 评分 1~2），我们建议使用间歇性气动加压泵	2	C
3.7.9	对于中危患者（Caprini 评分 3~4），我们建议应用低剂量普通肝素、预防剂量低分子量肝素（LMWH）或间歇气压泵	2	B
3.7.10	对于高危普外科患者（Caprini 评分≥ 5），我们推荐低剂量普通肝素或预防剂量低分子量肝素	1	B
3.7.11	对于接受癌症相关手术的患者，我们建议药物预防延长到术后 4 周	1	B
3.7.12	对于高出血风险外科手术患者，我们建议采用机械预防，而非药物预防	2	C
3.7.13	在全关节置换或髋部骨折手术后，建议预防 VTE 时长为 10 天	1	A

续表

编码	指南	推荐等级（1：强；2：弱）	证据级别（A：高质量；B：中等质量；C：低或极低质量）
3.7.14	对于接受全髋关节置换术的患者，我们推荐 LMWH、磺达肝素（2.5mg/d）或华法林（INR 指标：2.0~3.0）用于预防性方案。RECORD 和 ADVANCE 试验证明，利伐沙班和阿哌沙班都可作为合理的替代药物。而达比加群和依度沙班均未被 FDA 批准用于髋关节置换术后 VTE 的预防	1	B
3.7.15	对于接受全膝关节置换手术的患者，我们推荐 LMWH、磺达肝素（2.5mg/d）或华法林（INR 指标：2.0~3.0）用于预防性方案。RECORD 和 ADVANCE 试验证明，利伐沙班和阿哌沙班都可作为合理的替代药物。而达比加群和依度沙班均未被 FDA 批准用于全膝关节置换术后 VTE 的预防	1	B
3.7.16	对于接受髋部骨折手术的患者，建议使用磺达肝素、LMWH 或华法林作为预防静脉血栓栓塞方案	1	B
3.7.17	对于接受髋部骨折手术的高出血风险患者，建议采用间歇性气压泵	1	C
3.7.18	对于一般疾病的住院患者推荐使用低剂量普通肝素、LMWH 或磺达肝素，是预防静脉血栓栓塞发生的安全有效的预防措施	1	B
3.7.19	对于合并出血的患者，建议采用间歇性气压泵预防血栓形成	2	C

参考文献

● = Key primary paper
★ = Major review article
♦ = Major guideline

●1. Silverstein MD, Heit JA, Mohr DN et al. Trends in the incidence of deep vein thrombosis and pulmonary embolism: A 25-year population-based study. *Arch Intern Med* 1998;158(6):585–93.

●2. Heit JA, O'Fallon WM, Petterson TM et al. Relative impact of risk factors for deep vein thrombosis and pulmonary embolism: A population-based study. *Arch Intern Med* 2002;162:1245–8.

●3. Heit JA, Silverstein MD, Mohr DN et al. Risk factors for deep vein thrombosis and pulmonary embolism: A population-based case–control study. *Arch Intern Med* 2000;160:809–15.

♦4. Kahn SR, Lim W, Dunn AS et al.; American College of Chest Physicians. Prevention of VTE in nonsurgical patients: Antithrombotic Therapy and Prevention of Thrombosis, 9th ed: American College of Chest Physicians Evidence-Based Clinical Practice Guidelines. *Chest* 2012;141(2 Suppl.):e195S–226S.

5. U.S. Census Bureau. Statistical Abstract of the United States: 2012 (131st ed.) Washington, DC, 2011. http://www.census.gov/library/publications/2011/compendia/statab/131ed.html.

6. Lutsey PL, Virnig BA, Durham SB et al. Correlates and consequences of venous thromboembolism: The Iowa Women's Health Study. *Am J Public Health* 2010;100(8):1506–13.

●7. Goldhaber SZ and Tapson VF; DVT FREE Steering Committee. A prospective registry of 5,451 patients with ultrasound-confirmed deep vein thrombosis. *Am J Cardiol* 2004;93:259–62.

8. Flordal PA, Berggvist D, Burmark US et al. Risk factors for major thromboembolism and bleeding tendency after elective general surgical operations. *Eur J Surg* 1996;162:783–9.

♦9. Gould MK, Garcia DA, Wren SM et al.; American College of Chest Physicians. Prevention of VTE in nonorthopedic surgical patients: Antithrombotic Therapy and Prevention of Thrombosis, 9th ed: American College of Chest Physicians Evidence-Based Clinical Practice Guidelines. *Chest* 2012;141(2 Suppl.):e227S–77S.

♦10. Falck-Ytter Y, Francis CW, Johanson NA et al.; American College of Chest Physicians. Prevention of VTE in orthopedic surgery patients: Antithrombotic Therapy and Prevention of Thrombosis, 9th ed: American College of Chest Physicians Evidence-Based Clinical Practice Guidelines. *Chest* 2012;141(2 Suppl.):e278S–325S.

11. Hendolin H, Mattila MAK, and Poikolainen E. The effect of lumbar epidural analgesia on the development of deep vein thrombosis of the legs after open prostatectomy. *Acta Chir Scand* 1981;147:425–29.

12. Fletcher JP and Batiste P. Incidence of deep vein thrombosis following vascular surgery. *Int Angiol* 1997;16:65–8.

●13. Farkas JC, Chapuis C, Combe S et al. A randomized controlled trial of a low-molecular-weight heparin (enoxaparin) to prevent deep-vein thrombosis in patients undergoing vascular surgery. *Eur J Vasc Surg* 1993;7:554–60.

14. Caprini JA, Arcelus JI, Hasty JH, Tamhane AC, and Fabrega F. Clinical assessment of venous thromboembolic risk in surgical patients. *Semin Thromb Hemost* 1991;17(Suppl. 3):304–12.
15. Caprini JA. Risk assessment as a guide for the prevention of the many faces of venous thromboembolism. *Am J Surg* 2010;199(1 Suppl.):S3–10.
16. Bahl V, Hu HM, Henke PK, Wakefield TW, Campbell DA Jr., and Caprini JA. A validation study of a retrospective venous thromboembolism risk scoring method. *Ann Surg* 2010;251:344–50.
17. Caprini DVT Risk Assessment. http://venousdisease.com/caprini-dvt-risk-assessment/.
18. Vandenbroucke JP, Koster T, Briet E et al. Increased risk of venous thrombosis in oral-contraceptive users who are carriers of factor V Leiden mutation. *Lancet* 1994;344:1453–7.
19. Bloemenkamp KW, Rosendaal FR, Helmerhorst FM, and Vandenbroucke JP. Higher risk of venous thrombosis during early use of oral contraceptives in women with inherited clotting defects. *Arch Intern Med* 2000;160:49–52.
20. Pabinger I and Schneider B. Thrombotic risk of women with hereditary antithrombin III-, protein C- and protein S-deficiency taking oral contraceptive medication: The GTH Study Group on Natural Inhibitors. *Thromb Haemost* 1994;71:548–52.
★21. Gomes MP and Deitcher SR. Risk of venous thromboembolic disease associated with hormonal contraceptives and hormone replacement therapy: A clinical review. *Arch Intern Med* 2004;164:1965–76.
22. Lidegaard O, Nielsen LH, Skovlund CW, and Løkkegaard E. Venous thrombosis in users of non-oral hormonal contraception: Follow-up study, Denmark 2001–10. *BMJ* 2012;344:e2990.
23. Curb JD, Prentice RL, Bray PF et al. Venous thrombosis and conjugated equine estrogen in women without a uterus. *Arch Intern Med* 2006;166:772–80.
24. Hulley S, Grady D, Bush T et al. Randomized trial of estrogen plus progestin for secondary prevention of coronary heart disease in postmenopausal women. Heart and Estrogen/progestin Replacement Study (HERS) Research Group. *JAMA* 1998;280:605–13.
25. Cushman M, Kuller LH, Prentice R et al.; Women's Health Initiative Investigators. Estrogen plus progestin and risk of venous thrombosis. *JAMA* 2004;292:1573–80.
26. Herrington DM, Vittinghoff E, Howard TD et al. Factor V Leiden, hormone replacement therapy, and risk of venous thromboembolic events in women with coronary disease. *Arterioscler Thromb Vasc Biol* 2002;22:1012–7.
27. Ros HS, Lichtenstein P, Bellocco R et al. Pulmonary embolism and stroke in relation to pregnancy: How can high-risk women be identified? *Am J Obstet Gynecol* 2002;186:198–203.
28. Danilenko-Dixon DR, Heit JA, Silverstein MD et al. Risk factors for deep vein thrombosis and pulmonary embolism during pregnancy or post partum: A population-based, case–control study. *Am J Obstet Gynecol* 2001;184:104–10.
●29. Heit JA, Kobbervig CE, James AH et al. Trends in the incidence of venous thromboembolism during pregnancy or postpartum: A 30-year population-based study. *Ann Intern Med* 2005;143:697–706.
30. James AH, Jamison MG, Brancazio LR, and Myers ER. Venous thromboembolism during pregnancy and the postpartum period: Incidence, risk factors, and mortality. *Am J Obstet Gynecol* 2006;194:1311–5.
●31. Bernstein CN, Blanchard JF, Houston DS, and Wajda A. The incidence of deep venous thrombosis and pulmonary embolism among patients with inflammatory bowel disease: A population-based cohort study. *Thromb Haemost* 2001;85:430–4.
32. Talbot RW, Heppell J, Dozois RR, and Beart RW Jr. Vascular complications of inflammatory bowel disease. *Mayo Clin Proc* 1986;61:149–5.
33. Miehsler W, Reinisch W, Valic E et al. Is inflammatory bowel disease an independent and disease specific risk factor for thromboembolism? *Gut* 2004;53:542–8.
34. Novacek G, Miehsler W, Kapiotis S et al. Thromboembolism and resistance to activated protein C in patients with inflammatory bowel disease. *Am J Gastroenterol* 1998;115:830–4.
●35. McLeod RS, Geerts WH, Sniderman KW et al.; Canadian Colorectal Surgery DVT Prophylaxis Trial Investigators. Subcutaneous heparin versus low-molecular-weight heparin as thromboprophylaxis in patients undergoing colorectal surgery: Results of the Canadian colorectal DVT prophylaxis trial: A randomized, double-blind trial. *Ann Surg* 2001;233:438–44.
36. Thaler E, Blazar E, Kopsa H et al. Acquired antithrombin III deficiency in patients with glomerular proteinuria. *Hemostasis* 1978;7:257–62.
37. Llach R. Nephrotic syndrome: Hypercoagulability, renal vein thrombosis, and other thromboembolic complications. In: Brenner B and Stein J, eds. *Contemporary Issues in Nephrology*, vol. 9. New York, NY: Churchill-Livingston, 1982, 121–44.
38. Wysokinski WE, Gosk-Bierska I, Greene EL, Grill D, Wiste H, and McBane RD 2nd. Clinical characteristics and long-term follow-up of patients with renal vein thrombosis. *Am J Kidney Dis* 2008;51:224–32.
39. Prandoni P, Lensing AW, Buller HR et al. Deep-vein thrombosis and the incidence of subsequent symptomatic cancer. *N Engl J Med* 1992;327:1128–33.
40. Tafur AJ, Kalsi H, Wysokinski WE et al. The association of active cancer with venous thromboembolism location: A population-based study. *Mayo Clin Proc* 2011;86:25–30.
41. Khorana Risk Score Calculator. http://vtesimplified.ca/khorana-risk-score-calculator.
42. Khorana AA, Kuderer NM, Culakova E, Lyman GH, and Francis CW. Development and validation of

a predictive model for chemotherapy-associated thrombosis. *Blood* 2008;111(10):4902–7.
43. Ten Wolde M, Kraaijenhagen RA, Schiereck J et al. Travel and the risk of symptomatic venous thromboembolism. *Thromb Haemost* 2003;89:499–505.
44. Lapostolle FK, Surget V, Borron SW et al. Severe pulmonary embolism associated with air travel. *N Engl J Med* 2001;345:779–83.
45. Sachdeva A, Dalton M, Amaragiri SV, and Lees T. Graduated compression stockings for prevention of deep vein thrombosis. *Cochrane Database Syst Rev* 2014;(12):CD001484.
•46. Arabi YM, Khedr M, Dara SI et al. Use of intermittent pneumatic compression and not graduated compression stockings is associated with lower incident VTE in critically ill patients: A multiple propensity scores adjusted analysis. *Chest* 2013;144:152–9.
47. Ho KM and Tan JA. Stratified meta-analysis of intermittent pneumatic compression of the lower limbs to prevent venous thromboembolism in hospitalized patients. *Circulation* 2013;128:1003–20.
★48. Zhao JM, He ML, Xiao ZM, Li TS, Wu H, and Jiang H. Different types of intermittent pneumatic compression devices for preventing venous thromboembolism in patients after total hip replacement. *Cochrane Database Syst Rev* 2014;(12):CD009543.
49. Baglin TP, Brush J, and Streiff M; British Committee for Standards in Haematology Writing Group. Guidelines on use of vena cava filters. *Br J Haematol* 2006;134:590–5.
♦50. Jaff MR, McMurtry MS, Archer SL et al.; American Heart Association Council on Cardiopulmonary, Critical Care, Perioperative and Resuscitation, American Heart Association Council on Peripheral Vascular Disease, American Heart Association Council on Arteriosclerosis, Thrombosis and Vascular Biology. Management of massive and submassive pulmonary embolism, iliofemoral deep vein thrombosis, and chronic thromboembolic pulmonary hypertension: A scientific statement from the American Heart Association. *Circulation* 2011;123(16):1788–830.
♦51. Garcia DA, Baglin TP, Weitz JI, and Samama MM; American College of Chest Physicians. Parenteral anticoagulants: Antithrombotic Therapy and Prevention of Thrombosis, 9th ed: American College of Chest Physicians Evidence-Based Clinical Practice Guidelines. *Chest* 2012;141(2 Suppl.):e24S–43S.
♦52. Linkins LA, Dans AL, Moores LK et al.; American College of Chest Physicians. Treatment and prevention of heparin-induced thrombocytopenia: Antithrombotic Therapy and Prevention of Thrombosis, 9th ed: American College of Chest Physicians Evidence-Based Clinical Practice Guidelines. *Chest* 2012;141(2 Suppl.):e495S–530S.
53. Turpie AG, Eriksson BI, Lassen MR, and Bauer KA. Fondaparinux, the first selective factor Xa inhibitor. *Curr Opin Hematol* 2003;10:327–32.
54. Ageno W, Gallus AS, Wittkowsky A, Crowther M, Hylek EM, and Palareti G; American College of Chest Physicians. Oral anticoagulant therapy: Antithrombotic Therapy and Prevention of Thrombosis, 9th ed: American College of Chest Physicians Evidence-Based Clinical Practice Guidelines. *Chest* 2012;141(2 Suppl.):e44S–88S.
55. Prevention of pulmonary embolism and deep vein thrombosis with low dose aspirin: Pulmonary Embolism Prevention (PEP) trial. *Lancet* 2000;355(9212):1295–302.
56. Ginsberg JS, Nurmohamed MT, Gent M et al. Use of Hirulog in the prevention of venous thrombosis after major hip or knee surgery. *Circulation* 1994;90:2385–9.
57. *Product Information: PRADAXA® Oral Capsules, Dabigatran Etexilate Mesylate Oral Capsules.* Boehringer Ingelheim Pharmaceuticals, Inc., Ridgefield, CT, 2014.
•58. Eriksson BI, Dahl OE, Rosencher N et al.; RE-MODEL Study Group. Oral dabigatran etexilate vs. subcutaneous enoxaparin for the prevention of venous thromboembolism after total knee replacement: The RE-MODEL randomized trial. *J Thromb Haemost* 2007;5:2178–85.
•59. Eriksson BI, Dahl OE, Rosencher N et al.; RE-NOVATE Study Group. Dabigatran etexilate versus enoxaparin for prevention of venous thromboembolism after total hip replacement: A randomised, double-blind, non-inferiority trial. *Lancet* 2007;370:949–56.
•60. Eriksson BI, Dahl OE, Huo MH et al.; RE-NOVATE II Study Group. Oral dabigatran versus enoxaparin for thromboprophylaxis after primary total hip arthroplasty (RE-NOVATE II*). A randomised, double-blind, non-inferiority trial. *Thromb Haemost* 2011;105:721–9.
61. Ginsberg JS, Davidson BL, Comp PC et al. Oral thrombin inhibitor dabigatran etexilate vs North American enoxaparin regimen for prevention of venous thromboembolism after knee arthroplasty surgery. *J Arthroplasty* 2009;24:1–9.
62. *Product Information: XARELTO® Oral Tablets, Rivaroxaban Oral Tablets.* Janssen Pharmaceuticals, Inc., Titusville, NJ, 2013.
63. Eriksson BI, Borris LC, Friedman RJ et al.; RECORD1 Study Group. Rivaroxaban versus enoxaparin for thromboprophylaxis after hip arthroplasty. *N Engl J Med* 2008;358:2765–75.
•64. Kakkar AK, Brenner B, Dahl OE et al.; RECORD2 Investigators. Extended duration rivaroxaban versus short-term enoxaparin for the prevention of venous thromboembolism after total hip arthroplasty: A double-blind, randomised controlled trial. *Lancet* 2008;372:31–9.
65. Lassen MR, Ageno W, Borris LC et al.; RECORD3 Investigators. Rivaroxaban versus enoxaparin for thromboprophylaxis after total knee arthroplasty. *N Engl J Med* 2008;358:2776–86.
66. Turpie AG, Lassen MR, Davidson BL et al.; RECORD4 Investigators. Rivaroxaban versus enoxaparin for thromboprophylaxis after total knee arthroplasty (RECORD4): A randomised trial. *Lancet* 2009;373:1673–80.
67. *Product Information: ELIQUIS® Oral Tablets,*

Apixaban Oral Tablets. Bristol-Myers Squibb Company and Pfizer, Inc., Princeton, NJ, 2015.
68. Lassen MR, Raskob GE, Gallus A, Pineo G, Chen D, and Portman RJ. Apixaban or enoxaparin for thromboprophylaxis after knee replacement. *N Engl J Med* 2009;361:594–604.
•69. Lassen MR, Raskob GE, Gallus A, Pineo G, Chen D, and Hornick P; ADVANCE-2 Investigators. Apixaban versus enoxaparin for thromboprophylaxis after knee replacement (ADVANCE-2): A randomised double-blind trial. *Lancet* 2010;375:807–15.
70. Lassen MR, Gallus A, Raskob GE, Pineo G, Chen D, and Ramirez LM; ADVANCE-3 Investigators. Apixaban versus enoxaparin for thromboprophylaxis after hip replacement. *N Engl J Med* 2010;363:2487–98.
•71. Efficacy and safety of enoxaparin versus unfractionated heparin for prevention of deep vein thrombosis in elective cancer surgery: A double-blind randomized multicentre trial with venographic assessment. ENOXACAN Study Group. *Br J Surg* 1997;84:1099–103.
•72. McLeod RS, Geerts WH, Sniderman KW et al.; Canadian Colorectal Surgery DVT Prophylaxis Trial Investigators. Subcutaneous heparin versus low-molecular-weight heparin as thromboprophylaxis in patients undergoing colorectal surgery: Results of the Canadian colorectal DVT prophylaxis trial: A randomized, double-blind trial. *Ann Surg* 2001;233:438–44.
73. Simonneau G, Laporte S, Mismetti P et al.; FX140 Study Investigators. A randomized study comparing the efficacy and safety of nadroparin 2850 IU (0.3 mL) vs. enoxaparin 4000 IU (40 mg) in the prevention of venous thromboembolism after colorectal surgery for cancer. *J Thromb Haemost* 2006;4:1693–700.
74. Olin JW, Graor RA, O'Hara P, and Young JR. The incidence of deep venous thrombosis in patients undergoing abdominal aortic aneurysm resection. *J Vasc Surg* 1993;18:1037–41.
75. Hollyoak M, Woodruff P, Muller M, Daunt N, and Weir P. Deep venous thrombosis in postoperative vascular surgical patients: A frequent finding without prophylaxis. *J Vasc Surg* 2001;34:656–60.
76. Francis CW, Pellegrini VD Jr., Totterman S et al. Prevention of deep-vein thrombosis after total hip arthroplasty. Comparison of warfarin and dalteparin. *J Bone Joint Surg Am* 1997;79:1365–72.
•77. Hull RD, Pineo GF, Francis C et al. Low-molecular-weight heparin prophylaxis using dalteparin in close proximity to surgery vs warfarin in hip arthroplasty patients: A double-blind, randomized comparison. The North American Fragmin Trial Investigators. *Arch Intern Med* 2000;160:2199–207.
78. RD Heparin Arthroplasty Group. RD heparin compared with warfarin for prevention of venous thromboembolic disease following total hip or knee arthroplasty. *J Bone Joint Surg Am* 1994;76:1174–85.
79. Hull R, Raskob G, Pineo G et al. A comparison of subcutaneous low-molecular-weight heparin with warfarin sodium for prophylaxis against deep-vein thrombosis after hip or knee implantation. *N Engl J Med* 1993;329:1370–6.
80. Hamulyak K, Lensing AW, van der Meer J et al. Subcutaneous low-molecular weight heparin or oral anticoagulants for the prevention of deep-vein thrombosis in elective hip and knee replacement? Fraxiparine Oral Anticoagulant Study Group. *Thromb Haemost* 1995;74:1428–31.
81. Turpie AG, Bauer KA, Eriksson BI, and Lassen MR; PENTATHALON 2000 Study Steering Committee. Postoperative fondaparinux versus postoperative enoxaparin for prevention of venous thromboembolism after elective hip-replacement surgery: A randomised double-blind trial. *Lancet* 2002;359:1721–6.
•82. Lassen MR, Bauer KA, Eriksson BI, and Turpie AG; European Pentasaccharide Elective Surgery Study (EPHESUS) Steering Committee. Postoperative fondaparinux versus preoperative enoxaparin for prevention of venous thromboembolism in elective hip-replacement surgery: A randomised double-blind comparison. *Lancet* 2002;359:1715–20.
83. Robinson KS, Anderson DR, Gross M et al. Ultrasonographic screening before hospital discharge for deep venous thrombosis after arthroplasty: The Post-Arthroplasty Screening Study. A randomized, controlled trial. *Ann Intern Med* 1997;127:439–45.
84. Lieberman JR, Sung R, Dorey F et al. Low-dose warfarin prophylaxis to prevent symptomatic pulmonary embolism after total knee arthroplasty. *J Arthroplasty* 1997;12:180–4.
85. Hull RD, Raskob GE, Pineo GF et al. Subcutaneous low-molecular-weight heparin vs warfarin for prophylaxis of deep vein thrombosis after hip or knee implantation. An economic perspective. *Arch Intern Med* 1997;157:298–303.
86. Heit JA, Berkowitz SD, Bona R et al. Efficacy and safety of low molecular weight heparin (ardeparin sodium) compared to warfarin for the prevention of venous thromboembolism after total knee replacement surgery: A double-blind, dose-ranging study. Ardeparin Arthroplasty Study Group. *Thromb Haemost* 1997;77:32–8.
87. Hull R, Raskob G, Pineo G et al. A comparison of subcutaneous low-molecular-weight heparin with warfarin sodium for prophylaxis against deep-vein thrombosis after hip or knee implantation. *N Engl J Med* 1993;329:1370–6.
88. Colwell CW Jr., Kwong LM, Turpie AG, and Davidson BL, Flexibility in administration of fondaparinux for prevention of symptomatic venous thromboembolism in orthopaedic surgery. *J Arthroplasty* 2006;21:36–45.
89. Turpie AG, Bauer KA, Eriksson BI, and Lassen MR, Fondaparinux vs enoxaparin for the prevention of venous thromboembolism in major orthopedic surgery: A meta-analysis of 4 randomized double-blind studies. *Arch Intern Med* 2002;162:1833–40.
90. Eriksson BI, Bauer KA, Lassen MR, and Turpie AG;

Steering Committee of the Pentasaccharide in Hip-Fracture Surgery Study. Fondaparinux compared with enoxaparin for the prevention of venous thromboembolism after hip-fracture surgery. *N Engl J Med* 2001;345:1298–304.

★91. Douketis JD, Eikelboom JW, Quinlan DJ et al. Short-duration prophylaxis against venous thromboembolism after total hip or knee replacement: A meta-analysis of prospective studies investigating symptomatic outcomes. *Arch Intern Med* 2002;162:1465–71.

★92. Eikelboom JW, Quinlan DJ, and Douketis JD. Extended-duration prophylaxis against venous thromboembolism after total hip or knee replacement: A meta-analysis of the randomised trials. *Lancet* 2001;358:9–15.

93. Kearon C. Duration of venous thromboembolism prophylaxis after surgery. *Chest* 2003;124(Suppl.):386S–92S.

94. Chan AT, Atiemo A, Diran LK et al. Venous thromboembolism occurs frequently in patients undergoing brain tumor surgery despite prophylaxis. *J Thromb Thrombolysis* 1999;8:139–42.

95. Ruff RL and Posner JB, Incidence and treatment of peripheral venous thrombosis in patients with glioma. *Ann Neurol* 1983;3:334–6.

96. Goldhaber SZ, Dunn K, Gerhard-Herman M et al. Low rate of venous thromboembolism after craniotomy for brain tumor using multimodality prophylaxis. *Chest* 2002;122:1933–7.

97. Danish SF, Burnett MG, Ong JG, Sonnad SS, Maloney-Wilensky E, and Stein SC. Prophylaxis for deep venous thrombosis in craniotomy patients: A decision analysis. *Neurosurgery* 2005;56(6):1286–92.

98. Macdonald RL, Amidei C, Baron J et al. Randomized, pilot study of intermittent pneumatic compression devices plus dalteparin versus intermittent pneumatic compression devices plus heparin for prevention of venous thromboembolism in patients undergoing craniotomy. *Surg Neurol* 2003;59:363–72.

99. White RH, Zhou H, and Romano PS. Incidence of symptomatic venous thromboembolism after different elective or urgent surgical procedures. *Thromb Haemost* 2003;90(3):446–55.

100. Consortium for Spinal Cord Medicine. Prevention of thromboembolism in spinal cord injury. *J Spinal Cord Med* 1997;20:259–83.

101. Attia J, Ray JG, Cook DJ et al. Deep vein thrombosis and its prevention in critically ill adults. *Arch Intern Med* 2001;161:1268–79.

102. Spinal Cord Injury Thromboprophylaxis Investigators. Prevention of venous thromboembolism in the acute treatment phase after spinal cord injury: A randomized, multicenter trial comparing low-dose heparin plus intermittent pneumatic compression with enoxaparin. *J Trauma* 2003;54:1116–24.

103. Brach BB, Moser KM, Cedar L et al. Venous thrombosis in acute spinal cord paralysis. *J Trauma* 1977;17:289–92.

104. Rossi EC, Green D, Rosen JS et al. Sequential changes in factor VIII and platelets preceding deep vein thrombosis in patients with spinal cord injury. *Br J Haematol* 1980;45:143–51.

105. Myllynen P, Kammonen M, Rokkanen P et al. Deep venous thrombosis and pulmonary embolism in patients with acute spinal cord injury: A comparison with nonparalyzed patients immobilized due to spinal fractures. *J Trauma* 1985;25:541–3.

106. Petaja J, Myllynen P, Rokkanen P, and Nokelainen M. Fibrinolysis and spinal injury: Relationship to posttraumatic deep vein thrombosis. *Acta Chir Scand* 1989;155:241–6.

107. Geerts WH, Code KI, Jay RM et al. A prospective study of venous thromboembolism after major trauma. *N Engl J Med* 1994;331:1601–6.

108. Waring WP and Karunas RS. Acute spinal cord injuries and the incidence of clinically occurring thromboembolic disease. *Paraplegia* 1991;29:8–16.

109. DeVivo MJ, Krause JS, and Lammertse DP. Recent trends in mortality and causes of death among persons with spinal cord injury. *Arch Phys Med Rehabil* 1999;80:1411–19.

110. Paciaroni M, Ageno W, and Agnelli G. Prevention of venous thromboembolism after acute spinal cord injury with low-dose heparin or low-molecular-weight heparin. *Thromb Haemost* 2008;99(5):978–80.

111. Marciniak CM, Kaplan J, Welty L, and Chen D. Enoxaparin versus tinzaparin for venous thromboembolic prophylaxis during rehabilitation after acute spinal cord injury: A retrospective cohort study comparing safety and efficacy. *PMR* 2012;4:11–7.

112. Geerts WH, Code KI, Jay RM et al. A prospective study of venous thromboembolism after major trauma. *N Engl J Med* 1994;331:1601–6.

113. Iskander GA, Nelson RS, Morehouse DL et al. Incidence and propagation of infrageniculate deep venous thrombosis in trauma patients. *J Trauma* 2006;61:695–700.

●114. Geerts WH, Jay RM, Code KI et al. A comparison of low-dose heparin with low-molecular-weight heparin as prophylaxis against venous thromboembolism after major trauma. *N Engl J Med* 1996;335:701–7.

●115. Ginzburg E. Cohn SM, Lopez J et al.; Miami Deep Vein Thrombosis Study Group. Randomized clinical trial of intermittent pneumatic compression and low molecular weight heparin in trauma. *Br J Surg* 2003;90:1338–44.

116. Antevil JL, Sise MJ, Sack DI et al. Retrievable vena cava filters for preventing pulmonary embolism in trauma patients: A cautionary tale. *J Trauma* 2006;60:35–40.

117. Vandermeulen EP, Van Aken H, and Vermylen J. Anticoagulants and spinal–epidural anesthesia. *Anesth Analg* 1994;79:1165–77.

118. Horlocker TT and Heit JA. Low molecular weight heparin: Biochemistry, pharmacology, periop-

erative prophylaxis regimens, and guidelines for regional anesthetic management. *Anesth Analg* 1997;85:874–85.

119. Wysowski DK, Talarico L, Bacsanyi J, and Botstein P. Spinal and epidural hematoma and low-molecular-weight heparin. *N Engl J Med* 1998;338:1774–5.
120. Kamran SI, Downey D, and Ruff RL. Pneumatic sequential compression reduces the risk of deep vein thrombosis in stroke patients. *Neurology* 1998;50:1683–8.
121. CLOTS (Clots in Legs Or sTockings after Stroke) Trials Collaboration; Dennis M, Sandercock P, Reid J, Graham C, Forbes J, and Murray G. Effectiveness of intermittent pneumatic compression in reduction of risk of deep vein thrombosis in patients who have had a stroke (CLOTS 3): A multicentre randomised controlled trial. *Lancet* 2013;382:516–24.
♦122. Jauch EC, Saver JL, Adams HP Jr. et al.; American Heart Association Stroke Council, Council on Cardiovascular Nursing, Council on Peripheral Vascular Disease, Council on Clinical Cardiology. Guidelines for the early management of patients with acute ischemic stroke: A guideline for healthcare professionals from the American Heart Association/American Stroke Association. *Stroke* 2013;44(3):870–947.
123. Wu TC, Kasam M, Harun N et al. Pharmacological deep vein thrombosis prophylaxis does not lead to hematoma expansion in intracerebral hemorrhage with intraventricular extension. *Stroke* 2011 Mar;42(3):705–9.
124. Samama MM, Cohen AT, Darmon JY et al. A comparison of enoxaparin with placebo for the prevention of venous thromboembolism in acutely ill medical patients. Prophylaxis in Medical Patients with Enoxaparin Study Group. *N Engl J Med* 1999;341:793–800.
•125. Leizorovicz A1, Cohen AT, Turpie AG, Olsson CG, Vaitkus PT, and Goldhaber SZ; PREVENT Medical Thromboprophylaxis Study Group. Randomized, placebo-controlled trial of dalteparin for the prevention of venous thromboembolism in acutely ill medical patients. *Circulation* 2004;110(7):874–9.
•126. Cohen AT, Davidson BL, Gallus AS et al.; ARTEMIS Investigators. Efficacy and safety of fondaparinux for the prevention of venous thromboembolism in older acute medical patients: Randomised placebo controlled trial. *BMJ* 2006;332(7537):325–9.
127. Kakkar AK, Cimminiello C, Goldhaber SZ, Parakh R, Wang C, and Bergmann JF; LIFENOX Investigators. Low-molecular-weight heparin and mortality in acutely ill medical patients. *N Engl J Med* 2011;365(26):2463–72.
•128. Cohen AT, Tapson VF, Bergmann JF et al.; ENDORSE Investigators. Venous thromboembolism risk and prophylaxis in the acute hospital care setting (ENDORSE study): A multinational cross-sectional study. *Lancet* 2008;371(9610):387–94.
129. Kahn SR, Morrison DR, Cohen JM et al. Interventions for implementation of thromboprophylaxis in hospitalized medical and surgical patients at risk for venous thromboembolism. *Cochrane Database Syst Rev* 2013;(7):CD008201.

24

胸廓出口综合征导致的锁骨下 - 腋静脉血栓

24.1 介绍

锁骨下 - 腋静脉血栓（Paget-Schroetter 综合征）是静脉型胸廓出口综合征（venous thoracic outlet syndrome，VTOS）中最常见的临床表现。锁骨下静脉穿过由第一肋及锁骨构成的胸廓开口的前缘，第一肋及锁骨彼此通过肋锁韧带及锁骨下肌互相连接，并且都连结于胸骨（图 24.1 和图 24.2）。

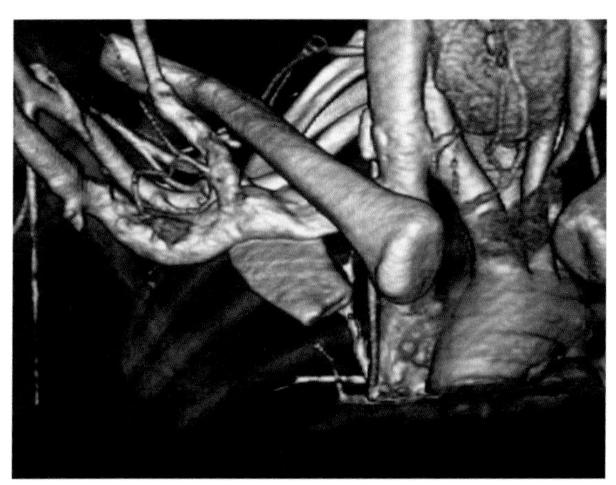

图 24.1 图示一名右侧静脉型胸廓出口综合征患者的 CT 重建，展示了位于胸廓出口前缘的压迫点（位于被压迫的静脉上方的"缺如"为减掉的锁骨下肌，显示了这一解剖结构的重要性）。注意右臂处于上举的姿势。（摘自 Illig KA et al. Ann Vasc Surg 2015；29：698-703；Glass C. VTOS in the patient requiring chronic hemodialysis access. In：Illig KA，Thompson RW，Freischlag JA，Donahue DD，Jordan SE，Edgelow PI，eds. Thoracic Outlet Syndrome，Springer-Verlag，London，2013，355-9.）

在某些情况下，此处的静脉可能有慢性损伤，最常见的例子为某些体育运动需要将上肢抬高于头部，从而导致静脉血栓，这种临床症状被称为"肌紧张后血栓形成"[1]。

曾经，锁骨下 - 腋静脉血栓被认为仅是单纯的深静脉血栓形成，治疗方法也只局限于抗凝和患肢抬高。然而不良的预后证明了这种保守治疗策略的错误。在接受此类治疗的患者中，25%~77% 的患者有慢性功能障碍及持续性的上肢静脉闭塞症状，6%~15% 的急性栓塞患者会发生肺动脉栓塞[1-5]。因为保守治疗的种种弊端，加州大学洛杉矶分校的 Herbert Machleder 及其他医生开始尝试更为积极的治疗手段，例如导管溶栓（catheter-directed thrombolysis，CDT）。现在，导管溶栓已经成为急性血栓（发病 14 天以

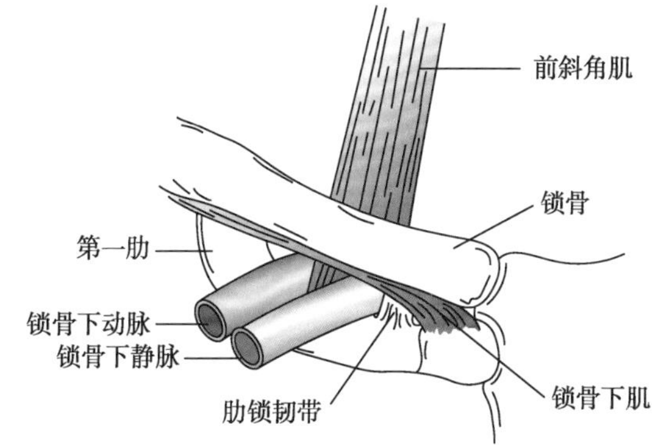

图 24.2 图示胸廓出口前部（肋锁关节）右侧，显示了锁骨下静脉作为由锁骨和第一肋构成的杠杆的支点。注意锁骨下肌和肋锁韧带的近端。（摘自 Sanders RJ，Haug CE. *Thoracic Outlet Syndrome：A Common Sequela of Neck Injuries.* Philadelphia，PA：JB Lippincott，1991，237.）

内)患者的标准治疗方案[6,7]。尽管在最初的 Machleder 治疗方案中,溶栓治疗 6~12 周之后才行肋骨切除术。但是当今普遍的观点认为,无论是第一肋切除术还是对肋锁关节(costoclavicular junction,CCJ)畸形的干预都应在溶栓后尽快开始,以降低血栓再发的概率[8,9]。

24.2 溶栓

24.2.1 适应证

大部分学者认为任何自发性的急性锁骨下 - 腋静脉血栓都代表了 VTOS 的存在,并且应该采取积极的治疗策略。当代治疗技术可以直接向栓子缓慢注入溶栓药物,同时使出血风险降至最低。CDT 的治疗效果高度依赖于血栓的新鲜程度。据最新的文献报道,对于锁骨下 - 腋静脉的急性近全闭塞性血栓,CDT 可以取得良好的效果,同时出血的风险较低[1,10]。相反的,在现有技术条件下,清除陈旧性血栓(超过 14 天)会比较困难。因此,血栓症状产生后尽快(几天至一周)开始溶栓治疗对预后至关重要。

很多患者在症状发生后较晚才就医(或在转诊于 VTOS 专家之前仅进行过抗凝治疗)。对于这类患者,尽管不少医生尝试溶栓,但是 Freischlag 和同事们通过抗凝及第一肋切除术依然展现了良好的远期预后效果。这种治疗方案的原理在于让血管获得松解,进而达到更多的管腔获取[11,12]。

24.2.2 技术特点

在溶栓开始前,应通过中心静脉造影评估锁骨下 - 腋静脉的闭塞状况。深静脉(任意一条肱静脉或贵要静脉)的置管是进行静脉造影前必要的一步;头静脉入路一般难以处理头静脉弓以外的血栓。治疗中,首先是导丝通过血栓部位,重新进入正常静脉(通常是无名静脉);再次强调的是,与陈旧血栓相比,导丝通过新鲜血栓会更容易。

一旦导丝通过闭塞段,即可行传统或药物机械溶栓。传统溶栓通常使用重组组织型纤溶酶原启动剂(recombinant tissue plasminogen activator,tPA),速度为 1mg/h,同时配合使用小剂量的肝素。患者不需反复行实验室检查。溶栓开始后 12~24 小时可再次行静脉造影评估溶栓效果。临床症状的缓解一般提示着溶栓成功。另一种溶栓方式是通过药物机械吸栓。有比较令人满意效果的产品有 AngioJet(Medrad,Inc.,Warrendale,PA),这种产品通过 tPA 对血栓进行预处理(在 PowerPulse 模式下),之后利用文丘里效应(Venturi-effect)将血栓吸除。如果减容成功,并且还有部分血栓残留,可应用传统溶栓方法继续进行溶栓。其他药物或机械溶栓包括 Trerotola 经皮血栓切除装置(percutaneous thrombectomy device,Arrow International,Reading,PA)。这种装置先向血栓注入溶栓药然后将其切除。另一种为 Trellis 外周灌注系统(bacchus vascular,santa clara,CA),这种装置于血栓近远端释放球囊后,再行溶栓吸栓操作,相较之下可以减少栓子脱落所致栓塞的概率。尽管以上几种装置看起来都可以取得不错的疗效,然而其相互之间并没有哪一种方法 / 手段取得的疗效能独占上风。

一旦所有的血栓都被清除,应以血栓形成前的状况来重新评估静脉状况。通常来说,静脉于肋锁关节处会有因反复受损而导致的遗留狭窄(图 24.3)。少数情况下,静脉造影会显示形态正常的静脉。然而,应该将上肢变换为高于头部的位置,再次造影通常可以发现之前未发现的静脉压迫。如果静脉造影结果提示正常,还可以通过血管腔内超声或通过与血管尺寸适配的球囊来分辨管腔狭窄。在溶栓治疗后,如果确实无明确压迫或静脉狭窄,可不行第一肋切除术。在这种情况下,尽管概率相对较低,应积极寻找造成血栓的其他原因(外伤,近期静脉置管史或高凝状态)。在绝大部分病例中都会发现外源性压迫及残余的静脉狭窄,在这种情况下,普遍的意见认为应行第一肋切除术。

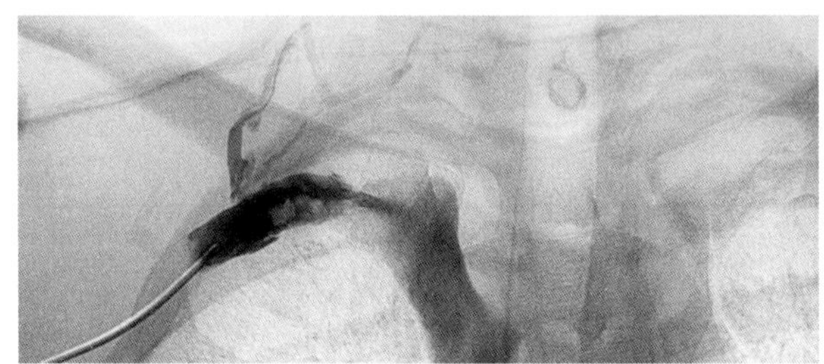

图 24.3 图示为对一名 20 岁的棒球选手的静脉造影。展示了既往完全血栓闭塞的静脉,通过 24 小时 CDT 后重新管腔化。这名患者在停用肝素后 2 天进行了第一肋切除术

24.3 溶栓后的处理:对外源性压迫的治疗

血栓在部分或完全溶解之后,治疗者必须考虑另外两个造成血栓的因素:原发性骨性压迫所致的外源性狭窄及静脉残余狭窄。

原发性狭窄通常为锁骨及第一肋构成的肋锁关节卡压锁骨下静脉所造成的(图 24.1 和图 24.2),少数原因为颈肋、增生的前斜角肌、过长的第七颈椎棘突或者增生的锁骨下肌所造成的。在这种情况下,支架的径向支撑力往往不够[1],因此需行手术以达到骨性减压。尽管锁骨切除术有着极低的死亡率[13],但最简单及美观的治疗手段仍然首选第一肋切除。一种观点认为,首次发生血栓的患者可以不行肋骨切除术[14],然而不可忽视的是,当骨性卡压是造成静脉阻塞的首要因素时,30% 的患者会在短期内有反复发作的血栓[7]。近期的 meta 分析显示,在溶栓成功后切除肋骨能显著提高预后[15],这一方案已成为当前的主流。

尽管以前的治疗方案提倡在血栓发生 3 个月后进行治疗,用此段时间来治疗感染、评估静脉状态以及它们对患者的影响。然而现行的观点主张在血栓发生后的几小时至几天内进行早期干预[1]。据估计,将近三分之一接受旧治疗方案的患者有反复发生的血栓,早期干预方案有显著的安全性。

对于亚急性和慢性锁骨下 - 腋静脉血栓形成的患者,

在急性期数月后，有数据显示，即使没有进行溶栓或溶栓效果不良，切除第一肋仍有可能利于预后。Freischlag 和同事回顾性地评估了这种情况下行第一肋切除术的预后[12]。从第一次就医至肋骨切除术的平均时间在已经接受过腔内血管干预的患者中为 3.8 个月，在只接受过抗凝治疗的患者中为 6.2 个月。在肋骨切除术后的一年间，91% 的患者症状缓解并且静脉管腔开通（通过超声确认）。文章的作者认为第一肋切除术可能帮助慢性阻塞的静脉再管腔化。

第一肋切除术有数种术式：腋下、锁骨下和锁骨上入路。

腋下入路[16]的优势在于可以直接暴露肋锁关节及静脉压迫区域。同时，在外源性静脉压迫的情况下，这种入路允许术者在必要时行静脉溶栓。另外，腋下入路的切口在美观性上具有无可比拟的优势。尽管如此，此种入路的适应证局限在需要广泛重建静脉的患者并且有损伤胸长神经的风险。

在使用锁骨下入路时，可以为肋锁关节减压[17]。这可以使需要重建的静脉及第一肋前缘完全暴露。其他优势包括：尽可能少的牵拉臂丛、膈神经和静脉胸廓出口综合征所并不涉及的锁骨下动脉，还可以让患者保持平卧位以方便进行静脉造影及溶栓。

24.4 溶栓后的处理：对先天性锁骨下静脉畸形的治疗

一旦肋骨被移除后，应该在上肢内收及外展位时分别行静脉造影。一部分患者在两种上肢体位造影都没有锁骨下静脉异常，这类患者可以口服抗凝药 3~6 个月。任何外源性压迫在术中都应解决，但是大部分患者都有残余锁骨下静脉狭窄。这种情况下必须要解决的核心问题是：是否要处理锁骨下静脉。目前为止还没有相关的研究数据。大部分指南的制定都是基于症状的严重程度，患有持续性静脉栓塞、运动性强和 / 或体力职业的患者需要在成功溶栓后进一步对静脉进行干预。

胸廓出口减压术后，治疗残余锁骨下静脉狭窄的手段包括经皮腔内血管成形术（percutaneous transluminal angioplasty，PTA）、静脉补片成形术（open patch venoplasty）或静脉旁路术（venous bypass）。一些专家建议在残余狭窄大于 50% 的时候应用球囊扩展成形术或支架成形术[18]。球囊扩展成形术对于解决肋锁关节处的纤维性狭窄通常效果欠佳，通常需要球囊扩张压力维持在 10 个大气压。图 24.4 所示的静脉造影展示了一名进行了溶栓和第一肋切除后的患者，再次行经皮球囊血管成形术，但仅轻微地改善了症状。一年后，患者因为更严重的静脉阻塞症状而再次就诊并行支架置入术（图 24.5），图片展示了未经球囊后扩的支架。值得注意的是，支架不应在进行减压手术前置入，因为支架会被置于锁骨和第一肋的压迫之下而导致断裂，继而导致反复发作的栓塞。胸廓出口减压术后，尽管经球囊扩展成形术治疗，残余狭窄仍然存在时置入支架或许会更加安全。然而，一些数据提示支架置入术导致的治疗失败概率高于未经支架置入的患者[19]。

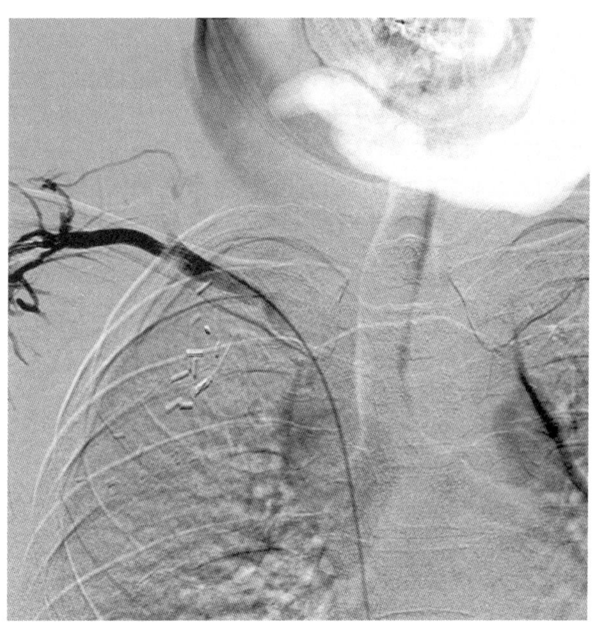

图 24.4 图示经过溶栓和第一肋切除术后的患者，静脉造影示因为长期损伤导致的锁骨下静脉残余狭窄。这名患者后经球囊血管成形术的治疗，部分缓解了症状

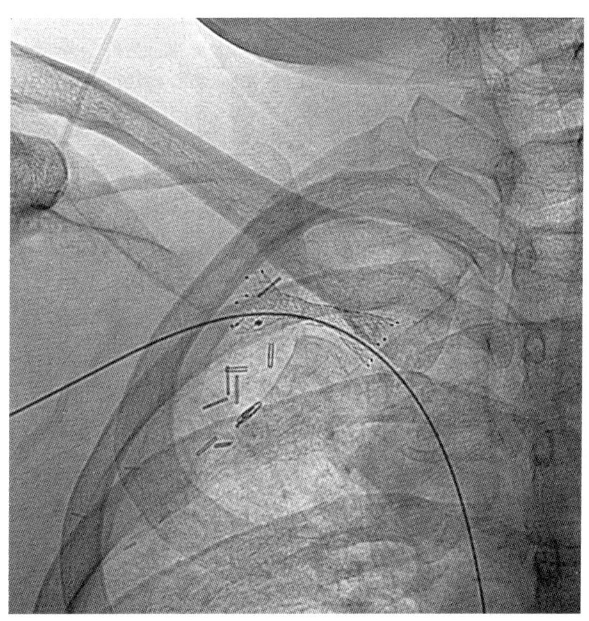

图 24.5 中所示的患者 1 年后因更为严重的静脉阻塞症状而再次就诊，尽管静脉管腔通畅但是严重狭窄。经支架置入术（图示未经球囊后扩）治疗后取得了良好的远期效果

随着溶栓和第一肋切除术后行腔内治疗的增多，开放手术修复锁骨下静脉的需求日益降低。开放性修复成为腔内治疗失败后的备选方案。

尽管导丝可以通过闭塞段，同时溶栓导管可以直接向闭塞段注入溶栓药，然而因为某些罕见的生理或解剖因素，溶栓治疗可能效果并不显著。患者如果伴有严重的症状，可以行更为积极的干预。这类情况可行股静脉旁路移植术、大隐静脉旁路移植术 / 补片修补术，偶尔也可行人工血管置换术。关于后者的血管通畅率的数据还很少，但是依本章作者的观点，人工血管并不适合此类情况。颈静脉也可以作为栓塞的锁骨下静脉的桥血管。以上所有的术式通常都需要通过锁骨上入路来大面积暴露术野。有两种术式可供选择，一种是较易被接受的锁骨部分切除术[13]，另一种是因 Molina 率先报道的而流传开来的第一肋间隙限制性胸骨切除术（limited first interspaced sternotomy）伴"锁骨旋转"（图 24.6）[20]。

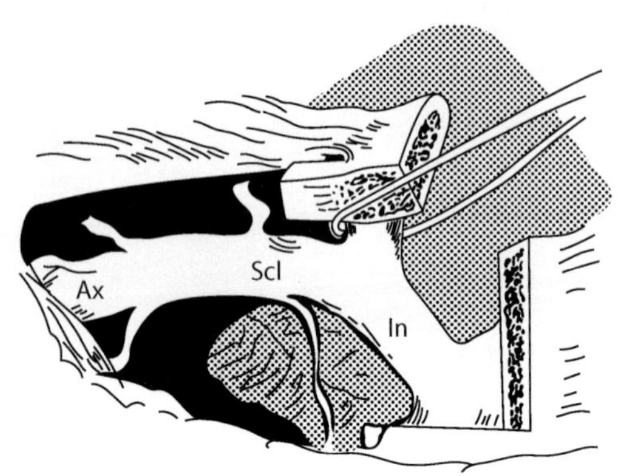

图 24.6 通过行经第一肋间隙胸骨切开术（肋骨切除后）并且将离断结构向头端翻转后（图中右侧），可以广泛暴露腋静脉、颈静脉和无名静脉。值得注意的是胸锁关节保持了完整。最后，通过两个垂直方向的胸骨钢丝来闭合胸骨。Ax：腋静脉；In：无名静脉；Scl 锁骨下静脉。（摘自 Molina JE. *J Vasc Surg* 1998；27：576-81.）

目前没有可靠数据指明何时应行静脉修补。有些专家建议在任何情况下都应行静脉修补术[10]，尽管当前大部分外科医生反对在没有严重症状及残余狭窄的情况下进行干预。理论上来说，这条共识的一个重要例外为：患者患有同侧肢体动静脉瘘同时伴有肋锁关节狭窄。在这种情况下，静脉血液流速远远大于 VTOS（1 000~2 000ml/min 对大约 80ml/min），这种高流速造成的涡流大为增加了内膜增生的概率。尽管没有有关此类情况的数据，本章作者相信这种情况下应首先解决关节狭窄[21,22]。

抗凝

在锁骨下 - 腋静脉血栓患者中，只有 6%~15% 的患者处于高凝状态。但是受血栓病变累及的静脉会更易复发血栓。因此应在术后进行全疗程的肝素抗凝治疗以防止血栓复发。术后首先应给予患者依诺肝素钠或静脉输注肝素并逐渐过渡至华法林。尽管目前没有数据支持，治疗时还可以选用凝血酶直接抑制剂（达比加群）或选择性凝血因子 X 抑制剂（利伐沙班或阿哌沙班）。患者术后需持续抗凝 3~6 个月，并用超声进行复查。

24.5 预后

Molina 及同事报道了 114 例因 Effort 综合征所导致的锁骨下静脉血栓。其中有 97 名患者在血栓形成后及时就医并在开放手术后立即进行溶栓治疗，这些患者都取得了良好的预后（血管再通及恢复正常管径）。这些患者接受了第一肋中段切除术和 / 或（绝大部分患者）部分正中胸骨切开术。静脉重建通常通过行静脉补片成形术。其中 7 名患者需行球囊血管成形术及支架置入术。早期血管再通率为 100%。如果患者就诊较晚，手术的成功率只有 29%[10].

达特茅斯大学的团队回顾了从 1988 至 2008 年的 36 名锁骨下 - 腋静脉血栓的患者。1 年和 5 年的通畅率分别为 100% 和 95%。7 名患者需要再次临床干预，其中 4 名患者延长了溶栓治疗的时间，2 名患者接受了支架置入术，1 名患者接受静脉成形术[18]。

Urschel 和 Patel 发表了关于锁骨下 - 腋静脉血栓样本量最大的报告。608 名患者被纳入研究。大部分患者在血栓发生 6 周之内接受了溶栓和胸廓出口减压手术。尽管血管通畅率并没有报道，97% 的患者预后优良。相反的，在 36 名患者中，仅有 16 名只接受了抗凝治疗的患者有优良的预后，72% 的患者因为反复发作的症状而需要后续的手术减压治疗。发病 6 周后就诊并且尝试接受溶栓及减压术的患者中，只有 57% 取得了极好的预后[23]。

一篇近期的 meta 分析报道了 684 名锁骨下 - 腋静脉血栓后 14 天内就诊并接受溶栓的患者。研究涵盖了接受或未接受血管腔内治疗的患者，共有 516 名患者接受了第一肋切除术。在这一群组中，95% 的患者完全改善了临床症状，94% 的患者通过超声监测确认血管再通。只有 54% 的患者未接受肋骨切除并取得了远期症状缓解，48% 的患者的锁骨下 - 腋静脉获得再通，然而这一群体中 40% 的患者之后仍然接受了肋骨切除术[15]。现有数据坚定地认为，患者应尽早溶栓、尽早行胸廓出口减压术及术后抗凝来取得最佳的预后。

24.6 结论

对于胸廓出口综合征所致的静脉血栓的治疗在过去的半个世纪里取得长足的进步。单独进行抗凝的治疗效果是极差的，尽管相当多的医生没有认识到这个问题。现有的共识建议症状发生的 14 天内应尽早行 CDT，在溶栓开始后 1 天进行胸廓出口减压术（第一肋切除术），并在术后进行有限期的抗凝。症状较轻的锁骨下静脉异常可以不需治疗，然而严重的狭窄或伴有持续症状的病例需要进行治疗（图 24.7）。尽管目前并无数据支持此论断，但是对于患有陈旧性血栓的患者，肋骨切除术或许仍然可以取得较好的疗效。基于这种治疗方案，95% 的患者可望获得较好的远期疗效。

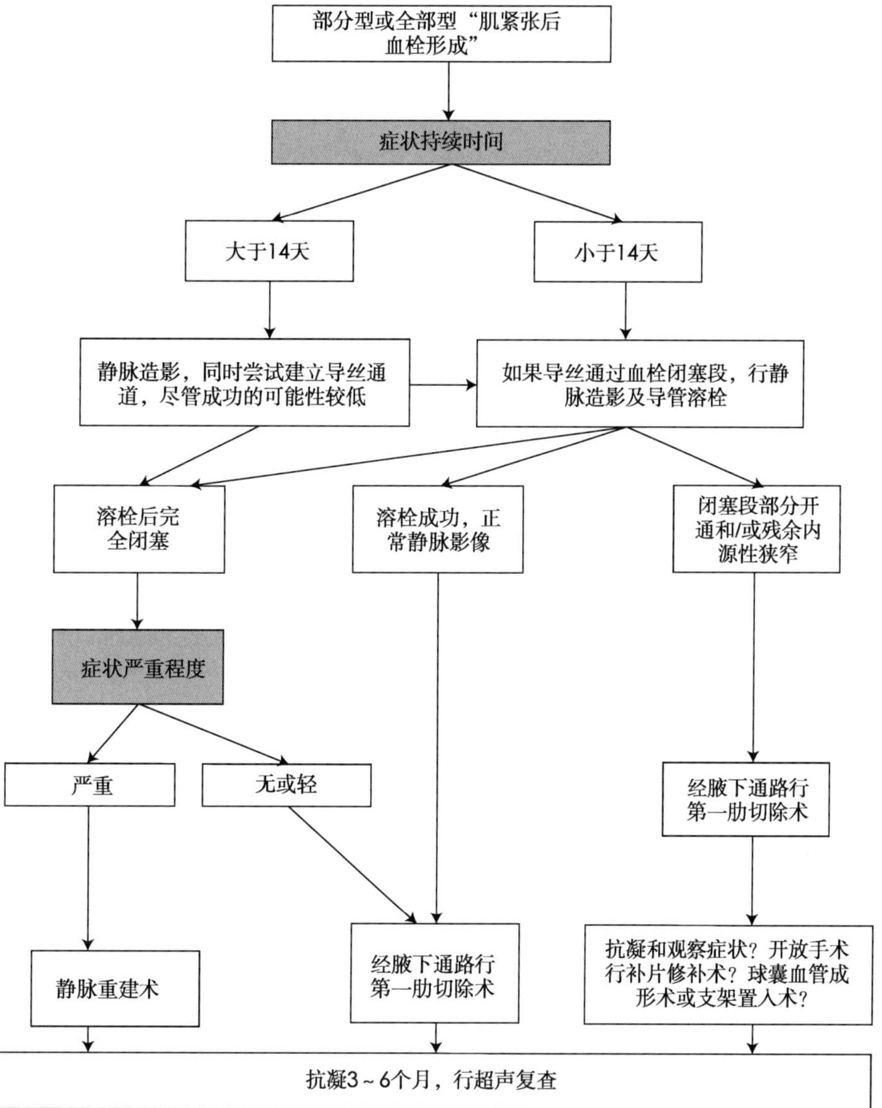

图 24.7 对于部分型或完全型“肌紧张后血栓形成”患者的诊疗流程。鉴于胸廓出口减压术的下一步治疗是通过评估静脉残余狭窄程度及相关症状来确定的，因此首选的第一步（更确切地说，治疗成功的必要条件）是决定症状持续的时间。尽管行减压术的时机并没有在本图中体现，可是我们认为应该在溶栓开始后立即行胸廓减压术。需要注意的是，如果患者患有慢性血栓而且血管无法再管腔化，但是并没有显著的临床症状，我们倾向于行第一肋切除术（参考自 Harthun NL. Management of the patient who presents late after thrombosis. In：Illig KA，Thompson RW，Freischlag JA，Donahue DD，Jordan SE，Edgelow PI，eds. *Thoracic Outlet Syndrome*，Springer-Verlag，London，2013，391-4；and de Leon RA et al.，*Ann Vasc Surg* 2008；22：395-401，2008），值得注意的是，这里讨论的是个人观点，无论是肋骨切除还是保留肋骨，它们的优缺点总是在一起讨论。TA：经腋下通路。（摘自 Illig KA，Doyle AJ. *J Vasc Surg* 2010；51：1539-47.）

美国静脉论坛指南 3.8.0：胸廓出口综合征导致的锁骨下 - 腋静脉血栓

编码	指南	推荐等级（1：强；2：弱）	证据级别（A：高质量；B：中等质量；C：低或极低质量）
3.8.1	对于原发性胸廓静脉出口综合征患者的锁骨下静脉血栓形成，我们推荐建议进行静脉溶栓后，再行胸廓出口减压术。这种综合处理既安全又有效	1	B
3.8.2	我们反对将锁骨下静脉支架置入术作为胸廓出口综合征减压术的替代治疗方法	1	A
3.8.3	对于严重的难治性回缩病变，建议在手术减压后，置入锁骨下静脉支架。但这种方案的远期安全性缺乏证据	1	C
3.8.4	对于有胸廓静脉出口综合征病史患者，因锁骨下静脉血栓形成而行溶栓和第一肋骨切除术后仍存在残余狭窄的患者，我们建议仅行观察，因为这些患者大部分临床表现良好，多数病变将会再通 / 改善	1	C
3.8.5	对于有肋锁关节狭窄同时伴有同侧肢体动静脉瘘，并且有肿胀、疼痛或功能障碍的患者，我们建议行胸廓出口减压术及血管腔内治疗。经证明这种方案是安全且有效的	1	B

参考文献

● = Key primary paper
★ = Major review article

★1. Illig KA, Doyle A. A comprehensive review of Paget–Schroetter syndrome. *J Vasc Surg* 2010;51:1538–47.
2. Hughes ESR. Venous obstruction in the upper extremity (Paget–Schroetter's syndrome): A review of 320 cases. *Int Abstract Surg* 149;88:89–127.
3. Tilney NL, Griffiths HJG, Edwards EA. Natural history of major venous thrombosis of the upper extremity. *Arch Surg* 1970;101:792–6.
4. Persson LM, Arnhjort T, Lärfars G, Rosfors S. Hemodynamic and morphologic evaluation of sequelae of primary upper extremity deep venous thromboses treated with anticoagulation. *J Vasc Surg* 2006;43:1230–5; discussion 1235.
5. Doyle AJ. Outcomes after treatment of VTOS. In: Illig KA, Thompson RW, Freischlag JA, Donahue DD, Jordan SE, Edgelow PI, eds. *Thoracic Outlet Syndrome*. London: Springer-Verlag, 2013, 471–91.
●6. Machleder HI. Evaluation of a new treatment strategy for Paget–Schroetter syndrome: Spontaneous thrombosis of the axillary-subclavian vein. *J Vasc Surg* 1993;17(2):305–15.
7. Machleder HI. Upper extremity venous occlusion. In: Ernst CB, Stanley JC, eds. *Current Therapy in Vascular Surgery*, 3rd Ed. St Louis, MO: Mosby-Year Book, 1995, 958–63.
8. Lee C, Grassi J, Belkin M et al. Early operative intervention after thrombolytic therapy for primary subclavian vein thrombosis: An effective treatment approach. *J Vasc Surg* 1998;27:1101–8.
9. Lee JT. Controversies in VTOS: Timing of first rib resection after thrombolysis. In: Illig KA, Thompson RW, Freischlag JA, Donahue DD, Jordan SE, Edgelow PI, eds. *Thoracic Outlet Syndrome*. London: Springer-Verlag, 2013, 517–20.
●10. Molina JE, Hunter DW, Dietz CA. Paget–Schroetter syndrome treated with thrombolytics and immediate surgery. *J Vasc Surg* 2007;45:328–34.
11. Harthun NL. Management of the patient who presents late after thrombosis. In: Illig KA, Thompson RW, Freischlag JA, Donahue DD, Jordan SE, Edgelow PI, eds. *Thoracic Outlet Syndrome*. London: Springer-Verlag, 2013, 391–4.
12. de Leon RA, Chang DC, Busse C, Call D, Freischlag JA. First rib resection and scalenectomy for chronically occluded subclavian veins: What does it really do? *Ann Vasc Surg* 2008;22:395–401.
13. Green RM, Waldman D, Ouriel K et al. Claviculectomy for subclavian venous repair: Long-term functional results: *J Vasc Surg* 2000;32:315–21.
14. Johansen KH. Controversies in VTOS: Is costoclavicular junction decompression always needed in VTOS? In: Illig KA, Thompson RW, Freischlag JA, Donahue DD, Jordan SE, Edgelow PI. eds. *Thoracic Outlet Syndrome*. London: Springer-Verlag, 2013, 513–5.
15. Lugo J, Tanious A, Armstrong PO et al. Acute Paget–Schroetter syndrome: Does the first rib routinely need to be removed after thrombolysis? *Ann Vasc Surg* 2015;29:1073–7.
16. Illig KA. Surgical techniques: Operative decompression using the transaxillary approach for VTOS. In: Illig KA, Thompson RW, Freischlag JA, Donahue DD, Jordan SE, Edgelow PI, eds. *Thoracic Outlet Syndrome*. London: Springer-Verlag, 2013, 423–8.
17. Meltzer AJ, Schneider DB: Surgical techniques: Operative decompression using the infraclavicular approach for VTOS. In: Illig KA, Thompson RW, Freischlag JA, Donahue DD, Jordan SE, Edgelow PI, eds. *Thoracic Outlet Syndrome*. London: Springer-Verlag, 2013, 429–32.
●18. Stone DH, Scali ST, Bjerk AA et al. Aggressive treatment of idiopathic axillo-subclavian vein thrombosis

provides excellent long-term function. *J Vasc Surg* 2010;52:127–31.

19. Kreienberg PB, Chang BB, Darling RC 3rd et al. Long-term results in patients treated with thrombolysis, thoracic inlet decompression, and subclavian vein stenting for Paget–Schroetter syndrome. *J Vasc Surg* 2001;33(2 Suppl.):S100–5.
20. Molina JE. A new surgical approach to the innominate and subclavian vein. *J Vasc Surg* 1998;27:576–81.
21. Glass C. VTOS in the patient requiring chronic hemodialysis access. In: Illig KA, Thompson RW, Freischlag JA, Donahue DD, Jordan SE, Edgelow PI, eds. *Thoracic Outlet Syndrome*. London: Springer-Verlag, 2013, 355–9.
22. Illig KA, Gabbard W, Calero A et al. Aggressive costoclavicular junction decompression in patients with failing AV access. *Ann Vasc Surg* 2015;29(4):698–703.
23. Urschel HC, Patel AN. Surgery remains the most effective treatment of Paget–Schroetter syndrome: 50 years' experience. *Ann Thorac Surg* 2008;86:254–60.

25

中心静脉置管、起搏器导线、透析导管与中心静脉血栓

25.1 介绍

急性中心静脉血栓(acute central venous thrombosis, CVT)在全球范围内得到广泛关注。CVT 根据病因可分为原发性 CVT 和继发性 CVT,原发性 CVT 由佩 - 舍综合征或胸廓出口综合征引成,而继发性 CVT 主要由恶性肿瘤或留置导管引起,目前继发性血栓形成已成为 CVT 的主要原因。

在过去几十年间,随着中心静脉置管、心脏起搏器置入等利用中心静脉入路的技术广泛使用,急性 CVT 成为热点话题。仅仅在美国每年就有约 500 万例患者放置中心静脉导管(central venous catheters, CVCs)[1]。CVCs 可作为各种液体、药物、血液制品以及抗生素输入的通路,也可用来监测血流动力学以及提供肠外营养;此外,全球有超过 200 万患者在使用心脏起搏器[2]。以上这些设备可能对中央静脉造成损伤从而引发 CVT。在 72 名癌症患者的尸检中发现,置入导管的一侧血管与未置入导管的对侧血管相比,静脉血栓发生率明显增高,分别为 36% 和 1.2%[3,4]。

在 1966 年之前,研究者们认为上肢深静脉血栓(upper extremity deep vein thrombosis, UEDVT)占所有深静脉血栓(deep vein thromboses, DVTs)的 2%。然而,根据一项关于急性深静脉血栓的前瞻性研究——The Computerized Registry of Patients with Venous Thromboembolism(RIETE)发现,11 564 名 DVT 患者中有 512 名 UEDVT 患者(4.4%)。越来越多的研究开始关注导管相关的 UEDVT。同时该项研究表明在 512 名 UEDVT 患者中,228 名患者的 UEDVT 与导管相关(45%)[5]。此外,UEDVT 已经被证实与肺动脉栓塞(pulmonary embolism, PE)、血栓后综合征(post-thrombotic syndrome, PTS)和死亡存在关联[6]。

因此,在本章节我们将讨论上肢中央静脉导管、透析导管以及起搏器置入相关的急性 CVT。下肢 DVT 的诊断和治疗将会在其他章节进行探讨。

25.2 流行病学

25.2.1 人群特征

RIETE 研究涵括了目前最大范围的 DVT 患者前瞻性研究数据,其结果表明与下肢 DVT 相比,UEDVT 患者年龄更低(54 ± 19 岁 vs 66 ± 17 岁),男性占比更高(59% vs 52%),体重更低(71 ± 14kg vs. 74 ± 14kg),有近期 DVT 史占比更低(7% vs 17%),患有癌症的占比更高(38% vs 20%)。

Hingorani 等在 1997 年对 546 位 UEDVT 的患者研究发现,这些患者的平均年龄为 64(± 17)岁,大多为女性(66%),并且 22% 的患者有癌症病史,546 位患者在 2 个月的总体死亡率为 29%[6]。除此以外,另外一项研究对 430 位下肢 DVT 患者和 52 位 UEDVT 患者进行了为期一年的比较[7],研究者发现 UEDVT 患者 6 个月时的死亡率高于下肢 DVT 患者 6 个月时的死亡率(48% vs 13%, $P<0.002$)。目前尚没有研究明确种族在 UEDVT 发生发展中的作用。

25.2.2 CVC 相关的 UEDVT

在 Hingorani 等的研究中,利用超声对上肢肿胀或肺栓塞的患者进行检查,发现了 170 名 UEDVT 患者[6],其中

110 名 UEDVT 患者正在接受 CVC 或起搏器治疗(65%)。此外,他们在后续的研究中还发现在确诊 UEDVT 后的 3 个月内,患者的死亡率高达 34%[8]。最后,Kuter 发现存在 CVC 感染会增加血栓形成的风险(风险比,4.1 ;95%CI,1.5~11.4)[3]。

25.2.3 癌症人群

2004 年 Kuter 综合分析 12 项研究,共 607 名患者的研究结果,发现 41%(12%~74%)癌症患者发生了 CVC 相关的血栓形成[3],无症状型血栓的发生率(29%,范围:5%~62%)较症状型血栓的发生率(12%,范围:5%~54%)高。一篇 Kuter 引用的文献中,为了在时间上纵向观察癌症患者中血栓的形成,在 95 例患者中,中央静脉置管后的 8,30,105 天进行静脉造影,分别发现有 64%,65%,66% 的 CVC 中存在血栓[3]。

25.3 临床表现

UEDVT 的患者往往无明显症状,有症状的 UEDVT 通常反映了血栓或栓塞的局部影响。有症状的患者通常会出现以下中的一项或多项:上肢、面部、颈部肿胀;上肢或颈部疼痛;麻木;头痛;感觉异常;胸壁、颈部、上肢静脉怒张;下颌疼痛;红斑[9-15]。UEDVT 的症状往往多样,轻重程度不一。在某些少见病例中也有急性上肢广泛血栓形成导致疼痛坏疽的报道[16,17]。

25.3.1 肺栓塞

一项利用肺通气灌注扫描来探索症状型 UEDVT 及无症状型 UEDVT 发生肺栓塞的危险因素的研究中发现 86 名患者中有 13 名患者发生了肺栓塞(15.1%)。这些患者中常见的基础疾病包括癌症(31.4%)、急性心肌梗死(15.1%)、获得性免疫缺陷综合征(8.1%)、肺炎(7.0%)、急性胰腺炎(5.8%)。在另一项研究中,研究者认为 UEDVT 患者中发生肺栓塞的风险为 5%,而 CVC 相关 UEDVT 的患者发生肺栓塞的风险高达 20%,研究者亦认为有必要发明血栓几率更少的导管来减少 UEDVT 和肺栓塞发生的风险[18,19]。Monreal 等研究显示 UEDVT 患者发生肺栓塞的风险在 4%~15% 之间[18]。RIETE 的数据结果显示,UEDVT 患者肺栓塞的症状往往比下肢 DVT 肺栓塞症状要轻微和隐匿(9.0% vs 29%;OR:0.24 ;95%CI:0.18~0.33)。

此外,2005 年 Hingorani 等进行的回顾性研究中,465 名通过超声诊断为 UEDVT 的患者中,327 名患者存在导管或起搏器相关的 UEDVT[7]。Hingorani 等未能找到 UEDVT 发生的位置(颈内静脉,腋静脉,肱静脉或者锁骨下静脉)与肺栓塞或死亡的关联性,对此他们认为患者死亡可能与 DVT 本身并无关联,而与患者同时患有的其他基础疾病有关。

25.3.2 血栓形成后综合征

在研究中,血栓形成后综合征被定义为持续性肿胀和凹陷性水肿,是 UEDVT 并发症之一。Hingorani 等在 1997 年证实,诊断为 UEDVT 的 170 名患者在平均 13 个月的随访期间,4% 的患者出现了与血栓后综合征相吻合的症状[6]。然而之前的研究认为高达 35% 的 UEDVT 患者会出现血栓后综合征。目前仍然缺乏与导管相关的血栓后综合征的数据。

25.4 危险因素

25.4.1 CVC 的危险因素

CVC 相关血栓的危险因素可能与患者状况、置入情况、导管本身或以上多个因素同时相关。Tilney 和 Griffiths 在 1970 年首次报道了留置导管相关的 UEDVT 的研究[15]。他们的研究包括了在 25 年间纳入的 48 名 UEDVT 患者,其中 31 名患者的 UEDVT 与留置导管有关(64.6%)。这项研究预先指出这种阻塞的发生率会随着中央静脉导管的广泛使用而持续增高。Timsit 等随后进行的前瞻性、多中心的研究指出增加发生栓塞风险的因素包括以下中的一项或多项:年龄 >65 岁($P = 0.001$);颈内静脉通道($P = 0.005$);导管置入时未进行抗凝治疗($P = 0.04$)。在这项研究中,导管置入数量与中心静脉导管相关性血栓没有相关性(P=0.91)[20]。

在 1988 年,Horattas 等回顾性研究 6 年内该中心怀疑为 UEDVT 的 804 名 DVT 患者中有 33 名(4%)患有 UEDVT,33 名 UEDVT 患者中有 4 名(12%)发生了 PE。作者指出,在这 33 例患者中,有 13 例(39%)UEDVT 的发生与导管存在有关。并且发生 UEDVT 风险的增加与多次穿刺,大口径导管,导管材料的类型以及导管放置的持续时长有关[21]。

Murray 等在 2013 年发表的一篇综述证实:CVT 与患者相关的危险因素之间存在正相关,危险因素包括既往静脉血栓栓塞史,遗传性血栓形成倾向,恶性肿瘤和急性感染的存在[10]。此外,他们的论文引用了一项关于血液系统恶性肿瘤的前瞻性研究,在该研究中,出现导管相关感染时,CVC 相关性血栓形成增加。该研究通过调查 105 名连续接受高强度化疗的患者,明确了 CVC 相关感染和血栓形成的危险因素[22]。所有上肢临床检查怀疑 DVT 的患者均进行超声检查或静脉造影。作者证实,与没有导管相关感染的患者相比,导管相关感染患者血栓形成的风险显著增加(RR,17.6 ;95%CI,4.1~74.1)。因此,导管相关性感染在 CVC 相关性血栓形成中具有重要作用。

25.4.2 外周血管置入的 CVC 血栓形成风险

外周血管置入的 CVC(PICC)为患者提供了方便的长期静脉通路。在一项回顾性分析中,Liem 等回顾了他们血管实验室 1 年内完成的所有上肢静脉超声评估,以确定新诊断为 UEDVT 且 PICC 放置时间≤ 30 天的患者[23]。他们发现,在 831 次检查中,154 次检查(18.5%;138 例患者)为 UEDVT 阳性。其中有 54 例(35%)发生 PICC 相关性 DVT。在研究时间内,这 54 例 PICC 相关 DVT 占 1 862 例 PICC 置入患者的 2.6%。在其之前的大型回顾性研究也表明,所有 PICC 置管患者中,UEDVT 的发生率在 1.6%~3.5%

之间[23]。该研究还发现，对于 UEDVT 的发生，大 PICC 直径（≥ 5Fr）的风险比为 3.9（95%CI，1.1~13.9；P=0.037），患有恶性肿瘤的风险比为 4.1（95%CI，1.9~8.9；P <0.001）。该作者总结：尽管 PICC 相关性 UEDVT 的发病率较低，但 PICC 放置数量的增加使得 PICC 相关性 UEDVT 的患者数量总体增加。

亦有作者比较了其他置入方式的 CVC 与 PICC 的 UEDVT 形成风险。Chopra 等完成的 11 项研究中，包含 3 788 名患者的荟萃分析，与其他 CVC 相比，PICC 发生 DVT 的风险显著增加（风险比，2.55；95%CI，1.54~4.23；P <0.000 1）。与其他 CVC 相比，PICC 发生损害的所需的病例数量为 26（95%CI，13~71）[24]。

另一项研究分析了 PICC 导管直径和血流量与血栓形成的风险[25]。作者在流体分析模型中证明，血栓形成的风险随导管尺寸的增加而增加。该研究证明，使用 6Fr 导管可使静脉血流减少最高达 80%。此外，最近的前瞻性研究还显示，症状性 DVT 的发生率，随着 PICC 大小从 4Fr（1.0%~2.9%）增加到 6Fr（8.8%~9.8%）而增加。

25.4.3 儿科患者的血栓形成风险

一项大型回顾性队列研究报道了儿科患者 CVC 血栓形成的发生率，发现 3.2% 的 CVC 与血栓形成有关（2.8% 的 DVT 和 0.4% 的浅静脉血栓形成）。该评价荟萃分析了 24 项研究，共 11 479 名儿童。结果发现，所有儿童静脉血栓中有 50% 发生在 CVC 置管的患者中。他们在 815 例置管患者中证实，年龄增加（风险比，1.08；95%CI，1.03~1.13；P = 0.002），肾透析（风险比，3.2；95%CI，1.09~9.66；P = 0.035）和炎症性肠病（IBD）或短肠综合征（风险比，4.3；95%CI，1.2~15.0；P = 0.02）增加了血栓形成的风险[26]。此外，他们发现在各个亚组中（如癌症、血友病、重症患者、IBD 患儿以及住院和门诊患者），CVC 相关性静脉血栓形成的风险在 1.7%~81.0% 之间。

25.4.4 起搏器置入的血栓形成风险

置入有心脏装置的患者（如用于起搏或除颤的导线）也具有发生 UEDVT 的风险。首项关于症状性 UEDVT 与经静脉起搏相关的研究发现，212 名带有心脏起搏器的患者中，有 5 名症状性 UEDVT 患者（2%）。这些患者都接受了抗凝和手臂抬高训练的治疗方案[27]。最近，van Rooden 等进行了一项研究，通过在放置起搏器前以及放置后 3、6 和 12 个月进行有计划的超声检查，从而记录了起搏器放置和发生 UEDVT 之间的时间间隔。该研究表明，145 名患者中有 34 名（23%）患有 UEDVT。大多数患者在植入导线的前 3 个月内发现 UEDVT［34 例患者中有 20 例（59%）］[28]。该研究还表明，与单一导线（7.2%）相比，有多跟导线的患者（27.4%）血栓形成的相对风险率为 3.8（95%CI，1.0~15.0）。

Korkeila 等的研究发现起搏器植入诱导了一种短暂的高凝状态，但患者的高凝状态并不能预测随后的静脉血栓形成。该作者认为，起搏器相关的血栓形成可能与 Virchow 三联征的 3 个组成部分都相关：血流淤滞、高凝状态和内皮损伤[29,30]。该发现也被其他研究证实。

25.4.5 导管置入位点的选择

已经有许多研究提出了导管置入位点的选择与 CVC 相关并发症，特别是血栓形成的相关性。在其中一项研究中，颈内静脉途径的导管错位发生率相比锁骨下静脉途径要低：5.3% vs 9.3%（RR，0.66；95%CI，0.44~0.99）[31]。该研究未发现血栓形成的发生在两者间有差异。Martin 等在一项研究腋窝静脉置管的前瞻性对照试验中发现 CVT 的发生率为 11%[32]。

25.4.5.1 偏重化

Debourdeau 等的综述分析了 3 项探索癌症患者的 CVC 和血栓形成的研究[33]。其中一项研究是分析带有隧道导管的实体癌症患者，它评估了 5 447 名患者，发现左侧锁骨下静脉和颈静脉对比右锁骨下静脉入路的风险比为 2.6（P<0.001）。另一项研究分析了 122 例实体瘤或血液系统恶性肿瘤患者，发现左侧与右侧导管入路血栓形成的风险为 19% vs 5%（RR;4.4；P=0.04）。最后，第三项研究对 334 例实体瘤或血液系统恶性肿瘤患者进行分析，发现左侧入路对比右侧入路 CVC 相关性血栓（可导致 UEDVT）形成率分别为 25.6% 和 6.8%（P <0.001）。因此，左侧导管入路在癌症患者中可能有更高的导管相关性 UEDVT 风险。

25.4.5.2 颈静脉或锁骨下静脉

Ge 等在 2012 年完成的 Cochrane 评价中试图确定哪条血管置入路径与血栓形成有关[9]。他们发现了 3 个与该主题相关的随机对照试验。在比较癌症患者的长期留置导管中，颈内静脉路径与锁骨下静脉路径之间没有血栓并发症的差异（n=240；RR，1.97；95%CI，0.87~4.48）。在比较短期 CVC 的股静脉路径和锁骨下静脉路径时，结果显示，与锁骨下入路（1.87%，2/107）相比，股静脉入路（21.55%，25/116 患者）血栓并发症明显增加（n=223；风险比，11.53；95%CI，2.80~47.52）。然而，通过比较短期血液透析患者的股静脉与颈内静脉入路，该分析发现两组之间的血栓事件没有差异性。该分析表明锁骨下静脉和颈内静脉路径有相似的长期导管相关的血栓性并发症，而短期 CVC 中，锁骨下途径优于股静脉途径。尚没有研究 CVT 与起搏器或长期血液透析通路导管置入位点相关性的随机对照试验。

25.4.5.3 已存在的中心静脉导线和导管

传统上人们认为将血液透析通路置入在起搏器或其他 CVC 的同侧有引起静脉血栓或导线移位的风险。有趣的是，在 Jung 等的一篇涵盖 10 年 600 个透析导管的回顾性研究中，他们发现，在所有 39 名已留置有 CVC（n=19）或起搏器导线（n=20）的患者中，在同侧置入隧道式透析导管并未发现导管功能障碍，感染或导线移位。因此作者提出，在预期需要在一侧置入动静脉瘘的患者中，将血液透析导管放置在心脏起搏线或 CVC 的同侧是安全的[34]。

25.5 诊断

使用超声检查确定血栓形成时，可以通过以下情况判断急性 UEDVT 的发生，呼吸或其他情况下本应增加的静脉血流的缺失，静脉压迫的受阻，以及低回声信号[6]。在 Baskin 等于 2009 年发表了一篇综述中，发现超声检查对成人症状性 UEDVT 的诊断敏感性为 78%~100%，特异性为 86%~100%[11]。在另一项研究中，对 66 名急性淋巴细胞白血病患儿进行的前瞻性分析[11]比较了双侧静脉造影和超声检查对无症状 UEDVT 的诊断价值。作者发现，29% 的患者发生了 UEDVT，超声和静脉造影的敏感性分别为 37% 和 79%。研究者认为，超声检查敏感性较低是由于其无法检测到锁骨下血栓形成，然而静脉造影又可能会错过颈内静脉血栓形成。作者建议，如果依然怀疑 UEDVT 的存在，应使用两种方法同时检测。此外，Murray 等在 2013 年的一篇关于癌症患者血栓形成的综述表明，如果需要评估近端锁骨下静脉和头臂静脉，那么超声检查的敏感性可能会下降到 56%。

然而，由于其无创性和成本优势，现在仍然推荐初次使用超声检查。如果该检查未能发现任何血栓形成并且临床怀疑度仍然很高，则可能需要计算机断层扫描静脉造影或磁共振静脉造影来确认诊断。最后，静脉造影仍然是诊断中心静脉血栓形成的金标准。

对于有起搏器导线的患者，磁共振静脉造影通常是禁忌的，因此诊断血栓形成的另一个选择为经食管超声心动图（transesophageal echocardiogram，TEE）。在 2010 年的研究中，Korkeila 等在患者起搏器植入 6 个月后进行 TEE，发现约 9% 的患者右心房或中心静脉有血栓[29]。然而，由于 TEE 具有侵入性且成本高，其作为常规评估的价值有限。因此建议把双功能超声作为一线检查工具。

25.6　概率预测

虽然目前尚无明确方式得知患者是否会发展为导管相关性血栓形成，但人们已经在尝试使用标志物、血液学检验和临床检查来识别出可能有较高血栓形成风险的患者。

在一项包括了 212 名正在接受强化化疗的血液恶性肿瘤患者的前瞻性研究中，Boersma 等发现有症状的 CVC 血栓形成的发生率约为 9%。高Ⅷ因子水平（P=0.023）、白细胞增多症（P=0.042）和纤溶酶原激活物抑制剂 -1 水平高于人群的 75 个百分点（P=0.008）均与症状性血栓形成显著相关。作者建议在这部分患者中使用更进一步的血栓预防措施[35]。

在另一项研究中，作者对 5 年内所有接受上肢超声评估血栓形成的患者进行了回顾性分析。177 例患者中，发现 40 例（23%）患者上肢有 UEDVT。既往有中心静脉导管病史的患者预测发生 UEDVT 的风险比（OR）为 7.0（P=0.001）[36]。

在另一项研究中，Constans 用于预测 UEDVT 的临床决策评分系统（Clinical Decision Score for UEDVT）对以下 3 点危险因素（每项评分为 1 分）：静脉系统中存在 CVC 或起搏器导线，局部疼痛以及单侧水肿的血栓风险评估分别为 12%，20% 以及 70%。如果其他诊断有可能表现为血栓形成则减少 1 分评分[37]。

25.7　CVT 的治疗

目前对于 UECVT 治疗的数据大多是人们从下肢 DVT 所已知的推断出来的。因此，抗凝治疗为传统的治疗选择。

抗凝的标准药物为肝素，作为维生素 K 拮抗剂的桥接药物。在儿科患者中，低分子肝素的作用可能是不可预测的，我们需要考虑测量抗 -Xa 的水平。此外，新型口服抗凝剂已经证明了其在下肢 DVT 中的有效性，可以考虑将其作为抗凝的改进替代品。

导管或导线相关 UEDVT 应抗凝治疗 3~6 个月。如果患者不需要包括 PICC 在内的中心置管，则建议拔除[30,33,38]。此外，起搏或除颤用导线不需要被移除。最后，对于那些无法完成抗凝治疗的患者，可以考虑放置上腔静脉滤器（SVC）以防止 PE 的发生[12,33,39]。

美国胸科医师学会指南不推荐在有症状患者中进行压迫。此外，溶栓和血栓切除术的安全性和有效性基于现有数据尚无法得出结论。其使用可能对炎症有益[40]。

25.8　导管相关 CVT 的预防

法国全国癌症中心联合会标准、选择和建议工作组评估了 36 项出版物（1990 至 2007 年期间的研究），以便建立预防 CVC 相关血栓形成的指南。他们的分析发现，导管位置是最重要的因素，并建议所有 CVC 的远端应位于右心房和 SVC 的交界处[17]。

虽然一些研究提倡常规抗凝以预防血栓形成[12,19]，但大部分近期数据不能重复原始试验中发表的数据，因此不推荐以预防为目的的常规抗凝[33]。同样，起搏器植入人群也不推荐抗凝。虽然小部分研究表明预防性抗凝有减少血栓形成的倾向，但目前还未明确抗凝在预防血栓形成中的作用[33]。在 D'Ambrosio 等的研究中，作者进行了一项荟萃分析，发现置入 CVC 的癌症患者使用抗凝剂后，症状性的 CVC 相关静脉血栓形成的风险小于对照组（RR，0.61；95%CI，0.42~0.88）[13]。MaRealet 等在 1994 年的研究表明在不同系列的癌症患者中，在置入 CVC 前 2 小时使用达肝素钠预防血栓形成降低了 UEDVT 的风险[19]。导管血栓形成的材料特性同样也受到了关注。Murray 等证实，聚乙烯导管比聚氨酯导管更具血栓形成性[10]。此外，作者发现硬导管可能会损伤静脉壁，而较软的导管可能更柔顺并且可以保持在最佳位置，从而减少血栓形成。

目前缺少肝素涂层导管的数据，其在预防血栓形成中的作用是不能确定的[41]。事实上，肝素涂层导管在成人 UEDVT 中的预防作用还未被证实[42]。一篇 Cochrane 综述分析了儿科患者中的两项研究：分别包括 97 名患者以及 209 名患者。这两项研究都将参与者随机分为肝素涂层导管组和非肝素涂层导管组，综述结果发现导管相关性血栓形成在两组间没有差异（RR，0.34；95%CI，0.01~7.68）[43]。

25.9 结论

Virchow 三联征在 CVT 发展中具有重要意义。留置导管本质上可导致三联征。它们是静脉系统的异物并且有可能导致局部高凝状态。此外，管腔内的导管或起搏器导线的存在可能会引起低流量而导致血流瘀滞。它们初始置入时和长期的留置也可能导致潜在的内皮损伤。

急性 CVT 通常无症状。诊断基于临床查体，其次是超声检查。一旦确诊为 UEDVT，主要的治疗方式是抗凝。血栓切除和溶栓的作用有限。此外，通过将 CVC 尖端放置在右心房和 SVC 的交界处，可以最有效地预防血栓形成。最后，改善导管和导线的材质和构造以减少血栓形成特性可能有助于降低 CVT 的患病率。起搏器导线、CVC 或透析导管相关 CVT 的治疗流程如图 25.1 所示。

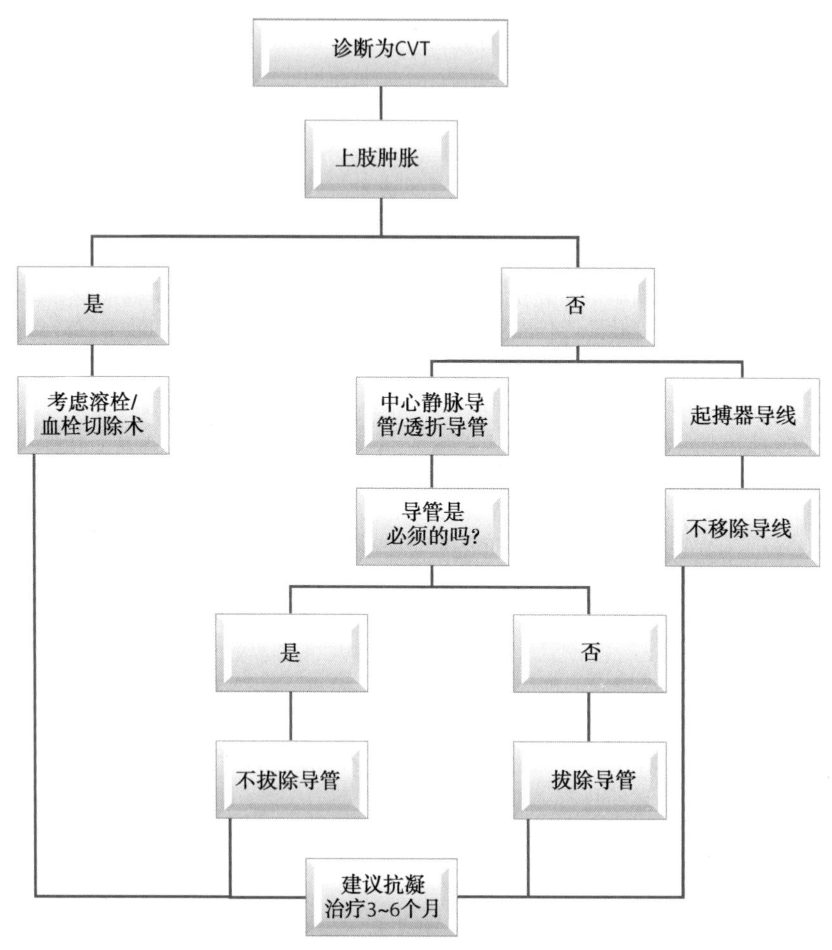

*如果患者不能接受抗凝治疗，则考虑 SVC 滤器放置

图 25.1 起搏器导线、CVC 或透析导管相关 CVT 的治疗流程

美国静脉论坛指南 3.9.0：中心静脉导管、起搏器导线和透析导管与中心静脉血栓

编码	指南	推荐等级（1：强；2：弱）	证据级别（A：高质量；B：中等质量；C：低或极低质量）
3.9.1	为了降低中心静脉血栓形成的风险，我们建议将中心静脉导管的尖端放置在右心房和上腔静脉的交界处	1	B
3.9.2	我们建议对中心静脉导管、起搏器导线或透析导管引起的症状性急性中心静脉血栓形成进行 3~6 个月的抗凝治疗。当不再需要中心导线或导管时，才建议拔除中央导管或导管	1	B

参考文献

● = Key primary paper
★= Major review article
◆= Guideline

1. McGee D and Gould M. Preventing complications of central venous catheterization. *N Engl J Med* 2003;348(12):1123–33.
★2. Korkeila P et al. Venous obstruction after pacemaker implantation. *Pacing Clin Electrophysiol* 2007;30(2):199–206.
●3. Kuter D. Thrombotic complications of central venous catheters in cancer patients. *Oncologist* 2004;9:207–16.
4. Raad I et al. The relationship between the thrombotic and infectious complications of central venous catheter. *JAMA* 1994;271(13):1014–6.
●5. Munoz F et al. Clinical outcome of patients with upper-extremity deep vein thrombosis: Results from the RIETE registry. *Chest* 2008;133(1):143–8.
6. Hingorani A et al. Upper extremity deep venous thrombosis and its impact on morbidity and mortality rates in a hospital-based population. *J Vasc Surg* 1997;26(5):853–60.
7. Hingorani A et al. Risk factors for mortality in patients with upper extremity and internal jugular deep venous thrombosis. *J Vasc Surg* 2005;41(3):476–8.
8. Hingorani A et al. Upper extremity deep venous thrombosis: An underrecognized manifestation of a hypercoagulable state. *Ann Vasc Surg* 2000;14(5):421–6.
★9. Ge X et al. Central venous access sites for the prevention of venous thrombosis, stenosis and infection. *Cochrane Database Syst Rev* 2012;(3):CD004084.
★10. Murray J, Precious, E., and Alikhan R. Catheter-related thrombosis in cancer patients. *Br J Haematol* 2013;162:748–57.
11. Baskin J et al. Management of occlusion and thrombosis associated with long-term indwelling central venous catheters. *Lancet* 2009;374(9684):159–69.
12. Joffe H and Goldhaber S. Upper-extremity deep vein thrombosis. *Circulation* 2002;106:1874–80.
●13. D'Ambrosio, L, Aglietta M, and Grignani G. Anticoagulation for central venous catheters in patients with cancer. *N Engl J Med* 2014;371(14):1362–63.
14. Prescott S and Tikoff G. Deep venous thrombosis of the upper extremity: A reappraisal. *Circulation* 1979;59(2):350–5.
15. Tilney N and Griffiths H. Natural history of major venous thrombosis of the upper extremity. *Arch Surg* 1970;101:792–6.
16. Gloviczki P, Kazmier F, and Hollier L. Axillary-subclavian venous occlusion: The morbidity of a nonlethal disease. *J Vasc Surg* 1986;4:333–7.
17. Patel N et al. Multimodal endovascular–open surgical approach to phlegmasia cerulea dolens of the upper extremity: A case report. Presented at: *20th Annual Meeting of the American Venous Forum*. Charleston, SC, 2008.
18. Monreal M et al. Upper-extremity deep venous thrombosis and pulmonary embolism. *Chest* 1991;99:280–3.
●19. Monreal M et al. Pulmonary embolism in patients with upper extremity DVT associated to venous central lines—A prospective study. *Thromb Haemost* 1994;72(4):548–50.
20. Timsit J-F et al. Central vein catheter-related thrombosis in intensive care patients. *Chest* 1998;114(1):207–13.
21. Horattas M et al. Changing concepts of deep venous thrombosis of the upper extremity—Report of a series and review of the literature. *Surgery* 1988;104(3):561–7.
22. van Rooden CJ et al. Infectious complications of central venous catheters increase the risk of catheter-related thrombosis in hematology patients: A prospective study. Journal of Clinical Oncology 2005;23(12):2655–60.
23. Liem T et al. Peripherally inserted central catheter usage patterns and associated symptomatic upper extremity venous thrombosis. *J Vasc Surg* 2012;55(3):761–7.
24. Chopra V et al. Risk of venous thromboembolism associated with peripherally inserted central catheters: A systematic review and meta-analysis. *Lancet* 2013;382(9889):311–25.
25. Nifong TP and McDevitt TJ. The effect of catheter to vein ratio on blood flow rates in a simuated model of peripherally inserted central venous catheters. *Chest* 2011;140(1):48–53.
★26. Smitherman A et al. The incidence of catheter-associated venous thrombosis in noncritically ill children. *Hosp Pediatr* 2015;5:59–66.
27. Williams E et al. Symptomatic deep venous thrombosis of the arm associated with permanent transvenous pacing electrodes. *Chest* 1978;73:613–5.
28. van Rooden C et al. Incidence and risk factors of early venous thrombosis associated with permanent pacemaker leads. *J Cardiovasc Electrophysiol* 2004;15:1258–62.
★29. Korkeila P et al. Clinical and laboratory risk factors of thrombotic complications after pacemaker implantation: A prospective study. *Europace* 2010;12:817–24.
◆30. Kearon C et al. Antithrombotic therapy for VTE disease: American College of Chest Physicians evidence-based clinical practice guidelines. *Chest* 2012;141(2):e419S–e494S.
★31. Ruesch S, Walder B, and Tramer, M. Complications of central venous catheters: Internal jugular versus subclavian access—A systematic review. *Crit Care Med* 2002;30(2):454–60.
32. Martin C, Viviand X, Saux P, and Gouin F. Upper extremity deep vein thrombosis after central venous catheterization via the axillary vein. *Crit Care Med* 1999;27(12):2626–9.

◆33. Debourdeau P et al. 2008 SOR guidelines for the prevention and treatment of thrombosis associated with central venous catheters in patients with cancer: Report from the working group. *Ann Oncol* 2009;20(9):1459–71.
34. Jung D et al. Placement issues for hemodialysis catheters with pre-existing central lines and catheters. *J Vasc Surg* 2010;52(3):805.
35. Boersma R et al. Biomarkers for prediction of central venous catheter related-thrombosis in patients with hematological malignancies. *Clin Appl Thromb Hemost* 2015; doi: 10.1177/1076029615579098 [Epub ahead of print].
36. Schmittling Z et al. Characterization and probability of upper extremity deep venous thrombosis. *Ann Vasc Surg* 2004;18(5):552–7.
37. Kleinjan A et al. Safety and feasibility of a diagnostic algorithm combining clinical probability, D-dimer testing, and ultrasonography for suspected upper extremity deep venous thrombosis: A prospective management study. *Ann Intern Med* 2014;160:451–7.
38. Jones M et al. Characterizing resolution of catheter-associated upper extremity deep venous thrombosis. *J Vasc Surg* 2010;51(1):108–13.
39. Ascher E et al. Lessons learned from a 6-year clinical experience with superior vena cava Greenfield filters. *J Vasc Surg* 2000;32(5):881–7.
40. Usoh F et al. Long-term follow-up for superior vena cava filter placement. *Ann Vasc Surg* 2009;23(3):350–4.
41. Long D and Coulthard M. Effect of heparin-bonded central venous catheters on the incidence of catheter-related thrombosis and infection in children and adults. *Anaesth Intensive Care* 2006;34(4):481–4.
42. Lee A and Kamphuisen P. Epidemiology and prevention of catheter-related thrombosis in patients with cancer. *J Thromb Haemost* 2012;10:1491–9.
★43. Shah P and Shah N. Heparin-bonded catheters for prolonging the patency of central venous catheters in children. *Cochrane Database Syst Rev* 2014;(2):CD005983.

26

下腔静脉滤器适应证、技术和效果

26.1 介绍

大多数肺栓塞(pulmonary embolism,PE)是由下肢和骨盆深静脉血栓形成引起的。静脉血栓栓塞(venous thromboembolism,VTE)的一线治疗方案是药物抗凝,但如果存在抗凝禁忌证或治疗性抗凝无效时就需要换一种治疗策略。这部分患者需要通过放置下腔静脉(inferior vena cava,IVC)滤器以预防肺栓塞。放置 IVC 滤器的目的是捕获具有临床危害的血栓并保持 IVC 不被完全闭塞。可回收滤器的出现扩大了滤器放置的适应证,在预防性放置滤器以防止 PE 形成中发挥着重要作用。虽然这种做法仍有争议,但经过筛选的合适患者可以从滤器放置中获益。在本章中我们将讨论 IVC 滤器放置的适应证、临床应用、效果、放置技术和并发症。

26.2 背景

18 世纪 John Hunter 最早介绍了一种处理下肢血栓性静脉炎的技术,即通过结扎股静脉来防止血栓的播散。然而直到 1846 年,Rudolph Virchow 提出肺静脉系统血栓是栓塞源性的,闭塞静脉才成为预防 PE 的一种方式。Bottini 被认为是在创伤手术中第一个成功进行腔静脉结扎术的术者,而 Homan 首次提出理论假设通过结扎双侧股静脉来预防下肢血栓栓塞[1]。当这些措施都不能预防肺栓塞复发时,Collins、Nelson[2]以及后来的 Homan[3]等提出结扎肾下部 IVC 来预防肺栓塞。早期对伴有严重肺动脉高压、右心衰和氧合功能不全的患者在全身麻醉下剖腹行腔静脉结扎,有着难以接受的高死亡率,从低危患者的 4% 到伴有严重心脏病患者的 39%[4]。该手术的并发症也很多,包括下肢水肿、溃疡和血栓形成后综合征。同时,由于 IVC 结扎段周围的侧支循环形成,肺栓塞的复发率高达 15%。后续外科腔静脉干预技术包括缝合、网状钉合,IVC 外夹均逐渐出现,以在保持血流通道的基础上捕获血栓。这些技术是对 IVC 结扎术的改善,虽然仍存在许多并发症,但在并发症更少的治疗方案出现前仍是当时的标准疗法。

20 世纪 60 年代后期出现了 Mobin-Uddin 伞形滤器,与当时手术治疗相比,因其有效性和易于放置的优点而被广泛使用。Mobin-Uddin 伞形滤器是由一个多孔硅胶圆盘和 6 个不锈钢支柱组成,可在展开时保持适当的形状。虽然它有效地阻止了 PE 的发生,但是却以牺牲腔静脉通畅性为代价,并与高达 65% 的 IVC 闭塞率有关[5]。该滤器的固定也存在严重问题,可能会移位至右心或肺动脉。因此这种滤器后来退出了市场。

Greenfield 滤器在 1972 年首次被用来预防 PE,是目前所有其他滤器进行比较的标杆。Greenfield 滤器的长期通畅率高达 95%[6],这可能是由于它的锥形设计保证了高血栓容积的同时血栓横断面面积较小。这种设计使滤器内高达 70% 体积被血栓占据时，IVC 横断面阻塞低于 50%，并且 IVC 血流量没有明显降低。最初的 24F 不锈钢滤器是通过切开股静脉或颈内静脉放置的。手术需要全身麻醉，且术前进行 IVC 造影以评估腔静脉走形并确定合适的放置位置。这自然就促进了允许快速安全的经皮穿刺输送和放置的小外径套装系统的研发。滤器放置的便捷性和费用的降低导致滤器的使用率不断增加，在 2008 之前的 10 年时间里滤器的使用率增加了 111%[7]。

26.3 适应证

众所周知，静脉血栓栓塞的一线治疗方案是抗凝[8,9]。因此 IVC 滤器放置的适应证需要有静脉血栓栓塞的证据和全身抗凝禁忌证。传统上，IVC 滤器放置的适应证分为绝对适应证、相对适应证和预防性适应证。其中绝对适应证现已确定并达成共识，包括静脉血栓栓塞和下列情况之一：存在抗凝禁忌证、抗凝治疗后出现并发症、在进行充分(治疗性)抗凝后出现复发性深静脉血栓形成(deep venous thrombosis，DVT)或 PE。在美国胸科医师学会(American College of Chest Physicians，ACCP)、美国心脏协会(American Heart Association，AHA)和介入放射学会(Society of Interventional Radiology，SIR)的指南中对 IVC 滤器放置的许多相对适应证和预防适应证存在相当大的争议。表 26.1 总结了 IVC 滤器置入的适应证，并在下述内容进行详细讨论。

表 26.1　下腔静脉滤器放置的适应证

- 一般适应证：
  - 肺栓塞(PE)或深静脉血栓(DVT)患者存在抗凝禁忌证
  - 抗凝治疗后出现并发症
  - DVT 进行性发展、复发性 PE 或依从性差而导致抗凝失败
  - 抗凝治疗后仍有大量危及生命的 PE 或残留 DVT
  - 下腔静脉、髂静脉或盆腔静脉中存在自由漂浮血栓
  - 慢性复发性 PE 合并肺动脉高压和肺心病
- 预防性适应证：
  - 既往有 PE 病史，现二次 PE 风险增加或心肺功能储备不良
  - 近端 DVT 较多或游离血栓严重
  - 血栓栓塞并发症发生率高，如恶性肿瘤和重大创伤患者
  - 不能接受抗凝药物治疗的患者，如有器官损伤或活动性出血的患者
  - 术前患者存在诱发血栓形成的多重危险因素

26.3.1 绝对适应证(需有 VTE 存在)

存在抗凝禁忌证是选择放置 IVC 滤器最常见的理由。主要抗凝禁忌证包括：严重的活动性出血、近期脊髓或脑损伤、近期中风、手术或外伤。高龄和妊娠被认为是抗凝的相对禁忌证，但存在许多争议。许多抗凝禁忌证都有局限性，随着时间的推移会发生转变，可在后续过程中进行抗凝治疗。后者情形下提倡增加可回收滤器的使用。

抗凝并发症包括出血或对抗凝剂的罕见不良反应。在接受静脉注射肝素治疗的患者中，高达 5%~10% 的患者在治疗期间出现出血。出血的严重程度是不确定的，但似乎与抗凝剂量有关，也与患者本身存在的危险因素相关(如术前或创伤、有出血倾向的临床因素或凝血状态不稳定)[10,11]。除了出血并发症外，在接受普通肝素治疗的患者中 1.1%~2.9% 出现肝素诱导血小板减少症[12]。如果出现这种并发症就必须立即停止所有正在使用的肝素，包括用于冲洗导丝导管的肝素，因为停止抗凝治疗对此并发症有缓解作用。极少数患者会出现皮疹或过敏反应。虽然低分子肝素并发症的发生率要低得多，但确实也会发生。此时应考虑使用其他抗凝剂。

使用华法林(香豆素类)抗凝的患者中 10% 可能会出现出血。出血的程度通常与促凝血的级联反应作用降低有关，国际标准化比率(international normalized ratio，INR)升高可指示出血风险。INRs 明显升高的患者比轻度升高的患者更容易发生大出血[13]。日常监测 INR 和饮食咨询将有助于预防此类并发症的发生。当其他药物应用发生变化时也应进行监测。某些药物与华法林具有协同作用或拮抗作用，会导致抗凝疗效降低或不良事件风险增加。除出血并发症外，少数患者可在合用肝素不足量时早期出现与华法林相关的皮肤坏死。该并发症好发部位在皮下脂肪较多的组织，也可能与蓝趾综合征有关。如果出现这种情况必须立即停止华法林[14]。

在治疗性抗凝后 VTE 复发被认为是抗凝治疗无效，这是滤器放置的适应证。在确定抗凝治疗失败之前应确认患者一开始是否就已充分进行抗凝治疗。很多时候抗凝无效是因为药物剂量没有达到治疗所需的水平。在抗凝过程中出现 VTE 复发或扩大的患者实际可能是由于抗凝不充分或依从性差。为了减少这种风险，患者在开始进行肝素治疗时就应密切监测以确保在第一个 24 小时内得到充分抗凝治疗。低分子肝素需要根据患者的体重来确定剂量。现已开发了一种计算预测图来应对这种情况[15,16]。使用华法林的患者必须密切监测 INR 以确保在治疗过程中保持充分的抗凝。部分华法林耐药患者不能到达目标 INR 时也应考虑放置 IVC 滤器。

近年已经开发出几种新型口服抗凝剂(new oral anticoagulants，NOACs)用于治疗 VTE。这些 NOACs 包括凝血酶抑制剂如达比加群和抗 Xa 抑制剂如利伐沙班、阿哌沙班和依度沙班。所有这些药物目前都被批准用于预防房颤患者发生中风和治疗静脉血栓栓塞。本章所介绍的 NOACs 越来越多用于治疗 VTE 的原因有几个。首先，与肝素衍生物和华法林一样，NOACs 的主要并发症是出血，因此口服 NOACs 出现出血也可作为 IVC 滤器放置的适应证。同时，目前没有标准方法来监测患者对 NOAC 治疗的反应。虽然药厂宣称与华法林不同，这种新型药物的一大优点就是不需要定期监测 INR。然而，正是由于无法评估治疗性药物水平，因此很难确定接受 NOAC 的患者出现 VTE 复发时的抗凝治疗是否充分。最后，越来越多的 NOACs 用于治疗 VTE 的现状可能会影响今后在静脉血栓栓塞处理方面的指南制定。目前单一抗凝治疗无效即被认为是 IVC 滤器放置的适应证。然而随着越来越多的口服抗

凝药物用于治疗静脉血栓栓塞，未来的指南可能要求在多种药物治疗无效后才选择放置滤器。

26.3.2 相对适应证（需有 VTE 存在）

IVC 滤器放置的相对适应证也要求有 VTE 存在的证据，同时还需有 PE 或心肺损伤的危险因素存在。指征包括：DVT 伴有心肺储备不良（如肺动脉高压或肺心病），无法承受可能的 PE 带来的血流动力紊乱和呼吸窘迫。同样地，有过严重 PE 病史并有残余 DVT 的患者可能无法忍受额外的肺损伤，因此放置 IVC 滤器可能对患者更有利。自由漂浮的髂静脉大血栓（通常大于 6cm）患者也考虑放置滤器，因大血栓导致栓塞的风险较高，进而会导致大面积肺栓。放置 IVC 滤器的其他相对适应证还有 VTE 患者存在抗凝相对禁忌证，包括药物依从性差、共济失调或跌倒风险高。此外，围术期具有较高 PE 发生风险的患者，包括那些接受肺动脉血栓栓塞切除术的患者，以及 DVT 和大量血栓接受溶栓的患者，均可获益于 IVC 滤器放置。

关于 IVC 滤器放置的相对适应证一直存在争论。美国心脏协会（AHA）指南仅确定了一个放置 IVC 滤器的相对适应证：急性 PE 伴肺功能储备不良[9]。此外，AHA 指南还规定 IVC 滤器不应该作为抗凝或纤溶的辅助手段。ACCP 指南稍微放宽了相对指征，即 IVC 滤器使用的相对适应证包括生命体征不稳定的急性 PE、大面积 PE 进行溶栓或血栓清除术、慢性 PE 行血栓及血管内膜切除术治疗者[8]。介入放射学会（SIR）为 IVC 滤器的使用推荐了最广泛的适应证，2007 年多学科共识会议指南和 2011 年质量提升指南确定了所有上述适应证。

26.3.3 预防性适应证（不需要 VTE 存在）

对于 IVC 滤器放置的预防性适应证仍有很大争议。只有介入放射学会（SIR）指南建议预防性使用 IVC 滤器，ACCP 指南明确反对预防性放置 IVC 滤器。然而，即使没有 DVT 某些患者也可能从预防性 IVC 滤器的放置中获益。下面章节将进行讨论。

某些创伤患者具有高 DVT 形成风险，这时就可以预防性放置 IVC 滤器[17]。一系列创伤性损伤都有高 DVT 形成风险，包括颅脑损伤、脊髓损伤、骨盆及下肢长骨骨折。与其他创伤患者相比，这些损伤产生血栓栓塞并发症的发生率增加了 50 倍[18,19]。在这些患者中预防性使用 IVC 滤器受到了批评：就滤器本身而言是可以防止 PE，但对于防止其他血栓形成或治疗 DVT 却没有任何作用。也有人担心医疗费用增加和术中并发症 / 死亡率增加[18,20-24]。

某些手术患者会受益于预防性 IVC 滤器的放置，包括进行减重手术或脊柱手术的患者。据报道减重手术患者中 PE 的发生率为 1%~4%，在超重患者中更高。尽管最近有普遍采用的药物 - 机械性预防措施，这种情况仍然没有改变。几个小型回顾性研究表明在进行减重手术患者中放置 IVC 滤器降低了 PE 的发生率，但实施过程中仍存在争议，最近一项系统性回顾研究表明 IVC 滤器的放置没有降低 PE 的发生率[25]。脊柱手术术后 PE 的发生率高达 13%，因此这类患者可能受益于术前预防性放置 IVC 滤器。几个小型回顾性研究支持这一观点[26,27]；但是目前证据说服力仍较低。

长期以来恶性肿瘤被认为是 VTE 风险显著增加的原因。文献报道恶性肿瘤患者中 7% 到 50% 发生 PE[28]。两项研究评估了癌症患者发生 PE 的风险大约是无恶性肿瘤患者的 3.6 倍[29,30]。这些 VTE 高危患者在接受抗凝治疗过程中同样也有增加出血的风险[29,31,32]。自 20 世纪 90 年代以来，关于在恶性肿瘤患者中预防性放置 IVC 滤器的争论一直存在。尽管术者在这类患者中经常预防性放置 IVC 滤器并不断试图阐明其作用，但在恶性肿瘤患者中预防性应用腔静脉滤器仍是争论的焦点。

不活动是导致静脉血栓栓塞的危险因素之一。长期不活动导致发生 PE 的风险增加 4.9 倍[33]，而药物预防和循序压力装置的使用可能会降低 PE 的发生率，某些有抗凝禁忌证的患者可能会受益于 IVC 滤器的放置。例如严重卒中患者可能长期不能活动，但由于存在脑出血的危险无法进行抗凝治疗。有限数据表明在活动受限的患者中预防性放置 IVC 滤器可以有效地预防 PE。因为 IVC 滤器并发症的风险较低，可以考虑在不能接受抗凝治疗且无法活动的患者中预防性放置 IVC 滤器[34]。

26.4 禁忌证

放置 IVC 滤器唯一的绝对禁忌证是 IVC 完全血栓形成和由于严重静脉阻塞导致滤器无法进入 IVC。相对禁忌证是无法纠正的、严重的凝血疾病或血小板减少症，这种情况下尽管小口径输送系统可能有用，但进行静脉切开术来放置可能更安全。应对这些患者进行滤器放置的风险和获益进行仔细评估。在放置滤器前需要注意一些特殊的情况包括：未治疗或未控制的菌血症患者急需立即进行适当的抗生素治疗的；儿童和孕妇需放置 IVC 滤器但其长期影响和耐久性尚不确定。同样地，这些患者可能更适用可回收滤器，如果孕妇或育龄期女性必须放置 IVC 滤器，则应当放在肾上部位以避免因子宫增大而使滤器受压。

26.5 滤器特点——哪种是理想滤器？

已有多种不同尺寸和形状的滤器可供临床使用。如此广泛的选择表明没有哪一种类型的滤器是最理想的。理想滤器的特征如表 26.2 所示。最重要的因素是高拦截效率（大栓子和小栓子）、无血流阻力、定位和结构稳定以及相关并发症率低。

表 26.2 理想滤器的特征

1. 对大、小栓子的拦截效率高且无血流阻力
2. 定位或锚定的稳定性和结构的完整性
3. 滤器相关并发症率低、无死亡率且成本低
4. 理想的生物力学性能：生物相容性好、不诱血栓形成、磁共振成像相容性
5. 理想的输送系统：管径小，易于使用，能够重新定位
6. 当不再需要时可安全回收

26.6 滤器类型

26.6.1 永久型滤器

放置永久型滤器的目的是提供终生保护以免发生PE，因此设计时需要考虑到腔内固定模式。第一个广泛使用的IVC滤器是Greenfield滤器，最初于1972年作为永久型滤器面世(图26.1)。它是由不锈钢制成的，最初是通过28号输送鞘进行开放手术放置滤器。这种器具现已停用，取而代之的是小口径输送系统。除了Greenfield滤器外还有其他几种永久性IVC滤器可供临床使用(表26.3)。下面章节和图26.2简要描述了可用的永久性IVC滤器。

26.6.2 Greenfiel 钛合金滤器

Greenfield钛合金滤器是由6个支脚组成圆锥形结构，压入一个12Fr的导鞘(外径14.3Fr)。使用导丝引导置入，但和最初的不锈钢设计不同，这款滤器的释放时并不需要使用导丝，适用于直径小于28mm的IVC。滤器入路有股静脉和颈静脉两条途径。

26.6.3 Greenfield 导丝牵引不锈钢滤器

这种类型的滤器有6个不锈钢支脚，压入一个带孔的圆柱形帽结构，导丝可以从这个小孔穿过。这款滤器是通过导引导丝置入的，这就解决了Greenfiel钛合金滤器经常遇到的滤器倾斜问题。6根支脚中四根的钩朝上，两根朝下，这是为了防止滤器移动。钩子是弯折的，在展开之前形成一个完整的弧度以减少钩子的穿透力。分别有股静脉和颈静脉入路两种类型。这款滤器置入后相容磁共振，但是会存在大量伪影。

26.6.4 VenaTech LGM 滤器和小外径滤器

原始LGM滤器是有6根支脚的圆锥形结构，附带侧边带钩的支柱，作用是保证定位于腔静脉中心和良好固定。这适用于IVC直径小于或等于28mm。滤器先装载于推送鞘中，根据进入路径(股静脉或颈静脉)决定推送鞘的方向并推入导鞘中。后来的小外径滤器取代了LGM滤

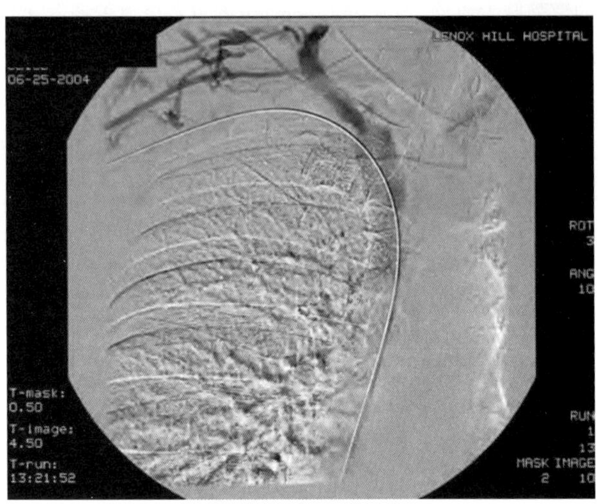

图26.1 最初的不锈钢Greenfield滤器在1972年首次使用。(授权摘自Rutherford RB, Ed., Vascular Surgery (4th Ed). W. B. Saunders Company, Philadelphia, 1995)

表26.3 永久性下腔静脉滤器

名称	制造商	生产年份	FDA批准年份
Titanium Greenfield	Boston Scientific/Medi-tech, Natick, MA	1988	1989
Over-the-wire stainless steel Greenfield	Boston Scientific/Medi-tech, Natick, MA	1994	1995
VenaTech/LGM	B.Braun Medical, Evanston, IL	1986	1989
Low-profile VenaTech	B.Braun, Boulogne, France	2000	2001
Simon Nitinol	Bard, Covington, GA	1988	1990
TrapEase	Cordis, Miami, FL	1998	2000
Bird's nest	Cook, Bloomington, IN	1982	1989

名称	输送系统尺寸	最大直径	长度	材质	磁共振相容性
Titanium Greenfield	14.3Fr	38mm	47mm	Titanium	相容
Over-the-Wire stainless steel Greenfield	15Fr	32mm	49mm	Stainless steel	不相容
VenaTech/LGM	14.6Fr	30mm	38mm	Phynox	相容
Low-profile VenaTech	9Fr	40mm	43mm	Phynox	相容
Simon Nitinol	9Fr	28mm	45mm	Nitinol	相容
TrapEase	8Fr	35mm	50~65mm	Nitinol	相容
Bird's nest	14Fr	40mm	70~110mm	Stainless	不相容

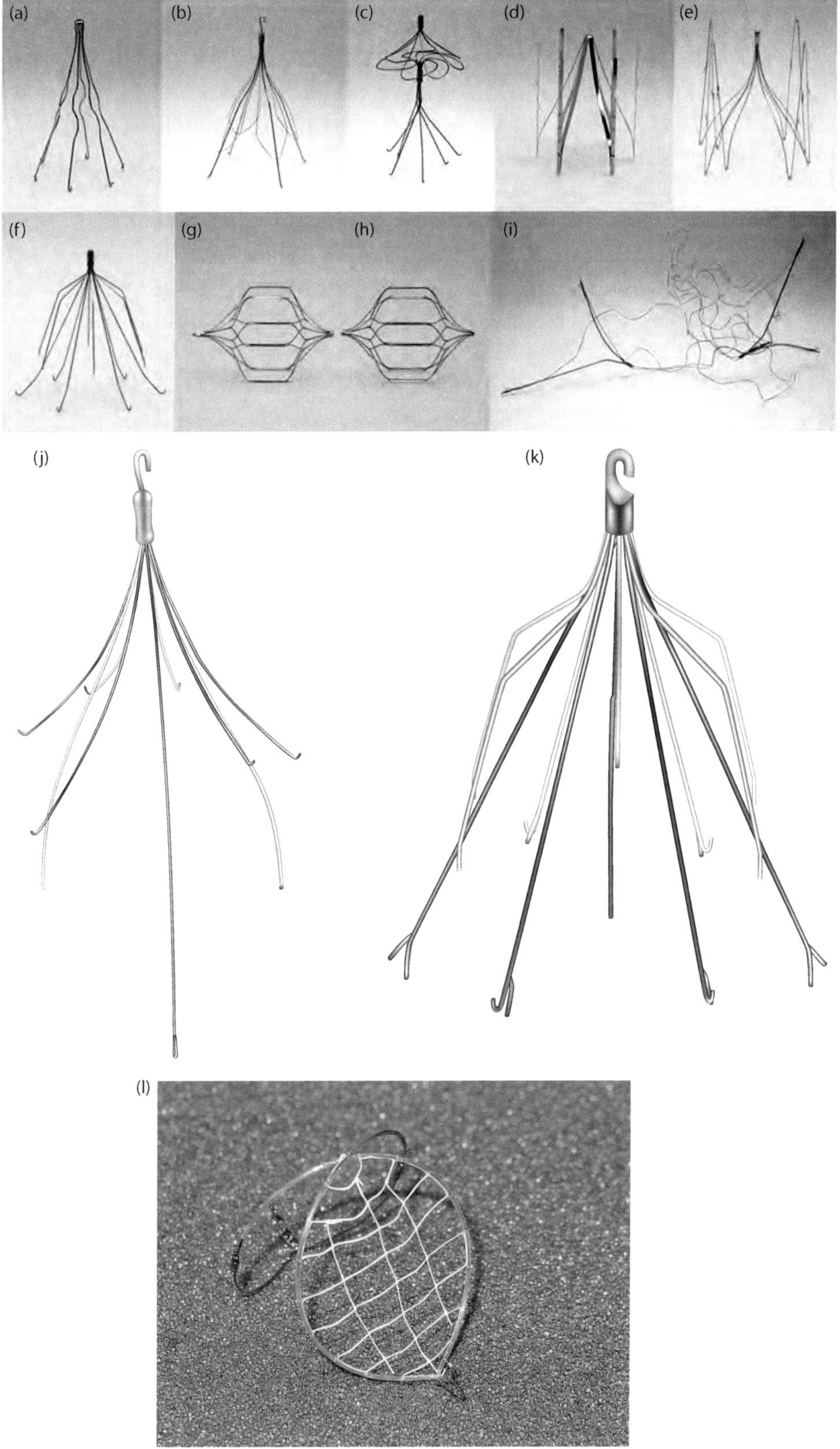

图 26.2 各种现有的滤器类型。(a)不锈钢 Greenfield 滤器(Boston Scientific/Medi-Tech);(b) Günther Tulip MREye 滤器(Cook);(c) Simon Nitinol 滤器(Bard);(d) VenaTech LGM 滤器(B. Braun);(e)小外径 VenaTech(B. Braun);(f) OptEase(Cordis);(g) TrapEase(Cordis);(h) G2 滤器(Bard);(i) 鸟巢型滤器(Cook);(j) ALN 滤器(ALN);(k) Denali(Bard);(l) Crux(Volcano)。(授权摘自 Getzen TM, Rectenwald JE. *J Natl Compr Canc Netw* 2006;4:881-8.)

器，不像原始 VenaTech 滤器那样有 6 根侧边支柱，该滤器使用了 8 根铬镍合金丝构成传统的带钩的锥形结构，一些钩子方向朝上，另一些朝下。同样的金属丝制成的侧边支柱可以很好地起到居中和固定的作用。这款小外径滤器可以从股静脉、颈静脉或肘前静脉入路，而且使用弹壳式推送鞘的小外径设计，利于从股静脉或颈静脉入路时正确选择方向。

26.6.5 Simon 镍钛滤器

该滤器采用了倒钩在底部的由 6 个支脚组成的锥形结构，并在顶端设有一个菊花形状的轮状结构，这就组成了双重过滤。菊轮是由 7 个重叠的叶环组成。该滤器由镍钛合金构成，这种金属具有独特的机械温度记忆属性，可以使滤器在室内温度低于 27℃时仍然保持直线型并且很柔软，使用 7Fr 输送装置输入后，在体温下可以变成预先设计的形状。该滤器适用的 IVC 直径小于或等于 28mm，可以从股静脉、颈静脉或肘前静脉入路。

26.6.6 TrapEase 滤器

TrapEase 滤器与 Greenfield 滤器引入的锥形设计有很大的不同。它是双篮筐型对称的结构，头部和尾部的篮筐结构组成六菱形或梯形形状，篮筐之间由六个直杆连接，其中近端和远端的钩型结构有利于滤器固定在 IVC 内。滤器可以通过股静脉、颈静脉或肘前静脉入路置入。TrapEase 滤器适用于 IVC 直径小于 30mm 的患者。最新数据表明该滤器及其可回收亚型 OptEase 滤器可能与 IVC 血栓的高发生率有关。

26.6.7 鸟巢型滤器

这种滤器由 4 根不锈钢丝（长 25cm，直径 0.18mm）连接在两个 V 形支脚上。V 形支脚两端有小倒钩以固定于 IVC。4 根不锈钢丝从输送系统中无定形地伸出，展开的形状类似一个鸟巢。该滤器大约有 7cm 长，但实际上展开的长度随 V 形支脚之间的重叠长度而变化。可适用于直径高达 40mm 的 IVC。入路途径有股静脉和颈静脉。由于采用了不锈钢材料，置入滤器后磁共振成像的伪影是所有滤器中最大的。

26.6.8 选择性可收回性滤器

选择性可回收性 IVC 滤器置入后，完全移除输送系统，后续可重新评估 IVC 情况并根据需要取出滤器。第一个商业化的可回收滤器是 Amplatz 滤器，但是由于高 IVC 闭塞率，该滤器已下架。表 26.4 列出了美国市面上的可回收 IVC 滤器。取出这些滤器的时间因滤器种类的不同而不同，许多案例报道了滤器放置后几个月甚至几年才取出。通常临床条件允许的情况下须在滤器放置后尽快取出，因为有报道称最快 12 天滤器支脚可出现内皮化并与 IVC 壁融合[35]。

26.6.9 Günther Tulip 滤器

该滤器由 4 个主支柱组成，形成交叉结构，下端有 1mm 长的倒钩以固定于 IVC。每个支柱都有一个细长的丝袢，从滤器顶端延伸到四个主要支脚钩端的四分之三。该滤器完全伸展状态时的直径是 30mm，长 50mm。虽然可以通过股静脉或颈静脉入路，但取出时只能从右颈静脉入路，配合使用抓捕器和 11Fr 导鞘。制造商建议在滤器置入后的 14 天内取出，但传统观点认为延续到 8 周也是可行的。数据表明 Günther Tulip 滤器可以在放置后的 30 天内安全取出，很少出现并发症[36]，也有报道在 126 天后取出[37]。

26.6.10 Celect 滤器

Celect 滤器是由钴铬合金组成，包括四个主要用来固定的钩形支脚以及八个较短副支脚提供额外向支撑力。该滤器的最大直径为 30mm，展开时长 45mm。可以通过 7Fr 导鞘从颈静脉或股静脉入路，通过 11Fr 导鞘和抓捕器来取出。

26.6.11 Recovery 滤器 /2 代滤器 /G2X/Meridian/Eclipse/Denali

巴德系列的可回收滤器是从 Recovery 镍钛合金滤器开始的，在美国这是第一个可回收滤器。Recovery 随后被第 2 代滤器（G2）所取代，后者后来被重新命名为 G2X。Recovery 滤器和 G2 滤器都有两层滤过结构，类似于 Simon Nitinol 滤器。这些滤器两端分别有 6 个"腿"和 6 个"臂"（分别是上层和下层过滤结构）。Recovery 滤器是从右颈内静脉入路取出的，回收锥由覆盖聚氨酯材料的 9 个金属钩制成。G2 通过增加展开直径、改变组成滤器上部支脚之间的角度和改变组成滤器下部支脚的金属材料进行了改进。Recovery 滤器和 G2 滤器都有较高的滤器折断率。一项研究指出 25% 的 Recovery 滤器和 12% 的 G2 滤器会发生支柱断裂，这可能会导致严重并发症，包括室性心动过速和心包填塞[38]。Recovery 滤器和 G2 滤器最终都从市场上撤出。随后开发出了 Eclipse、Meridian 以及 Denali 滤器。目前只有 Eclipse 滤器和 Denali 滤器可以在美国使用。Eclipse 滤器由 12 条镍钛金属丝组成，这些镍钛金属丝起源于一个中心镍钛环。两组支脚结构有双重过滤效果，长支脚作用是

表 26.4 可回收性下腔静脉滤器

名称	制造商	使用年份	输送系统尺寸	材料	磁共振相容性	取出时间	FDA 批准
Gunther Tulip	Cook	1992（2001 年开始在美国使用）	8.5Fr	非磁性合金	相容	14 天	批准
G2	Bard	2000	7.0Fr	镍钛合金	相容	60 天	目前批准永久性滤器
OptEase	Cordis	2003	6.0Fr	镍钛合金	相容	23 天	批准

固定滤器,短支脚作用是维持滤器稳定。该滤器通过 7Fr 导鞘由颈静脉或股静脉入路置入,适用于 IVC 直径小于等于 28mm 的患者。Denali 滤器由镍钛合金组成,有 12 根支脚组成两层过滤结构,这和 Eclipse 滤器相似。该滤器有两个较长锚定支脚和四个带有倒钩钩和锚定结构的中等支脚,组成第一层过滤结构。另外六个短支脚主要是稳定滤器,并提供第二层过滤作用。滤器预装在带有推杆的载鞘中。使用 8.4Fr 导鞘输送滤器,可放置在最大直径为 28mm 的 IVC 中。

26.6.12 Option 滤器

Option 滤器可经导丝释放,由镍钛构成六个带钩支脚固定滤器于 IVC 内。这是目前可用的最小外径的滤器,可使用外径为 6.5Fr 的 5Fr 导鞘输送。Option 滤器还有一个长 100cm 的导鞘,也是唯一被批准可从腘静脉置入的 IVC 滤器。

26.6.13 ALN 滤器

ALN 滤器是圆锥形的结构,有 3 个长的弯曲的居中性支脚和 6 个短的带有弯钩的固定支脚。这些支柱的长度均不相同,以防止在载入 7Fr 输送鞘中发生纠缠。ALN 滤器被批准可以在直径小于等于 32mm 的 IVC 中使用,而且不管滤器底部有无钩型结构均可取出。有钩型结构的滤器可以用环状抓捕器来取出,而无钩型结构的滤器可以使用回收钳取出。

26.6.14 OptEase 滤器

OptEase 滤器是双锥型(对称)结构,几乎和 TrapEase 滤器相同。OptEase 滤器做了改良,将单向倒刺改为双向,并在顶端设置取出钩,可通过 6Fr 导鞘从颈静脉或股静脉入路(可以更换滤器方向)放置。从股静脉入路取出时只需将圈套器套上滤器尾端的小钩即可。值得注意的是 2013 年美国食品和药物管理局(FDA)对 OptEase 滤器进行了 Ⅰ 类召回,原因是混淆了滤器的标签。滤器本身是没有问题的。

26.6.15 Crux 滤器

Crux 滤器与传统的锥形滤器设计有很大的不同。由两条尾端相连的正弦曲线型金属丝组成的镍钛合金框架。滤器置入时会在 IVC 中形成类似三明治的分层结构的“8”字型。一个环包含用于捕捉栓子的膨化聚四氟乙烯(ePTFE)网。金属框架边有五个固定锚用来固定滤器。滤器两端都有取出点,这样就可以双向取出。

26.7 临时性滤器

临时性滤器顾名思义,与输送系统相连,这有助于滤器的取出,但体外部件增加了感染的风险。在美国,临时性滤器在临床上是不允许使用的,这与欧洲小型研究发现的不良结果有关[39,40]。最早的两个腔静脉阻断装置也是为了临时使用而设计的,包括 Eichelter 滤器和 Moser 球囊。由于顾及捕获栓子后的转归而很快弃用[4]。

26.8 永久性还是选择性可回收?

选择性可回收滤器的发展很大程度上受到“阻断腔静脉预防肺动脉栓塞试验”(PREPIC)结果的影响。该试验是仅有的两项涉及 IVC 滤器的随机对照试验中的第一项。这是一项多中心研究,400 名确诊为急性近端 DVT 的患者随机分配到单纯抗凝组和抗凝联合置入永久性 IVC 滤器组。最初两年的实验结果发现在第 12 天时滤器组有 2 例发生 PE(1.1%),而单纯抗凝组有 9 例发生 PE(4.8%),优势比(OR)为 0.22(95%CI:0.05~0.90)。2 年后滤器组有 6 例发生 PE,单纯抗凝组有 12 例发生 PE(P = 0.16)。滤器组 DVT 复发的总体发生率为 20.8%,单纯抗凝组为 11.6%(P = 0.02),OR 为 1.87(95%CI:1.10~3.20),但 1 年后 DVT 复发率无显著性差异[41]。经过 8 年的随访,该试验发现滤器组有 9 例发生 PE(6.2%),而单纯抗凝组有 24 例发生 PE(15.1%),P = 0.008,OR 为 0.37(95%CI:0.17~0.79)。滤器组 DVT 复发率为 35.7%,单纯抗凝组为 27.4%(P = 0.042)。但是 8 年时滤器组和单纯抗凝组的死亡率没有显著差异,血栓形成后综合征的发生率也没有显著差异[42]。此研究结果表明 IVC 滤器联合抗凝治疗可降低 PE 发展的风险,但是对死亡率没有影响。降低 PE 的风险是以增加 DVT 复发的风险为代价的,尽管这并不会增加血栓形成后综合征的发生率。

虽然 PREPIC 试验被认为是第一个探索 IVC 滤器用于 DVT 患者并获益的随机对照试验,但这项研究在设计和分析上有几个明显的缺陷。首先,研究参与者的随机分配使用一个 2×2 的阶乘表格,所以个人被随机分配到依诺肝素或普通肝素联合或不联合滤器,入组 400 名受试者导致这项研究分析的证据力不强[43]。此外该试验只评估了接受抗凝治疗同时置入 IVC 滤器的好处,并没有评估那些无法进行抗凝治疗但更多放置滤器的患者[44]。最后,滤器种类的选择由医生所决定,且试验中使用了四种不同类型的滤器[45]。尽管存在这些缺陷,但此研究突出了这样一个事实,即永久性 IVC 滤器的放置会带来一些风险,取出滤器后这些风险就可避免。

在 PREPIC 试验结果的基础上进行的延伸研究,也就是最近发表的 PREPIC2 试验只关注了在狭窄治疗窗上使用选择性可回收滤器。这项研究中共 398 名患者,被随机分配到单纯抗凝组(时长 6 个月)和抗凝联合滤器组。滤器组中的患者在 3 个月后将滤器取出,然后进行另外 6 个月的抗凝治疗。3 个月时两组间 PE 发生率无显著性差异(滤器组为 3%,单纯抗凝组为 1.5%,P = 0.50);6 个月时两组间死亡率、PE 发生率、DVT 复发率无显著性差异[46]。作者的结论是抗凝基础上使用可回收 IVC 滤器与单纯抗凝相比并无益处。

PREPIC2 研究在 PREPIC 研究的基础上进行了改进,即对抗凝和滤器种类都进行标准化处理。然而,该试验仍然未能说明在那些最应该置入 IVC 滤器的、无法进行抗凝治疗的 VTE 患者中的潜在好处。此外,这项研究没有涉及滤器取出是否带来了比永久滤器更好的病情改善或更少的并发症发生率,因为研究中没有包括永久型滤器。另外

6个月的研究时间无法提供足够的数据来评估滤器取出后DVT的复发率,因此无法获取关于DVT复发率的数据。

对永久型滤器和选择性可回收滤器进行比较的回顾性研究结果是模棱两可的。一项包含702名患者的队列研究发现,置入永久型滤器和可回收滤器的患者中PE的复发率相似,这表明这两种滤器的效果相似。虽然DVT复发率没有差异,但本研究的平均随访时间仅为11.5个月,而且可回收滤器组中只有15.5%的滤器被取出[47]。虽然可回收滤器预防PE的效果和永久型滤器相似,但尚不清楚早期取出滤器是否能够降低并发症的发生率。有些人担心可回收滤器可能会有更高的器械损坏问题。2010年FDA发布了一份安全通告声明2005年到2010年期间共有900多份不良事件的报道,包括IVC穿孔、滤器移位、滤器断折和组件栓塞。FDA在2014年更新了这份声明,建议在不需要预防PE发生的情况下应当立即取出可回收滤器。随后FDA对制造商和用户对设备体验(MAUDE)的数据库的分析支持了这一观点,并指出2009年至2012年期间,可回收滤器带来的不良事件数量明显高于永久型滤器[48]。

综上,可回收滤器的效果和永久型滤器相似,都可以降低PE的发生率且并发症率较低。应该根据具体情况来个体化选择永久型滤器或可回收滤器。考虑到滤器损坏率较高,对置入可回收滤器的患者应进行适宜的随访,在安全条件具备的情况下尽早取出滤器。选择性可回收滤器应当在特定患者中使用,包括年轻患者、存在短期抗凝禁忌证的患者和预防性适应证的患者。

26.9 滤器置入技术

每种滤器的置入技术各不相同,在制造商提供的操作说明书中可以找到最合适的置入方法介绍。置入前应仔细阅读说明书并小心按其要求操作以确保患者的安全。常规经皮滤器置入的步骤见表26.5。

表26.5 下腔静脉(IVC)滤器置入步骤

1. 术前评估:
   - 明确IVC滤器放置的适应证和风险-效益评估,包括滤器存留体内的时间
   - 通过多普勒超声或计算机断层扫描或磁共振成像来评估IVC、髂静脉或股静脉形态以及是否存在血栓
   - 评估凝血状态
2. 滤器置入前准备:
   - 基于以上评估选择合适的入路部位
   - 进行IVC造影,评估IVC血栓情况,明确肾静脉水平,测量IVC直径,排除静脉解剖异常
3. 选择合适的滤器并根据制造商提供的说明书来操作
4. 滤器置入后放射影像学观察
5. 随访建议

26.9.1 静脉入路

静脉入路取决于所选静脉通道的通畅程度和操作者的偏好。右股总静脉是最常见的穿刺入路部位,提供了一个相对直行的通达IVC的入口。除非有证据显示右股静脉或髂静脉有血栓,否则这是首选的入路部位。右颈静脉是另一个常见的穿刺部位,大多数滤器可以由此置入。左股静脉、左颈静脉、肘前静脉和近来的腘静脉都可根据血管解剖及滤器类型来选择作为穿刺部位。因为IVC解剖的关系,通过左股静脉和左颈静脉入路置入IVC滤器时滤器倾斜的发生率更高。小外径的滤器输送系统,例如TrapEase滤器和Simon Nitinol滤器(6Fr)可通过肘前静脉置入[49]。其他备选的入路部位,由外科医生或介入医生酌情决定。例如,笔者曾在病态肥胖患者中通过右侧大隐静脉入路置入了Simon Nitinol滤器,在双侧股静脉和颈静脉血栓形成患者中,通过肱静脉入路成功置入Gunther Tulip滤器。

26.9.2 IVC造影

使用含碘造影剂或二氧化碳通过带标记"猪尾"导管进行静脉造影(图26.3)。通过静脉造影排除静脉异常、测量IVC直径、排除IVC血栓形成、定位肾静脉水平。肾静脉图像不清晰时可通过Valsalva动作而改善。除了鸟巢型滤器和VenaTech滤器外,大多数市面上的滤器都推荐适用于直径30mm或以下的IVC。在巨大IVC中置入滤器时存在两种选择:一种是置入鸟巢型滤器或其他适用于IVC直径较大的滤器,另一种是在双侧髂总静脉中放置适用于腔静脉直径28mm以下的滤器。

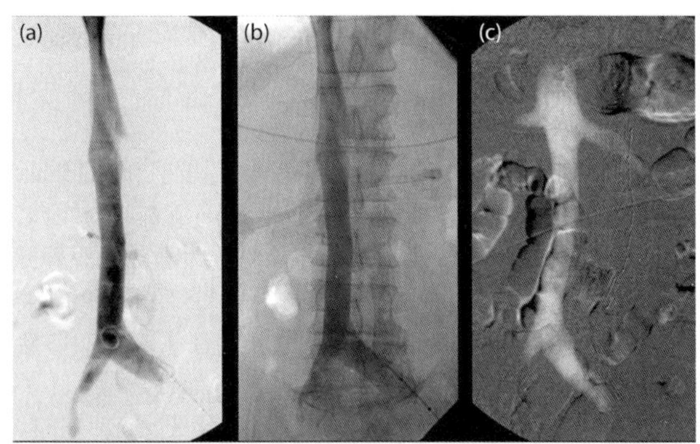

图26.3 滤器放置前IVC造影显示IVC管径和肾静脉位置正常。(a和b)IVC造影采用数字减影模式和碘化造影剂,显示骨性标志,便于IVC滤器的放置。(c)肾功能不全患者IVC造影,以二氧化碳为造影剂

放置IVC滤器时应特别注意3种很有意思的静脉异常,包括双IVC、环主动脉型左肾静脉和左位IVC。在置入IVC滤器前必须对这些异常解剖进行排除。双IVC的发生率为0.2%~3.8%,这是由于左右主静脉发育过程中持续存在。右腔静脉直径通常会更大,但也可能两侧相同。左主静脉与右主静脉在左肾静脉水平汇合。如果静脉造影时左髂静脉显影就能够很容易的排除这种IVC变异。如果静脉造影未发现左髂静脉且左肾静脉明显,那么应该积极排除双IVC的可能,然后再置入滤器。如果确认是双IVC,则有两个处理方案:在两条腔静脉中各放一个滤器或将滤器放置在肾上水平。约8.7%的人有环主动脉型左肾静脉,左肾静脉的后支通常比前支低。滤器应置于所有肾静脉分支

入口下方。左位 IVC 很少见，发生率为 0.2%~0.5%。左位 IVC 的跨越段位于肾静脉，滤器置于肾下水平。

26.9.3 血管内超声和经腹多普勒超声引导下置入 IVC 滤器

经腹超声或血管内超声（intravascular ultrasonography，IVUS）引导下床旁置入 IVC 滤器已被证明是安全有效的[50,51]。这些技术作为首选，尤适于危重患者、孕妇、对含碘造影剂过敏和无法使用二氧化碳造影的患者，或超过标准辐射装置限定的安全体重。

26.9.4 经腹多普勒超声技术

经腹超声检查是用来确定床旁滤器的放置是否可行。在滤器置入术前的超声检查项目包括 IVC 直径、有无静脉血栓形成、有无静脉异常以及所选入路股静脉的通畅性。必须在肾静脉交界处横切面和纵切面上充分显示 IVC。明确右肾静脉很重要，因为其通常是最低的肾静脉。如果怀疑静脉畸形或髂静脉血栓形成，在滤器置入前应通过静脉造影来更精确了解解剖结构。

手术通常在局麻下进行。通过股静脉入路将 0.089cm 的导丝先置入 IVC。输送鞘沿导丝向上推进到肾静脉上方，撤出导丝使导管尖端完全可视化。当缓慢撤回输送导管和导鞘时应在横切面上看到最低的肾静脉和 IVC 交汇处。当导管的尖端从超声视野中消失时这就表示达到了预期的放置位置。然后在纵切面上可直接看见滤器被释放。通过多普勒超声和腹部平片来确认滤器完全锚定。

26.9.5 IVUS 技术

局麻下经股静脉入路，将 9Fr（长度大于 25cm）导鞘在 0.089cm 导丝的指引下插入 IVC。将 IVUS 探头（15MHz）顺着导丝方向直到右心房水平。采用回撤技术明确肾静脉水平、IVC 管径、IVC 异常、IVC 血栓形成及髂静脉汇流情况。如果髂静脉汇合部位不清楚，可以取对侧股静脉入路，再次进行 IVUS 以辨别静脉的上述情况。在放置滤器时可采用单点或双点穿刺技术。

双点穿刺时应将 IVUS 探头恰置于肾静脉下方。滤器置入是通过单独的静脉入路进行的，最好是通过对侧股静脉进入，这样可以减少同一条股总静脉双点穿刺时易诱发的穿刺部位血栓形成。导管和导鞘先置于肾静脉上方水平，然后再拉回恰至肾静脉下方。然后通过 IVUS 确认滤器放置的位置。一旦确定了位置就可撤回 IVUS 探头，随后释放滤器。

在单静脉单点穿刺置入技术中，静脉定位准确后撤回 IVUS 探头。预先测量 IVUS 探头的长度来对应滤器输送导管的长度，这个长度相当于滤器完全载入输送鞘后所放的位置。在 IVUS 探头上把此测量的点进行标记。然后将 IVUS 探头插入穿刺鞘中直到预先测量标定的长度，也就表示了滤器输送鞘超越穿刺鞘的距离。IVUS 监视下将探头和管鞘同时拉回到恰位于最低的肾静脉水平下方。此时 IVUS 用于指引穿刺鞘定位，因为预先测量的长度间接指引了滤器放置的预期位置。最后撤回 IVUS 探头，将滤器输送导管送入鞘内，随后释放滤器。术后进行腹部平片检查可以确定滤器放置的位置以及是否倾斜。

26.10 随访

置入 IVC 滤器的患者应每年定期随访直到滤器取出（如果可以取出的话），如果是永久型滤器则应终身随访。随访的目的是评估滤器的机械稳定性。此外，还需要对下肢进行评估，监测一直存在的血栓复发的风险。很多滤器是由放射科医生放置的，所以关于滤器放置的信息应交代给患者的主治医生以安排合适的处置措施。

应该对那些置入选择性可回收滤器预防短期内 PE 风险的患者进行更严格的随访。尽管推荐的取出时间窗因滤器的类型不同而不同，FDA 在 2010 年和 2014 年都发布了安全声明，即一旦没有 PE 风险应尽快取出可回收滤器。这些患者应在滤器置入术后每隔 1~3 个月重新进行评估以确定是否需要继续预防 PE 风险。强烈建议采用标准化的监测方式，否则患者可能无法在合适的时机取出滤器[52,53]。

通常 IVC 滤器置入后随访包括对下肢进行体格检查以观察有无水肿、色素沉着、皮肤溃疡以及血栓形成后综合征的其他体征。以前我们每隔一段时间就会进行前后位和侧向成像检查，并与之前滤器随访的数据进行比较以明确滤器的机械稳定性和完整性。这种做法目前是有争议的，因为 IVC 滤器置入术后长期并发症的发生率很低。关于新型滤器折断和移位的长期数据很少，需更严格的随访研究，直到这些问题得到明确解决。

如果患者新出现双下肢水肿应立即就诊，并对 IVC 进行多普勒超声检查以寻找滤器或 IVC 中是否存在血栓。如果超声不能确定就要进行静脉造影来评估 IVC 阻塞情况。如果有证据表明阻塞是近期发生的（少于 7 天）且患者本身条件允许的话，可以尝试溶栓治疗，可缓解当前症状并预防血栓形成后综合征。有 PE 症状或体征的患者也应做静脉造影以确定滤器的通畅性以及是否有捕获或播散的栓子。少见的血栓播散到滤器上方的情况是第二滤器置入（肾上）的适应证，而不用溶栓治疗。

26.11 并发症

IVC 滤器置入术后的并发症包括与置入或取出过程直接相关的并发症和与滤器体内存留时间相关的并发症[54]。并发症发生率的差异不仅取决于滤器的类型，更重要的是评估方法和随访时间。表 26.6 列出了 IVC 滤器置入的常见并发症。幸运的是大多数与 IVC 滤器相关的并发症是不严重的或不常发的。穿刺部位血栓形成是最常见的并发症。新型小型输送装置中，入路静脉血栓闭塞的发生率较低（2%~10%），但非闭塞性股静脉血栓形成却很常见（25%）。IVC 血栓形成是一个较重的且有潜在致命性的并发症，需立即诊断和治疗。血栓可能会延伸到滤器上方导致严重的 PE，需要在肾上 IVC 中再次放置一个滤器。IVC 血栓形成也可能导致股青肿，一种危及下肢存活的并发症。IVC 内小血栓可抗凝治疗，但 IVC 大块甚至完全阻塞的血栓就需要溶栓治疗或放置支架来恢复血管通畅性，并治疗相关的炎症病变。

滤器小范围移位不需过多担心。滤器移位到心脏或肺动脉导致相关的心律失常、急性心肌梗死、心包填塞和心瓣膜损伤则是致命性的，可采用经皮途径将滤器取出或重新定位以避免进行紧急开胸术。

表 26.6 下腔静脉（IVC）滤器置入并发症

并发症	发生率 /%
1. 操作相关并发症： • 穿刺部位并发症：出血、感染、血栓或空气栓塞 • 输送系统并发症：滤器移位、倾斜或展开不全 • IVC 壁穿孔 • 死亡	4~11
2. 滤过移位至肾静脉、心脏或肺动脉	3~69
3. 滤器折断	<1
4. 新发或恶化的深静脉血栓形成	6~30
5. IVC 血栓形成	6~30
6. 复发性或致命性肺栓塞	2~5
7. 静脉功能不全	10~30

26.12 滤器性能的比较

尽管大量临床研究阐述了 IVC 滤器的有效性和安全性，但没有前瞻性研究对不同的滤器设计进行比较。有种误解，是看到当前发表的关于 IVC 滤器的数据结果相似就认为这些滤器是等同的。动物体内研究结果表明事实并非如此。图 26.4 显示鸟巢型滤器、Simon Nitinol 滤器和 VenaTech 滤器中的血栓分布导致纤维蛋白网状积聚，而图 26.5 显示一款不锈钢滤器、钛合金 Greenfield 滤器和一款正在研发的滤器内没有产生纤维蛋白网状积聚。

由于研究人群、评估标准、治疗方法以及随访的类型和时间不尽相同，所以很难将不同类型的滤器设计进行比较[55-57]。然而，一些有关滤器报告标准的指南已经发布[58,59]。一项 meta 分析说明了不论是什么类型的滤器在预防 PE 方面都是有效的[60]。5 份关于置入了 Greenfield 滤器患者转归的主要客观报告已经发表[61-65]。随访内容包括进行腹部平片来观察滤器的位置，静脉造影或超声来观察滤器的通畅性。此外，还发表了关于患者亚组的报告[66,67]。这些报告涵盖了 27 年间不锈钢 Greenfield 滤器和钛合金 Greenfield 滤器的使用经验。总体上，通畅率保持在 96%，PE 复发率在 3%~5% 之间[4]。不同 IVC 滤器的疗效和并发症对比见表 26.7。

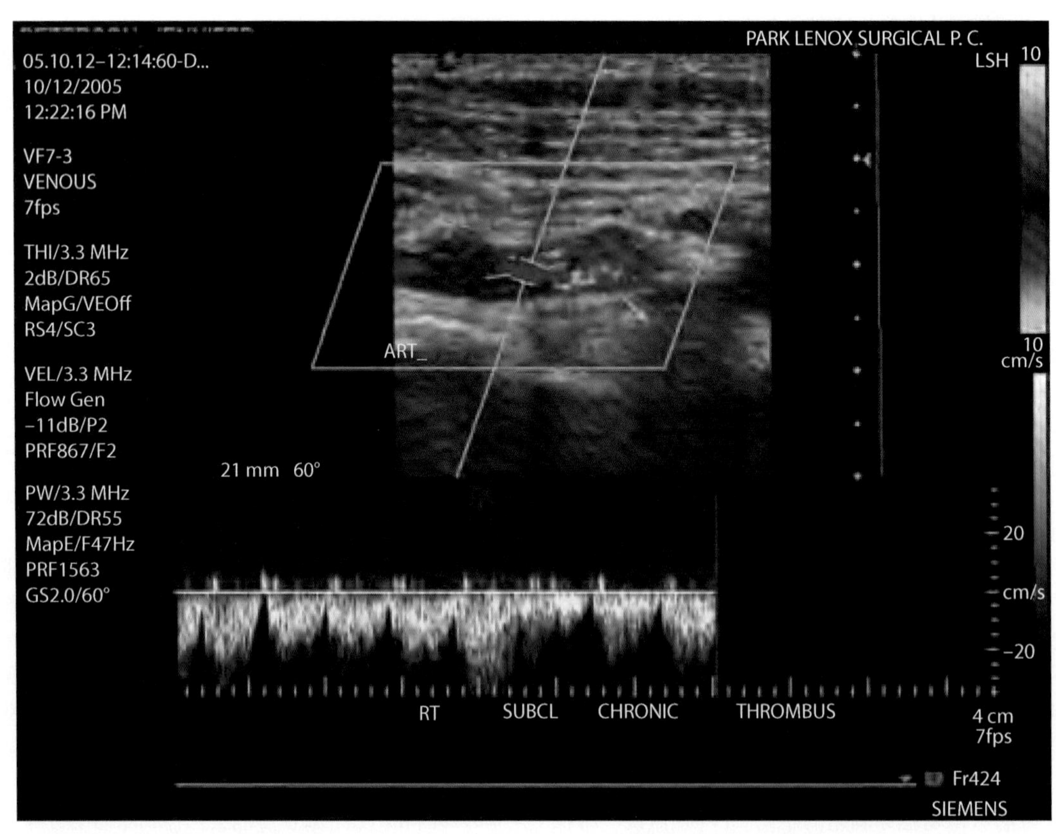

图 26.4 在绵羊中放置鸟巢滤器、Simon Nitinol 滤器和 VenaTech 滤器，留置了充分时间（30 天）供血栓形成。所有滤器内都出现了纤维网

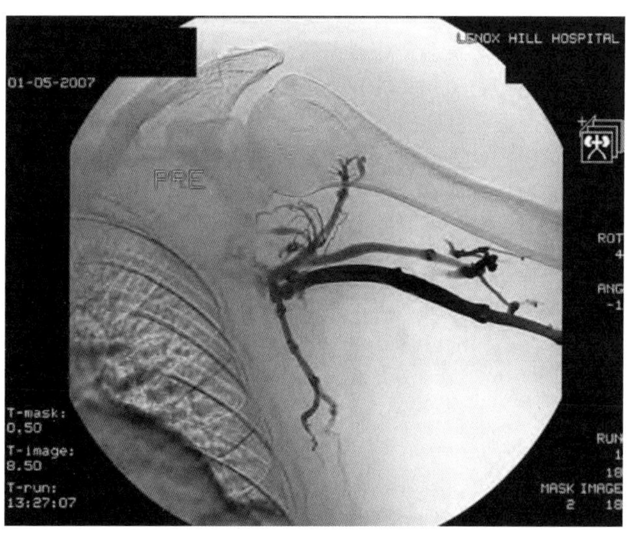

图 26.5　如图 26.4 相同项目，在绵羊中置入实验组滤器、经皮路径的不锈钢和钛合金 Greenfield 滤器，实验性血栓栓塞结果显示，所有滤器都没有任何纤维组织存在

表 26.7　不同下腔静脉滤器的表现[76,77]

滤器	数量	平均随访时间 / 月	PE 复发率 /%	DVT/%	下腔静脉血栓形成 /%	血栓后综合征 /%
不锈钢 Greenfield	3 184	18	2.6	5.9	3.6	19
钛合金 Greenfield	511	5.8	3.1	22.7	6.5	14.4
不锈钢导丝引导 Greenfield	599	62	2.6	7.3	1.7	2
Simon Nitinol	319	16.9	3.8	8.9	7.7	12.9
Bird's nest	1 426	14.2	2.9	6	3.9	14
VenaTech/LGM	1 050	12	3.4	32	11.2	41
Low-profile VenaTech	30	2.3	0	10.3	0	没有报道
TrapEase	65	6	0	45.7	2.8	没有报道
Gunther Tulip	83	4.5	3.6	没有报道	9.6	没有报道

26.13　肾上下腔静脉滤器和上腔静脉滤器

表 26.8 列出了肾上 IVC 滤器放置的适应证。将 Greenfield 滤器置于肾上位置的有效性和安全性与传统放置在肾下位置相似[6,68-70]。

置入上腔静脉(superior vena vein,SVC)滤器来预防 PE 的模式仍有争议。仅少量报告介绍了 SVC 滤器放置可获益[71-74]。SVC 血栓形成和经中央导丝引导置入时的导丝缠绕是主要的潜在并发症。最近一项系统性回顾研究发现置入 SVC 滤器的患者中 3.8% 出现严重的、危及生命的并发症(包括 SVC 穿孔、心脏压塞、主动脉穿孔和复发性气胸)。上肢 DVT 患者 PE 发生率及相关死亡率分别为 5.6% 和 0.7%[75]。因此，置入 SVC 滤器带来的风险可能要超过预防 PE 带来的好处。

表 26.8　肾上型下腔静脉滤器置入的适应证[78]

- 肾静脉或肾下下腔静脉或卵巢静脉血栓形成
- 孕妇或准备生育的期女性
- 血栓播散到先前置入的肾下下腔滤器的近端

源自：Caplin DM et al. *J Vasc Interv Radiol* 2011;22(11):1499-506

26.14　结论

腔静脉滤器可以预防 PE，且没有与滤器手术相关的明显并发症和死亡率。适用于有 PE 风险、且存在抗凝禁忌证或认为抗凝效果不佳的患者。IVC 滤器的放置技术简单安全，而且并发症发生率和死亡率都很低。多项研究已经证明了滤器可以有效地预防 PE，尽管少数置入 IVC 滤器患者会出现下肢DVT进展或复发以及IVC血栓形成。这些并发症的发生率随特定滤器而有所不同的，医生熟知滤器置入相关的血栓形成、滤器移位以及与滤器类型相关的并发症是很重要的。近期针对存在短期抗凝禁忌证的患者放置可回收滤器来预防PE的情况激增。但这种情况认为可使患者获益主要是理论上的，需要进行客观研究。应根据每个患者的情况而决定使用何种类型的滤器，尤其注意所选滤器的适应证和长期效果。近来显示可回收IVC滤器的使用有所增加，但需进行更多的研究来证明其安全性和有效性。

随着滤器置入技术的改进以及新材料和新设计的开发，应着重关注滤器的适应证和使用的合理性，包括可回收滤器在内。与其关注不同滤器之间的差异（随着时间的推移自会解决），不如将主要精力放在识别哪些患者具有高PE风险上面。还必须努力改进血栓形成的预防方法，因为滤器不能改变潜在疾病的进程或发展。显然，在这种情况下预先做好防护措施才是对这种不应出现的并发症和死亡的最佳防御。

美国静脉论指南 3.10.0：下腔静脉滤器适应证、技术和效果

编码	指南	推荐等级（1：强；2：弱）	证据级别（A：高质量；B：中等质量；C：低或极低质量）
3.10.1	我们建议以下患者放置下腔静脉过滤器： • 有抗凝禁忌的深静脉血栓形成（DVT）和/或肺栓塞（PE）的患者； • 出现抗凝并发症的患者； • 在抗凝充分的情况下出现复发性DVT或PE的患者； • 以前有大面积E且不能忍受再次PE相关的进一步心肺损伤的患者	1	A
3.10.2	我们建议对髂静脉或下腔静脉内漂浮血栓长度大于5cm的患者放置下腔静脉滤器	2	B
3.10.3	我们建议对合并恶性肿瘤或创伤性损伤等相关疾病容易发生DVT或PE患者使用预防性滤器	2	B
3.10.4	我们建议在特殊情况下放置滤器应更加小心： • 菌血症未经治疗或未经控制的患者； • 对于儿科患者和孕妇，滤器的长期影响和耐久性存在不确定性	2	C
3.10.5	我们建议在床边通过经腹双功或血管内超声引导放置静脉滤器。这两种方法都被证明是安全有效的	2	B
3.10.6	我们建议进行更多的临床研究以证明在存在时间限制的抗凝禁忌证患者中放置可回收过滤器在中的安全性和有效性	2	B
3.10.7	我们建议每年对腔静脉滤器患者进行随访检查，以评估滤器的机械稳定性。此外，应评估下肢的情况以监测持续的血栓形成风险	2	B

参考文献

● = Key primary paper
★ = Major review article
◆ = Guideline

1. Homans J. Thrombosis of the deep veins of the lower leg, causing pulmonary embolism. *N Engl J Med* 1934;211(22):993–7.
2. Collins CG and Nelson EW. Ligation of the vena cava; a critical evaluation based on a study of 22 cases. *New Orleans Med Surg J* 1947;99(10):488–96.
3. Homans J. Diseases of the veins. *N Engl J Med* 1946;235(5):163–7.
4. Greenfield LJ and Wakefield TW. Prevention of venous thrombosis and pulmonary embolism. *Adv Surg* 1989;22:301–23.
5. Mansour M, Chang AE, and Sindelar WF. Interruption of the inferior vena cava for the prevention of recurrent pulmonary embolism. *Am Surg* 1985;51(7):375–80.
6. Greenfield LJ, Proctor MC, and Fischer DFJ. Suprarenal filter placement. *J Vasc Surg* 1998;28(3):432–8.
7. Duszak R, Parker L, Levin DC, and Rao VM. Placement and removal of inferior vena cava filters: National trends in the Medicare population. *J Am Coll Radiol* 2011;8(7):483–9.
◆ 8. Kearon C, Akl EA, Comerota AJ et al. Antithrombotic therapy for VTE disease: Antithrombotic Therapy and Prevention of Thrombosis, 9th ed: American College of Chest Physicians evidence-based clinical practice guidelines. *Chest* 2012;141(2 Suppl.):419–96.
◆ 9. Jaff MR, McMurtry MS, Archer SL et al. Management of massive and submassive pulmonary embolism, iliofemoral deep vein thrombosis, and chronic thromboembolic pulmonary hypertension: A scientific statement from the american heart association. *Circulation* 2011;123(16):1788–30.
10. Hirsh J. Oral anticoagulant drugs. *N Engl J Med* 1991;324(26):1865–75.

11. Harrington R and Ansell J. Risk–benefit assessment of anticoagulant therapy. *Drug Saf* 1991;6(1):54–69.
★12. Schmitt BP and Adelman B. Heparin-associated thrombocytopenia: A critical review and pooled analysis. *Am J Med Sci* 1993;305(4):208–15.
13. Landefeld CS and Beyth RJ. Anticoagulant-related bleeding: Clinical epidemiology, prediction, and prevention. *Am J Med* 1993;95(3):315–28.
14. Eby CS. Warfarin-induced skin necrosis. *Hematol Oncol Clin North Am* 1993;7(6):1291–300.
15. Hull RD, Raskob GE, Rosenbloom D et al. Optimal therapeutic level of heparin therapy in patients with venous thrombosis. *Arch Intern Med* 1992;152(8):1589–95.
16. Hull RD, Raskob GE, Brant RF, Pineo GF, and Valentine KA. The importance of initial heparin treatment on long-term clinical outcomes of antithrombotic therapy. The emerging theme of delayed recurrence. *Arch Intern Med* 1992;152(8):2317–21.
17. Falanga A and Donati MB. Pathogenesis of thrombosis in patients with malignancy. *Int J Hematol* 2001;73(2):137–44.
♦18. Pasquale M and Fabian TC. Practice management guidelines for trauma from the Eastern Association for the Surgery of Trauma. *J Trauma* 1998;44(6):941–56; discussion 956–7.
19. Pacilli A, Faggioli G, Stella A, and Pasquinelli G. An update on therapeutic angiogenesis for peripheral vascular disease. *Ann Vasc Surg* 2010;24(2):258–68.
20. Rosen MP, Porter DH, and Kim D. Reassessment of vena caval filter use in patients with cancer. *J Vasc Interv Radiol* 1994;5(3):501–6.
21. Shackford SR, Davis JW, Hollingsworth-Fridlund P, Brewer NS, Hoyt DB, and Mackersie RC. Venous thromboembolism in patients with major trauma. *Am J Surg* 1990;159(4):365–9.
22. Khansarinia S, Dennis JW, Veldenz HC, Butcher JL, and Hartland L. Prophylactic Greenfield filter placement in selected high-risk trauma patients. *J Vasc Surg* 1995;22(3):231–5; discussion 235–6.
●23. Rogers FB, Strindberg G, Shackford SR et al. Five-year follow-up of prophylactic vena cava filters in high-risk trauma patients. *Arch Surg* 1998;133(4):406–11; discussion 412.
24. McMurtry AL, Owings JT, Anderson JT, Battistella FD, and Gosselin R. Increased use of prophylactic vena cava filters in trauma patients failed to decrease overall incidence of pulmonary embolism. *J Am Coll Surg* 1999;189(3):314–20.
★25. Rowland SP, Dharmarajah B, Moore HM et al. Inferior vena cava filters for prevention of venous thromboembolism in obese patients undergoing bariatric surgery a systematic review. *Ann Surg* 2015;261(1):35–45.
26. McClendon J, O'Shaughnessy BA, Smith TR et al. Comprehensive assessment of prophylactic preoperative inferior vena cava filters for major spinal reconstruction in adults. *Spine (Phila Pa 1976)* 2012;37(13):1122–9.
27. Ozturk C, Ganiyusufoglu K, Alanay A, Aydogan M, Onat L, and Hamzaoglu A. Efficacy of prophylactic placement of inferior vena cava filter in patients undergoing spinal surgery. *Spine (Phila Pa 1976)* 2010;35(20):1893–6.
28. Lin J, Proctor MC, Varma M, Greenfield LJ, Upchurch GR Jr., and Henke PK. Factors associated with recurrent venous thromboembolism in patients with malignant disease. *J Vasc Surg* 2003;37(5):976–83.
29. Gitter MJ, Jaeger TM, Petterson TM, Gersh BJ, and Silverstein MD. Bleeding and thromboembolism during anticoagulant therapy: A population-based study in Rochester, Minnesota. *Mayo Clin Proc* 1995;70(8):725–33.
30. Prandoni P, Lensing AWA, Piccioli A et al. Recurrent venous thromboembolism and bleeding complications during anticoagulant treatment in patients with cancer and venous thrombosis. *Blood* 2002;100(10):3484–8.
31. Ihnat DM, Mills JL, Hughes JD, Gentile AT, Berman SS, and Westerband A. Treatment of patients with venous thromboembolism and malignant disease: Should vena cava filter placement be routine? *J Vasc Surg* 1998;28(5):800–7.
32. Krauth D, Holden A, Knapic N, Liepman M, and Ansell J. Safety and efficacy of long-term oral anticoagulation in cancer patients. *Cancer* 1987;59(5):983–5.
33. Laporte S, Mismetti P, Décousus H et al. Clinical predictors for fatal pulmonary embolism in 15,520 patients with venous thromboembolism: Findings from the Registro Informatizado de la Enfermedad TromboEmbolica venosa (RIETE) Registry. *Circulation* 2008;117(13):1711–6.
34. Somarouthu B, Yeddula K, Wicky S, Hirsch JA, and Kalva SP. Long-term safety and effectiveness of inferior vena cava filters in patients with stroke. *J Neurointerv Surg* 2011;3(2):141–6.
35. Burbridge BE, Walker DR, and Millward SF. Incorporation of the Gunther temporary inferior vena cava filter into the caval wall. *J Vasc Interv Radiol* 1996;7(2):289–90.
36. De Gregorio MA, Gamboa P, Bonilla DL et al. Retrieval of Gunther Tulip optional vena cava filters 30 days after implantation: A prospective clinical study. *J Vasc Interv Radiol* 2006;17(11 Pt 1):1781–9.
37. Terhaar OA, Lyon SM, Given MF, Foster AE, Mc Grath F, and Lee MJ. Extended interval for retrieval of Günther Tulip filters. *J Vasc Interv Radiol* 2004;15(11):1257–62.
38. Nicholson W, Nicholson WJ, Tolerico P et al. Prevalence of fracture and fragment embolization of Bard retrievable vena cava filters and clinical implications including cardiac perforation and tamponade. *Arch Intern Med* 2010;170(20):1827–31.
39. Lorch H, Welger D, Wagner V et al. Current practice of temporary vena cava filter insertion: A multicenter registry. *J Vasc Interv Radiol* 2000;11(1):83–8.

40. Yamagami T, Kato T, Iida S, Tanaka O, and Nishimura T. Retrievable vena cava filter placement during treatment for deep venous thrombosis. *Br J Radiol* 2003;76(910):712–8.

•41. Decousus H, Leizorovicz A, Parent F et al. A clinical trial of vena caval filters in the prevention of pulmonary embolism in patients with proximal deep-vein thrombosis. *N Engl J Med* 1998;338(7):409–16.

•42. Decousus H. Eight-year follow-up of patients with permanent vena cava filters in the prevention of pulmonary embolism: The PREPIC (Prévention du Risque d'Embolie Pulmonaire par Interruption Cave) randomized study. *Circulation* 2005;112(3):416–22.

43. Chuu WM, Wang NY, and Perry D. Vena caval filters for the prevention of pulmonary embolism. *N Engl J Med* 1998;339(1):46; author reply 47–8.

44. Murphy TP, Trerotola SO, and Vogelzang RL. Vena caval filters for the prevention of pulmonary embolism. *N Engl J Med* 1998;339(1):46–7; author reply 47–8.

★45. Greenfield LJ and Proctor MC. Vena caval filters for the prevention of pulmonary embolism. *N Engl J Med* 1998;339(1):47; author reply 47–8.

46. Mismetti P, Laporte S, Pellerin O et al. Effect of a retrievable inferior vena cava filter plus anticoagulation vs anticoagulation alone on risk of recurrent pulmonary embolism. *JAMA* 2015;313(16):1627–35.

47. Kim HS, Young MJ, Narayan AK, Hong K, Liddell RP, and Streiff MB. A comparison of clinical outcomes with retrievable and permanent inferior vena cava filters. *J Vasc Interv Radiol* 2008;19(3):393–9.

48. Andreoli JM, Lewandowski RJ, Vogelzang RL, and Ryu RK. Comparison of complication rates associated with permanent and retrievable inferior vena cava filters: A review of the MAUDE database. *J Vasc Interv Radiol* 2014;25(8):1181–5.

49. Kim D, Schlam BW, Porter DH, and Simon M. Insertion of the Simon Nitinol caval filter: Value of the antecubital vein approach. *AJR Am J Roentgenol* 1991;157(3):521–2.

50. Passman MA, Dattilo JB, Guzman RJ, and Naslund TC. Bedside placement of inferior vena cava filters by using transabdominal duplex ultrasonography and intravascular ultrasound imaging. *J Vasc Surg* 2005;42(5):1027–32.

51. Corriere MA, Passman MA, Guzman RJ, Dattilo JB, and Naslund TC. Comparison of bedside transabdominal duplex ultrasound versus contrast venography for inferior vena cava filter placement: What is the best imaging modality? *Ann Vasc Surg* 2005;19(2):229–34.

52. Lucas DJ, Dunne JR, Rodriguez CJ et al. Dedicated tracking of patients with retrievable inferior vena cava filters improves retrieval rates. *Am Surg* 2012;78(8):870–4.

•53. Lynch FC. A method for following patients with retrievable inferior vena cava filters: Results and lessons learned from the first 1,100 patients. *J Vasc Interv Radiol* 2011;22(11):1507–12.

54. Ballew KA, Philbrick JT, and Becker DM. Vena cava filter devices. *Clin Chest Med* 1995;16(2):295–305.

55. Rousseau H, Perreault P, Otal P et al. The 6-F Nitinol TrapEase inferior vena cava filter: Results of a prospective multicenter trial. *J Vasc Interv Radiol* 2001;12(3):299–304.

56. Streiff MB. Vena caval filters: A comprehensive review. *Blood* 2000;95(12):3669–77.

•57. Greenfield LJ and Proctor MC. The percutaneous Greenfield filter: Outcomes and practice patterns. *J Vasc Surg* 2000;32(5):888–93.

58. Vena Caval Filter Consensus Conference. Recommended reporting standards for vena caval filter placement and patient follow-up. *J Vasc Surg* 1999;30(3):573–9.

◆59. Grassi CJ, Swan TL, Cardella JF et al. Quality improvement guidelines for percutaneous permanent inferior vena cava filter placement for the prevention of pulmonary embolism. SCVIR Standards of Practice Committee. *J Vasc Interv Radiol* 2001;12(2):137–41.

60. Becker DM, Philbrick JT, and Selby JB. Inferior vena cava filters. Indications, safety, effectiveness. *Arch Intern Med* 1992;152(10):1985–94.

61. Greenfield LJ and Proctor MC. Current treatment and prevention of pulmonary embolus with the Greenfield filter. *Surg Technol Int* 1993;2:289–91.

•62. Greenfield LJ and Michna BA. Twelve-year clinical experience with the Greenfield vena caval filter. *Surgery* 1988;104(4):706–12.

63. Greenfield LJ. Current indications for and results of Greenfield filter placement. *J Vasc Surg* 1984;1(3):502–4.

64. Greenfield LJ, Peyton R, Crute S, and Barnes R. Greenfield vena caval filter experience: Late results in 156 patients. *Arch Surg* 1981;116(11):1451–6.

65. Greenfield LJ, Zocco J, Wilk J, Schroeder TM, and Elkins RC. Clinical experience with the Kim-Ray Greenfield vena caval filter. *Ann Surg* 1977;185(6):692–8.

66. Jarrell BE, Szentpetery S, Mendez-Picon G, Lee HM, and Greenfield LJ. Greenfield filter in renal transplant patients. *Arch Surg* 1981;116(7):930–2.

67. Hux CH, Wapner RJ, Chayen B, Rattan P, Jarrell B, and Greenfield L. Use of the Greenfield filter for thromboembolic disease in pregnancy. *Am J Obstet Gynecol* 1986;155(4):734–7.

68. Athanasoulis CA, Kaufman JA, Halpern EF, Waltman AC, Geller SC, and Fan CM. Inferior vena caval filters: Review of a 26-year single-center clinical experience. *Radiology* 2000;216(1):54–66.

69. David W, Gross WS, Colaiuta E, Gonda R, Osher D, and Lanuti S. Pulmonary embolus after vena cava filter placement. *Am Surg* 1999;65(4):341–6.

70. Matchett WJ, Jones MP, McFarland DR, and Ferris EJ. Suprarenal vena caval filter placement: Follow-up of four filter types in 22 patients. *J Vasc Interv Radiol* 1991;9(4):588–93.

71. Hoffman MJ and Greenfield LJ. Central venous septic thrombosis managed by superior vena cava Greenfield filter and venous thrombectomy: A case

report. *J Vasc Surg* 1986;4(6):606–11.
72. Pais SO, De Orchis DF, and Mirvis SE. Superior vena caval placement of a Kimray–Greenfield filter. *Radiology* 1987;165(2):385–6.
73. Owen EW, Schoettle GP, and Harrington OB. Placement of a Greenfield filter in the superior vena cava. *Ann Thorac Surg* 1992;53(5):896–7.
74. Ascher E, Hingorani A, Tsemekhin B, Yorkovich W, and Gunduz Y. Lessons learned from a 6-year clinical experience with superior vena cava Greenfield filters. *J Vasc Surg* 2000;32(5):881–7.
75. Owens CA, Bui JT, Knuttinen MG, Gaba RC, and Carrillo TC. Pulmonary embolism from upper extremity deep vein thrombosis and the role of superior vena cava filters: A review of the literature. *J Vasc Interv Radiol* 2010;21(6):779–87.
76. Angel LF, Tapson V, Galgon RE, Restrepo MI, and Kaufman J. Systematic review of the use of retrievable inferior vena cava filters. *J Vasc Interv Radiol* 2011;22(11):1522–30.e3.
77. Hann CL and Streiff MB. The role of vena caval filters in the management of venous thromboembolism. *Blood Rev* 2005;19(4):179–202.
◆78. Caplin DM, Nikolic B, Kalva SP, Ganguli S, Saad WEA, and Zuckerman DA. Quality improvement guidelines for the performance of inferior vena cava filter placement for the prevention of pulmonary embolism. *J Vasc Interv Radiol* 2011;22(11):1499–506.

27

血栓性浅静脉炎

27.1 介绍

血栓性浅静脉炎(superficial venous thrombophlebitis, SVT)较为常见,但是因为许多病例是亚临床的并且没有报告,故而其发病率常常被低估。一些临床医生对其诊断存在误解,例如认为它完全是良性的,不存在危及生命或肢体的并发症。虽然在某些情况下确实如此,但 SVT 与深静脉血栓形成(deep venous thrombosis, DVT)和肺栓塞(pulmonary embolism, PE)发生的风险相关。因此,全面了解 SVT 的病理生理学、诊断和治疗对血管专业医师来说非常重要。

27.2 流行病学

SVT 发病率约为 1 :1 000,但显然发病率被低估。在美国,每年约有 125 000 患 SVT[1],平均年龄 54~65 岁,女性发病率高于男性[2,3]。最常见的危险因素是下肢静脉曲张,62% 的 SVT 患者有下肢静脉曲张。其他相关风险因素包括年龄、肥胖、吸烟、DVT 或 SVT 既往史、妊娠、产褥期、口服避孕药、激素替代疗、活动受限、近期手术和创伤[4]。

27.3 临床表现

大多数患者会出现沿浅静脉走行的疼痛和红斑,可触及“条索状感”和周围软组织的水肿,伴低烧或不适。上肢或下肢浅静脉,Mondor 病患者的乳房静脉,或阴茎背静脉都可能受到 SVT 的影响。受 SVT 影响的最常见位置包括大隐静脉(great saphenous vein, GSV)及其分支静脉,其次是上肢头静脉和贵要静脉[4],进展为 DVT 的 SVT 常伴有症状加重[5]。

27.4 病因学

广为接受的静脉血栓形成病理学是 Virchow 三要素,即血管内皮损伤、血液瘀滞、高凝状态。随着我们对这种三要素的理解越来越深入,人们也意识到炎症介质和广义高凝状态(如恶性肿瘤和肥胖症)的重要性。SVT 的病因很复杂,而且往往是多因素的,需要进一步研究。

27.4.1 SVT 及下肢静脉曲张

下肢静脉曲张和下肢静脉功能不全是 SVT 最常见的危险因素,静脉曲张中多达三分之二的患者合并 SVT, 70% 的 SVT 患者可能伴有浅表静脉功能不全[6]。据报道,只有 3%~20% 的合并静脉曲张的 SVT 患者会进展为 DVT,相比之下,44%~60% 不合并静脉曲张的患者会发生 DVT[7-9]。因此,合并静脉曲张的 SVT 患者可能具有不同的病理生理学特性。但是,近期的一项研究显示,在 186 名 SVT 患者中,不合并静脉曲张的患者,DVT 和 PE 发病率并没有增加[2]。因此,关于静脉曲张是否作为分型依据仍存有争议[10]。相反,针对仅合并静脉曲张的 SVT 患者进行治疗至关重要,这种类型的 SVT 可能局限于支流静脉曲张簇,或者可能累及 GSV[2],静脉血栓常见于静脉性溃疡的曲张静脉部位。

27.4.2 DVT 和 PE 发生

尽管对 SVT 患者而言,静脉血栓栓塞(venous thromboembolism, VTE)是主要威胁,但有必要解释清楚两者间联系。研究已经表明，SVT可以通过血栓近端延伸进入深静脉进展为DVT，但反直觉的是，研究也表明DVT与非连续性血管中的SVT相关[2,3]。

合并DVT的SVT可以无临床症状，仅在深静脉超声检查时发现。Decousus等注意到25%的SVT患者伴有DVT，值得注意是，这些病例中几乎有一半DVT与SVT部位不相邻[3]。在一项586名孤立SVT患者研究中，10%进展为VTE。在整个研究中，近端进展到深静脉的发生率介于7%至44%之间[4,11]。最常见的延伸途径是从GSV经隐股交界处(SFJ)进入股静脉[9,12]。进展至VTE也可能是由小隐静脉进入腘静脉，并通过穿静脉进入深静脉[4]。

Chengelis等通过超声检查确诊263例未累及深静脉的孤立性SVT患者，大约1周后进行超声检查显示，30例患者(11%)发生深静脉受累，特别是16%的GSV SVT患者延伸至股静脉——最常见的是通过SFJ，占比约85%。近端血栓与SFJ的距离会影响进展的可能性，距SFJ 1cm范围内的SVT进展为DVT的风险很高[5]。

27.4.3 相关高凝状态

对于高凝状态SVT患者，需要哪些检查仍存有争议，仍需更多研究，目前尚无明确的指南。Martinelli等的对63例的低风险患者(定义为无恶性肿瘤、自身免疫性疾病和下肢静脉曲张)，进行针对因子V Leiden突变、凝血酶原G20210A突变和抗凝血酶Ⅲ缺陷(AT Ⅲ)、蛋白质C和蛋白质S的病例对照研究[11]。发现遗传性凝血病患者，SVT风险增加，有因子V Leiden突变的，SVT风险增加约6倍；有凝血酶原G20210A突变的，SVT风险增加4倍；有联合因子缺乏的，风险增加13倍。同样，de Moerloose等研究表明，因子V Leiden突变增加了SVT的风险，尽管在控制肥胖后这种情况不再具有统计学意义[13]。此外，SVT与不伴下肢静脉曲张的患者更可能具有遗传性高凝状态。

另一项囊括29例SVT患者针对高凝状态的研究中[14]，所有患者均接受了浅静脉和深静脉系统的超声检查，孤立性SVT患者接受非甾体抗炎药(NSAIDs)治疗，DVT患者接受肝素和华法林治疗。这些患者具有相似的凝血特征，包括蛋白C抗原和活性，活化蛋白C抗性，蛋白S抗原和活性，AT Ⅲ和狼疮抗凝物。其中12名(41%)患者具有与高凝状态一致的异常结果，5名(38%)患者合并SVT和DVT，7名患者(44%)仅有SVT，均具有高凝状态。4名患者仅有AT Ⅲ水平下降，4名患者被确定具有活化蛋白C(APC)抗性；1名患者的蛋白C和蛋白S减少，3名患者缺乏AT Ⅲ，蛋白C和蛋白S；最常见的抗凝血剂缺乏为AT Ⅲ。此外，在随后的一份研究检查复发性SVT患者的数据中，33%的患者检测到抗心磷脂抗体[15]。

以上研究表明，SVT患者高凝状态风险增加，虽然并非所有研究都证实其紧密相关性[4,16,17]。因此，是否需要常规监测仍不确定，但是对于无明显危险因素的SVT，尤其是复发患者，需要完善这些检测。

27.4.4 上肢SVT

上肢SVT最常见的病因是创伤，与静脉插管和静脉输注相关的内皮损伤。治疗包括拔除插管和热敷，尽管进行了这种处理，血栓仍可能持续数月。与下肢SVT相比，上肢SVT扩展到上肢DVT或PE是非常罕见的[18]。

27.4.5 化脓性SVT

化脓性SVT(SSVT)也与静脉插管的使用有关；并且，鉴于其与败血症有关，SSVT可能致命。SSVT的相关症状和体征包括静脉部位的化脓、发热、白细胞增多和局部剧烈疼痛[19]。治疗包括导管拔除、热敷、NSAID和广谱静脉抗生素(根据血培养结果选择)。保守治疗失败的SSVT患者应手术，并需要对持续性败血症进行来源控制，包括手术探查，脓肿引流和静脉切除，直到消除活动性脓血逆流。

27.4.6 迁移性SVT

迁移性血栓性静脉炎首先由Jadioux在1845年提出，其特征是在不同部位的浅静脉中发生反复血栓形成，但最常见于下肢[20]。该情况可能与癌症相关，可早于癌症诊断几年时间。因此，事实上，当进行迁移性血栓性静脉炎的诊断时，可能需要对隐匿性恶性肿瘤进行检查。

27.4.7 Mondor病

Mondor病定义为胸壁的胸腔静脉血栓性静脉炎。它可能与乳腺癌或高凝状态有关，尽管有报道的病例没有明确的原因[21]。最近，该术语也被应用于阴茎背静脉的SVT[22]。

27.5 诊断

多普勒超声扫描是评估DVT和SVT的首选诊断方式，深静脉和浅静脉系统的超声检查准确性和实用性高，可常规确定静脉血栓形成的位置和程度。此外超声可以更准确地评估深浅静脉的累及程度；常规临床检查可能无法准确评估深部或浅表静脉系近端受累程度。SVT患者的多普勒成像显示5%~40%的患者伴有DVT[2,23-26]。需要格外注意的是这些患者的DVT中多达25%可能与SVT不相邻，或者甚至在对侧下肢[2]。因此，双侧成像很有必要。多普勒超声非侵入性、便宜，并且可以容易地重复进行检查，静脉造影逐渐被淘汰。

27.6 治疗

血栓范围、血栓位置、伴发DVT的存在以及相关的局部感染的程度决定了SVT治疗选择，为了减轻炎症反应，活动、热敷、压力治疗，抬高下肢和NSAID仍然适用于轻度SVT病例[27]。虽然相较于安慰剂组，NSAIDs已被证明可显著降低67%SVT进展和/或复发风险，但是这种疗法对治疗VTE无效，也不能解决局部体征和/或症状[27,28]。

为降低血栓蔓延至SFJ或DVT进展的风险因素，对于SVT患者的DVT，治疗性抗凝和静脉结扎或消融已经变得越来越普遍。根据经验，距离SFJ 3cm范围内的血栓需要进行SFJ手术结扎，可以选择是否同时行GSV剥离/结扎，而最近更多的数据支持抗凝和压力治疗，而非手术治[29,30]。

1999 年一项前瞻性试验将抗凝治疗组[预防性普通肝素、预防性低分子肝素(LMWH)和治疗性华法林]与压力治疗或隐静脉结扎治疗组对比,通过监测成像确定了抗凝治疗组 SVT 进展率较低,并且无明显出血并发症[31]。随后进行了几项试验,进一步证实抗凝治疗 SVT 的有效性。依诺肝素研究组于 2003 年发表了他们的双盲随机试验,对 SVT 为期 8 天的治疗进行对比,分为预防性依诺肝素(40mg)组,治疗性依诺肝素(1.5mg/kg)组,口服替诺昔康组和安慰剂治疗(8~12 天)组[32]。在所有治疗组中,深静脉和浅静脉血栓栓塞的发生率显著降低(安慰剂组为 30.6%,预防性依诺肝素组为 8.3%,治疗性依诺肝素组为 6.9%,替诺昔康组为 14.9%),未出现出血或肝素诱导的血小板减少症。随机对照 Vesalio 试验比较了 1 个月的预防剂量与治疗剂量的那屈肝素治疗 SVT[33],但未能证明两组血栓进展或 VTE 的差异,同时由于未能达到招募目标,导致研究过早终止。

近期一项多中心、随机、双盲、安慰剂对照试验报告了磺达肝素对 SVT 的安全性和有效性[34],实验对象为 3 000 名患有急性、症状性下肢 SVT 的患者,其中至少有 5cm 长病变,距离 SFJ 远端至少 3cm,使用磺达肝素(2.5mg,每日 1 次)或安慰剂治疗 45 天。磺达肝素组在 77 天后表现出比安慰剂组低 80% 的 PE 或 DVT 发生率,症状性 SVT 复发率或 SFJ 进展率显著降低,并且没有大出血或其他并发症。

近期,一项为期 14 天治疗上肢和下肢 SVT 的研究证实,达肝素钠(200U/kg,每日 10 000U),优于布洛芬(800mg,每日 3 次)[35]。有趣的是,随访 3 个月,停止达肝素钠和布洛芬给药后的一段时间内患者可发生血栓进展,包括 VTE,这表明治疗持续时间(2 周)可能过于短暂。最后,这两种疗法在治疗期间显著减轻了疼痛症状,并且没有大出血或轻微出血。

2013 年 Cochrane 的一篇综述,包括 30 项随机对照试验和 6 507 名 SVT 患者,总结如下:LMWH 和 NSAIDs 均可减少 SVT 进展和复发,对症状性 VTE 无任何影响;局部治疗可缓解局部症状;手术治疗和弹性袜比单独的弹力袜降低了 VTE 和 SVT 进展率;磺达肝素可能是一种有效的治疗选择,因为它可以显著降低症状性 VTE 和 SVT 进展 / 复发[36]。2012 年美国胸科医师学会指南推荐,对于下肢 SVT 长度至少为 5cm 的患者进行抗凝治疗,使用预防剂量的磺达肝素或 LMWH 治疗 45 天以上(2B 级)。对于接受抗凝治疗的 SVT 患者,2C 级证据支持每日剂量的磺达肝素(2.5mg)优于预防剂量的 LMWH[37]。

最后,SFJ 处的 GSV 切断和结扎,仍适用于不能耐受抗凝并且表现出中度血栓负荷(即长度≥ 5cm 或距离 SFJ 3cm 以内)的 SVT 患者。GSV 消融和相关分支静脉曲张的静脉切除术,应被视为症状性 SVT 患者的最佳治疗方法及多普勒超声检查静脉功能不全的证据,以防止静脉炎已经消退后复发性静脉炎,通常为 3~6 个月。

27.7 总结

综上,SVT 是常见的,并且与 DVT 和 PE 风险相关。静脉专业医师必须考虑个性化的治疗计划,虽然轻型 SVT 患者行 NSAIDs、压力治疗和热敷治疗有效,但是对于中度疾病(定义为 SVT 位于 SFJ 远端 3cm 和长度 5cm)的患者应该更积极地进行治疗,使用预防性 LMWH 或磺达肝素治疗。任何患有 DVT 或 PE 的患者都应考虑治疗性抗凝治疗,对于不能耐受抗凝的患者,当血栓负荷适中时,考虑行 SFJ 处 GSV 切断结扎。GSV 消融和相关分支静脉曲张的静脉切除术应被视为有症状 SVT 患者的最佳治疗方法,多普勒超声确诊的静脉功能不全的证据,通常在静脉炎治愈后进行。

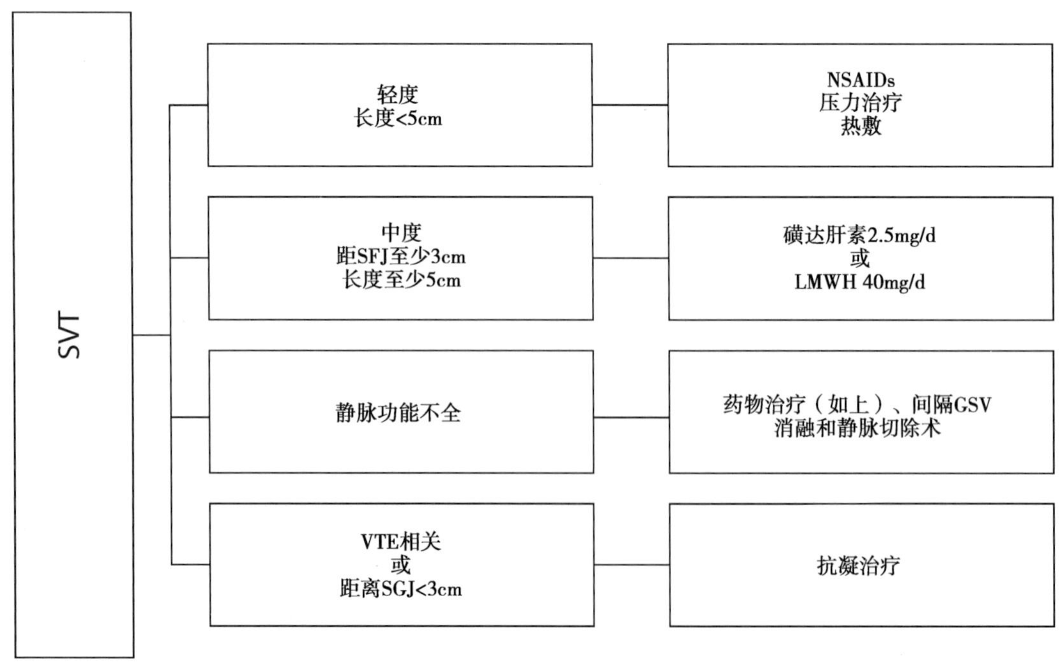

美国静脉论坛指南 3.11.0：血栓性浅静脉炎

编码	指南	推荐等级（1：强；2：弱）	证据级别（A：高质量；B：中等质量；C：低及极低质量）
3.11.1	对于隐股静脉或隐腘静脉交界处 3cm 范围内的隐静脉血栓性静脉炎，我们推荐行抗凝治疗	1	B
3.11.2	对于处在隐股交界处远端 3cm 以上，血栓长度大于 5cm 的中度血栓性静脉炎，我们推荐磺达肝素 2.5mg/d 或者 LMWH 40mg/d，持续 45 天	1	B
3.11.3	对于血栓长度小于 5cm 的大隐静脉远端或属支的血栓性静脉炎，我们建议采用活动、温水浸泡和非甾体抗炎药进行治疗	2	B
3.11.4	对于上述中度血栓性静脉炎或隐股交界处 3cm 范围内的血栓性静脉炎，如果存在抗凝禁忌，建议对大隐静脉高位结扎和离断	2	B
3.11.5	对于隐静脉血栓性静脉炎的患者，如果有双功超声扫描证实存在静脉功能不全，我们建议一旦炎症消退，立即溶蚀	2	B

参考文献

1. DeWeese MS. Nonoperative treatment of acute superficial thrombophlebitis and deep femoral venous thrombosis. In: Ernst C, Stanley JC, eds. *Current Therapy in Vascular Surgery*, 2nd Ed. Philadelphia, PA: BC Decker, 1991, 952–60.
2. Lutter KS, Kerr TM, Roedersheimer LR et al. Superficial thrombophlebitis diagnosed by duplex scanning. *Surgery* 1991;110: 42–6.
3. Decousus H, Quere I, Presles E et al. Superficial venous thrombosis and venous thromboembolism a large prospective epidemiologic study. *Ann Intern Med* 2010;152:218–24.
4. Leon L, Giannoukas AD, Dodd D et al. Clinical significance of superficial vein thrombosis. *Eur J Vasc Endovasc Surg* 2005;29:10–7.
5. Dalsing MC. The case against anticoagulation for superficial venous thrombosis. *Dis Mon* 2010;56:582–9.
6. Meissner MH, Wakefield TW, Ascher E et al. Acute venous disease: Venous thrombosis and venous trauma. *J Vasc Surg* 2007;46:S25–53.
7. Bergqvist D and Jaroszewski H. Deep vein thrombosis in patients with superficial thrombophlebitis of the leg. *BMJ* 1986;292:658–9.
8. Prountjos P, Bastounis E, Hadjinikolaou L et al. Superficial venous thrombosis of the lower extremities co-existing with deep venous thrombosis. A phlebographic study on 57 cases. *Int Angiol* 1991;10:263–5.
9. Chengelis DL, Bendick PJ, Glover JL et al. Progression of superficial venous thrombosis to deep vein thrombosis. *J Vasc Surg* 1996;24:745–9.
10. Marchiori A, Mosena L, and Prandoni P. Superficial vein thrombosis: Risk factors, diagnosis, and treatment. *Semin Thromb Hemost* 2006;23:737–43.
11. Martinelli I, Cattaneo M, Taioli E et al. Genetic risk factors for superficial vein thrombosis. *Thromb Haemost* 1999;82:1215–7.
12. Blumenberg RM, Barton E, Gelfand ML, Skudder P, and Brennan J. Occult deep venous thrombosis complicating superficial thrombophlebitis. *J Vasc Surg* 1998;27:338–43.
13. de Moerloose P, Wutschert R, Heinzmann M et al. Superficial vein thrombosis of lower limbs: Influence of factor V Leiden, factor II G20210A, and overweight. *Thromb Haemost* 1998;80:239–41.
14. Hanson JN, Ascher E, DePippo P et al. Saphenous vein thrombophlebitis (SVT): A deceptively benign disease. *J Vasc Surg* 1998;27:677–80.
15. de Godoy JM, Batigalia F, and Braile DM. Superficial thrombophlebitis and anticardiolipin antibodies—Report of association. *Angiology* 2001;52:127–9.
16. Leon LR Jr. and Labropoulos N. Superficial vein thrombosis and hypercoagulable states: The evidence. *Perspect Vasc Surg Endovasc Ther* 2005;17:43–6.
17. Karthanos C, Sfyroeras G, Drakou A et al. Superficial vein thrombosis in patients with varicose veins: Role of thrombophilia factors, age and body mass. *Eur J Vasc Endovasc Surg* 2012;43:355–8.
18. Sassu GP, Chisholm CD, Howell JM, and Huang E. A rare etiology for pulmonary embolism: Basilic vein thrombosis. *J Emerg Med* 1990;8:45–9.
19. Hammond JS, Varas R, and Ward CG. Suppurative thrombophlebitis: A new look at a continuing problem. *South Med J* 1988;81:969–71.
20. Glasser ST. *Principles of Peripheral Vascular Surgery*. Philadelphia, PA: FA Davis, 1959.
21. Mayor M, Buron I, de Mora JC et al. Mondor's disease. *Int J Dermatol* 2000;39:922–5.
22. Sasso F, Gulino G, Basar M et al. Penile Mondor's disease: An underestimated pathology. *Br J Urol* 1996;77:729–32.
23. Talbot SR. Use of real-time imaging in identifying deep venous obstruction: A preliminary report. *Bruit* 1982;6:41–2.
24. Skillman JJ, Kent KC, Porter DH, and Kim D. Simultaneous occurrence of superficial and deep thrombophlebitis in the lower extremity. *J Vasc Surg* 1990;11:818–23.

25. Jorgensen JO, Hanel KC, Morgan AM, and Hunt JM. The incidence of deep venous thrombosis in patients with superficial thrombophlebitis of the lower limbs. *J Vasc Surg* 1993;18:70–3.
26. Schonauer V, Kyrle PA, Weltermann A et al. Superficial thrombophlebitis and risk for recurrent venous thromboembolism. *J Vasc Surg* 2003;37:834–8.
27. Lee JT and Kalani MA. Treating superficial venous thrombophlebitis. *J Natl Compr Canc Netw* 2008;6:760–5.
28. Quenet S, Laporte S, Decousus H et al.; STENOX Group. Factors predictive of venous thrombotic complications in patients with isolated superficial vein thrombosis. *J Vasc Surg* 2003;38:944–9.
29. Lohr JM, McDevitt DT, Lutter KS et al. Operative management of greater saphenous thrombophlebitis involving the saphenofemoral junction. *Am J Surg* 1992;164:269–75.
30. Lozano FS and Almazan A. Low-molecular-weight heparin versus saphenofemoral disconnection for the treatment of above-knee greater saphenous thrombophlebitis: A prospective study. *Vasc Endovascular Surg* 2003;37:415–20.
31. Belcaro G, Nicolaides AN, Errichi BM et al. Superficial thrombophlebitis of the legs: A randomized, controlled, follow-up study. *Angiology* 1999;50:523–30.
32. Superficial Thrombophlebitis Treated by Enoxaparin Study Group. A pilot randomized double-blind comparison of a low-molecular-weight heparin, a nonsteroidal anti-inflammatory agent, and placebo in the treatment of superficial vein thrombosis. *Arch Intern Med* 2003;163:1657–63.
33. The Vesalio Investigators Group. High vs. low doses of low-molecular-weight heparin for the treatment of superficial vein thrombosis of the legs: A double-blind, randomized trial. *J Thromb Haemost* 2005;3:1152–7.
34. Decousus H, Prandoni P, Mismetti P et al. Fondaparinux for the treatment of superficial-vein thrombosis in the legs. *N Engl J Med* 2010;363:1222–32.
35. Rathbun SW and Aston CE. A randomized trial of dalteparin compared with ibuprofen for the treatment of superficial thrombophlebitis. *J Thromb Haemost* 2012;10:883–39.
36. Di Nisio M, Wichers IM, and Middeldorp S. Treatment for superficial thrombophlebitis of the leg. *Cochrane Database Syst Rev* 2013;4:CD004982.
37. Kearon C, Akl EA, Comerota AJ et al. Antithrombotic therapy for VTE disease: Antithrombotic Therapy and Prevention of Thrombosis, 9th ed. American College of Chest Physicians Evidence-Based Clinical Practice Guidelines. *Chest* 2012;141:419S–94S.

28

肠系膜静脉血栓形成

28.1 介绍

在 1895 年，Elliot 首次报道了肠系膜静脉血栓（mesenteric vein thrombosis，MVT）[1]。40 年后，Warren 和 Eberhard 认识到肠系膜静脉血栓具有独特的临床表现，是导致肠坏死的主要病因[2]。从首次报道至今已有 120 余年，肠系膜静脉血栓仍然是一种诊断和治疗困难的严重血栓性疾病[3]。认识肠系膜静脉循环的特征对血栓形成的影响尤为重要：

- 值得注意的是，肠系膜的血流量和血液黏度的变化与每天的时间、营养摄入、体力活动、情绪压力、腹泻和 / 或呕吐相关的体液流失和因液体摄入不足而脱水有关。
- 肠系膜静脉血富含营养物质和肠道要素，如微生物菌群，衰老和受损细胞。
- 其循环受到胰高血糖素、血管活性肠多肽、胆囊收缩素等多种血源性胃肠肽的影响，特别受到丰富的交感神经系统支配，可能进一步影响止血和血流。
- 肠系膜静脉，至少在较大的静脉血管中没有静脉瓣膜[4]。而瓣膜囊被认为是下肢深静脉血栓形成的起源；因此，下肢静脉血栓形成和肠系膜静脉血栓形成可能存在空间和结构上的差异。
- 最后，由于肠系膜静脉循环和脾静脉与门静脉之间的相互关系，当脾脏或肝脏病变（恶性肿瘤、炎症或感染）导致局部形成促凝环境时，将会增加血栓在肠系膜静脉内的播散倾向。一段静脉的血栓形成将会改变整个局部循环的血流；特别是门静脉系统的堵塞将很大程度上影响肠系膜静脉系统的血液瘀滞。综合这些原因，我们知道肠系膜静脉循环是一个完全独立的系统。这个系统内发生血栓应该被认为是独立的事件，需要特殊的考虑和评估。

普通人群的 MVT 发病率并不明确，但似乎相当罕见。Kazmers 注意到在开腹手术中 MVT 可能被发现的概率只有 1/1 000[5]。在瑞典，MVT 的发病率从 1970 年至 1982 年的 2.0/(10 万人·年) 上升到 2000 年至 2006 年的 2.7/(10 万人·年)[6]。发病年龄从 45 岁到 80 岁不等，男性和女性的比例相同[3,5-14]。静脉血栓可能局限于肠系膜静脉内，也可能播散或来自其他部位血管[6-8,14]。MVT 占肠缺血患者的 5%~15%[9-12]。临床病程和症状由血栓形成过程的侵略性和静脉血管的受累程度决定，并决定侧支循环形成的可能性。肠系膜上静脉比肠系膜下静脉更容易受累及[10]。

急性 MVT 发病患者可能会出现突然腹痛，这一过程可以在数小时内迅速进展为腹膜炎伴肠梗塞。亚急性起病的患者主要表现为腹痛，可持续数天至数周[8-11]。这些患者多无肠梗塞及慢性并发症（静脉曲张出血）的可能。然而，偶有突然和持续性腹痛患者在初次发病后数天至数周内会发生肠梗塞。区分急性和亚急性 MVT 的临床表现比较困难[7-9]。因此，急性和亚急性肠系膜静脉血栓形成经常放在一起讨论。有症状的慢性 MVT 患者比较少见。当存在广泛的静脉侧支时，慢性 MVT 通常在横断面影像学研究中偶然发现。门静脉或脾静脉血栓形成的并发症如门静脉高压症或食管静脉曲张出血也可促使临床医生明确 MVT 作为诱因。本章将主要聚焦在急性 MVT 的形成。

28.2 病因学

MVT 的临床评估和治疗的核心是明确诊断和治疗或

消除病因。这些因素一般分为遗传性或获得性(表 28.1)。获得性因素可能是短暂的、可逆的或永久性的。短暂获得性因素包括怀孕、手术和创伤。易感因素可大致分为全身因素和局部因素。在 MVT 的患者中,特别有关的局部因素包括腹部或盆腔手术,累及肝脏(癌症、肝硬化或肝炎),胰腺(胰腺炎或癌症)和脾脏(不同原因的脾肿大或脾切除)的病理改变[3,4,7,12,14,15]。一般而言,由于短暂或可逆的获得性危险因素而引起的血栓栓塞事件具有较低的复发风险,因此延长抗凝治疗时间既不必要也不可取[16]。对于特发性或者那些获得性且不可逆的危险因素引起的血栓性事件,血栓复发的风险相当高,如果大出血的风险是轻度到中度时,则需要保证足够长的预防性抗凝治疗时间[16]。随着我们对静脉血栓形成的相关因素的理解和认识的提高以及影像学方法的进步,特发性 MVT 患者的数量应持续下降[3,5,6,12,14]。然而,包括 MVT 在内的最新国际内脏静脉血栓形成的注册研究表明,特发性内脏静脉血栓形成占比仍超过 27%[17]。

表 28.1 肠系膜静脉血栓形成的易栓因素

遗传性或原发性易栓因素
抗凝血酶缺乏
蛋白 C 缺乏
蛋白 S 缺乏
活化的蛋白 C 抵抗或 V 因子突变
凝血酶原 G20210A 基因突变
Ⅷ 因子升高
5- 甲基四氢叶酸还原酶基因缺陷引起的高同型半胱氨酸血症
获得性或继发性易栓因素
肝素诱发血小板减少症
弥散性血管内凝血(DIC)
狼疮抗凝血和抗磷脂抗体综合征
阵发性夜间血红蛋白尿
JAK2(V617F)序列变异
继发性高同型半胱氨酸血症,主要是维生素缺乏

虽然人们普遍认为遗传性或获得性易栓因素是导致或促成 MVT 的病因[3,6,18],但这些因素的确切作用仍不明确。大多数研究是回顾性研究且凝血评估不完善,同时受制于转诊偏倚。此外,那些已经被证实存在潜在的局部病因的患者很少进行凝血功能检测。最后,凝血功能检测可能受到分析采集时间的限制,因此导致了对凝血缺陷的过高或过低的估计。检测结果可能受到血栓本身,肝脏缺血继发血栓形成,或用类肝素或维生素 K 拮抗剂治疗的影响。

在 MVT 病例中,大约 1/3 患者伴有骨髓增生性肿瘤,包括真性红细胞增多症,原发性血小板增多症和原发性骨髓纤维化,因此在寻找潜在发病机制时,这些因素应该重点考虑[19]。这些疾病代表干细胞衍生的克隆性骨髓增生。这类恶性肿瘤的最常见的临床表现和死亡原因是静脉或动脉血栓形成[20]。在 90% 的真性红细胞增多症病例和高达 50% 的原发性血小板增多症病例中发现了 JAK2V617F 序列变异,导致其获得独立增殖的功能。因此,这种突变的筛查适用于对怀疑患有这些疾病的患者的初步评估,也包括患有 MVT 的患者[21-23]。事实上,JAK2 序列变异的检测已经取代骨髓检查作为首选的骨髓增生性肿瘤的筛选[22,24]。

通过对 341 例内脏静脉血栓形成患者(67 例患有 MVT)和 3 621 例下肢深静脉血栓形成患者的病例对照研究,易栓症在 MVT 患者中作用得以充分说明[15]。在内脏静脉血栓形成中,V 因子突变是最常见的易栓因素,特别是脾静脉血栓形成和 MVT;每两例含有纯合突变的病例中,就有一例患有 MVT。在这些病例中,抗磷脂抗体综合征是导致易栓症的第二大诱因;有近 10% 的 MVT 患者被证实患有这种获得性易栓因素。超过 7% 的 MVT 患者是凝血酶原 G20210A 突变的杂合携带者。仅有 2 名是患有抗凝血酶缺乏的 MVT 患者和 1 名是患有蛋白 S 缺乏的患者。在这项研究中,虽然在 MVT 和下肢深静脉血栓 / 肺栓塞中易栓因素的阳性检测结果相似,但"强易栓因素"在内脏静脉血栓形成的患者中更常见,通常包括抗凝血酶、蛋白 C 或蛋白 S 缺乏,抗磷脂抗体综合征,纯合子 V 因子的缺乏,或凝血酶原 G20210A 突变,或 V 因子和凝血酶原 G20210A 的复合物的杂合突变[15]。在 MVT 患者中,这种患病率明显升高。当发现强易栓因素时,需要长期的预防性抗凝治疗,这一发现具有实际意义。

28.3 临床表现

当患者进行性腹痛发作症状与体征不相符时,临床医生应将 MVT 视为可能的诊断。虽然腹痛症状的持续时间不同,但大多数患者在就医之前会有超过 48 小时的症状[3]。在那些有腹水的患者中,MVT 的鉴别诊断尤为重要,特别是如果存在血栓危险因素(如口服避孕药或已知的恶性肿瘤)或既往病史(如个人和 / 或家族静脉血栓栓塞疾病史)。临床表现在很大程度上取决于血栓的范围,所涉及血管的大小和数量,静脉阻塞的速度以及静脉侧支形成的程度[6,8]。一般来说,MVT 引起的肠缺血的临床体征和症状是非特异性的。病理生理改变包括由于肠系膜静脉流出道阻塞导致的严重系膜静脉淤血和毛细血管灌注不良。这种肠系膜缺血导致的腹痛症状与体征是不相符的[3,5-15,25]。腹痛通常局限于腹中部,绞痛为主,表现为小肠受累。恶心、厌食、呕吐和腹泻症状也很常见。大约 15% 的患者会出现呕血、便血或黑便[12],但将近 50% 的患者会有大便潜血阳性[26]。超过 1/2 患者伴有腹胀。尽管最开始的查体可能完全正常,但仍有 1/3 到 2/3 的患者会出现腹膜刺激征[12]。当出现发烧、肌紧张及反跳痛时,必须考虑肠坏死的可能。血流动力学不稳定是一个严重不良预后的预兆,可能是由于液体集中于肠腔内、形成腹水或败血症引起的血容量不足导致[12]。液体复苏、早期明确诊断和迅速手术干预是改善这些不稳定患者预后的关键。

28.3.1 诊断方法

影像技术的发展提高了 MVT 诊断的准确性和检出率,也提高了我们对其潜在病因的认识。尽管如此,这种疾病早期经常被误诊或延误诊断，结果往往是不令人满意的[11]。对于怀疑患有 MVT 患者，应尽早的应用敏感性影像方法进行评估。

28.3.2　计算机断层扫描（CT）

很多人认为增强 CT 是可疑 MVT 病例的合理检查方法[27-30]。可以很好地看到肠系膜血管情况，同时评估肠受累的程度。此外，还可以同时排除腹痛的其他原因。急性静脉血栓被确定为肠系膜静脉血管内的充盈缺损（图 28.1）。还可以观察到由于肠系膜上静脉充盈引起的不同程度的血管壁的强化。其他 CT 发现是非特异性和伴随肠缺血的临床表现。包括小肠壁的增厚和腹水。如果这些非特征性现象在 MVT 患者中出现，应该充分考虑肠坏死可能。

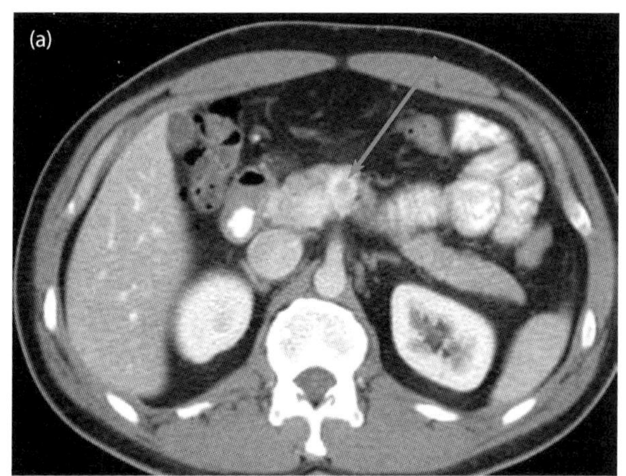

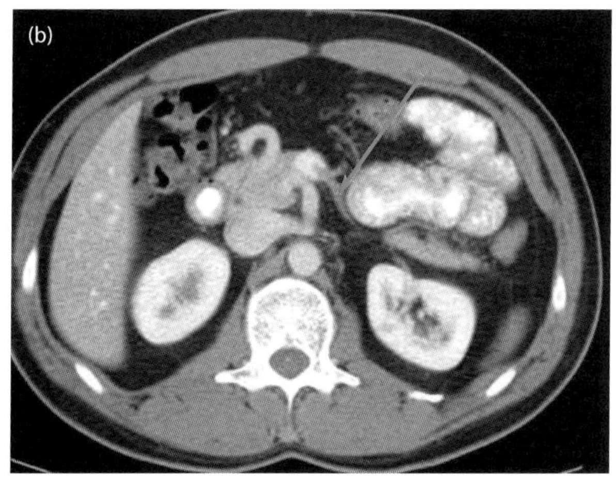

图 28.1　增强 CT 显示（a）未完全闭塞的血栓突出到肠系膜上静脉（SMV）腔内，达到与脾静脉汇合的水平和（b）SMV 分支血管的血栓形成（箭头所示）

增强 CT 成像对 MVT 的敏感性可高达 90%[3,30]。但在血栓形成早期，对累及小静脉的分支血管的血栓敏感性会降低。新型多排 CT 扫描具有更短图像采集时间，三维重建和减少伪影的优点，从而提高整体诊断准确性[30-32]。该技术能够对血管腔内外的异常、附壁血栓和肠系膜水肿进行详细评估，减少了金属和非金属人造移植物伪影，并且很好地描绘器官解剖结构。

28.3.3　磁共振成象

磁共振成像（MRI）对 MVT 的诊断也具有极好的敏感性和特异性（图 28.2）[33]。该技术的优点在于不暴露于电离辐射和根据所需的血管区域调整图像采集的能力。以及可以同时评估肠道和其他器官的完整性。不足在于血流紊乱导致的信号衰退和来自血管支架和血管夹的移动和金属本身产生的伪影[33-36]。

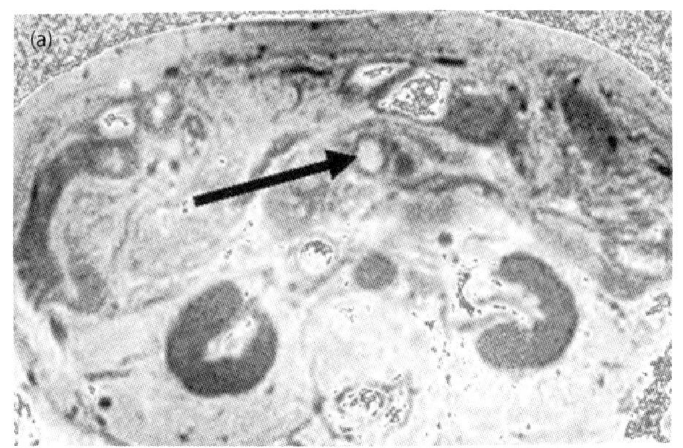

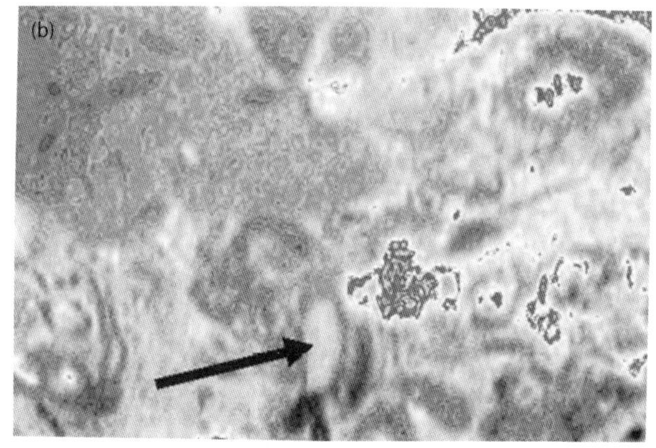

图 28.2　磁共振显示肠系膜静脉血栓。腹部的增强 MRI 显示急性闭塞性静脉血栓累及肠系膜上静脉的横断面（a）和冠状面（b）视图（箭头所示）。肠系膜上静脉因急性血栓形成而扩张

28.3.4　超声检查

多普勒超声能够为可疑 MVT 患者的肠系膜静脉血流提供敏感性和特异性评估[27,33,37]。肠系膜静脉系统内发现血栓可确诊（图 28.3 a 和 b）。多普勒超声评估缺乏残余肠系膜静脉血流对 MVT 的诊断也具有非常特异性。增厚的肠壁，游离的腹腔积液和胆道疾病也可以说明 MVT 存在。优点在于它是一个无创的、廉价的检查，并且可以在急诊床旁进行。检查期间既不会引起对比剂的肾毒性，也不需要暴露于电离辐射。这种检查方式的不足在于受操作者的技能和专业知识，评估缓慢血流的设备，以及患者的特殊变量，如不合适的隔音窗和肠道积气的影响。此外，门静脉血栓形成中大的门静脉侧支血管可能被误认为门静脉通畅。静脉注射超声兼容的血管内造影剂与灰度谐波成像相结合可能会增加血管显像[37]。在经验丰富的临床医生手中，多普勒超声是一种非常有用的技术。

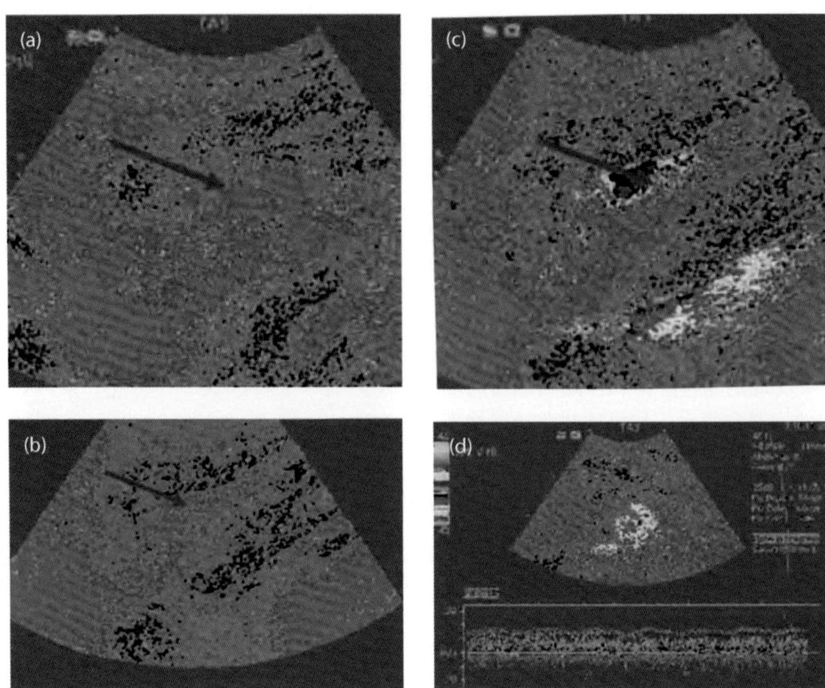

图 28.3 多普勒超声诊断肠系膜静脉血栓形成。多普勒超声描绘了急性期，非阻塞性肠系膜上静脉血栓的横截面（a）和纵向（b）视图（箭头）。静脉段的颜色（c）和多普勒频谱（d）均显示血栓不完全阻塞肠系膜静脉流出

28.3.5 静脉造影术

尽管比所描述的横断面成像检查更具侵入性，但传统静脉造影的优点包括准确评估肠系膜静脉的通畅性和血液流动方向，显示形成的侧支静脉以及对血栓负荷的综合评估（图 28.4）。可以直接测量压力梯度，也可以直接进行腔内治疗。选择性肠系膜血管造影可显示伴随静脉的充盈受损，动脉痉挛和延迟显影的动脉弓，所有这些都为诊断提供了间接证据[27,38]。静脉造影不足在于需要经验丰富的人员操作成像设备。术前评估应考虑将可能病情不稳定的患者转移到用于 X 线设备上进行有创的且暴露于电离辐射和造影剂肾病的风险。

28.3.6 腹部 X 线片

尽管腹部 X 线片异常可见于 50%~75% 的患者，但这些表现对肠缺血或 MVT 并不具有特异性[39]。最常见的表现包括肠梗阻或扩张和肠腔积液。肠缺血晚期可表现为黏膜或肠系膜局灶性增厚（"拇指印"）以及肠壁或系膜静脉内气体存在[40]。这些患者应避免进行钡剂造影检查。

综上，对可疑 MVT 患者进行评估时，有多种影像学检查方法可选择。选择合适的检查方式对患者进行仔细地临床评估，以确定 MVT 或其他诊断可能性（评估检查之前患病的可能性）。对于病情平稳且血肌酐正常的患者，增强 CT 可以提供更多的临床信息。增强 MRI 可作为很好的替代方案。对于病情不稳定的患者，床旁多普勒超声可以评估肠系膜血管的通畅性。影像检查的最终选择主要取决于患者所在医疗机构的放射科的专业水平和可提供的检查设备。在决策之前与放射科主治医生讨论患者的情况是一个非常有价值和富有成效的方法。

28.3.7 血液检测

血液检测对评估可疑 MVT 患者可能非常有帮助，但特异性较弱。全血细胞计数的差异对于评估血红蛋白和血

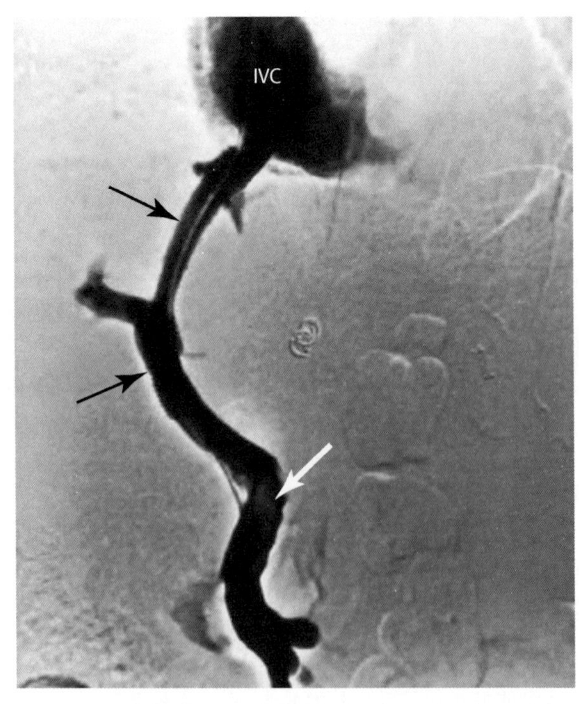

图 28.4 经颈静脉的肝内门静脉分流术（TIPS）的静脉造影病例显示部分闭塞的肠系膜静脉血栓（白色箭头）。通过支架（黑色箭头）与下腔静脉连接

细胞比容非常重要，能够确保隐匿性出血不被忽视。也可以通过该试验筛选红细胞增多症、原发性血小板增多症、白血病和其他可能导致静脉血栓形成的血液病。白细胞计数异常可提醒医生考虑存在肠梗塞或穿孔导致的相关感染。血清乳酸水平升高和代谢性酸中毒将有助于确诊患者存在严重肠缺血或坏死[41]。如果血清乳酸水平高于 1 000U/L，应考虑急性胰腺炎。转氨酶升高意味着门静脉或肝静脉系统也受累。这与开始使用维生素 K 拮抗剂有关。D- 二聚体升高也可能有助于确定血栓形成的时间。急性期血栓形成伴有显著的 D- 二聚体升高。在亚急性或慢性期，血栓演变过程可能不再与 D- 二聚体异常相关。

易栓症实验室评估的时机可能很难决定。理想情况下，一旦血栓得到充分治疗且患者不再接受华法林或肝素治疗时，就可以进行这些化验检查。通常，这种检测（见表 28.1）将在华法林停药后超过 2 周进行，以最大限度地提高检测的灵敏度和特异性。

28.4 治疗

28.4.1 内科治疗

MVT 合理治疗需要内外科多个专业参与。临床研究表明，在发病早期，即使在术中，立即给予肝素抗凝可以提高生存率，减少血栓的扩增，并降低复发风险[16,17,40]。胃肠道出血不一定是抗凝治疗的禁忌证，但必须权衡出血风险与肠梗塞的风险。这个决定需要对患者病情进行仔细和彻底评估，包括肠缺血的程度，血栓负荷和急慢性，侧支循环情况以及出血风险。尽管接受抗凝治疗可提高患者的生存率（63% vs 44%），但这些患者慢性期抗凝持续的时间尚不清楚[14,42]。研究表明，慢性期持续抗凝治疗可降低 1/3 的静脉血栓复发率[16,43]。然而，RCT 研究对抗凝的疗效和抗凝持续时间未进行明确限定。一般来说，抗凝治疗应该持续到易栓因素的消除以后。对于那些短暂因素导致血栓的患者，合理的抗凝周期在 3~6 个月。专家共识建议对于伴有肠道不适症状或体征的患者应该给予抗生素治疗。

28.4.2 腔内治疗

在急性 MVT 诊断的早期阶段，肠梗塞或腹膜炎出现之前，更倾向于腔内治疗[44-47]。对于累及门静脉的急性广泛性肠系膜静脉血栓形成患者，如无法进行外科取栓或球囊血栓清除术，可行腔内治疗[44]。导管直接溶栓路径包括经皮肝穿、经颈静脉穿刺、术中直视下经肠系膜上动脉插管进入门静脉系统。经肠系膜动脉的间接溶栓治疗对于治疗毛细血管和小静脉内的血栓尤其有效[44-48]。机械血栓清除术可与溶解疗法相结合。新型机械血栓清除设备，如 AngioJet 再分解机械血栓清除系统（宝西斯医疗）已经证明在 MVT 治疗中有效[48]。尽管外科手术治疗被证明是安全有效的，腔内治疗可以作为一种很有吸引力的替代方案，但需要大样本的前瞻性研究对这种治疗方式进行可靠性评估。

28.4.3 外科治疗

在 MVT 患者中，只有少部分患者需要进行外科手术治疗[3,6,14]。急性肠系膜缺血伴有明显的腹膜炎或肠梗塞是接受外科手术的指征，手术方式是切除受累的肠管。手术成功的关键是切除足够长的病变肠管以确保良好的吻合口愈合，能够阻止血栓的扩增，同时尽可能多的保留正常肠管。决策过程可能很复杂，并且可能需要一个精通这类手术的外科医生具有丰富的临床经验和熟练专业技能水平。由于病变范围从节段性肠缺血到广泛的肠系膜坏死均有可能，所以具体操作取决于术中发现。肠穿孔可能存在也可能不存在。通常情况下，手术是分期进行的，需要 1 天后进行再次剖腹探查（“二次探查”）[49]。术后，一旦止血充分完成，就应立即进行抗凝治疗。在这种情况下，血栓进展并不常见。血栓清除术对有些患者仍然是一个潜在的治疗选择，但必须尽快进行，因为血栓激化（超过 3 天）会降低了手术的成功率[50]。

28.5 结果

随访时间 1 个月至 5 年的范围内，死亡率报告的差异很大，从 2% 到 50% 不等[3,6,12-14,17]。然而，这些研究要么是注册性研究，要么是回顾性研究，急慢性、外科手术和非手术病例的比例各不相同，本质上具有异质性存在。Warren 和 Eberhard[2]编辑出版的 75 例 MVT 患者报告中，也包括了他们各自的 2 例 MVT 患者。在这一历史性的报道中，总体死亡率为 58.8%。在 55 例接受手术切除的患者中，死亡率为 45.4%。其余 20 名接受内科保守治疗的患者中，只有 1 例患者得以康复出院。最近更多的文章报告在死亡率下降的同时取得了更好的结果。诊断和治疗的延迟、术后并发症的发生及潜在的恶性肿瘤提示预后更差[11]。这些患者静脉血栓的复发率尚不完全清楚。尽管据说这一比率有所上升，但 Kumar 和 Kamath[8]报道了在中位随访 18 个月的情况下，30 例仅限于肠系膜上静脉的 MVT 患者中仅有 2 例复发。在 27 个月的中位随访期间情况下，39 例合并门静脉 - 肠 - 脾静脉血栓的 MVT 患者中有 5 例复发。这些数据表明每年复发率为 5%~6%。Morasch[11]等报道，在最后一次随访时（平均 57.7 个月），所有 22 名 MVT 长期存活者（19 名接受华法林治疗）均无血栓形成。欧洲国际内脏静脉血栓（44%MVT）注册研究的最新公布结果显示，大出血率为 3.8/(100 人·年)，血栓事件发生率为 7.3/(100 人·年)，全因死亡率为 10.3/(100 人·年)。抗凝治疗时，与其相关联的主要出血概率不变，为 3.9/(100 人·年)，但血栓事件发生率较低了，为 5.9/(100 人·年)。当停止抗凝治疗后，出血的概率为 1/(100 人·年)，血栓复发率为 10.5/(100 人·年)。在整个研究期间，主要出血和血栓事件发生率最高的是肝硬化患者[分别为 10.0/100 人年和 11.3/(100 人·年)]，而血栓继发于短暂危险因素的患者[分别为 0.5/(100 人·年)和 3.2/(100 人·年)]发生率最低[17]。

28.6 结论

● MVT 虽然比肠系膜动脉血栓形成少见，但仍然是肠系膜缺血的重要原因(5%~15%)。

● MVT 比肠系膜动脉缺血具有更低的发病率和死亡率。

● MVT 与下肢静脉血栓形成的潜在易栓因素发生率相似，但“严重”易栓症的发生率在 MVT 中较高，推荐长期抗凝治疗。

● CT 血管造影和磁共振血管造影是 MVT 诊断的推荐检查方法。

● 由于临床怀疑程度低和非典型的临床表现的存在，目前诊断延误相当多。

● 立即抗凝治疗可以改善预后，如果没有肝硬化和食管 / 胃静脉曲张，则不会出现过多的出血。

● 手术仅限于腹膜炎或穿孔患者，目的是尽可能保留肠管，同时确保切缘存活。

● 对于存在遗传性或永久性血栓形成高风险的患者，推荐终身抗凝治疗。当易栓因素为暂时性或可消除的因素时，推荐至少 3 个月的抗凝。

● 对于无癌症或其他危及生命的患者，长期预后通常较好。

美国静脉论坛指南 3.12.0：肠系膜静脉血栓形成

编码	指南	推荐等级（1：强；2：弱）	证据级别（A：高质量；B：中等质量；C：低及极低质量）
3.12.1	我们推荐使用 CT 血管造影和磁共振血管造影来诊断肠系膜静脉血栓形成(MVT)	1	B
3.12.2	我们推荐立即进行抗凝治疗 MVT 以改善预后	1	B
3.12.3	如果 MVT 患者伴有腹膜炎或穿孔明确，我们推荐外科手术	1	B
3.12.4	对于存在遗传性或永久性血栓形成高风险的患者，我们建议长期抗凝治疗	1	B

参考文献

● = Key primary paper
★ = Major review article

1. Elliot JW. The operative relief of gangrene of intestine due to occlusion of the mesenteric vessels. *Ann Surg* 1895;21:9–23.
2. Warren S and Eberhard TP. Mesenteric venous thrombosis. *Surg Gynecol Obstet* 1935;61:102–21.
●3. Rhee RY, Gloviczki P, Mendonca CT et al. Mesenteric venous thrombosis: Still a lethal disease in the 1990s. *J Vasc Surg* 1994;20:688–97.
4. Parks DA and Jacobson ED. Physiology of the splanchnic circulation. *Arch Intern Med* 1985;145:1278–81.
5. Kazmers A. Mesenteric venous occlusion. In: Stanley JC, Ernst CB, eds. *Current Therapy in Vascular Surgery*. Philadelphia, PA: BC Decker, 1987, 320–3.
★6. Acosta S, Alhadad A, Svensson P et al. Epidemiology, risk and prognostic factors in mesenteric venous thrombosis. *Br J Surg* 2008;95:1245–51.
7. Kumar S, Sarr MG, and Kamath PS. Mesenteric venous thrombosis. *N Engl J Med* 2001;345:1683–8.
8. Kumar S and Kamath PS. Acute superior mesenteric venous thrombosis: One disease or two? *Am J Gastroenterol* 2003;98:1299–304.
9. Reinus JF, Brandt LJ, and Boley SJ. Ischemic diseases of the bowel. *Gastroenterol Clin North Am* 1990;19:319–43.
10. Naitove A and Weismann RE. Primary mesenteric venous thrombosis. *Ann Surg* 1965;161:516–23.
11. Morasch MD, Ebaugh JL, Chiou AC et al. Mesenteric venous thrombosis: A changing clinical entity. *J Vasc Surg* 2001;34:680–4.
12. Boley SJ, Kaleya RN, and Brandt LJ. Mesenteric venous thrombosis. *Surg Clin North Am* 1992;72:183–201.
13. Hassan HA and Raufman JP. Mesenteric venous thrombosis. *South Med J* 1999;92:558–62.
14. Thatipelli MR, McBane RD, Hodge DO et al. Survival and recurrence in patients with splanchnic vein thromboses. *Clin Gastroenterol Hepatol* 2010;8:200–5.
15. Sutkowska E, McBane RD, Tafur AJ et al. Thrombophilia differences in splanchnic vein thrombosis and lower extremity deep venous thrombosis in North America. *J Gastroenterol* 2013;48:1111–8.
★16. Kearon C, Akl EA, Comerota AJ et al. Antithrombotic therapy for VTE disease. Antithrombotic therapy for VTE: Antithrombotic therapy and prevention of thrombosis, 9th ed: American College of Chest Physicians Evidence-Based Clinical Practice Guidelines. *Chest* 2012;141(2 Suppl.):e419S–94S.
●17. Ageno W, Riva N, Schulman S et al. Long-term clinical outcomes of splanchnic vein thrombosis: Results of an international registry. *JAMA Intern Med* 2015;175:1474–80.
18. Amitrano L, Brancaccio V, Guardascione MA et al. High prevalence of thrombophilic genotypes in patients with acute mesenteric vein thrombosis. *Am J Gastroenterol* 2001;96:146–9.

★19. Dentali F, Galli M, Gianni M, and Ageno W. Inherited thrombophilic abnormalities and risk of portal vein thrombosis. A meta-analysis. *Thromb Haemost* 2008;99:675–82.
20. Elliott MA and Tefferi A. Thrombosis and haemorrhage in polycythaemia vera and essential thrombocythaemia. *Br J Haematol* 2004;128:275–90.
21. James C, Ugo V, Le Couedic JP et al. A unique clonal JAK2 mutation leading to constitutive signaling causes polycythemia vera. *Nature* 2005;434:1144–8.
22. Chait Y, Condat B, Cazals-Hatem D et al. Relevance of the criteria commonly used to diagnose myeloproliferative disorder in patients with splanchnic vein thrombosis. *Br J Haematol* 2005;129:553–60.
23. Colaizzo D, Amitrano L, Tiscia GL et al. The JAK2 V617F mutation frequently occurs in patients with portal and mesenteric venous thrombosis. *J Thromb Haemost* 2007;5(1):55–61.
24. Kiladjian JJ, Cervantes F, Leebeek FW et al. The impact of JAK2 and MPL mutations on diagnosis and prognosis of splanchnic vein thrombosis: A report on 241 cases. *Blood* 2008;111(10):4922–9.
25. Rhee RY and Gloviczki P. Mesenteric venous thrombosis. *Surg Clin North Am* 1997;77:327–38.
26. Harward TR, Green D, Bergan JJ et al. Mesenteric venous thrombosis. *J Vasc Surg* 1989;9:328–33.
27. Bradbury MS, Kavanagh PV, Bechtold RE et al. Mesenteric venous thrombosis: Diagnosis and noninvasive imaging. *Radiographics* 2002;22:527–41.
28. Sommer A, Jaschke W, and Georgi M. CT diagnosis of acute mesenteric vein thrombosis with intestinal infarction. *Akt Radiol* 1994;4:344–7.
29. Kim JY, Byun JY, Lee JM et al. Intestinal infarction secondary to mesenteric venous thrombosis: CT pathologic correlation. *J Comput Assist Tomogr* 1993;17:382–5.
30. Acosta S, Alhadad A, and Ekberg O. Findings in multi-detector row CT with portal phase enhancement in patients with mesenteric venous thrombosis. *Emerg Radiol* 2009;16:477–82.
31. Rubin GD, Dake MD, Napel SA et al. Three-dimensional spiral CT angiography of the abdomen: Initial clinical experience. *Radiology* 1993;186:147–52.
32. Hu H. Multi-slice helical CT: Scan and reconstruction. *Med Phys* 1999;26:5–18.
33. Haddad MC, Clark DC, Sharif HS et al. MR, CT, and ultrasonography of splanchnic venous thrombosis. *Gastrointest Radiol* 1992;17:34–40.
34. Leyendecker JR, Rivera E Jr., Washburn WK et al. MR angiography of the portal venous system: Techniques, interpretation, and clinical applications. *Radiographics* 1997;17:1425–43.
35. Shirkhoda A, Konez O, Shetty AN et al. Mesenteric circulation: Three-dimensional MR angiography with a gadolinium-enhanced multiecho gradient-echo technique. *Radiology* 1997;202:257–61.
36. Meaney JF, Prince MR, Nostrant TT et al. Gadolinium-enhanced MR angiography of visceral arteries in patients with suspected chronic mesenteric ischemia. *J Magn Reson Imaging* 1997;7:171–6.
37. Verbanck JJ, Rutgeerts LJ, Haerens MH et al. Partial splenoportal and superior mesenteric venous thrombosis. Early sonographic diagnosis and successful conservative management. *Gastroenterology* 1984;86:940–52.
38. Clark RA and Gallant TE. Acute mesenteric ischemia: Angiographic spectrum. *AJR Am J Roentgenol* 1984;142:555–62.
39. Grisham A, Lohr J, Guenther JM et al. Deciphering mesenteric venous thrombosis: Imaging and treatment. *Vasc Endovasc Surg* 2005;39:473–9.
40. Tomchik FS, Wittenberg J, and Ottinger LW. The roentgenographic spectrum of bowel infarction. *Radiology* 1970;96:249–60.
41. Lange H and Jackel R. Usefulness of plasma lactate concentration in the diagnosis of acute abdominal disease. *Eur J Surg* 1994;160:381–4.
42. Mathews JE and White RR. Primary mesenteric venous occlusive disease. *Am J Surg* 1971;122: 579–83.
★43. Singal AK, Kamath PS, and Tefferi A. Mesenteric venous thrombosis. *Mayo Clin Proc* 2013;88:285–94.
44. Safieddine N, Mamazza J, Common A, and Prabhudesai V. Splenic and superior mesenteric artery thrombolytic infusion therapy for acute portal and mesenteric vein thrombosis. *Can J Surg* 2007;50:68–9.
45. Yankes JR, Uglietta JP, Grant J et al. Percutaneous transhepatic recanalization and thrombolysis of the superior mesenteric vein. *AJR Am J Roentgenol* 1991;151:289–90.
46. Rivitz SM, Geller SC, Hahn C et al. Treatment of acute mesenteric venous thrombosis with transjugular intramesenteric urokinase infusion. *J Vasc Interv Radiol* 1995;6:219–28.
47. Train JS, Ross H, Weiss JD et al. Mesenteric venous thrombosis: Successful treatment by intraarterial lytic therapy. *J Vasc Interv Radiol* 1998;9:461–4.
48. Lopera JE, Correa G, Brazzini A et al. Percutaneous transhepatic treatment of symptomatic mesenteric venous thrombosis. *J Vasc Surg* 2002;36:1058–61.
49. Pavel J, Levy MM, and Krausz JM. The role of second-look procedure in improving survival time for patients with mesenteric vein thrombosis. *Surg Gynecol Obstet* 1990;170:287–91.
50. Inahara T. Acute superior mesenteric venous thrombosis: Treatment by thrombectomy. *Ann Surg* 1971;174:956–61.

第四篇

慢性静脉疾病的管理

29

静脉疾病患者的临床表现和评估

29.1 介绍

患有静脉疾病的患者占血管病变患者的比例很大。该病的性质使其症状可以是非特异性的并且难以评估。在诊断之前对患者进行适当的病史询问和检查是至关重要的。

先前发表的指南已经涵盖了静脉疾病患者的评估和临床表现[1]。在本章中,我们将对其进行回顾和扩展。

29.2 上肢

上肢血管疾病不如下肢常见,累及约10%的人群[2]。上肢在慢性病患者中起重要作用(例如,动静脉瘘形成和长期静脉注射治疗)。优势臂的严重静脉疾病可能影响患者的生活,并且可能导致残疾。

29.2.1 创伤

急性创伤和反复性微小创伤可导致上肢血管疾病。这在从事手工型劳动的中年男性或急性创伤的年轻男性中尤为普遍。使用手持式振动工具的人也可能会遭受慢性微小创伤。

29.2.2 间歇性锁骨下静脉/上肢静脉阻塞

尽管不常见,锁骨下静脉受压可导致间歇性症状,包括间歇性肿胀,不适和紧张(休息缓解)和异常突出的浅静脉。这些症状在直立位置或手臂抬起时(例如,打字、驾驶或涂抹天花板时)加剧。胸廓出口综合征(thoracic outles syndrome,TOS)可出现上述症状[3]。通常继发于颈肋的存在,先天性纤维带压迫神经血管结构,或在肋锁骨交界处出现压迫。根据臂丛神经或锁骨下动脉或静脉是否被压缩,TOS可以是神经性的或血管性的。患有这些症状的患者应该在肩膀处于中立位置和特定压力测试中进行评估,以引出症状和体征。包括军姿体位(图29.1)或手臂外展并肩部外旋(图29.2),在这种体位下锁骨下静脉被肋锁骨间隙的剪状闭合压迫。在这个体位出现手臂不适,肿胀和静脉扩张表明间歇性静脉流出道阻塞。然而,与动脉胸廓出口压迫一样,这些情况可以在大约50%的正常人极端运动情况下出现[4]。由于锁骨下静脉血栓形成可能是间歇性闭塞导致的,因此进行积极的手术减压是有必要的。这些方法可用于评估患者,但据报道其敏感性和特异性较低[5]。

29.2.3 锁骨下/上静脉血栓形成

29.2.3.1 原发性上肢异常深静脉血栓形成

深静脉血栓形成(deep venous thrombosis,DVT)可由高血压性疾病或急性或复发性血管创伤引起。Paget-Schroetter综合征(劳力型静脉血栓形成)描述了与重复性上肢活动相关的腋下锁骨下静脉血栓形成综合征。该综合征是由于对锁骨下静脉内皮的反复创伤,这可能继发于上述先天性异常,导致静脉TOS的发展。这种综合征更常见于从事体力劳动的年轻健康男性,优先累及优势臂。患者通常有症状,表现为肩部和上臂出现不适,肿胀和静脉扩张(Urschel征)[6]。手臂可能出现苍白,紫绀或发红。患者可出现急性或亚急性病程,症状可突然出现。通常,患者可有诱因,例如运动损伤。

据报道,上肢DVT(UEDVT)后的肺栓塞(pulmonary embolization,PE)发生率在2%~35%[7]。血栓形成后综合

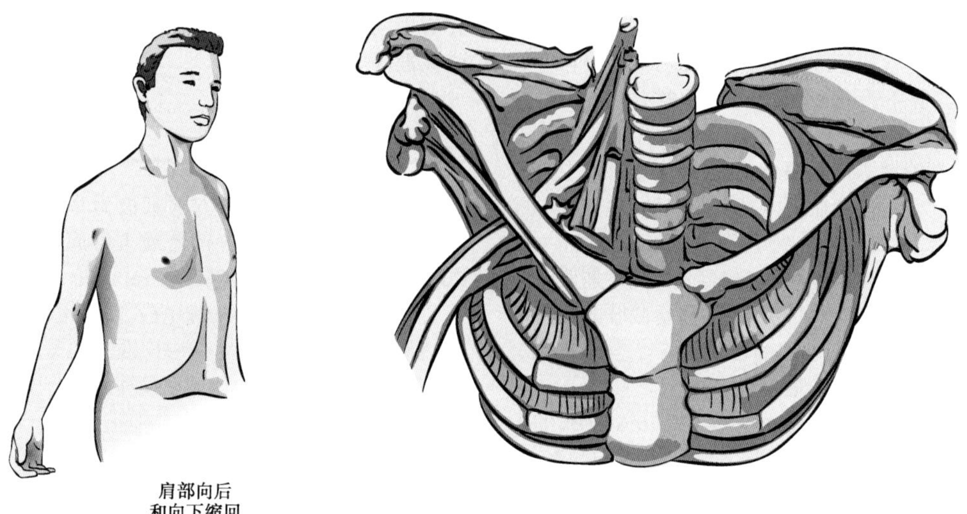

图 29.1 军姿体位锁骨下静脉的压迫。当肩部向后和向下缩回时，锁骨下静脉通过锁骨和第一肋骨的剪切作用而受压变窄。（改编自 Adams JT et al. *Surgery* 1968；63：147-65.）

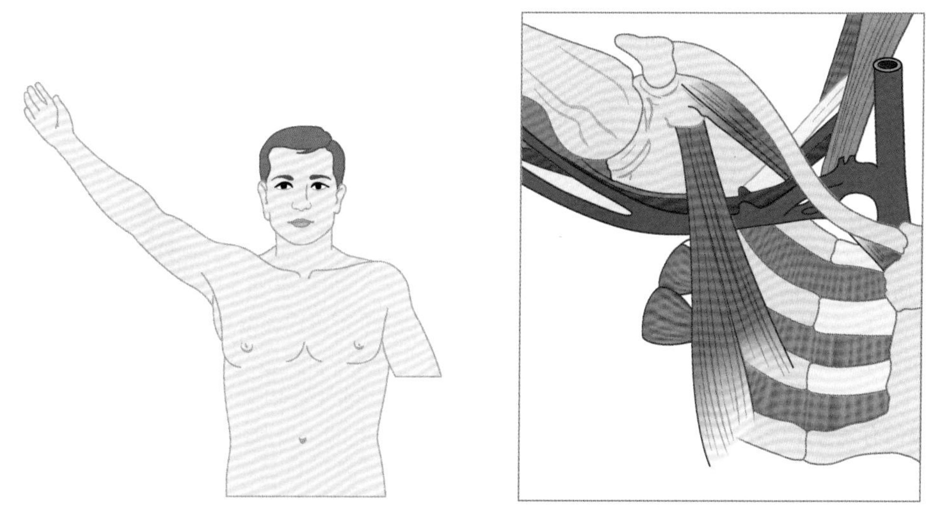

图 29.2 锁骨下静脉的压迫与手臂的过度伸展。随着手臂的过度外展和外旋，锁骨向后和向下旋转导致肋锁骨间隙变窄继发锁骨下静脉受压。（改编自 Adams JT et al. *Surgery* 1968；63：147-65.）

征，以慢性疼痛，沉重感和肿胀为特征，可出现在高达 45% 的 UEDVT 患者中。复发性血栓形成是另一个严重的并发症。介于 UEDVT 在年轻男性中的流行及其往往累及优势臂，因此注意该病可致残。

多普勒超声是一种有用的初筛检查方法；而增强 CT 是诊断的金标准。保守抗凝治疗不是治疗首选，因其可残留症状。介入治疗包括导管溶栓并 / 不并胸廓出口减压术或静脉成形术。

29.2.3.2 继发 UEDVT

DVT 可由血管直接创伤引起——可是医源性的，也可是继发于中心静脉插管，导管插入或心脏起搏器插入。中心静脉导管存在显著的血栓形成风险，据报道可有 14%~18% 的病例出现[8]。对中心静脉的反复干预可导致狭窄和血栓形成。与原发性 UEDVT 不同，静脉闭塞的发生是反复干预逐渐导致的。因此，患者有时间发展侧支循环并且无症状。出现时，症状可能是肩部或颈部隐隐不适或手臂水肿。根据临床情况，首次症状可能是静脉通道阻塞。静脉彩超或“静脉通道造影”（造影剂注射）可以提示血栓形成。如果血栓广泛需溶栓治疗，轻者可解除静脉通道和抗凝。如果可能，应将导管放置在颈内静脉，头颈或颈外静脉中，因为慢性静脉瘢痕并狭窄（内膜增生）在直接锁骨下静脉插管后非常常见。由于可能的狭窄，对于需建立血透通路或使用手臂静脉重建动脉的患者，既往中心静脉插管病史极其重要，特别是既往有锁骨下静脉插管的病例。如果有上述既往病史，术后肢体肿胀发病率高。

29.2.3.2.1 浅静脉血栓性静脉炎

浅静脉血栓性静脉炎（superficial venous thrombophlebitis，SVT）的特征是浅静脉段的局部疼痛，发红和肿胀。最常见于静脉插管的医源性损伤，并且通常是自限性的。在某些情况下，疾病可反复发作并持续存在。自发性血栓性静脉炎，特别是如果反复发作，可能与恶性疾病或血栓形成倾向有关。在检查时，触诊静脉可有压痛，伴有周围硬结。如果血栓较局限且无感染，多不出现严重的远端肢体肿胀。少见累及深静脉。血栓性静脉炎的病史很重要，因为它对静脉通路和手臂静脉用于动脉旁路具有重要意义。

29.2.3.2.2 股青肿

通常发生在晚期恶性肿瘤患者中，多接受留置中心静脉导管化疗。它是弥散性血管内凝血的变种，其血栓形成不仅影响大静脉，而且还延伸到小静脉和微循环中。主要出现剧烈肿胀和患侧肢体变色并突然剧烈疼痛。筋膜室综合征是潜在的并发症，甚至可能发展为需要截肢的静脉坏疽。进一步的并发症包括 PE 和死亡。

29.2.3.2.3 血栓形成后综合征

有报道原发性锁骨下静脉血栓形成后 30%~70% 的患者出现血栓形成后综合征，包括慢性不适、沉重和肿胀，特别多见于压迫锁骨上侧支的体位。然而，下肢常见的皮肤变化极为罕见。

29.2.3.2.4 动静脉畸形

常常被误诊并且与局限性肢体肥大有关。包括 Klippel-Trenaunay 综合征（Klippel-Trenaunay syndrome，KTS）和 Parkes-Weber 综合征（Parkes-Weber syndrome，PWS）；它们通常影响下肢，将在后文中详细讨论。

29.2.4 检查结果

29.2.4.1 视诊

视诊只需检查手臂并将其与对侧肢体进行比较即可获得有用的临床信息。检查过程有助于从鉴别诊断中排除动脉，淋巴，骨科疾病或风湿疾病。检查应旨在确定以下内容：肿胀，肥大，变色，苍白，静脉侧支，突出的静脉，瘢痕和 / 或穿刺部位，先前创伤的证据，留置管或套管的存在。

29.2.4.2 触诊

1. 确定皮温的有无差异
2. 发炎的浅静脉或锁骨上窝的压痛
3. 阻塞腋窝和 / 或锁骨上窝的病理学证据（例如，淋巴结肿大或可触及的颈肋）
4. 坚硬和“条索状”静脉提示血栓性静脉炎
5. 存在完整的脉搏；存在任何静脉或动脉的异常脉动（动静脉瘘或畸形）
6. 存在可触及的震颤
7. 出现凹陷性水肿
8. Allen 试验，确认手掌动脉流入道和掌弓的完整性

29.2.4.3 叩诊

Chevrier 征通过“敲击试验”评估是否存在异常。患者取站立位，一只手放在大腿近端，轻叩扩张的静脉，另一只手感觉到小腿静脉的传递冲击感。静脉回流应从足部流到腹股沟。小腿静脉中可触及震颤提示血液倒流，提示存在瓣膜功能不全，即静脉功能不全。

29.2.4.4 听诊

听诊闻及持续的机械杂音，这可能表明动静脉畸形。

29.2.4.5 其他查体

应包括每只手臂的血压测量，并进行全面的神经血管检查。如果手臂肿胀，检查应包括腋窝淋巴结病和乳房排除恶性肿瘤。如果怀疑深静脉流出道的完整性异常，可以在应用浅表止血带后观察到手臂的肿胀。出现 PE 的症状应该进行全面的心肺检查。

29.3 下肢

慢性静脉疾病在西方国家极为常见，全世界报道的发病率不同。高达 80% 的普通人群患有静脉疾病，其中 20%~64% 患有静脉曲张（varicose veins，VV），1%~2% 发展为静脉溃疡[9]。静脉疾病影响人们的生活质量[10]并与抑郁情绪有显著相关性[11]。此外，欧洲和美国的数据估算静脉疾病的费用约占医疗保健总预算的 1%~2%[12]。

29.3.1 浅静脉血栓性静脉炎

SVT 是一个不幸的医学术语，因为它实际上与 DVT 密切相关，事实上，这两者通常作为静脉血栓疾病谱的一部分共存。SVT 可以自发发生或继发于创伤或治疗过程。静脉插管和输注致病因子引起的医源性损伤是正常静脉致病的最常见原因。其可沿静脉走行呈现柔软的肿块或条索。需移除静脉导管进行治疗，病情的消退可能需要数月。医源性血栓性静脉炎可能因细菌感染而复杂化，特别是在接受长期静脉插管的患者中。化脓性静脉炎和化脓性血栓性静脉炎是严重的并发症，需要抗生素治疗，甚至在某些情况下需进行手术清创。全身症状和脓肿形成并不常见。

有时候，SVT 可能与已知或隐匿性恶性肿瘤相关，并且在这种情况下，通常是迁移性的。它也可能与血栓形成倾向有关。

SVT 可以以无菌血栓形式存在于患病的 VV 中。这在怀孕期间特别常见，并且呈现为静脉中的坚硬或质软的结节，伴有剧烈疼痛和弥漫的红斑。炎症过程可以延伸到静脉壁之外，导致出血。

如果任何血栓通过交通支或直接进入深静脉，则存在严峻的 PE 风险。虽然多无 DVT 的症状，但仍多需深静脉相关的检查（例如，通过多普勒超声）。

查体时可有明显炎症表现，包括红肿、皮肤发热和压痛（图 29.3）。病情缓解后，受影响的浅静脉通常会有残留的肿块或条索。

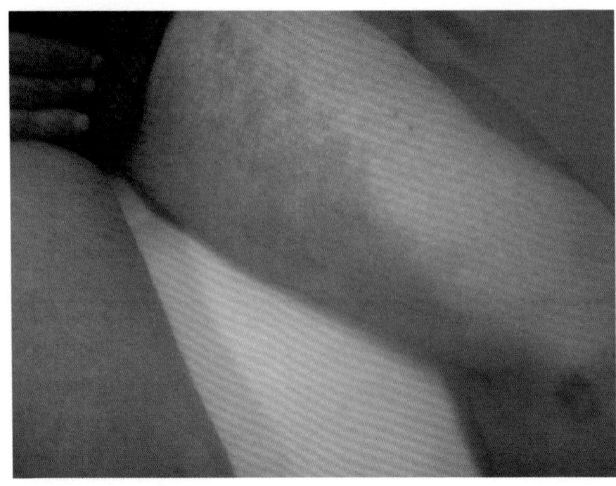

图 29.3 左大腿浅表性血栓性静脉炎

29.3.2 深静脉血栓形成

导致PE的DVT是成人患者可预防性死亡的最常见原因,成人每年发病率为1:1 000[13]。危险因素包括先天性(年龄和高凝状态)和环境(手术、住院、创伤、怀孕、激素治疗、肥胖和癌症)等。被诊断为PE的患者的死亡率约为10%。然而,尸检已经确定高达30%的DVT患者存在PE,这一发现证实了许多PE是亚临床的。事实上,CT肺动脉造影可以确定更小的亚临床肺栓塞[14]。预防重于治疗,无论症状如何,"高风险"患者应高度怀疑,采取早期措施明确诊断。

DVT的进展分为两个阶段:栓塞(早期)和血栓形成(晚期)。在早期阶段,血栓是非闭塞性的,尚未凝结成团。浅表侧支静脉没有扩张,炎症或肿胀,尽管有明显的栓塞风险,但下肢可能看起来很正常。在晚期,血栓形成闭塞并引起静脉炎,并固定在静脉壁上;此外,晚期由于静脉炎引起的炎症体征和症状变得明显。患者出现DVT的所有"典型"临床特征。然而,在这个阶段,PE的风险很低。由于"典型"体征的敏感性和特异性差,难以进行DVT的临床诊断。即使出现症状,研究表明这些患者中只有不到一半患有DVT。Homans征(脚被动背屈导致小腿疼痛,患者仰卧位,膝关节屈曲)不可靠,且疼痛,不应该进行。

Wells[15]评分系统用于评定在进行明确诊断测试之前患者患有DVT的概率(表29.1)。得分为2或更高的患者更可能患有DVT。

表29.1 用于预测深静脉血栓形成的预测试概率的临床模型

临床特征	评分
活动性癌症(在过去6个月内接受癌症治疗或正在接受姑息治疗的患者)	1
最近卧床不起3天或更长时间或大部分手术在此前12周需要全身或局部麻醉1沿深静脉系统分布的局部压痛	1
整条腿肿胀	1
小腿肿胀比无症状侧大至少3cm(在胫骨结节下方10cm处测量)	1
局限于症状性腿部的凹陷性水肿	1
侧支浅静脉(非静脉曲张)	1
先前记录的深静脉血栓形成	1
先前记录的深静脉血栓形成	1
不能除外其他鉴别诊断	−2

资料来源:改编自Wells PS et al. *Lancet* 1997;350(9094):1795-8.
注意:得分为2或更高表明可能发生深静脉血栓形成的可能性;得分小于2表明不太可能发生深静脉血栓形成的可能性。对于双腿症状的患者,评估的症状明显的一侧。

在解剖学上,考虑3种疾病模式(小腿、股骨和髂股)是有用的,尽管血栓形成是动态过程并且近端传播是常见的。

小腿静脉血栓形成通常局限于小腿的3个主要静脉中的1个或2个。血栓多是非阻塞性的,并且由于胫静脉和腓静脉的伴行,静脉引流可能仍然是足够的。可能存在小腿压痛,但通常不存在显著的肿胀。事实上,大多数患者没有任何症状或体征。如果不治疗,大约20%可能会传播到膝上深静脉。小腿静脉血栓形成是下肢DVT最常见的部位,可能会扩散到股静脉。当累及腘静脉或股静脉时,大多数患者的踝部和小腿可能有大于1cm的肿胀,但肿胀较少延伸到髌骨上方,除非股深静脉血管的流出道受到损害。

髂静脉DVT可能起源于骨盆静脉,并且超过30%的患者不涉及股骨远端或小腿静脉。因此,多普勒超声检查通常无法检测到它。临床症状上,除了小腿肿胀外,还存在大腿肿胀。当涉及下腔静脉,症状和体征通常是双侧的。这种类型的血栓形成经常有明显的炎症成分,尤其是孕妇。怀疑患有这种病症的患者最好通过增强CT静脉造影或磁共振静脉造影确诊。

29.3.3 股青肿

如上文关于手臂所述,广泛的血栓形成可能导致股青肿(phlegmasia caerulea dolens),这反过来可能会导致静脉性坏疽。股青肿隔离了患者相当大比例的血液和体液,特别是如果是双侧的。这可能导致严重的全身反应,包括低血容量性休克和肾衰竭。

29.3.4 动静脉畸形

最常影响下肢;KTS和PWS可能出现异常的静脉曲张。KTS是囊括毛细血管,静脉和淋巴异常的血管畸形。患者特征性地表现出葡萄酒色斑,VV和肢体肥大的临床三联征。大约70%的患者下肢受到影响[16]。患有KTS的患者可出现SVT并伴有扩张浅静脉的出血。通常,VV可以表现为异常静脉或持续性胚胎静脉;可见于72%的KTS患者。最常见的异常是一侧胚胎静脉的持续存在,可见于大腿外侧并且不与深静脉连接。异常的内侧或耻骨上静脉较少见[16]。与KTS相似,PWS通常影响下肢,其特征是存在高通量静脉瘘。患者出现皮肤毛细血管畸形,肢体肥大和动静脉畸形。浅静脉怒张继发于压力增加。在受影响的肢体中可以听到杂音,并且在整个心动周期中可以感觉到震颤。

29.3.5 静脉曲张

29.3.5.1 流行病学

VV非常常见,包括家族史,年龄和肥胖等风险因素。由于人口老龄化和肥胖流行,预计患病率会继续上升。VV可以是原发性的或继发性的。原发性静脉曲张是由于浅静脉功能不全,通常位于浅静脉系统和深静脉系统(隐股、隐腘或交通支功能不全)之间的交界处。继发性静脉曲张是由于潜在的病因导致的,导致浅静脉系统中的静脉高压。这包括DVT,深静脉功能不全,腹腔内肿块增高盆腔静脉压力和肥胖。

29.3.5.2 主干曲张

主干曲张是源自大隐静脉(great saphenous vein,GSV)和/或小隐静脉(small saphenous vein,SSV)的主干和/或主要支流的VV。是瓣膜功能不全的结果,80%的个体发生GSV,20%为SSV。曲张通常直径≥3mm,位于皮下且可触及,并且覆盖皮肤不会出现颜色异常。尽管为评估和治疗 VV 而就诊的女性多于男性，但实际患病率在两性之间大致相同。

29.3.5.3 网状静脉曲张

位于真皮深处，直径 2~3mm，不可触及，并可能使覆盖的皮肤呈深蓝色。压之不褪色。它们可能或可能不与静脉主干曲张相关，并且存在于约 80% 的成年人群中。

29.3.5.4 毛细血管扩张

也称为蜘蛛或连字网静脉，位于皮内，直径 1mm 或更小，不可触及，并发白，使覆盖的皮肤呈紫红色或鲜红色。同样，它们可能与静脉主干和网状静脉曲张有关，并且存在于 80% 的成人中。

29.3.5.5 症状

静脉疾病可表现一系列症状，包括无症状、VV、皮肤变化和溃疡。通过 CEAP（临床、病因学、解剖学、病理生理学）对此进行最佳描述和评估分类，是一种能够评估静脉疾病及其严重程度的国际系统（表 29.2）[17]。

表 29.2 CEAP 分类

C：临床分期
C0：无明显或可扪及的静脉疾病迹象
C1：毛细血管扩张或网状静脉
C2：静脉曲张
C3：水肿
C4a：色素过度沉着或湿疹
C4b：脂肪性皮肤硬化或萎缩性白癜风
C5：愈合的静脉溃疡
C6：活动性静脉溃疡
s：有症状的，包括疼痛、紧张感、皮肤刺激、沉重感和肌肉痉挛
a：无症状
E：病因分类
Ec：先天性的
Ep：原发性（不确定原因）
Es：继发性（例如，血栓后）
En：没有发现静脉原因
A：解剖分类
As：浅静脉
Ap：交通静脉
Ad：深静脉
An：没有发现静脉位置
P：病理生理学分类
Pr：回流
Po：阻挠
Pr，o：回流和阻塞
Pn：没有可识别的静脉病理生理学

改编自 Eklof B et al. *J Vasc Surg* 2004；40（6）：1248-52.

线状和网状静脉可能不雅观但不具有症状。虽然很少有生命危险，但主干静脉 VV 可能对患者产生显著的不利影响，因而不应被忽视[10]。主干静脉 VV 的抑郁症发生率是一般人群的两倍多[11]。这可能部分归因于美观方面，部分原因是其症状和体征的迁延。静脉疾病，可以干扰患者的日常活动。

以前英国的当地指南建议全科医生仅在存在被定义为晚期疾病（C4~C6）的情况下将患有 VV 的患者转诊至上级医院。由于穿弹力袜和生活方式建议等保守措施，社区 CEAP 评分往往较低。在存在溃疡，出血，进行性皮肤改变，复发性 SVT 以及对生活质量具有严重影响的症状的情况下，转诊至上级医院是必要的。

然而，静脉疾病是一种进行性疾病；波恩静脉研究报告的 C 类疾病从 C2 疾病进展到更高级别的比率为每年 2%[18]。证据的变化促使国家层面改变所有症状性疾病的转诊途径，调高 CEAP 评分，旨在预防，而非治疗。这可以通过血管外科学会（SVS）和国家健康与护理卓越研究所（NICE）指南（表 29.3）来说明[19]。

表 29.3 国家健康和护理卓越研究所（NICE）指南 2013

转诊至血管外科治疗

- 有症状的原发性或复发性静脉曲张患者
- 皮肤改变的患者，如色素沉着或湿疹，被认为是由慢性静脉功能不全引起的
- 浅表静脉血栓形成和疑似静脉功能不全
- 腿部静脉性溃疡
- 腿部愈合的静脉性溃疡
- 如果出现静脉曲张出血，应立即转诊至血管外科治疗

影像学

- 应使用多普勒超声确诊静脉曲张及其主干反流的程度，制订治疗疑似原发性或复发性静脉曲张的计划

治疗

- 内热消融（射频或激光）是一线治疗方案
- 如果不适合上述治疗，可使用超声引导泡沫硬化疗法
- 如果超声引导泡沫硬化疗法不合适，应手术
- 如果有属支反流，考虑同时治疗
- 除非介入治疗不合适，否则不要单纯使用弹力袜来治疗静脉曲张
- 应该避免在怀孕期间进行介入治疗，此时应该使用弹力袜

患有 VV 的患者可能难以评估，因为他们可能出现各种各样的下肢症状，包括疼痛、拖曳感、沉重和紧张、肿胀、疲倦、不宁腿、夜间痉挛和瘙痒。这些症状并非特异于 VV，并且在一般人群中极为常见。重要的是考虑鉴别诊断（例如背痛）并适当的检查以确诊。在存在非特异性症状时，对患者期望的管理至关重要，特别是在讨论治疗方案时。对于有多普勒超声检查静脉反流证据的患者，重要的是告知他们干预可能无法解决他们的症状。

29.3.6 慢性静脉功能不全

VV 是慢性静脉疾病的表现。慢性静脉功能不全（CVI）描述了下肢存在静脉高压的并发症，特征为可导致皮肤病变。最终，该病可导致皮肤损伤，包括小腿溃疡。

29.3.6.1 症状

上述 VV 的所有症状可能与 CVI 有关，并且 CVI 患者症状与疾病严重程度之间存在更强的关系。CVI 患者年龄往往较大，因此合并症更常见，包括外周血管疾病和糖尿病。在评估这些患者时，不应忽视动脉疾病和肌肉骨骼问

题。与单纯 VV 患者不同，实际肿胀不常见，大多数 CVI 患者有一定程度的水肿。这通常是有混合病因：静脉高压，心力衰竭和一定程度的淋巴水肿。不常见严重疼痛，若出现则表明患者可能有合并动脉疾病和 / 或感染

29.3.6.2 病史

应该询问当前阶段的皮肤改变 / 静脉溃疡和任何以前阶段的症状。应考虑所有血管危险因素的病史，包括先前的血栓形成事件、对下肢，骨盆和腹部的血管和非血管介入治疗、恶性肿瘤、动脉危险因素、糖尿病、自身免疫疾病和吸烟。还应该记录一般病史，包括家族史、药物治疗和过敏史。此外，应询问患者是否存在慢性静脉疾病的症状，例如瘙痒、烦躁不安、疼痛、沉重、肿胀和疲劳。

29.3.6.3 检查结果

29.3.6.3.1 体位

患者应在良好的光照和温暖的房间内进行检查。患者可能会感到虚弱，应有安全措施。检查员应坐在地板上，或者理想情况下，坐在小凳子上，患者在带扶手的平台上以保持平衡。

29.3.6.3.2 视诊

VV 是扩张且曲张的，由于病理性反流通常但不仅仅与隐静脉瓣膜功能不全相关。主干本身可能会扩张，但因为由深筋膜支撑它们很少迂曲。静脉曲张的分布可以指示它们是 GSV 还是 SSV 属支（或两者）（图 29.4）。然而，在肥胖患者或具有先前外科手术干预的患者中，解剖学结构可能不太明确。在瘦弱的健硕的患者中，明显易见和扩张的静脉可能是错误的被认为是病态的。它们均匀扩张，不会出现弯曲。在检查期间注意毛细血管扩张的存在也很重要。静脉处于异常分布状态（如横向沿腿，外阴或腹壁）提示先天性原因，潜在的病理过程（例如，腹腔内肿块）或盆腔充血综合征。

CVI 的体征包括环状静脉曲张、静脉湿疹、脂质硬化、含铁血黄素沉积和开放（或愈合）溃疡。这些最常见于内踝上方的足靴区。表现为在踝部和足背内侧或者外侧的环状皮肤内的扇型喇叭口小静脉扩张。喇叭口的顶点位于一个或多个功能不全的交通支的区域内，并且扇形朝向脚底。脂肪性皮肤硬化可以是急性的或慢性的。在急性期，它是一种炎症反应，可能被误认为是蜂窝织炎或静脉炎。它将覆盖功能不全的交通支区域，但与蜂窝组织炎不同，皮温不会升高。在慢性期，小腿中下段皮肤有色素沉着，有光泽，触摸质硬，并固定在下面的慢性发炎和收缩的皮下组织上。周围皮炎是常见的，可能是对局部用药的敏感反应。经常出现白色瘢痕组织（萎缩性白癜风）。脂质硬化的部位与最大动态压力有关，通常由功能不全的交通支引起。这也适用于溃疡部位，尽管随着溃疡尺寸的增加，这种关联变得不那么明确。以压力损伤典型的位置或形状为特征的溃疡是共存动脉疾病的重要指征（表 29.4）。

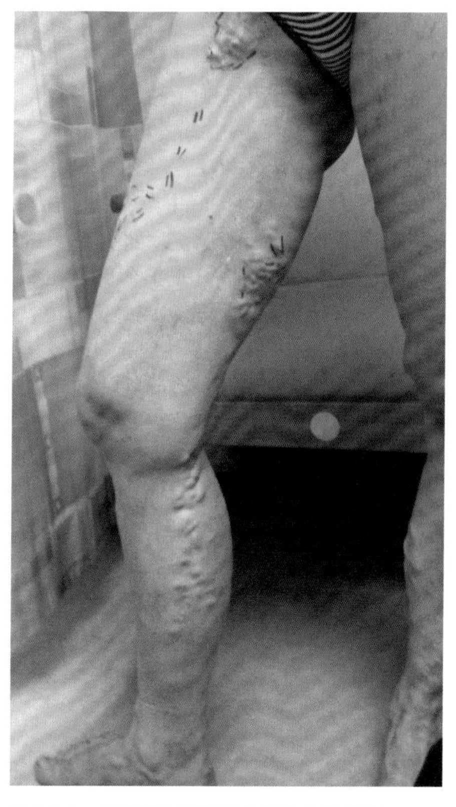

图 29.4 右侧沿大隐静脉分布的曲张静脉

表 29.4 腿部溃疡的鉴别诊断

临床特征	动脉性溃疡	静脉性溃疡
性别	男性 > 女性	女性 > 男性
年龄	>60 岁	40~60 岁，但患者可能年老后才出现溃疡；多发性复发
风险因素	吸烟，糖尿病，高脂血症，高血压	既往深静脉血栓形成，血栓形成倾向，静脉曲张
既往病史	大多数有明确的外周，冠状动脉和脑血管病史	>20% 有明确的深静脉血栓形成史。暗示隐匿性深静脉血栓形成的病史很常见（例如，分娩后腿部肿胀，髋关节 / 膝关节置换或长骨骨折）
症状学	除非存在严重的神经系统疾病，否则会出现严重的疼痛。疼痛可以通过依赖药物缓解	大约 30% 有疼痛，但它通常不严重，可以在抬高时缓解
发生区域	压力区域（踝、脚跟、跖骨头、第五跖骨基部）	内侧（70%）和侧面（20%）或者是踝部和足靴区
边界	规则，"打孔"征，惰性	不规则，有新生上皮组织
基底	绿色（黏稠）或黑色（坏死），没有肉芽组织，暴露主要肌腱，骨骼和关节	粉红色和颗粒状，可能覆盖黄绿色黏液
周围的皮肤	慢性缺血的特征（无毛、干燥、苍白）	脂质硬化（色素沉着、硬结、静脉曲张湿疹、萎缩性白癜风）
静脉	空，抬高塌陷	通常有静脉曲张
肿胀	无	有

29.3.6.3.3 触诊

温度变化、脉搏或震颤、压痛、硬结和水肿等特征可提供有关潜在疾病过程的有用信息。还应触摸静脉曲张并确定其疗程的评估。在患有双侧 VV 的个体中，腹部和腹股沟检查对于识别腹腔内疾病迹象是必要的。

临床检查，如 Chevrier 的“叩击”试验或 Trendeleburg 试验已被用于帮助评估患有静脉疾病的患者。Chevrier 的“叩击”测试包括敲打静脉曲张，同时触诊远端以帮助追踪静脉。可扪及有传导冲击感表明两个部位之间功能不全。Trendeleburg 试验包括在大腿上部应用止血带以压迫 GSV。然后要求患者站立，检查者评估浅静脉充盈。可以在不同平面重复测试以确定功能不全的程度。手持式多普勒超声可以作为一种辅助手段，在功能不全的静脉区域进行检查。虽然据说这对肥胖患者有用，但已发现其在隐股交界处的敏感性低至 56%，而在隐腘交界处的敏感性低至 23%[20]。总的来说，这些测试结果对于预测静脉解剖结构较差，术前不应该依赖于这些检查。多普勒超声是金标准的检查工具，可以对浅表和深静脉系统进行血流动力学评估。

29.3.6.3.4 溃疡评估

溃疡评估（图 29.5）应包括：

1. 溃疡描述，集中于表 29.4 中列出的特征
2. 脉搏状态和踝臂指数（ABI）
3. 步态，特别是踝关节活动度
4. 一般体检

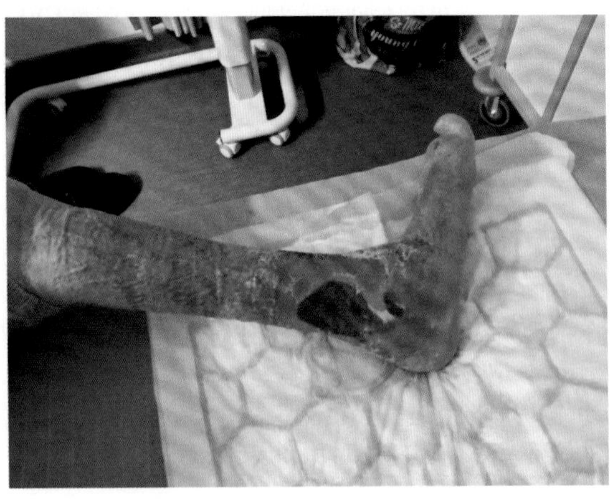

图 29.5 左下肢的足靴区溃疡

29.4 结论

静脉疾病很常见，常伴有非特异性症状，如疼痛和肿胀。这种情况可能与发病的显著风险有关，并且可能以各种方式存在，这取决于静脉系统的哪个部分受到影响。全面的病史和临床检查可以提供关于潜在病理的重要信息，并帮助指导检查和处理。

美国静脉论坛指南 4.1.0：静脉疾病患者的临床表现和评估

编码	指南	推荐等级（1：强；2：弱）	证据级别（A：高质量；B：中等质量；C：低或极低质量）
4.1.1	对于上肢的临床检查，我们建议同时检查对侧肢体，触诊，听诊和检查腋窝淋巴结。对于患有淋巴结肿大或手臂肿胀的患者，我们建议检查乳房以排除恶性肿瘤	1	B
4.1.2	对于疑似急性深静脉血栓形成患者的下肢临床检查，我们建议检查（水肿、发绀和静脉曲张）、触诊（压痛和凹陷性水肿）、听诊（动脉杂音和心肺检查），并检查深静脉和浅静脉和小腿肌肉	1	B
4.1.3	我们建议使用 Wells 的临床评分系统来预测深静脉血栓形成的概率	2	B
4.1.4	对于下肢静脉曲张和慢性静脉功能不全的临床检查，我们建议检查（静脉曲张、水肿、皮肤颜色、毛细血管扩张、溃疡和脂质硬化）、触诊（条索、静脉曲张、压痛、硬结、反流、脉搏、震颤）、听诊（杂音），并检查腹股沟和腹部（肿块、侧枝静脉或淋巴结肿大）和踝关节活动度	1	B
4.1.5	静脉曲张患者的临床表现可能包括诸如疼痛、沉重和紧张、肿胀感、疲倦、腿部不适、夜间痉挛和瘙痒等症状。而这些症状与静脉曲张的存在和严重程度或反流的情况和严重程度之间关系不大	2	B

参考文献

● = Published guideline
★ = Major review paper
◆ = Major primary paper

●1. Gloviczki P, Comerota AJ, Dalsing MC et al. The care of patients with varicose veins and associated chronic venous diseases: Clinical practice guidelines of the Society for Vascular Surgery and the American Venous Forum. *J Vasc Surg* 2011;53(5 Suppl.):2S–48S.

2. Green DP, Hotchkiss RN, Pederson WC, and Wolfe SW. Principles of microvascular surgery. In: *Green's Operative Hand Surgery*, 5th Ed. Elsevier Health Sciences, Philadelphia, 2005.

★3. Colletti G, Valassina D, Bertossi D et al.

Contemporary management of vascular malformations. *J Oral Maxillofac Surg* 2014;72(3):510–28.
4. Kaufman J and Lee M. *Vascular and Interventional Radiology: The Requisites*. 2nd Ed. Elsevier Health Sciences, Philadelphia, 2013.
★5. Dugas JR, and Weiland AJ. Vascular pathology in the throwing athlete. *Hand Clin* 2000;16(3):477–85.
★6. Alla VM, Natarajan N, Kaushik M et al. Paget–Schroetter syndrome: Review of pathogenesis and treatment of effort thrombosis. *West J Emerg Med* 2010;11(4):358–62.
7. Sajid MS, Ahmed N, Desai M et al. Upper limb deep vein thrombosis: A literature review to streamline the protocol for management. *Acta Haematol* 2007;118(1):10–8.
★8. Kamphuisen PW and Lee AY. Catheter-related thrombosis: Lifeline or a pain in the neck? *Hematology Am Soc Hematol Educ Program* 2012;2012:638–44.
◆9. Beebe-Dimmer JL, Pfeifer JR, Engle JS et al. The epidemiology of chronic venous insufficiency and varicose veins. *Ann Epidemiol* 2005;15(3):175–84.
◆10. Darvall KA, Bate GR, Adam DJ et al. Generic health-related quality of life is significantly worse in varicose vein patients with lower limb symptoms independent of CEAP clinical grade. *Eur J Vasc Endovasc Surg* 2012;44(3):341–4.
◆11. Sritharan K, Lane TR, and Davies AH. The burden of depression in patients with symptomatic varicose veins. *Eur J Vasc Endovasc Surg* 2012;43(4):480–4.
◆12. Van den Oever R, Hepp B, Debbaut B et al. Socio-economic impact of chronic venous insufficiency. An underestimated public health problem. *Int Angic* 1998;17(3):161–7.
13. Cushman M. Epidemiology and risk factors for venous thrombosis. *Semin Hematol* 2007;44(3):62–9.
◆14. Dentali F, Ageno W, Becattini C et al. Prevalence and clinical history of incidental, asymptomatic pulmonary embolism: A meta-analysis. *Thromb Res* 2010;125(6):518–22.
◆15. Wells PS, Anderson DR, Bormanis J et al. Value of assessment of pretest probability of deep-vein thrombosis in clinical management. *Lancet* 1997;350(9094):1795–8.
◆16. Jacob AG, Driscoll DJ, Shaughnessy WJ et al. Klippel–Trenaunay syndrome: Spectrum and management. *Mayo Clin Proc* 1998;73(3):28–36.
●17. Eklöf B, Rutherford RB, Bergan JJ et al. Revision of the CEAP classification for chronic venous disorders: Consensus statement. *J Vasc Surg* 2004;40(6):1248–52.
◆18. Rabe E, Pannier F, Ko A, Berboth G, Hoffmann B, and Hertel S. Incidence of varicose veins, chronic venous insufficiency, and progression of the disease in the Bonn Vein Study ii. *J Vasc Surg* 2010;51(3):791.
●19. National Institute for Health and Care Excellence. Varicose veins in the legs. *NICE Quality Standard* 2014;67:1–30.
◆20. Rautio T, Perala J, Biancari F et al. Accuracy of hand-held Doppler in planning the operation for primary varicose veins. *Eur J Vasc Endovasc Surg* 2002;24(5):450–5.

30

毛细血管扩张、静脉曲张和静脉溃疡的诊断标准:现行指南

慢性静脉疾病(chronic venous disease,CVD)是一种常见的疾病,大多数60岁以上的人都会发现毛细血管扩张[1]。毛细血管扩张、静脉曲张和静脉溃疡的诊断始于对静脉解剖学和病理生理学的带有良好基础的理解。如前几章所述,虽然在CVD领域生理检查,多普勒超声诊断和放射成像都有进展,但是彻底和有针对性的病史和体格检查,并根据需要进行补充检查,可以引导医生进行适当的临床评估。

本章描述了对CVD患者的诊断思路。虽然简单的疾病可以通过仅仅依赖于细致的病史和体格检查直接诊断,但可能忽视更严重的疾病。中度至复杂CVD的患者可能需要更广泛的检查诊断,以更好地确定导致体征和症状的病理生理情况。所以,指南的意义就在以便将病史、体格检查、多普勒超声诊断和放射成像纳入医者的有序治疗过程。在此提醒,CVD的诊断应根据临床分类、病因、解剖学分布和病理生理学进行分层(CEAP分类系统;见第4章)[2]。本章主要关注毛细血管扩张症(临床1类)、静脉曲张(临床分类2)和静脉溃疡(临床分类6)。此外,鉴于先前已发表了许多关于CVD诊断和治疗的临床实践指南,本章的重点是为临床医生提供整合,而未进行证据分级(建议评估、发展和评估等级)标准[3-7]。

30.1 病史

在问询完整的CVD病史时,使用开放式问题对于检索有关症状的有效信息仍然至关重要。这种规律对于毛细血管扩张和静脉曲张的患者可能更有用。除症状复杂患者的一些明显严重症状外,可能存在多种CVD较轻的症状。通过使用简单的问题,例如“你能描述一下困扰你腿部的问题吗?”甚至“今天是为什么来看医生?”,就可以开始让患者展示以前医生可能无法确定的微小症状的关联。在允许患者以不间断的方式描述任何症状之后,医生可以要求患者更具体地描述病史的某些方面。最后,当开放式问题不再产生额外信息时,医生可以继续进行定向提问并进一步获得未提及的细节和进行相关的排除。

静脉曲张的症状通常很模糊。虽然有些患者可能完全没有症状,但许多患者的症状可以通过仔细地开放式提问显现,包括钝痛、锐痛、压迫感、心悸、沉重、疲倦、烦躁不安、瘙痒、灼热、皮肤紧张、痉挛和轻度水肿。一般来说,这些症状会因肢体位改变而变化,并且可以通过抬高下肢或休息来缓解。更严重的症状,如明显的水肿、皮炎、明显色素沉着、踝部瘙痒、环状静脉扩张、萎缩变白、脂质硬化、溃疡和出血性皮肤糜烂,多见于有浅静脉瓣膜功能不全,但也常见伴有深部瓣膜功能不全。虽然毛细血管扩张通常被认为是无症状的,但它们的存在可能会引起类似静脉曲张的不典型症状。此外,通过检查,在没有发现静脉曲张的情况下,相关症状的存在仍然可能表明更严重的潜在CVD,需通过体格检查发现[8-11]。

检测到与毛细血管扩张和静脉曲张相关的任何症状后,对症状的严重程度和持续时间的询问至关重要。其他必要的问题包括:确定深静脉血栓形成史,静脉疾病家族史或“血凝块”史,浅表性血栓性静脉炎的发作,长期站立,以往的静脉手术,肥胖(记录体重指数),使用静脉药物,便秘史,下肢创伤史,既往骨科手术,长期卧床,以及过去使用弹力袜。在女性中,在月经周期或妊娠期间疼痛会加重,继发于总体液量增加和/或雌激素循环水平升高。问题还应该集中在是否存在伴随的腹股沟,会阴,外阴和/或阴道静脉

曲张。同样,对于男性,应寻问精索静脉曲张病史。还应询问患者行走是否有任何问题。极少数情况下,患者会伴有周围动脉疾病,并表现出跛行症状(腿部肌肉酸痛,休息可缓解)。有时,患者可能有静脉性非卧床高血压的症状。通过这种诊断,患者通常描述小腿肌肉明显的爆裂性疼痛,随着行走的停止逐渐减轻。

在做出特定 CVD 的诊断时,鉴别诊断可能是有挑战性的,特别是存在静脉曲张,包括不宁腿综合征、灼痛和其他下肢慢性疼痛综合征。这些症状可能导致治疗过程的暂停和/或改变对治疗后症状缓解的预期。

出现静脉溃疡的患者应以类似方式接受询问。与静脉性溃疡相关的其他问题包括位置、大小、外观,以及是否存在感染的体征和症状。溃疡特有的过去和现在的治疗方案对于病史资料也是非常重要的。

30.2 体格检查

体格检查应在温暖,光线充足的房间进行,患者处于站立位置。在患者的腿部完全暴露的情况下,进行仔细检查并注意毛细血管扩张,网状静脉和静脉曲张的外观特征。毛细血管扩张集中可能表现为皮肤问题或静脉融合。它们通常存在于肢体外侧、大腿后侧和腘窝。应进行小腿和大腿测量,有助于提示可能无法通过简单的视觉评估来发现的较轻微的水肿问题。另外,检查在足靴区的其他更严重的 CVD 迹象,包括皮炎、色素沉着、踝部水肿、脂质硬化、蜂窝织炎、白色萎缩病、环状静脉曲张,以及愈合或活动性溃疡的证据。应注意位置、大小、深度、颜色和溃疡数量。潜在的先天性动静脉或静脉畸形的存在可以通过边界清楚的紫色色素区域皮肤(葡萄酒色痣)或肢体肥大的存在来提示。检查还应包括瘢痕的存在,特别是先前静脉剥离,获取和/或静脉切除的位置[8-11]。

有时,静脉曲张附近的听诊可能会听到杂音。先前有下肢创伤史的患者可能有动静脉瘘,导致静脉曲张。先天性动静脉或静脉畸形可以表现为:大的、孤立的、葡萄状的静脉簇,或者是中等至大的小血管簇,呈现带红色或蓝色,更深入地渗透到肢体的脂肪和肌肉层中。确认这种病因不一定依赖杂音。

触诊有助于确定 CVD 的范围和形式,这一点非常重要。通常,当处于站立位时,可触及其他体位不完全充盈且不易观察的扩张静脉。当视诊仅存在毛细血管扩张或静脉溃疡时,这可能是有用的。触诊还可以帮助更清晰地描画静脉曲张的边界,特别是在肥胖患者的大腿区域。往往陈旧的浅表性血栓性静脉炎可以触及可能或可能不与其他静脉曲张邻接的条索。一些有创伤性动静脉瘘的患者可以触及震颤。仔细触诊还可以发现多发性,压痛和硬结的程度来帮助确定更严重的感染迹象。通过触诊确定脂性硬皮病地边界也可以指导医生要避免进行静脉切除术或需要集中进行内镜下交通静脉手术的区域。

还应对患者进行仰卧位查体,完整的腹部检查可能发现有静脉闭塞的肿块。于腹部可见或消散缓慢的静脉曲张也可能表明存在明显的静脉阻塞。应进行股动脉、腘动脉、足背和胫后动脉的搏动检查。

30.3 实验室检查

CVD 患者应根据其病史,进行体格检查、进行血液和/或尿液检查和治疗计划。有 50 岁以前有复发性静脉血栓形成或静脉性溃疡病史的患者,或复发性或顽固性静脉性溃疡患者可能需要完整筛查高凝状态(见第 11 章)[12-14]。患有长期静脉淤滞性溃疡或疑似感染可能需要全血细胞计数,代谢指标和炎症标志物。

30.4 诊断性血管实验室检查

虽然病史和体格检查在诊断 CVD 方面发挥着重要作用,但它们几乎没有提供有关 CVD 病理生理学的信息。由经验丰富的技术人员在血管实验室中进行的 CVD 的间接和直接无创检测可以根据 CEAP 分类在患者诊断方面提供很大帮助。静脉回流,阻塞和小腿肌肉泵功能障碍的描述对于诊断十分重要,特别是在存在静脉曲张和静脉溃疡的情况下。根据伴随的腿部症状,这些检查也可适用于毛细血管扩张症患者。

30.4.1 间接无创检查

有许多不同的间接无创静脉血管实验室检查,其中大多数采用某种形式的体积描记术(见第 14 章)来帮助确定反流、阻塞和小腿肌肉泵功能障碍的存在和分布[15-17]。在这些各种测试中,许多血管实验室都有能力测量静脉再填充时间和/或静脉流出量。对于晚期 CVD 和静脉溃疡的患者,当使用多普勒超声进行直接无创检测不能提供确切的诊断信息时,建议选择性使用静脉体积描记法[6]。

通常,使用光电容积描记法确定静脉再填充时间[18,19]。在踝关节连续 5 次跖屈后,血液从下肢排出,静脉压力下降。如果瓣膜功能完整,通过动脉回路重新填充基线压力需要超过 23 秒。在 20 秒或更短时间内达到基线平台表明静脉瓣膜反流。尽管被认为不精确,但是可以放置大腿压力泵并使其膨胀至阻塞大隐静脉和其他表面支流[例如前副静脉(~40mmHg)]所需的压力。这种操作可以进一步检测深静脉瓣膜是否功能不全。

静脉流出量通常用阻抗和应变仪体积描记法测量[20,21]。患者处于仰卧位并且腿抬高[15-20],大腿袖带充气至 50~80mmHg 以阻塞静脉流出。当静脉电容压力等于来自动脉血液流入的闭塞压力时,袖带快速放气。就在袖带放气之前,比较四肢之间的总静脉电容。患有急性或慢性血栓的肢体可能具有较少的静脉电容。与基线电容相比,超过 3 秒的下降速率也说明静脉流出受阻。腿部静脉缓慢排空可能说明近端血栓更多。发达的侧支静脉循环或静脉异常的存在可导致假阴性测试。越来越多的空气体积描记法被用于诊断小腿肌肉泵功能障碍[22-24]。使用围绕下肢的充气塑料囊,系统用已知体积的空气进行校准。当进行操作以改变静脉电容和小腿直径时,记录气囊内的气压变化。在小腿肌肉泵失去功能的患者中,每次踝关节背屈时肢体中的血液排出最少,射血分数显著降低,残余体积也很大。空气体积描记法还评估其他重要的生理参数,包括静脉容积、静脉充盈指数和残余体积分数(见第 14 章)。

30.4.2 直接无创检查

van Bemmelen 及其同事描述了用于评估静脉瓣膜功能不全的最常见直接无创检查之一[25-27]。通常用于检查的静脉段包括股总静脉、股静脉、腘静脉、胫后静脉,以及大小隐静脉。在患者使用扶手并将腿悬挂在站立位置的情况下,多普勒超声探头对上述静脉段进行扫描,并在探头下方约 5cm 处放置适当尺寸的袖带。根据袖带位置,需要从 80mmHg(大腿)到 120mmHg(脚)的充气压力来克服静脉静水压力并确保完全静脉抽空。在保持充气 3 秒后,袖带在 0.3 秒或更短的时间内快速放气。正常瓣膜随着袖带放气而迅速响应,95% 在 0.3 秒内完全停止逆流。因此,大于 0.5 秒的流量逆流被认为是异常的。通常,瓣膜功能不全的逆流流动时间的中位数为 3~4 秒。

交通静脉的识别也可能是有效诊断评估必需的。当腿部极度反特伦德伦伯卧位或坐位,随着小腿压迫或屈曲,从深静脉系统到浅静脉系统的向外流动表明瓣膜功能不全。除了确定交通静脉的位置外,该测试充满了不准确性,因为 21% 的正常人有逆流。其他人研究了交通静脉的总直径,并指出如果直径大于 3.5mm 则存在功能不全[28,29]。

30.5 放射成像

根据临床情况,静脉闭塞可能在导致初始发作和复发性静脉曲张的病理生理学和临床综合征中起主要作用,并且更常见于静脉溃疡。静脉流出的阻抗增加与瓣膜功能不全可能是更多顽固性溃疡的原因。计算机断层扫描或磁共振成像(MRI)可以提供影像学资料,以帮助诊断静脉闭塞[30-35]。静脉造影通常是使用计算机断层扫描时评估静脉疾病的必要条件。全身大部分可以在很短的时间内成像。然而,如果血液和造影剂之间不发生均匀混合,则可能发生流动伪影。与胸腔中的中央静脉相比,下肢不太常见。

最常见的压迫综合征是髂静脉压迫综合征或 May-Thurner 综合征。这两种检查都可以经右髂总动脉准确测量左侧髂总静脉受压的程度,并进一步揭示其他压迫原因,如盆腔肿块、骨刺、髂动脉瘤、腹膜后纤维化和炎症。两者也可用于诊断急性静脉血栓形成。此外,它们可以提供整体血栓负荷的准确图像,特别是在超声检查受限的某些情况下,例如存在大伤口,病态肥胖和明显的间质水肿。即使存在骨科植入物,MRI 仍然是更好的成像技术。

30.6 有创成像

30.6.1 对比静脉造影

在确诊并考虑静脉病理的腔内或开放手术治疗时,特别是对于难治性静脉性溃疡的治疗,静脉造影可提供关于静脉解剖、反流和阻塞的正确信息。虽然对顺行和逆行静脉造影的详细描述超出了本讨论的范围,但 Rabinov 和 Paulin[36]以及 Kistner[37]分别对这些技术作了全面的概述。顺行静脉造影仍然是定义静脉流出阻塞的主要技术。根据其他先前的诊断成像研究(例如 MRI)和可能同时进行的腔内治疗,该技术可能涉及穿刺足静脉,腘静脉,股静脉或股静脉。如果通过注射足静脉进行顺行静脉造影,在小腿上使用止血带可以帮助下肢的深静脉充盈。

逆行静脉造影仍然是解剖学上定义瓣膜反流和功能的主要技术。为了使用这种技术最大化可视化深静脉,使用倾斜台,Valsalva 动作和手动压缩大腿可能会有所帮助。优先选择手动注射 10~20ml 对比剂,而不是高功率注射器。当考虑可能的治疗如瓣膜重建或自体移植时,发现造影剂自由逆行且未见瓣膜的情况可能是非常有指导性的。

优化静脉造影诊断潜力的其他重点包括:使用选择性和超选择性静脉属支插管,以提供更好的静脉充盈;通过在进行逆行插管(同侧或对侧)时保持患者仰卧来最大化瓣膜闭合;并且在更长的注射时间内使用更大量的造影剂。90° 倾斜的多个体位造影(例如,45° 左前斜与 45° 右前斜)可以帮助进一步揭示静脉狭窄,这在典型的前后位造影上不能完全被发现。当使用高压注射器进行更大的静脉可视化时,可以通过使用多侧孔导管并将注射压力降低至动脉注射的约一半(200~400 磅 / 英寸)来避免静脉损伤。

30.6.2 血管内超声

在某些情况下,即使有不同的平面视图,静脉造影也不足以完全确定静脉阻塞的程度。无论是髂静脉压迫综合征还是残留慢性血栓阻塞,血管内超声仍然是提供当前病理的准确横截面显示的首选方法,并且可能比多平面静脉造影更准确,以有限地指定病变开始和结束的位置[38,39]。

30.7 诊断标准

从临床医生实际角度来看,由于存在蜘蛛静脉(毛细血管扩张),静脉曲张或静脉溃疡,患者通常会来就诊或被转诊。偶尔可见慢性单侧水肿为唯一的症状,但通常可能存在其他相关的 CVD 症状。到目前为止,讨论提供了常见的诊断手段的简要概述,这些手段通常可用于帮助识别患有这些病症的患者的 CEAP 分类的各个方面。这些诊断检测和成像研究有助于医生指导治疗,预测预后,并在随访期间提供比较基线。所提出的标准(图 30.1)旨在帮助医疗保健专业人员提供对这些问题的全面治疗护理,并进一步确保解决更重要的潜在静脉病理生理学问题。根据针对每个特定症状群可能进行的各种治疗选择,遵循指南可能因医者而异。按照本章,所提出的标准以逻辑顺序强调诊断选项。治疗方案在本书的其他方面进行了概述,可以在标准的不同阶段进行,具体取决于诊断检查的结果。

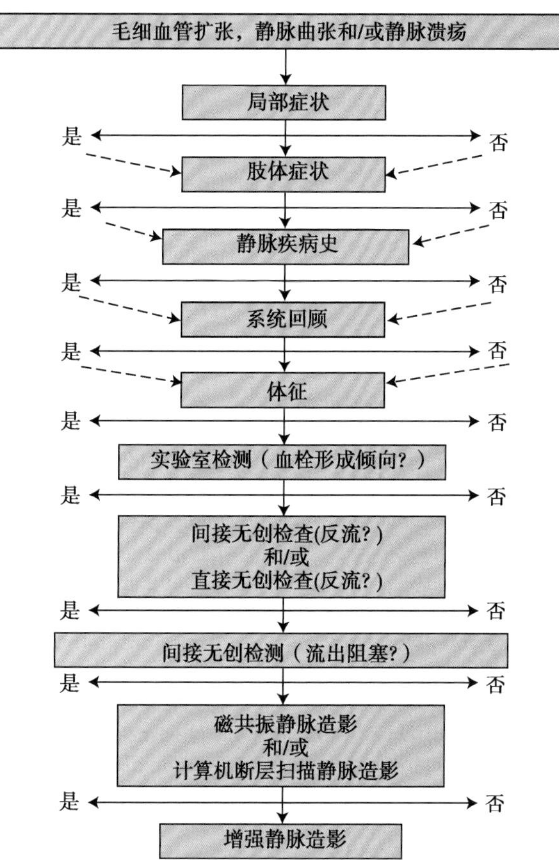

图 30.1　诊断毛细血管扩张，静脉曲张和静脉淤滞性溃疡的建议诊断标准可能因临床表现、病史和体格检查出现的变化。存在多种诊断选择和方式，并且应遵循此规定的顺序，这取决于症状和体征的初始特征。根据调查结果确定，治疗可以在完整病史和体格检查后的任何阶段开始

美国静脉论坛指南 4.2.0：毛细血管扩张、静脉曲张和静脉溃疡的诊断标准

编码	指南	推荐等级（1：强；2：弱）	证据级别（A：高质量；B：中等质量；C：低或极低质量）
4.2.1	我们建议对患有毛细血管扩张、静脉曲张和慢性静脉功能不全的患者，收集完整的病史采集和详细的体格检查与深静脉、浅静脉及交通静脉的多普勒超声检查，以评估静脉瓣膜功能不全	1	B
4.2.2	我们建议在毛细血管扩张、静脉曲张和慢性静脉不全的患者中，对于长期静脉瘀滞性溃疡患者（全血计数和代谢组合）和拟行全身麻醉治疗慢性静脉疾病的患者，若有个人或家族易栓症病史，需要有选择性地进行实验室检查（筛查高凝状态）	1	B
4.2.3	我们建议对毛细血管扩张、静脉曲张和慢性静脉功能不全的患者，有选择地使用体积描记法、CT、MRI、顺行性和逆行性静脉造影及血管内超声检查	1	B
4.2.4	我们建议对有反复静脉血栓病史及慢性复发性下肢静脉溃疡患者进行易栓症的相关实验室评估	2	C
4.2.5	我们建议对所有患有静脉性溃疡患者进行动脉脉搏检查及踝肱指数的测量	1	B

参考文献

● = Key primary paper
★ = Major review article
◆ = Formal publication of a management guideline

1. Bradbury A and Ruckley CV. Clinical assessment of patients with venous disease. In: Gloviczki P and Yao SJT, eds. *Handbook of Venous Disorders 2nd Edition, Guidelines of the American Venous Forum*. London: Arnold, 2001, 71–82.
2. Eklöf B, Rutherford RB, Bergan JJ et al. Revision of the CEAP classification for chronic venous disorders: Consensus statement. *J Vasc Surg* 2004;40:1248–52.
3. ◆ Rathbun S, Norris A, Morrison N et al. Performance of endovenous foam sclerotherapy in the USA for the treatment of venous disorders: ACP/SVM/AVF/SIR quality improvement guidelines. *Phlebology* 2014;29:76–82.
4. ◆ Gloviczki P, Comerota AJ, Dalsing MC et al. The care of patients with varicose veins and associated chronic venous diseases: Clinical practice guidelines of the Society for Vascular Surgery and the American Venous Forum. *J Vasc Surg* 2001;53(5 Suppl.):2S–48S.
5. ◆ Rabe E, Breu FX, Cavezzi A et al. European guidelines for sclerotherapy in chronic venous disorders. *Phlebology* 2014;29:338–54.
6. ◆ O'Donnell TF Jr., Passman MA, Marston WA et al.; Society for Vascular Surgery, American Venous Forum. Management of venous leg ulcers: Clinical practice guidelines of the Society for Vascular Surgery and the American Venous Forum. *J Vasc Surg* 2014;60(2 Suppl.):3S–59S.
7. Guyatt G, Gutterman D, Bauman MH et al. Grading strength of recommendations and quality of evidence in clinical guidelines: Report from an American College of Chest Physicians Task Force. *Chest* 2006;129:174–81.
8. ● Bradbury AW, Evans CJ, Allan PL, Lee A, Vaughan Ruckley C, and Fowkes FGR. What are the symptoms of varicose veins? Edinburgh Vein Study cross sectional population survey. *BMJ* 1999;318:353–6.
9. Abbade LP, Lastoria S, and Rollo H de A. Venous ulcer: Clinical characteristics and risk factors. *Int J Dermatology* 2011;50:405–11.
10. ● Langer RD, Ho E, Denenberg JO et al. Relationships between symptoms and venous disease: The San Diego Population Study. *Arch Intern Med* 2005;165:1420–4.
11. Jiang P, van Rij AM, Christie R, Hill G, Solomon C, and Thomson I. Recurrent varicose veins: Patterns of reflux and clinical severity. *Cardiovasc Surg* 1999;7:332–9.
12. Darvall MA, Sam RC, Adam DJ, Silverman SH, Fegan CD, and Bradbury AW. Higher prevalence of thrombophilia in patients with varicose veins and venous ulcers than controls. *J Vasc Surg* 2009;49:12335–41.
13. Brandt HR, de Lorenzo Messina MC, Hirayama JT, Belda W Jr., Benabou JE, and Criado PR. Prevalence of thrombophilia associated with leg ulcers. *Br J Dermatol* 2009;160:202–3.
14. Calistru AM, Baudrier T, Gonvalves L, and Azevedo F. Thrombophilia in venous leg ulcers: A comparative study in early and later onset. *Indian J Dermatol Venereol Leprol* 2012;78:406.
15. Christopoulos D and Nicolaides AN. Noninvasive diagnosis and quantitation of popliteal reflux in the swollen and ulcerated leg. *J Cardiovasc Surg (Torino)* 1988;29:535–9.
16. Kalodiki E, Calahoras LS, Delis KT, Zouzias CP, and Nicolaides AN. Air plethysmography: The answer in detecting past deep venous thrombosis. *J Vasc Surg* 2001;33:715–20.
17. Delis KT, Bjarnason H, Wennberg PW, Rooke TW, and Gloviczki P. Successful iliac vein and inferior vena cava stenting ameliorates venous claudication and improves venous outflow, calf muscle pump function, and clinical status in post-thrombotic syndrome. *Ann Surg* 2007;245(1):130–9.
18. Abramowitz HB, Queral LA, Finn WR et al. The use of photoplethysmography in the assessment of venous insufficiency: A comparison to venous pressure measurements. *Surgery* 1979;86:434–41.
19. Nicolaides AN and Miles C. Photoplethysmography in the assessment of venous insufficiency. *J Vasc Surg* 1987;5:405–12.
20. Hirai M, Yoshinaga M, and Nakayama R. Assessment of venous insufficiency using photoplethysmography: A comparison to strain gauge plethysmography. *Angiology* 1985;36:795–801.
21. Perhoniemi V, Salo JA, Haapiainen R, and Salo H. Strain gauge plethysmography in the assessment of venous reflux after subfascial closure of perforating veins: A prospective study of twenty patients. *J Vasc Surg* 1990;12:34–7.
22. Padberg FT Jr., Johnston MV, and Sisto SA. Structured exercise improves calf muscle pump function in chronic venous insufficiency: A randomized trial. *J Vasc Surg* 2004;39(1):79–87.
23. Ting AC, Cheng SW, Wu LL, and Cheung GC. Air plethysmography in chronic venous insufficiency: Clinical diagnosis and quantitative assessment. *Angiology* 1999;50:831–6.
24. Araki CT, Back TL, Padberg FT et al. The significance of calf muscle pump function in venous ulceration. *J Vasc Surg* 1994;20:872–7.
25. van Bemmelen PS, Bedford G, Beach K, and Strandness DE. Quantitative segmental evaluation of venous valvular reflux with duplex ultrasound scanning. *J Vasc Surg* 1989;10:425–31.
26. van Bemmelen PS, Beach K, Bedford G, and Strandness DE Jr. The mechanism of venous valve closure. Its relationship to the velocity of reverse flow. *Arch Surg* 1990;125:617–9.
27. van Ramshorst B, van Bemmelen PS, Hoeneveld H, and Eikelboom BC. The development of valvular incompetence after deep vein thrombosis: A follow-up study with duplex scanning. *J Vasc Surg* 1994;19:1059–66.

28. Labropoulos N, Mansour MA, Kang SS, Gloviczki P, and Baker WH. New insights into perforator vein incompetence. *Eur J Vasc Endovasc Surg* 1999;18:228–34.
★29. Tassiopoulos AK, Golts E, Oh DS, and Labropoulos N. Current concepts in chronic venous ulceration. *Eur J Vasc Endovasc Surg* 2000;20:227–32.
●30. Gohel MS, Barwell JR, Wakely C et al. The influence of superficial venous surgery and compression on incompetent calf perforators in chronic venous leg ulceration. *Eur J Vasc Endovasc Surg* 2005;29:78–82.
31. Delis KT, Husmann M, Kalodiki E, Wolfe JH, and Nicolaides AN. *In situ* hemodynamics of perforating veins in chronic venous insufficiency. *J Vasc Surg* 2001;33(4):773–82.
32. Delis KT, Ibegbuna V, Nicolaides AN et al. Prevalence and distribution of incompetent perforating veins in chronic venous insufficiency. *J Vasc Surg* 1998;28(5):815–25.
33. Dupas B, el Kouri D, Curtet C et al. Angiomagnetic resonance imaging of iliofemorocaval venous thrombosis. *Lancet* 1995;346(8966):17–9.
34. Carpenter JP, Holland GA, Baum RA et al. Magnetic resonance venography for the detection of deep venous thrombosis: Comparison with contrast venography and duplex Doppler ultrasonography. *J Vasc Surg* 1993;18:734–41.
35. Chung JW, Yoon CJ, Jung SI et al. Acute iliofemoral deep vein thrombosis: Evaluation of underlying anatomic abnormalities by spiral CT venography. *J Vasc Interv Radiol* 2004;15:249–56.
36. Rabinov K and Paulin S. Roentgen diagnosis of venous thrombosis in the leg. *Arch Surg* 1972;104:134–44.
●37. Kistner RL, Ferris EB, Randhawa G,and Kamida C. A method of performing descending venography. *J Vasc Surg* 1986;4:464–8.
38. Neglen P and Raju S. Intravascular ultrasound scan evaluation of the obstructed vein. *J Vasc Surg* 2002;35:694–700.
39. Forauer AR, Gemmete JJ, Dasika NL et al. Intravascular ultrasound in the diagnosis and treatment of iliac vein compression (May–Thurner) syndrome. *J Vasc Interv Radiol* 2002;13:523–7.

31

静脉性溃疡的压力治疗

31.1 基本原理

慢性静脉功能不全(chronic venous insufficiency,CVI)是一种公认的难治性疾病,其治疗过程需要患者、医生及其他医护人员多方面的积极配合。尽管在静脉病的治疗领域,射频消融、血管修复等方式都已经取得了长足的进步,但压力治疗仍然是CVI和静脉性溃疡标准化治疗的一线治疗方法。压力治疗的目的,是促进溃疡尽快愈合,保持患者的肢体活动能力以及防止复发。压力治疗确实能有效提高静脉性溃疡的愈合速度(图31.1),然而并不是所有患者都能迅速、彻底地痊愈,无论采用何种治疗方法,溃疡的复发仍是该类患者最主要的问题。造成静脉性溃疡治疗失败的主要因素包括:高龄、肥胖、合并深静脉反流或动脉功能不全,以及溃疡存在时间较久、范围较大或反复复发。

与长时间卧床休息和抬高下肢不同,大多数形式的压力治疗都是为了让患者在治疗过程中保持日常行动。目前有多种技术可实现这种动态压力治疗,包括弹性压缩袜、非弹性纱布靴(乌纳靴)以及多层弹性敷料和绷带。气动压缩装置,主要用于夜间治疗和一些需要长期卧床的患者。

31.2 治疗机制

动态静脉高血压或锻炼时脚踝出现静脉压力升高并导致组织损伤,是严重慢性静脉疾病的特征。具体机制的研究是目前较为活跃的一个研究领域,关于导致静脉瓣功能障碍、静脉曲张、脂性硬皮病和溃疡的因素已有部分阐明(图31.2a和b)。异常的血流动力包括静脉内压力和血流剪切力的改变,所致使的炎症级联反应,最终将导致CVI的特征性症状。低或零剪切力可继发于瓣膜闭合不全、静脉血栓导致的流出受阻、微血管的扩张及迂曲,以及皮下淋巴管的中断(图31.3a和b)所引起的回流[1]。现有研究进展性地阐明了CVI的分子机制。内皮表面血流剪切力的变化上调内皮黏附因子的表达并导致白细胞附集,进而导致中性粒细胞和单核细胞的活化,并扩大炎症反应范围。毛细血管渗透导致血浆蛋白和细胞因子渗漏至血管外空间。血管周围纤维素袖形成,阻碍伤口愈合,而细胞因子,特别是组织生长因子-β1(TGF-β1),激活纤维细胞进而引起皮肤组织纤维化(图31.4)[2]。血管内皮生长因子(VEGF)也被发现在静脉溃疡中发挥作用。VEGF可部分诱导微血管渗透性增加,及皮肤毛细血管的增殖,诱导增殖的毛细血管多是迂曲、细长和球样的。这些异型的毛细血管极易在伤口愈合不良的环境中受损[3]。

为保证压力治疗的效果,必须克服异常的血流动力学和动态静脉高血压。良好的压力治疗,应该是保持腿部均匀分布的向内的压力,从而最大限度地提高小腿肌肉泵收缩效果,使下肢静脉回流达到最佳状态。帕斯卡定律(Pascal`s Law)指出,对封闭系统内的不可压缩流体的任意一点施加的压力将瞬时均匀分布于流体各处[4]。由于细胞间隙和血管腔内的压力梯度,压力治疗介质产生的刚性力量将促进静脉或淋巴系统中液体的流动。达到最佳的血流动力学治疗效果所需的压力要求一直是一个充满争议的问题,但可以肯定的是施加于腿部的压力增加的越大,血液回流至心脏的推力也就越大。重力,决定了下肢静脉压力且与体位姿势有关,压力治疗时必须克服。从生理学方面看,下肢静脉的压力实际上反映了从测量部位到右心房之间的静脉腔内血液的重量[5]。仰卧位时,下肢静脉压力为10~20mmHg。

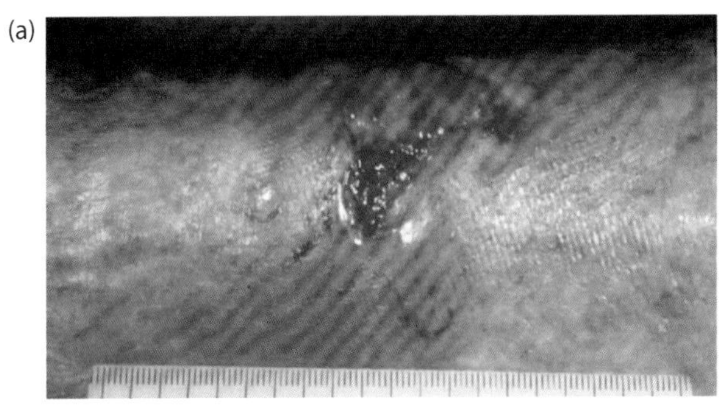

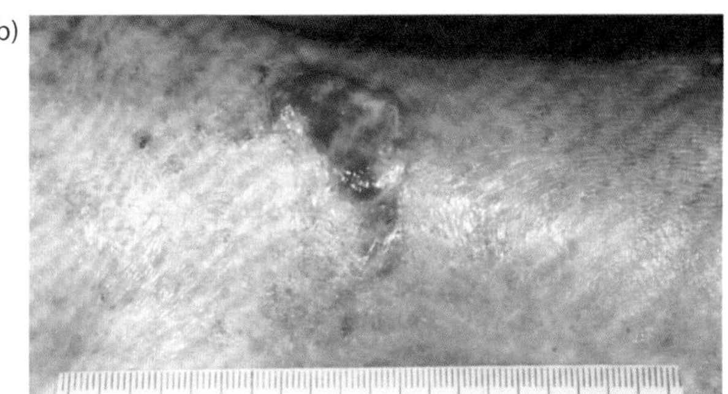

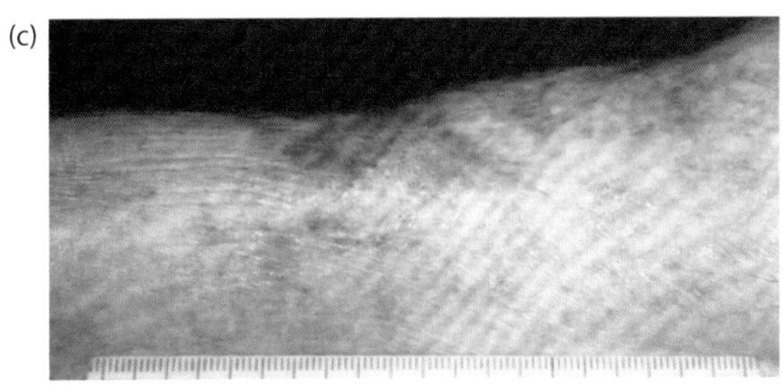

图 31.1 静脉性溃疡接受压力治疗后的各愈合阶段:(a) 1 个月;(b) 2 个月;(c) 3 个月

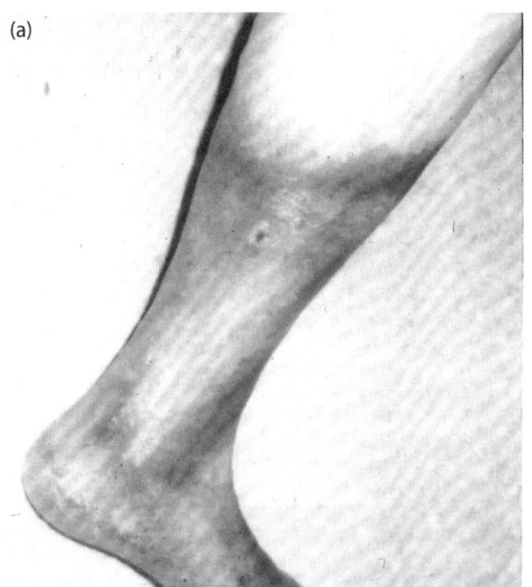

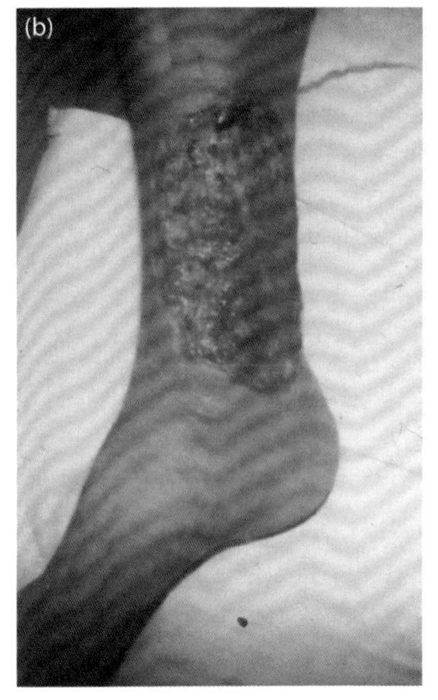

图 31.2 (a)脂性硬皮病。(b)脚踝中部的巨大溃疡

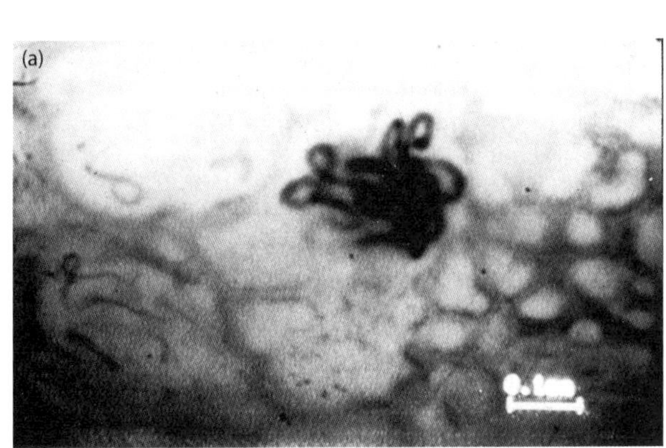

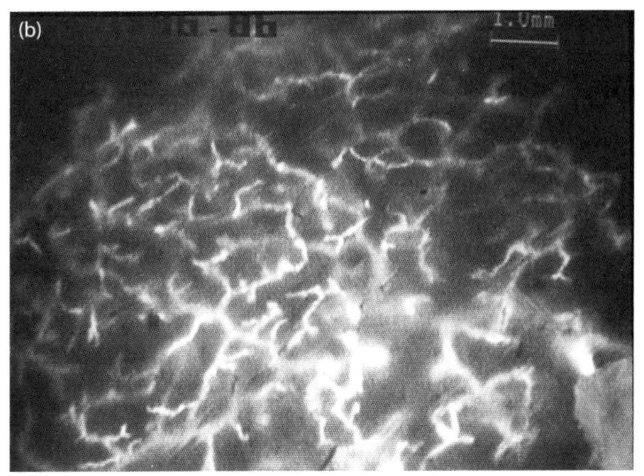

图 31.3 (a)慢性静脉疾病患者脚踝中部迂曲的微血管的显微镜图。(b)荧光显微镜显示一例静脉疾病患者脚踝周围皮下淋巴管中断的情况

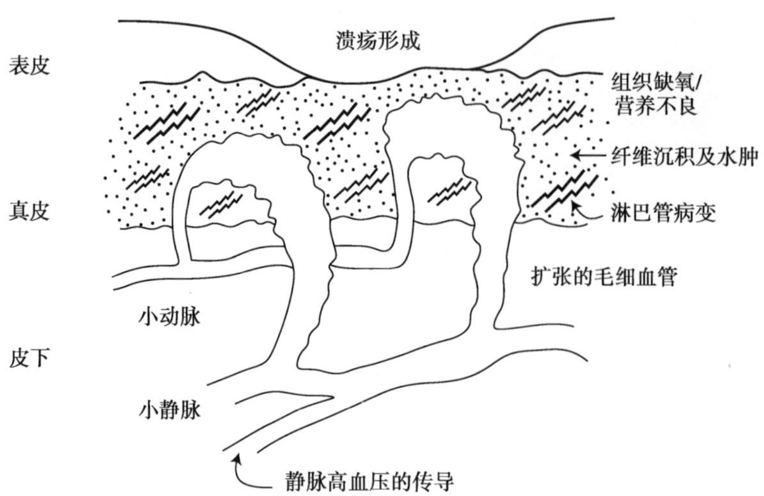

图 31.4 毛细管渗透性异常被推测是导致血浆蛋白、细胞因子和白细胞渗漏至血管外空间的原因。血管周围纤维素袖的形成可能抑制了营养物质和氧气向细胞的扩散，导致伤口愈合不良

使用一种内含超声可视窗的血压计袖带（Echo Cuff，加拿大 VNUS 医疗科技公司）可以证实，下肢静脉可被 10~20mmHg 的外部压力压瘪，压力达到 20~25mmHg 时将被完全阻断[6]。如此之低的外部压力即可影响到静脉管腔，这也为卧床患者为何要使用抗血栓袜给出了一定的解释。抗血栓袜提供的压力在 15~20mmHg 之间，当患者平卧时，可有效提高下肢静脉的血流速度。在立位时，下肢静脉压力上升至 60mmHg 左右，根据个体身高差异该数值略有不同。在立位时，压瘪下肢静脉管腔，已被证实需要约 35~40mmHg 的外部压力，如需将其完全阻断，则需要至少 60mmHg 的外部压力[6]。

从这些试验可以得出结论，在患者直立时，压力治疗器具对腿部施加的压力值达到 35~40mmHg 时，才会产生血流动力学层面的治疗效果。数项微循环领域的研究表明，用于下肢持续性压力治疗的压力值安全上限为 60mmHg[7]，而间断性压力治疗的压力峰值可远超过该上限[8]。

由于相互作用的压力，在 CVI（CEAP 分类 C3~C6）的患者中，压力治疗可以有效改善其下肢静脉泵的功能[9]。无弹性绷带因为不会跟随腿围产生变化，根据空气体积描记法的记录结果，在相同的静息压力下，其与弹性材料相比可更有效的减少静脉回流[10]。在严重 CVI 患者的跑步机试验中，非弹性绷带在超过 50mmHg 的静息压力下，显著减少了动态静脉压力（图 31.5）[11]。

这种效果可能源于非弹性绷带在行走时间歇产生的超过 80mmHg 的峰值压力，对腿部静脉造成的间歇性阻断作用。弹力袜则无法达到这样的效果，因其在行走时对腿部增加的作用压力，只比静息时提升了约 3~8mmHg[12]。

一项针对静脉功能不全或动脉灌注不足所致溃疡的压力治疗的研究（踝肱指数大于 0.5，或踝部动脉压力大于 60mmHg）结果显示，在动脉灌注没有受阻的情况下，不超过 40mmHg 的非弹性压力治疗可改善静脉泵功能至接近正常的水平。在该项研究中，通过对溃疡及第一趾周围的激光多普勒血流检测，足背部经皮氧分压测定，以及足趾部压力测定来评估足部动脉灌注情况，并通过静脉泵系统的射血分数来评估压力治疗对于静脉血流动力学的效果。针对静脉泵系统，施加 31~40mmHg 的压力可使射血分数从 33.9% 增加到 62.6%。同时，动脉灌注并没有受阻，甚至还可因为静脉回流增加后，动静脉压力梯度升高，导致动脉灌注较原先有轻微改善[13]。

有许多可能的局部皮肤作用机制可用以解释压力治疗的好处。皮肤及皮下组织内微循环的血流动力学改善目前还只是推论。对皮下压力直接、有利的作用也有研究进行了描述[14,15]。仰卧位时踝周皮下压力随弹性压力的增加而增加，进而形成斯塔林压力梯度，促进细胞间液进入淋巴循环（图 31.6）并阻止液体从毛细血管中漏出，从而改善皮下水肿。这些观察结果与弹性和非弹性压力治疗确实减轻

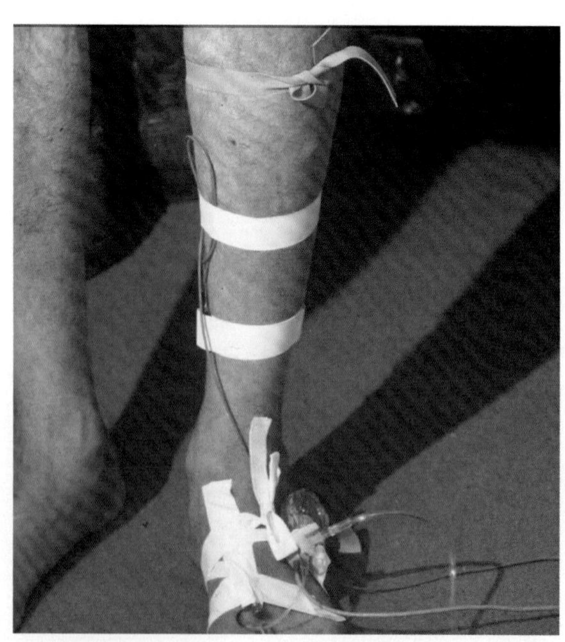

图 31.5 因深静脉压力可直接传导至足背静脉，所以可通过经足背静脉置管并连接标准压力传感器的方式来测量动态静脉压

CVI 和静脉性溃疡患者下肢水肿的情况相符。随着水肿的减少，氧分子及其他营养物质的扩散加速，皮肤和皮下组织的新陈代谢得以改善，从而促进溃疡愈合。

目前，许多生化机制的异常已被证实与静脉性溃疡的病因及其慢性病程有关。针对这些异常，压力治疗的作用机理仍未完全清楚。VEGF 和 TNF-α 似乎与引起慢性静脉疾病的组织损伤有关，静脉性溃疡患者在接受 4 层绷带的压力治疗 4 周以后，患者体内这两类细胞因子的血清水平明显降低。这种血清水平的变化与溃疡愈合有关，并由溃疡面积的减小直接反映[16]。

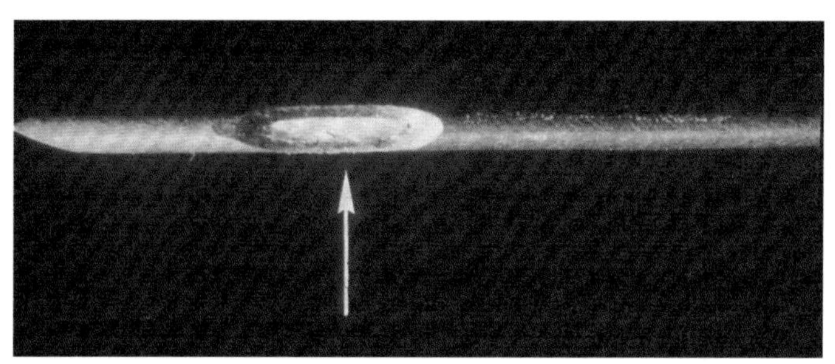

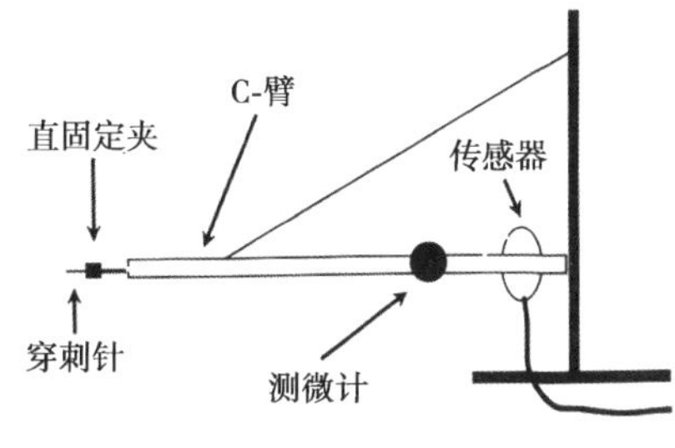

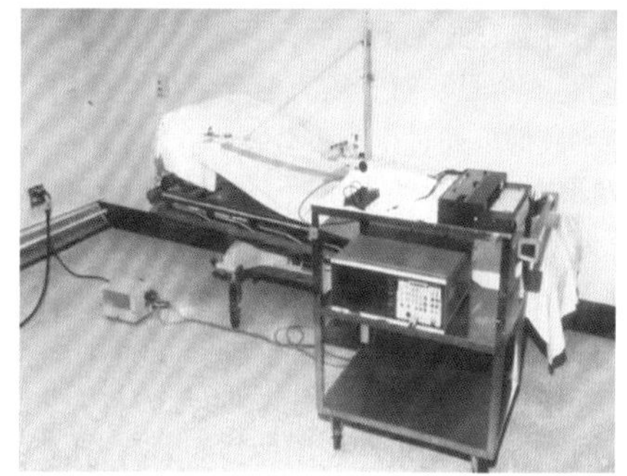

图 31.6 带有压力传感器的穿刺针，可用于研究外部压力装置（如弹性袜）作用于皮下的压力

31.3 患者评估

像许多其他的干预措施一样，当患者本人了解他们的病情和治疗目标时，压力治疗的效果最好。静脉性溃疡的患者在开始压力治疗前，必须先接受相关指导，包括关于这种慢性疾病的相关知识，以及治疗溃疡及防止复发的诊疗计划中所需要的患方的配合。

有多种可能的原因可导致下肢慢性溃疡，约 70% 为静脉来源。在接受压力治疗之前，必须首先确诊溃疡是继发于静脉功能不全。病史需详细询问，包括所有可能加重下肢水肿或溃疡的药物及其他治疗处置。在开始压力治疗前，应通过无创性血管检查（图 31.7）来明确下肢静脉功能不全和 / 或静脉闭塞，甚至在某些特定的病例中，可通过下肢静脉造影来进一步明确。

在治疗开始前，还应通过体格检查或无创检查来评估可能存在的动脉功能不全。并存动脉功能不全，特别是严重的动脉灌注不足，是造成不愈合的静脉性溃疡的公认危险因素[17]。在动脉功能不全的情况下，压力治疗可能会适得其反，已经减少的皮肤血流灌注会因压力的存在进一步降低，从而导致更彻底的促溃疡形成效应，并增加严重肢体缺血的风险[18]。对于合并下肢动脉功能不全的静脉性溃疡患者，必须极其谨慎地使用压力治疗；另外，踝肱指数小于 0.5 为压力治疗为绝对禁忌证。

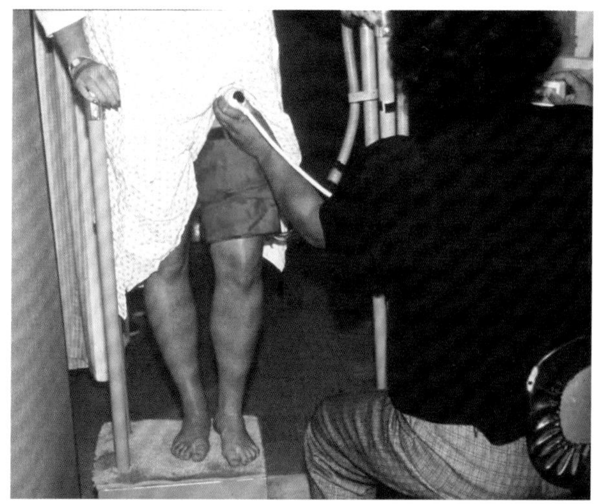

图 31.7 患者保持直立和非负重状态，袖带加压后，用血管超声检测下肢静脉反流情况。这是大部分血管实验室检查中，用于检测下肢纵向深静脉和浅表静脉是否存在反流的标准方法

最后，在压力治疗开始前或治疗期间，应尽量排除或改善影响溃疡愈合和下肢水肿的系统性疾病，如糖尿病、免疫抑制和营养不良。对双下肢施加的高强度压力可能会使大量的血液流向心脏，因此严重的心功能不全为压力治疗的相对禁忌证。

31.4 压力治疗的方式

31.4.1 弹力袜

压力治疗最常用的方式是梯度弹性压力袜。最初由 Conrad Jobst 在 20 世纪 50 年代开发的梯度弹性压力袜用于模拟游泳池中水所施加的梯度静水力。弹性压力袜有各种成分、强度和长度可供选择，并可针对特定患者进行定制。

弹性压力袜疗法治疗 CVI 和治愈静脉性溃疡的益处已得到充分证明。在 113 例静脉性溃疡患者的回顾性研究中，使用膝下、30~40mmHg 弹性压力袜，首先缓解了水肿和蜂窝织炎（如果存在），并可使 93% 的溃疡愈合。102 例 (97%) 能够耐受压力袜治疗的患者中有 99 例获得了溃疡完全愈合，11 例患者中有 6 例 (55%) 依从性不佳 (P <0.000 1)。溃疡愈合的平均时间是 5 个月。对于压力治疗依从性好的患者，溃疡复发的频率较低。通过生存表分析，对于依从性好的患者，溃疡复发率在 5 年时为 29%，而依从性差的患者，在 3 年时复发率为 100%[19]。在一项平均年龄为 59 岁，并有 27% 溃疡反复发作病史的静脉溃疡患者的横断面研究中，遵照指示使用弹力袜的依从性是非常好的。然而，并非所有的中心都能获得使用弹力袜的良好效果。年龄较大、依从性较差的患者和复发或长期溃疡比例较高的人群可能效果不佳。

一项研究对 1998 年至 2006 年间治疗的 3 144 名新的慢性静脉疾病患者的数据进行了评估，以进一步研究患者对压力袜的依从性。共有 37% 的患者报告完全或部分依从，63% 的人在试验期过后没有使用或放弃了弹力袜。共有 30% 的依从性较差的参与者无法说明不按要求使用的原因；25% 的人没有收到医生建议穿弹力袜的指示；14% 的人觉得弹力袜没有帮助；13% 指出穿弹力袜导致腿部束缚感、“切断”血液循环；8% 的人认为穿长袜太热而放弃穿着；2% 报告肢体酸痛；2% 的人表示外观不佳；2% 表示他们无法使用弹力袜；2% 报告瘙痒或接触性皮炎；另外 2% 因经济问题不愿穿弹力袜[20]。

除了促进溃疡愈合外，弹性压迫疗法还可以改善 CVI 患者的生活质量。在最近的一项前瞻性研究中，对通过双功超声确诊的 112 例 CVI 患者进行了问卷调查，以量化肿胀、疼痛、皮肤变色、外观、活动耐受、抑郁和睡眠改变等情况。患者用 30~40mmHg 的弹性压力袜进行治疗。在治疗开始后 1 个月，症状严重程度评分得到总体改善。在 16 个月时获得了进一步的改善[21]。

弹力袜用于静脉溃疡治疗具有优于绷带的优点，即其效果与操作者无关。一旦应用，它们的效果与弹力袜的强度有关，而与患者本身无关。弹力袜比其他形式的加压疗法体积小，因此可能更舒适。它们可以与普通鞋一起穿着，并且可以每天检查伤口。但是，弹力袜必须使用才能有效，并且很容易被依从性不佳的患者脱去或“遗忘”。

患者对压迫疗法的依从性对于治疗腿部静脉性溃疡至关重要。患者教育对于提高依从性十分重要，患者每次就诊时都会得到加强。许多患者最先觉得不能耐受加压治疗的区域往往是在邻近活动性溃疡的超敏反应区或前期愈合的溃疡部位。可以通过在前几周内使用较低强度的弹力袜，然后再使用较高强度的弹力袜来克服这种情况。这样做的一个明显的缺点就是增加了前期弹力袜的额外费用。

有些患者也可能难以使用弹力袜。老年人、虚弱的患者或关节炎患者不能很方便地使用弹力袜。在一项针对老年人（平均年龄：72 岁）和女性患者（69%）的研究中，15% 的患者无法使用弹力袜，26% 的患者只能勉强费很大力气把袜子穿上[22]。肥胖患者经常无法够到脚部，需要依赖家庭成员穿上弹力袜。目前已发明了许多用于辅助穿着弹性袜的装置。使用露趾长袜时，可以在患者脚前掌上预先穿好丝质的衬袜，从而使弹力袜穿着过程中比较顺滑。穿好弹力袜后，通过脚趾开口移除衬袜。另一种装置是将袜子套到框架上，然后患者穿进长袜并向上拉动装置，最终将长袜穿好（图 31.8）。

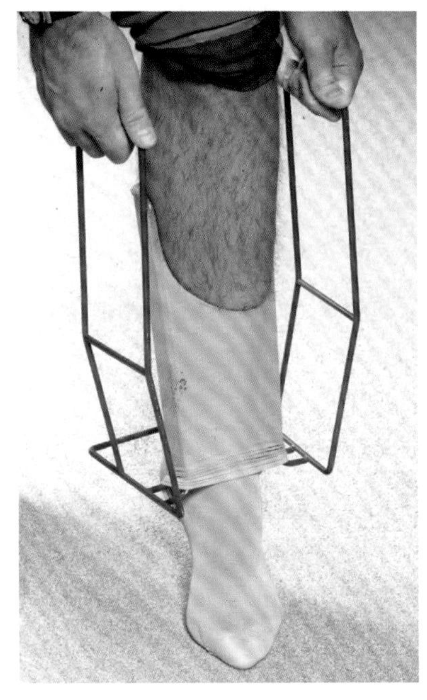

图 31.8 Butler 装置可用于帮助穿上弹力袜。患者将长袜装入框架，然后穿进长袜并向上拉动装置，将长袜穿在腿上

溃疡愈合后使用弹力袜可以减少愈合后溃疡的复发[19,22]。然而，在这种情况下，另一个问题是，尽管有证据表明弹力袜在预防溃疡复发方面的成本效益[23]，但保险公司可能不愿意为弹力袜提供保险。

弹力袜的另一个适应证是预防血栓后综合征（PTS），深静脉血栓形成（DVT）后 25%~50% 的患者可发生 PTS，其临床特征与 CVI 相同，包括一系列症状和体征，从轻度下肢肿胀和不适到剧烈疼痛，到不可逆的皮肤变化，最终发生溃疡。

有趣的是，最近一项随机、安慰剂对照的 SOX 试验质疑使用弹力袜预防首发近端 DVT 患者发生 PTS 的疗效[24]。该研究于 2004 年至 2010 年进行，随访 2 年时间，对 410 例患者使用盲法并随机分配到压力为30~40mmHg的弹力袜或压力小于5mmHg的安慰剂长袜。有效弹力袜患者的PTS累积发生率为14.2%,安慰剂组为12.7%,表明弹力袜对预防PTS没有优势。该试验与之前的两项试验相反,前两项试验确实显示了弹力袜对该适应证的疗效。然而,前两项试验是非盲、单中心试验,且样本量更小[25,26]。因此,虽然弹力袜用于预防PTS的效用仍不清楚,但一旦发生了PTS,加压治疗仍然是治疗的主要手段。

31.4.2 敷料靴

另一种加压方法是由德国皮肤科医生Paul Gerson Unna于1896年发明的。Unna靴已被用于治疗静脉溃疡多年,并且有多种版本可供选择。Unna靴基本上是一种压缩绷带(见下文)。典型的Unna靴子式敷料是3层或4层敷料,需要经过培训的人员使用。用炉甘石、氧化锌、甘油、山梨糖醇、明胶和硅酸铝镁浸渍的卷状纱布绷带,首先从前足开始包裹,施加逐级递减的压力,直到膝盖下方。随后再用连续的纱布敷料和弹性材料包裹,包裹过程中也要施加逐级递减的压力。干燥后绷带变硬,刚性可有助于防止水肿形成。包裹完成后即刻在远端小腿上测量的卧位静息压力约为50~60mmHg。每周更换一次Unna靴,如果患者溃疡创面渗出比较多,可以提早更换。一旦应用,Unna靴不需患者做更多事情,并可提供持续压迫和局部治疗。然而,Unna靴有几个缺点。对于一些患者来说,这种靴子体积较大,导致使用起来不够舒适,这可能会影响患者的依从性。此外,不能很好监测溃疡,并且该技术是人工操作,其所提供的压迫程度取决于操作者。患者也可能偶尔会出现Unna靴的成分导致的接触性皮炎,可能需要停止治疗。在一项纳入了998例有一个或多个静脉溃疡的患者使用Unna敷料治疗的15年回顾性研究中,返回一次以上治疗的患者中73%的溃疡得以愈合。单个溃疡愈合的中位时间为9周[27]。Unna敷料已与其他形式的治疗进行比较。一项随机前瞻性研究比较了36名静脉溃疡患者使用Unna靴和聚氨酯泡沫敷料,接受Unna靴治疗的患者12个月内的溃疡愈合率明显优于对照组(94.7% vs 41.2%)[28]。

31.4.3 加压绷带

多层加压敷料的优点包括长时间保持加压,压力分布更均匀,以及伤口渗出物的更好吸收。加压绷带传递的压力取决于其所应用的肢体半径,所施加的层数,绷带中所用材料的弹性,以及应用绷带的医护人员的包裹技术。市面上存在各种不同材质的加压材料,导致绷带的弹性和产生的压力区别很大。压力、层数、组件和弹性(P-LA-C-E)是在应用加压绷带时必须考虑的决定性特征。

31.4.4 压力

绷带下方产生的压力取决于由绷带施加的织物张力,肢体的曲率半径和施加的层数。有几种仪器可用于测量加压器具在单条肢体上施加的界面压力。可根据最近的共识会议(表31.1)的建议,对仰卧位时足靴区的压力范围进行分类[29]。必须强调的是,界面压力随着站立和行走将逐渐增加,其程度取决于加压材料的弹性特征。"强"和"非常强"的绷带可产生明显强于压力袜的界面压力值。

表31.1 仰卧位时,在小腿中段腓肠肌的肌腱移行为肌肉处,测得的加压绷带的压力范围

推荐	mmHg
弱	<20
中等	20~40
强	40~60
非常强	>60

31.4.5 层数

单层绷带通常重叠高达50%。多层绷带由几个单层组成。

31.4.6 组件

绷带的组件是指使用弹力绷带时需要的各种辅助材料。它们除了提供预期的填充、保护、维持功能外,它们还对界面压力和最终绷带的刚性产生不同的影响。整个加压包扎系统包括至少两种不同的包扎材料,应用于下肢全长(图31.9)。

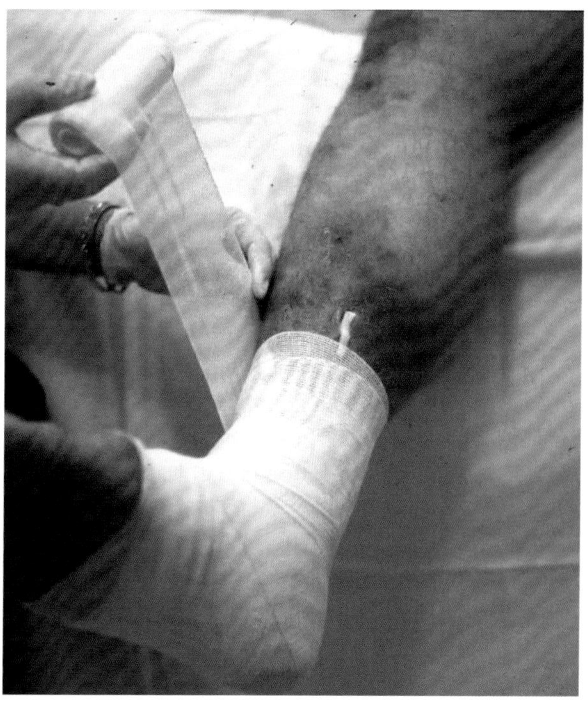

图31.9 多层加压绷带包扎过程中第一层绷带的应用

31.4.7 弹性属性

弹性和非弹性加压材料之间的区别研究通常是基于体外实验,使用不同伸长计装置测量并评估用于拉长绷带的力量及与所产生的拉伸之间的关系。表31.2显示了单层单组分材料的分类系统[29]。多层弹性绷带的弹性将不断降低。当两个弹力袜套叠使用或不同材料配合使用时也是如此。这是因为不同层的粗糙表面之间的摩擦增加,这与纤维的弹性应变膨胀相对抗。黏性绷带是典型的具有高摩擦力的绷带,可黏附下面一层并且黏附到皮肤绷带上。

通过体外试验可以测量扩张或拉伸绷带所需的力量以及由此产生的绷带延伸量,即所谓的滞后曲线[29,30]。该测量值决定了加压绷带(或弹力袜)中使用的材料的弹性。通常来说,足靴区的压力需达到约 40mmHg。为了达到这个目标,“强力”绷带材料可比“弱”绷带材料拉伸得更少。

加压绷带具有不同程度的硬度,即腿围每增加 1cm 所增加的压力[30]。较高的硬度表示绷带的相对弹性较弱。非弹性绷带是指当从仰卧位转成站立位时压力增加 >10mmHg,而使用弹性绷带时,压力增加 <10mmHg。相对高硬度(非弹性)绷带包括 Pütter 绷带,其由两个 5m 长的短拉伸弹力绷带组成,绷带以相反的方向包裹腿部(例如 Comprilan,Rosidal K 和 Pütter 绷带)。非弹性套件由填充物、泡沫材料、短拉伸弹力绷带和保护袜(Rosidal sys 绷带)组成。这些绷带的主要成分是棉花,其透气性、耐受性良好,可以洗涤和重复使用(Comprilan 和 Rosidal)。将多个弹性层相互叠加,形成了具有高硬度的绷带系统(4 层绷带和 Profore)。根据制造商的说明使用后,绷带最后将在静止位置的远端小腿上施加约 40mmHg 的界面压力。Coban 2 套件由两层具有黏性表面的材料组成。它易于涂抹,可形成稳定、轻便的绷带,具有很高的硬度。

非弹性绷带有两个主要缺点。一是绷带包扎后,压力立即开始丢失。施用后 1 小时内初始静息压力将降低约 25%,这主要是由于肢体体积逐渐减小。二是良好的非弹性压缩绷带使用起来并不容易。需要通过适当的培训学习来掌握这一技能。由于压力降低快,因此使用非弹性材料的绷带应施加比弹性绷带高得多的初始张力。有数项研究发现,主要由于操作技术的欠缺,该方法的临床结果并不理想[31]。

弹性绷带包括 Ace-bandage,Surepress 和 Perfekta 等。Proguide 是由填充层和特别设计的弹性绷带组成的套件。绷带材料的伸长仅导致较小的压力增加[7]。这种绷带可以施加相对高的静止压力,且压力在行走期间仅有很少量的增加(“低工作压力”)。这些绷带的主要优点在于,无论是未经训练的工作人员还是患者自己,使用起来都相对容易。主要缺点是高静止压力和由弹性纤维的收缩力引起的不舒服感。这种高静息压力可能造成皮肤损伤,患有动脉闭塞性疾病的患者和过度加压的压力部位(例如背踝肌腱)尤其需要注意。

应用加压绷带时应考虑以下几点:

- 弹性绷带比非弹性绷带更容易应用,并且可以由未经训练的工作人员或患者自己使用。
- 非弹性材料应施加更高的静止压力,像模塑黏土一样将绷带卷压向腿部。鼓励患者立即行走至少 30 分钟以减轻水肿,从而减少在绷带下施加的压力。
- 对于踝关节周长较小的患者,应使用足量的柔软的骨科填充物保护肌腱,并施以较小的张力。
- 绷带的第一圈可以从脚趾跟部开始,也可以在脚踝周围或脚后跟和背侧肌腱之间,从而固定绷带。包裹踝关节时注意赋予足部最大限度地背伸,突出的肌腱用棉毛仔细保护。
- 以螺旋方式或 8 字形进行包裹。
- 及膝高的绷带的近端应覆盖腓骨头水平。
- 包裹绷带时必须注意无间隙,每圈与前一圈重叠约 50%。
- 绷带材料必须是非过敏性的,以避免皮炎的发生。
- 衬垫可以给溃疡或坚硬的皮肤脂质硬化区域增加局部压力。
- 疼痛表明可能存在动脉缺血。这种情况下,必须立即移除绷带。
- 对于大多数慢性静脉疾病患者,仅需进行小腿包扎。
- 步行锻炼对于优化加压治疗的效果至关重要。然而,加压也能够减少制动患者或行动不便患者的下肢水肿。对于行动不便的患者,非弹性绷带是更好的选择,因为其具有较低的静止压力。
- 行走后,由于水肿能很快减轻,绷带的压力会下降。在水肿期,绷带在几天后会松弛,此时应该用短拉伸弹力绷带重新包扎或从外面加固。当溃疡的渗出物渗透绷带时,同样需要这样操作。这可能发生在初始治疗阶段,如果发生这种情况,应通知患者复诊。通常,绷带平均每 7 天更换一次。

硬度更大、更无弹性的绷带可能对深静脉血流动力学具有更大的影响。一项研究发现,肢体静脉溃疡用弹性长拉伸绷带与无弹性短拉伸绷带治疗,对比其空气体积描记法测量静脉容积和静脉充盈指数,短拉伸的无弹性绷带组静脉曲张和静脉充盈指数有更显著的改善[10]。

一项纳入了 148 例经简单包裹治疗无法愈合的溃疡肢体(126 名患者)临床研究,报道了使用相对较硬的绷带系统(骨科毛垫,绉绷带和 Coban 绷带的多层包裹)的结果。在 12 周时,74% 的溃疡已经愈合,压力测量值在 1 周内仅下降了 10%[32]。

有研究直接比较了弹性和非弹性包扎方案。作者将 112 例静脉性溃疡患者随机分为弹性或非弹性绷带组(n 分别为 57 和 55)。较大的溃疡需要较长时间才能通过加压包扎愈合,但 26 周完全愈合没有区别:弹性绷带组为 58%,非弹性系统组为 62%[33]。另一项研究比较多层绷带与相对无弹性的短拉伸弹力绷带对于腿部静脉性溃疡的疗效,多层包扎治疗的溃疡愈合较快[34]。

来自塞尔维亚的作者报道了用无足跟、露趾、弹性、多层加压材料编织成管状材料治疗巨大静脉溃疡的显著疗效。共有 138 名患有巨大静脉溃疡(20~210cm^2)的患者被随机分配到多层管状材料(n=72)与绷带加压力袜(n= 66)的治疗组。多层管状敷料治疗组累积愈合率为 93%,另一组治疗组为 51%[35]。

显然,多层加压绷带可有效治愈静脉溃疡。较硬的短拉伸弹力绷带可能对深静脉血流动力学有更大的影响,并且可能获得比更有弹性的绷带更快的愈合。这是否能使临床疗效整体增加仍有待确定。需要在不同的多层包扎系统之间以及在这些系统和其他加压方法之间进行直接比较。

静脉溃疡研究Ⅳ(VenUS Ⅳ)对比了2层加压袜与4层加压绷带的临床效果和成本效益。这是一项随机对照试验，涉及来自英格兰和北爱尔兰34个中心的453名参与者。研究参与者按溃疡持续时间和面积分层，然后随机分为加压袜或绷带加压治疗。主要终点是溃疡愈合的时间，最长随访时间为12个月。在加压袜组中愈合的中位时间为99天(95%CI：84~126)，绷带组为98天(95%CI：85~112)，表明两种治疗方案的愈合率无明显差异。然而，经济分析显示加压袜组具有显著的优势[36]。

31.4.8 绑腿矫形器

CircAid是一种绑腿矫形器，由多个柔韧、刚性、可调节的加压带组成[29]。将加压带从脚踝至膝部环绕腿部，并用尼龙搭扣固定(图30.10)。该装置提供非弹性、刚性加压，类似于Unna靴，但更易于应用。因为加压带是可调节的，所以当肢体水肿减轻时，可以根据个体情况进行调节。矫形器能有效促进水肿的消退，尤其适用于因各种原因不能或不愿穿压力袜的患者。在预防晚期静脉功能不全患者的肢体肿胀方面，这种腿部矫形器可能优于弹性袜[37]。

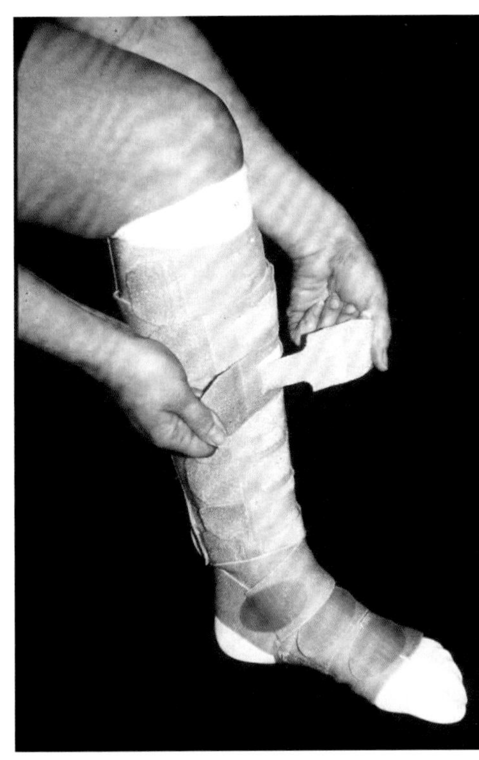

图31.10 CircAid加压绷带示例。压力可根据尼龙搭扣拉紧的程度而变化

31.4.9 充气加压装置

充气加压装置可作为治疗下肢淋巴水肿或静脉溃疡的辅助手段。这些装置特别适用于患有严重水肿或病态肥胖的患者。其相对禁忌证是动脉功能不全和不受控制的充血性心力衰竭。

提供顺序梯度间歇气动加压的充气加压装置受到最多关注。有研究结果表明溃疡愈合有所改善，但这可能是因为使用加压泵的患者每天比未使用加压泵的患者抬腿时间更长。间歇性加压治疗尚未得到广泛认可，尽管该领域的少数研究结果表明充气加压可能有助于静脉溃疡的治疗，特别是那些仅靠行走加压治疗难以治愈的患者[38,39]。

31.5 手术与加压治疗的对比研究

现有的文献强调了将治疗静脉溃疡的各种形式的加压治疗与静脉手术进行比较的困难。至少有两项主要评论得出的结论是，现有证据不足以证明一种形式的压迫治疗优于另一种形式[40,41]。此外，没有足够的证据支持对于静脉性溃疡患者，加压治疗基础上辅以敷料，如水胶体敷料(DuoDERM)，疗效优于单纯加压治疗[41]。由于随机对照研究的数量较少、患者选择标准的差异、使用加压治疗作为手术治疗的辅助手段的差异，以及术后加压治疗依从性的差异，阻碍了加压治疗的应用。

ESCHAR研究评估了静脉溃疡患者增加加压治疗的血流动力学效应。患肢存在活动或最近愈合的静脉溃疡，用多层加压绷带治疗或浅静脉手术辅以加压治疗(n分别为112条下肢和102条下肢)。主要的血流动力学指标是通过光电容积描记法测量的静脉再充盈时间。溃疡愈合率在24周时为64%，在两组中几乎相同。尽管手术对于溃疡愈合没有益处，但在接受手术治疗的患者中溃疡复发率减半[42,43]。ESCHAR研究的结果可用于进行静脉腔内治疗的情况。

在一项来自意大利的研究中，Zamboni等[44]将80例患有87例静脉性腿部溃疡的连续患者随机分组至加压治疗组或微创手术治疗组。两组治愈率均显著：手术组在31天时为100%，而在压迫组为63天时为96%($P<0.02$)。随访3年，手术组复发率为9%，加压治疗组复发率为38%($P<0.05$)。手术组的生活质量也更好。

英国一项研究将76名静脉溃疡患者随机分为4层绷带治疗组或浅静脉手术辅以4层绷带治疗组。64%的加压治疗组和68%的手术组获得了溃疡愈合($P = 0.75$)，溃疡愈合时间没有显著差异，与健康相关的生活质量没有差异[45]。

为什么这些研究会得出如此不同的结果呢？试验设计相似，患者年龄几乎相同，平均溃疡尺寸没有差异，但意大利研究者表示浅静脉手术可作为静脉溃疡治疗的辅助手段，而英国研究者则认为浅表手术并没有增加加压治疗的疗效。这两项研究的细节可以解释不同的结果。意大利研究者排除了>12cm的溃疡和继发性反流或深静脉回流的患者。英国患者平均有两次既往静脉溃疡发作的病史。意大利的研究没有提供以前的静脉溃疡发作的信息。此时，可以得出结论，浅静脉手术可以改善静脉溃疡患者加压治疗的疗效，尤其是在某些亚组的静脉溃疡患者。

美国静脉论坛指南 4.3.0：静脉性溃疡的压力治疗

编码	指南	推荐等级（1：强；2：弱）	证据级别（A：高质量；B：中等质量；C：低或极低质量）
4.3.1	我们建议使用加压法治疗静脉性溃疡	1	A
4.3.2	我们建议使用加压治疗来降低溃疡复发的风险	2	B
4.3.3	我们建议使用多层加压绷带，而不是单层绷带治疗下肢静脉性溃疡	2	B
4.3.4	我们建议加强患者依从性，因为这是压力疗法成功的必要条件	2	A
4.3.5	我们建议对其他加压方法不能被提供，或不能使用，或在长期压力治疗后无法帮助腿部静脉溃疡愈合时，使用间歇性气压压力治疗	2	C

参考文献

● = Key primary paper
★ = Major review article

1. Bergan J. Molecular mechanisms in chronic venous insufficiency. *Ann Vasc Surg*. 2007;21:260–6.
2. Smith PC. The causes of skin damage and leg ulceration in chronic venous disease. *Int J Lower Extremity Wounds* 2006;5(3):160–8.
3. Pocock ES, Alsaigh T, Mazor R, and Schmid-Schönbein GW. Cellular and molecular basis of venous insufficiency. *Vasc Cell* 2014;6:24.
4. Schuren J and Mohr K. Pascal's Law and the dynamics of compression therapy: A study of healthy volunteers. *Int Angiol* 2010;29(5):431–35.
5. Ludbrook J. *Aspects of Venous Function in the Lower Limbs*. Springfield, IL: Charles Thomas, 1966.
6. Partsch B and Partsch H. Calf compression pressure required to achieve venous closure from supine to standing positions. *J Vasc Surg* 2005;42:734–38.
7. Thomas S and Fram P. *An Evaluation of a New type of Compression Bandaging System*. Available from http://www.worldwidewounds.com/2003/september/Thomas/New-Compression-Bandage.html, accessed September 1, 2016.
8. Delis KT, Azizi ZA, Stevens RJ et al. Optimum intermittent pneumatic compression stimulus for lower-limb venous emptying. *Eur J Vasc Endovasc Surg* 2000;19:261–9.
9. Abenhaim L, Clement D, Norgren L et al. The management of chronic venous disorders of the leg: An evidence-based report of an international task force. *Phlebology* 1999;14(Suppl. 1):35–42.
10. Partsch H, Menzinger G, and Mostbeck A. Inelastic leg compression is more effective to reduce deep venous refluxes than elastic bandages. *Dermatol Surg* 1999;25:695–700.
11. Partsch H. Improvement of venous pumping function in chronic venous insufficiency by compression depending on pressure and material. *Vasa* 1984;13:58–64.
●12. Partsch H, Clark M, Bassez S et al. Measurement of lower leg compression *in vivo*: Recommendations for the performance of measurements of interface pressure and stiffness. *Dermatol Surg* 2006;32:229–38.
13. Mosti G, Iabichella ML, and Partsch H. Compression therapy in mixed venous ulcers increases venous output and arterial perfusion. *J Vasc Surg* 2012;55(1):122–8.
●14. Nehler MR, Moneta GL, Woodard DM et al. Perimalleolar subcutaneous tissue pressure effects of elastic compression stockings. *J Vasc Surg* 1993;18:783.
15. Nehler MR and Porter JM. The lower extremity venous system. Part II: The pathophysiology of chronic venous insufficiency. *Perspect Vasc Surg* 1992;5:81.
16. Murphy MA, Joyce WP, Condron C et al. A reduction in serum cytokine levels parallels healing of venous ulcers in patients undergoing compression therapy. *Eur J Vasc Endovasc Surg* 2002;23:349–52.
●17. Humphreys ML, Stewart AHR, Gohel MS et al. Management of mixed arterial and venous leg ulcers. *Br J Surg* 2007;94:1104–7.
18. Callum MJ, Ruckley CV, Dale JJ, and Harper DR. Hazards of compression treatment of the leg: An estimate from Scottish surgeons. *BMJ* 1987;295:1352.
●19. Mayberry JC, Moneta GL, Taylor LM Jr. et al. Fifteen-year results of ambulatory compression therapy for chronic venous ulcers. *Surgery* 1991;109:575–81.
20. Raju S, Hollis K, and Neglen P. Use of compression stockings in chronic venous disease: Patient compliance and efficacy. *Ann Vasc Surg*. 2007;21:790–5.
21. Motykie GD, Caprini JA, Arcelus JI et al. Evaluation of therapeutic compression stockings in the treatment of chronic venous insufficiency. *Dermatol Surg* 1999;25:116.
22. Franks PJ, Oldroyd MI, Dickson D et al. Risk factors for leg ulcer recurrence: A randomized trial of two types of compression stockings. *Age Aging* 1994;24:490–94.
23. Korn P, Patel ST, Heller JA et al. Why insurers should reimburse for compression stockings in patients with chronic venous stasis. *J Vasc Surg* 2002;35:950–7.
24. Kahn S, Shapiro S, Wells P et al. Compression stockings to prevent post-thrombotic syndrome: A randomised placebo-controlled trial. *Lancet*

2014;383:880–88.
25. Brandjes DPM, Buller HR, Heijboer H, Hulsman MV, de Rijk M, and Jagt H. Randomised trial of effect of compression stockings in patients with symptomatic proximal-vein thrombosis. *Lancet* 1997;349:759–62.
26. Prandoni P, Lensing AWA, Prins MH et al. Below-knee elastic compression stockings to prevent post-thrombotic syndrome: A randomized, controlled trial. *Ann Intern Med* 2004;141:249–56.
27. Lippmann HI, Fishman LM, Farrar RH et al. Edema control in the management of disabling chronic venous insufficiency. *Arch Phys Med Rehabil* 1994;75:436.
28. Rubin JR, Alexander J, Plecha EJ et al. Unna's boot vs. polyurethane foam dressings for the treatment of venous ulceration. *Arch Surg* 1990;125:489–93.
●29. Partsch H Clark M, Bassez S et al. Measurement of lower leg compression *in vivo*: Recommendations for the performance of measurements of interface pressure and stiffness: Consensus statement. *Dermatol Surg* 2006;32:224–32.
30. Partsch H, Partsch B, and Braun W. Interface pressure and stiffness of ready made compression stockings: Comparison of *in vivo* and *in vitro* measurements. *J Vasc Surg* 2006;44:809–14.
★31. Cullum N, Nelson EA, Fletcher AW, and Sheldon TA. Compression for venous leg ulcers. *Cochrane Database Syst Rev* 2002;(2):CD000265.
★32. Blair SD, Wright DD, Backhouse LM et al. Sustained compression and healing of chronic venous ulcers. *BMJ* 1988;297:1159–61.
33. Meyer FJ, Burnand KG, Lagattolla RF et al. Randomized clinical trial comparing the efficacy of two bandaging regimens in the treatment of venous leg ulcers. *Br J Surg* 2002;89:40–4.
34. Nelson EA, Iglesias CP, Cullum N et al. Randomized clinical trial of four-layer and short-stretch compression bandages for venous leg ulcers (VenUS I). *Br J Surg* 2004;91:1292–9.
●35. Milic DJ, Zivic SS, Bogdanovic DC et al. A randomized trial of the Tubulcus multilayer bandaging system in the treatment of extensive venous ulcers. *J Vasc Surg* 2007;46:750–5.
36. Ashby R, Gabe R, Ali S et al. Clinical and cost-effectiveness of compression hosiery versus compression bandages in treatment of venous leg ulcers. (Venous leg Ulcer Study IV, VenUS IV): A randomised controlled trial. *Lancet* 2014;383:871–79.
37. Spence RK and Cahall E. Inelastic versus elastic compression in chronic venous insufficiency: A comparison of limb size and venous hemodynamics. *J Vasc Surg* 1996;24:783–7.
38. Pekanmaki K, Kolari PJ, and Kiistala U. Intermittent pneumatic compression treatment for postthrombotic leg ulcers. *Clin Exp Dermatol* 1987;12:350–6.
39. Coleridge-Smith P, Sarin S, Hasty J et al. Sequential gradient pneumatic compression enhances venous ulcer healing: A randomized trial. *Surgery* 1990;108:871–7.
40. Fletcher A, Cullum N, and Sheldon TA. A systematic review of compression treatment for venous leg ulcers. *BMJ* 1997;315:576–80.
41. Palfreyman S, Nelson EA, and Michaels JA. Dressings for venous leg ulcers: Systematic review and meta-analysis. *BMJ* 2007;335:7613–17.
42. Gohel MS, Barwell JR, Earnshaw JJ et al. Randomized trial of compression plus surgery versus compression alone in chronic venous ulceration (ESCHAR study)—Haemodynamic and anatomical changes. *Br J Surg* 2005;92:291–7.
43. Wright D. The ESCHAR Trial: Should it change practice? *Perspect Vasc Surg Endovasc Ther* 2009;21(2):69–72.
44. Zamboni P, Cisno C, Marchetti F et al. Minimally invasive surgical management of primary venous ulcers vs. compression treatment: A randomized clinical trial. *Eur J Vasc Endovasc Surg* 2003;25:313–18.
45. Guest M, Smith JJ, Tripuraneni G et al. Randomized clinical trial of varicose vein surgery with compression versus compression alone for the treatment of venous ulceration. *Phlebology* 2003;18:130–6.

32

静脉曲张及其水肿、溃疡的药物治疗

32.1 介绍

近二十年来，随着静脉消融技术的发展，下肢静脉系统疾病的治疗有了突破性的进步。这个技术已经于全球范围内广泛应用于临床，并使得医患双方获益。尽管对静脉血栓有明显疗效的口服抗凝药物如直接抑制级联凝集效应的抗凝剂有长足发展，但是药物治疗静脉曲张和慢性静脉疾病并没有取得相应的进步：药物可以改善静脉曲张导致的水肿或者溃疡，但并不能治愈。目前应用于静脉疾病最广泛的药物治疗是泡沫型硬化剂，这个在别的章节另有讨论。而造成患者经济负担最大的静脉溃疡，目前的药物不适合用于全部的患者。下肢静脉溃疡领域的研究中没有发现任何生物过程在被药物增强或抑制后，可显著提高伤口愈合。

32.2 静脉曲张及其水肿

在西方国家，静脉曲张作为一个常见病种有着25%的发病率。它可导致严重并发症，如严重皮肤病变：脂性硬皮病，甚至导致下肢静脉溃疡。它还有一系列的症状，如疼痛、抽筋、不宁腿、沉重、瘙痒及肿胀。通常我们用弹力袜、硬化剂、手术或者静脉消融治疗这些并发症。而药物治疗对于静脉曲张真的有确切疗效吗？

在一些国家药物治疗已经广泛应用于静脉曲张，但是在另一些国家药物治疗情况相反。表32.1列出了一系列的静脉活性药物，来自植物提取或人工合成。近年来研究这些药物治疗静脉曲张及其并发症的有效性文章已有发表。一篇关于这些药物疗效的Cochrane综述于2005年发表，但迄今还没有更新[1]。总体而言，综述所总结的110篇文献中，只有44篇包含了有效方法和数据并覆盖了常用处方药物。这篇综述包含了以下类黄酮药物：芦丁，法国沿海松树树皮提取物、葡萄籽提取物、地奥斯明和橘皮苷，黄酮二钠和皂甙积雪草。合成药物包含羟苯磺酸钙、氨基萘酚和铬铁矿。以上药物被证实对水肿有一定疗效，但对不宁腿症状没有确切疗效。随着越来越多的处方药物的应用，以下疗效被证实：羟苯磺酸钙可以减轻抽筋和不宁腿；地奥斯明和橘皮苷可有效治疗水肿、沉重及营养不良；芦丁可改善水肿。基于此篇综述，作者认为没有足够证据支持全球使用药物治疗以上的静脉相关症状。幸运的是，这类治疗的副作用很少有报道。

七叶皂苷（马栗种子提取物）以一个单独主题在另一篇Cochrane综述被讨论[2]，该综述发表于2012年，但仅囊括了2002年之前的文章。作者发现与安慰剂对比，在下肢疼痛、水肿、瘙痒、腿周径方面有明显疗效。因此，考虑到其副作用发生率低，作者建议马栗种子提取物适合短期治疗低频发作的慢性静脉疾病的症状。

另一篇Cochrane综述描述了孕期下肢水肿和静脉曲张[3]的治疗。包含69个病例的一份研究指出芦丁能减轻静脉曲张的症状，另一个临床试验（35例患者）指出孕期穿戴弹力袜能有效减轻脚踝水肿。

一篇Cochrane综述针对研究芦丁对血栓形成后综合征是否疗效[4]。首要终点为腿部溃疡的出现及血栓形成后综合征的恶化，次要终点为水肿及疼痛的减轻、深静脉血栓的再发及肺栓塞，依从性及副作用。作者得出结论，没有证据表明芦丁疗效优于安慰剂或弹力袜。

表 32.1 主要血管活性药物分类

分类	成分	来源	用量	频次
苯并吡喃酮				
α - 吡喃	香豆素	草木犀属植物;毛木耳	90mg/d + 曲克芦丁(540mg/d)	每天 3 次
γ - 吡喃 (类黄酮类)	地奥斯明	柑橘属植物 豆科植物槐	300~600mg/d	每天 1~2 次
	微粒化纯化黄酮类药物	合成	1 000mg/d	每天 1~2 次
	O-(β-羟乙基)芦丁(曲克芦丁,羟基芦丁)	桉树种 豆科植物槐 桉树属 荞麦	1 000mg/d	每天 1~2 次
皂苷类	七叶皂苷(马栗种子提取物)	七叶树	120mg/d,随后 60mg/d	每天 3 次
	假叶树提取物	金雀花(刺桐)	2~3 片	每天 2~3 次
其他植物提取物	花色素类	覆盆子(欧洲越桔)	116mg/d	每天 2 次
	原花青素(寡聚体)	葡萄籽(葡萄) 沿海松树(松属,马里蒂玛兰克) (松树皮萃取物)	100~300mg/d 300~360mg/d	每天 1~3 次 每天 3 次
	银杏叶	银杏属	2 袋(银杏提取物,萘醌腙和曲克芦丁) 2mg/d	每天 2 次
人工合成物	羟苯磺酸钙	合成	1 000~1 500mg/d	每天 2~3 次
	假叶树提取物	合成	400~600mg/d	每天 2~3 次
	萘醌腙	合成	30mg/d	每天 1 次

总之,静脉疾病性药物对于慢性静脉疾病而言效果不明显,包括水肿。当与压力治疗比较时,这些疗效变得不明显,甚至可以忽略不计。

32.3 静脉溃疡

静脉溃疡的治疗通常是综合性的,结合射频消融或外科手术治疗静脉曲张、交通支静脉,偶尔也进行深静脉重建。压力治疗已被证实可以加速溃疡愈合,但是溃疡复发成为其首要问题。是否能降低复发率?通过消融功能不良的浅静脉虽然没有加快溃疡愈合,但可以降低溃疡复发率[5]。因此消融手术不失为压力治疗静脉溃疡的辅助疗法。据英国国家卫生中心统计,单侧下肢溃疡每年护理需花费 6 000~20 000 欧元。相比之下,它的外科手术治疗费用仅在 2 000 欧元左右。但是不是每个患者都有条件接受手术治疗,特别是老年患者。然而,超声引导下的泡沫硬化疗法已被 Pang 等[6]证实对静脉溃疡有明确疗效,他们指出 82% 的大隐静脉曲张的患者在接受了泡沫硬化剂治疗后腿部溃疡愈合,而 2 年后溃疡复发率仅为 4.9%。

以上这些都是治疗静脉溃疡的标准方法,但药物治疗是否有益?少数药物在文献中证实对溃疡愈合有加速疗效,而其他一些只是被偶然提及。静脉溃疡的发病机制被一些学者详细研究,包括作者本人。虽然不少关于静脉溃疡的炎症形成过程中的相关因子已被发现,但是可被药物直接抑制的关键机制仍未被发现。笔者认为希望发现一种简单的解决办法是过分单纯的想法。通过改善一定范围内的腿部溃疡发展过程是更加可行地。也可带来有用的治疗进展。

32.4 药物治疗静脉溃疡

一系列的药物被用于治疗下肢溃疡,有全身给药或局部给药两种方式。此外,目前可使用的种类繁多的伤口敷料,其中部分含有的“活性”成分可帮助伤口愈合。因为可能的促进伤口愈合功能,蜂蜜也被作为敷料用于下肢溃疡。但最近一篇 Cochrane 综述认为支持此举的证据非常有限,仅一些低质量的研究报道有一定疗效[7]。在另一篇综述分析了 42 个临床试验的数据,包含了水状胶质、泡沫、藻酸盐和水凝胶敷料等[8]。作者总结认为尚无证据表明以上辅料在压力绷带包扎下不能够加速伤口愈合。近一篇综述总结了已发表的敷料及局部用药的疗效数据[9]，作者纳入了68篇文献，但剔除了48篇实验设计不佳的文献。8篇文献研究了伤口敷料的使用，但均没有得到任意一种敷料可加速伤口愈合的结论。另7篇文献研究了局部使用生长因子的疗效，包括血小板溶解产物，角化细胞溶解产物，血管活性肠肽，粒细胞集落刺激因子（G-CSF）和贝卡普勒明。只有G-CSF显著提高溃疡愈合，而这些数据仅源于一个临床试验。在5篇文章中研究了人真皮替代物，包括：Dermagraf，体外培养的角化细胞，Apligraf，Epidex及体外培养的表皮移植物。然而只有一个包含275名患者中使用Apligraf的研究，有证据表明能提高治疗。

总体而言，伤口敷料，生长因子，人真皮替代物促进伤口愈合作用有限。笔者得出的结论是，虽然伤口敷料的现代化设计可以方便下肢溃疡的治疗，如果除去加压绷带，它们并没有独立治愈溃疡的效果。局部生长因子也没有一致的效果报道，至于人真皮替代物只有Apligraf被证明对静脉溃疡有疗效。

另一篇Cochrane综述论述了抗生素和抗菌剂对下肢静脉溃疡的作用[10]，没有证据支持局部使用抗菌剂、蜂蜜、含银材料有效果，碘伏疗效不确切。抗生素的使用将在下文中进一步阐明。

32.4.1 溃疡治疗的系统药物

许多药物被用于治疗下肢静脉溃疡，笔者在下面列出了具有已经发表证实有效或无效的合理证据的药物。

32.4.1.1 锌剂和维生素

Greaves与Skillen在一篇年代久远但广泛被引用的文章中，报道了顽固溃疡的锌剂治疗，18名顽固溃疡患者在4个月的每天3次使用220mg硫酸锌疗程后，13人达到了完全愈合[11]。当然，这其中不能完全排除饮食缺乏的影响。然而，Cochrane的一篇系统综述中囊括6个小型关于锌剂临床研究反驳了这篇文献的结果[12]。这些研究未发现口服锌剂治疗对静脉溃疡愈合有疗效。

充足的营养对下肢静脉溃疡及其他类型伤口的愈合至关重要，美国的一些研究人员发现下肢静脉溃疡患者可有维生素A、E、胡萝卜素和锌的缺乏[13]。他们因此推论营养缺失可能会影响下肢静脉溃疡愈合率。还有研究指出老年人的膳食摄入蛋白质、维生素C、锌不足，与下肢静脉溃疡的发病有关[14]。基于此，针对老年下肢溃疡患者的膳食补充剂的使用建议应当更新[15]，尽管之前此类患者相比于补充单一维生素更多使用广泛补充。

32.4.1.2 纤溶酶疗法

1982年Browse和Burnand首次提出氧气扩散障碍导致皮肤缺氧的概念[16]。这一理论试图通过增强纤溶来逆转静脉高压对皮肤的损害。司坦唑醇作为一个具有促进纤溶特性的合成代谢类固醇激素，在14例长时间存在皮肤脂肪硬化症而无活动性溃疡的患者中进行了疗效检测[17]。3个月后，通过记录皮肤脂肪硬化区域，所有患者主客观的症状都有所改善，所有患者血清中纤溶酶活性均上升。在另一个纤溶酶治疗75例静脉溃疡的临床试验中[18]，在均接受压力治疗的基础上，病患被随机分配接受司坦唑醇治疗和安慰剂长达420天。在试验的中期报告中，作者发现在40例接受司坦唑醇治疗的患者中有26例溃疡愈合，44例接受安慰剂治疗的患者有27例溃疡愈合，指示司坦唑醇治疗并没有使患者受益。此后30年，再没有相关研究发表，司坦唑醇自此退出英国静脉溃疡的临床治疗。

在后来的研究中，组织纤溶酶原激活物作为一个治疗下肢溃疡的局部添加药膏[19]。人们取治疗前后的周围毛细血管进行纤维蛋白活检，发现没有差异。尽管如此，在进行了12周的治疗，6例溃疡中的3例被治愈。

硫酸皮肤素（DS）是一种黏多糖，选择性地失活凝血酶肝素辅因子Ⅱ而不结合抗凝血酶Ⅲ。与肝素不同的是，硫酸皮肤素并不直接作用于凝血因子，而是使结合于纤维蛋白或损伤的静脉表面的凝血酶失活。两种含DS的物质，间质聚糖与舒洛地特，在大量临床试验中被发现能有效治疗下肢动静脉疾病。舒洛地特是一种有纤溶酶原特性的高纯度黏多糖[20]。共有235名患者被随机分配接受舒洛地特或安慰剂治疗3个月，前者对动静脉疾病有明显疗效，然而并没有关于该物质的进一步的详细研究。

32.4.1.3 抗生素治疗

下肢静脉溃疡可导致广泛细菌感染，因此一些医师局部或全身静脉使用抗生素来治清除病菌。然而这种治疗往往独木难支，除非溃疡被根治，否则细菌会不断在溃疡处繁殖，尽管它并不是导致溃疡的起因。抗生素治疗也有弊端：在下肢溃疡局部使用抗生素可能导致耐药菌群的出现和患者对抗生素过敏的风险[24,25]；一些局部使用的抗生素和抗菌剂的细胞毒性作用远超杀菌作用，而且不利于伤口的上皮细胞形成[26]。

一篇Cochrane综述统计并分析了45个随机临床试验，囊括了4 486名慢性下肢溃疡患者使用抗生素和抗菌剂（见上文）的数据[10]。这些试验包含了5个关于系统性抗生素的使用研究，剩余的是使用局部抗菌药物和抗菌剂的研究。没有关键证据证明系统性抗生素的使用对伤口愈合有益。但是，作者认为这些临床研究的局限在于无法进一步分析针对出现溃疡感染的患者，系统性抗生素是否能改善愈合。同时也发现而大多数外用药均无效，除了碘伏可能有效。

笔者倾向于溃疡感染如若存在蜂窝组织炎或败血症的证据，应该使用溃疡清创术结合系统使用抗生素的综合治疗。

32.4.1.4 导致白细胞代谢改变的药物

白细胞参与静脉溃疡的发展已经成为一个新的研究方向[21]。因此，人们开始研发能够改变静脉溃疡过程中白细胞活性的药物。

32.4.1.4.1 己酮可可碱

己酮可可碱已被证明对于外周动脉血管疾病的治疗有效，但也可用于外周静脉血管疾病。有研究表明它还有潜在的抑制中性粒细胞活性的作用[22]，它也被证明能够减少白细胞黏附血管内皮和减少呼吸暴发中产生释放过氧化物自由基，即中性粒细胞脱颗粒。

一篇较新的Cochrane综述总结了涵盖572名患者接受己酮可可碱以治疗静脉溃疡的12个临床试验[23]。总而言之,使用己酮可可碱辅助压力治疗静脉溃疡,愈合率增加了 21%(95% 置信区间:8%~34%)。在对照组,治愈率从 62.2% 到 16.67% 不等,需要治疗的患者数从 3(95% 置信区间:2~12)到 11(95% 置信区间:6~43)。因此有证据表明,己酮可可碱治疗下肢溃疡有效,结合弹力袜效果更佳。

32.4.1.4.2 前列腺素 E1

前列腺素 E1(PGE-1)对于微循环有深远影响,包括降低白细胞反应,抑制血小板聚集,舒张小血管以及降低血管壁胆固醇[27]。目前更多用于治疗动脉疾病而非静脉疾病。早期试验使用静脉给予 PGE-1 治疗动静脉溃疡,PGE-1 改善了五分之四的静脉溃疡患者,安慰剂则为七分之四,该结果并不算特别惊人[28]。另一个包含 44 名患者的双盲安慰剂对照试验则更让人印象深刻[29],每位患者均接受 PGE-1 或者安慰剂每天 3 小时,长达 6 周的治疗,基础治疗包括敷料及压力包扎。PGE-1 治疗的患者以下症状明显改善:下肢水肿,根据溃疡深度、直径等的溃疡评分。更重要的是,PGE-1 组的 20 个患者有 8 个在疗程中痊愈,而对照组的 22 个患者仅有 2 个痊愈。

2005 年一例随机安慰剂对照单盲试验选取了 87 个下肢静脉曲张溃疡患者,在 20 天里使用 PGE-1 或者安慰剂治疗(保达新、Schwarz 制药,蒙海姆,德国),并进行了 120 天的随访,主要的评价标准是研究期间溃疡治愈的数量。PGE-1 组在 100 天内溃疡全部愈合,而安慰剂组在 120 天内仅有 84% 的溃疡愈合率($P<0.05$)。这项试验证实了 PGE-1 能有效缩短治疗溃疡愈合天数[30]。而此之后,没有更多的相关文献发表。

32.4.1.4.3 前列环素类似物

伊洛前列素(Schering,柏林)是一种人工合成的前列环素类似物,已用于成功治疗动脉及糖尿病溃疡[31]。前列环素的作用机制有:增加纤溶酶活性[32],减少白细胞聚集和内皮黏附性[33,34],它最被人熟悉的是抗血小板特性[35]。而一项研究关于局部使用前列环素类似物的试验组与安慰组治疗静脉溃疡的结果并没有明显差异,令人失望[36]。一篇用伊洛前列素治疗下肢静脉溃疡的临床试验文章发表于 2007 年[37],所有患者均接受正规伤口护理及弹力加压治疗,每天注射伊洛前列素或生理盐水,疗程 3 周。90 天后,伊洛前列素组全部痊愈而对照组仅有 50%,150 天后,对照组痊愈率 84%。因此作者得出伊洛前列素有加速下肢静脉溃疡愈合的疗效。之后再没有关于伊洛前列素治疗下肢静脉溃疡的效果的文章发表。

32.4.1.4.4 地奥斯明 - 橘皮苷

这种组合黄酮类药物被用来治疗慢性静脉疾病的症状,如严重的下肢水肿,已有多年。该用法上文已总结过。最近,一系列临床试验关于黄酮类药物用于治疗下肢静脉溃疡患者已完结。微粒化纯化黄酮类药物(MPFF;地奥斯明 500mg®,Gidy,法国),内含 90% 地奥斯明和 10% 类黄酮如橘皮苷已被证明可保护微循环继发于升高的非卧床静脉压的损害[38],可通过抑制内皮细胞间黏附分子 1 活性使白细胞和上皮细胞间的反应减轻,以及抑制表皮一些白细胞黏附分子的表达(粒细胞或中性粒细胞 CD62L 及 CD11B)[39]。而且副作用较少,与其他药物反应尚无报道[38]。

在一个 meta 分析中,临床试验中 MPFF 被证明可用于压力治疗及辅助治疗[40],溃疡的愈合时间及愈合率为结局。1996 年至 2001 年,有 5 个前瞻性随机对照试验选取了 723 名静脉溃疡患者,研究 MPFF 的疗效。传统治疗(弹力袜及局部护理)加上 MPFF 治疗组与传统治疗加安慰剂组的两项研究(n=309)与单纯传统治疗的 3 项研究(n= 414)对比。主要终点是治疗 6 个月后溃疡是否愈合,结果用治疗后减少相对危险度(RRR)的 95% 置信区间表示。因为理想的治疗效果是提高溃疡愈合,RRR 阳性则表明 MPFF 辅助疗法收益超过单独传统治疗。

6 个月后,MPFF 辅助疗法的溃疡愈合率为 32%,优于单独传统疗法(RRR:44%;95% 置信区间:7%~94%),这种差异来自治疗后 2 个月(RRR:44%;95% 置信区间:7%~94%),16 周与 21 周短期溃疡愈合率(P=0.003 4)的对比。溃疡面积 5~10cm^2 的患者接受 MPFF 治疗有益(RRR:44%;95% 置信区间:6%~97%),时间为 6~12 个月(RRR:40%;95% 置信区间:6%~97%)。

这个结果证实 MPFF 治疗加速下肢静脉溃疡愈合。MPFF 辅助治疗可能对以往愈合缓慢的慢性大面积溃疡有帮助。

Cochrane 的综述评估了类黄酮药物在促进腿部溃疡愈合的功效[41]。涉及 1 075 名患者的 9 个研究发现类黄酮药物促进腿部溃疡愈合。然而,综述的作者认为这些都是低质量的临床试验。

32.4.1.5 抗血小板类药物

32.4.1.5.1 阿司匹林

据报道下肢溃疡的患者只有一小部分接受阿司匹林的治疗[42],而疗效从未被任何类型的临床试验证实。

32.4.1.5.2 伊非曲班

口腔血栓素 A2 受体拮抗剂——伊非曲班(250mg/d)治疗慢性下肢静脉溃疡的前瞻性随机双盲安慰剂对照的多中心研究[43]指出,伊非曲班明显抑制血小板活性,结果显示没有影响静脉溃疡愈合的疗效。

32.5 慢性静脉溃疡的药物治疗

32.5.1 静脉曲张及水肿

静脉疾病药物用于治疗静脉曲张及水肿何时有效?通常在温带地区,弹力袜治疗被认为是最有效的传统疗法。然而在热带,患者因为弹力袜导致的闷热而难以接受。因此在这样的环境下,静脉疾病药物的使用是合理的。

地奥斯明和橘皮苷多用于营养不良、抽筋及肿胀,芦丁用于水肿[44]。

32.5.2 静脉溃疡

血管外科学会和美国静脉论坛制定了详细的下肢静脉溃疡治疗指南[45],指南反对可常规使用局部抗菌药物(指南 4.15)。建议可行情况下治疗下肢溃疡的根本原因。作为辅助措施,己酮可可碱或 MPFF 的全身治疗也被推荐(指南 7.2)。

弹力袜及外科治疗功能不全的浅静脉或交通支静脉是下肢静脉溃疡患者的主要治疗方法。在一篇 meta 分析中，只有两种药物被证明有影响静脉溃疡愈合的作用：己酮可可碱和 MPFF。应联合弹力袜及伤口常规护理，在巨大(5~10cm)的慢性(超过 6 月)溃疡效果最佳。这些药物几乎没有副作用，在批准使用的国家，可以考虑在单用弹力袜治疗无效时加用。

PGE-1 也已被证明能够促进静脉溃疡愈合，但其结果仅来源于一个随机对照试验。此外，这种药物必须静脉给药，有明显的副作用。在它被认证用于治疗静脉疾病之前还需要更多研究。

32.6 总结

- 静脉曲张和水肿的治疗优选弹力袜，消融技术或手术治疗功能不良的大隐静脉、曲张静脉及交通支。
- 一些静脉疾病药物改善与静脉疾病相关的症状和水肿。这些可联合弹力袜用于复杂症状。
- 静脉溃疡治疗优选弹力袜及伤口护理。若伴有浅静脉及交通支功能不全时，推荐消融术或手术治疗。
- 慢性巨大溃疡治疗推荐己酮可可碱和 MPFF 联合弹力袜治疗。

美国静脉论坛指南 4.4.0：静脉曲张及其水肿、溃疡的药物治疗

编码	指南	推荐等级（1：强；2：弱）	证据级别（A：高质量；B：中等质量；C：低及极低质量）
4.4.1	对于伴有下肢肿痛的静脉曲张患者，除了加压治疗，我们建议在有以下药物的地区使用以下静脉活性药物治疗，如(地奥司明、橙皮苷、红景天苷、舒洛地特、微粉化纯化黄酮类药物、七叶树籽提取物(七叶皂苷)、番红花和羟苯磺酸钙)	2	B
4.4.2	己酮可可碱、微粉化的纯化黄酮类药物与加压治疗联合使用可治疗慢性或大面积静脉溃疡	1	B
4.4.3	我们建议合并营养障碍、抽筋和肿胀的患者应用地奥司明、橙皮苷，静脉水肿患者使用红景天苷	2	B

参考文献

● = Key primary paper
★ = Major review article
◆ = Management guideline

★1. Martinez MJ, Bonfill X, Moreno RM, Vargas E, and Capellà D. Phlebotonics for venous insufficiency. *Cochrane Database Syst Rev* 2005;(3):CD003229.
★2. Pittler MH and Ernst E. Horse chestnut seed extract for chronic venous insufficiency. *Cochrane Database Syst Rev* 2012;(11):CD003230.
★3. Bamigboye AA and Smyth R. Interventions for varicose veins and leg oedema in pregnancy. *Cochrane Database Syst Rev* 2007(1):CD001066.
★4. Morling JR, Yeoh SE, and Kolbach DN. Rutosides for treatment of post-thrombotic syndrome. *Cochrane Database Syst Rev* 2013;(4):CD005625.
●5. Barwell JR, Davies CE, Deacon J et al. Comparison of surgery and compression with compression alone in chronic venous ulceration (ESCHAR study): Randomised controlled trial. *Lancet* 2004;363(9424):1854–9.
6. Pang KH, Bate GR, Darvall KA, Adam DJ, and Bradbury AW. Healing and recurrence rates following ultrasound-guided foam sclerotherapy of superficial venous reflux in patients with chronic venous ulceration. *Eur J Vasc Endovasc Surg* 2010;40:790–5.
★7. Jull AB, Cullum N, Dumville JC, Westby MJ, Deshpande S, and Walker N. Honey as a topical treatment for wounds. *Cochrane Database Syst Rev* 2015(3):CD005083.
★8. Palfreyman SJ, Nelson EA, Lochiel R, and Michaels JA. Dressings for healing venous leg ulcers. *Cochrane Database Syst Rev* 2006;(3):CD001103.
★9. O'Donnell TF Jr. and Lau J. A systematic review of randomized controlled trials of wound dressings for chronic venous ulcer. *J Vasc Surg* 2006;44:1118–25.
10. O'Meara S, Al-Kurdi D, Ologun Y, Ovington LG, Martyn-St James M, and Richardson R. Antibiotics and antiseptics for venous leg ulcers. *Cochrane Database Syst Rev* 2014;(1):CD003557.
11. Greaves MW and Skillen AW. Effects of long-continued ingestion of zinc sulphate in patients with venous leg ulceration. *Lancet* 1970;2:889–91.
★12. Wilkinson EAJ. Oral zinc for arterial and venous leg ulcers. *Cochrane Database Syst Rev* 2014;(9):CD001273.
13. Rojas AI and Phillips TJ. Patients with chronic leg ulcers show diminished levels of vitamins A and E, carotenes, and zinc. *Dermatol Surg* 1999;25:601–4.
14. Wipke-Tevis DD and Stotts NA. Nutrition, tissue oxygenation, and healing of venous leg ulcers. *J Vasc Nurs* 1998;16:48–56.
15. Wissing UE, Ek AC, Wengstrom Y, Skold G, and Unosson M. Can individualised nutritional support improve healing in therapy-resistant leg ulcers? *J Wound Care* 2002;11:15–20.
16. Browse NL and Burnand KG. The cause of venous ulceration. *Lancet* 1982;2:243–5.
17. Browse NL, Jarrett PEM, Morland M, and Burnand K. Treatment of liposclerosis of the leg by fibrino-

lytic enhancement: A preliminary report. *Br Med J* 1977;2:434–5.

18. Layer GT, Stacey MC, and Burnand KG. Stanozolol and the treatment of venous ulceration—An interim report. *Phlebology* 1986;1:197–203.
19. Zeegelaar JE, Verheijen JH, Kerckhaert JA, Jankowski I, and Faber WR. Local treatment of venous ulcers with tissue type plasminogen activator containing ointment. *Vasa* 1997;26:81–4.
20. ●Coccheri S, Scondotto G, Agnelli G, Aloisi D, Palazzini E, and Zamboni V. Venous arm of the SUAVIS (Sulodexide Arterial Venous Italian Study) Group. Randomised, double blind, multicentre, placebo controlled study of sulodexide in the treatment of venous leg ulcers. *Thromb Haemost* 2002;87:947–52.
21. Coleridge Smith PD, Thomas P, Scurr JH, and Dormandy JA. Causes of venous ulceration: A new hypothesis. *Br Med J* 1988;296:1726–7.
22. Sullivan GW, Carper HT, Novick WJ, and Mandell GL. Inhibition of the inflammatory action of interleukin-1 and tumour necrosis factor (alpha) on neutrophil function by pentoxifylline. *Infect Immunol* 1988;56:1722–9.
23. ★Jull AB, Arroll B, Parag V, and Waters J. Pentoxifylline for treating venous leg ulcers. *Cochrane Database Syst Rev* 2012;(12):CD001733.
24. Lineaweaver W, Howard R, Soucy D et al. Topical antimicrobial toxicity. *Arch Surg* 1985;120:267–70.
25. Valencia IC, Falabella A, Kirsner RS, and Eaglstein WH. Chronic venous insufficiency and venous leg ulceration. *J Am Acad Dermatol* 2001;44:401–21.
26. Geronemus RG, Mertz PM, and Eaglstein WH. Wound healing. The effects of topical antimicrobial agents. *Arch Dermatol* 1979;115:1311–4.
27. Sinzinger H, Virgolini I, and Fitscha P. Pathomechanisms of atherosclerosis beneficially affected by prostaglandin E1 (PGE1)—An update. *Vasa Suppl* 1989;28:6–13.
28. Beitner H, Hamar H, Olsson AG, and Thyresson N. Prostaglandin E1 treatment of leg ulcers caused by venous or arterial incompetence. *Acta Dermatovener (Stockholm)* 1980;60:425–30.
29. Rudofsky G. Intravenous prostaglandin E1 in the treatment of venous ulcers—A double-blind, placebo-controlled trial. *Vasa Suppl* 1989;28:39–43.
30. Milio G, Mina C, Cospite V, Almasio PL, and Novo S. Efficacy of the treatment with prostaglandin E-1 in venous ulcers of the lower limbs. *J Vasc Surg* 2005;42:304–8.
31. Muller B, Krais T, Sturzebacher S, Witt W, Schillinger E, and Baldus B. Potential therapeutic mechanisms of stable prostacyclin (PGI2) mimetics in severe peripheral vascular disease. *Biomed Biochim Acta* 1988;47:S40–44.
32. Musial J, Wilczynska M, Sladek K, Ciernewski CS, Nizankowski R, and Szczeklik A. Fibrinolytic activity of prostacyclin and iloprost in patients with peripheral arterial disease. *Prostaglandins* 1986;31:61–70.
33. Belch JJF, Saniabadi A, Dickson R, Sturrock RD, and Forbes CD. Effect of Iloprost (ZK 36374) on white cell behaviour. In: Gryglewski RJ, Stock G, eds. *Prostacyclin and its Stable Analogue Iloprost*. Berlin: Springer-Verlag, 1987, 97–102.
34. Muller B, Schmidtke M, and Witt W. Adherence of leucocytes to electrically damaged venules *in vivo*. *Eicosanoids* 1988;1:13–17.
35. Sturzebecher CS and Losert W. Effects of iloprost on platelet activation *in vitro*. In: Gryglewski RJ and Stock G, eds. *Prostacyclin and its Stable Analogue Iloprost*. Berlin: Springer-Verlag, 1987, 39–45.
36. Werner-Schlenzka H and Kuhlmann RK. Treatment of venous leg ulcers with topical iloprost: A placebo controlled study. *Vasa* 1994;23:145–50.
37. Ferrara F, Meli F, Raimondi F et al. The treatment of venous leg ulcers: A new therapeutic use of iloprost. *Ann Surg* 2007;246:860–5.
38. Lyseng-Williamson KA and Perry CM. Micronised purified flavonoid fraction. A review of its use in chronic venous insufficiency, venous ulcers and haemorrhoids. *Drugs* 2003;63:71–100.
39. Shoab SS, Porter J, Scurr JH, and Coleridge Smith PD. Endothelial activation response to oral micronised flavonoid therapy in patients with chronic venous disease—A prospective study. *Eur J Vasc Endovasc Surg* 1999;17:313–8.
40. ★Coleridge-Smith P, Lok C, and Ramelet AA. Venous leg ulcer: A meta-analysis of adjunctive therapy with micronized purified flavonoid fraction. *Eur J Vasc Endovasc Surg*. 2005;30:198–208.
41. ★Scallon C, Bell-Syer SEM, and Aziz Z. Flavonoids for treating venous leg ulcers. *Cochrane Database Syst Rev* 2013;(5):CD006477.
42. ●Layton AM, Ibbotson SH, Davies JA, and Goodfield MJ. Randomised trial of oral aspirin for chronic venous leg ulcers. *Lancet* 1994;34:164–5.
43. Lyon RT, Veith FJ, Bolton L, and Machado F. Clinical benchmark for healing of chronic venous ulcers. Venous Ulcer Study Collaborators. *Am J Surg* 1998;176:172–5.
44. ◆Ramelet AA, Boisseau MR, Allegra C et al. Veno-active drugs in the management of chronic venous disease. An international consensus statement: Current medical position, prospective views and final resolution. *Clin Hemorheol Microcirc* 2005;33:309–19.
45. ◆O'Donnell TF Jr., Passman MA, Marston WA et al.; Society for Vascular Surgery, American Venous Forum. Management of venous leg ulcers: Clinical practice guidelines of the Society for Vascular Surgery® and the American Venous Forum. *J Vasc Surg* 2014;60(2 Suppl.):3S–59S.

33

毛细血管扩张及静脉曲张的液体硬化治疗

33.1　介绍

近几年，出现了很多治疗静脉曲张的新选择：静脉腔内热消融、泡沫硬化治疗、机械化学消融以及氰基丙烯酸胺消融。这些选择将在其他章节叙述。尽管有这些新选择，液体硬化治疗仍然是治疗小的静脉曲张(<3mm)及毛细血管扩张的主要方法。另外，液体硬化治疗也可应用于不适合其他方法治疗的较大的静脉曲张。尽管大部分小的静脉曲张主要是美观问题，但有时这对患者也非常重要，另外，有些患者也会有疼痛、烧灼感及肿胀的症状。

33.2　历史回顾

液体硬化疗法是在静脉内注射适量的药物，通过破坏静脉壁，对静脉造成彻底的损坏从而闭合静脉。早在1682年，就有通过静脉内注射药物来治疗静脉曲张的尝试，从19世纪中叶开始，随着皮下注射器的发明，在欧洲有人尝试应用静脉硬化药物，但是结果并不理想，有的患者出现过敏反应、剧烈疼痛及组织损伤[1]。19世纪20年代后期和30年代早期，梅奥诊所[2,3]报道了应用奎宁及尿烷进行硬化治疗的方法。19世纪30年代开始，鱼肝油酸钠开始作为硬化剂使用。19世纪30年代后期，Smith报道硬化疗法的长期疗效并不理想[4]。在随后的几年，随着不同种类硬化剂的出现和注射技术的提高，硬化治疗的效果有了很大的提升。十四烷基磺酸钠和聚多卡醇在随后几十年里被广泛应用于硬化治疗。聚多卡醇在2010年通过了美国食品和药品管理局(FDA)的审核，并以Asclera为商品名在美国销售。十四烷基磺酸钠以商品名Sotradecol销售，由于使用历史长，已经成为祖父级的存在[5]。

1993年，Einarsson等报道了包含164例患者的随机对照试验的结果，加压泡沫疗法及手术治疗组都显示了很好的术后及时效果，但是5年以后，与手术组相比，加压治疗组治疗失败率更高一些(74% vs 10%)[6]。超声引导下硬化治疗提升了治疗效果，使得泡沫硬化治疗的疗效与手术治疗相当，这些将在另一章节阐述。

33.3　诊断及检查

33.3.1　临床病史

患者一般因为网状静脉曲张(1~3mm)或者蜘蛛网状静脉曲张(< 1mm)导致的美观问题而就诊，但是也需要详细的病史询问及体格检查来确定患者有无隐藏的其他问题。详细的病史询问可以发现很多重要信息，如腿部肿胀的主诉可能提示下肢静脉功能不全，同时可以帮助确定静脉曲张是原发性、家族性的，还是继发性的、血栓形成后引起的，或者是先天性的还是创伤后的动静脉内瘘引起的，从而可以做出适当的CEAP(临床-病因-解剖-病理生理)分级。

应详细询问患者的病史以确定患者是否存在其他可以影响治疗效果的疾病或者服药情况。应特别警惕下肢深静脉血栓形成病史、高凝状态、出血体质以及哮喘病史。可能影响治疗的药物包括抗凝药和非甾体类抗炎药，激素替代治疗也可能增加深静脉血栓形成的风险。

33.3.2 体格检查

应进行详细的下肢体格检查以确定静脉曲张的部位、网状及蜘蛛网状静脉曲张(图 33.1)。注意曲张静脉的部位可能会提示病因,大多数蜘蛛网状静脉曲张位于大腿内侧。踝部周围的环状静脉扩张提示隐静脉功能不全[7]。膨出性静脉曲张通常需要进一步超声评估。其他表现,如葡萄酒样染色(图 33.2)、软组织肥大、下肢骨骼过度生长等,常常提示先天性的畸形,需要进一步的核磁检查。

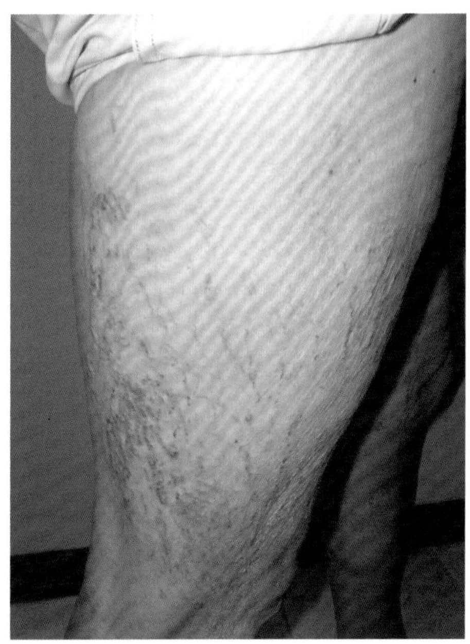

图 33.1 侧方静脉丛

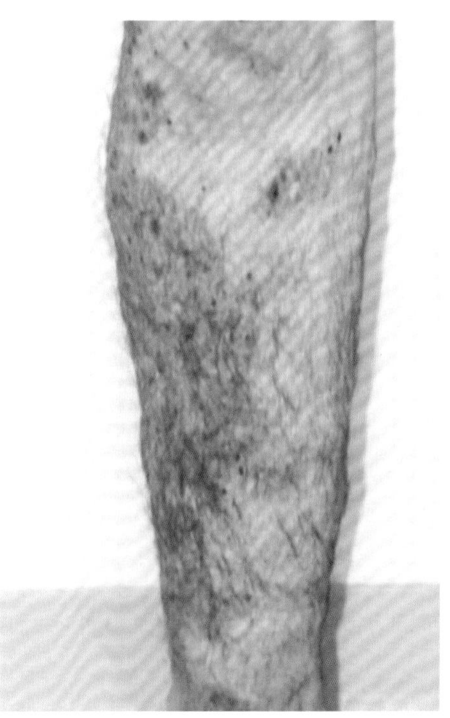

图 33.2 Klippel-Trenaunay 综合征患者的葡萄酒色斑

33.3.3 实验室检查

通过病史和体格检查可以初步判断是否需要进一步的实验室检查,如果患者或者亲属(父母或者兄弟姐妹)有深静脉血栓形成病史,应考虑进行血液学检查以评估患者是否具有血栓形成倾向。

33.3.4 无创血管检查

如果有包括静脉曲张在内的静脉功能不全的体征或者症状,在考虑行液体硬化治疗前应进行静脉超声的检查。对深静脉及浅静脉进行详细的检查可以确定有无深静脉血栓形成、深静脉或者浅静脉有无反流及浅静脉有无血栓形成。对于单纯影响美观的毛细血管扩张,如果没有其他症状或者体征(如肿胀、踝周色素沉着及腿部沉重感),一般不需要进行超声检查。关于超声定位将在其他章节阐述。

如果怀疑有髂股静脉阻塞性疾病、血管畸形、既往深静脉血栓形成病史及查体发现腹壁静脉曲张,应进行更为详细的磁共振或者 CT 静脉造影检查,只有在考虑干预盆腔或者髂股静脉疾病时才考虑进行静脉造影。

33.4 适应证

液体硬化疗法首选应用于小的静脉曲张及毛细血管扩张,在静脉功能不全(如果存在)没有进行有效的治疗前不应进行液体硬化治疗。蜘蛛网状静脉 / 直径 < 1mm 的毛细血管扩张(图 33.3)一般只是影响美观,尽管患者有时主诉一些相关的症状。

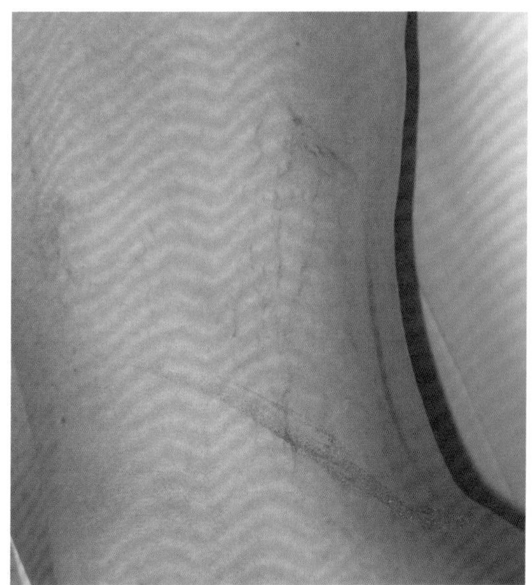

图 33.3 蜘蛛网状静脉及直径 < 1mm 的毛细血管扩张

1~3mm 的小的曲张静脉可以在发现静脉反流的源头并处理之后进行液体硬化治疗(图 33.4)。这些网状静脉通常为蜘蛛网状静脉的滋养血管,一般没有症状,主要是影响美观。

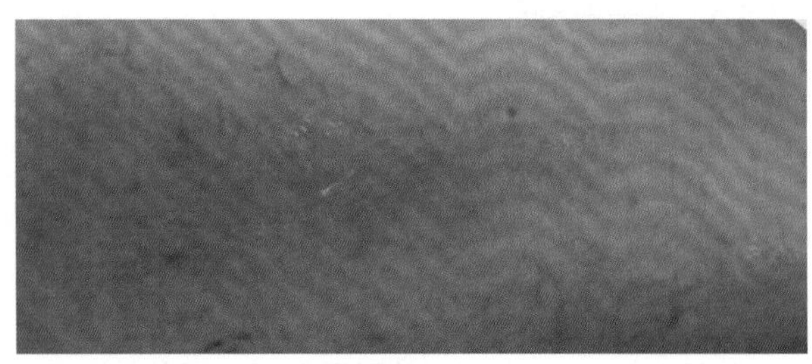

图 33.4 直径 1~3mm 的网状静脉

对于 >3mm 的曲张静脉，如果存在泡沫硬化治疗（如右向左分流）或者手术治疗的禁忌证，也可考虑行液体硬化治疗。

对于已经处理完反流的、术后残留的 >3mm 的曲张静脉可以进行液体硬化治疗。

33.5 禁忌证

液体硬化治疗的禁忌证主要有：

- 妊娠；除非有曲张静脉出血等治疗的适应证，否则治疗应推迟；
- 长期卧床；活动困难；
- 严重的全身性疾病；
- 外周动脉疾病，踝 - 肱指数 < 0.8。如合并静脉性溃疡也可考虑治疗；
- 发热性疾病；
- 急性浅静脉或者深静脉血栓形成。

33.6 治疗

治疗的第一步应识别患者治疗的目的，如果是静脉功能不全，应适当地评估问题的原因，关于静脉功能不全的治疗将在其他章节阐述。如果静脉功能不全已经治愈，只是残余小静脉曲张引起的美观问题，则进行液体硬化治疗是有指征的。在进行硬化治疗前，应告知患者足够的信息来获得知情同意。让患者了解可能的并发症、所期待结果的现实评估方法及治疗可能需要多次预约是很重要的。获得知情同意后，应对需要治疗的部位拍照存档。

33.6.1 硬化药物

按照不同的作用机制，硬化剂可以分为不同的种类（表 33.1），渗透性硬化剂通过使内皮细胞脱水来发挥作用，包括 23.4% 高渗盐水，75% 葡萄糖及水杨酸钠。洗涤剂溶液的作用机制是破坏内皮细胞的表层脂质，包括十四烷基磺酸钠、聚多卡醇、鱼肝油酸钠及乙醇胺油酸酯。腐蚀性硬化剂可以破坏血管壁，包括碘化钠、碘化钾、苯甲醇、72% 甘油及铬酸甘油。

33.6.2 硬化剂的选择

美国食品药品管理局批准了多种硬化剂，包括前面提到的洗涤剂。目前市场上常用的两种硬化剂是十四烷基磺酸钠（Sotradecol）和聚多卡醇（Asclera），聚多卡醇在 2010 年获 FDA 批准。

23.4% 的高渗盐水和 72% 甘油用在蜘蛛网状静脉曲张是超适应证用药。

表 33.1 硬化剂比较

硬化剂	生产厂家	分类	FDA 批准	强度	优点	缺点
高渗盐水	多家	渗透性	超适应证	++	过敏少；易获得；作用迅速	超适应证；注射时疼痛；色素沉着；坏死；稀释较快；不推荐用于面部静脉
非铬酸甘油	药房配置	醇类	超适应证	+	色素沉着、坏死及过敏发生率低	弱硬化剂；一般只用于毛细血管扩张
Asclera（聚多卡醇）	Merz 北美	变性剂	批准	+++	FDA 批准	色素沉着
Scleromate（鱼甘油酸钠）	Glenwood，LLC，Englewood，NJ	变性剂	批准	+++	FDA 批准	皮肤过敏及过敏发生率高
Sotrasecol（十四烷基磺酸钠）	Bioniche USA，Lake Forest，IL	变性剂	批准	+++++	FDA 批准；过敏率低；强力硬化剂	外渗时容易皮肤坏死；毛细血管丛生

来源：Gloviczki P et al. J *Vasc Surg* 2011；53（5）：2S-48S. FDA，美国食品药品管理局。

表 33.2 硬化剂治疗的适应证及浓度

适应证	十四烷基磺酸钠 /%	聚多卡醇 /%	高渗盐水 /%	甘油 /%
直径 >3mm 的静脉曲张	1.0~3.0	1.0~3.0	—	—
直径 1~3mm 的网状静脉	0.5~0.75	0.5~1.0	11.7~23.4	—
直径 <1mm 的毛细血管扩张	0.125~0.25	0.25~0.5	11.7~23.4	48~72

目前的研究并没有确切地指出哪种硬化剂更好，David M.Duffy 在 2010 年的一篇综述中写道："所有的硬化剂都是疗效与毒性相互妥协的结果，加上了医生的复杂性，患者与患者之间的差异，以及需要考虑法律问题"[8]。

Carlin 和 Ratz 报道了一组比较聚多卡醇、十四烷基磺酸钠、20% 肝素盐水及 0.9% 氯化钠（对照组）的小规模随机对照，结论是聚多卡醇、十四烷基磺酸钠和 20% 肝素盐水效果相当，但是聚多卡醇更易被患者接受[9]。

2002 年，Goldman 报告了一项研究，其中 129 名患者接受了不同浓度的十四烷基磺酸钠或聚多卡醇治疗。患者的平均改善率为 70%，70%~72% 的患者的结果令人满意。除聚多卡醇组有较少的溃疡和肿胀外，两组的不良反应没有显著差异[10]，作者得出结论：十四烷基磺酸钠和聚多卡醇对静脉曲张和毛细血管扩张都是安全有效的。

33.6.3 硬化剂浓度的选择

静脉的有效硬化取决于适当浓度的硬化剂和静脉壁之间的接触足够的时间来破坏管壁并诱发血管痉挛。浓度过低或者接触时间太短可能只会导致血栓形成，浓度过高则会导致反应过于强烈从而导致并发症的发生。选择适当的浓度需要经验，并且应该倾向于最低的有效浓度，表 33.2 给出了建议的浓度范围。

33.6.3.1 直径 > 3mm 的静脉

对于 > 3mm 的静脉，液体硬化疗法通常不作为首选的治疗方法。更好的选择包括泡沫硬化疗法或手术，本书将在其他章节讨论。如果不能使用其他方法，可以尝试用 1%~3% 的十四烷基磺酸钠或 1%~3% 聚多卡醇进行液体硬化治疗。

33.6.3.2 直径 1~3mm 的静脉

对于网状静脉，通常选用 0.5%~0.75% 的十四烷基磺酸钠、0.5%~1.0% 的聚多卡醇及 11.7%~23.4% 的高渗盐水。

33.6.3.3 直径 <1mm 的静脉（毛细血管扩张）

对于直径 <1mm 的静脉，通常选用 0.125%~0.25% 的十四烷基磺酸钠、0.25%~0.5% 的聚多卡醇、11.7%~23.4% 的高渗盐水及 50%~72% 的甘油，高渗盐水和甘油可使用利多卡因稀释。

33.6.4 材料

注射器：注射器的选择取决于个人偏好以及所用硬化剂的类型。通常使用 1~5ml 注射器。较大注射器产生的压力较小，从而导致更少的疼痛，同时更小的压力可以减少硬化剂渗漏的风险。如果使用甘油，则应选用较小的注射器，因为甘油黏度较高，需要更高的压力。

针头：建议使用 27~32G 的细针头，可单独用针头也可以用蝶形针头，当用在直径稍大的静脉时蝶形针头更利于回抽。

需使用酒精等皮肤清洁消毒试剂。

棉球或纱布垫：用于减压包扎或者擦拭血液或者消毒剂。

硬化剂：不管是在药瓶里还是在注射器里，都应清晰地标明种类及浓度。

应配备光线良好的治疗室。

放大设备：可使用小型放大镜（图 33.5）或者其他放大设备，如 Syris 手术头灯。

急救设备：应急用品至少应包括氧气、肾上腺素、类固醇和抗组胺药。

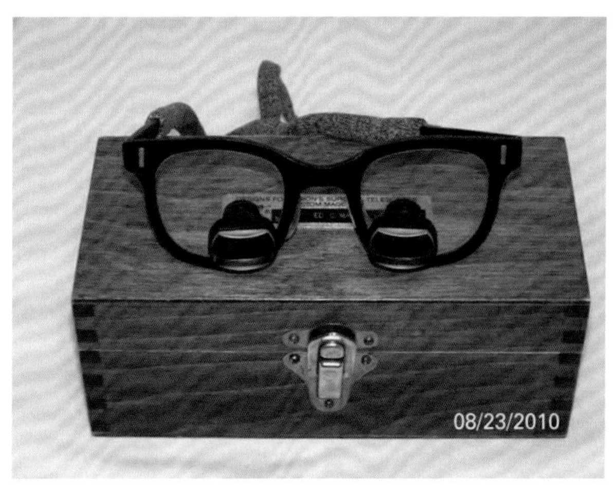

图 33.5 放大镜

可选设备

可选设备包括偏振光源、红外可视化设备或静脉灯。

33.6.5 技术

33.6.5.1 一般考虑

治疗应在反流的源头开始，可能包括手术及泡沫硬化剂治疗的技术，具体将在其他章节阐述。液体硬化疗法按照先处理直径较大的静脉，再处理较小的静脉，从近端到远端及使用最小有效浓度的原则进行，成功治疗较大直径的静脉对治疗直径较小的静脉也有帮助，因为硬化剂是可以相互交通的。

33.6.5.2 直径 > 3mm 静脉的治疗

如果存在静脉反流，应在治疗静脉反流后再进行较大直径静脉的液体硬化治疗。如前所述，直径 >3mm 的静脉最好采用手术切除或者泡沫硬化治疗等方法。如果由于一些原因不能采用其他治疗方法，在进行液体硬化治疗前，应在患者站立时标记要治疗的静脉，一旦患者躺下，静脉将会变平并难以找到。如果在超声引导下注射，这一步可省略。

硬化剂的浓度和量取决于静脉的直径，硬化剂进入静脉后会与血液混合从而被稀释。有几种措施可以减少静脉内血液的体积从而减少稀释：①应用"空气阻断"技术，在注射空气隔绝血流后立即注射液体硬化剂；②评估静脉后立即抬高下肢，这可以排空静脉内血液；③注射完成后，用纱布垫加压包扎下肢以防止血液进入治疗的血管。

选择的硬化剂浓度应为 1%~3% 的十四烷基磺酸钠或者 2%~3% 的聚多卡醇，每个病变部位应注射大约 0.5~1.0ml，但是整条静脉不应超过 10ml。建议一次治疗整条静脉以防止未治疗节段血栓形成。患者应在治疗后一周内穿着弹力袜。

33.6.5.3 直径 1~3mm 的网状静脉

治疗滋养蜘蛛网状静脉曲张的网状静脉扩张可以提高治疗的总体效果。网状静脉扩张及蜘蛛网状静脉曲张通常在超声上没有明显的反流，有时可以发现膝关节周围及大腿侧面的穿支静脉。通常肉眼或者用方法设备可以看到曲张的静脉，也有其他一些方法发现它们，如红外线投影（图 33.6）、静脉灯及偏振灯。在评估静脉时，回抽见到血液可以确定针头在合适的位置。每个位置应当注射大约 0.1~0.5ml 的适当浓度的硬化剂，两次注射的位置应间隔 5~15cm，这通过肉眼就可以确定，因为治疗节段的血管通常会出现痉挛并变得不可见。使用的硬化剂浓度通常为 23.4% 的高渗盐水、0.5%~0.75% 的十四烷基磺酸钠及 0.75%~1.0% 的聚多卡醇。对于网状静脉也可使用泡沫硬化疗法，这将在其他章节阐述。

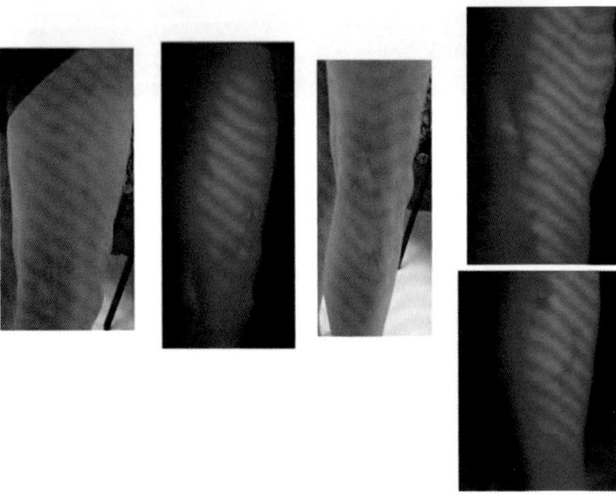

图 33.6 侧面静脉曲张及交通支静脉的偏振光显像

33.6.5.4 蜘蛛网状静脉扩张

治疗蜘蛛网状静脉扩张的关键是确定针头进入到静脉，在蜘蛛网状静脉中不可能通过回抽来确定针头在静脉内，通常需要直视观察，因此有良好并且不刺眼的照明非常重要，放大设备也很有帮助，其他的辅助设备包括偏振光，如有放大作用的 Syris 头灯。注射的剂量取决于治疗部位血管的长度和直径。

注射时基本没有阻力，一旦感受到阻力，应停止注射。注射完成后，针头应保持原位并轻压活塞，这样可以防止血液回流，增加静脉壁与硬化剂的接触时间。注射过程中如有硬化剂外渗的迹象应停止注射。注射完成后可加压包扎促进静脉闭合，可以手动加压也可使用棉球。常用的硬化剂及浓度为 0.125%~0.25% 的十四烷基磺酸钠、0.25%~0.5% 的聚多卡醇、11.4%~23.4% 的高渗盐水及 48%~72% 的甘油。注射的量取决于硬化剂的种类和浓度，一般一次治疗 10ml。

33.6.6 加压

硬化治疗后加压治疗可以减少不适及静脉炎等副作用，通常可使用医用弹力袜。可以使用额外的泡沫垫、棉球及纱布进行加压，可以用胶带或者纱布缠绕固定。这些额外的加压可以帮助闭合静脉、避免血栓形成，从而减少术后疼痛及色素沉着的风险。

33.6.7 硬化治疗后微血栓清除

即使充分加压，治疗后静脉内也可能会出现血栓形成，会导致疼痛及色素沉着的症状。治疗后 2~3 周内清除血栓可能会减少并发症的发生[11]，具体方法是局麻后用 18~22G 的针头沿静脉穿刺，然后用棉球挤出血栓（图 33.7）。

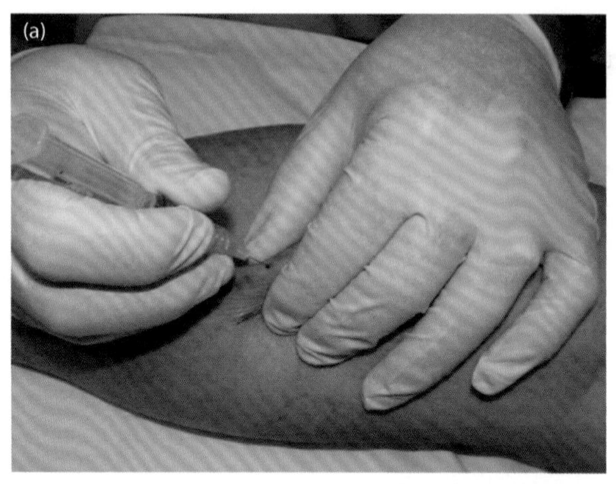

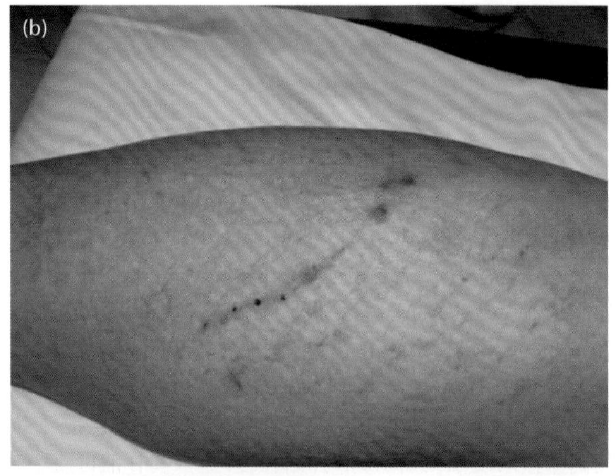

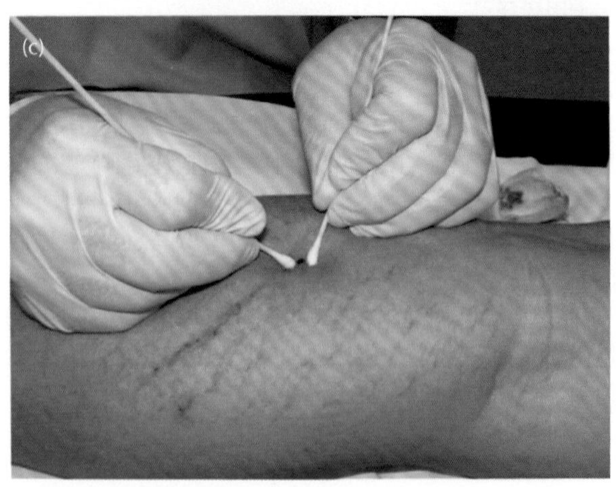

图 33.7 硬化治疗后微血栓清除：(a) 用 30G 的皮下注射针穿刺血栓形成的扩张毛细血管；(b) 血栓从扩张毛细血管中流出；(c) 使用棉签挤出更多的血栓不良反应

33.7 不良反应

33.7.1 疼痛

硬化治疗后最常见的主诉是疼痛，很多因素可以减少患者的疼痛：①硬化剂的种类会影响疼痛的程度，洗涤剂通常比渗透性硬化剂导致的疼痛轻，如果使用高渗盐水（一种渗透性硬化剂），通常需要加用利多卡因来较少不适。②建议使用能穿透皮肤的最小直径的针头，30~32G 最常用。③确保针头在静脉内，并且注射时避免暴力快速注射可以有效地避免外渗。④高张盐水通常会导致注射部位静脉痉挛，因此需限制每个部位注射的量。⑤其他减少不适的措施包括局部麻醉、注射部位局部吹冷气及注射后局部冰敷，应注意的是降温洗涤剂可能会影响疗效。

33.7.2 视觉改变

治疗过程中有的患者会出现视觉改变或者偏头痛，可能与被破坏的内皮释放血管内皮素有关，在有偏头痛病史或者心脏右向左分流的患者中更常见，这些症状通常是一过性的。

33.7.3 炎症反应

局部的炎症反应包括皮疹、荨麻疹及局部水肿。使用合适浓度的硬化剂并限制用量可以减少炎症反应的发生。全身的过敏反应也有可能发生，因此需要常备一个包含氧气、肾上腺素、抗组胺药物和类固醇类药物的急救箱。

33.7.4 色素沉着

色素沉着是治疗部位血栓降解后产生的含铁血黄素沉积（图 33.8）[11]，通常会在几个月内消退，可以通过清除治疗部位的血栓以减少发生。有些患者色素沉着可能会长达 1~2 年，原因尚不明确，可能的原因有：患者特殊的皮肤类型；硬化剂作用强烈导致急性炎症反应及炎症后色素沉着；硬化剂作用太弱导致硬化不充分、血管再通、持续血栓形成及色素沉着。高渗盐水等硬化剂常可导致更高的色素沉着发生率，可能是因为红细胞裂解。

33.7.5 毛细血管丛生

毛细血管丛生是指在曲张静脉或者较大的蜘蛛网状静脉治疗后局部出现的红色或紫色蜘蛛网状静脉（图 33.9）。尽管原因不十分明确，但是通常是因为潜在的反流源头治疗不充分，这些反流源头包括未发现的隐静脉功能不全、穿支静脉功能不全或者网状静脉，超声检查可能有助于识别反流源头，静脉灯或者偏振光可以帮助发现超声看不到的网状静脉。如果反流源头没有找到，毛细血管丛生也可能会随诊时间消退，有人尝试利用激光治疗获得了成功[12]。

33.7.6 皮肤坏死

硬化治疗可能会导致皮肤坏死（图 33.10），可能的原因包括硬化剂浓度太高及外渗、注射器内压力太高导致皮肤苍白及小动脉内注射。预防措施包括使用合适浓度的硬化剂、确保针头在蜘蛛网状静脉曲张内后再轻柔注射以及回抽以确保针头在曲张静脉内。

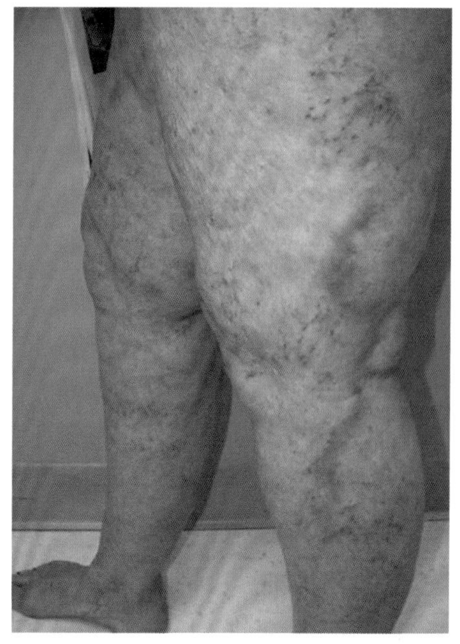

图 33.8 不良反应：色素沉着

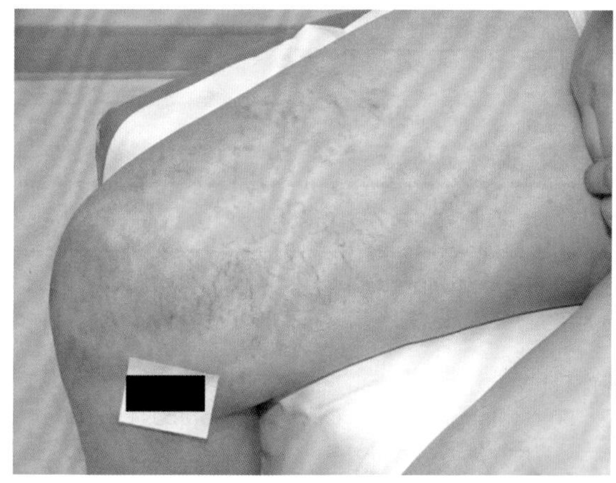

图 33.9 不良反应：毛细血管丛生

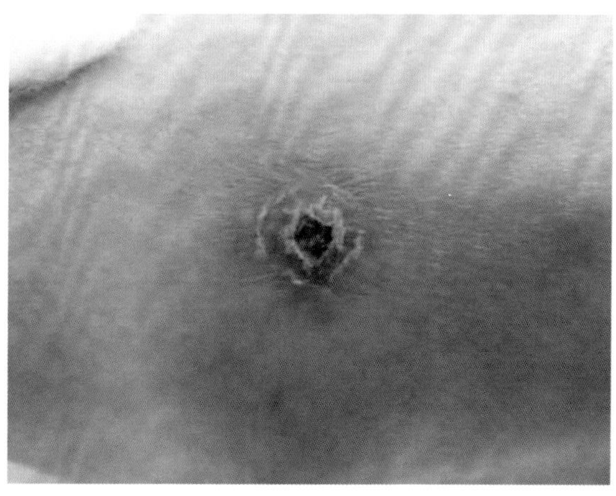

图 33.10 不良反应：皮肤坏死

33.7.7 血栓栓塞

小静脉曲张及蜘蛛网状静脉治疗后深静脉血栓形成很少见，但是当治疗后出现疼痛及肿胀时应考虑深静脉血栓形成，怀疑深静脉血栓应行超声检查确诊。当治疗较大的静脉曲张及使用浓度较高的硬化剂时，下肢深静脉血栓形成的发生率更高。

33.7.8 动脉内注射

过敏反应及动脉内注射对患者来说最危险，这种并发症可以导致严重的组织坏死，有时甚至需要截肢。注射时应确保针头在静脉内而不是在动脉内。在一些特定的位置，如踝部周围，由于动脉比较表浅，发生动脉内注射的可能性更高。对于穿支静脉及隐静脉注射时应使用超声引导，因为穿支静脉通常与动脉伴行，隐静脉在某些位置也与动脉关系紧密。有时单独应用超声引导也不能完全避免动脉内注射，少量回抽也可帮助确定针头是否在静脉内，在静脉内时血液会很容易打回。也可使用开放技术帮助确定：当用盛有硬化剂的注射器替换回抽的注射器后，如果针头在动脉内，可以看到搏动性的出血。

33.8 临床治疗指南

血管外科学会及美国静脉论坛现行及既往的指南均推荐对于毛细血管扩张、网状静脉及静脉曲张可采用硬化治疗(包括硬体硬化治疗及泡沫硬化治疗)[13]。对于网状静脉及直径 < 3mm 的毛细血管扩张推荐使用液体硬化治疗。

致谢

作者感谢 Victoria J. White，MA，ELS 在编写上的帮助。

美国静脉论坛指南 4.5.0：毛细血管扩张及静脉曲张的液体硬化治疗

编码	指南	推荐等级（1：强；2：弱）	证据级别（A：高质量；B：中等质量；C：低或极低质量）
4.5.1	我们推荐使用液体或者泡沫硬化治疗毛细血管扩张、网状静脉及静脉曲张	1	B
4.5.2	对于功能不全的大隐静脉的治疗，我们推荐使用静脉热溶蚀，优于使用泡沫硬化剂	1	B

参考文献

●= Major review articles
★= Key primary papers
◆ = Guidelines

●1. Schwartz L and Maxwell H. Sclerotherapy for lower limb telangiectasias. *Cochrane Database Syst Rev* 2011;(12):CD008826.
★2. McPheeters HO. Injection treatment of varicose veins by the use of sclerosing solutions. *Surg Gynecol Obstet* 1927;45:541–7.
★3. Dixon FC. The results of injection treatment of varicose veins. *Staff Meet Mayo Clin* 1930;5:41.
4. Smith FL. Varicose veins, complications and results of treatment of 5000 patients. *Milit Surg* 1939;85:514.
◆5. Weiss MA, Hsu JT, Neuhaus I, Sadick NS, and Duffy DM. Consensus for sclerotherapy. *Dermatol Surg* 2014;40(12):1309–18.
★6. Einarsson E, Eklöf B, and Neglén P. Sclerotherapy or surgery as treatment for varicose veins: A prospective randomized study. *Phlebology* 1993;8(1): 22–26.
7. Uhl JF, Cornu-Thenard A, Satger B, and Carpentier PH. Clinical analysis of the corona phlebectatica. *J Vasc Surg* 2012;55(1):150–3.
8. Duffy DM. Sclerosants: A comparative review. *Dermatol Surg* 2010;36(Suppl. 2):1010–25.
★9. Carlin MC and Ratz JL. Treatment of telangiectasia: Comparison of sclerosing agents. *J Dermatol Surg Oncol* 1987;13(11):1181–4.
10. Goldman MP. Treatment of varicose and telangiectatic leg veins: Double-blind prospective comparative trial between Aethoxyskerol and Sotradecol. *Dermatol Surg* 2002;28(1):52–5.
★11. Scultetus AH, Villavicencio JL, Kao T-C et al. Microthrombectomy reduces postsclerotherapy pigmentation: Multicenter randomized trial. *J Vasc Surg* 2003;38(5):896–903.
12. Meesters AA, Pitassi LH, Campos V, Wolkerstorfer A, and Dierickx CC. Transcutaneous laser treatment of leg veins. *Lasers Med Sci* 2014;29(2):481–92.
◆13. Gloviczki P, Comerota AJ, Dalsing MC et al. The care of patients with varicose veins and associated chronic venous diseases: Clinical practice guidelines of the Society for Vascular Surgery and the American Venous Forum. *J Vasc Surg* 2011;53(5): 2S–48S.

34

毛细血管扩张和静脉曲张的激光治疗

34.1 介绍

根据德国一项随机选取人群的流行病学研究[1]，只有9.6% 的人没有任何静脉曲张类疾病，31.3% 的人患有临床症状明显的静脉曲张、静脉水肿、局部皮肤改变和静脉性溃疡等疾病，59% 的人患有单纯毛细血管扩张。

如今，因为其与深静脉血栓形成和肺栓塞存在相关性，越来越多的人开始关注静脉曲张及慢性静脉性疾病。进展期慢性静脉疾病的临床表现及体征，如疼痛和溃疡已被普通大众熟知。此外，在过去几十年中，随着人们对身体外观要求的提高及对腿部美容的更多关注，使得良好的美容效果成为很多患者的要求。

过去的几十年间，技术的进展使得经皮激光治疗小静脉曲张、经皮导管治疗临床症状明显的静脉曲张满足了大部分患者的要求。

34.2 病因及发病机制

静脉疾病（包括静脉曲张及毛细血管扩张）病因复杂，至今尚未完全阐明。除了先天性和某些获得性静脉曲张的原因是已知的外，其他不同的疾病也可促进静脉曲张的发展。例如，有血栓形成倾向的患者可能会发生深静脉血栓形成从而导致与血栓形成后深静脉反流相关的继发性静脉曲张。关于静脉曲张的病因学及病理生理学，读者可以参考第 4 到第 6 章。腿部毛细血管扩张一般是特发性的，主要影响患者美观。但是如表 34.1 所示，皮肤病学家发现一些局部或系统性的疾病也会导致腿部毛细血管扩张[2,3]，了解这些疾病很重要，因为有些疾病状态下皮肤对光高度敏感从而导致无法使用激光或者强脉冲光治疗，或者出现对皮肤的损害，这些情况是使用激光治疗的禁忌证。

34.3 临床表现及分类

CEAP 分级[4]是被广泛接受的描述静脉疾病严重程度的系统，但不适用于虽影响美观但临床症状不明显的小静脉曲张。CEAP 分级的 C1 级包括了直径 < 3mm 的毛细血管扩张及网状静脉曲张，但是同样是 C1 级静脉曲张，可能需要不同的方法治疗，因此，更多的分级系统被提出来以便静脉曲张可以更详细的描述。

最初，有人根据形态描述毛细血管扩张，如线型、分叉型、Besenreiser 型、蜘蛛网状、星型、点状或丘疹状[5]。这种形态学分类常常可以帮助识别毛细血管扩张的起源，它可能通过一条滋养静脉与静脉系统更深层的部分相连接，因此治疗起源部分的血管通常是最有效的[6,7]。

在引入激光治疗毛细血管扩张时，热弛豫时间、选择性光热分解效应[8]的概念及血管直径等参数是最重要的。毛细血管扩张可以分为直径 <0.2mm、直径 0.2~1mm 和直径 1~2mm 三种类型。直径大于 2mm 的静脉被称为网状静脉。

另外，血管的颜色可以提供重要信息。由于光的反射和散射特性，相同的血管如果位于较深的层次，则看起来会比浅层的血管更蓝一些[9]。此外，已经证明红色和蓝色的毛细血管扩张时管腔内的血氧饱和度不同[10]，说明红色血管内含有更多的动脉血。

最新的毛细血管扩张及静脉曲张的分类系统[11,12]把以上提到的各项标准指标进行汇总以便对日常临床工作提供更大的帮助（表 34.2）。

表 34.1 腿部毛细血管扩张的病因

主要的
毛细血管瘤
静脉畸形骨肥大综合征
贫血痣伴随毛细血管扩张
血管瘤及血管角质瘤
匍行性血管瘤
遗传性出血性毛细血管扩张（奥斯勒 - 韦伯 - 伦杜综合征）
共济失调性毛细血管扩张（路易斯 - 巴尔综合征）
全身性特发性毛细血管扩张
遗传性良性毛细血管扩张
蜘蛛痣
布鲁姆综合征
次要的
与慢性静脉疾病相关的原因
特发性毛细血管扩张（根据 CEAP 分期为 C1 期）
皮炎或毛细血管炎（根据 CEAP 分期为 C4 期）
外因
暴露于红外线、紫外线及 X 射线的毒性损伤
接触过有毒或过敏性化学微生物制剂[例如：急性期（红色），慢性期（蓝色）]及螺旋体感染
钝性组织损伤
皮肤药物反应（例如皮质类固醇）
自身免疫性疾病
系统性红斑狼疮
皮肌炎
进行性系统性硬化
硬皮病
冷球蛋白血症
遗传相关的原因
着色性干皮病
高尔茨综合征
先天性皮肤病（罗斯蒙德 - 汤姆森综合征）
先天性神经血管病（马夫奇综合征）
先天性毛细血管扩张性大理石样肤色
先天性角化不良
单侧痣状毛细血管扩张
弥漫性血管角化瘤

表 34.2 根据 Duffy 及 Goldman 对腿部毛细血管扩张进行分类

Ⅰ型	毛细血管扩张，蜘蛛脉直径为 0.1~1.0mm，颜色从红色到紫绀色
ⅠA 型	毛细血管网状交织，直径为 0.2mm，颜色红色
ⅠB 型	交通性毛细血管网，Ⅰ型中的静脉直接与大隐静脉系统中曲张的静脉直接交通
Ⅱ型	混合性毛细血管扩张 / 静脉曲张与大隐静脉系统无直接交通，直径为 1~6mm，颜色从紫绀色到蓝色
Ⅲ型	非大隐静脉曲张（网状静脉），直径 2~8mm，颜色从蓝色到蓝绿色
Ⅳ型	大隐静脉曲张，直径通常在 8mm 以上，颜色从蓝色到蓝绿色

34.4 治疗前诊断及要求

在任何静脉性疾病治疗开始前，需进行包括体格检查、问诊及多普勒超声检查在内的诊断性病情检查。在病情检查过程中，应注意识别深静脉、交通静脉及隐静脉的病理性反流，如果有影响血流动力学的闭塞也应识别。另外，表 34.1 列出的其他导致毛细血管扩张及静脉曲张的原因也应识别以预防激光治疗的损伤。

在明确腿部静脉血流动力学的病理改变后，如果存在隐静脉及交通支静脉的反流，应在进行浅表静脉的治疗前纠正反流。这种治疗策略的理论基础是表浅的曲张静脉通常与深部功能不全的静脉相互连通[6,7]，从而导致在计划使用激光治疗的扩张毛细血管内出现静脉高压。

34.5 患者选择

所有毛细血管扩张的患者，只要没有前文（34.2）提到的禁忌证，都可以使用激光及强脉冲光治疗替代硬化治疗。激光治疗是一种现代、快速并且简便的治疗方法，它使患者避免了穿刺损伤，无需使用伤口敷料，同时对于医生来说，避免了术后加压包扎。与硬化剂治疗不同，激光治疗没有最大剂量的限制，因此，可以同时一次治疗双侧患肢。激光或者强脉冲光治疗毛细血管扩张联合腔内治疗大隐静脉非常适合希望在治疗过程中及治疗后生活质量要求较高的患者。不能接受硬化治疗的患者也适合激光治疗，尤其对于：

- 晕针的患者；
- 硬化治疗无效的毛细血管扩张患者；
- 毛细血管丛生患者；
- 硬化治疗后又出现明显的色素沉着的患者；
- 对硬化剂不耐受的患者。

34.6 光 - 组织相互作用的基础

要想使用激光或者强偏振光源成功治疗毛细血管扩张，需要满足光 - 组织相互作用的物理特性所需要的一些条件。最重要的参数和条件已在表 34.3 中列出。

表 34.3 激光或强脉冲光治疗毛细血管扩张症的混杂因素

- 根据目标和覆盖组织的吸收特性选择波长
- 以激光流量(J/cm^2)表示充足剂量的激光能量,以实现可靠的血管闭合
- 选择激光脉冲的持续时间不超过靶热松弛时间
- 为修正散射损失的穿透深度而过大的光束直径
- 实现波长选择、激光流量调节和脉冲持续时间的最佳组合,以实现均匀体积的目标加热
- 根据患者疼痛感受调整脉冲持续时间
- 表面冷却用于减轻疼痛及表皮修复

光源波长的选择决定了光的能量能否穿过表面皮肤到达靶组织,即各种直径的静脉血管。600~1 200nm 波长为人体皮肤的光学窗,此时皮肤吸收最少,吸收效率约为 5cm^{-1}。人体皮肤上吸收这部分波长电磁能量的相关发色团主要有真皮内的血红蛋白和表皮内的黑色素,水只是在超过 1 000nm 的红外部分的波长中起作用。图 34.1 展示了最重要的吸收曲线。

其中展示了黑色素含量 3% 的正常皮肤及黑色素含量 15% 的中度晒黑皮肤的表皮光吸收程度[13]。在真皮,基准吸收以血红蛋白吸收为准,图 34.1 展示了估计血液含量为 0.2% 的真皮及血红蛋白浓度为 10mmol/L 的血液的光吸收曲线,但是在整个波长范围内,其吸收比单纯血液的吸收要弱 100 倍,因此其可作为经皮激光治疗的靶组织。可以看出,血红蛋白对 532nm 波长的吸收率是 1 064nm 波长的 100 倍,黑色素对 532nm 波长的吸收率是 1 064nm 波长的八倍,水对两个波长都没有吸收作用。综上所述,无论在血液含量丰富或者缺乏的皮肤中,1 064nm 波长都比 532nm 波长穿透地更深(图 34.2)。

到达靶血管的激光能量决定了血管能否被永久闭合,

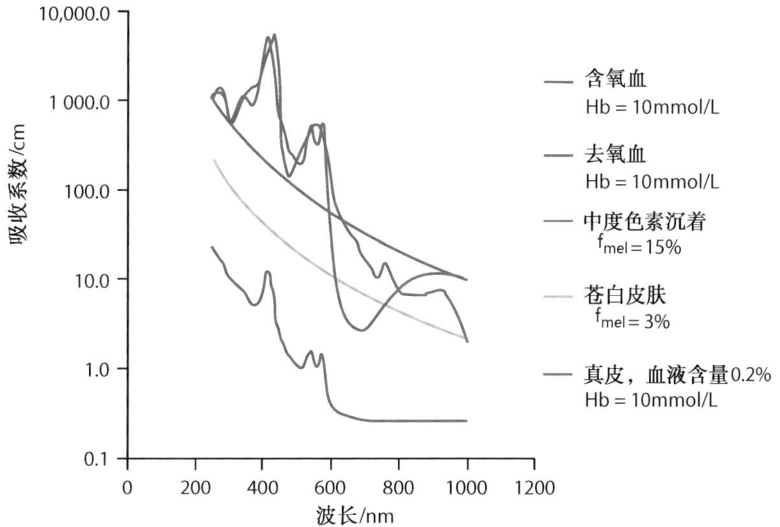

图 34.1 血液中氧和及脱氧血红蛋白的含量为 10mmol/L 时的吸收频谱。中度晒黑及白皙皮肤的表皮吸收使用黑素小体含量分别为 15% 和 3% 计算。真皮的吸收通过血液含量为 0.2%、氧和血红蛋白的浓度为 10mmol/L 计算。所有的曲线的波长范围为 250~1 000nm

治疗表浅静脉时,足够的能量可产生即刻可见的血管变化,如血管的收缩和血栓形成[14]。合适的作用强度取决于波长,在治疗直径 0.1mm 的表浅血管时,可以用泵脉冲燃料激光从 4J/cm^2 开始[15],在长脉冲钇铝石榴石晶体(Nd:YAG)激光系统可达 580J/cm^2。

当需要达到计划数量的激光能量时,释放时间也非常重要。根据选择性光热分解效应的原则[8],激光脉冲的持续时间不应达到靶组织的热弛豫时间。热弛豫时间通常是靶组织向周围温度较低组织的热传导时间,描述这种现象的方程是一个 e 函数,热弛豫时间作为时间常数。实践过程中,如果激光作用时间超过靶组织的热弛豫时间,靶组织吸收热量较多的优点将不复存在。热弛豫时间的长短可通过以下参数估计:它的时间与靶血管直径有关(例如:0.5mm 直径血管的热弛豫时间约为 250 毫秒,而 0.2mm 直径血管

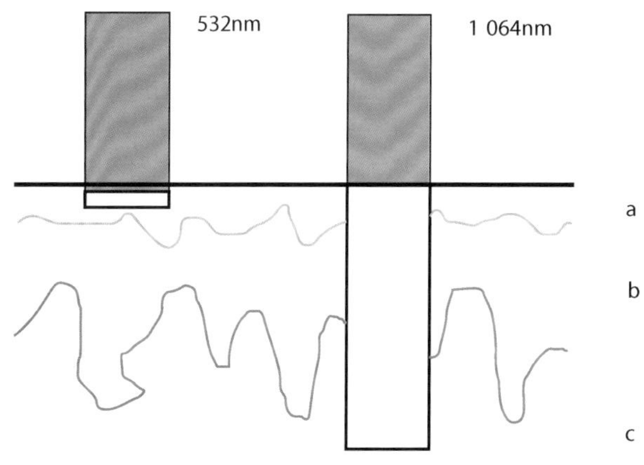

图 34.2 根据图 34.1 所示吸收特征,对波长 532nm 及 1 064nm 激光穿透人体皮肤深度的半定量展示。a:表皮;b:真皮;c:皮下脂肪

的热弛豫时间约为 40 毫秒),实际的热弛豫时间一般要比估计值略短,但是在任何情况下,实际的脉冲时间都应该更短,同时也不应比热弛豫时间短太多。例如,对于波长 1 064nm 的 ND:YAG 激光,有文献报道在治疗直径 0.8mm 的血管时,使用 20~60 毫秒的较长脉冲持续时间,其临床效果要好于使用 3 毫秒的较短脉冲持续时间[16],同时组织病理学也支持这一结果,长脉冲持续时间可以导致更明显的血管周围胶原皱缩,而 3 毫秒的脉冲持续时间只能导致血管的血栓性闭塞,总的来说,足够的血管周围热损伤,或者至少血管壁全层的热损伤,是静脉长期持续闭塞的基础。另一方面,长脉冲持续时间可能导致更严重的疼痛[14],因此,由于严重的疼痛有时不能使用特别长的脉冲持续时间,特别对于超过 100 毫秒的脉冲持续时间,多数患者不能耐受。

另外,为了成功用激光治疗腿部毛细血管扩张,应考虑激光的实际穿透深度,有趣的是,穿透深度不止与激光的波长及吸收特性有关,还与散射特性相关。由于散射效应,原本圆柱体的激光束在被周围组织吸收前形成一个笔尖形,但是,由于前向散射现象,较大直径的激光束需要更长的时间来消失,并且可以穿透更深的组织因此可以通过增加光束直径来增加激光的实际穿透深度(图 34.3)。

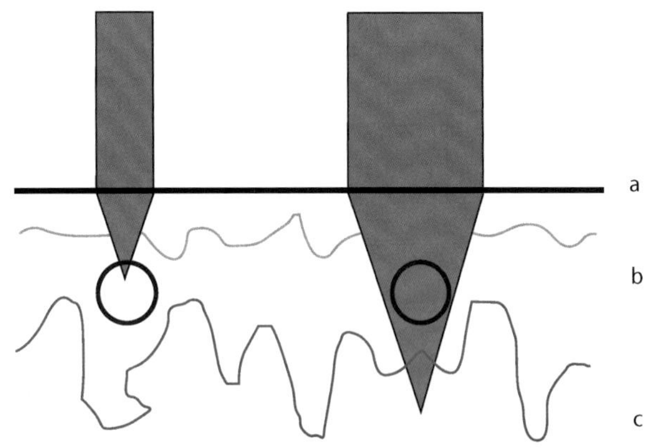

图 34.3 波长为 1 064nm 激光的不同光束直径对皮肤穿透深度的半定量展示,由于前向散射效应,较粗的光束穿透较深。a:表皮;b:真皮;c:皮下脂肪

在综合考虑皮肤组织及血红蛋白的吸收及静脉血管的几何结构的基础上,我们需要仔细研究一下体积加热问题。如果使用易被大直径血管内血红蛋白吸收的波长,由于能量大部分被初次接触激光束的组织吸收,则距离血管较远的结构不能被充分加热,相反,使用只被血红蛋白中度吸收的波长可以整体加热血管。图 34.4 展示了 532nm 激光束和 1 064nm 激光束的比较。因此,直径在 1mm 左右的较大直径的血管不能使用 532nm、585nm 及 595nm 等较短波长的激光治疗。

为了减少皮肤热损伤引起的疼痛及其他不良反应,现在一般会使用皮肤降温器材。局部应用冰块、激光治疗前注射冷却的凝胶及通过冰块进行激光发射等传统方法不能保证可重复的效果。如今,复杂的动态喷雾冷却装置、冷却接触技术及冷气产生器都已应用。

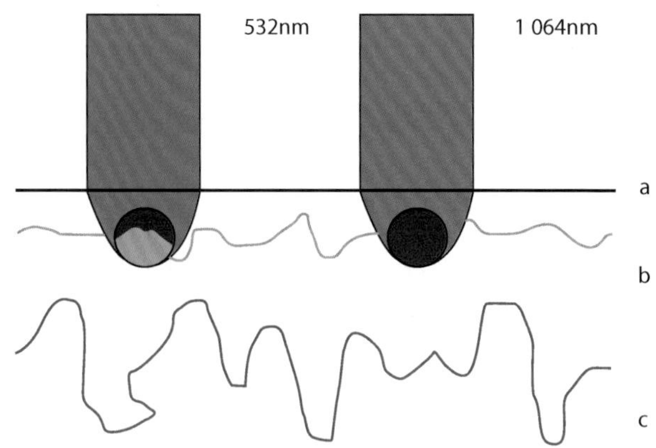

图 34.4 532nm 及 1 064nm 激光治疗时不同加热容积的半定量展示。由于血液对 532nm 激光吸收较多,较大直径的血管只有靠近表皮的部位被充分加热,而离表皮较远的部位温度较低。1 064nm 的激光对血管的加热更均匀。a:表皮;b:真皮;c:皮下脂肪

34.7 毛细血管扩张的激光及强偏振光治疗

目前,对大多数患者,腿部毛细血管扩张的治疗已经到达了可以经皮治疗水平。激光参数有了革命性的改变,尤其是脉冲持续时间通量的增加,以及从可视光到近红外波长光的转变。现在已有大量不同的激光及强偏振光系统可用于 0.1~2.0mm 任意直径的腿部毛细血管扩张治疗。

34.7.1 532nm 磷酸钾钛激光

频率加倍的 532nm Nd:YAG 激光系统特别适合直径 <0.7mm 的腿部红色毛细血管扩张的治疗,它对 Ⅰ~Ⅲ型皮肤最有效,但是对晒黑以后或者肤色较暗的患者效果差,因为黑色素对这个波长的激光吸收过多。

532nm 激光最初应用时的参数为:14~20J/cm^2、10~15 毫秒脉冲持续时间及 3~5mm 的目标血管直径,但是应用在 50 例不同直径的腿部毛细血管扩张患者,在两次治疗后,83% 的患者会有 50% 以上的毛细血管扩张消失。同样使用前边提到的参数,532nm 磷酸钾钛激光系统与长波长激光相比,导致的疼痛更少[17]。在另一个包含 15 例患者的研究中,直径 <0.75mm 的毛细血管扩张的临床治疗效果更好一些,在使用 16J/cm^2、10 毫秒脉冲时间、每次对治疗区域照射 3 次的方式进行 2 次治疗后,扩张毛细血管的清除率可以超过 75%[18]。另外一个研究展示了较少的疼痛及副作用的发生率,但是血管的清除要次于长脉冲染料激光,作者建议使用 KTP 激光系统治疗毛细血管扩张,配合硬化疗法治疗滋养的网状静脉[19]。但是,使用多脉冲模式(包含 100、30 和 30 毫秒三种持续时间,每次之间间隔 250 毫秒)、60J/cm^2 及 0.75mm 的光束直径治疗直径 0.5~1mm 的腿部毛细血管扩张时,治疗 3 次的清除率是 85%,治疗 4 次的清除率是 93%,主要是因为前 3 次脉冲时利用了高铁血红蛋白的生成[20]。在另一项研究中,KTP 激光对直径 >0.7mm 的血管无效[21]。

还有一项研究中,使用 532nm KTP 激光治疗 20 位女性患者的 79 个部位(皮肤类型 Ⅰ~Ⅲ),使用光斑直径为

5mm、13~15J/cm^2、脉冲持续时间 40 毫秒治疗 2 次,间隔时间 12 周。盲法评价显示 69% 的患者有 50% 以上的改善,而色素沉着的发生率只有 2%[22]。

34.7.2 578nm 溴化亚铜激光

溴化亚铜激光适用于腿部红色毛细血管扩张。在一项包含 46 位患者的研究中,对直径 <1.5mm 的血管使用 50~55J/cm^2 通量,同时应用 1~4℃的接触冷却系统平均治疗 1.7 次可以达到 75%~100% 的清除率[23]。

34.7.3 闪光灯 - 泵脉冲染料激光

这种激光第一次使用选择性光热分解效应概念,并且在治疗直径 <0.1mm 的极小的红色血管(如毛细血管丛生)方面取得了很好的效果。使用 577nm 波长及 360μs 脉冲持续时间,这种激光适用于治疗婴幼儿血管瘤或者鲜红斑痣,对成人腿部毛细血管扩张的效果欠佳[24],当使用 585nm 波长及 450μs 脉冲持续时间治疗治疗腿部蓝色毛细血管扩张时,成功率非常有限,通常清除率在 30% 左右,还常常残余色素沉着[25]。

19 世纪 90 年代中期开始应用波长 595nm、脉冲持续时间 1.5 毫秒的染料激光。一项研究显示,当能量密度为 18J/cm^2 时,单次治疗直径在 0.6~1.1mm 血管的成功率不超过 65%[26]。另一研究显示对直径 < 0.5m 的直径血管的清除率为 100%,但对直径 0.5~1mm 血管的清除率为 80%[27]。使用 595nm 波长染料激光及 1.5 毫秒脉冲持续时间治疗 3 次(每次间隔 6 周),10 例患者中 75% 可以达到清除目的,对于腿部直径 <1.5mm 的毛细血管扩张,使用的能量密度为 15~20J/cm^2[28]。有研究对比了 595nm 及 600nm 波长激光对 87 例患者、257 个部位的治疗效果。研究使用 1.5 毫秒脉冲持续时间及 16、18、20J/cm^2 的能量密度,单次治疗后超过 80% 的患者可以达到 50% 以上的消除。作者发现高能量密度作用在直径 <0.5mm 的血管时效果最好,所有患者中约 32% 有皮肤颜色改变[29]。使用动态冷却装置联合 595nm 波长、1.5 毫秒脉冲持续时间的激光治疗时,可以减轻患者不适,而不影响清除率(68%)[30]。40 毫秒脉冲时间的染料激光的发明使得治疗后极少或者不残留蓝紫色病变成为可能。40 毫秒的脉冲持续时间、16J/cm^2 的能量密度、每个疗程同一部位至少治疗 3 次,治疗过程中同时使用一个 -4℃的空气冷却系统,经过两个疗程的治疗,70% 的腿部血管可以达到 75%~100% 的消除[31]。有报道使用 595nm 波长、40 毫秒脉冲持续时间、能量密度为 25J/cm^2 激光,配合喷雾冷却装置治疗亚毫米级毛细血管扩张,大约 1 半的患者可以达到 50% 或更好的清除率。在同一研究中,使用 532nm 波长 KTP 激光、50 毫秒脉冲持续时间、能量密度为 20J/cm^2 及接触冷却装置可以获得相似的结果[32]。

34.7.4 755nm 长脉冲翠绿宝石激光

有研究证实双脉冲模式(频率:1Hz)、能量密度为 20J/cm^2、脉冲持续时间为 5~10 毫秒近红外线波长的 755nm 翠绿宝石激光最有效[33],虽然 <0.4mm 的小血管反应不明显,但较大的毛细血管扩张在 3 次治疗后(每次间隔 4 周)有 63% 清除率,随后的硬化治疗可以进一步提高激光治疗的效果。另一个研究显示 3 毫秒脉冲时间、能量密度为 60~70J/cm^2 的长脉冲翠绿宝石激光治疗直径 0.3~3mm 的静脉常会引起明显皮肤炎症反应、紫癜及毛细血管丛生,尽管有这些并发症,3 次治疗后只有 33% 的患者有超过 75% 的清除率[34]。当使用 755nm、能量密度为 90J/cm^2 的翠绿宝石激光治疗直径为 0.3~1.3mm 的毛细血管扩张时,20 例患者中 15 例有 25%~75% 的清除率,但是,75% 的患者出现了色素沉着[35]。

34.7.5 810~980nm 波长的二极管激光

有研究使用 5mm 光斑直径、4 个连续叠加脉冲(频率:2Hz,每个脉冲能量密度为 3~4.5J/cm^2)的 810nm 波长激光治疗毛细血管扩张,虽然没有发现有副作用发生,但是同样也没有消除毛细血管扩张[2,36]。另一研究团队使用 810nm 长脉冲二极管激光治疗 0.3~3.0mm 的血管报道了不同的结果:有 29% 的部位消除率超过 75%[34]。使用光斑直径 1mm、脉冲持续时间 40~70 毫秒、能量密度 300~350J/cm^2 的 940nm 二极管激光治疗 26 例患者中的 12 例(46%)毛细血管扩张,一次治疗的清除率超过 75%[37],同一作者对患者随访一年后有 35% 的患者的清除率有明显的改善[38]。另一个法国的团队使用光斑直径 0.5~1.5mm、脉冲持续时间为 10~70 毫秒、能量密度稍高于 300J/cm^2 治疗毛细血管扩张,治疗直径 < 0.4mm 血管时,3 次治疗后在 13% 的病例消除率超过 75%;治疗直径 0.8~1.4mm 血管时,3 次治疗后在 88% 的病例清除率超过 75%[39]。使用光斑直径 12mm、脉冲持续时间 60 毫秒、能量密度 80~100J/cm^2 的 810nm 激光治疗一个疗程(2 次治疗)可以完善消除 43% 的蜘蛛网状静脉曲张[40]。当使用能量密度为 80~140J/cm^2、脉冲持续时间为 100~300 毫秒的 915nm 二极管激光联合能量为 80~100J/cm^2 的 1MHz 射频治疗 3 次时显示了 77% 治疗部位超过 75% 的清除率[41]。另外有研究报道使用能量密度为 300~500J/cm^2、脉冲持续时间为 150 毫秒的 980nm 二极管激光联合接触冷却装置时,可以在 60% 的患者中达到 50% 的清除率,但是由于脉冲持续时间太长,大部分患者有非常明显的痛感[42]。

34.7.6 1 064nm 长脉冲磷酸钾钛激光

与短波长激光相比,1 064nm 激光被黑色素及血红蛋白吸收较少,由于被血红蛋白吸收少,激光能量可以把较大直径血管作为一个整体加热。1999 年,Weiss 报道了一个包含 30 位患者的研究,研究使用脉冲持续时间为 16 毫秒的 1 064nm Nd:YAG 激光治疗直径 0.5~3mm 的血管,他们观察到一次治疗后有 75% 的改善[43]。另一研究报道了作者使用 1 064nm Nd:YAG 激光联合接触冷却装置,应用 6mm 的光斑直径、最多 14 毫秒的脉冲持续时间及能量密度 130J/cm^2 治疗直径 0.2~4mm 的血管,最多治疗 3 次可以达到 64% 的清除率[44]。双波长模式,即使用 Nd:YAG 激光系统治疗直径 1.0~4.0mm 的毛细血管扩张,使用波长 550nm 的 IPL 激光系统治疗直径 0.1~1.0mm 的毛细血管扩张,可以达到 75%~100% 的清除率[45]。有趣的是,长脉冲 Nd:YAG 激光与十四烃基硫酸钠硬化治疗相比,治疗直径 0.25~3mm 腿部毛细血管扩张的效果相当[46]。配合使用喷雾冷却装置，长脉冲 Nd:YAG 激光治疗直径 0.3~3.0mm 腿部静脉最多 3 次显示，85% 患者的治疗部位清除率超过 75%[47]。这个结果也在直径 1.0~3.0mm 静脉的治疗中被证实：使用能量密度 100J/cm²、脉冲持续时间 50 毫秒的激光治疗，66% 的病例中有超过 75% 的清除率[48]。一个法国研究团队利用含铁血黄素的生成，使用非统一脉冲序列，应用 2mm 的光斑直径、能量密度 300~360J/cm² 及接触冷却装置治疗直径 1~2mm 的腿部蓝色毛细血管扩张，结果显示 3 次治疗后 98% 的消除率[49]。

34.7.7 毛细血管扩张注射后联合应用激光治疗

最近，有研究报道在全身静脉注射绿色染料[50]或者局部注射聚多卡醇等泡沫硬化剂[51]后联合使用激光治疗毛细血管扩张。激光类型包括 810nm 二极管激光机和 1 064nm Nd:YAG 激光。

在一项前瞻性的随机对照研究中，29 例毛细血管扩张患者被分为两组，一组接受能量密度 160~240J/cm²、脉冲持续时间为 65 毫秒、光斑直径为 5mm 的 1 064nm Nd:YAG 激光治疗；另一组按 4mg/kg 注射靛氰绿染料后使用能量密度 60~110J/cm²、脉冲持续时间 48~87 毫秒及 6mm 光斑直径的 810nm 二级光激光治疗，使用双盲法在一次治疗后 3 个月评价消除率、外观变化及不良反应。研究者及参加者均认为染料加强的二级光激光治疗的消除率要高于 Nd:YAG 激光治疗，同时染料加强的激光治疗更疼一些。

在另一个包含 320 位女性患者（皮肤分型Ⅱ~Ⅳ）的随机对照试验中，比较了腿部毛细血管扩张用聚多卡醇泡沫硬化治疗后，是否联合应用 1 064nm Nd:YAG 激光治疗更好[51]。实验中每位患者均接受了间隔 3 周的两次治疗，每次均治疗两条腿，最多注射使用 0.3% 聚多卡醇制备的 20ml 泡沫。在激光治疗组，根据血管直径的不同，选用 2mm 光斑直径、能量密度为 300J/cm² 或者 5mm 光斑直径、能量密度为 60J/cm² 的激光，选择的脉冲持续时间为 20~50 毫秒。使用盲法及患者自我评估 51 条对照腿及 517 条泡沫-激光联合治疗腿的 3 年随访时的照片，根部血管直径的不同，联合激光治疗的消除率为 89%~95%，然而在对照组，单纯应用泡沫治疗的消除率为 15%~18%。

另一项包含 60 例患者的研究，评估了使用 585nm 染料激光联合 1 064nm Nd:YAG 激光治疗腿部毛细血管扩张的效果[52]，研究使用了光斑直径 7mm、脉冲时间 10 毫秒、能量密度为 9J/cm² 的染料激光及脉冲时间 30 毫秒、能量密度 80J/cm² 的 1 064nm Nd:YAG 激光，对于直径为 4、3、2mm 的静脉，染料激光及 Nd:YAG 激光的间隔时间分别为 125、250、500 毫秒，患者的满意率为 47/60，盲法评价照片显示 60 例患者中 47 例有明显改善，而计算机分析显示 60 例患者中 49 例有明显的改善。

34.7.8 强脉冲光

强脉冲光源不使用单色光或相干光发射。它们发出多色光，这是由放置在强脉冲光源和患者之间的滤光片定义的。一开始，没有可用的特制冷却装置，皮肤灼伤及色素沉着等副作用非常容易出现，但是，强偏振光显示了对腿部毛细血管扩张非常好的治疗效果。在一项包含 159 例患者、369 个病变的多中心研究中，对于直径 0.1~3mm 的血管，对 79% 的病变可以达到超过 75% 的消除率，并且不良反应的发生率很低[53]。另一项研究显示强偏振光对直径 <0.2mm 的小的红色血管效果最好，即使消除率可达 82%，但对于直径 0.5~1mm 的血管消除率仅为 60%[54]。在一项最近的对比 Nd:YAG 激光和强偏振光的研究显示，强偏振光对于直径 <1.0mm 的血管更有效，而 Nd:YAG 激光对较大直径的血管更有效[55]。联合应用强偏振光治疗直径 <1.0mm 的小血管及 Nd:YAG 激光治疗直径 >1.0mm 的大血管显示了非常好的效果[45,56]。

34.8 冷却系统

皮肤冷却对于减少热量对除扩张毛细血管之外的皮肤结构造成的不良反应非常重要。现在皮肤冷冻虽然可重复欠佳，但是相比于冷却胶来说却要更可靠一些。冷却胶大约只能提供 5 度的温度降低，同时可能会影响激光光束的几何形状，引起大约 35% 的能量损失[29]。更可靠及有效的技术是接触冷却装置[23,32,44]，如蓝宝石机头、使用四氟乙烷动态喷雾冷却[30,32,47]及使用低温空气的冷却装置等[23,31,57]。另外，对于强偏振光，领状接触冷却装置可以改善临床效果，同时可以在使用更高的能量密度时减轻疼痛[58]。

34.9 不良反应及并发症

为了识别对激光治疗高度敏感的患者，有必要在进行全面治疗前对一小部分病变进行试验性性治疗，另外，应告知患者可能发生的与治疗相关的风险并签署知情同意书，激光治疗最常见的不良反应有：

- 一过性，或者少见的永久性色素沉着；
- 毛细血管丛生；
- 毛细血管扩张消除不彻底；
- 治疗相关的疼痛。

对于一些特定的激光类型，如老式的闪光灯-泵脉冲染料激光可能有紫癜的不良反应。如前所述，在特定情况下，长脉冲磷酸钾钛激光治疗腿部毛细血管扩张可以导致明显的皮肤炎症反应。皮肤色素沉着可以发生在使用任意类型激光机强偏振光源时，但是更常见于使用 532nm KTP 装置等较短波长的激光治疗毛细血管扩张时。患者在进行日光浴或者太阳灯浴激活了体内色素系统后应严格避免进行激光或者强脉冲光治疗，同时，在进行激光治疗后，通常需要等待 3~4 周皮肤变化消失后才可进行太阳灯浴或者强日光暴露，对于皮肤较暗的患者，在治疗时应特别注意。

激光治疗的一个较少见的并发症是毛细血管血栓，主要发生于直径 >1mm 的血管。为了加速血栓形成后的消退，应在治疗后一周内用针头穿刺以清除血栓。

激光治疗的罕见并发症包括皮肤的水疱，伴或者不伴瘢痕形成，这种并发症常见于激光能量过量，激光或者强偏振光能量过量主要发生于：

- 能量密度过高；
- 不适当的脉冲叠加或者不适当的脉冲重叠；
- 脉冲序列之间冷却时间过短；
- 治疗过程中不适当的皮肤冷却。

另外，进行激光治疗时，如皮肤表面有洗涤剂或者药膏，可能会导致皮肤灼伤或者色素沉着，因此在进行激光治疗前必须去除这些洗涤剂或者药膏。

34.10 腿部毛细血管扩张的替代治疗方法

腿部毛细血管扩张的光学系统或者联合治疗的替代选择包括液体或者泡沫硬化剂治疗，关于硬化治疗的技术将在本书其他章节详述。

34.11 未来方向

腿部毛细血管扩张的激光或者强偏振光治疗还有很大的进展空间，双波长途径、长脉冲持续时间及进展的皮肤冷却系统极大地改善了激光治疗及强偏振光治疗腿部毛细血管扩张的治疗效果[59]。

尽管有坚实的理论基础，激光诱发的高铁血红蛋白形成的概念尚未被充分发展[49,60]。同样的，激光治疗过程中测量血管及皮肤温度并通过反馈环调整后续的激光能量密度及皮肤冷却系统在技术上是可行的，但并没有应用到日常临床实践中。可以指导激光束沿事先标记的目标血管走行的自动扫描系统也尚未广泛应用。

全身注射染料或者局部注射硬化剂泡沫后联合应用激光治疗非常有前景[50,51]，但是，这方面的科学探索才刚刚开始。

34.12 总结

- 对于小的毛细血管扩张：595nm 的闪光灯 - 泵脉冲染料激光对直径 <0.5mm 的血管及毛细血管丛生非常有效[27,29,31]。532nm 的 KTP 激光适合直径 <0.7mm 的血管[18,21]。多次治疗[18,21]或者脉冲叠加[20]可能会改善临床结果。
- 1 064nm 波长的长脉冲 Nd:YAG 激光对于直径不超过 3mm 的较大的毛细血管扩张非常有效[43,46-48]。
- 注射聚多卡醇泡沫后联合应用激光治疗腿部毛细血管扩张可以明显提高消除率[51]，全身注射靛氰绿染料后联合应用激光治疗同样也可以提高治疗成功率[50]。
- 有效的皮肤冷却系统对避免热损伤是必须的，合适的冷却装置包括动态喷雾冷却装置[30,32,47]、接触冷却装置[23,32,44]及冷空气[31]。冷却胶不能提供足够和稳定的皮肤冷却[29]。
- 在人体皮肤，主要是黑色素与血红蛋白竞争光吸收[13]，因此，激光治疗毛细血管扩张可能导致持续时间较长的色素沉着。大量日光暴露后导致真皮内黑色素增加应作为激光治疗腿部毛细血管扩张的禁忌证。

美国静脉论坛指南 4.6.0：毛细血管扩张及静脉曲张的激光治疗

编码	指南	推荐等级（1：强；2：弱）	证据级别（A：高质量；B：中等质量；C：低或极低质量）
4.6.1	对于静脉直径小于 0.5mm 的毛细血管扩张，我们建议使用 595nm 波长的脉冲染料激光	1	C
4.6.2	对于静脉直径小于 0.7mm 的毛细血管扩张，我们建议使用 532nm 波长的磷酸氧钛钾激光	1	C
4.6.3	对于静脉直径最大 3mm 的大毛细血管扩张，我们建议使用 1 064nm 波长的长脉冲掺钕钇铝石榴石激光器进行治疗	2	C
4.6.4	在激光治疗过程中，我们推荐使用动态喷雾冷却装置、接触冷却装置或者冷空气进行冷却以避免皮肤热损伤	1	C
4.6.5	我们不建议对患者的日光照射后晒黑腿部皮肤使用美容激光治疗毛细血管扩张，其黑色素含量增加	1	A

参考文献

● = Seminal primary paper
★ = Key review paper

●1. Rabe E, Pannier-Fischer F, Bromen K et al. Bonner Venenstudie der Deutschen Gesellschaft fuer Phlebologie. *Phlebologie* 2003;32(1):14.

★2. Goldman MP and Bennet RG. Treatment of telangiectasia: A review. *J Am Acad Dermatol* 1987;17:167–82.

★3. Neumann HAM and Kockaert MA. The treatment of leg telangiectasia. *J Cosmet Dermtol* 2003;2:73–81.

●4. Eklöf B, Rutherford RB, Bergan JJ et al. Revision of the CEAP classification for chronic venous disorders: Consensus statement. *J Vasc Surg* 2004;40:1248–52.

5. Redisch W and Pelzer RH. Localized vascular dilatations of the human skin: Capillary microscopy and related studies. *Am Heart J* 1949;37:106–8.

6. De Faria JL and Moreas IN. Histopathology of the telangiectasias associated with varicose veins. *Dermatologica* 1963;127:321–329.
7. Weiss RA and Weiss MA. Doppler ultrasound findings in reticular veins of the thigh subdermic lateral venous system and implications for sclerotherapy. *J Dermatol Surg Oncol* 1993;28:7–12.
•8. Anderson RR and Parrish JA. Selective photothermolysis: Precise microsurgery by selective absorption of pulsed radiation. *Science* 1983;220:524–7.
9. Kienle A and Lilge L. Why do veins appear blue? A new look at an old question. *Appl Opt* 1996;35:1151–60.
10. Sommer A, van Mierlo PLH, Neumann HAM, and Kessel AGH. Red and blue telangiectasias: Difference in oxygenation? *Dermatol Surg* 1997;23:55–9.
11. Duffy DM. Small vessel sclerotherapy: An overview. *Adv Dermatol* 1988;3:221–42.
12. Goldman MP, Guex JJ, Weiss RA. *Sclerotherapy Treatment of Varicose and Telangiectatic Leg Veins*, 5th Ed. Elsevier, London, 2011.
13. Jaques SL. Skin optics summary. Retrieved from http://omlc.ogi.edu/news/jan98/skinoptics.html.
•14. Ross EV and Domankevitz Y. Laser treatment of leg veins: Physical mechanisms and theoretical considerations. *Lasers Surg Med* 2005;36:105–16.
15. Kono T, Takashi Y, Ercocen AR, and Fujiwara O. Treatment of leg veins with the long pulse dye laser using variable pulse durations and energy fluences. *Laser Surg Med* 2004;35:62–7.
16. Parlette EC, Groff WF, Kinshella MJ, Domankevitz Y, O'Neill J, and Ross EV. Optimal pulse durations for the treatment of leg telangiectasias with a neodym YAG laser. *Lasers Surg Med* 2006;38:98–105.
17. Adrian RM. Treatment of leg telangiectasias using a long-pulse frequency-doubled neodymium YAG laser at 532 nm. *Dermatol Surg* 1998;24:19–23.
18. Bernstein EF, Kornbluth S, Brown DB, and Black J. Treatment of spider veins using a 10 millisecond pulse-duration frequency-doubled neodym YAG laser. *Dermatol Surg* 1999;25:316–20.
19. West TB and Alster TS. Comparison of the long-pulse wdye (590–595 nm) and KTP (532 nm) lasers in the treatment of facial and leg telangiectasias. *Dermatol Surg* 1998;24:221–6.
20. Fournier N, Brisot D, and Mordon S. Treatment of leg telangiectases with a 532 nm KTP laser in multi-pulse mode. *Dermatol Surg* 2002;28:564–71.
21. Spendel S, Prandl EC, Schintler MV et al. Treatment of spider leg veins with the KTP (532 nm) laser—A prospective study. *Laser Surg Med* 2002;31:194–201.
22. Bernstein EF, Noyaner-Turley A, and Renton B. Treatment of spider veins of the lower extremity with a novel 532 nm KTP laser. *Lasers Surg Med* 2014;46:81–8.
23. Sadick NS and Weiss R. The ulilization of a new yellow light laser (578 nm) for the treatment of class I red telangiectasia of the lower extremities. *Dermatol Surg* 2002;28:21–5.
24. Polla LL, Tan OT, Garden JM, and Parrish JA. Tunable pulsed dye laser for the treatment of benign cutaneous vascular lesions. *Dermatologica* 1987;174:11–7.
25. Wiek K, Vanscheidt W, Ishkhanian S, Weyl A, and Schopf E. Selective photothermolysis of superficial varicose veins telangiectasias of the lower extremity. *Hautarzt* 47:258–63.
26. Hsia J, Lowery JA, and Zelickson B. Treatment of leg telangiectasia using a long-pulse dye laser at 595 nm. *Lasers Surg Med* 1997;20:1–5.
27. Reichert D. Evaluation of the long-pulse dye laser for the treatment of leg telangiectasias. *Dermtol Surg* 1998;24:221–6.
28. Bernstein EF, Lee J, Lowery J et al. Treatment of spider veins with the 595 nm pulsed-dye laser. *J Am Acad Dermatol* 1998;39:746–50.
29. Hohenleutner U, Walther T, Wenig M, Baumler W, and Landthaler M. Leg telangiectasia treatment with a 1.5 ms pulsed dye laser, ice cube cooling of the skin and 595 vs 600 nm: Preliminary results. *Lasers Surg Med* 1998;23:72–8.
30. Buscher BA, McMeekin TO, and Goodwin D. Treatment of leg telangiectasia by using a long-pulse dye laser at 595 nm with and without dynamic cooling. *Laser Surg Med* 2000;27:171–5.
31. Tanghetti E and Sherr E. Treatment of telangiectasia using the multi-pass technique with the extended pulse width, pulsed dye laser. *J Cosmet Laser Ther* 2003;5:71–5.
32. Woo WK, Jasmin ZF, and Handley JM. 532 nm Nd:YAG and 595 nm pulsed dye laser treatment of leg telangiectasia using ultralong pulse duration. *Dermatol Surg* 3002;29:1176–80.
33. McDaniel DH, Ash K, Lord J, Newman J, Adrian RM, and Zukowski M. Laser therapy of spider leg veins: Clinical evaluation of a new long pulsed alexandrite laser. *Dermatol Surg* 1999;25:52–8.
34. Eremia S, Li C, and Umar SH. A side-by-side comparative study of 1064 nm Nd:YAG, 810 nm diode and 755 nm alexandrite lasers for treatment of 0.3–3.0 mm leg veins. *Dermatol Surg* 2002;28:224–30.
35. Brunnberg S, Lorenz S, Landthaler M, and Hohenleutner U. Evaluation of the long pulsed high fluence alexandrite laser therapy of leg telangiectasia. *Laser Surg Med* 2002;31:359–62.
36. Varma S and Lanigan SW. Laser therapy of telangiectatic leg veins: Clinical evaluation of the 810 nm diode laser. *Clin Exp Dermatol* 2000;25:419–22.
37. Kaudewitz P, Klovekorn W, and Rother W. Effective treatment of leg vein telangiectasia with a new 940 nm diode laser. *Dermatol Surg* 2001;27:101–6.
38. Kaudewitz P, Klovekorn W, and Rother W. Treatment of leg vein telangiectases: 1-year results with a new 940 nm diode laser. *Dermatol Surg* 2002;28:1031–4.
39. Passeron T, Olivier V, Duteil L, Desruelles F, Fontas E, and Ortonne JP. The new 940 nm diode laser: An effective treatment for leg venulectasia. *J Am Acad Dermatol* 2003;48:768–74.

40. Wollina U, Konrrad H, Schmidt WD, Haroske G, Astafeva LG, and Fassler D. Response of spider leg veins to pulsed diode laser (810 nm): A clinical, histological and remission spectroscopy study. *J Cosmet Laser Ther* 2003;5:154–62.
41. Chess C. Prospective study on combination diode laser and radiofrequency energies (ELOS) for the treatment of leg veins. *J Cosmet Laser Ther* 2004;6:86–90.
42. Levy JL and Berwald C. Treatment of vascular abnormalities with a long-pulse diode at 980 nm. *J Cosmet Laser Ther* 2004;6:217–21.
43. Weiss RA and Weiss MA. Early clinical results with a multiple synchronized pulse 1064 nm laser for leg telangiectasias and reticular veins. *Dermatol Surg* 1999;25:399–402.
44. Sadick NS. Long-term results with a multiple synchronized-pulse 1064 nm Nd:YAG laser for the treatment of leg venulectasias and reticular veins. *Dermatol Surg* 2001;27:365–9.
45. Sadick NS. A dual wavelength approach for laser/intense pulsed light source treatment of lower extremity veins. *J Am Acad Dermatol* 2002;46:66–72.
46. Coles CM, Werner RS, and Zelickson BD. Comparative pilot study evaluating the treatment of leg veins with a long pulse Nd:YAG laser and sclerotherapy. *Laser Surg Med* 2002;30:154–9.
47. Eremia S and Li CY. Treatment of leg and face veins with a cryogen spray variable pulse width 1064-nm Nd:YAG laser—A prospective study of 47 patients. *J Cosmet Laser Ther* 2001;3:147–53.
48. Omura NE, Dover JS, Arndt KA, and Kauvar AN. Treatment of reticular leg veins with a 1064 nm long-pulsed Nd:YAG laser. *J Am Acad Dermatol* 2003;48:76–81.
● 49. Mordon S, Brisot D, and Fournier N. Using a "non uniform pulse sequence" can improve selective coagulation with a Nd:YAG laser (1.06 μm) thanks to met-hemoglobin absorption: A clinical study on blue leg veins. *Lasers Surg Med* 2003;32:160–70.
50. Klein A, Buschmann M, Babilas P, Landthaler M, and Bäumler W. Indocyanine green-augmented diode laser therapy vs. long-pulsed Nd:YAG (1064 nm) laser treatment of telangiectatic leg veins: A randomized controlled trial. *Br J Dermatol* 2013;169:365–73.
51. Moraga JM, Smarandache A, Pascu ML, Royo J, and Trelles MA. 1064 nm Nd:YAG long pulse laser after polidocanol microfoam injection dramatically improves the result of leg vein treatment: A randomized controlled trial on 517 legs with a three-year follow-up. *Phlebology* 2014:29:658–66.
52. Trelles MA Weiss R, Moreno-Moragas J, Romero C, Vélez M, and Alvarez X. Treatment of leg veins with combined pulsed dye and Nd:YAG lasers: 60 patients assessed at 6 months. *Lasers Surg Med* 2010;42:609–14.
53. Goldman MP and Eckhouse S. Photothermal sclerosis of leg veins. ESC Medical Systems, LTD Photoderm VL Cooperative Study Group. *Dermatol Surg* 1997;23:303–5.
54. Schroeter C, Wilder D, Reineke T et al. Clinical significance of an intense pulsed light source on leg telangiectasias of up to 1 mm diameter. *Eur J Dermatol* 1997;7:38–42.
55. Fodor L, Ramon Y, Fodor A, Carmi N, Peled IJ, and Ullmann Y. A side-by-side prospective study of intense pulsed light and Nd:YAG laser treatment for vascular lesions. *Ann Plast Surg* 2006;56:164–70.
56. Colaiuda S, Colaida F, and Gasparotti M. Treatment of deep underlying reticular veins by Nd:YAG laser and IPL source. *Minerva Cardioangiol* 2000;48:329–34.
★ 57. Alora MBT and Anderson RR. Recent developments in cutaneous lasers. *Lasers Surg Med* 2000;26;108–18.
58. Weiss RA and Sadick NS. Epidermal cooling crystal collar device for improved results and reduced side effects on leg telangiectasias using intense pulsed light. *Dermatol Surg* 2000;26:1015–8.
59. Sadick N, Weiss R, and Goldman M. Advances in laser surgery for leg veins: Bimodal wavelength approach to lower extremity vessels, new cooling techniques and longer pulse durations. *Dermatol Surg* 2002;28:16–20.
● 60. Mordon S, Rochon P, Dhelin G, and Lesage JC. Dynamics of temperature dependent modifications of blood in the near infrared. *Laser Surg Med* 2005;37:301–7.

35

隐静脉、曲张静脉分支和交通静脉的泡沫硬化剂治疗

35.1 介绍

自本书上一版于2008年出版以来，静脉曲张的腔内治疗取得了重大进展。泡沫硬化剂疗法是一种多用途的治疗方式，可以在办公室环境中安全、快速地进行，且相对经济，故已成为临床医师治疗静脉曲张的重要方法。本篇文章的主要目的是：

1. 简要回顾泡沫硬化剂疗法的历史
2. 讨论目前可用的硬化剂和技术
3. 展示观察研究和随机研究中泡沫硬化剂治疗的结果
4. 建议泡沫硬化治疗如何适应多模式静脉内治疗
5. 就进一步研究提出一些建议。

35.2 历史回顾

19世纪50年代开始，硬化剂已经开始用于治疗静脉曲张。但是，早期的硬化剂诸如铁、汞、碘、单宁酸、碳酸等常常出现严重甚至威胁生命的并发症，如组织坏死，败血症和肺栓塞。由于这个原因，直至20世纪60年代，现代安全硬化剂，例如十四烷基磺酸钠的引入，硬化疗法才得到广泛普及。目前普遍认为泡沫硬化剂于1939年由McAusland首次描述，他在摇动了一瓶鱼肝油酸钠获得泡沫后，使用所得的泡沫成功治疗了毛细血管扩张症。1944年Orbach描述了“空气阻滞”技术，该技术在硬化剂注入静脉之前与空气混合，以防止血液稀释并延长硬化剂与内皮的接触时间。Sigg在1949年描述了类似的“泡沫块”技术。1950年，Orbach发现与液体硬化疗法相比，泡沫硬化剂增加了血管痉挛（血管痉挛情况被认为是成功的重要指标）。1956年，Flückiger强调了抬高腿部排空血液的重要性，并建议逆行注射泡沫，然后沿着躯干由近端到远端方向按摩。Flückiger还提到，减小泡沫尺寸增加了泡沫表面积和内皮接触面积，从而产生更多的硬化疗效同时更节约硬化剂用量。1957年，Mayer和Brücke描述了使用双活塞注射器生产他们所谓的“微泡沫”。在20世纪90年代，Cabrera，Monfreux和Tessari进一步完善了微泡生产，Knight首先引入了超声引导下泡沫硬化剂疗法[1]。Wollmann更详细地回顾了泡沫硬化剂疗法的历史[2]。

35.3 硬化剂及其作用机制

在欧洲，大多数静脉专家使用自制的十四烷基磺酸钠和/或聚多卡醇微泡为泡沫硬化剂。在美国，Varithena作为一种商业化的1%聚多卡醇微泡沫，最近已被食品药品管理局（FDA）批准。硬化剂产生内皮损伤，暴露胶原蛋白并导致血小板活化和启动内源性凝血途径。由此产生的血栓和炎症最终导致血管腔纤维化和闭塞。如果腔内血栓形成过多，可能会导致疼痛、皮肤色素沉着、深静脉血栓和复发。洗涤剂十四烷基磺酸钠和聚多卡醇硬化剂通过改变细胞壁表面张力引起内皮损伤，导致快速过度水合（浸渍）。十四烷基磺酸钠是一种长链脂肪酸盐，注射时无痛，通常使用浓度为1%~3%，并在暴露后1秒内产生浸渍。聚多卡醇是氨基甲酸酯麻醉剂，注射无痛，被认为不太可能（比十四烷基磺酸钠）产生外渗性坏死，并且通常以0.5%~3%的浓度使用。与液体相比，注射十四烷基磺酸钠或聚多卡醇作

为泡沫排空血液,从而最大限度地减少蛋白质的失活并最大限度地与内皮接触("泡沫阻滞效应")[3]。十四烷基磺酸钠和聚多卡醇都具有良好的耐受性及相似的副作用[4]。

35.4 泡沫硬化剂制备技术

Tessari 技术因可重复制作稳定的(1~2 分钟内)微泡(图 35.1)[5],可能已是最常用的泡沫制备方法。通常,两个(2~10ml)注射器通过三通接头连接,室内空气被吸入一个注射器,液体硬化剂进入另一个注射器制备泡沫。虽然目前也提倡使用无菌空气、氮气或二氧化碳,但是它们增加了成本和制备复杂性,并且由于缺乏证据,所以在安全性或临床疗效方面仍存在争议[6]。空气和硬化剂来回混合(通常约 20 次)通过三通头来产生微泡沫。三通连接头成角度使孔径变窄,以产生更小的气泡,从而产生更稳定,更有效的微泡沫。此外,还可用 5μm 的细菌过滤器在两个注射器之间。其他泡沫制备方法也有许多,例如 Hamel-Desnos 等人的双注射器技术[7]和 Monfreux 的"méthodeMUS"[8]。然而没有明显的证据表明上述哪一种方法优于其他方法,因此成本和便利性可以说是最重要的考虑因素。最有效和最常用的气体与硬化剂比率是 4∶1 或 5∶2,但这也缺乏高质量证据。因为硅胶树脂破坏泡沫的表面活性剂排列,使其不太稳定[9],所以目前优选低硅胶树脂注射器和连接器。Varithena 是 1% 聚多卡醇泡沫,由专有的"生理"气体混合物制成,并从中加压中分离得到。Varithena 气泡明显小于"自制"泡沫中的气泡,加上缺乏氮气,降低了空气栓塞的风险[10]。但是,到目前为止,没有明确的证据表明其在安全性和临床效果方面优于"自制"泡沫。

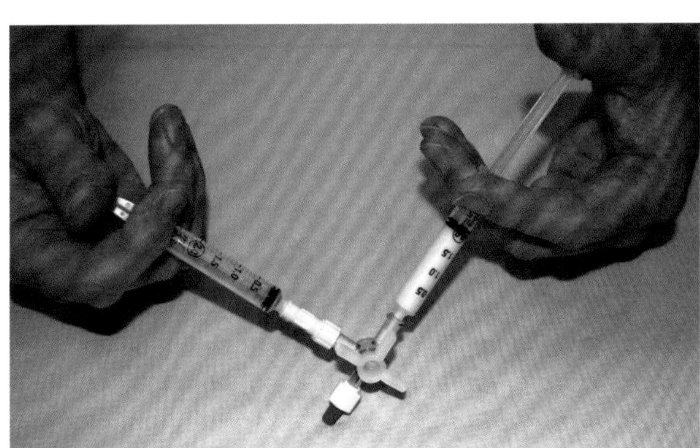

图 35.1 Tessari 技术。注意注射器和三通接头之间的 5μm 过滤器可产生均一的微泡沫

35.5 技术

目前有多种泡沫硬化剂治疗技术存在,但是没有明确的证据表明哪种技术最好。作者长期使用的一种方法,简单、快速、安全、耐受性好,并且具有良好的长期(5~8 年)结果。该方法与所有超声引导下泡沫硬化剂治疗技术一样,需要具有高频(5~15MHz)传感器的双频超声以及在过敏反应(非常罕见)中使用的急救复苏设施。治疗时患者首先在站立位标记需要治疗的曲张静脉。随后患者处于仰卧位或俯卧位的姿势,局部麻醉,超声引导下穿刺,以 10~20cm 的间隔注射"新鲜"微泡沫。穿刺套管针寸由静脉直径和深度决定。正常走行的大隐静脉曲张的患者中,有 4 个常用的穿刺位点:在隐股交界处下方 10~15cm;膝盖上方;膝盖下方;脚踝上方。通常,大隐静脉的直径越大,穿刺点越近。当存在静脉解剖变异时,穿刺点也要位于前附隐静脉和所有主要分支静脉血管中。如果有广泛的浅表静脉曲张,也可以扩大穿刺范围。

在正常走行的小隐静脉中,穿刺点位于隐腘交界处以远,减少泡沫硬化剂进入腘静脉。远端穿刺点通常位于踝关节以上的小隐静脉(图 35.2)。将腿抬高 45° 排空浅静脉内血液,不要使用注射器和针头直接注射,而是将穿刺套管放置在上述的位置,清空浅静脉内的血液,增加硬化剂的效果,减少硬化剂外渗的风险。然后由近及远通过套管针注射泡沫硬化剂(通常 2~3ml,1∶4,空气与硬化剂的比例)。通常静脉的主干部分使用 3% 的泡沫硬化剂,主要分支血管使用 1% 的浓度,一些小分支及非常表浅的曲张静脉使用 0.5~1% 的浓度。在超声引导下缓慢注射泡沫硬化剂使静脉尽可能痉挛,同时尽量减少泡沫硬化剂进入深静脉系统[7]。对于直径较大的静脉主干,可以增加穿刺点。使用

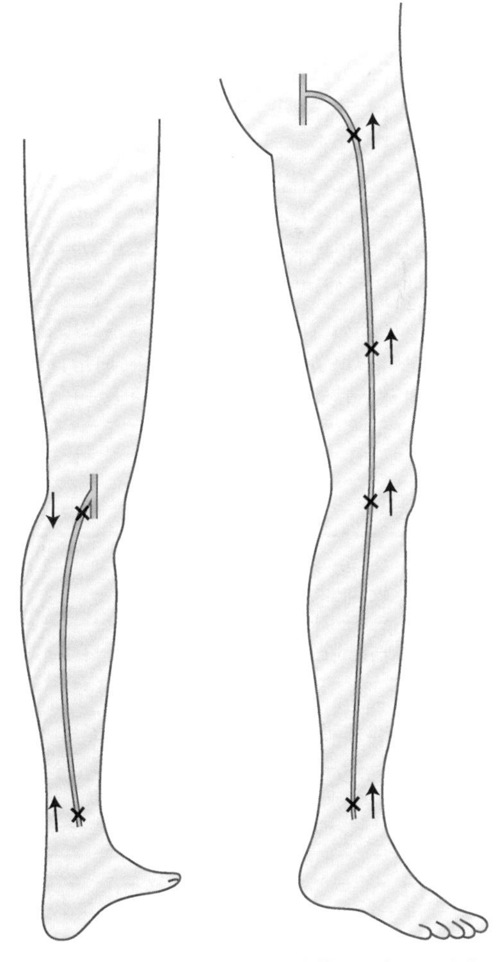

图 35.2 大隐静脉和小隐静脉套管的示意图。注意套管的方向(箭头)

超声探头将硬化剂泡沫沿着主干注入曲张的静脉血管之中。在注射间期，要求患者背屈和趾屈踝关节，排出有可能进入深静脉的泡沫。泡沫硬化剂的用量取决于需要治疗的静脉的曲张程度，但是在我们的实践中，不常使用超过 16ml 3% 1：4 空气微泡沫，相当于 4ml 3% 十四烷基磺酸钠。关于是否需要挤压隐股交界或隐腘交界来防止泡沫硬化剂进入股静脉或腘静脉存在不同的观点[11]。作者已经不再使用这种做法，因为这种做法不仅无用，而且可能起到相反的作用，使停留在大隐静脉或小隐静脉的泡沫突然进入深静脉中。对于交通静脉的治疗，作者并不直接处理交通静脉，而是处理与其相通的表浅静脉，同时手指压迫交通静脉，防止泡沫硬化剂进入深静脉。但是，也有人认为在超声引导下交通静脉注射液体硬化剂是十分必要的。通过超声观察到曲张静脉主干，分支静脉痉挛并充满泡沫，移除套管，并且将腿抬高，将棉垫放置在静脉主干部位提供偏心压迫，使用黏性非弹力绷带加压包扎。然后穿着欧洲 2 级静脉曲张袜。我们建议这种包扎 / 弹力袜持续 3 天（如果有更大的静脉曲张，则为 5 天）。此后，取出绷带，弹力袜再穿 2~3 周。对于治疗后压迫的类型和持续时间存在不一样的观点。最近的两项随机对照试验报道了相关问题，一组包扎 24 小时，一组包扎 5 天，随访 2 周，在静脉炎、皮肤颜色改变、术后疼痛、生活质量及 6 周静脉闭塞率方面长时间的包扎并没有显著的差异[12]。另一项研究比较白天穿着的压力袜（15~20mmHg），持续 3 周和无压迫包扎，发现在闭塞率，副作用（血栓性静脉炎、炎症、疼痛和色素沉着），满意度评分和生活质量上没有显著差异[13]。

静脉学专家现在有各种各样的腔内治疗静脉曲张的技术，这些技术可以以富有想象力的方式结合起来，以便根据患者的个人需求和期望量身定制整体治疗方案。我们的目标是在单次泡沫硬化剂治疗期间彻底根除所有反流的曲张静脉，因为分期治疗对患者来说不太方便且成本效益较低。泡沫硬化剂治疗特别适用于血管再生造成复发的复杂性静脉曲张，其需要治疗的曲张静脉通常太小，曲折，使用腔内消融治疗又过于表浅，泡沫硬化剂治疗的主要优势在于其多功能性和适应性。

35.6 结果

35.6.1 观察病例系列研究

关于泡沫硬化剂治疗的论文已经发表了许多。我们主要关注最近的论文，因为泡沫硬化剂治疗的技术和结果不断改进。在 2010 年，我们研究了 344 例原发性大隐静脉反流患者，单次泡沫硬化剂治疗后随访 12 个月，95% 的病例反流消失[14]。2014 年，我们报道了 391 例患者通过泡沫硬化剂治疗，只有 15% 需要在 71 个月的中位随访期间进一步治疗[15]。2009 年，Chapman-Smith 和 Browne 报道泡沫硬化剂治疗后 5 年临床复发率为 4%，16.5% 需要在 1~2 年内再次治疗[16]。2012 年，一个台湾研究显示在两个疗程后，38 个月随访时有 90% 的闭塞率[17]。关于复发性静脉曲张，一项研究[18]指出在 91 例复发大隐静脉中，单次泡沫硬化剂治疗后，闭塞率为 93%，在 92 例复发小隐静脉中，闭塞率为 91%[19]。Bhogal 及其同事在 2012 年发表的一项研究显示同期或非同期治疗，闭塞率和并发症无明显差异[20]。但是，同期处理双侧病变，需要在单次治疗中注射更大量的微泡沫，曲张静脉较少的患者比较适合双侧同期治疗。包括我们自己在内的几个研究团队已证实，与传统手术相比，泡沫硬化剂治疗恢复更快，疼痛更少[21]。总之，许多观察性病例研究已经证明了泡沫硬化剂治疗的安全性和有效性。

35.6.2 随机对照试验

在本章节撰写时，17 个随机对照试验将泡沫硬化剂治疗与传统手术治疗（包括静脉剥脱、腔内激光消融、射频消融）进行比较。Bountouroglou 及其同事报告 3 个月后泡沫硬化剂治疗与传统手术治疗无差异[22]。Kalodiki 及其同事也比较了泡沫硬化剂治疗和手术治疗，随访 3 年和 5 年时，两者在静脉临床严重程度评分和生活质量评分中有着相似的改善，并且指出泡沫硬化剂治疗是有效、经济的治疗方法[23]。在 2009 年发表的 60 例患者的随机对照试验中，Figueiredo 等报道泡沫硬化剂治疗后 90% 的闭塞率高于传统手术后 70% 的闭塞率[24]。2012 年，Shadid 及其同事研究结果称，在一项大型 RCT 中，泡沫硬化剂治疗在 2 年后的临床表现不如传统手术[25]。另有 6 篇文章报道 4 项随机对照试验，对泡沫硬化剂治疗与腔内消融进行比较[26-31]，几项研究表明泡沫硬化剂对于治疗躯干静脉曲张和静脉畸形优于液体硬化剂[7,32]。Devereux 及其同事报道，在导管注射泡沫硬化剂之前使用麻醉肿胀液减少静脉直径并未有效改善闭塞率[33]。最近发表的 VANISH-2 试验表明，在 12 个月时，使用 Varithena 治疗的结果与使用泡沫硬化剂、十四烷基磺酸钠在症状，外观和闭塞率方面的结果相似[34]。自 2008 年以来发表的主要泡沫硬化剂临床随机对照试验见表 35.1。

表 35.1 2008 年泡沫硬化疗法主要随机对照试验总结

作者	硬化剂	试验数据	靶血管	随访时间	结果
Brittenden et al.[31]	十四烷基磺酸钠	UGFS：212 EVLA：292 CS：294	大隐静脉	6 个月	生活质量改善与疗效相同
Devereux et al.[33]	聚多卡醇	UGFS 合并肿胀液：25 UGFS 无肿胀液：25	大隐静脉	12 个月	麻醉肿胀液对于减少静脉直径无获益

续表

作者	硬化剂	试验数据	靶血管	随访时间	结果
Lattimer et al.[29]	十四烷基磺酸钠	UGFS:50 EVLA:50	大隐静脉	3+12 个月	UGFS 更加经济有效
Biemans et al.[30]	聚多卡醇	UGFS:80 EVLA:80 CS:80	大隐静脉	12 个月	EVLA 和 CS 闭合率高于 UGFS
Shadid et al.[25]	十四烷基磺酸钠	UFGS:230 CS:200	大隐静脉	2 年	UGFS 不劣于 CS
Yamaki et al.[47]	聚多卡醇	UGFS:51 非超声引导泡沫硬化剂注射:52	大隐静脉	6 个月	超声引导和非超声引导下泡沫硬化剂注射效果相当
Kalodiki et al.[23]	十四烷基磺酸钠	UGFS + 隐股交界结扎:39 CS:43	大隐静脉	6 个月	UGFS + 隐股交界结扎治疗时间短,术后疼痛少,恢复快
Rasmussen et al.[27]	聚多卡醇	UGFS:125 EVLA:144 RFA:148 CS: 125	大隐静脉	1+3 年	疗效一致
Ukritmanoroat[32]	聚多卡醇	LS+UGFS:50	所有的静脉	90 天	泡沫硬化剂比液体硬化剂更加有效
Blaise et al.[49]	聚多卡醇	UGFS 1% PD:69 UGFS 3% PD:70	大隐静脉	3 年	1% 和 3% 浓度治疗效果相同
Figueiredo[24]	聚多卡醇	UGFS:27 CS:29	大隐静脉 + 小隐静脉	180 天	UGFS 经济有效对于静脉治疗
Abela et al.[50]	十四烷基磺酸钠	UGFS+ 隐股交界结扎:30 CS:30 内翻剥脱:30	大隐静脉	2 周	UGFS+ 隐股交界结扎术后更加舒适,痛苦少
Ouvry et al.[51]	聚多卡醇	UGFS:47 LS:48	大隐静脉	2 年	泡沫硬化剂比液体硬化剂更加有效

UGFS,超声引导下泡沫硬化剂注射;LS,液体硬化剂疗法;EVLA,腔内激光消融;RFA,腔内射频消融;CS,传统手术;US,超声。

35.7 禁忌证和副作用

泡沫硬化剂禁忌证包括:

- 对硬化剂严重过敏
- 深静脉阻塞
- 凝血功能障碍
- 外周动脉疾病(踝肱指数 <0.8)
- 妊娠

相对禁忌证:

- 计划在 4~6 周内进行长途飞行——可能增加 DVT 的风险
- 卵圆孔未闭可能增加全身副作用的风险
- 严重偏头痛的病史——可能增加偏头痛的风险

泡沫硬化剂治疗最常见的副作用是肿块、局部静脉炎、色素沉着、过多腔内血栓形成,通常发生在比较大或者比较表浅的曲张静脉中。这些副作用可以通过提升技术、早期局部麻醉下超声抽吸来减轻。严重的并发症非常罕见。例如,一项法国研究报告,在使用泡沫硬化剂治疗的 1 605 名患者中,仅有 8 例发生(0.5%)肌间静脉血栓形成[35]。同样,在 1 025 名患者的多中心研究中,Gillet 等人报道仅有 10 例(1%)患者(5 例症状)患有 DVT,1 例发生肺栓塞[36]。Abbassi-Ghadi 和 Hafez 报道在 213 例泡沫硬化剂治疗中没有 DVT 发生,只发生 1 例肺栓塞[37]。据报道,接受泡沫硬化剂治疗的患者有 0.09%~4.5% 出现视力障碍包括单侧 / 双侧视力模糊,双视和暗点[38],原因尚不清楚,但可能与受损内皮细胞释放血管收缩剂有关[39]。其他神经系统症状极为罕见。一项涉及 10 819 名患者的综述描述了 15 例短暂性脑缺血发作和 12 例脑血管意外,其中一例死亡(1 951 的病例报道)。2 例患者出院时出现肢体无力,16 例短暂性脑缺血发作 / 脑血管意外中有 11 例与卵圆孔未闭相关[40]。症状常在治疗后数分钟至数小时发生,最长时间延迟至 5 天。这些神经系统症状的原因仍未完全确定,但至少在某些情况下,可能与进入脑循环的泡沫气泡相关[41]。血管活性物质如内皮素的释放也可能有一部分原因[42]。在手术和腔内消融术后也有类似的不良事件发生的报道[43,44],这或许表明至少有一些是巧合,与泡沫硬化剂无关。还有报告称发生心肌梗死,这可能是不相关的,也可能是气泡通过未闭卵圆孔进入冠状动脉循环的结果[45]。据报道，文献中无意中动脉内注射 63 次，导致截肢 31 例[46]。因此，总的来说，泡沫硬化剂治疗是一种非常安全的静脉曲张的治疗方法。但是，建议在泡沫硬化剂治疗之前向患者提供关于常见及严重不良反应的书面信息，作为知情同意的一部分。在欧洲国家每次可使用 16ml 总泡沫体积的十四烷基磺酸钠和 10ml 总泡沫体积聚多卡醇。Varithena 已在美国获得许可，每次治疗量最高可达 15ml。

35.8 结论

对于原发性和复发性静脉曲张，泡沫硬化剂治疗是一种临床有效且经济实用的治疗方法，可在办公室环境中安全地进行。但是，仍需要进一步的观察研究和随机对照试验来优化患者的选择、提高泡沫硬化剂的技术，并且进行长期随访。

美国静脉论坛指南 4.7.0：泡沫硬化剂疗法

编码	指南	推荐等级（1：强；2：弱）	证据级别（A：高质量；B：中等质量；C：低或极低质量）
4.7.1	建议泡沫硬化剂治疗原发性和复发性静脉曲张。这适用于 CEAP 临床级 C2~C6 的患者	1	A
4.7.2	建议使用超声引导泡沫硬化疗法而非液体硬化疗法治疗静脉曲张	1	B

参考文献

● = Major review article

1. Knight RM, Vin F, and Zygmut JA. *Ultrasonic Guidance of Injection into the Superficial Venous System*. John Libbey Eurotext Ltd, Montrouge, France, 1989.
●2. Wollmann JC. The history of sclerosing foams. *Dermatol Surg* 2004;30:694–703; discussion 703.
3. Sigg K. Neuere gesichtspunkte zur Technik der Varizenbehandlung. *Ther Umsch* 1949;6:127–34.
4. Rao J, Wildemore JK, and Goldman MP. Double-blind prospective comparative trial between foamed and liquid polidocanol and sodium tetradecyl sulfate in the treatment of varicose and telangiectatic leg veins. *Dermatol Surg* 2005;31:631–5; discussion 635.
5. Tessari L. Nouvelle technique d'obtention de la scléro-mousse. *Phlébologie* 2000;53:129.
6. de Roos KP, Groen L, and Leenders AC. Foam sclerotherapy: Investigating the need for sterile air. *Dermatol Surg* 2011;37:1119–24.
7. Hamel-Desnos C, Desnos P, Wollmann JC et al. Evaluation of the efficacy of polidocanol in form of foam compared to liquid form in sclerotherapy of the greater saphenous vein: Initial results. *Dermatol Surg* 2003;29:1170–5.
8. Monfreux A. Traitement sclérosant des troncs saphéniens et leurs collatérales de gros calibre par la méthode MUS. *Phlébologie* 1997;50:351–3.
9. Lai SW and Goldman MP. Does the relative silicone content of different syringes affect the stability of foam in sclerotherapy? *J Drugs Dermatol* 2008;7:399–400.
10. Eckmann D. Polidocanol for endovenous microfoam sclerosant therapy. *Expert Opin Investig Drugs* 2009;18:1919–27.
11. Ceulen RP, Jagtman EA, Sommer A et al. Blocking the saphenofemoral junction during ultrasound-guided foam sclerotherapy—Assessment of a presumed safety-measure procedure. *Eur J Vasc Endovasc Surg* 2010;40:772–6.
12. O'Hare JL, Stephens J, Parkin D, and Earnshaw JJ. Randomized clinical trial of different bandage regimens after foam sclerotherapy for varicose veins. *Br J Surg* 2010;97:650–6.
13. Hamel-Desnos CM, Guias BJ, Desnos PR, and Mesgard A. Foam sclerotherapy of the saphenous veins: Randomised controlled trial with or without compression. *Eur J Vasc Endovasc Surg* 2010;39:500–7.
14. Darvall KA, Bate GR, Adam DJ et al. Duplex ultrasound outcomes following ultrasound-guided foam sclerotherapy of symptomatic primary great saphenous varicose veins. *Eur J Vasc Endovasc Surg* 2010;40:534–9.
15. Darvall KA, Bate GR, and Bradbury AW. Patient-reported outcomes 5–8 years after ultrasound-guided foam sclerotherapy for varicose veins. *Br J Surg* 2014;101:1098–104.
16. Chapman-Smith P and Browne A. Prospective five-year study of ultrasound-guided foam sclerotherapy in the treatment of great saphenous vein reflux. *Phlebology* 2009;24:183–8.
17. Chen CH, Chiu CS, and Yang CH. Ultrasound-guided foam sclerotherapy for treating incompetent great saphenous veins—Results of 5 years of analysis and morphologic evolvement study. *Dermatol Surg* 2012;38:851–7.
18. Darvall KA, Bate GR, Adam DJ et al. Duplex ultrasound outcomes following ultrasound-guided foam sclerotherapy of symptomatic recurrent great saphenous varicose veins. *Eur J Vasc Endovasc Surg* 2011;42:107–14.
19. Darvall KA, Bate GR, Silverman SH et al. Medium-term results of ultrasound-guided foam sclero-

therapy for small saphenous varicose veins. *Br J Surg* 2009;96:1268–73.
20. Bhogal RH, Moffat CE, Coney P, and Nyamekye IK. Can foam sclerotherapy be used to safely treat bilateral varicose veins? *Phlebology* 2012;27:19–24.
21. Darvall KA, Bate GR, Adam DJ, and Bradbury AW. Recovery after ultrasound-guided foam sclerotherapy compared with conventional surgery for varicose veins. *Br J Surg* 2009;96:1262–7.
22. Bountouroglou DG, Azzam M, Kakkos SK et al. Ultrasound-guided foam sclerotherapy combined with sapheno-femoral ligation compared to surgical treatment of varicose veins: Early results of a randomised controlled trial. *Eur J Vasc Endovasc Surg* 2006;31:93–100.
23. Kalodiki E, Lattimer CR, Azzam M et al. Long-term results of a randomized controlled trial on ultrasound-guided foam sclerotherapy combined with saphenofemoral ligation vs standard surgery for varicose veins. *J Vasc Surg* 2012;55:451–7.
24. Figueiredo M, Araujo S, Barros N Jr., and Miranda F Jr. Results of surgical treatment compared with ultrasound-guided foam sclerotherapy in patients with varicose veins: A prospective randomised study. *Eur J Vasc Endovasc Surg* 2009;38:758–63.
25. Shadid N, Ceulen R, Nelemans P et al. Randomized clinical trial of ultrasound-guided foam sclerotherapy versus surgery for the incompetent great saphenous vein. *Br J Surg* 2012;99:1062–70.
26. Rasmussen LH, Lawaetz M, Bjoern L et al. Randomized clinical trial comparing endovenous laser ablation, radiofrequency ablation, foam sclerotherapy and surgical stripping for great saphenous varicose veins. *Br J Surg* 2011;98:1079–87.
27. Rasmussen L, Lawaetz M, Serup J et al. Randomized clinical trial comparing endovenous laser ablation, radiofrequency ablation, foam sclerotherapy, and surgical stripping for great saphenous varicose veins with 3-year follow-up. *J Vasc Surg Venous Lymphat Disord* 2013;1:349–56.
28. Lattimer CR, Azzam M, Kalodiki E et al. Cost and effectiveness of laser with phlebectomies compared with foam sclerotherapy in superficial venous insufficiency. Early results of a randomised controlled trial. *Eur J Vasc Endovasc Surg* 2012;43:594–600.
29. Lattimer CR, Kalodiki E, Azzam M et al. Interim results on abolishing reflux alongside a randomized clinical trial on laser ablation with phlebectomies versus foam sclerotherapy. *Int Angiol* 2013;32:394–403.
30. Biemans AA, Kockaert M, Akkersdijk GP et al. Comparing endovenous laser ablation, foam sclerotherapy, and conventional surgery for great saphenous varicose veins. *J Vascular Surg* 2013;58:727–34.e1.
31. Brittenden J, Cotton SC, Elders A et al. A randomized trial comparing treatments for varicose veins. *N Engl J Med* 2014;371:1218–27.
32. Ukritmanoroat T. Comparison of efficacy and safety between foam sclerotherapy and conventional sclerotherapy: A controlled clinical trial. *J Med Assoc Thailand* 2011;94(Suppl. 2):S35–40.
33. Devereux N, Recke AL, Westermann L et al. Catheter-directed foam sclerotherapy of great saphenous veins in combination with pre-treatment reduction of the diameter employing the principals of perivenous tumescent local anesthesia. *Eur J Vasc Endovasc Surg* 2014;47:187–95.
34. Todd KL III, Wright DI, Gibson K et al. Durability of treatment effect with polidocanol endovenous microfoam on varicose vein symptoms and appearance (VANISH-2). *J Vasc Surg Venous Lymphat Disord* 2015;3:258–64.
35. Guex JJ, Schliephake DE, Otto J et al. The French polidocanol study on long-term side effects: A survey covering 3,357 patient years. *Dermatol Surg* 2010;36(Suppl. 2):993–1003.
36. Gillet JL, Guedes JM, Guex JJ et al. Side-effects and complications of foam sclerotherapy of the great and small saphenous veins: A controlled multicentre prospective study including 1,025 patients. *Phlebology* 2009;24:131–8.
37. Abbassi-Ghadi N and Hafez H. Ultrasound-guided foam sclerotherapy within a rolling treatment programme is an effective low-cost treatment for superficial venous insufficiency. *Phlebology* 2013;28:195–200.
•38. Willenberg T, Smith PC, Shepherd A, and Davies AH. Visual disturbance following sclerotherapy for varicose veins, reticular veins and telangiectasias: A systematic literature review. *Phlebology* 2012;28:123–31.
39. Frullini A, Felice F, Burchielli S, and Di Stefano R. High production of endothelin after foam sclerotherapy: A new pathogenetic hypothesis for neurological and visual disturbances after sclerotherapy. *Phlebology* 2011;26:203–8.
•40. Sarvananthan T, Shepherd AC, Willenberg T, and Davies AH. Neurological complications of sclerotherapy for varicose veins. *J Vasc Surg* 2012;55:243–51.
41. Redondo P, Bastarrika G, Sierra A et al. Efficacy and safety of microfoam sclerotherapy in a patient with Klippel–Trenaunay syndrome and a patent foramen ovale. *Arch Dermatol* 2009;145:1147–51.
42. Frullini A, Barsotti MC, Santoni T et al. Significant endothelin release in patients treated with foam sclerotherapy. *Dermatol Surg* 2012;38:741–7.
43. Caggiati A and Franceschini M. Stroke following endovenous laser treatment of varicose veins. *J Vasc Surg* 2010;51:218–20.
44. Harzheim M, Becher H, and Klockgether T. Brain infarct from a paradoxical embolism following a varices operation. *Dtsch Med Wochenschr* 2000;125:794–6.
45. Snow TA, McEntee JP, Greaves SC, and White HD. Myocardial infarction following sclerotherapy in a patient with a patent foramen ovale. *N Z Med J* 2012;125:64–7.
46. Hafner F, Froehlich H, Gary T, and Brodmann M. Intra-arterial injection, a rare but serious complication of sclerotherapy. *Phlebology* 2013;28:64–73.
47. Yamaki T, Hamahata A, Soejima K, Kono T, Nozaki M,

Sakurai H. Prospective randomised comparative study of visual foam sclerotherapy alone or in combination with ultrasound-guided foam sclerotherapy for treatment of superficial venous insufficiency: Preliminary report. *Eur J Vasc Endovasc Surg* 2012 Mar;43(3):343–7. doi: 10.1016/j.ejvs.2011.07.029. Epub Jan 9, 2012.

48. Liu X, Jia X, Guo W, Xiong J, Zhang H, Liu M, Du X, Zhang M. Ultrasound-guided foam sclerotherapy of the great saphenous vein with sapheno-femoral ligation compared to standard stripping: A prospective clinical study. *Int Angiol* 2011 Aug;30(4):321–6.
49. Blaise S, Bosson JL, Diamand JM. Ultrasound-guided sclerotherapy of the great saphenous vein with 1% vs. 3% polidocanol foam: A multicentre double-blind randomised trial with 3-year follow-up. *Eur J Vasc Endovasc Surg* 2010 Jun;39(6):779–86. doi: 10.1016/j.ejvs.2010.01.022. Epub Mar 4, 2010.
50. Abela R, Liamis A, Prionidis I, Mathai J, Gorton L, Browne T, Panayiotopoulos Y. Reverse foam sclerotherapy of the great saphenous vein with sapheno-femoral ligation compared to standard and invagination stripping: A prospective clinical series. *J Vasc Endovasc Surg* 2008 Oct;36(4):485–90. doi: 10.1016/j.ejvs.2008.06.029. Epub Aug 20, 2008.
51. Ouvry P, Allaert FA, Desnos P, Hamel-Desnos C. Efficacy of polidocanol foam versus liquid in sclerotherapy of the great saphenous vein: A multicentre randomised controlled trial with a 2-year follow-up. *Eur J Vasc Endovasc Surg* 2008 Sep;36(3):366–70. doi: 10.1016/j.ejvs.2008.04.010. Epub Jun 3, 2008.

36

现代外科手术治疗大隐静脉功能不全的技术及其结果

36.1 介绍

从临床角度看大隐静脉功能不全的患者可能是没有症状的。只表现为站立时直径超过 3mm 的皮下静脉[1]。早期的症状可以是无特异性的，进展的症状包括严重水肿或静脉溃疡（C0~C6 期）。

美国成年人静脉曲张发病率为 23%，6% 的人群为进展期静脉功能不全，表现为皮肤改变和溃疡形成。依据圣地亚哥人群资料，1 100 万男性和 2 200 万女性在 40~80 岁间患有静脉曲张，其中 200 万人群为进展期[2]。

大隐静脉功能不全可能是孤立的或合并交通支和 / 或深静脉反流或梗阻性疾病。目前广泛使用的下肢静脉超声可有助于确定静脉曲张的原因[3]。对于 2 234 例静脉曲张患者的研究表明临床分期（从 C0 至 C6）分别为 29%、23%、10%、9%、1.5% 和 0.5%。其中梗阻因素占 5%，反流因素占 37%[4]。

静脉曲张可导致工作能力丧失、残疾或影响生活质量[5]。在美国每年用于治疗静脉功能不全的费用高达 1.5 亿至 10 亿美元[5,6]。

36.2 相关的解剖基础

就如先前章节所言，下肢静脉的解剖变异增加手术的复杂性。对于开放手术相关重点的回顾是有益的。

开放的大 / 小隐静脉手术最重要的解剖结构包括隐股静脉汇合处和隐腘静脉汇合处[7]。每个汇合点近端水平对应于大隐静脉开口（超大隐静脉瓣膜）近端的瓣膜，以及大隐静脉开口以远 3~5cm 远端的瓣膜。

腹股沟处汇入大隐静脉的属支包括前副大隐静脉、耻骨支、旋髂浅和腹壁浅分支，后副大隐静脉（通常在股骨中部汇合），偶尔还有前侧和后侧环股静脉。有研究表明至少有 4 种共同变异，发生率分别为 33%、15%、15% 和 13%[8]。浅外侧耻骨动脉分支有助于标记大隐静脉终点，通常位于 GSV 汇入股总静脉的前侧或后侧。开放手术时需要结扎此血管以预防不必要的出血。

25% 的人群小腿处为双大隐静脉，8% 大腿为双大隐静脉[9]。后副大隐静脉为常见分支，通常起源于内踝后侧，小腿后中侧上升，在膝部与 GSV 汇合。至少有 3 只交通支在小腿后侧与深静脉沟通，此静脉功能不全是症状的重要组成部分。前副 GSV 在大腿上段走行较深（位于肌肉筋膜表面）至高回声筋膜，与 GSV 相似，这有助于外科医生解剖暴露[7]。走行于 GSV 的前方的特点有助于术中识别，其下方即为股动脉和股静脉。如果此静脉功能不全，术中需要同时切除此静脉。

隐神经在膝关节下方开始伴随 GSV。12% 的患者，隐神经在膝关节紧邻 GSV，容易导致神经损伤。因为膝下神经伴随（仅少数例外，每 60 例出现约 2 例）[10]，神经分叉朝向足部，向近侧抽剥较向远侧抽剥更易损伤神经，这为手术中大隐静脉向远侧抽剥提供支持[11]。

SPJ 位于筋膜深处。75% 小隐静脉汇入腘静脉，也可以汇合于腓肠肌静脉或者继续向近侧上行。25% 的患者 SPJ 可能缺失或退化，如果存在通常位于腘窝横皱褶上方 4cm 以内。25% 的患者汇合部可能更高，1% 可能较低[12]。

SSV 汇入小腿中上段的腓肠肌静脉或者大隐静脉约占 1%[13]。70% 的 SSV 筋膜间室可延展到大腿，通常在半腱肌和二头肌之间的后股皮神经伴行。大腿中上段汇入股深静脉或股浅静脉。可通过间隐静脉汇入 GSV，通常也叫作 Giacomini 静脉[12-14]。SSV 在小腿中下 2/3 皮下走行，然后进入深部筋膜。提倡筋膜上方的 SSV 结扎，不提倡高位结扎 SSV，因为高位结扎 SSV 结果未显示出优越性[15]。这也是 SVS 和 AVF 指南推荐术中使用超声识别 SSV 的原因之一。

超声鉴别腓肠神经和 SSV 已经被 Ricci 等深入研究[16]。在小腿远端与 SSV 紧邻，在小腿上段关系不密切，通常在筋膜间室内静脉的外侧。与 GSV 和隐神经共享静脉周围筋膜不同，它们不共享静脉周围筋膜。胫后神经通常在 SSV 的外侧(2/3 患者这样)，实际在 SPJ 处与 SSV 缠绕。腓神经通常位于更外侧，但仍处于可损伤区域[17-18]。

36.3 外科干预指征

患者是否需要接受外科干预是由患者症状而非诊断检查中的异常发现决定的。但是，诊断检查中的异常发现能够提示静脉发生了病理改变，而这些病理改变有可能造成患者的症状。使用 CEAP 分级系统对疾病进行详细的分级，能够更好地指导治疗方式的选择[19]。为了能够正确的评估患者病情以及外科干预的预后，应当为患者进行临床症状严重程度评分[20]。生活质量综合评分工具能够参照类比其他疾病，而给出一个该疾病的状态以及治疗策略的评估。36 条健康调查简表(Short Form 36-Item Health Survey，SF-16)成功运用于评估全球静脉曲张患者的健康状况[21]。还有其他几个特定疾病的生活质量评分系统可以使用，其中有些评分系统关注疾病的早期状态(曲张静脉)，例如 Aberdeen 静脉曲张调查问卷，还有一些专门为病情更加严重的患者设计，例如 Charing Cross 静脉溃疡调查问卷[22,23]。SVS 静脉疾病临床严重程度评分是一个医生主导的评分工具，同时包含患者报告、医生观察及临床评估，这一评分工具也被 SVS/AVF 指南推荐为评估患者症状的最佳工具[15,20]。外科医生应当告知患者在什么时间段内接受手术干预能够得到的益处。但是最终，还是由患者根据自身症状的严重程度决定是否需要承担风险接受手术。

临床指南为这些治疗措施的制定提供了证据以及指导。对于大隐静脉功能不全，SVS/AVF 指南推荐将大隐静脉在膝关节上方进行高危结扎和内翻剥脱(推荐 2，证据等级 B)。对于小隐静脉功能不全，推荐在腘窝皱褶处距离小隐静脉 - 腘静脉交界处 3~5cm 进高位结扎，同时有选择性地内翻式抽剥功能不全的静脉段(推荐 2，证据等级 C)，这样能够预防静脉溃疡的发生(推荐 1，证据 B)，这些措施也应当被推荐用于静脉溃疡已经愈合的患者用以预防静脉曲张的复发，同时也推荐用于有静脉溃疡风险的皮肤改变的患者(推荐 2，证据等级 C)[24]。存在深静脉以及交通静脉功能不全的时候，这些推荐仍然适用。最后对比当前的患者医疗费用支付结构，临床数据支持症状性的静脉曲张患者接受静脉消融而非加压治疗(推荐 1，证据等级 B)[15,25]。

在某些情况下即使能够进行创伤更小的消融手术，医生以及患者仍更倾向于选择对病变段静脉进行开放手术。在某些地区，不允许使用消融设备，因此开放手术提供了一个可行的备选方案[26,27]。经导管治疗对于比较直的、位于隐静脉主干内病变静脉比较理想。静脉迂曲以及贴近皮肤这些解剖的变异给血管腔内治疗带来挑战，但都能够通过开放手术解决。腔内治疗后的皮肤色素沉着通常自发性的出现，并能够持续存在 1 年之久，大大影响术后的美观，使患者难以接受。对于这样的病例，开放手术似乎提供了更好的解决方案[28]。患者在知晓开放手术长期随访数据以及微创治疗后早期复发可能后的选择也是治疗方式选择的指征[29]。

消融术后复发可能的原因有隐股静脉以及隐腘静脉的反流或者再血管化，这就需要外科手术探查治疗[30]。此外，消融手术后症状性动静脉瘘形成也需要外科手术干预。术后动静脉瘘很少出现症状，但有可能造成严重的肿胀、高排出量心力衰竭以及窃血综合征。而无症状的患者可接受多普勒超声随访，动静脉瘘有可能在随访中消失[31]。

36.4 禁忌证

缺少能够放置抽剥器械的静脉是外科开放手术的禁忌。下肢深静脉血液回流能力的完全丧失是移除隐静脉的禁忌证。尽管这能使人联想到很多静脉阻塞性疾病，但是事实上很多静脉阻塞性疾病的患者有足够的静脉储备能够允许移除隐静脉从而治疗浅表静脉症状[32,33]。但存在严重周围血管闭塞性疾病时，手术切口的愈合将成为问题。如果基于临床以及血流动力学参数来思考切口愈合问题，一个更加详细的调查来排除患者是否有动脉的疾病这一个混杂变量是推荐的。当然首先要关注的是患者是否有静脉溃疡的存在，同时也应当关注患者动脉搏动以及踝肱比[24,34]。此外，患者合并症(心、肺以及肾功能不全)会增加患者麻醉并发症风险，增加出血以及栓塞事件的发生(不能纠正的凝血障碍、血栓性静脉炎、肿瘤以及制动)，增加感染风险(手术切口以及全身系统感染)，这些都应当纳入考虑因素并有效控制这些危险因素以取得理想的治疗结果。腹股沟区域的过度解剖可能会造成淋巴漏以及主要血管损伤的并发症[35]。一项关于 128 例腹股沟区再解剖来治疗静脉曲张复发的回顾性研究中，手术切口并发症的发生率为 40%[36]。对于既往在腹股沟区感染以及辐射性瘢痕的患者，需要详尽告知手术风险。怀孕以及哺乳应当作为混杂变量，可能影响患者决定是否接受开放手术。

36.5 诊断

静脉系统存在病变的主要依据是患者的症状。这些症状包括疼痛、肿胀、沉重感、瘙痒、皮肤色素沉着、绞痛、溃疡甚至轻微外伤后浅表静脉的突然出血。不雅观的曲张静脉会给患者带来心理负担，同时皮肤色素沉着以及溃疡的形成会影响患者的自尊。详细询问病史以及体格检查对静脉曲张的诊断至关重要，应当详细检查是否存在不明显的静脉曲张、肿胀、皮肤色素沉着以及询问是否正在发生或者以前发生过的静脉溃疡,以便于进行 CEAP 分级[19]。对于女性患者要特别关注外阴部位的曲张静脉,这个部位的曲张静脉常常由于检查者或者患者的不情愿检查而疏忽。体格检查可以提示隐股静脉交界处、隐腘静脉交界处以及交通静脉的功能不全,但是仍然需要静脉多普勒检查来证实临床印象。

很明显在任何隐静脉治疗前都需要使用多普勒超声检查,在详细的图像数据上能够发现很多及解剖变异从而指导消融治疗的实施[37]。详细的图像数据并不总是能够证实临床印象,在某些病例中,隐静脉本身只是作为临床症状的潜在病因而去检查,但事实上隐静脉并没有发生病变[38]。下肢静脉的多普勒检查使得疾病的诊治更加容易。多普勒检查能够协助完成 CEAP 分级系统中的很多条目,例如病因学、解剖学分布以及疾病目前的病理生理学。一个详细的静脉多普勒图像的描述在前一个章节已经提过,这里就不再赘述。额外的诊断方法通常是不需要的,但是基于患者特殊的病情需要,部分患者可能需要接受磁共振静脉成像、CT 静脉成像、静脉造影术或者血管内超声检查。

36.6 技术要点

36.6.1 麻醉

大多数患者选择全身或局部麻醉(脊髓或硬膜外麻醉),特别是在计划双侧手术的情况下。另一些则采用股神经阻滞,辅以局部麻醉剂注射或局部麻醉,但开放手术所需的麻醉,尤其是腹股沟深静脉周围的麻醉,即使不疼痛,也会让患者感到不舒服。一项对接受腹股沟解剖治疗静脉曲张的患者的随机对照试验证实:术前预防性使用抗生素降低了伤口感染和伤口相关并发症的风险。在没有相关危险因素的患者中,最好采用早期活动来预防围术期深静脉血栓形成(DVT)。对于那些有血栓栓塞危险因素的患者,如血栓性疾病、DVT 或血栓性静脉炎病史或肥胖,建议采用低分子肝素、低剂量普通或磺达肝素进行预防。

36.6.2 手术步骤

36.6.2.1 患者体位

36.6.2.1.1 大隐静脉手术

患者仰卧位,消毒范围是整个患侧下肢到脐水平。可在患者平躺或轻微抬高下肢的体位下解剖腹股沟。为了剥离浅表静脉,先使用 Trendelenburg 法驱血,以减少静脉扩张,从而减少失血。

36.6.2.1.2 小隐静脉手术

双侧手术时患者被置于俯卧位。对于单侧手术,患者可以俯卧位,也可以采用手术下肢朝上的半侧卧位。将患者膝关节屈曲使紧绷的臀部筋膜松弛,更有利于暴露小隐静脉。可在患者平躺或轻微抬高的下解剖静脉。然而,实际操作中,应该先用 Trendelenburg 方法驱血以减少静脉扩张和失血。

36.6.2.2 消除近端反流:高位结扎术

36.6.2.2.1 隐股交界区

手术取腹股沟皮肤折痕以下 1~2cm 的横向切口,在肥胖患者位置稍高。这样的切口皮缘对合好,方便结束时关闭手术切口(图 36.1A1,见箭头)。切口开始于股动脉搏动内侧向内长度 3~5cm,中心位于隐静脉和股总静脉交界处。显露大隐静脉头侧、尾侧及其分支,以及股总静脉。GSV 的主要分支是旋髂浅支、腹壁浅支、阴部外支,少数患者有副 GSV。这些静脉在 SFJ 附近汇合的方式有明显的解剖学差异,但这对手术没有多大影响。手术的目的是将各分支从躯干上结扎并剥离。如果发现副 GSV,也进行结扎和离断。有时,大腿后静脉和旋股浅静脉汇入 GSV,也需要结扎和离断。所有的分支都按照传统方法结扎。应注意阴部外浅动脉,保护其不受损伤,或将其结扎和离断,以防止术后出现动脉出血。这条动脉有助于标志 GSV 的终点,当 GSV 进入股总静脉时,它通常位于 GSV 的浅表或深部(图 36.1A1 和 36.1A2)。如果在解剖中未完全显露,则需要对股总静脉的前表面进行显露,以避免在结扎 GSV 过程中损伤它,并确保要剥离的静脉不是股总静脉。在这个阶段,GSV 远侧可以通过位于膝盖以下静脉为中心的横向切口进行显露(图 36.1B1)。通过这个切口,剥脱导管可以从 GSV 远端插入到近侧端,并在腹股沟切口穿出 GSV 近侧断端。除了肥胖的患者,剥脱导管可以沿着它所置入皮下的 GSV 来触诊。上述操作完成后,在股静脉上结扎 GSV,用双结扎或用 5-0Prolene 连续缝合(图 36.1A2)将 GSV 远端固定在剥脱装置上。在剥离之前,GSV 被完全从深层组织中分离。另外,一些外科医生在股总静脉上结扎 GSV,将其切断,并将剥脱装置从头端置入到尾端。

36.6.2.2.2 隐静脉 - 腘静脉交界区

在多普勒标记的 SPJ 上取一个 4~6cm 的横向切口,这样切口也有利于对SSV的结扎和分离。如果仅做单纯结扎,则横向切开软组织,然后纵向切开深筋膜,(见图 36.2A1)。在标准手术中,SSV 位于筋膜下而不是皮下。在分离出腘静脉后,解剖 SSV 并结扎所有属支静脉(图 36.2A2)。胫神经通过腘静脉附近,这两个结构必须仔细分离和保护免受损伤。在向 SSV 远端插入静脉剥脱导管前或者后高位结扎 SSV。剥脱导管放置后,将静脉结扎于剥脱导管头端,高位结扎 SSV 并横断(图 36.2A2)。如果做逆行放置剥脱导管,则在腘静脉端高位结扎 SSV,随后在小腿远侧切开 SSV 置入剥脱导管。

36.6.2.3 切除功能不全的静脉:轴向剥脱法

36.6.2.3.1 大隐静脉

尝试单纯行高结扎术并保留 GSV,存在较高的病理性反流复发率,因此这一术式已经被摒弃。术前通过超声成像显示,除分支部位外,GSV 无反流的患者,可以允许通过该方法来控制静脉曲张。然而,原发性轴向 GSV 功能不全与疾病进展期(C3~C6)有关,因此切除病理性静脉是降低远期复发和手术成功的最佳方法。如果术前小腿和踝部静脉没有出现反流,则将大隐静脉仅剥脱至膝盖下方平面是可行的。这种部分静脉剥离方法减少了紧邻隐神经部位静脉的剥脱从而降低了隐神经损伤的风险。然而,如果整个静脉在术前超声成像上显示存在反流,我们将从膝下切口和踝关节切口分离出膝下 GSV,目的是在剥离前将隐神经从两个切口从静脉旁分离出来。我们已经观察到:尽管术

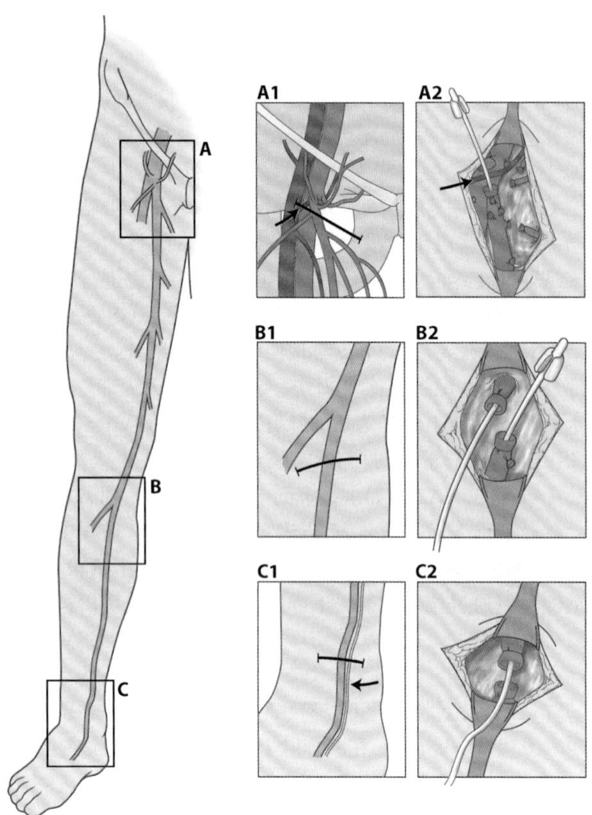

图 36.1 图中所展示的是仰卧位患者大隐静脉解剖图。A1 展示了大隐静脉(GSV)近心端及其分支,箭头所指为横跨在大隐静脉上的阴部外浅动脉。阴部外浅动脉可能位于大隐静脉 - 股总静脉交界处的上方或下方。术中注意对该动脉的保护避免不必要的出血。A2 展示了 GSV 高位结扎后使用 Codman 样式的静脉剥脱工具剥脱大隐静脉。B1 于 GSV 走行膝关节下方做小切口,以露出大隐静脉。应当将大隐静脉与周围组织分离干净从而避免损伤与静脉伴行的隐神经。B2 描述由膝关节下方暴露大隐静脉后向近心端伸入剥脱导管,从腹股沟区的 GSV 伸出:另外,如果需要,可将抽剥导管伸入远心端大隐静脉以便取出小腿段 GSV。在这个描述中,静脉剥脱导管上连接着一个小头,但通常固定在静脉剥脱导管的末端处。在剥离之前,先将静脉远端离断。如果不切除小腿大隐静脉主干,则远端静脉将结扎。C1 为位于内踝前做一个小切口以便显露和控制 GSV 起始处。注意隐神经与静脉伴行(箭头);应将静脉周围组织仔细分离,避免损伤神经。C2 显示远心端静脉结扎与近心端静脉内方式剥脱导管。剥离前,应将静脉与周围组织分离

后仔细体检仍然能发现存在感觉障碍,但是这种方法通常不会导致严重的临床后果。

我们通常在手术中剥除膝盖以上和 / 或膝盖以下所有功能不全的 GSV。如果回流停止在膝盖或刚好在膝盖以下,以 GSV 为中心取膝盖以下几厘米处 1~2cm 长的横向切口,以便于暴露血管(图 36.1B1)。从周围组织中分离足够长静脉,近端和远端绕线控制出血,然后切开血管前壁。通过所述静脉开口,向头侧置入剥脱装置,将静脉近侧断端用丝线结扎在剥脱装置上。静脉剥脱装置通常由长而硬的导丝组成,有时近端可以放置一个不同尺寸的头帽以辅助静脉的抽剥。目前不同厂家生产的产品有 Codman、Myers、Varady 等。将远侧断端结扎止血,向头侧插入剥脱导管直至腹股沟切口。可以触摸位于皮下隐静脉间隙内的剥脱导管判断其位于正确的解剖位置正确,向上提起剥脱器的两端来方便皮下触诊剥脱导管的走行和位置。将膝盖区域的大隐静脉分离后将大隐静脉主干向下抽出。在腹股沟区,将大隐静脉汇入股静脉处离断,然后结扎在剥脱器上。可以使用不同大小的“头帽”式剥脱装置(例如,Codman 式装置)放置在剥脱器上,帮助更彻底地剥除静脉,但我们通常选择最小尺寸的头帽,以尽量减少对皮下组织的损伤,最后由远端切口抽出“头帽”。此外,内翻式剥脱也取得了良好的治疗效果,详见下文。

如果小腿段的大隐静脉在术前检查中表现出明显的反流,术中取踝关节处取内踝上 1cm 长的横切口暴露 GSV(图 36.1C1)。分离皮下组织,将隐静脉与神经分离,并在静脉头尾端绕以丝线结扎。结扎静脉的尾端,在头部缝合处轻轻牵引,尖刀切开静脉的前表面,送入剥脱装置并推进到小腿切口。在踝部切口处将静脉结扎于抽剥器,横行切断静脉。而不是在小腿切口处结扎静脉,除非仅行大腿段隐静脉抽剥。剥脱器可以穿过静脉。我们通常不会在抽剥小腿静脉时加装“头帽”,因为装置上本身的头端通常是足够大,以防止静脉在剥脱过程中脱落。将小腿中的隐静脉切段,以便将静脉从肢体中剥除。不通过踝关节切口直接抽剥全程大隐静脉,因为这样操作增加了大隐静脉剥脱时头端的体积,导致隐神经损伤风险增加,因此术中我们采用双切口技术剥除全程大隐静脉。

患者被置于 Trendelenburg 体位,大隐静脉固定在剥离器上,并切断静脉的近端和远端以便于抽剥。首先抽剥近侧大隐静脉,抽剥时和抽剥后在该区域上进行压迫止血。抓住剥脱器的远端,并通过持续的拉力,将静脉从身体中移除。在近端通过压迫止血后,远端静脉以类似的方式剥离,并施以外部压力减少出血。

一项新技术允许在不做远端切口的情况下从体内取出大隐静脉,技术要点包括使用一种直径为 3.5mm 的冷冻探头,它可以从标准大隐静脉切口近段进入直至远端,并在膝盖以下约 8cm 处停止。在放置后,将氧化亚氮液体注入后将探针尖端在 -85℃下冷冻到静脉,然后将冷冻探针从远端拉到近端,使静脉与探针粘连,并被探针从皮下拉出。大隐静脉近端与股总静脉分离切除。患侧下肢施加压迫,然后关缝合腹股沟切口[41,42]。

36.6.2.3.2 小隐静脉

SSV 的剥脱可以按照与 GSV 所描述的相同的手术步骤。远端 SSV 可通过术前超声检查确定反流终点标记取横切口进行暴露。另一种方法,可以通过位于跟腱和外踝之间的横切口在高位踝关节处暴露 SSV。腓肠神经与 SSV 的相邻程度不如隐神经与 GSV 紧密,但在小腿远端三分之一处靠近 SSV。神经周围通常有小的伴随动脉,当解剖静脉时必须进行保护。切开后皮肤及皮下组织,分离静脉,并将近端和远端绕以丝线备用。远端结扎,近端切开以便于置入剥脱器。近端静脉结扎到剥脱导管上后离断静脉。剥脱起沿着 SSV 腔内上行,在近侧膝关节处切口中伸出。将 SSV 与腘静脉进行离断,再将 SSV 结扎在剥脱器上。患者被置入 Trendelenburg 体位,从远端将 SSV 向下拉出,并在

小腿施加外部压迫 2~5 分钟，以控制出血。也有外科医生只从近端切口剥除约 10cm 或更少的 SSV，以防止神经损伤，术者认为这种术式不会增加静脉曲张的复发。

图 36.2 描述了剥离 SSV 的另一种方法。可以使用同样的方法剥脱 GSV，但是术中出血相对较多。该方法被称作 Oesch 的穿孔 - 内翻（PIN）技术。将 SSV 与腘静脉的汇入点结扎，用不锈钢半刚性的 PIN 剥离器（30 或 47.5cm 长）逆行通过 SSV。用缝线将 SSV 结扎在剥脱器上以减少逆行出血。头端沿着血管通过静脉和反流区域，头端抵住静脉及皮下组织时，会出现皮肤凹陷。这时需要用 11 号刀片刺破皮肤，暴露剥脱器远侧头端（图 36.2B1 和图 36.2B2）。剥脱器头端结扎一根缝线后被拉到静脉中一段距离，缝线的一段长尾部被留在外部，然后将静脉用“浮动结”结扎在剥脱器上，如果在剥离过程中静脉断裂，继续使用这一结构进行再次抽剥（图 36.2A3）。患者在剥脱过程中被至于 Trendelenburg 体位。向远侧抽剥静脉，最终使静脉从远端切口取出。SSV 被从腿上完全抽出。一般情况下，远端切断的静脉不需要结扎。如果静脉在抽剥过程中断裂，可将 PIN 抽剥器通过头端的结扎线尾拖入静脉内，在远侧切口将静脉结扎至剥脱器上，并从近端伤口拽出。术后外部压迫止血。

36.6.2.4 辅助治疗、技术考虑、伤口愈合、敷料和术后护理

分支静脉曲张可以通过针刺消融、动力静脉曲张切除术或其他消融技术消除。在大多数可用于评估开放隐静脉外科手术的总体结果的数据中，在充分麻醉覆盖范围的条件下，需要采用某种方式处理分支静脉曲张，以提供全面的治疗措施。功能不全的交通支同样也可以采用不同的方法同时处理。

临床结果表明：双侧肢体手术似乎并不会增加患者并发症的总体风险[43]。单纯高位结扎术与高位结扎和剥脱术相比，在近期出现反流和静脉曲张复发的发生率高，这一术式被证明是不成功的[44]。文献报道，Dwerryhouse 等将单纯高位结扎后 5 年再次手术的概率从 20% 减少到高位结扎和剥脱术的 6%[45]。因此，切除静脉主干是静脉曲张手术的重要部分。在美国，创伤较小的手术（例如 CHIVA 术、ASVAL 术）是否比单纯的高结扎术更优仍有争议且不被提倡。前种术式在结扎大隐静脉近端后、结扎、分离和剥脱功能不全的属支血管，保留了静脉主干、功能良好的属支和交通支[46,47]。后者包括保留功能不全的静脉主干和点式剥脱静脉曲张属支[48]。

关于大隐静脉残端是否要连续缝合或单纯结扎，或者用聚四氟乙烯（PTFE）置于结扎后的静脉残端，以防止腹股沟区血管再通导致反流的方法一直存在争议[49-52]。聚四氟乙烯贴片的使用增加了手术并发症，而单纯结扎法对手术效果影响不大。目前更多的提倡使用不可吸收线结扎、缝合、关闭大隐静脉段端，不使用聚四氟乙烯材料[15]。

腹股沟和膝关节后部切口可采用 3-0 可吸收线缝合深层组织和 4-0 可吸收线缝合表皮。远端切口用于显露静脉并倒置剥脱器后进行抽剥，这个切口可以用 4-0 可吸收线外翻式缝合。切口用无菌敷料覆盖，从足部到大腿根部尽量高位加压包扎，远端至近端压力逐渐降低。使用无菌敷料覆盖腹股沟切口。48 小时内去除敷料，如果需要，每天换药，持续加压包扎直到大约 1 周以后。术后加压绷带明显减少了静脉剥离后的血肿[53]。手术 1 周后使用弹力袜，已被证明对疼痛缓解，返工时间，患者的舒适度，或伤口并发症的发生率是没有改善的[54]。SVS/AVF 指导委员会建议术后压迫 1 周，以减少血肿形成、疼痛和肿胀（1 级，B 级）[15]。

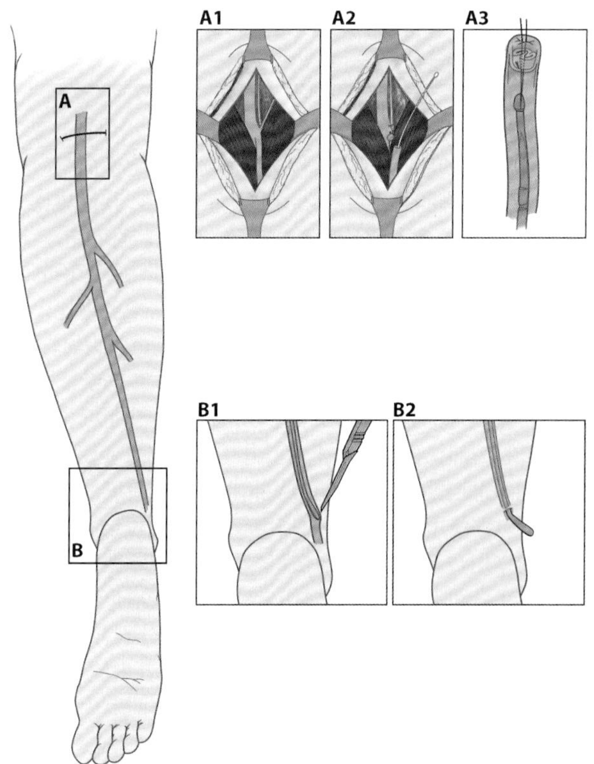

图 36.2 患者俯卧位，小隐静脉（SSV）一般起始于足外侧，经外踝后方上行，止于膝关节后侧腘窝折痕附近（切口近端）。A1 描绘的是小隐静脉 - 腘静脉交结处，它位于封套筋膜深处而不是皮下组织深处，小隐静脉（SSV）多位于小腿下端。要特别注意保护胫骨神经（静脉旁的黄色结构）。还应了解的是，静脉间静脉可能是小隐静脉（SSV）主要近端分支。A2 显示小隐静脉（SSV）高位结扎以及 PIN 剥脱导管置于小隐静脉内。A3 放大图 PIN 剥脱导管置于小隐静脉（SSV）内近心端产生一个“浮动结”，静脉内外翻转的过程。B1 显示近端置入的 PIN 剥脱导管强力推入静脉壁和皮下组织以缩进皮肤。11 号刀片切开皮肤，取出远端静脉剥脱导管。B2 显示外露的远端静脉，通过抽剥已经部分剥除

无论采用哪种麻醉方法，患者都在手术当天出院。患者可以恢复除举重或水上运动外的正常活动。患者可以正常行走，避免长时间站立或坐着，仰卧时要求抬高患肢以改善静脉回流。患者需要在弹簧和床垫之间放置一个楔形垫，在睡觉的时候，可以将腿抬高至高于心脏平面 10.5cm 左右。开轻度止痛药以缓解患者疼痛，但许多患者只使用抗炎镇痛药，效果良好[55]。尤其是从事繁重劳动工作的患者将休息 1~3 周。正确保护腿部伤口的前提下可以淋浴。我们一般会在 5~7 天内要求患者复诊并检查伤口和体检。如果愈合进程顺利，患者可以开始包括淋浴和轻的劳动等日常活动。数据表明，高位结扎和剥脱术及点式曲张静脉切手术后患者需要休息一段时间才能恢复正常活动。统计资料显示，术后平均恢复时间约为 12 天[56]。

36.7 并发症

伤口感染的风险在 1.5% 到 16% 不等[57]。一项长达 9 年的回顾性研究随访了 714 例接受静脉曲张手术的门诊患者,发现脊髓麻醉是伤口感染的重要危险因素,其优势比为 6.5。然而,讨论的关键是吸烟是实际危险因素的可能性,由于接受脊髓麻醉的患者群体大部分都有吸烟史,讨论的关键就变成了吸烟在术后感染的实际危险因素中的占比。总发病率为 1.5%[58]。另一项研究纳入 599 例患者,共计 973 条肢体,术后伤口并发症的发生率为 4%。淋巴系统相关的并发症发生率为 1.3%,所有淋巴液渗出均发生在由于复发而腹股沟部位再次探查术后。其中有 2 例患者发生了切除部位的淋巴漏,1 例有淋巴水肿[35]。一项随机对照试验比较预防性使用抗生素和不使用抗生素在高位结扎和抽剥术中的作用,每日对腹股沟伤口采用由 7 个参数组成的加权评分系统进行评估。根据伤口感染的评分打分,结果发现治疗组和对照组出现伤口感染的发生率分别为 9.9% 和 18.2%。对照组有 2 例患者伤口脓肿需要切开引流术,治疗组未出现[39]。这项研究发现了肥胖和吸烟两个因素都增加了腹股沟伤口感染的风险。

浅表神经由于靠近需剥除的静脉而有受损伤的危险。剥离血管的方向影响神经损伤的风险,Ramasastry 等学者研究证明:如果剥离的方向向下,因为神经分支被撕裂的风险减小而降低了神经损伤的风险[11]。有学者统计了 14 名接受向下剥离静脉的患者,没有发现明显的神经损伤,而另一名研究人员统计到向上剥离时神经损伤的概率约为 39%[11,59,60]。仅将静脉剥离到膝盖也许可以消除神经损伤的风险,但在 12% 的病例中膝关节处的静脉也有神经伴随[10]。临床上将静脉剥脱至膝关节仍有 7%~10% 的隐神经损伤发生率,因此该方法不能完全消除这一问题[35,60]。然而,如果保留膝盖以下的静脉,存在增加术后反流和静脉曲张复发的风险,在一项大宗的随访研究中发现,有 4% 的病例出现了这一情况[45]。事实上,这个研究中超声提示有 29% 的患者在随访时发现保留的远端隐静脉存在反流,作者推测这一病理变化最终会导致静脉曲张复发。在我们自己的研究中,我们在第一次手术中通过两个切口(其中一个位于膝关节)切除了所有功能不全的静脉。我们观察到 58% 的患者在内踝或内侧膝周围有很小区域(中位 50cm)的隐神经功能损伤。其中 54% 的有隐神经损伤的患者没有临床不适,而 26 人中 4 人有不适症状,只有一人表现为中度不适主诉。虽然 29% 的患者有孤立的簇状静脉曲张,但没有患者需要再次手术[61]。无论采取何种方法剥除功能不全的隐静脉,在考虑是否保留部分大隐静脉时,需要同时权衡神经损伤风险与保留静脉而导致复发两个因素。统计显示,小隐静脉结扎和抽剥时术中腓总神经损伤率为 5%~7%,腓肠神经损伤率为 2%~4%[15,62]。

幸运的是,股静脉或股动脉的损伤很少发生(0.001 7%~0.3%),如果术中没有注意保护股动静脉,一旦发生损伤结果可能是毁灭性的[63]。一项系统性回顾研究发现,87 条血管损伤事件中,其中约一半是动脉损伤。5 例剥脱股静脉,17 例剥脱股动脉。出现这些情况时,当剥脱导管进入深静脉或股动脉时可以根据前进特征不同及时发现问题。如果不能及时修复血管、恢复下肢血运,将会导致截肢。德国的 Hagmuller 在研究中报告了 0.02% 的动脉损伤和 1% 的静脉损伤的发生率[64]。Critchley 等报告了 599 例患者中有 1 例进行第三次腹股沟探查时造成了股静脉损伤。因此,腹股沟多次切开有可能增加血管损伤的风险[35]。

术后发生血栓栓塞症包括 DVT 或肺栓塞(PE)并不常见,但结果却是灾难性的。有报道指出出现临床症状的 DVT 和 PE 发生率分别为 0.5% 和 0.17%[35]。一项前瞻性研究对 377 例患者在术前、术后 2~4 周及术后 6~12 个月进行了下肢静脉超声检查,发现 20 例(5.3%)急性 DVT,其中 8 例出现症状(2.1%)[65]。未见症状性 PE。20 例 DVT 中 18 例血栓局限于小腿静脉,随访 1 年时一半患者症状好转没有出现反流。一项比较 65 岁以下和 65 岁以上年龄组的研究中发现,两组发生血栓栓塞症没有显著性差异,但仅发生在老年组,发生率为 0.5%[66]。术后 6 周使用弹力袜和早期下床活动已被证明可以将血栓并发症的发生率从 0.7% 减少到 0.2%。PE 发生率从 0.2% 下降到 0%[67]。综合考虑所有影响因素,Critchley 等学者和 SVS/AVF 委员会不支持常规术前预防性抗凝治疗。如果患者使用弹力袜和早期活动,DVT 的发生率很低[15,35]。Critchley 等学者根据他们的研究结果建议,在手术前 1 天开始使用 40mg 依诺肝素,对于有静脉血栓栓塞史的患者抗凝持续到术后 1 周[35]。

36.8 结果

一个多世纪以来,虽然治疗方式不断改进,但大隐静脉高结扎和剥除一直是治疗下肢静脉功能不全的金标准。一项随机临床对照试验表明,与使用弹力袜加压治疗相比较,在治疗单纯静脉曲张上,大隐静脉的高结扎和剥离术能明显提高患者生活质量,减轻症状,改善下肢外观[25]。在一项开放手术与射频消融治疗的随机对照研究中进一步证实了手术可明显改善患者生活质量[39]。

静脉曲张复发往往意味着治疗失败及去除静脉曲张病理因素的失败。或者说,静脉曲张复发可能反映疾病本身是一种慢性过程,但更可能反映每个病程中的某些部分。静脉曲张复发率随着时间延续而增加的,2 年、5 年和 10 年以上临床随访数据显示,术后 2 年静脉曲张复发率为 7%~37%,5 年和 11 年分别高达约 50% 和 62%[40,45,68-76]。报告显示,具体复发率取决于患者疾病的严重程度和对静脉曲张复发的定义。即使在采取积极和充分的干预措施后,有时复发也不可避免,因此高复发率确实表明了疾病的进展性。在对患者干预前,向其说明这一事实,有助于确保治疗结果及平衡患者预期。

对于更严重的静脉功能不全患者,静脉溃疡愈合和防止其复发是治疗成功的标志,浅表静脉手术可以防止复发。ESCHAR 研究中,500 名有下肢浅静脉或者合并深静脉反流的静脉溃疡患者,根据治疗方式随机分为两组:一组单纯加压治疗,另一组采用大隐静脉高结扎及剥脱治疗[77,78]。治疗后两组溃疡愈合率相同,术后 4 个月时均为 65%,但是在术后 12 个月时，溃疡复发率上，两组差异明显，手术治疗为 12%，压迫治疗组为 28%，而且这种差异在治疗后 4 年时仍然存在。

与目前可用于治疗大隐静脉反流的射频消融或激光治疗等微创技术相比，早期结果（生活质量评分、疼痛和恢复）有利于微创治疗；但是，在 2 年时，两者在临床表现和血流动力学结果上无明显差异[56,79-82]。硬化剂治疗（包括泡沫硬化剂）在治疗大隐静脉反流上，其结果不如开放手术[83]。最近，SVS 和 AVF 支持的一项大型荟萃分析回顾了有关这些治疗下肢静脉功能不全方法的最新数据。结果显示，与其他方式相比，在静脉曲张复发率上，手术与其他治疗方法相比差异无统计学意义，但微创治疗表现出更少的早期并发症发生率，比如疼痛、功能异常等[84]。

36.9 小结

静脉功能不全的临床结果与治疗效果密切相关，这些治疗效果可能会影响患者生活质量、工作能力和医疗费用。使用静脉超声检查来确定静脉反流的病因、解剖分布和病理生理学时必要的。微创方法治疗静脉功能不全的迅速普及，使得开放性手术治疗方式仅仅作为在经济不足时对微创治疗的一种替代。然而，在某些情况下，医疗成本、患者偏好和 / 或解剖条件证实开放手术是治疗下肢静脉功能不全患者的有效方法。无论采取哪种方法行静脉曲张积极治疗，它均比单纯压迫治疗能让患者更好缓解临床症状，并被证明有助于治疗严重下肢静脉功能不全患者，尤其是静脉溃疡者。了解下肢浅静脉系统的解剖变异性是获得最佳开放手术结果的必要条件。开放手术治疗静脉曲张是有效的，在某些情况下，患者长期获益优于微创手术，但这种手术患者耐受性较差，短期并发症率较高。目前关于下肢静脉功能不全手术治疗的指南如下表。静脉溃疡患者的治疗指南具体见第 52 章。

美国静脉论坛指南 4.8.0：静脉功能不全的外科治疗

编码	指南	推荐等级（1：强；2：弱）	证据级别（A：高质量；B：中等质量；C：低或极低质量）
4.8.1	对有静脉功能不全患者合并有症状静脉曲张的患者，推荐隐静脉消融手术治疗优于压力治疗	1	B
4.8.2	对有隐静脉功能不全合并有症状静脉曲张患者，推荐高位结扎剥脱大隐静脉至膝关节水平	2	B
4.8.3	对有小隐静脉功能不全合并有症状静脉曲张的患者，推荐在膝关节距离小隐静脉汇入腘静脉 3~5cm 远处进行高位结扎小隐静脉，并选择性剥除	2	B
4.8.4	为了降低开放手术中感染的风险，推荐预防性使用抗生素	1	B
4.8.5	为了减少术后下肢肿胀和疼痛，推荐术后下肢压力治疗 1 周	1	B

参考文献

● = Key primary paper
★ = Major review article
◆ = Formal publication of a management guideline

1. Kistner RL and Eklöf B. Classification and etiology of chronic venous disease. In: Gloviczki P, ed. *Handbook of Venous Disorders: Guidelines of the American Venous Forum*, 3rd Ed. London: Hodder Arnold, 2009, 37–46.
2. Kaplan RM, Criqui MH, Denenberg JO, Bergan J, Fronek A. Quality of life in patients with chronic venous disease: San Diego population study. *J Vasc Surg* 2003;37:1047–53.
★3. Coleridge-Smith P, Labropoulos N, Partsch H et al. Duplex ultrasound investigation of the veins in chronic venous disease of the lower limbs: UIP consensus document: Part I. Basic principles. *Eur J Vasc Endovasc Surg* 2006;31:83–92.
4. McLafferty RB, Passman MA, Caprini JA et al. Increasing awareness about venous disease: The American Venous Forum expands the national venous screening program. *J Vasc Surg* 2008;48:394–9.
5. Korn P, Patel ST, Heller JA et al. Why insurers should reimburse for compression stockings in patients with chronic venous stasis. *J Vasc Surg* 2002;35:950–7.
6. Smith JJ, Garratt AM, Guest M, Greenhalgh RM, and Davies AH. Evaluating and improving health-related quality of life in patients with varicose veins. *J Vasc Surg* 1999;30:710–9.
●7. Caggiati A, Bergan JJ, Gloviczki P et al. Nomenclature of the veins of the lower limb: Extensions, refinements, and clinical application. *J Vasc Surg* 2005;41:719–24.
●8. Daseler EH, Anson BJ, Reimann AF, and Beaton AE. The saphenous venous tributaries and related structures in relation to the technique of high ligation: Based chiefly upon a study of 550 anatomical dissections. *Surg Gynecol Obstet* 1946;82:53–63.
●9. Thompson H. The surgical anatomy of the superficial and perforating veins of the lower limb. *Ann R Coll Surg Engl* 1979;61(3):198–205.

10. Holme JB, Holme K, and Sorensen LS. The anatomic relationship between the long saphenous vein and the saphenous nerve. Relevance for radical varicose vein surgery. *Acta Chir Scand* 1988;154(11–12):631–3.
11. Ramasastry SS, Dick GO, and Futrell JW. Anatomy of the saphenous nerve: Relevance to saphenous vein stripping. *Am Surg* 1987;53(5):274–7.
★12. Cavezzi A, Labropoulos N, Partsch H et al. Duplex ultrasound investigation of the veins in chronic venous disease of the lower limbs: UIP consensus document: Part II: Anatomy. *Eur J Vasc Endovasc Surg* 2006;31:288–99.
13. Delis KT, Knaggs AL, and Khodabakhsh P. Prevalence, anatomic patterns, valvular competence, and clinical significance of the Giacomini vein. *J Vasc Surg* 2004;40:1174–83.
14. Georgiev M, Myers KA, and Belcaro G. The thigh extension of the lesser saphenous vein: From Giacomini's observation to ultrasound scan imaging. *J Vasc Surg* 2003:37:558–63.
◆15. Gloviczki P, Comerato AJ, Dalsing MC et al. The care of patients with varicose veins and associated chronic venous disease: Clinical practice guidelines of the Society for Vascular Surgery and the American Venous Forum. *J Vasc Surg* 2011;53:2S–438S.
16. Ricci S, Moro L, and Antonelli Incalzi R. Ultrasound imaging of the sural nerve: Ultrasound anatomy and rationale for investigation. *Eur J Vasc Endovasc Surg* 2010;39(5):636–41.
17. Schweighofer G, Muhlberger D, and Brenner E. Back to the basics: The anatomy of the small saphenous vein: Part 1: Fascial and neural relations, saphenopopliteal junction and valves. *J Vasc Surg* 2010;51(4):982–9.
18. Tuveri B, Borsezio V, Argiolas R, Medas F, and Tuveri A. Ultrasonographic venous anatomy at the popliteal fossa in relation to tibial nerve course in normal and varicose limbs. *Chir Ital* 2009;61:171–7.
★19. Eklöf B, Rutherford RB, Bergan JJ et al. Revision of the CEAP classification for chronic venous disorders: Consensus statement. *J Vasc Surg* 2004;40:1248–52.
◆20. Vasquez MA, Rabe E, McLafferty RB et al. Revision of the venous clinical severity score: Venous outcomes consensus statement: Special communication of the American Venous Forum Ad Hoc Outcomes Working Group. *J Vasc Surg* 2010;52:1387–96.
21. Baker DM, Turnbull NB, Pearson JC, and Makin GS. How successful is varicose vein surgery? A patient outcome study following varicose vein surgery using the SF-36 Health Assessment Questionnaire. *Eur J Vasc Endovasc Surg* 1995;9:299–304.
22. Garratt AM, Macdonald LM, Ruta DA et al. Towards measurement of outcome for patients with varicose veins. *Qual Health Care* 1993;2:5–10.
23. Smith JJ, Guest MG, Greenhalgh RM, and Davies AH. Measuring the quality of life in patients with venous ulcers. *J Vasc Surg* 2000;31:642–9.
◆24. O'Donnell TF, Passman MA, Marston WA et al. Clinical practice guidelines of the Society for Vascular Surgery (SVS) and the American Venous Forum (AVF): Management of venous leg ulcers. *J Vasc Surg* 2014;60(Suppl.):3S–59S.
●25. Michaels JA, Campbell WB, Brazier JE et al. Randomized clinical trial, observational study and assessment of cost-effectiveness of the treatment of varicose veins. (REACTIV Trial). *Health Technol Assess* 2006;10:1–196.
★26. Carroll C, Hummel S, Leaviss J et al. Clinical effectiveness and cost-effectiveness of minimally invasive techniques to manage varicose veins: A systematic review and economic evaluation. *Health Technol Assess* 2013;17(48)1–141.
27. Perkins JM. Standard varicose vein surgery. *Phlebology* 2009;24(Suppl. 1):34–4.
28. Almeida JI and Boatright C. Candidacy for endogenous ablation. *Endovascular Today*, March 2012.
29. Proebstle TM, Gül D, Lehr HA, and Kargl A, and Knop J. Infrequent early recanalization of greater saphenous vein after endovenous laser treatment. *J Vasc Surg* 2003;38(3):511–6.
30. Eidson JL 3rd, Shepherd LG, and Bush RL. Aneurysmal dilatation of the great saphenous vein stump after endovenous laser ablation. *Vasc Surg* 2008;48(4):1037–9.
31. Rudarakanchana N, Berland TL, Chasin C, Sadek M, and Kabnick LS. Arteriovenous fistula after endovenous ablation for varicose veins. *J Vasc Surg* 2012;55(5):1492–4.
●32. Raju S, Eastwood L, Fountain T et al. Saphenectomy in the presence of chronic venous obstruction. *Surgery* 1998;123(6):637–44.
33. Padberg FT, Pappas PJ, Araki CT, Back TL, and Hobson RW 2nd. Hemodynamic and clinical improvement after superficial vein ablation in primary combined venous insufficiency with ulceration. *J Vasc Surg* 1996;24(5):711–8.
34. Georgopoulos S, Kouvelos GN, Koutsoumpelis A et al. The effect of revascularization procedures on healing of mixed arterial and venous leg ulcers. *Int Angiol* 2013;32:368–74.
35. Critchley G, Handa A, Maw A, Harvey A, Harvey MR, and Corbett CR. Complications of varicose vein surgery. *Ann R Coll Surg Engl* 1997;79:105–10.
36. Hayden A and Holdsworth J. Complications following re-exploration of the groin for recurrent varicose veins. *Ann R Coll Surg Engl* 2001 Jul;83(4):272–3.
●37. Zamboni P, Cisno C, Marchetti F et al. Minimally invasive surgical management of primary venous ulcers vs. compression treatment: A randomized clinical trial. *Eur J Vasc Endovasc Surg* 2003;25:313–8.
38. Criado E, Lujan S, Izquierdo L et al. Conservative hemodynamic surgery for varicose veins. *Semin Vasc Surg* 2002;15(1):27–33.
39. Mekako AI, Chetter IC, Coughlin PA, Hatfield J, and McCollum PT. Randomized clinical trial of co-amoxi-

clav versus no antibiotic prophylaxis in varicose vein surgery. *Br J Surg* 2010;97:29–36.

●40. Rasmussen LH, Bjoern L, Lawaetz M et al. Randomised clinical trial comparing endovenous laser ablation with stripping of the great saphenous vein: Clinical outcome and recurrence after 2 years. *Eur J Vasc Endovasc Surg* 2010;39:630–5.

●41. Menyhei G, Gyevnar Z, Arato E, Kelemen O, and Kollar L. Conventional stripping versus cryostripping: A prospective randomised trial to compare improvement in quality of life and complications. *Eur J Vasc Endovasc Surg* 2008;35:218–23.

42. Klem TM, Schnater JM, Schütte PR, Hop W, van der Ham AC, and Wittens CH. A randomized trial of cryo stripping versus conventional stripping of the great saphenous vein. *Vasc Surg* 2009;49(2):403–9.

43. Shamiyeh A, Schrenk P, and Wayand WU. Prospective trial comparing bilateral and unilateral varicose vein surgery. *Arch Surg* 2003;387:402–5.

44. Rutgers PH and Kitslar PJEHM. Randomized trial of stripping versus high ligation combined with sclerotherapy in the treatment of the incompetent greater saphenous vein. *Am J Surg* 1994;168:311–5.

●45. Dwerryhouse S, Davies B, Harradine K, and Earnshaw JJ. Stripping the long saphenous vein reduces the rate of reoperation for recurrent varicose veins: Five-year results of a randomized trial. *J Vasc Surg* 1999;29:589–92.

46. Carandina S, Mari C, De Palma M et al. Varicose vein stripping vs haemodynamic correction (CHIVA): A long term randomised trial. *Eur J Vasc Endovasc Surg* 2008;35:230–7.

47. Parés JO, Juan J, Tellez R et al. Varicose vein surgery: Stripping versus the CHIVA method: A randomized controlled trial. *Ann Surg* 2010;251:624–31.

48. Pittaluga P, Chastanet S, Rea B, and Barbe R. Midterm results of the surgical treatment of varices by phlebectomy with conservation of a refluxing saphenous vein. *J Vasc Surg* 2009;50:107–18.

49. Frings N, Nelle A, Tran P, Fischer R, and Krug W. Reduction of neoreflux after correctly performed ligation of the saphenofemoral junction: A randomized trial. *Eur J Vasc Endovasc Surg* 2004;28:246–52.

●50. Winterborn RJ, Foy C, Heather BP, and Earnshaw JJ. Randomised trial of flush saphenofemoral ligation for primary great saphenous varicose veins. *Eur J Vasc Endovasc Surg* 2008;36:477–84.

51. van Rij AM, Jones GT, Hill BG et al. Mechanical inhibition of angiogenesis at the saphenofemoral junction in the surgical treatment of varicose veins: Early results of a blinded randomized controlled trial. *Circulation* 2008;118:66–74.

52. Winterborn RJ and Earnshaw JJ. Randomised trial of polytetrafluoroethylene patch insertion for recurrent great saphenous varicose veins. *Eur J Vasc Endovasc Surg* 2007;34:367–73.

53. Travers JP, Rhodes JE, Hardy JG, and Makin GS. Postoperative limb compression in reduction of haemorrhage after varicose vein surgery. *Ann R Coll Surg Engl* 1993;75:119–22.

54. Biswas S, Clark A, and Shields DA. Randomised clinical trial of the duration of compression therapy after varicose vein surgery. *Eur J Vasc Endovasc Surg* 2007;33:631–7.

55. Aromaa U and Asp K. A comparison of naproxen, indomethacin, and acetylsalicyclic acid in pain after varicose vein surgery. *J Int Med Res* 1978;6:152–6.

●56. Lurie F, Creton D, Eklöf B et al. Prospective randomized study of endovenous radiofrequency obliteration (closure procedure) versus ligation and stripping in a selected patient population (EVOLVeS study). *J Vasc Surg* 2003;38:207–14.

57. Corder AP, Schache DJ, Farquharson SM, and Tristram S. Wound infection following high saphenous ligation: A trial comparing two skin closure techniques: Subcuticular polyglycolic acid and interrupted monofilament nylon mattress sutures. *J R Coll Surg Edinb* 1991;36:100–2.

58. Hirsemann S, Sohr D, Gastmeier K, and Gastmeier P. Risk factors for surgical site infections in a freestanding outpatient setting. *Am J Infect Control* 2005;33:6–10.

59. Cox SJ, Wellwood JM, and Martin A. Saphenous nerve injury caused by stripping of the long saphenous vein. *Br Med J* 1974;1(905):415–7.

60. Holme JB, Skajaa K, and Holme K. Incidence of lesions of the saphenous nerve after partial or complete stripping of the long saphenous vein. *Acta Chir Scand* 1990;156:145–8.

61. Morrison CL and Dalsing MC. Signs and symptoms of saphenous nerve injury after greater saphenous vein stripping: Prevalence, severity, and relevance for modern practice. *J Vasc Surg* 2003;38(5):886–90.

62. Atkin GK, Round T, Vattipally VR, and Das SK. Common peroneal nerve injury as a complication of short saphenous vein surgery. *Phlebology* 2007;22:3–7.

*63. Rudstrom H, Bjorck M, and Bergqvist D. Iatrogenic vascular injuries in varicose vein surgery: A systematic review. *World J Surg* 2007;31:228–33.

64. Hagmuller GW. Complications in surgery of varicose veins. *Langenbecks Arch Chir Suppl Kongressbd* 1992;470–4.

65. van Rij AM, Chai J, Hill GB, and Christie RA. Incidence of deep vein thrombosis after varicose vein surgery. *Br J Surg* 2004;91:1582–5.

66. Milone M, Maietta P, Bianco P et al. Safety and efficacy of saphenectomy in elderly patients. *G Chir* 2013;34(11–12):317–9.

67. Miller GV, Lewis WG, Sainsbury JR, and Macdonald RC. Morbidity of varicose vein surgery: Auditing the benefit of changing clinical practice. *Ann R Coll Surg Engl* 1996;78(4):345–9.

●68. Larson RH, Lofgren EP, Myers TT, and Lofgren KA. Long-term results after vein surgery. Study of 1,000 cases after 10 years. *Mayo Clin Proc* 1974;49(2):114–7.

●69. Winterborn RJ, Foy C, and Earnshaw JJ. Causes of varicose vein recurrence: Late results of a randomized controlled trial of stripping the long saphenous vein. *J Vasc Surg* 2004;40(4):634–9.

70. Disselhoff BC, der Kinderen DJ, Kelder JC, and Moll FL. Randomized clinical trial comparing endovenous laser with cryostripping for great saphenous varicose veins. *Br J Surg* 2008;95:1232–8.

★71. Perrin MR, Guex JJ, Ruckley CV et al. Recurrent varices after surgery (REVAS), a consensus document. *Cardiovasc Surg* 2000;8:233–45.

72. Fischer R, Chandler JG, De Maeseneer MG et al. The unresolved problem of recurrent saphenofemoral reflux. *J Am Coll Surg* 2002;195:80–94.

73. Allegra C, Antignani PL, and Carlizza A. Recurrent varicose veins following surgical treatment: Our experience with five years follow-up. *Eur J Vasc Endovasc Surg* 2007;33:751–6.

74. Perrin MR, Labropoulos N, and Leon LR Jr. Presentation of the patient with recurrent varices after surgery (REVAS). *J Vasc Surg* 2006;43:327–34.

75. Fischer R, Linde N, Duff C et al. Late recurrent saphenofemoral junction reflux after ligation and stripping of the greater saphenous vein. *J Vasc Surg* 2001;34:236–40.

●76. Campbell WB, Vijay Kumar A, Collin TW, Allington KL, and Michaels JA. Randomised and economic analysis of conservative and therapeutic interventions for varicose veins study. The outcome of varicose vein surgery at 10 years: Clinical findings, symptoms and patient satisfaction. *Ann R Coll Surg Engl* 2003;85:52–7.

●77. Barwell JR, Davies CE, Deacon J et al. Comparison of surgery and compression with compression alone in chronic venous ulceration (ESCHAR study): Randomised controlled trial. *Lancet* 2004;363:1854–9.

●78. Gohel MS, Barwell JR, Taylor M et al. Long term results of compression therapy alone versus compression plus surgery in chronic venous ulceration (ESCHAR): Randomized controlled trial. *BMJ* 2007;335:83–9.

79. Lurie F, Creton D, Eklöf B et al. Prospective randomised study of endovenous radiofrequency obliteration (closure) versus ligation and vein stripping (EVOLVeS): Two year follow-up. *Eur J Vasc Endovasc Surg* 2005;29:67–73.

●80. Rasmussen LH, Bjoern L, Lawaetz M et al. Randomized trial comparing endovenous laser ablation of the great saphenous vein with high ligation and stripping in patients with varicose veins: Short-term results. *J Vasc Surg* 2007;46:308–15.

81. de Medeiros CA and Luccas GC. Comparison of endovenous treatment with an 810 nm laser versus conventional stripping of the great saphenous vein in patients with primary varicose veins. *Dermatol Surg* 2005;31:1685–94.

82. Pronk P, Gauw SA, Mooij MC et al. Randomised controlled trial comparing sapheno-femoral ligation and stripping of the great saphenous vein with endovenous laser ablation (980 nm) using local tumescent anaesthesia: One year results. *Eur J Vasc Endovasc Surg* 2010;40:649–56.

★83. Jia X, Mowatt G, Burr JM, Cassar K, Cook J, and Fraser C. Systematic review of foam sclerotherapy for varicose veins. *Br J Surg* 2007;94:925–36.

★84. Murad MH, Coto-Yglesias F, Zumaeta-Garcia M et al. A systematic review and meta-analysis of the treatments of varicose veins. *J Vasc Surg* 2011;53 (Suppl. 2):51S–67S.

37

隐静脉功能不全的射频治疗

37.1 介绍

慢性静脉疾病(chronic venous disease,CVD)是影响患者健康和生活质量的最常见的血管疾病之一。据估计,静脉曲张的患病率高达 20%~60%[1],超过 2 500 万美国人患有慢性静脉功能不全(chronic venous insufficiency,CVI)[2]。该病的症状和体征多样,从轻微到致残不等。它们包括静脉曲张、腿部肿胀、皮肤变色、皮肤增厚,以及在最晚期的病例中出现的溃疡。因此,CVD 及其更严重的形式 CVI,已经导致美国每年数十亿美元的医疗支出[3]。

大隐静脉(great saphenous vein,GSV)反流是原发性慢性静脉疾病最常见的原因之一。在静脉腔内消融术之前,大隐静脉剥脱术是治疗症状性浅表静脉功能不全的标准术式。该术式复发率高、术后疼痛和恢复时间长。射频消融术(RFA)用于治疗无功能大隐静脉于 1998 年首次在欧洲推出,并于 1999 年被美国食品药品管理局(FDA)批准使用。射频消融术是大隐静脉结扎和剥脱术的微创替代方案。自从它被引入以来,该术式越来越流行,因为与传统剥脱术相比,它提供了同等的疗效,减少复发率,恢复过程温和,使更多的患者满意。

在隐股静脉交汇处(saphenous femoral vein junction,SFJ)剥离和结扎大隐静脉后,15%~30% 的患者出现静脉曲张复发。主要原因是新生血管形成[4]。经 RFA 进行静脉腔内消融后,血管新生的概率大大降低[5,6]。Pichot 等对接受射频消融 2 年的患者进行详细的超声分析。在隐股静脉交汇处常能观察到通畅的隐静脉残段,引流汇入的属支血流。这段残留的隐静脉被认为是保证一条或多条属支正常回流的通道,如那些来自腹部和会阴部的血流。大隐静脉射频消融术可消除隐股静脉交汇处的回流而不用切开腹股沟或结扎二级和三级支流。但这种生理血流的保存被认为是腔内手术优于传统静脉剥脱术的优点,因为它能减少对血流动力学的干扰,减少静脉剥脱术后静脉曲张复发。

过去的 15 年中,一些随机试验对比了大隐静脉腔内射频消融术与外科剥脱术或腔内激光治疗(EVLT)。所有这些试验都证明了射频消融术具有相同或更好的结果,将在本文后面进行更详细的回顾[7-15]。直到最近,在美国依然只有一种被 FDA 批准可以用于浅静脉的 RFA 设备,但随着时间的推移,会有不同的生产商及改进设备[Closure and ClosurePlus ™(CP) —VNUS Medical Technologies,San Jose,CA;and ClosureFast ™(CLF) —Venefit ™ Covidien,Mansfield,MA]。本文对腔内射频消融的所有引用都与这些设备有关。目前,其他用于大隐静脉消融的 RFA 设备正在 FDA 不同阶段的评估中,文中亦将做简要回顾。

37.2 射频消融术所使用的闭合系统及手术步骤

37.2.1 作用机制

第一代的射频消融导管头端采用的是双极电极,它能使频率在 200~1 200kHz 之间的交流电流作用于静脉管壁(图 37.1)。此时静脉管壁可认为是有特定电阻的导体,它能将射频电流的电能转化为热能,为静脉管壁加热。从而造成了静脉管壁内的胶原蛋白变性使得血管收缩和管腔闭塞。为了传送电流，导管的双极电极在静脉管腔内时必须处于并列位置[16]。在射频能量激发的同时导管需要缓慢(2~3cm/min)地回退，以确保静脉壁受到充分的治疗。双极电极上监测电极温度的热电偶能持续地将温度信息反馈给发生器，发生器反过来调整输出能量的大小来保证温度处于85℃或95℃。尽管在临床上获得了广泛的成功，第一代射频消融导管较激光消融导管来看具有治疗时间缓慢的缺点。因为导管回退的限定速度较慢以及偶尔会出现超过额定阻抗阈值时导致发生器停止工作的情况，所以治疗时间通常要大于30分钟。此外，由于静脉管壁与电极的接触不良偶尔会造成疗效的不确切，表现为大隐静脉管腔未能有效闭合或者出现早期再通。

在2007年，新一代的CLF节段式消融导管替代了双极消融导管。CLF导管头端有长7cm的加热元件，射频发生器(RFG)(图37.2)提供的射频能量可加热至1 200℃。

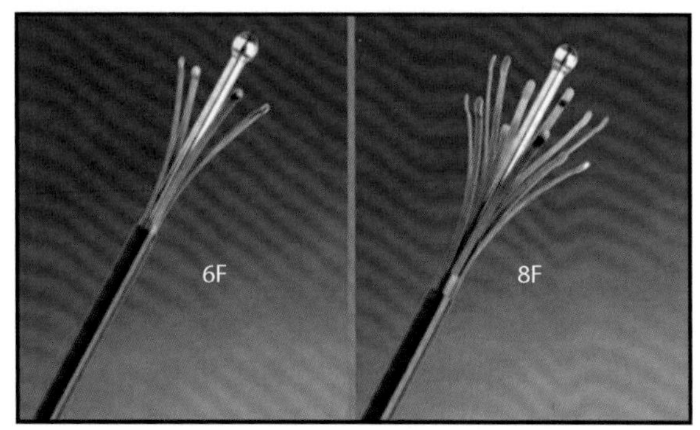

图37.1 原始ClosurePlus装置的双极加热元件设计

在能量的传输过程中导管停留的周期为20秒。通过热传导，静脉管壁与7cm导管接触的节段温度上升至100~110℃。然后导管退回6.5cm，因此会获得0.5cm的重叠部分。这种分节段治疗的技术能排除因操作者的误差来显著提高手术的速度和疗效。例如3~5分钟内就可治疗一段长45cm的静脉，可与最快的腔内激光消融相媲美。同样也有为短节段病变设计的3cm加热元件(图37.2)。生产商目前制造的60cm长的消融导管有两种型号，而100cm的导管只有7cm加热元件一种型号。

尽管与第一代RFA装置相比，目前设备的设计发生了很大变化，但是节段式消融导管仍然保留了温度反馈回路和基于此回路的能量输送控制方式。阻抗虽仍被监测，但发生器只显示静脉壁的温度及所需能量的瓦数。出现高能量时提示导管与静脉管壁接触不良，这种情况常见于驱血不彻底或压迫导管不到位时。此时发生器会提示操作者进行技术的调整。RFG(图37.3)同样对温度范围进行了密切的控制，以防止组织的沸腾、凝固、气化和炭化。手术步骤也变得简单化，最重要的是省去了在能量传递过程中持续回撤导管的必要。这就排除了大多数影响能量传递到静脉管壁时的变量，确保了稳定的治疗效果[17]。

在静脉管腔内进行射频消融术时，麻醉方式为静脉入路点的局麻和静脉周围肿胀麻醉，是否要镇静取决于医生的习惯和患者的精神紧张状况。经皮静脉入路的获得需要借助多普勒超声的引导。静脉壁热损伤导致静脉血栓形成和纤维化以及持久的静脉闭合。导管与静脉壁间未达到最佳接触距离时，例如对静脉成瘤的节段(>3cm)不恰当的治疗，会在短期出现浅表静脉炎，在远期则会出现血流重新恢复和临床疗效不达标的情况，这预示着治疗的失败。

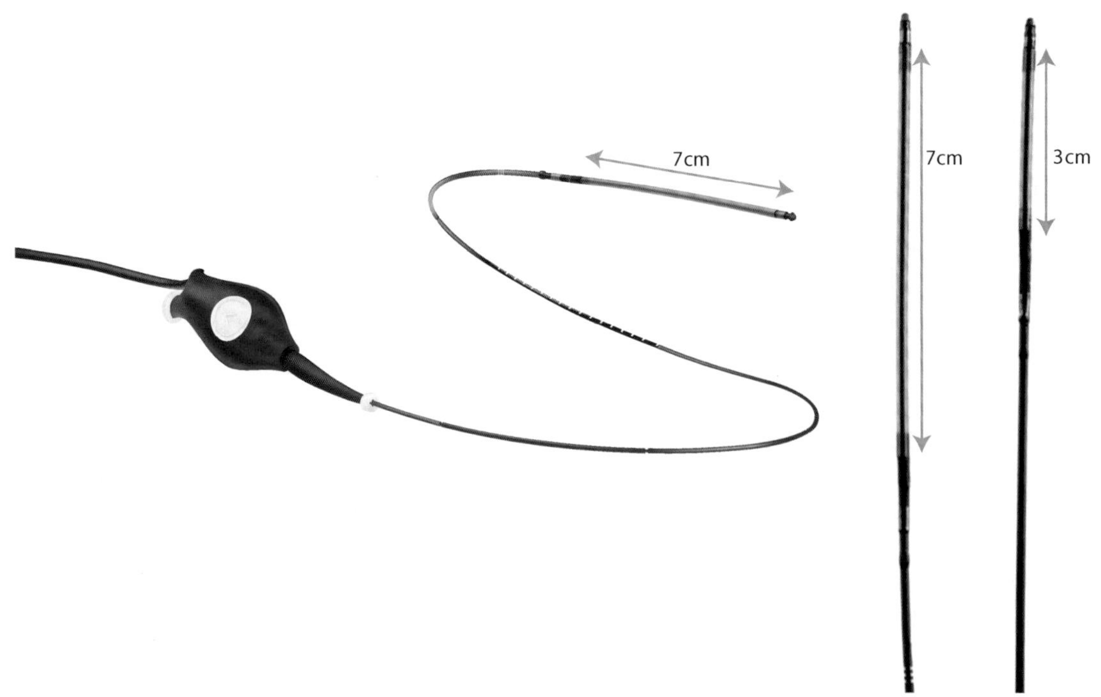

图37.2 具有7cm和3cm加热元件的新一代ClosureFast节段式消融导管

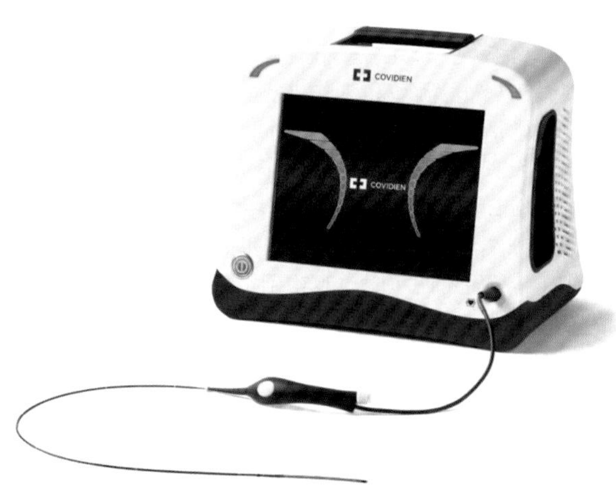

图 37.3 新一代 ClosureFast 导管和射频发生器

37.2.2 隐静脉消融技术：节段性消融导管的应用

获得静脉通路后，将 7Fr 鞘缓慢准确放置于病变静脉（图 37.4a 和 b）。一旦鞘管置入困难，应及时改变对策以避免盲目操作引起患者的不适感和可能发生的静脉穿孔。这种情况下，我们常规通过以下技术方法来协助鞘管通过，包括适当按压局部组织或者改变导管头端的行进方向，也可以通过屈伸患肢来协助导管通过。如果这些措施还没有帮助，此时应该在曲张静脉近端再放置一根鞘管。总的来说，这些措施不会显著增加发病并发症发生率而且耗时短。一旦射频导管成功通过整条静脉，应注意将导管的尖端回撤至距离 SFJ 2cm 的部位。当处理小隐静脉病变时，导管尖端放置于该静脉向隐腘静脉连接处开始向下弯曲的部位。这种情况下导管头端通常距离该交叉点的距离大于 2cm。对于早期使用的 CP 导管，由于其前向加热作用弱于现在的 CLF 导管，因此操作时经常将导管尖端置于更靠近股静脉或腘静脉的交界处（图 34.7c 和 f）。

对于在手术室进行的静脉操作（不包括硬化疗法），使用肿胀麻醉很重要。通过此技术可以携带大量稀释的麻醉药物，从而避免了利多卡因的毒性作用。这样一来，就可以进行大面积的麻醉和手术操作。通过射频技术，肿胀麻醉可以扩散至周围组织（图 37.4d~f）。足够的肿胀麻醉非常重要，主要有 3 个原因：首先，它可以提供静脉压迫，有利于射频导管与静脉壁接触；其次，麻醉本身可以提高患者的舒适度；再次，肿胀麻醉液可以环绕静脉避免损伤附近的皮肤、软组织和神经。关于射频治疗引起的极少数皮肤烧伤和感觉障碍见该章节后述内容。使用 CLF 导管时，可以按下手柄上的按钮启动能量输送，而不再通过发射器来实现（图 37.4g 和 i）。这样一来，单个操作人员就可以启动治疗而并不像以往的导管设备需要助手协助操作。加热元件的外部压缩作为辅助措施有利于静脉与导管加热部件的接触，通过双重探头就可以实现（图 37.4g 和 h）。默认设置下，发射器在 20 秒之后自动终止能量输送。操作人员可以将导管移至下一个 6.5cm 的区段进行后续治疗。导管上的轴标记有利于治疗过程中对导管进行重新定位。对于交界处附近的第一个静脉段可以进行两个能量周期的治疗。我们也会对扩张或拥有重要分支的静脉段进行额外的能量周期治疗。当导管撤出后，不应再次进入刚完成的治疗区域。治疗完成后，静脉壁有望即刻增厚并发生静脉栓塞。

37.2.3 术后管理

建议患者术后立即活动，穿戴弹力袜至少一周，尽管尚无足够证据支持这一说法。72 小时内应进行一次彻底的超声检查来评估最新治疗的浅静脉到深静脉的血栓蔓延状况。血管超声作为手术后的常规检查存在一些争议。这是因为该手术治疗后 DVT 的发生率很低，并且绝大多数此种 DVT 并不需要干预就能自行缓解，何必要进行超声检查呢？目前我们进行术后超声检查是出于法医原因。有人提出大多数这些血栓扩展并不属于真正的 DVT。2006 年，Kabnick 等确定了一种名为静脉内热诱导性血栓形成（endovenous heat induced thrombosis，EHIT）的新临床病症，并且建议根据血栓扩展到深静脉系统的程度进行治疗[18]。由于内科医师对于该类病症的警惕性提高以及治疗

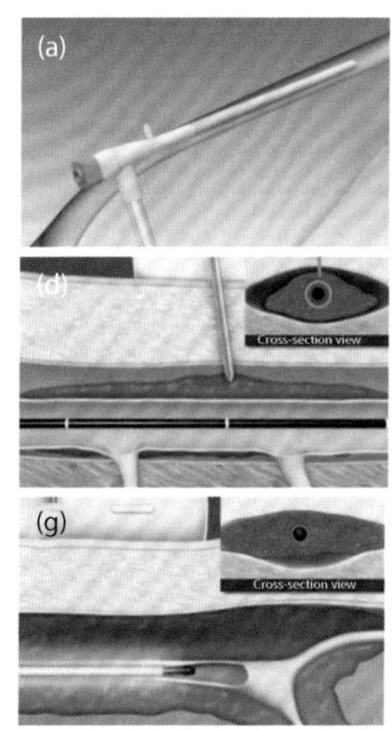

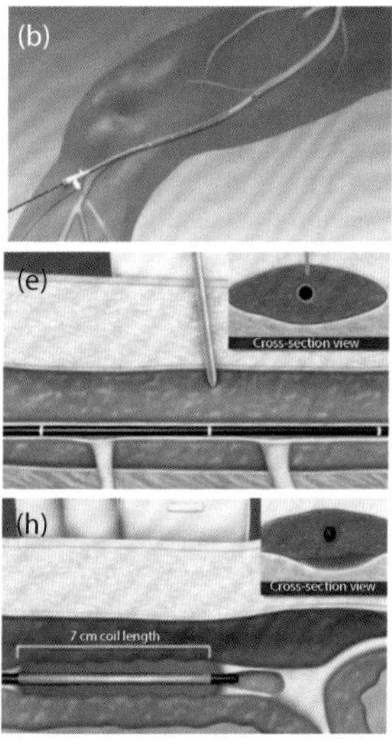

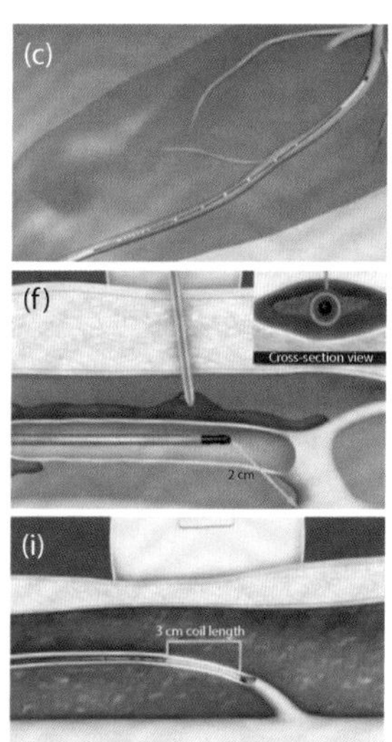

图 37.4 （a~i）使用节段性消融导管行射频消融技术过程

手段的改进，RFA 术后临床相关的 EHIT 的发生率降低至 1%~2%[19]。据报道，症状性肺栓塞发生率远低于 0.03%[20]。新的文献证据不支持术后常规多普勒检查[21]。

37.3 RF 技术的疗效

37.3.1 隐静脉闭塞

RFA 的疗效已经有很多文献报道，短期和中期有效率为 90%~100%[7,8,12,14,22-29]。已发表的随访时间最长的结果，来自使用第一代双极技术的 VNUS 临床注册研究和最近发表的最新一代射频分段消融 ClosureFast 注册研究。两组患者随访时间均长达 5 年，静脉闭合率分别为 87% 和 94.9%，无反流率分别为 84% 和 91.9%[30,31]。仅有一篇文献报道了节段性消融术治疗直径较粗的静脉的短期效果[32]。在这项研究中，作者回顾性地分析了节段消融导管治疗隐静脉直径≤ 12mm（平均：8 ± 2mm）与隐静脉直径 >12mm（平均：17 ± 4mm）的静脉闭塞率。两组静脉闭塞率均达到 100%。

37.3.2 临床结果（生活质量和患者满意度）

RFA 治疗隐静脉反流较传统手术疼痛轻，患者恢复快。与激光相比，RFA 在术后早期似乎具有轻微的益处，主要与疼痛有关，尽管这通常是短暂的。表 37.1 总结了基于随机对照试验的比较 RFA 与手术或腔内激光治疗的患者满意度。Rautio 等报道，用视觉模拟量表（VAS）进行量化，与剥脱组相比，RF 组术后疼痛在静息状态（P=0.017）、站立状态（P=0.026）及行走时（P=0.036）均明显减轻，这种差异在术后第 5~14 天最明显[7]。RF 患者所需的镇痛药是每天 0.4 ± 0.49 粒布洛芬（600mg/ 粒），剥脱组为 1.30 ± 1.09 粒（P=0.004）。用 RAND 简表 36 生活质量问卷调查评估，恶心消退时间在 RF 组明显缩短（6.5 ± 3.3 天与 15.6 ± 6.0 天，P<0.001），RF 组体能恢复也较快。一项来自美国和欧洲五个中心的多中心研究（EVOLVeS 研究）证实，与传统手术相比，闭合手术具有显著优势，轻微术后疼痛时间最长 3 周，较早恢复活动和工作，以及更好的美容效果。患者恢复日常活动或工作的平均时间为 3 天，比手术治疗的患者早 8 天[8]。一项随访 2 年的研究显示，RFA 组治疗后 1 年时的 QoL 评分更高，治疗后 2 年仍然明显好转[24]。通过 CEAP 分类和静脉临床严重程度评分（VCSS）进行评估，在 RFA 和手术两年时也观察到类似的临床结果。新一代的 CLF 导管似乎有与上一代导管相同的温和的恢复期。RECOVERY 研究使用慢性静脉功能不全问卷 -2（CIVIQ-2）比较了隐静脉射频治疗与 980nm 激光导管 EVLT 治疗后患者术后恢复情况，对比了两组术后即刻的疼痛、瘀伤、术前和术后 QoL。在术后早期，接受 RF 治疗的患者在疼痛，瘀斑和生活质量等方面均明显优于 EVLT 患者。这种优势在第 30 天时消失[29]。与激光相比，RFA 在 48 小时（4.7 vs 6.2）、1 周（4.2 vs 5.9）和 2 周（4.0 vs 5.3）的 VCSS 有明显的降低。减轻疼痛和术后水肿被认为是改善 VCSS 评分的主要因素。VCSS 评分的差异也限于 30 天内[8,24,29]。

37.4 操作安全与并发症表

RFA 是第一种可广泛用于临床的静脉内消融技术。在早期和中期文献对该操作的安全性进行了仔细的研究和报道[7,8,14,23-26]。在 1998 年建立了一项临床登记，以监测这项操作的安全性和记录治疗结果。随着经验的积累，进行了一些程序性修改，以减少潜在风险和提高治疗效果。安大略省卫生部 2011 年进行的系统回顾发现，接受隐静脉射频消融的患者，约 2.9%（105/3664）发生严重不良反应[33]。然而，在这些发生严重不良反应的患者中，只有 13.7%（504 例）使用的是较新的 CLF 装置治疗。使用 CLF 导管的最新研究报道并发症发生率 <2%，大多数并发症是轻微并发症，如皮肤烧伤、感觉异常和血栓性静脉炎（表 37.2）。

表 37.1 射频消融治疗静脉曲张症状的效果，对生活质量的影响及患者满意度

研究	处理方法	早期闭合率	最长随访时间	影像学或临床复发[a]	患者满意度（QoL）[b]
Rautio 等[7]	CP（15） S&L（13）	NR	8 周	NR	RFA 更优 随访 8 周
Lurie 等[8]	CP（45） S&L（36）	95% 100%	4 个月	无显著差异	3 天和 7 天
Lurie 等[24c]	CP（36） S&L（29）	NR NR	2 年		1 年和 2 年
Perala 等[9d]	CP（15） S&L（13）	NR NR	3 年		未报道
Hinchliffe 等[10]	CP（16） S&L（16）	81% 88%	6 周		
Kianifard 等[11]	CP（55） S&L（55）	100% 100%	1 年		
Stötter 等[14]	CP（20） S&L（20）	95% 100%	1 年		RFA 更优

续表

研究	处理方法	早期闭合率	最长随访时间	影像学或临床复发[a]	患者满意度(QoL)[b]
Subramonia 等[13]	CP(47) S&L(41)	100% 83%	5周	NR	
Helmy ElKaffas 等[12]	CP(90) S&L(90)	94. 5% 100%	2年	无显著差异	未报道

注释:QoL,生活质量;RFA,射频消融;S&L,剥脱和结扎;CP,ClosurePlus;NR,没有报道。

[a] 基于 CEAP、VCSS 的静脉严重程度的改善。

[b] 调查方法包括 CIVIQ-2(慢性静脉功能不全问卷 -2)、RAND-2(兰德简表 36),AVVQ(Abderdeen 静脉曲张问卷)、EQ-5D(EuroQuol 5-Dimensional))和 SF-12(简表 12)。

[c] Lurie 等的随访研究[8]。

[d] Rautio 等的随访研究[7]。

表 37.2 射频消融的安全性

并发症	ClosurePlus(选择的研究)	ClosureFast(选择的研究)
SVT	0.8%~15%[30,34-36]	0%~10%[32,34-37]
DVT	0%~3.5%[7,8,23,26,33,34] and 16%[a][38]	0%~1%[34]
PE	0.02%[26]	0% 至罕见[33]
热损伤	0%~4%[26,33]	0%[33]
神经损伤和感觉异常(早期和晚期)	9%~19%[7,8,14,22-27]	1%~3.4%[32,36,39]
切口感染	0%~rare[33]	0% 至罕见[29,33]
出血	0%-rare[33]	0% 至罕见[33]

注释:SVT,浅静脉血栓;DVT,深静脉血栓;PE,肺栓塞。

[a] 大多数研究报告 0%~2% 的发生率,有一项研究的发生率差别较大。

37.4.1 浅静脉血栓性静脉炎

闭合操作会引起静脉炎,这是由于静脉段内残留血液而发生。静脉炎偶尔发生在治疗过的大腿远端静脉,表现为出现红斑或瘀斑并伴压痛的条索,病程是自限性的,需要缓解症状时才考虑治疗。在一项 667 个 RFA 操作的对比研究中,血栓性浅静脉炎(superficial vein thrombophlebitis, SVT)发生率,使用初代 CP 导管发生率为 15%,CLF 导管的发生率为 10%[34]。在一项大型随机对照研究中观察到相似的 SVT 发生率,该试验比较了 500 例接受大隐静脉 EVLT,RFA,泡沫硬化治疗和剥脱术的患者。12 例(9.6%)接受 RFA 治疗的患者发生 SVT[35]。其他研究发现 RFA 后静脉炎程度较轻,新一代导管的发生率降低[32,36]。Calcagno 等报道,在 RFA 后,临床显著的静脉炎发生率为 4%[32],一项厂家赞助的多中心前瞻性研究发现,大隐静脉使用 CLF 导管消融后,254 条肢体中有两条(0.8%)发生了临床显著的 SVT[36]。

37.4.2 瘀斑和烧伤

随着 RFA 的发展,热损伤成为副作用(严重或轻微)的主要原因。在早期研究中,皮肤全层烧伤发生率在 2%[23]至 4%[26]之间。肿胀浸润的出现解决了皮肤烧伤风险。选择合适的患者(见 37.5),在注射肿胀麻醉液后,很少再出现皮肤灼伤。与剥脱相比,RFA 后瘀斑的发生率较低。在一项小型随机试验中,16 例高位结扎后双侧复发性 GSV 功能不全的患者,一侧患肢被随机分配到 RFA 组,另一侧患肢分配到传统手术剥脱组。使用患者 VAS 以及数字图像分析软件测量瘀斑评分,以计算治疗后腿部变色的百分比。在传统手术后,腿部的 21.8% 出现瘀斑,而使用 CP 导管的 RFA 则为 11.9%(P = 0.02);此外,患者认为基于 VAS 的瘀斑较少[10]。最近,使用新一代的 CLF 导管的 RECOVERY 研究重新研究了这个问题,中度至重度瘀斑定义为 >25% 的治疗区域出现瘀斑。使用 CLF 导管的 46 例患者中仅有一例(2.2%)发生中度至重度瘀斑,而使用 980nm 激光治疗的 46 例患者中有 21 例发生[29]。

37.4.3 神经损伤和感觉异常

在实施肿胀浸润麻醉成为常规之前,感觉异常通常被描述为局灶性感觉减退,据报道在手术后 1 周内发生率约 9%~19%,并且随着时间的推移逐渐消退[7,8,14,22-27]。必须指出的是,并非所有的感觉异常都能缓解。Closure 研究小组发现,在 1 周时感觉异常发生率为 15%(43/286),其中

5.6%(8/142)在2年随访时仍然存在[30]。静脉周围的肿胀浸润麻醉有效地消除了这种并发症[24]。隐神经通常位于膝下隐静脉附近,将治疗局限于膝上隐静脉,通过避免对隐神经的潜在热损伤可以显著减少感觉异常的风险[26]。如果要在膝关节以下治疗隐静脉,应特别注意使用足够的麻醉肿胀液,并且如果可能的话,用超声识别隐神经并应用肿胀液将其与静脉分开[5]。

37.4.4 DVT和肺栓塞

DVT始终是所有外科手术的潜在风险。在一项回顾性研究中,377例接受静脉曲张开放手术的患者术后DVT的发生率约为5.3%[40]。该研究中的大部分DVT都发生在小腿,没有蔓延或栓塞的证据。RFA治疗后发生血栓形成的情况有着显著不同。在静脉腔内闭塞的情况下,血栓可以源自治疗的浅静脉并延伸到股静脉系统中。仔细的导管尖端定位是至关重要的,应该在隐股交界远端>2cm处和腹壁浅静脉开口以远。这降低了DVT的风险,并保留了属支的生理血流量。强调立即和充分的下地活动,并且仍然建议在手术后72小时内进行常规超声扫描以排除DVT,尽管这种做法是有争议的,如前所述。在大多数已发表的文献中,DVT发生率为0%~2%,这些研究大部分是使用早期的双极导管[7,8,14,22-28]。在一个系列中,DVT发生率为16.4%(12/73),但这种情况少见,应被视为个案[38]。在一项对比研究中,接受CLF导管节段性消融治疗的患者中无DVT发生,而接受上一代双极CP导管治疗的DVT发生率为3.5%[34]。

37.4.5 伤口感染

伤口感染是静脉内消融术非常罕见的并发症。例如,在RECOVERY研究中,两组患者中(激光与RFA)均没有发生伤口感染[29]。

37.4.6 出血和血肿

在接受隐静脉RFA的患者中,出血风险很小,并且没有临床意义。如果有任何出血,也是轻微且自限性的。在一项相对较小的非随机前瞻性研究中,将抗凝治疗期间接受EVLT或RFA治疗的患者(n=88)与未接受抗凝治疗的对照组(n=92)进行比较。作者发现唯一具有统计学差异的高出血率者,是使用阿司匹林、氯吡格雷和华法林"三联疗法"进行RFA的治疗组,但没有发生大出血。该研究不足以发现两种不同类型的消融技术之间的差异[41]。

37.5 RFA的禁忌证

尽管RFA治疗GSV反流及静脉曲张的热度很高,但有几种重要的情况RFA可能不是最佳的或是禁忌的。管径细(直径<2.5mm)或曲折的静脉,瘢痕静脉,血栓形成的静脉和静脉瘤可能是RFA手术的禁忌证,所有这些都单纯出于机械原因。隐静脉的急性血栓形成是RFA的禁忌证,因为导管不应直接通过急性血栓前行。在细小的或曲折的静脉,导管可能不能通过管腔。在直径较大的瘤样扩张段,静脉壁和导管的加热元件之间无法充分贴合。用RFA治疗时,常发生血栓形成和血栓性浅静脉炎。因此,瘤样病变最好通过外科手术切除处理。用RFA治疗广泛增粗、直径>2cm的隐静脉是很少见的,除非采取某些措施,否则容易失败。用于克服这一问题的技术包括在加热期间用超声探头局部加压、使用更多的麻醉肿胀液、对腿部进行Smirk驱血、采用Trendelenburg体位,和/或在整个过程中抬高患肢。一般而言,我们不建议RFA用于直径>2.5cm的静脉。如果不能达到令人满意的压缩,则应促使外科医生进行替代的静脉内技术或隐静脉高位结扎和剥脱。慢性隐静脉血栓性静脉炎的患者,其静脉内有大量的瘢痕和粘连形成,并不适合RFA,因为导管可能无法通过这些病变。RFA的另一个相对禁忌是隐静脉过于表浅。在这种情况下,足量的肿胀麻醉可以防止皮肤烧伤,但通常不能防止表面皮肤的染色和凹陷。这应该在手术之前与患者详细交代,并且应该将开放手术作为备选方案。RFA的其他禁忌证包括妊娠、无法行走、一般状况差和急性DVT。

37.6 复发率和治疗失败

治疗失败可分为两组:血流动力学失败和临床失败。外科剥脱术后早期血流动力学失败是由于隐静脉不完全切除所致,而射频消融术则是由于静脉消融不足所致。术后迟发的血流动力学失败主要是由于新生血管的形成,而这也是隐静脉剥脱术后复发性反流和疾病进展的主要原因之一[42-45]。临床报道的复发比率超过50%,而隐股静脉交汇处回流复发率达85%。此外,90%观察到的新生血管在术后2年就已经明显存在[46,47]。此外,观察的新生血管中90%在第二年就已经很明显[47,48]。在EVOLVeS研究中,有1例(2.8%)RFA肢体和4例(13.8%)剥脱肢体(P<0.05)报告了新生血管形成。Pichot等也报道了RFA的新生血管形成率较低。他们仔细研究了63条肢体,并采用了详细的超声检查方案,在射频治疗2年后没有发现血管形成的证据。RFA的两个主要优点之一是腹股沟处没有切口和外科分离刺激血管生成,新血管形成发生率很低,另一个是血流动力学的干扰最低,使得生理上通过隐股静脉交汇处的腹壁血流得以保存。在RFA之后,静脉再通通常是罪魁祸首,但SFJ反流的实际复发率是一种更为客观的测量方法,为临床复发的检测和可能的预测提供了重要的血流动力学信息。侧枝静脉反流或交通静脉反流也会导致血流动力学性治疗失败。临床性失败发生时,症状未缓解或复发通常与静脉曲张复发有关。据报道,静脉剥脱术后静脉曲张2~5年的复发率在20%到50%之间[4,46-51],而高达70%的患者在10年内有一定程度的复发性症状[52]。然而,静脉曲张复发率受多种因素的影响,包括初始手术时静脉曲张清除的完整性和测试者的主观性。有趣的是,VNUS Closure Registry 5年的数据显示,血流动力学失败并没有导致大多数患者的症状复发[28]。然而,在最近的一项研究中,多普勒超声发现症状复发(相对风险[RR]:2.75)和需要额外的手术(RR:3.96)确实与静脉再通相关,但在249条静脉再通的肢体中,有17条没有发现解剖或患者特异性的危险因素[53]。

37.7 其他射频设备

37.7.1 射频消融诱导热疗

射频消融诱导热疗(RFiTT;Celon AG,Medical Instruments,Teltow,Germany)是一种利用双极射频通过电阻加热静脉壁的技术。在激光和RFA消融(LARA)研究中,RFiTT(n=40)与EVLT(810-nm激光)比较(n=34)。两组的闭塞率术后10天均为95%,消融组和激光组3个月时分别为74%和78%(P=不显著)。对于自体对照的患者,由于他们有双侧疾病,一条腿用激光治疗,另一条腿用RFiTT治疗,术后第2周RFiTT侧的疼痛和擦伤明显减少[54]。一个更大的前瞻性,非随机、多中心研究包括462名患者(569条大隐静脉),随访时间在180和360天之间(即290 ± 84天)。98.4%的患者在平均随访290天后完全闭塞[55]。

37.7.2 F Care 系统:静脉腔内射频消融

静脉腔内射频消融(EVRF;F Care Systems,Antwerp,Belgium)是一种单极射频装置,运用CR45i导管使用4mHz(25W)的连续能量消融隐静脉。在一项未发表小型的前瞻性非随机对照研究中,30例患者(54条大隐静脉)采用该技术治疗。随访1个月,92%的患者完全闭塞,6%的患者部分闭塞无反流,2%的患者部分闭塞反流[56]。Szabó(未发表的数据)在一项单中心前瞻性研究中治疗了313例(276 GSVs)患者,早期和中期结果显示在1个月时99%(275/276)静脉完全闭塞。患者满意度为99%,无DVT、热烧伤、神经损伤等主要并发症[57]。

37.7.3 其他静脉腔内或微创治疗方案

虽然隐静脉射频消融术结合了微创手术的优点和良好的临床效果,但是仍受到新的静脉腔内治疗方法的挑战。这些包括无肿胀机械化学静脉消融(MOCA)、化学和胶水消融、高波长激光纤维、覆膜激光纤维和微创传统外科技术。在最近的一项小型前瞻性研究中,38例应用VenaSeal Sapheon静脉闭合系统(Sapheon,Inc.,Morrisville,NC)使用胶体-氰基丙烯酸酯栓塞(CAE)的患者,92%的目标静脉闭合率是在不需要局部麻醉或术后压迫弹力袜的情况下达到的。这些结果在2年随访时间内保持不变[58]。在撰写本章时发表的一项随机对照试验描述了CAE(n = 108)与节段性射频消融(n = 114)的3个月的即时随访结果。研究表明CAE不劣于RFA,安全性良好,术中周围瘀斑较少,不需要麻醉[59]。在围术期疼痛评分方面,RFA没有统计学上的优势。

MOCA技术应用于Clarivein Catheter(Vascular Insights,Madison,CT)结合注入液体硬化剂对静脉内皮细胞进行机械损伤。早期一系列报道表明与CLF节段消融术导管的静脉阻塞率比较,应用MOCA减少疼痛和瘀伤[60,61]。关于这些设备是否与RFA具有同等的疗效和减轻疼痛,更确切的答案将来自于两项随机试验,目前正在招募患者来比较MOCA和分段RFA。这些是机械化学静脉腔内消融与射频消融治疗原发性大隐静脉功能不全(MARADONA)的GSV研究[62]以及机械化学静脉腔内消融与射频消融治疗原发性小隐静脉功能不全(MESSI)的SSV研究[63]。这两项试验的目的是比较MOCA与RFA的围手术期疼痛和疗效。

37.8 结论

静脉腔内射频消融是目前公认的治疗大隐静脉功能不全的标准方式。射频消融对于治疗大隐静脉的有效性的证据(包括临床和解剖学)是相当有力的,这些证据来自同行审议的期刊文章,包括14项随机研究和相应的中期随访数据。其中九个研究是射频消融术与开放结扎和大隐静脉剥脱[7-15]的比较,其他五个研究是射频消融术与静脉腔内激光治疗的比较[29,37,54,64,65]。

一项试验对所有静脉内治疗的3种选择(硬化剂治疗、激光治疗和射频消融治疗)和常规手术的结果进行了比较[35]。这些数据都经过了系统的审查[33,66]。最新一代节段射频消融术被临床医生迅速接受,因为与传统手术和静脉腔内激光治疗术相比,其有效性可靠、手术时间短、患者恢复良好。虽然现在有几种其他的静脉腔内射频消融方式,但到目前为止,还没有一个像热射频消融一样在同行审议的文献中得到如此全面、良好的评估。

美国静脉论坛指南 4.9.0:大隐静脉功能不全的射频治疗

编码	指南	推荐等级(1:强;2:弱)	证据级别(A:高质量;B:中等质量;C:低或极低质量)
4.9.1	腔内热消融(激光和射频消融)是一种安全有效的治疗方法,推荐用于治疗大隐静脉功能不全[67]	1	B
4.9.2	由于恢复期缩短、疼痛减轻和复发率降低,建议对功能不全的大隐静脉进行热消融而不是开放手术[67]	1	B

参考文献

● = Major reviews
★ = Major primary papers
◆ = Clinical practice guidelines

●1. Callam MJ. Epidemiology of varicose veins. *Br J Surg* 1994;81(2):167–73.
2. McLafferty RB, Lohr JM, Caprini JA et al. Results of the national pilot screening program for venous disease by the American Venous Forum. *J Vasc Surg* 2007;45(1):142–8.
★3. Simka M and Majewski E. The social and economic burden of venous leg ulcers: Focus on the role of micronized purified flavonoid fraction adjuvant therapy. *Am J Clin Dermatol* 2003;4(8):573–81.
4. Neglen P, Einarsson E, and Eklöf B. The functional long-term value of different types of treatment for saphenous vein incompetence. *J Cardiovasc Surg (Torino)* 1993;34(4):295–301.
★5. Chandler JG, Pichot O, Sessa C, Schuller-Petrovicc S, Kabnick LS, and Bergan JJ. Treatment of primary venous insufficiency by endovenous saphenous vein obliteration. *Vasc Endovasc Surg* 2000;34(3):201–14.
★6. Pichot O, Kabnick LS, Creton D, Merchant RF, Schuller-Petroviae S, and Chandler JG. Duplex ultrasound scan findings two years after great saphenous vein radiofrequency endovenous obliteration. *J Vasc Surg* 2004;39(1):189–95.
★7. Rautio T, Ohinmaa A, Perala J et al. Endovenous obliteration versus conventional stripping operation in the treatment of primary varicose veins: A randomized controlled trial with comparison of the costs. *J Vasc Surg* 2002;35(5):958–65.
★8. Lurie F, Creton D, Eklöf B et al. Prospective randomized study of endovenous radiofrequency obliteration (closure procedure) versus ligation and stripping in a selected patient population (EVOLVeS study). *J Vasc Surg* 2003;38(2):207–14.
9. Perala J, Rautio T, Biancari F et al. Radiofrequency endovenous obliteration versus stripping of the long saphenous vein in the management of primary varicose veins: 3-year outcome of a randomized study. *Ann Vasc Surg* 2005;19(5):669–72.
10. Hinchliffe RJ, Ubhi J, Beech A, Ellison J, and Braithwaite BD. A prospective randomised controlled trial of VNUS closure versus surgery for the treatment of recurrent long saphenous varicose veins. *Eur J Vasc Endovasc Surg* 2006;31(2):212–8.
11. Kianifard B, Holdstock JM, and Whiteley MS. Radiofrequency ablation (VNUS closure) does not cause neo-vascularisation at the groin at one year: Results of a case controlled study. *Surgeon* 2006;4(2):71–4.
12. Helmy ElKaffas K, ElKashef O, and ElBaz W. Great saphenous vein radiofrequency ablation versus standard stripping in the management of primary varicose veins—A randomized clinical trial. *Angiology* 2011;62(1):49–54.
13. Subramonia S and Lees T. Radiofrequency ablation vs conventional surgery for varicose veins—A comparison of treatment costs in a randomised trial. *Eur J Vasc Endovasc Surg* 2010;39(1):104–11.
14. Stötter L, Schaaf I, and Bockelbrink A. Comparative outcomes of radiofrequency endoluminal ablation, invagination stripping, and cryostripping in the treatment of great saphenous vein insufficiency. *Phlebology* 2006;21(2):60–4.
15. Lurie F, Creton D, Eklöf B et al. Reprinted article "Prospective randomised study of endovenous radiofrequency obliteration (closure) versus ligation and vein stripping (EVOLVeS): two-year follow-up". *Eur J Vasc Endovasc Surg* 2011;42(Suppl. 1):S107–13.
★16. Avitall B, Khan M, Krum D et al. Physics and engineering of transcatheter cardiac tissue ablation. *J Am Coll Cardiol* 1993 ;22(3):921–32.
●17. Dietzek AM. Endovenous radiofrequency ablation for the treatment of varicose veins. Vascular. 2007;15(5):255–61.
●18. Kabnick LS, Ombrellino M, Agis H et al. Endovenous heat-induced thrombosis (EHIT) at the superficial-deep venous junction: A new post-treatment clinical entity, classification and potential treatment strategies. Presented at: *18th Annual Meeting of the American Venous Forum*, April 14–16, 2006, Miami, FL.
19. Sufian S, Arnez A, and Lakhanpal S. Case of the disappearing heat-induced thrombus causing pulmonary embolism during ultrasound evaluation. *J Vasc Surg* 2012;55(2):529–31.
20. Dexter D, Kabnick L, Berland T et al. Complications of endovenous lasers. *Phlebology* 2012;27(Suppl. 1):40–5.
★21. Jones RT and Kabnick LS. Perioperative duplex ultrasound following endothermal ablation of the saphenous vein: Is it worthless? *J Invasive Cardiol* 2014;26(10):548–50.
★22. Weiss RA and Weiss MA. Controlled radiofrequency endovenous occlusion using a unique radiofrequency catheter under duplex guidance to eliminate saphenous varicose vein reflux: A 2-year follow-up. *Dermatol Surg* 2002;28(1):38–42.
★23. Manfrini S, Gasbarro V, Danielsson G et al. Endovenous management of saphenous vein reflux. *J Vasc Surg* 2000;32(2):330–42.
24. Lurie F, Creton D, Eklöf B et al. Prospective randomised study of endovenous radiofrequency obliteration (closure) versus ligation and vein stripping (EVOLVeS): Two-year follow-up. *Eur J Vasc Endovasc Surg* 2005;29(1):67–73.
25. Goldman MP and Amiry S. Closure of the greater saphenous vein with endoluminal radiofrequency thermal heating of the vein wall in combination with ambulatory phlebectomy: 50 patients with more than 6-month follow-up. *Dermatol Surg* 2002;28(1):29–31.

★26. Merchant RF, DePalma RG, and Kabnick LS. Endovascular obliteration of saphenous reflux: A multicenter study. *J Vasc Surg* 2002;35(6):1190–6.

27. Rautio TT, Perala JM, Wiik HT, Juvonen TS, and Haukipuro KA. Endovenous obliteration with radiofrequency-resistive heating for greater saphenous vein insufficiency: A feasibility study. *J Vasc Interv Radiol* 2002;13(6):569–75.

28. Sybrandy JE and Wittens CH. Initial experiences in endovenous treatment of saphenous vein reflux. *J Vasc Surg* 2002;36(6):1207–12.

★29. Almeida JI, Kaufman J, Göckeritz O et al. Radiofrequency endovenous ClosureFAST versus laser ablation for the treatment of great saphenous reflux: A multicenter, single-blinded, randomized study (RECOVERY Study). *J Vasc Interv Radiol* 2009;20(6):752–9.

★30. Merchant RF and Pichot O; Closure Study Group. Long-term outcomes of endovenous radiofrequency obliteration of saphenous reflux as a treatment for superficial venous insufficiency. *J Vasc Surg* 2005;42(3):502–9; discussion 509.

★31. Proebstle TM, Alm BJ, Göckeritz O et al. Five-year results from the prospective European multicentre cohort study on radiofrequency segmental thermal ablation for incompetent great saphenous veins. *Br J Surg* 2015;102(3):212–8.

32. Calcagno D, Rossi JA, and Ha C. Effect of saphenous vein diameter on closure rate with ClosureFAST radiofrequency catheter. *Vasc Endovasc Surg* 2009;43(6):567–70.

●33. Health Quality Ontario. Endovascular radiofrequency ablation for varicose veins: An evidence-based analysis. *Ont Health Technol Assess Ser* 2011;11(1):1–93.

34. Zuniga JM, Hingorani A, Ascher E et al. Short-term outcome analysis of radiofrequency ablation using ClosurePlus vs ClosureFast catheters in the treatment of incompetent great saphenous vein. *J Vasc Surg* 2012;55(4):1048–51.

★35. Rasmussen LH, Lawaetz M, Bjoern L, Vennits B, Blemings A, and Eklöf B. Randomized clinical trial comparing endovenous laser ablation, radiofrequency ablation, foam sclerotherapy and surgical stripping for great saphenous varicose veins. *Br J Surg* 2011;98(8):1079–87.

★36. Proebstle TM, Vago B, Alm J, Gockeritz O, Lebard C, and Pichot O. Treatment of the incompetent great saphenous vein by endovenous radiofrequency powered segmental thermal ablation: First clinical experience. *J Vasc Surg* 2008;47(1):151–6.

★37. Shepherd AC, Gohel MS, Brown LC, Metcalfe MJ, Hamish M, and Davies AH. Randomized clinical trial of VNUS® ClosureFAST radiofrequency ablation versus laser for varicose veins. *Br J Surg* 2010;97(6):810–8.

38. Hingorani AP, Ascher E, Markevich N et al. Deep venous thrombosis after radiofrequency ablation of greater saphenous vein: A word of caution. *J Vasc Surg* 2004;40(3):500–4.

39. Creton D, Pichot O, Sessa C, and Proebstle TM; ClosureFast Europe Group. Radiofrequency-powered segmental thermal obliteration carried out with the ClosureFast procedure: Results at 1 year. *Ann Vasc Surg* 2010;24(3):360–6.

★40. van Rij AM, Chai J, Hill GB, and Christie RA. Incidence of deep vein thrombosis after varicose vein surgery. *Br J Surg* 2004;91(12):1582–5.

41. Sharifi M, Mehdipour M, Bay C, Emrani F, and Sharifi J. Effect of anticoagulation on endothermal ablation of the great saphenous vein. *J Vasc Surg* 2011;53(1):147–9.

42. Corbett CR and Prakash V. Neovascularisation is not an innocent bystander in recurrence after great saphenous vein surgery. *Ann R Coll Surg Engl* 2015;97(2):102–8.

43. Gad MA, Saber A, and Hokkam EN. Assessment of causes and patterns of recurrent varicose veins after surgery. *N Am J Med Sci* 2012;4(1):45–8.

44. Kaspar S, Hadzi Nikolov D, Danek T, Maixner R, and Havlicek K. Neovascularisation as a cause of recurrence after varicose veins operation. *Rozhl Chir* 2006;85(8):399–403.

★45. van Rij AM, Jones GT, Hill GB, and Jiang P. Neovascularization and recurrent varicose veins: More histologic and ultrasound evidence. *J Vasc Surg* 2004;40(2):296–302.

★46. van Rij AM, Jiang P, Solomon C, Christie RA, and Hill GB. Recurrence after varicose vein surgery: A prospective long-term clinical study with duplex ultrasound scanning and air plethysmography. *J Vasc Surg* 2003;38(5):935–43.

★47. Jones L, Braithwaite BD, Selwyn D, Cooke S, and Earnshaw JJ. Neovascularisation is the principal cause of varicose vein recurrence: Results of a randomised trial of stripping the long saphenous vein. *Eur J Vasc Endovasc Surg* 1996;12(4):442–5.

★48. Dwerryhouse S, Davies B, Harradine K, and Earnshaw JJ. Stripping the long saphenous vein reduces the rate of reoperation for recurrent varicose veins: Five-year results of a randomized trial. *J Vasc Surg* 1999;29(4):589–92.

★49. Munn SR, Morton JB, Macbeth WA, and McLeish AR. To strip or not to strip the long saphenous vein? A varicose veins trial. *Br J Surg* 1981;68(6):426–8.

50. Hammarsten J, Pedersen P, Cederlund CG, and Campanello M. Long saphenous vein saving surgery for varicose veins. A long-term follow-up. *Eur J Vasc Surg* 1990;4(4):361–4.

51. Kostas T, Ioannou CV, Touloupakis E et al. Recurrent varicose veins after surgery: A new appraisal of a common and complex problem in vascular surgery. *Eur J Vasc Endovasc Surg* 2004;27(3):275–82.

52. Campbell WB, Vijay Kumar A, Collin TW, Allington KL, and Michaels JA; Randomised and Economic Analysis of Conservative and Therapeutic Interventions for Varicose veins Study. The outcome of varicose vein surgery at 10 years: Clinical findings, symptoms and patient satisfaction. *Ann R Coll Surg Engl*

2003;85(1):52–7.

53. Bunnell AP, Zaidi S, Eidson JL 3rd, Bohannon WT, Atkins MD Jr., and Bush RL. Factors associated with saphenous vein recanalization after endothermal ablation. *Ann Vasc Surg* 2015;29(2):322–7.

★54. Goode SD, Chowdhury A, Crockett M et al. Laser and radiofrequency ablation study (LARA study): A randomised study comparing radiofrequency ablation and endovenous laser ablation (810 nm). *Eur J Vasc Endovasc Surg* 2010;40(2):246–53.

55. Braithwaite B, Hnatek L, Zierau U et al. Radiofrequency-induced thermal therapy: Results of a European multicentre study of resistive ablation of incompetent truncal varicose veins. *Phlebology* 2013;28(1):38–46.

56. Holt D and Lozano R. Saphenous ablation using EVRF radio frequency equipment and catheter CR45i. Initial experience in America. Presented at: *XLIII Congress of Vascular Surgery*, October 29–November 2, 2011, Aguascalientes, Mexico.

57. Szabó A. *Endovenous Saphenous Ablation Using EVRF Radiofrequency Device and CR45i Catheter. Experience of 313 Cases*. Hungary: Semmelweis University Budapest, 2014.

58. Almeida JI, Javier JJ, Mackay EG, Bautista C, Cher DJ, and Proebstle TM. Two-year follow-up of first human use of cyanoacrylate adhesive for treatment of saphenous vein incompetence. *Phlebology* 2015;30(6):397–404.

59. Morrison N, Gibson K, McEnroe S et al. Randomized trial comparing cyanoacrylate embolization and radiofrequency ablation for incompetent great saphenous veins (VeClose). *J Vasc Surg* 2015;61(4):985–94.

60. van Eekeren RR, Boersma D, Elias S et al. Endovenous mechanochemical ablation of great saphenous vein incompetence using the ClariVein device: A safety study. *J Endovasc Ther* 2011;18(3):328–34.

61. Elias S and Raines JK. Mechanochemical tumescentless endovenous ablation: Final results of the initial clinical trial. *Phlebology* 2012;27(2):67–72.

62. van Eekeren RR, Boersma D, Holewijn S et al. Mechanochemical endovenous Ablation versus RADiOfrequeNcy Ablation in the treatment of primary great saphenous vein incompetence (MARADONA): Study protocol for a randomized controlled trial. *Trials* 2014;15:121.

63. Boersma D, van Eekeren RR, Kelder HJ et al. Mechanochemical endovenous ablation versus radiofrequency ablation in the treatment of primary small saphenous vein insufficiency (MESSI trial): Study protocol for a randomized controlled trial. *Trials* 2014;15:421.

64. Gale SS, Lee JN, Walsh ME, Wojnarowski DL, and Comerota AJ. A randomized, controlled trial of endovenous thermal ablation using the 810-nm wavelength laser and the ClosurePLUS radiofrequency ablation methods for superficial venous insufficiency of the great saphenous vein. *J Vasc Surg* 2010;52(3):645–50.

65. Nordon IM, Hinchliffe RJ, Brar R et al. A prospective double-blind randomized controlled trial of radiofrequency versus laser treatment of the great saphenous vein in patients with varicose veins. *Ann Surg* 2011;254(6):876–81.

●66. Nesbitt C, Eifell RK, Coyne P, Badri H, Bhattacharya V, and Stansby G. Endovenous ablation (radiofrequency and laser) and foam sclerotherapy versus conventional surgery for great saphenous vein varices. *Cochrane Database Syst Rev* 2011;(10):CD005624.

◆67. Gloviczki P, Comerota AJ, Dalsing MC et al. The care of patients with varicose veins and associated chronic venous diseases: Clinical practice guidelines of the Society for Vascular Surgery and the American Venous Forum. *J Vasc Surg* 2011; 53(5 Suppl.):2S–48S.

38

隐静脉功能不全的激光治疗

38.1 介绍

下肢静脉曲张性疾病最常涉及隐静脉系统的主干静脉：大隐静脉（great saphenous vein，GSV）、小隐静脉（small saphenous vein，SSV）和 / 或功能不全的主要分支或穿支静脉。静脉曲张疾病传统的治疗方式是剥除大隐静脉、中断 / 结扎和去除主要分支静脉和穿支静脉[1]。自 1999 年以来，研究发现静脉内热消融术是消除近端部分 GSV，SSV 甚至静脉循环的分支静脉和穿支静脉的安全和有效的方法，具有比传统剥脱手术更早期恢复的优势和更好的美容效果[2,3]。

目前最常用于静脉功能不全的热消融的方法包括：使用 Venefit 射频（radiofrequency，RF）导管和发射仪（Medtronic，Minneapolis，美国）的治疗系列；使用双极 RF 系统的 RF 诱导热治疗系列（Celon AF，Teltow，德国）；使用激光纤维和发射仪的静脉内激光消融系列（多家制造商）和使用加热汽化水蒸气静脉硬化系列（CERMA SA，Archamps，法国）。前三个系列使用电磁能，而最后一个利用蒸汽热能。和传统剥脱术相同的是，对静脉进行热消融术治疗之后，还必须治疗剩余的那些功能不全的 GSV 和 / 或 SSV、分支静脉和穿支静脉[4]。通常采用硬化疗法和 / 或静脉切除术。这一章着重探讨静脉腔内激光消融技术。

38.2 背景

38.2.1 动物研究

在首次发表临床病例报告之前，没有关于激光技术在隐静脉消融中动物实验的研究报道。2002 年，Weiss[5]描述了 RF 和脉冲模式 810nm 半导体激光治疗应用于活体山羊的颈静脉。通过透视和组织学检查表明，与射频消融相比，激光消融可以造成更广泛的静脉壁损伤和更高概率的穿孔。Min 等[6]记录了注射静脉麻醉剂的激光消融期间猪静脉外部的温度（依照人类治疗的标准），并证明在静脉周围 2mm 内温度不超过 40℃。随后，Fan 和 Anderson[7]用激光消融治疗充血的牛隐静脉，产生深浅不一的血管壁热损伤，并得出结论，直接热损伤是静脉壁破坏的可能机制，而不是像以前所设想的那样由产生的蒸汽气泡导致[8]。

38.2.2 临床研究

在单中心病例报告发表之前，还没有多中心临床试验表明这种手术在人体中的安全性和有效性。自从首次发表病例报告以来，已经出现了一些关于激光消融对人体病理生理影响的分析。Proebstle[9]等报告了在脉冲模式激光消融后切除的 GSV 中，热损伤延及整条静脉，并且在释放脉冲的部位会出现更严重的损伤甚至穿孔。Corcos[10]等描述了不使用 GSV 静脉周围麻醉下激光消融治疗，手术合并隐股静脉阻断并切除部分静脉用以进行病理分析，分析发现四分之三的静脉出现全层内膜热损伤，四分之一的静脉出现透壁损伤和 / 或穿孔。在治疗期间，部分静脉接受了大于一个消融周期的激光治疗，这影响了该结果的参考价值。

最后，为了量化在静脉周围注射麻醉剂后激光消融期间对周围组织热损伤的风险，Beale[11]等在激光消融期间测量到距离 GSV 3~5mm 的组织中最高温度可以达到 43℃，该发现被 Vialango 等进一步证实[12]。

38.3 患者选择

纳入标准：有静脉疾病的症状和体征；由技术完全合格的超声科医师进行超声操作，结果提示反流大于 0.5 秒的通畅静脉；深静脉系统通畅；有利于穿刺的静脉；以及患者能够充分的行走活动（框 38.1）。

框 38.1：激光消融的临床适应症

- 有浅表静脉疾病
- 多普勒超声提示反流大于 0.5 秒
- 深静脉系统通畅
- 静脉有利于穿刺置管
- 患者能充分行走活动

排除标准：动静脉畸形；行走活动受限；急性感染；急性静脉血栓[13]和深静脉阻塞（框 38.2）。

框 38.2：排除标准

- 动静脉畸形
- 行走活动
- 急性感染
- 急性静脉血栓形成
- 深静脉阻塞

随着外科医生对静脉内消融术经验的增加，相对排除标准可能进一步放宽，而深静脉回流、先前接受过静脉治疗、静脉直径过大、静脉段瘤样扩张、静脉迂曲、慢性抗凝治疗[14]或激素替代治疗的患者，也可以获得安全和成功的治疗（框 38.3）。

框 38.3：相对排除标准

- 深静脉回流
- 先前的治疗
- 过大的静脉直径
- 抗凝治疗
- 激素替代疗法
- 静脉迂曲
- 静脉段瘤样扩张

术前应充分考虑是否存在易栓状态，如深静脉血栓形成、急性血栓性浅静脉炎反复发作、多次自发流产、深静脉血栓形成家族史及凝血障碍的患者。医师应了解美国胸科医师学会制定的深静脉血栓形成风险评估指南[15]，因为这些指南可能有助于在腔内激光消融术前选择患者以及考虑哪些患者应该接受预防性抗凝治疗。虽然这种术后深静脉血栓形成的风险很低，但是这种相对良性的疾病治疗后出现的深静脉血栓形成也可能是灾难性的。

38.4 技术

激光发射仪有多个生产厂家，并且几乎都具有良好的静脉消融效果（表 38.1）。低波长激光（波长最高达 1 300nm）针对血红蛋白作为主要吸收靶点。最近，最新应用的更高波长的激光，以静脉壁中的水分为主要吸收靶点。因此，随着系统中使用能量的降低，患者的疼痛和瘀伤也在相应减少[16,17]。

不同激光发射仪使用不同尺寸和规格的激光纤维。较早的系统使用头端裸露的纤维，而近期，头端有包被的、中心性或径向纤维更常被使用，如此产生的静脉壁损伤更均匀，从而可以降低静脉穿孔和随后的瘀伤和不适风险[18]。

表 38.1 激光发射仪

波长	名称
810nm	Varilase
940nm	Dornier, Angiodynamics
980nm	Angiodynamics
1 320nm	CoolTouch
1 470nm	Angiodynamics, Biolitec

38.5 操作步骤

最初，静脉激光消融手术需要在全身麻醉或清醒镇静下，在医院的外科或放射科手术室进行。然而，在过去的十年中，这些操作已经可以在诊室内局部麻醉无镇静下开展。此外，虽然消融过程经常在隐静脉以外的静脉上进行，但技术细节非常相似。以下是对隐静脉（大隐静脉或小隐静脉）手术的描述。

在获得知情同意后，患者可以在手术前给予口服或静脉注射镇静剂。患者躺在一个可调节的手术台（有 Trendelenburg 体位条件）上，术者从隐股或隐腘静脉交界处到穿刺部位，在超声引导下观察隐静脉的走行。合适的穿刺部位的选择依据包括最大限度地延长治疗长度，最大限度地减少对静脉周围组织结构的热损伤风险，并确保容易操作的静脉入路。大多数医生将选择大腿远端或小腿近端的 GSV，以及小腿中段到小腿远端的 SSV 作为穿刺入路。

如果远端 GSV 或 SSV 功能不全，通常不采用静脉内激光消融治疗。因为腓肠神经与远端隐静脉距离接近，容易增加隐神经或腓肠神经损伤造成的感觉异常风险。

然而，一些研究者提倡对远端隐静脉进行热消融治疗以消除整个功能不全的静脉节段，没有发现或仅少数情况增加了神经损伤的发生率[19]。进入隐静脉通常需要使用超声引导下的经皮穿刺针。静脉痉挛使静脉入路更加困难，因此预防性的操作，如局部加热穿刺部位、将患者置于反向 Trendelenburg 位置、或在无菌手术准备之前使用 2% 硝基糊剂涂敷到建议的穿刺部位，这些操作可以扩张静脉、预防静脉痉挛，从而增加静脉顺应性，提高静脉入路穿刺成功几率。为了防止首选穿刺点穿刺不成功，有时需要选择一个直径较大的备用穿刺点。由于第一次穿刺未能成功，静脉周围或壁内血肿可能使该部分隐静脉后续穿刺变得更加困难，因此常常需要另选穿刺位置。随着医生的超声引导技巧的提高，即使是小直径的隐静脉也可以成功穿刺。

静脉穿刺置管的第一次尝试是最有可能成功的，因此应仔细选择穿刺部位，使穿刺后续操作尽可能地符合人体工程学的可行性。膝盖的正下方的位置，GSV 的位置相对靠前。随着患者术侧下肢的外旋，这个部位相对于大腿中远段更适合穿刺（图 38.1）。虽然隐神经更靠近该区域静脉，但穿刺鞘管能够保护这部分静脉，从而降低热神经损伤的风险。

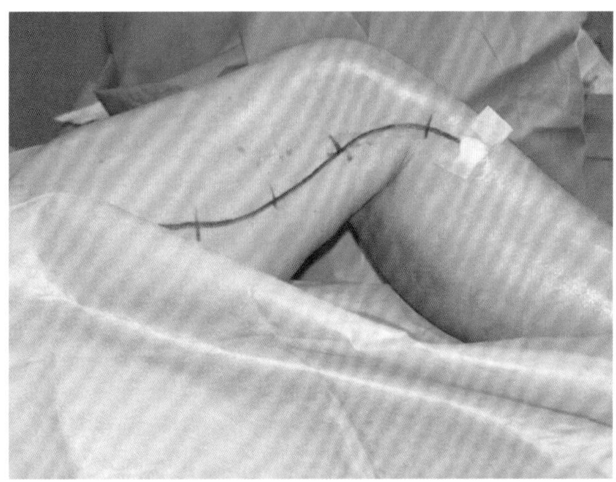

图 38.1　腿向外旋，穿刺部位用 nitropaste 覆盖

将腿从治疗部位最近端使用抗菌剂清洗至穿刺部位。手术区用无菌纱布隔开。在穿刺部位局部麻醉剂浸润后，在超声引导下将穿刺针插入静脉。微穿刺装置可以用来获得静脉通路，并且鞘管的口径更适应激光光纤导入。使用 Seldinger 技术，在将导丝插入静脉后，在导丝引导下鞘管在静脉中推进，直到超声确认其位于隐股交界下方 3~4cm 处，或仅低于 SSV 汇入深静脉水平（或者，激光纤维可以直接通过穿刺针推入静脉，在不用鞘管和导丝辅助下，被小心地引导到相同的位置）。有时激光纤维的通过可能受到静脉迂曲的阻碍，通常通过伸直下肢或通过大腿的外部按压操作来引导激光纤维成功推进。

之前接受硬化剂治疗的静脉容易出现节段性狭窄，也会阻碍激光纤维或导丝的前进。在这种情况下，或者静脉非常迂曲不能够顺利通过，那么第二根更近端的入路置管将首先治疗隐静脉的近段，然后再借助先前的导管治疗隐静脉的远段。

将超声引导、高容积、稀释的麻醉药物（0.05%~0.25% 利多卡因与肾上腺素 / 碳酸氢钠）注射到静脉周围（图 38.2）。药物完全围绕靶静脉以确保足够的麻醉，压缩静脉以获得更好的热效应，并保护周围静脉结构免受热损伤。必须清楚地确定几个重要的解剖标志（图 38.3）。在治疗前激光纤维靠近隐股交界处，以保证 GSV 的安全和充分治疗。应该注意到，在治疗开始前注射局部麻醉剂会模糊这些解剖标志，严重影响术者看到激光纤维头端到达安全的最终位置。可以将患者置于 Trendelenburg 体位以促进静脉排空残留血液，激光纤维头端的最终位置通过超声确认（刚好低于腹壁浅静脉进入 GSV 的入口，通常在股隐静脉交界下方 2cm）（图 38.4）。然后将稀释后的麻醉药物溶液注入隐静脉近端 3~4cm 周围的组织。

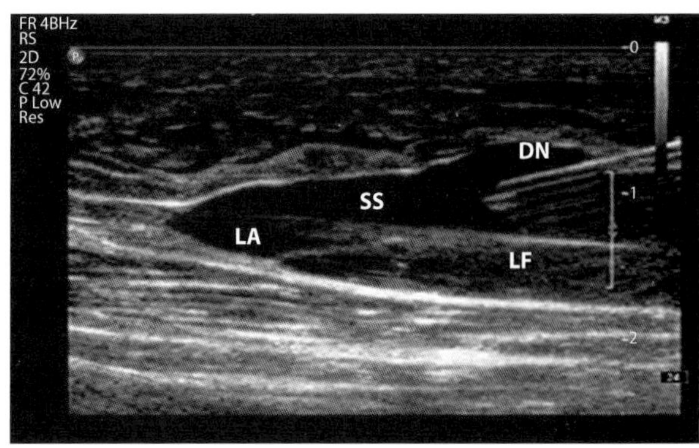

图 38.2　稀释的局麻药剂注入隐静脉鞘的纵向超声图像。LA，局部麻醉剂；SS，隐静脉鞘；DN，交替针；LF，激光纤维。（由 D. Neuhardt, Compudiagnostics. 提供）

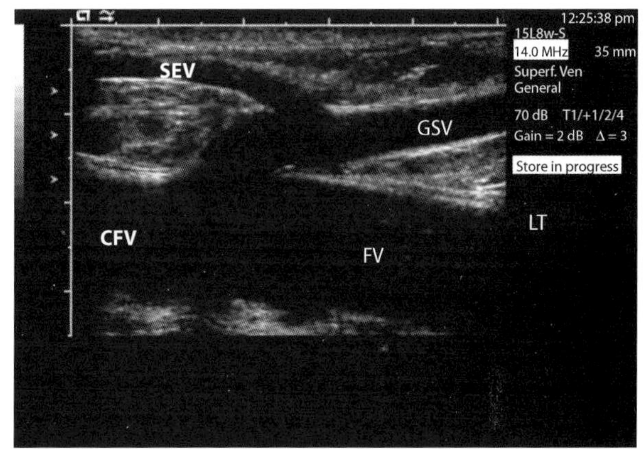

图 38.3　股隐静脉交界区的纵向超声图像。SEV，腹壁浅静脉；GSV，大隐静脉；CFV，股总静脉；FV，股静脉。（由 D. Neuhardt, Compudiagnostics 提供）

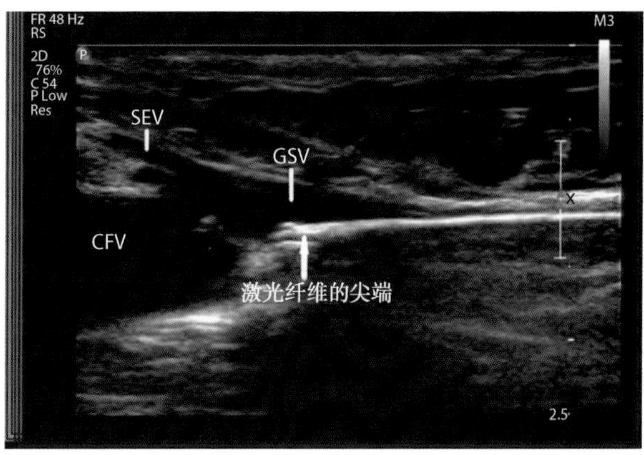

图 38.4　激光纤维头端在大隐静脉适当位置的股隐交界区纵向超声图像。SEV，腹壁浅静脉；CFV，股总静脉；GSV，大隐静脉。激光纤维的尖端刚好在腹壁浅静脉进入大隐静脉入口的下方。（由 D. Neuhardt，Compudiagnostics 提供）

然后以每秒 1~3mm 的速率抽出鞘和 / 或激光纤维，近端 10cm 抽出速度稍慢，远端抽出速度稍快。目标是在消融成功的同时减少静脉穿孔的发生，这也有助于减少术后疼痛和瘀伤。一般来说，低波长激光发射仪提供 60~100J/cm 的激光能量，高波长激光发射仪提供 40~60J/cm 的激光能量能够达到治疗目的。手术结束时，记录股总动脉和静脉或腘动脉和静脉通畅的多普勒超声影像证据。根据共识，患者也要接受压迫疗法[例如，短伸绷带和 / 或 30~40mmHg 压缩弹力袜（根据患者喜好选择膝上或连体）]。压迫治疗通常维持至少数日，可以最大限度地减少患者的不适[20]。一般不需要辅助结扎隐股或隐腘交界处静脉[21]。

38.6 随访

超声随访复查是否必要仍没有一个广泛的共识[22]。然而，由于治疗静脉可能消融不完全或消融后再通，或需要辅助治疗远端 GSV 和 / 或 SSV，以及分支和穿支静脉功能不全，彩色血流多普勒超声、会诊、适当时间间隔的体格检查均利于得到更好的临床结果[23]。必要时增加随访以便术后早期进一步的辅助治疗。

38.7 结果

38.7.1 多普勒结果（替代结果标记）

Navarro 等[24]在 2001 年发表了纳入了 40 例靶静脉在局部静脉麻醉下激光消融治疗的临床队列文章，平均随访时间 4.2 个月，100% 完全消融，无明显并发症。Proebstle 等[25]报道了 41 例 SSV 闭塞患者在 6 个月的平均随访期治疗结果。类似的关于不同波长激光成功消融的短期报告也已经发表[26,27]。虽然中期报告很少[28]，但大多显示出类似的良好疗效。Meyers 和 Jolley[29]报告了他们仔细收集和统计分析的数据，表明在术后 4 年时二次或辅助消融成功率为 97%（表 38.2）。

表 38.2 静脉内激光消融的中期解剖和临床结果

作者	静脉数量	随访时间 / 月	消融成功率 /%	明显并发症
Chang and Chua[55]	252	19	96.8	36.5% 感觉异常 4.8% 皮肤烧伤 1.6% 血栓性脑炎
Disselhof et al.[28]	93	≥ 24	84	2% 血栓性脑炎
Nandhra et al.[38]	44	24	81.2	无
Myers and Jolley[29]	404	36	80	0.2% 剧烈疼痛 2.2% 血栓栓塞 0.3% 神经麻痹
Rasmussen et al.[31]	137	60	82.1	无
Samuel et al.[39]	38	60	92.1	2.6% 术后疼痛 2.6% 色素沉着

38.7.2 患者 / 医生报告的量化结果

在比较不同消融方法的文献中，临床试验越来越强调生活质量的量化比较。患者和医生报告的量化结果现在也常用于界定治疗的成功与否。Marston[30]等报告了射频或激光消融后改进的 CEAP 分级（C，临床；E，病因学；A，解剖学；P，病理生理学）和静脉疾病临床严重性评分（venous clinical severity score，VCSS）。Rasmussen[31]和同事在比较 5 年内静脉激光与手术剥脱治疗 GSV 的结果时，注意到医师或患者报告的量化结果没有统计学上的显著差异。Shepherd 等的研究发现，与低波长激光相比，节段射频消融术后疼痛减轻，但 6 周时生活质量结果相似。当激光消融与其他治疗方式相结合时，报告的结果通常良好。MekaKo 等[33]已经证实了与动态静脉切除术结合进行激光消融的可行性。Neglén 等[34]在研究中发现使用激光消融联合深静脉支架治疗浅静脉功能不全和伴随的深静脉阻塞时显示出良好的效果。Theivacumar 等[35]已经证实，在存在功能严重不全的前副隐静脉的一些病例中，仅消融前副隐静脉后，功能不全的 GSV 可以恢复功能。Myers 等[36]主张对功能不全的主要分支进行激光消融，而其他人则证明了激光消融对功能不全的隐间静脉的安全性和有效性[37]。

据推测，大多数不完全消融的静脉将在治疗后的最初几个月内再次出现。然而在我们的病例中发现，有患者在接受成功的消融术后超过 6 年才出现复发，出现复发的症状和部分静脉未闭的节段。因此，术后第 1 年要进行认真的随访，同时出现症状复发时也需要及时的就诊检查。

在腔内激光消融之后，要关注医师报告的量化工具的改进，如修订的 VCSS，而更为重要的是患者报告的量化结果的改进[31,32,38,39]。包括近来出现在激光消融报告中的一般健康状况[简表 36（SF-36）和 Euroqol（EQ-5D）]和疾病特异性生活质量测量工具（aberdeen varicose vein query，AVVQ）。

38.7.3 并发症

并发症可分为术中不良事件和术后不良事件。术中不良事件包括操作困难和患者不良事件(框 38.4)。

框 38.4 :术中不良事件

- 入路困难
- 导丝推进困难
- 迷走神经反应 / 心律失常
- 神经疼痛
- 暂时性发热

有时遇到的操作困难是入路问题(静脉痉挛和穿刺位置)和推进导丝 / 鞘管 / 激光纤维(静脉迂曲,静脉瘤样变,之前接受硬化剂治疗造成的静脉硬化)。可能发生的患者不良事件是心律失常或迷走神经反应(通常由于焦虑)、隐神经或腓肠神经疼痛、或暂时性发热(最后两种通常由于麻醉剂渗透不足引起)。手术后的不良事件包括淤伤、疼痛、感觉异常、感染、皮肤烧伤、浅表血栓性静脉炎、淋巴水肿和深静脉血栓形成(框 38.5)。少见的不良事件报道包括血管鞘留滞[40]、中风[41]、动静脉瘘[42]、死亡等。

框 38.5 :术后不良事件

- 瘀伤
- 疼痛
- 感觉异常
- 感染
- 皮肤烧伤
- 浅表血栓性静脉炎
- 深静脉血栓形成

瘀伤通常很轻微,尤其是使用长波激光[16]、变性后的纤维[30,35]和缩短操作时间的情况下[16,18]。不同于 GSV 或 SSV 剥脱,感觉异常的发生率一般 <1%[43]。根据我们的经验,腔内消融术后的感觉异常通常是轻微短暂的,而且多局限于 GSV 消融后大腿远端和 SSV 消融后小腿远端及足踝部。

此外,我们观察到,出现麻木的概率与医生行超声引导下外周静脉穿刺麻醉的经验成反比。感染和皮肤烧伤的报道很少,并且很容易通过静脉周围麻醉注射使皮肤和静脉分离来避免。

血栓性浅静脉炎病例一般不到 10%,通常的临床措施包括消炎药、局部加压和步行。淋巴水肿未见报道,但在我们中心曾遇到过,可能是由于未被察觉的淋巴引流障碍,通常于治疗操作之前已存在。这种并发症的治疗包括运动治疗、淋巴按摩、多层短弹力绷带、气体压缩装置、压缩软管压迫等。

深静脉血栓形成可能是最严重的并发症,尽管激光治疗的文献报道发病率相当低[44]。大多数的深静脉血栓形成发生在小腿静脉,所以其临床意义通常有限。累及股、腘静脉的血栓应予积极检查和治疗。任何患者激光静脉治疗术后都要高度警惕深静脉血栓可能,尤其是合并有既往病史、家族史或多胎流产史的患者。

这种并发症被描述为腔内热诱导血栓形成[45]或消融后浅静脉血栓延伸[46],血栓的分类有助于治疗方法的选择。然而,这种血栓延伸(图 38.5)很少与栓塞相关,因此如何处理这种情况尚无共识。正如 McMaster[22]首次报道以及最近的静脉专家座谈会所报道的,由于需要多次常规检查来确定临床上明显的静脉血栓栓塞,这些检查在腔内大隐静脉消融后作为常规检查有时候难以保证。

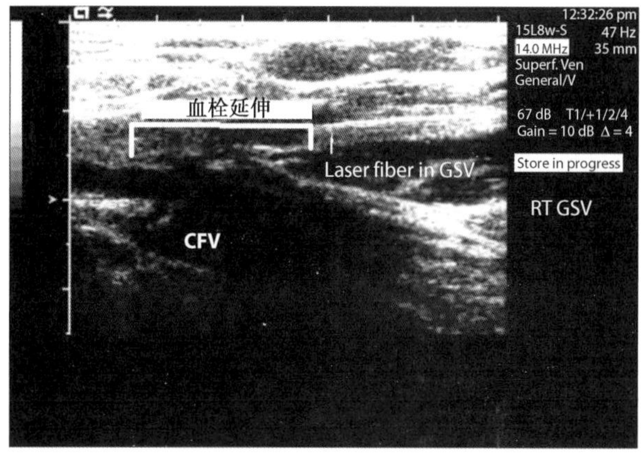

图 38.5 从大隐静脉延伸到股总静脉的血栓。CFV,股总静脉;Laser fiber in GSV:血栓从肿胀麻醉剂围绕的大隐静脉内的激光纤维尖端延伸。(由 D. Neuhardt,Compudiagnostics 提供)

激光消融后静脉的再通确实发生过,并且可以在治疗后的任何时间发生。然而,患者在超声检测发现静脉再通后可能仍有一段时间无症状[47]。一旦再通,静脉很少能够再次闭塞。激光消融术后复发的静脉曲张被认为是疾病过程的并发症或自然进展。这一问题将包含在本文后面的内容中,因此不在此讨论。应该指出的是,根据复发的部位,有时在后续治疗中仍可能使用静脉激光消融[48]。

38.8 交通支静脉激光消融

关于交通支静脉功能不全在静脉溃疡的愈合和随后的复发率中的作用仍有争议。交通支激光消融在技术上是可行的,一些研究者已经得出结论,浅静脉和交通支静脉的热消融可以促进愈合,减少复发的发生率[49,50]。然而,Marston[51]和 Samuel[52]等虽已经报道了对溃疡愈合、复发或生活质量改善有积极影响,但证据有限,需要进一步研究以确定热消融在 C5 和 C6 级静脉病变患者中的作用。此外,有文献记载,当交通静脉与主干静脉功能不全并存时,穿支功能不全通常可以通过单独治疗主干静脉来消除。

38.9 总结

腔内激光消融一般是安全的。术中和术后的并发症并不常见,通常比传统的外科手术少见。随访检查结果的成功与消融手术的成功之间的差异可能是由于文献报道与外科医生临床观察结果的差异。比较静脉内激光消融与其他方式（包括长期随访）的随机对照试验已经证实，并将继续证明，这种微创方法是治疗下肢慢性静脉疾病的有效手段。基于工作室的消融技术已经显示出比传统的基于手术室的外科治疗更具成本效益[54]。虽然一些外科医生先前曾表示过这项技术从长远来看并没有显示出比传统外科更好，但患者的一致看法是更倾向于微创的治疗方式。

最后，激光消融后的密切随访可以给静脉疾病患者带来更彻底的治疗，更好地解决患者的复杂症状。仅仅消融近端隐静脉并期望患者症状缓解和长期解决静脉曲张问题决是不切实际的。除非患者接受细致的随访和后续辅助治疗，否则医生和患者将得不到满意的结果[53]。

38.10 结论

腔内激光消融隐静脉能有效地去除静脉循环中的病变靶静脉。腔内激光消融安全性、耐受性好，并发症发生率低。永久消除隐静脉和所有其他反流病源的辅助治疗是充分控制浅静脉功能不全的关键。密切随访将确保最佳效果。长期随访结果有待确定腔内激光消融是一种持久有效的治疗浅静脉功能不全的方法。比较腔内激光消融与其他方法（包括手术、射频消融、化学消融）的随机对照试验已经证明前者在生活质量的改善方面等于或优于其他静脉消融方法。

美国静脉论坛指南 4.10.0：隐静脉功能不全的激光治疗

编码	指南	推荐等级（1：强；2：弱）	证据级别（A：高质量；B：中等质量；C.：低或极低质量）
4.10.1	大隐静脉内激光治疗是安全有效的，推荐其治疗大隐静脉功能不全	1	A
4.10.2	腔内激光治疗 3 年后的随访效果可与传统的剥脱和结扎相当，推荐腔内激光治疗用于治疗大隐静脉功能不全	1	C

参考文献

● = Major primary paper
★ = Major review paper
◆ = Published guideline

1. Sarin S, Scurr JH, and Coleridge-Smith PD. Stripping of the long saphenous vein in the treatment of primary varicose veins. *Br J Surg* 1994;81:1455–8.
●2. Myers KA and Jolley D. Outcome of endovenous laser therapy for saphenous reflux and varicose veins: Medium term results assessed by ultrasound surveillance. *Eur J Vasc Endovasc Surg* 2009;37:239–45.
★3. Siribumrungwong B, Noorit P, Wilasrusmee C et al. A systematic review and meta-analysis of randomised controlled trials comparing endovenous ablation and surgical intervention in patients with varicose vein. *Eur J Vasc Endovasc Surg* 2012;44(2):214–23.
★4. Fischer R, Chandler JG, DeMaeseneer MG et al. Collective review: The unresolved problem of recurrent saphenofemoral reflux. *J Am Coll Surg* 2002;195:80–94.
5. Weiss R. Comparison of endovenous radiofrequency versus 810 nm diode laser occlusion of large veins in an animal model. *Dermatol Surg* 2002;28:56–61.
●6. Min R, Zimmet S, Isaacs M et al. Endovenous laser treatment of the incompetent greater saphenous vein. *J Vasc Interv Radiol* 2003;14:911–5.
●7. Fan CM, and Anderson R. Endovenous laser ablation: Mechanism of action. *Phlebology* 2008;23:206–13.
8. Proebstle T, Sandhofer M, Kargl A et al. Thermal damage of the inner vein wall during endovenous laser treatment: Key role of energy absorption by intravascular blood. *Dermatol Surg* 2002;28:596–600.
9. Proebstle T, Lehr HA, Kargl A et al. Endovenous treatment of the greater saphenous vein with a 940-nm diode laser: Thrombotic occlusion after endoluminal thermal damage by laser-generated steam bubbles. *J Vasc Surg* 2002;35:729–36.
10. Corcos L, Dini S, DeAnna D et al. The immediate effects of endovenous diode 808-nm laser in the greater saphenous vein: Morphologic study and clinical implications. *J Vasc Surg* 2006;41:1018–24.
11. Beale RJ, Mavor AID, and Gough MJ. Heat dissipation during endovenous laser treatment of varicose veins: Is there a risk of nerve injury? *Phlebology* 2006;21:32–5.
12. Viarengo L, Poterio-Filho J, Braga Poterio GM et al. Endovenous laser treatment for varicose veins in patients with active ulcers: Measurement of intravenous and perivenous temperatures during the procedure. *Dermatol Surg* 2007;33:1234–42.
13. Vedantham S. Superficial venous interventions: Assessing the risk of DVT. *Phlebology* 2008;23:53–7.
14. Theivacumar NS and Gough MJ. Influence of warfarin on the success of endovenous laser ablation (EVLA) of the great saphenous vein (GSV). *Eur J Vasc Endovasc Surg* 2009;38:506–10.
◆15. Kearon C, Akl E, Comerota A et al. Antithrombotic therapy and prevention of thrombosis 9th ed. Executive summary. American College of Chest Physicians Evidence-based clinical practice guidelines. *Chest* 2012;142(2 Suppl.):419S–94S.
16. Doganci S and Demirkilic U. Comparison of 980 nm laser and bare-tip fibre with 1470 nm laser and radial fibre in the treatment of great saphenous vein varicosities: A prospective randomised clinical trial. *Eur J Vasc Endovasc Surg* 2010;40:254–9.

17. Yamamoto T and Sakata M. Influence of fibers and wavelengths on the mechanism of action of endovenous laser ablation. *J Vasc Surg Venous Lymphat Disord* 2014;2(1):61–9.
18. Vuylsteke M, Thomis S, Mahieu P et al. Endovenous laser ablation of the great saphenous vein using a bare fibre vs a tulip fibre. A randomised clinical trial. *Eur J Vasc Endovasc Surg* 2012;44:587–92.
19. Theivacumar NS, Dellagrammaticas D, Mavor A et al. Endovenous laser ablation: Does standard above-knee great saphenous vein ablation provide optimum results in patients with both above- and below-knee reflux? A randomized controlled trial. *J Vasc Surg* 2008;48:173–8.
20. Elderman J, Krasznai A, Voogd A et al. Role of compression stockings after endovenous laser therapy for primary varicosis. *J Vasc Surg Venous Lymphat Disord* 2014;2:289–96.
●21. Disselhoff BCVM, der Kinderen D, Kelder J et al. Five-year results of randomised clinical trial of endovenous laser ablation of the great saphenous vein with and without ligation of the saphenofemoral junction. *Eur J Vasc Endovasc Surg* 2011;41:685–90.
22. McMaster S. Is routine scan for DVT necessary following endovenous laser ablation and ultrasound-guided sclerotherapy? A statistical perspective in Australian phlebology practice. *Phlebology* 2011;26:49–51.
◆23. de Maeseneer M, Pichot O, Cavezzi A et al. Duplex ultrasound investigation of the veins of the lower limbs after treatment of varicose veins. UIP consensus document. *Eur J Vasc Endovasc Surg* 2011;42:89–102.
★24. Navarro L, Min R, and Boné C. Endovenous laser: A new minimally invasive method of treatment for varicose veins—Preliminary observations using an 810 nm diode laser. *Dermatol Surg* 2001;27:118–22.
25. Proebstle T, Gul D, Kargl A, and Knop J. Endovenous laser treatment of the lesser saphenous vein with a 940-nm diode laser: early results. *Dermatol Surg* 2003;29:357–61.
26. Timperman P, Sichlau M, and Ryu R. Greater energy delivery improves treatment success of endovenous laser treatment of incompetent saphenous veins. *J Vasc Interv Radiol* 2004;15:1061–3.
27. Vuylsteke M, Van den Bussche D, Audenaert EA et al. Endovenous laser obliteration for the treatment of primary varicose veins. *Phlebology* 2006;21:80–7.
28. Disselhoff B, der Kinderen D, and Moll F. Is there recanalization of the great saphenous vein 2 years after endovenous laser treatment? *J Endovasc Ther* 2005;12:731–8.
●29. Myers KA and Jolley D. Outcome of endovenous laser therapy for saphenous reflux and varicose veins: Medium-term results assessed by ultrasound surveillance. *Eur J Vasc Endovasc Surg* 2009;37:239–45.
●30. Marston W, Owens L, Davies S et al. Endovenous saphenous ablation corrects the hemodynamic abnormality in patients with CEAP clinical class 3–6 CVI due to superficial reflux. *Vasc Endovasc Surg* 2006;40:125–30.
●31. Rasmussen LH, Lawaetz M, Bjoern L et al. Randomized clinical trial comparing endovenous laser ablation and stripping of the great saphenous vein with clinical and duplex outcome after 5 years. *J Vasc Surg* 2013;58:421–6.
●32. Shepherd A, Gohel M, Brown L et al. Randomized clinical trial of VNUS® ClosureFAST™ radiofrequency ablation versus laser for varicose veins. *Br J Surg* 2010;97:810–8.
33. Mekako A, Hatfield J, Bryce J et al. Combined endovenous laser therapy and ambulatory phlebectomy: Refinement of a new technique. *Eur J Vasc Endovasc Surg* 2006;32:725–9.
34. Neglén P, Hollis K, and Raju S. Combined saphenous ablation and iliac stent placement for complex severe chronic venous disease. *J Vasc Surg* 2006;44:828–33.
●35. Theivacumar NS, Darwood RJ, and Gough MJ. Endovenous laser ablation (EVLA) of the anterior accessory great saphenous vein (AAGSV): Abolition of sapheno-femoral reflux with preservation of the great saphenous Vein. *Eur J Vasc Endovasc Surg* 2009;37:477–81.
36. Myers KA, Clough A, and Tilli H. Endovenous laser ablation for major varicose tributaries. *Phlebology* 2013;28:180–3.
37. Guzelmansur I, Oguzhurt L, Koca N et al. Endovenous laser ablation and sclerotherapy incompetent vein of giacomini. *Phleoblogy* 2014;29(8):511–6.
●38. Nandhra S, El-Sheikha J, Carradice D et al. A randomized clinical trial of endovenous laser ablation versus conventional surgery for small saphenous varicose veins. *J Vasc Surg* 2015;61:741–6.
39. Samuel N, Wallace T, Carradice D et al. Comparison of 12-W versus 14-W endovenous laser ablation in the treatment of great saphenous varicose veins: 5-year outcomes from a randomized controlled trial. *Vasc Endovasc Surg* 2013;47(5):346–52.
40. Lekich C and Hannah P. Retained laser fibre: Insights and management. *Phlebology* 2013;29(5):318–24.
41. Caggiati A and Franceschini M. Stroke following endovenous laser treatment of varicose veins. *J Vasc Surg* 2010;51:218–20.
42. Ziporin SJ, Ifune C, MacConmara M et al. A case of external iliac arteriovenous fistula and high-output cardiac failure after endovenous laser treatment of great saphenous vein. *J Vasc Surg* 2010;51(3):715–9.
43. Pannier F and Rabe E. Endovenous laser therapy and radiofrequency ablation of saphenous varicose veins. *J Cardiovasc Surg* 2006;47:3–8.
●44. King T, McGreevey C, Davis A et al. Low thrombotic risk following endovenous laser ablation for chronic venous disease. *Phlebology* 2012;27:311.
45. Sadek M, Kabnick L, Rockman C et al. Increasing ablation distance peripheral to the saphenofemoral junction may result in a diminished rate of endothermal heat-induced thrombosis. *J Vasc Surg Venous Lymphat Disord* 2013;1(3):257–62.

46. Wright D, Morrison N, Recek C et al. Post ablation superficial thrombus extension (PASTE) into the common femoral vein as a consequence of endovenous ablation of the great saphenous vein. *Acta Phlebol* 2010;11:59–64.
47. Theivacumar NS, Dellagrammaticas D, Darwood R et al. Fate of the great saphenous vein following endovenous laser ablation: Does re-canalisation mean recurrence? *Eur J Vasc Endovasc Surg* 2008;36:211–5.
48. Theivacumar NS and Gough MJ. Endovenous laser ablation (EVLA) to treat recurrent varicose Veins. *Eur J Vasc Endovasc Surg* 2011;41:691–6.
49. Harlander-Locke M, Lawrence P, Jimenz J et al. Combined treatment with compression therapy and ablation of incompetent superficial and perforating veins reduces ulcer recurrence in patients with CEAP 5 venous disease. *J Vasc Surg* 2011;55(2):446–50.
50. Harlander-Locke M, Lawrence P, Alktaifi A et al. The impact of ablation of incompetent superficial and perforator veins on ulcer healing rates. *J Vasc Surg* 2011;55(2):458–64.
●51. Marston W. Efficacy of endovenous ablation of the saphenous veins for prevention and healing of venous ulcers. *J Vasc Surg Venous Lymphat Disord* 2015;3:113–6.
52. Samuel N, Carradice D, Smith W et al. Endovenous thermal ablation for healing venous ulcers and preventing recurrence. *Phlebology* 2014;29(6):409–11.
●53. O'Donnell TF. Part two: Against the motion. Venous perforator surgery is unproven and does not reduce recurrences. *Eur J Vasc Endovasc Surg* 2014;48(3):242–6.
54. Lin J, Nerenz D, Migliore P et al. Cost analysis of endovenous catheter ablation versus surgical stripping for treatment of superficial venous insufficiency and varicose vein disease. *J Vasc Surg Venous Lymphat Disord* 2013;2(1):98–103.
55. Chang CJ and Chua JJ. Endovenous laser photocoagulation (EVLP) for varicose veins. *Lasers Surg Med* 2002;31:257–62.

39

慢性静脉疾病的新型腔内技术：机械闭塞加化学辅助消融、氰基丙烯酸酯栓塞和静脉封堵辅助硬化治疗

39.1 介绍

随着机械闭塞加化学辅助(mechanical occlusion with chemical-assisted ablation，MOCA)消融、氰基丙烯酸酯栓塞(cyanoacrylate embolization，CAE)和静脉封堵辅助硬化治疗(venous block-assisted sclerosing，VBAS)的发展，腔内静脉消融技术持续进展。目前所有的静脉腔内技术可分为两大类：热肿胀技术(thermal tumescent，TT)和非热非肿胀技术(non-thermal non-tumescent，NTNT)[1]。TT 技术包括射频、激光和蒸汽技术。NTNT 技术包括了 MOCA 消融、CAE、VBAS 和聚己醇静脉泡沫硬化剂，与其他新型技术。由于一些固有的优点，NTNT 技术发展很快：神经或皮肤损伤最小，治疗脚踝部疾病时更为安全，无需注射肿胀麻醉液而减少了针刺，可避免穿刺所导致的疼痛，从而减少患者的不适感，减少设备(能量发生器)使用的费用。与 TT 技术一样，所有 NTNT 方法可以在诊室中在 1 小时内完成。患者几乎可以在治疗完成后即恢复运动能力[2,3](表 39.1)。

与 TT 技术相比，NTNT 的上述优点建立在保证安全性、有效性和临床效果为前提。所有技术都已经显示出了显著改善生活质量(QoL)的能力[4,5]。众所周知，无论使用何种技术，成功闭塞轴向静脉[大隐静脉(GSV)、小隐静脉(SSV)和前副大隐静脉]均可改善患者的生活质量[6]。事实上，有关生活质量改善的证据令人信服，社会和政府卫生机构已经建议静脉内消融成为症状性轴向静脉功能不全的首选治疗方式[7,8]。成功的消融并不仅仅是治疗静脉，更是治疗患者。以闭塞率作为主要终点的概念近几年逐渐淡化，而“是否改善患者的生活质量”是目前最新主要终点。医生和患者汇报的结果评价是目前学术界和第三方支付者考虑的主要终点。治疗目标的是患者，而不是静脉。据此，可以更好地理解在治疗静脉疾病患者的时候，MOCA 消融、CAE 和 VBAS 这一类 NTNT 技术可以做到物尽其用。

表 39.1 热肿胀技术(TT)和非热非肿胀技术(NTNT)

TT	NTNT
射频	机械闭塞化学辅助消融器
激光	氰基丙烯酸酯栓塞
蒸汽	静脉封堵辅助硬化治疗 静脉内聚多卡醇泡沫
TT vs NTNT	
TT(10%~15%)	NTNT(85%~90%)
更大的静脉	/SSV/C6/ 膝下 GSV
更长的随访时间	短期随访但结果相当
神经 / 皮肤：有风险	神经 / 皮肤：无风险
患者舒适度：	患者舒适度：
肿胀麻醉液技术(较长学习曲线)	更好的舒适度(更短的学习曲线)

39.2 MOCA 消融

39.2.1 概述

MOCA 消融(ClariVein ™)是具有最长的随访记录且第一个被报道的新 NTNT 技术。该装置是由 Michael Tal 和 John Marano 开发的[9](图 39.1)。

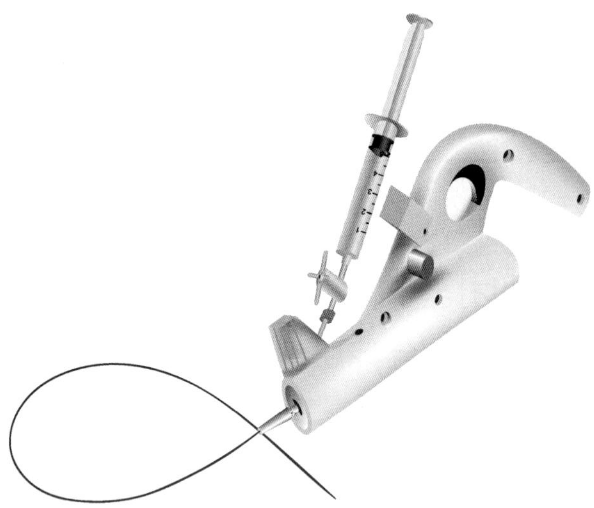

图 39.1　MOCA 消融（ClariVein）装置

在 2009 年 2 月进行了首次人体试验[10]。该装置/技术有两个组成部分：①旋转导丝对内皮细胞进行机械破坏（图 39.2 和图 39.3）；②同时注入洗涤液硬化剂[十四烷基硫酸钠（STS）或聚多卡醇]。机械破坏内皮细胞后可使硬化剂穿透血管内膜，从而发生中膜损伤和瘢痕形成而闭塞血管[11]。金属丝以 3 500 转/min 的速度旋转，除了引起内皮损伤以外还可能引起静脉痉挛，从而使硬化剂不会被注入充满血液的静脉中（图 39.4 和图 39.5）。

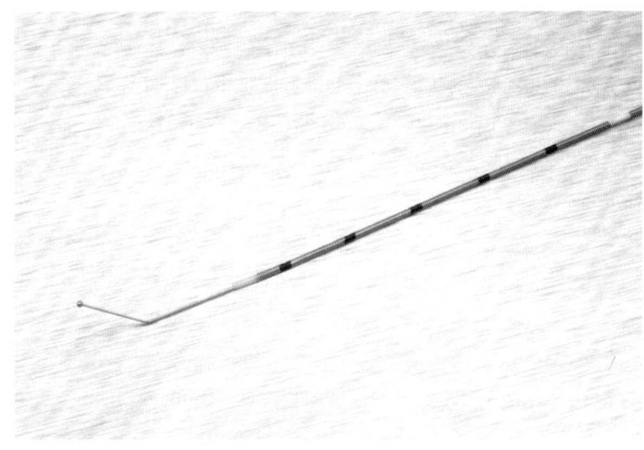

图 39.2　MOCA 消融的折角型导丝（无鞘）

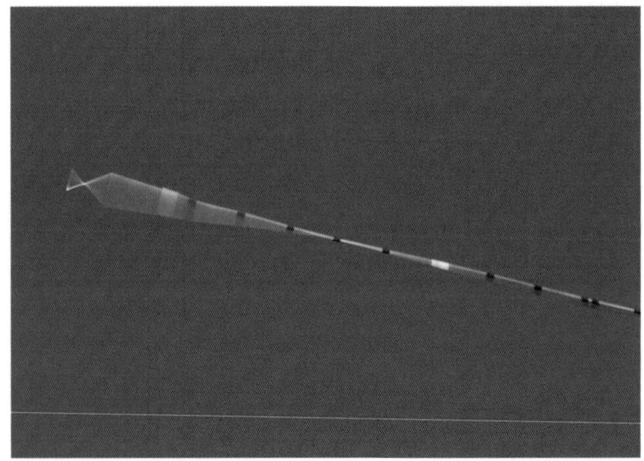

图 39.3　MOCA 消融的导丝旋转图

该技术并不只是硬化治疗，机械和化学药物每个要素对获得良好效果都是重要的。单独使用任何一个方法效果都欠佳。硬化剂从距离旋转钢丝尖端约 2cm 处离开导管鞘并从尖端释放而出，从而直接“注射”到受损的静脉壁中（图 39.5）。

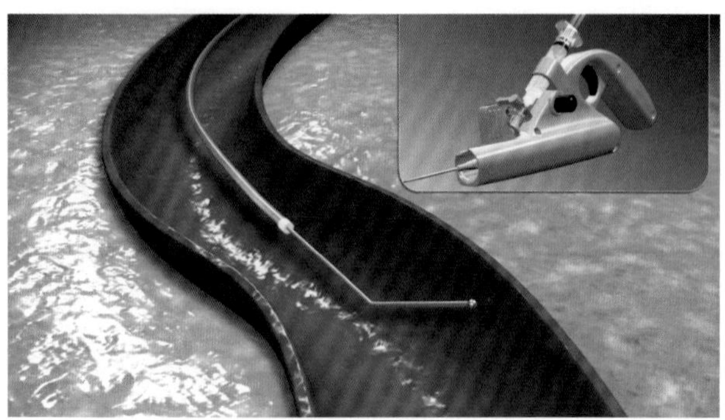

图 39.4　MOCA 消融的作用原理

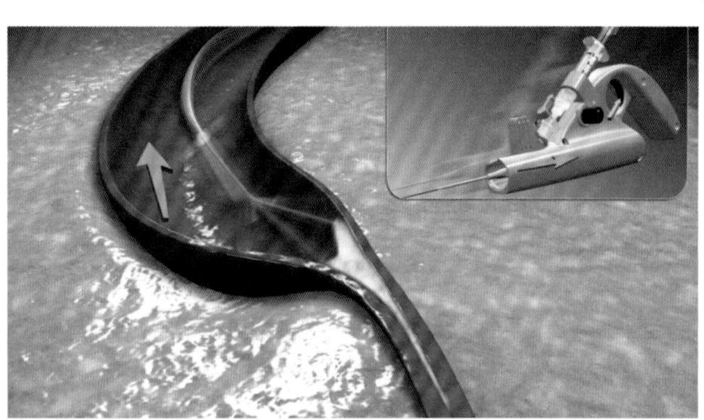

图 39.5　MOCA 消融的导丝旋转/硬化剂注射

这一操作可使硬化剂向内皮下渗透，有助于中膜损伤。也可以想象为把旋转导丝作为喷头从顶端释放硬化剂。在起初的试验中，所有的静脉接受 12ml 1.5%STS 液体。选择 1.5mm/s 或每 7 秒 1cm 的回撤速率。选择这个速率是与当时的激光设备回撤速率相似。硬化剂的使用量与其所处理的静脉长度是无关的。使用此种治疗方式的 1 年闭塞率为 96%，且并发症微少：无深静脉血栓形成（DVT）、无神经或皮肤损伤出现。随着 GSV 的闭塞，静脉疾病严重程度临床评分（VCSS）改善了。同一实验组的 2 年以上随访[12]显示闭塞率为 96%。

39.2.2　技术步骤

与其他新技术一样，目前已经对该技术相较于最初报道时做了一些改进。这是目前的使用建议：

1. 超声引导下微穿刺。
2. 静脉置入 4Fr 或 5Fr 的微穿刺鞘。
3. 不需要交换导丝或鞘，不需要肿胀麻醉液。
4. 将装置的导管成角部分延通道置入靶静脉。
5. 拔出血管鞘，将导丝尖端置于隐股汇合处远端 2cm 处，或者置于隐腘汇合的筋膜返折处。
6. 连接马达部分和含有硬化剂的注射器。

7. 使用的硬化剂的量由静脉的直径和长度决定(可根据表格)。

8. 开始旋转，在回撤的第一厘米中不注射以诱发静脉痉挛(即距隐股汇合处 2cm 到 3cm 的位置)。

9. 在单纯旋转 1cm 后开始滴注硬化剂，此时患者仅会感觉到振动。

10. 保持恒定的回撤速率(1.5mm/s)，持续滴注。

11. 必要时往注射器重新充填硬化剂。

12. 治疗后，患者做屈踝运动去除深静脉内的硬化剂。

13. 根据医师自己的习惯包扎腿部。作者使用 10.16cm 和 15.24cm 的 Ace 绷带从大腿中部开始包扎。

14. 让患者走动，第二天恢复正常活动。

39.2.3 技术要点

对治疗成功而言，回撤速率比硬化剂注入量更为重要。在失败的操作分析中，通常是由于操作者拉得太快，因此没有足够的时间来损伤静脉。在最初的研究中，不管长度如何，所有的静脉接受 12ml 的 1.5% STS 处理，都没有出现 DVT。显而易见，有些静脉受到损伤稍过，有些则受到的损伤太小，然而均达到了 96% 的阻塞率，同时没有出现 DVT/皮肤 / 神经损伤的情况。该技术并不严格要求硬化剂注射量，但是回撤速率必须严格控制。最好是拉“太慢”，并且给予“太多”硬化剂，反之则不太完全。洗涤剂和硬化剂的类型并不影响结果。一份荷兰人的研究报告显示 2% 和 1% 的聚多卡醇的效果相似[13]。

在治疗之前使用超声确认导丝位置，在回撤期不需要常规行超声透视。如果部分节段静脉偏大(>8~10mm)，则使用超声探头部分加压以改善静脉接触。但是常规使用探头加压可能导致旋转的导丝被夹在静脉壁上。如果这种情况发生(在 5% 的病例中)，快速抽动金属丝可使导管复位。这类似于迅速将绷带从皮肤上撕开。当听到马达减速而同时患者有牵拉的感觉，你就会知道导管被夹住了。回撤时不会损伤导丝。

如果同时进行静脉切除术的话，作者建议先建立通道并留置 MOCA 消融装置，但在静脉切除术完成之后才使用 MOCA 消融治疗。这样可以将硬化剂潜在驻留深静脉系统的时间降到最低，从而减少 DVT 风险，但是并没有研究可以证实该观点。世界范围内该器械使用后 DVT 的报告不足 0.5%[14]。

术后超声检查，不仅使用灰度超声，还应使用彩色超声多普勒。随着 MOCA 消融，静脉立即闭塞，但需要 3~6 个月的时间慢慢收缩(图 39.6)。因此，任何早期的灰度超声复查都会查见扩张的静脉。这一结果与 TT 消融相反。加用彩色双向多普勒超声将可以证明其没有血流。

与其他大多数静脉腔内治疗一样，术后加压和活动指导将不那么繁重。作者在 MOCA 消融后予以加压治疗 24 小时，其后仅在非睡眠时间加压 3 天。术后第二天可以进行任何活动。当然这些都仅适用于未行静脉切除术的患者。

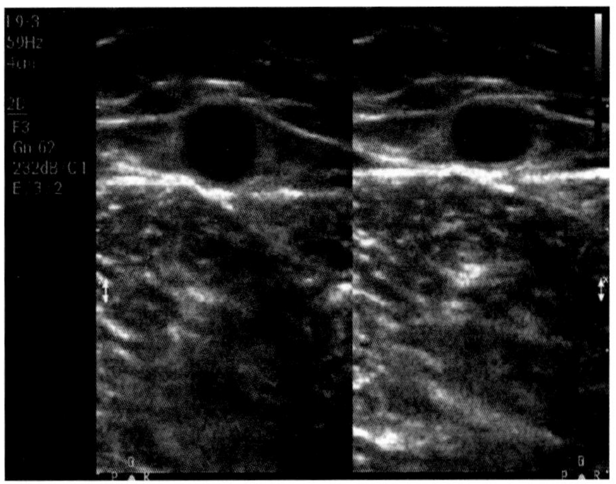

图 39.6 MOCA 消融术后 6 个月超声图像

39.2.4 结果

迄今为止的全世界范围内，在同行评审的文献中已经发表了 16 篇有关 MOCA 消融(ClariVein ™)的文章，完成了 60 000 次手术操作。绝大多数报道的结果是相似的，闭塞率在 90% 以上，在生活质量程度上的改善是显著的[15]。接下来将是讨论针对特殊情况的特别研究。

到目前为止，最初临床研究的随访时间最长[12]，已经随访 2+ 年。Van Eekeren 等在使用聚多卡醇而非 STS 的 1 年期随访中报告了类似的结果。此外，所有的报告中生活质量均在 1 年内得到了显著的改善[16]。

所有 NTNT 技术都具有的优点之一是安全性，且在治疗任何膝下静脉段病变的时候都没有神经损伤的风险。Boersma 等[17]报道了使用 MOCA 消融治疗 SSV 的 1 年期随访结果。无神经损伤，闭合率为 94%。这些结果令人鼓舞，因为 SSV 的治疗有潜在损伤腓肠神经、胫神经和腓神经可能。许多医生因为这些神经损伤风险和 DVT 风险一直不愿治疗 SSV。而这项研究没有表现出上述任何问题。

在更严重的疾病的管理中，C6 溃疡患者可获得 NTNT 技术的另一个优势。在 C6 患者中，如果轴向静脉反流直至脚踝，则需要治疗整个病变节段。肿胀麻醉液很难置于已经并发了溃疡和有脂肪硬化的区域。作者在这种情况下采用了 GSV 逆行插管，效果良好。Moore 等[18]报道了在 SSV 功能不全的 C6 患者中使用 MOCA 消融，结果良好。最后，两个研究比较了 MOCA 消融与射频消融。Van Eekeren 等[19]的结论是，MOCA 消融比射频消融会产生更少的术后疼痛、恢复更快、更快重新工作。Bootun 等[20]将 119 例患者随机分配至 MOCA 消融组或射频消融组，MOCA 消融具有较低的术中疼痛评分，而两组具有相同的闭塞率和生活质量改善率。

39.2.5 总结

MOCA 消融是目前在所有 NTNT 技术中具有最长的随访时间的技术。研究表明其可以用于治疗绝大部分轴向浅静脉功能不全。与 TT 技术相比，所有结果如不是更好，也是一样好的。NTNT 技术，特别是 MOCA 消融有一些独有的优势。本章的结尾，我们将总结所有 TT 技术和 NTNT 技术的益处、适应证和禁忌证。

39.3 氰基丙烯酸酯栓塞

39.3.1 概述

氰基丙烯酸酯栓塞（CAE）是另一种 NTNT 的技术，其有着同 MOCA 消融相似的优点：极小的神经损伤，无需肿胀麻醉液，其结果比 TT 技术相当甚至更好。这项技术由 Rodney Raabe 开发。利用导管将特别配制的氰基丙烯酸酯（CA）黏合剂栓塞目标静脉，而胶在导管中无法凝固。一旦进入血管中，胶会立即凝结致使血管闭塞。异物反应引起血管内炎症反应，最终导致纤维化闭塞[21]。该系统由输送导管 / 鞘以及输送枪组成（图 39.7）。

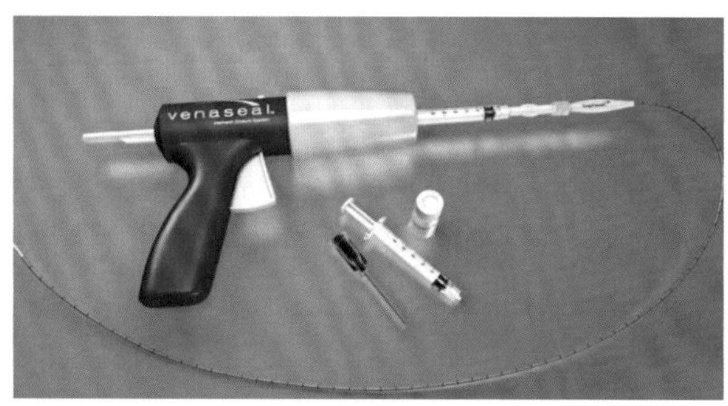

图 39.7 氰基丙烯酸酯栓塞（VenaSeal）系统

Almeida 等人进行了首次人体使用评估[22]。最初的技术是在距离股隐汇合部 2cm 处挤出氰基丙烯酸酯。事后证明这个距离还是有一点短，因为在大约 20% 的患者中黏合剂进入了股总静脉中。目前该技术已经进行了一些改进，以减少并发症。

39.3.2 技术步骤

1. 经皮穿刺静脉，置入 0.088 9cm 导丝至股隐汇合部或隐腘汇合部。
2. 将 7Fr 长鞘置入距股隐汇合部 5cm 处。
3. 经 7Fr 鞘置入一 5Fr 输送鞘，并置于距股隐汇合部 5cm 处（图 39.8）。
4. 将输送枪装满 CA 并连接到输送鞘上。
5. 每按一下输送枪就会输送 0.1ml 的 CA。
6. 首次注射是在距股隐汇合部 5cm 处，第二次在其远端 1cm 处（距离股隐汇合部 6cm 处）。
7. 超声探头在这片区域上压迫 3 分钟。
8. 导管向远端移动 3cm，并注射另外 0.1ml 的 CA。
9. 在这一节段压迫 30 秒。
10. 导管继续向远端移动 3cm，注入 0.1ml CA，并压迫 30 秒。

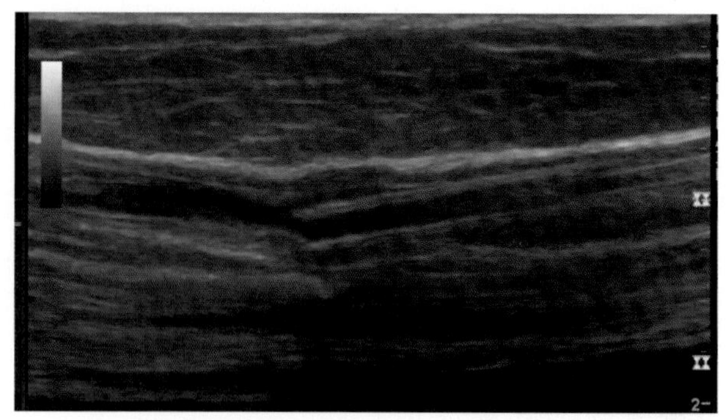

图 39.8 氰基丙烯酸酯栓塞的超声引导下置管及注入黏合剂

11. 一直到穿刺点的整段静脉得到节段性的治疗。
12. 可选择操作后加压。
13. 平均使用 1.3~1.5ml 的 CA。

39.3.3 技术要点

太靠近股隐汇合部或隐腘汇合部可能导致胶进入股总静脉 / 腘静脉。胶经过一段时间也不会分解，因此理论上这可能成为永久性血液凝结的源头。导管的位置需要确认。在导管中已置入气囊以提高可视性和回声性。3 分钟的压迫对于胶的充分固定很重要，从而使股隐汇合部 / 隐腘汇合部得到彻底的保护。3 分钟什么也不做似乎对于术者来说是一段很长的时间，但要耐心。

Nick Morrison，美国 VeClsoe 临床试验的主要研究者，提出另外两点技术考量。在此项美国试验中，考虑到炎症反应可能会造成皮肤损伤，并可能经皮肤摸到索状的胶，筋膜外的浅静脉没有进行治疗。Morrison 医师还认为应当避免在大的交通静脉开口处使用胶，以减少深静脉系统受损的风险。

从技术角度来看，这种 NTNT 的方法类似于射频消融的 TT 方法，它是分段消融。回撤速率的变量已经被消除。这使得往静脉内注射胶更具有一致性和可预测性。术者上好氰基丙烯酸酯，扣动预先测量好的扳机，压迫，并移动至下一节段。消除了回撤速率的影响并去除了肿胀麻醉液，这对患者和医生都简化了技术。

39.3.4 结果

最初的试验在猪模型上进行，并在 2011 年报道[23]。近来报道了首次人体研究并有 2 年的随访[21]。38 位患者最初纳入评估，24 例有 2 年随访。闭塞率达到 92%（图 39.9）。

更重要的是，静脉临床严重度评分（VCSS）与基线相比有明显改善，水肿和疼痛得到改善。这些操作是在没有肿胀麻醉的情况下进行的，术后无需压迫。

欧洲多中心的 eSCOPE 试验报道 12 个月的闭塞率为 92.9%[24]。VCSS 评分和 Aberdeen 静脉曲张量表的评分也随之改善。这强调了使用生活质量评分而不是单单使用闭塞率来评估结局的重要性。和所有的 NTNT 一样，没有发生神经损伤。在大约 11% 的患者中有某些形式的静脉炎存在。这个研究是在术后无加压治疗的情况下进行的。

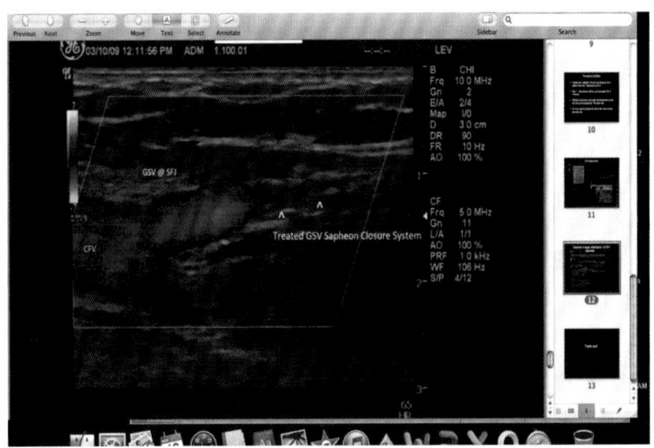

图 39.9　氰基丙烯酸酯栓塞后 6 个月的大隐静脉

在编写此书时最新的研究是美国的核心试验——VeClose[25]。这是一个比较 CAE 与射频消融的非劣效性试验。所有中心都有着很好的射频消融技术的经验，并在试验开始前有一段时间来纳入 CAE 的患者，从而确保参研人员已经历过了学习曲线。这个试验使用了术后加压治疗来与射频消融作一个合理的对比。6 个月的闭塞率基本相同：射频消融为 94%，CAE 为 99%。更重要的是，所有的生活质量评分量表得分均相同——术中疼痛、瘀斑、VCSS、欧洲生活质量 5 维量表（EQ-5D），以及 Aberdeen 静脉曲张量表（AVVQ）——再一次强调了成功闭合了大隐静脉可以对患者产生积极的影响。

39.3.5　总结

CAE 与 MOCA 消融有着相似的优点。它通过消除前文所述的回撤速率的变量进一步简化了 NTNT 技术。它可能对溃疡患者有着同 MOCA 消融所展现出的相同的理论益处。目前为止，还没有报道 CAE 有这样的效果。浅表静脉可能表现出更多的静脉炎反应，膝下节段的大隐静脉和小隐静脉也非常靠近皮肤。目前为止，还没有关于 CAE 在小隐静脉中的应用，还需要对于这类静脉进一步研究。

39.4　静脉封堵辅助硬化治疗

39.4.1　概览

静脉封堵辅助硬化治疗（VBAS）可以理解为从内部结扎股隐汇合部或隐腘汇合部伴同期硬化治疗。它由聚四氟乙烯涂层的塞子组成（图 39.10），

类似于安装在预加载传递系统上的小腔静脉滤器（图 39.11）。

一个专门的双注射器系统可以同时放出目标静脉的血液使其塌陷并注入液体硬化剂（图 39.12）[26]。

静脉封堵器在距离股隐汇合部或隐腘汇合部 2cm 处释放，同时开始排除静脉血液并注入硬化剂。它只涉及在穿刺部位的局部麻醉。导管的回撤速率相对来说不是很重要。与 MOCA 消融装置类似，一些静脉属支当硬化剂进入其中时也能得到二次治疗。没有神经损伤的报道，深静脉血栓的发生率低于 0.5%。

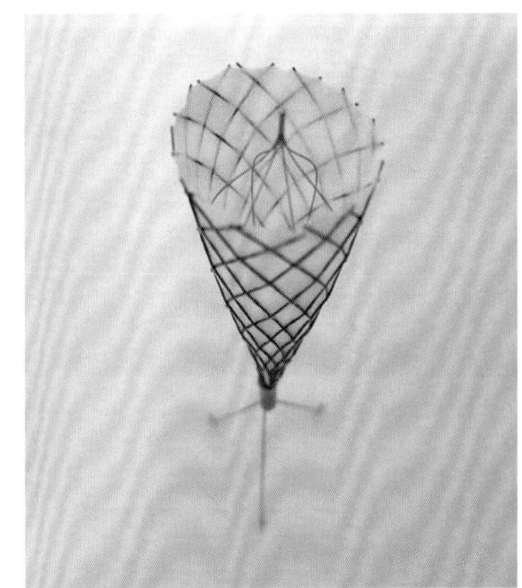

图 39.10　静脉封堵辅助硬化治疗设备

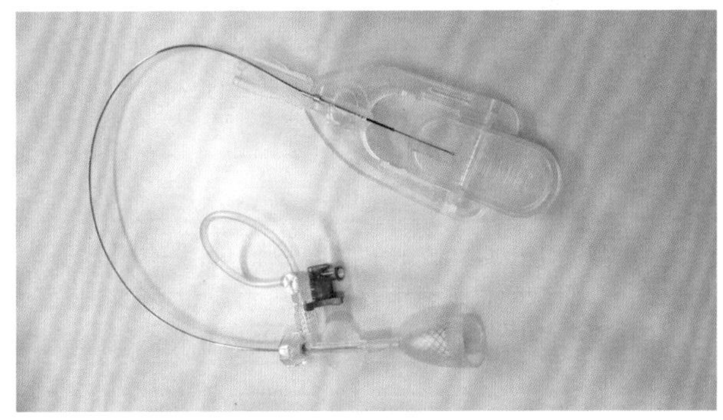

图 39.11　静脉封堵辅助硬化治疗系统

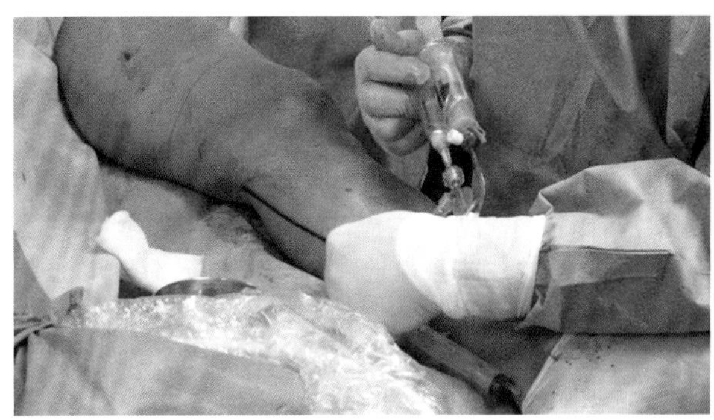

图 39.12　静脉封堵辅助硬化治疗双注射器技术

39.4.2　技术步骤

1. 微穿刺通路。
2. 插入 0.088 9cm 的导丝至股隐汇合部 / 隐腘汇合部。
3. 插入 6Fr 导管并置于距离股隐汇合部 / 隐腘汇合部 2cm 处。
4. 通过导管将静脉封堵器送至距离股隐汇合部 / 隐腘

汇合部 2cm 处(图 39.13)。

5. 移除静脉封堵器输送器并沿鞘送入双腔导管。
6. 回撤有硬化剂的双腔注射器。

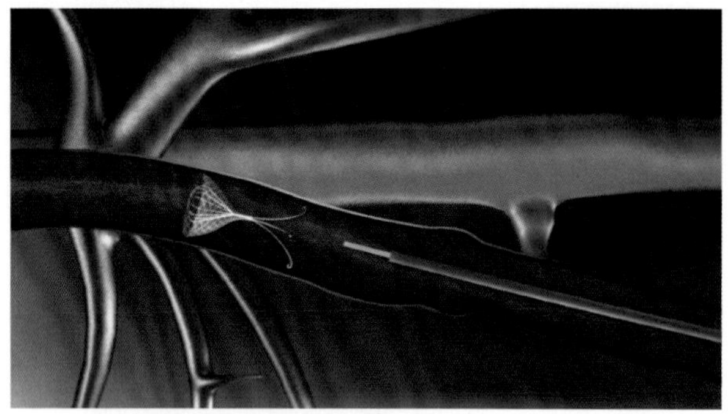

图 39.13 静脉封堵器在隐股汇合处

7. 保持有硬化剂的注射器的压力。
8. 空注射器吸走血液并使目标血管塌陷。
9. 常规包裹下肢。

39.4.3 技术要点

目前，静脉封堵器的释放需要双手来完成放置。这个过程是在超声监测下进行，因此需要两个人来配合完成。这个装置有轻微前跳的倾向。这必须要在释放前进行调整。这个装置在超声下很容易看见。

39.4.4 结果

初步的动物实验显示羊大隐静脉 90 天的闭塞率为 100%[24]。组织学检查显示管腔消融，静脉封堵融合良好，目标静脉纤维化。首次人体研究是由 Ralf Kolvenbach 在 2014 年的 VEITH 会上报道。52 名患者纳入该研究。他报道了 18 位患者 3 个月的结果，闭塞率为 94%。不良事件很少，主要为临床静脉炎反应。没有深静脉血栓及神经损伤报道。AVVQ 得分改善，进一步的随访结果可能近期将会报道。

39.4.5 总结

VBAS 是另一个有前景的 NTNT 技术，理论上在轴向静脉保持闭塞的情况下，它应该达到相同的改善生活质量评分的效果。如上所述，输送系统需要改进及简化，以便精确释放。第二代设备正在接受测试，这个装置还能安全地治疗膝下病变。

39.5 讨论

目前，NTNT 这类技术正在经历与 21 世纪初颠覆性的 TT 技术所经历的类似问题。NTNT 技术是治疗浅静脉疾病的下一轮颠覆性技术。对于医生和患者而言，静脉腔内消融中肿胀麻醉液的应用是最令人不舒服的方面。肿胀麻醉液的准确位置是学习曲线中最困难的部分，也是患者觉得最不舒服的部分。只要结果与 TT 相似，取消肿胀麻醉液是一个值得赞赏的目标。如上所述，文献的确支持 TT 和 NTNT 技术可以有类似结果，至少中期结果是如此。我们也应该知道，浅表静脉曲张是不能治愈的。在分析静脉疾病时，5 年或 10 年的结果虽然重要，但与其他疾病状态相比，就不那么现实了，因为没有静脉专家会告诉患者他们已经“治愈”了。新的疾病预计会出现，新的疾病也会得到治疗。

笔者认为，任何静脉专家都需要至少熟练使用一种 TT 和一种 NTNT 技术。在某些临床情况中，一种方法会比另一种方法更有利(表 39.2)。大多数膝下病变最好使用 NTNT 技术，以减少神经和皮肤影响。如前所述，如果病理表现和反流累及脚踝水平，NTNT 技术可以安全地完成治疗目标。该技术更适用于晚期 C5 或 C6 级病变，因为肿胀麻醉液很难达到有皮肤改变或溃疡的区域。入路也可以选择从膝盖处逆行进入。MOCA 消融由于仅会出现轻微的静脉炎反应，也可以安全地用于筋膜外静脉。

几乎任何 TT 或 NTNT 技术都可以安全地用于膝关节以上的轴向静脉。然而，笔者认为对于大于 10~12mm 的大静脉，选择 TT 更好。目前已经成功地用 NTNT 技术进行治疗 10~12mm 以上的静脉，但是大静脉一般需要更多的能量和热作用模式。由于类似的原因，既往血栓性静脉炎或既往消融失败之后的再通静脉使用 TT 技术可得到更好的治疗(见表 39.2)。

具体来说，在 NTNT 范畴内，每种技术都有其独特的优势和劣势。

这些方法也可以应用于其他方面的静脉疾病。例如 MOCA 消融、CAE 或 VBAS 等技术作适当改进，有可能治疗卵巢静脉功能不全或髂内静脉属支功能不全导致盆腔淤血综合征。目前已运用泡沫硬化剂治疗静脉曲张，但 CAE 因其药物的化学结构不同，也可考虑使用。

哪种 NTNT 技术最好？目前没有一种技术是“最好”。需要考虑许多因素，包括花费、报销、静脉专家对技术的适应度、患者的体验和独特的临床 / 解剖情况。但有一点是明确的：所有的 NTNT 技术对患者的生活质量都是有积极的影响。

39.6 总结

所有的新技术和技巧都经历了从最初的发展到早期采用到普遍使用的演变过程。MOCA 消融、CAE、VBAS 也不例外。随着经验的积累，这些技术也得到了改进。这类新型消融技术将持续发展。去除静脉腔内手术中的肿胀麻醉液是一个值得患者和静脉治疗专家去努力的目标。无论什么时候，只要一项技术变得更简单并能得到同样或更好的结果，每个人都会从中受益。

在撰写本文时，主要的挑战是 MOCA 消融、CAE、VBAS 和静脉内泡沫硬化剂聚多卡醇的报销问题。我们所有人都熟悉在 21 世纪初开始使用 TT 技术的激光和射频消融治疗的事例。如果技术显示出安全性和有效性，并能改善患者的生活，它们最终是会得到报销的。NTNT 也应如此。

一旦报销问题得到解决，笔者认为 80%~85% 的轴静脉反流都将采用 NTNT 治疗，只有 15%~20% 需要 TT 治疗。

表 39.2 非热非肿胀（NTNT）技术的优缺点

NTNT 技术	优点	缺点
MOCA 消融	无异物残留	需要同时回撤 / 注射
	使用经批准的硬化剂	最长的学习曲线
	所有 NTNT 技术中最长随访时间	加压治疗 5 天
	弯曲的静脉：有角度的导丝	
	交通静脉：PAPS	
	全球 60 000 名患者	
CAE	节段消融	异物残留
	消除回撤率变量	静脉炎反应
	随访时间第二长	弯曲的静脉：治疗困难
	不需要术后加压	
	交通静脉：PAPS ?	
VBAS	消除回撤率变量	异物残留
	使用经批准的液体或泡沫硬化剂	最短的随访时间
		治疗病例最少
		弯曲的静脉：治疗困难
		加压治疗 7 天
PEM	消除回撤率变量	手术需要两个人
	曲折的静脉：泡沫横贯	IFU：2 周的加压治疗时间
	也治疗分支静脉曲张	不适用于小隐静脉
	交通静脉：PAPS	

注：NTNT，非热非肿胀；MOCA，机械闭塞化学辅助；CAE，氰基丙烯酸酯栓塞；IFU，使用说明；VBAS，静脉封堵辅助硬化治疗；PAPS，经皮交通静脉消融；PEM，聚多卡醇静脉腔内泡沫硬化剂。

数据支持 NTNT 技术对患者生活质量的积极影响。这些技术使我们能够更充分地治疗浅表轴向静脉疾病，这样能够对静脉疾病患者产生重大影响。任何新技术都必须坚持对患者有利的金标准，而不仅仅是治疗静脉，这些技术实现了这一点。静脉腔内消融的未来是 NTNT 技术的未来——就目前而言。我们期待着下一个颠覆性的技术。

美国静脉论坛指南 4.11.0：慢性静脉疾病的新型腔内技术：机械闭塞加化学辅助消融、氰基丙烯酸酯栓塞和静脉封堵辅助硬化治疗

编码	指南	推荐等级（1：强；2：弱）	证据等级（A：高质量；B：中等质量；C：低或极低质量）
4.11.1	建议机械闭塞加化学辅助（MOCA）消融用于： • 直径 <10mm 的小隐静脉（SSV）功能不全 • 由于有可控导丝，可用于轻度扭曲的隐静脉（GSV）/SSV • C2~C6 期疾病的膝以下（BK）和踝关节以上的大隐静脉功能不全	2	B
4.11.2	还建议 MOCA 消融治疗浅筋膜交通支功能不全	2	C
4.11.3	建议将氰基丙烯酸酯栓塞（CAE）用于： • C2~C6 期膝下大隐静脉功能不全 • 小隐静脉（SSV）功能不全	2	C

续表

编码	指南	推荐等级（1：强；2：弱）	证据等级（A：高质量；B：中等质量；C：低或极低质量）
4.11.4	不建议 CAE 治疗浅筋膜交通支	2	C
4.11.5	建议使用 V 阻断辅助硬化疗法（VBAS）治疗直径 < 12mm 的膝关节上（AK）GSV 功能不全	2	C
4.11.6	建议将聚多卡醇腔内微泡（PEM）用于扭曲的轴静脉（GSV）	2	B
4.11.7	对于直径 <6mm 的分支静脉曲张，建议使用 PEM	2	C
4.11.8	作为所有非热非肿胀（NTNT）技术指南，建议 MOCA 消融、CAE 和 PEM 用于直径 <12mm 的 AK GSV	1	B
4.11.9	建议使用热肿胀技术治疗直径 > 12mm 的静脉	1	C
4.11.10	建议不要将 NTNT 用于直径 >12mm 的静脉	2	B
4.11.11	建议不要将 NTNT 用于血栓后再通静脉	2	C

参考文献

● = Key primary paper
★ = Major review article
◆ = Formal publication of a management guideline

●1. Elias S. Emerging endovenous technologies. *Endovascular Today*, March 2014, 42–6.
2. Van Eekeren R, Boersma D, deVries JP et al. Update on endovenous treatment modalities for insufficient saphenous veins—A review of the literature. *Semin Vasc Surg* 2014;27;117–35.
★3. Siribumrungwong B, Noorit P, Wilarusmee C et al. A systematic review and meta-analysis of randomized controlled trials comparing endovenous ablation and surgical intervention in patients with varicose vein. *Eur J Vasc Endovasc Surg* 2012;44:214–23.
4. Almeida JI, Kaufman J, Gockeritz O et al. Radifrequency endovenous ClosureFast versus laser ablation for the treatment of great saphenous reflux: a multicenter, single-blinded, randomized study (RECOVERY study). *J Vasc Interv Radiol* 2009;20:752–9.
5. Biemans AAM, Kockaert M, Akkersdiijk GP et al. Comparing endovenous laser ablation, foam sclerotherapy, and conventional surgery for great saphenous veins. *J Vasc Surg* 2013:58:727–34.
●6. Rasmussen LH, Lawaetz M, Bjoern L et al. Randomized clinical trial comparing endovenous laser ablation, radiofrequency ablation, foam sclerotherapy and surgical stripping for great saphenous varicose veins. *Br J Surg* 2011;98:1079–87.
◆7. Gloviczki P, Comerota AJ, Dalsing MC et al. The care of patients with varicose veins and associated chronic venous diseases: Clinical practice guidelines of the society for vascular surgery and the American venous forum. *J Vasc Surg* 2011;53:2S–48S.
◆8. Marsden G, Perry MC, Kelly K, and Davies AH. Guideline development group. NICE guidelines on the management of varicose veins. *BMJ* 2013;347:f4279.
9. Tal MG, Dos Santos S, Marano JP, and Whiteley MS. Histologic findings after mechanochemical ablation in a caprine model with use of ClariVein. *J Vasc Surg Venous Lymphat Disord* 2015;3:81–5.
●10. Elias S, and Raines JK. Mechanochemical tumescentless endovenous ablation: Final results of the initial clinical trial. *Phlebology* 2012;27:67–72.
11. Kendler M, Averbeck M, Simon JC et al. Histology of saphenous veins after treatment with the ClariVein® device—An *ex vivo* experiment. *J Dtsch Dermatiol Ges* 2013;11:348–52.
12. Elias S, Lam YL, and Wittens CH. Mechanochemical ablation: Status and results. *Phlebology* 2013:28 (Suppl. 1):10–4.
13. Van E, Boersma D, Holewijn S et al. Mechanochenical endovenous ablation for the treatment of great saphenous insufficiency. *J Vasc Surg Venous Lymphat Disord* 2014;2:282–88.
14. Van Eekeren R, Boersma D, Elias S et al. Endovenous mechanical ablation of great saphenous vein incompetence using the ClarVein device: A safety study. *J Endovasc Ther* 201;18:328–34.
15. Bishawi M, Bernstein R, Boter M et al. Mechanochemical ablation in patients with chronic venous disease: A prospective multicenter report. *Phlebology* 2013;29:397–400.
16. van Eekeren RR, Hillebrands JL, van der Sloot K et al. Histological observations one year after mechanochemical endovenous ablation of the great saphenous vein. *J Endovasc Ther* 2014;21:429–33.
17. Boersma D, van Eekeren RR, Werson DA et al. Mechanochemical ablation of small saphenous vein insufficiency using the ClariVein device: One year results of a prospective series. *Eur J Vasc Endovasc*

Surg 2013;45:299–303.

18. Moore HM, Lane TR, and Davies AH. Retrograde mechanochemical ablation of the small saphenous vein for the treatment of a venous ulcer. *Vascular* 2014;5:375–7.
19. Van Eekeren RR, Boersma D, Konijn V et al. Post operative pain and early quality of life after radiofrequency ablation and mechanochemical ablation of incompetent great saphenous veins. *J Vasc Surg* 2013;57:445–50.
20. Bootun R, Lane T, Dharmarajah B et al. Intraprocedural pain score in a randomized controlled trial comparing mechanochemical ablation to radiofrequency: The Multicentre Venefit™ versus ClariVein® trial. *Phlebology* 2016;31:61–5.
21. Vinters HV, Galil KA, Lundie MJ, and Kaufman JC. The histotoxicity of cyanoacrylates: A selective review. *Neuroradiology* 1985;27:279–91.
22. ●Almeida JI, Javier JJ, Mackay E et al. First human use of cyanoacrylate adhesive for treatment of saphenous vein incompetence. *J Vasc Surg Venous Lymphat Disord* 2013;1:174–80.
23. Almeida JI, Min RJ, Raabe R et al. Cyanoacrylate adhesive for the closure of truncal veins: 60 day swine model results. *Vasc Endovasc Surg* 2011;45:631–5.
24. Morrison N, Gibson K, McEnroe S et al. Randomised trial comparing cyanoacrylate embolization and radiofrequency ablation for incompetent great saphenous veins (VeClose). *J Vasc Surg Venous Lymphat Disord* 2015;4:485–94.
25. ●Proebstle TM, Alm J, Dimitri S et al. The European multicenter cohort study on cyanoacrylate embolization of refluxing great saphenous veins. *J Vasc Surg Venous Lymphat Disord* 2015;3:2–7.

26 Farber A, Belenky A, Malikova M et al. The evaluation of a novel technique to treat saphenous vein incompetence: Preclinical animal study to examine safety and efficacy of a new vein occlusion device. *Phlebology* 2014;29:16–24.

40

静脉切除术

40.1 介绍

在大约 2 400 年前希波克拉底首次进行了用于治疗静脉曲张的静脉放血疗法。从那时起就已经开始开展去除曲张静脉的操作，并进行了多次修正。1956 年，一名叫 Robert Muller 的瑞士皮肤科医生对该操作进行了改进，后来发现外科历史上 Aulus Cornelius Celsus 早在 2 000 年前就已经实施了门诊静脉切除术。虽然 Muller 的这项技术历时很久才被逐渐采用，但现在它已被认为是治疗静脉曲张的首选方法。该手术是在局部麻醉下进行，恢复时间很短。简而言之，该项操作使用小钩状器械和精细的钳子从小(约 2mm)切口中钳夹出曲张静脉，术后使用干燥的无菌敷料或压缩软管压迫肢体。

本章将介绍门诊静脉切除术的适应证和禁忌证，并详细说明该操作的过程和潜在的并发症以及难以手术的区域。为了使读者最大程度地获得专业技术和缩短学习曲线，作者建议读者不仅要阅读本章，还需要该领域的一名专家在手术现场观看和指导操作。

40.2 历史

公元前 400 年，希波克拉底第一个将静脉切除术概念化：连续穿刺静脉以释放溃疡中的“坏血”[1,2]。但实际上 Aulus Cornelius Celsus(公元前 56—公元 40)似乎是历史上第一个进行静脉切除术的外科医生。据一些研究并著有关于静脉切除术史的历史学家所言，Celsus 的大部分著作都随着时间遗失了。但现存的一些文件记录并肯定了 Celsus 在静脉方面的成就。

关于静脉切除术，Celsus 写道：“首先暴露曲张静脉，然后用钝钩分离或接触烧灼治疗静脉曲张”[3]。虽然切口较大，但他使用了绷带压迫患肢，术后可以允许走动。

现在的静脉切除技术是由 Robert Muller 首次描述，Muller 是一位来自瑞士 Neuchâtel 的接受过皮肤科训练的静脉学家，他重新发明并改进了我们今天所熟知的门诊静脉切除术(图 40.1)。

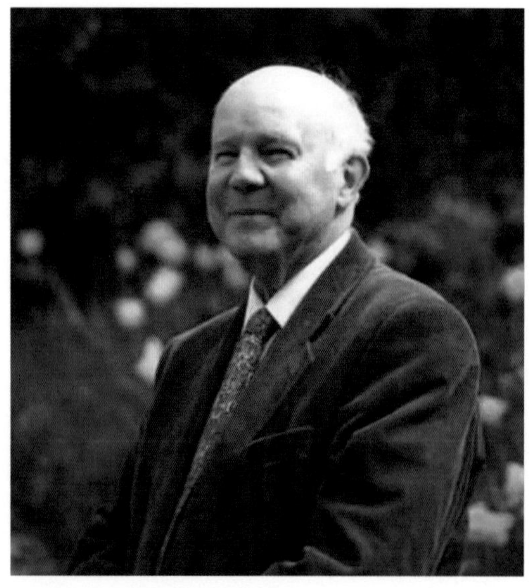

图 40.1 Robert Muller 博士

大量令人失望的静脉硬化治疗结果促使 Muller 博士重新评估和改进他的技术。他注意到很多病例中在静脉注射后会发生静脉炎，随后出现再通和复发性血栓。由于静脉壁很脆弱，且在硬化治疗后再切除静脉的难度加大，他放弃了硬化疗法而选择直接切除病变静脉。

Muller 开始使用小钩（由断裂的钳子制成）通过小切口去除曲张静脉。他于 1956 年完善了这项技术，并在 1967 年展示给法国静脉学会，后在 1968 年展示给国际静脉学会。大多数观众都很难接受这一术式。穆勒写道："这是一场彻头彻尾的惨败。几乎每个人都认为这是一种荒谬的方法，或许之后我应该将自己与发明一起埋葬。但是，一位年轻的同事 Dortu 博士恳请我教授他这种方法"[4-6]。

从那以后，Muller 和他的门徒开始教授这种技术，而这一技术在世界各地传播得很慢。直到近来美国才采用这一技术，将其作为去除曲张静脉和一些网状静脉的手术操作。多年来，Muller 博士的技术和工具一直在被模仿，并被冠以不同的名称和应用个人技术得以改进和完善。

40.3 门诊静脉切除术的定义

术语"门诊静脉切除术"是由 Muller 博士创建，指对出院患者在局部麻醉下使用穿刺针和钩子拽出曲张的静脉。这种操作需要术后压迫止血和立即行走。

门诊静脉切除术、穿刺撕脱术、穿刺静脉切开术、静脉微切除术和微提取术是定义这种门诊技术的同义术语。美国医学协会现行程序术语代码列出了程序计费的 3 个代码：① 37765，穿刺静脉曲张切除术，单条肢体，10~20 个穿刺切口；② 37766，穿刺静脉曲张切除术，单条肢体，超过 20 个穿刺切口；③ 37799，少于 10 个切口[7]。当与患者讨论该操作时，强烈建议使用术语"门诊静脉切除术"或"静脉微切除术"。应避免使用穿刺撕脱术和穿刺静脉切除术，因为患者往往难以理解这类术语。

门诊静脉切除术的目的是通过去除病变静脉以提供确切的治疗。

40.4 诊断方法和指征

40.4.1 诊断方法

应对每位患者进行完整的病史采集和体格检查，大多数情况下还需同时进行双重超声检查。透视对于识别曲张静脉和血管扩张相关的网状静脉非常有帮助。常见的透视装置包括 Veinlite（TransLite，Sugar Land，TX）和 Luminetx（Memphis，TN）的 VeinViewer。

40.4.2 指征

门诊静脉切除术的适应证因技术设备和方便专家操作的技术不同而不同。所有年龄的患者均适宜进行静脉切除术。该操作指征可以是医学或美容性质的。门诊静脉切除术可以单独进行或与其他手术同时进行。

除外大隐静脉和小隐静脉头端的任何大小和位置的曲张静脉都适宜进行门诊静脉切除术。其中包括筋膜大隐静脉、侧支静脉曲张和网状静脉。也适合于区域静脉网，包括大腿附件的隐静脉、阴部会阴静脉、外侧皮下神经丛的网状静脉和足跖窝、手足的静脉[8,9]。身体其他部位的扩张静脉，包括眶周、腹部和胸部区域，以及内侧大腿穿支和小侧支，都可以通过这种技术成功治疗[10]。

难以进行门诊静脉切除术的部位是膝关节，胫骨和足部区域，因为这些部位的静脉被结缔组织包裹，所以难以去除。注意事项如下：隐神经分布的周围大隐静脉和腓肠神经区的小隐静脉。腓骨头的侧向曲张静脉位于腓神经区域，应谨慎操作，手和足的许多区域也应小心操作。

40.4.3 治疗策略

目前静脉的治疗方法包括压迫疗法、硬化疗法、门诊静脉切除术、腔内静脉热消融术和局部激光疗法。虽然每种治疗方式都有其优点和适应证，但存在明显的重叠。

硬化疗法是最接近门诊静脉切除术的替代治疗策略。因为缺乏文献的证据支持，目前对于哪种方式更好存在争议。de Roos 等人[11]进行的一项单中心随机对照试验证实了门诊静脉切除术对比硬化疗法对治疗大腿前侧回旋静脉的优越性。但是该研究存在缺陷。关于两种操作优劣的争论最终不相上下。静脉学专家必须同时掌握这两项操作。

40.4.4 延迟和同步手术对比

关于是否应在排除主干反流的同时进行门诊静脉切除存在实质性争议。从历史上看，在治疗大隐静脉的同时彻底去除所有曲张静脉一直是教条。在 20 世纪早期，Homans[12]和 Mayo[13]发表的文章指出完全消除曲张静脉是为了防止复发。目前有关中断主干反流后进行静脉曲张治疗的时机的科学文献很少；然而，通过回顾文献可以发现，同时治疗静脉曲张可以提高患者的满意度，提高生活质量，减少进一步手术的需求[14,15]。治疗策略的最终决定应由临床医生和患者决定，因为延迟和同步手术操作都带来了良好的结果[14,15]。

40.4.5 门诊静脉切除术的益处

门诊静脉切除术是一种经济、美观、有效去除曲张静脉的方法。随着无痛技术的改进，即肿胀麻醉的使用，有效缓解了术中和术后的疼痛。患者可在手术后迅速恢复日常活动，并在第二天回归工作。由于缺少相关并发症的报道，该操作被认为是安全的[16-18]。但是，即使我们预计结果是满意的，关于长期的结果迄今尚未有明确的研究。

40.4.6 禁忌证

静脉切除术的禁忌证较少。考虑以下为相对禁忌证：周围区域的感染性皮炎或蜂窝织炎、严重的外周性水肿、严重的动脉功能不全、严重疾病、抗凝过程中、高凝状态和妊娠。

40.5 技术

40.5.1 术前准备

在患者站立位时标记所有病变静脉，否则卧位时可能难以辨别。手术标记物包括那些使用龙胆紫色溶液(例如Vismark;Viscot Medical,East Hanover,NJ)的外科皮肤标记物。应避免使用永久性标记物,因为有纹身的风险。将患者置于平卧位后,如果有必要,可以使用透射仪或超声波调整静脉标记。由于静脉位置不固定,后续的调整可以增加手术的效率和速度[19](图 40.2)。

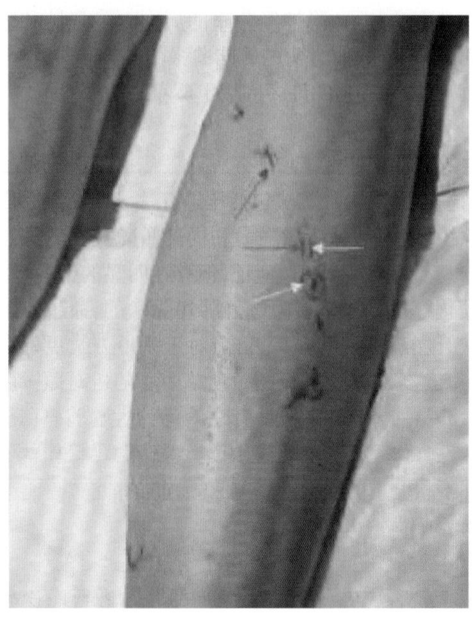

图 40.2 描绘静脉的圆圈和虚线是在患者处于直立位状态下绘制的(蓝色箭头)。直线是在患者处于斜卧位状态下绘制的(红色箭头)

40.5.2 手术方案

门诊静脉切除术的操作时机取决于合并进行的其他静脉手术的性质和类型。当门诊静脉切除术与大小隐静脉的切除术,腔内化学消融或腔内热消融术相结合时,应首先进行膝关节以下静脉的切除术。在隐静脉治疗期间,尾静脉的腔内压力可能会迅速增加,如果在同一时段进行门诊静脉切除术,可能会导致出血。在手术过程中,将患者置于Trendelenburg 体位可以减少这种情况的发生。根据医生和患者的偏好,可以分阶段进行手术,首先治疗大隐或小隐静脉,数周后进行静脉切除术。这种方法可以在进一步操作前减轻现有的躯干静脉曲张[20,21]。

40.5.3 麻醉

以前为了减轻疼痛,多采用包含或不包含肾上腺素的局部麻醉,但现在已很少使用。目前大多数术者建议使用肿胀麻醉进行静脉切除术。

40.5.3.1 肿胀麻醉

肿胀功能:形容词语源学:拉丁语肿胀(*tumescent*),现多指肿物突出:某种肿胀(肿胀组织)[22]。

皮肤科医生 J.A.Klein 于 1987 年第一个描述肿胀麻醉[23]。他的方法是利用稀释的局部麻醉液建立区域阻滞。肿胀麻醉利用药代动力学原理来实现表皮,真皮和皮下组织的麻醉。大量稀释缓冲的利多卡因和肾上腺素溶液在皮下浸润后导致靶组织肿胀和变硬。由于皮下组织相对缺乏血管,注入该区域的大量稀释的肾上腺素液会产生广泛和长时间的血管收缩效应。血管收缩会降低利多卡因在全身吸收的速度,从而能降低血浆利多卡因的浓度峰值,降低潜在的毒性,并允许使用更大剂量的利多卡因[23-26]。

根据 Klein 的说法:"事实上肿胀麻醉允许的利多卡因的安全剂量至少达到 35mg/kg 体重,并能提供持续长达 10 小时的有效局部麻醉效应。但同时皮下注射利多卡因和肾上腺素的被广泛接受的 5~7mg/kg 的安全最大剂量这一数据从未得到过科学研究的证实[26]。

Klein 和其他人观察到稀释的利多卡因与肾上腺素的药代动力学不同于 1%~2% 利多卡因的药代动力学。使用未稀释的利多卡因,血浆水平在 15 分钟内即可测量,并且很快就会达到峰值,随后利多卡因在几个小时内被代谢。肿胀溶液的吸收较慢,血浆水平峰值在数小时后出现,因此其麻醉效果不明显。接受大剂量肿胀液的患者血浆水平可在 4~14 小时内达到峰值并且持续时间超过 24 小时。

40.5.3.2 肿胀麻醉操作步骤

1995 年,Cohn[27]及其同事报告使用了在进行静脉切除术同时应用肿胀液进行局部麻醉。3 年后,Smith 和 Goldman[28]也报道了使用肿胀麻醉进行静脉切除术。

稀释麻醉液在血管周围 - 表皮和皮下渗透有以下几个作用:①麻醉效果持久,感觉恢复缓慢;②使用较长的针头和稀溶液,需要较少的穿刺,可观察到给药时患者疼痛减轻;③肿胀技术可更多的压迫周围组织,减少血肿和瘀斑;④静脉周围被溶液隔离,便于切除;⑤减少感染,感染一般仅限于切口部位,是利多卡因的抑菌和杀菌特性的结果[29]。

肿瘤麻醉液不同成分配比的方法因操作者而异。标准的溶液配比如下:445ml 的 0.9% 盐水,50ml 的 1% 利多卡因和 1∶100 000 的肾上腺素,以及 5ml 的 8.4% 碳酸氢钠。

目前,大多数操作者使用常规注射器,自填充注射器或蠕动泵来注入肿胀液。后两种有助于注入更大容量的肿胀麻醉液。微型插管或 22G 或 25G 7cm 皮下注射针或脊髓穿刺针用于注射溶液。

40.5.4 操作设备

各种用于切口或穿刺的装置包括皮下注射针和手术刀片。最常见的器械是 18-G 针头、11 号刀片和标准 15° 的眼科刀片(I-KNIFE®IIAlcon,Fort Worth,TX)。静脉切除术完成后,放置 12mm × 33mm 的黏性微孔手术胶带(SteriStrips™ 3M,Oakdale,MN)以封闭穿刺点。

可以购买不同尺寸、形状和锋利度的静脉钩。普遍使用的是 Muller、Oesch、Tretbar、Ramelet、Verady、Dortu-Martimbeau 和 Kabnick 钩[30]。这些器械之间没有优劣之分。对于临床医生而言,重要的是使用哪种器械更舒适,所以应该在试用后决定。

用于挑出静脉的血管钳应该具备精细的尖端,以便它们可以紧贴皮肤操作。锯齿状面有助于保持牢固的牵引力而不会滑动。操作人员应至少有 3 个可用的血管钳,但 5 个或以上更好(图 40.3)。

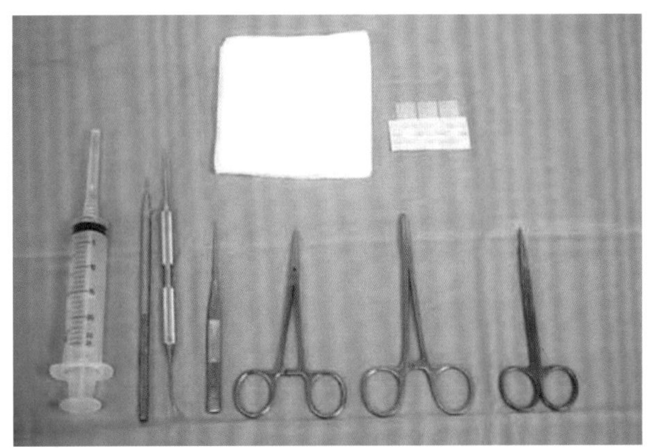

图 40.3 标准的外科静脉切除术器械

40.5.5 操作

将麻醉液注入静脉周围组织后，在静脉附近切开或穿刺(约 2mm)(图 40.4)。

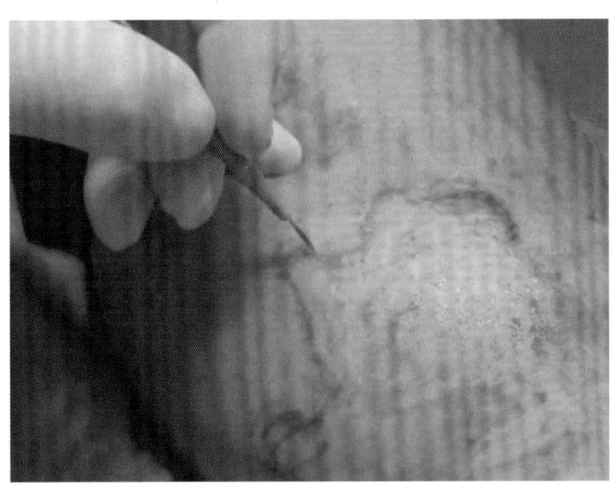

图 40.4 切口

大多数是沿垂直方向注射，但膝盖周围应沿张力线(Langer 线)操作。可以在切口中插入钝头刮刀，但这不是必需的(图 40.5)。

但是，它确实能够保证插入钩子后不会受到周围组织的干扰而增大入口。插入钩子后，凭感觉钩住静脉将其拉出切口(图 40.6a)。

如果没有拉出静脉，则从不同角度操纵钩子，通过切口反复进入和撤回直到钩出静脉。操作者在尝试不同的角度寻找静脉时，应该在操作的同时注意钩子进入的深度。当仅钩住血管周围的结缔组织时，用止血钳夹住该组织并保持在牵引过程中持续钩住该组织直到静脉环暴露于外部。在钳子之间夹住静脉并用小剪刀横断(图 40.6b 和 c)。

在"挡风玻璃刮水器运动"中轻柔使用止血钳的牵引力，将曲张静脉的一端从穿刺部位取出。当提拉出静脉时，连续使用止血剂，内心牢记静脉最终会撕裂(图 40.6d)。通常可以通过单个穿刺点移出长段的静脉。一旦提拉出某一段静脉，操作者可沿着静脉移动的大致相等的距离再作另一个切口，并重复该过程。从穿刺部位暴露出的任何多余的血管周围组织应在皮肤水平进行修剪。如果头发丝大小的神经纤维被牵拉，患者可能会立即感受到剧烈的疼痛和灼热感。如果神经纤维未被切断，则操作者应将其重新送入切口并转移至另一区域寻找静脉。在手术后，一些患者可能会出现某些区域的感觉减退，但大部分时候都可以缓解[16]。

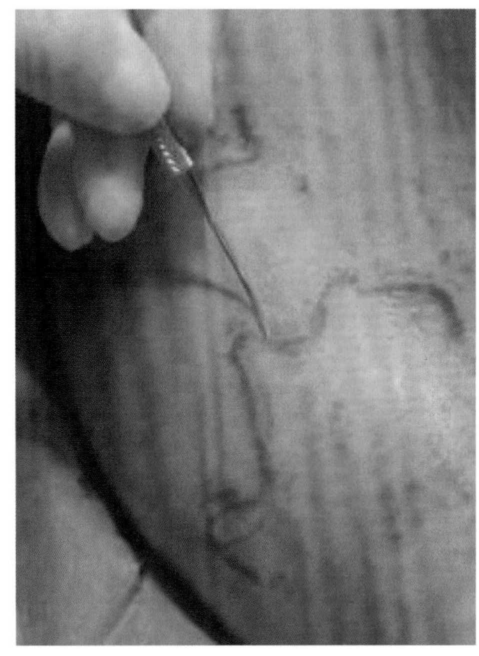

图 40.5 Kabnick 静脉切除术器械的刮刀末端作为解剖用

一般建议操作者去除曲张静脉段的所有部分而不遗留孤立段，以减少遗留部分发生血栓形成引起炎症反应的可能。但是，只要大部分节段被去除，患者应该具有不错的结果。除了穿支，外周手足部血管或大的静脉曲张(>1cm)外，很少会结扎血管(图 40.6e)。由于较少发生淤血瘀斑，血管结扎可以起到美观的效果。穿支静脉是静脉的分支，通常在垂直于皮肤的方向并且具有强烈的牵拉感。

用黏性微孔手术胶带和无菌敷料覆盖穿刺部位，并用柔软的纱布卷和弹性绷带包裹患侧(图 40.7a~d)。

40.5.6 出院建议

在患者生命体征稳定并活动后，可以安全出院。对患者的出院和随访建议如下：

1. 手术当天可以随意行走。
2. 根据需要如有不适可服用对乙酰氨基酚或布洛芬。
3. 患肢敷料连续压迫 24 小时。24 小时后，可以揭掉除黏合剂微孔手术胶带以外的所有敷料，黏性手术胶带应保留 10~14 天。
4. 一旦取下敷料，在活动时间穿戴压力袜(2 级，30~40mmHg)至少 1 周。
5. 可以在 2 天后洗澡。但在移除黏性手术胶带之前，不得进行浴缸沐浴或游泳。
6. 一周内不得进行下肢或重度的有氧运动。可以回归日常工作和活动。

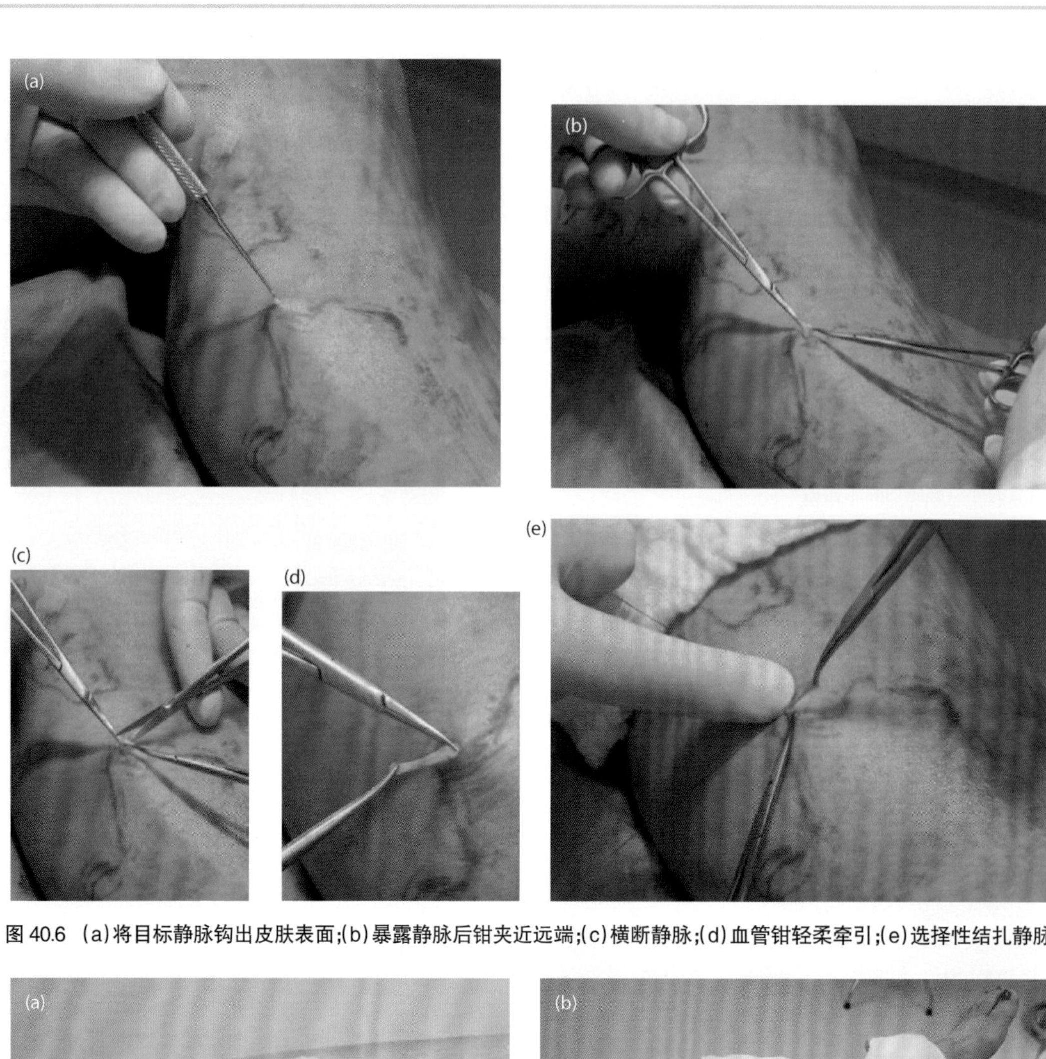

图 40.6 (a)将目标静脉钩出皮肤表面;(b)暴露静脉后钳夹近远端;(c)横断静脉;(d)血管钳轻柔牵引;(e)选择性结扎静脉

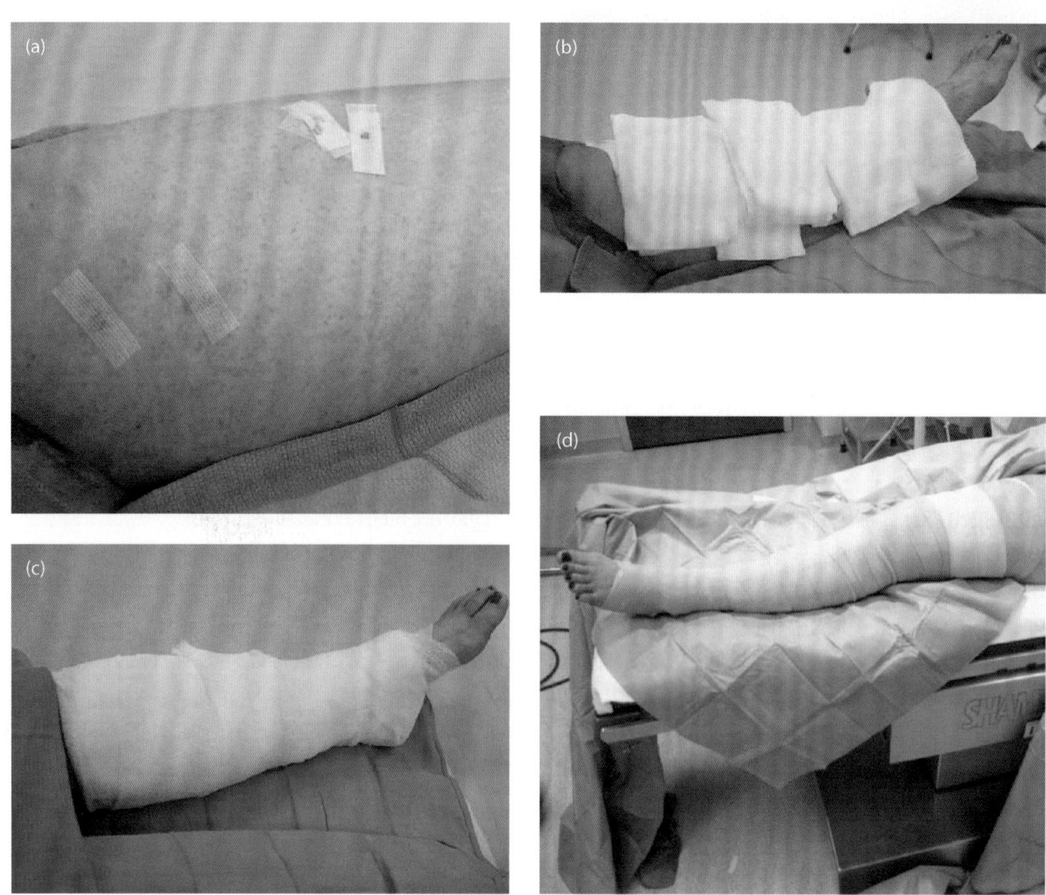

图 40.7 (a)在静脉提取部位放置黏合带;(b)覆盖无菌纱布;(c)纱布包裹;(d)弹力绷带包裹

7. 后续随访将在术后 2 周,3 个月和 1 年内进行。

40.6 并发症

门诊静脉切除术引起的并发症非常罕见,但可能发生,如表 40.1 所示[17,18,20,31,32]。目前有两项关于静脉切除术并发症的大型回顾性研究。一项是来自法国的多中心研究,回顾了 36 000 个静脉切除术的病例[33]。另一项是 Ramelet[16]在 1997 年发表的文献综述。他报告了几位不同作者研究中的并发症发生率。这些报告的并发症发生率差异很大,皮肤水疱发生最多,从 1.3%(1997 年 Olivencia 报道[18])到 20%(1980 Gillet 报道[34])。毛细血管扩张的发生率在法国的一项多中心回顾研究中报道为 1.5%,在 Trauchessec 和 Vergereau 的研究中为 9.5%[35]。一些作者报道毛细血管扩张发生率高达 2.4%。但是,如果我们回顾当前的报告,常见的并发症似乎在发生变化。最常见的并发症包括:毛细血管扩张,2%;皮肤水疱,0.5%;色素沉着(资料有限),0.01%;遗留的静脉曲张,0.3%。

毛细血管扩张有个体发展倾向。然而,微静脉切除术后这种反应的确切病理生理学尚未阐明。色素沉着过度的发生率取决于切除静脉的大小和出血量。随着绷带和皮肤胶带的替代品的运用,皮肤水疱的发生率随着时间的推移而降低。

40.7 透光直视下静脉旋切术

透过直视下静脉旋切术(TIPP)装置的专有名称是 TriVex 系统(LeMaitre Vascular, Inc., Burlington, MA)。该装置的开发始于 1966 年,外科医生 Greg Spitz 采用关节镜旋切刀切除曲张静脉。通过许多改良,包括透视和注射肿胀麻醉的方法,目前本系统是完整的。该系统包含一个改良的关节镜旋切刀和透视仪器,配备一个可以注射肿胀麻醉的冲洗器。该技术的开展旨在减少门诊静脉切除术的时间。尽管已经进行了许多改良,但程序基本上保持不变。透视曲张静脉,注入麻醉,定位后旋切并吸出(图 40.8a 和 b)。

研究结果

关于 TriVex 系统的研究描述了几种能改善患者预后的改良方法。研究人员经常将普通的静脉切除术与 TIPP 进行比较。大多数操作者表示 TIPP 术的切口数量较少,且手术时间更短。Ray-Chaudhuri 等人[36]比较了两种术式的术后疼痛评分,术后 14 天的结果分别为 2.6(普通)和 1.9(TIPP),差异无统计学意义。美观效果也相同。在两项随机试验中,Aremu 等人[37]和 Scavée 等人[38]证实了美观评分或患者满意度均无差异。Spitz 及其同事[39]在最初的报道中认可了这些结论。此外,作者同意 TIPP 具有重要的学习曲线。学习曲线与遗留静脉伴随血肿和其他不良事件的发生数量的增加相关。沿静脉平行仔细地解剖可以减少这些术后并发症,避免侧向操作,并使用振动频率较低的脉冲器适当抽吸[37,40]。TIPP 术的其他并发症包括皮肤穿孔、神经损伤、深静脉血栓形成、不完全静脉切除、肥厚性瘢痕形成、永久性皮肤褪色和伤口感染[41]。

(a)

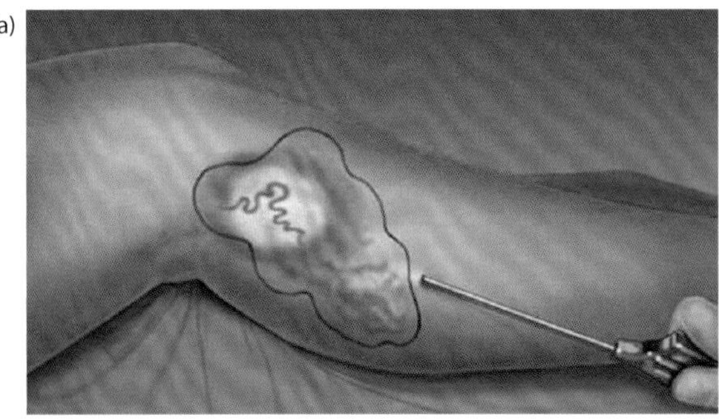

(b)

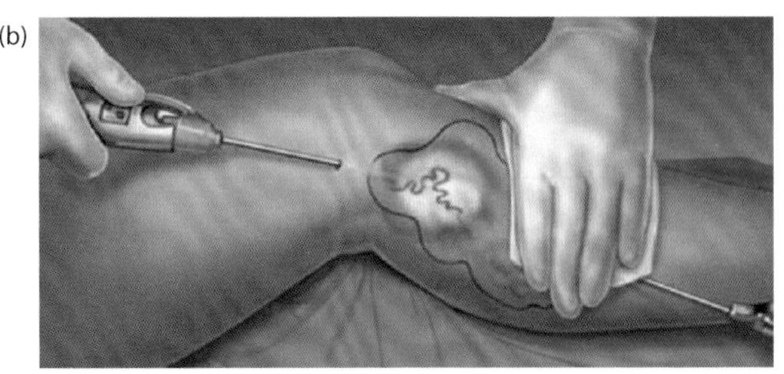

图 40.8 (a)透视和注入肿胀麻醉;(b)TriVex 定位和透视下切除静脉

传统的 TIPP 术一般是在手术室中全麻或局部麻醉状态下进行的。然而最近 Spitz 报告了他在办公室环境中应用 TIPP 治疗了 36 例患者的经验,并且具有良好的临床效果[42]。

虽然目前已经应用了 TIPP 术,但与传统静脉切除术相比,TIPP 还没有被证实是否更简单,更经济,对组织破坏更少或更美观。

40.8 结论

门诊静脉切除术现已被作为治疗静脉曲张的标准确切的操作方法。这种简单的方法为医学指征增加了高度可接受的美观维度。使用公认的技术——门诊操作,局部麻醉,2mm 切口,静脉钩技术和压力治疗可使患者恢复时间最短且很少发生并发症(图 40.9a 和 b)。

(a)

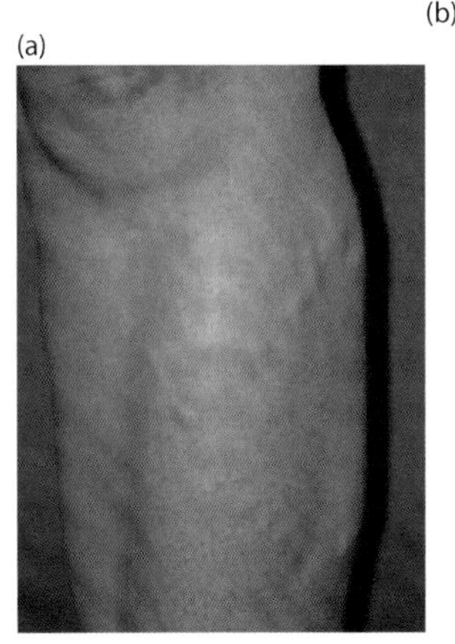

(b)

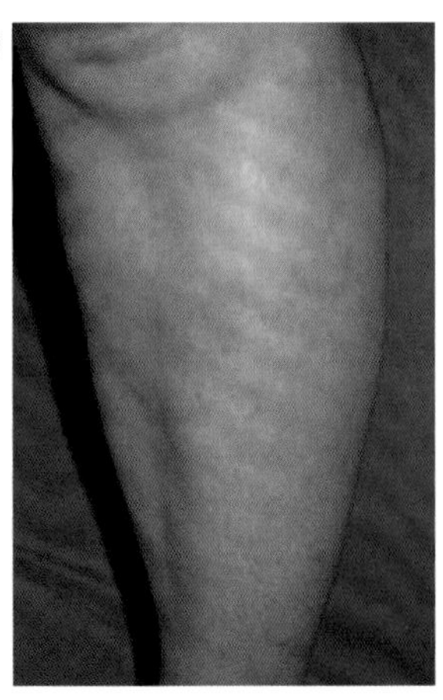

图 40.9 (a)静脉曲张术前;(b)静脉切除术后 12 周

静脉切除术可以与消融同时或分期进行。推荐在静脉切除术中应用局部或肿胀麻醉。多项研究已证实了 TIPP 对治疗静脉曲张有效；静脉切除术优于硬化疗法；术前斜卧位下透视定位是准确的。

美国静脉论坛指南 4.12.0：静脉切除术

编码	指南	推荐等级（1：强；2：弱）	证据级别（A：高质量；B：中等质量；C：低或很低质量）
4.12.1	建议在门诊进行静脉切除术——它是一种在局部麻醉下进行的门诊手术——作为治疗静脉曲张的一种有效且明确的治疗方法，该手术在隐静脉消融术后进行，或者同期进行，或者在以后进行	1	B
4.12.2	已有多项研究证实了透视下静脉旋切术在治疗静脉曲张中的作用。建议将其作为一种选择	2	C
4.12.3	建议采用静脉切除术优于硬化剂治疗静脉曲张	2	B

参考文献

● = Major primary paper
★ = Major review paper
◆ = Published guideline

1. Adams F. *The Genuine Works of Hippocrates. Translated from the Greek with a Preliminary Discourse and Annotations by Francis Adams.* London: The Sydenham Society, 1849, 808–9.
★2. Olivencia JA. Ambulatory phlebectomy turned 2400 years old. *Dermatol Surg* 2004;30:704–8.
3. Celsus AC and Leonardo T. *Medicinae Libri Octo.* Patavii: Apud Joannem Manfrè, 1769, 473–4.
★4. Muller R. History of ambulatory phlebectomy. In: Ricci S, Georgiev M, Goldman MP, eds. *Ambulatory Phlebectomy*, 2nd Ed. Boca Raton, FL: Taylor Francis Group, 2005, xxxiii–xl.
5. Muller R. Treatment of varicose veins by ambulatory phlebectomy (in French). *Phlebologie* 1966;19:277–9.
6. Muller R. Clarification on ambulatory phlebectomy according to Muller. (A.P.M.) (in French). *Phlebologie* 1996;49:335–44.
7. Gordy T et al. *Current Procedural Terminology 2007.* Chicago, IL: American Medical Association; 2006, 175.
◆8. Olivencia JA. Ambulatory phlebectomy of the foot. Review of 75 patients. *Dermatol Surg* 1997;23:279–80.
9. Constancias-Dortu I. Indications for ambulatory phlebectomy (in French). *Phlebologie* 1987;40:853–8.
◆10. Weiss RA and Ramelet AA. Removal of blue periocular lower eyelid veins by ambulatory phlebectomy. *Dermatol Surg* 2002;28:43–5.
◆11. de Roos KP, Nieman FH, and Neumann HA. Ambulatory phlebectomy versus compression sclerotherapy: Results of a randomized controlled trial. *Dermatol Surg* 2003;29:221–6.
12. Homans J. The operative treatment of varicose veins and ulcers, based upon a classification of these lesions. *Surg Gynecol Obstet* 1916;22:143–58.
13. Mayo CH. Treatment of varicose veins. *Surg Gynecol Obstet* 1906;2:385–8.
★14. Lane T, Onida S, Gohel M, Franklin I, and Davies A. A systematic review and meta-analysis on the role of varicosity treatment in the context of truncal vein ablation. *Phlebology* 2015;30(8):516–24.
15. Lane TR, Kelleher D, Shepherd AC, Franklin IJ, and Davies AH. Ambulatory Varicosity avUlsion Later or Synchronized (AVULS): A randomized clinical trial. *Ann Surg* 2015;261(4):654–61.
16. Ramelet AA. Complications of ambulatory phlebectomy. *Dermatol Surg* 1997;23:947–54.
★17. Ricci S. Ambulatory phlebectomy. Principles and evolution of the method. *Dermatol Surg* 1998;24:459–64.
★18. Olivencia JA. Complications of ambulatory phlebectomy. Review of 1000 consecutive cases. *Dermatol Surg* 1997;23:51–4.
◆19. Weiss RA and Goldman MP. Transillumination mapping prior to ambulatory phlebectomy. *Dermatol Surg* 1998;24:447–50.
20. Kabnick L. Should we consider a paradigm shift for the treatment of GSV and branch varicosities? Presented at: *UIP World Congress Chapter Meeting*, August 27–31, 2003, San Diego, CA.
◆21. Monahan DL. Can phlebectomy be deferred in the treatment of varicose veins? *J Vasc Surg* 2005;42:1145–9.
22. Merriam-Webster's Online Dictionary. Definition of tumescent. Available from: www.m-w.com/cgi-bin/dictionary?book = Dictionary&va = tumescent. Accessed January 23, 2007.
●23. Klein JA. The tumescent technique for liposuction surgery. *Am J Cosmetic Surg* 1987;4:263–7.
◆24. Klein JA. Tumescent technique for regional anesthesia permits lidocaine doses of 35 mg/kg for liposuction. *J Dermatol Surg Oncol* 1990;16:248–63.

25. Klein JA. Tumescent technique chronicles. Local anesthesia, liposuction, and beyond. *Dermatol Surg* 1995;21:449–57.
◆26. Klein JA. Tumescent technique for local anesthesia. Epitomes. *Dermatology* 1996;164:51.
●27. Cohn MS, Seiger E, and Goldman S. Ambulatory phlebectomy using the tumescent technique for local anesthesia. *Dermatol Surg* 1995;21:315–18.
28. Smith SR and Goldman MP. Tumescent anesthesia in ambulatory phlebectomy. *Dermatol Surg* 1998;24:453–6.
29. Schmidt RM and Rosenkranz HS. Antimicrobial activity of local anesthetics: Lidocaine and procaine. *J Infect Dis* 1970;121:597–607.
30. Dortu J, Raymond-Martimbeau P (eds). *Ambulatory Phlebectomy*. Houston, TX: PRM Editions, 1993.
31. Kabnick LS and Ombrellino M. Ambulatory phlebectomy. *Semin Intervent Radiol* 2005;22:218–24.
32. Muller R. Ambulatory phlebectomy (in French). *Phlebologie* 1978;31:273–8.
33. Gauthier Y, Derrien A, and Gauthier O. Ambulatory phlebectomy (in French). *Ann Dermatol Venereol* 1986;113:601–3.
34. Gillet F. Die Ambulante Phlebectomie. *Schw Rundschau Med (PRAXIS)* 1980;69:1398–404.
35. Trauchessec J-M and Vergereau R. Outcomes after ambulatory phlebectomy (in French). *J Med Esthet Chir Dermatol* 1987;14:337–43.
★36. Ray-Chaudhuri SB, Huq Z, Souter RG, and McWhinnie D. A randomized controlled trial comparing transilluminated powered phlebectomy with hook avulsions: An adjunct to day surgery? *J One Day Surg* 2003;13:24–7.
●37. Aremu MA et al. Prospective randomized controlled trial: Conventional versus powered phlebectomy. *J Vasc Surg* 2004;39:88–94.
●38. Scavée V et al. Hook phlebectomy versus transilluminated powered phlebectomy for varicose vein surgery: Early results. *Eur J Vasc Endovasc Surg* 2003;25:473–5.
◆39. Spitz GA, Braxton JM, and Bergan JJ. Outpatient varicose vein surgery with transilluminated powered phlebectomy. *Vasc Surg* 2000;34:547–55.
★40. Kim JW et al. Outcome of transilluminated powered phlebectomy for varicose vein: Review of 299 patients (447 limbs). *Surg Today* 2013;43(1):62–6.
41. Franz RW, Hartman JF, and Wright ML. Treatment of varicose veins by transilluminated powered phlebectomy surgery: A 9-year experience. *Int J Angiol* 2012;21(4):201–8.
●42. Spitz G. Transilluminated powered phlebectomy in an office setting: Procedural considerations and clinical outcomes. *J Endovasc Ther* 2011;18(5):734–8.

41

复发性静脉曲张：病因和治疗

41.1 介绍

外科手术后静脉曲张复发是一个常见且具有挑战性的问题。据报道，术后 2~11 年时静脉曲张的复发率在 20%~65% 之间。复发率随着时间的推移而增加，大于 20% 患者需要再次手术治疗[1-7]。

尽管对静脉曲张术后复发有所了解，但其发病机理仍未完全阐明。1998 年举行的国际共识会议提出了静脉曲张复发诊治指南，包括静脉曲张复发的定义、临床表现和治疗方法的选择[5,7,8]。

根据会议共识，术后静脉曲张复发（recurrent varices after surgery，REVAS）的临床定义是"无论是否应用辅助治疗，既往手术治疗的下肢再次出现静脉曲张"。这个定义包括真正意义的静脉曲张复发和残留的未处理的静脉曲张，以及由于疾病进展导致的静脉曲张[8]。在最近发表的 VEIN-TERM 共识中，引入了一个新的首字母缩略词来描述复发和残余的静脉曲张。术后静脉曲张（presence of varices after intervention，PREVAIT）作为无所不包的术语，并不能确切归类为复发或残余的静脉曲张[9]。

41.2 病因

复发性静脉曲张的病因和发病机制仍然是争论的焦点。残留、新发、复发和新生血管形成以及多种影响因素都与静脉曲张复发有关。无论病因如何，90% 左右的患者都会出现血液反流[10]。

反流出现的位置各异，37% 的患者出现在腹股沟区，68% 在大腿处，23% 在腘窝处，85% 在小腿，另有 11% 在其他部位。已证实隐股静脉汇合处（47.2%）反流和交通静脉（54.7%）反流是最常见的与疾病复发相关的因素。来源于盆腔的静脉血液反流较常见（17%），但常被忽视，对于多次妊娠的女性可能是其静脉曲张复发的原因。68% 的患者存在一至两个反流部位，22% 的患者多于两个反流部位[10]。

复发可能发生在既往手术部位或其他部位。每种情况下的潜在病因都可能有所变化，并且在一些患者（15%）中可能存在多种病因（图 41.1）[10]。疾病部位和潜在病因会影响治疗策略的制定。

由于治疗策略和手术失误导致的病变残留，通常被认为是静脉曲张复发的最常见原因（图 41.2）。治疗策略失误，即术前评估不充分和手术不当而导致的复发占 4%。手术失误，即手术不充分导致的复发占 5.3%，这在很大程度上是由于经验缺乏和技术欠佳[4,5,8]。残留病变可以存在于原治疗部位或不同部位，通常在治疗后很快显现。

Jones 等在 20 世纪 90 年代中期进行的一项纳入 133 条肢体的随机研究中，比较了单独行隐股静脉汇合处结扎或联合大隐静脉（GSV）剥脱的术后疗效，发现未剥脱者 2 年内临床复发率较高（43% vs 25%，P=0.04）[11]。随后，Joshi 等阐明未完全切除 GSV 是复发的常见原因。在一项前瞻性研究中，纳入既往接受 GSV 结扎和剥脱手术的 419 条肢体，再次手术时观察到残留不同长度的 GSV，残留 GSV 的反流率高于其他部位（P<0.000 1）或存在原发性节段性深静脉功能不全（P <0.000 1）[12]。当然，随着术前和围术期双功超声的应用增加，特别是静脉腔内技术的普及，这些错误的出现频率降低了[4,5,8]。

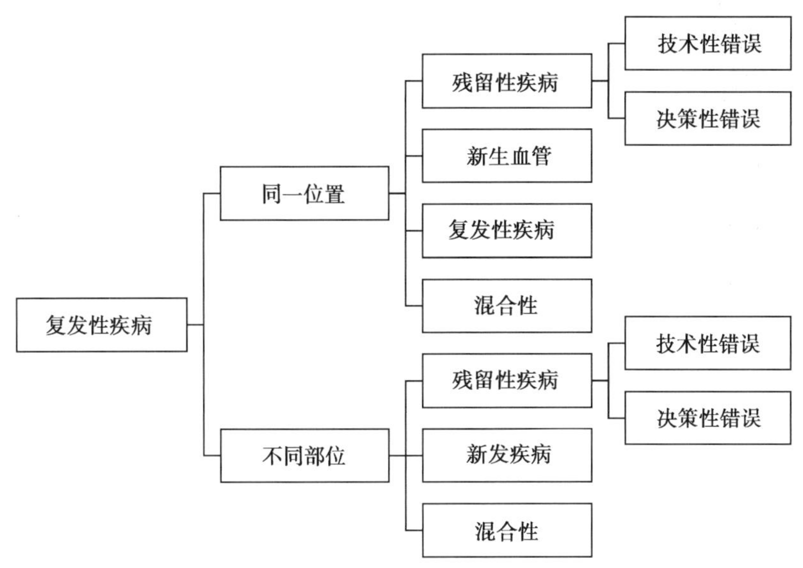

图 41.1　复发性静脉曲张的病因

新发疾病定义为以前未治疗区域新出现的静脉曲张（图 41.3）。它是继发于疾病的自然转归过程中出现的静脉反流的结果，占所有复发的 32%[10]。静脉曲张是进行性和进化性疾病，因此无法避免其发生[4,5,7]。应用激光治疗 58 例隐静脉反流的患者（79 条患肢），观察其复发模式后发现，前副隐静脉和小隐静脉形成新的反流是导致静脉曲张复发的最常见模式[13]。

新发病变发生在稍远部位，而复发性病变通常是指在既往治疗过的区域内新发的静脉曲张（图 41.4）。静脉曲张复发通常是由于潜在的反流来源未得到治疗。既往治疗的反流性曲张静脉的再通或者未治疗潜在的盆腔来源的反流而导致静脉曲张复发都是这样的情况[3-5]。消除潜在的反流来源对预防复发至关重要。

13% 的静脉曲张复发是由于新生血管形成，但这一原因饱受争议。它指的是既往结扎的隐股静脉汇合处或隐腘静脉汇合处存在反流（图 41.5），是由大腿或小腿曲张静脉相关的功能不全的曲张静脉发展而来的[4,5,8]。一些研究支持新生血管形成，认为是未剥脱 GSV 情况下术后静脉曲张复发最常见的原因（单独结扎后新生血管形成率为 43%，剥脱后为 25%，P = 0.04）[11]。即使剥脱术后 GSV 残端完整切除并进行股总静脉外翻缝合也不会减少新血管形成。它被认为是组织创伤后血管再生的结果，或者是消除隐静脉反流后引发的“血流动力学悖论”的结果。在组织学上，它是通过不完整的管壁结构，多通道复发以及

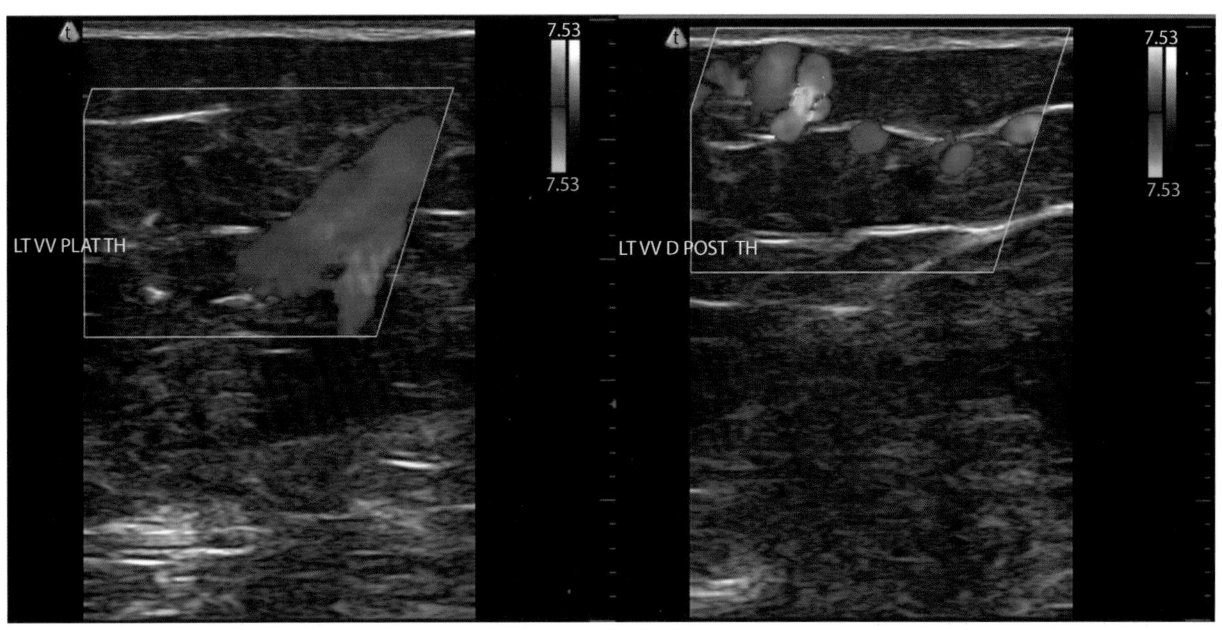

图 41.2　残余病变。32 岁女性前副隐静脉激光消融及静脉切除 6 周后大腿外侧静脉曲张伴反流

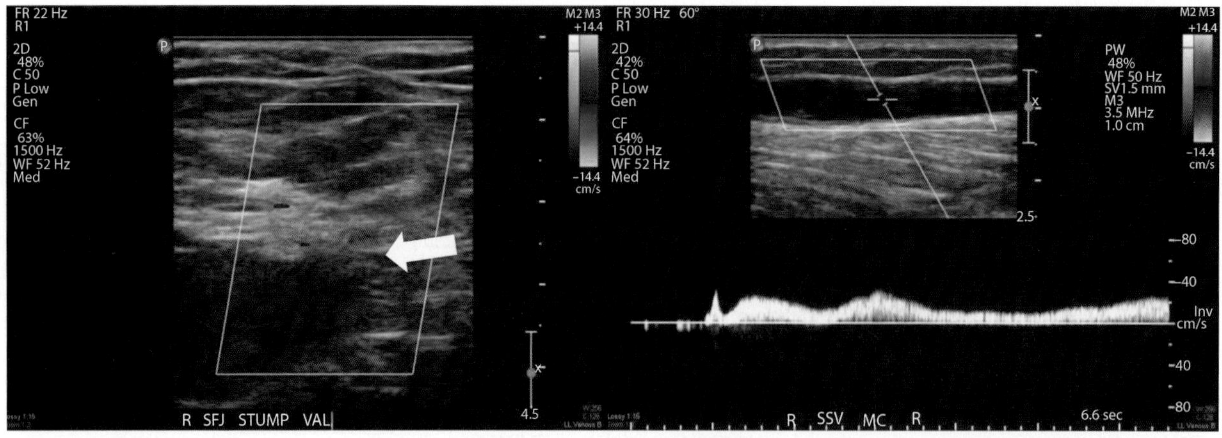

图 41.3 新发疾病。射频消融术后 3 年隐股静脉汇合处（箭头）无反流且无大隐静脉存在。3 年前尚不存在的同侧小隐静脉反流出现

缺乏神经纤维或神经标志物来确定[14-16]。然而，其他研究对新生血管形成的作用提出异议。Egan 等评价了既往行隐股静脉汇合处手术并再次行手术治疗的连续 500 条肢体的双功超声和手术结果。所有双功超声诊断，存在新生血管形成的复发性静脉曲张都与 GSV 残端和 / 或大腿 GSV 的持续反流有关[3]。无论如何，新生血管形成都被认为是隐股静脉汇合处结扎术后静脉曲张复发的一个因素。采用静脉腔内治疗可以避免汇合处手术，新生血管形成的发生几乎被消除。最近的一项 Cochrane 研究显示，与开放手术相比，静脉腔内激光消融降低了新生血管形成的发生率[17]。

性别、家族史、血栓后综合征、先天性因素、妊娠、肥胖、激素疗法和生活方式等因素对复发也有影响。患者的生活方式如长达数小时的站立应归为重要影响因素，一项纳入 199 条下肢的多中心研究发现生活方式因素导致复发的几率最高[7,10]。

除了这些因素外，还有一些关于初次手术可能对疾病复发存在影响的争论。总体而言，所有治疗方式的复发率相当，包括开放手术、腔内热消融治疗、超声引导泡沫硬化治疗和 CHIVA（Cure Conservatrice et Hemodynamique de l'Insfeisance Veineuse en Ambulatoire）[4,14,16-23]。但是，与开放手术相比，热消融术后新生血管形成和复发可能更少见[4,14,16-18]。

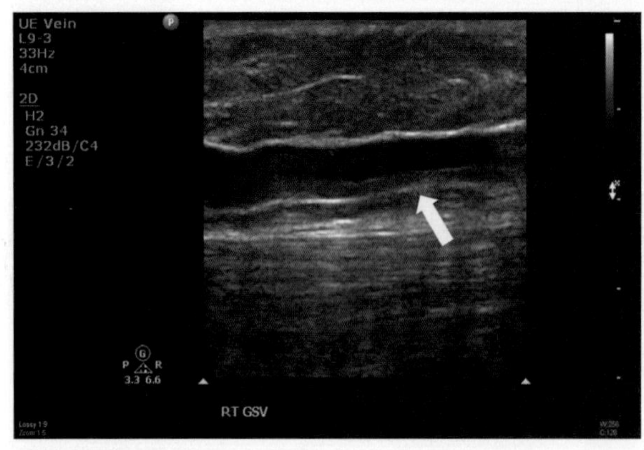

图 41.4 复发性疾病。激光消融 6 个月后右侧大隐静脉出现症状性再通伴静脉壁增厚（箭头）

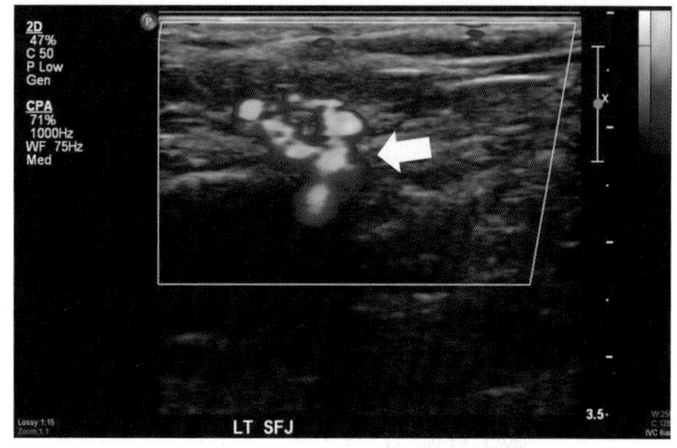

图 41.5 新生血管形成。48 岁女性，左侧大隐静脉结扎和剥脱术后 16 年静脉曲张复发。曲张血管（箭头）在隐股静脉汇合区域存在反流

41.3 分级

CEAP 分级与 REVAS 分级一起用于确定复发性静脉曲张。CEAP 分级包括该疾病的临床表现、病因、解剖学和病理生理学因素。REVAS 分级增加了额外的因素用以更好地确定复发（表 41.1）[8]。

41.4 诊断

临床医生可以观察到各种临床表现的复发性静脉曲张。患者可能会注意到残留或新形成的静脉曲张，或伴随症状复发。此外，在随访时或术后常规双功超声检查时也可发现静脉曲张复发[8]。

当怀疑静脉曲张复发时，必须完整记录病史并进行体格检查。必须注意既往手术日期、手术方式、术后治疗和所有并发症。还应收集深静脉血栓形成、血栓性浅静脉炎、激素水平变化以及其他危险因素的所有病史，并询问与下肢疾病复发相符的具体症状。体格检查应包括确认有无毛细血管扩张、静脉曲张、皮肤改变、伤口、血栓性静脉炎、水肿、活动受限、神经系统异常、动脉脉搏强度以及与静脉曲张复发相关的瘢痕[8]。

表 41.1 术后复发性静脉曲张的分级

发病部位
g：腹股沟
t：大腿
p：腘窝
l：小腿，包括足踝和足
o：其他
反流来源
0：没有确定的反流来源
1：盆腔和 / 或腹腔
2：隐股静脉汇合处
3：大腿交通静脉
4：隐腘静脉汇合处
5：腘窝交通静脉
6：腓肠肌静脉
7：小腿交通静脉
反流程度
R+：可能存在临床意义
R-：不太可能存在临床意义
R？：不确定是否存在临床意义
复发性质
Ss：既往手术部位
1：手术失败
2：治疗策略失败
3：新生血管形成
4：不确定或未知
5：混合因素
Ds：不同 / 新发部位
1：原有
2：新发
3：不确定或未知
GSV AK：膝上
GSV BK：膝下
SSV：短段隐静脉
O：其他
N：均无
可能有关的因素
gF：一般因素（家族史，肥胖，妊娠，口服避孕药或生活方式）。
sF：特定因素（原发性深静脉功能不全，血栓后综合征，髂静脉压迫，先天性血管畸形，淋巴疾病，腓肠肌泵功能障碍或其他）。

推荐应用双功超声评估复发性静脉疾病。它是一种无创、可重复的方法，可以检查解剖结构、瓣膜功能不全和静脉闭塞，其灵敏度和特异度均 > 80%，阳性预测值接近 100%[5,7,8]。双功超声可以评估静脉曲张的位置以及复发的来源（即新生血管形成或交通静脉、残余病变，或重新分析隐静脉的反流）。

评估疾病复发对患者生活质量（QoL）的影响也很重要。可以使用多种方法，包括静脉临床严重性评分、Aberdeen 静脉曲张问卷、具有视觉模拟评分的 EuroQol 五维问卷（EQ-5D）或医学结果研究简表 36。虽然极少有研究评估复发后的 QoL，但是研究表明，初次治疗后复发患者的 QoL 评分仍较初次治疗前有所改善[14,16,24-26]。

41.5 治疗

复发性曲张静脉的治疗具有挑战性，并且经常会降低患者的总体满意度。因此，应该从治疗开始就明确告知患者，静脉疾病的治疗并不仅仅包括手术治疗，适当的随访护理也很必要[7,25,27]。

保守治疗的基本方法仍然是压力治疗和抬高患肢。这些无创的治疗方法长期以来被用于治疗静脉高压，可以缓解症状。非必要时不常规使用减少炎症介质的药物[5,8]。一般情况下，复发后需应用创伤性更大的干预措施。这也提高了患者的满意度，正如 Pavei 等发现的那样。他们对 51 名复发性静脉曲张患者进行再次手术治疗，平均随访 5.8 年。超过 90% 的患者表示他们在再次手术治疗后非常满意，并且几乎 80% 的患者认为结果良好[7]。

由于正常解剖结构的改变，对复发性静脉曲张再次进行开放手术比较困难。同时，诸如神经血管损伤和感染等并发症的发生率增加，导致住院费用增加，恢复时间延长[5,28]。一项纳入 67 例复发性 GSV 曲张下肢的研究比较了传统手术与静脉腔内激光消融的优劣，前者需要更多的全身麻醉和局部麻醉（$P<0.001$），住院时间更长（$P<0.05$），误工时间更长（$P<0.000\ 1$），后者患者的伤口感染率（8% vs 0%，$P<0.05$）和感觉异常率（27% vs 13%，$P<0.05$）都较高[1]。一项类似的纳入 116 例小隐静脉曲张复发下肢的研究中，尽管没有统计学差异，但手术组患者腓肠肌神经痛（20%）多于腔内激光消融组（9%）[29]。因此，目前提倡采用微创方法治疗复发性静脉曲张。

射频消融、静脉腔内激光消融和超声引导的泡沫硬化治疗都被认为是治疗静脉曲张复发的安全有效的方法[28,30-32]。3 个月时，通过热消融技术再次进行 GSV 治疗的成功率为 96%，同时可改善 QoL 评分[30]。在另一项研究中，腔内激光消融术后随访 18 个月后未发现再次治疗过的 GSV 或小隐静脉临床复发和再通[28]。一项随访 1 年的研究发现超声引导下泡沫硬化治疗复发的膝上和膝下 GSV 反流是有效的，仅需一至两个疗程[31]。在一项为期 5 年的前瞻性研究中，Chapman-Smith 和 Browne 采用双功超声证实 203 条肢体的 GSV 直径逐年减小，直至保持不变。15.5% 的肢体在 12~24 个月之间需要再次硬化治疗，但在随后的几年中，只有不到 10% 的肢体需要再次治疗[32]。

静脉曲张的治疗包括点式静脉切除术或超声引导的硬化治疗。残余病变进行静脉切除术是很好也是很成功的治疗方法。复发性静脉曲张可能具有挑战性，因为静脉大多与皮下组织粘连，管壁薄弱容易撕裂，因此完全切除会比较困难。在这种情况下，超声引导的硬化治疗可能是更好的选择。这一方法也同样适用于腹股沟区新生血管形成，因为开放外科手术治疗此类病例比较困难（见图 41.4 和 41.5）。

41.6 结论

很遗憾，REVAS 很常见，但对其病理学表现却知之甚少。因此，继续研究以寻找最佳治疗方法和预防复发至关重要。到目前为止，微创静脉腔内治疗在治疗这一病变方面提供了最佳结果。

美国静脉论坛指南 4.13.0：复发性静脉曲张

编码	指南	推荐等级（1：强；2：弱）	证据级别（A：高质量；B：中等质量；C：低或极低质量）
4.13.1	临床描述复发性静脉曲张，推荐使用手术后复发性静脉曲张分类	1	B
4.13.2	评估复发性静脉曲张，推荐应用双功超声来确定静脉曲张复发位置及来源	1	B
4.13.3	治疗复发性静脉曲张，建议根据病因和严重程度，采用静脉腔内技术、超声引导的泡沫硬化疗法或静脉切除术	2	C

参考文献

● = Major primary paper
★ = Major review paper
◆ = Published guideline

1. van Groenendael L, van der Vliet A, Flinkenflogel L, Roovers EA, van Sterkenburg SMM, and Reijnen MMPJ. Treatment of recurrent varicose veins of the great saphenous vein by conventional surgery and endovenous laser ablation. *J Vasc Surg* 2009;50:1106–13.
2. Heim D, Negri M, Schlegel U, and De Maeseneer M. Resecting the great saphenous stump with endothelial inversion decreases neither neovascularization nor thigh varicosity recurrence. *J Vasc Surg* 2008;47:1028–32.
3. Egan B, Donnelly M, Bresnihan M, Tierney S, and Feeley M. Neovascularization: An "innocent bystander" in recurrent varicose veins. *J Vasc Surg* 2006;44:1279–84.
4. Brake M, Lim CS, Shepherd AC, Shalhoub J, and Davies AH. Pathogenesis and etiology of recurrent varicose veins. *J Vasc Surg* 2013;57:860–8.
◆5. Wittens C, Davies AH, Bækgaard N et al. Management of chronic venous disease: Clinical practice guidelines of the European Society for Vascular Surgery (ESVS). *Eur J Vasc Endovasc Surg* 2015;49:678–737.
6. Bush RG, Bush P, Flanagan J et al. Factors associated with recurrence of varicose veins after thermal ablation: Results of the recurrent veins after thermal ablation study. *Sci World J* 2014;2014:505843.
7. Pavei P, Vecchiato M, Spreafico G et al. Natural history of recurrent varices undergoing reintervention: A retrospective study. *Dermatol Surg* 2008;34:1676–82.
★8. Perrin MR, Guex JJ, Ruckley V et al. Recurrent varices after surgery (REVAS), a consensus document. *Cardiovasc Surg* 2000;8:233–45.
◆9. Eklöf B, Perrin M, Delis KT, Rutherford RB, and Gloviczki P. Updated terminology of chronic venous disorders: The VEIN-TERM transatlantic interdisciplinary consensus document. *J Vasc Surg* 2009;49:498–501.
●10. Perrin MR, Labropoulos N, and Leon LR Jr. Presentation of the patient with recurrent varices after surgery (REVAS). *J Vasc Surg* 2006;43:327–34.
●11. Jones L, Braithwaite BD, Selwyn D, Cooke S, and Earnshaw JJ. Neovascularisation is the principal cause of varicose vein recurrence: Results of a randomized trial of stripping the long saphenous vein. *Eur J Vasc Endovasc Surg* 1996;12:442–5.
12. Joshi D, Sinclair A, Tsui J, and Sarin S. Incomplete removal of great saphenous vein is the most common cause for recurrent varicose veins. *Angiology* 2011;62:198–201.
13. Winokur RS, Khilnani NM, and Min RJ. Recurrence patterns after endovenous laser treatment of saphenous vein reflux. *Phlebology* 2015, doi: 10.1177/0268355515596288 [Epub ahead of print].
14. Recek C. The hemodynamic paradox as a phenomenon triggering recurrent reflux in varicose vein disease. *Int J Angiol* 2012;21:181–5.
15. Theivacumar NS, Carwood R, and Gough MJ. Neovascularisation and recurrence 2 years after varicose vein treatment for sapheno-femoral and great saphenous vein reflux: A comparison of surgery and endovenous laser ablation. *Eur J Vasc Endovasc Surg* 2009;38:203–7.
●16. Carradice D, Mekako AI, Mazari FAK, Samuel N, Hatfield J, and Chetter IC. Clinical and technical outcomes from a randomized clinical trial of endovenous laser ablation compared with conventional

surgery for great saphenous varicose veins. *Br J Surg* 2011;98:1117–23.

★17. Nesbitt C, Bedenis R, Bhattacharya V, and Stansby G. Endovenous ablation (radiofrequency and laser) and foam sclerotherapy versus open surgery for great saphenous vein varices. *Cochrane Database Syst Rev* 2014;(7):CD005624.

★18. van den Bos R, Arends L, Kockaert M, Neumann M, and Nijsten T. Endovenous therapies of lower extremity varicosities: A meta-analysis. *J Vasc Surg* 2009;49:230–9.

•19. Pronk P, Gauw SA, Mooij MC et al. Randomised controlled trial comparing sapheno-femoral ligation and stripping of the great saphenous vein with endovenous laser ablation (980 nm) using local tumescent anaesthesia: One year results. *Eur J Vasc Endovasc Surg* 2010;40:649–56.

•20. Lurie F, Creton D, Eklöf B et al. Prospective randomized study of endovenous radiofrequency obliteration (closure) versus ligation and vein stripping (EVOLVeS): Two-year follow-up. *Eur J Vasc Endovasc Surg* 2005;29:67–73.

21. Milone M, Salvatore G, Maietta P, Sosa Fernandez LM, and Milone F. Recurrent varicose veins of the lower limbs after surgery. Role of surgical technique (stripping vs. CHIVA) and surgeon's experience. *G Chir* 2011;32:460–3.

22. Rass K, Frings N, Glowacki P et al. Comparable effectiveness of endovenous laser ablation and high ligation with stripping of the great saphenous vein. *Arch Dermatol* 2012;148:49–58.

•23. Shadid N, Ceulen R, Nelemans P et al. Randomized clinical trial of ultrasound-guided foam sclerotherapy versus surgery for the incompetent great saphenous vein. *Br J Surg* 2012;99:1062–70.

•24. Rasmussen L, Lawaetz M, Bjoern L, Blemings A, and Eklöf B. Randomized clinical trial comparing endovenous laser ablation and stripping of the great saphenous vein with clinical and duplex outcome after 5 years. *J Vasc Surg* 2013;58:421–6.

•25. El-Sheikha J, Nandhra S, Carradice D et al. Clinical outcomes and quality of life 5 years after a randomized trial of concomitant or sequential phlebectomy following endovenous laser ablation for varicose veins. *Br J Surg* 2014;101:1093–7.

•26. Nandhra S, El-Sheikha J, Carradice D et al. A randomized clinical trial of endovenous laser ablation versus conventional surgery for small saphenous varicose veins. *J Vasc Surg* 2015;61:741–6.

27. Cardia G, Catalano G, Rosafio I, Granatiero M, and de Fazio M. Recurrent varicose veins of the legs. Analysis of a social problem. *G Chir* 2012;33:450–4.

28. Nwaejike N, Srodon PD, and Kyriakides C. Endovenous laser ablation for the treatment of recurrent varicose vein disease—A single centre experience. *Int J Surg* 2010;8:299–301.

29. van Groenendael L, Flinkenflogel L, van der Vliet JA, Roovers EA, van Sterkenburg SMM, and Reijnen MMP. Conventional surgery and endovenous laser ablation of recurrent varicose veins of the small saphenous vein: A retrospective clinical comparison and assessment of patient satisfaction. *Phlebology* 2010;25:151–157.

30. Theivacumar NS and Gough MJ. Endovenous laser ablation (EVLA) to treat recurrent varicose veins. *Eur J Vasc Endovasc Surg* 2011;41:691–6.

31. Darvall KAL, Bate GR, Adam DJ, Silverman SH, and Bradbury AW. Duplex ultrasound outcomes following ultrasound-guided foam sclerotherapy of symptomatic recurrent great saphenous varicose veins. *Eur J Vasc Endovasc Surg* 2011;42:107–14.

•32. Chapman-Smith P and Browne A. Prospective five-year study of ultrasound-guided foam sclerotherapy in the treatment of great saphenous vein reflux. *Phlebology* 2009;24:183–8.

42

静脉曲张的治疗:现行指南

42.1 背景介绍

在美国,据估计约有23%的成年人有静脉曲张,6%的人有进展期的慢性静脉病(chronic venous disease,CVD),包括皮肤改变、愈合或活动性的静脉溃疡[1,2]。对于CVD患者,需有详细的病史采集和体格检查,辅以深静脉和浅静脉的多普勒超声扫描。从事静脉曲张治疗的医生要注意,如果未进行合适的术前检查,即予简单的浅静脉移除,通常治疗效果不佳;突出的曲张静脉通常与静脉高压有关,所以病因治疗与静脉切除同样重要。在治疗之前,医生必须利用多普勒超声对静脉进行详细全面的评估,以确定静脉高压的源头以及反流最显著的地方。如果想获得生理学方面数据,可以选择性使用静脉容积描记法。血栓形成倾向评估仅在以下三类患者中进行:复发性深静脉血栓、年轻血栓患者、非常规位置的血栓。应使用疾病特异性量表对患者进行生活质量评估,以评价CVD的严重程度和患者主诉干预后效果。

在过去的一个多世纪,大隐、小隐静脉高位结扎抽剥、静脉团切除已成为静脉曲张的标准手术方式。然而在美国最近15年里,静脉内热消融在很大程度上取代了传统的高位结扎和剥离手术。以多个较大的皮肤切口进行的静脉曲张切除术[3]也被摒弃,代以点状剥脱或刨吸术。

42.2 临床检查

目前修订的CEAP分类为用于记录慢性静脉疾病的临床分级(clinical,C)、病因学(etiology,E)、解剖学(anatomy,A)和病理生理学(pathophysiology,P)。CVD患者临床(C)分级:C1,毛细血管扩张,或蛛丝样血管显露;C2,静脉曲张;C3,水肿;C4a,色素沉着和/或湿疹;C4b,脂皮硬化和/或白色萎缩斑;C5,愈合性溃疡;C6,活动性溃疡[4]。本章将重点叙述曲张静脉的治疗(即C2期)。修订静脉临床严重程度评分(revised venous clinical severity score,RVCSS)根据症状和体征的严重程度将CVD进行分级。RVCSS是目前最可靠的量表,它可以量化评估CVD疾病改善程度以及随访过程中CVD严重程度变化(短期,<1年;中期,1~3年;长期,>3年)[5]。

42.3 非手术管理

如果患者期望非手术治疗,压力袜联合静脉活性药物[地奥司明、橙皮苷、芸香苷、舒洛地特、微粉化的黄酮类成分或马蹄籽提取物(七叶皂苷)]可以用于缓解CVD患者的水肿及疼痛,但是在一些国家并无这些药物可供选用。读者可阅读第32章了解这些药物的疗效证据。虽然压力袜可以改善患者症状,但一项关于单纯静脉曲张使用弹力袜治疗的大型系统回顾提示:①缺乏证据证明压力袜可以减慢静脉曲张进展或预防术后复发;②压力治疗的患者依从性不高[6]。第三方机构提倡对于C2期患者,在手术干预前需要一段时间的压力治疗,然而REACTIV试验得出的结论却与第三方机构观点相反。REACTIV试验结果支持手术治疗更加有效,成本效益更高[7]。对于不进行手术治疗的静脉曲张患者,建议采用中等压力(20~30mmHg)治疗。

42.4 干预治疗

42.4.1 开放手术

42.4.1.1 大隐静脉高位结扎剥脱术

大隐静脉（great saphenous vein，GSV）反流是症状性静脉瓣膜功能不全最常见的情况，也是下肢静脉曲张的最常见原因[8,9]。因此，治疗曲张静脉的首要目标就是将大隐静脉从循环网中去除，从而消除反流。虽然内热消融术在美国很受欢迎，但在许多国家，传统手术仍然是标准术式[10]。

大隐静脉高位结扎和剥离通过腹股沟纹路处小斜切口进行，暴露隐股静脉连接处（sapheno femoral junction，SFJ），注意不要损伤周围的淋巴组织及阴部外动脉。必须清楚显露股静脉的前壁，以便清楚地识别隐股静脉连接点（SFJ）。大隐静脉结扎处需齐整，以尽量减少术后大隐静脉残端囊内形成血栓的几率。此外注意避免造成股静脉狭窄。可弯曲的塑料 Codman 静脉剥离器（codman stripper）常用于隐静脉内翻剥离。大隐静脉结扎固定于剥离器尾端，剥离器径至膝部下小切口拉出带引大隐静脉内翻并剥离。金属剥离器（oesch perforate-invaginate，PIN）创伤小，日间病房局部肿胀麻醉下即可操作[11]；剥离子通过腹股沟切口对静脉进行剥离，并通过膝盖水平下方的皮肤切口拉出。对于功能不全大隐静脉，剥离操作应限于膝盖水平，膝盖以下的剥脱操作可造成隐神经损伤几率增加[12]。冷冻剥离是一种可减少出血的剥离方法，将冷冻探针插入隐静脉内，在维持低温几秒钟后，通过剥离器将隐静脉由腹股沟切口处拉出。任何剥离手段都是通过小切口移除静脉团，为了减少血肿形成、疼痛和肿胀，术后 1~2 周的压迫治疗可有效达到目的。

42.4.1.1.1 局麻下选择性静脉曲张消融术

局麻下的站立位选择性静脉曲张消融术（ambulatory selective varices ablation under local anesthesia，ASVAL）可保留功能不全的隐静脉，通过点状剥脱静脉曲张属支以达到治疗目的。这种方法适用于早期 C2 患者（在一项研究中，33% 的患者没有症状、91% 的患者没有营养性皮肤改变）[13]。

42.4.1.1.2 慢性静脉功能不全的保守血流动力学治疗

慢性静脉功能不全的保守血流动力学治疗（aonservative hemodynamic treatment for chronic venous insufficiency，CHIVA）是基于保留隐静脉，将浅静脉血流重新引入深静脉的方法。CHIVA 是通过选择性结扎浅静脉系统中的点，来降低隐静脉和属支内的静水压；浅静脉的引流作用得以保留，但血流方向通常变为逆向[14]。CHIVA 和 ASVAL 技术尚未得到全世界的接受，应当由受过此类技术培训的外科医生有选择地使用。

42.4.1.2 静脉腔内治疗

42.4.1.2.1 热消融

静脉内热消融（thermal ablation）安全有效，恢复快，美容效果优于高位结扎剥脱术[15,16]。静脉内热消融通过造成静脉壁的直接热损伤，从而导致内皮细胞的破坏、中膜的胶原变性、管腔纤维化和血栓闭塞。目前最常用的两种热消融方法是：①射频（radiofrequency，RF）消融，通过特定发生器传导射频能量；②静脉内激光（endovenous laser，EVL）消融，通过激光发生器及光纤工作。

射频消融治疗静脉曲张于 1999 年由美国食品和药物管理局（FDA）批准使用。目前的 RF 导管于 2007 年投入使用，它比第一代设备更有效、使用更快；这一代不需要灌注系统，整个拉回过程需要 3~4 分钟。射频消融在腔内产生的能量传导到静脉壁，从而造成损伤。

激光治疗最早在 1989 被使用，但是十年后才成功地应用了二极管激光治疗静脉曲张，随后该技术在美国和世界范围内很快被改进和普及[17,18]。激光传递的腔内能量通过传导和对流传递给血液，以达到损伤的目的[19]。血液在 70~80℃凝固，在 100℃形成蒸汽泡，200~300℃凝固物发生炭化。EVLs 可在不同波长的条件下使用。目前可用的激光系统包括血红蛋白特定激光波长（810nm，940nm 和 980nm）和水特定激光波长（1 319nm，1 320nm 和 1 470nm）。在 EVL 各段波长中，未有数据证明哪种波长更优。设备选择则是依据医生的个人喜好。

射频消融和激光消融在许多方面类似。射频消融和激光消融都是基于导管的血管内介入治疗，它们利用电磁能量通过热传导阻塞（消融）静脉血管。两者均造成功能不全静脉的内壁破坏，并通过纤维化愈合。两者都需要局部肿胀麻醉，并在超声引导下完成。两种手术都可以在门诊日间病房完成。相比传统手术，患者在热消融后疼痛和不适感减轻，并可以更早返回工作[20]。

42.4.1.2.2 硬化治疗（液体或泡沫）

将化学药品注射到静脉中以实现静脉管腔内纤维化从而阻塞静脉，这种方法已经使用了将近一个世纪。一项来自欧洲的研究显示，与手术相比，硬化治疗（液体）的临床效果更差，因此硬化治疗不再流行[21]。随着泡沫硬化疗法的出现并且其疗效提升，化学消融重新返回人们的视线。泡沫形式的硬化剂与其液体形式相比[22,23]，对于隐静脉闭合更有效，并且通过超声成像（超声引导泡沫硬化疗法）更易于可视化。直到最近，医生选择使用液体 - 空气混合物配制泡沫硬化剂。文献中报道存在反常栓塞案例时，医生开始用二氧化碳代替空气[24]。

一项多中心临床试验，纳入了英国 11 个中心 798 名原发性静脉曲张患者，作者比较了泡沫硬化剂、激光和外科治疗的效果。主要结果是 6 个月通过多个量表评估患者的疾病特异性生活质量和一般生活质量。次要结果包括并发症和临床技术成功率。在对基线评分和其他协变量进行校正后，疾病特异性生活质量评分中，泡沫治疗后的平均分比手术后略差（P=0.006），但激光组和手术组相似。手术组与泡沫或激光组在一般生活质量方面没有显著差异。术后并发症发生率泡沫组为 6%，手术组为 7%；激光组并发症发生率为 1%，显著低于手术组（P<0.001）；临床技术成功率各组间相似，但泡沫组的大隐静脉主干消融成功率低于手术组（P<0.001）[25]。

42.4.1.2.3 静脉内聚桂醇微泡沫治疗

为了减轻神经损伤和减少在主干静脉热消融期间静脉周围肿胀麻醉所需的注射次数，主干静脉闭合采取非热性替代方法引起关注。

用于静脉注射的聚桂醇(polidocanol)是一种由氧-二氧化碳混合制成的专有药物级微小泡沫,由专有的罐装置配制。两个安慰剂对照研究 VANISH1 和 VANISH2 已经证明其令人满意的疗效和耐受性[26]。

42.4.1.2.4 机械化学消融

该装置将导管与快速旋转的细丝尖端和液体硬化剂的输注相关联。它可以应用于隐静脉干,而不需要局部麻醉,并提供极好的即刻和中期闭合率[27]。

42.4.1.2.5 静脉胶

该系统使用导管输送胶(专有的氰基丙烯酸正丁酯制剂)来治疗反流的主干静脉。在最近的关键试验中,大隐静脉的短期(3 个月)闭合率高(99%)[28],与先前的单臂可行性研究(95%)[29]和前瞻性多中心欧洲研究(96%)[30]的结果相似。

42.4.1.2.6 蒸汽消融

蒸汽消融需要使用导管和生成器,该设备目前在欧洲投入使用,但是现有缺乏有效数据[31]。

42.4.2 非主干静脉

42.4.2.1 点状剥脱

消除功能不全的 GSV 可降低静脉高压,减轻患者症状,并预防或减缓疾病的进展。然而,单纯 GSV 消融通常不足以消除所有现有的静脉曲张。当皮肤表面可见和触及静脉曲张时,点状剥脱用于去除分支曲张静脉。点状剥脱简单易行,耐受性好,可与其他治疗方式结合使用[32]。关于 GSV 消融手术时是否同期或分期进行静脉切除术存在争议,静脉消融联合点状剥脱可以提高临床疗效和减少对进一步手术的需要,以及改善患者早期生活质量[33]。

42.4.2.2 透光静脉旋切术

透光静脉旋切术(transilluminated powered phlebectom, TIPP)是穿刺静脉切除术的一种替代,它可以治疗广泛静脉曲张。该系统带有中央控制单元,灌注泵和切除振荡速度的控制装置;照明器手持件使用光纤电缆连接到控制单元,并且提供高强度光用于透光和输送灌注肿胀液;复位器手部具有 4.5mm 和 5.5mm 的选择。除了切口更少之外,暂没有已公布数据显示 TIPP 较之穿刺静脉切除术具有统计学意义的临床优势,但亦注意大多数研究报告使用的是早期的系统和技术。

在一项随机临床试验中,对 141 例静脉曲张患者的 188 个肢体进行了 TIPP 与穿刺静脉切开术的比较。在 6 个月和 12 个月时,美容(分别为 P=0.955 和 P=0.088)和复发率无显著差异(分别为 P=0.27 和 P=0.11)[34]。

随着新一代系统和改进的技术和学习曲线调整,TIPP 已经变得创伤性更小,与先前报道的相比,TIPP 可以减少潜在的并发症并改善预后。在进行新的试验之前,TIPP 的其他潜在利益尚待证实。

42.4.2.3 硬化疗法

在一项随机临床试验中,比较静脉曲张切除术和压迫硬化疗法,穿刺静脉切除术和压迫硬化疗法的 1 年复发率分别为 1/48 和 12/48(P<0.001);压迫硬化治疗(P<0.001)。在 2 年时,压迫性硬化治疗再有六例复发(P<0.001)[35]。

42.5 复发静脉曲张

一项临床试验对静脉曲张手术患者进行了 34 年的随访,其中有 60% 的患者静脉曲张复发[36]。研究发现在复发静脉曲张患者中,新生血管与技术性失效是同等常见的原因(20% 与 19%),隐股静脉瓣(47.2%)和交通支(54.7%)是复发性反流最常累及的区域[37]。根据复发的来源、位置和程度,可以实施隐静脉或交通支静脉的点状剥脱、硬化治疗或静脉内热消融。2006 年发表了一篇关于硬化治疗的 Cochrane 综述得出结论,证据支持了硬化治疗在现代临床实践中的地位,但局限于外科手术后复发的静脉曲张和线状静脉曲张的治疗[38]。

42.6 结果

许多临床工具可用于评估治疗方法的疗效,通常指患者关注的治疗效果,包括症状改善、静脉曲张复发、皮肤溃疡愈合或复发、CVD 慢性进展性症状的改善、生活质量的改善和美容效果。至少,基础 CEAP 临床分类结合修订的静脉临床严重性评分(rVCSS)应该在常规临床实践中应用于患者的跟踪随诊。

美国静脉论坛指南 4.140:曲张静脉的治疗

编码	指南	推荐等级(1:强;2:弱)	证据级别(A:高质量;B:中等质量;C:低或极低质量)
4.14.1	建议在可获得静脉活性药物的国家中,除了对因慢性静脉疾病而疼痛和肿胀的患者进行压迫治疗外,还可使用静脉活性药物[地奥司明、橙皮苷、芸香苷、磺胺、超细纯化黄酮部分或马栗子种子提取物(七叶皂苷)]	2	B
4.14.2	建议热消融或剥脱作为静脉曲张的主要治疗方法。推荐使用中等压力(20~30mmHg)的压迫疗法来治疗那些不适合接受手术的患者	1	B
4.14.3	对于隐静脉功能不全的治疗,推荐静脉内热消融,优于高位结扎、剥离或泡沫硬化治疗	1	B

续表

编码	指南	推荐等级 (1：强；2：弱)	证据级别 (A：高质量；B：中等质量； C：低或极低质量)
4.14.4	对于经过严格选择的患者，建议可使用非热静脉消融术来治疗隐静脉功能不全，优于高位结扎、剥离或内热静脉消融	2	C
4.14.5	建议微创静脉切除术、泡沫硬化或静脉热消融治疗复发性静脉曲张	2	B
4.14.6	轴静脉反流处理后，建议使用微创静脉切除术联合硬化剂治疗属支静脉曲张	2	B
4.14.7	在临床实践中，推荐使用基础 CEAP 临床分类结合修订的静脉临床严重性评分来跟踪结果	1	B

参考文献

● = Key primary papers
★ = Major Review articles

★1. Gloviczki P, Comerota AJ, Dalsing MC, Eklöf BG. The care of patients with varicose veins and associated chronic venous diseases: Clinical practice guidelines of the Society for Vascular Surgery and the American Venous Forum. *J Vasc Surg* 2011;53:2S–48S.
2. Kaplan RM, Criqui MH, Denenberg JO, Bergan J, Fronek A. Quality of life in patients with chronic venous disease: San Diego population study. *J Vasc Surg* 2003;37(5):1047–53.
3. Lofgren EP. Trends in the surgical management of varicose veins. *Mayo Clin Proc* 1980;55(9):583–4.
●4. Eklöf B, Rutherford RB, Bergan JJ et al. Revision of the CEAP classification for chronic venous disorders: Consensus statement. *J Vasc Surg* 2004;40:1248–52.
●5. Vasquez MA, Rabe E, McLafferty RB, Shortell CK, Marston WA, Gillespie D. Revision of the venous clinical severity score: Venous outcomes consensus statement: Special communication of the American Venous Forum Ad Hoc Outcomes Working Group. *J Vasc Surg* 2010;52:1387–96.
6. Palfreyman SJ, Michaels JA. A systematic review of compression hosiery for uncomplicated varicose veins. *Phlebology* 2009;24(Suppl. 1):13–33.
7. Michaels JA, Campbell WB, Brazier JE et al. Randomised clinical trial, observational study and assessment of cost-effectiveness of the treatment of varicose veins (REACTIV trial). *Health Technol Assess* 2006;10(13):1–196.
8. Labropoulos N, Delis K, Nicolaides AN, Leon M, Ramaswami G. The role of the distribution and anatomic extent of reflux in the development of signs and symptoms in chronic venous insufficiency. *J Vasc Surg* 1996;23:504–10.
9. Evan CI, Allan PL, Lee AI, Bradbury AW, Ruckley CV, Fowkes PG. Prevalence of venous reflux in the general population on duplex scanning: The Edinburgh Vein Study. *J Vasc Surg* 1998;28:767–76.
10. Perkins JM. Standard varicose vein surgery. *Phlebology* 2009;24(Suppl. 1):34–41.
11. Goren G, Yellin AE. Minimally invasive surgery for primary varicose veins: Limited invaginated axial stripping and tributary (hook) stab avulsion. *Ann Vasc Surg* 1995;9(4):401–14.
12. Fullarton GM, Calvert MH. Intraluminal long saphenous vein stripping: A technique minimizing perivenous tissue trauma. *Br J Surg* 1987;74(4):255.
13. Pittaluga P, Chastanet S, Rea B, Barbe R. Midterm results of the surgical treatment of varices by phlebectomy with conservation of a refluxing saphenous vein. *J Vasc Surg* 2009;50(1):107–18.
14. Criado E, Lujan S, Izquierdo L, Puras E, Gutierrez M, Fontcuberta J. Conservative hemodynamic surgery for varicose veins. *Semin Vasc Surg* 2002;15(1):27–33.
15. Lurie F, Creton D, Eklöf B et al. Prospective randomized study of endovenous radiofrequency obliteration (closure procedure) versus ligation and stripping in a selected patient population (EVOLVeS Study). *J Vasc Surg* 2003;38:207–14.
16. Min RJ, Zimmet SE, Isaacs MN, Forrestal MD. Endovenous laser treatment of the incompetent greater saphenous vein. *J Vasc Interv Radiol* 2001;12:1167–71.
17. Puglisi R, Tacconi A, Sanfilippo S. L'application du laser ND-YAG dans le traitment du syndrome variquex. In: *Proceedings of the 10th World Congress of Phlebologie, Strasbourg, 25–29 September, 1989.* Paris: John Libbey Eurotext, 1992, 677–9.
18. Navarro L, Min RJ, Bone C. Endovenous laser: A new minimally invasive method of treatment for varicose veins: Preliminary observations using an 810 nm diode laser. *Dermatol Surg* 2001;27(2):117–22.
19. Fan CM, Rox-Anderson R. Endovenous laser ablation: Mechanism of action. *Phlebology* 2008;23(5):206–13.
20. Rasmussen L, Lawaetz M, Bjoern L, Vennits B, Blemings A, Eklöf B. Randomized clinical trial comparing endovenous laser ablation, radiofrequency ablation, foam sclerotherapy and surgical

stripping for great saphenous varicose veins with 3 year follow-up. *J Vasc Surg Venous Lymphat Disord* 2013;1:349–56.
21. Hobbs JT. Surgery or sclerotherapy for varicose veins: 10-year results of a random trial. In: Tesi M, Dormandy JA, eds. *Superficial and Deep Venous Diseases of the Lower Limbs.* Turin, Italy: PanminervaMedica, 1984, 243–8.
22. Hamel-Desnos C, Desnos P, Wollmann JC, Ouvry P, Mako S, Allaert FA. Evaluation of the efficacy of polidocanol in the form of foam compared with liquid form in sclerotherapy of the greater saphenous vein: Initial results. *Dermatol Surg* 2003;29(12):1170–5.
23. Rao J, Wildemore JK, Goldman MP. Double-blind prospective comparative trial between foamed and liquid polidocanol and sodium tetradecyl sulfate in the treatment of varicose and telangiectatic leg veins. *Dermatol Surg* 2005;31(6):631–5.
24. Forlee MV, Grouden M, Moore DJ, Shanik G. Stroke after varicose vein foam injection sclerotherapy. *J Vasc Surg* 2006;43:162–4.
•25. Brittenden J, Cotton SC, Elders A et al. A randomized trial comparing treatments for varicose veins. *N Engl J Med* 2014;371(13):1218–27.
26. Todd KL 3rd, Wright DI; VANISH-2 Investigator Group. The VANISH-2 study: A randomized, blinded, multicenter study to evaluate the efficacy and safety of polidocanol endovenous microfoam 0.5% and 1.0% compared with placebo for the treatment of saphenofemoral junction incompetence. *Phlebology* 2014;29(9):608–18.
27. Bootun R, Lane T, Dharmarajah B et al. Intra-procedural pain score in a randomised controlled trial comparing mechanochemical ablation to radiofrequency ablation: The Multicentre Venefit™ versus ClariVein® for varicose veins trial. *Phlebology* 2016;31(1):61–5.
28. Morrison N, Gibson K, McEnroe S et al. Randomized trial comparing cyanoacrylate embolization and radiofrequency ablation for incompetent great saphenous veins (VeClose). *J Vasc Surg* 2015;61(4):985–94.
29. Almeida JI, Javier JJ, Mackay EG, Bautista C, Proebstle TM. First human use of cyanoacrylate adhesive for treatment of saphenous vein incompetence. *J Vasc Surg Venous Lymphat Disord* 2013;1:174–80.
30. Proebstle TM, Alm J, Dimitri S et al. Twelve-month follow-up of the European multicenter study on cyanoacrylate embolization of incompetent great saphenous veins. *J Vasc Surg Venous Lymphat Disorc* 2014;2:105–6.
31. van den Bos RR, Malskat WSJ, De Maeseneer MGR et al. Randomized clinical trial of endovenous laser ablation versus steam ablation (LAST trial) for great saphenous varicose veins. *Br J Surg* 2014;101:1077–83.
32. Bergan JJ. Varicose veins: Hooks, clamps, and suction: Application of new techniques to enhance varicose vein surgery. *Semin Vasc Surg* 2002;15(1):21–6.
33. Lane TR, Kelleher D, Shepherd AC, Franklin IJ, Davies AH. Ambulatory Varicosity avUlsion later or Synchronized (AVULS): A randomized clinical trial. *Ann Surg* 2015;261(4):654–61.
34. Aremu MA, Mahendran B, Butcher W et al. Prospective randomized controlled trial: Conventional versus powered phlebectomy. *J Vasc Surg* 2004;39(1):88–94.
35. De Roos KP, Nieman FH, Neumann HA. Ambulatory phlebectomy versus compression sclerotherapy: Results of a randomized controlled trial. *Dermatol Surg* 2003;29(3):221–6.
36. Fischer R, Linde N, Duff C, Jeanneret C, Chandler JG, Seeber P. Late recurrent saphenofemoral junction reflux after ligation and stripping of the greater saphenous vein. *J Vasc Surg* 2001;34(2):236–40.
37. Perrin MR, Labropoulos N, Leon LR Jr. Presentation of the patient with recurrent varices after surgery (REVAS). *J Vasc Surg* 2006;43(2):327–34.
38. Tisi PV, Beverley C, Rees A. Injection sclerotherapy for varicose veins. *Cochrane Database Syst Rev* 2006;(4):CD001732.

43

原发性深静脉瓣膜功能不全的外科治疗

43.1 介绍

Kistner[1,2]首次成功修复深静脉瓣膜是一个开创性的事件。虽然起初是有争议的,但它再次引起了人们对深静脉反流疾病的兴趣,从而使该领域获得重大进步。今天,由于全世界对静脉瓣膜重建的概念及技术的不断研究,使其成为治疗深静脉反流的确切选择。伴随着新成像模式的出现和对反流病理学更好的理解,深静脉瓣膜重建领域重新焕发活力。

43.2 外科病理学

静脉溃疡的病理生理学发生,基于静脉高压导致微循环异常和随后的营养性病变[3]。任何治疗静脉性溃疡(VU)的目的都是降低静脉高压,从而愈合并且预防复发。

在大多数研究静脉溃疡的论文中,反流被认为是导致静脉高压最常见的主要原因,而并非阻塞性病变[4,5]。静脉术语共识会议(vein term consensus conference)定义了各种反流模式[6]。与节段性的、独立性的或联合性的深静脉反流相比,轴向性反流是导致严重的慢性静脉功能不全的主要原因[7]。

大约一半接受瓣膜修复的患者为"原发性"瓣膜反流患者,另一半患者为继发性或血栓形成后疾病患者[8,9]。深静脉瓣膜的原发病变分为多种亚型,如图 43.1 所示。

极少数情况下,可能会发现先天性异常,如三叶尖瓣,无瓣膜或涉及一侧或两侧肢体的双重反流性血管。"原发性"瓣膜反流是由静脉壁扩张、瓣膜杯或尖瓣异常引起的。通常,静脉附着线很容易从静脉表面追踪识别。在原发性瓣膜反流中,两个瓣膜合缝形成的瓣膜角变宽并且变钝角(通常是锐角)[9,10]。这种情况通常发生在一个或两个合缝中。外膜可能很厚,在某些情况下会使瓣膜附着线变得模糊。在内部,瓣膜尖瓣会有过多的褶皱,因此无法正常接合(图 43.2)并导致反流。瓣膜尖瓣的纹理看起来是正常和半透明的。

在一部分患者中,远端深静脉血栓形成位于"原发性"反流瓣膜下方[11]。尚不清楚血栓形成是静脉反流的结果(反流血瘀滞),还是导致反流的原因。在大多数血栓形成后病例,血栓处以外的瓣膜中出现新的反流,其原因未知[11-14]。

43.3 适应证和患者的选择

对于已经尝试了其他各种相对保守的治疗方法而无效的患者,可采取深静脉瓣膜修复的方法。通常,加压疗法的合理疗程应至少 3 个月。然而,某些社会经济因素和诸如职业或并发症等特殊情况可能使长期加压疗法变得不切实际或不可能。深部瓣膜重建的潜在适应证患者应具有 CEAP 分级中(C,临床;E,病因学;A,解剖学;P,病理生理学)临床 C4 级或更高级别。CEAP 分级并没有充分考虑疼痛的因素。大约 10% 的深静脉瓣膜反流患者会出现严重(视觉模拟评分 >5)的疼痛,不伴其他临床表现。在选择病例时,伴或不伴其他临床症状的疼痛严重程度是一个重要的考虑因素。

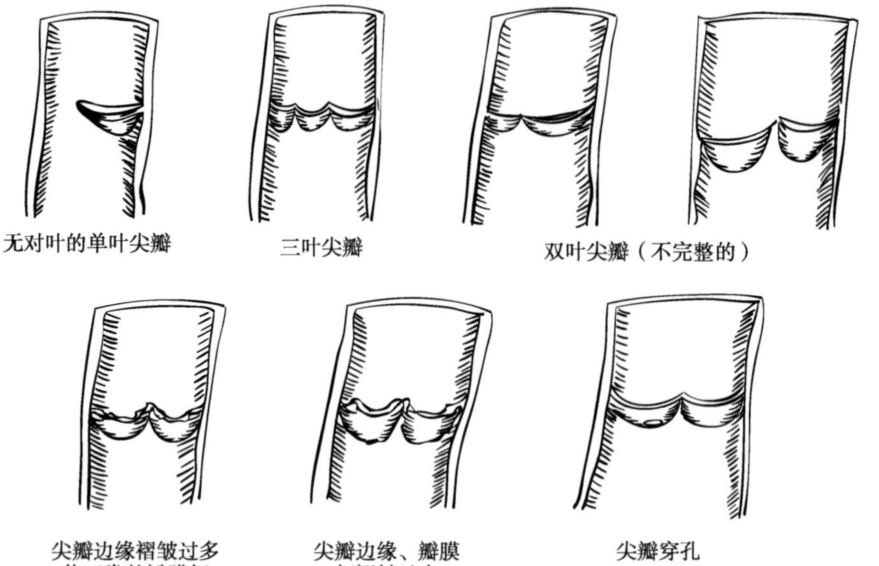

无对叶的单叶尖瓣　三叶尖瓣　双叶尖瓣（不完整的）

尖瓣边缘褶皱过多伴正常的瓣膜杯　尖瓣边缘、瓣膜杯褶皱过多　尖瓣穿孔

图 43.1 “原发性”瓣膜功能不全中的瓣膜异常

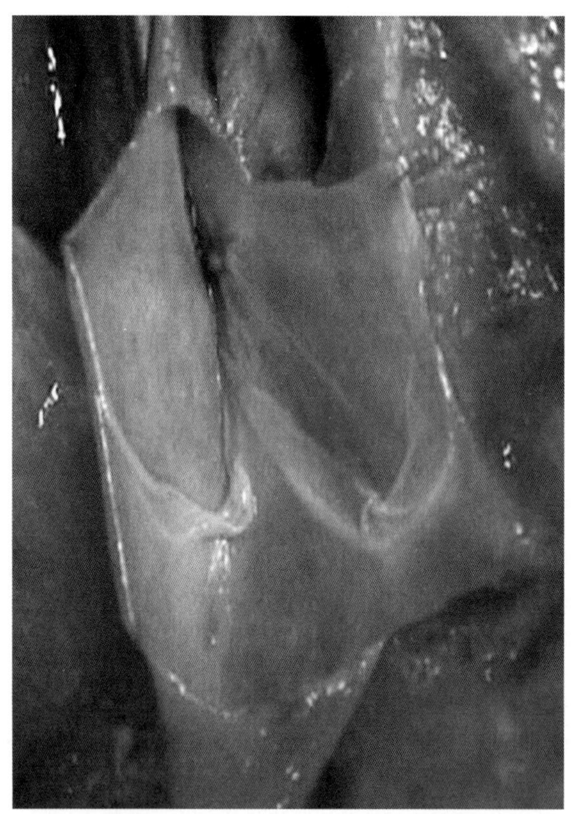

图 43.2 瓣膜尖瓣有过多的褶皱，不能正常接合并导致反流

复发性蜂窝织炎和复发性浅静脉或深静脉血栓形成是次要的适应证。由于大多数深静脉反流患者存在其他静脉系统受累[15]，患者可能已经进行了相对简单的手术，如大隐静脉剥脱和/或穿支静脉手术。众所周知，部分纠正治疗至少在初期会对静脉疾病有一定效果，当初期治疗失败后，才考虑进行深静脉瓣膜修复治疗[13]。由于慢性静脉疾病通常对肢体或生命造成的风险很小，因此渐进式的方法是可行的。

43.4 术前评估

理想的手术适应证患者应当进行全身性评估和详细的静脉评估。详细的静脉评估应采用 CEAP 分类系统，对静脉病变的严重程度进行评分。目前的相关用药史包括激素和抗凝药。还应确定动脉血流灌注的充分性。

初步评估和后续工作需要一整套全面的检查。这些包括记录轴向深静脉回流和评估可修性反流瓣膜的多普勒扫描（图 43.3a 和 b）。虽然现在还没有能够精确量化单个瓣膜回流情况的技术，但现代多普勒扫描可以计算回流速度和瓣膜关闭时间。瓣膜闭合时间可能在临床相关性方面存在误差，因此需要结合其他参数来评估反流[16-18]。B 型超声扫描也可以描绘瓣膜的异常类型（图 43.4a~c）[19]。它还可以测量瓣膜内间距，从而估计静脉瓣膜需要折叠/切除的程度（图 43.5a 和 b）[19]。

诸如站立静脉压或空气体积描记术和对比计算机断层（CT）扫描/磁共振静脉造影研究等广泛应用的检查不仅可用于量化静脉高压，还可用于排除髂窝区域中的任何功能性阻塞。作者在手术前使用下行静脉造影来识别要修复的瓣膜，并在手术中观察记录瓣膜修复后的反流消除（图 43.6a 和 b）。静脉造影不再用于量化反流，因为已经发现这个检查在这方面不具有很强特异性[16,20]。

对于瓣膜闭合时间大于 3cm/s，并且通过站立多普勒扫描得出患者进行 Valsalva 动作时相关的回流速度 >5cm/s，作者建议进行深静脉瓣膜修复术。反流严重程度的粗略估计可以通过计算反流静脉节段的数量（节段评分）或肢体中不间断反流的远端累及程度（Kistner 回流等级）来实现[4,9,17]。严重临床症状经常与“轴向反流”相关（约 40%），但不唯一相关[7]。通过动态静脉压测量的静脉充盈时间（VFT）与空气体积描记法检测静脉充盈指数（VFI90）与反流严重程度相关，是有效的检测手段[4,17,21,22]。现在有几种特定的静脉

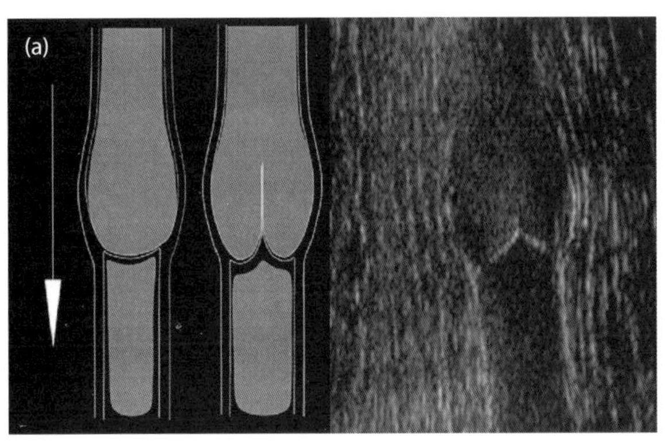

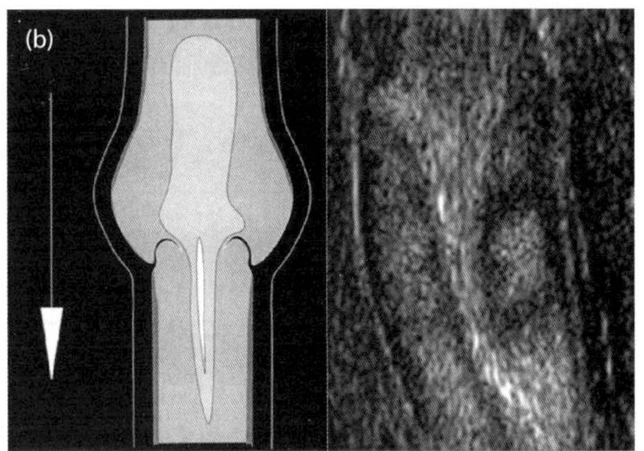

图 43.3 (a)功能完全正常的瓣膜示意图和 B 超模式下血流情况。(b)带有“弯刀标志”的功能不全瓣膜，可见严重脱垂的尖瓣

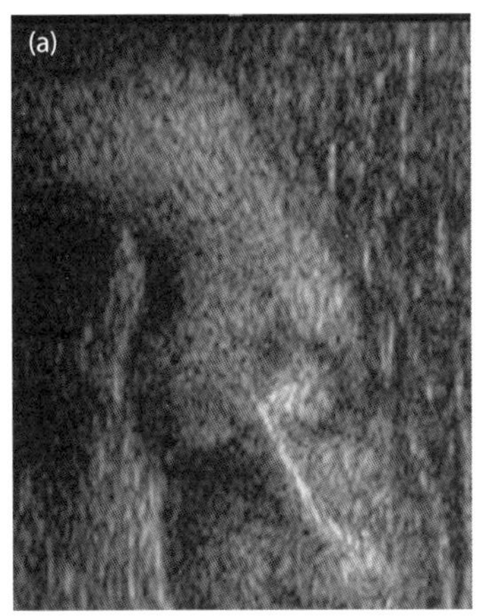

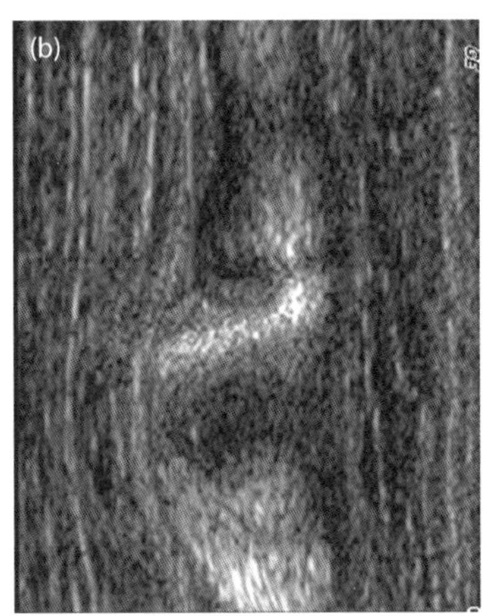

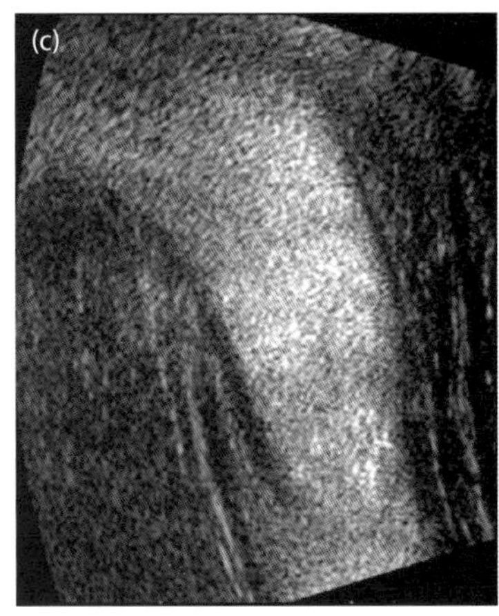

图 43.4 (a)功能不全的瓣膜，其回流喷射方向与尖端相反。(b)单个脱垂尖点，血液被导向静脉壁，适合采取瓣膜成形术。(c)无瓣膜静脉，无法修复瓣膜

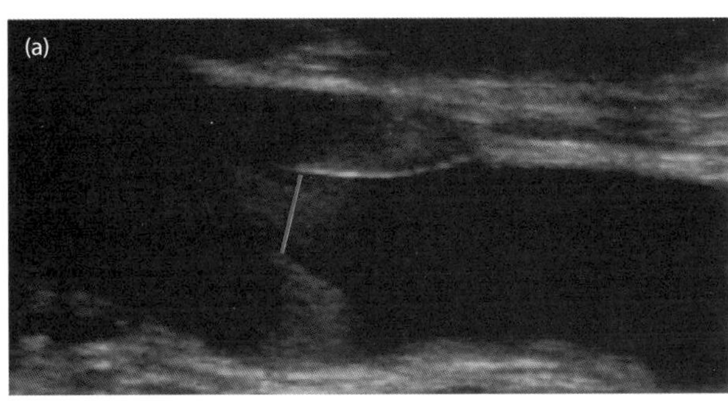

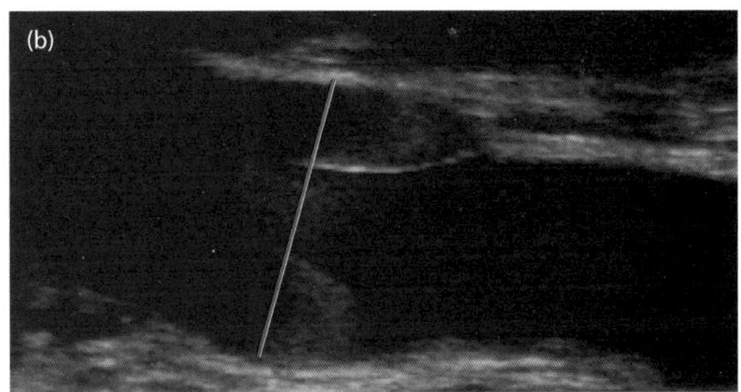

图 43.5 (a)瓣膜内间距。(b)跨越外间距

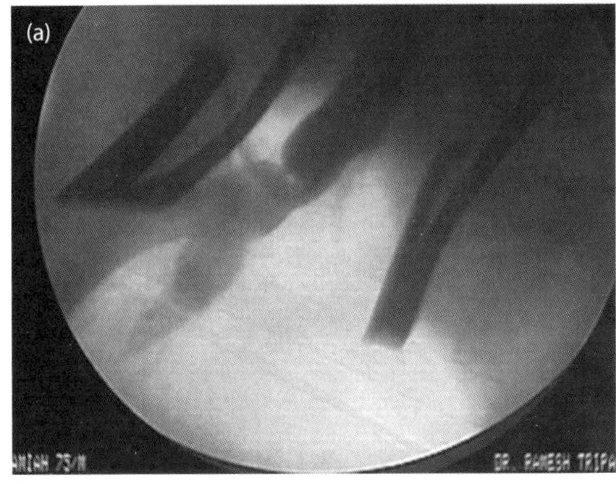

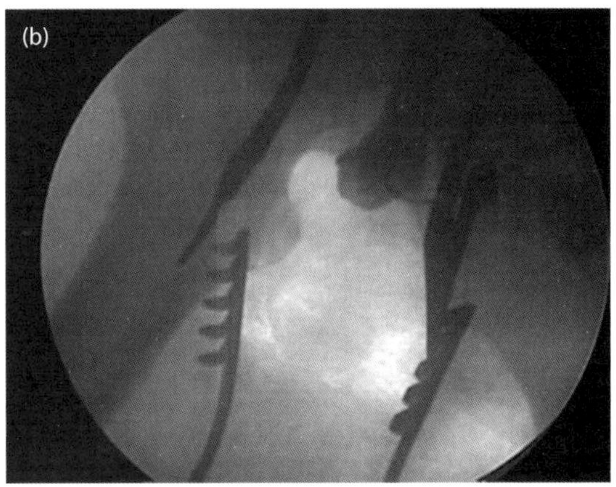

图 43.6 (a)术中下行静脉造影术中股静脉(CFV)瓣膜的反流。(b)内部瓣膜成形术后反流去除

疾病的生活质量衡量指标[简表36(SF-36),静脉严重程度评分,静脉临床严重程度评分和静脉残疾评分]可用。其中一些很容易在静脉实践中常规使用。

建议进行常规高凝状态检查,以便为术后抗凝的持续时间和程度提供适当的指导。

43.5 手术技巧

将患者置于仰卧位,在反向 Trendelenburg 45° 体位进行硬膜外麻醉后消毒大腿或腘窝(优选内侧入路)区域。

深静脉回流的术前多普勒成像可用于评估多个病变部位是否可进行瓣膜修复,包括测量吸气和呼气时的深静脉直径和计算瓣膜间距离,并且在皮肤上的标记这些病变部位能够有利于术中识别和定位[19]。测量评估结果选择依据最严重反流的瓣膜进行瓣膜成形术。当多个瓣膜在关闭时存在超过 3 秒的反流,则需进行多部位修复。

股静脉瓣膜总是位于股深静脉分叉下方。这是可行修复术的主要瓣膜。第二个容易发生异常的股静脉瓣位于第一个瓣膜下方 2~5cm 处;在某些情况下也可能存在股总静脉瓣膜异常。如果存在,在相同切口情况下,这些股总静脉瓣膜可成为替代治疗瓣膜或额外的修复部位。股深静脉起始处瓣膜通常也存在病变(约 85%);在没有此瓣膜情况下,可以在距离 2~3cm 处找到更远端的病变瓣膜。在腘静脉中,在内收肌结节水平处的瓣膜约 70% 存在病变。在非血栓形成的病例中,腘静脉中部或远端瓣膜出现病变情况较少(约 50%)。然而,在相连接的胫后静脉中通常会存在一个或多个瓣膜。可修复的瓣膜位置的确定可以从术前静脉造影或多普勒扫描检查获得,但并非总是能得到确切的位置。

43.6 瓣膜附着线的识别

暴露目标静脉,在最初的外膜切开后,瓣膜位置可能变得很明显。通过锐性和钝性分离相结合,外膜被剥离开(图 43.7)。为了防止静脉痉挛和静脉损伤,应避免过度处理静脉。在可能的情况下,应使用无创伤血管环钳来阻断静脉。在全身肝素化(肝素 100IU/kg 体重)后,应在目标瓣膜上方和下方的静脉段上使用无创伤血管钳。瓣膜附着线汇合的尖端应该是清楚可见的。完整的瓣膜线表明瓣膜尖端的存在,这种情况下瓣膜几乎总是可以进行直接修复。瓣膜附着线中断或缺失表示瓣膜碎解。该标志是非常可靠的,无需浪费更多的时间和精力进行静脉切开来寻找不存在的瓣膜尖瓣。大约距瓣膜区附近 4cm 处的相邻静脉段应将分支清除,以便为直接和间接修复瓣膜做准备。在确定汇合处后,在瓣膜汇合的顶点处留置缝线(7-0 Prolene)用来在静脉塌陷时引导静脉切开。

43.7 排空试验

识别出瓣膜区后,即进行排空试验以确认瓣膜是否功能不全。在放置静脉夹后,瓣膜下方区段静脉血通过瓣膜向上排空。如果瓣膜功能正常,则该段将保持塌陷状态。如果瓣膜存在反流将导致从静脉血从瓣膜上方充盈回来。也可以从瓣膜上方轻轻地将静脉血挤向瓣膜以测试其能力。术中下行静脉造影证实了如图所示静脉节段的瓣膜功能不全(见图 43.6)。

43.8 具体的瓣膜重建技术

许多瓣膜重建技术的描述可以在文献中找到。目前使用的大多数直接瓣膜修复技术是依据 Kistner 最初描述的内部或外部基本技术改进的。下面将对现今更常用技术进行简要概述。有关更详细的细节,应咨询源稿件。

43.8.1 内部瓣膜成形术

43.8.1.1 瓣膜收紧技术

Kistner[1]最开始描述利用两个瓣膜尖端之间的纵向

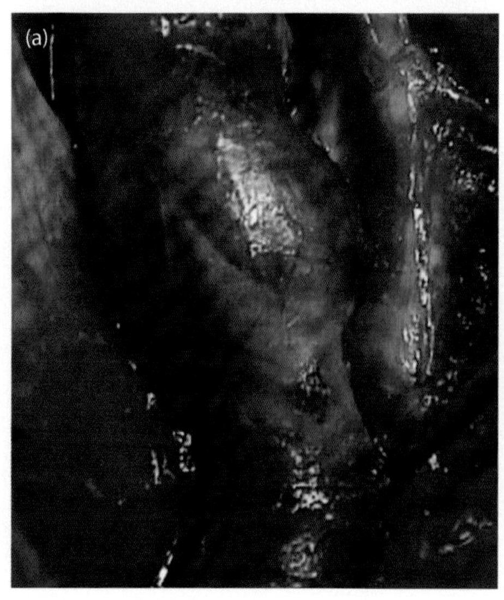

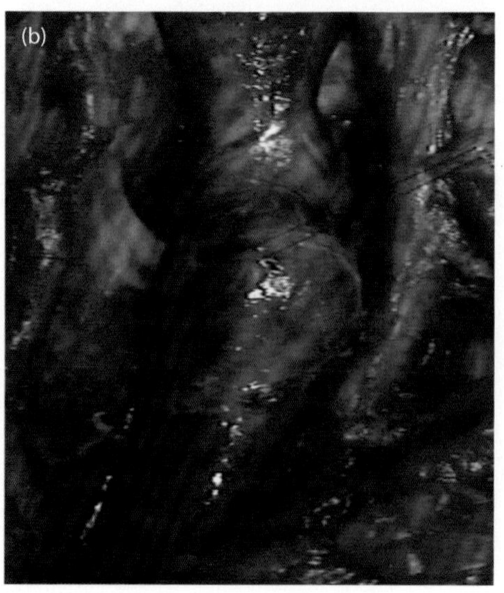

图 43.7 (a)外膜剥离后暴露的静脉瓣膜。(b)将 7-0 Prolene 缝线置于瓣膜连合顶点

切口切开前连合顶点(图 43.8)。切口在瓣膜附着线下方 10~15mm 处开始,并向上延伸穿过瓣膜汇合顶点,保持尖瓣在视野中以避免损伤(在某些情况下瓣膜可能下垂甚至脱垂)。切口允许瓣膜区像书中的页面一样打开,提供了冗余尖瓣的良好暴露。不断用盐水冲洗从而显露半透明瓣膜尖瓣及其游离边缘。

通过使用 7-0 聚丙烯缝合线,瓣膜边缘像窗帘的褶皱一样聚集起来,并且固定瓣膜连接顶点并把线结打在静脉外面。可以在未分开的后连合处使用双针缝单次缝合。在切开的前方连接处两边每一半需要单独的缝合线。每个连合处的大约 20% 的瓣膜边缘将需要以这种方式加固。在决定何时达到足够的瓣膜收紧时需要一些主观判断,因为在关闭静脉切口之后才能测试瓣膜能力。关闭静脉切口必须一丝不苟,通过外翻缝合和良好的内膜归位最大限度地减少潜在的病灶部位血栓形成的可能性。

瓣膜也可以通过在瓣膜顶端上方约 5mm 处采用瓣膜上横切口暴露(图 43.9)[23,24]。

通过切缘下方缝 6 根左右的缝合线或连续缝合进行瓣膜收紧;相同的缝线可以在之后用于静脉闭合。这种横向切口相对较短,减少了缝合线长度,但代价是减少了暴露范围。瓣环未穿过,最大限度地减少了静脉切开术中尖瓣损伤的可能性;随着修复的进行,可以连续观察瓣膜尖瓣是否紧固,并且可以在静脉缝合之前衡量修复效果。

通过将横向切口转换为朝向瓣膜尖端的“T”[2,25-27],可以进一步增加暴露(图 43.10)。切口应避免延伸到瓣膜窦中血液相对停滞的部位。

“暗门(Trapdoor)”切口(图 43.11)[28]提供了比纵向切口更大的暴露,减少瓣膜损伤,并且可以随时评估静脉反流和瓣膜修复纠正情况。在修复瓣膜功能不全手术中,这项技术能够在术中测试反流情况,而不必像其他技术那样需等到静脉切开术结束后测试。然而,它的切口长度要长得多,这可能会增加静脉缝合的难度。

尽管所有提到的切口各有优点和缺点,但是似乎在他们的支持者手中都很好,因此选择似乎往往是依据个人偏好。

43.8.1.2　瓣膜切除技术

减除内部瓣膜成形术[19]与瓣膜紧缩技术有所不同,而后者存在血栓形成增加,瓣膜面积减少和瓣膜再吸收的问题。在前者技术中,首先暴露需瓣膜修复的深静脉,并在远端置入 Venflon 23G 针对静脉进行肝素盐水溶液扩张,以防

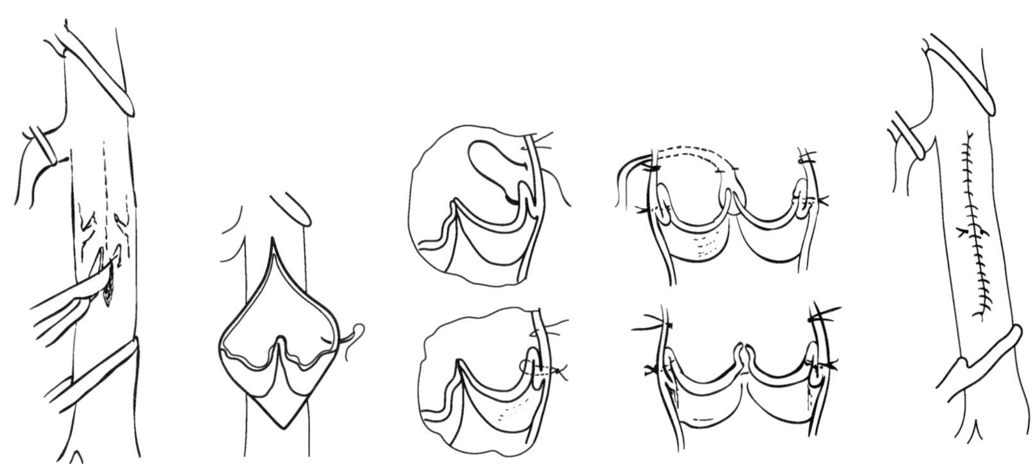

图 43.8　Kistner 的纵向内部瓣膜成形术

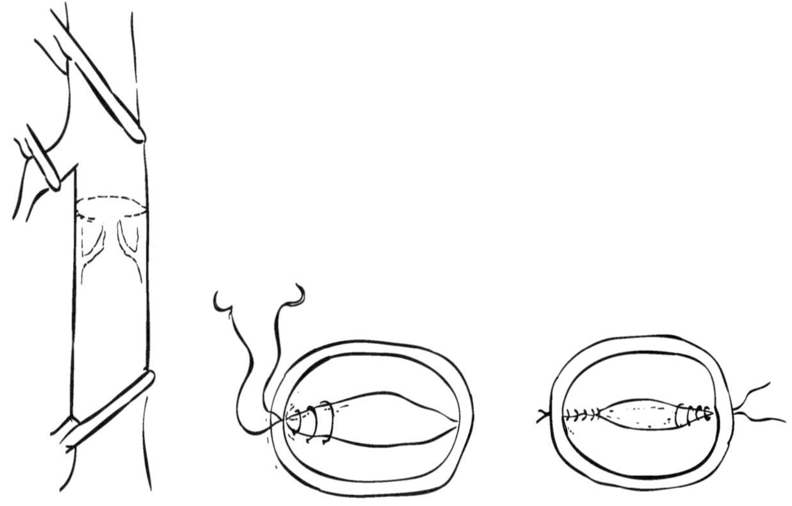

图 43.9　Raju 的横向内部瓣膜成形术

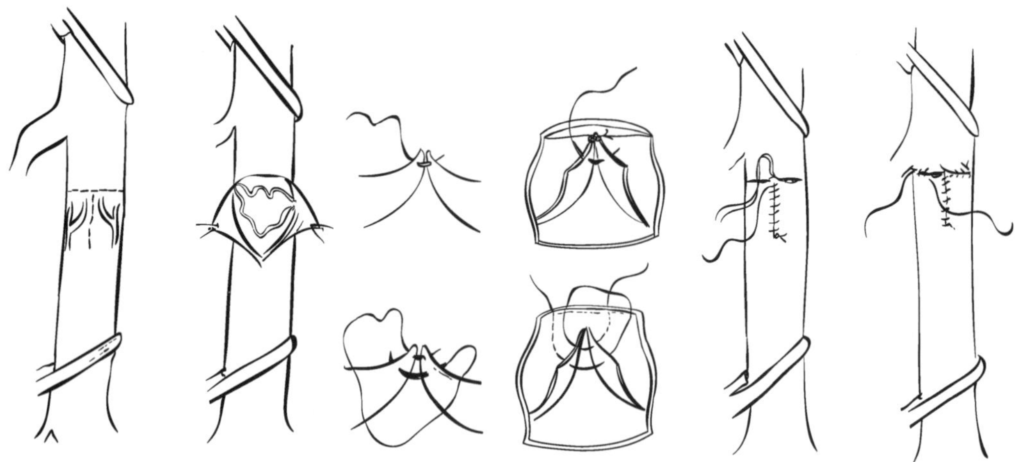

图 43.10 Sottiurai 的“T”内部瓣膜成形术(Perrin 修改)

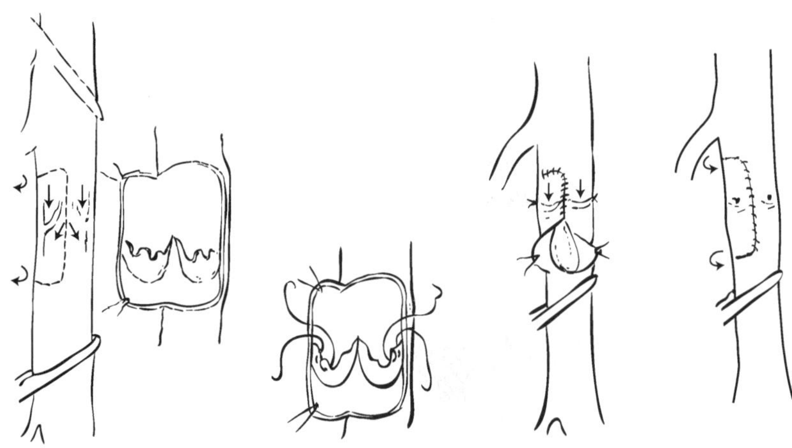

图 43.11 Tripathi 的 Trapdoor 内部瓣膜成形术

止静脉痉挛并且允许在外膜切开后观察瓣膜汇合处。然后以“暗门”(Trapdoor)切口行静脉切开,暴露瓣膜。在两侧瓣膜的中间弯曲处,通过超声波瓣膜间测量器引导测量卡尺,辨出瓣膜冗余部分(图 43.12a)。然后将冗余瓣膜通过描绘曲线标记在中间瓣膜线的外侧,这样多余的瓣膜可以被切除(图 43.12b)。

通过使用 7-0 Prolene(Ethicon,Johnson & Johnson,Cincinnati,OH)或 CV8(聚四氟乙烯[PTFE])缝线(WL Gore & Associates,Flagstaff, AZ)并采用先前描述的“外-内-外”方式将切除的瓣膜的边缘缝合到瓣膜区外部的静脉切开边缘(图 43.12b)[29]。同时,外科医生确保瓣膜杯边缘拉紧并且没有外翻,内翻或折叠(图 43.12c)。然后用作者先前描述的缝合方法通过 6-0 Prolene 或 CV7(PTFE)缝合线缝闭“暗门”[29],瓣膜功能可以在静脉打开时(图 43.13a)以及静脉缝闭后进行排空测试方法检测(图 43.13b)。还可以进行术中下行静脉造影以确定瓣膜能力(图 43.6)。患者可在仰卧位,反向 Trendelenburg(45°)体位,并在适用的情况下进行 Valsalva 动作来进行手术修复和术中评估。手术经验成熟后,瓣膜功能恢复可迅捷实现(图 43.14)。但是,如果瓣膜功能未完全恢复,则应毫不犹豫重新打开静脉以

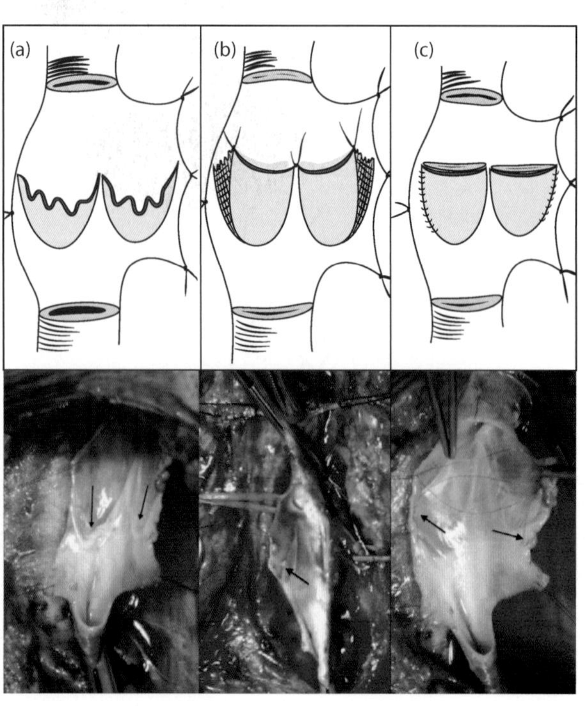

图 43.12 (a~c)在普通股静脉瓣膜区内部瓣膜切除成形术技术

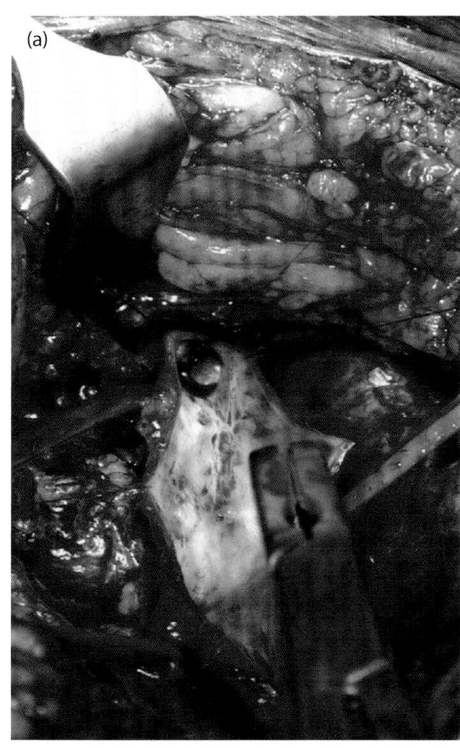

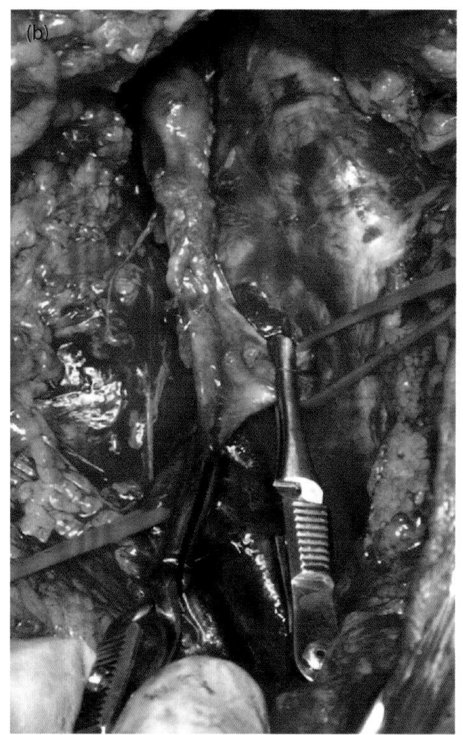

图 43.13 (a)通过部分闭合股总静脉(CVF)瓣膜"暗门"(trapdoor)成形术进行开放性瓣膜功能检查。(b)缝合瓣膜成形术"暗门"(trapdoor)切口后闭合性"静脉排空"瓣膜能力测试

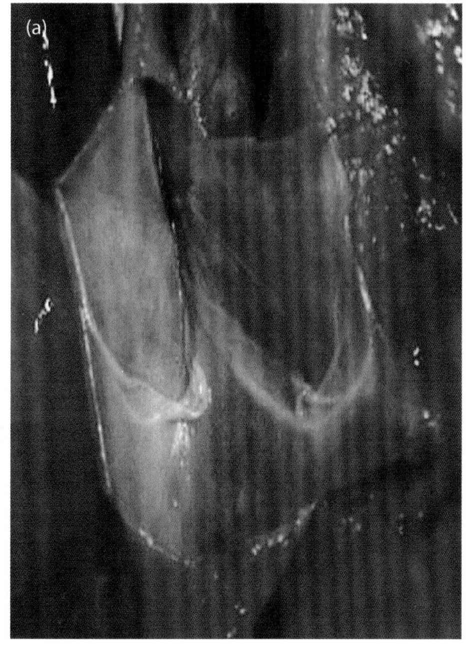

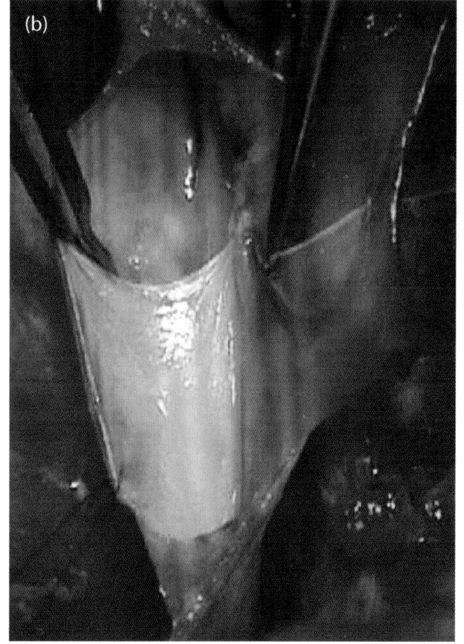

图 43.14 "暗门"(trapdoor)内部瓣膜成形术后修复功能不全瓣膜:(a)干预前和(b)干预后

增加额外的缝合。精确完美的技术和追求完美修复的心态对于成功至关重要。由于修复部位组织会出现水肿,炎症反应,血栓形成和瘢痕形成,术后想再次补救时极难在同一部位再次进行瓣膜重建。

43.8.2 外部瓣膜成形术

外部瓣膜成形术是一种侵入性较小的技术,可能涉及瓣膜尖瓣的外膜或经瓣膜联合处折叠。它可以通过 3 种技术进行手术:

1. 前连合折叠,如 Nicolaides 等所述[30]。
2. 经瓣膜联合处折叠,如 Kistner/Raju 所述。(图 43.4)[31-33]。
3. 血管镜引导的外部瓣膜成形术,如 Hoshino/Gloviczki 所述[34-37]。

这种技术[31]在瓣膜汇合处使用外部放置的缝合线将

两个瓣膜附着线连接在一起。瓣膜冗余本身并未直接解决。从连合顶点开始，沿着瓣膜附着线连续或间断的透壁缝合，覆盖每端附着线长度约 20%。这通常是在附着线彼此背道而驰的点处。在一个或两个连合侧可能需要额外的缝合以实现瓣膜功能恢复。对于已缝一行线但仍有反流的瓣膜，可能额外再加一行缝合即能很明显恢复静脉功能。应避免在修复过程中造成瓣膜狭窄；有时为了达到瓣膜功能恢复，可能可以接受相对狭窄 10%~20%。

43.8.2.1 前接口瓣膜成形术

这项技术在英国由 Nicolaides 和 Belcaro 推广[30]，轻度反流瓣膜前部折叠可能足以减少或消除反流，特别是合并浅静脉反流的疾病。

它可能适用于小口径静脉。长期结果并不令人满意，这一手术基本上已被放弃(图 43.15)。

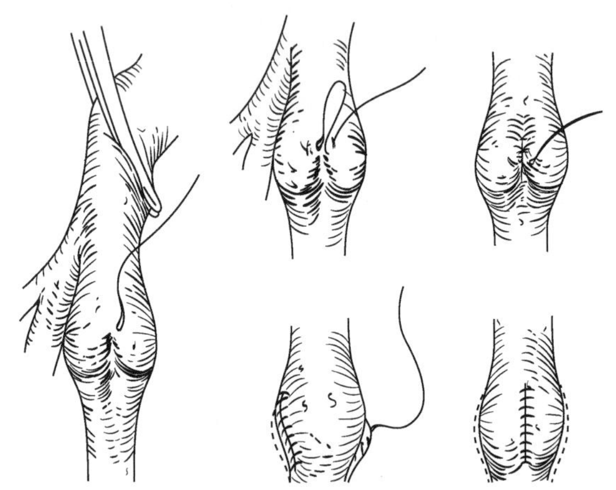

图 43.15 前部折叠外瓣膜成形术

43.8.2.2 经联合处瓣膜成形术

在这种技术中[31-33]，瓣膜附着处首先如所描述的那样被清晰描绘出来。经静脉腔缝线如血管镜技术辅助情况下那样缝置，但这时没有血管镜辅助或静脉切，因此属于“盲缝”。在尖端附近的初始缝线较浅，因为此时瓣膜尖端的活动边缘不会延伸到腔内很多。再向下，它们会进一步延伸到管腔内，并越过相对的连合处。因此随后的每个缝合线应该比前一个缝线稍微更深地缝置在管腔中以兜住尖瓣边缘。随着每根修复缝合线的结合，松弛瓣膜尖瓣将逐渐收紧。尽管该技术具有“盲缝”性质，但一般都能实现瓣膜功能恢复，因为可以在每缝合一针时都可持续监测瓣膜功能(图 43.16)。

43.8.2.3 血管镜修复

最初由美国梅奥诊所的 Gloviczki 等[34]描述，该技术获得了许多支持者[33-35]。它是外部修复技术的一种改进；沿着瓣膜附着线使用经腔内技术缝合而不是透壁缝合。通过使用瓣膜区上方的静脉小切口引入的血管内镜观察瓣膜，经腔缝合线不仅贴合瓣膜附着线，还收紧瓣膜尖瓣。为了清楚观察到瓣膜，需要对血管镜灌注。需要在静脉切开口周围进行防漏水的荷包缝合。在血管镜灌注时，静脉切开部位静脉壁中的一些外渗是常见的，并且由于操纵血管镜的尖端而引起的微小的内膜损伤是不可避免的。实际上很难在血管镜下引导缝合线捕获瓣膜尖瓣。更常见的是，血管镜检查仅用于确认缝合线是否穿过瓣膜。血管镜会显示沿着瓣膜附着线放置的经腔缝合线通常钉住或系住冗余的瓣膜尖瓣；血管镜是确证的方法，但不能帮助实际缝合。这种观念引发了上述的经联合处瓣膜成形术的发展。

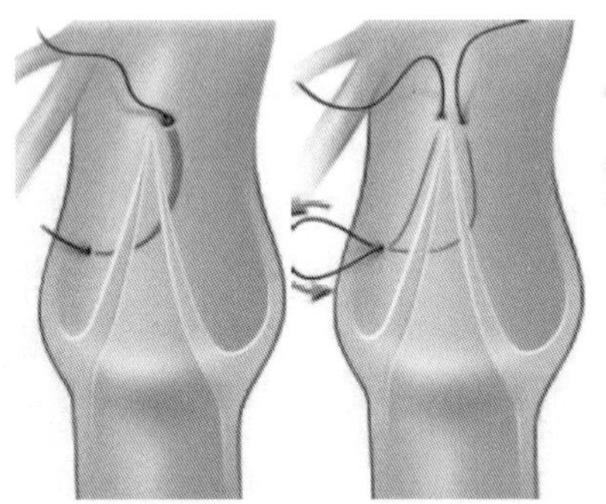

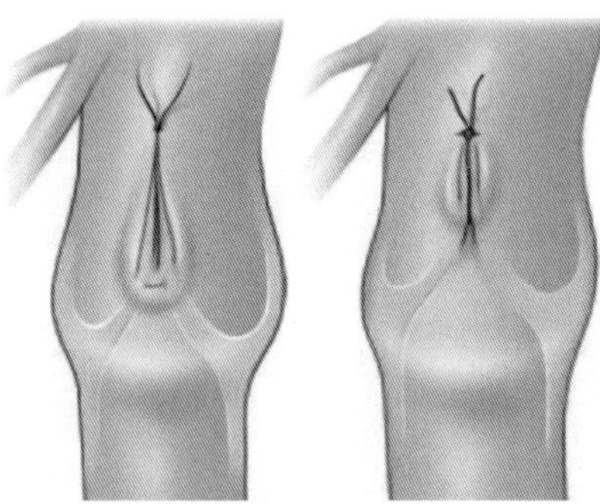

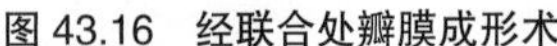

图 43.16 经联合处瓣膜成形术

43.8.3 外部绑扎

这是一种利用 PTFE 或硅制品的外包裹来缩小内腔的方法，从而保持瓣膜的原型和能力[38-41]。外部套管可以使用缝合线固定到外膜以防止迁移。Lane 等提出了一种外部瓣膜支架 Venocuff IITM(AllVascular Pty Ltd，Sydney，Australia)[38]。这是一种涤纶强化硅支架，其直径可调，在动物模型中被发现远远优于涤纶和聚四氟乙烯(PTFE)。由于担心所治疗静脉的瘢痕和纤维化，许多作者已经放弃了这种手术。

43.8.3.1 抗凝

手术前开始预防性使用低分子量肝素(LMWH)，并且应在手术结束后至少持续 4 或 5 天，同时进行气动压迫和早期下床活动。原发病例行静脉外瓣膜修复术除了围术期 LMWH 抗凝外可能不需要进行华法林抗凝治疗[49]。大多数其他病例需要术后华法林抗凝治疗至少 3 个月。已知存在血栓形成倾向或其他血栓形成危险因素的患者可考虑进行长期抗凝治疗。

43.8.3.2 致病率

深静脉瓣膜修复通常具有良好的耐受性，致病率和死亡率非常低(<1%),许多作者均未报告死亡率[42]。血肿和血清肿形成可见于多达15%的患者[15,24,27,29]。不到10%的患者发生深静脉血栓形成[27,29]。约1%~7%的患者中发现伤口感染[15,24,29]。瓣膜重建后发生肺栓塞和死亡非常罕见。

43.8.3.3　结果

已发表了的几项良好的长期临床试验结果[8,10,15,17,24,27,29,43-50],反映了深静脉瓣膜修复的现行方式和效果。在原发病中,可预期长期累积性溃疡愈合率约为60%~80%[15,24,29]。疼痛和肿胀的消除率也很理想。大多数患者能够在瓣膜重建成功后停止或有限制性使用静脉袜。在血流动力学方面,在瓣膜重建后可以预期 VFI_{90}(空气体积描记术)的显著改善[20,42-48]。瓣膜重建动态静脉压力显著改善,并且可能在一些"原发性"病例中正常化[15,17,47]。临床失败病例与瓣膜重建后动态静脉压参数无改善相关;如果VFT在术后持续低于5秒以下,溃疡很少愈合。静脉动力学的多个方面影响站立静脉压力,其中包括静脉壁顺应性[43-45]。反流是其中一个重要组成部分。因此,在多灶性疾病行单个瓣膜重建之后,只能预期改善而不能够达到完全正常化。

原发性深静脉瓣膜功能不全的静脉内外瓣膜成形术结果见表43.1和表43.2。在5年的随访中,如果瓣膜功能恢复和溃疡消除被考虑在内的话,静脉内瓣膜成形术的成功率超过70%,外部瓣膜成形术总体上令人满意度稍差(成功率40%~50%)。在所有已发表的系列文章中,可以在临床结果和瓣膜功能之间找到极好的相关性。除了Lane等的系列报道[38]其他技术——不仅是血管镜检查辅助的val-vuloplasty[33-35]还是袖套(cuffing)技术[38-41](表43.1和表43.2)——由于随访时间不够长,其结果难以评估。

43.9　争议

43.9.1　单瓣膜与多瓣膜重建

在有症状的原发性疾病中,通常存在多系统、多局段的病变。单个瓣膜修复是否足够,或者在多个位置的瓣膜修复(例如,股骨、腘窝、胫骨和股骨深处)是否可产生更好的临床效果和血流动力学结果,长期以来一直是争议的主题。临床经验表明,股静脉单个瓣膜修复可在约70%(累积)的患者中形成持久的临床缓解;然而,血流动力学改善尽管很明显,但通常只是部分的。一些研究假设在同一静脉轴向系统中的多级瓣膜修复与单级修复相比具有更好的

表43.1　深静脉重建结果

第一作者,年份	手术方式	肢体数(修复瓣膜数)	病因 PDVI/总体	随访月数(平均值)	溃疡复发或未愈性溃疡(%)	血流动力学结果	
						功能恢复瓣(%)	AVP/VRT
Lehtola,2008	VI	12	5/12	24~78(54)	—	(55)	—
	VE Transmur	7	3/7				
	VI + VE Transmur	1	0/1				
Masuda,1994	VI	32	27/32	48~252(127)	(28)	24/31(77[a])	AVP ↑ 81%(均值) VRT ↑ 50%(均值)
Perrin,2000	VI	85(94)	65/85	12~96(58)	10/35(29)	72/94(77)	AVP 正常 63%(均值)
Raju,1996	VI	68(71)	—	12~144	16/68(26)	30/71(42)	—
Raju,1996	VE Transmur	47(111)	—	12~70	14/47(30)	72/111	—
Raju,2000	VE Transco	141(179)	98/141	1~42	(37)	(59)	AVP ↑ 15%(均值) VRT 正常 100%
Rosales,2006	VE Transmur	17(40)	17/17	3~122(60)	3/7(43)	(52)	AVP ↑ 50%(均值)
Sottiurai,1996	VI	143	—	9~168(81)	9/42(21)	107/143(75)	—
Tripathi,2004	VI	90(144)	118	(24)	(32)	(79.8)	—
	VE Transmur	12(19)			(50)	(31.5)	—
Wang,2006	VE Transmur	(40)	40/40	(36)	—	(91)	VRT ↑ 50%(均值)
Tripathi,2014	VI RIVAL	25(44)	44/44	1~24(12)	3/25(12)	42/44(95.4)	—

注意:VI,静脉内瓣膜成形术;VE Transmur,静脉外经血管壁瓣膜成形术;VE Transco,血管外经联合处瓣膜成形术;PDVI,原发性深静脉功能不全;AVP,动态静脉压;VRT,静脉回流时间;↑,增加;RIVAL,静脉内瓣膜切除术。

[a] 反流不存在或中度(<1秒)。

表 43.2 包裹（banding）、袖套（cuffing）、外部支架和包被（wrapping）结果

第一作者，年份	肢体数（修复瓣膜数）	部位	病因 PDVI/ 总体	随访月数（平均值）	溃疡复发或未愈性溃疡（%）	血流动力学结果	
						功能恢复瓣（%）	AVP/VRT
Akesson，1999，Venocuff I®	20（27）	F，P	7/20	5~32（19）	2/10（20） PTS	PVI 7/7（100） PTS 7/10（70）	PVI：AVP ↑ 10%（均值） VRT ↑ 10%（均值） PTS：AVP ↑ 10%（均值）
Camilli，1994，Dacron®	54	F	54/54	4~63	—	41/54（76）	—
Lane，2003，Venocuff II®	42（125）	F，P	36/42	64~141（93）	（20）	（90）	AVP ↑ ? VRT ↑ 100%（均值）
Raju，1996，Dacron®	（96）	F，P，T	—	12~134	6/22（27）	60/72（83）	—

注意：PDVI，原发性深静脉功能不全；PTS，血栓后综合征；PVI，原发性瓣膜功能不全；F，股静脉；P，腘静脉；T，胫后静脉；AVP，动态静脉压力；VRT，静脉回流时间；↑，增加。

结果[29]。该理论认为在修复两个瓣膜时将至少有一个功能性瓣膜区得到修复，从而改善总体结果。在一项为期 2 年的研究中，我们证实了原发性瓣膜反流性疾病患者行单个瓣膜成形术后瓣膜功能恢复率为 59.4%，溃疡愈合率为 54.7%，相比多处瓣膜修复功能恢复率为 79.7%，溃疡愈合率为 72.9%（P=0.05）。我们的研究结果表明，在维持总体瓣膜功能方面，同一静脉轴向系统中多瓣膜修复确实比单瓣膜区修复更好。

43.9.2 选择瓣膜修复术的位置

Sottiurai 等[25,26,30]认为腘静脉是下肢静脉的“看门人”，并建议腘静脉瓣膜修复。虽然这在理论上很有吸引力，但在血流动力学没有数据可支持[43,44]，也没有临床比较系列证据来支持。Kistner 和 Raju 建议修复股总静脉或股浅静脉的末端[42,50]。在作者的实践中，使用多普勒扫描或下行静脉造影诊断存在最大反流的瓣膜区进行瓣膜修复。作者对 Kistner Ⅲ级和Ⅳ级反流患者进行了两部位瓣膜区修复。作者还发现，接受多部位修复的患者与接受单瓣膜修复的患者相比，无论修复部位如何，都具有更好的效果。因此，“看门人”概念可能不再适用。根据作者的经验以及其他人的经验[24,28,49]，股静脉修复的临床效果优于其他部位的修复，包括腘静脉位置。所有瓣膜修复都显示出随着时间的推移会出现持续功能退化[8]。股静脉瓣比其他修复位置（包括腘静脉）更少出现退化。

43.9.3 技术选择

如果瓣膜结构可以修复，应首先使用直接瓣膜修复技术。静脉内瓣膜成形术是一种精确的直接修复技术，具有较好的长期疗效。尽管多普勒显示静脉内瓣膜成形术随着时间的推移其功能会出现退化，但相对而言其衰减程度低于其他瓣膜重建技术[8,29]。静脉内瓣膜成形术是一种耗时的技术，在小口径静脉中可能无法进行手术。静脉外或经联合处瓣膜修复手术很快，可以在小口径静脉中进行；由于它们的手术速度，使得它们成为多瓣膜重建的首选。在所有条件相同的情况下，技术的选择在很大程度上取决于个人偏好和使用该技术的经验。就是这样的，掌握任何瓣膜重建技术都需要可观的学习曲线。

43.10 结论

在血管腔内技术发展的时代，包括髂静脉支架置入在治疗静脉溃疡发挥巨大效果，有相当大比例的患者尽管消除了所有浅静脉反流和矫正深静脉阻塞，但仍会出现复发性静脉性腿部溃疡。除了这组患者外，还有一小部分患有原发性静脉瓣膜功能不全的亚裔（南亚 / 毛利人 / 太平洋岛民基因库）患者。需对这些患者进行原发性瓣膜功能不全的检查诊断并进行瓣膜修复，其长期治疗结果可以令人非常满意。

美国静脉论坛指南 4.15.0：原发性深静脉瓣膜功能不全的外科治疗

编码	指南	推荐等级（1：强；2：弱）	证据级别（A：高质量；B：中等质量；C：低或极低质量）
4.15.1	对有下肢静脉溃疡风险的皮肤病变（C4b）、下肢静脉溃疡愈合（C5）、下肢静脉溃疡或活动（C6）的深静脉反流患者，建议除标准压力治疗外，对有轴向反流并有深静脉瓣膜结构保留的患者，可行个体化瓣膜修复，以帮助静脉溃疡的愈合和防止复发。在微创治疗失败后，应考虑重建瓣膜	2	C

参考文献

● = Key primary paper
★ = Major review article

1. Kistner RL. Surgical repair of a venous valve. *Straub Clin Proc* 1968;34:41–3.
2. Ferris EB and Kistner RL. Femoral vein reconstruction in the management of chronic venous insufficiency. A 14-year experience. *Arch Surg* 1982;117:1571–9.
3. Nicolaides AN. Investigation of chronic venous insufficiency: A consensus statement. *Circulation* 2000;102(20):E126–63.
4. Danielsson G, Arfvidsson B, Eklöf B, Kistner RL, Masuda EM, and Satoc DT. Reflux from thigh to calf, the major pathology in chronic venous ulcer disease: Surgery indicated in the majority of patients. *Vasc Endovasc Surg* 2004;38(3):209–19.
5. Neglén P, Thrasher TL, and Raju S. Venous outflow obstruction: An underestimated contributor to chronic venous disease. *J Vasc Surg* 2003;38:879–85.
6. Eklöf B, Perrin M, Delis KT, Rutherford RB, and Gloviczki P. Update terminology of chronic venous disorders: The VEIN-TERM transatlantic interdisciplinary consensus document. *J Vasc Surg* 2009;49:498–501.
7. Danielsson G, Eklöf B, Grandinetti A, Lurie F, and Kistner RL. Deep axial reflux, an important contributor to skin changes or ulcer in chronic venous disease. *J Vasc Surg* 2003;38:1336–41.
8. Kistner RL, Eklöf B, and Masuda E. Deep venous valve reconstruction. *Cardiovasc Surg* 1995;3:129–40.
9. Neglen P and Raju S. A rational approach to detection of significant reflux with duplex Doppler scanning and air plethysmography. *J Vasc Surg* 1993;17:590–5.
10. Abidia A and Hardy SC. Surgery for deep venous incompetence. *Cochrane Database Syst Rev* 2000;(3):CD001097.
11. Perrin M. Reconstructive surgery for deep venous reflux: A report on 144 cases. *Cardiovasc Surg* 2000;8:246–55.
12. Launois R, Rebpi-Marty J, and Henry B. Construction and validation of a quality of life questionnaire in chronic lower limb venous insufficiency (CIVIQ). *Qual Life Res* 1996;5:539–54.
★13. Raju S and Hardy JD. Technical options in venous valve reconstruction. *Am J Surg* 1997;173:301–7.
●14. Raju S, Fredericks RK, Hudson CA et al. Venous valve station changes in "primary" and postthrombotic reflux: An analysis of 149 cases. *Ann Vasc Surg* 2000;14:193–9.
15. Masuda EM and Kistner RL. Long-term results of venous valve reconstruction: A four- to twenty-one-year follow-up. *J Vasc Surg* 1994;19:391–403.
16. Masuda EM and Kistner RL. Prospective comparison of duplex scanning and descending venography in the assessment of venous insufficiency. *Am J Surg* 1992;164:254–9.
17. Neglen P, Egger JF III, and Raju S. Hemodynamic and clinical impact of venous reflux parameters. *J Vasc Surg* 2004;40:303–19.
18. Raju S, Neglén P, Carr-White PA et al. Ambulatory venous hypertension: Component analysis in 373 limbs. *Vasc Surg* 1999;33:257–67.
●19. Verma H, Rajesh S, and Tripathi R. Reduction internal valvuloplasty (RIVAL) is a new technical improvement on plication internal valvuloplasty for primary deep vein valvular incompetence. *J Vasc Surg Venous Lymphat Disord* 2014;2:383–9.
20. Neglen P and Raju S. A comparison between descending phlebography and duplex Doppler investigation in the evaluation of reflux in chronic venous insufficiency: A challenge to phlebography as the "gold standard". *J Vasc Surg* 1992;16:687–93.
21. Gillespie DL, Cordts PR, Hartono C et al. The role of air plethysmography in monitoring results of venous surgery. *J Vasc Surg* 1992;16:674–8.
22. Sakuda H, Nakaema M, Matsubara S et al. Air plethysmographic assessment of external valvuloplasty in patients with valvular incompetence of the saphenous and deep veins. *J Vasc Surg* 2002;36:922–7.
23. Raju S. Venous insufficiency of the lower limb and stasis ulceration. Changing concepts and management. *Ann Surg* 1983;197:688–97.
24. Raju S and Fredericks R. Valve reconstruction procedures for nonobstructive venous insufficiency: Rationale, techniques, and results in 107 procedures with two- to eight-year follow-up. *J Vasc Surg* 1988;7:301–10.
25. Sottiurai VS. Technique in direct venous valvuloplasty. *J Vasc Surg* 1988;8:646–8.
26. Sottiurai VS. Surgical correction of recurrent venous ulcer. *J Cardiovasc Surg (Torino)* 1991;32:104–9.
27. Perrin M. Reconstructive surgery for deep venous reflux: A report on 144 cases. *Cardiovasc Surg* 2000;8:246–55.
28. Tripathi R and Ktenidis KD. Trapdoor internal valvuloplasty: A new technique for primary deep vein valvular incompetence. *Eur J Vasc Endovasc Surg* 2001;22:86–9.
★29. Tripathi R, Sieunarine K, Abbas M, and Durrani N. Deep venous valve reconstruction for non-healing leg ulcers: Techniques and results. *ANZ J Surg* 2004;74:34–9.
30. Belcaro G, Nicolaides AN, Ricci A et al. External femoral vein valvuloplasty with limited anterior plication (LAP): A 10-year randomized, follow-up study. *Angiology* 1999;50:531–6.
●31. Kistner RL. Surgical technique of external valve repair. *Straub Found Proc* 1990;55:15–16.
●32. Raju S, Berry MA, and Neglen P. Transcommissural valvuloplasty: Technique and results. *J Vasc Surg* 2000;32:969–76.
33. Wang SM, Hu ZJ, Li SQ et al. Effect of external valvuloplasty of the deep vein in the treatment of chronic venous insufficiency of the lower extremity.

J Vasc Surg 2006;44:1296–300.

●34. Gloviczki P, Merrell SW, and Bower TC. Femoral vein valve repair under direct vision without venotomy: A modified technique with use of angioscopy. *J Vasc Surg* 1991;14:645–8.

35. Hoshino S, Satakawa H, Iwaya F et al. External valvuloplasty under preoperative angioscopic control. *Phlebologie* 1993;46:521–9.

36. Jing ZP, Cao GS, and Zhou YI. Superficial femoral vein valvuloplasty under direct angioscopic vision. *Zhonghua Wai Ke Za Zhi* 1994;32:376–9.

37. Welch HJ, McLaughlin RL, and O'Donnell TF Jr. Femoral vein valvuloplasty: Intraoperative angioscopic evaluation and hemodynamic improvement. *J Vasc Surg* 1992;16:694–700.

38. Lane RJ, Cuzilla ML, and McMahon CG. Intermediate to long-term results of repairing incompetent multiple deep venous valves using external stenting. *ANZ J Surg* 2003;73:267–74.

39. Belcaro G, Nicolaides AN, Errichi BM et al. Expanded polytetrafluoroethylene in external valvuloplasty for superficial or deep vein incompetence. *Angiology* 2000;51(8 Pt 2):S27–32.

40. Akesson H, Risberg B, and Bjorgell O. External support valvuloplasty in the treatment of chronic deep vein incompetence of the legs. *Int Angiol* 1999;18:233–8.

41. Guarnera G, Furgiuele S, Mascellari L et al. External banding valvuloplasty of the superficial femoral vein in the treatment of recurrent varicose veins. *Int Angiol* 1998;17:268–71.

42. Wu ZQ. Valvuloplasty and fixation of the femoral vein for valvular incompetence of deep veins of the lower extremity. *Zhonghua Wai Ke Za Zhi* 1991;29:110–12, 143.

43. de Souza GG, Pereira AH, Costa LF et al. Hemodynamic results of femoral vein valve repair. *Cardiovasc Surg* 2001;9:127–32.

44. Eriksson I and Almgren B. Influence of the profunda femoris vein on venous hemodynamics of the limb. Experience from thirty-one deep vein valve reconstructions. *J Vasc Surg* 1986;4:390–5.

45. Johnson ND, Queral LA, Flinn WR et al. Late objective assessment of venous value surgery. *Arch Surg* 1981;116:1461–6.

46. Raju S. Discussion after: Late objective assessment of venous value surgery. *Arch Surg* 1981;116:1466.

47. Jamieson WG and Chinnick B. Clinical results of deep venous valvular repair for chronic venous insufficiency. *Can J Surg* 1997;40:294–9.

★48. Kistner RL, Masuda E, and Lurie F. Valvuloplasty in primary venous insufficiency: Development, performance and long term results. In: Bergan JJ, ed. *The Vein Book*. New York, NY: Elsevier, 2006, 579–92.

●49. Raju S, Fredericks RK, Neglen PN, and Bass JD. Durability of venous valve reconstruction techniques for "primary" and postthrombotic reflux. *J Vasc Surg* 1996;23:357–66; discussion 366–7.

50. Masuda EM, Kistner RL, and Eklöf B. Prospective study of duplex scanning for venous reflux: Comparison of Valsalva and pneumatic cuff techniques in the reverse Trendelenburg and standing positions. *J Vasc Surg* 1994;20:711–20.

44

血栓形成后瓣膜功能不全的外科治疗

44.1 介绍

下肢深静脉血栓形成(deep venous thrombosis,DVT)患者中三分之二会发展为血栓形成后综合征(post-thrombotic syndrome,PTS)[1]。PTS 的病因是慢性阻塞和/或瓣膜功能不全导致的血流动力学障碍。

阻塞是一种腔内纤维化,其连同变硬的静脉血管壁导致的血管顺应性下降和阻力增加[2]。瓣膜损伤导致血液反流,这种反流可以是局段的(局限在髂、腘或者小腿静脉),也可以是轴向的(从腹股沟延伸至小腿)[3]。

PTS 可以导致严重的慢性静脉功能不全(chronic venous insufficiency,CVI),通常由静脉阻塞和瓣膜功能不全共同造成[4]。通常,阻塞发生在髂腔静脉水平,而瓣膜损伤则发生于腹股沟下水平到小腿水平静脉。

对于大多数患者来说,血栓在急性 DVT 发作后开始溶解,但仅在三分之一的患者中能完全溶解,而那些髂腔静脉血栓形成的患者溶解率就更低了[5]。

此外,股腘静脉段较之髂股静脉段,其残余梗阻可以通过侧枝通路得到更好的代偿。除静脉壁阻力增加和瓣膜功能不全外,还会出现血管顺应性丧失,从而导致血液在步行期间不能正常排空。阻塞和血管顺应性下降是静脉剩余量增加的直接原因[6]。压力疗法虽然可以控制体征和症状,但其静脉性溃疡复发率高,尤其是那些不遵医嘱的患者[7]。

首先,应处理近端阻塞以恢复腿部血液循环平衡[8]。其次,如果需要,应该考虑纠正反流[9,10]。

目前,还无法区分梗阻和反流在造成相关症状和体征上分别起到什么作用[11]。然而,临床上治疗的结果显示反流的患者溃疡发生率高,而近端阻塞患者会出现疼痛和静脉性跛行。治疗近端梗阻通常首选微创性治疗方式。

在 PTS 中,瓣膜多为受损且几乎无法直接修补[12]。因此,手术治疗血栓形成后瓣膜功能不全的目标是重建通路[13]。

44.2 外科治疗

以前,深静脉结扎用于治疗慢性血栓形成后静脉瓣膜功能不全,但临床效果不佳。依据血管专业委员会的建议,目前已摒弃结扎股静脉(femoral vein,FV)和腘静脉(popliteal vein,PV)作为深静脉瓣膜反流的常规治疗。

目前治疗血栓形成后静脉瓣膜功能不全的外科方法:①静脉转位;②静脉移植;③静脉瓣再造;④人造静脉瓣膜。

44.2.1 静脉转位

该方法是在解剖上可行的情况下将存在瓣膜损伤的静脉转接到瓣膜功能正常的静脉,通常在腹股沟水平进行。

最初由 Kistner 在 1979 年报道,主要实施选择是将瓣膜功能不全的股静脉转位至股深静脉(profundae femoris vein,PFV)或大隐静脉(great saphenous vein,GSV)[14,15]。

44.2.1.1 至股深静脉转位

为了将股浅静脉转流至股深静脉,首先解剖出股总静脉(common femoral vein,CFV)分叉处,股总静脉分离出足够上阻断钳位置即可,而股浅静脉及股深静脉则需解剖出足够长度以便转位。明确股深静脉近心端有功能瓣膜的位置,解剖出足够长度的股浅静脉,以便转位时无扭转、无张力。在股总静脉附近分离股浅静脉，并以连续缝合关闭，避免遗留残段。然后股浅静脉吻合于股深静脉的第一个功能良好的瓣膜平面以下；在吻合前需清除股浅静脉内血栓后机化组织。

由于管径不同，端侧吻合（图 44.1a）较为常用；然而，端端吻合（图 44.1b）因更符合血流动力学，可以的话尽量选择。当股深静脉主干在功能瓣膜远心端分为多支细小属支时，可按照图 44.2 所示进行吻合。

44.2.1.2 至大隐静脉转位

如果大隐静脉功能良好，可将股浅静脉在隐 - 股静脉连接处以下水平转位至大隐静脉（图 44.1c）。

由于大隐静脉位于皮下位置较表浅，可以将大隐静脉自身转移至筋膜下区域（图 44.1d）。如果大隐静脉第一第二瓣膜功能良好，可以在这两个瓣膜水平以下进行吻合。

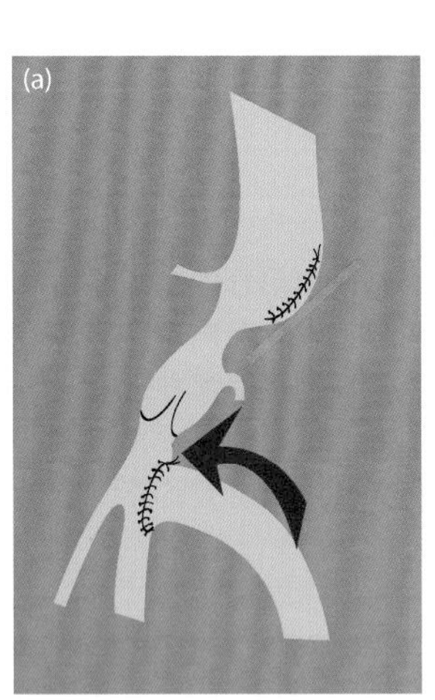

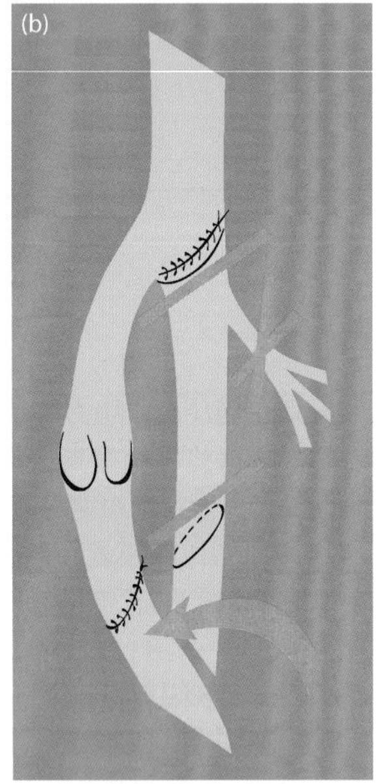

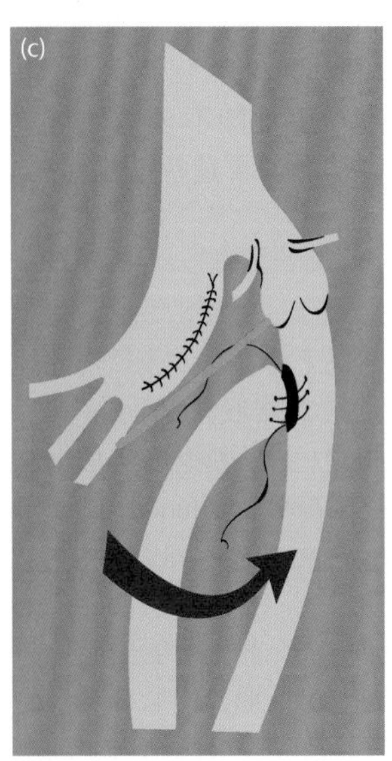

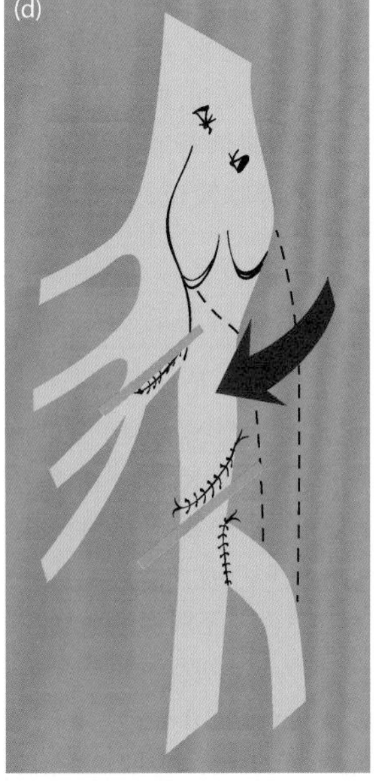

图 44.1 股静脉转流至（a）股深静脉（端侧吻合）；（b）股深静脉（端端吻合）；（c）大隐静脉（端侧吻合）；（d）大隐静脉（端端吻合）

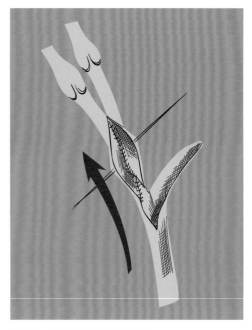

图 44.2 转流至双平行股深静脉

分离出大隐静脉（GSV）起始段 5~10cm，然后于 FV 与 PFV 分叉处分离出 FV，然后将 GSV 及 FV 以斜形端端吻合（图 44.3），斜面切口可以使血管管径更相符。

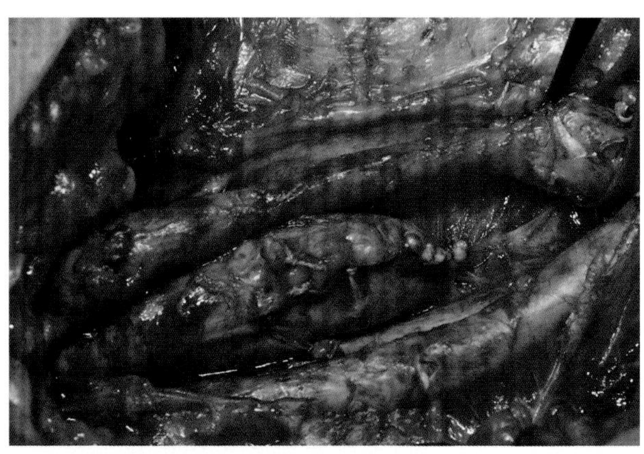

图 44.3 大隐静脉新轴向化

大隐静脉血流量增加可能会引起隐静脉流量过载从而导致瓣膜功能不全。为了避免其发生，可在隐静脉功能良好的瓣膜下方外周附加环套以限制其扩张。

44.2.1.3 优点

操作简单；远期效果良好。

44.2.1.4 缺点

股浅静脉、大隐静脉、股深静脉口径不匹配；深静脉系统解剖位置改变；若股深静脉有功能瓣膜位于远心端，则需要更大的解剖范围；股浅静脉及大隐静脉在转流后因口径增加可能出现功能不全；术后淋巴肿及淋巴漏风险。

44.2.2 静脉移植

目的是将具有正常瓣膜功能的静脉插入病变深静脉系统。Raju 首先报道使用腋静脉进行移植[16]，Taheri 等首先报道使用肱静脉进行移植[17]。

44.2.2.1 手术步骤

其潜在缺陷主要为移植部分的静脉功能不全及口径不匹配。

腋窝顶端取横行切口可以取足够长度腋静脉满足移植需求,静脉剥离近心端必须尽量接近肋骨水平,远心端达切口所及之处。由于侧枝血管可以代偿,因此不必要重建腋静脉解剖学连续性,去除一段腋静脉后并发症发生很少。术前需评估移植段血管瓣膜功能,如果移植段静脉瓣膜功能不全,手术应慎重,因为瓣膜功能修复较困难[18]。

由于口径原因,腋静脉移植至股静脉或腘静脉最为匹配。在移植到腘静脉前需确定其无其他部分的瓣膜功能不全。在这种情况下,如果选择腘静脉段进行移植,必须结扎其他回流通路。正如暴露腘动脉近心端一样,可采用内侧入路显露腘静脉。也可以选择后入路(俯卧位),但手术过程较繁琐,因为取腋静脉时是仰卧位的。

围术期血栓形成并不罕见。因此,吻合时需要避免吻合口的张力、扭转及狭窄等[19,20]。

间断缝合或双半边连续缝合优于全程连续缝合。

近心端吻合口径应较远心端口径大,瓣膜尖端与近端吻合口之间应保持足够距离(图 44.4)。

44.2.2.2 优点

术后并发症如淋巴肿、淋巴漏较腹股沟切口发生率少。

44.2.2.3 缺点

当腘静脉存在多处功能不全难起效;上肢需行手术切口且切除一段主干静脉;术后血栓发生率高。

44.2.3 瓣膜再造

应用患者自体静脉壁再造一个新的自体静脉瓣膜。

44.2.3.1 手术步骤

Raju 和 Hardy 将大隐静脉瓣膜及分支静脉瓣膜再造,以及将腋静脉瓣膜再造后移植于股浅静脉内,收到很好的效果[18],但病例数有限。

Plagnol 等应用大隐静脉瓣膜再造后置入股总静脉[21]。

Maleti 的再造技术是剥离静脉壁建立一个膜瓣(图 44.5)[22,23]。这种方法适用于瓣膜发育不良,亦由于 PTS 静脉壁增厚而更易实现这种术式。由于静脉壁的解剖及损伤情况不同,没有标准的外科方法可供选择。瓣膜再造的部位及方法术前需高分辨超声进行评估,但最后仍需静脉切开后确认。

血栓形成后病变多种多样:静脉壁均匀或不均匀的增厚;粘连或隔膜形成;腔内纤维隔膜形成双通道;静脉壁纤维化增厚导致管腔狭窄。除了第一种情况,术中通常进行静脉内膜切除[24]。

瓣膜再造主要风险是术后其出现贴壁,这种情况可以通过特殊的缝合方式避免(图 44.6)。

再造的瓣膜可以根据静脉壁形态呈二叶或单叶式,单叶式需要增加长度以避免漏血。正常瓣膜生理功能依靠其瓣膜自身的形态,而再造的瓣膜不具备这种形态,缺乏静脉窦的冲洗作用,这导致瓣膜叶活动减少,进而导致窦内血栓形成。如果解剖位置及病变合适,可以在分支近心端再造瓣膜,以降低血栓风险(图 44.7)。

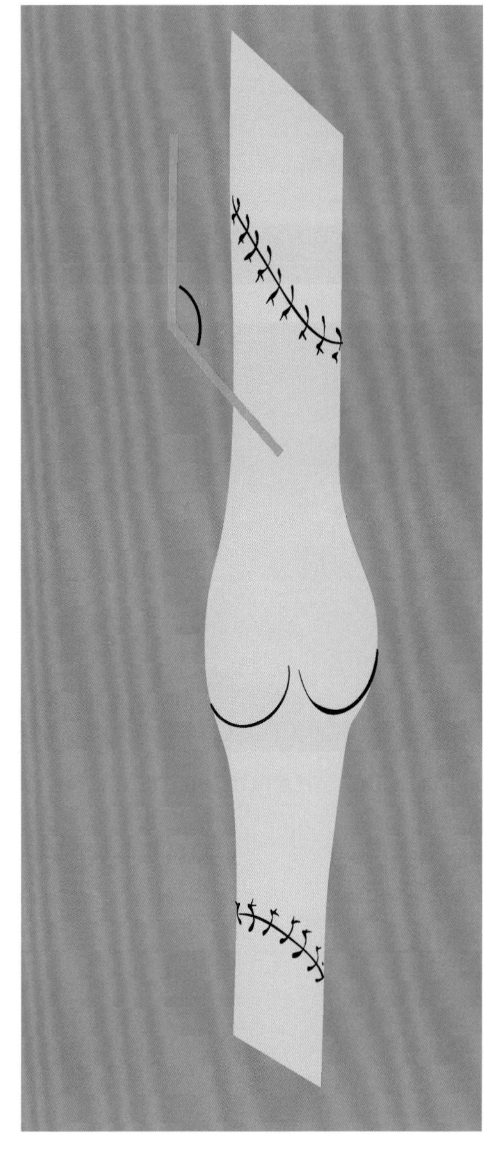

图 44.4 瓣膜移植行端端吻合

有些术者[25]建议使用聚四氟乙烯补片制作静脉内壁活瓣和重建隔膜。这项技术的缺点是由于瓣向侧方开放,无法有效降低静脉压。而当步行时新瓣膜可发挥作用,反流量减少。

44.2.3.2 优势

使用自体组织重建抗反流瓣膜机制;无法行静脉转流和移植时可行瓣膜再造。

44.2.3.3 缺点

缺乏标准术式;通常需要静脉内膜剥离;预选重建位置困难。

44.2.4 人工静脉瓣膜

多年来,众多研究者试图研制静脉瓣膜替代物,但目前仍处于研究阶段,还没有在人体中应用[26]。

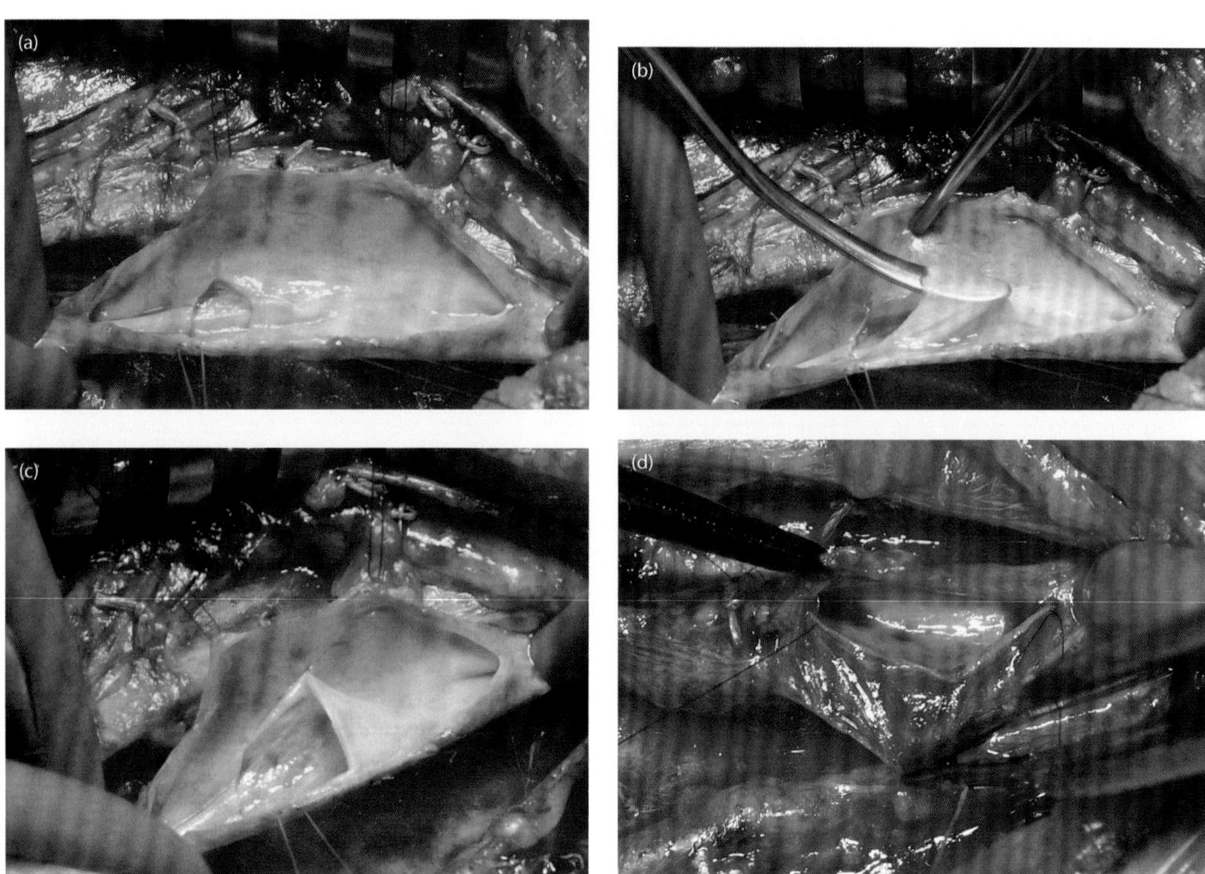

图 44.5　Maleti 瓣膜再造技术(a)后壁横切口;(b)后壁内膜剥离;(c)半开式再造瓣膜;(d)再造瓣膜功能验证

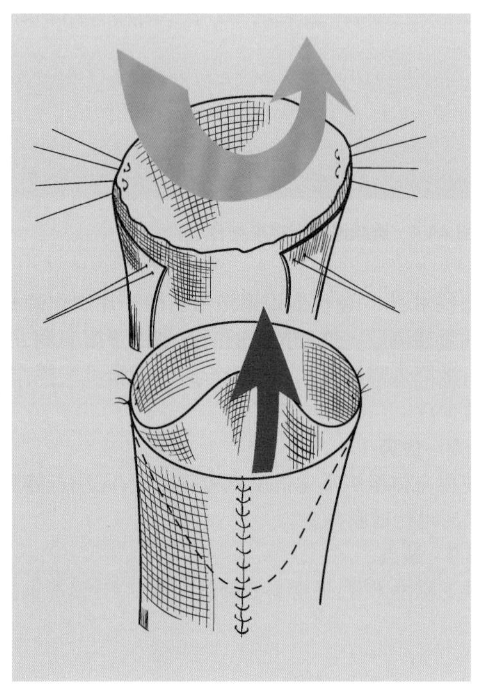

图 44.6　预防瓣膜再造后附壁技术

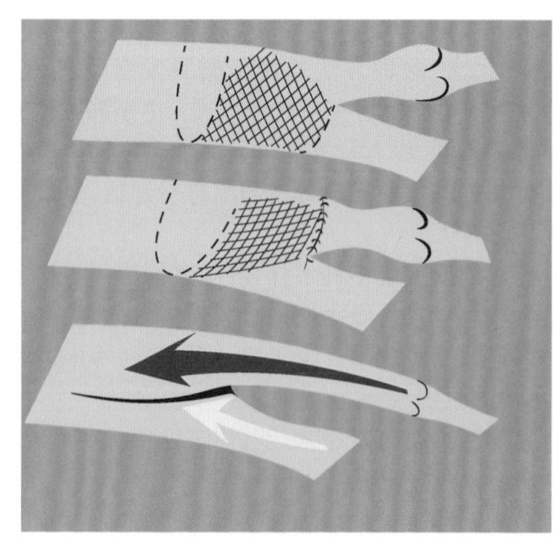

图 44.7　基于竞争血流的瓣膜重建(红色箭头:股深静脉血流;黄色箭头:股静脉血流)。瓣膜片通常始于股总静脉段,止于股静脉与股深静脉分叉处

44.3 结果

预防反流的深静脉瓣膜重建术的临床效果难以评估。

评估方法主要采用 Villalta 评分和临床严重程度评分，但已发表的系列研究大多未应用这两种评分，目前仍常用疼痛减轻程度及溃疡愈合进行效果评价。

转流、移植和瓣膜重建的效果分别见表 44.1[27-32]、表 44.2[19,29,31-41]和表 44.3[21,23,25]。至于人工瓣膜，Portland 团队研制的仿生静脉瓣膜术后 1 年随访显示瓣膜无效[42]，故目前仍处于实验阶段。

44.4 患者选择及手术适应证

拟行深静脉重建的患者需经过一套诊断流程(图 44.8)。

目前普遍认为，超声可以充分评估 CVI 导致的病变程度，然而这是一个误区。首先，超声通常无法评估很可能存在的近心端阻塞；其次，病变的严重程度与小腿压迫或

表 44.1 静脉转流结果

作者，年份	患肢数量	随访时间 / 月	溃疡复发或未愈合的溃疡 /%	瓣膜合格率 /%
Johnson[27]，1981	12	12	4/12(33)	2/2(100)[a]
Masuda[28]，1994	14	48~252	7/14(50)	10/13(77)
Sottiurai[29]，1996	20	9~149	9/16(56)	8/20(40)
Cardon[30]，1999	16	24~120	4/9(44)	12/16(75)
Perrin[31]，2000	17	12~168	2/8(25)	9/17(53)
Lehtola[32]，2008	14	24~78	NA[b]	(43)

[a]12 例患者中仅纳入 2 例。

[b.] 无效数据。

表 44.2 静脉移植结果

作者，年份	患肢数量	平均随访时间 / 月	溃疡复发或未愈合的溃疡 /%	瓣膜合格率 /%
Taheri[33]，1986	71	NA	1/18(6)	28/31(90)
Eriksson[34]，1986	35	6~60	NA	11/35(31)
Nash[35]，1988	25	NA	3/17(18)	18/23(77)
Bry[36]，1995	15	15~132	3/14(21)	7/8(87)
Mackiewicz[37]，1995	18	43-69	5/14(36)	NA
Raju[19]，1996	54	12~180	NA	16/44(36)
Sottiurai[29]，1996	18	7~144	6/9(67)	6/18(33)
Raju[38]，1999	83	12~180	(40)6 年	(38)4 年
Perrin[31]，2000	32	12~124(66)	9/22(41)	8/32(25)
Tripathi[39]，2004	35	(24)	(45)	(41)
Lehtola[32]，2008	29	24~78(54)	NA	(16)
Rosales[40]，2008	22 包括 3 例双 Tr，2 例 Tr+ 其他手术	6~108	NA	Tr GSV 14/26 Tr AV 3/6
Kabbani[41]，2011	19	(37)	6/8(80)	8/19(42)

Tr，移植；GSV，大隐静脉；AV，腋静脉。

表 44.3 重建瓣膜结果

作者，年份	技术	患肢数量	平均随访时间 / 月	溃疡复发或未愈合的溃疡 /%	瓣膜合格率 /%
Plagnol[21]，1999	Bicuspid	44	6~47(17)	3/32(17)	38/44(86)
Opie[25]，2008	Monocuspid	14	(48)	0/6	13/14(92)
Maleti-Lugli[23]，2009	Monocuspid 或 Bicuspid	40	2~78(28，5)	7/40(17)	13/19(68)
	Bicuspid	(19+21)			21/21(100)

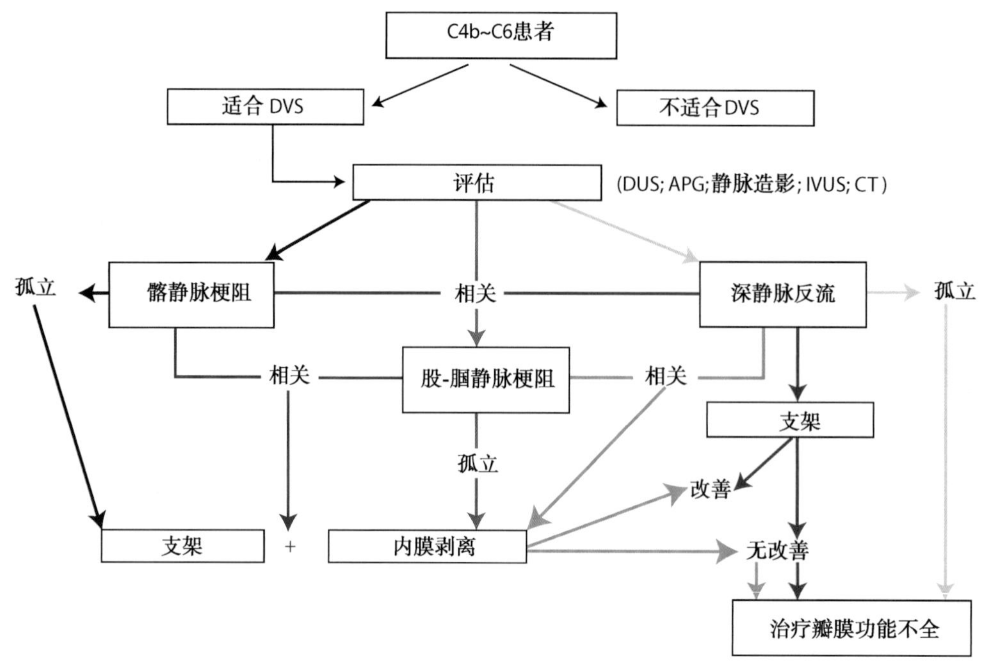

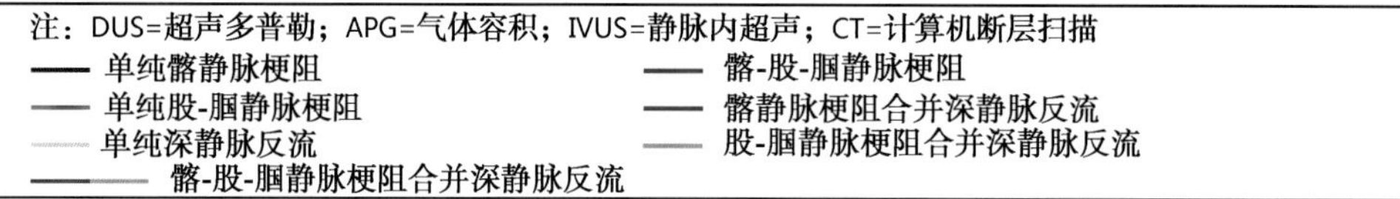

图 44.8　诊断流程图

Valsalva 动作引起的反流并无对应关系。

因此，对于 C3~C6 级的病变行保守及浅静脉治疗失效的患者，可用其他诊断方法观察。我们推荐对比剂静脉造影[3]和空气容积测量法[43]。静脉造影对近心端（腹股沟韧带以上）病变可提供有效信息，并且可以判断腹股沟韧带以下的静脉瓣膜功能。空气容积测量法可以提供小腿肌肉泵效率和静脉阻力数据。当强烈怀疑近心端静脉阻塞需要外科手术时，需在支架植入前行血管内超声（IVUS）确认[44]。

当近心端无病变而容积测量显示阻力增高，静脉内超声可提供造影无法提供的病变信息。最佳诊断方案是同时使用静脉造影和静脉内超声。容积测量法阳性结果提示作进一步地检查，但阴性结果并不能排除静脉阻塞[45]。

CT 和 MR 血管成像可作为评估髂静脉病变的检查。

44.5　手术方案

如何选择合适的方案，我们需要根据以下内容进行选择：

- 是否存在近心端阻塞，包括闭塞；
- 有无腹股沟韧带以下（从腹股沟至小腿）深静脉轴向反流；
- 有无股深静脉近心端功能不全；
- 股深静脉功能不全者，需鉴别单支或多支侧枝进入腘静脉，可以为腔内治疗提供最佳的入路和处理方法；
- 存在功能正常的大小隐静脉；
- 腘静脉解剖位置和功能正常；
- 股静脉和腘静脉直径；
- 运动中股 - 腘静脉血流；
- 腋静脉的直径及功能；
- 腔内纤维化程度，股腘静脉水平是否形成双腔结构。

与对侧肢体相比静脉压增高提示近心端阻塞导致反流。然而，即使存在梗阻，休息状态下静脉压也往往不会升高。除了阻力，流量也是重要的因素，如加压检查导致的血流增多。静脉性梗阻与动脉性梗阻不同，静脉系统的特点是低压力、低流速、低阻力和高容量。与动脉系统不同，静脉系统存在明显的阻塞，但临床症状可能不明显。

解除近心端阻塞可以降低阻力，但主要增加回流血量和减少下肢静脉血容量。这可有效恢复血流动力学并减轻症状，尽管远心端仍存在瓣膜功能不全。

因此，需在近心端阻塞解除后观察数月再进行远心端反流的治疗。

44.6　总结

因为缺少随机对照试验，外科手段治疗血栓形成后静脉瓣膜功能不全的疗效证据等级不高。值得注意的是，已发表系列研究显示深静脉反流的外科手术治疗疗效良好，并发症少，值得应有的治疗地位。

PTS 无法完全治愈，当规范的保守治疗效果不佳时可行手术治疗，目的是恢复血流动力学平衡，提高生活质量。基于这些原因，C4b~C6 的严重 CVI 患者可行手术治疗。

对于 C3 和 C2s 的患者暂时没有手术指征，这些患者可予纠正近心端阻塞。

美国静脉论坛指南 4.16.0：血栓形成后瓣膜功能不全的外科治疗

编码	指南	推荐等级（1：强；2：弱）	证据级别（A：高质量；B：中等质量；C：低或极低质量）
4.16.1	建议腹股沟以下深静脉返流以及存在静脉性下肢溃疡风险的皮肤改变（C4b）或治愈 / 活动的静脉性下肢溃疡（C5~C6）的血栓形成后瓣膜功能不全患者行外科手术治疗。在手术治疗的基础上应行标准压迫治疗以促进静脉性溃疡愈合并预防复发	2	C
4.16.2	对于进展的血栓形成后综合征患者（C4b，C5~C6），反对建议将股静脉或腘静脉结扎作为常规治疗方式	2	C
4.16.3	对于进展的血栓形成后综合征（C4b，C5~C6），建议对深静脉瓣膜结构尚保留伴有轴向返流的患者行自体瓣膜修复附加标准压迫治疗，以促进静脉性溃疡愈合并预防复发	2	C
4.16.4	对于进展的血栓形成后综合征（C4，C5~C6），建议对无深静脉瓣膜结构保留且无足够的适宜用于静脉血流出的引流静脉通路的患者性瓣膜移位或瓣膜移植手术。在手术治疗的基础上应行标准压迫治疗以促进静脉性溃疡愈合并预防复发	2	C
4.16.5	对于进展的血栓形成后综合征（C4，C5~C6），建议对于无其他治疗选择的患者可根据外科医生的技术经验考虑自体瓣膜替代。在手术治疗的基础上应行标准压迫治疗以促进静脉性溃疡愈合并预防复发	2	C

参考文献

1. Strandness DE Jr., Langlois Y, Cramer M et al. Long-term sequelae of acute venous thrombosis. *JAMA* 1983;250:1289–92.
2. Meissner MH, Moneta G, Burnand K et al. The hemodynamics and diagnosis of venous disease. *J Vasc Surg* 2007;46(Suppl. S):4S–24S.
3. Kistner RL, Ferris EB, Raudhawa G et al. A method of performing descending venography. *J Vasc Surg* 1986;4:464–8.
4. Kahn SR, Shrier I, Julian JA et al. Determinants and time course of the post-thrombotic syndrome after acute deep venous thrombosis. *Ann Intern Med* 2008;149:698–707.
5. Markel A. Origin and natural history of deep vein thrombosis of the legs. *Semin Vasc Med* 2005;5:65–74.
6. Neglen P, Berry MA, and Raju S. Endovascular surgery in the treatment of chronic primary and post-thrombotic iliac vein obstruction. *Eur J Vasc Endovasc Surg* 2000;20:560–71.
7. Erickson CA, Lanza DJ, Karp DL et al. Healing of venous ulcers in an ambulatory care program: The roles of chronic venous insufficiency and patient compliance. *J Vasc Surg* 1995;22:629–36.
8. Raju S, Darcey R, and Neglén P. Unexpected major role for venous stenting in deep reflux disease. *J Vasc Surg* 2010;51:401–9.
9. Kahn SR, Comerota AJ, Cushman M et al. The post-thrombotic syndrome: Evidence-based prevention, diagnosis and treatment strategies. A scientific statement from the American Heart Association. *Circulation* 2014;130(18):1636–61.
10. Danielsson G, Eklöf B, Grandinetti A et al. Reflux from thigh to calf, the major pathology in chronic venous ulcer disease: Surgery indicated in the majority of patients. *Vasc Endovasc Surg* 2004;38:209–19.
11. Nicolaides A, Clark H, Labropoulos N et al. Quantification of reflux and outflow obstruction in patients with CVD and correlation with clinical severity. *Int Angiol* 2014;33:275–81.
12. Maleti O. Venous valvular reconstruction in post-thrombotic syndrome. A new technique. *J Mal Vasc* 2002;27:218–21.
13. Maleti O and Perrin M. Reconstructive surgery for deep vein reflux in the lower limbs: Techniques, results and indications. *Eur J Vasc Endovasc Surg* 2011;41:837–48.
14. Kistner RL and Sparkuhl MD. Surgery in acute and chronic venous disease. *Surgery* 1979;85:31–43.
15. Raju S, Fountain T, Neglen P et al. Axial transformation of the profunda femoris. *J Vasc Surg* 1998;27:651–9.
16. Raju S. Discussion after late objective assessment of venous value surgery. *Arch Surg* 1981;116:1461–6.
17. Taheri SA, Lazar L, Elias S et al. Surgical treatment of postphlebitic syndrome with vein valve transplant. *Am J Surg* 1982;144:221–4.
18. Raju S and Hardy JD. Technical options in venous valve reconstruction. *Am J Surg* 1997;173:301–7.
19. Raju S, Fredericks RK, Neglen P et al. Durability of venous valve reconstruction techniques for primary and postthrombotic reflux. *J Vasc Surg* 1996;23:357–67.
20. Eklöf BG, Kistner RL, and Masuda EM. Venous

bypass and valve reconstruction: Long-term efficacy. *Vasc Med* 1998;3:157–64.
21. Plagnol P, Ciostek P, Grimaud JP et al. Autogenous valve reconstruction technique for post-thrombotic reflux. *Ann Vasc Surg* 1999;13:339–42.
22. Maleti O and Lugli M. Neovalve construction in postthrombotic syndrome. *J Vasc Surg* 2006;43:794–9.
23. Lugli M, Guerzoni S, Garofalo M et al. Neovalve construction in deep venous incompetence. *J Vasc Surg* 2009;49:156–62.
24. Maleti O, Lugli M, and Perrin M. Chirurgie du reflux veineux profond. In: *Encyclopédie Médico-Chirurgicale, Techniques Chirurgicales—Chirurgie Vasculaire*, Paris: Elsevier Masson SAS, 2009, 43–163.
25. Opie JC. Monocusp—Novel common femoral vein monocusp surgery uncorrectable chronic venous insufficiency with aplastic/dysplastic valves. *Phlebology* 2008;23:158–71.
26. Dalsing MC. Artificial venous valves. In: Gloviczki P, ed. *Handbook of Venous Disorders*. 3rd Edition. London: Hodder Arnold, 2009:483–90.
27. Johnson ND, Queral LA, Flinn WR et al. Late objective assessment of venous valve surgery. *Arch Surg* 1981;116:1461–6.
28. Masuda EM and Kistner RL. Long-term results of venous valve reconstruction: A four to twenty-one year follow-up. *J Vasc Surg* 1994;19:391–403.
29. Sottiurai VS. Current surgical approaches to venous hypertension and valvular reflux. *Int J Angiol* 1996;5:49–54.
30. Cardon JM, Cardon A, Joyeux A et al. La veine saphène interne comme transplant valvulé dans l'insuffisance veineuse post-thrombotique: Résultats à long terme. *Ann Chir Vasc* 1999;13:284–9.
31. Perrin M. Reconstructive surgery for deep venous reflux. A report on 144 cases. *Cardiovasc Surg* 2000;8:246–55.
32. Lehtola A, Oinonen A, Sugano N et al. Deep venous reconstructions: Long-term outcome in patients with primary or post-thrombotic deep venous incompetence. *Eur J Vasc Endovasc Surg* 2008;35:487–93.
33. Taheri SA, Heffner R, Bodd T et al. Five years' experience with vein valve transplant. *World J Surg* 1986;10:935–7.
34. Eriksson I and Almgren B. Influence of the profunda femoris vein on venous hemodynamics of the limb: Experience from thirty-one deep vein valve reconstructions. *J Vasc Surg* 1986;4:390–5.
35. Nash T. Long-term results of vein valve transplants placed in the popliteal vein for intractable post-phlebitic venous ulcers and pre-ulcer skin changes. *J Cardiovasc Surg* 1988;29:712–6.
36. Bry JD, Muto PA, O'Donnell TF et al. The clinical and hemodynamic results after axillary-to-popliteal valve transplantation. *J Vasc Surg* 1995;21:110–9.
37. Mackiewicz Z, Molski S, Jundzill W et al. Treatment of postphlebitic syndrome with valve transplantation: 5 year experience. *Eurosurgery '95. Bologna Monduzzi* 1995:305–10.
38. Raju S, Neglen P, Doolittle J, Meydrech EF. Axillary vein transfer in trabeculated postthrombotic veins. *J Vasc Surg* 1999;29:1050–64.
39. Tripathi R, Sieunarine K, Abbas M et al. Deep venous valve reconstruction for non healing ulcers: Techniques and results. *ANZ J Surg* 2004;74:34–9.
40. Rosales A, Jorgensen JJ, Slagsvold CE et al. Venous valve reconstruction in patients with secondary chronic venous insufficiency. *Eur J Vasc Endovasc Surg* 2008;36:466–72.
41. Kabbani L, Escobar GA, Mansour F et al. Longevity and outcomes of axillary valve transplantation for severe lower extremity chronic venous insufficiency. *Ann Vasc Surg* 2011;25(4):496–501.
42. Pavcnik D, Uchida B Kaufman J et al. Percutaneous management of chronic deep venous reflux: Review of experimental work and early clinical with bioprosthetic valve. *Vasc Med* 2008;13:75–84.
43. Criado E, Farber MA, Marston WA et al. The role of air plethysmography in the diagnosis of chronic venous insufficiency. *J Vasc Surg* 1998;27:660–70.
44. Neglen P and Raju S. Intravascular ultrasound scan evaluation of the obstructed vein. *J Vasc Surg* 2002;35:694–700.
45. Neglen P. Chronic venous obstruction: Diagnostic considerations and therapeutic role of percutaneous iliac stenting. *Vascular* 2007;15(5):273–80.

45

原发性髂静脉阻塞的血管腔内重建

慢性静脉疾病(chronic venous disease,CVD)的发病因素多而复杂,几十年来静脉阻塞的因素一直没有被临床重视。主流观点认为反流是导致 CVD 发生的主要病理生理学因素。在临床上,有效、风险小的微创治疗方法已经存在,其有效治疗髂静脉阻塞已成为改变传统观念的一个重要的因素。髂静脉和股总静脉共同构成下肢流出道,该节段的慢性堵塞可能比股腘段的堵塞临床症状更加严重[1,2]。这些主干静脉的阻塞可能是狭窄或闭塞性,也可能是原发性(非血栓性)或血栓后。而完全闭塞的用词是不恰当的,不应该被使用[3]。急性髂股静脉,甚至下腔静脉的静脉血栓形成(DVT)后再通不良,可能是导致症状性慢性静脉阻塞最常见的原因。血栓可能局限于髂股段或从小腿腓肠静脉至髂静脉段。大约 1/3 血栓后患者的肢体症状主要是由残留阻塞造成的[4,5]。血栓后髂静脉阻塞的治疗将在第 46 章节有所介绍。髂股静脉慢性阻塞的其他少见原因包括良性或恶性肿瘤压迫、腹膜后纤维化、医源性损伤、辐照、囊肿和动脉瘤。非血栓性髂静脉病变(NIVL)在无症状患者中所占比例较高。Kibbe 等研究发现,2/3 的患者左髂静脉有至少 25% 压迫狭窄[6]。这一事实引起人们怀疑 NIVL 是否为病理性改变,他们认为 NIVL 应该被视为一种不需要治疗的“正常”解剖变异。然而,越来越多的临床证据表明这种观点是不正确的[7]。

45.1 非血栓性原发性阻塞

所谓原发性或非血栓性髂静脉阻塞(May-Turner 综合征[8]或 Cockett 综合征或髂静脉压迫综合征[9])已述。通常情况下,左侧髂总静脉近端狭窄是因受右侧髂总动脉压迫造成,伴有继发纤维带或网孔形成(图 45.1 和图 45.2)[10]。普遍观点是这种综合征在临床上仅描述于育龄年轻妇女左下肢所存在情况,但这种说法并不妥。因为压迫性病变在男性、老年患者中并不少见,而且可能涉及右下肢,所以任何患者都不应该因为年龄、性别、双侧或右侧受累而被排除在该综合征之外。在我们治疗 879 例患者的 938 例肢体髂

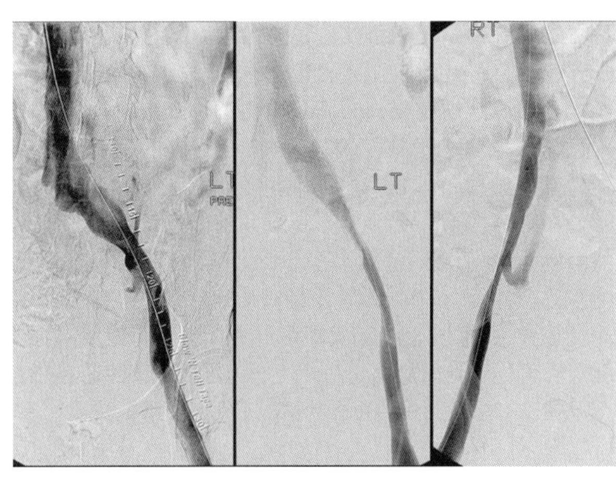

图 45.1 经股上行静脉造影图:前后视图。(左图)提示老年妇女左髂总静脉受腰椎和髂内静脉的压迫。(中)矢状面左侧髂外静脉远端受压(见图 45.3c 和 d)。(右)当右髂动脉血流跨过右髂总和髂外静脉时,右髂总静脉远端和髂外静脉受右髂动脉压迫

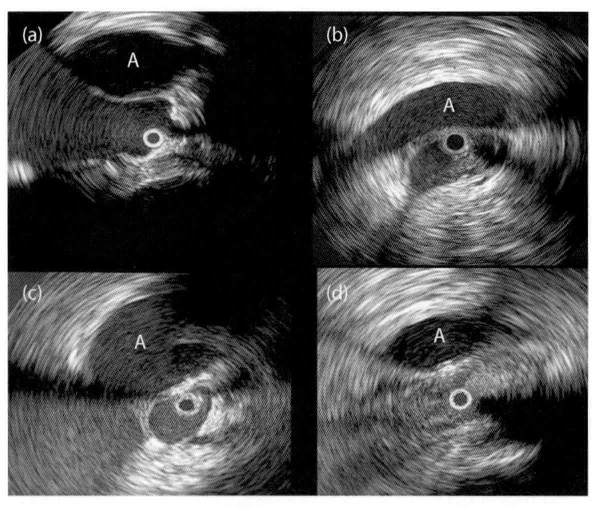

图 45.2 髂静脉受压部位血管内超声(IVUS)图像。黑色的静脉内的圆圈代表插入的 IVUS 导管("A"标记右髂总动脉)。(a)右侧髂总动脉与左侧髂总静脉前段交叉,在本例中为中度受压。(b)左髂总静脉受压与管腔内网状结构形成。(c)受动脉压迫的静脉内形成特殊隔膜,使髂静脉腔变形和分裂。(d)受压迫段的静脉急性血栓形成

股静脉阻塞的经验中,53% 的肢体有非血栓性压迫性病变(定义为无 DVT 病史,静脉造影或超声证明无既往深静脉血栓形成表现),40% 有血栓后梗阻,7% 为复合性病因(中央髂静脉非血栓性狭窄合并血栓后梗阻)。非血栓栓塞患者的年龄范围为 18~90 岁(中位年龄 54 岁),20% 的患者是男性,25% 有症状的下肢为右侧。阻塞不仅是由前方跨过动脉的外在压迫引起,也可能有伴随的血管腔内病变和血管壁纤维化引起的血流受阻所致。因此,"压迫性病变"一词应改为"非血栓性髂静脉病变(NIVL)"。

45.2 非血栓性髂静脉病变(NIVL)、急性DVT 和再通之间的联系

人们早已发现髂静脉受压病变与占多数的左髂股静脉血栓形成之间有重要关系。Virchow 认为,左侧好发 DVT 是右髂动脉和第五腰椎体压迫左髂静脉造成的血液瘀滞所致[12]。管腔内血流阻塞可促进血栓形成(图 45.2d)。非血栓性髂静脉病变(nonthrombotic iliac vein lesions,NIVL)不仅会导致血栓形成,还会影响血栓消解的程度。当存在外部压迫时,血管再通受到抑制,而且会更不完全[13]。Cockett 等观察到导致血栓形成的阻塞性病变阻碍了血栓的溶解,血栓形成后静脉周围纤维化在原发病变部位过度增生,这些因素合并导致严重的临床症状[10,14]。这些观察非常重要,据报道 80% 的髂股静脉血栓患者行螺旋 CT 静脉造影可检测到髂静脉受到外压迫。需要注意的是,NIVL 可以在没有深静脉血栓形成的情况下引起下肢的症状。

45.3 血管腔外受压迫及腔内病变

"髂静脉压迫综合征"是一个误导的术语,因为病变不仅因外部压迫而变窄,而且常伴有血管腔内病变,就像是在血流中形成一道堤坝(图 45.2b 和 c)。现在这种病变被更恰当地命名为 NIVL。其确切原因仍然不清楚,尽管在该部位或远端常伴有继发性血栓形成,但由于缺乏含铁血黄素和血栓组织的其他特征,所以暂不考虑这种血管内病变因血栓演化而来[8,10]。1980 年,McMurrich 描述这些病变为"附着"导致了"静脉的前后壁贴合"。他认为这种病变是先天性的,并对随机挑选的 107 具尸体解剖所发现发病率达 33% 感到惊讶[16]。尽管 Ehrich 和 Krumbhaar 质疑先天性的说法[17],他们在 412 例随机选择的尸检中发现这种病变占 30%,证实了这些阻塞性腔内病变的高发病率。虽然先天性病因理论并未被普遍接受,但仍有一些人是支持这个理论,在这种血管内病变中发现分层结构的肌肉、弹力蛋白和胶原蛋白,表明该疾病不是创伤导致而是个体发育差异造成的[10,17]。动脉横跨的地方也与胚胎静脉融合点相吻合,在那里可能存在先天性隔膜[18],这些现象在左侧更常见。这些早期的研究一直处于停滞状态,直到 1957 年 May 和 Thurner 的详细研究重新引起了人们的兴趣[8]。他们的研究支持目前流行的理论,即大多数 NIVL 可能是由于与静脉紧邻的动脉反复搏动造成的创伤。他们发现在 430 具随机挑选的尸检中髂静脉腔内病变的发生率为 22%。其病灶的形态从薄膜状到"脊状、筋膜状、弦状、刺状或者桥状"到完全堵塞。有趣的是,解剖学家 DiDio 在他 1949 年的博士论文中已经描述了这些病变的形态,并介绍了"静脉刺"的概念(与 Alberto Caggiati 的个人交流提到)。May 和 Thurner 认为病变中主要的成分纤维细胞是由内皮细胞的增殖引起的,而这些细胞的增殖是由动脉搏动的慢性损伤引起的。在这些梗阻手术中,Wanke 早期观察到在反复创伤和周围静脉炎症之后,血管鞘发生瘢痕性硬化[19]。交叉处动脉粥样硬化性炎症也可能影响到其下方的静脉,从而解释了老年人静脉阻塞多发的原因。妇女发病率的增加是由于妊娠子宫压迫或脊柱前凸所致。在 20 世纪 60 年代,Cockett 等证实了髂静脉受压病变在一般人群中普遍存在[静脉腐蚀铸型中有 8/9(88%)显示至少有一定程度的外部受压],在随机选择的 100 具尸体中有 14% 存在腔内病变[9,14]。

45.4 解剖学考量

血管内超声(intraenous ultrasound,IVUS)对探查髂股静脉的非血栓性髂静脉压迫病变提供了新的讯息[11]。在 493 个有症状的下肢例数中,36% 在髂总静脉与右侧髂总动脉交叉处存在单一的中央 NIVL。18% 的在髂内静脉与髂内动脉交汇处可见单个外周 NIVL。更有趣的是,在 46% 的肢体中,中心 NIVL 与周围 NIVL 同时存在(图 45.3)。后面这种情况提示"原发性"阻塞患者置入支架时的范围需要延伸。中央型 NIVL 病变通常位于左侧、髂静脉 - 下腔静脉交汇处(范围 1cm 左右)。与之相反,右侧中央型 NIVL 病灶(范围 ≤ 2cm)多位于髂静脉 - 下腔静脉交汇处远端 1~2cm。在左侧型约三分之二患者左侧髂总静脉的近心端可见不同的偏心压迫现象,可能是由左侧髂总动脉引起的。这种情况直到髂内静脉与髂外静脉汇合处髂总静脉才

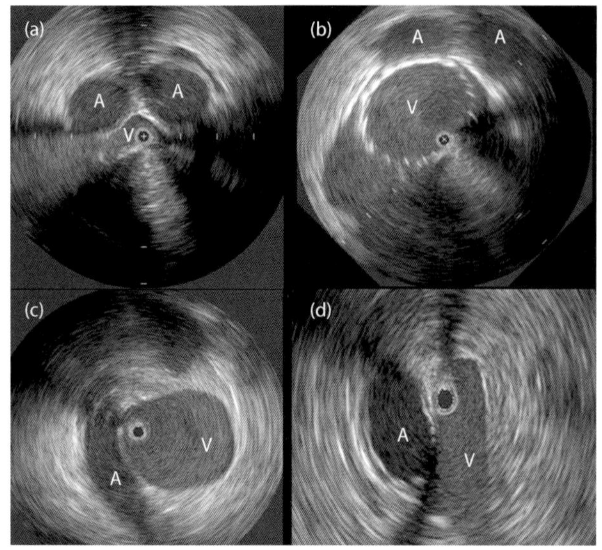

图 45.3　血管内超声(IVUS)图像。静脉内的黑色圆圈(V)表示插入的 IVUS 导管。(a)下腔静脉远端被髂静脉汇合处的低主动脉分叉压迫。(b)支架置入后的解剖位置相同。(c)髂内动脉(A)跨过髂外静脉(V)进入骨盆、未见静脉压迫。(d)可见髂外静脉显著压扁以及远端非血栓性髂静脉病变

充分扩张。这是一个重要的测量,因为在植入支架直径的选择中,应该以扩张的静脉作为支架直径选择的参照。在无症状人群的 CT 扫描结果中也观察到上述情况[20]。中心 NIVL 的病变在左侧的病变是右侧的 3 倍多,而外周 NIVL 病变两侧分布相同。左右盆腔血管的解剖差异可解释近端和远端阻塞性病变的分布差异(图 45.4)。主动脉分叉的水平是可变的,对左侧解剖影响很小,但对右侧动脉/静脉的路径关系影响较大。右髂动脉总是直接横跨左髂总静脉,横跨所在水平变化不大(左侧型中央病变)。仅在 22% 的尸检中发现右侧髂动脉跨过右侧髂总静脉,而且行程长而缓和(右侧中央病变)(图 45.4,插图)。3/4 的下肢中,右侧髂总动脉走行于右侧髂总静脉前方,在跨越髂内-外静脉汇合处时的角度更直(外周型的右侧病灶)。多数情况下,右侧髂内动脉不跨越右髂总静脉或髂外静脉,因为它的开口部位在髂动脉跨越静脉之前。左侧髂内动脉则总是直接横跨左侧髂静脉(外周型的左侧病变)(图 45.3c 和 d)。这些解剖变异可以解释为什么常见左侧近端压迫性病变、左侧局部狭窄病变、右侧多点病变,以及远端病变两侧发生率相似的特点。

45.5　NIVL 的病理生理学

在“原发性”非血栓性髂静脉疾病(NIVL)的病程里,有可能先在被动脉横跨的髂静脉局部出现亚临床血栓形成,后出现血栓向远端蔓延到髂外静脉。另一方面,血栓后疾病的肢体也有可能先有髂静脉压迫后导致髂股静脉血栓形成[14,15]。无论压迫与血栓孰先孰后,当患者主诉腿部疼痛和肿胀,没有既往 DVT 或其他静脉疾病的病史时,很可能有髂静脉阻塞存在。

非血栓性髂静脉病变在无症状个体中普遍存在。为什么 NIVL 在某些情况下会出现症状,而在大多数情况下却无症状?如果 NIVL 被看作 CVD 发生允许条件,那么这种明显的矛盾就可以被解释。“允许条件”即本身并不表现出症状,但在叠加其他病理变化后即出现症状。这种主干静脉阻塞不能被认为是一种“正常变异”而只是临床上无症状而已。目前有大量文献报道病理性或医源性因素导致主干静脉阻断时,所致症状通常可耐受[21,22](非所有)[23,24]。亦有许多文献报道先天或后天性下腔静脉阻塞不出现症状,直到影像学检查时偶然发现,但随着远端血栓形成则会出现症状[25,26]。因此,许多 NIVL 可能处于一个逐渐发展的过

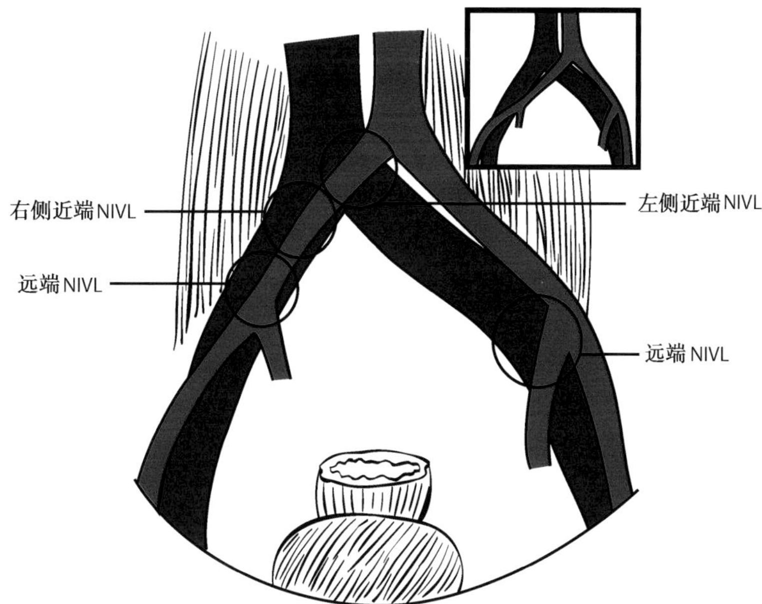

图 45.4　盆腔动脉与静脉的关系。左侧中型病变与右侧髂总动脉压迫左侧髂总静脉有关。右髂总动脉随后的行程是可变的(见正文)。右髂总动脉逐渐跨过左侧髂总静脉,可能与中心和/或周围非血栓性髂静脉病变有关(NIVL)。在多数模式中(插图),右侧髂总动脉对右侧髂总静脉的压迫是前后平行走向而且偏心性的。所以可能仍然导致一个右侧外周 NIVL,但不会导致一个右侧中心 NIVL。左髂内动脉交叉可能与左侧远端型 NIVL 有关

程中，此时不表现症状是不足为奇的。而若发生其他病理变化，如创伤，蜂窝组织炎，远端血栓形成，继发性淋巴阻塞或平常所见的回流障碍等，则可导致出现肢体症状。在这些复合的病理情况中，原则是首先治疗疾病的初始“允许条件”，即可缓解症状，亦防止复发。只有在顽固性和进展期的病例中才对继发性病因进行纠正。有 75%NIVL 合并反流的患者，只在髂静脉植入支架之后，即使有严重的反流情况没有纠正，仍得到了较好的或明显的治疗效果。这些结果支持了 NIVL 在 CVD 发生过程中起允许作用的观点。

另一种解释是认为 NIVL 和远端反流是同一静脉系统血流动力学恶化中的不同阶段。当血流动力学变化超过某一临界阈值，静脉失代偿，患者随即出现症状。但目前 NIVL 与远端反流之间并未确立关联。

45.6 NIVL 的诊断

45.6.1 血流动力学检查诊断

对于静脉阻塞的评估没有“金标准”。至今未知单一狭窄或多部位阻塞在多大程度上“显著影响”血流动力学或是“关键影响”（比如导致增加外周静脉压）。在毛细血管的微静脉端只增加几毫米汞柱的压力就可能导致静脉症状。动脉显著阻塞的概念是基于动脉狭窄程度 >70%~80% 导致远端灌注减少而言，因为动脉闭塞对血流的阻力远较组织要大。在静脉系统中，中心静脉对血流的阻力不造成大影响，但外周静脉压力增加则会造成问题。这种外周静脉高压的缓解（腿部分的减压）是症状缓解的基础。超声调查和流量率测定的体积描记法已被证明是不可靠的，作用有限。虽然异常的体积描记图可能提示静脉流出道阻塞，但在提示正常的情况下也可能存在明显的阻塞[27,28]。即使是侵入性的压力（例如，手 / 脚压差和反应性充血压升高）和间接阻力计算似乎也不敏感，也不能确定阻塞的程度[28]。遗憾的是，目前还不能检测临界阻塞，但这可能对血流动力学来说至关重要。因此，血流动力学阳性检测结果可能具有血流动力学的意义，但正常的检测结果却不能排除阻塞。

静脉造影时可以测量不同部位的压力差。在静止时，微小的压力差（2~5mmHg）提示可能存在明显的阻塞。静脉循环是一种低压、低速、大容量的血管系统，压力差不仅是由流量的阻力（阻塞程度和侧支形成程度）造成，而且在很大程度上取决于流速和流量的大小。一侧髂静脉与对侧髂静脉在其梗阻点上方汇合成下腔静脉，休息时下腔静脉与股静脉压力相当。静脉压差肯定比动脉系统低得多，也难以精确测量[29,30]。文献中用于检测血流动力学差异显著性的压力差也是人为设定的。仰卧位时，尤其是在手术过程中，很难增加足够静脉血流量以发现临界性血流动力学梗阻。因此，介入手术期间的压力测量不能帮助决定是否需要置入支架。

45.6.2 影像研究

由于无法进行精确的血流动力学检测，诊断和治疗必须基于形态学的发现。血栓后病变通常很明显，影像下也很清晰。但在 NIVL 的患者，影像上表现往往并不是那么显著，而且易被忽略。螺旋 CT 静脉成像（CT-V）和磁共振静脉成像（MR-V）是常用的方法；它们在静脉阻塞检查的精确度尚不明确，与 IVUS 相比较之下仍逊一筹。经股静脉造影仍常被使用，它可以明确阻塞和侧支循环情况。简单的静脉造影通常是在支架植入前进行。NIVL 患者在前后位的（AP）造影图像异常往往难以发觉，如仅显示一个隐约可见的阻塞[例如，扩宽的髂静脉（受压），对比剂显影变浅形成的半透明区域、部分管腔内的缺损膜隔样，或是盆腔形成侧支循环改变]。在 30%~40% 的患者，前后位图像实际上看起来是“正常的”[11]。可以通过多角度投影来提高发现病变的精确度；一些明显狭窄在前后位造影看着正常，但在斜位投影则很明显（图 45.5）。然而，即使是多角度位置造影，也仍有 5%~10% 的狭窄会被遗漏。静脉造影对 NIVL 的范围难以准确描绘、对支架植入范围的指导作用也较差。造影发现的狭窄段对血流动力学造成的影响，一般无法在形态学研究中明确。静脉侧支形成的代偿作用值得怀疑，因为血流通过这些迂曲静脉与通过更直的主干静脉相比不可同日而语。支架植入前观察到侧枝显影在支架植入后迅速消失，显然静脉血流优先通过支架内回流。有症状的患者若发现静脉侧枝形成，通常被认为是阻塞的标志。

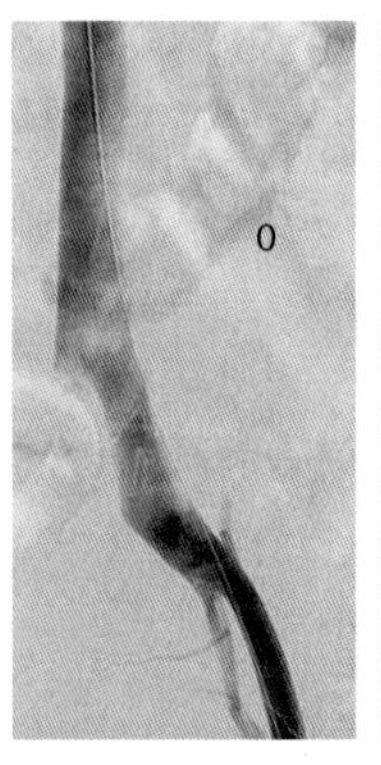

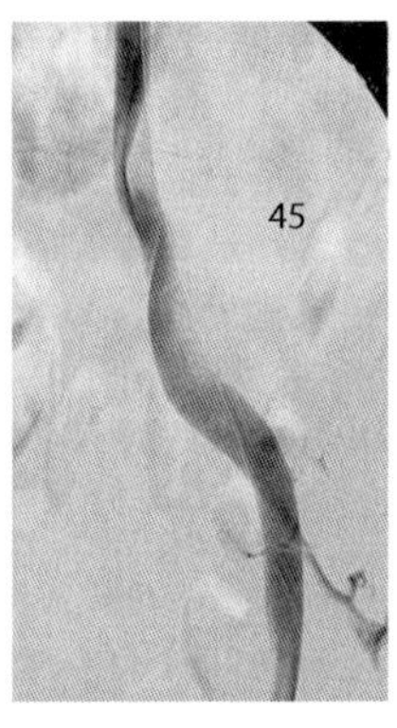

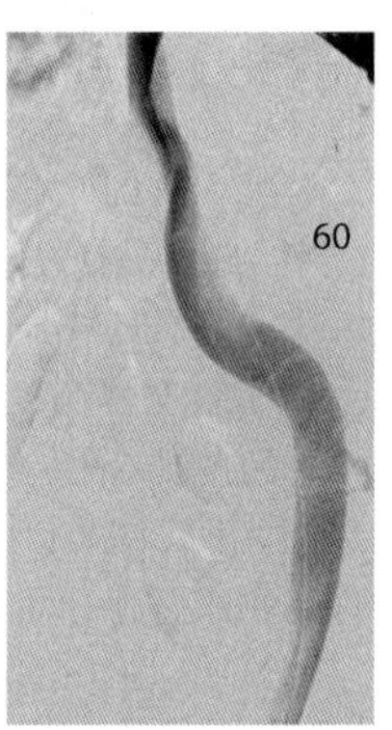

图 45.5 左侧经股静脉造影，可见多处侧枝。（左）前后视图无明显狭窄，左侧髂总静受压缺损，轻度侧枝充盈。通过旋转（中）45° 视角和（右）60° 视角来检测狭窄。一个典型的“螺旋形”外观是由静脉上方动脉的压迫造成。很难从静脉造影的片子上来确定病灶的起点和终点

IVUS 只能检测到靠近主干血管的轴向侧枝静脉，而盆腔内的静脉侧枝则难以发现。然而，一些研究表明 IVUS 在检测梗阻的程度和部位上优于经股静脉造影，尤其是在 NIVL 患者中（图 45.6）[31-33]。平均来说，经股静脉造影对狭窄程度显著低估 30%。在四分之一的肢体中，尽管 IVUS 显示有 >50% 的阻塞，但静脉造影认为“正常”[34]。有趣的是，Cockett 和他的同事在 20 世纪 60 年代行类似的观察时发现，静脉造影术仅能诊断发现 65% 的阻塞性病变，以及 63% 的静脉侧枝形成。值得注意的是，在有症状的患者中，54% 的人经股静脉造影表现为“正常”，即髂静脉造影轮廓平滑，无侧枝静脉。作者还指出，没有侧枝形成不代表就没有明显的阻塞[9,10,14]。此外，IVUS 还可显示腔内的细节（如小梁和网格形成），这些细节在打入造影剂的时候会被隐藏不见。IVUS 可直接观察到因外部压迫造成的静脉腔变形、管壁增厚以及管壁运动情况。

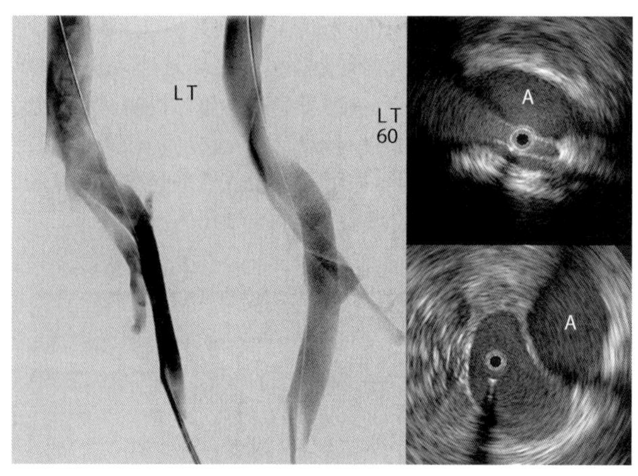

图 45.6 （左）经股静脉造影的前 - 后（AP）和 60° 斜位视角。观察到在前后视角中没有明显的阻塞，但是在斜位视角中可以看见。（右）同一患者的血管内超声（IVUS）图像显示为中央非血栓性髂静脉病变，右侧髂总动脉（a）压迫左侧髂总静脉（上）。左髂总动脉（A）压迫左髂静脉（下；见正文）。静脉内的黑圈为 IVUS 的导管

IVUS 相比经股静脉造影能够提供充足的形态学信息。是目前临床上诊断 NIVL 最有意义的方法，也是指导支架置入的最佳方法。支架植入的适应证包括：静脉造影中阻塞大于 50%；静脉内超声发现血流面积减少大于 50%，和 / 或阻塞大于最小直径的 50%。这种标准是人为制定，源于这种程度阻塞的患者予以治疗（支架植入）后临床症状得到了明显的改善。

45.7　患者选择

目前没有证据表明无症状的患者偶然发现 NIVL 需要进行任何干预。继发于受压的急性髂静脉血栓形成的患者应按照第 22 章的指导方法进行治疗。对于有症状性非血栓性髂静脉病变的患者应考虑支架置入。问题是如何识别和筛选这些患者。最根本的方面是要意识到髂静脉流出道阻塞的存在及梗阻的存在是重中之重！没有特异性的症状来判定 NIVL 的存在。慢性近端静脉阻塞的症状可能有很大差异，但只有 CEAP 分级中严重 C3（膝关节以上肿胀）和 C4~C6 这类症状明显的患者才应该评估髂静脉阻塞的存在并考虑行支架植入术。在 CVD 的临床表现中阻塞已被证明是重要因素，尤其是疼痛症状。Negus 等认为肢体的肿胀疼痛与阻塞有关，而肢体溃疡由瓣膜反流引起[10]。溃疡很少见于孤立的阻塞，形成溃疡似乎需要在反流的情况下形成[7]。然而，纠正流出道梗阻可以使得症状缓解，例如溃疡的愈合，即使在有反流的情况下也是如此。大量的 CVD 患者主诉肢体疼痛和肿胀，但是没有皮肤变化，这些患者的主要病理生理原因可能是阻塞而非反流，这些症状可能主要是由流出道堵塞引起的。“静脉性跛行”是一种由运动而引起的“张力性”疼痛，需要几分钟的休息，通常抬高腿部可缓解。目前还没有关于 NIVL 与静脉跛行相关的报道。当然，严重的流出道阻塞患者不一定有那么剧烈的不适症状，不一定有那么明显的下肢疼痛和造成生活质量下降和中度残疾的不适。有趣的现象是原发性反流疾病患者，其疼痛程度与反流程度不一定成正比，而有“静脉性疼痛”患者也可能没有反流。不典型的静脉曲张或静脉曲张复发早期的患者可能有潜在的阻塞。患有盆腔充血综合征的女性如果行卵巢静脉栓塞没有改善的，可能存在非血栓性髂静脉梗阻，行支架植入可以改善症状。多普勒超声或其他形态学检查发现有明显梗阻的患者，应考虑采用 IVUS 探查，或支架植入改善盆腔静脉流出道。在形态学研究中，没有静脉侧枝形成并不意味着没有明显的狭窄，但静脉侧枝的存在也不应该是对 NIVL 进行支架植入治疗的必要条件。

45.8　支架成形术

关于 NIVL 的支架技术概述如下、其中强调几个要点（图 45.7）[33-35]。手术可在血管介入或血管造影设备齐全的手术室、局部麻醉下进行。须在体外超声引导置管，最好使用 IVUS 诊断 NIVL 的范围和程度并指导支架置入。首选通过股静脉大腿段或腘静脉的顺行入路。如果穿刺部位太高直到大腿腹股沟的位置，腹股沟韧带水平难以压迫穿刺口止血。与在大腿水平的动脉穿刺口止血不同，由于静脉压力低，静脉穿刺部位的止血不存在问题。置入导管后，接着导入导丝，然后入鞘（通常为 9~11Fr 大小），以容纳 IVUS 导管、支架和球囊。NIVL 通常很容易过导丝。采用高压注射器和减影技术进行经股静脉造影。由于髂静脉受压发生在不同平面、如没有 IVUS，进行多个角度的静脉造影来显示矢状方向和横向受压迫情况、评估需要植入支架的病变范围至关重要。评估所需支架直径的参考血管段是中央型 NIVL 下方的完全扩张的髂总静脉和周围型 NIVL 时完全扩张的髂外静脉远端。阻塞的范围和程度可以用 IVUS 更精确地描述出来。重要的是在 NIVL 水平重新恢复静脉的正常管径，以便适当地给下肢减压。扩张的球囊采用 14~18mm 的高压球囊，目前尚无静脉破裂的临床报告。只有自膨式支架适合植入。由于其尺寸和径向强度的要求，编织型不锈钢支架（Wallstent，Boston Scientific，Natick，MA）是美国使用频率最高的不锈钢支架，并已证实其有效性。然而，静脉专用的新型镍钛合金支架在欧洲是可选用的。目前还没有对这些支架的长期疗效进行评估。在靠近髂总静脉汇合处狭窄进行支架置入时，需要将 Wallstents 支架头端适当置入下腔静脉，以避免支架早期尾侧移位造成再狭窄。因为其编织支架的编织设计属性，它可能缩短或扩张不足，所以当需要支架重叠或按照预期释放在一定水平时，必须考虑到支架的这一属性。当多发性狭窄时，尽管在中心和周围病灶之间可能呈现正常静脉段，插入的两个或两个以上的支架之间也不能留下空白区。如果中央和外周 NIVL 合并腹股沟韧带压迫，支架系统必须延伸到腹股沟韧带水平以下。股深静脉很容易通过 IVUS 识别。如有必要，将支架穿过腹股沟折痕进入股总静脉，就位于股深静脉开口上方，目前未发现影响支架通畅性。

围术期预防血栓的方法可能不同，但在我们手术中是相当标准化的。患者术前皮下注射 2 500U 的达肝素。在此过程中，静脉注射普通肝素 5 000U。大多数手术都是门诊手术。术后采用足部加压装置，在恢复室皮下注射达肝

素钠 2 500U，在出院前注射达肝素钠 5 000U。术后立即开始使用低剂量的阿司匹林（每天口服 81mg）并持续服用。维生素 K 拮抗剂并不是必须服用的，除非在 IVUS 发现继往 DVT 的存在。

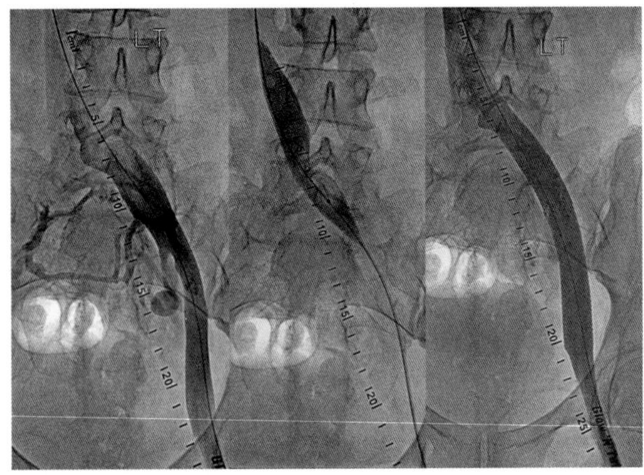

图 45.7 受压病灶支架置入。（左）经股静脉造影显示一个典型的非血栓性静脉病变，可见左髂总静脉的缺损和盆腔静脉侧枝。（中）在放置支架前的球囊扩张见球囊中间有蜂腰状狭窄，（右）支架释放后，静脉造影显示无狭窄或侧枝静脉。注意使支架置入下腔静脉防止移位。由于血管内超声检查发现在髂外静脉和髂内静脉汇合处有明显狭窄，支架被植入髂外静脉

45.9 并发症及血栓形成事件

“原发性”髂静脉梗阻的支架置入术是一种耐受性良好的手术方式，致残率极低，致死率[36-38]为零。非血栓性并发症发生率极低，如发生与穿刺部位有关。特别值得注意的是经系列报道，尽管只用阿司匹林以保持支架植入后长期通畅，早期几乎没有支架内血栓形成（<30 天）。考虑到静脉系统中存在的血栓形成属性，以上这点显得特别。

术侧支架头端突入下腔静脉（IVC），引起了人们对于对侧髂静脉回流道相对狭窄以及继发血栓形成的担忧。然而，本研究提示血栓形成率很低（0.6%）。形成对比的是，当支架（Wallstent）没有延伸到 IVC 时，近端再狭窄的发生率约为 40%[33]。

45.10 支架的效果

518 例有症状的“原发性”髂静脉梗阻患者，随访 72 个月，一期通畅率和二期通畅率分别为 79% 和 100%。没有血栓性支架阻塞（图 45.8）[36]。Ye 等报道在平均随访 4 年的 224 例支架植入中一期和二期通畅率分别为 98% 和 100%[37]。在 NIVL 支架植入手术过程中，有遗漏病变处理是造成症状遗留或复发的常见原因，需要二次手术。二次手术主要是为了解决球囊扩张后支架内再狭窄，在现有支架近端或远端增加一个支架，或二者兼有。对 270 个肢体的重度（>50%）支架内狭窄率进行评估，结果提示长期保持较低水平，72 个月的支架内重度狭窄的累积率为 1%[38]。相比之下，Meng 等报告 231 例，随访 3 个月到 10 年（平均 46 个月），阻塞率为 8%，再狭窄率为 4%[39]，5 年累计一期通畅率为 94%。支架内再狭窄（ISR）发生的性质和机制尚不清楚，可能因血流发生改变和血栓形成。与血栓后髂静脉梗阻治疗相反，非血栓性髂静脉梗阻支架置入似乎是非常安全的，长期观察几乎没有再闭塞和支架内再狭窄的发生。

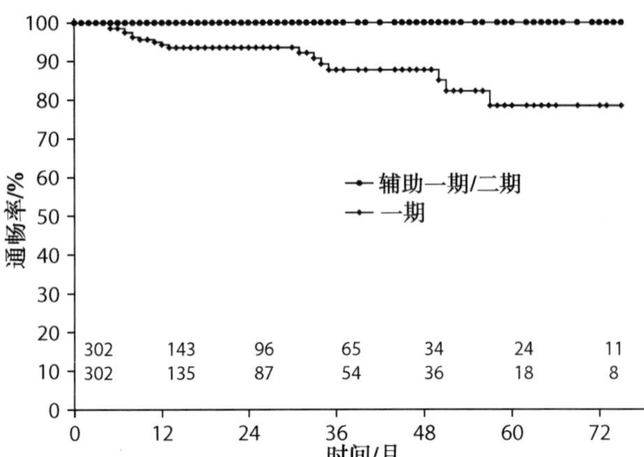

图 45.8 非血栓性髂静脉病变，肢体的一期、辅助一期和二期通畅率

45.11 临床结果

关于支架治疗局限性“原发性”髂静脉狭窄的临床结果报道少。大多数临床研究是将血栓性和非血栓阻塞性疾病结合起来，包括浅表静脉反流的治疗。在这些报告中，对有症状的 NIVL 进行支架治疗，患者似乎获得良好的临床效果，尤其在疼痛的缓解和静脉溃疡的愈合方面。Raju 和 Neglén 报道了在支架置入 2.5 年后观察到的累积结果，疼痛消失、肿胀缓解、腿部溃疡持续愈合率分别为 77%、53% 和 76%[11]。后者的一份报告显示，5 年累计溃疡无复发率为 62%[36]。Ye 等的研究显示，在平均随访时间为 4 年的 101 个肢体中，疼痛、肿胀和溃疡的缓解率分别为 87%、88% 和 74%[37]。生活质量分数在两项研究中都有显著提高。有趣的是，Neglén 等在仅发生 NIVL 和发生 NIVL 合并反流（反流仍未得到治疗）的不同分组的肢体中观察到几乎相同的研究结果[11]。虽然 Meng 等没有直接比较这些亚组，但他们发现 NIVL 和静脉曲张的患者只有 13% 的肢体在 2 个月后静脉曲张有明显的缓解[39]。然而，所有 NIVL 和大隐静脉反流患者除支架置入外做了大隐静脉抽剥术（195/231 个肢体，84%）。在平均 4 年的随访中，肿胀缓解和溃疡愈合分别为 84% 和 85%。相对于仅有 NIVL 而言，血栓阻塞的肢体有更广泛的静脉性疾病、合并有更严重的阻塞和反流、涉及更多个系统和水平[36]。但 NIVL 和血栓性梗阻植入支架后的长期累积疼痛缓解、溃疡愈合、生活质量分数提高是相当的。

45.12 结论

髂静脉受压多无症状。尽管如此，NIVL 是慢性静脉

功能不全(C3~C6)患者发病因素之一，病变处置入支架可得到良好的临床治疗效果。对于NIVL的患者、选择治疗的主要困难是缺乏一个可靠的测量血流动力学显著性狭窄的指标。作为医生关键的是要意识到静脉阻塞的重要性和可能性，并进行盆腔静脉回流的检测。特别要关注的包括：原发性反流症患者，其疼痛程度与反流程度不成比例，怀疑"静脉性疼痛"的患者而无反流，不典型或早期复发的静脉曲张，以及卵巢静脉行栓塞后盆腔充血性综合征无改善的患者。多普勒超声或其他形态学研究中有明显梗阻的患者，可考虑采用IVUS检查，行盆腔静脉流出道支架置入术。

诊断和治疗必须基于侵入性髂静脉流出道的形态学检查，尽管血流动力学指标也是重点。IVUS是最佳的检查方法，应该广泛用于有症状的疑似流出道阻塞的患者中。仅用多普勒超声对严重的CVD患者进行有限的检查是不够的，尤其是当检查范围局限在了腹股沟以下的静脉段时。

在原发性髂静脉阻塞处植入支架，具有拥有低致残率、零死亡率、远期高通畅率和低支架内再狭窄率等优点。原发性髂静脉阻塞的支架置入术是一种微创的门诊手术，无论是否进行辅助手术以控制浅表静脉反流，支架置入都能显著改善临床表现[11,40,41]。因此，在合并存在髂静脉梗阻合并浅静脉或深静脉反流的情况下，治疗的新途径主要是纠正梗阻的部分。

美国静脉论坛指南 4.17.0：原发性髂静脉狭窄的血管腔内重建

编码	指南	推荐等级（1：强；2：弱）	证据级别（A：高质量；B：中等质量；C：低或极低质量）
4.17.1	推荐静脉内支架作为目前治疗原发性髂静脉阻塞的"可选方法"	1	B
4.17.2	为了减轻疼痛和肿胀，促进持续的溃疡愈合，建议行静脉支架治疗原发性髂静脉阻塞。静脉支架可以提高患者的生活质量	1	B

参考文献

● = Key primary paper
★ = Major review article

1. May R. Anatomy. In: *Surgery of the Veins of the Leg and pelvis*. Stuttgart: Georg Thieme Verlag, 1979, 1–36.
2. Mavor GE and Galloway JM. Collaterals of the deep venous circulation of the lower limb. *Surg Gynecol Obstet* 1967;125:561–71.
3. Eklöf B, Perrin M, Delits KT, Rutherford RB, and Glovicki P. Updated terminology of chronic venous disorders: The VEIN-TERM transatlantic interdisciplinary consensus document. *J Vasc Surg* 2009:49:498–501.
4. Johnson BF, Manzo RA, Bergelin RO, and Strandness DE Jr. Relationship between changes in the deep venous system and the development of the postthrombotic syndrome after an acute episode of lower limb deep vein thrombosis: A one- to six-year follow-up. *J Vasc Surg* 1995;21:307–12.
5. Johnson BF, Manzo RA, Bergelin RO, and Strandness DE Jr. The site of residual abnormalities in the leg veins in long-term follow-up after deep vein thrombosis and their relationship to the development of the post-thrombotic syndrome. *Int Angiol* 1996;15:14–9.
6. Kibbe MR, Ujiki M, Goodwin A et al. Iliac vein compression in an asymptomatic patient population. *J Vasc Surg* 2004;39:937–43.
7. Neglen P, Thrasher TL, and Raju S. Venous outflow obstruction: An underestimated contributor to chronic venous disease. *J Vasc Surg* 2003;38:879–85.
●8. May R and Thurner J. The cause of the predominantly sinistral occurrence of thrombosis of the pelvic veins. *Angiology* 1957;8:419–27.
●9. Cockett FB and Thomas ML. The iliac compression syndrome. *Br J Surg* 1965;52:816–21.
●10. Negus D, Fletcher EW, Cockett FB, and Thomas ML. Compression and band formation at the mouth of the left common iliac vein. *Br J Surg* 1968;55:369–74.
●11. Raju S and Neglén P. High prevalence of nonthrombotic iliac vein lesions in chronic venous disease: A permissive role in pathogenicity. *J Vasc Surg* 2006;44:136–43; discussion 144.
12. Virchow R. Über die Erweiterung kleinerer Gefässe. *Arch Path Anat* 1851;3:427.
13. Fraser DG, Moody AR, Morgan PS, and Martel A. Iliac compression syndrome and recanalization of femoropopliteal and iliac venous thrombosis: A prospective study with magnetic resonance venography. *J Vasc Surg* 2004;40:612–9.
●14. Cockett FB, Thomas ML, and Negus D. Iliac vein compression. Its relation to iliofemoral thrombosis and the post-thrombotic syndrome. *Br Med J* 1967;2:14–9.
15. Chung JW, Yoon CJ, Jung SI et al. Acute iliofemoral deep vein thrombosis: Evaluation of underlying anatomic abnormalities by spiral CT venography. *J Vasc Interv Radiol* 2004;15:249–56.
16. McMurrich JP. The occurrence of congenital adhesions in the common iliac veins, and their relation to thrombosis pf the femoral and iliac veins. *Am J Med Sci* 1908;135:342–6.
17. Ehrich WE and Krumbhaar EB. A frequent obstructive anomaly of the mouth of the left common iliac

vein. *Am Heart J* 1943;26:737–50.
18. McClure CFW and Butler EG. The development of the vena cava inferior in man. *Am J Anat* 1925;35:331–83.
19. Wanke R. *Chirurgie der Grossen Korpervenen*. Stuttgart: George Thieme Verlag, 1950.
20. Caggiati A. The left common iliac artery also compresses the left common iliac vein. *J Vasc Surg* 2011;54:56S–61S.
21. Abu Rahma AF, Boland J, Lawton WE Jr., and Kusminsky R. Long term follow-up of prophylactic caval clipping. *J Cardiovasc Surg (Torino)* 1981;22: 550–4.
22. Wozniak G, Gortz H, Akinturk H, Dapper F, Hehrlein F, and Alemany J. Superficial femoral vein in arterial reconstruction for limb salvage: Outcome and fate of venous circulation. *J Cardiovasc Surg (Torino)* 1998;39:405–11.
23. Coburn M, Ashworth C, Francis W, Morin C, Broukhim M, and Carney WI Jr. Venous stasis complications of the use of the superficial femoral and popliteal veins for lower extremity bypass. *J Vasc Surg* 1993;17:1005–8; discussion 1008–9.
24. Kniemeyer HW, Sandmann W, Bach D, Torsello G, Jungblut RM, and Grabensee B. Complications following caval interruption. *Eur J Vasc Surg* 1994;8:617–21.
25. Ruggeri M, Tosetto A, Castaman G, and Rodeghiero F. Congenital absence of the inferior vena cava: A rare risk factor for idiopathic deep-vein thrombosis. *Lancet* 2001;357:441.
26. Schneider JG, Eynatten MV, Dugi KA, Duex M, and Nawroth PP. Recurrent deep venous thrombosis caused by congenital interruption of the inferior vena cava and heterozygous factor V Leiden mutation. *J Intern Med* 2002;252:276–80.
27. Labropoulos N, Volteas N, Leon M et al. The role of venous outflow obstruction in patients with chronic venous dysfunction. *Arch Surg* 1997;132:46–51.
28. Neglen P and Raju S. Detection of outflow obstruction in chronic venous insufficiency. *J Vasc Surg* 1993;17:583–9.
29. Negus D and Cockett FB. Femoral vein pressures in post-phlebitic iliac vein obstruction. *Br J Surg* 1967;54:522–5.
30. Albrechtsson U, Einarsson E, and Eklöf B. Femoral vein pressure measurements for evaluation of venous function in patients with postthrombotic iliac veins. *Cardiovasc Interv Radiol* 1981;4:43–50.
31. Satokawa H, Hoshino S, Iwaya F, Igari T, Midorikawa H, and Ogawa T. Intravascular imaging methods for venous disorders. *Int J Angiolog* 2000;9:117–21.
32. Forauer AR, Gemmete JJ, Dasika NL, Cho KJ, and Williams DM. Intravascular ultrasound in the diagnosis and treatment of iliac vein compression (May–Thurner) syndrome. *J Vasc Interv Radiol* 2002;13:523–7.
●33. Neglén P and Raju S. Balloon dilation and stenting of chronic iliac vein obstruction: Technical aspects and early clinical outcome. *J Endovasc Ther* 2000;7:79–91.
●34. Neglen P, Berry MA, and Raju S. Endovascular surgery in the treatment of chronic primary and post-thrombotic iliac vein obstruction. *Eur J Vasc Endovasc Surg* 2000;20:560–71.
35. Neglen P and Raju S. Intravascular ultrasound scan evaluation of the obstructed vein. *J Vasc Surg* 2002;35:694–700.
●36. Neglén P, Hollis KC, Olivier J, and Raju S. Stenting of the venous outflow in chronic venous disease: Long-term stent-related outcome, clinical, and hemodynamic result. *J Vasc Surg* 2007;46:979–90.
37. Ye K, Lu X, Li W et al. Long-term outcomes of stent placement for symptomatic nonthrombotic iliac vein compression lesions in chronic venous disease. *J Vasc Interv Radiol* 2012;23:497–502.
38. Neglén P and Raju S. In-stent recurrent stenosis in stents placed in the lower extremity venous outflow tract. *J Vasc Surg* 2004;39:181–7.
39. Meng Q, Li X, Qian A, Sang H, Rong J, and Zhu L. Endovascular treatment of iliac vein compression syndrome. *Chin Med J* 2011;124:3281–4.
●40. Raju S, Darcey R, and Neglén P. Unexpected major role for venous stenting in deep reflux disease. *J Vasc Surg* 2010;51:401–8.
★41. Razavi MK, Jaff MR, Larry E, and Miller LE. Safety and effectiveness of stent placement for iio-femoral venous outflow obstruction systematic review and meta-analysis. *Circ Cardiovasc Interv* 2015;8:e002772.

46

血栓后髂股静脉阻塞的血管腔内治疗

46.1 介绍

在美国，每年有近 100 万人发生深静脉血栓(deep venous thrombosis，DVT)。血栓发生后，血栓可持续蔓延，甚至有肺栓塞的风险[1]。近年来，DVT 的急性并发症在减少，然而包括血栓后综合征(postthrombotic syndrome，PTS)或继发的慢性静脉高压在内的慢性并发症的发生率在逐渐升高。PTS 继发于 DVT，主要表现为慢性静脉疾病症状，症状可表现为轻度水肿，也可表现为顽固性水肿、肢体沉重感、腿部疼痛、色素沉着、静脉性跛行、静脉溃疡甚至蜂窝织炎等。疼痛和水肿症状通常与体位相关，在长时间站立和活动后加重。

PTS 与近端型 DVT 关系最密切，80% 的症状性 DVT 是涉及一段或多段腘上深静脉的近端型 DVT[2]。文献报道，有 20%~50% 的近端 DVT 在随访过程中会发生 PTS[3]。急性 DVT 患者行单纯抗凝治疗，5 年后有近 90% 的患者至少有几种慢性疾病的临床表现。其中，中 - 重度 PTS 的发生率达 44%，通常会表现为下肢静脉性跛行，而重度 PTS 通常表现为下肢溃疡，发生率为 15%[4,5]。总的来说，据估计目前继发于 PTS 的静脉溃疡患者人数约占人群的 5%。就目前的人口统计来说，在美国这相当于有 1 500 多万人患有此病。

这种疾病对个人和卫生保健系统的影响都是巨大的。PTS 通常可引起生活质量下降[5,6]、劳动力丧失[7]、功能障碍、残疾，同时增加慢性医疗保健费用[8,9]。此外，PTS 患者自述的生活质量评分与同一年龄段的严重慢性疾病(例如糖尿病、充血性心力衰竭和慢性肺动脉高压)患者的生活质量相似。

46.2 临床表现及病因

PTS 与 DVT 不同，须与初发 DVT 区别开来。DVT 后的最初 3~6 个月内出现的症状应该归因于 DVT。仅当过了此阶段出现的症状才认为是 PTS[3]。另外，经过抗凝治疗，初发 DVT 引起的症状可逐渐减弱，而可在数月或数年后出现加重。事实上，尽管大多数 PTS 发生于 DVT 后最初的数月至数年时间里[9,10]，但在 DVT 发生后的 10~20 年时间中 PTS 的发生率仍持续增加[11]。

理解 PTS 的机制对预防和治疗至关重要。概括来说，静脉功能障碍是多因素的，与潜在的持续性流出道阻塞、静脉回流和小腿肌肉泵功能障碍有关。每项因素都通过增加静脉高压的共同机制导致 PTS。

髂股静脉 DVT 血栓再通失败或再通不全时，70%~80% 的患者都会表现有持续性静脉阻塞的症状[4,5]。持续性阻塞可减弱小腿肌肉泵的作用，导致下肢静脉高压，最终导致静脉瓣膜反流。不管是由于持续阻塞导致的静脉压升高，还是血栓和纤维化导致的静脉瓣膜破坏，所引起的深静脉反流是导致小腿和足部压力升高的另一方面原因。最后，腓肠肌泵功能障碍同样可能因静脉泵效率降低导致 PTS 症状加重。随着时间持续，慢性静脉高压可能导致炎性介导的肌肉萎缩、神经萎缩和肌肉病变[12]。此外，下肢肿胀、疼痛和溃疡会导致行走能力下降。相对于正常人或无久坐的髂股静脉 DVT 患者，那些由于 PTS 症状变得久坐不动的患者其小腿肌肉的射血分数下降 50% 以上[5]。

尽管引起 PTS 的因素很明确，但在决定 PTS 是否发生和严重程度方面，阻塞、反流、小腿肌肉泵障碍这三者哪项起主导作用尚不明了。迄今，持续性阻塞是严重 PTS 最重要的特征之一。早期持续性阻塞，即使只有 1~6 个月[13,14]，都是预测 PTS 发生的可靠指标。与此相反，早期导管溶栓可降低 PTS 的发生[15]。此外，静脉系统中的髂股静脉处(下肢的共同流出道)阻塞所造成的 PTS 比股腘静脉处阻塞所造成的 PTS 严重。股腘静脉阻塞时，易产生侧支，代偿较好，对静脉压力影响较小。

有趣的是，静脉溃疡似乎与病理性反流有关。这提示不同的临床表现可能与潜在的病理病因相差，持续性阻塞主要导致疼痛和肿胀，而反流则易导致溃疡形成[15,16]。Neglen 等证实有 24% 的阻塞合并反流的患者发生了溃疡，而只有 5% 单纯阻塞的患者发生了溃疡[16]。

重要的是，Raju 等发现对于晚期慢性静脉阻塞的患者，即使存在严重反流，髂静脉支架也能有效控制症状。值得一提的是：髂静脉支架置入后溃疡愈合率为 54%，并有 88% 患者的溃疡并无复发，81% 的患者无皮炎，疼痛和肿胀 5 年的缓解率分别为 78% 和 55%[17]。

最有可能的是，在 PTS 的发展过程中，各种病因间是以指数形式而不是叠加形式相互影响。因此，诊断评估应当足够全面，应包括对引起深、浅静脉系统的回流和阻塞的各种潜在病因进行评估。

46.3 诊断评价

46.3.1 病史及查体

在可疑 PTS 患者的诊断中，包括详细的病史询问及查体在内的临床评价是最重要的。临床症状的严重程度和检查结果共同决定了是否需要手术治疗。除非有明确的临床表现，否则即使是病变很广泛也不用治疗。病史应包括对症状和病程、合并症、行走状态、DVT 或易栓症的个人史和家族史、抗凝药物的服用情况以及静脉介入治疗病史(下腔静脉[IVC]滤器植入、静脉消融、溶栓和血栓清除术)。值得注意的是，没有 DVT 病史不能排除 PTS 诊断，因为原发的血栓形成可能是无症状的，或者未被诊断出。站立时下肢出现沉重、紧绷、肿胀和疼痛症状，久站时加重，抬高患肢时症状改善，这符合静脉性疾病特点。严重的 PTS 可发生静脉跛行，表现为行走后出现患肢疼痛，休息和患肢抬高后消失。严重水肿或足踝区色素沉着、脂质皮肤硬化等慢性皮肤改变进一步证明存在深静脉阻塞，并很可能与浅静脉反流无关。溃疡可由浅静脉疾病引起，但通常也合并深部静脉异常(图 46.1)。

46.3.2 实验室检查

对疑似 PTS 患者应做的实验室检查包括易栓因素相关检查、凝血功能、全血细胞计数和基本代谢检查，要注意白蛋白和肾功能结果。

46.3.3 血流动力学检查

遗憾的是，目前在实验室或手术室中并无理想的血流动力学参数可以准确地预测潜在的髂静脉阻塞的程度，甚至不能预测静脉阻塞是否存在。因此，尽管静脉体积描记法和有创压力检测(手臂 - 足静脉压力和运动时静脉压力)的异常改变支持潜在的静脉疾病诊断[18-20]，但没有这些异常并不排除静脉疾病存在。此外，尽管在支架植入前后血流动力学结果(动态静脉压、静脉充盈时间、流出分数和静脉充盈指数)并没有明显的差异，但仍可有着良好的临床效果[16,21]。因此，选择手术干预主要基于存在临床症状的流出道狭窄。

46.3.4 影像学诊断

目前，在对 PTS 患者进行评估时，常规进行多普勒超声检查有助于明确腹股沟水平以下深、浅静脉的阻塞与反流情况。然而应用超声检查髂静脉阻塞存在局限。同时超声检查高度依赖于操作者经验，受到病例不多的影响，观察盆腔内血流更需要学习曲线，髂血管的超声检查很难得出可信的、准确的影像结果。对于肠道积气或明显躯干肥胖

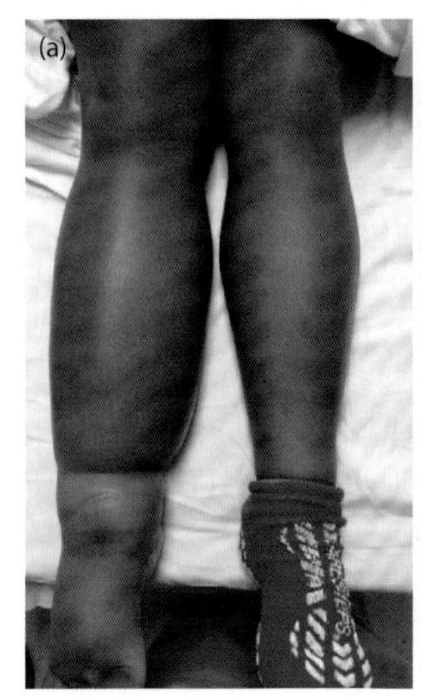

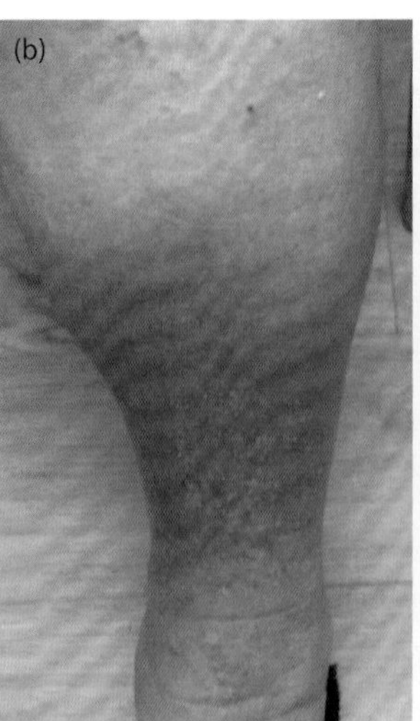

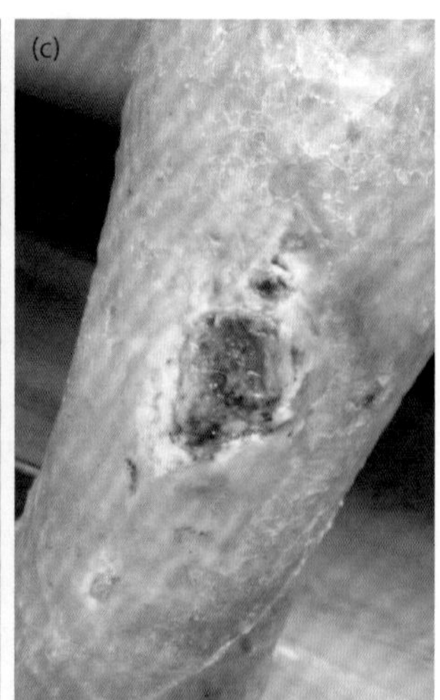

图 46.1 慢性静脉疾病的表现。慢性静脉疾病患者可表现为疼痛和肿胀(a)、脂性硬皮病的病理性色素沉着(b)和溃疡(c)

的患者,检查的困难将进一步增加。

然而,目前PTS诊断的局限性在于超声对髂静脉阻塞诊断的诊断标准不确切。当前已发表的关于诊断髂静脉狭窄的标准是与邻近的正常静脉血管相比管腔狭窄大于50%[22]。超声检查对PTS患者的诊断问题是双重的。首先,PTS患者的静脉狭窄多为长弥漫性病变,累及整个静脉段(即整个髂总静脉或髂外静脉)。这点与非血栓性髂静脉病变(nonthrombotic iliac vein lesions,NIVLs)或动脉病变的局灶性病变不同。因此,由于没有邻近的正常血管作为参照,就不会发现狭窄,从而导致假阴性结果(图46.2)。其次,在动脉系统中,50%的狭窄被普遍认为是显著的病变,但研究表明,相对较小程度的静脉狭窄就可以增加病变后的静脉压力,从而导致疾病。由于目前诊断标准不能定性小于50%的病变,也不能确定血流动力学意义的程度,因此超声检查结果可能被误诊为正常。

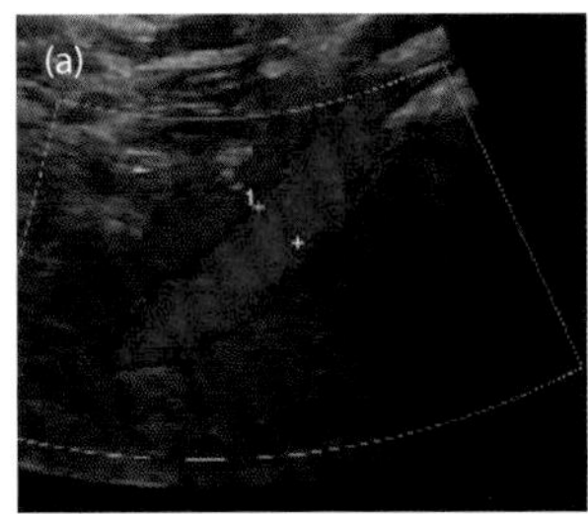

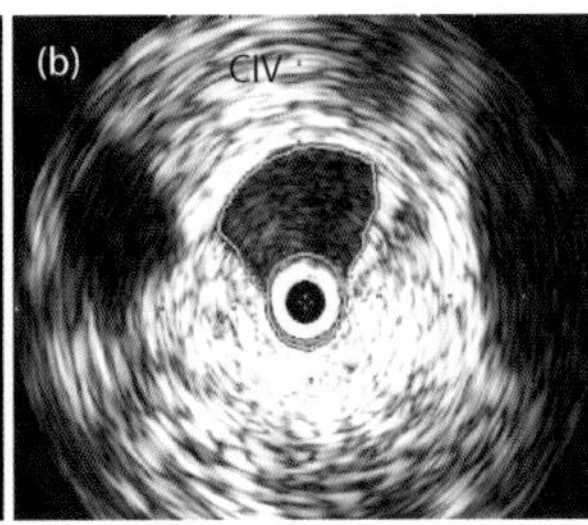

图46.2 采用传统诊断标准,当没有局部狭窄,超声检查可能会漏诊潜在的弥漫性狭窄。在此例患者中,超声检查是正常的(a),但腔内超声检查轻松发现一个大于50%的狭窄(b)

经股静脉造影通常被作为是超声的替代或补充。是一种测定血管内血流及管腔通畅的方法,其也可有助于发现局灶性病变。然而,与NIVLs相比,这些在PTS患者中并不常见。有时弥漫性狭窄非常明显的。侧枝显影早于同侧髂静脉显影是近端阻塞的一个征象(图46.3)。尽管静脉造影术有这些优点,但其在判断狭窄方面的作用同样是有限的。正侧位造影可以观察从侧壁到侧壁的投影。由于大多数静脉狭窄在正位观很可能是不对称的,狭窄病变并不总能明显显示[23-25]。相反,病变可能会表现为造影增宽或变薄。侧支显影比同侧髂静脉早是近端髂静脉狭窄的一个征像。对于无邻近病变的广泛性狭窄也可能同样会被认为正常。对于非闭塞性髂静脉狭窄,静脉造影术的总体准确率约为50%[17],但通过对所有图像进行观察,诊断率可能会达到最大。

另一种非侵入性的静脉造影检查包括计算机断层静脉造影和磁共振静脉血管成像。这些检查中血管的横断面图像全程可见,可在前后正位上更好地描绘狭窄病变。尽管如此,这些检查同样可能会导致假阴性,某些医师通过与邻近血管片断进行比较时,大范围的狭窄可能会被误认为是正常的。我们的经验是一个经验丰富的医师可以发现广泛性病变,但缺乏能够证明这些检查在诊断血栓后髂静脉阻塞中有效性的可靠试验。

最后,血管内超声(intravascular unltrasound,IVUS)仍然是诊断的黄金标准,并且对髂静脉阻塞的检测灵敏度高达90%[23,26]。一旦高度怀疑潜在的髂静脉狭窄,达到手术指征,IVUS在用于确认诊断的同时也可以指导支架植入。

46.4 干预

血管腔内静脉成形术(包括髂股静脉支架置入术)已成为血栓后综合征髂股静脉阻塞的首选治疗方法。事实上,有证据表明,即使不纠正深静脉反流的问题,仅行支架植入也能明显改善症状,开放行静脉瓣膜重建术及转流术均已

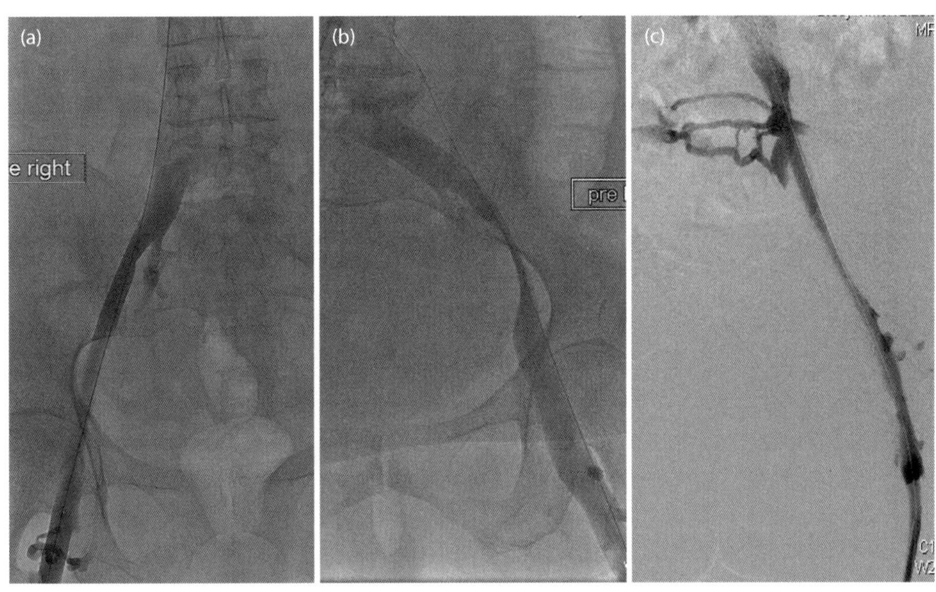

图46.3 静脉造影时髂股静脉狭窄的征象。静脉造影显示髂股静脉狭窄可能存在于整个节段的弥散性狭窄(a),髂外静脉的局灶性狭窄(b),或同侧近端髂总静脉存在侧支充盈(c)

被淘汰。

对于有阻塞的 PTS 患者，腔内介入开通静脉主流出道是第一步治疗方式，其可以缓解静脉阻塞引起的症状，且具有较高的成功率和较低的并发症发生率。对于合并有浅静脉反流的患者，如果认为这部分血流动力学改变也是造成静脉疾病表现的因素之一，可以同时或者分期行消融闭合手术治疗。

46.4.1 技术

介入手术入路可在超声引导下选择大腿中段或上段的股静脉。存在股静脉闭塞的 PTS 虽常见，但并不影响以股静脉为入路。对于少数患者股静脉入路失败，可以备选股总静脉、股深静脉、颈内静脉、腘静脉甚至大隐静脉。

术中进行静脉造影和 IVUS 都可以用来指导手术。静脉造影可以提供在路图下进行手术步骤，可以发现盆腔侧枝静脉的开放情况，可以观察动态血流情况。血流慢且造影剂滞留或血管闭塞很容易被发现。

应用导丝结合导管通过阻塞病变段。可能需要应用 6Fr 或 7Fr 支撑长鞘来帮助通过闭塞段。与常用的内膜下 J 形导丝技术通过动脉病变内膜下不同，小的腔内导丝 / 导管的常用于静脉疾病。

当导线通过闭塞或狭窄的病变段，行 IVUS 检查。IVUS 对局灶性灶和长段弥漫性的髂静脉狭窄都高度敏感[23,26]。闭塞段以下的静脉血流较慢，在 IVUS 成像中表现为雪花现象。在评估 PTS 严重程度时，IVUS 可以测量股总静脉、髂外静脉、髂总静脉及下腔静脉的直径和面积，然后将这些测量值分别与每个节段的解剖标准进行比较以确定狭窄程度。髂总静脉，髂外静脉和股总静脉的解剖横断面积参照标准分别为 200mm^2、150mm^2 和 125mm^2 平均直径分别为 16mm、14mm 和 12mm[27]。通常情况下，PTS 是节段性的，涉及髂总静脉、髂外静脉及 / 或股总静脉。注意标记髂静脉分叉处。此外，因为球囊扩张可导致血管痉挛，需以扩张前的 IVUS 数据用来指导支架远端锚定区的选择。锚定区应位于相对正常段，或至少在股浅静脉与股深静脉连接部分即股静脉分叉部位的上方。在一些患者中，PTS 或股静脉和股深静脉闭塞导致的流入道差。对于虽然有血流但狭窄段长，导致没有适合的锚定区的，应避免植入支架。然而对于慢性闭塞再通的患者，在最狭窄的静脉段植入支架仍是有利的，尽管血流少也可保持通畅。

在 IVUS 不能诊断出明显病变的情况下，应该行球囊测量，大约有 15% 的髂静脉狭窄患者不能被 IVUS 检测得到[27]。在这种情况下需要应用球囊，并且应该植入支架。

髂静脉狭窄需要应用 16~18mm 球囊以 14~18mmHg 压力进行预扩张，持续扩张 1~2 分钟。需要注意的是，在严重狭窄的静脉，从下向上进行扩张，方便球囊通过狭窄的病变段。如果 IVC 也需要再通，那么需要更大的球囊进行预扩张，通常选用 22~24mm 的球囊。

目前尚无专门应用于静脉系统的支架，常用的支架最初都是用于身体其他部位的。在我们中心，我们主要应用 Wallstents（Boston Scientifc，Nantick，MA）结合 Gianturco Z- 型支架 （Cook，Bloomington，IN）。首先于髂静脉汇合处至下方锚定区置入 Wallstents 支架，髂或股总静脉通常选用 18mm 或 20mm 的支架，Z 形支架要比 Wallstents 支架大至少 2mm。Z 形支架头端伸入下腔静脉 2cm，其余与髂总静脉内的 Wallstents 支架重叠。当双侧髂静脉均需要置入支架时，两个 Wallstents 支架分别放置至髂静脉交汇处，第一个 Z 形支架放置于下腔静脉内，第二个 Z 形支架与第一个 Z 形支架交叉放置。如果下腔静脉也需要放置支架，应用 22~24mm 的 Wallstents 支架放置于髂静脉交汇处上方的下腔静脉锚定位处。这些支架要在 Z 形支架之前放置，这样 Z 形支架可交叉在腔静脉支架内。使用 Z 形支架方便双侧髂静脉及下腔静脉支架置入，避免对侧髂静脉的 Wallstents 支架伸入下腔静脉而导致本侧髂静脉慢性受阻[28]。重要的是一些支架必须要伸入下腔静脉，否则髂 - 下腔静脉交界处容易复发狭窄。Z 形支架还可以用来行平行支架技术、双筒支架技术和 Y 形开窗技术。尽管这些方法都是常用的方法，但并不鼓励使用，因为它们降低支架的通畅率，增加再干预风险（图 46.4）[29]。

支架置入后，应用球囊进行后扩张。IVUS 再次测量检查髂股静脉直径恢复正常，或者可应用较大的球囊来扩张支架（图 46.5）。

46.4.2 术后管理

患者一般在术后第 1 天出院。患者围术期即开始抗凝。长期抗凝的情况包括：明确的易栓证、开通完全闭塞的血管后，反复血栓形成，或无明显诱因的血栓形成。

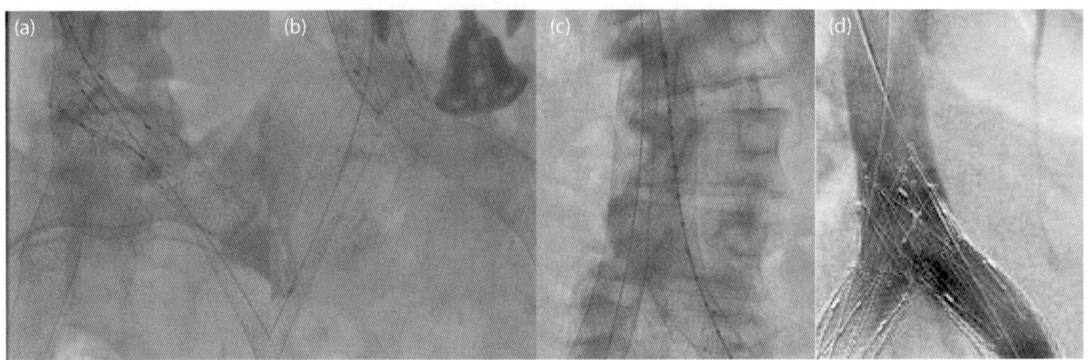

图 46.4 双侧支架置入形式。Y 形支架（a）、并行支架（b）和双筒支架（c）是常见的支架置入形式，但增加并发症发生。双侧 Z 形支架置入可有效避免再次介入（d）

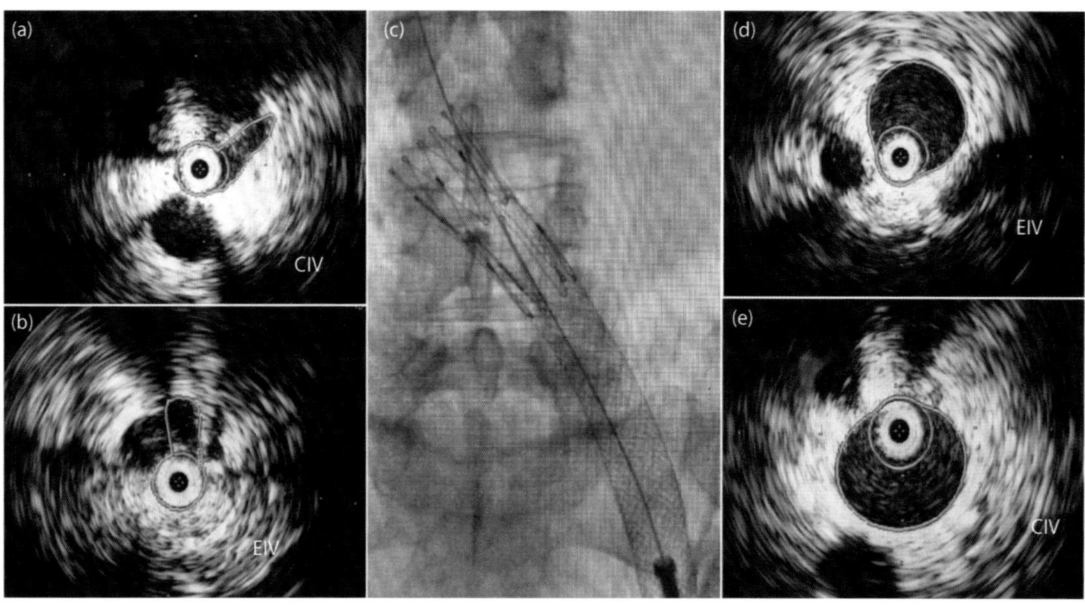

图 46.5　血栓后综合征患者髂股静脉支架置入。术前血管腔内超声显示髂外静脉狭窄 65%(a),髂总静脉狭窄 64%(b)。支架置入后影像如图(c)。血管腔内超声显示整个腔管扩张良好,髂外静脉(d)和髂总静脉(e)狭窄消失

在我们中心,支架术后需在规定时间内进行超声及体格检查。在支架术后第 1 天、1 个月、3 个月、6 个月、12 个月及以后每年进行超声检查一次。若出现支架内再狭窄,首先改变或增加抗凝方案。注意随访观察无症状的持续性支架内再狭窄或支架塌陷。当患者的症状加重伴支架通畅降低时,采用再次行 IVUS 检查,根据检查结果再次行支架内扩张和/或延长支架治疗。

46.5　结果

经皮介入治疗 PTS 是安全的,且并发症发生率小。对近 1 500 例病例的总结报告表明:无死亡、无肺栓塞,入路部位的发症的发生率 <1%,引起需要输血的出血发生率为 0.03%。DVT 的发生率也不高于未置入支架的静脉的血栓发生率[30]。PTS 患者支架置入后轻度支架内再狭窄是常见的,但严重支架内再狭窄(>50%)的发生率仅 10%[30]。

与非血栓性髂静脉狭窄患者相比,PTS 患者支架置入后的累积通畅率较低,但令人振奋的、持久通畅的结果仍是常见。血栓形成后非闭塞的静脉支架置入后 5 年一期通畅率、辅助性一期通畅率及二期累积通畅率分别为:57%,80% 和 86%[31]。总体报道的血栓后 4~7 年支架的二期通畅率为 74%~89%[30]。大部分患者的症状得以缓解,疼痛、肿胀和生活质量较前有所改善。在髂静脉流出道梗阻解除后,几乎所有的静脉跛行得到改善[18]。在支架置入后 5 年的时间里,疼痛和肿胀完全缓解的累积发生率分别为 62% 和 32%。

对于慢性完全闭塞的 PTS 患者行血管介入手术后支架的通畅率最低。即使如此,最初的手术成功率仍然很高,同时患者获益也很高。经皮开通股 - 髂 - 下腔静脉的闭塞性病变的成功率在 83% 至 95% 之间[30,32]。在 139 例患肢的 4 年累积通畅率为 66%,3 年内疼痛和肿胀症状缓解的概率分别为 79% 和 66%,同时这些患者的生活质量也得到显著提升[32]。对于股 - 髂 - 下腔静脉闭塞性的 PTS 患者比未闭塞的 PTS 患者的累积二期通畅率轻微偏低。其在 4~7 年随访中累积通畅率在 66% 至 89% 之间[30]。

值得注意的是,闭塞通常发生于流入道差的 PTS 中,在未发现流入道问题,通过延长支架至腹股沟韧带以下治疗股总静脉时,其再次发生血栓形成的风险增大[33]。支架应该延伸至健康的静脉,或者至少流入道尽可能好的血管内,常常可放至在股深静脉开口上方。经证实,在许多患者中,跨腹股沟韧带的支架是安全且必要的,并未出现支架像在动脉系统中那种断裂的现象[34]。有趣的是,虽然高凝状态易导致早期血栓形成,但不增加支架内闭塞的发生[31]。

PTS 患者的溃疡愈合率低于非血栓患者,然而即使这样,其 5 年内溃疡的累积痊愈率也达到了 60%[27]。最难以愈合的溃疡是血栓后伴有明显深静脉反流(3 个以上静脉段存在回流)的大溃疡(大于 2.5cm)。值得注意的是,对于大隐静脉有反流且直径大于 5mm 的患者,支架植入的同时行大隐静脉消融手术治疗有助于纠正浅静脉反流问题。对于不能愈合的溃疡患者,应该注意是否存在浅静脉反流或支架内狭窄。对于合并有大溃疡的患者可能需要厚皮瓣移植或应用带血管蒂皮瓣进行覆盖。

46.6　结论

PTS 是一种可治疗的但不易处理的病症。经皮腔内介入治疗相对容易,并发症发生率低,零死亡率。通常可以保持长期通畅,很少需要再次手术。长期症状缓解,包括疼痛和肿胀减轻、溃疡愈合以及生活质量改善,大大降低了静脉功能不全症状。

美国静脉论坛指南 4.18.0：血栓后髂股静脉阻塞性疼痛的血管腔内治疗

编码	指南	等级推荐（1：强；2：弱）	证据级别（A：高质量；B：中等质量；C：低或极低质量）
4.18.1	对于下腔静脉或髂静脉慢性完全闭塞或严重狭窄合并有或无下肢深静脉反流，导致下肢严重水肿（C3），存在下肢静脉溃疡风险的皮肤改变（C4b），已愈合的下肢静脉溃疡（C5），活动性的下肢静脉溃疡（C6），建议行静脉血管成形术和支架置入，结合标准的压迫治疗静脉溃疡愈合和防止溃疡复发	1	B

参考文献

1. Anderson FA Jr., Zayaruzny M, Heit JA, Fidan D, and Cohen AT. Estimated annual numbers of US acute-care hospital patients at risk for venous thromboembolism. *Am J Hematol* 2007;82(9):777–82.
2. Kearon C. Natural history of venous thromboembolism. *Circulation* 2003;107(23 Suppl. 1):I22–30.
3. Kahn SR, Comerota AJ, Cushman M et al. The post-thrombotic syndrome: Evidence-based prevention, diagnosis, and treatment strategies: A scientific statement from the American Heart Association. *Circulation* 2014;130(18):1636–61.
4. Akesson H, Brudin L, Dahlstrom JA, Eklöf B, Ohlin P, and Plate G. Venous function assessed during a 5 year period after acute ilio-femoral venous thrombosis treated with anticoagulation. *Eur J Vasc Surg* 1990;4(1):43–8.
5. Delis KT, Bountouroglou D, and Mansfield AO. Venous claudication in iliofemoral thrombosis: Long-term effects on venous hemodynamics, clinical status, and quality of life. *Ann Surg* 2004;239(1):118–26.
6. Kahn SR, Shbaklo H, Lamping DL et al. Determinants of health-related quality of life during the 2 years following deep vein thrombosis. *J Thromb Haemost* 2008;6(7):1105–12.
7. Enden T, Klow NE, and Sandset PM. Symptom burden and job absenteeism after treatment with additional catheter-directed thrombolysis for deep vein thrombosis. *Patient Relat Outcome Meas* 2013;4:55–9.
8. Guanella R, Ducruet T, Johri M et al. Economic burden and cost determinants of deep vein thrombosis during 2 years following diagnosis: A prospective evaluation. *J Thromb Haemost* 2011;9(12):2397–405.
9. MacDougall DA, Feliu AL, Boccuzzi SJ, and Lin J. Economic burden of deep-vein thrombosis, pulmonary embolism, and post-thrombotic syndrome. *Am J Health Syst Pharm* 2006;63(20 Suppl. 6):S5–15.
10. Prandoni P, Lensing AW, Cogo A et al. The long-term clinical course of acute deep venous thrombosis. *Ann Intern Med* 1996;125(1):1–7.
11. Schulman S, Lindmarker P, Holmstrom M et al. Post-thrombotic syndrome, recurrence, and death 10 years after the first episode of venous thromboembolism treated with warfarin for 6 weeks or 6 months. *J Thromb Haemost* 2006;4(4):734–42.
12. Taheri SA, Heffner R, Williams J, Lazar L, and Elias S. Muscle changes in venous insufficiency. *Arch Surg* 1984;119(8):929–31.
13. Vedovetto V, Dalla Valle F, Milan M, Pesavento R, and Prandoni P. Residual vein thrombosis and trans-popliteal reflux in patients with and without the post-thrombotic syndrome. *Thromb Haemost* 2013;110(4):854–5.
14. Roumen-Klappe EM, den Heijer M, Janssen MC, van der Vleuten C, Thien T, and Wollersheim H. The post-thrombotic syndrome: Incidence and prognostic value of non-invasive venous examinations in a six-year follow-up study. *Thromb Haemost* 2005;94(4):825–30.
15. Enden T, Haig Y, Klow NE et al. Long-term outcome after additional catheter-directed thrombolysis versus standard treatment for acute iliofemoral deep vein thrombosis (the CaVenT study): A randomised controlled trial. *Lancet* 2012;379(9810):31–8.
16. Neglen P, Thrasher TL, and Raju S. Venous outflow obstruction: An underestimated contributor to chronic venous disease. *J Vasc Surg* 2003;38(5):879–85.
17. Raju S, Darcey R, and Neglen P. Unexpected major role for venous stenting in deep reflux disease. *J Vasc Surg* 2010;51(2):401–8; discussion 408.
18. Delis KT, Bjarnason H, Wennberg PW, Rooke TW, and Gloviczki P. Successful iliac vein and inferior vena cava stenting ameliorates venous claudication and improves venous outflow, calf muscle pump function, and clinical status in post-thrombotic syndrome. *Ann Surg* 2007;245(1):130–9.
19. Neglen P, and Raju S. Detection of outflow obstruction in chronic venous insufficiency. *J Vasc Surg* 1993;17(3):583–9.
20. Labropoulos N, Volteas N, Leon M et al. The role of venous outflow obstruction in patients with chronic venous dysfunction. *Arch Surg* 1997;132(1):46–51.
21. Raju S, McAllister S, and Neglen P. Recanalization of totally occluded iliac and adjacent venous segments. *J Vasc Surg* 2002;36(5):903–11.
22. Labropoulos N, Borge M, Pierce K, and Pappas PJ. Criteria for defining significant central vein stenosis with duplex ultrasound. *J Vasc Surg* 2007;46(1):101–7.

23. Neglen P and Raju S. Intravascular ultrasound scan evaluation of the obstructed vein. *J Vasc Surg* 2002;35(4):694–700.
24. Murphy EH, Arko FR, Trimmer CK, Phangureh VS, Fogarty TJ, and Zarins CK. Volume associated dynamic geometry and spatial orientation of the inferior vena cava. *J Vasc Surg* 2009;50(4):835–42; discussion 842–3.
25. Murphy EH, Johnson ED, and Arko FR. Evaluation of wall motion and dynamic geometry of the inferior vena cava using intravascular ultrasound: Implications for future device design. *J Endovasc Ther* 2008;15(3):349–55.
26. Raju S. Endovenous treatment of patients with iliac–caval venous obstruction. *J Cardiovasc Surg (Torino)*. 2008;49(1):27–33.
27. Raju S, Kirk OK, and Jones TL. Endovenous management of venous leg ulcers. *J Vasc Surg Venous Lymphat Disord* 2013;1(2):165–72.
28. Raju S, Ward M Jr., and Kirk O. A modification of iliac vein stent technique. *Ann Vasc Surg* 2014;28(6): 1485–92.
29. Neglen P, Darcey R, Olivier J, and Raju S. Bilateral stenting at the iliocaval confluence. *J Vasc Surg* 2010;51(6):1457–66.
30. Raju S. Best management options for chronic iliac vein stenosis and occlusion. *J Vasc Surg* 2013;57(4):1163–9.
31. Neglen P, Hollis KC, Olivier J, and Raju S. Stenting of the venous outflow in chronic venous disease: Long-term stent-related outcome, clinical, and hemodynamic result. *J Vasc Surg* 2007;46(5):979–90.
32. Raju S and Neglen P. Percutaneous recanalization of total occlusions of the iliac vein. *J Vasc Surg* 2009;50(2):360–8.
33. Hartung O, Loundou AD, Barthelemy P, Arnoux D, Boufi M, and Alimi YS. Endovascular management of chronic disabling ilio-caval obstructive lesions: Long-term results. *Eur J Vasc Endovasc Surg* 2009;38(1):118–24.
34. Neglen P, Tackett TP Jr., and Raju S. Venous stenting across the inguinal ligament. *J Vasc Surg* 2008;48(5):1255–61.

47

下腔静脉阻塞的腔内重建

47.1 介绍

髂静脉阻塞的血管腔内治疗近年来得到了广泛的应用,具有良好的技术和临床效果[1-8]。

股总静脉(common femoral vein,CFV)、髂静脉(iliac vein,IV)或下腔静脉(inferior vena cava,IVC)阻塞有着显著的致残率和死亡率[9,10]。在过去,慢性阻塞性疾病的治疗主要是保守治疗,包括压力治疗和患肢抬高(抗凝或不抗凝)[11]。可行手术治疗,但是治疗结果差别较大,且并不是所有的患者都适合手术治疗[12-14]。

据估计,每年每 1 000 人中就会有 1 人发生深静脉血栓形成(deep venous thrombosis,DVT)。其中仅有 10% 的患者血栓会蔓延至髂静脉[15],亦即每年约有 1/10 000 的人发生髂静脉血栓形成。髂静脉血栓形成的保守治疗包括 3~6 个月甚至更长时间的抗凝治疗[16]。许多患者会残留持续的静脉阻塞,这类患者很可能发展为严重的血栓后综合征[17]。虽然急性髂股静脉血栓形成的标准治疗方法是有效的,包括抗凝治疗、导管接触溶栓和 / 或机械性血栓清除。但即使采用导管溶栓治疗,仍有很大一部分患者需要辅助性支架植入加溶栓治疗[6,18-20]。人群中约有 0.2%~0.6% 的人会发生下腔静脉闭塞[21],占血管腔内支架植入治疗的慢性阻塞性静脉疾病的 6%[6]。目前,已有许多文献支持应用支架治疗髂静脉和下腔静脉阻塞 / 闭塞性疾病。

47.2 患者选择

目前,阻塞性 IV 和 IVC 的再通、支架置入术仅适用于因静脉阻塞引起症状的患者,以及在髂静脉 / 下腔静脉阻塞远端既往发生过 DVT 的患者。

通常来说,超声是最简单的、体外对静脉系统评估最好的成像技术。在超声检查中,可以评估下肢静脉如腘静脉、股浅静脉(femoral vein,FV)、股总静脉(common femoral vein,CFV)的通畅情况以及血管壁的厚度。双相扫描即可提供关于静脉回流也可以提供静脉阻塞的信息。

对于评估 IV,特别是 IVC 的远端,超声明显变得不那么敏感和可靠。在大多数患者的这些区域,超声可以显示静脉是否通畅。股总静脉的多普勒波形也可提示近端髂静脉的情况[22]。其他代替手段,如静脉造影、计算机断层扫描(CT)和磁共振成像(MRI)可以帮助评估髂静脉和下腔静脉的情况。这些成像方法在第 15 章和第 16 章有详细介绍。

静脉顺行造影术可以很好地显示小腿、膝盖、大腿的深静脉解剖图像。股总静脉也可以清晰观察得到,但是由于造影剂稀释比例低,同时由于中心静脉阻塞,造影剂通过侧枝流出,髂静脉和下腔静脉可会显影不清。大隐静脉也可以得到很好的评估,这是评价 IVC 再通的另一个潜在要点。

增强 CT 在评估髂静脉和下腔静脉阻塞病变时通常是非常有用的(图 47.1)。CT 可以显示出潜在的病变,如肿瘤、髂静脉压迫综合征(May-Thurner 综合征)、腹膜后纤维化或动脉瘤压迫静脉所致。增强 CT 也可诊断出盆腔静脉或下腔静脉急性血栓形成。但造影剂所造成的伪影可能会被误认为血栓影。这主要是由于混有造影剂的血液与正常血液形成涡流时 CT 图像上很像血栓影,易被误诊为急性静脉血栓形成,因此作出诊断时需要当心。同样,MRI 检查时也可出现类似的伪影。

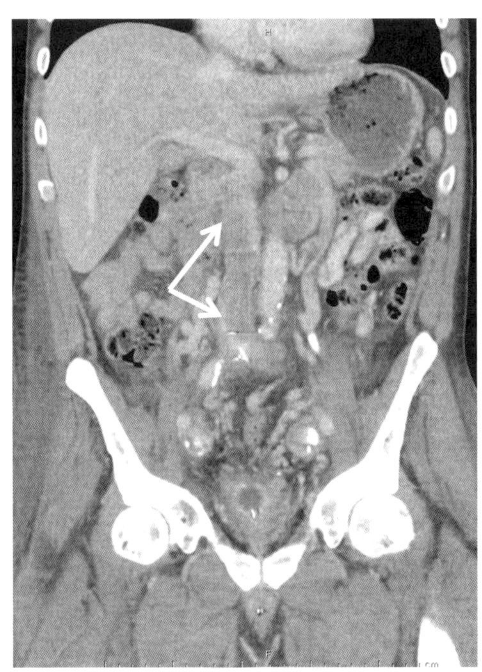

图 47.1 增强 CT 扫描显示下腔静脉内血栓形成(箭头),冠状位。(经梅奥医学教育和研究基金会许可使用)

磁共振成像可以用来评估 IV 和 IVC 的情况。与其他检查方法相比,对于 MRI 的经验更少(图 47.2)。已有报道认为 MRI 结果可以直接诊断急性血栓(≤6 个月)[23]。

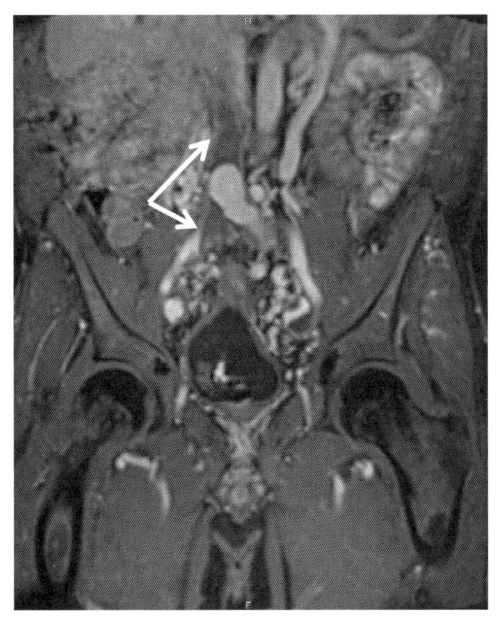

图 47.2 磁共振扫描成像显示下腔静脉内急性血栓形成(箭头)。(经梅奥医学教育和研究基金会许可使用)

无创检测,如空气体积描记法已被应用于静脉疾病的诊断和随访过程中[24]。这些功能检查可作为腔内治疗后检测中的一部分。在涉及阻塞时,针对这些检测手段有效性的报道褒贬不一,一些报道认为,腔内支架术并不能很好改善血流动力学[25]。

47.3 静脉腔内再通技术

慢性闭塞的 IV 和/或 IVC 的成功开通取决于许多因素。需要有操控导管导丝的经验。选择正确的入路也是非常重要的。重建闭塞的髂静脉时,不建议采用经对侧股静脉入路。下腔静脉分叉处较锐的角度不易引导力量传导至对侧髂静脉,而易导向下腔静脉。这造成球囊和支架很难进入对侧髂静脉。因此,大多数术者选择同侧股静脉/股总静脉入路和/或右侧颈内静脉(right internal jugular vein, RIJV)入路。经对侧股总静脉或股浅静脉中、远段入路通常是比较容易的。但初始穿刺时应当在超声引导下进行。在大腿中段,股浅动脉通常较静脉表浅,这给穿刺带来了挑战。管腔相对较小的股浅静脉/股总静脉在导管和导丝通过慢性阻塞段后可提供额外的支撑力。从这个角度来看,此方法较 RIJV 入路更受欢迎,管腔较大的右心房和下腔静脉不能提供良好的支撑,而且在导丝导管打袢时可能会带来并发症(如心律失常和心包穿孔)。

经右侧颈内入路亦有着其特有的优势,因此受到许多术者的青睐。右心房和 IVC 支撑不足的问题可以通过使用长鞘来弥补。通过这种入路,即使股总静脉、股浅及股深静脉、大隐静脉里也发生血栓后改变,也可进行球囊扩张,但如果通过顺行入路(如经股静脉入路)就很难实现,特别是对于经股深静脉入路。此外,如果经股浅静脉入路过高,导管鞘可能离病变段过近,进行支架或球囊时并不安全。

经右侧颈内入路术中,通常需要一个 45cm 长的导管鞘放置于下腔静脉分叉处,不仅可以提供有效支撑力,还可以同时方便测量阻塞段上方下腔静脉内压力,配合远端流入道内压力测量,可以计算出术前和球扩支架后阻塞段两端的压力差。如果选择股总/股浅静脉或腘静脉入路,则应选择一个相应的导管鞘伸至远端锚定区。长鞘通过部分再通的 FV 及远端锚定区(CFV)之后方便交换球囊和导管。

以亲水性(超滑)导丝,如 Terumo 公司的硬滑导丝(Terumo Medical Corporation, Somerset, NJ),结合 5fr 亲水性涂层导管(Glidex; Terumo Medical Corporation, Somerset, NJ)可有效通过慢性闭塞的髂静脉。通常来说,纤维化的静脉非常难通过。旋转导丝或者指间轻拈导丝可使其缓慢、顺利地通过病变段。一般不建议直接向前推进导丝。经导管间断造影可显示出一个血管内的腔道,可以作为一个路图导引。导管在导丝的引导下向前移动。当导管通过阻塞段至正常静脉段时,应测量阻塞段两端的压力,以便获得阻塞段两端的压力差。

这时可将超滑导丝换成稍硬的导丝。我们更偏向应用编织型导丝,如 Amplatz 超硬导丝(Medi-Tech, Boston Scientifc Corporation, Natick, MA)。在髂静脉和股总静脉植入支架前,需要进行球囊预扩张。髂静脉和股总静脉可扩张至 16mm,髂总静脉(CIV)可扩张至 18mm,下腔静脉也可扩张到相同的直径(图 47.3)。当大球囊(14~20mm 的球囊有较大的横断面)直接通过阻塞静脉时可能相当困难。因此,为了能够通过较大的球囊,可能需要使用直径较小的球囊(例如 4~8mm 的球囊)进行预扩张。特别是在 RIJV

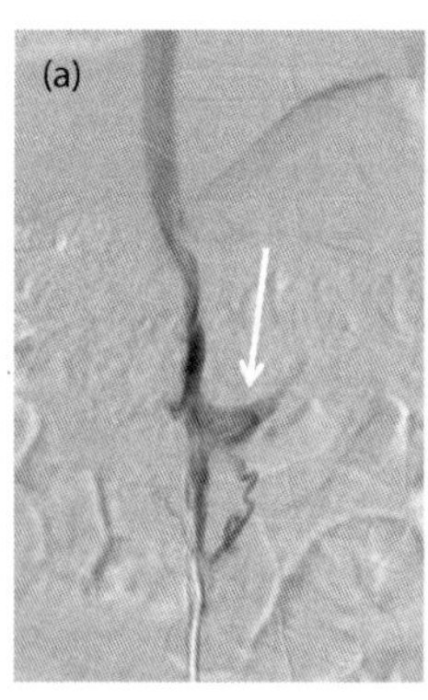

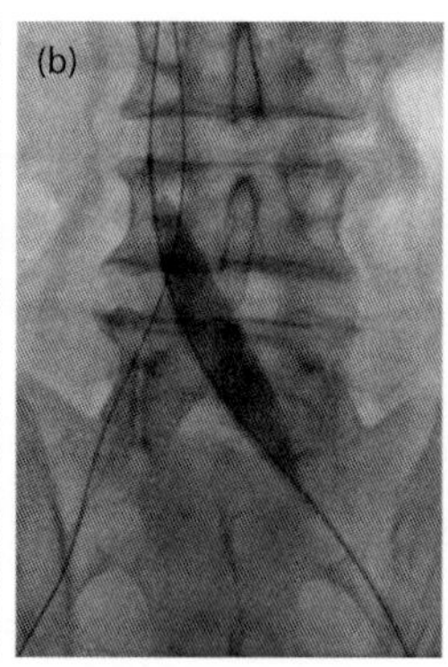

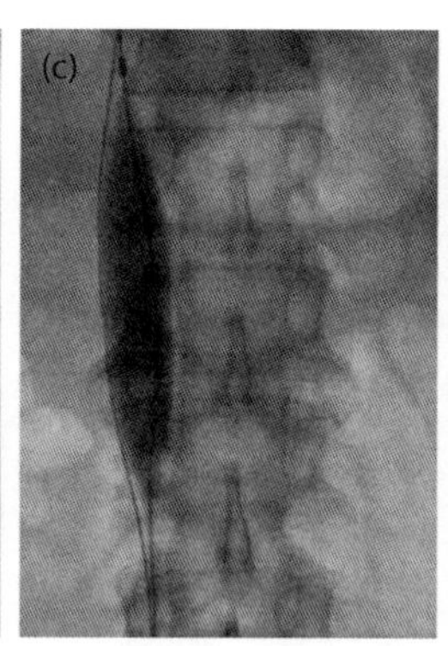

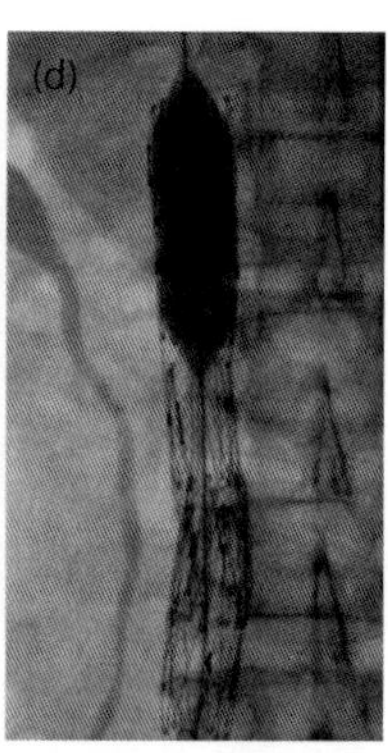

图 47.3 静脉造影显示：(a)下腔静脉血栓后阻塞，包括肾周水平(左肾静脉，箭头)；(b和c)下腔静脉和髂总静脉球囊扩张；(d)下腔静脉支架置入及血管成形术。(经梅奥医学教育和研究基金会许可使用)

和CFV中，如果导管或球囊后仍不能通过病变段，但导丝已经通过，可穿刺远端血管，然后将导丝通过穿刺点引出，通过导丝两端的张力，导管和球囊就可以顺利通过了。

当对阻塞部位预扩张后植入支架，通常会选用球扩支架。目前有多种自膨式支架可用，但选择支架时选择具有一定弹性和足够的径向支撑力的支架是很重要的。当放置支架时，支架间不残留病变静脉段是非常重要的，即支架间应该重叠几毫米。

对不合并下腔静脉病变的髂静脉阻塞进行支架植入时，针对髂静脉支架伸入下腔静脉的长度具有争议。我们在放置支架时，控制支架近端几乎不伸入到下腔静脉，覆盖对侧髂静脉大约5mm。有些观点则主张将支架伸入下腔静脉，越过对侧IV。Caliste等发现当支架伸入下腔静脉、越过对侧髂静脉时，有9.7%(5例)的患者发生了对侧髂股静脉血栓形成，但其中有几个患者并未进行标准抗凝治疗[26]。目前还不清楚这是否会增加对侧静脉血栓形成的发生率，或者是否会导致其他相关问题(比如增加静脉压力)，但是由于担心健侧静脉血栓形成，所以我们尽量避免支架完全跨越健侧髂静脉。

在股总静脉中植入支架曾经是一个备受争议的问题；然而，现在这是一种常规手式，并被大多数的术者所接受。O'Sullivan等对35例患者进行研究中，对12例患者于腹股沟下的股总静脉中植入支架，术后1天、1个月、1年的通畅率分别为91.3%、81.7%和81.7%，无支架断裂或机械性损耗现象[27]。Andrews等在猪模型的实验中发现，跨髋关节的金属支架并没有支架断裂现象[28]。但已有人类股总静脉中不锈钢自膨式支架断裂的散在报道。

当肾上下腔静脉发生闭塞或部分闭塞时，肾静脉通常也会闭塞或部分闭塞。当支架植入时跨过肾静脉时，要注意肾静脉血流受阻造成的肾功能下降问题。但Raju等在跨肾静脉植入支架后并未发现肾功能受损的现象[6]。根据我们的未发表的经验，当肾静脉内血栓形成时，肾静脉侧枝形成，血流可通过侧枝流出，因此支架覆盖肾静脉是可行的。

下腔静脉分叉处慢性闭塞的重建具有一定技术挑战(图47.4)。当下腔静脉阻塞延伸至分叉处时，双侧的髂总静脉通常也会受累。这意味着必须重建下腔静脉分叉处[29-31]。然而，在静脉中，并无类似应用于腹主动脉的分支支架可用。但有很多重建下腔静脉分叉处的方法(图47.5)。首先可以结合现有支架来重建它。我们更倾向于使用大口径支架来进行IVC单边再通，例如联合使用Wallstent支架(22~24mm)(Boston Scientific Corporation, Natick, MA)和Gianturco支架(20mm)(Cook, Inc., Bloomington, IN)。在分叉处，我们同时将支架越过髂总静脉，使得髂总静脉支架的上缘刚好接触到分叉处，而不是将支架平行放置于下腔静脉(图47.6)。当下腔静脉内支架需要跨越肾静脉或肝静脉开口时要选用Gianturco支架，这是一种紧密编织型支架，可在内脏静脉的附近使用或跨越内脏静脉开口。这将不仅可支撑起肾周或肝周下腔静脉，也不限制血流流入下腔静

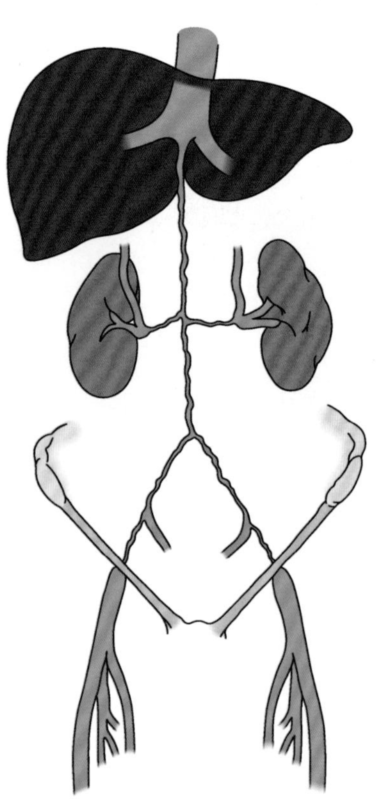

图 47.4 下腔静脉闭塞示意图。(经梅奥医学教育和研究基金会许可使用)

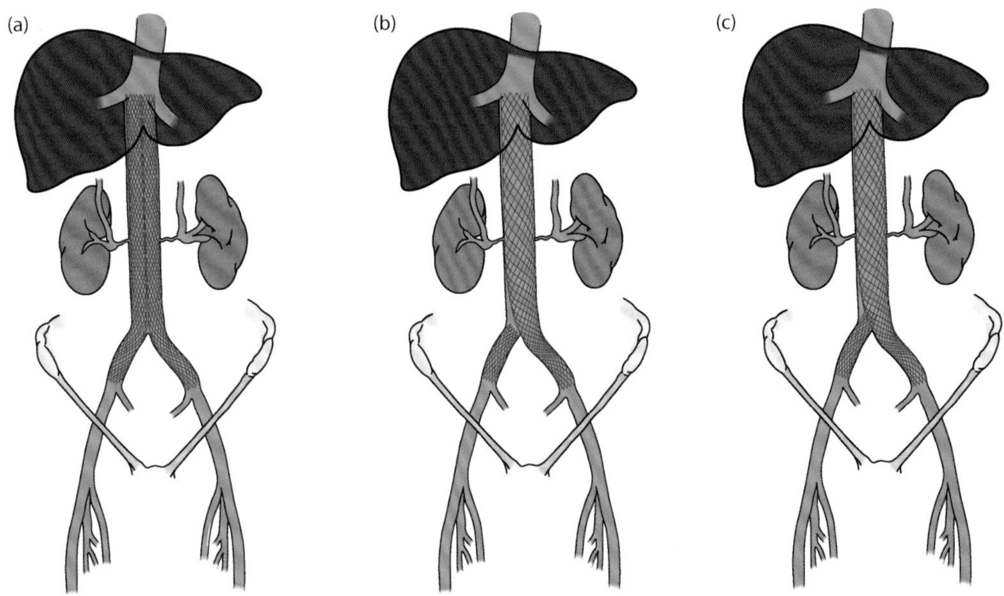

图 47.5 下腔静脉支架技术:(a)双管支架技术;(b)侧边对接;以及(c)侧向穿孔。(经梅奥医学教育和研究基金会许可使用)

脉。也可使用 Gianturco 支架增加远端支架最薄弱处的径向支撑力。我们认为在髂总静脉至下腔静脉分叉处置入直径为 15mm 的 Gianturco 支架是很有用的,这样可以提供更好地支撑,更好地重建 IVC 分叉处病变(图 47.6)。Raju 等改进了上述方法,通过剪断 Gianturco 支架远端的缝线使其展开[30]。

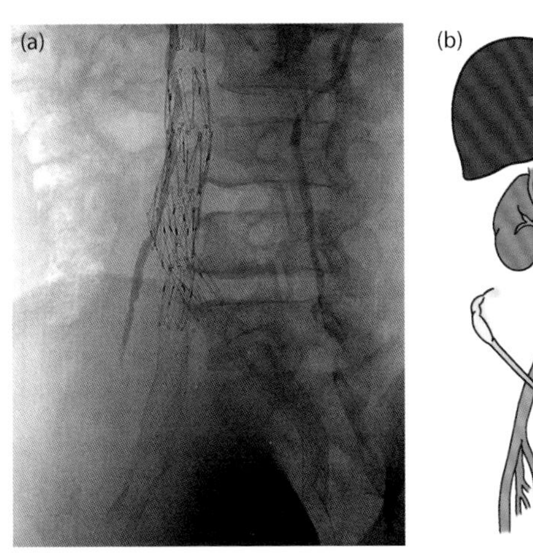

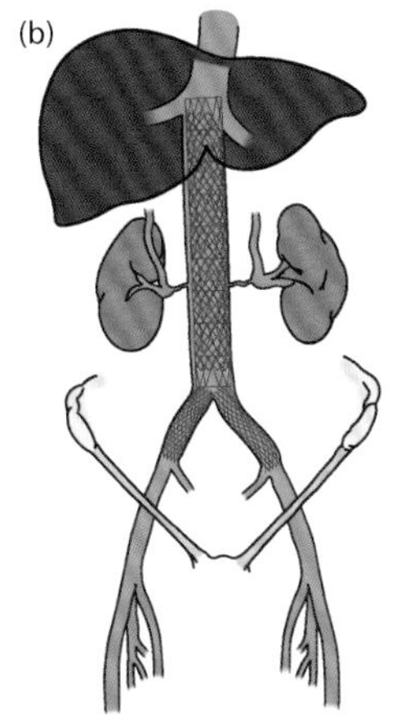

图 47.6 (a)放射造影下和(b)图示的下腔静脉重建。(经梅奥医学教育和研究基金会许可使用)

Raju 等[6]报道过 Wallstents 支架在髂静脉中应用的经验,支架在下腔静脉远端形成一个倒"Y"或"双管"(两个支架平行置入重建下腔静脉)(图 47.5a)。同时他们还报道了另一种技术,即将一个长支架置入近端正常的下腔静脉内,然后在这个长支架的侧边置入另一个短支架。对侧的血流将从长支架的侧边流入长支架内(图 47.5b),这通常被称为边侧对接技术。最后,可将对侧支架通过主支架的侧面置入主支架内并进行扩张(侧穿技术)(图 47.5c)。

血管腔内超声(IVUS)在过去和现在的血管腔内治疗中都未被充分使用。这可能与其相对较高的成本有关,超声组件和导管都是一次性的。Hurst 等[32]在对 18 例静脉支架置入患者中的 12 名患者应用了 IVUS 检查,结果有 5 例患者因 IVUS 结果改变了治疗策略[4-6]。Raju 等应用 IVUS 作为一种重要的腔内诊断手段,同时可在术中指导支架的精准释放[33]。作者认为,即使在病变处和治疗区域进行静脉造影也不能精确判断病变的严重程度和位置信息。

在静脉治疗应用 IVUS 比在动脉方面更重要,因为对血管狭窄段的压力检测不能确切得到血流动力学显著性数据。O'Sullivan 等指出,在阻塞或者狭窄两端的梯度测压对评判阻塞程度是没有用的,取而代之他们是通过观察是否存在侧支循环来做出判断的[27]。Raju 等发现在初始静脉造影证实有侧枝形成的 36 例患者中,有 33 例患者的侧枝显影在成功行血管重建和支架植入术后消失。作者并没有依据腔内血管压力测量,只是主要应用 IVUS 来确定狭窄的严重程度和是否需要支架置入[4]。

大多数的髂静脉重建可在患者轻度镇静、局麻下进行,但对于复杂的下腔静脉重建全麻更合适[29]。因为慢性闭塞静脉在进行扩张术时通常是很痛的,一般选择镇痛效果较强的麻药(芬太尼)联合镇静剂(咪达唑仑)进行麻醉。下腔静脉合并髂静脉的开通需要应用异丙酚麻醉和全身麻醉。这些手术可能是痛楚和漫长的,可能会持续数小时。对于时间较长的手术,注意可留置导尿。对于股总静脉流入道较差的一些患者,腔内重建手术需要配合开放手术(如静脉内膜切除)进行。

通常情况下,我们在裸金属支架植入的血管腔内治疗前不常规预防性应用抗生素。支架感染的报道很少[34]。如果手术时间过长(如下腔静脉再通手术)、存在无菌过程可能有缺漏时,我们会予单剂抗生素。而 Hartung 等提倡在所有术前都使用抗生素[35]。

术中给予普通肝素充分抗凝,使活化凝血时间控制在 220~300s,术后给予治疗剂量的低分子肝素(LMWH)治疗。然后,除非确定需要长期使用低分子肝素(这种情况很少见),

患者将可转换为服用长效抗凝药。抗凝治疗的疗程取决于发生血栓的危险因素，例如高凝状态、手术不满意或流入道条件差，则需要长期抗凝治疗。在充分抗凝的情况下，导引鞘可以拔除，术后卧床休息 2~4 小时。如果是颈静脉入路，卧床时间可以相对短一些，如果是股静脉或者腘静脉入路，则卧床休息时间应相对延长，一般为 4 小时。

大多数患者在植入支架重建髂静脉 / 下腔静脉的当天即可出院，只有在术后有严重疼痛的患者需要住院观察一晚进行止痛治疗。充分抗凝——通常是低分子肝素桥接口服抗凝药物治疗——术后应立即开始。口服抗凝药过去常选用维生素 K 拮抗剂，近来开始使用新型口服抗凝剂。然而如果血栓形成的危险因素是可逆的，或者对于非血栓阻塞段的支架植入后流入道和流出道通畅的话，推荐 3 个月的充分抗凝治疗。这个疗程从冠状动脉支架内内皮化所需时间的文献中延伸和推断出来的。

术后第 2 天即可行超声检查来确认支架是否通畅，但我们只有在患者有症状时才行超声检查。另外患者术后需穿戴弹力袜治疗。

过去我们给患者的治疗方案是口服 4~6 周的氯吡格雷 75mg/d 和阿司匹林 81mg/d，但是由于缺乏证据我们现已不再采用这种做法。

47.4 支架的选择

血管内支架根据其扩张机制可分为两大类：自膨式支架和球扩支架。球扩支架可释放并保持在球囊扩张的直径上，它们较自膨式支架具有较大的径向支撑力，因此当需要支撑力较大时会用到。这种情况在弹力回缩力较大的地方是有利的，这情况在静脉系统中很少遇到。当有回缩力或来自外部压力（如来自髂动脉的压力）导致支架受压时，球扩支架可以放置在自膨式支架内[29]。常见的球扩支架如 Palmaz 支架（Cordis Corporation，Miami，FL）。由于球扩支架具有可塑性，当支架弯曲或受到挤压时不会恢复扩张。Juhan et 等[36]报道了一个在左髂总静脉内放置 Palmaz 支架的病例，在其妊娠后，支架被挤压并形成血栓。因此，球扩支架仅用在不受外力影响的部位，比如胸腔或盆腔，但很少用在育龄期的女性盆腔内。

自膨式支架是由柔韧性的金属制成的，压缩在一个输送导管内。这些支架直径不变，一般不会超过目标静脉内径。如果被压缩或挤压，自膨式支架可重新扩张。与球扩支架相比，自膨式支架的好处在于可以提供更长的长度和更好地适应血管的弯曲和弯曲度。

第一个普遍使用的自膨胀支架是 Gianturco 不锈钢支架，它目前仍然在临床上使用。这种支架直径大（最大可达 25mm）且支架网孔较长，特别适用于治疗静脉阻塞性疾病。支架的大网孔允许血液从侧枝流入支架腔内，这样就有使得支架覆盖侧支时不影响其血流（参照上面关于肾静脉和肝静脉的讨论）。其他大多数支架，无论是自膨式支架还是球扩支架，它们的网孔相对较紧密，支架的侧壁可能会阻碍侧枝血流。

Wallstent 是继 Gianturco 支架之后的另一自膨支架。它有着不同的直径和长度。适用于髂静脉 / 下腔静脉的直径有 12、14、16、18、20 和 22mm。由于其独特的设计，它会在支架放置和后扩后大大地缩短，这使得支架置入静脉后产生明显的径向支撑力。同时，Wallstent 支架可塑性强，预扩张至预定的支架直径大小将减少支架展开后的短缩现象。

许多新型的由镍钛合金制成的自膨胀支架已经上市，并被广泛应用于静脉的重建中，新型支架有 Smart 支架（Cordis Endovascular，Warren，NJ）、Protégé 支架（ev3，Plymouth，MN）、Luminex 支架（Angiomed/Bard，Karlsruhe，Germany）和 Silver 支架（Cook，Inc，Bloomington in）。镍钛合金支架可以精确植入，因为它们不会在展开和扩张时明显缩短。另一方面，这些支架很容易变形或压缩，呈现出“鱼嘴”的外观，管腔收缩，可造成血流动力学上的明显狭窄。现在市场上有一些支架是专门应用于静脉而制造的，这些支架有些正在进行临床试验，有些是最近才投放市场。Zilver 静脉支架（Cook，Inc.，Bloomington IN）是一种具有较大径向力的静脉支架[37]。在欧洲，Optimed（Ettlingen，德国）公司的 Sinus-XL 和 Sinus 静脉支架都是用在静脉系统的支架[38,39]。Lugli 和 Maleti 正在研究更特殊的静脉应用支架[40]。VENITI（St.Louis，MO）生产的 VICI 静脉支架 ® 是一种专门为静脉系统研发的支架，该支架已在欧洲批准应用且正在美国接受临床实验。美敦力公司（Minneapolis，MN）也在研究应用于静脉的支架，目前这种支架还没有进入临床试验阶段，但其有大尺寸支架可以用于下腔静脉。

47.5 效果

在讨论静脉系统内支架置入效果时，重要的是要区分支架置入前静脉的状态：之前有过血栓形成还是非血栓性的静脉阻塞。这对阻塞静脉的成功开通非常重要，因为这依赖于良好的静脉流入道，需要远端的静脉接近于正常血管，特别是股总静脉，其从股深静脉和股静脉、大隐静脉汇入血流。据估计，高达 88% 的静脉阻塞患者还会因在以下静脉发生血栓后改变：股总静脉、股深静脉、股浅静脉、腘静脉和膝下静脉。

单侧髂静脉重建和支架置入有着相当长的历史。Raju 等[4]在第一个大型系列研究中发现静脉内支架术后的一期通畅率为 49%，一期辅助通畅率为 62%，二期通畅率为 76%。在他们更大的系列研究中报告了主要问题是静脉功能不全的患者，在 2 年的随访中，初期通畅率为 71%，初期辅助通畅率和二期通畅率为 97%[5]。另外，Hurst 等报道的 6 个月的初期通畅率为 89%，12 个月和 18 个月的通畅率为 79%[32]。O Sullivan 等报道的初期通畅率为 93.6%[27]。

Kurklinsky 等[41]研究了 89 例血栓后综合征接受单侧髂静脉重建和支架植入治疗的患者，所有患者均不合并 IVC 病变。术后 1 年和 3 年的初期通畅率分别为 81% 和 71%，初期辅助通畅率分别为 94% 和 90%，二次通畅率为 95%。其中有 17 例患者超声检查证实存在狭窄，对 11 例支架内未闭塞的患者进行了再次介入治疗干预，其余 6 例患者支架内闭塞，1 例患者尝试重建闭塞的支架失败，3 例患者拒绝再次介入治疗，2 例患者成功再次介入治疗。1 例患者术后 30 天内再次发生了血栓形成，其余患者无主要并发症发生。

Friedrich de Wolf 等[42]也报道了相似的情况，他们对 63 名患者进行了 75 次手术，其中 8 例患者行股总静脉内膜切除术，4 例行了动静脉瘘手术，这些患者中有 6 例并发了血肿（一个需要手术治疗），有 1 例股总动脉穿破。

令人惊讶的是，大量以年轻男性为主的急性静脉血栓形成患者最终被证明是闭锁性下腔静脉。这些病症被称为下腔静脉缺失、下腔静脉闭锁、下腔静脉发育不全或先天性下腔静脉中断[21]。在大多数（但非所有）的病例中，我们可以通过轴向成像（如 CT 或 MRI）上下腔静脉中的索状组织来预测。因此，很有可能许多无下腔静脉的患者相当于无症状的慢性血栓形成的下腔静脉，这些下腔静脉内血栓是无症状的，或者最初的急性症状被其他症状所掩盖。越来越多的文献认为此类患者处理与慢性Ⅳ阻塞的重建方法相同。Raju 等[6]第一个报道了对下腔静脉重建和支架置入的大型研究，他们发现在 2 年的时间里，支架的初期和初期辅助通畅率分别为 58% 和 82%。

梅奥诊所（Mayo Clinic）最近的一份报告介绍了对 66 例下腔静脉慢性血栓性阻塞患者的治疗[31]，报道回顾了 2001 年 1 月至 2008 年 12 月间所有接受治疗的累及髂静脉 / 股总静脉的慢性下腔静脉血栓形成患者。36 个月时超声检查结果提示累积一期、一期辅助和二期通畅率分别为 78%、91% 和 87%，9 例患者在第一次随访时即发生了闭塞（平均 2.4 ± 0.5 月），其中 5 例患者的节段性闭塞被成功开通，12 个月里无 1 例需要再次介入治疗。其余 4 名患者未再行介入治疗，其中有 2 例并无症状，1 例接受了股 - 股搭桥手术，第 4 个患者死于其他病因。

de Graaf 等治疗了 40 例下腔静脉 / 髂静脉闭塞的患者，其中前 24 例患者在一个下腔静脉支架内放置了平行的自膨支架，这导致了管腔内的竞争性压迫。另 16 例患者在平行髂静脉支架内放置球扩支架。12 个月的第一组无支撑的平行支架的初期通畅率为 85%，初期辅助通畅率为 85%，二期通畅率为 95%。对置入支持支架的患者，134 天时的初期通畅率为 100%[29]。

关于临床结果，大多数文献都是回顾性队列研究。Yin 等[43]对一组行血管重建和支架治疗的慢性血栓性静脉阻塞患者进行回顾性研究，将此类患者与单纯使用弹力袜治疗的类似阻塞性疾病患者进行了比较。结果发现严重 PTS 行支架置入患者的 Villalta 评分显著改善。在中度 PTS 患者中，由于结果没有统计学意义，因此很难让人信服。相对仅行弹力袜治疗的溃疡患者，行支架重建的患者的溃疡愈合率显著更高，且不再复发。对于腘静脉反流的改善无帮助[43]。

几乎所有的静脉支架都会产生支架内血栓。Neglén 和 Raju 发现了几个与支架内狭窄相关的危险因素[44]。3 个主要因素是支架置入术前支架区存在血栓性疾病、易栓试验阳性、支架延伸至腹股沟韧带下方。其中一个共同的危险因素是血栓形成。与非血栓段相比，血栓段的支架置入通常需要更长的支架，这可能解释了延长股总静脉支架的原因。总的来说，42 个月后 15% 的肢体支架内通畅直径减少超过 50%，61% 直径减少超过 20%，但仅有 23% 的肢体无支架内再狭窄。看起来支架内狭窄的发生率在 2~3 年内趋于平稳[29]。

Neglén 等发现，在接受了患肢静脉支架置入术的患者中，5 年累积溃疡愈合率为 58%。其中一些患者接受了额外的治疗，如静脉消融治疗[45]。

47.6 技术和临床成功

技术效果及通畅率见表 47.1。据报道，静脉开通的技术成功率为 87%~100%[4,32,41,46]。失败的原因是不能通过闭塞的节段。Raju 等发现，在成功的血管开通和支架置入后，92% 患者术前的侧枝不再显影，47% 的患者术前术后测量的压力差得到了改善[4]。重建闭塞的下腔静脉似乎更为复杂。Raju 等发现所有下腔静脉狭窄重建的成功率为 100%，但当 IVC 闭塞时，成功率降至 66%（21 例患者中有 14 例得以重建）。他们无法确定哪些因素有助于预测再通成功与否，可能因素包括闭塞段的长度和其他静脉因素[6]。

de Graaf 等报道了他们在所有需要重建下腔静脉 / 髂静脉的病例中均取得了成功[29]。临床成功率虽难评估，但是 Raju 等发现在髂静脉重建并行支架置入的患者中有 74% 患者的临床症状得到缓解（无疼痛），66% 的下肢水肿得到改善[5]。在 304 例髂静脉狭窄合并静脉功能不全的患者中，Raju 等在 2 年的随访中发现有 68% 的溃疡得以愈合。

Hurst 等也以相似的方式研究发现，47% 接受髂血管支架和血管成形术治疗的髂 - 腔静脉受压综合征患者的临床症状有所改善[32]。下腔静脉阻塞或闭塞患者症状明显改善。51% 患者的肢体水肿消失，74% 患者在术后 3.5 年中无疼痛症状。在 19 例活动性溃疡患者中，有 12 例（63%）愈合，并在 2 年内未复发。总的来说，在 97 名接受支架治疗（包括下腔静脉支架置入）的患者中，有 70% 的患者取得了良好的临床效果[6]。

如果除去血栓复发的情况，并发症是相对较少的。预期静脉周围出血是一个常见的现象，但事实并非如此。Hurst 等[32]报道了一例腹膜后血肿，经输血成功治疗后无任何后遗症。Nazarian 等[2]报道了两个支架断裂的病例，这两例支架均使用 Gianturco 支架，且这些是在无症状患者中偶然发现的。有一例髂静脉受压综合征的患者在溶栓及髂总静脉支架置入治疗后发生了支架感染[34]。

下腔静脉血管重建是安全的。Raju 等在他们的研究中发现，在肝静脉或肾静脉水平放置支架的患者中，肾功能或肝功能不受影响，没有明显的出血并发症，没有死亡病例。术后轻度背部酸痛是较常见的，但这种症状可应用非甾体类消炎药得以控制[6]。

在梅奥诊所的 66 例患者中，只有 2 例发生了术后血肿。1 例患者与闭塞支架的溶栓治疗有关。另 1 例患者是球囊扩张和支架置入之后发生的穿刺部位血肿。术后 30 天无死亡报告，无腹膜后血肿发生[31]。

支架移位是髂静脉 / 下腔静脉支架术后另一并发症。Hartung 等[35]报道了两例支架移位。其中一个支架应用抓捕器从右心房抓获，然后从右侧颈静脉取出。另一个支架

表 47.1 髂静脉重建和支架植入的技术成功率和通畅率

作者	病人数	技术成功率	术后 12 个月初期通畅率	后期通畅率	晚期二期通畅率
O'Sullivan et al.[27]	20	—	93.0%	—	—
Nazarian et al.[2]	56	92%	50%	50%(术后 48 个月)	75%(术后 48 个月)
Blattler and Blattler[47]	14	85.7%	79%	—	—
Neglén and Raju[44]	5	—	—	75%(术后 36 个月)	93%(术后 36 个月)
Hurst et al.[32]	18	100%	79%	—	—
Hartung et al.[48]	44	95.5%	83.6%	73.2%(术后 36 个月)	89.9%(术后 36 个月)
Raju et al.[6]	97	100%[a]/66%[b]	—	58%(术后 24 个月)	82%(术后 24 个月)
Kurklinsky et al.[41]	89	100%	81%	71%	95%(术后 48 个月)

[a] 用于下腔静脉阻塞。

[b] 用于下腔静脉闭塞。

移位至肝后下腔静脉中,被拉至肾下下腔静脉,并未留下后遗症。在一个关于支架治疗髂静脉受压综合征的报道中,支架在术后近 1 年时间发生了移位,通过外科手术从心脏中取出支架[49]。

47.7 结论

使用腔内支架治疗慢性髂静脉 / 下腔静脉闭塞是血栓后综合征患者的一种可行的治疗方案。髂静脉 / 下腔静脉支架置入术的技术成功率高,通畅率可接受,临床效果满意。通畅率在很大程度上取决于是否有足够的血液流入至支架区,以及是否有确保良好的头侧流出道。

越来越多的患者接受诸如静脉内膜切除术结合血管腔内支架植入手术的治疗方式[50,51]。

Crowner 等提出了髂静脉 / 下腔静脉的解剖分类系统。目的在于方便比较患者病变及根据解剖分布和结果指导关注方向[52]。该分类系统未考虑股浅静脉、股深静脉和大隐静脉等流入道的情况,而这些静脉可显著影响治疗结果。我们建议考虑静脉阻塞的解剖分布的同时也要考虑流入道血管的情况(表 47.2)。

表 47.2 梅奥诊所对下腔静脉阻塞的分类

下腔静脉阻塞	A:肾上的、肾下的
	B:肾上的
	C:肾下的
	D:肝上的
髂股静脉或肾静脉阻塞 (右 =R 或左 =L)	1:髂总静脉
	2:髂外静脉
	3:股总静脉
	4:肾静脉
流入道血管通畅率	f) 股静脉
	p) 股深静脉
	s) 大隐静脉

A.1.2. L. f.p.s.

美国静脉论坛指南 19.0:复杂髂 - 腔静脉阻塞的血管腔内重建

编码	指南	等级推荐 (1:强;2:弱)	证据级别 (A:高质量;B:中等质量;C:低或极低质量)
4.19.1	建议用血管腔内支架重建复杂的髂 - 腔静脉阻塞	2	B

参考文献

● = Major primary paper
★ = Major review paper
◆ = Published guideline

●1. Semba CP and Dake MD. Iliofemoral deep venous thrombosis: Aggressive therapy with catheter-directed thrombolysis. *Radiology* 1994;191(2):487–94.
2. Nazarian GK, Bjarnason H, Dietz CA, Bernadas CA, and Hunter DW. Iliofemoral venous stenoses: Effectiveness of treatment with metallic endovascular stents. *Radiology* 1996;200(1):193–9.
3. Sawada S, Fujiwara Y, Koyama T et al. Application of expandable metallic stents to the venous system. *Acta Radiol* 1992;33:156–9.
●4. Raju S, McAllister S, and Neglen P. Recanalization of totally occluded iliac and adjacent venous segments. *J Vasc Surg* 2002;36(5):903–11.

- •5. Raju S, Owen SJ, and Neglen P. The clinical impact of iliac venous stents in the management of chronic venous insufficiency. *J Vasc Surg* 2002;35(1):8–15.
- •6. Raju S, Hollis K, and Neglen P. Obstructive lesions of the inferior vena cava: Clinical features and endovenous treatment. *J Vasc Surg* 2006;44(4):820–7.
- 7. DeRubertis BG, Alktaifi A, Jimenez JC, Rigberg D, Gelabert H, and Lawrence PF. Endovascular management of nonmalignant iliocaval venous lesions. *Ann Vasc Surg* 2013;27(5):577–86.
- •8. Raju S and Neglén P. Percutaneous recanalization of total occlusions of the iliac vein. *J Vasc Surg* 2009;50(2):360–8.
- 9. O'Donnell TJ, Browse NL, Burnand KG, and Thomas ML. The socioeconomic effects of an iliofemoral venous thrombosis. *J Surg Res* 1977;22:483–8.
- •10. Strandness DE Jr., Langlois Y, Cramer M, Randlett A, and Thiele BL. Long-term sequelae of acute venous thrombosis. *JAMA* 1983;250(10):1289–92.
- 11. Nicoloff A, Moneta GL, and Porter JM. Compression treatment of chronic venous insufficiency. In: Gloviczki P, Yao JST, eds. *Handbook of Venous Disorders*, 2nd Ed. New York, NY: Arnold, 2001, 303–8.
- 12. Gruss J and Hiemer W. Bypass procedures for venous obstruction: Palma and May–Husmi bypasses, Raju perforator bypass, prosthetic bypasses and primary and adjunctive arteriovenous fistulae. In: Raju S, Villavicencio J, eds. *Surgical Management of Venous Disease*. Baltimore, MD: Williams & Wilkins, 1997, 289–305.
- 13. Jost CJ, Gloviczki P, Cherry KJ Jr. et al. Surgical reconstruction of iliofemoral veins and the inferior vena cava for nonmalignant occlusive disease. *J Vasc Surg* 2001;33(2):320–7; discussion 327–8.
- 14. Raju S. Experience in venous reconstruction in patients with chronic venous insufficiency. In: Bergan J, Yao J, eds. *Venous Disorders*. Philadelphia, PA: Saunders, 1991, 296–305.
- ★15. Kahn SR, Shrier I, Julian JA et al. Determinants and time course of the postthrombotic syndrome after acute deep venous thrombosis. *Ann Intern Med* 2008;149(10):698–707.
- •16. Guyatt GH, Akl EA, Crowther M, Gutterman DD, and Schuuenemann HJ; American College of Chest Physicians Antithrombotic Therapy and Prevention of Thrombosis Panel. Executive summary: Antithrombotic Therapy and Prevention of Thrombosis, 9th ed: American College of Chest Physicians Evidence-Based Clinical Practice Guidelines. *Chest* 2012;141(2 Suppl.):7S–47S.
- 17. Pollak AW and McBane RD 2nd. Succinct review of the new VTE prevention and management guidelines. *Mayo Clin Proc* 2014;89(3):394–408.
- 18. Bjarnason H, Kruse JR, Asinger DA et al. Iliofemoral deep venous thrombosis: Safety and efficacy outcome during 5 years of catheter-directed thrombolytic therapy. *J Vasc Interv Radiol* 1997;8:405–18.
- •19. Mewissen MW, Seabrook GR, Meissner MH et al. Catheter-directed thrombolysis for lower extremity deep venous thrombosis: Report of a national multicenter registry. *Radiology* 1999;211:39–49.
- •20. Enden T, Haig Y, Kløw N-E et al. Long-term outcome after additional catheter-directed thrombolysis versus standard treatment for acute iliofemoral deep vein thrombosis (the CaVenT study): A randomised controlled trial. *Lancet* 2012;379(9810):31–8.
- 21. De Maeseneer MGR, Hertoghs M, Lauwers K, Koeyers W, de Wolf M, and Wittens C. Chronic venous insufficiency in patients with absence of the inferior vena cava. *J Vasc Surg Venous Lymphat Disord* 2013;1(1):39–44.e2.
- 22. Dorfman G and Cronan J. Venous ultrasonography. *Radiol Clin North Am* 1992;30(5):879–94.
- 23. Tan M, Mol GC, van Rooden CJ et al. Magnetic resonance direct thrombus imaging differentiates acute recurrent ipsilateral deep vein thrombosis from residual thrombosis. *Blood* 2014;124(4):623–7.
- 24. Siau K, Davies A, and Laversuch CJ. Is there still a role for computerized strain gauge plethysmography in the assessment of patients with suspected deep vein thrombosis? *QJM* 2010;103(4):259–64.
- 25. Christopoulos D, Tatchsi M, Pitoulias G, Belcaro G, and Papdimitriou D. Hemodynamic follow-up of iliofemoral venous thrombosis. *Int Angiol* 2009;28(5):394–9.
- 26. Caliste XA, Clark AL, Doyle AJ, Cullen JP, and Gillespie DL. The incidence of contralateral iliac venous thrombosis after stenting across the iliocaval confluence in patients with acute or chronic venous outflow obstruction. *J Vasc Surg Venous Lymphat Disord* 2014;2(3):253–9.
- 27. O'Sullivan GJ, Semba CP, Bittner CA et al. Endovascular management of iliac vein compression (May–Thurner) syndrome. *J Vasc Interv Radiol* 2000;11(7):823–36.
- 28. Andrews RT, Venbrux AC, Magee CA, and Bova DA. Placement of a flexible endovascular stent across the femoral joint: An *in vivo* study in the swine model. *J Vasc Interv Radiol* 1999;10(9):1219–28.
- 29. de Graaf R, de Wolf M, Sailer A, van Laanen J, Wittens C, and Jalaie H. Iliocaval confluence stenting for chronic venous obstructions. *Cardiovasc Interv Radiol* 2015;38(5):1198–204.
- 30. Raju S, Ward M Jr., and Kirk O. A modification of iliac vein stent technique. *Ann Vasc Surg* 2014;28(6):1485–92.
- 31. Erben Y, Bjarnason H, Oladottir G, and Gloviczki P. Endovascular recanalization of the nonmalignant chronically occluded inferior vena cava. *J Vasc Surg Venous Lymphat Disord* 2015;3(1):118.
- 32. Hurst DR, Forauer AR, Bloom JR, Greenfield LJ, Wakefield TW, and Williams DM. Diagnosis and endovascular treatment of iliocaval compression syndrome. *J Vasc Surg* 2001;34(1):106–13.
- 33. Raju S, Martin A, and Davis M. The importance of

IVUS assessment in venous thrombolytic regimens. *J Vac Surg Venous Lymphat Disord* 2013;1(1):108.
34. Dosluoglu HH, Curl GR, Doerr RJ, Painton F, and Shenoy S. Stent-related iliac artery and iliac vein infections: Two unreported presentations and review of the literature. *J Endovasc Ther* 2001;8(2):202–9.
35. Hartung O, Otero A, Boufi M et al. Mid-term results of endovascular treatment for symptomatic chronic nonmalignant iliocaval venous occlusive disease. *J Vasc Surg* 2005;42(6):1138–44; discussion 44.
36. Juhan C, Hartung O, Alimi YS, Barthelemy P, Valerio N, and Portier F. Treatment of nonmalignant obstructive iliocaval lesions by stent placement: Mid-term results. *Ann Vasc Surg* 2001;15:227–32.
37. O'Sullivan GJ, Sheehan J, Lohan D, and McCann-Brown JA. Iliofemoral venous stenting extending into the femoral region: initial clinical experience with the purpose-designed Zilver Vena stent. *J Cardiovasc Surg* 2013;54(2):255–61.
38. de Graaf R, Arnoldussen C, and Wittens CHA. Stenting for chronic venous obstructions a new era. *Phlebology* 2013;28(Suppl. 1):117–22.
39. de Wolf MAF, de Graaf R, Kurstjens RLM, Penninx S, Jalaie H, and Wittens CHA. Short-term clinical experience with a dedicated venous Nitinol stent: Initial results with the sinus-venous stent. *Eur J Vasc Endovasc Surg* 2015;50(4):518–26.
40. Lugli M and Maleti O. Preliminary report on a new concept stent prototype designed for venous implant. *Phlebology* 2015;30(7):662–8.
41. Kurklinsky AK, Bjarnason H, Friese JL et al. Outcomes of venoplasty with stent placement for chronic thrombosis of the iliac and femoral veins: single-center experience. *J Vasc Interv Radiol* 2012;23(8):1009–15.
42. Friedrich de Wolf MA, Arnoldussen CW, Grommes J et al. Minimally invasive treatment of chronic iliofemoral venous occlusive disease. *J Vasc Surg Venous Lymphat Disord* 2013;1(2):146–53.
43. Yin M, Shi H, Ye K et al. Clinical assessment of endovascular stenting compared with compression therapy alone in post-thrombotic patients with iliofemoral obstruction. *Eur J Vasc Endovasc Surg* 2015;50(1):101–7.
44. Neglén P and Raju S. In-stent recurrent stenosis in stents placed in the lower extremity venous outflow tract. *J Vasc Surg* 2004;39(1):181–7.
45. Neglen P, Hollis KC, Olivier J, and Raju S. Stenting of the venous outflow in chronic venous disease: Long-term stent-related outcome, clinical, and hemodynamic result. *J Vasc Surg* 2007;46(5):979–90.
46. Heijmen RH, Bollen TL, Duyndam DAC, Overtoom TTC, Van Den Berg JC, and Moll FL. Endovascular venous stenting in May-Thurner syndrome. *J Cardiovasc Surg* 2001;42:83–7.
47. Blattler W and Blattler IK. Relief of obstructive pelvic venous symptoms with endoluminal stenting. *J Vasc Surg* 1999;29(3):484–8.
48. Hartung O, Alimi YS, Mauro PD, Portier R, and Juhan C. Endovascular treatment of ilio-caval occlusion caused by retroperitoneal fibrosis: Late results in two cases. *J Vasc Surg* 2002;36:849–52.
49. Mullens W, De Keyser J, Van Dorpe A et al. Migration of two venous stents into the right ventricle in a patient with May–Thurner syndrome. *Int J Cardiol* 2006;110(1):114–5.
50. Comerota AJ, Grewal NK, Thakur S, and Assi Z. Endovenectomy of the common femoral vein and intraoperative iliac vein recanalization for chronic iliofemoral venous occlusion. *J Vasc Surg* 2010;52(1):243–7.
51. Garg N, Gloviczki P, Karimi KM et al. Factors affecting outcome of open and hybrid reconstructions for nonmalignant obstruction of iliofemoral veins and inferior vena cava. *J Vasc Surg* 2011;53(2):383–93.
52. Crowner J, Marston W, Almeida J, McLafferty R, and Passman M. Classification of anatomic involvement of the iliocaval venous outflow tract and its relationship to outcomes after iliocaval venous stenting. *J Vasc Surg Venous Lymphat Disord* 2014;2(3):241–5.

48

非恶性静脉闭塞的外科手术重建

48.1 介绍

以导管技术为基础的静脉腔内重建术已经成为非恶性疾病所导致静脉血栓形成的一线治疗手段，包括药物或机械溶栓、血管成形及支架置入等方式。开放手术重建下腔静脉、髂静脉及股静脉仍作为保留性技术，适用于部分不适合行腔内重建或静脉支架置入失败的有症状患者。在本章中，我们回顾了慢性非恶性疾病所导致的髂股静脉及下腔静脉闭塞疾病治疗中患者的筛选、诊断评估、技术以及开放重建手术的效果等。本书第 54 章讨论了创伤后的静脉重建技术，第 55 章介绍了恶性肿瘤患者的静脉旁路技术，第 20 章、第 45~47 章介绍了下腔静脉和髂股静脉的血管腔内重建技术。

48.2 患者的选择

血栓形成后出现的股、髂或下腔静脉阻塞是非恶性疾病患者行开放手术重建静脉最常见的原因[1,2]。对于患髂股深静脉血栓形成 5 年以上的患者，其中 35%（每年约 7%）会发生血栓后综合征[3]。左侧髂总静脉受右髂总动脉骑跨压迫导致的髂静脉受压（May-Thurner 综合征，MTS）被认为是左髂股静脉血栓形成最常见的原因[4,5]。MTS 的发病率尚不清楚，据估计在表现为下肢静脉疾病患者中，MTS 占 5%~24%[5,6]。在近期的一篇综述中显示，女性相比男性更容易出现 MTS（72% vs. 28%）[7]。下肢深静脉血栓形成是 MTS 最常见的临床表现（77%），而非血栓性 MTS 患者中 23% 会出现水肿及疼痛。急性症状（73%）比慢性症状更加常见[7]。无深静脉血栓的左髂静脉受压是慢性症状性静脉流出道梗阻的重要病因：研究发现在 982 个静脉支架安置的患者中，53% 的股髂静脉腔内病变是由于压迫而不是血栓形成导致[8]。来自西北大学的一项研究使用计算机断层扫描（CT）技术来评估无症状人群中左髂静脉受压的发生率。Kibbe 等[9]学者报道称由于其他问题进入急诊的患者中有 24% 存在大于 50% 的左髂静脉受压，有 66% 患者存在大于 25% 的受压。在某种程度上左髂静脉受压可能是一种常见的解剖变异。

医源性操作、钝性创伤[10]、放射、腹膜后纤维化[11]、良恶性肿瘤[12,13]、囊肿压迫、髂动脉瘤、纤维带或韧带等，都会导致静脉阻塞[14]。先天性异常，如肝上下腔静脉的膜性闭塞，伴或不伴有肝静脉血栓形成（布加综合征）[15]，或在 Klippel-Trenaunay 综合征（静脉畸形骨肥大综合征）的一些患者中观察到的髂股静脉发育不良[16]等都可导致流出道阻塞。图 48.1 展示了髂股静脉闭塞的病因。

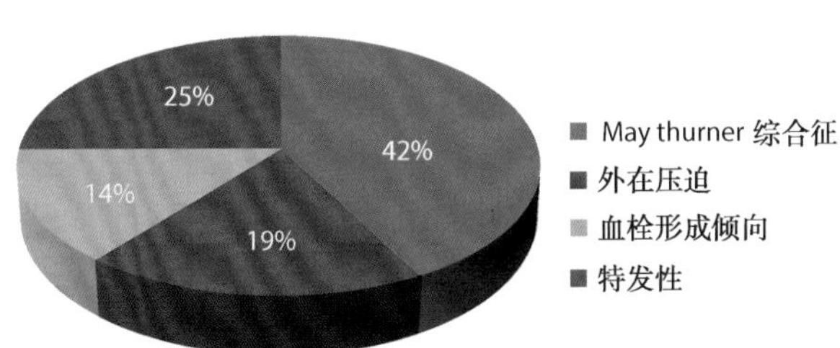

图 48.1 髂股静脉闭塞病因

非恶性静脉闭塞患者需行静脉重建的指征是压力治疗以及调整生活方式等措施治疗失败。不适宜行腔内血管重建或多次静脉支架放置失败的患者可用自体或人工血管行搭桥开放重建手术。

48.3 术前评估

对患者的术前评估应揭示深静脉阻塞的病因和功能影响,以及相关静脉功能不全的范围和程度。值得注意的是,至少有三分之二的静脉流出道阻塞患者因静脉瓣膜功能不全导致远端回流不畅,从而促进慢性静脉功能不全的发展。

48.3.1 病史及体格检查

询问病史及体格检查并辅以手提多普勒超声检查应能够显示典型的静脉淤血的症状及体征。静脉阻塞患者大腿及小腿会出现肿胀及运动导致的疼痛,即静脉性跛行。这种疼痛被描述为大腿的胀痛,有时也出现在小腿,在运动后产生并随着静息及腿部抬高而缓解。肿胀的腿会呈现青紫色,即使仰卧时也会出现静脉曲张。双下肢水肿提示双侧髂股或腔静脉阻塞或全身性疾病。耻骨上及腹壁侧枝浅静脉曲张通常提示盆腔静脉阻塞。静脉曲张压力过高导致的出血也并不罕见。在部分患者中,静脉血液瘀滞会导致多汗症以及体液显著从皮肤流失。相关的慢性淋巴水肿也会随之出现,进一步会出现皮肤瘀滞性病变以及静脉溃疡形成。下腔静脉膜性闭塞的患者常有肝功能衰竭及门静脉高压[17]。有关慢性静脉功能不全患者的临床及诊断评估的详细内容,可参见第 13、14 及 29 章。

48.3.2 诊断试验

48.3.2.1 非侵入性试验:多普勒超声、体积描记及静脉压检测

对静脉疾病作完整评估以确定其临床分类是非常必要的。多普勒超声以及在经过选择的病例中采用体积描记,可以评估深静脉阻塞且确定瓣膜功能不全、腓肠肌泵血能力低下的程度。流出道体积描记法有助于确认功能性静脉流出道阻塞并记录治疗后的改善情况(见第 13 和 14 章)。

静脉阻塞对功能及血流动力学的影响可以通过测量静脉压力来确定。正常的压力在这平面为 2~4mmHg,然而在血流动力学显著异常的近端阻塞患者,压力为 6~8mmHg[18]。但在具有良好侧支循环的地方,静脉压力在静息时可能为正常,仅在运动时出现血流动力学差异。为了进行测试,运动包括 10 次踝关节背屈或 20 次小腿肌肉等距离收缩,在显著性阻塞时会增加两倍的静脉压力[18]。股静脉与中心静脉出现至少 5mmHg 的压力差,或运动后股静脉压力增加两倍都提示存在影响血流动力学的病变[1,18]。静脉反应性淤血后测量静脉压是另一种评估血流动力学异常的方式。通过平卧时放置在足背的传感器,大腿的袖带充气达 300mmHg 并持续 2 分钟,放气后 5 秒测量压力。压力增加高达 30mmHg 提示功能性阻塞存在[18]。然而,在严重的血栓后综合征患者中,压力增加并不会出现或仅仅变化很小。

48.3.2.2 静脉造影、CT 静脉造影及磁共振静脉造影

对于考虑进行静脉重建的患者,要行详细的静脉造影(见第 15 章)。CT、磁共振(MR)和静脉造影均可用来明确梗阻的水平及评估流入道(图 48.2a~c)[1,17]。在一些患者中,需要通过肱静脉入路行髂静脉或腹部静脉造影以观察闭塞近端的下腔静脉。直接股静脉入路不仅用于髂静脉及腔静脉造影,也可以测量股静脉压力。同样重要的是可通过增强 CT 或磁共振排除任何腹部或盆腔病变(肿瘤、囊肿及腹膜后纤维化,见第 16 章)。MR 静脉显影的优势是避免静脉

(a)
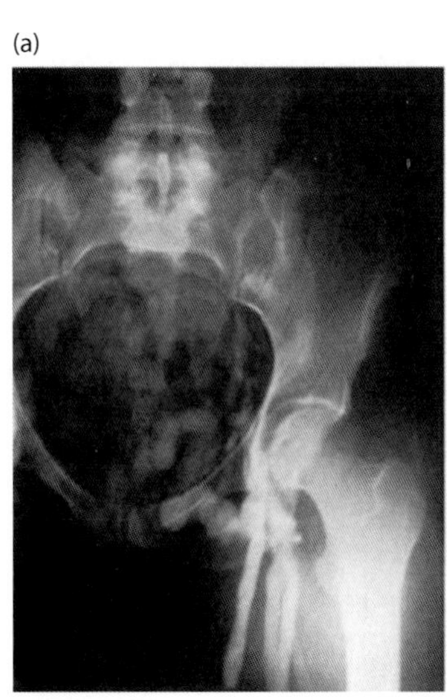
(b)
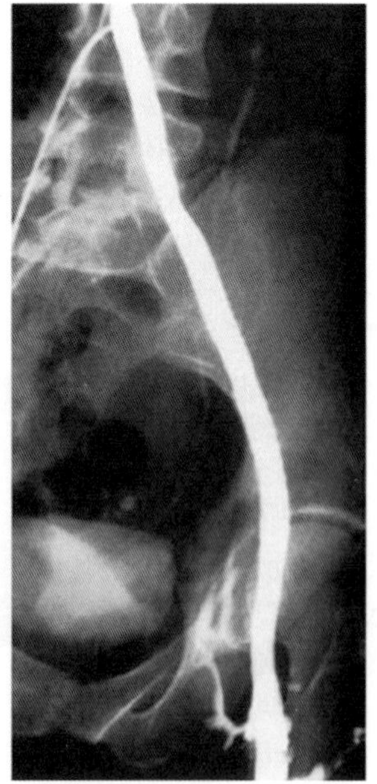
(c)
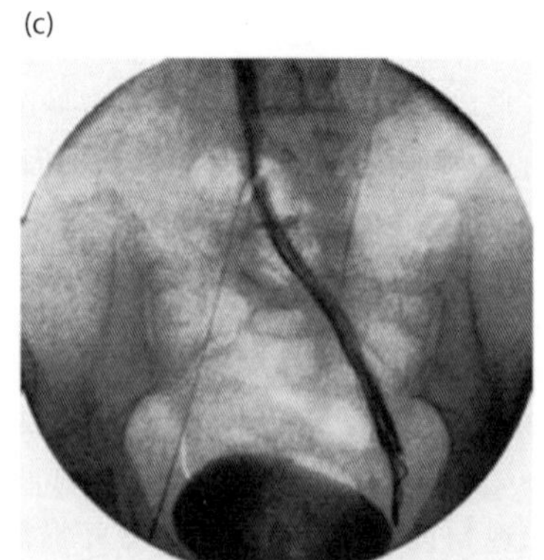

图 48.2 (a)一名 36 岁女性患者通过上行静脉造影确诊左髂静脉血栓形成。(b)术后 1.6 年静脉造影确认患者左股静脉膨体聚四氟乙烯人工血管广泛通畅。(c)血管置换术后 11.7 年行静脉造影。患者的临床效果极佳。(转载得到梅奥基金会许可)

注射对比剂，但影像细节不如 MR 增强造影或 CT 静脉造影那样清晰。CT 静脉三维重建被越来越多用来记录深静脉阻塞的程度（图 48.3）。

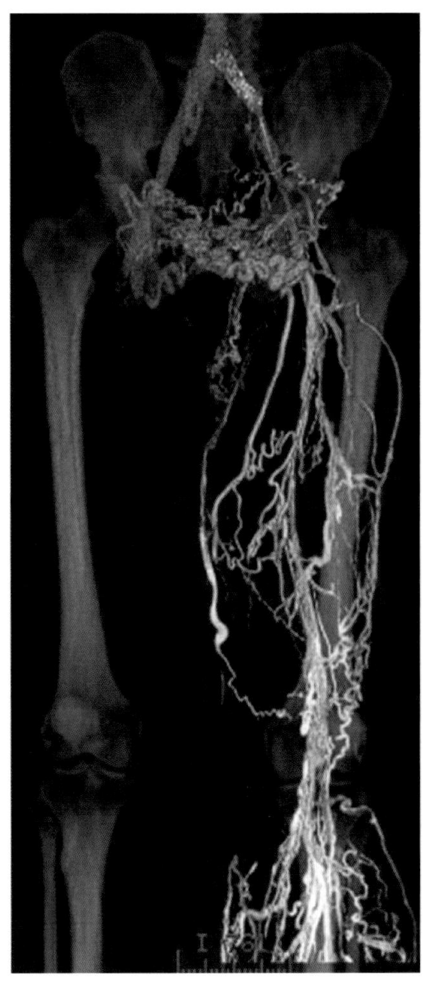

图 48.3 三维计算机断层扫描静脉造影证实左髂支架闭塞，耻骨上静脉侧支粗大。（转载经梅奥基金会许可）

48.3.2.3 血管内超声

如今血管内超声被频繁应用于放置支架前评估髂静脉狭窄的程度及支架放置后记录相关结果(见第 45~46 章)[8]。

48.4 外科手术

48.4.1 大隐静脉 - 远端股静脉 / 腘静脉转流术(May-Husni 术式)

患者患有累及股静脉的单侧深静脉流出道闭塞疾病可以使用 May-Husni 术式。

48.4.1.1 手术技术

手术需要在大腿远端作一纵向切口，暴露大隐静脉，并暴露股静脉下段 / 腘静脉上段。肝素化以后，将大腿止血带充气，营造一个无血的区域，沿纵轴切开远端股静脉 / 腘静脉，切除陈旧性再通的血栓，用 6-0 的线通过连续缝合的方式将大隐静脉与远端股静脉 / 腘静脉作端 - 侧吻合（图 48.4）。

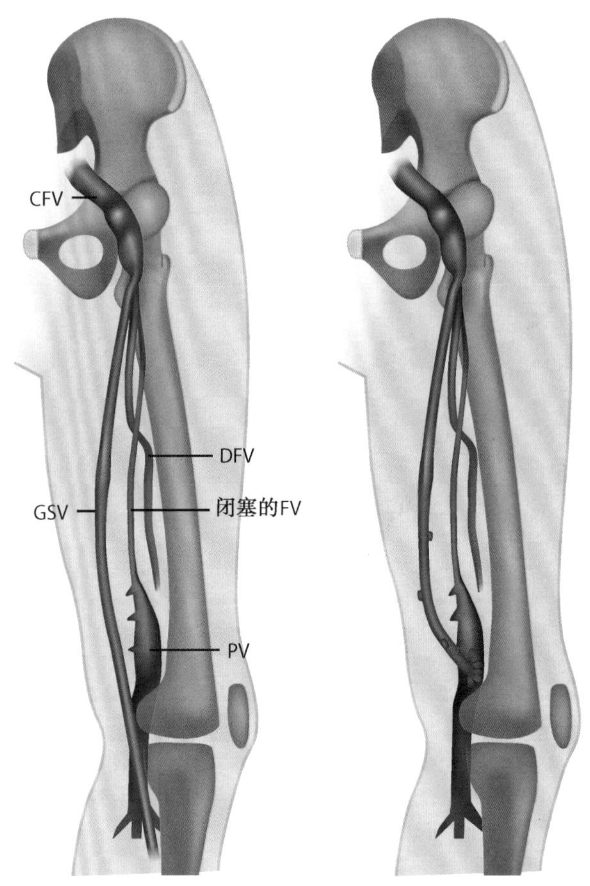

图 48.4 May-Husni 手术。CFV，股总静脉；GSV，大隐静脉；FV，股静脉；DFV，股深静脉；PV，腘静脉。（经梅奥基金会许可转载）

48.4.1.2 结果

AbuRahma 等所作的一个研究纳入了 19 个患者，平均随访时间为 66 个月，得出的 8 年的累积通畅率为 56%[19]。最近一个密歇根大学的研究纳入了 17 例患者，中位随访时间为 103 个月。研究结果显示 82% 的静脉性间跛被完全或近乎完全解决，67% 的静脉性溃疡被治愈。在通畅率方面，作者能随访的 16 例患者中，一期通畅率为 56%，一期辅助通畅率为 69%，二次通畅率为 75%[20]。

48.4.2 股静脉 - 股静脉大隐静脉耻骨上交叉转流术(Palma 术)

患有单侧髂静脉阻塞并且对侧大隐静脉适用者，可行大隐静脉转流（Palma 术）（图 48.5a~d 和图 48.6）。

48.4.2.1 手术技术

术中，解剖健侧大隐静脉并向其远端游离，其后通过耻骨上方的皮下通道向患侧进行转位。如果在将大隐静脉置入通道后隐股静脉汇合部形成扭曲，有时候需切断大隐静脉，其近侧与股静脉的连接处断端留出一个 2mm 长的“袖套”以供吻合，而截断的大隐静脉需调转 180° 后吻合。如果静脉直径小于 5mm 或者两侧股静脉血压差小于 3mmHg，就需要另外加做一个股动静脉瘘。直径小

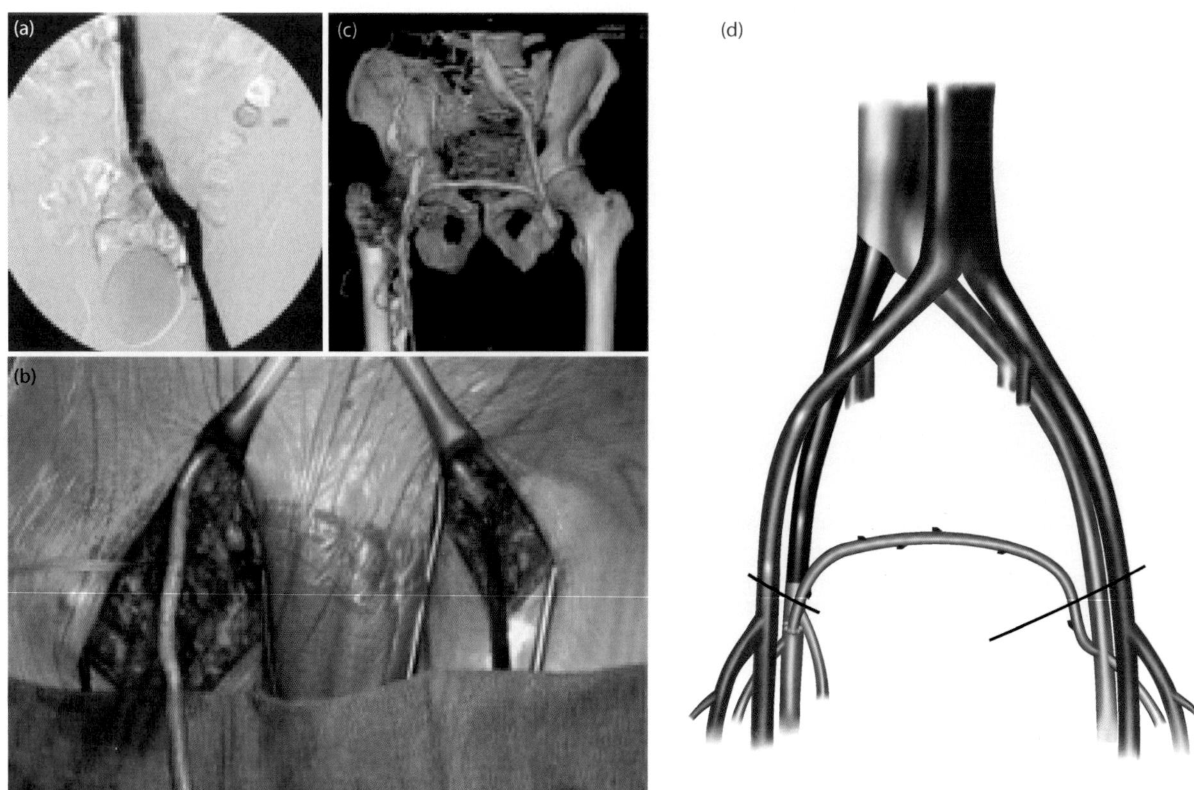

图 48.5 Palma 手术。一例 38 岁男性患者有创伤后深静脉血栓形成病史，有右腿溃疡、肿胀和静脉性跛行。(a)静脉造影显示右侧髂股静脉慢性闭塞。多次静脉腔内血管重建手术失败。(b)利用左侧大隐静脉作的从右到左的股静脉搭桥术(Palma 手术)。(c)2 个月后的 CTV 显示搭桥血管通畅。(d)开放的重建手术图解。(经梅奥基金会许可转载)

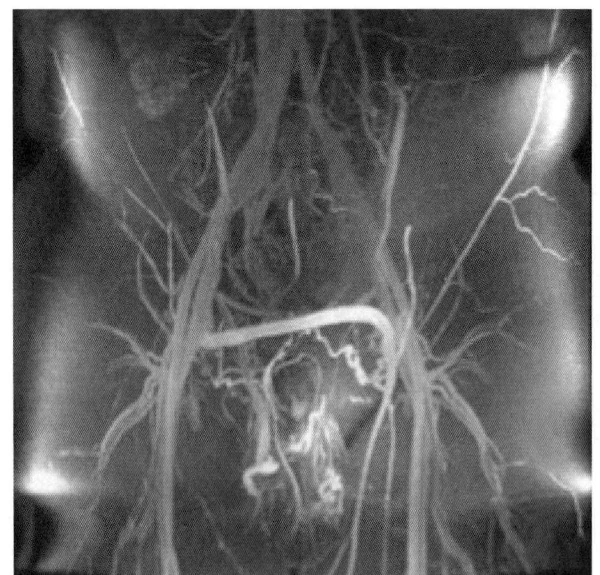

图 48.6 左侧髂静脉闭塞实施 Palma 手术后 9 个月后 MRA 的图像。(经梅奥基金会许可转载)

于 4mm 的大隐静脉不适用，因为移植物后的血流量低并且失败的可能性大。经过选择的病例可行人工动静脉瘘(见后文)即在股浅动脉及大隐静脉(患侧股静脉 - 大隐静脉端侧吻合处的罩盖部位，hood)间，通常使用倒置的大隐静脉节段或者一个小的、带外支撑环的聚四氟乙烯(polytetrafluoroethylene，PTFE)人工血管。

48.4.2.2 结果

虽然鲜有大样本的研究结果报道，但是在包括了 412 个手术的 9 个研究中，总的 3~5 年通畅率为 70%~83% 之间[1,2,21-23]。有好的流入道、没有腹股沟以下静脉疾病和不伴有 DVT 的 MTS 的患者预后更好。Gruss 和 Hiemer[18]报道了 20 例 Palma 静脉移植物的 5 年通畅率为 71%。而在 Mayo 诊所系列报道中[24]，25 个 Palma 静脉移植物的 5 年一期通畅率和二期通畅率分别为 70% 和 78%。Halliday 等[23]在 1985 年报道的 34 例 Palma 移植物 5 年通畅率为 75%。

48.4.3 跨耻骨的人工血管搭桥术

在缺乏合适的大隐静脉，并且不适宜原位重建的患者，可以使用跨耻骨的膨体 PTFE(ePTFE)血管进行重建[18]。

48.4.3.1 手术技术

将 8mm 或 10mm 的 PTFE 人工血管送入耻骨上的皮下通道，其两端分别与双侧股静脉吻合，同时作股动静脉造瘘以提高通畅率(图 48.7a~e)。

48.4.3.2 结果

这个位置使用 ePTFE 人工血管搭桥通畅率的报道差异较大。Eklof[27]报道了 2/7 的 2 年通畅率，而

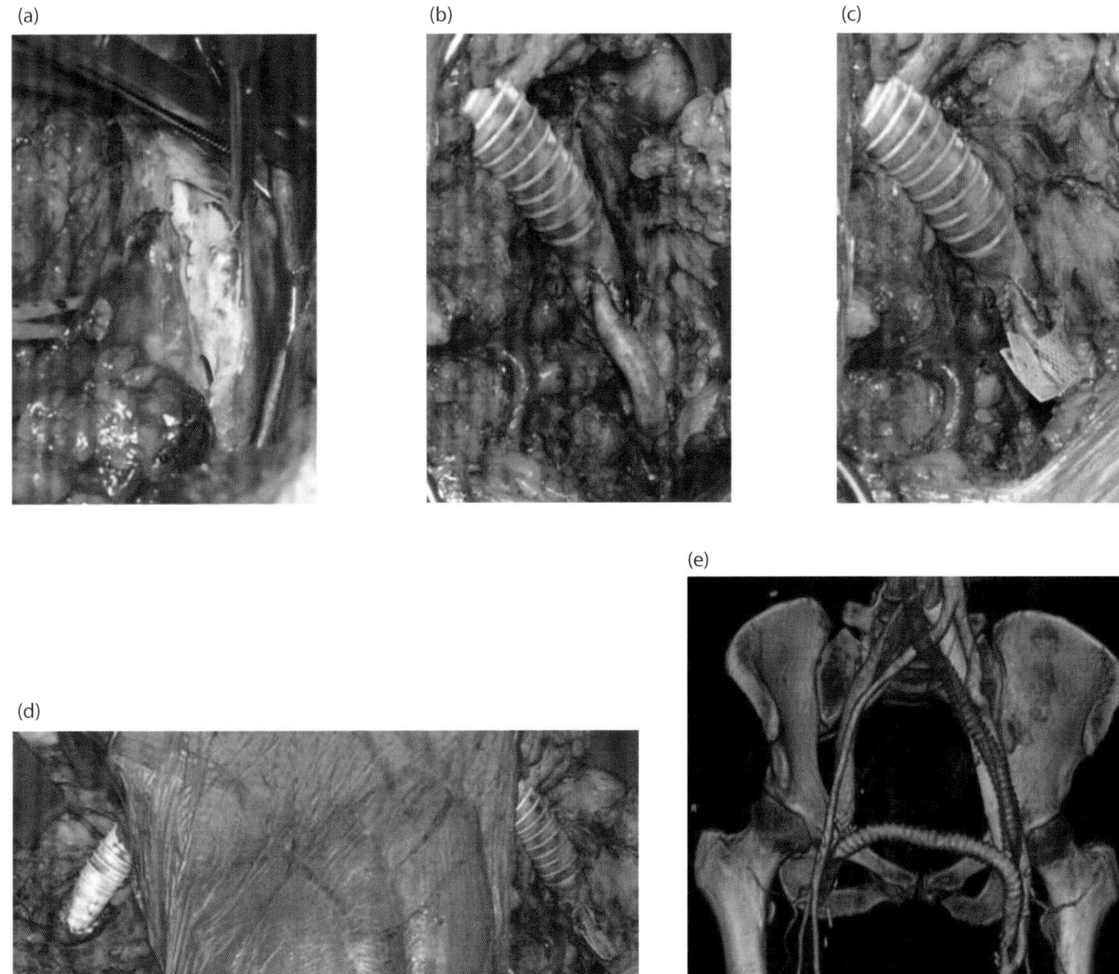

图 48.7 (a)静脉切开后发现部分股静脉再通。施行静脉内膜增生纤维条索切除术去掉机化的栓子，增加股静脉 PTFE 人工血管搭桥的流入道血流。(b)在股浅动脉以及交叉的股静脉人工血管罩盖部(hood)间使用 PTFE 人工血管造瘘。(c)在造瘘的位置装上小的硅胶片，并且用金属夹标记，方便在动静脉瘘闭塞的时候再次手术时辨认。(d)完成的从左股静脉到右股静脉的交叉 PTFE 人工血管搭桥和一个动静脉瘘。(e)手术后 8 个月，交叉的股静脉 PTFE 人工血管和通畅的动静脉瘘的 CTV 图像。(经梅奥基金会许可转载)

Comerota 等[25]报道了 40 个月和 63 个月 2/3 的通畅率。Sottiurai[26]则报道的通畅率为 100%，该组患者随访时间为 11~139 个月(19/19)。Gruss 和 Hiemer[18]则对使用 ePTFE 人工血管有着丰富的经验，他们观察的 27 例 PTFE 人工血管的 5 年通畅率为 77%。他们推荐对所有跨耻骨的静脉搭桥患者使用带外支撑环的 ePTFE 人工血管和动静脉造瘘。

48.4.4 股静脉 - 髂腔静脉搭桥术

当耻骨上血管移植或双侧髂静脉闭塞、髂腔静脉闭塞或者下腔静脉闭塞没有适合的自体血管的时候，可对单侧病变使用原位重建术[27]。广泛的静脉血栓形成(安置了下腔静脉滤器后并不少见的情况)，安置髂静脉支架失败，或者肿瘤或腹膜后纤维化引起的髂腔静脉闭塞是潜在的指征。既往腔内治疗失败和放置多个支架后形成阻塞也同样是本搭桥术的指征。

48.4.4.1 手术技术

腹股沟作纵向切口暴露股静脉。通过经腰斜切口从腹膜后途径暴露髂静脉及下腔静脉远段。肾静脉平面的下腔静脉则最好通过正中切口或者右肋缘下切口暴露。肾下下腔静脉通常用 16~20mm 的人工血管重建，髂腔静脉段则常用 14mm 人工血管，股腔静脉则使用 12~14mm ePTFE 人工血管重建。以下情况可不做动静脉造瘘：有明显的血压差的短的髂腔静脉搭桥，或有好的流入道、使用直的 ePTFE 人工血管的下腔静脉重建；但是长的髂腔静脉人工血管搭桥和所有的股腔静脉人工血管搭桥加做股动静脉造瘘是有益的。也可以使用分叉型人工血管做的双侧髂静脉或者双侧股静脉 - 腔静脉的复杂血管重建(图 48.8)。

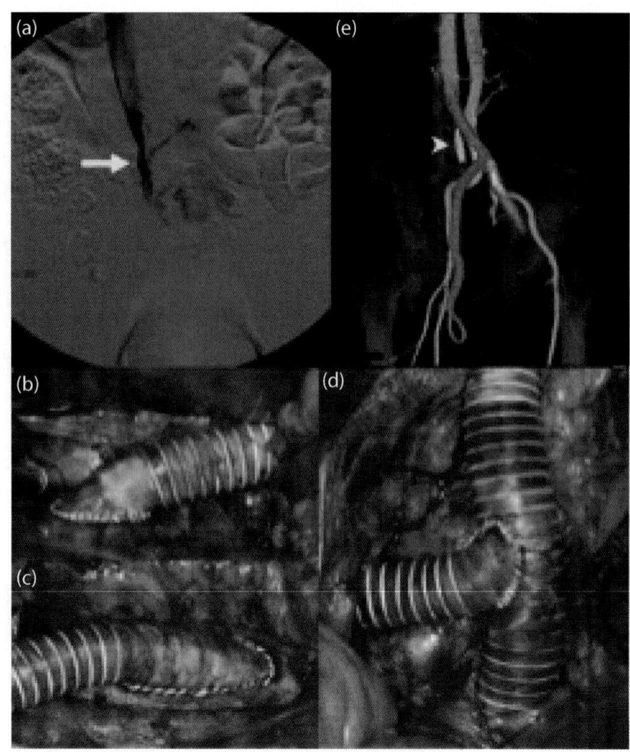

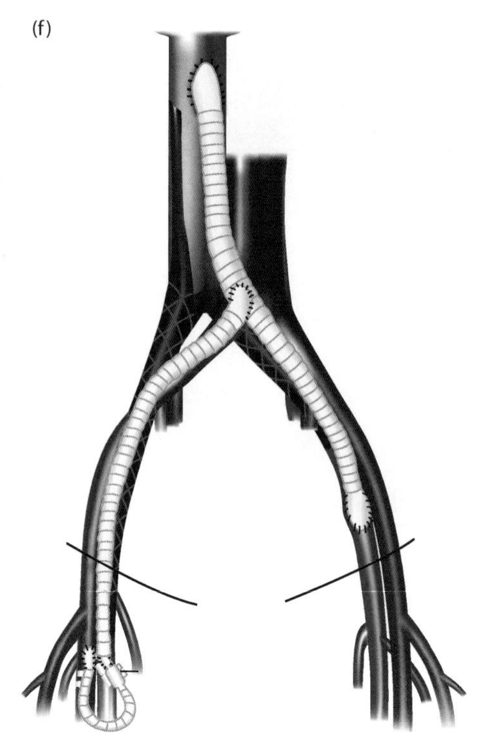

图 48.8 复杂的静脉重建。61 岁男性，既往有深静脉血栓形成及下腔静脉滤器使用史，双侧严重肿胀伴静脉性跛行。(a)静脉造影显示下腔静脉滤器部分闭塞(箭头)，下腔静脉及双侧路和右侧股静脉阻塞，双侧静脉支架闭塞。(b)近端和(c)远端采用 14mm 环聚四氟乙烯(PTFE)行左髂外静脉(EVM)至下腔静脉旁路吻合。(d)从下腔静脉到左髂外静脉中间插入的右股静脉 PTFE 移植物。(e)2 个月时的计算机断层扫描显示的通畅的旁路和之前的下腔静脉滤器(箭头)。(f)开放重建的图解(a-e)，(转载经梅奥基金会许可)

48.4.4.2 结果

只有为数不多的中心报道了较大样本的股静脉腔静脉或者髂静脉腔静脉搭桥术。Alimi 和同事[28]报告了 8 例股腔静脉或者髂腔静脉搭桥重建髂静脉的结果，病例同时包括急性和慢性阻塞。平均随访 20 个月后，7/8 的移植血管保持通畅。Sottiurai[26]则报道了随访 80~113 个月的 ePTFE 血管长期通畅率，为 16/19，包括股静脉 - 股静脉腔静脉(5 例)，股静脉髂静脉(6 例)和股静脉腔静脉(8 例)搭桥并附加动静脉造瘘[26]。13 例有溃疡的患者中 10 例溃疡愈合(77%)，并且 16/19 患者的下肢肿胀得到了改善。

Garg 等[24]报告了 Mayo 诊所 52 例大静脉重建的结果。所有患者都是接受的良性髂静脉腔静脉或者股静脉的疾病的手术治疗。52 例开放修复手术包括 29 例股静脉(Palma 静脉：25 例；PTFE：4 例)、17 例股髂静脉 - 下腔静脉(静脉：3 例；PTFE：14 例)及 6 例复杂的搭桥手术。股静脉髂静脉和髂静脉肝下腔静脉搭桥的一期及二期通畅率分别是 63% 和 86%，股静脉 - 肝下腔静脉搭桥则分别是 31% 和 57%。复杂搭桥手术的两年二期通畅率则是 28% 和 30%。多因素分析中明显影响移植物通畅率的因素只有 MTS 合并慢性静脉血栓形成[24]。原发性或者继发性恶性肿瘤疾病切除中同时行腔静脉重建的早期通畅率很好，这部分在第 55 章中会详细讨论。

48.4.5 肾上下腔静脉重建

良性疾病中重建肾上下腔静脉的最常见的原因是下腔静脉的膜性阻塞，常伴有肝静脉阻塞(布 - 加综合征)和随之发生的门静脉高压以及肝衰。尽管下肢肿胀和静脉性跛行仍然会形成，肝上下腔静脉阻塞通常不会导致严重的下肢静脉血液瘀滞。如果经皮球囊血管成形术、支架置入或者经心房膜性阻塞扩张失败，并且不需要做门体分流术，那么带选择外支撑环的 PTFE 人工血管作腔静脉心房搭桥术是下腔静脉减压的一个有效技术。

48.4.5.1 手术技术

下腔静脉肝后段和右心房通过右前外侧胸腔切开术暴露，扩大切口越过肋弓，通过膈肌进入腹腔。将肝脏从前方翻起，暴露脊椎旁沟和肾上段下腔静脉。在右侧膈神经前打开心包膜，分离右心房。在肾静脉上方用部分阻断钳控制下腔静脉，然后将一个 16mm 或者 18mm 带外支撑环的 ePTFE 人工血管用 5-0 或者 6-0 prolene 线以连续缝合的方式作端侧吻合。然后人工血管沿平行下腔静脉走行的方向置于右心房或者肝上下腔静脉旁。用部分阻断钳控制下腔静脉或者右心房后完成这一重要吻合。在完成吻合前，需要排空人造血管中的气体防止空气栓塞。Kieffer 等[29]推荐前方入路，使用带环的 ePTFE 人工血管置换短段的肝上下腔静脉。在肝前或者肝左叶下方做隧道也有被报道。

48.4.5.2 结果

报道的下腔静脉心房搭桥的手术临床成功率大约有77%,围手术期死亡率约3%,2、5和10年的通畅率分别为86%、78%和57%。Wang等[15]12例患者因布-加综合征行下腔静脉心房搭桥手术,1.5年后10例患者有临床改善。Kieffer的团队[29]报道因下腔静脉膜性闭塞手术的移植物的长期通畅率为5/6。Victor等[30]报道5例血管移植物在术后21个月至6年间依然通畅。我们报道过3例患者因良性疾病实施腔静脉心房搭桥术:使用ePTFE人工血管的患者10年内没有症状,而长段的涤纶人工血管在第3年闭塞了,而螺旋形的静脉移植物在1年内就闭塞了[17]。

48.5 提高移植血管通畅率的辅助方法

动静脉造瘘

Kunlin于1953年提出远端动静脉造瘘可以有效提高静脉系统内的移植血管通畅率[31],且已经被多个实验证实[32-34]。动静脉瘘可以提高血管内血流量,同时降低血小板与纤维蛋白在静脉系统内人工移植血管的沉积[17]。相比于自体血管移植物,人工血管要抗血栓形成则需要明显较高的阈流速,且需要更大的血流量以保持通畅。

动静脉瘘的缺点在于手术时间较长,且在晚些时候需二期手术结扎瘘口,这会带来一些不便。动静脉瘘一个潜在的副作用是由于瘘管内血流流速较高引起的心输出量升高,而导致股静脉压力升高,进而使静脉血流出受阻,这与手术目的相悖。本实验室进行的研究发现,为了避免静脉高压的发生,瘘口与移植血管的直径比值最好不要超过0.3[34]。在完成造瘘后,术中升高的股静脉压力是需要注意的警告信号,此时可通过捆线缩窄瘘管的方式来减小瘘口的直径。

文献提及几种建瘘的方式和位置[1,27,35]。作者们通常以4mm直径的大隐静脉或较粗的属支,或者4mm和5mm的ePTFE人工血管吻合于静脉端,动静脉瘘的动脉端通常与股浅动脉进行吻合。将一个硅橡胶薄片与2-0 Prolene血管滑线松散地固定在瘘口周围,滑线的末端则固定在靠近切口的皮下组织以便于在二期手术操作中帮助识别与分离瘘口。经皮经导管栓塞或通过腔内置入封堵器关闭瘘口也是可选择的手术方式。对于所有将人工血管与股静脉进行了吻合以及髂静脉-腔静脉较长段人工血管移植(大于10cm)的患者,均推荐进行动静脉造瘘以提高血管通畅率。瘘管在手术后应至少开通6个月,而对于无任何副作用的患者,瘘管应开通尽可能长的时间以保持移植血管的通畅。对于使用隐静脉为移植血管的患者,在术后3个月应将瘘口封闭,这对于患者术后良好的功能恢复是有必要的。

血栓形成的预防

对于绝大多数患者,钳闭血管之前应通过静脉途径给予肝素(5 000U),在术中和术后都需要持续抗凝治疗,可先在局部用聚乙烯导管给予低剂量(500~800U/h)肝素,直至全身肝素化完成,术后48小时之内部分凝血活酶时间(partial thromboplastin time)在正常值的基础上翻倍。建议经皮下注射低分子肝素以缩减住院时间。导管在上述目的达到之后可以移除,患者改为口服抗凝药物。建议使用间歇性充气加压泵、抬高患肢、弹力绷带以及早期下床行走以预防血栓形成。出院前患者应穿上压力为30~40mmHg的弹力袜,华法林一般需要长期服用。

48.6 移植血管的监测

在关闭切口前,对于移植血管开放与不开放血流两种情况下,应该分别作血管直接压力测量,以便于记录患者血流动力学的受益程度。在术后第1天,应该使用多普勒超声监测血管是否通畅,任何狭窄或血栓形成都应该处理。术后第3和6个月也应该进行超声检查以监测移植血管情况,在此之后每年两次超声检查。可用流出量体积描记以记录旁路手术后血流动力学的改善情况。对于接受腹部血管移植的患者应该在术后6个月进行CT静脉造影检查,此后每年复查一次。

美国静脉论坛指南4.20:非恶性病变引起的下腔静脉与髂静脉-股静脉闭塞的开放手术重建

编码	指南	推荐等级(1:强;2:弱)	证据级别(A:高质量;B:中等质量;C:低或极低质量)
4.20.1	对于单侧髂静脉-股静脉闭塞、有症状但腔内重建失败或不能实施腔内治疗的患者,推荐使用大隐静脉进行耻骨上交叉转流术(Palma术)	1	B
4.20.2	对于髂静脉或下腔静脉堵塞的有症状的患者,在腔内治疗失败或不可行时,推荐使用带外支撑环的聚四氟乙烯人工血管进行开放搭桥手术	2	B

参考文献

● = Key primary paper
★ = Major review article

●1. Jost CJ, Gloviczki P, Cherry KJ Jr. et al. Surgical reconstruction of iliofemoral veins and the inferior vena cava for nonmalignant occlusive disease. *J Vasc Surg* 2001;33:320–7.
★2. Gloviczki P and Cho JS. Surgical treatment of chronic occlusions of the iliac veins and the inferior vena cava. In: Rutherford RB, ed. *Vascular Surgery*, 6th Ed. Philadelphia, PA: Saunders, 2005, 2303–20.
3. Yamaki T, Hamahata A, Soejima K, Kono T, Nozaki M, and Sakurai H. Factors predicting development of post-thrombotic syndrome in patients with a first episode of deep vein thrombosis: Preliminary report. *Eur J Vasc Endovasc Surg* 2011;41(1):126–33.
4. May R and Thurner J. The cause of predominantly sinistral occurrence of thrombosis of the pelvic veins. *Minerva Cardioangiol* 1957;3:346–9.
5. Cockett FB, Thomas ML, and Negus D. Iliac vein compression: Its relation to iliofemoral thrombosis and the postthrombotic syndrome. *BMJ* 1967;2:14–19.
6. Steinberg JB and Jacocks MA. May–Thurner syndrome: A previously unreported variant. *Ann Vasc Surg* 1993;7(6):577–81.
7. Moudgill N, Hager E, Gonsalves C, Larson R, Lombardi J, and DiMuzio P. May–Thurner syndrome: Case report and review of the literature involving modern endovascular therapy. *Vascular* 2009;17(6):330–5.
●8. Neglen P, Hollis KC, Olivier J, and Raju S. Stenting of the venous outflow in chronic venous disease: Long-term stent-related outcome, clinical, and hemodynamic result. *J Vasc Surg* 2007;46:979–90.
●9. Kibbe MR, Ujiki M, Goodwin AL et al. Iliac vein compression in an asymptomatic patient population. *J Vasc Surg* 2004;39:937–43.
10. Schanzer H and Skladany M. Complex venous reconstruction for chronic iliofemoral vein obstruction. *Cardiovasc Surg* 1996;4:837–40.
11. Rhee RY, Gloviczki P, Luthra HS et al. Iliocaval complications of retroperitoneal fibrosis. *Am J Surg* 1994;168:179–83.
●12. Dzsinich C, Gloviczki P, van Heerden JA et al. Primary venous leiomyosarcoma: A rare but lethal disease. *J Vasc Surg* 1992;15:595–603.
●13. Bower TC, Nagorney DM, Cherry KJ Jr. et al. Replacement of the inferior vena cava for malignancy: An update. *J Vasc Surg* 2000;31:270–81.
14. Gullmo A. The strain obstruction syndrome of the femoral vein. *Acta Radiol* 1957;47:119–37.
●15. Wang Z, Zhu Y, Wang S et al. Recognition and management of Budd–Chiari syndrome: Report of one hundred cases. *J Vasc Surg* 1989;10:149–56.
16. Gloviczki P, Stanson AW, Stickler GB et al. Klippel–Trenaunay syndrome: The risks and benefits of vascular interventions. *Surgery* 1991;110:469–79.
●17. Gloviczki P, Pairolero PC, Toomey BJ et al. Reconstruction of large veins for nonmalignant venous occlusive disease. *J Vasc Surg* 1992;16:750–61.
●18. Gruss JD and Hiemer W. Bypass procedures for venous obstruction: Palma and May–Husmi bypasses, Raju perforator bypass, prosthetic bypasses, and primary and adjunctive arteriovenous fistulae. In: Raju S, Villavicencio JL, eds. *Surgical Management of Venous Disease*. Baltimore, MD: Williams & Wilkins, 1997, 289–305.
19. AbuRahma AF, Robinson PA, and Boland JP. Clinical, hemodynamic, and anatomic predictors of long term outcome of lower extremity venovenous bypasses. *J Vasc Surg* 1991;14:635–44.
20. Coleman DM, Rectenwald JE, Vandy FC, and Wakefield TW. Contemporary results after saphenopopliteal bypass for chronic femoral vein occlusion. *J Vasc Surg Venous Lymphat Disord* 2013;1:45–51.
21. Plate G, Einarsson E, Eklöf B et al. Iliac vein obstruction associated with acute iliofemoral venous thrombosis. Results of early reconstruction using polytetrafluoroethylene grafts. *Acta Chir Scand* 1985;151:607–11.
22. AbuRahma AF, Robinson PA, and Boland JP. Clinical, hemodynamic, and anatomic predictors of long-term outcome of lower extremity venovenous bypasses. *J Vasc Surg* 1991;14:635–44.
●23. Halliday P, Harris J, and May J. Femoro-femoral crossover grafts (Palma operation): A long-term follow-up study. In: Bergan JJ and Yao JST, eds. *Surgery of the Veins*. Orlando, FL: Grune & Stratton, Inc., 1985, 241–54.
24. Garg N, Gloviczki P, Karimi KM et al. Factors affecting outcome of open and hybrid reconstructions for nonmalignant obstruction of iliofemoral veins and inferior vena cava. *J Vasc Surg* 2011;53(2):383–93.
25. Comerota AJ, Aldridge SC, Cohen G et al. A strategy of aggressive regional therapy for acute iliofemoral venous thrombosis with contemporary venous thrombectomy or catheter-directed thrombolysis. *J Vasc Surg* 1994;20:244–54.
●26. Sottiurai VS. Venous bypass and valve reconstruction: Indication, technique and results. *Phlebology* 1997;25:183–8.
★27. Eklöf B. Temporary arteriovenous fistula in reconstruction of iliac vein obstruction using PTFE grafts. In: Eklöf B, Gjores JE, Thulesius O, and Berquist D, eds. *Controversies in the Management of Venous Disorders*. London: Butterworths, 1989, 280–90.
28. Alimi YS, DiMauro P, Fabre D, and Juhan C. Iliac vein reconstructions to treat acute and chronic venous occlusive disease. *J Vasc Surg* 1997;25:673–81.

29. Kieffer E, Bahnini A, Koskas F et al. Nonthrombotic disease of the inferior vena cava: Surgical management of 24 patients. In: Bergan JJ, Yao JST, eds. *Venous Disorders*. Philadelphia, PA: W.B. Saunders, 1991, 501–16.
30. Victor S, Jayanthi V, Kandasamy I et al. Retrohepatic cavoatrial bypass for coarctation of inferior vena cava with a polytetrafluoroethylene graft. *J Thorac Cardiovasc Surg* 1986;91:99–105.
31. Kunlin, J. Le reestablissment de la circulation veineuse par greffe en cas d'obliteration traumatique ou thrombophlebitique. *Mem Acad Chir* 1953;79:109–10.
32. Gloviczki P, Hollier LH, Dewanjee MK et al. Experimental replacement of the inferior vena cava: Factors affecting patency. *Surgery* 1984;95:657–66.
33. Plate G, Hollier LH, Gloviczki P et al. Overcoming failure of venous vascular prostheses. *Surgery* 1984;96:503–10.
34. Menawat SS, Gloviczki P, Mozes G et al. Effect of a femoral arteriovenous fistula on lower extremity venous hemodynamics after femorocaval reconstruction. *J Vasc Surg* 1996;24:793–9.
35. Eklöf B. The temporary arteriovenous fistula in venous reconstructive surgery. *Int Angiol* 1985;4:455–62.

49

采用开放式和内镜手术治疗交通静脉功能不全

49.1 介绍

交通静脉连接浅表和深静脉系统，分为直接连接到主要的静脉主干(直接交通静脉)及间接通过肌肉内静脉分支或静脉窦于静脉主干连接(间接交通静脉)。近一个半世纪以前 John Gay 首先把交通静脉功能不全与慢性静脉功能不全(chronic venous insufficiency,CVI)相联系，与最严重的临床表现——静脉溃疡有关[1]。从那时起，人们对治疗交通静脉的兴趣随着每种新的手术方法或消除技术的发展而时而增加时而减少。1938 年 Linton 首次提出手术处理交通静脉以治疗和预防静脉溃疡[2]。在过去的几十年里，Linton 的手术被 Cockett[3]和 Dodd[4]所拥护支持，并且到了 20 世纪中叶，被认为是手术治疗难治性静脉溃疡的金标准。经典的 Linton 手术最终被放弃，主要是因为伤口并发症发生率高达 24%[5,6]。虽然有几位作者改进了 Linton 技术从而减少伤口并发症，但是直到发展了腔镜辅助筋膜下交通静脉手术(subfascial endoscopic perforator surgery, SEPS)才实现了技术的根本改进。直到 1985 年，当 Hauer[7]首次描述了应用微创内镜方法消除交通静脉时，才解决了这些手术伤口愈合问题。使用内镜通过远离溃疡和脂性硬皮区域的小切口进入筋膜下的后室浅表，可在直接观察下结扎交通静脉。与 Linton 手术相比，SEPS 的伤口并发症发生率(包括轻微的伤口问题)仅为 5%[8]。在随来的二十年中 SEPS 很快成为交通静脉消除的首选手术技术。在过去的几年中，随着超声引导导管消融交通静脉和超声引导泡沫硬化治疗的出现，更加微创的经皮交通静脉消除技术得到不断发展，现在这两种方法都可在门诊开展[9-11]。这些微创手术技术的发展引起了人们对治疗严重 CVI 和静脉溃疡兴趣，而且由此引发哪种手术方式治疗合适的争论也越来越多。然而，无论使用何种技术，消除交通静脉的功效仍然存在激烈争论。

本章将回顾交通静脉的相关外科解剖，说明支持交通静脉功能不全对慢性静脉疾病病理生理学依据，以及开放式和内镜交通静脉消除术的技术和效果。然后，这些数据将作为基准，随着新技术的不断发展，将与其进行比较。

49.2 交通静脉的外科解剖

关于交通静脉解剖的重要细节在第 2 章中进行概述。需要在此提及一些与待讨论的手术技术相关的解剖细节。交通静脉是将浅静脉系统与深静脉连接的静脉。小腿和大腿交通静脉内的瓣膜防止血液从深静脉回流到浅静脉，但是在一些正常肢体中，也存在交通静脉中的血流逆流。最重要的小腿交通静脉，称为胫后交通静脉(Cockett 交通静脉)，将大隐静脉后方属支(GSV;Leonardo 静脉)连接到成对的胫后静脉。这一解剖非常重要，虽然后副大隐静脉支在膝盖以下与 GSV 相连，但是 GSV 的剥离不会影响血流通过功能不全的小腿内侧交通静脉。在行 SEPS 手术过程中可以探查到的交通静脉包括上，中，下胫后交通静脉、胫旁以及 Boyd 交通静脉，它们将 GSV 连接到小腿上的胫后静脉和腘静脉[12]。需要强调结扎小腿内侧交通静脉手术特定的某些解剖学考虑因素。在尸体解剖中,Mozes 等[12]指出,只有 63% 的内侧交通静脉可直接从浅表后室进入。这些组成包括胫后中段交通静脉的 32%,胫后上段交通静脉的 84%,胫旁下部交通静脉的 43%;其余交通静脉横穿肌间隔,进入深部和浅部隔室,或仅位于深部后隔内[12]。通常为了获得进入隔室的手术入路,必须进行胫旁筋膜切开术,切开深部后隔室整个筋膜的长度。

49.3 交通静脉的意义

一致认为,CVI 患者直立位和行走时的静脉高压是导致皮肤改变和静脉溃疡发展的最重要因素。Beecher 等在 1936 年首次描述了静脉溃疡与动态静脉压(ambulatory venous pressure,AVP)之间的关系[13]。随后的研究证实,AVP 不仅具有诊断意义,而且对 CVI 预后也具有意义。Negus 和 Friedgood[5]描述了在小腿肌肉收缩时,足踝处血管网中的压力远高于 100mmHg。观察到皮肤改变和静脉溃疡几乎总是出现在足靴区(小腿比目鱼肌的远端边缘和脚踝之间的区域),这里是大的功能不全小腿内侧交通静脉存在区域,可见这些交通静脉对于皮肤改变和溃疡形成具有重要作用。

越来越多的证据表明,大多数静脉溃疡患者具有多系统(浅表、深部和 / 或交通静脉)功能不全,3 个静脉系统中的至少涉及 2 个系统病变。据报道,56%~73% 发生静脉溃疡的肢体,存在小腿交通静脉功能不全合并浅表静脉或深静脉反流[8,14]。Labropoulos 及其同事通过多普勒检查确定了功能不全的交通静脉数量和大小与 CVI 严重程度存在相关性[14]。对于进展期患者,可发现更多的功能不全的交通静脉,其直径也更大。尽管有这些证据,功能不全的交通静脉对 CVI 肢体血流动力紊乱的影响仍然是一个争论的话题。然而,在大多数患者中,功能性研究不能可靠地区分交通静脉功能不全与深静脉功能不全,因此即使通过多普勒扫描评估血流动力学情况并直接确定与交通静脉功能不全相关是很困难的。

辩论核心的问题依旧不是血流动力学的重要性,而是这些交通静脉的相对临床意义;具体而言,他们是否独立地影响 CVI 严重程度,或者它们仅仅是浅表静脉和 / 或深静脉功能不全的次要影响。在 ESCHAR 研究中[15],261 名患者仅在浅表静脉反流消除后,12 个月内交通静脉功能不全比例出现统计学显著下降,尽管绝对减少仅为 51% 至 42%。Mendes 等[16]同样发现在不伴深静脉功能不全而仅进行浅静脉手术治疗的患者约 71% 的肢体交通静脉功能得到恢复,而 Edinburgh 研究组[17]发现,72% 的深静脉受累的肢体在进行浅表静脉手术后仍存在持续性交通静脉功能不全。Kianifard 等在一项随机前瞻性试验中发现类似的结果,仅浅表静脉和交通静脉反流且伴有原发性瓣膜功能不全的患者,78% 接受纠正浅表静脉反流手术的患者 1 年后仍有交通静脉功能不全,而同时采用 SEPS 手术的患者交通静脉功能不全显著下降 31%[18]。

49.4 交通静脉干预的指征

存在交通静脉功能不全的晚期 CVI 患者(临床分级 4~6 级;即脂质硬皮症或存在愈合或活动性溃疡)且手术风险较低的患者具有外科手术干预的潜在指征。这些患者包括仅为孤立交通静脉功能不全患者,以及联合存在浅表静脉、深部静脉和交通静脉功能不全患者。对于最后一组患者,联合消除浅表静脉和交通静脉反流是能够获得最大益处的合理方法;然而,这些手术可能会在选定的患者中进行,这些患者累及的交通静脉数量有限,交通静脉的干预将会保留用于解决顽固问题。静脉曲张(C2~C3)患者只有在浅表静脉功能不全治疗后复发的静脉曲张时才应考虑进行交通静脉结扎术。

开放性溃疡不是 SEPS 的禁忌证。禁忌证包括相关的动脉闭塞性疾病(踝肱指数 <0.8),感染性溃疡和制动患者或医学上高风险的患者。糖尿病、肾衰竭、肝功能衰竭、病态肥胖、类风湿性关节炎或硬皮病并存在溃疡的患者具有手术干预的相对禁忌证。术前影像学检查提示腘静脉或以上水平深静脉血栓形成也是相对禁忌证。广泛皮损,周围大面积溃疡,近期深静脉血栓形成,严重淋巴水肿或腿很粗的患者可能不适合手术。在先前的交通静脉结扎后,对再次复发疾病可再行 SEPS;然而,在这种情况下技术上要求更高。由于该筋膜下腔室的空间有限,肢体侧面溃疡应通过开放式手术处理或从外交通静脉或后交通静脉适当位置选择经皮消融技术。

49.5 术前评估

术前评估包括影像学检查,以记录浅表静脉、深静脉和 / 或交通静脉功能不全,并指导手术干预。优先选择的检查为多普勒超声。对于具有潜在闭塞性疾病或在考虑进行深静脉重建的交通静脉手术后复发性溃疡的患者,可行上行和下行静脉造影。术前多普勒超声有助于外科医生在手术时识别所有功能不全的交通静脉。患者在倾斜的检查台上进行多普勒扫描,受累肢体处于近直立的非承重位置。交通静脉功能不全定义为逆行(向外)血流持续时间超过 0.5 秒或长于放松期间的顺行流量,静脉人为压迫解除后直径至少为 3.5mm[19]。多普勒扫描具有 100% 的特异性和所有诊断试验的最高灵敏度,用于预测功能不全交通静脉的部位[20]。所有确定的交通静脉者都在皮肤上用不可擦除的标记物标记。

除了多普勒超声之外,还在手术前后进行变量检测或空气体积描记术等功能性研究,以定量瓣膜功能不全的程度,识别小腿肌肉泵功能异常,有助于排除阻塞情况,以及评估外科干预后血流动力学结果。

49.6 开放手术技术

我们通过讨论交通静脉的开放式外科手术技术来了解交通静脉手术发展的历史背景。Linton 最初描述的对筋膜下交通静脉结扎手术不仅包括内侧切口长切口,而且在前外侧和后侧外侧都有长切口。由于伤口并发症的发生率很高,Linton 很快放弃了这种方法[21]。Linton 在 1953 年改良了手术方法,仅包括内侧切口、所有内侧和后侧交通静脉都通过这个内侧切口进行结扎。改良的 Linton 手术还包括剥离大隐静脉和小隐静脉以及切除一部分深部筋膜。内侧切口延伸并穿过病变最严重的部位,如脂质硬化性皮肤,因此伤口并发症仍然很高。前瞻性研究结果显示，伤口并发症发生率为 53%，具有显著统计学意义[20]。

为了减少这些伤口并发症，一些作者试图进一步改良手术，例如 Cockett 提出的筋膜外结扎，这种方法可能会错过在筋膜下发出且流出口广泛位于筋膜的交通静脉分支[12]。也描述了后外侧延长切口(stocking seam 切口)，但是当存在广泛的皮肤改变时，这种手术方式并没有解决问题，而且筋膜下剥离范围仍然很广泛[3,22]。

DePalma[23]通过沿着天然皮肤线的平行切口形成两头连接的皮瓣，通过该皮瓣可以找到交通静脉，因此降低伤口并发症。为了进一步减少伤口并发症，Edwards 于 1976 年首次报道了一种远离病变皮肤的切口来去除功能不全交通静脉的技术[24]。他设计了一种称为静脉切开器的装置，通过膝盖远端的内侧切口插入，深入筋膜，并伸入到内踝的水平。当交通静脉与装置前缘接触时，会阻止装置前行而感觉到阻力。其他作者随后也报道了该装置在筋膜下或筋膜外的成功应用。

通过穿刺切口和撕脱钩离断交通静脉是另一种手术方式，结合多普勒超声定位，可以提高技术的准确性。另外一种的技术是在没有做皮肤切口的情况下缝合交通静脉。随着超声引导技术的广泛使用，一些静脉学家定位交通静脉后进行小切口直接切除，从而最大限度地减少手术创伤；然而，正如 Vashist 等[25]报道的那样，与 SEPS 相比，这些技术依然有更高的伤口感染率(18% vs 0%)。

49.7 内镜手术技术

自内镜手术诞生以来，已发展出两种主要的 SEPS 技术。第一种主要在欧洲应用，是 Hauer 发明的技术的改进[7]，并由 Bergan 等[26]、Pierik 等[20]和 Wittens 等[27]进一步发展。在早期发展的“单孔”技术中，使用光源包括纵隔镜和支气管镜等。随着时间的推移，人们设计了一种独特装置，使用一个操作孔并带有摄像机和手术操作仪器两个通道，但是此装置有时会使得在同一平面上进行直视和分离解剖组织很困难(图 49.1)。该技术相关仪器出现最新发展是可将二氧化碳(CO_2)灌注到筋膜下空间。

第二种技术——“双孔”技术——利用标准的腹腔镜仪器和两个操作孔，一个用于拍摄，另一个用于解剖分离。O'Donnell[28]最初在美国描述了这种方法，然后由我们在 Mayo Clinic 团队[29]和澳大利亚的 Conrad[30]同时开发。为了提供无血流的手术区域，首先用 Esmarque 绷带进行肢体血液排空，然后将放置在大腿近端的气动止血带充气至 300mmHg。在距离胫骨结节远 10cm 的小腿的内侧面置两个 10mm 直径的内镜端口，注意离患病皮肤附近约 10~12cm。现在通常使用 5mm 远端切口进行手术，如此可以使用 5mm 电刀和 5mm 其他仪器(剪刀和解剖器械)。远端端口位于第一端口和脚踝之间的中间位置，以便于分离组织。10mm 摄像头比 5mm 设备能够更好地承受扭曲，并可一直延伸到内踝。通过操作孔，现在经常使用球囊来分离组织从而扩大筋膜下空间(图 49.2)[31]。将二氧化碳灌注入筋膜下空间，压力保持在 30mmHg 左右，以改善可视性和分离交通静脉。通过第二端口插入的腹腔镜剪刀，小腿肌肉和浅筋膜之间剩余的疏松结缔组织可以被锐性分离。

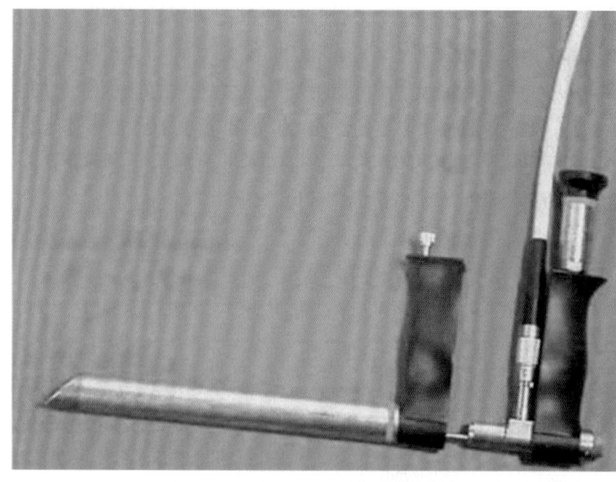

图 49.1 用于筋膜下交通静脉离断的奥林巴斯内镜。该内镜可进行二氧化碳灌注。它具有 85 度视角，外护套直径为 16mm 或 22mm。工作通道为 6mm×8.5mm，工作长度为 20cm。(经 Springer Science+Business Media 许可转载：*Atlas of Endoscopic Perforator Vein Surgery*，Subfascial endoscopic perfora-tor surgery：The open technique，1998，141-9，Bergan JJ，Ballard JL，Sparks S.)

(a)

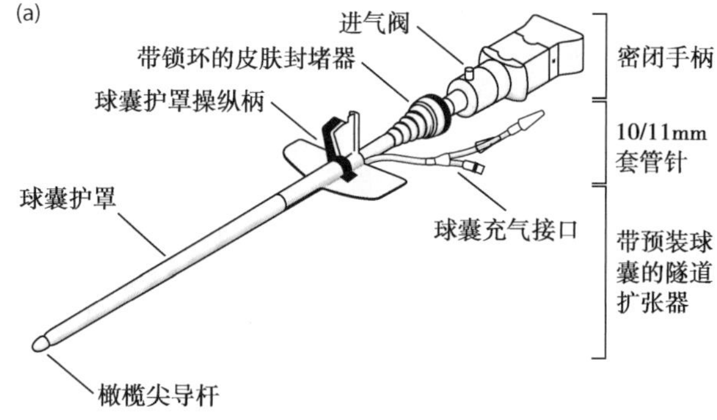

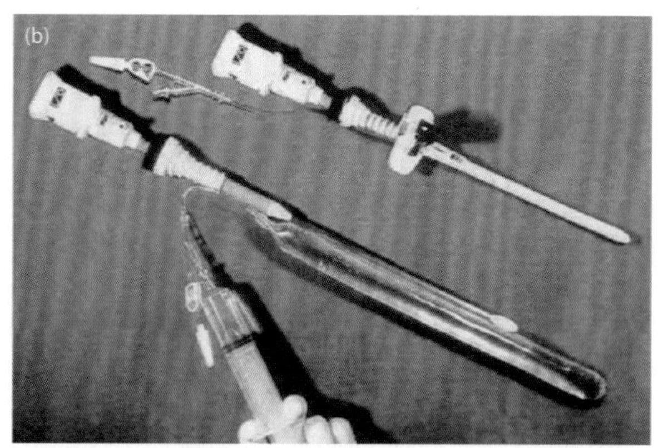

图 49.2 (a)球囊解剖分离器(General Surgical Innovations，Palo Alto，CA)的组成部分，用于创建一个大型的筋膜下工作空间。包括一个完整的 10mm 内镜端口。(b)球囊剥离器装置在移除球囊盖之前(顶部)和之后(底部)。当用盐水溶液充分注入球囊时，球囊会出现径向和远向扩张，注意其扩张程度。用 200~300ml 盐水进行球囊扩张。球囊径向和远向扩张，对周围组织的创伤很小，最后形成一个大而无渗血的工作空间。(经 Springer Science + Business Media 许可转载：*Atlas of Endoscopic Perforator Vein Surgery*，Endoscopic perforator vein surgery：Creation of a subfascial space，1998，153-62，Allen RC et al.)

从胫骨的内侧边缘到后中线并向下到脚踝的水平，可以广泛探查到筋膜下空间。遇到的所有交通静脉都可以用电切，电灼，或上血管夹锐性切开(图 49.3)。接下来通过将深部后隔室的筋膜切开并靠近胫骨进行胫骨旁筋膜切除术，从而避免了损伤胫后血管和神经(图 49.3b)。Cockett Ⅱ和 Cockett Ⅲ交通静脉经常位于肌间隔，肌间隔先切开，从而可以进行交通静脉的分离和离断。可能还必须暴露比目鱼肌在胫骨上的内侧连接处从而显露近段胫骨旁交通静脉。通过旋转操作孔头部并继续向上分离解剖至膝盖水平，也可以分离出更近端的交通静脉。虽然胫前筋膜切开术可以帮助远端暴露，但通常不可能通过内镜到达足踝后方的 Cockett Ⅰ交通静脉，同时，如果此交通静脉功能不全，可能需要在其上方单独小切口切开以获得直接暴露。

在完成内镜手术部分后，要移除器械和端口，排空小腿内的 CO_2，并将止血带松开。将总共 20ml 的 0.5% 丁吡卡因溶液滴入筋膜下空间中以进行术后疼痛控制。如果大隐

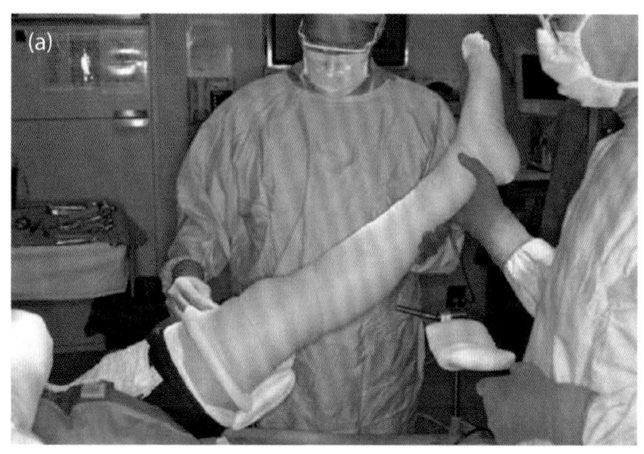
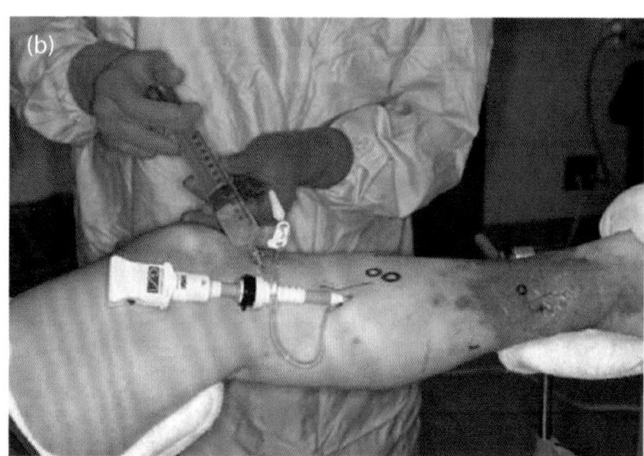
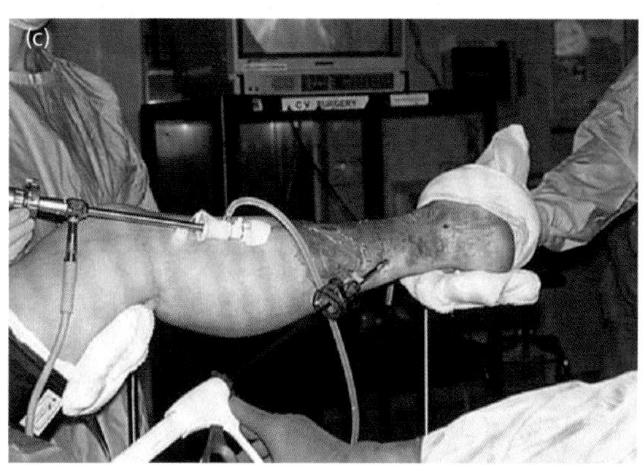
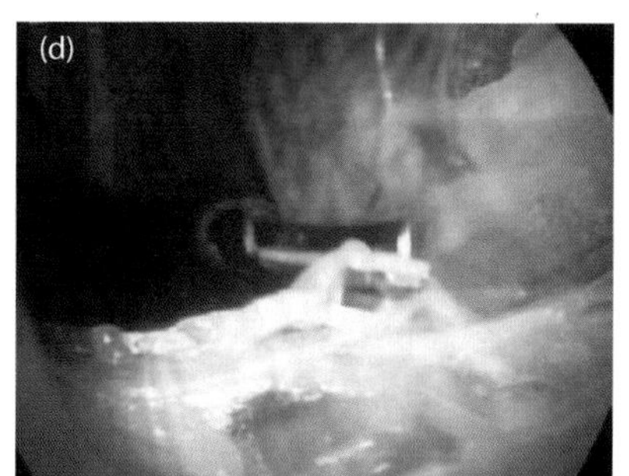
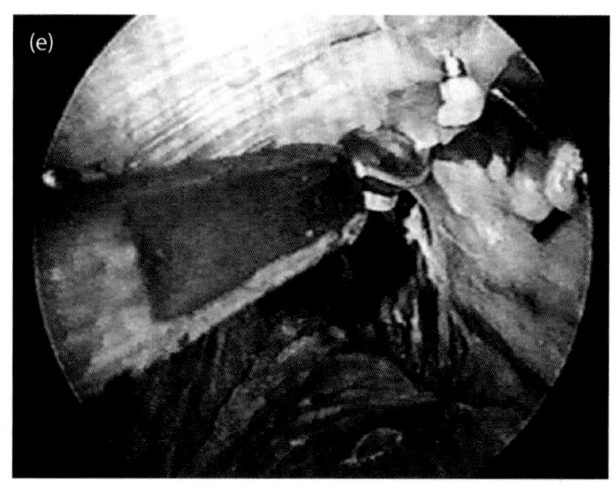
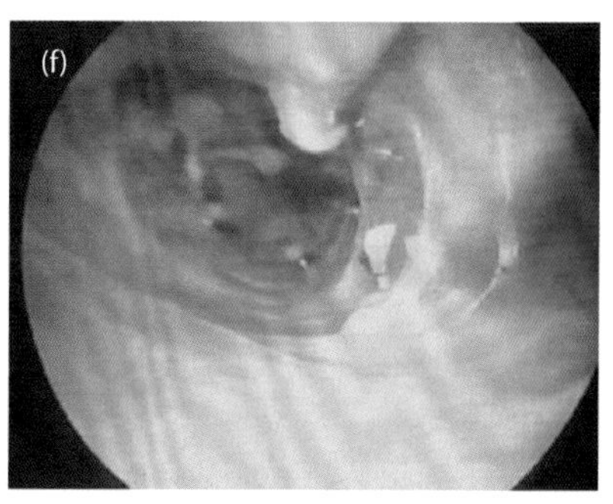

图 49.3 (a)内镜交通静脉分离需在无血区进行。在大腿处放置气动止血带，用 Esmarque 绷带进行下肢驱血。将止血带充气至 300mmHg 形成无血区。(b)球囊解剖分离组织用于扩大筋膜下空间。(c)SEPS 使用两个端口进行：10mm 摄像头端口和在视频监控下插入的 5mm 或 10mm 远端端口。二氧化碳通过摄像头端口灌注入筋膜下空间，压力达到 30mmHg，以改善可视性和交通静脉分离。(d)从胫骨内侧到后中线向下广泛暴露筋膜下空间至脚踝的水平。交通静脉放置血管夹之后在内镜辅助下用剪刀离断交通静脉或者通过第二端口置入电刀烧断交通静脉。(e)常规进行胫骨旁筋膜切开术以暴露深部后间隔的交通静脉。(f)内侧交通静脉夹闭和离断后的浅表后间隔室的全视图。(a，e 获得 Springer Science + Business Media 的许可：*Atlas of Endoscopic Perforator Vein Surgery*，Subfascial endoscopic perforator vein surgery with gas insufflation，1998，125-38，Gloviczki P et al.；c，d，f 来自 Gloviczki P et al. *J Vasc Surg* 1996；23：517-23.)

静脉或小隐静脉功能不全，还需要剥离大隐静脉和/或小隐静脉，同时进行曲张静脉点状剥脱。之后缝合切口，肢体抬高并用弹性绷带包裹。术后患者抬高 30° 并维持 3 小时，之后可以下床活动。

与开放式 Linton 手术后的住院康复不同，这是一个门诊手术，患者在当天即可出院。出院要求和医嘱与大隐静脉剥脱手术相同。允许患者在 10 天至 2 周内重返工作岗位。Proebstle 和 Herdemann 报道在肿胀局部麻醉下进行 SEPS[11]的手术成功率为 78%。

49.8 超声引导技术

目前逐渐增多的门诊手术行腔内交通静脉消融治疗和超声引导硬化治疗，在其他章节有更详细的介绍，但是作为本章讨论交通静脉功能不全手术的演进过程，值得特地提到。这些技术现在也使得我们能够检查既往已经接受轴向浅表静脉功能不全手术的患者，进行功能不全的交通静脉及其支流手术的疗效，从而对这些治疗进行更直接的因果分析。腔内交通静脉消融术起源于射频消融和激光消融隐静脉治疗浅表隐静脉反流。由于这些交通静脉短而且形态曲折，该方法应用在技术上要求更高[10,11]。Lawrence 等报告了单独使用交通静脉射频消融术治疗活动性溃疡患者，这些患者先前纠正了浅表静脉反流但积极的溃疡伤口治疗失败。在这个难治性人群中，90% 的溃疡在成功处理交通静脉后愈合，1 年的复发率为 4%，而且若存在至少一个交通静脉未处理那么溃疡则不会愈合[32]。超声引导泡沫硬化疗法是另一种基于门诊的交通静脉功能不全的治疗。有几种不同的药剂和技术，包括液体和泡沫硬化剂十四烷基硫酸钠和聚多卡醇治疗，以及氰基丙烯酸酯应用；有关这些药物的详细信息，请参阅第 33 章和第 35 章[9,33,34]。Kiguchi 等[33]报道对于之前曾接受过浅表静脉反流治疗的不同患者群体中进行超声引导的泡沫硬化治疗，结果与 UCLA 组结果相似，他们证明，那些曾行其他静脉系统治疗后仍需继续治愈溃疡的患者中，成功的闭合交通静脉与溃疡愈合相关（溃疡愈合比例为 69%，而对于没有闭合交通静脉的患者溃疡愈合为 38%）。

49.9 交通静脉消融的效果

49.9.1 临床效果

交通静脉处理是否必须仍然是一个争论的主题，因为功能不全交通静脉的重要性及其对 CVI 严重程度的影响仍然存在疑问。争议涉及功能不全的交通静脉是肢体静脉功能不全的原因抑或是结果，如果它们有助于疾病过程，是否足以说明对交通静脉进行特定治疗具有积极意义。由于缺乏对足够大的患者样本进行直接比较研究并得出结论，特别是在比较治疗孤立性交通静脉功能不全，因此这种争论仍在继续。

在他们的论文中，Linton[2]和 Cockett[3]报道了开放式交通静脉结扎的初步临床益处。表 49.1 总结了自 20 世纪 70 年代以来近 600 个肢体中开放性交通静脉消除的 10 个报告的结果，其中溃疡愈合率优异，为 89%。在 2~5 年内溃疡复发率为 23%，但这些报告中的大多数都是在当前报告标准产生之前发生的，并且患者群体可能不是同质性的。Burnand 等[35]对开放式交通静脉消除手术的效果提出质疑，因其手术患者的溃疡复发率为 55%。尽管血栓形成后亚组（Es）复发率为 100%，但原发性瓣膜功能不全（Ep）患者仅有 6% 的复发率被高手术复发率所掩盖。尽管 Ep 亚组有明显的益处，但开放性穿支消除术后的长恢复期和平均 25% 的伤口并发症发生率导致开放式交通静脉结扎手术被摒弃，现在对其产生的兴趣仅限于历史研究目的。

表 49.1 开放式交通静脉中断治疗晚期慢性静脉疾病的临床结果

第一作者（年）	治疗肢体数	溃疡肢体数	伤口并发症/例（%）	溃疡愈合/例（%）	溃疡复发[b]/例（%）	平均随访时间/年
Silver (1971)[36]	31	19	4(14)	—	-(10)	1-15
Thurston (1973)[37]	102	0	12(12)	[a]	11(13)	3.3
Bowen (1975)[38]	71	8	31(44)	—	24(34)	4.5
Burnand (1976)[35]	41	0	—	[a]	24(55)	—
Negus (1983)[5]	108	108	24(22)	91(84)	16(15)	3.7
Wilkinson (1986)[6]	108	0	26(24)	[a]	3(7)	6
Cikrit (1988)[39]	32	30	6(19)	30(100)	5(19)	4
Bradbury (1993)[40]	53	0	—	[a]	14(26)	5
Pierik (1997)[20]	19	19	10(53)	17(90)	0(0)	1.8
Sato (1999)[41]	29	19	13(45)	19(100)	13(68)	2.9
总数	594(100)	203(34)	126/497(25)	157/176(89)	110/471(23)	—

[a] 只有 5 级（愈合性溃疡）患者在研究中入院。

[b] 根据可获得的数据计算的复发率和随后失访的患者的百分比。

Pierik 等[20]在随机试验中对此进行了证实，比较了开放性和内镜性交通静脉手术，由于开放组的伤口并发症发生率高（53%），而 SEPS 组为 0%，因此试验必须提前终止。两组平均随访 21 个月，但都没有溃疡复发。

随着 SEPS 的出现，交通静脉手术的伤口并发症发生率和改良 Linton 手术后恢复期长的情况不再是治疗的主要问题，欧洲和北美的多中心报告都说明了这一点[8,20,26,41,42]。这些报告还记录了 SEPS 的安全性和有效性，具有快速溃疡愈合和早期低复发率优点。然而，随着随访的延长，SEPS 所见的溃疡复发率已被证实与开放性交通静脉手术中的溃疡复发率相似。在报告 SEPS 与开放性交通静脉结扎的前瞻性随机比较研究的晚期结果时，Sybrandy 等[43]指出溃疡复发无显著差异：分别为 22% 和 12%。北美洲内镜筋膜下交通静脉手术（North American Subfascial Endoscopic Perforator Surgery，NASEPS）中期（24 个月）随访结果报告了在 17 个美国中心进行的 SEPS，显示 1 年时累积溃疡愈合率为 88%（图 49.4）。溃疡愈合的中位时间为 54 天。溃疡复发的累积率显著：1 年时为 16%，2 年时为 28%（图 49.5）。在来自单一机构的最大系列报告中，Nelzen[42]报告了 138 例患者中 149 例 SEPS 手术的前瞻性收集数据。在 32 个月的中位随访期间，36 例溃疡中有 32 例愈合，1 个月内愈合的超过一半（19/36）。3 例溃疡复发，其中 1 例在随后随访期间愈合。表 49.2 总结了 16 个单独报告中在 12 年期间超过 1 000 个肢体的数据。溃疡愈合率为 90% 与开放式交通静脉手术中所见的愈合率相仿。两组溃疡复发率比较粗略均为 11%，尽管 SEPS 系列的随访时间略短，从不到 1 年到近 4 年不等。

TenBrook 及其同事[55]对已有的 SEPS 报道研究进行了系统评价和综合统计分析，其中总共包括了 1 140 个肢体。他们发现了类似于表 49.2 所列的相似结果，但发现大溃疡（>2cm），浅表静脉疾病（Es）的继发性病因，以及手术后持续存在交通静脉功能不全都是溃疡无法愈合的危险因素。有趣的是，深静脉功能不全的存在并不是溃疡复发或无法治愈的可识别的危险因素。Mayra Clinic 的 Kalra 等[50]特别研究了这些血栓形成后患者中的溃疡愈合结果。尽管该亚组的 5 年溃疡复发率显著较高（Ep 15%vs Es 56%），但通过改善静脉临床严重程度评分以及治疗较小的浅表溃疡后溃疡优于术前状态而言，这些患者仍然获得了临床益处（图 49.6 和图 49.7）。荷兰的 SEPS 试验是此类试验中的第一项：这是一项随机多中心试验，前瞻性地比较了静脉溃疡患者的手术治疗（有或没有进行浅表静脉反流手术的 SEPS）和药物治疗（动态静脉加压）[56]。该研究纳入了 200 例患者，97 随机接受药物治疗，103 例接受手术治疗。在该试验中，随访 29 个月时手术组溃疡愈合率为 83%，复发率

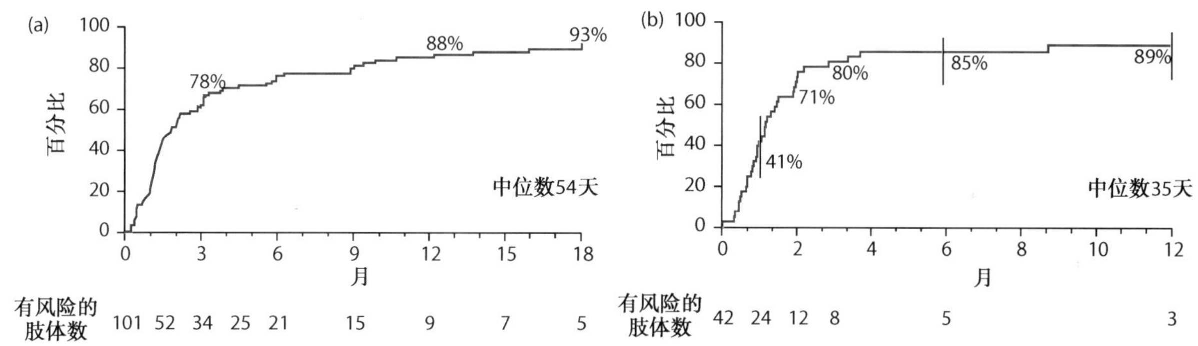

图 49.4 （a）101 例患者在内镜筋膜下交通静脉手术（SEPS）后的累积性溃疡愈合情况。显示了 90 天、1 年和 1.5 年的治愈率。所有时间点的标准误差均小于 10%。（b）42 例患者行 SEPS 后的累积性溃疡愈合率。显示了 90 天和 1 年的治愈率。所有时间点的标准误差均小于 10%。（a 来自 Gloviczki P et al. *J Vasc Surg* 1999；29：489-99；b 来自 Kalra M et al. *Vasc Endovasc Surg* 2002；36：41-50.）

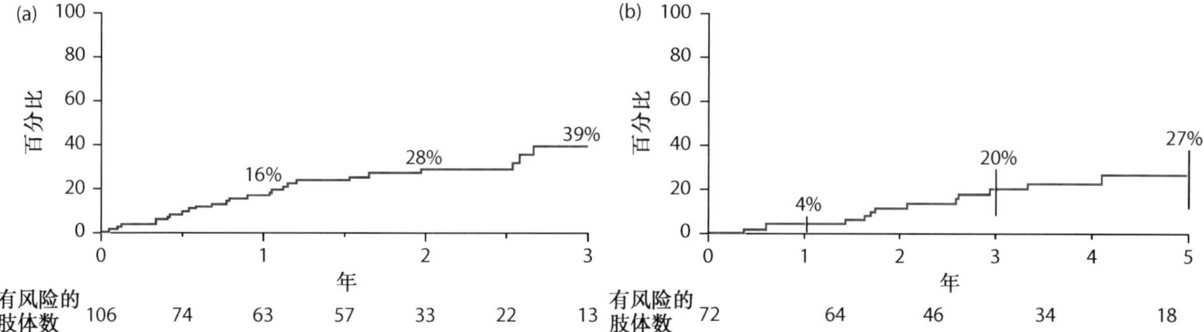

图 49.5 （a）106 例患者在内镜筋膜下交通静脉手术（SEPS）后累积溃疡复发率。显示了 1 年、2 年和 3 年的复发率。行 SEPS 手术时的所有 5 级病变肢体和随后愈合的 6 级肢体都包括在内。6 级患者复发时间的起点（第 0 天）是初始溃疡愈合的日期。所有时间点的标准误差均小于 10%。（b）72 例患者行 SEPS 后的累积性溃疡复发率。显示了 1 年、3 年和 5 年的复发率。行 SEPS 时的所有 5 级肢体和随后愈合的 6 级肢体都包括在内。6 级患者复发时间的起点（第 0 天）是初始溃疡愈合的日期。所有时间点的标准误差均小于 10%。（a 来自 Gloviczki P et al. *J Vasc Surg* 1999；29：489-99；b 来自 Kalra M et al. *Vasc Endovasc Surg* 2002；36：41-50.）

表 49.2　治疗晚期慢性静脉疾病的内镜筋膜下交通静脉手术的临床结果

第一作者(年)	治疗肢体数	溃疡肢体数[a]	伴隐静脉消融/例(%)	伤口并发症/例(%)	溃疡愈合/例(%)	溃疡复发[b]/例(%)	平均随访时间/年
Jugenheimer(1992)[44]	103	17	97(94)	3(3)	16(94)	0(0)	27
Pierik(1995)[45]	40	16	4(10)	3(8)	16(100)	1(2.5)	46
Bergan(1996)[26]	31	15	31(100)	3(10)	15(100)	(0)	—
Wolters(1996)[46]	27	27	0(0)	2(7)	26(96)	2(8)	12-24
Padberg(1996)[47]	11	0	11(100)	—	[b]	0(0)	16
Pierik(1997)[48]	20	20	14(70)	0(0)	17(85)	0(0)	21
Gloviczki(1999)[8]	146	101	86(59)	9(6)	85(84)	26(21)	24
Illig(1999)[49]	30	19	—	—	17(89)	4(15)	9
Sato(1999)[41]	27	20	17(63)	2(7)	18(90)	5(28)	8
Nelzen(2001)[42]	149	36	132(89)	11(7)	32(89)	3(5)	32
Kalra(2002)[50]	103	42	74(72)	7(6)	38(90)	15(21)	40
Iafrati(2002)[51]	51	29	33(65)	3(6)	22(76)	6(13)	38
Baron(2004)[52]	98	53	36(42)	—	53(100)	0(0)	—
Van Gent(2006)[53]	94	94	51(54)	—	78(83)	21(22)	29
Vashist(2014)[25]	100	12	74(74)	8(8)	12(12)	—	3
Van Gent(2015)[54]	45	45	—	—	43(96)	22(49)	97
总数	1 075(100)	546(51)	660/983(67)	58/780(7)	488/546(89)	109/719(15)	—

[a] 仅包括 6 级(活动性溃疡)患者。

[b] 本研究仅纳入 5 级(愈合性溃疡)患者。

[c] 仅在可获得数据的情况下计算 5 级和 6 级肢体的复发率,以及对随访失访的患者的百分比计算。

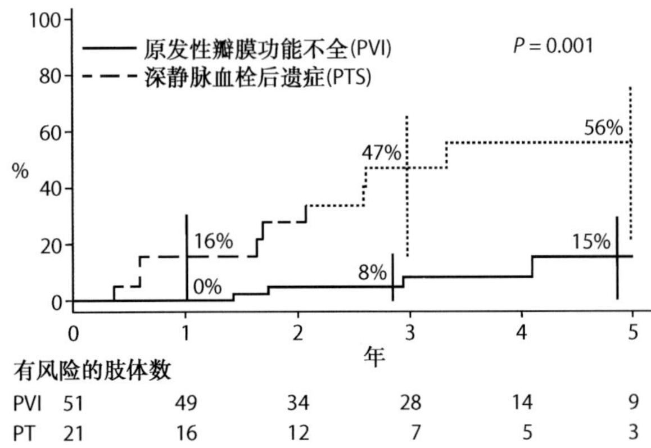

图 49.6　慢性静脉功能不全的不同原因引起的溃疡复发率。患肢分为原发性瓣膜功能不全(n=51)和血栓后综合征(n=21)。图表显示了 1 年、3 年和 5 年的复发率。虚线表示大于 10% 的标准误差(主要瓣膜功能不全与血栓后综合征相比,P<0.05)。(来自 Kalra M et al. Vasc Endovasc Surg 2002;36:41-50.)

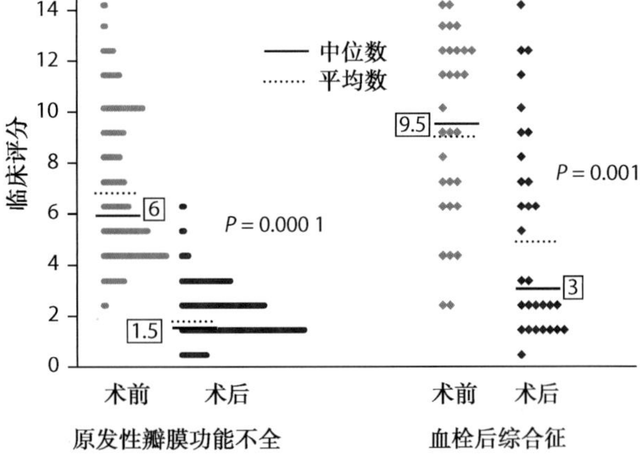

图 49.7　基于慢性静脉功能不全病因的术前和术后临床评分。患肢被分为原发性瓣膜功能不全(n=73)和肢体血栓后综合征(n=30)。(来自 Kalra M et al. Vasc Endovasc Surg 2002;36:41-50.)

为 22%,与之前报道的结果相当。在保守组中,溃疡愈合率为 73%,复发率为 23%。溃疡的大小和持续时间是影响溃疡愈合和复发的独立因素[53]。van Gent 等报道了相同的临床研究,在随访时间延长情况下(平均:97 个月),手术组溃疡愈合率明显增加(59% vs 40%),对于总体溃疡复发率为手术组为 49%,保守组为 94%。对于延长随访的患者中,交通静脉功能不全是溃疡未愈合的重要危险因素[54]。在外科手术组的事后分析中,在治疗干预时仅检查活动性溃疡患者,而错过检查和治疗交通静脉(两个或更多)可预测到 27 个月时会出现溃疡复发,从而提示了交通静脉在静脉疾病病理生理学中的重要性。有趣的是，检查出新的交通静脉功能不全与溃疡复发无关，这一结果使得上述观点有待进一步验证[57]。

必须强调的是，上述研究中报告的大多数(超过三分之二)患者同时行大隐静脉剥离和静脉曲张分支剥脱(表49.2)，因此难以单独确定 SEPS 治疗后的临床改善的程度。通过静脉临床严重程度评分(Venous Clinical Severity Score)测量，结果显示接受 SEPS 和属支静脉剥脱而未进行大隐静脉剥脱的患者具有显著的临床改善[58]。NASEPS 研究登记表明，接受 SEPS 与大隐静脉剥离的肢体溃疡愈合情况与单独使用 SEPS 治疗溃疡愈合情况相比较，证实 3 个月累积溃疡愈合率分别为 76% 和 45%，12 个月累积溃疡愈合率分别为 100% 和 83%(表 49.2)[8]。两组间溃疡复发率在 3 年随访期无显著差异。虽然这是间接证据，但它确实支持处理交通静脉功能不全的临床益处。我们试图在 103 例肢体的分析结果中对此进行研究[50]。与联合浅表静脉反流手术和 SEPS 治疗的肢体相比，单独使用 SEPS 的肢体溃疡愈合明显延迟：90 天累积溃疡愈合率为 49%，前者为 90%。单独使用 SEPS(53%)的肢体中 5 年累积性溃疡复发率也高于接受 SEPS 联合治疗浅表静脉反流术的患者(19%)(图 49.8)。然而，SEPS 单独治疗组中的所有肢体在先前已进行大隐静脉结扎和剥离并出现了复发性或持续性溃疡，并且在该组中存在相对优势的 Es 病变肢体。

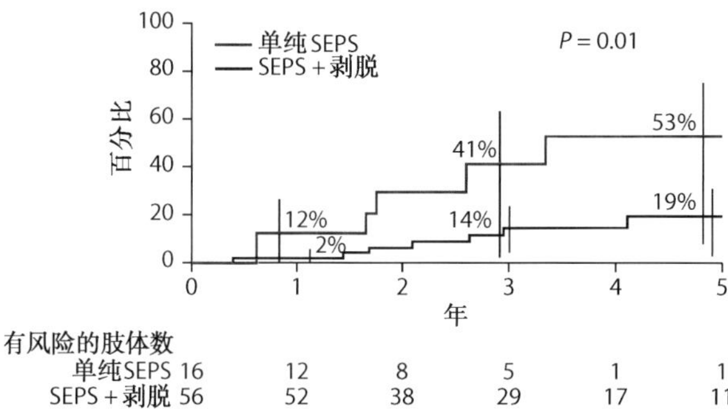

图 49.8 根据静脉手术程度的溃疡复发率。单独行肢体内镜下交通静脉手术(SEPS)(n=16)或伴有大隐静脉剥离的 SEPS(n =56)。图表显示了 1 年、3 年和 5 年的复发率(单独使用 SEPS 与使用隐静脉剥离的 SEPS，P <0.05)。(来自 Kalra M et al. *Vasc Endovasc Surg* 2002；36：41-50.)

49.9.2 血流动力学结果

与关于临床有效性的争论相似，关于处理交通静脉有助于血流动力学改善的争议依然存在。由于交通静脉功能不全常与浅表静脉反流一起治疗，术后血流动力学测量反映的是联合手术的结果。Akesson 等[59]证实复发性静脉溃疡患者在大隐剥离后 AVP 显著降低，但在进一步交通静脉离断后，平均 AVP 没有显著改善。然而，在使用 AVP 测量的经典研究中，Schanzer 和 Pierce[60]记录了 22 名患者在交通静脉离断后存在显著的血流动力学改善。这些结果在 1996 年 Padberg 和同事[47]通过使用足部容积和多普勒扫描进行的空气体积描记研究中得到证实。中位随访 66 个月，在没有溃疡复发的患者中，排出分数和半量补充时间均显著改善。我们使用应变仪体积描记法(strain gauge pleth-ysmography)来定量 SEPS 前后的小腿肌肉泵功能和静脉功能不全情况(图 49.9 和图 49.10)[58]。我们观察到 31 条肢体在 SEPS 后 6 个月内小腿肌肉泵功能和静脉

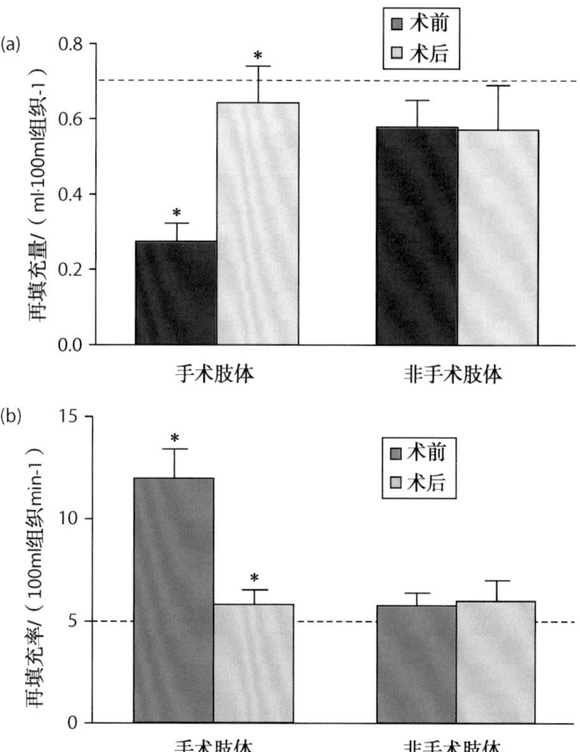

图 49.9 (a)在内镜筋膜下交通静脉手术前后测量 28 条肢体和 18 条对侧非手术肢体中小腿肌肉泵功能(补充体积)。*P <0.01；虚线表示正常再填充量≥ 0.7/100ml 的组织。(b)手术肢体(n=30)和非手术的对侧肢体(n = 20)在手术前和手术后被动排空后的再充盈率评估的静脉功能不全。*P<0.001；虚线表示正常再填充率≤ 5.0/100ml 组织 / 分钟。(a 来自 Rhodes JM et al. *J Vasc Surg* 1998；28：839-47；[b]改编自 Rhodes JM et al. *J Vasc Surg* 1998；28：839-47，经许可)

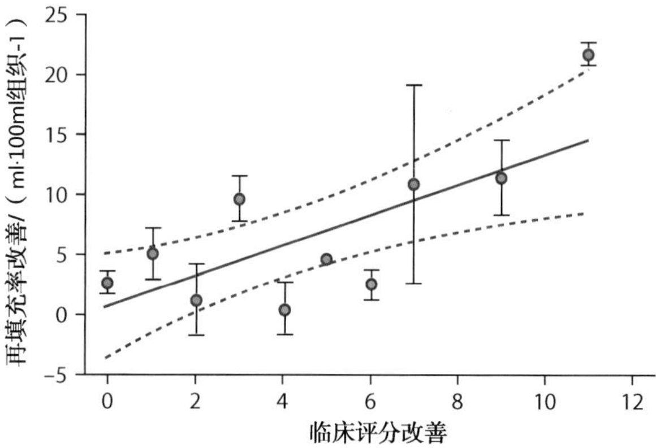

图 49.10 在伴或未伴有浅表静脉反流手术(n = 29)的内镜筋膜下交通静脉手术，通过再灌注率测量临床和血流动力学改善之间的相关性。平均值 ± 平均值的标准误差和线性回归分析的结果用 95% 的置信区间描述(r = 0.77，P<0.01)。(改编自 Rhodes JM et al. *J Vasc Surg* 1998；28：839-47，经许可)

功能不全都有显著改善。除了SEPS之外，31条肢体中有24条经历了大隐静脉剥离。虽然单独使用SEPS的七条肢体具有显著的临床益处，但血流动力学改善并不具有统计学意义。Proebstle等[61]报道Ep（原发静脉病因）肢体患者的血流动力学改善明显优于Es（继发静脉病因）肢体患者。

进一步研究最佳的术前检测，以确定功能不全的交通静脉的血流动力学效应，并帮助选择合适患者进行交通静脉结扎，这显然是合理的。随着侵入性较小的技术的发展，操作通常可以在诊室局部麻醉下进行，我们现在可以通过逐步治疗腿部整体静脉功能不全来更好地确定这些功能不全的交通静脉的作用。目前，关于这些其他治疗方法——经皮交通静脉消融术和超声引导下交通静脉硬化治疗——的文献有限，结果集中在技术成功而非临床和血流动力学改善。其他章节将更深入地讨论这些主题。Masuda等[9]报道了80例肢体在超声引导下应用油酸钠泡沫硬化治疗交通静脉功能不全的临床效果。治疗后，静脉临床严重程度评分显著改善，溃疡愈合率为86.5%，平均愈合时间为36天。尽管只有15%遵医嘱使用加压袜，但平均20个月溃疡复发率为32%。这些结果与NASEPS登记的结果非常相似（所有患者，2年复发率28%；仅SEPS治疗患者，2年复发率35%）[8]。在33%的肢体中发现交通静脉新发和复发，同时复发性溃疡与功能不全交通静脉复发以及血栓后综合征（Es）的存在有统计学相关性。根据现有数据，无论手术去除方法：开放，内镜或静脉内，交通静脉结扎的临床结果和血流动力学效益似乎是一致的。

49.10 结论

晚期慢性静脉疾病患者交通静脉功能不全的治疗仍存在争议。因为缺乏只针对交通静脉功能不全的治疗的研究，所以争议尚未有明确定论。使用更彻底的开放式交通静脉去除手术被认为仅具有历史意义，因此不建议在现今使用。对于晚期CVI患者，浅表静脉轴反流的治疗显然是有益的。SEPS去除交通静脉似乎可以增加了整体血流动力学改善程度和临床益处，尽管确切的益处仍未确定。随着基于门诊手术室内去除交通静脉的静脉内技术的出现使得我们能够在晚期难治性CVI患者中单独治疗交通静脉功能不全，由此我们希望能够进一步了解交通静脉在静脉疾病过程中的相关作用。

美国静脉论坛指南 4.21.0：采用开放式和内镜手术治疗交通静脉功能不全

编码	指南	推荐等级（1：强；2：弱）	证据级别（A：高质量；B：中等质量；C：低或极低质量）
4.21.1	对于位于愈合或活动性溃疡下方的功能不全的病理性交通静脉（持续时间 > 500毫秒，直径 > 3.5mm）的开放性外科手术治疗，由于相关的发病率，建议不要使用改良的Linton开放性手术	2	C
4.21.2	对于预计将从病理性交通静脉消融中受益的患者，建议采用经皮技术治疗筋膜下内镜穿孔手术	2	C

参考文献

● = Key primary paper
★ = Major review article
◆ = First formal publication of a management guideline

1. Gay J. *Lettsonian Lectures 1867. Varicose Disease of the Lower Extremities*. London: Churchill, 1868.
2. Linton RR. The operative treatment of varicose veins and ulcers, based upon a classification of these lesions. *Ann Surg* 1938;107:582–93.
3. Cockett FB. The pathology and treatment of venous ulcers of the leg. *Br J Surg* 1956;43:260–78.
4. Dodd H. The diagnosis and ligation of incompetent perforating veins. *Ann R Coll Surg Engl* 1964;34:186–96.
5. Negus D and Friedgood A. The effective management of venous ulceration. *Br J Surg* 1983;70:623–7.
6. ★ Wilkinson GE Jr. and Maclaren IF. Long term review of procedures for venous perforator insufficiency. *Surg Gynecol Obstet* 1986;163:117–20.
7. Hauer G. Endoscopic subfascial discussion of perforating veins: preliminary report (in German). *Vasa* 1985;14:59–61.
8. Gloviczki P, Bergan JJ, Rhodes JM et al. Mid-term results of endoscopic perforator vein interruption for chronic venous insufficiency: Lessons learned from the North American subfascial endoscopic perforator surgery registry. The North American Study Group. *J Vasc Surg* 1999;29:489–502.
9. Masuda EM, Kessler DM, Lurie F et al. The effect of ultrasound-guided sclerotherapy of incompetent perforator veins on venous clinical severity and disability scores. *J Vasc Surg* 2006;43:551–7.
10. Peden E and Lumsden A. Radiofrequency ablation of incompetent perforator veins. *Perspect Vasc Surg Endovasc Ther* 2007;1:73–7.
11. Proebstle TM and Herdemann S. Early results and feasibility of incompetent perforator vein ablation

by endovenous laser treatment. *Dermatol Surg* 2007;33:162–8.

◆12. Mozes G, Gloviczki P, Menawat SS et al. Surgical anatomy for endoscopic subfascial division of perforating veins. *J Vasc Surg* 1996;24:800–8.

13. Beecher HK, Field ME, and Krogh A. The effect of walking on the venous pressure at the ankle. *Skand Arch F Physiol* 1936;73:133–40.

◆14. Labropoulos N, Delis K, Nicolaides AN et al. The role of the distribution and anatomic extent of reflux in the development of signs and symptoms in chronic venous insufficiency. *J Vasc Surg* 1996;23:504–10.

◆15. Barwell JR, Davies CE, Deacon J et al. Comparison of surgery and compression with compression alone in chronic venous ulceration (ESCHAR study):
◆ Randomised control trial. *Lancet* 2004;363:1854–9.

16. Mendes RR, Marston WA, Farber MA et al. Treatment of superficial and perforator vein incompetence without deep venous insufficiency: Is routine perforator ligation necessary? *J Vasc Surg* 2003;38:891–5.

17. Stuart WP, Adam DJ, Allan PL et al. Saphenous surgery does not correct perforator incompetence in the presence of deep venous reflux. *J Vasc Surg* 1998;28:834–8.

18. Kianifard B, Holdstock J, Allen C et al. Randomized clinical trial of the effect of adding subfascial endoscopic perforator surgery to standard great saphenous vein stripping. *Br J Surg* 2007;94:1075–80.

◆19. Gloviczki P, Comerota AJ, Dalsing MC et al. The care of patients with varicose veins and associated chronic venous disease: Clinical practice guidelines of the Society for Vascular Surgery and the American Venous Forum. *J Vasc Surg* 2011;53:2S–48S.

◆20. Pierik EG, van Urk H, Hop WC, and Wittens CH. Endoscopic versus open subfascial division of incompetent perforating veins in the treatment of venous leg ulceration: A randomized trial. *J Vasc Surg* 1997;26:1049–54.

21. Linton RR. The communicating veins of the lower leg and the operative technique for their ligation. *Ann Surg* 1938;107:582–32.

22. Lim R, Blaisdell FW, Zubrinm J et al. Subfascial ligation of perforating veins in recurrent stasis ulceration. *Am J Surg* 1970;119:246–9.

23. DePalma RG. Surgical therapy for venous stasis: Results of a modified Linton operation. *Am J Surg* 1979;137:810–13.

24. Edwards JM. Shearing operation for incompetent perforating veins. *Br J Surg* 1976;63:885–6.

25. Vashist MG, Malik V, and Singhal N. Role of subfascial endoscopic perforator surgery (SEPS) in management of perforator incompetence in varicose veins: A prospective randomised study. *Indian J Surg* 2014;76:117–23.

26. Bergan JJ, Murray J, and Greason K. Subfascial endoscopic perforator vein surgery: A preliminary report. *Ann Vasc Surg* 1996;10:211–19.

27. Wittens CHA. *Comparison of Open Linton Operation with Subfascial Endoscopic Perforator Vein Surgery*. London: Springer-Verlag, 1998.

28. O'Donnell TF. Surgical treatment of incompetent communicating veins. In: Bergan JJ, Kistner RL, eds. *Atlas of Venous Surgery*. Philadelphia, PA: W.B. Saunders, 2000, 111–24.

29. Gloviczki P, Cambria RA, Rhee RY et al. Surgical technique and preliminary results of endoscopic subfascial division of perforating veins. *J Vasc Surg* 1996;23:517–23.

30. Conrad P. Endoscopic exploration of the subfascial space of the lower leg with perforator interruption using laparoscopic equipment: A preliminary report. *Phlebology* 1994;9:154–7.

31. Allen RC, Tawes RL, Wetter A, and Fogarty TJ. *Endoscopic Perforator Vein Surgery: Creation of a Subfascial Space*. London: Springer-Verlag, 1998.

◆32. Lawrence PF, Alktaifi A, Rigberg D et al. Endovenous ablation of incompetent perforating veins is effective treatment for recalcitrant venous ulcers. *J Vasc Surg* 2011;54:737–42.

33. Kiguchi MM, Hager ES, Winger DG et al. Factors that influence perforator thrombosis and predict healing with perforator sclerotherapy for venous ulceration without axial reflux. *J Vasc Surg* 2014;59:1368–76.

34. Toonder IM, Lam YL, Lawson J, and Wittens CH. Cyanoacrylate adhesive perforator embolization (CAPE) of incompetent perforating veins of the leg, a feasibility study. *Phlebology* 2014;29:49–54.

◆35. Burnand K, Thomas ML, O'Donnell T, and Browse NL. Relation between postphlebitic changes in the deep veins and results of surgical treatment of venous ulcers. *Lancet* 1976;1:936–8.

36. Silver D, Gleysteen JJ, Rhodes GR et al. Surgical treatment of the refractory postphlebitic ulcer. *Arch Surg* 1971;103:554–60.

37. Thurston OG and Williams HT. Chronic venous insufficiency of the lower extremity. Pathogenesis and surgical treatment. *Arch Surg* 1973;106:537–9.

38. Bowen FH. Subfascial ligation of the perforating leg veins to treat post-thrombophlebitic syndrome. *Am Surg* 1975;41:148–51.

39. Cikrit DF, Nichols WK, and Silver D. Surgical management of refractory venous stasis ulceration. *J Vasc Surg* 1988;7:473–8.

40. Bradbury AW, Stonebridge PA, Callam MJ et al. Foot volumetry and duplex ultrasonography after saphenous and subfascial perforating vein ligation for recurrent venous ulceration. *Br J Surg* 1993;80:845–8.

◆41. Sato DT, Goff CD, Gregory RT et al. Subfascial perforator vein ablation: Comparison of open versus endoscopic techniques. *J Endovasc Surg* 1999;6:147–54.

◆42. Nelzen O. Prospective study of safety, patient

satisfaction and leg ulcer healing following saphenous and subfascial endoscopic perforator surgery. *Br J Surg* 2000;87:86–91.

◆43. Sybrandy JE, van Gent WB, Pierik EG, and Wittens CH. Endoscopic versus open subfascial division of incompetent perforating veins in the treatment of venous leg ulceration. *J Vasc Surg* 2001;33:1028–32.

44. Jugenheimer M and Junginger T. Endoscopic subfascial sectioning of incompetent perforating veins in treatment of primary varicosis. *World J Surg* 1992;16:971–5.

45. Pierik EGJM, Wittens CHA, and van Urk H. Subfascial endoscopic ligation in the treatment of incompetent perforator veins. *Eur J Vasc Endovasc Surg* 1995;5:38–41.

46. Wolters U, Schmit-Rixen T, Erasmi H, and Lynch J. Endoscopic dissection of incompetent perforating veins in the treatment of chronic venous leg ulcers. *Vasc Surg* 1996;30:481–7.

47. Padberg FT Jr., Pappas PJ, Araki CT et al. Hemodynamic and clinical improvement after superficial vein ablation in primary combined venous insufficiency with ulceration. *J Vasc Surg* 1996;24:711–18.

48. Pierik EG, van Urk H, and Wittens CH. Efficacy of subfascial endoscopy in eradicating perforating veins of the lower leg and its relation with venous ulcer healing. *J Vasc Surg* 1997;26:255–9.

49. Illig KA, Shortell CK, Ouriel K et al. Photoplethysmography and calf muscle pump function after subfascial endoscopic perforator ligation. *J Vasc Surg* 1999;30:1067–76.

◆50. Kalra M, Gloviczki P, Noel AA et al. Subfascial endoscopic perforator vein surgery in patients with post-thrombotic venous insufficiency: Is it justified? *Vasc Endovasc Surg* 2002;36:41–50.

◆51. Iafrati MD, Pare GJ, O'Donnell TF, and Estes J. Is the nihilistic approach to surgical reduction of superficial and perforator vein incompetence for venous ulcer justified? *J Vasc Surg* 2002;36:1167–74.

52. Baron HC, Wayne MG, Santiago CA, and Grossi R. Endoscopic perforator vein surgery for patients with severe chronic venous insufficiency. *Vasc Endovasc Surg* 2004;38:439–42.

◆53. van Gent WB, Hop WC, van Praag MC et al. Conservative versus surgical treatment of venous leg ulcers: A prospective, randomized, multicenter trial. *J Vasc Surg* 2006;44(3):563–71.

54. van Gent WB, Castarinella FS, Lam YL et al. Conservative versus surgical treatment of venous leg ulcers: 10-year follow up of a randomized, multicenter trial. *Phlebology* 2015;30:35–41.

*55. TenBrook JA, Iafrati MD, O'Donnell TF et al. Systematic review of outcomes after surgical management of venous disease incorporating subfascial endoscopic perforator surgery. *J Vasc Surg* 2004;39:583–9.

◆56. Wittens CH, van Gent BW, Hop WC, and Sybrandy JE. *The Dutch Subfascial Endoscopic Perforating Vein Surgery (SEPS) Trial: A Randomized Multicenter Trial Comparing Ambulatory Compression Therapy versus Surgery in Patients with Venous Leg Ulcers*. Chicago, IL: Society for Vascular Surgery, 2003.

57. vanGent WB and Wittens CH. Influence of perforating vein surgery in patients with venous ulceration. *Phlebology* 2015;30:127–32.

◆58. Rhodes JM, Gloviczki P, Canton LG et al. Endoscopic perforator vein division with ablation of superficial reflux improves venous hemodynamics. *J Vasc Surg* 1998;28:839–47.

59. Akesson H, Brudin L, Cwikiel W et al. Does the correction of insufficient superficial and perforating veins improve venous function in patients with deep venous insufficiency? *Phlebology* 1990;5:113–23.

60. Schanzer H and Pierce EC. A rational approach to surgery of the chronic venous statis syndrome. *Ann Surg* 1982;195:25–9.

61. Proebstle TM, Weisel G, Paepcke U et al. Light reflection rheography and clinical course of patients with advanced venous disease before and after endoscopic subfascial division of perforating veins. *Dermatol Surg* 1998;24:771–6.

50

射频消融和激光治疗交通静脉功能不全

50.1 简介

近年来，随着静脉内热消融技术在治疗交通静脉功能不全上应用数量的逐渐增加，其在治疗进展型慢性静脉功能不全方面的作用得到了越来越多的认可。如果不予治疗，持续的静脉高压可导致脂质皮肤硬化和溃疡[1]。虽然本书其他章节经常提到交通静脉，但在本章我们主要讨论诊断性评估，在治疗交通静脉功能不全方面，热消融、射频消融和激光的使用技巧，治疗指征和时机的把握，以及提供目前最好的数据结果之前，我们有必要对交通静脉的研究经过、解剖学和生理学做一个简要的回顾和总结。

50.2 历史

自从 Beecher 等阐述了静脉高压与静脉性溃疡之间的密切关系之后，近 100 年来这个理论被反复证实[2]。浅静脉、深静脉和交通静脉功能不全已经被证明是导致下肢静脉高压以及严重静脉疾病的独立因素[3,4]。交通静脉的意义在于：静脉性溃疡通常发生在踝部(或者叫做“足靴区”)，而这个区域恰好在人体最大的胫后交通静脉上方。其数量和交通静脉功能不全的范围与反流程度有关，且交通静脉反流通常与浅静脉反流有关。如果反流没有得到治疗，将会促进新的交通支生长[5-8]。有研究表明，约 66% 的下肢皮肤出现改变的患者同时合并交通静脉、浅静脉和深静脉反流[9,10]。

1938 年 Linton 等首次报道了一种经下肢内侧筋膜下途径结扎交通静脉的手术方法[11]。该方法首先在小腿自内踝至小腿内侧取切口，再经皮下脂肪、浅筋膜显露交通静脉。后期 Cockett 和 Dodd 等对种方法进行了改良，并提升了疗效[12,13]；但切口愈合不良的并发症发生率较高[14,15]。约 50 年后 Hauer 发明了一种新的通过腔镜闭合交通静脉的方法，从而避免了大切口导致的并发症，被称为“筋膜下内径交通静脉结扎术”(SEPS)[16]。其风险较小，并发症少，在门诊即可完成[17,18]。尽管 SEPS 较 Linton 术具有明显优势，其仍然需要局部麻醉或者全身麻醉，因此限制了长期应用[19]。热消融等微创技术的出现，例如交通静脉热消融，以及交通静脉硬化治疗开始向更容易出现并发症的 SEPS 术的适用领域提出了挑战[20]。

50.3 解剖与生理

下肢交通静脉连接了深静脉和浅静脉系统(见第 2 章)，其命名是以它们的解剖位置和与足底的距离为依据的(图 50.1)。交通静脉的作用是引导血液流向深静脉系统。交通静脉有瓣膜，它既能引导血液从浅静脉系统流向深静脉系统，又能防止血液逆向流动。静脉瓣膜的破坏导致了“渐进性的浅静脉高压”。最常发生反流也通常采用热消融治疗的交通静脉位于小腿内侧，称为胫后交通静脉(以前称为 Cockett 交通静脉)。这些交通静脉连接着后弓静脉和胫后静脉。丧失功能的交通静脉与无法愈合和复发性的静脉溃疡之间存在密切关系[21-23]。射频和激光消融(热消融)的目的是闭合丧失功能的病理性交通静脉，以减少浅静脉高压，促进伤口愈合。

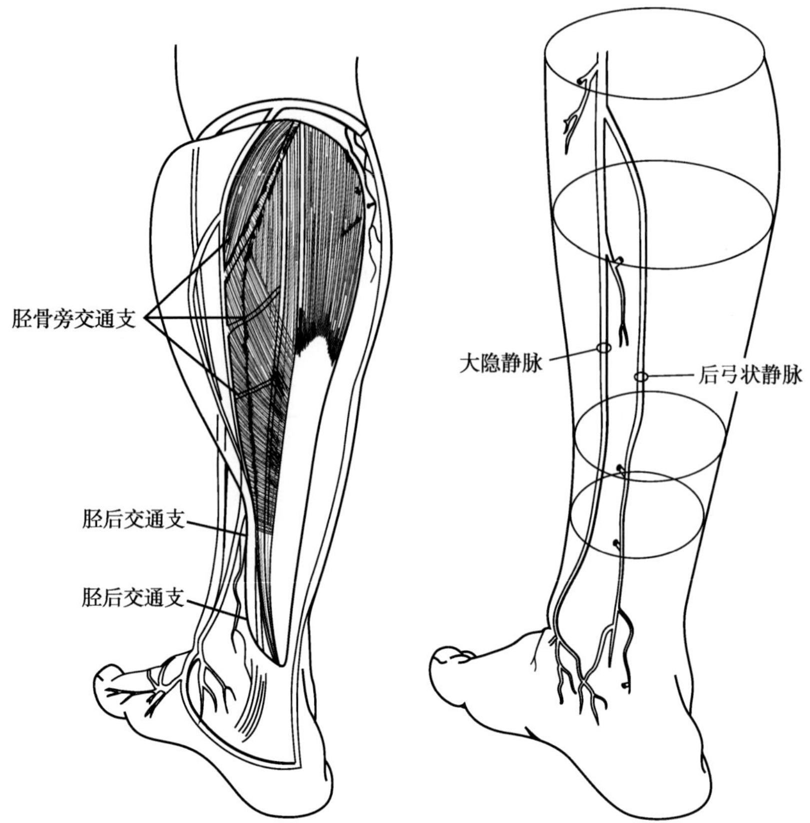

图 50.1 下肢交通静脉的位置。(经梅奥基金会许可)

50.4 诊断及术前评估

多普勒超声已成为评价下肢静脉回流的金标准,在现有的影像学检查中具有最高的特异性和灵敏度[24]。

为评估静脉功能不全的程度以及指导治疗,有必要对深、浅、交通静脉进行多普勒超声检查。采用彩色多普勒或脉冲波多普勒对患者下肢静脉进行直立或站立时的评估,使用 7.5~10MHz 线性传感器直接观察血流方向。静脉回流的特点是:压迫深部压迫静脉后血流先出现顺流再逆行。从隐股交界处开始检查,通常采用 Valsalva 手法检查股总静脉回流和阻塞情况。然后,按此方法检查大隐静脉,包括所有副隐静脉或分支静脉。近端深静脉和浅静脉评估后,再向远端对腘隐静脉结合部、腘静脉和小隐静脉进行成像,其后评估胫后交通静脉回流情况。根据血管外科学会(SVS)/ 美国静脉论坛(AVF)治疗下肢静脉疾病的指南,深静脉系统功能不全的标准被定义为静脉最大直径 >3.5mm 和反流时间 >1 秒,浅静脉和交通静脉功能不全标准为最大静脉直径 >3.5mm,反流时间 >500 毫秒[25]。

在对反流程度进行评估和记录后,应首先治疗浅表静脉,然后再治疗交通静脉。一种治疗浅表和交通静脉反流患者的方案已经在文献中被阐述并得到了前瞻性验证(图 50.2)[22]。术前,术者对已经由专门的血管实验室专家鉴定的无功能静脉进行验证,并将静脉走行标记在皮肤上。

50.5 技术

射频和激光导管治疗无功能的交通静脉在技术上是困难的(59%~90% 的成功率),而且往往是一个陡峭的学习曲线,因此消融治疗的成败与外科医生的经验有关。交通静脉的消融技术挑战在于交通静脉的穿刺,因为它们往往位置深,走形曲折,位于或邻近有损伤和溃疡的皮肤[26]。与浅静脉消融相比,交通静脉短,血流速度快可降低血栓形成概率。与技术失败相关的因素有抗凝、肥胖和静脉搏动[27,28]。热消融技术的成功与否可以在术后 48~72 小时内通过多普勒超声进行确定,但往往很难确定后期是否出现了新的无功能交通静脉或是原静脉发生了再通[26]。

50.5.1 射频消融

患者取反 Trendelenburg 体位,术前使用便携式多普勒超声扫描仪判别无功能的交通静脉,并做标记。套无菌套管的多普勒传感器,用于判别病变交通静脉。用 11 号刀片穿刺皮肤,或有时使用 ClosureRFS 导管(Covidien Ltd, Dublin, Ireland)的套管针穿刺皮肤。在超声引导下用套管针以 45° 穿刺,超声传感器定位导管尖端的位置。静脉导管插入到筋膜水平,穿刺交通静脉,回吸出血确认进入血管腔。取出套管针,再次用超声检查导管位置(图 50.3)。在消融前,在导管周围区域注射麻醉剂溶液至筋膜水平。患者取 Trendelenburg 体位后,导管保持在静脉内,并在 0°、90°、180°、270° 每个象限,通过射频能量(<400Ω,85℃)进

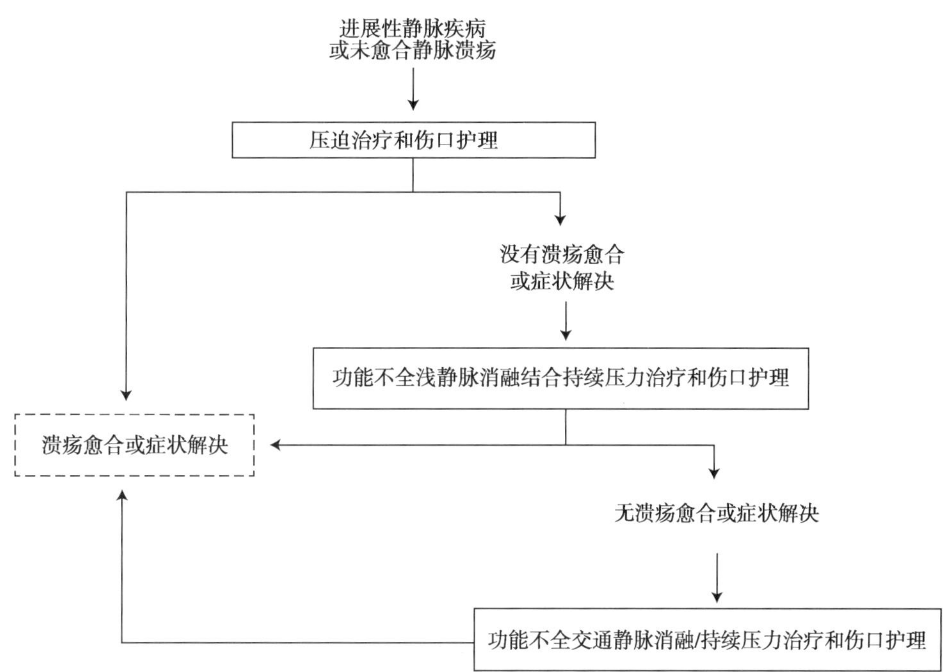

图 50.2 症状性下肢静脉功能不全患者的处理方案。根据血管外科学会(SVS)/美国静脉论坛(AVF)指南，在适当的情况下，仅对 C4b、C5 和 C6 级患者行功能不全交通静脉消融治疗

行治疗(总时长 4 分钟)。用多普勒超声确认静脉闭合情况。由于局部麻醉溶液对该区域的渗透，术后即刻的超声检查可产生假闭塞现象。可在消融后 48~72 小时进行多普勒超声检查评估交通支闭合情况。

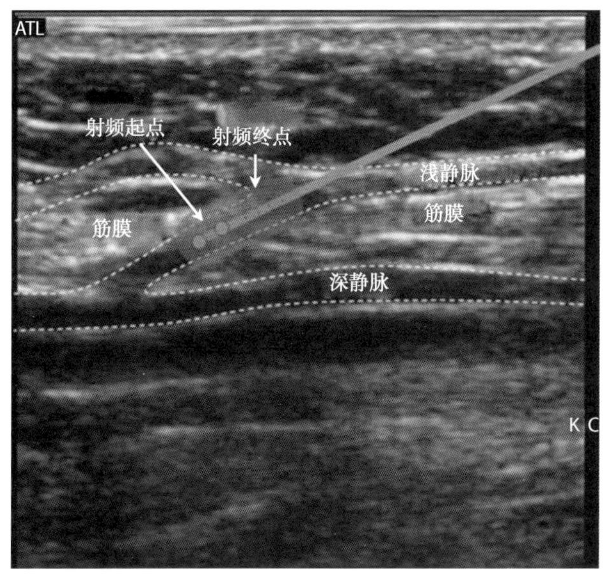

图 50.3 多普勒超声用于定位射频导管尖端在交通静脉内的位置

50.5.2 激光

在上述病变静脉被识别、确认和准备后，用 21 号针头穿刺静脉，回吸出血确认。将激光纤维(810、980 或 1 470nm 波长，最常见)导入交通静脉，沿导管在交通静脉周围注射肿胀麻醉剂。能量通过纤维尖端(50J/5mm)传递。激光纤维缓慢回撤全程治疗交通静脉。静脉段治疗结束后，立即进行对交通静脉进行直接压迫。与射频治疗一样，尽管结果可能因使用的肿胀溶液量而有所不同，多普勒超声也可在术中治疗后立即进行检查。其结果可在 48~72 小时后进行多普勒超声进行验证。

50.6 适应证及治疗时机

SVS/AVF 静脉疾病共识指南仅建议对活动期或已经愈合的静脉溃疡患者进行交通静脉的治疗[25]。随机性试验研究了对功能不全浅静脉进行消融并附以压迫治疗之后的效果，证实热消融有利于溃疡愈合，并显著减少了溃疡复发率[29,30]。交通静脉功能不全消融作为压迫治疗以及浅静脉消融治疗的辅助手段，其实用性，只有一个研究机构进行过研究。作者报道了其对加速溃疡愈合、预防溃疡复发和静脉高压及其相关症状进展的影响[31,32]。目前，尚无 1 级证据直接支持将交通静脉消融术应用到对已愈合或活动性静脉溃疡患者。然而，这些报告表明，这些手术可能不仅对静脉溃疡患者，而且对进行性皮肤脂质硬化和色素沉着患者也有帮助。目前，该指南不建议对网状静脉、毛细血管扩张、静脉曲张和/或静脉水肿患者进行交通静脉消融[25]。

50.7 结果

在最近的研究中发现，射频消融术和激光消融术技术的成功率均在 71% 到 100% 之间。Van den Bos 和他的同事计算出了一个与交通静脉消融相关的学习曲线，他们发现当第一个患者接受治疗时，效果并不理想，但是在进行学习一段时间后，治疗效果显著改善[33]。有单中心数据显示，一名外科医生的学习曲线为4年：技术成功率最初为56%，3年后增至79%。这些数据表明，交通静脉消融的技术是困难的，而且成功率的提高与所进行的手术数量直接相关[22]。根据最近的数据显示，射频热消融的成功率与使用激光的结果没有区别。尽管大多数研究都使用多普勒超声评估术后第一周内的成功率，但有几项研究报告了初次手术后几个月甚至几年的评估结果，主要指标为长期预后效果，患者的治疗效果可能会有偏差。对于再通或初次治疗失败的患者，重复射频或激光手术完成率接近100%。

许多评估溃疡愈合的研究使用完全溃疡愈合作为主要终点。虽然这一终点使得在CEAP分级为C6级的患者(特别对那些先前接受过浅静脉治疗的患者)每条无功能交通静脉都被闭合，但还不能定量地确定交通支消融的直接影响。现在许多研究包括使用平面测量术来追踪溃疡面积(和体积)的变化(图50.4)。这一信息为外科医生和伤口护理临床医师提供了每种静脉治疗影响的反馈，并可能帮助外科医生确定哪些患者最能从功能不全穿支静脉消融中获益。

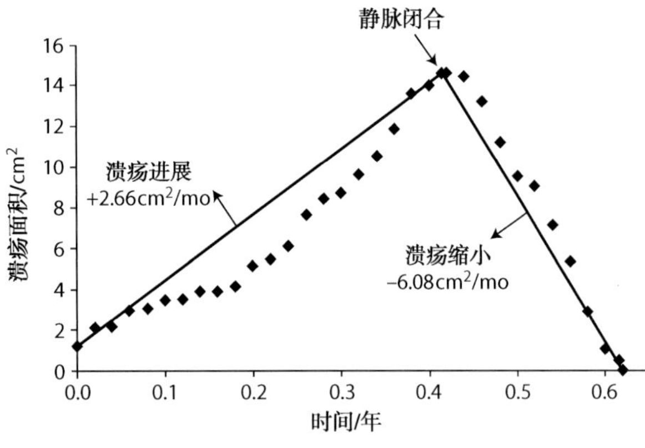

图50.4 在患者溃疡愈合随访期间追踪压力治疗、静脉闭合治疗后的溃疡面积变化

检查交通支消融结果的研究结果之间的差异可能存在于对有功能和无功能穿支识别的不准确、慢性静脉功能不全的治疗顺序不正确、穿支消融技术不完善、溃疡面积和体积测量不充分以及不充分的压迫和/或伤口的护理等因素。其在髂静脉近端或下腔静脉狭窄或闭塞导致的溃疡愈合和在溃疡复发中的作用仍是尚未解决的问题。

50.7.1 射频治疗

在过去的5年中，使用射频消融和多普勒超声(表50.1)，技术成功率从64%到100%不等。在最近的研究报告中显示：更高的闭合率可能基于不断积累的经验和技术的改进。Van den Bos和他的同事报道了成功消融直径达7mm的穿支静脉的案例，证实了射频消融的穿支静脉的有效性[33]。

在静脉溃疡愈合的患者中，最近的一项研究报告显示，当所有没有效果的交通静脉闭合时，溃疡复发率为5%。在一个复发的病例中，在“足靴”区的溃疡下发现一个新的功能不全的穿支静脉，而这个溃疡用射频治疗后痊愈了[31]。其他系列报告的溃疡复发率在0%到16%之间。Marrocco及其同事在对静脉溃疡愈合患者进行了交通静脉消融术后报告了4%的复发率。然而，在活动性静脉溃疡患者中，尽管存在持续性静脉阻塞，仍有16%的患者复发[37]。使用射频对交通静脉功能不全消融的患者的绝对溃疡愈合率在63%到100%之间，并且绝大多数>80%(表50.2)。

使用射频导管和激光导管的并发症相似，包括皮肤灼伤、疼痛、感觉异常、神经损伤和血栓性静脉炎。并发症发生率通常低于10%，但范围可达14%。

50.7.2 激光治疗

在以往5年的研究中，使用激光导管的技术成功率是72%~87%。技术上的成功取决于所用激光导管的波

表50.1 2009年1月1日至2014年1月1日研究中交通静脉功能不全射频和激光消融技术成功情况，包括上述主要终点和数据

第一作者(年)	治疗方法(波长)	患者/肢体数	平均随访时间/月	确认治疗成功的方法和时机	总体成功率/%
Harlander-Locke (2012)[31]	射频	20/28	25	双功超声，48~72小时	96
Harlander-Locke (2012)[31]	射频	88/140	12	双功超声，48~72小时	82
Dumantepe (2012)[34]	激光(1 470nm)	13/23	14	双功超声，12个月	87
Lawrence (2011)[22]	射频	45/51	13	双功超声，48~72小时	71
Corcos (2011)[35]	激光(808nm)	303/534	18	双功超声，平均28个月	72
Hissink (2010)[36]	激光(810nm)	28/33	3	双功超声，3个月	78
Marrocco (2010)[37]	射频	24	5	双功超声，1~7天	100
Marsh (2010)[38]	射频	53	14	双功超声，平均14个月	82
van den Bos (2009)[33]	射频	12/14	3	双功超声，3个月	64
Hingorani (2009)[27]	射频	38/48	2	双功超声，3~7天	88
Bacon (2009)[28]	射频	37	60	双功超声，5年	81

长，通常更大的波长预示着最高的成功率(~1 470nm)(表50.1)[34]。这一最新证据与早先报道的激光波长对结果没有长期影响的研究形成了对比[40]。激光消融对溃疡愈合的影响与手术的成功直接相关，在过去5年里其溃疡愈合率低于射频(表50.2)。Abdul Haqq等说明接受浅静脉和交通静脉消融的患者比仅接受浅静脉消融的患者愈合更快[39]。除了技术成果外，Dumantepe及其同事还注意到，交通静脉消融术后患者的静脉临床严重程度评分、生活质量评分都有显著改善[34]。

激光治疗最常见的并发症是感觉异常，这种并发症发生率约小于10%。Shepherd等发表文章描述了与激光和射频消融相关的疼痛评分，发现射频和激光之间没有显著差异。然而，多数选择接受激光消融治疗的患者在手术过程中以及术后10天内会有疼痛[41]。

50.8 结论

现阶段的实践经验表明射频和激光均可以作为关闭穿支静脉的极好治疗方法，这两种技术几乎具有相同的技术成功率和并发症发生率。结合压力治疗和对功能不全浅静脉和交通静脉热消融治疗可促进开放性静脉溃疡的愈合以及预防其复发。由于解剖结构的变化以及交通静脉功能不全区域有严重的皮肤瘢痕，对病变交通静脉进行热消融在技术上具有挑战性。静脉溃疡愈合后，确定是否仍存在“动态静脉高压”是至关重要的。如果溃疡没有通过有效的压力治疗而治愈，或虽治愈，但伴有进行性脂肪性皮肤硬化或色素沉着，则通常是可能存在持续性的力学因素，即存在一个能够通过静脉内热消融治疗的交通静脉功能不全。

表50.2 2009年1月1日至2014年1月1日开展的研究中，交通静脉功能不全射频及激光消融对活动性静脉溃疡患者溃疡愈合及复发的影响，包括上述主要终点及数据

第一作者(年)	治疗方法(波长)	患者/肢体数	平均随访时间/月	结果/%	
				溃疡愈合	溃疡复发
Abdul-Haqq(2013)[39]	激光(810nm)	17	2.5	71	0
Harlander-Locke(2012)[31]	射频	20/28	25	—	5
Harlander-Locke(2012)[32]	射频	88/140	12	76	—
Dumantepe(2012)[34]	激光(1 470nm)	13/23	14	80	—
Lawrence(2011)[22]	射频	45/51	13	90	4
Hissink(2010)[36]	激光(810nm)	28/33	3	80	—
Marrocco(2010)[37]	射频	24	5	84	16
Marsh(2010)[38]	射频	53	14	100	0
Hingorani(2009)[27]	射频	38/48	2	63	—

美国静脉论坛指南4.22.0[a]：射频消融和激光治疗交通静脉功能不全

编码	指南	推荐等级(1：强；2：弱)	证据等级(A：高质量；B：中等质量；C：低或极低质量)
4.22.1	下肢静脉溃疡(C6)患者存在反流到溃疡区域的功能不全浅静脉，并合并溃疡下方病理性交通静脉(反流>500毫秒，直径>3.5mm)者，建议在标准压力治疗基础上消融功能不全浅静脉和交通静脉，有助于溃疡愈合以及防止复发	2	C
4.22.2	有发生溃疡风险的皮肤改变(C4b)或愈合的静脉溃疡(C5)患者存在反流到溃疡区域的功能不全浅静脉，并合并溃疡下方病理性交通静脉(反流>500毫秒，直径>3.5mm)，建议消融功能不全浅静脉防止下肢静脉溃疡形成或复发。功能不全交通静脉的治疗可同时进行或分期进行	2	C
4.22.3	在已愈合(C5)或活动性溃疡(C6)患者的溃疡床下方存在病理性孤立的交通静脉(反流时间>500毫秒，直径为>3.5mm)，无论深静脉的状况如何，建议在标准压力治疗基础上消融病理性交通静脉，有助于溃疡愈合以及防止复发	2	C
4.22.4	对于那些能够从病理性交通静脉消融中获益的患者，建议采用经皮穿刺技术，包括超声引导的硬化治疗或静脉内热消融(射频或激光)优于开放性交通静脉手术，以减少切开受损皮肤	2	C

[a] 根据血管外科学会和美国静脉论坛指南的建议。

参考文献

● = Major primary paper
★ = Major review paper

1. Wilkinson GE and Maclaren IF. Long-term review of procedures for venous perforator insufficiency. *Surg Gynecol Obstet* 1986;163:117–20.
2. Beecher HK, Field ME, and Krogh A. The effect of walking on the venous pressure at the ankle. *Skand Arch F Physiol* 1936;73:133–40.
3. Delis KT. Perforator vein incompetence in chronic venous disease: A multivariate regression analysis model. *J Vasc Surg* 2004;40:626–33.
4. Ibegbuna V, Delis KT, and Nicolaides AN. Haemodynamic and clinical impact of superficial, deep and perforator vein incompetence. *Eur J Vasc Endovasc Surg* 2006;31:535–41.
5. Stuart WP, Lee AJ, Allan PL, Ruckley CV, and Bradbury AW. Most incompetent calf perforating veins are found in association with superficial venous reflux. *J Vasc Surg* 2001;34(5):774–8.
6. Magnusson MB, Nelzen O, Risberg B, and Sivertsson R. A colour Doppler ultrasound study of venous reflux in patients with chronic leg ulcers. *Eur J Vasc Endovasc Surg* 2001;21(4):353–60.
7. Labropoulos N, Tassiopoulos AK, Bhatti AF, and Leon L. Development of reflux in the perforator veins in limbs with primary venous disease. *J Vasc Surg* 2006;43:558–62.
8. Delis KT. Perforator vein incompetence in chronic venous disease: A multivariate regression analysis model. *J Vasc Surg* 2004;626–33.
9. Myers KA, Ziegenbein RW, Zeng GH, and Matthews PG. Duplex ultrasonography scanning for chronic venous disease: Patterns of venous reflux. *J Vasc Surg* 1995;21:605–12.
10. Peden E and Lumsden A. Radiofrequency ablation of incompetent perforator veins. *Perspect Vasc Surg Endovasc Ther* 2007;19:73–7.
11. Linton RR. The communicating veins of the lower leg and the operative technique for their ligation. *Ann Surg* 1938;107:582–93.
12. Cockett FB. The pathology and treatment of venous ulcers of the leg. *Br J Surg* 1956;43:260–78.
13. Dodd H. The diagnosis and ligation of incompetent perforating veins. *Ann R Coll Surg Engl* 1964;34:186–96.
14. Negus D and Friedgood A. The effective management of venous ulceration. *Br J Surg* 1983;70:623–7.
15. Wilkinson GE Jr. and Maclaren IF. Long term review of procedures for venous perforator insufficiency. *Surg Gynecol Obstet* 1986;163:117–20.
16. Hauer G. Die endoscopische subfasciale Diszision der Perforansvene—Vorlaufige Mitteilung. *VASA* 1985;14(1):59–61.
17. ●Gloviczki P, Bergan JJ, Rhodes JM et al. Mid-term results of endoscopic perforator vein interruption for chronic venous insufficiency: Lessons learned from the North American Subfascial Endoscopic Perforator Surgery Registry. The North American Study Group. *J Vasc Surg* 1999;29:489–502.
18. Nelzen D. Prospective study of safety, patient satisfaction and leg ulcer healing following saphenous and subfascial endoscopic perforator surgery. *Br J Surg* 2008;87:86–91.
19. Whiteley MS, Smith JJ, and Galland RB. Tibial nerve damage during subfascial endoscopic perforator surgery. *Br J Surg* 1997;84:512.
20. Rhodes JM, Kalra M, and Gloviczki P. The management of incompetent perforating veins with open and endoscopic surgery. In: Gloviczki P, ed. *Handbook of Venous Disorders: Guidelines of the American Venous Forum*, 3rd Ed. London: Hodder Arnold, 2009.
21. TenBrook JA, Iafrati MD, O'Donnell TF et al. Systematic review of outcomes after surgical management of venous disease incorporating subfascial endoscopic perforator surgery. *J Vasc Surg* 2004;39(3):583–9.
22. Lawrence PF, Alktaifi A, Rigberg D, DeRubertis B, Gelabert H, and Jimenez JC. Endovenous ablation of incompetent perforating veins is effective treatment for recalcitrant venous ulcers. *J Vasc Surg* 2011;54(3):737–42.
23. van Gent W and Wittgens C. Influence of perforating vein surgery in patients with venous ulceration. *Phlebology* 2015;30(2):127–32.
24. Pierik EG, van Urk H, Hop WC, and Wittens CH. Endoscopic versus open subfascial division of incompetent perforating veins in the treatment of venous leg ulceration: A randomized trial. *J Vasc Surg* 1997;26:1049–54.
25. ★O'Donnell TF, Passman MA, Marston WA et al. Management of venous leg ulcers: Clinical practice guidelines of the Society for Vascular Surgery and the American Venous Forum. *J Vasc Surg* 2014;60(Suppl.):3S–59S.
26. ★Dillavou ED, Harlander-Locke MP, Labropoulos N, Elias S, and Ozsvath KJ. Current state of the treatment of perforating veins. *J Vasc Surg Venous Lymphat Disord* 2016;4(1):131–5.
27. Higorani AP, Ascer E, Marks N et al. Predictive factors of success following radio-frequency stylet (RFS) ablation of incompetent perforating veins (IPV). *J Vasc Surg* 2009;50:844–8.
28. Bacon JL, Dinneen AJ, Marsh P, Holdstock JM, Price BA, and Whiteley MS. Five-year results of incompetent perforator vein closure using trans-luminal occlusion of perforator. *Phlebology* 2009;24:74–8.
29. ●Barwell JR, Davies CE, Deacon J et al. Comparison of surgery and compression with compression alone in chronic venous ulceration (ESCHAR study): Randomized controlled trial. *Lancet* 2004;363(9424):1854–59.
30. ★O'Donnell TF. The present status of surgery of the superficial venous system in the management of

venous ulcer and the evidence for the role of perforator interruption. *J Vasc Surg* 2008;48(4):1044–52.
31. Harlander-Locke MP, Lawrence P, Jimenez JC, Rigberg D, DeRubertis B, and Gelabert H. Combined treatment with compression therapy and ablation of incompetent superficial and perforating veins reduces ulcer recurrence in patients with CEAP 5 venous disease. *J Vasc Surg* 2012;55(2):446–50.
•32. Harlander-Locke MP, Lawrence PF, Alktaifi A, Jimenez JC, Rigberg D, and DeRubertis B. The impact of ablation of incompetent superficial and perforator veins on ulcer healing rates. *J Vasc Surg* 2012;55(2):458–64.
33. van den Bos RR, Wentel T, Neumann MHA, and Nijsten T. Treatment of incompetent perforating veins using the radiofrequency stylet: a pilot study. *Phlebology* 2009;24:208–12.
34. Dumantepe M, Tarhan A, Yurdakul I, and Ozler A. Endovenous laser ablation of incompetent perforating veins with 1470 nm, 400 μm radial fiber. *Photomed Laser Surg* 2012;30:672–7.
35. Corcos L, Pontello D, De Anna D et al. Endovenous 808-nm diode laser occlusion of perforating veins and varicose collaterals: a prospective study of 482 limbs. *Dermatol Surg* 2011;37:1486–98.
36. Hissink RJ, Bruins RM, Erkens R, Castellanos Nuijts ML, and van den Berg M. Innovative treatments in chronic venous insufficiency: endovenous laser ablation of perforating veins a prospective short-term analysis of 58 cases. *Eur J Vasc Endovasc Surg* 2010;40:403–6.
37. Marrocco CJ, Atkins MD, Bohannon WT, Warren TR, Buckley CJ, and Bush RL. Endovenous ablation for the treatment of chronic venous insufficiency and venous ulcerations. *World J Surg* 2010;34:2299–304.
38. Marsh P, Price BA, Holdsotck JM, and Whiteley MS. One year outcomes of radiofrequency ablation of incompetent perforator veins using the radiofrequency stylet device. *Phlebology* 2010;25:79–84.
39. Abdul-Haqq R, Almaroof B, Chen BL, Panneton JM, and Parent FN. Endovenous laser ablation of great saphenous vein and perforator veins improves venous stasis ulcer healing. *Ann Vasc Surg* 2013;27:932–9.
40. Kabnick, L. Effects of different laser wavelengths on treatment of varices. In: Bergan JJ, ed. *The Vein Book*. Burlington, NC: Elsevier Academic Press, 2007, 275–82.
41. Shepherd AC, Gohel MS, Lim CS, Hamish M, and Davies AH. Pain following 980-nm endovenous laser ablation and segmental radiofrequency for varicose veins: A prospective observational study. *Vasc Endovascular Surg* 2010;44(3):212–6.

51

静脉溃疡的局部治疗

51.1 介绍

人群患病率高达1%~1.5%的静脉溃疡是一种会导致患者肢体残疾，增加社会经济负担的疾病[1]。静脉溃疡同时也是一种长期并存的慢性疾病，至少有50%的患者会在10年内复发，这无疑愈加加重了社会的经济负担。事实上，无论是工作的还是退休的人们都会不同程度承受着静脉溃疡带来的痛苦，而且该病的发病率还会随着年龄的增加而增长。治疗静脉溃疡的经济成本高昂，在西欧国家每年近开支的1%为医疗保健预算，其中英国每年的花费大约在3~4亿英镑[2]。尽管美国大多数静脉溃疡患者都是在门诊治疗，除非发生了并发症，否则极少会住院治疗。即便如此，其治疗静脉溃疡的直接成本达到了人均每月2 500美元。该病治疗的直接成本主要由以下方面组成：①人员（即医生、护士和家庭健康援助的报酬）；②伤口护理、治疗；③药物；④特殊伤口敷料；⑤具备压迫作用的衣物。

利用多层绷带或定制的弹力袜压缩患肢是促进溃疡愈合的重要措施之一[3]。一项系统评估压迫性包扎对溃疡愈合效果的Cochrane评价结果显示，多层的高压力压迫效果最好，溃疡愈合率为60%~80%[4]。然而，还有其他形式，当压迫治疗应用于静脉伤口时，可能具有促进溃疡愈合的额外效果。这些将在本章中进行综述。由于第31章已经介绍了加压包扎，本章将重点介绍伤口局部治疗对静脉溃疡的影响，特别是伤口敷料的作用。

51.1.1 为何伤口局部治疗是重要的?

任何可以改善静脉溃疡的愈合伤口比例以及恢复时间的治疗方式不仅可以为患者带来重大益处——缩短疼痛时间与提高生活质量，而且还会产生深远的社会经济影响。有许多伤口敷料产品可用于治疗慢性伤口，并且厂家宣传它们应用于治疗静脉溃疡方面的功效十分显著。目前，临床医生可能无法确定这些方式的假定益处，因此需要采用精心设计的临床研究来验证它们应用于创口护理治疗的效果，以明确其与标准治疗相比的益处。这一章不仅包括影响静脉溃疡伤口局部治疗的常规（习惯）因素，还包括该领域的“尖端”进展；最重要的是发现它们的真实价值。关于这些领域的所有建议将尽可能从对所有随机对照试验（randomized controlled trials，RCTs）进行的系统评价中得出。

51.1.2 Ⅰ级证据的重要性

大多数静脉溃疡伤口治疗的研究来源于低质量证据的系列病例报道（表51.1）。RCTs可以为推荐的治疗方式提供了更高水平的证据支撑。这些试验具有最大的统计功效，可以科学地验证新的治疗方式（表51.1）。此外，医疗保险、医疗救助服务中心（Centers for Medicare and Medicaid Services，CMS）以及其他的第三方支付者也受到精心设计的RCTs的影响，这些RCTs为特殊的治疗方法是否需要报销治疗费用提供佐证。然而，RCTs并不总是可以帮助提供关于临界处理的建议。最近，血管外科学会（Society for Vascular Surgery，SVS）和美国静脉论坛（American Venous Forum，AVF）已完成对有关静脉溃疡治疗的文献的详尽检阅，以支持他们在2015年发布的最新指南[5]。该指南整合了现有的最佳证据以及来自各个专家组的专家意见，并将用于支持本章中的建议。本章的第一部分将回顾静脉溃疡的常规或习惯性治疗方法，而第二部分将介绍近期静脉溃疡新型伤口敷料的 RCTs 研究，以及伤口局部治疗的其他要素。敷料或任何可加速伤口愈合的方式有下列潜在益处：缩短与患者开放性伤口相关的疼痛，引流和残疾的时间；以及降低总治疗的成本。

表 51.1 比较研究的基础

研究类型	证据等级	强度
大型 RCT	低误差	强
小型 RCT	高误差	中
非 RCT	同期对照	弱
非 RCT	回顾对照	弱
非对照性病案分析	—	弱

RCT，随机对照试验。

51.1.3 伤口愈合的生物学

慢性静脉性溃疡可以定义为"经过贯序和及时的一系列方法处理后未获得可以产生持久的结构性和美容性闭合效果的伤口"[6]。第 31 章讨论了静脉溃疡的微循环和亚细胞病理生理学。尽管每种类型的慢性伤口的机制可能不尽相同，但其生物学特性基本相似。一般来说伤口愈合的生物学阶段分为 3 个渐进的部分：炎症期、增殖期和成熟期。慢性伤口，例如静脉性溃疡，似乎是停滞于炎症期。对接受压迫治疗的患者的各种细胞因子水平和静脉溃疡愈合的非随机评估结果表明，未经治疗的溃疡通常表现出高水平的促炎症细胞因子，包括白细胞介素、肿瘤坏死因子 -α 和干扰素 γ。经压迫治疗 4 周后，促炎症细胞因子的水平显著下降并且伤口开始愈合。压迫治疗后，随着溃疡情况的改善，β1 转化生长因子的水平显著增加。当特定细胞因子水平与愈合百分比相关时，发现压迫治疗前便具有较高水平的促炎症细胞因子（包括白细胞介素 -1 和干扰素 γ）的创口愈合明显好于具有较低水平的促炎症细胞因子的伤口[6]。

从实际角度出发，重要的是要理解典型的静脉溃疡会产生大量渗出液，并且这些渗出液中充满了基质金属蛋白酶和促炎症细胞因子，而这些对伤口周围正常组织都是有害的。静脉溃疡的早期病因是静脉高压；但在某些情况下，定植细菌过度生长会促进炎症的进展和渗出物的分泌，从而加剧了病情。伤口敷料以及其应用方法必须设计成尽量减少炎症性渗出物与周围组织的接触。创面清创、消毒和压迫的联合应用以限制炎症，减少渗出，转向愈合。

51.2 伤口敷料

在过去的几十年中，用于伤口的敷料类型发生了重大转变。以前普遍的做法是尽可能使伤口保持干燥，这时伤口敷料的功能就只是简单的防止感染并减少对伤口的再次伤害。然而，Winter[7]及其同事在猪伤口模型和人类志愿者中进行的开创性实验表明，如果采用密闭性敷料，伤口的愈合率会显著增加。这些研究者观察到，与干燥、非密闭性敷料治疗的伤口相比，用密闭性敷料治疗的伤口上皮形成率增加了 40%。虽然在某些季节这样的改变发生缓慢，但是 Falanga[8]却简要地总结了伤口治疗敷料向半密闭或密闭性敷料转变的原因是敷料本身的组成和性质在改变伤口的微环境中起主要作用。半密闭 / 密闭性敷料可以通过减少热量损失和水分蒸发为伤口提供温暖、湿润的环境。此外，还出现了一类新型敷料——生物敷料。该类型敷料的原理，是基于刺激产生或提供促进伤口愈合所必需的重要蛋白质底物、生长因子或其他关键介质。

51.2.1 伤口敷料的分类

图 51.1 显示了伤口敷料类型的一种简单的一般分类：被动型敷料、交互型敷料和活性敷料。这些类型进一步细分为 4 类：①非密闭型；②半密闭型；③基于蒸发失水的密闭型；④生物敷料。

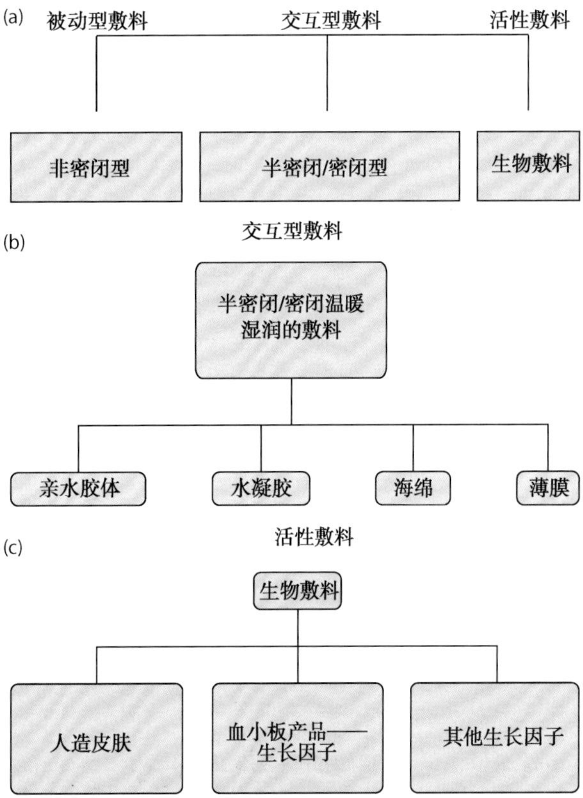

图 51.1 (a)伤口敷料的总体分类。(b)交互式或半密闭 / 密闭敷料类型依据每种亚型的独特性质细分为 4 种类型。(c)生物创口敷料细分为活人皮肤等效物或人皮肤等效物，血小板制品和其他生长因子。(Reproduced from Winter CD. *Nature* 1962；193：293–4.)

从伤口治疗的基本原则认识到，单种敷料可能并不能完全适用于所有伤口，并且随着伤口的愈合及其他局部伤口因素的进展，所采用的敷料类型也可能会改变。非密闭型敷料，如用干纱布覆盖并局部应用抗生素，只是保护伤口免受二次创伤和潜在的感染，所以被归类为被动型敷料。相比之下，交互型伤口敷料——半密闭或密闭型敷料，可以保持伤口的湿润、温暖的微环境，并且有助于控制伤口渗出物的量和成分，这些取决于敷料的性质[7]。

以前的备用敷料——“盐水湿润 - 干燥的纱布敷料”，可以在潮湿时起半密闭敷料的作用。尽管盐水湿润 - 干燥的纱布敷料一直受到相当多的批评，但这种敷料仍然是某些医学领域中使用最广泛的伤口敷料。如果纱布保持湿润，这种敷料可以促进潮湿环境中的伤口愈合，但是当纱布变干时，敷料呈现非密闭的特征。当这些纱布海绵潮湿时，它们可能会略微闭塞，从而只允许少许水蒸气损失，但是当纱布海绵干燥时，它们可能通过蒸发冷却，促进伤口的水汽和热量损失。通常保持的原则是去除纱布敷料用于清创伤口，因此许多医生将这种敷料用于该种特定目的。不幸的是，与静脉功能不全相关的溃疡通常具有高度渗出性，并能产生足够的渗液阻止了盐水湿润 - 干燥纱布敷料的干燥，从而消除了该方法的潜在益处。更糟糕的是，渗出物生成的速度超过了敷料的吸收能力，需要频繁更换敷料以避免组织浸渍和炎性渗出物组分对周围组织的损害。故很少推荐，特别是在家中接受治疗的静脉溃疡患者用盐水湿润 - 干燥的纱布敷料。

51.2.2 常见类型的半密闭 / 密闭敷料

如表 51.2 所示：根据敷料的特性和作用机制，将简要介绍这类敷料（图 51.1b）。

51.2.2.1 亲水胶体

亲水胶体敷料由两层组成：内亲水胶体层和通常含有纯聚氨酯的外防水层[9]。这种敷料不但可以保持湿润、温暖的环境，而且还可以清除和吸收伤口引流液。它们比纱布或薄膜敷料具有更强的吸水能力，但弱于海绵与海藻酸盐敷料的吸水性。亲水胶体敷料比薄膜敷料渗透性差。后者常见的产品有 DuoDerm（Convatec，Princeton，NJ）、Comfeel（Coloplast，Peterborough，U.K.）和 Signadress（Convatec，Princeton，NJ）。它们应用于伤口已经愈合，渗出已被控制，渗出量减少的静脉溃疡，在其治疗阶段的后期可能特别有用。对用弹力袜做加压疗法治疗的小溃疡患者这类伤口辅料也同样有效。

51.2.2.2 水凝胶

水凝胶敷料通常是片材构造的半透明、非黏附性的水凝胶，同时也可以呈现出其他形式，例如凝胶。尽管这些敷料主要用于向干燥伤口提供水分，然而它们由于是亲水替代物和不溶性聚合物组成的因而具备了适度的吸水能力[10]。与其他密闭型敷料一样，水凝胶敷料还有一个特殊优点是通过诱导自溶来促进清创。这种类型敷料的产品是 Tegagel（3M，Bracknell，U.K.）。但因其吸水能力有限，通常不推荐用于静脉溃疡。

表 51.2 非密闭 / 半密闭敷料家族的单体敷料类型

亚型	成分	常规性能	渗液吸收强度	产品
非密闭型				
伤口敷料垫	纱布	保护伤口，干燥后黏附伤口	低	干燥无菌敷料
敷伤巾	浸有石蜡油的织物	保护伤口，减少黏附	无	
非黏附敷料	多孔的合成物	保护伤口，引流渗出液	无	Tegapore polyamide Mepitel silicone Adaptic synthetic
半密闭 / 密闭型				
薄膜	透明且黏附的聚氨酯	隔离保护伤口，透 H_2O、透 CO_2 和 O_2	无	Tegaderm Opsite
亲水胶体	外层疏水的聚氨酯，内层水胶体	隔离保护伤口，渗透性弱于薄膜	中	DuoDerm，Comfeel
水凝胶	半透明，非黏附水凝胶→具有亲水替代物的不溶性聚合物	保护伤口	中	Tegagel
海绵	硅橡胶或聚氨酯泡沫板或液体；疏水层	可透气和 H_2O，防止液体渗透	中	Allevyn
海藻酸盐	褐藻衍生物	不溶性海藻酸盐转化为可溶性盐→亲水性凝胶	强	Sorbsan

来源：Adapted from O'Donnell TF Jr. et al. *J Vasc Surg* 2014；60：3S-59S；Falanga V. *J. Invest Dermatol* 1993；100：721-5.

51.2.2.3　薄膜

薄膜敷料由透明且黏附的聚氨酯组成，其允许来自伤口的水蒸气，氧气和二氧化碳的透过。这种敷料可以保护和隔离伤口，也可以提供焦痂的自溶清创术的可能[11]。薄膜敷料有几个缺点：①缺乏显著的吸水能力；②在敷料下汇集分泌物，使周围皮肤浸软。属于这种敷料的产品有 Opsite（Smith & Nephew Healthcare Ltd，Hull，U.K.）和 Tegaderm（3M，Bracknell，U.K.）。

51.2.2.4　海绵

海绵敷料具有吸收大量伤口渗出液的潜力，通常是两种材料的复合物：硅橡胶和聚氨酯泡沫。敷料外层的疏水性能可防止液体渗透，但敷料可透过气体和水蒸气[12]。Allevyn（Smith & Nephew Healthcare Ltd，Hull，U.K.）是这种敷料类型的产品。

51.2.2.5　海藻酸盐

源自褐色海藻的海藻酸钠是该敷料的主要成分。因为海藻酸盐具有很强的吸水能力，所以它们常常被应用于合并感染的伤口，这是它们的主要优势[13]。Sorbsan（Pharma-Plast Ltd，Alexandria，Egypt）就是这种敷料类型的产品。

51.2.3　生物敷料

除了静脉溃疡的标准治疗外，我们还开发了多种疗法作为活性疗法，以刺激加速伤口的愈合。这些方法包括各种食品和药物管理局（Food and Drug Administration，FDA）批准的产品，按其特点或可归纳成以下几种：①活细胞构建体；②血小板产品，自体或重组（DNA 技术）；③胶原基质产品；④源自羊膜组织的产品（图 51.1c）。

目前，在美国仅有一种类型的活细胞构建产品应用于治疗静脉性腿部溃疡（venous leg ulcers，VLUs）。该产品——Apligraf（Organogenesis，Canton，MA）由角质形成细胞（占据皮肤或表皮外层的细胞）以及牛Ⅰ型胶原基质上的成纤维细胞（真皮）组成[14]。角质形成细胞来源于培养的新生儿包皮细胞和其他不同的细胞，以模拟人体皮肤的解剖结构。然而，这种皮肤替代品中不存在于血管、黑色素细胞、毛囊和汗腺中。

尽管活细胞疗法能使伤口得到暂时的上皮覆盖，但它们的主要作用机制是通过生长因子和细胞因子的分泌和刺激，使内源性细胞迁移到伤口以促进其愈合。Apligraf 的临床研究表明，来自构建体的细胞作用不会持续超过 4~6 周，因此建议到常规间隔后重新应用以使其愈合效力最大化[15]。

用于治疗静脉溃疡的血小板衍生产品已被开发出来，并且获得了临床上的认可。这些产品在临床上通常需要从患者那里获取血液，经特殊处理，然后分离血小板和经处理后释放的血小板的内容物，再应用于创面刺激伤口愈合。

多种来自各种动物组织的胶原基质产品可用于静脉溃疡。据说在某些情况下，这些产品可以提供胶原底物和活性生长因子以刺激细胞加速向内生长从而使伤口生出肉芽组织并闭合。Oasis（Smith and Nephew Healthcare Ltd，Hull，U.K.）就是这种疗法的一个例子。最近，开发出了羊膜组织用于许多医学病症，其中包括慢性伤口。理论上，这些膜含有祖细胞、生长因子和其他被认为有益于伤口愈合的蛋白质。Epifx（MiMedx Group，Inc.，Marietta，GA）就是这种疗法的一个例子。

51.3　静脉溃疡的标准或常规治疗

为了确定什么方法才是静脉溃疡常规疗法，专家建议或临床指南可以提供一些信息。为了更好地明确更高水平的证据所支持的治疗方案，我们采用了以下来源的证据：2006 年，O'Donnell 和 Lau 发表了对自 1997 年以来发表的所有 RCT 的评论，其中描述了通过使用伤口敷料治疗静脉溃疡，以及其他慢性伤口[16]。他们选择的开始时间与国家卫生服务卫生技术评估调查（national health services health technology assessment survey，NHS-TAS）进行的早期的系统评价完成的时间（结束日期）相吻合[17]。之所以只有 RCTs 被评估，是因为这些一级证据的试验与其他不那么严谨的研究设计相比，具有最广泛的治疗背景资料描述。RCTs 的对照组被指定为"常规治疗组"。因为本文件包含了截至 2014 年相关领域的文献综述，还使用了 SVS/AVF 关于静脉溃疡治疗的指南[5]。

51.4　目前关于伤口局部护理的建议

51.4.1　伤口床准备

在 SVS/AVF 指南以及近期其他关于静脉溃疡护理的大多数指南中，已经明确了伤口床准备的以下关键要素：①清除伤口中为细菌感染提供病灶的坏死组织；②清洁伤口；③伤口护理控制细菌定植，同时使用正确的抗生素积极治疗伤口感染；④使用伤口敷料提供最佳的湿度和温度平衡；⑤优化一般营养；⑥采用有利于改变局部血流动力学的机械措施（在其他章节中讨论）[5]。

51.4.2　伤口清创术（手术和非手术）

外科伤口清创术最快捷的方式是使用手术刀进行清创。外科清创术也需要操作者有一定程度的技能以区分正常和异常组织——主要位于伤口表面和边缘的细胞碎屑和失活组织。通常进行坏死组织的清除，以减少由于这些分解产物的积累以及细菌感染而导致伤口延迟愈合的可能性，细菌感染本身导致持续的炎症。

尽管 VLUs 管理方案建议使用清创术去除伤口失活组织并减轻细菌负担，但仍缺乏有力证据证明常规伤口清创术会加速伤口愈合。Williams 等[18]在一项对 45 名患者进行的并行对照前瞻性队列研究中发现，静脉溃疡的清创是促进伤口愈合的独立因素。清创组溃疡的愈合比例比对照组高 4 倍。Cardinal 等[19]回顾了两项前瞻性随机对照试验中的 366 例 VLU 和 310 例糖尿病足溃疡局部伤口治疗中清创与溃疡愈合的关系。在清创门诊治疗的 VLU 在清创后一周内的伤口表面积中位数明显高于未进行清创术的那些。然而，清创手术频率与伤口闭合率没有统计上的相关性。

从创面床清除无效或坏死组织的建议得到所有创面管理的既定原则的支持[20,21]。然而,清创的频率和方法没有得到很好的论证,并且由于它们与伤口闭合率有关,因此还没有统一的结论[22]。

目前没有任何一种优于手术方法的清创术。然而,在某些情况下,患者可能无法得到受过外科清创手术培训的临床医生的治疗,或者是由于从患者的病情或疼痛考虑,这种方法可能也不太理想。一些研究发现,水凝胶清创术可以缩短清创手术时间,但可能也会带来显著的额外费用[23,24]。在几项研究中发现了不需要经过培训的临床医生就可以应用的酶清创术,可以从 VLU 伤口床上清除失活组织。但是没有证据表明这种方法比手术清创更有效[25,26]。在临床试验中,蛆虫疗法和压迫也被证明是一种有效清创的方法。然而,与用水凝胶和加压治疗相比,使用蛆虫疗法并没有增加腿部溃疡坏死组织或腐肉的愈合速度[27,28]。

51.4.3 伤口清洁

虽然很少有证据表明常规使用伤口清洁剂可改善 VLU 的预后,但大多数 VLU 患者在伤口区域内和周围存在明显的伤口渗出物和其他碎片,且这些碎片必须在使用敷料前常规清洗。在许多清洁方案中已经描述了这种操作的作用,并取得了合理的成功[29]。这样看来主要的选择在于避免使用常规的清洁剂,因为这种清洁剂会对伤口床上的可活组织造成毒性[30]。

51.4.4 抗菌药物与细菌防治

因为高质量的研究有限和可供回顾的研究结果相互矛盾,所以对慢性 VLU 细菌感染的治疗仍存在争议。虽然专家们普遍认同临床感染迹象明显的伤口应使用全身抗生素治疗,但对于由细菌或细菌生物膜定植的没有全身感染迹象的伤口的处理却没有达成共识。严重定植伤口的定义没有统一的概念,可能因定植细菌的毒性而异。

虽然目前尚缺乏临床研究来评估感染性 VLU 的特异性治疗疗效,但现有证据支持对具有感染临床指征的患者进行全身性抗生素治疗,临床指征是指定量培养细菌后含有 $>1\times10^6$ 菌落形成单位(CFU)/g[31]。虽然缺乏高质量的证据表明清创术改善了感染或重度定植溃疡治疗的效果,但现有证据还推荐在可能的情况下,对感染的 VLU 进行积极的机械清创。

TH-NHS-HTA(国家卫生服务卫生技术评估)对全身和局部抗菌药物进行了系统评价,其中包括两种全身抗生素的随机对照试验和七种局部抗生素治疗静脉溃疡[32]。两个系统性随机对照试验都没有显示抗生素对溃疡愈合会有所改善。由于银基创面敷料具有对抗多种细菌的活性,因此银基创面敷料一直是大家的研究热点。三个使用这种类型敷料的 RCT 集中于完整伤口愈合的主要终点。虽然浸有银的活性炭敷料在早期显示出减少伤口大小的优势,正如使用磺胺嘧啶银的另一个 RCT 一样,但是两个实验在实验结束时都没有显示出伤口愈合优于对照组。Cochrane 关于外用银治疗感染性 VLU 的评论认为,目前尚无充分的证据推荐使用含银敷料或外用药剂治疗感染或感染的慢性伤口[33]。

在唯一一个检验局部抗生素治疗未感染的 VLU 效果的前瞻性 RCT 中。Michaels 等[34]将 213 例 VLU 随机分型为敷料组与非银敷料组并进行相比。在银敷料中未发现溃疡愈合或其他生活质量与对照组有显著性差异。考虑到含银敷料的成本增加,不支持使用含银敷料对 VLU 进行局部抗菌治疗[35,36]。

51.4.5 疼痛的处理

静脉溃疡的常见问题是疼痛,其可能随着敷料更换或某些治疗(例如清创术)而加重。Cochrane 评价对 6 项试验进行了 meta 分析,结果显示,与安慰剂相比,局部麻醉药(利多卡因 - 丙胺卡因)乳膏的共晶混合物在伤口清创时减轻疼痛具有显著优势[37]。

51.4.6 加压包扎

最后,如第 31 章所示,压缩绷带和 / 或弹性长筒袜是改善局部血流动力学和消除慢性静脉高压症氨化反应的基本要素[4]。

51.5 静脉溃疡创面敷料的选择

静脉溃疡选择敷料类型取决于多种因素,且与伤口有关:①伤口引流;②潜在感染(即细菌负担):③痂形成;④肉芽组织的类型。其他重要的考虑因素是患者对敷料的接受程度和敷料带来的疼痛减轻或加剧。最后,伤口敷料的选择也取决于敷料应用过程的复杂性、成本以及敷料使用的频率。

没有任何敷料能真正适合所有类型的伤口。大面积渗出性创面合并广泛溃疡的伤口的最佳的敷料可能与正在向闭合方向发展的小颗粒创面不同。大多数 VLU 会产生大量的渗出液,如上所述,这种液体含有高浓度的蛋白酶和炎性细胞因子,这些细胞因子可能会损害周围健康的皮肤。从伤口床中清除伤口渗出液将减少阻碍伤口愈合的炎症环境。建议使用敷料以控制伤口渗出,并保持伤口床的潮湿。具有高吸收能力的初级敷料,包括泡沫、海藻酸盐和其他特种敷料,通常被选作重渗出性 VLU 的主要覆盖层[35]。

每次探查伤口时,必须仔细评估伤口的状态和影响愈合过程的因素。每次手术时伤口大小的测量对于确定当前治疗计划的进展是很重要的。使用特定治疗计划取得显著进展的伤口通常可以继续进行此计划,直到进展减缓或停止。据报道,在治疗 4 周内闭合 30%~40% 的伤口之后在治疗 12 周内完全闭合的比率很高。治疗 12 周后,未达到 4 周闭合百分比的伤口完全愈合 <20%[38]。对于顽固性伤口,应考虑相关的动脉功能不全、血管炎或其他可能延迟愈合的混杂因素,对伤口的病因重新进行完全评估。此外,应该确定患者是否符合消除压力以消除静脉高压,且已经解决了影响伤口愈合的其他问题。如果这些措施是正确的而伤口改善仍然缓慢,则应考虑辅助伤口治疗[5]。

51.6 辅助伤口疗法

51.6.1 分层皮肤移植

目前有大量的文献建议使用自体皮肤移植作为VLU的主要治疗方法。但存在在这一领域的研究有偏差,样本量小和间接比较的问题。关于VLU皮肤移植的Cochrane评价也发现现有证据并能明确不支持[39]。虽然缺乏明确的证据,但是一些临床医生仍考虑在恢复缓慢的伤口或者有大量组织缺损的患者身上进行皮肤移植,因为这些组织缺损能够很好地颗粒化,从而提供一个干净、健康的床来支持移植。在一项对111名患者的非随机研究中,Jankunas[40]证实了与6个月以上保守治疗大面积静脉溃疡患者相比,皮肤移植改善了愈合和耐用性,但只有65%的病例被认为有良好的治疗效果。

51.6.2 活体细胞疗法

Apligraf,一种同种异体双层细胞疗法,于1998被FDA批准用于治疗VLU。只有在进行适当的伤口床准备之后,包括从伤口床中完全去除失活的组织和焦痂,才推荐使用该产品。还推荐在活细胞治疗之前评价和控制伤口床中细菌的水平[5]。科学家在245例接受标准治疗和标准治疗加Apligraf治疗的VLU患者的RCT中,研究了Apligraf的有效性[41]。这些患者VLU已存在至少6周,并且对初始使用加压和标准治疗的其他方面反应不佳。随后的研究已经证实了其对顽固性VLUS(>1年持续时间或大表面积)具有改善结果。在这些难以愈合的溃疡中,6个月后Apligraf治疗的溃疡中有47%发生溃疡愈合,而接受标准治疗的患者中有19%发生溃疡愈合($P<0.01$)[42]。鉴于所应用的细胞不会长期存在,如果需要继续治疗伤口使其愈合,建议以1~3周的间隔再次应用[5]。目前还没有其他活细胞疗法在VRUS治疗中显示出有价值的前瞻性RCT。

51.6.3 组织基质和其他生物疗法

许多组织构建物例如人体组织(羊膜或冷冻保存皮肤)或动物组织(膀胱、胎牛皮肤或其他)可用于治疗慢性伤口。据报道,有些含有活性生长因子或其他的组织构建物可能有利于VLUs的愈合[43]。在目前销售的众多此类产品中,只有猪小肠黏膜下层(SIS;Oasis,Healthpoint,Ft.Worth,TX)具有RCT数据,支持其在加速VLU闭合中的作用[44]。在这项随机试验中,120名患者被随机分配到标准VLU护理组(加压缩和创伤床准备组),与标准护理加每周应用SIS组。在12周时,SIS治疗组的患者(55%)的闭合发生率显著高于标准护理组(34%)。

51.6.4 负压伤口治疗

这种伤口护理的机械方法在伤口上产生局部亚大气压。该技术的假定优点是增加生长因子的产生、控制伤口渗出物、去除细菌和增加血液供应[45]。但目前仍没有足够的证据支持负压伤口治疗对VLU的初步应用。目前证据只是支持其对于伤口愈合具有积极效果。包括组织肉芽化、面积和体积减少以及生物负荷减少。临床研究已经报道了用负压创伤疗法治疗糖尿病足溃疡的加速愈合,但是还没有使用这种方式治疗VLU的强有力的随机研究的报道。

51.6.5 物理措施

激光、治疗性超声、电疗法和电磁疗法等各种技术已经在有限数量的、存在设计缺陷的小型RCT[5,46]中进行了探索。一项小型研究显示,激光和红外光治疗肢体略有优势,但其样本大小限制了结论。在7例治疗性超声RCT和3例电磁治疗RCT中,两种方式均未观察到明显的优势。

美国静脉论坛指南4.23.0:静脉溃疡的局部治疗

编码	指南	推荐等级(1:强;2:弱)	证据级别(A:高质量;B:中等质量;C:低或极低质量)
4.23.1	对于伤口清洁,建议首先清洁静脉腿溃疡,并在每次换药时都使用中性、无刺激性、无毒的溶液进行清洁,并以最小的化学或机械损伤进行清洁	2	C
4.23.2	建议静脉曲张溃疡在初次评估时进行彻底的清创术,以清除明显的坏死组织,过多的细菌负担以及死亡和衰老细胞的负担	1	B
4.23.3	建议反复清创术以维持伤口床的外观为愈合做准备,并建议从以下清创方法中选择一种或多种,包括锐性、酶消化的、机械的、生物的和自溶的方法	2	B
4.23.4	建议进行局部麻醉(局部或局部注射),以最大限度地减少与手术溃疡清创相关的不适感。在某些情况下,可能需要局部阻滞或全身麻醉	1	B
4.23.5	建议外科清创去除小腿静脉溃疡的蜕皮,不可存活的组织,或焦痂。连续的伤口评估可决定是否需要重复清创	1	B
4.23.6	建议使用水外科清创术代替标准外科清创术	2	B

续表

编码	指南	推荐等级（1：强；2：弱）	证据级别（A：高质量；B：中等质量；C：低或极低质量）
4.23.7	建议反对超声清创术优于手术清创术	2	C
4.23.8	建议反对酶促清创术优于外科清创术，除非在没有进行外科清创术培训的临床医生情况下	2	C
4.23.9	建议幼虫可以作为外科清创的治疗方法	1	B
4.23.10	建议静脉使用抗革兰氏阳性抗生素治疗溃疡周围的蜂窝组织炎	2	B
4.23.11	建议在没有临床感染证据的情况下，不要采用静脉抗菌治疗下肢静脉溃疡定植菌或菌膜	2	C
4.23.12	建议在以下情况下抗菌治疗溃疡：临床感染证据，$>1\times10^6$ 克隆形成单位(CFU)/g 的组织，或在低水平的菌落每克组织的毒性或难以根除细菌（如β-hemolytic 溶血性链球菌、假单胞菌和耐药葡萄球菌物种）。建议机械清创和抗生素治疗相结合是最成功的根除静脉性腿部溃疡感染的方法	2	C
4.23.13	对于有临床感染证据的溃疡，建议在伤口培养的药物敏感性指导下使用口服全身抗生素。除非伤口感染持续，否则抗生素治疗的持续时间应限制为 2 周	1	C
4.23.14	建议不要使用局部抗菌剂来治疗感染的溃疡	2	C
4.23.15	建议使用局部敷料以控制溃疡渗出并保持伤口床湿润，温暖	2	C
4.23.16	建议选择一种主要的伤口敷料，以吸收溃疡产生的伤口渗出液（藻酸盐和泡沫）并保护溃疡周围的皮肤	2	B
4.23.17	建议在没有感染的情况下，不要常规使用局部含抗生素的敷料	2	A
4.23.18	建议在加压的情况下使用润滑剂来减少通常影响溃疡周围皮肤的皮炎的发生。如果出现严重皮炎，建议使用局部类固醇	2	C
4.23.19	建议在加压下面使用润滑剂减少皮炎，通常影响周围溃疡皮肤。如果与严重的皮炎有关，建议局部使用类固醇	2	C
4.23.20	建议在标准治疗 4~6 周后，治疗伤口愈合的辅助伤口治疗方案	1	B
4.23.21	建议不要将劈开式皮肤移植作为静脉性溃疡的主要治疗方法，但建议在 4~6 周内对没有愈合迹象的大溃疡进行移植	2	B
4.23.22	建议不要使用消炎疗法来治疗下肢静脉溃疡	2	A
4.23.23	建议在细胞治疗前进行压缩和伤口水分控制的试验	2	C
4.23.24	建议对于标准治疗 4~6 周后不愈合的溃疡，采用辅助伤口治疗	1	C
4.23.25	只要溃疡继续有反应，建议重新应用细胞疗法	2	C
4.23.26	建议反对厚皮移植是静脉溃疡的首选治疗方法，但对于 4~6 周内无愈合迹象的大溃疡则建议采用厚皮移植	2	B
4.23.27	建议不要常规使用负压伤口疗法治疗下肢静脉溃疡	2	C
4.23.28	建议不要用电刺激疗法治疗下肢静脉溃疡	2	C
4.23.29	建议在标准治疗后 4~6 周内不愈合的溃疡中使用培养的同种异体双层皮肤替代物（具有表皮层和真皮层）	2	B

来源：Adapted from O'Donnell TF Jr. et al. *J Vasc Surg* 2014；60：3S-59S.

参考文献

1. Ruckley CV. Socio-economic impact of chronic venous insufficiency and leg ulcers. *Angiology* 1997;48:67–9.
2. Nelzen O. Leg ulcers: Economic aspects. *Phlebology* 2000;15:110–4.
3. Simon DA, Dix FP, and McCollum CN. Management of venous ulcers. *BMJ* 2004;328:1358–62.
4. Cullum N, Nelson EA, Fletcher AW, and Sheldon TA. Compression for venous leg ulcers. *Cochrane Database Syst Rev* 2004;(2):CD000265.
5. O'Donnell TF Jr., Passman MA, Marston WA et al. Management of venous leg ulcers: clinical practice guidelines of the Society for Vascular Surgery® and the American Venous Forum. *J Vasc Surg* 2014;60:3S–59S.
6. Beidler SK, Douillet CD, Berndt DF, Keagy BA, Rich PB, and Marston WA. Inflammatory cytokine levels in chronic venous insufficiency ulcer tissue before and after compression therapy. *J Vasc Surg* 2009;49:1013–20.
7. Winter CD. Formation of the scab and the rate of epithelialization of superficial wounds in the skin of young domesticated pigs. *Nature* 1962;193:293–4.
8. Falanga V. Chronic wounds: Pathophysiologic and experimental considerations. *J Invest Dermatol* 1993;100:721–5.
9. Limova M, and Troyer-Caudle J. Controlled, randomized clinical trial of 2 hydrocolloid dressings in the management of venous insufficiency ulcers. *J Vasc Nurs* 2002;20:22–32.
10. Eisenbud D, Hunter H, Kessler L, and Zulkowski K. Hydrogel wound dressings: Where do we stand in 2003? *Ostomy Wound Manage* 2003;49:52–7.
11. Cameron J, Hoffman D, Wilson J, and Cherry G. Comparison of two peri-wound skin protectants in venous leg ulcers: A randomized controlled trial. *J Wound Care* 2005;14:233–6.
12. Charles H, Callicot C, Mathurin D et al. Randomised, comparative study of three primary dressings for the treatment of venous ulcers. *Br J Community Nurs* 2002;7(6 Suppl.):48–54.
13. Stacey MC, Jopp-Mckay AG, Rashid P et al. The influence of dressings on venous ulcer healing: A randomized trial. *Eur J Vasc Endovasc Surg* 1997;13:174–9.
14. Rothe M, and Falanga V. Growth factors: Their biology and promise in dermatologic diseases and tissue repair. *Arch Dermatol* 1989;125:11390–8.
15. Phillips TJ, Manzoor J, Rojas A et al. The longevity of a bilayered skin substitute after application to venous ulcers. *Arch Dermatol* 2002;138:1079–81.
16. O'Donnell TF, and Lau J. A systematic review of randomized controlled trials of wound dressings for chronic venous ulcer. *J Vasc Surg* 2006;44:1118–25.
17. Bradley M, Cullum N, Nelson EA et al. Systematic review of wound care management: (2) Dressing and topical agents used in healing of chronic wounds. *Health Technol Assess* 1999;3(17 Pt 2):1–35.
18. Williams E, Enoch S, Miller D et al. Effect of sharp debridement using curette or recalcitrant non-healing venous leg ulcers: A currently controlled, prospective cohort study. *Wound Repair Regen* 2005;13:138–47.
19. Cardinal M, Armstrong DG, Zelen C et al. Serial surgical debridement: A retrospective study on clinical outcomes in chronic lower extremity wounds. *Wound Repair Regen* 2009;17:306–11.
20. Blumberg SN, Maggi J, Melamed J, Golinko M, Ross F, and Chen W. Histopathologic basis for surgical debridement to promote healing of venous leg ulcers. *J Am Coll Surg* 2012;215:751–7.
21. Sibbald RG, Williamson D, and Orsted HL. Preparing the wound bed: Debridement. bacterial balance, and moisture balance. *Ostomy Wound Manage* 2000;46:14–35.
22. Bradley M, Cullum N, and Sheldon T. The debridement of chronic wounds: A systematic review. *Health Technol Assess* 1999;3(Pt 1):1–78.
23. Mosti G, Labichella ML, Picemi P, Magliaro A, and Mattaliano V. The debridement of hard to heal leg ulcers by means of a new device based on Fluidjet technology. *Int Wound J* 2005;2:307–14.
24. Caputo WJ, Beggs DJ, DeFede JL, Simm L, and Dharma H. A prospective randomized controlled clinical trial comparing hydrosurgery debridement with conventional surgical debridement in lower extremity ulcers. *Int Wound J* 2008;5:288–94.
25. Rao DB, Sane PG, and Georgiev EL. Collagenase in the treatment of dermal and decubitus ulcers. *J Am Geriatr Soc* 1975;23:22–30.
26. Mosher BA, Cuddigan J, Thomas DR, and Boudreau DM. Outcomes of 4 methods of debridement using a decision analysis methodology. *Adv Wound Care* 1999;12:81–8.
27. Dumville JC, Worthy G, Bland JM et al. Larval therapy for leg ulcers (VenUS II): Randomized controlled trial. *BMJ* 2009;338:773.
28. Soares MO, Iglesias CP, Bland JM et al.; VenUS II Team. Cost-effectiveness analysis of larval therapy for leg ulcers. *BMJ* 2009;338:b825.
29. Rodeheaver GT, Kurtz L, Kircher BJ, and Edlich RF. Pluronic F-68: A promising new skin wound cleanser. *Ann Emerg Med* 1980;9:572–6.
30. Rodeheaver GT. Wound cleansing, wound irrigation, wound disinfection. In: Krasner D, Kane D, eds. *Chronic Wound Care: A Clinical Source Book for Healthcare Professionals*. Wayne, PA: Health Management Publications, 1997, 97–108.
31. Schraibman IG. The significance of beta-haemolytic streptococci in chronic leg ulcers. *Ann R Coll Surg Engl* 1990;72:123–4.
32. O'Meara S, Cullum N, Majid M, and Sheldon T. Systematic review of wound care management: (3) Antimicrobial agents for chronic wounds. *Health Technol Assess* 2000;4:1–52.
33. Vermeulen H, van Hattem JM, Storm-Versloot MN, Ubbink DT, and Westerbos SJ. Topical silver for treating infected wounds. *Cochrane Database Syst Rev* 2007;(1):CD005486.

34. Michaels JA, Campbell B, King B, Palfreyman SJ, Shackley P, and Stevenson M. Randomized controlled trial and cost-effectiveness analysis of silver-donating antimicrobial dressings for venous leg ulcers (VULCAN trial). *Br J Surg* 2009;96:1147–56.
35. Palfreyman S, Nelson EA, and Michaels JA. Dressings for venous leg ulcers: Systematic review and meta-analysis. *BMJ* 2007;335:244.
36. O'Meara S, Al-Kurdi D, Ologun Y, and Ovington LG. Antibiotics and antiseptics for venous leg ulcers. *Cochrane Database Syst Rev* 2010;(1):CD003557.
37. Briggs M and Nelson EA. Topical agents or dressings for pain in venous leg ulcers. *Cochrane Database Syst Rev* 2003;(1):CD001177.
38. Cardinal M, Eisenbud DE, Phillips T, and Harding K. Early healing rates and wound area measurements are reliable predictors of later complete wound closure. *Wound Repair Regen* 2008;16:19–22.
39. Jones JE and Nelson EA. Skin grafting for venous leg ulcers. *Cochrane Database Syst Rev* 2007;(2):CD001737.
40. Jankunas V. An analysis of the effectiveness of skin grafting to treat chronic venous leg ulcers. *Wounds* 2007;19:128–37.
41. Falanga V and Sabolinski M. A bilayered living skin construct (APLIGRAF) accelerates complete closure of hard-to-heal venous ulcers. *Wound Repair Regen* 1999;7:201–7.
42. Zaulyanov L and Kirsner RS. A review of a bi-layered living cell treatment (Apligraf) in the treatment of venous leg ulcers and diabetic foot ulcers. *Clin Interv Aging* 2007;2:93–8.
43. Hankin CS, Knispel J, Lopes M, Bronstone A, and Maus E. Clinical and cost efficacy of advanced wound care matrices for venous ulcers. *J Manag Care Pharm* 2012;18:375–84.
44. Mostow EN, Araway GD, Dalsing M, Hodde JP, and King D. Effectiveness of an extracellular matrix graft (OASIS Wound Matrix) in the treatment of chronic leg ulcers: A randomized clinical trial. *J Vasc Surg* 2005;41:837–43.
45. Argenta LC and Morykwas MJ. Vacuum-assisted closure: a new method for wound control and treatment: Clinical experience. *Ann Plast Surg* 1997;38:562–76.
46. Samson DJ, Lefeure F, and Aronson N. *Wound-Healing Technologies: Low Level Laser and Vacuum Assisted Closure Evidence Report. Evidence Report/ Technology Assessment No. 111. (Prepared by the Blue Cross and Blue Shield Association Technology Evaluation Center Evidence-based Practice Center, under Contract No. 290-02-0026.) AHRQ Publication No. 05-E005-2.* Rockville, MD: Agency for Healthcare Research and Quality, 2004.

52

慢性静脉疾病患者伴静脉性溃疡的治疗指南

52.1 介绍

下肢静脉性溃疡(venous leg ulcers,VLUs)是一个主要的医疗保健问题,因为它们占人口的大约 1.0%~1.5%,并且由于占用大量资源以及它们长期致残的可能性而具有显著的潜在社会经济影响。由于大约 50% 的 VLUs 可能在 10 年内复发,因此它们以慢性病的主要成分为标志,这扩展了对重复性护理的需求并增强了它们的经济影响。除了治疗开放性 VLU 的直接成本之外,在最近的一项研究中,患者平均每年花费近 16 000 美元,患者及其家庭成员的经济损失及间接负担也很大[1]。

虽然 VLUs 有各种治疗方案,但它们的疗效,质量和成本各不相同。基于疗效的临床证据,更统一的 VLUs 治疗方法可以提高治疗效果,提高愈合率,减少潜在的复发可能,并可能降低治疗成本[2-5]。然而,广泛实施 VLU 指南一直是一项挑战,突显了对 VLU 管理的共识指南的需求[6]。认识到这一差距,2014 年,血管外科学会(Society for Vascular Surgery,SVS)和美国静脉论坛(American Venous Forum,AVF)发布了一套全面的临床实践指南,用于管理 VLUs,以有力的和高质量的证据作为指导建议,以解决以下各级护理的 VLUs 管理问题[7]。本章总结了当前用于 VLUs 管理的 SVS/AVF 临床实践指南。

52.2 方法

SVS/AVF 联合静脉溃疡指南委员会于 2012 年组建成立,其小组委员会结构涵盖了综合文件所需的重要领域:诊断、压迫治疗、手术 / 血管腔内、伤口护理、辅助和预防。总委员会制定了一系列关键临床问题,以指导制定指南文件的整体方法。所有指南都是在现有指南的基础上制定的,其中包括小组委员会对现有准则补充文献检索,以及为当前指南建议的漏洞制定新的准则。确定了系统和荟萃分析审查的必要性。基于几个关键问题,重新制定了选择手术 / 血管内和压迫部分进行特定指南建议,并委托一个独立的研究小组进行两次系统评价,以评估不同压迫策略、血管内和开放手术方法的治疗效果[8,9]。

委员会通过一个系统的过程,基于建议评估、开发和评价(Grading of Recommendation Assessment, Development, and Evaluation, GRADE)系统评级制定了指南(表 52.1)[10,11]。使用 GRADE 系统,将推荐的强度或人们可以确信遵守建议利大于弊的程度分为:强[1](我们推荐),利大于弊;弱[2](我们建议),收益与风险紧密平衡[12]。使用基于证据的方法学标准,将“证据质量”或对影响估计的置信度足以支持某一特定推荐的程度评为 A、B 或 C。当没有可比的建议替代方案或缺乏证据,但得到专家小组的最佳意见支持时,该建议被标记为[最佳做法]。

独立流行病学家还对静脉溃疡指南委员会对 GRADE 分配进行了独立审查,以确定每个指南的证据强度和证据质量。最终文件由整个委员会审核同意。另一项独立审查是从代表静脉溃疡管理的多个医学专业选定的评审员那里获得。最终文件随后由 SVS 文件监督委员会审查和批准,并由 SVS 和 AVF 的执行委员会批准。指南在美国静脉学国际联合大会(American College of Phlebology and Union Internationale de Phlebologie)出版之前得到认可,并且在美国伤口愈合和组织修复学院出版后得到了认可。

表 52.1 基于证据级别的建议评估、开发和评价(GRADE)建议的分级

分级	推荐说明	效益与风险	支持证据的方法论质量	启示
1A	强 推荐,高质量的证据	效益很明显超过风险和负担,反之亦然	随机对照试验没有重要限制或来自观察性研究的压倒性证据	强烈推荐,可以在大多数情况下无保留地适用于大多数患者
1B	强 推荐,中等质量的证据	效益很明显超过风险和负担,反之亦然	随机对照试验具有重要局限性(结果不一致,方法学缺陷,间接或不精确)或来自观察性研究的特别强有力的证据	强烈推荐,可以在大多数情况下无保留地适用于大多数患者
1C	强 推荐,低质量或极低质量的证据	效益很明显超过风险和负担,反之亦然	观察性研究或病例系列	强烈推荐,但可能会在有更高质量的证据时发生变化
2A	弱 推荐,高质量的证据	利益与风险和负担紧密平衡	随机对照试验没有重要限制或来自观察性研究的压倒性证据	弱推荐,最佳方法可能因环境或患者或社会价值而有所不同
2B	弱 推荐,中等质量的证据	利益与风险和负担紧密平衡	随机对照试验具有重要的局限性(结果不一致,方法缺陷,间接或不精确)或来自观察性研究的特别有力的证据	弱推荐,最佳方法可能因环境或患者或社会价值而有所不同
2C	弱 推荐,低质量或极低质量的证据	对利益,风险和负担的估计存在不确定性;风险,利益和负担可能是紧密平衡的	观察性研究或病例系列	非常弱建议;其他选择可能是合理的

资料来源:摘自于 Guyatt G et al. *Chest* 2006;129 :174-81.

52.3 实践指南

52.3.1 静脉性溃疡、静脉解剖和病理生理学的定义

指南 1.1 :腿部静脉性溃疡的定义
我们建议使用静脉溃疡的标准定义即发生在受静脉高压影响的区域中的腿或脚的开放性皮肤病变。[最佳实践]

指南 2.1 :静脉解剖命名
我们建议使用国际共识委员会的静脉解剖术语来标准化静脉解剖学命名法。[最佳实践]

指南 2.2 :腿部静脉性溃疡的病理生理学
我们为所有治疗静脉性腿部溃疡的医生推荐静脉生理学和静脉性腿部溃疡病理生理学的基本实用知识。[最佳实践]

对于 VLU 指南的使用,VLUs 的标准定义,使用共识解剖学术语和理解病理生理学至关重要。VLU 被定义为"在受静脉高压影响的区域中发生的腿或脚的开放性皮肤病变"。虽然 VLUs 通常与静脉病理生理学直接相关,但它们也可以作为混合性溃疡发生,代表其他原因引起的疾病,例如动脉缺血、绑腿区域的瘢痕组织、过敏性皮肤、淋巴水肿、自身免疫疾病、局部创伤、感染等。

在解剖学上,下肢的静脉分为浅静脉、深静脉和交通静脉系统。然而,每个系统内腿部特定静脉的命名法存在差异。对于治疗患有 VLU 的患者,应按照 2002 年制定并于 2005 年更新[13,14]的静脉解剖术语国际共识委员会的定义,使用正确的标准化静脉命名。此外,虽然认识到静脉高压是造成远端末端的局灶性现象的反流和 / 或阻塞的结果的原因,或作为中枢机制,但是由于炎症反应激活引起的其他生化因子也可以起作用。了解 VLUs 的复杂病理生理学对于有效实施治疗策略也很重要。

52.3.2 临床评价

指南 3.1 :临床评价
对于所有疑似腿部溃疡符合静脉性腿部溃疡定义的患者,我们建议进行慢性静脉疾病证据的临床评价。[最佳实践]

指南 3.2 :非静脉导致腿部溃疡
我们建议确定影响溃疡愈合和其他非静脉性溃疡的原因。[最佳实践]

指南 3.3 :伤口记录
我们建议进行连续静脉性腿部溃疡伤口测量和记录。[最佳实践]

指南 3.4 :伤口培养
我们建议腿部静脉性溃疡不要常规培养,并且只有在存在感染的临床证据时再做。[等级:2 ;证据级别:C]

指南 3.5 :伤口活检
我们建议对 4~6 周治疗后标准伤口和压迫治疗无法改善的静脉性腿部溃疡,以及所有具有非典型特征的溃疡进行伤口活检。[1 级;证据级别:C]

指南 3.6 :实验室评估
我们建议对有复发性静脉血栓形成史和慢性复发性静脉性腿部溃疡病史的患者进行血栓形成的实验室评估。[等级:2 ;证据级别:C]

指南 3.7：动脉检查
我们建议对所有静脉性腿部溃疡患者进行动脉脉搏检查和踝肱指数测量。[1级；证据级别：B]

指南 3.8：微循环评估
我们建议对静脉性腿部溃疡不要进行常规微循环评估，但建议选择性对晚期伤口治疗评估作为辅助评估。[等级：2；证据级别：C]

指南 3.9：静脉双功（或双重）超声
我们建议对所有疑似静脉性腿部溃疡患者的下肢进行全面的静脉双功（或双重）超声检查。[1级；证据级别：B]

指南 3.10：静脉体积描记术
如果静脉多普勒双功（或双重）超声没有提供确切的诊断信息，我们建议选择性使用静脉体积描记法来评估疑似静脉性腿部溃疡的患者。[等级：2；证据级别：B]

指南 3.11：静脉影像
我们建议对疑似静脉性腿部溃疡患者，如果血栓或非血栓性髂静脉阻塞需要额外的高级静脉诊断，或用于开放或静脉内介入治疗之前的手术计划，进行选择性计算机断层扫描静脉造影，磁共振静脉造影，对比静脉造影和/或血管内超声检查。[等级：2；证据级别：C]

指南 3.12：静脉疾病分类
我们建议所有患有静脉性腿部溃疡的患者应根据静脉疾病分类评估进行分类，包括临床CEAP，修订的静脉临床严重程度评分和静脉疾病特异性生活质量评估。[最佳实践]

指南 3.13：静脉手术结果评估
我们建议进行静脉手术结果评估，包括报告动脉、静脉血流动力学，手术相关的大、小并发症，以及对静脉性腿部溃疡愈合的影响。[最佳实践]

对于被归类为VLU的腿部溃疡，需要具有与静脉疾病一致的临床表现。临床评估应区分原发性、继发性或先天性静脉问题，并确定是否存在静脉回流、阻塞或两者兼而有之。应该进行彻底的病史询问以确定静脉症状，静脉疾病的危险因素，与腿部伤口相关的其他全身性疾病的存在，以及可能导致不愈合的腿部伤口的其他可能的相关医学因素。体格检查应确定静脉疾病的迹象，包括：检查毛细血管扩张、静脉曲张、水肿、慢性静脉皮肤改变（皮肤变色、炎症、湿疹、色素沉着、白癜风和脂肪性皮肤硬化），愈合溃疡和活动性溃疡；触诊静脉曲张，可触及的静脉、触痛、硬结、水肿和脉搏；听诊杂音和反流；评估踝关节活动度。通过识别可导致腿部溃疡并影响溃疡愈合的其他医学病症，在开始治疗之前区分VLUs与非VLUs是很重要的。

VLU伤口测量和记录作为基线和确定后续治疗措施对愈合参数的影响非常重要。记录应包括腿部溃疡的数量和部位。应对每个VLU进行伤口测量，包括面积、周长和深度，以及伤口边缘参数、伤口基础质量、引流和感染等其他描述。建议使用溃疡记录标准化的辅助手段，包括伤口测量法、数字摄影和数字平面测量软件。

在没有感染临床症状的情况下，没有证据支持VLUs的常规微生物学表面培养，因为这些伤口通常被多种微生物定植。对于发生相关临床感染症状的VLUs患者，可以使用经过验证的定量细菌学拭子方法从伤口表面或伤口引流中获得微生物培养。当细菌病原体不能从表面培养物中清除，生物膜感染或尽管采用适当的抗微生物疗法出现复发或持续感染时，深层伤口组织培养应保留以用于多种微生物定植的伤口。当VLUs对标准伤口和压迫治疗没有反应时，在对标准治疗无反应的4~6周内应考虑其他促成因素以及组织活检。活检应从几个部位获得，包括伤口边缘和中央临时基质。

因为需要足够的动脉灌注来改善愈合，所以确认是否存在潜在的外周动脉疾病（peripheral arterial disease，PAD）是很重要的。评估应包括确定可能的PAD风险因素、PAD的症状和体征，以及全面的动脉检查。所有患者均应确定下肢踝肱指数（ankle-brachial index，ABI），对于ABI ≤ 0.90，应转诊至血管专科医生进行进一步的动脉评估，并在VLU压迫或手术治疗前考虑可能的血运重建。

根据定义，对于腿部溃疡考虑为VLU的患者，需要客观记录静脉疾病的证据。超声评估需要包括对静脉疾病的阻塞性和反流性模式的评价。静脉双功（或双重）超声不仅提供诊断效用，而且还识别可能具有治疗意义的静脉疾病模式。额外的静脉体积描记术（应变仪，空气或光电容积描记术）提供了关于全身静脉回流、流出道阻塞和小腿肌肉泵功能的额外静脉肢体生理参数，与静脉双功超声显示出良好的相关性。或者出于诊断或治疗原因需要进行额外的静脉生理检查，此额外检查应保留用于静脉内双功超声检查，顽固性或复发性VLU。当怀疑静脉流出阻塞时，还可以使用计算机断层扫描静脉造影或磁共振静脉造影进行额外的对比造影成像。虽然计算机断层扫描静脉造影和磁共振静脉造影筛查可能提供有关潜在静脉流出梗阻的额外信息，但诊断应通过对比静脉造影和血管内超声确认。

由于静脉疾病的准确分类对于静脉疾病严重程度的标准化和治疗效果的评估至关重要，因此应在所有VLU患者中使用报告静脉疾病严重程度的分类系统，包括CEAP和静脉临床严重程度评分[15-17]。此外，对于血栓后综合征患者，也应使用Villalta评分。其他证据支持将静脉疾病特定生活质量纳入一般生活质量，作为对这些其他静脉评估工具的补充。对于需要静脉内血管或开放手术干预的所有VLUs患者，应进行结果评估，以确定手术能否成功。

52.3.3 伤口

关于伤口的局部治疗和SVS或AVF指南4.1~4.26关于静脉溃疡不同局部治疗的疗效证据将在本书前一章中详细讨论，因此请读者参考第51章关于这个的主题。

52.3.4 压迫

指南 5.1：压迫治疗——溃疡愈合
在患有静脉性腿部溃疡的患者中，我们建议采用压迫疗法进行加压治疗，以增加静脉性腿部溃疡愈合率。[1级；证据级别：A]

指南 5.2：压迫——溃疡复发
在患有愈合性静脉性腿部溃疡的患者中，我们建议采用加压治疗来降低溃疡复发的风险。[等级：2；证据级别：B]

指南 5.3：多组分压缩绷带
我们建议使用多组分压缩绷带而不是单组分压绷带用于治疗静脉性腿部溃疡。[等级:2；证据级别:B]

指南 5.4：压迫—动脉功能不全
在患有静脉性腿部溃疡和潜在动脉疾病的患者中，如果踝肱指数为 0.5 或更小，或绝对踝压力小于 60mmHg，我们不建议使用加压绷带或长袜。[等级:2；证据级别:C]

指南 5.5：间歇气动压迫
我们建议在无法使用其他压缩方案、不能使用或在长时间压迫治疗后无法帮助治疗静脉性腿部溃疡时使用间歇性气动压迫。[等级:2；证据级别:C]

对于 VLU 的治疗，压迫对改善功能紊乱的静脉泵的血流动力学是至关重要的。证据表明，VLU 通过压迫治疗比非压迫治疗具有更快愈合的优势，且多组分压迫治疗优于单组分。一旦 VLU 愈合，就会有额外的证据支持压迫对溃疡复发的治疗效果。对于患有 VLU 和伴随 PAD 的患者，如果 ABI ≥ 0.80，则使用标准压迫治疗是安全的。压力等级较低的加压绷带或压力袜可用于踝关节收缩压≥ 60mmHg，数字压力≥ 30mmHg，或 ABI ≥ 0.50，并需要密切监测，但仅在咨询血管专科医生后才能使用。使用 60mmHg 或更高的踝部灌注压力而不是 ABI ≤ 0.5 作为压迫的截止值是优选的，因为这与组织灌注压力相关性更好，并且任何持续的外部压迫压力都不应超过该截止灌注压力。

间歇性气动压迫治疗已经显示出可以使保守治疗失败的 VLU 患者缩短愈合时间的优势，但需要进一步研究以充分评估作为主要治疗方法的间歇性气动压迫的好处。

52.3.5　手术 / 血管腔内治疗

指南 6.1：浅静脉反流和活动性下肢静脉性溃疡的愈合
在患有下肢静脉性溃疡活动期（C6）和浅静脉功能不全的患者中，除了标准的加压疗法以外，我们建议消融功能不全的静脉以改善溃疡的愈合。[等级:2；证据级别:C]

指南 6.2：浅静脉反流和活动性下肢静脉性溃疡——防止复发
对于患有下肢静脉性溃疡活动期（C6）和浅静脉功能不全、其轴向回流指向溃疡床的患者，除了标准的加压疗法外，我们建议消融功能不全的静脉以防止复发。[等级:1；证据级别:B]

指南 6.3：浅静脉反流和下肢静脉性溃疡的愈合
对于下肢静脉性溃疡已愈合（C5）且浅静脉功能不全、其轴向回流指向溃疡床的患者，我们建议在常规加压治疗的基础上消融功能不全的静脉以防止复发。[等级:1；证据级别:C]

指南 6.4：伴皮肤变化的浅静脉反流易患下肢静脉性溃疡（C4B）
对于伴有皮肤改变的下肢静脉性溃疡（C4b）和浅静脉功能不全的患者，其轴向回流指向受影响的皮肤床，我们建议除了标准的加压疗法外，还要消融功能不全的浅静脉以防止溃疡。[等级:2；证据级别:C]

指南 6.5：合并浅表 / 交通支静脉回流伴或不伴深静脉回流及活动性下肢静脉性溃疡
在患有下肢静脉性溃疡（C6）和浅静脉功能不全的患者中，除了病理性交通静脉（向外流量 >500 毫秒持续时间，直径 >3.5mm），有回流到位于愈合的溃疡床下面或与愈合的溃疡床，除了标准的加压疗法外，我们建议消融功能不全的浅静脉和交通支静脉，以帮助溃疡愈合和防止复发。[等级:2；证据级别:C]

指南 6.6：合并有或无深静脉疾病和皮肤变化的浅静脉和交通支静脉回流有下肢静脉性溃疡（C4B）或下肢静脉性溃疡已愈合（C5）风险
对于伴有皮肤改变的下肢静脉性溃疡（C4b）或下肢静脉性溃疡已愈合（C5）和功能不全的浅静脉，除了病理性交通静脉（向外流动 >500 毫秒持续时间，直径 >3.5mm），位于愈合的溃疡床下方或与愈合的溃疡床相关，我们建议消融功能不全的浅静脉以防止下肢静脉性溃疡的发展或复发。[等级:2；证据级别:C]
功能不全的交通静脉的治疗可以与轴向反流矫正同时进行，也可以在轴向反流矫正后对交通静脉进行再评估。[等级:2；证据级别:C]

指南 6.7：无浅静脉疾病的病理性交通静脉反流，有或没有深静脉反流，以及愈合或活跃的静脉性溃疡
在患有孤立的病理性交通静脉（向外流量 > 500 毫秒持续时间，直径 >3.5mm）的患者中，位于愈合（C5）或活动性溃疡（C6）床下方或与之相关，不管深静脉的状态如何，我们建议除了标准的加压疗法外，消融"病理性"交通静脉，以帮助静脉溃疡愈合和预防复发。[等级:2；证据级别:C]

指南 6.8：病理性交通静脉的治疗方案
对于那些将从病理性交通支静脉消融中受益的患者，我们建议采用经皮技术治疗，包括超声引导硬化治疗或经静脉热消融（射频或激光），而不是交通支静脉开放式手术，以消除对皮肤受损区域切口的需求。[1 级；证据级别:C]

指南 6.9：腹股沟以下深静脉阻塞和伴有皮肤改变的下肢静脉性溃疡（C4B）、下肢静脉性溃疡已愈合（C5）或活动期（C6）下肢静脉性溃疡的风险
对于腹股沟深静脉阻塞和皮肤改变的患者，有下肢静脉性溃疡（C4b），下肢静脉性溃疡已愈合（C5）或活动性下肢静脉性溃疡（C6）的风险，我们建议除标准加压外，行自体静脉旁路或内膜切除术治疗有助于静脉性溃疡的愈合和预防复发。[等级:2；证据级别:C]

指南 6.10：深静脉反流伴皮肤变化，易患下肢静脉性溃疡（C4B）、下肢静脉性溃疡已愈合（C5）（C5）或下肢静脉性溃疡活动期（C6）的风险——结扎
对于有腹股沟深静脉回流和皮肤变化危险的下肢静脉性溃疡（C4b）、下肢静脉性溃疡已愈合（C5）或下肢静脉性溃疡活动（C6）的患者，我们建议不要对股静脉或腘静脉深静脉结扎作为常规治疗。[等级:2；证据级别:C]

指南 6.11：深静脉反流伴皮肤变化，易患下肢静脉性溃疡（C4B），下肢静脉性溃疡已愈合（C5）或下肢静脉性溃疡活动期（C6）的风险——原位瓣膜修复
对于有腹股沟深静脉回流和皮肤改变的患者，有下肢静脉性溃疡（C4b），愈合性下肢静脉性溃疡（C5）或下肢静脉性溃疡活动期（C6）的风险，我们建议对那些有结构保留的深静脉瓣膜的轴向反流患者进行单独的瓣膜修复，此外还有标准的加压治疗，以帮助静脉溃疡愈合和预防复发。[等级:2；证据级别:C]

指南 6.12：深静脉反流伴皮肤变化，易患下肢静脉性溃疡（C4B）、下肢静脉性溃疡已愈合（C5）（C5）或下肢静脉性溃疡活动期（C6）的风险——瓣膜置换或移植
对于有腹股沟深静脉回流和皮肤改变的患者，有下肢静脉性溃疡(C4b),愈合性下肢静脉性溃疡(C5)或下肢静脉性溃疡活动期(C6)的风险,我们建议对没有结构保留的轴向深静脉瓣膜的患者进行瓣膜移置换或移植,此外还有标准的加压治疗,以帮助下肢静脉性溃疡愈合和预防复发。[等级:2;证据级别:C]

指南 6.13:深静脉反流伴皮肤变化,易患下肢静脉性溃疡(C4B)、下肢静脉性溃疡已愈合(C5)或下肢静脉性溃疡活动期(C6)的风险——自体瓣膜替换术

在患有下腹股沟深静脉血栓的患者中皮肤改变有下肢静脉性溃疡(C4b)的风险,愈合下肢静脉性溃疡(C5),或下肢静脉性溃疡活动期(C6),除了标准的加压疗法以帮助静脉性溃疡的愈合和预防复发外,我们建议这些技术中有经验丰富的外科医生考虑使用自体瓣膜替代品来促进溃疡愈合和预防复发。[等级:2;证据级别:C]

指南 6.14:近端慢性全静脉阻塞/重度狭窄伴皮肤变化,易患静脉腿部溃疡(C4B)、愈合的静脉腿部溃疡(C5)或静脉腿部溃疡活动期(C6)的风险——血管腔内修复

患有下腔静脉和/或髂静脉慢性完全闭塞或严重狭窄的患者,有或无下肢深静脉反流疾病,伴有下肢静脉性溃疡(C4b)风险的皮肤改变,愈合的下肢静脉性溃疡(C5),或下肢静脉性溃疡活动期(C6),除了标准的加压治疗之外,我们建议行静脉血管成形术和血管支架再通,以帮助静脉性溃疡愈合和预防复发。[等级:1级;证据级别:C]

指南 6.15:近端慢性静脉阻塞/重度狭窄(双侧)伴顽固性静脉溃疡——开放性修复

对于下腔静脉和/或髂静脉慢性闭塞或严重狭窄的患者,伴有或不伴有下肢深静脉回流疾病,伴有顽固性下肢静脉性溃疡且血管腔内治疗失败,我们建议在标准的加压治疗的基础上,开放手术旁路并使用外部支撑的聚四氟乙烯(polytetrafluoroethylene,ePTFE)移植物来帮助治疗下肢静脉性溃疡,以防止复发。[等级:2;证据级别:C]

指南 6.16:单侧髂股静脉阻塞/重度狭窄伴顽固性静脉性溃疡——开放性修复

对于单侧髂股静脉闭塞/重度狭窄伴顽固性下肢静脉性溃疡,且未能尝试进行血管腔内重建的患者,我们建议使用隐静脉作为交叉耻骨旁路(大隐静脉交叉转流术)开放手术旁路,以帮助静脉溃疡愈合,并防止复发。合成移植物是没有自体组织的替代方案。[等级:2;证据级别:C]

指南 6.17:近端慢性全静脉阻塞/重度狭窄(双侧或单侧)伴顽固性静脉性溃疡——辅助动静脉瘘管

对于那些从静脉开放旁路受益的患者,当流入被判断为差时,我们建议增加一个辅助动静脉瘘管(4~6mm大小)作为辅助,以改善流入自体或假肢交叉旁路,有助于下肢静脉性溃疡愈合并防止复发。[等级:2;证据级别:C]

在手术/血管腔内管理方面,指南按照解剖学分类分为浅静脉疾病、交通支静脉疾病、深腹股沟静脉疾病和髂静脉(流出)疾病,并涵盖开放性手术或血管腔内技术。此外,原发性退行性反流病和炎症性血栓性疾病的不同的病理带来了不一样的挑战。由于这些复杂性,手术/血管腔内治疗是选择进行专门系统评价和荟萃分析的两个主要领域之一,原因有以下几个:①最近开发的微创血管腔内技术,如静脉消融和髂静脉支架植入术;②以前的指导方针中缺乏该领域的内容,此外还没有专家导向。一般而言,支持手术和血管腔内治疗建议的证据质量大多局限于C级证据,因为浅静脉治疗除外缺乏治疗技术的前瞻性随机对照试验比较。由于个别大型病例系列的结果和静脉性溃疡指南委员会的专家意见一致,因此增加了手术/血管腔内管理的临床建议的强度。

对于浅静脉疾病,委托系统评价和荟萃分析得出的结论是:目前没有明确的证据可以确定支持手术或血管腔内技术会促进下肢静脉性溃疡愈合,但治疗功能不全的浅静脉可以防止下肢静脉性溃疡复发。此外,尽管系统回顾和荟萃分析显示,浅静脉消融和加压治疗比单纯加压在促进溃疡愈合方面没有统计学优势,但随着微创热消融的出现,在局部/肿胀麻醉下门诊手术的低发病率改变了利与弊的比例,更倾向于消融干预。消融和加压治疗对降低复发率有益的证据是随机对照试验推测的,其将开放结扎和剥离与单纯加压单独比较,例如ESCHAR试验[18]。这些随机对照试验表明两种技术在疗效上没有差异[19]。消融术也可以在治疗慢速愈合的溃疡中,其目的是预防复发和缩短愈合时间,从而显著节省成本和提高生活质量。

交通支静脉的治疗基于病理性交通支静脉的作用,该交通支静脉将异常深静脉血流分流至浅静脉大容量血流,导致小腿内侧和外侧下段静脉的持续高压。交通静脉反流的双重标准定义(向外流动)为:大于500毫秒且交通支静脉直径大于3.5mm。最近一系列使用直接射频消融治疗"顽固性"反流性交通支静脉性溃疡的病例显示最初成功率为58%,而12%需要额外的治疗[20],总体交通支静脉闭合率为71%。最重要的是,在经过交通支静脉闭合治疗的患者中,90%的静脉溃疡愈合。虽然深筋膜下内镜交通支静脉离断术(subfascial endoscopic perforator surgery,SEPS)比Linton推广的开放式交通支静脉结扎术的侵入性更小,使得扩大了交通支静脉疾病的治疗范围,但是SEPS的技术要求影响了疗效。荷兰SEPS试验表明,最佳疗效取决于经验以及静脉容积;在那次试验中有相当比例的交通支静脉漏检,超过50%的交通支静脉至少会有一个漏检[21]。上述指南提倡通过超声引导下经皮穿刺硬化疗法或热消融治疗,可在局部麻醉下完成。Lawrence等的系列研究证明,这些技术具有陡峭的学习曲线,并且比大隐静脉的消融技术要求更高[20]。直接热疗法消融交通支静脉疗法的理论支持基于同行评审期刊中的几个病例。这些病例系列受到患者人群小、短期随访以及关注替代结果(交通支静脉阻塞)的限制,而非疗效或功能性的结果的限制。此外,这些病例中的大多数是在轻度疾病患者中进行的,而不是在C4b~C6患者中进行的。通过液体或泡沫硬化剂对功能不全的交通支静脉(incompetent perforating veins,ICPVs)行硬化治疗显示出希望,但需要更多的证据。

随着时间的推移,一定比例的患者可能会因保守治疗和介入治疗浅静脉疾病而失败,因此可能需要治疗深静脉反流。手术方式取决于影像学上的解剖发现,特别是静脉瓣膜的存在和状况。对于瓣膜结构完整的患者,瓣膜成形术是最好的选择。在缺乏可修复的完整瓣膜结构的情况下,通常将腋静脉瓣膜移植到腘静脉段，在长期对病例的观察中发现，瓣膜功能的恢复与静脉性溃疡愈合有关。这些手术应该由经验丰富的外科医生进行。

越来越多的人认识到阻塞性疾病——无论是血栓形成后或静脉受压——是导致晚期慢性静脉疾病的病因。对于流出道梗阻，在可能的情况下，具有良好通畅性的皮肤外溶液有利于这种方法。这一建议的强度（等级：1）与较低的证据质量（C）之间存在矛盾。专家小组认为由于大量阳性病例的研究会有很强的临床经验，但没有 1 级随机对照试验，这导致证据分配质量低。

52.3.6 辅助治疗

指南 7.1：营养评估和管理
我们建议对任何有营养不良证据的下肢静脉性溃疡患者进行营养评估，并在发现营养不良时提供营养补充。[最佳实践]

指南 7.2：系统药物治疗
对于长期存在的或较大的下肢静脉性溃疡，我们建议使用戊羟羟乙基乙酰胺或微粉化纯化黄酮类成分联合加压治疗。[等级：1 级；证据级别：B]

准则 7.3：物理治疗
我们建议有监督的积极运动，以改善肌肉泵功能，减少疼痛和水肿患者的下肢静脉性溃疡。[等级：2；证据级别：B]

指南 7.4：人工淋巴液引流
我们建议不要辅助淋巴引流治疗慢性下肢静脉性溃疡。[等级：2；证据级别：C]

指南 7.5：浴疗
我们建议使用浴疗法改善晚期静脉疾病患者的皮肤营养变化和生活质量。[等级：2；证据级别：B]

指南 7.6：紫外光
我们建议不要使用紫外线治疗下肢静脉性溃疡。[等级：2；证据级别：C]

除了针对下肢静脉性溃疡的特定治疗，除了例如先前指南中描述的伤口护理，加压治疗或手术 / 血管腔内介入治疗之外，已经使用一些特定的补充措施来改善溃疡愈合，包括营养补充、系统药物治疗、物理疗法、淋巴、按摩和浴疗法。使用微粉化的纯化黄酮类成分（微粒提纯黄酮或地奥司明；未被美国食品和药物管理局批准）和己酮可可碱（其旨在减少白细胞与微循环的相互作用）的药理治疗已在多个随机对照试验中显示出可以改善下肢静脉性溃疡的愈合。后一种药物具有高度的推荐水平和支持其使用的高质量证据，但有腹泻的副作用，这可能会限制其继续使用。通过物理治疗和运动来改善跟腱的运动能力，同时改善腓肠肌泵的功能，已被空气容积描记法评估证明可以增加射血分数和减少残余体积分数（residual volume fraction，RVF）。虽然浴疗法已表现出一定疗效，但人工淋巴引流和紫外线疗效的证据仍不明确。

52.3.7 一级预防

指南 8.1：一级预防——临床 CEAP C3~C4 原发性静脉疾病
对于由于原发性瓣膜反流引起的临床 CEAP C3~C4 疾病的患者，我们建议 20~ 30mmHg 加压，膝盖或大腿抬高。[等级：2；证据级别：C]

指南 8.2：一级预防——临床 CEAP C1~C4 后血栓性静脉疾病
对于与深静脉血栓相关的临床 CEAP C1~C4 疾病患者，我们建议 30~40mmhg 加压，膝盖或大腿抬高。[等级：1；证据级别：B]

指南 8.3：一级预防——急性深静脉血栓形成治疗
由于血栓后综合征是下肢静脉性溃疡的一种常见的前驱症状，我们建议目前的循证治疗急性深静脉血栓形成。[等级：1 级；证据级别：B]
我们建议使用低分子量肝素而不是 3 个月的维生素 K 拮抗剂治疗来减少血栓后综合征[等级：2；证据级别：B]
我们建议对低出血风险且髂股深静脉血栓形成小于 14 天的患者进行导管溶栓[等级：2；证据级别：B]

指南 8.4：一级预防——教育措施
对于患有 C1~C4 疾病的患者，我们建议患者和家庭接受教育，定期锻炼，休息时抬腿，仔细护肤，控制体重，并配合合适的鞋穿。[最佳实践]

指南 8.5：一级预防——手术治疗
对于原发性或继发性原因的无症状 C1~C2 疾病患者，我们建议不要使用预防性介入治疗来预防下肢静脉性溃疡。[等级：2；证据级别：C]

持续静脉高压加重下肢静脉性溃疡的进展。有意义的预防措施对 VLUs 高危患者是有效的，但是由于实施者缺乏诊断和治疗知识以及患者对主要预防手段（即加压）的依从性不同而受到限制。对于预防有深静脉血栓的下肢静脉性溃疡患者同样重要的是遵守预防深静脉血栓复发的循证指南。与血栓形成后综合征相关的静脉反流比原发性瓣膜反流相关的症状更严重。因此，在深静脉血栓形成后，CEAP C1~C4 疾病患者可能会进展到一个更高级的 CEAP 临床等级，从而增加下肢静脉性溃疡的风险。一些研究表明，使用弹性加压长袜（30~40mmHg）可以减缓 CEAP C5~C6 疾病的进展。

52.4 未来的考虑或展望

虽然出版一套指南很重要，但在临床环境中的实施这些准则和监测使用情况对更广泛的采用至关重要。虽然任何指南中支持各种建议的证据可能会随着时间的推移而发生变化，或者新疗法可能被证明是有效的，但是在发表优良实施的随机对照试验与其在指南建议中的应用之间可能会存在明显的滞后。因此，指南必须是动态的并且能够不断更新以保持其临床价值。用于下肢静脉性溃疡管理的美国血管外科学会和美国静脉论坛临床实践指南为未来的证据和治疗提供了可靠的基础。

参考文献

● = Key primary paper
★ = Major review article
◆ = Guideline

1. Ma H, O'Donnell TF, Rosen NA, and Iafrati MD. The real costs of treating venous ulcers in a contemporary vascular practice. *J Vasc Surg Venous Lymphat Disord* 2014;2:355–61.
◆ 2. Olson JM, Raugi GJ, Nguyen VQ et al. Guideline concordant venous ulcer care predicts healing in a tertiary care Veterans Affairs Medical Center. *Wound Repair Regen* 2009;17:666–70.
◆ 3. Nelzen O. Fifty percent reduction in venous ulcer prevalence is achievable—Swedish experience. *J Vasc Surg* 2010;52(5 Suppl.):39S–44S.
4. McGuckin M, Waterman R, Brooks J et al. Validation of venous leg ulcer guidelines in the United States and United Kingdom. *Am J Surg* 2002;183(2):132–7.
● 5. Forssgren A, and Nelzén O. Changes in the aetiological spectrum of leg ulcers after a broad-scale intervention in a defined geographical population in Sweden. *Eur J Vasc Endovasc Surg* 2012;44(5):498–503.
★6. O'Donnell TF and Balk EM. The need for an Intersociety Consensus Guideline for venous ulcer. *J Vasc Surg* 2011;54:83S–90S.
◆7. O'Donnell TF and Passman M. Clinical practice guidelines of the Society for Vascular Surgery (SVS) and the American Venous Forum (AVF): Management of venous leg ulcers. *J Vasc Surg* 2014;60:1S–90S.
★8. Mauck KF, Asi N, Elraiyah TA et al. Comparative systematic review and meta-analysis of compression modalities for the promotion of venous ulcer healing and reducing ulcer recurrence. *J Vasc Surg* 2014;60:73S–92S.
★9. Mauck KF, Asi N, Undavalli C et al. Systematic review and meta-analysis of surgical interventions versus conservative therapy from venous ulcers. *J Vasc Surg* 2014;60:60S–72S.
●10. Guyatt G, Gutterman D, Baumann MH et al. Grading strength of recommendations and quality of evidence in clinical guidelines: Report from an American College of Chest Physicians Task Force. *Chest* 2006;129:174–81.
11. Murad MH, Montori VM, Sidawy AN et al. Guideline methodology of the Society for Vascular Surgery including the experience with the GRADE framework. *J Vasc Surg* 2011;53(5):1375–80.
12. Guyatt G, Oxman AD, Akl EA et al. GRADE guidelines: 1. Introduction-GRADE evidence profiles and summary of findings tables. *J Clin Epidemiol* 2011;64(4):383–94.
●13. Caggiati A, Bergan JJ, Gloviczki P, Jantet G, Wendell-Smith CP, and Partsch H; International Interdisciplinary Consensus Committee on Venous Anatomical Terminology. Nomenclature of the veins of the lower limbs: An international interdisciplinary consensus statement. *J Vasc Surg* 2002;36:416–22.
14. Caggiati A, Bergan JJ, Gloviczki P, Eklöf B, Allegra C, and Partsch H. Nomenclature of the veins of the lower limb: Extensions, refinements, and clinical application *J Vasc Surg* 2005;41:719–24.
◆15. Porter JM, Moneta GL; International Consensus Committee on Chronic Venous Disease. Reporting standards in venous disease: An update. *J Vasc Surg* 1995;21:635–45.
●16. Nicolaides A, Bergan JJ, Eklöf B, Kistner RL, Moneta G; Ad Hoc Committee of the American Venous Forum. Classification and grading of chronic venous disease in the lower limbs: A consensus statement. In: Gloviczki P, Yao JST, eds. *Handbook of Venous Disorders: Guidelines of the American Venous Forum.* London: Chapman & Hall Medical, 1996, 652–60.
◆17. Eklöf B, Rutherford RB, Bergan JJ et al. Revision of the CEAP classification for chronic venous disorders: Consensus statement. *J Vasc Surg* 2004;40:1248–52.
18. Gohel MS, Barwell JR, Taylor M et al. Long term results of compression therapy alone versus compression plus surgery in chronic venous ulceration (ESCHAR): Randomised controlled trial. *BMJ* 2007;335(7610):83.
19. Rasmussen L, Lawaetz M, Bjoern L, Blemings A, and Eklöf B. Randomized trial comparing endovenous laser ablation and stripping of the great saphenous vein with duplex outcome after 5 years. *J Vasc Surg* 2013;58:421–6.
●20. Lawrence PF, Alktaifi A, Rigberg D, DeRubertis B, Gelabert H, and Jimenez JC. Endovenous ablation of incompetent perforating veins is effective treatment for recalcitrant venous ulcers. *J Vasc Surg* 2011;54:737–42.
21. van Gent WB, Hop WC, van Praag MC, Mackaay AJ, de Boer EM, and Wittens CH. Conservative versus surgical treatment of venous leg ulcers: A prospective, randomized, multicenter trial. *J Vasc Surg* 2006;44(3):563–71.

第五篇

特殊静脉疾病

53

上腔静脉综合征的手术与静脉腔内治疗

53.1 概述

上腔静脉(superior vena cava,SVC)或无名静脉的阻塞最常见于恶性肿瘤转移的患者。然而,中心静脉导管以及心脏起搏器的广泛使用使非恶性肿瘤引起的上腔静脉梗阻发病率不断增加。头颈部和上肢静脉充血的症状和体征由静脉梗阻的持续时间、进展和程度,以及侧支循环量决定。患有恶性肿瘤转移的患者的死亡率很高,通常在症状出现后6~12个月死亡。

在本章中,我们将回顾SVC综合征的病因,并讨论这些患者的临床表现,术前评估和手术/腔内治疗。

53.2 病因

威廉亨特(William Hunter)于1757年首次报道由梅毒性主动脉瘤引起的SVC阻塞[1]。而现在恶性肿瘤转移成为SVC最常见的病因。1984年发表的一篇综述回顾了多个大型临床研究,该综述提示:在1 986名SVC综合征患者中,有85%患有肺部或纵隔恶性肿瘤伴远处转移[2]。最常见的肿瘤是肺转移性腺癌。10%确诊小细胞肺癌(small cell lung carcinoma,SCLC)和1.7%确诊非小细胞肺癌(non-small-cell lung carcinoma,NSCLC)的患者会出现SVC综合征[3]。

SVC综合征的良性病因包括纵隔纤维化或肉芽肿性真菌病,例如组织胞浆菌病。另一个病因是纵隔或胸骨后甲状腺肿的放射治疗史。用于血流动力学监测,肠外营养或药物注射的中心静脉导管已成为SVC,无名静脉或锁骨下静脉血栓形成的更常见原因[4]。如今美国每年植入的中心静脉导管数量超过500万,植入的起搏器数量则超过了170 000,7%~33%的上肢或中央静脉深静脉血栓形成与此相关[5,6]。据报道,1%~3%接受中心静脉置管的患者和0.2%~3.3%接受起搏器植入术的患者会出现SVC综合征[7]。过去,纵隔纤维化占良性SVC综合征病例的80%[8],但最近的数据显示,74%的新发SVC综合征病例由静脉置管引起[7,9]。对于慢性血液透析患者,长期大口径中心静脉导管反复感染会导致中心静脉血栓形成。此外,11%的上肢动静脉瘘的患者有中心静脉狭窄,可能的机制是血液湍流引起的内膜增生[10]。然而,60%SVC综合征患者的病因仍然是恶性肿瘤[7]。SVC血栓形成也可能与易栓症有关,由循环抗凝因子(抗凝血酶、蛋白S和蛋白C)或因子V Leiden突变的缺陷引起。

53.3 临床表现

SVC综合征最常见的症状是头颈部的肿胀感,俯身或平躺后加重。这些患者垫高头部方能入睡。头痛、头晕、视觉症状或偶发一过性晕厥可能是由颅脑静脉高压引起,并且可能导致失能(表53.1)[11]。其他症状可能包括精神错乱、呼吸困难、端坐呼吸或咳嗽、面部和眼睑明显肿胀,另外,患者自觉由于颈部肿胀需要穿着更大尺寸的衣服也是SVC的表现(图53.1)。其他症状还包括瘀斑和颈静脉怒张伴上肢发绀、胸部常有大量侧支循环形成、可能会出现轻度至中度的上肢肿胀,但这些患者的主要症状是局限于头颈部。

在患有终末期肾病的患者中，无症状的SVC闭塞可能在动静脉瘘成形时才被发现，在这一类患者中手臂肿胀和颈部充血的发展速度往往较快。

表 53.1 70例良性病因上腔静脉综合征患者的症状和体征

症状和体征	患者数(百分比)
症状	
头颈部肿胀感	61(87)
呼吸困难或端坐呼吸	39(56)
头痛	27(39)
头晕或晕厥	25(36)
视力障碍	11(25)
咳嗽	10(22)
夜间吸氧	3(16)
蛋白丢失性胃肠病	1(2)
体征	
头颈水肿	65(93)
胸壁静脉曲张	40(57)
面部发绀	24(34)
上肢水肿	23(33)
胸腔积液	2(3)

引自 Parish JM et al. Etiologic considerations in superior vena cava syndrome.Mayo Clin Proc 1981；56(7)：407-13.

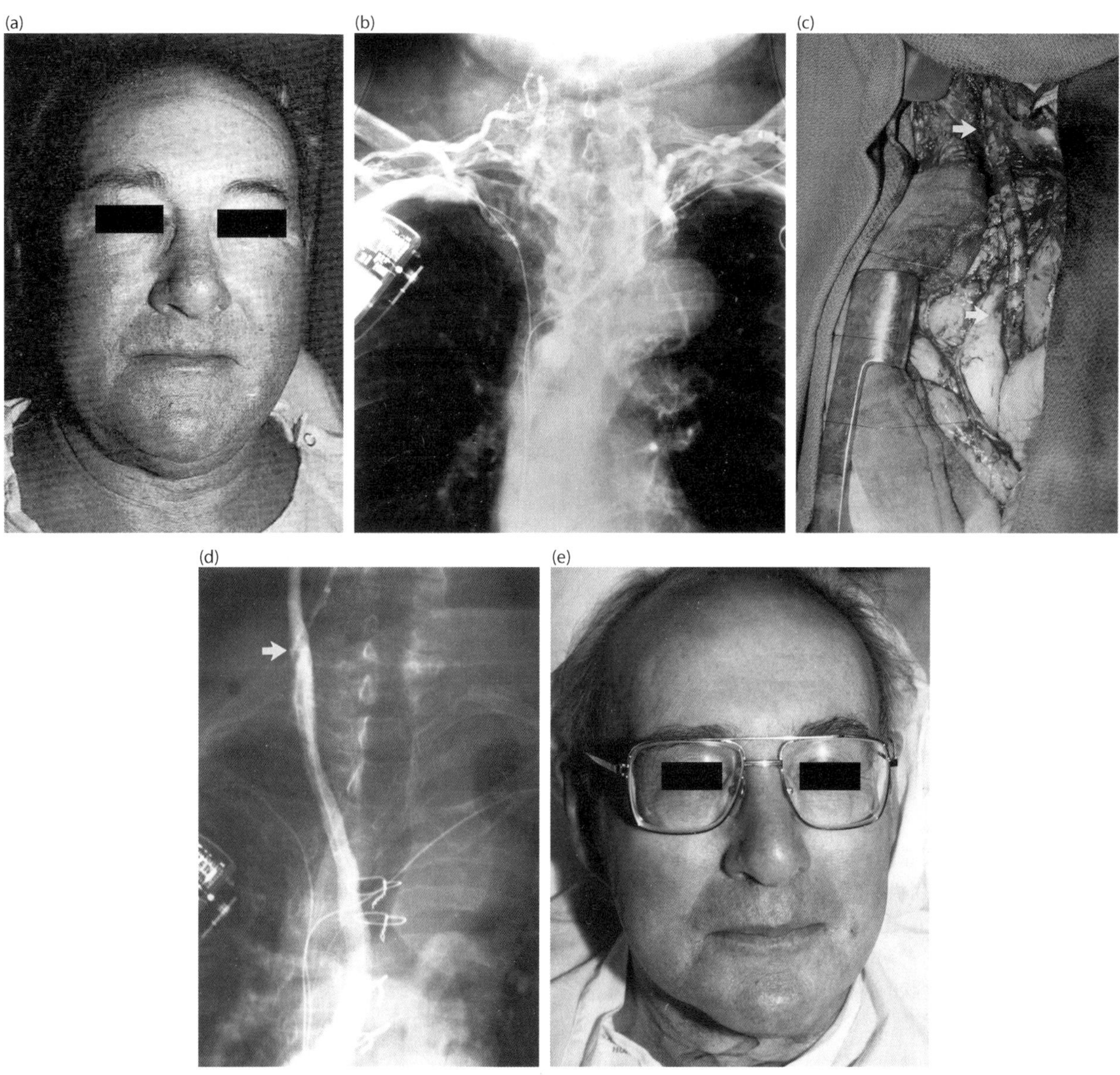

图 53.1 (a)69岁男性严重症状性SVC综合征患者；(b)起搏器植入后双上肢静脉造影确诊双侧无名静脉及上腔静脉血栓形成；(c)右颈内静脉-右心耳大隐静脉血管桥。箭头指示吻合口；(d)术后静脉造影明确桥血管通畅(如箭头所示)；(e)大隐静脉桥移植术后5天，术后8年临床症状未复发

53.4 诊断评估

体格检查和详细的临床病史通常可以帮助我们确定SVC综合征的诊断。所有患者均应进行常规实验室检查，胸片（胸部X线）和胸部增强CT（动脉和静脉期）以排除潜在的恶性疾病。Parish研究团队的一项研究显示：从1981年开始，84%的患者发现胸部X线异常[8]。CT成像准确地描述了梗阻的位置和范围，并且还对各种类型的良性和恶性纵隔疾病进行了区分。同时很好地评估静脉侧支形成的程度。这些侧支循环包括：①奇静脉-半奇静脉通路；②乳内静脉通路；③侧胸-胸腹通路；④椎静脉通路和小纵隔静脉。CT扫描中发现的分流，包括肝左叶内侧段肝实质的局灶性增强，以及肺静脉通路相对少见。这些胸部侧支静脉通路对诊断SVC综合征诊断的敏感性和特异性分别高达96%和92%[12]。CT成像的另一个优点在于CT引导下的活检有助于纵隔肿块性质的判定[12]。磁共振静脉造影也可以用来明确解剖结构，但带有心脏起搏器的患者不适合进行此项检查。对于进行手术血管重建的患者，应接受多普勒超声检查，以明确至少一根颈内静脉的通畅。

若患者拟接受外科手术治疗或静脉腔内治疗，我们则应进一步行双上肢静脉造影来评估。Stanford和Doty根据双侧上肢静脉造影显示的静脉闭塞程度，将SVC综合征分为四型（图53.2a~d）[13]。一部分患者可能需要进行支气管镜，纵隔镜，或胸腔镜检查，胸廓切开术或正中胸骨切开术以明确病理诊断或尝试切除导致SVC闭塞的局部肿瘤。

53.5 保守治疗

通常情况下，我们首先选择保守治疗来缓解静脉淤血症状。常用方法包括在睡眠期间垫高头部，改变日常习惯避免俯身弯腰，以及避免穿着紧身衣物。患者常需要使用利尿剂来缓解静脉水肿，并且使用肝素、华法林等药物进行抗凝治疗来保护侧支循环。急性或亚急性SVC血栓形成引起SVC综合征的患者应考虑行溶栓治疗，尽管这是终末期恶性肿瘤伴远处转移患者的禁忌。

针对恶性肿瘤转移相关的SVC患者，我们通常先进行化疗，待肿瘤负荷降低后再进行其他对症处理以缓解静脉阻塞引起的相应症状，并且这些治疗是可进行静脉腔内治疗前的主要治疗方法。陈等[14]采用放射治疗和/或化疗治疗了42例恶性SVC综合征患者。在接受放疗的80%患者中，SVC综合征的症状消失，平均间隔时间为4周。其他人也注意到了放化疗的益处[15]。肿瘤的外部压迫是这部分患者腔静脉阻塞常见的病因，因此，如后所述，使用支架进行腔内治疗是缓解症状的最佳选择。Rowell和Gleeson的系统综述回顾了支气管恶性肿瘤并发SVC综合征患者治疗的两项随机对照临床试验和44项非随机研究。经化学疗法和/或放射疗法治疗后，77%的小细胞肺癌和60%非小细胞肺癌患者的SVC闭塞症状得到了缓解。然而，支架置入治疗可迅速地缓解95%患者的症状[3]。

53.6 治疗指征

患有SVC综合征的患者可表现为严重且频繁的失能症状，这些症状经保守治疗（药物治疗以及恶性病例的化学及放射治疗）后无法得到缓解。高达四分之一的恶性肿瘤患者可存在对放化疗抵抗现象，即使是放化疗敏感者，症状缓解也需要3周时间[3]。进一步的治疗包括静脉腔内治疗和外科手术干预，具体方案取决于SVC的病因和解剖结构。传统上，由于预期寿命有限，静脉腔内治疗一直是恶性SVC梗阻患者的明确首选。而对于患有良性疾病的患者，更推荐上腔静脉置换或搭桥的外科手术治疗，因为这部分患者具有较长的预期寿命，因此血管的长期通畅率需要得到保障。尽管文献报道的第一例SVC静脉腔内治疗是针对良性病因[22]，但二十多年来，对于非恶性SVC综合征的腔内治疗研究仅仅局限于病例报告和短期随访的小规模研究[16-21]。然而，近年来，对于良性病因的SVC腔内治疗已经积累了很多经验，目前大多数良性SVC综合征患者首先考虑进行静脉腔内治疗[11,23]。基于长时间的临床经验和相对较好的患者预后，手术治疗被认为是良性SVC病变更为适宜的选择。目前，外科手术重建仅用于解剖学上不适合腔内治疗的广泛慢性静脉血栓形成和腔内治疗无效的少部分患者。我们已经对由肉芽肿性和特发性纵隔纤维化，中心静脉导管，起搏器电极或脑室分流以及抗凝血酶缺乏或特发性静脉血栓形成的患者引起的阻塞进行了SVC的重建[4,11,24-26]。在Doty[27]和Moore[28]研究团队报告中，良性疾病患者SVC的重建适应证与此相似。

不同类型和阶段的恶性疾病的患者均可进行SVC的外科重建[29-32]。然而，腔内技术显然是这些患者的首选治疗方法，并且只有在肿瘤可切除时才应考虑手术重建。恶性肿瘤患者只有在其预期寿命超过1年时才能通过正中胸骨切开术进行重建，包括淋巴瘤，胸腺瘤或甲状腺转移性髓样癌的患者。针对症状严重且腔内技术失败或不可行的患者，使用复合大隐静脉桥血管在颈静脉和股静脉之间进行皮下旁路重建是另一种选择[33]。

53.7 静脉腔内治疗

1986年，Sherry等第一次运用经皮血管成形技术治疗起搏器导丝引起的SVC病变[22]。自此，SVC综合征的静脉内治疗取得了巨大进步，并取得了越来越多的技术和临床成功。这一成果快速有效的缓解恶性疾病患者的SVC梗阻症状；然而，在年轻的良性病因患者中支架的长期通畅率仍然不为人所知，再发血栓形成或内膜增生的情况不容乐观。尽管如此，静脉腔内治疗仍被认为是现今良恶性SVC梗阻的一线治疗[3,11]。

静脉腔内治疗方式包括经皮腔内血管成形术（percutaneous transluminal angioplasty，PTA）、支架植入术和溶栓治疗。早期行单纯血管成形术后，由于许多SVC病变的弹性/纤维化性质，伴有或不伴有纵隔肿块的外部压迫使得再狭窄很快发生。最早植入的支架是Gianturco Z型支架，因为

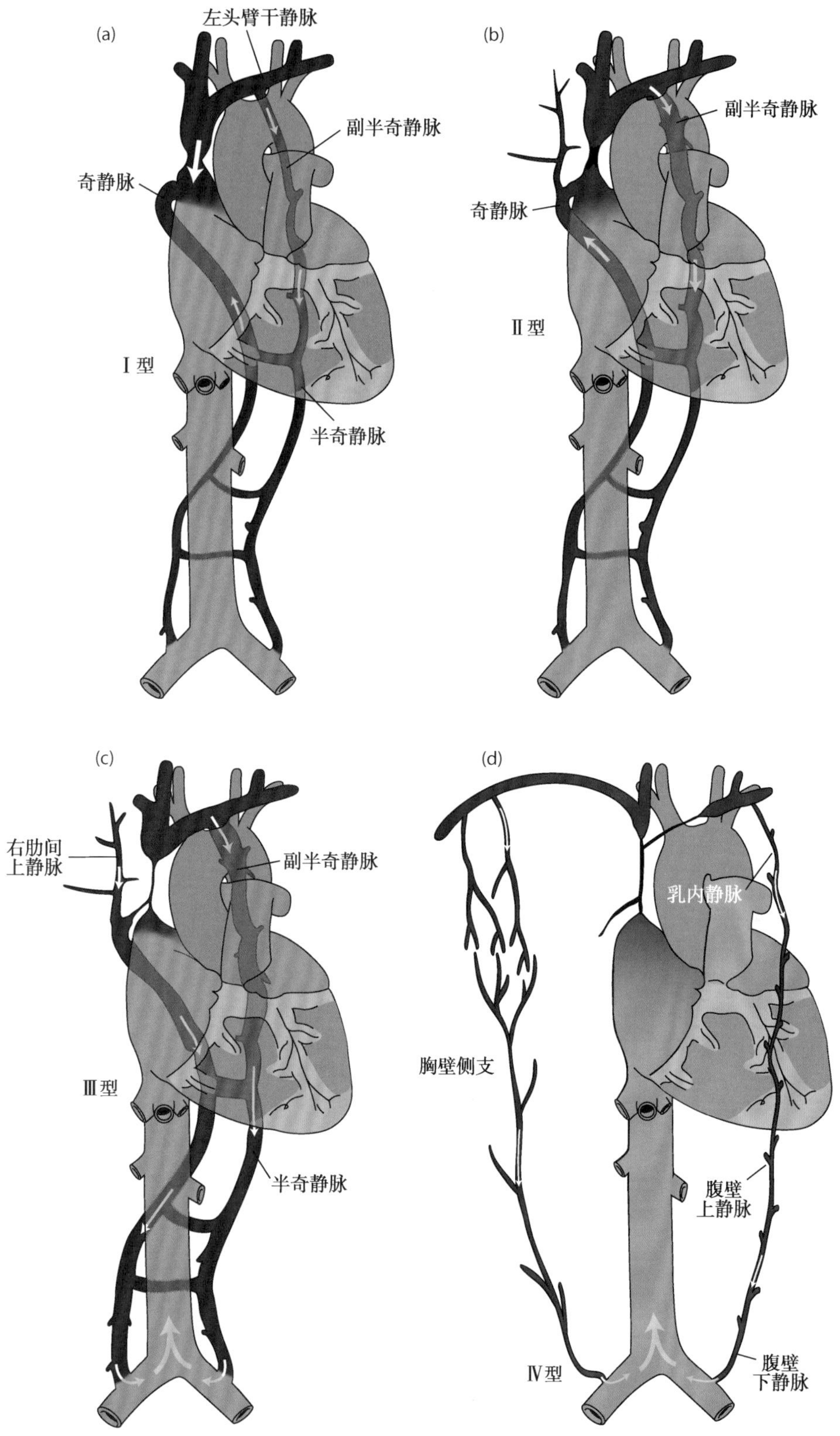

图 53.2　Stanford 和 doty 根据静脉造影对上腔静脉综合征的分型。(a) Ⅰ型：严重上腔静脉狭窄伴 SVC 和奇静脉的正常方向血流，奇静脉、半奇静脉侧支循环形成；(b) Ⅱ型：上腔静脉大于 90% 狭窄或梗阻，但奇静脉通畅且血流方向正常；(c) Ⅲ型：上腔静脉梗阻伴奇静脉及半奇静脉逆向血流；(d) Ⅳ型：上腔静脉、无名静脉、奇静脉广泛梗阻伴胸壁、腹壁静脉侧支循环形成。(引自 Alimi YS et al. Reconstruction of the superior vena cava: Benefits of postoperative surveillance and secondary endovascular interventions. *J Vasc Surg* 1998;27(2):287-99;300-1.)

它们是唯一可用的大直径支架。Gianturco Z 型支架是自膨支架，带有用于固定的钩子以防止迁移，并且具有易于释放，刚性强和不会萎缩的优点。然而，大支架的间隙可能允许肿瘤向内生长，这一点是令人担忧的。Palmaz（Cordis Corp.，Miami，FL）球囊扩张支架释放精确且具有良好的径向支撑力，因而非常适用于短段局灶性纤维化/压缩性病变（图 53.3）。它的缺点在于灵活性差而且仅适用于短段病变。近年来，其他自膨支架如 Wallstents（Boston Scientific Corp.，Natick，MA），Smart 支架（Cordis Endovascular，Warren，NJ），Protégé 支架（ev3，Plymouth，MN），E*Luminexx（Bard GmbH/Angiomed，Karlsruhe，德国），Sinus-XL（OptiMed Medizinische Instrumente GmbH，Ettlingen，德国）和 Zilver Vena（Cook Medical，Inc.，Bloomington，IN）支架因其具有不同的尺寸适用于多种病变范围，外加良好的顺应性使其较多用于长段的 SVC 病变。偶有文献报道覆膜支架也可用于预防手术期间的外渗，并可能控制肿瘤向血管内生长，而无需再次介入[34,35]。近年来，我们在选定的病例中选择性地使用覆膜支架，并认为它们与内膜增生的发生率较低相关（未发表的数据）。对于与留置导管相关的急性 SVC 血栓形成或在血管成形术/支架置入术之前，可行单纯溶栓去除血栓并显露狭窄病变范围及程度，为后续进行精准的治疗做准备。

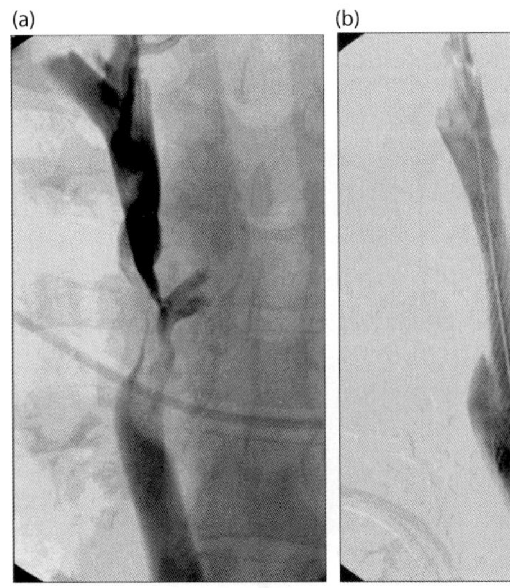

图 53.3 （a）31 岁纵隔纤维化患者，静脉造影显示 Ⅱ 型上腔静脉梗阻。成功放置 Palmaz 支架，症状立即缓解；（b）术后 11 个月，患者因支架内狭窄行球囊扩张术，仍无症状

静脉腔内修复技术涉及超声引导下经皮股静脉穿刺和 6~10Fr 鞘的放置，然后用亲水（hydrophilic）导丝和导管穿过狭窄/闭塞病变。如果不能经股动脉入路，右侧颈内静脉/手臂静脉可以是短段病变患者的替代或额外的静脉入路。血液透析动静脉瘘的也是可行的入路选择。延伸到长段闭塞部位的长鞘可为穿过病变提供必要支撑力。导丝穿过病变部位之后，立即使用标准的 10~16mm 球囊进行预扩，然后行支架植入。支架的选择取决于 SVC 狭窄的病因，程度，长度和曲折度。有时进行预扩张时阻力较大则通常需要使用高压球囊进行扩张[例如，Mustang（Boston Scientific Inc.，USA）或 ATLAS（Bard Peripheral Vasc Inc.，AZ，USA）]。腔内治疗这个过程中可能发生静脉壁的破裂，如果表现为轻微的周围渗出而没有血流动力学变化 - 可以通过长时间的球囊充气成功地进行治疗。若出现范围较大的穿孔，严重时可导致血流动力学不稳，则需要放置覆膜支架来控制出血[36]。SVC 破裂导致心脏压塞的情况并不常见。快速诊断和立即在超声引导下行心包穿刺是必要的[37]。

与留置导管相关的急性 SVC 血栓形成或在血管成形术/支架置入术之前，可行单纯溶栓去除血栓并显露狭窄病变范围及程度，为后续进行精准的治疗做准备。PTA 或支架植入术前溶栓，则在病变处放置合适长度的带侧孔导管进行导管溶栓治疗。有文献报道导管溶栓以及药物机械血栓清除术不仅适用于导管相关的血栓形成，而且在恶性 SVC 闭塞中也卓有成效[38]。有关溶栓治疗的详细信息，请参阅第 24 章和第 25 章。术后需要根据 SVC 综合征的病因进行个体化的抗凝治疗。大多数患者，特别是那些患有恶性肿瘤和导管相关血栓形成的患者，至少要接受几个月的口服抗凝治疗，直到支架内膜化并且血栓形成的风险下降。对于纵隔纤维化患者通常行单一抗血小板治疗。停止抗凝治疗后再次血栓形成以及优良结果均未见报道[39,40]。

53.8 手术治疗

53.8.1 桥血管的选择

自体大隐静脉移植是良性病因患者 SVC 或无名静脉置换的首选。Chiu 研究团队在动物实验中对此进行了描述[41]。1974 年，Doty 和 Baker[42]首次将自体大隐静脉移植应用于患者。我们先前已详细描述了制备和植入螺旋移植物的技术[4,11]。获取大隐静脉，纵向切开，切除瓣膜，静脉缠绕在 32Fr 或 36Fr 聚乙烯胸管上。然后用 6-0 单丝聚丙烯缝合线吻合静脉边缘（图 53.4）。最近，我们使用非穿透血管夹（US Surgical，Inc.，Mansfield，MA）用于此，得到较好的结果。在准备阶段用肝素化的罂粟碱溶液连续冲洗静脉以保持内皮细胞的完整并防止干燥。大隐静脉桥是相对不易形成血栓的自体组织。缺点包括额外的切口和获取准备大隐静脉所需的时间（60~90 分钟）。此外，大隐静脉桥的长度受到大隐静脉可用性的限制。

因在尺寸和长度方面的出色适用性而成功使用股静脉或股腘静脉也是用于重建 SVC 的选择之一[43-45]。然而，如果患者有下肢静脉血栓的问题，去除下肢深静脉可能引起中度及以上的血栓栓塞后综合征。因此，对于接受 SVC 重建治疗的良性病因年轻患者，股静脉仅是我们除大隐静脉移植之外的第二选择。

在可用的人造材料中，外部支撑的膨体聚四氟乙烯（ePTFE）由于其不易形成血栓的特性成为大静脉重建的较好选择。因为通过无名静脉的流量通常超过 1 000ml/min，所以长度短直径大（10~14mm）的人工血管长期通畅性良好。如果用锁骨下静脉行外周吻合术，静脉流入量明显减少，手臂通常需要额外动静脉瘘以确保桥血管通畅。对于颈内 - 心耳旁路，如果不能使用大隐静脉，则大直径（12mm）PTFE 人工血管是合适的替代方案。颈静脉桥血管行动静脉瘘成形术至今尚无相关报道。对于纵隔张力高的患者，具有外部支撑力的人工血管是较好的选择，这也同样适用于所有恶性肿瘤患者，因为复发性肿瘤更可能压迫并闭塞人工血管。

对于服用免疫抑制剂的器官移植的患者，可考虑使用 Iliocaval 同种异体移植物。冷冻保存的股静脉、用自体或牛心包制备的桥血管也是潜在的替代物。

53.8.2　外科技巧

手术通过正中胸骨切开术进行，如果经颈内静脉与桥血管吻合，则中线切口沿着胸锁乳突肌的前边缘在适当的一侧倾斜地延伸到颈部。纵隔暴露，现行纵隔肿块切除或活检后再行上腔静脉血管重建。

组织活检或肿瘤切除术后，打开心包暴露最常用于中央吻合术的右心耳。侧壁钳钳夹右心耳，纵向剖开。切除一些肌小梁以改善流入道，并用 5-0 单丝缝合线行端 - 侧吻合（图 53.4）。如果不涉及纤维化，将一段通畅的上腔静脉间置于闭塞段也可以达到此目的。桥血管与颈内静脉或无名静脉行端 - 侧或端 - 端吻合。

尽管我们已经在少数患者中进行了分支大隐静脉或分支人工血管复合桥成形，但是目前，颈内静脉或无名静脉的单根桥血管用于 SVC 重建仍是主流的手术选择（图 53.5~图 53.7）。由于头颈部的侧支循环丰富，单侧重建足以缓解

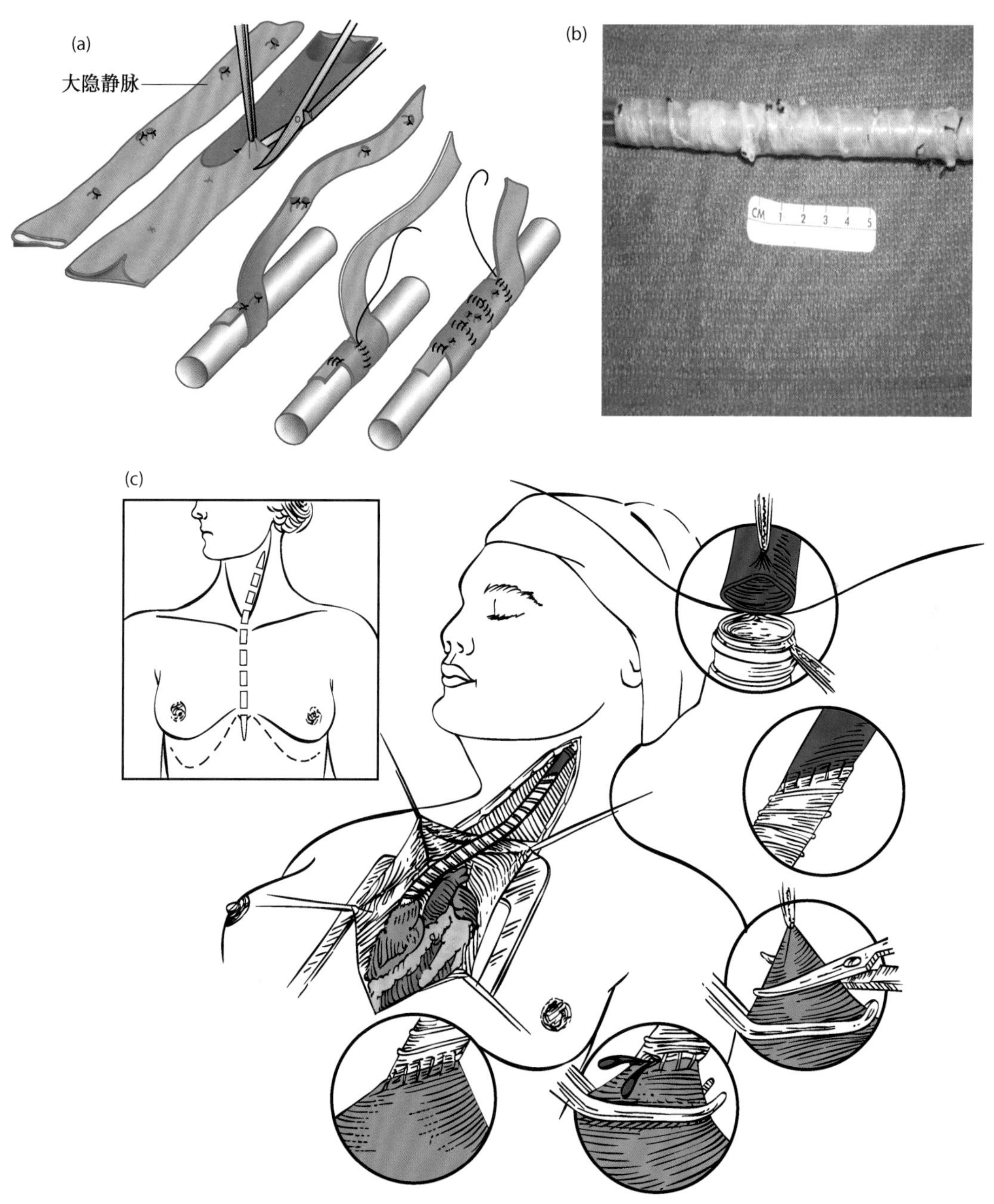

图 53.4 （a）螺旋大隐静脉桥血管的制备。纵向剖开大隐静脉，切除瓣膜，覆盖缠绕在胸管，静脉边缘吻合；（b）15cm 螺旋大隐静脉血管桥待植入；（c）左颈内 - 右心耳螺旋静脉桥血管植入技巧。使用非穿透性血管夹钳夹螺旋大隐静脉桥血管。（引自 Gloviczki PG，Pairolero PC. Venous reconstruction for obstruction and valvular incompetence. In：Goldstone J，ed. *Perspectives in Vascular Surgery*. St. Louis，MO：Quality Medical Publishing，1988，75-93.）

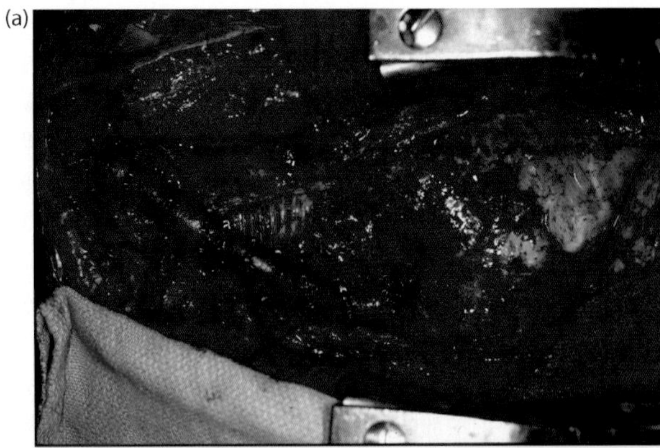

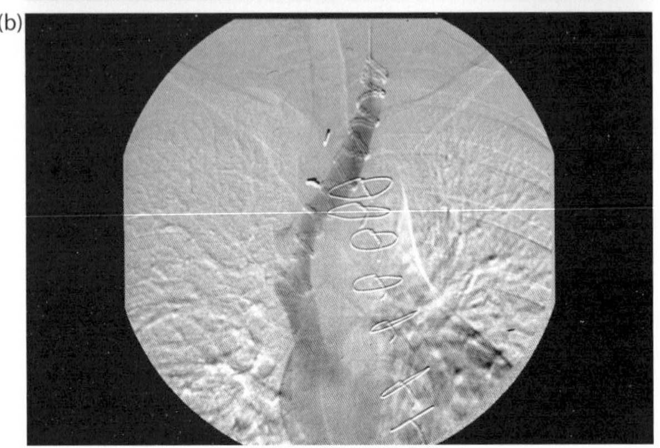

图 53.5 (a)非穿透性血管夹用于制备螺旋静脉桥血管;(b)术后静脉造影明确左颈内 - 右心耳桥血管通畅。3 年后桥血管仍通畅患者无症状

大多数患者的症状。肿瘤仅侵犯 SVC 的一部分管壁时,使用人工补片,牛心包膜或自体材料(例如隐静脉或心包)的切除和腔静脉血管成形术也是可行的选择。术后 24 小时后开始应用肝素进行抗凝治疗,出院后改为口服抗凝治疗。无凝血障碍的以大隐静脉或股静脉作为桥血管行血管重建的患者仅需维持口服华法林抗凝治疗 3 个月。有潜在凝血功能障碍的患者和大多数以 ePTFE 人造血管行血管重建的患者需终身抗凝治疗。

53.9 预后

53.9.1 静脉腔内治疗的预后

初次经静脉腔内治疗 SVC 综合征仅行 PTA 治疗后易发生因血管壁回弹或周围组织纤维化压迫引起的血管早期再狭窄。最早关于支架植入术治疗 SVC 的病例分别由 Charnsangavej 等[17]和 Rosch 等[18]在 1986、1987 年报道,术后患者症状迅速缓解直至 3 周到 6 个月后患者死亡。行血管内支架植入术后,可以"立即"缓解患者的头痛症状,面部和手臂的水肿在随后的 24~72 小时内消退。早期使用 Gianturco Z 型支架行支架植入术,随后经 Rosch 等[18]改造,引入多体设计用于减少支架的移动。在 20 世纪 90 年代早期,起搏器导丝诱导血栓形成后支架植入的病例偶有报道,但需要反复介入干预来保证支架的短期通畅[17,18,40]。

1997 年,Nicholson 等[46]发表了 75 例恶性 SVC 综合征患者 SVC 静脉腔内治疗的研究,这是当时最大规模的研究。所有患者的症状均在 48 小时得到缓解,其中 90% 的患者直至死亡都没有再出现 SVC 综合征症状。该研究将 SVC 支架植入治疗与姑息性放射治疗进行了对比,得出结论:只有 12% 的患者可以通过放射治疗缓解症状。在 Garcia Monaco 等[47]的后续研究统计了 40 名 SCV 支架植入术后的患者,其中,91% 患者的症状得到显著改善,在后

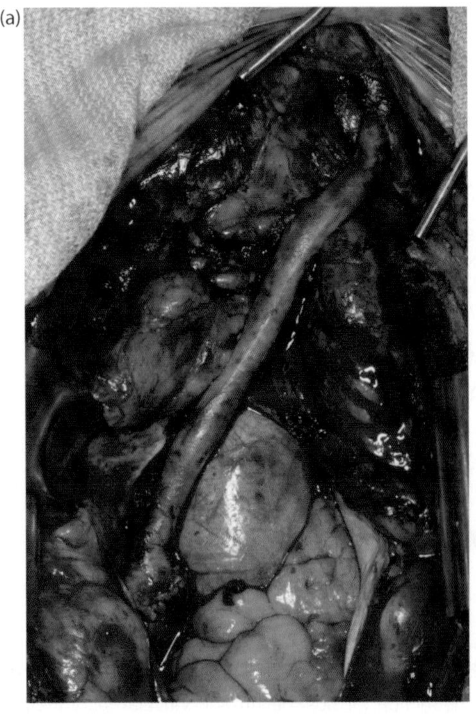

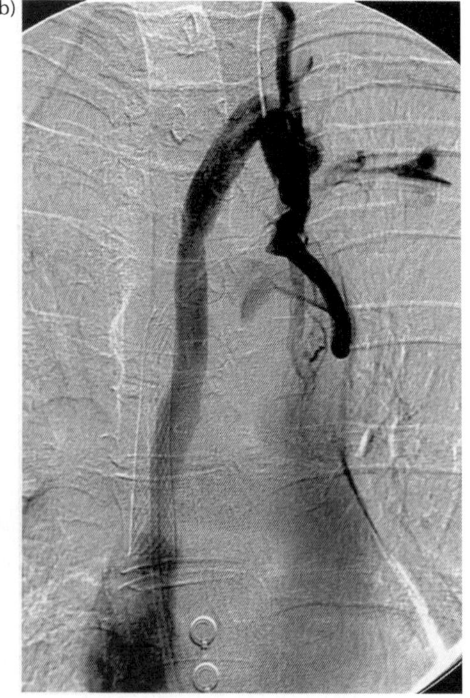

图 53.6 (a)左无名 - 右心耳股静脉搭桥;(b)术后 3 个月静脉造影明确桥血管大部通畅

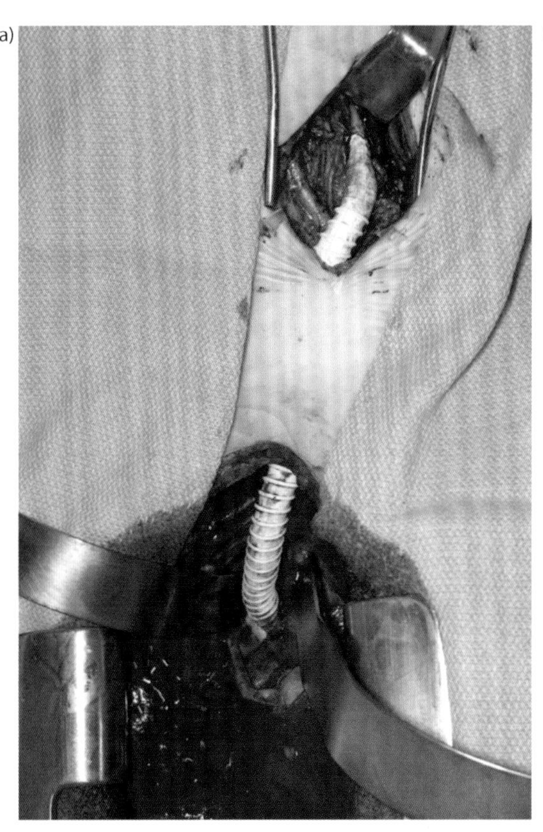
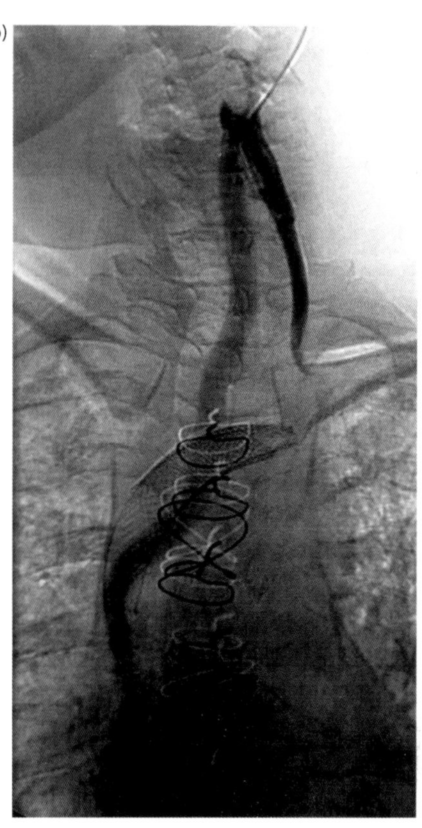

图 53.7 (a)左颈内 - 心耳人工血管搭桥;(b)术后 13 个月静脉造影明确桥血管大部通畅

续病程中 83% 的患者没有复发或恶化。Greillier 等[48]认为,在肺癌患者中,支架植入术的症状缓解率高于非支架植入治疗(75%vs 25%)同时,复发率较低,复发时间较长。基于以上及几个较小样本量研究均类似的结果,静脉腔内治疗已明确成为恶性 SVC 综合征的一线治疗,并且可术中进行静脉内活检[49-52]。

Kee 等报道了 27 例良性 SVC 综合征患者接受溶栓,PTA 和支架治疗的临床结果。4 例(15%)血栓完全溶解,而在 21 名(77.8%)患者中,溶栓治疗后显示 SVC 存在明显狭窄,并行支架植入术进行治疗。然而,Cochrane 评价的结论是,溶栓治疗联合支架植入术会导致发病率增加[3]。Qanadli 等[16]报道了 12 例接受 Wallstents 治疗的患者,平均随访时间 11 个月,其中有 1 例 2 个月后症状复发。Sheikh 等[9]统计了 19 例行支架植入术治疗的良性 SVC 梗阻患者,平均随访时间 28 个月,所有患者症状均得到缓解,其中有 3 例进行二次干预,1 例死于抗凝并发症。

关于治疗良性 SVC 综合征的研究报道相对少见。我们已经报道了 32 例良性病因 SVC 综合征(19 例导管相关性血栓形成,9 例纵隔纤维化)患者静脉内治疗的结果[11],在成功的 28 例患者中,6 名患者接受了 PTA 治疗,22 名患者接受了支架植入术;其中,2 例 PTA 和 3 例支架植入术患者,术前行溶栓治疗。平均随访 1.8 年(0~6.3 年),1 年和 3 年的主要通畅率分别为 70% 和 44%,一期和二期通畅率分别为 96% 和 96%(图 53.8)。这与本中心 SVC 手术重建的通畅率没有显著差异。然而,我们确实注意到,支架植入术后是否需要二次干预的观察至少持续至中期,这与手术患者的桥血管不同,需要干预的狭窄大多发生在术后 1~2 年,之后便能维持桥血管的长期通畅(图 53.9)[11]。

大多数研究强调需要根据具体情况选择溶栓治疗,血管成形术和支架置入术,目的是实现 90%~100% 的一期技术成功率和术后 1 年 85% 以上的二期通畅率[21,38,53,54]。Barshes 等报道了 40 例恶性肿瘤患者和 16 例良性 SVC 综合征患者支架植入术后技术成功率为 100%,症状缓解率为 96%,术后 1 年通畅率分别为 64% 和 76%,无症状生存率为 1~34 个月[55]。然而,目前还没有关于支架类型及治疗方式的前瞻性随机对照研究。Oudkerk 等比较了 Gianturco Z 型支架和 Wallstents,发现后者更容易再次闭塞,原因可能是 Wallstents 更紧密的编织和更大的金属表面积[56]。在一项对 84 例恶性 SVC 综合征患者的研究中,Dinkel 等发现双侧 Wallstent 植入在技术上是可行的,但可能导致更高的再闭塞发生率[57]。

恶性肿瘤患者接受支架植入后,肿瘤往往突入支架内,以及内膜增生,纤维化和纵隔炎的外在压迫,支架闭塞是静脉腔内治疗后的真正需要关心的问题。再狭窄几乎总是与症状复发密切相关,需要重复干预,特别是对于良性 SVC 综合征患者。静脉内治疗的其他风险包括进入穿刺点并发症,溶栓 / 抗凝治疗相关性出血,支架植入和心包内出血引起的心脏压塞。心脏压塞在 PTA 和支架植入术后均有发生但并不常见,一旦发生需紧急行超声引导下的心包穿刺术。我们曾遇到两名患者二次 PTA 后发生了心脏压塞。

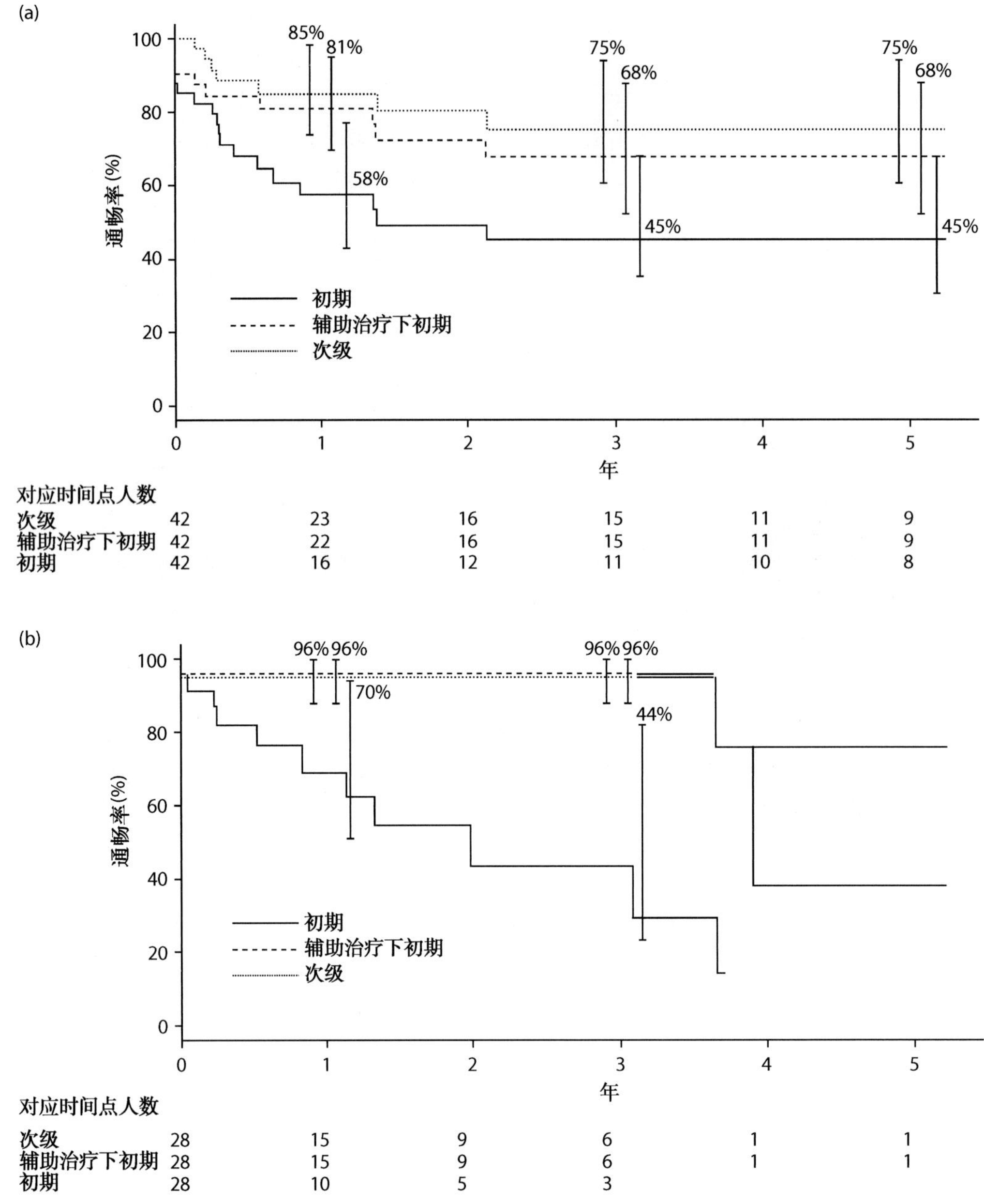

图 53.8 (a)42 例患者外科重建 1、3 和 5 年的通畅率。实心条表示标准误(standard error margin, SEM)<10%。(b)28 例患者腔内修复 1 和 3 年的通畅率。实心条表示 SEM<10%。(引自 Rizvi AZ et al. Benign superior vena cava syndrome: Stenting is now the first line of treatment. *J Vasc Surg* 2008;47(2):372-80.)

在过去的十年中，SVC 综合征的静脉腔内治疗取得了重大进展，现在技术成功率接近 100%。Maleux 等报道了 78 例恶性 SVC 综合征患者支架植入术[大口径 Nitinol SE (Zilver, Cook Medical, Inc., Bloomington, IN)]，技术成功率为 100%，12 个月后一期通畅率为 89%。然而，只有 30% 的患者在术后 12 个月时存活[58]。Fagedet 等报道了 164 名使用 Wallstents 和 Mesotherm (CR Bard, Inc., Billerica, MA) 行支架置入术的患者，其中有 22% 的患者进行二次干预[59]。大口径支架(>16mm)应用于 SVC 梗阻性疾病提高了腔静脉破裂，心脏压塞和肺水肿的发生率。然而，现在已经开发出专门设计用于治疗 SVC 病变的大直径支架[Nitinol Sinus-XL SE (OptiMed, Ettlingen, Germany)]，Mokry 等[60-62]报道了在 23 例恶性 SVC 综合征患者中成功植入 20~24mm Sinus-XL 支架，无手术并发症[60]。裸支架更高的再狭窄率和症状复发率(高达 40%)，促进了覆膜支架的应用。Gwon 研究团队的结果提示覆膜支架长期通畅率高于裸支架(12 个月时 94%vs 48%; P=0.038)；然而，数据并未显示出接受覆膜支架植入后的生存获益[34]。在过去的十年中，我们在 44 例良性 SVC 综合征患者中选择性使用 SVC 覆膜支架治疗了 13 例(未发表的数据)。虽然没有统计学意义，但我们注意到，尽管症状复发的发生率相同(40% vs 34%)，但覆膜支架组(15%) 1 年内二次干预指征少于裸支架组(39%)。现在得出结论还为时过早，但这一初步经验印证了 Gwon 等报道的结果[34]。

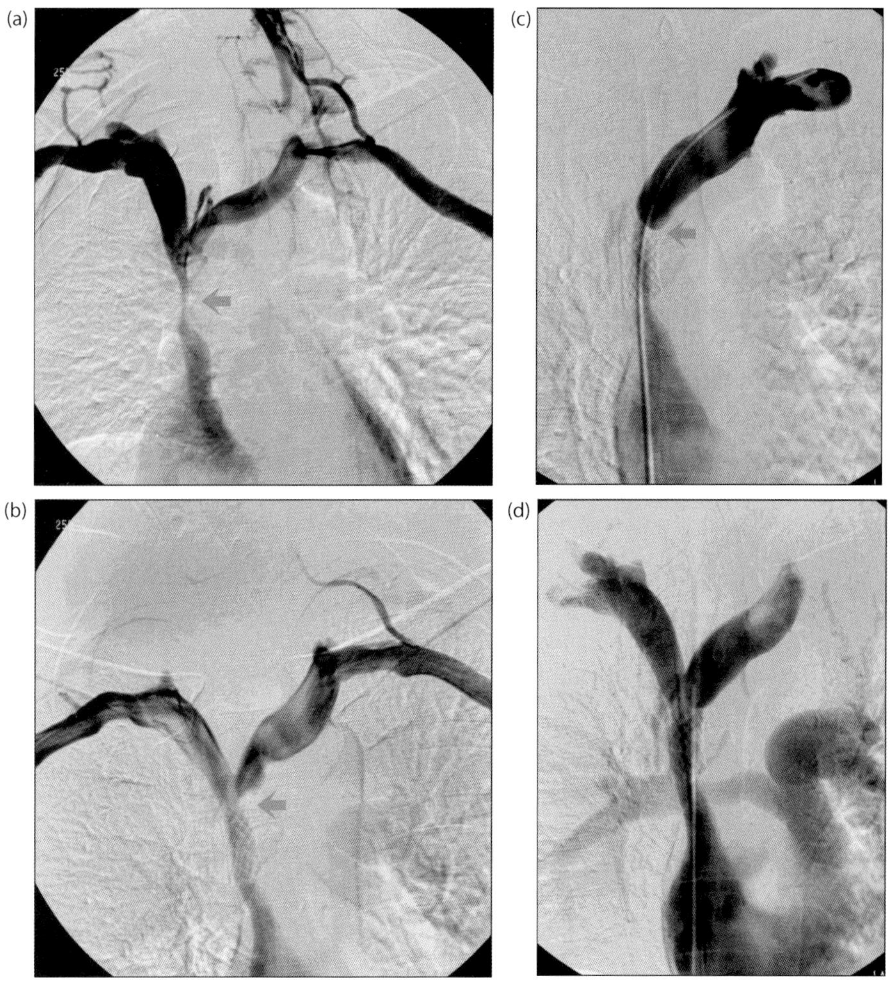

图 53.9 (a) 38 岁纵隔纤维化患者，静脉造影显示Ⅱ型上腔静脉梗阻(如箭头所示)。成功植入 Palmaz 支架，症状立刻缓解；(b) 术后 14 个月静脉造影显示支架近端左无名静脉严重狭窄(如箭头所示)，球囊扩张术成功处理；(c) 术后 8 个月静脉造影显示狭窄复发(如箭头所示)；(d) 左无名静脉和支架内球囊扩张术后静脉造影显示支架大部通畅。之后 10 个月内为保持支架通畅行两次球囊扩张术

53.9.2 外科治疗的预后

静脉搭桥手术重建 SVC 或无名静脉的结果最令人满意。通畅率非常较好好的原因在于桥血管的平均流量通常很高(平均 1 440ml/min，范围 750~2 000ml/min)[61]。完全置于纵隔内的短段桥血管比颈部吻合的长段桥血管具有更好的长期通畅率。Doty 等[27]报道了 9 例因良性疾病引起的 SVC 综合征患者自体大隐静脉旁路重建的长期结果。9 例中有 7 例在 1~15 年随访期间保持通畅，除一例患者外，其他患者均无症状。他们在 1999 年报道了 16 例自体大隐静脉移植治疗良性 SVC 综合征的更大样本数据，平均随访时间 10.9 年，桥血管长期通畅率 88%，临床结果良好[62]。我们的机构过去报告了类似的结果，无手术死亡，桥血管 5 年通畅率为 80%(90% 为静脉桥)，79% 患者症状得到缓解[26]。

手术重建一直是多年来的主流治疗，我们发表了良性 SVC 综合征行静脉腔内治疗的结果，并将其与手术重建进行了比较[11]。42 例患者接受了 22 例大隐静脉移植，6 例股静脉移植，13 例人工血管移植，1 例患者接受了同种异体髂骨移植。桥血管起自颈内静脉 15 例，锁骨下静脉 1 例，无名静脉 26 例；12 例回流至 SVC，30 例回流至右心耳。在并发症方面，没有发生早期死亡或肺血栓栓塞事件。6 例患者发生桥血管血栓形成并行早期手术再通，4 例人工血管血栓形成行血栓清除术，以及两个大隐静脉血管桥的血栓切除术和侧肢重建术。除分叉移植物的一个侧支外，出院时所有桥血管均通畅。30 天的初级，辅助原发性和继发通畅率分别为 93%、98% 和 100%。在平均随访 4.1 年(范围 0.1~17.5 年)后，所有移植物在 5 年的一级和二级通畅率分别为 45% 和 75%。在不同类型的血管桥中，大隐静脉血管桥预后最好，最后一次随访时 22 个大隐静脉桥中有 19 个保持通畅，5 年二期通畅率 86%，临床效果良好。

植入纵隔的 ePTFE 人工血管显示出良好的通畅性。Dartevelle 等[30]观察到 22 例 ePTFE 人工血管中有 20 例保持通畅，平均随访时间为 23 个月。Moore[28]观察了 10 例接受中心静脉重建的患者平均随访时间 30 个月无移植物闭塞，其中 8 名患者使用额外上肢动静脉瘘来增加中心静脉血流量并保持桥血管通畅。Magnan 等[29]报道了 10 例接受使用 ePTFE 人工血管移植重建 SVC 的患者。其中 9 名患有恶性肿瘤。尽管早期死亡率很高，随访期间只有两

名幸存者，但他们都没有出现 SVC 综合征的复发症状[29]。然而，回顾其他文献，我们发现 ePTFE 人工血管 2 年的通畅率约为 70%。根据我们的经验，即使 ePTFE 人工血管通畅，管腔中也会存在一些血栓形成。对于使用颈内静脉或锁骨下静脉进行远端吻合的患者，血栓形成发生率更高，在无名或 SVC 吻合人工血管的患者效果似乎更好。与我们的经验相似，Shintani 等[63]指出分支人工血管闭塞发生率高于单支人工血管。尽管大隐静脉血管仍然是我们替代 SVC 的首选，但短段大直径 ePTFE 人工血管是 SVC 替代和冷冻保存静脉移植的极佳选择。大静脉重建手术中，我们可选择股脉静脉移植作为动脉导管，该技术的成功性已经得到了证实[45]。最近的文献报告显示股静脉移植治疗 SVC 综合征早期效果良好，自体股腘静脉移植物有望替代大的中央静脉。我们进行的所有六个股静脉移植重建 SVC 仍然是通畅的。然而，对于潜在血栓形成倾向或身体其他部位有静脉血栓形成的患者，桥血管血栓形成发病率尚不确定。在我们行股静脉移植重建 SVC 的 6 名患者中，有 2 名患者有轻微持续的肿胀和静脉性跛行。尽管如此，对于大隐静脉不可用或不充分的患者来说，股静脉是一个很好的桥血管选择。

术后随访至关重要，但不幸的是，多普勒超声扫描仅为胸腔内桥血管是否通畅提供间接证据。因此，我们常用静脉造影或磁共振静脉造影来评估，检查时间通常在出院前和术后 3~6 个月。根据我们的经验，大多数移植物狭窄出现在术后 1~2 年内，并且通常伴随着症状复发(图 53.10)。二次干预主要发生在这段时间，此后便可保持持续通畅，这与腔内治疗后继续需要再次干预不同，特别是对于良性疾病患者(图 53.11)。然而，血管内治疗仍然是治疗桥血管狭窄和保持桥血管长期通畅的一种非常有价值的辅助措施[24,26]。腔内和开放手术重建对症状缓解效果相当(图 53.12)。

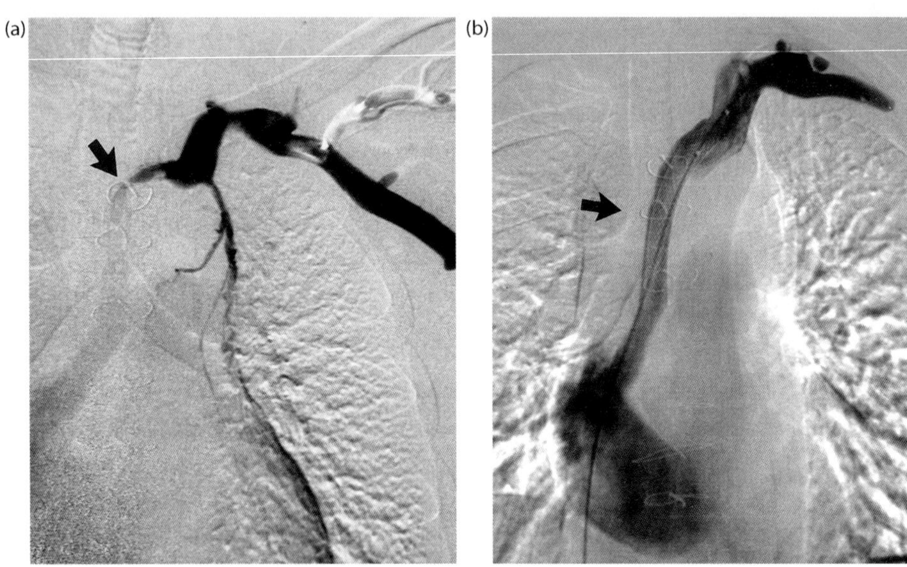

图 53.10 (a)左无名 - 右心耳螺旋大隐静脉桥植入术后 10 个月静脉造影显示吻合口近端严重狭窄(如箭头所示)；(b) wallstent 支架植入术后成功重建。(引自 Alimi YS et al. Reconstruction of the superior vena cava：Benefits of postoperative surveillance and secondary endovascular interventions. *J Vasc Surg* 1998；27(2)：287-99；300-1.)

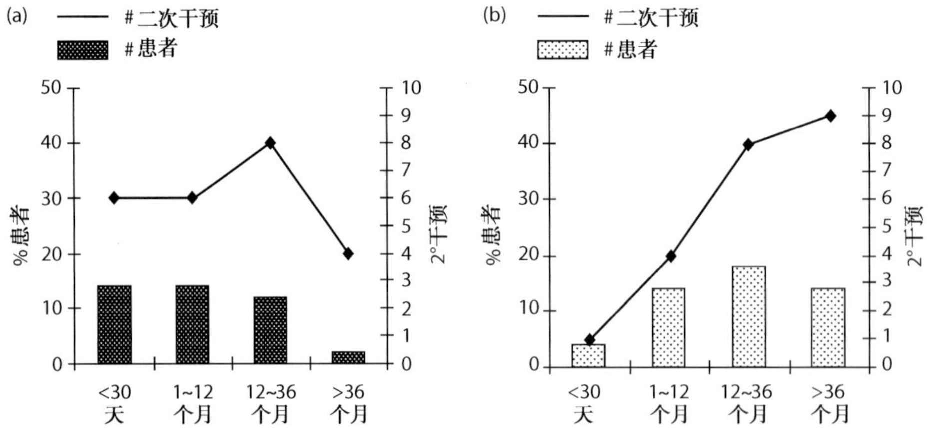

图 53.11 良性病因上腔静脉综合征的治疗，(a)开放组(n=42)和(b)腔内治疗组(n=28)的二次干预。直条图代表每组患者中需要二次干预的比例，直线图代表需要二次干预的患者总数。(引自 Rizvi AZ et al. Benign superior vena cava syndrome：Stenting is now the first line of treatment. *J Vasc Surg* 2008；47(2)：372–80.)

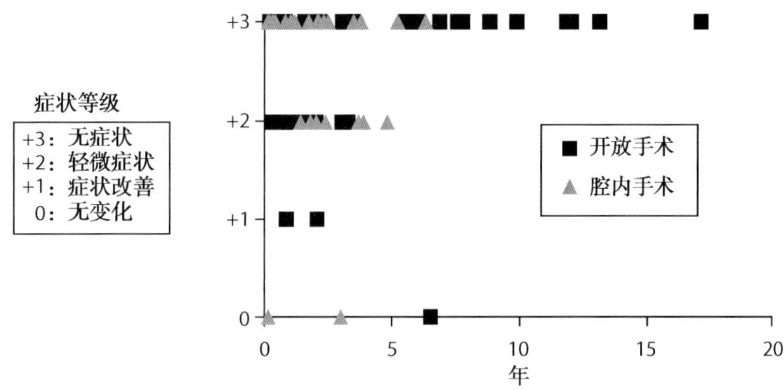

图 53.12　开放手术重建患者(n=42)或介入治疗患者(n=28)术后末次随访的临床症状缓解评分。(引自 Rizvi AZ et al. Benign superior vena cava syndrome: Stenting is now the first line of treatment. *J Vasc Surg* 2008;47(2):372-80.)

53.10　结论

随着静脉留置导管和起搏器的广泛使用,SVC 综合征的发病率正在增加。静脉腔内治疗技术已经完善,使用经验日益丰富,已经成为恶性和良性病因的 SVC 综合征患者的主要干预措施。与开放式手术重建相比,尽管静脉腔内治疗常需要二次介入干预,但创伤性小,安全性高,中期通畅率和疗效相当。覆膜支架可能会减少二次干预;然而,在现有经验中得出这一结论还为时过早。静脉腔内治疗不会影响随后的开放式手术重建,也是延长桥血管通畅性的有效辅助手段。用大隐静脉移植物,人工血管移植物或自体股静脉移植物行开放手术治疗 SVC 综合征是有效的,有效长期缓解症状,对于不适合或不能进行腔内治疗的患者仍然是一个很好的选择。

美国静脉论坛指南 5.1.0:上腔静脉综合征的手术与静脉腔内治疗

编码	指南	推荐等级(1:强;2:弱)	证据级别(A:高质量;B:中等质量;C:低或极低质量)
5.1.1	恶性上腔静脉梗阻患者,推荐支架作为首选治疗,除非肿瘤能够切除	1	A
5.1.2	非恶性病因上腔静脉综合征,推荐介入治疗为首选治疗	1	B
5.1.3	对于不适合或介入治疗失败的患者,我们推荐使用螺旋静脉血管移植物、自体股静脉移植或 PTFE 人工血管行开放外科手术重建	1	B

参考文献

● = Key primary paper
★ = Major review article

1. Hunter W. The history of an aneurysm of the aorta with some remarks on aneurysms in general. *Med Obs Inq (Lond)* 1757;1:323–57.
2. Ahmann FR. A reassessment of the clinical implications of the superior vena caval syndrome. *J Clin Oncol* 1984;2(8):961–9.
3. Rowell NP and Gleeson FV. Steroids, radiotherapy, chemotherapy and stents for superior vena caval obstruction in carcinoma of the bronchus. *Cochrane Database Syst Rev* 2001;(4):CD001316.
● 4. Gloviczki P et al. Reconstruction of large veins for nonmalignant venous occlusive disease. *J Vasc Surg* 1992;16(5):750–61.
5. Rosamond W et al. Heart disease and stroke statistics—2007 update: A report from the American Heart Association Statistics Committee and Stroke Statistics Subcommittee. *Circulation* 2007;115(5):e69–171.
6. Korkeila P et al. Venous obstruction after pacemaker implantation. *Pacing Clin Electrophysiol* 2007;30(2):199–206.
★ 7. Rice TW, Rodriguez RM, and Light RW. The superior vena cava syndrome: Clinical characteristics and evolving etiology. *Medicine (Baltimore)* 2006;85(1):37–42.
8. Parish JM et al. Etiologic considerations in superior vena cava syndrome. *Mayo Clin Proc* 1981;56(7):407–13.
9. Sheikh MA et al. Endovascular stenting of nonmalignant superior vena cava syndrome. *Catheter Cardiovasc Interv* 2005;65(3):405–11.
10. Nael K et al. Endovascular management of central thoracic veno-occlusive diseases in hemodialysis patients: A single institutional experience in 69 consecutive patients. *J Vasc Interv Radiol* 2009;20(1):46–51.

•11. Rizvi AZ et al. Benign superior vena cava syndrome: Stenting is now the first line of treatment. *J Vasc Surg* 2008;47(2):372–80.
12. Sheth S, Ebert MD, and Fishman EK. Superior vena cava obstruction evaluation with MDCT. *AJR Am J Roentgenol* 2010;194(4):W336–46.
13. Stanford W and Doty DB. The role of venography and surgery in the management of patients with superior vena cava obstruction. *Ann Thorac Surg* 1986;41(2):158–63.
14. Chen JC, Bongard F, and Klein SR. A contemporary perspective on superior vena cava syndrome. *Am J Surg* 1990;160(2):207–11.
•15. Yellin A et al. Superior vena cava syndrome. The myth—The facts. *Am Rev Respir Dis* 1990;141(5 Pt 1):1114–8.
16. Qanadli SD et al. Subacute and chronic benign superior vena cava obstructions: Endovascular treatment with self-expanding metallic stents. *AJR Am J Roentgenol* 1999;173(1):159–64.
17. Charnsangavej C et al. Stenosis of the vena cava: Preliminary assessment of treatment with expandable metallic stents. *Radiology* 1986;161(2):295–8.
18. Rosch J et al. Gianturco–Rosch expandable Z-stents in the treatment of superior vena cava syndrome. *Cardiovasc Interv Radiol* 1992;15(5):319–27.
19. Wisselink W et al. Comparison of operative reconstruction and percutaneous balloon dilatation for central venous obstruction. *Am J Surg* 1993;166(2):200–4; discussion 204–5.
20. Solomon N, Wholey MH, and Jarmolowski CR. Intravascular stents in the management of superior vena cava syndrome. *Cathet Cardiovasc Diagn* 1991;23(4):245–52.
★21. Schindler N and Vogelzang RL. Superior vena cava syndrome. Experience with endovascular stents and surgical therapy. *Surg Clin North Am* 1999;79(3):683–94, xi.
22. Sherry CS et al. Successful treatment of superior vena cava syndrome by venous angioplasty. *Am J Roentgenol* 1986;147(4):834–5.
23. Albers EL et al. Percutaneous vascular stent implantation as treatment for central vascular obstruction due to fibrosing mediastinitis. *Circulation* 2011;123(13):1391–9.
•24. Alimi YS et al. Reconstruction of the superior vena cava: Benefits of postoperative surveillance and secondary endovascular interventions. *J Vasc Surg* 1998;27(2):287–99; 300–1.
25. Gloviczki P et al. Reconstruction of the vena cava and of its primary tributaries: A preliminary report. *J Vasc Surg* 1990;11(3):373–81.
•26. Kalra M et al. Open surgical and endovascular treatment of superior vena cava syndrome caused by nonmalignant disease. *J Vasc Surg* 2003;38(2):215–23.
27. Doty DB, Doty JR, and Jones KW. Bypass of superior vena cava. Fifteen years' experience with spiral vein graft for obstruction of superior vena cava caused by benign disease. *J Thorac Cardiovasc Surg* 1990;99(5):889–95; discussion 895–6.
28. Moore W and Hollier, LH. Reconstruction of the superior vena cava and central veins. In: Bergan J and Yao JST, eds. *Venous Disorders*. Philadelphia: WB Saunders, 1991:517–27.
29. Magnan PE et al. Surgical reconstruction of the superior vena cava. *Cardiovasc Surg* 1994;2(5):598–604.
30. Dartevelle PG et al. Long-term follow-up after prosthetic replacement of the superior vena cava combined with resection of mediastinal-pulmonary malignant tumors. *J Thorac Cardiovasc Surg* 1991;102(2):259–65.
31. Herreros J et al. [Superior vena cava compression syndrome. Our experience apropos of 26 cases]. *Ann Chir* 1985;39(7):495–500.
32. Ricci C et al. [Reconstruction of the superior vena cava: 15 years' experience using various types of prosthetic material]. *Ann Chir* 1985;39(7):492–5.
33. Graham A et al. Subcutaneous jugulofemoral bypass: A simple surgical option for palliation of superior vena cava obstruction. *J Cardiovasc Surg (Torino)* 1995;36(6):615–7.
34. Gwon DI et al. Malignant superior vena cava syndrome: A comparative cohort study of treatment with covered stents versus uncovered stents. *Radiology* 2013;266(3):979–87.
35. Anaya-Ayala JE et al. Efficacy of covered stent placement for central venous occlusive disease in hemodialysis patients. *J Vasc Surg* 2011;54(3):754–9.
36. Azizzadeh A et al. Endovascular repair of an iatrogenic superior vena caval injury: A case report. *J Vasc Surg* 2007;46(3):569–71.
37. Da Ines D et al. Cardiac tamponade after malignant superior vena cava stenting: Two case reports and brief review of the literature. *Acta Radiol* 2010;51(3):256–9.
38. Dib C and Hennebry TA. Successful treatment of SVC syndrome using isolated pharmacomechanical thrombolysis. *J Invasive Cardiol* 2012;24(3):E50–3.
39. Rosch J et al. Gianturco expandable wire stents in the treatment of superior vena cava syndrome recurring after maximum-tolerance radiation. *Cancer* 1987;60(6):1243–6.
40. Irving JD et al. Gianturco self-expanding stents: Clinical experience in the vena cava and large veins. *Cardiovasc Interv Radiol* 1992;15(5):328–33.
41. Chiu CJ, Terzis J, and MacRae ML. Replacement of superior vena cava with the spiral composite vein graft. A versatile technique. *Ann Thorac Surg* 1974;17(6):555–60.
•42. Doty DB, and Baker WH. Bypass of superior vena cava with spiral vein graft. *Ann Thorac Surg* 1976;22(5):490–3.
43. Klassen KP, Andrews NC, and Curtis GM. Diagnosis and treatment of superior-vena-cava obstruction. *AMA Arch Surg* 1951;63(3):311–25.
44. Gladstone DJ et al. Relief of superior vena caval syndrome with autologous femoral vein used

as a bypass graft. *J Thorac Cardiovasc Surg* 1985;89(5):750–2.

45. Hagino RT et al. Venous reconstructions using the superficial femoral–popliteal vein. *J Vasc Surg* 1997;26(5):829–37.
46. Nicholson AA et al. Treatment of malignant superior vena cava obstruction: Metal stents or radiation therapy. *J Vasc Interv Radiol* 1997;8(5):781–8.
47. Garcia Monaco R et al. Use of self-expanding vascular endoprostheses in superior vena cava syndrome. *Eur J Cardiothorac Surg* 2003;24(2):208–11.
48. Greillier L et al. Vascular stenting for palliation of superior vena cava obstruction in non-small-cell lung cancer patients: A future 'standard' procedure? *Respiration* 2004;71(2):178–83.
49. Urruticoechea A et al. Treatment of malignant superior vena cava syndrome by endovascular stent insertion. Experience on 52 patients with lung cancer. *Lung Cancer* 2004;43(2):209–14.
50. Bierdrager E et al. Endovascular stenting in neoplastic superior vena cava syndrome prior to chemotherapy or radiotherapy. *Neth J Med* 2005;63(1):20–3.
51. Lee-Elliott CE, Abubacker MZ, and Lopez AJ. Fast-track management of malignant superior vena cava syndrome. *Cardiovasc Interv Radiol* 2004;27(5):470–3.
52. Chatziioannou A et al. Stent therapy for malignant superior vena cava syndrome: Should be first line therapy or simple adjunct to radiotherapy. *Eur J Radiol* 2003;47(3):247–50.
53. Kee ST et al. Superior vena cava syndrome: Treatment with catheter-directed thrombolysis and endovascular stent placement. *Radiology* 1998;206(1):187–93.
54. Rosenblum J et al. Intravascular stents in the management of acute superior vena cava obstruction of benign etiology. *JPEN J Parenter Enteral Nutr* 1994;18(4):362–6.
55. ● Barshes NR et al. Percutaneous stenting of superior vena cava syndrome: Treatment outcome in patients with benign and malignant etiology. *Vascular* 2007;15(5):314–21.
56. Oudkerk M et al. Self-expanding metal stents for palliative treatment of superior vena caval syndrome. *Cardiovasc Interv Radiol* 1996;19(3):146–51.
57. Dinkel HP et al. Endovascular treatment of malignant superior vena cava syndrome: Is bilateral Wallstent placement superior to unilateral placement? *J Endovasc Ther* 2003;10(4):788–97.
58. ● Maleux G et al. Large-bore nitinol stents for malignant superior vena cava syndrome: Factors influencing outcome. *AJR Am J Roentgenol* 2013;201(3):667–74.
59. Fagedet D et al. Endovascular treatment of malignant superior vena cava syndrome: Results and predictive factors of clinical efficacy. *Cardiovasc Interv Radiol* 2013;36(1):140–9.
60. ● Mokry T et al. Retrospective study in 23 patients of the self-expanding Sinus-XL stent for treatment of malignant superior vena cava obstruction caused by non-small cell lung cancer. *J Vasc Interv Radiol* 2015;26(3):357–65.
61. Doty DB. Bypass of superior vena cava: Six years' experience with spiral vein graft for obstruction of superior vena cava due to benign and malignant disease. *J Thorac Cardiovasc Surg* 1982;83(3):326–38.
62. Doty JR, Flores JH, and Doty DB. Superior vena cava obstruction: Bypass using spiral vein graft. *Ann Thorac Surg* 1999;67(4):1111–6.
63. Shintani Y et al. Long-term graft patency after replacement of the brachiocephalic veins combined with resection of mediastinal tumors. *J Thorac Cardiovasc Surg* 2005;129(4):809–12.

54

大静脉创伤的处理

54.1 介绍

在美国，创伤是造成所有平民死亡的第5原因，也是1~44周岁人群的主要死因[1]。25~44岁的人群因创伤的支出约占每年创伤成本总数的70%[2]。同样，在军事创伤中，受伤士兵的平均年龄为22岁[3]。在全球反恐战争(global war on terror，GWOT)中大约30%的士兵都有某种形式的血管损伤。在多数报道中，静脉损伤的实际发生率被低估了。在GWOT血管创伤数据库中，仅有85名患者被记录为106处特定的静脉损伤，而在同一个5年期间，记录了超过200例动脉损伤[4]。

从历史上看，静脉疾病的报告和管理大大落后于动脉疾病。Schede于1882年首次成功完成了撕裂伤导致股静脉横断的修复手术[3]。此外，据报道Goodman在1918年进行了一战时的静脉修复[4]。然而，结扎损伤的静脉在第一次世界大战期间是公认的标准处理方法。为提高保肢率，1919年Makins建议在结扎损伤动脉时同时结扎未受伤的静脉[5]。直到在1955年和1970年，Hughes和Rich等的工作表明战场实施静脉损伤的修复是安全的[6,7]。

大多数静脉损伤与动脉损伤是一起发生的。单独的静脉损伤发生极少。Quan等报道[4]，只有25%的四肢血管外伤患者有单独的静脉损伤[4]。这些报告与历史上战时静脉损伤发生率的报道相似。尽管损伤的严重程度存在显著差异，但平民血管创伤报告显示，大多数(75%)静脉损伤也并存动脉损伤[6-9]。

54.2 病因学

在美国，多数伤害是在机动车事故中发生的。枪支引起的伤害是因伤死亡的第二大原因，但这是导致血管损伤的首要原因。枪伤的穿透性损伤也是静脉损伤的首要原因。其他原因的静脉损伤的发生率低得多，包括刺伤(1%~28%)、钝性创伤(1%~23%)和霰弹枪伤(1%~17%)。尽管如此，医源性静脉损伤也发生在不同手术中，其发生率尚不清楚。据疾病预防控制中心(CDC)数据，每年在美国有超过100万次的关节置换手术，动脉损伤发生率为0.15%~0.2%，静脉损伤可能发生得更多，但在文献中报道不足。此外，Oktar[10]和Mandolfno[11]等报道了癌症根治性手术期间的静脉损伤及其处理情况。Oktar[10]报道静脉损伤最常见的部位是髂静脉和股静脉，其中76.6%可进行一期修复，采用直接缝合或端端吻合术完成。其余的损伤可通过植入移植物、补片成形或静脉结扎来完成。另一方面，Mandolfno[11]等报道癌症根治性手术中静脉损伤的发病率和死亡率较高，主要是由于大出血。他们得出结论，快速控制血管和修复静脉可以改善早期和晚期结果。

从历史上看，大多数战场血管损伤都是由爆炸装置产生的弹丸引起的穿透性创伤[3,7,9]。随着时间的推移，爆炸装置也发生了变化，从迫击炮和炮弹过渡到现今的简易爆炸装置。在伊拉克和阿富汗的大量冲突事件中，多达70%的患者为IED所伤，20%被高速步枪伤害，10%受到钝性伤害[3,12]。

54.3 损伤分布

一篇近期文献的回顾分析表明，近90%的平民静脉创伤发生在四肢，上肢和下肢之间的分布几乎相等[2]。Gaspar和Trieman[13]记录了平民静脉损伤的发生率，股静脉17%，下腔静脉15%，颈内静脉15%，肱静脉14%和腘静脉8%。在路易斯安那州立大学的一份报告中，Smith[14]报道，25%的静脉损伤涉及髂静脉，45%涉及股静脉，20%涉及腘静脉，10%涉及贵要静脉。

由于使用了躯干防弹衣和防弹头盔，在战场血管创伤中躯干损伤不常见。对战场损伤的回顾显示，头部和颈部受伤占所有伤害的31%，躯干占14%，下肢占26%，上肢占30%。在越南战争期间，股浅静脉损伤占静脉损伤的最大比例(37%)。腘静脉损伤发生率为29.3%，股总静脉损伤发生率为5%。上肢静脉损伤不常见，肱静脉损伤占14%，腋静脉损伤占5%。

54.4 诊断

初诊时，主要肢体静脉结构损伤可能不明显。伴有长骨骨折或神经损伤的患者应怀疑可能存在主要静脉的损伤。患者可能出现非扩张性的血肿，或仅仅是引流管的缓慢持续出血。主要肢体静脉损伤经常在探查相关的动脉损伤时被诊断出来。静脉的撕裂或横断损伤很易诊断，却往往被忽视。这些损伤在暴露和处理动脉损伤的过程中可进行简单的处理。

识别没有生命危险或没有截肢风险的伤者的静脉损伤可更具挑战性。超声是检测和评估与创伤相关的静脉血栓形成的首选检查。自发性静脉血流减少并呼吸变化和血管的可压缩性下降，可确认静脉血栓形成。Gagne等[15]报道，在37名四肢穿通伤的平民患者中，8例进行了彩超检查，其中7例(88%)检出静脉损伤。在军事冲突中，由于存在大块软组织缺失或存在外固定物，超声的使用非常有限。因此，须使用传统的静脉造影或64层计算机断层扫描(CT)血管成像的后期分析来静脉成像。然而，由于体内留置的枪弹或碎片产生的伪像，这两种手段可能都不是确诊性的。

54.5 处理

结扎或不结扎这一静脉损伤管理中的难题一直是创伤和血管文献中争议的主题。

54.5.1 结扎

处理静脉损伤的最常用方法是结扎。对于非轴向和主要的轴向静脉，例如股总静脉、股静脉或腘静脉都是如此。关于平民创伤后静脉结扎的结果也有不少报道[12,16,17]。在伴随其他多系统危及生命的损伤时，这是静脉损伤最有利和适当的处理方法。然而，在更加可控的情况下，结扎四肢主要回流静脉，即髂静脉、股静脉和腘静脉，考虑到其短期和长期效果，该法仍然存在争议。静脉结扎的直接影响不仅包括静脉高压和增加筋膜室压力，还包括动脉灌注减少。这在Hobson[18]和Wright等[19]人的几项动物研究中得到证实。大多数报告都认为，通过灵活使用筋膜切开术、适当的液体复苏和术后肢体抬高可最大限度地减少静脉结扎的直接不良影响。与静脉修复相比，髂静脉、股总静脉或腘静脉结扎的长期副作用通常表现出更高的水肿和慢性静脉功能不全的发生率[20,21]；然而，并非所有研究都认可这一点[22,23]。结扎是朝鲜战争期间静脉贯穿损伤的主要处理方法。直到Hughes[6]和Spencer、Grewe[24]开始探索动脉修复的可能时，他们也开始尝试修复战场静脉损伤。在伊拉克和阿富汗的战争中，损伤静脉的结扎仍然是治疗大多数轴向和非轴向静脉损伤的最常用方法。

可以从以腋静脉或股腘静脉作为血管重建材料的报道中推断出腋静脉、股腘静脉结扎的生理效应。Raju等[25]发现接受带瓣膜腋静脉移植治疗腘静脉反流的患者，不到2%仅有短暂的轻度上肢肿胀。Clagett等[26]首先报道了结扎切取股腘静脉用于动脉重建。他们的小组[26]及Wells等[27]报告发现，不到三分之一的患者有下肢水肿，没有患者出现严重的慢性静脉改变或静脉跛行[27]。他们发现，在收肌管以下完成切取深静脉后，20.7%患者的肢体进行了筋膜室切开术以解决严重的静脉高压。相比之下，作者发现，在收肌管以上做的次全深静脉切取后不需要筋膜室切开术。此外，单侧肢体同时进行大隐静脉和深静脉切取的患者，76.0%需要筋膜室切开，而单独进行深静脉切取的患者仅11.7%需要筋膜室切开[28]。这些观察结果表明，股腘静脉的选择性切取是可行的，并且并发症发生率是可接受的。然而，这些数据可能无法准确地反映急性肢体损伤的生理情况，因为除了静脉回流受损外，还伴有大块软组织损伤和肢体淋巴管回流中断。值得注意的是，多项研究报道了在股腘静脉切取的情况下维持股深静脉血流的重要性。通过远端腘窝/腓肠静脉的侧支循环，股深静脉成为下肢的主要流出道。在创伤情况下必须考虑到这一点，因为严重下肢创伤时股深静脉也可能受到广泛损伤。在这些情况下，股静脉结扎可能会对维持肢体的存活产生有害影响。除非是面临保肢还是保命的情形时，否则我们还是建议股静脉或股深静脉保留其中之一。

54.5.2 一期修复

1955年，Hughes[6]报告了13例成功修复静脉损伤并发动脉损伤的案例。受此启发，Rich等[9,21,29,30]调查了越南战争期间静脉损伤修复的效果。这些结果之后，一些中心[14,16,31]也报道了在过去的30年中平民创伤性静脉损伤的修复。简单直接缝合修复是处理平民静脉创伤的最常用方法，短期随访通畅率为76%~93%[14,23]。来自韩国和越南战争的报告显示，85%的静脉修复使用直接静脉缝合[7]术。同样，在伊拉克和阿富汗战争期间，大多数人都采用直接缝合术来处理损伤静脉[4]。

处理下肢的主要回流静脉时，例如髂静脉、股静脉或腘静脉，应考虑静脉修复。将损伤的静脉清创至正常静脉之后，外科医生应该评估是否可以进行端端吻合。通常通过近端和远端静脉段吻合来实现。来自平民机构的报告显示，股静脉的端端静脉吻合效果非常成功，术后早期的通畅率高达 74%。Hughes[6]报道了 1955 年首次使用端端吻合治疗战时静脉创伤。在如今冲突中，受伤的美国军人很少记录到端端吻合修复重要静脉的损伤[4]。

腔静脉、肠系膜静脉或髂静脉受损的情况下，通常通过直接缝合静脉或补片血管成形术完成初次修复。使用自体静脉或合成的聚四氟乙烯贴剂完成补片修复。

54.5.3 移植物间置

股总或腘静脉大量节段性缺损时，可选择移植物间置术。大多数移植物间置术的最佳血管是大隐静脉，应从未受伤或对侧下肢切取。在静脉系统中进行移植物间置术，不用倒转使用血管。根据最近的几份报告，在平民创伤中，移植物间置术占静脉修复的 11%~42%[16,23]。然而，移植物间置术后的长期通畅率有些令人失望，30 天的通畅率为 40%~75%。Rich 等[9,21,29,30]报道了静脉移植物间置修复静脉损伤的重要军事经验。在越南战争期间，4% 的静脉损伤患者接受修复主要静脉损伤的手术。在最近的军事冲突中，很少报道使用这种技术。

当大隐静脉尺寸不足、质量差或需要修复复合伤患者静脉流出道时，人工血管用于血管创伤的重建[32]。人工血管在短期内表现良好。使用膨化聚四氟乙烯（expanded polytetraflouroethylene，ePTFE）移植物间置旁路转流和使用患者自体血管进行重建可降低静脉高压。这些人工血管在静脉系统长期通畅率的报告比短期通畅率的报告要少。Borman 等[33]发现平民静脉损伤使用这些移植物在术后随访时几乎 100% 发现血栓形成。然而，其他报告[34]显示使用 ePTFE 移植物进行静脉重建的长期通畅率更好，平均随访时间为 16~24 个月，长期通畅率 45%~80%。在最近的战争中，ePTFE 移植物间置已被用作静脉系统中的临时分流器并且帮助许多患者快速撤离战场返回美国。经验表明，这些人工静脉重建减弱了静脉高压的影响，从而利于肢体伤口处理。

螺纹和平纹移植物很少用于修复静脉损伤[33-35]。1997 年，来自新泽西医学和牙科大学的外科医生发表了他们使用修复平民复杂静脉创伤的经验[15]。这些作者发现，在髂静脉、股静脉或腘静脉损伤修复中，只有 8% 使用螺纹静脉移植物，11% 的患者使用平纹移植物。这些复杂修复的通畅率显著低于简单修复的通畅率。这些修复中近 50% 将在术后早期形成血栓。迄今尚没有战伤使用螺纹或平纹移植物的报道。

54.5.4 修复后的临时分流

一些平民创伤诊治小组主张使用临时分流来处理不能耐受长时间手术和血管修复的重症患者。这些小组主张使用静脉和动脉内分流[36,37]。基础科学研究表明，分流是有效的，并且在短期内不使用全身抗凝治疗也可保持通畅[38]。最近，军队血管外科医生重新考虑使用血管内分流来处理静脉和动脉损伤。Rasmussen 等[12,39,40]报道了在伊拉克使用血管内分流治疗的 126 例血管损伤病例。在这些病例中，作者报道了其中一部分近端静脉损伤病例用硅橡胶分流管间置置入后具有较高短期通畅率。

对于需要修复腔静脉损伤的情况不稳定患者，应考虑先使用心房 - 腔静脉分流术，再二期修复腔静脉[41]。

54.5.5 腔内修复

在过去的 10~15 年中，许多报告已经表明支持使用血管腔内技术处理静脉创伤，包括从腔内技术辅助开放修复到复杂的腔内重建技术。Tillman 等[42]报道了在一期修复骨盆静脉损伤时，使用低压、高顺应性橡胶球囊来控制髂静脉血流。Burket[43]、Azizzadeh 等[44]和 Anaya-Ayala 等[45]都报道了使用主动脉覆膜移植物修复腔静脉撕裂伤。Watarida 等[46]报道使用带侧孔的腔内移植物修复近肝下腔静脉损伤。

同样，对胸部和腹部主要静脉的损伤处理通常取决于患者的血流动力学状态。一般而言，血流动力学不稳定的患者，肾静脉以下的下腔静脉损伤可以结扎处理，因为奇静脉和半奇静脉系统通常可以为腹腔和盆腔区域提供足够的侧支静脉循环。如果需要对下腔静脉进行修复，可以通过直接静脉缝合或聚四氟乙烯补片修复来完成手术。在需要修复损伤的不稳定患者中，已经报道使用房 - 腔静脉分流来维持到损伤修复[39,41]。门静脉和肠系膜上静脉的损伤具有高死亡率。如果需要的话，可以对任一段进行结扎。尽管如此，多数外科医生会建议再次评估肝脏和肠道的活力以备二次手术[44,47]。通常通过直接静脉缝合或静脉补片成形术进行修复。

54.6 转归

重点是，需知道血流动力学的静脉损伤可能并不常见，而问题主要在损伤的转归。Oderich 等[48]报道，虽然有严格和积极的管理策略，但医源性腹部和盆腔静脉损伤可能是灾难性的。该组报告，近 70% 的患者出现并发症，死亡率为 18%。处理这些损伤的关键是早期识别和快速治疗。目标是利用现有技术来使每个患者获得最佳治疗结果。已有静脉损伤早期处理后长期随访 6~20 年的报道。这些研究表明，简单修复的长期随访通畅率在 67%~100%[29,30,49]。在最近的冲突中，我们发现 39 例静脉修复中有 6 例（15%）在术后形成血栓；两名患者均因股总静脉结扎而出现股青肿。

静脉修复并发症（例如肺栓塞或深静脉血栓形成）可导致死亡，故有人主张静脉损伤后避免静脉修复。但在军事和平民创伤中心的大量报告中，并未发现静脉修复患者有很高的静脉血栓栓塞并发症发生率（0%~1%）[24,32]。Quan 等[4]提交了一份大宗战场静脉损伤诊治经验的报告。他们报告了他们的三名患者在下肢静脉损伤一期修复后出现静脉血栓，两名患者在移植物间置术后形成静脉血栓。3 名患者在使用静脉移植物间置修复股静脉后发生肺栓塞。两名患者在结扎损伤静脉后出现肺栓塞，其中一名患者是肱静脉结扎，另一名患者是髂静脉结扎。在这项研究中，作者发现静脉结扎与静脉修复后肺栓塞的发生率对比没有显著性差异（3.1% vs 2.5%，P = 无显著性）。

54.7 结论

处理创伤性静脉损伤应考虑到患者的整体生理状态。对于多系统损伤和血流动力学不稳定的患者，结扎损伤静脉——即使是腔静脉、髂静脉、股总或腘静脉——也需谨慎。然而，对于单系统损伤的稳定创伤患者，应尽可能修复主要的静脉损伤。具体而言，应修复腋静脉、锁骨下静脉、髂总静脉、髂外静脉、股静脉、腘静脉及腔静脉。在急性创伤患者，以上静脉即使短期通畅也有助于避免四肢损伤远端发生大面积肿胀，即可能发生的筋膜高压综合征。迄今为止，没有证据表明静脉损伤修复会导致更高的静脉血栓栓塞事件发生率。如果修复这些受损静脉不安全或可能不安全，显而易见应该选择结扎。此时外科医生应该能预测在这些紧急处置后发生严重肢体肿胀并有相应诊疗措施。应该对相关肢体进行筋膜切开术，并抬高肢体。如果决定修复损伤静脉，选择开放修复与血管内修复取决于损伤类型和外科医生使用血管内技术的熟练程度。没有数据比较创伤性静脉损伤开放性与血管内修复的疗效。最安全的方法应该是合适的方法。

在回顾文献后，我们认为应该建立一个分级系统来统一分类文献报道的静脉损伤。根据我们的文献回顾，我们建议采用四级评分系统对所有静脉损伤进行分类并指导处理。尚需进一步研究以验证这种分级系统。我们的评分建议如下：

Ⅰ级：穿刺伤——处理是压迫或缝合修复

Ⅱ级：血流动力学稳定患者的裂伤——处理是直接静脉缝合或考虑血管内治疗

Ⅲ级：血流动力学稳定患者的横断伤——处理是端端吻合或移植物间置

Ⅳ级：血流动力学不稳定的患者——处理旁路转流或结扎

美国静脉论坛指南 5.2.0：大静脉创伤的处理

编码	指南	推荐等级（1：强，2：弱）	证据级别（A：高质量；B：中等质量；C：低或极低质量）
5.2.1	对于处理Ⅰ级穿刺伤，建议进行压迫或缝合修复	1	B
5.2.2	对于处理Ⅱ级损伤（血流动力学稳定患者的撕裂伤），建议直接静脉侧壁缝合或考虑血管腔内治疗	1	B
5.2.3	对于处理Ⅲ级损伤（血流动力学稳定患者的大静脉横断伤），建议端端吻合或移植物间置	1	B
5.2.4	对于处理血流动力学不稳定患者的Ⅳ级大静脉损伤的，建议进行旁路转流优于结扎	1	B

参考文献

● = Key primary paper
★ = Major review article

1. Heron M. Deaths: Leading causes for 2010. *National Vital Statistics Reports* 2013;62(6).
2. Corso P, Finkelstein E, Miller T et al. Incidence and lifetime costs of injuries in the United States. *Inj Prev* 2006;12:212–18.
3. ● Fox CJ, Gillespie DL, O'Donnell SD et al. Contemporary management of wartime vascular trauma. *J Vasc Surg* 2005;41:638–44.
4. ● Quan RW, Adams ED, Cox MW et al. The management of trauma venous injury: Civilian and wartime experiences. *Perspect Vasc Surg Endovasc Ther* 2006;18:149–56.
5. Makins GH. *Gunshot Injuries to the Blood Vessels*. Bristol: John Wright and Sons, 1919.
6. Hughes CW. Acute vascular trauma in Korean War casualties: An analysis of 180 cases. In: Howard JM, Hughes CW, Crosby WH, Artz CP, Meroney WH, eds. *Battle Casualties in Korea: Studies of the Surgical Research Team*. Washington, DC: Army Medical Services Graduate School, 1955, 132–47.
7. Rich NM, Baugh JH, and Hughes CW. Acute arterial injuries in Vietnam: 1,000 cases. *J Trauma* 1970;10:359–69.
8. Feliciano DV, Herskowitz K, O'Gorman RB et al. Management of vascular injuries in the lower extremities. *J Trauma* 1988;28:319–28.
9. ● Rich NM, Hughes CW, and Baugh JH. Management of venous injuries. *Ann Surg* 1970;171:724–30.
10. Oktar GL. Iatrogenic major venous incurred during cancer surgery. *Surg Today* 2007;37:366–9.
11. Mandolfino T, Canciglia A, Taranto F et al. Outcome of iatrogenic injuries to the abdominal and pelvic veins. *Surg Today* 2008;38:1009–12.
12. Clouse WD, Rasmussen TE, Peck MA et al. In-theater management of vascular injury: 2 years of the Balad Vascular Registry. *J Am Coll Surg* 2007;204:625–32.
13. ● Gaspar MR and Trieman RI. The management of injuries to major veins. *Am J Surg* 1960;100:171–5.
14. Smith LM, Block EF, Buechter KJ et al. The natural history of extremity venous repair performed for trauma. *Am Surg* 1999;65:116–20.
15. Gagne PJ, Cone JB, McFarland D et al. Proximity penetrating extremity trauma: The role of duplex ultrasound in the detection of occult venous injuries.

J Trauma 1995;39:1157–63.
16. Mullins RJ, Lucas CE, and Ledgerwood AM. The natural history following venous ligation for civilian injuries. *J Trauma* 1980;20:737–43.
17. Yelon JA and Scalea TM. Venous injuries of the lower extremities and pelvis: Repair versus ligation. *J Trauma* 1992;33:532–6.
18. Hobson RW, Howard EW, Wright CB et al. Hemodynamics of canine femoral venous ligation: Significance in combined arterial and venous injuries. *Surgery* 1973;74:824–9.
19. Wright CB, Hobson RW, Giordano JM et al. Acute femoral venous occlusion. (Management by segmental venous replacement in the dog). *J Cardiovasc Surg (Torino)* 1977;18:523–9.
20. Pappas PJ, Haser PB, Teehan EP et al. Outcome of complex venous reconstructions in patients with trauma. *J Vasc Surg* 1997;25:398–404.
21. Rich NM, Hobson RW, Collins GJ Jr. et al. The effect of acute popliteal venous interruption. *Ann Surg* 1976;183:365–8.
22. Timberlake GA, O'Connell RC, and Kerstein MD. Venous injury: To repair or ligate, the dilemma. *J Vasc Surg* 1986;4:553–8.
23. Timberlake GA and Kerstein MD. Venous injury: To repair or ligate, the dilemma revisited. *Am Surg* 1995;61:139–45.
24. Spencer FC and Grewe RV. Management of acute arterial injuries in battle casualties. *Ann Surg* 1955;141:304–13.
25. Raju S, Neglen P, Doolittle J et al. Axillary vein transfer in trabeculated postthrombotic veins. *J Vasc Surg* 1999;29:1050–62.
26. Clagett GP, Bowers BL, Lopez-Viego MA et al. Creation of a neo-aortoiliac system from lower extremity deep and superficial veins. *Ann Surg* 1993;218:239–48.
27. Wells JK, Hagino RT, Bargmann KM et al. Venous morbidity after superficial femoral–popliteal vein harvest. *J Vasc Surg* 1999;29:282–9.
28. Modrall JG, Sadjadi J, Ali AT et al. Deep vein harvest: Predicting need for fasciotomy. *J Vasc Surg* 2004;39:387–94.
●29. Rich NM. Management of venous trauma. *Surg Clin North Am* 1988;68:809–21.
★30. Rich NM and Rhee P. An historical tour of vascular injury management: From its inception to the new millennium. *Surg Clin North Am* 2001;81:1199–215.
31. Meyer J, Walsh J, Schuler J et al. The early fate of venous repair after civilian vascular trauma. A clinical, hemodynamic, and venographic assessment. *Ann Surg* 1987;206:458–64.
32. Feliciano DV, Mattox KL, Graham JM et al. Five-year experience with PTFE grafts in vascular wounds. *J Trauma* 1985;25:71–82.
33. Borman KR, Jones GH, and Snyder WH III. A decade of lower extremity venous trauma: Patency and outcome. *Am J Surg* 1987;154:608–12.
34. Corey JJ, Gloviczki P, Cherry KJ et al. Surgical reconstruction of iliofemoral veins and the inferior vena cava for non-malignant occlusive disease. *J Vasc Surg* 2001;33:320–8.
35. Bermudez KM, Knudson MM, Nelken NA et al. Long-term results of lower-extremity venous injuries. *Arch Surg* 1997;132:963–7.
36. Johansen K and Hedges G. Successful limb reperfusion by temporary arterial shunt during a 950-mile air transfer: Case report. *J Trauma* 1989;29:1289–91.
37. Nalbandian MM, Maldonado TS, Cushman J et al. Successful limb reperfusion using prolonged intravascular shunting in a case of an unstable trauma patient: A case report. *Vasc Endovasc Surg* 2004;38:375–9.
38. Dawson DL, Putnam AT, Light JT et al. Temporary arterial shunts to maintain limb perfusion after arterial injury: An animal study. *J Trauma* 1999;47:64–71.
39. Rasmussen TE, Clouse WD, Jenkins DH et al. The use of temporary vascular shunts as a damage control adjunct in the management of wartime vascular injury. *J Trauma* 2006;61:8–12.
40. Chambers LW, Green DJ, Sample K et al. Tactical surgical intervention with temporary shunting of peripheral vascular trauma sustained during Operation Iraqi Freedom: One unit's experience. *J Trauma* 2006;61:824–30.
41. Klein SR, Baumgartner FJ, and Bongard FS. Contemporary management strategy for major inferior vena cava injuries. *J Trauma Inj Infect Crit Care* 1994;37(1):35–41.
42. Tillman BW, Vaccaro PS, Starr JE et al. Use of an endovascular occlusion balloon for control of unremitting venous hemorrhage. *J Vasc Surg* 2006;43(2):399–400.
43. Burket MW. Challenging cases: Superior vena cava rupture. *Endovasc Today* 2003;2:11–13.
44. Azizzadeh A, Pham M, Safi H et al. Endovascular repair of an iatrogenic SVC injury: A case report. *J Vasc Surg* 2007;46:569–71.
45. Anaya-Ayala JE, Charlton-Ouw KM, Peden EK et al. Successful emergency endovascular treatment for superior vena cava injury. *Ann Vasc Surg* 2009;23:139–41.
46. Watarida S, Nishi T, Furukawa A et al. Fenestrated stent-graft for traumatic juxtahepatic inferior vena cava injury. *J Endovasc Ther* 2002;9(1):134–7.
47. Fraga GP, Bansal V, Coimbra R et al. A 20-year experience with portal and superior mesenteric venous injuries: Has anything changed? *Eur J Vasc Endovasc Surg* 2009;37:87–91.
48. Oderich GS, Panneton JM, Hofer J et al. Iatrogenic operative injuries of abdominal and pelvic veins: A potentially lethal complication. *J Vasc Surg* 2004;39:931–6.
49. Goff JM, Gillespie DL, and Rich NM. Long-term follow-up of a superficial femoral vein injury: A case report from the Vietnam Vascular Registry. *J Trauma* 1998;44:209–11.

55

下腔静脉和髂静脉的原发及继发肿瘤

55.1 总体介绍

大多数累及下腔静脉(inferior vena cava,IVC)和髂静脉的肿瘤为恶性,且由于此类肿瘤的诊断有较大的难度,一经发现,往往已呈现晚期肿瘤表现,因而患者的临床预后较差。虽然,手术治疗是下腔静脉和髂静脉肿瘤的主流治疗方式,但近年来在下腔静脉和髂静脉肉瘤以及某些类型的腺癌中,新型辅助治疗同样取得了较大的进步。近年全球多中心研究已经证实了下腔静脉和髂静脉肿瘤扩大切除术和静脉重建手术的可行性[1-4];另外,临床数据也已经证实,大静脉置换术后的患者在总体生存率和无疾病生存率方面均优于保守治疗。在此,我们就下腔静脉和髂静脉肿瘤的类型、临床表现、患者的临床评估及选择、治疗原则、血管置换的手术技术等几个方面进行深入的探讨。

55.2 定义和肿瘤类型

下腔静脉和髂静脉肿瘤总体可以分为两大类:原发性肿瘤和继发性肿瘤。另外,我们可依据肿瘤的累及范围对肿瘤进行分类,肿瘤可累及肾下段血管、肾上段血管以及肝上段血管,其中肾上段血管可进一步分为肝下段血管和肝后段血管(图 55.1)。部分外科医师则较为武断地将肾静脉汇入下腔静脉附近的血管节段称为"围肾静脉下腔静脉节段"。

下腔静脉和髂静脉的原发肿瘤多起源于血管壁平滑肌细胞,宏观表现为腔内生长、腔外生长以及两者兼有的生长方式。此类肿瘤被称为原发性静脉平滑肌肉瘤(primary venous leiomyosarcoma,PVL),外观往往表现为结节状或水螅状,与血管壁紧密粘连,但与其他组织起源的肉瘤不同,PVL 较少伴有瘤体内部的出血和坏死。PVL 最多见的受累部位是下腔静脉,最常累及肾上段下腔静脉。PVL 侵犯血管管壁外的组织或瘤体较大时,往往较难与腹膜后的肉瘤鉴别。首次诊断 PVL 时,通常超过一半的患者已经出现肿瘤的远处转移,如肝脏转移、肾脏转移以及骨转移。Mingoli 报道,PVL 在女性中的发病率高于男性,且在各个年龄段均可发病,中位患病年龄为 54.4 岁[5]。未接受手术治疗的患者中位生存时间一般不超过 1 年[5,6]。

与 PVL 相比,累及下腔静脉和髂静脉的继发性肿瘤则更为常见。最常累及下腔静脉的肿瘤是肾细胞癌(renal cell cancer,RCC)合并静脉瘤栓,瘤栓可从下腔静脉不断扩展到右心系统。根据静脉瘤栓累及的血管节段,我们将静脉瘤栓分为不同级别,相应的手术治疗策略也存在差异[7]。Ⅰ级:瘤栓位于肾静脉 2cm 以内的下腔静脉节段;Ⅱ级:瘤栓扩展至肾上段下腔静脉,但仍位于肝静脉以下;Ⅲ级:瘤栓继续扩展跨越肝静脉,但仍位于膈下;Ⅳ级:瘤栓累及右心系统。4%~15% 的 RCC 患者合并静脉瘤栓,且瘤栓更多见于右肾癌或瘤体直径大于 4.5cm 的患者[8-10]。大部分 RCC 患者的静脉瘤栓均位于肾静脉 - 下腔静脉汇合部;在另外 30%~40% 的 RCC 患者中,静脉瘤栓可扩展至肾上段下腔静脉;其余 5%~10% 的患者,静脉瘤栓可累及右心系统,通常累及右心房[7,8]。另外,肾上腺皮质癌和子宫的肉瘤也可表现为下腔静脉和髂静脉的瘤栓。

腹膜后肉瘤是最常见的压迫或侵犯肾下段下腔静脉

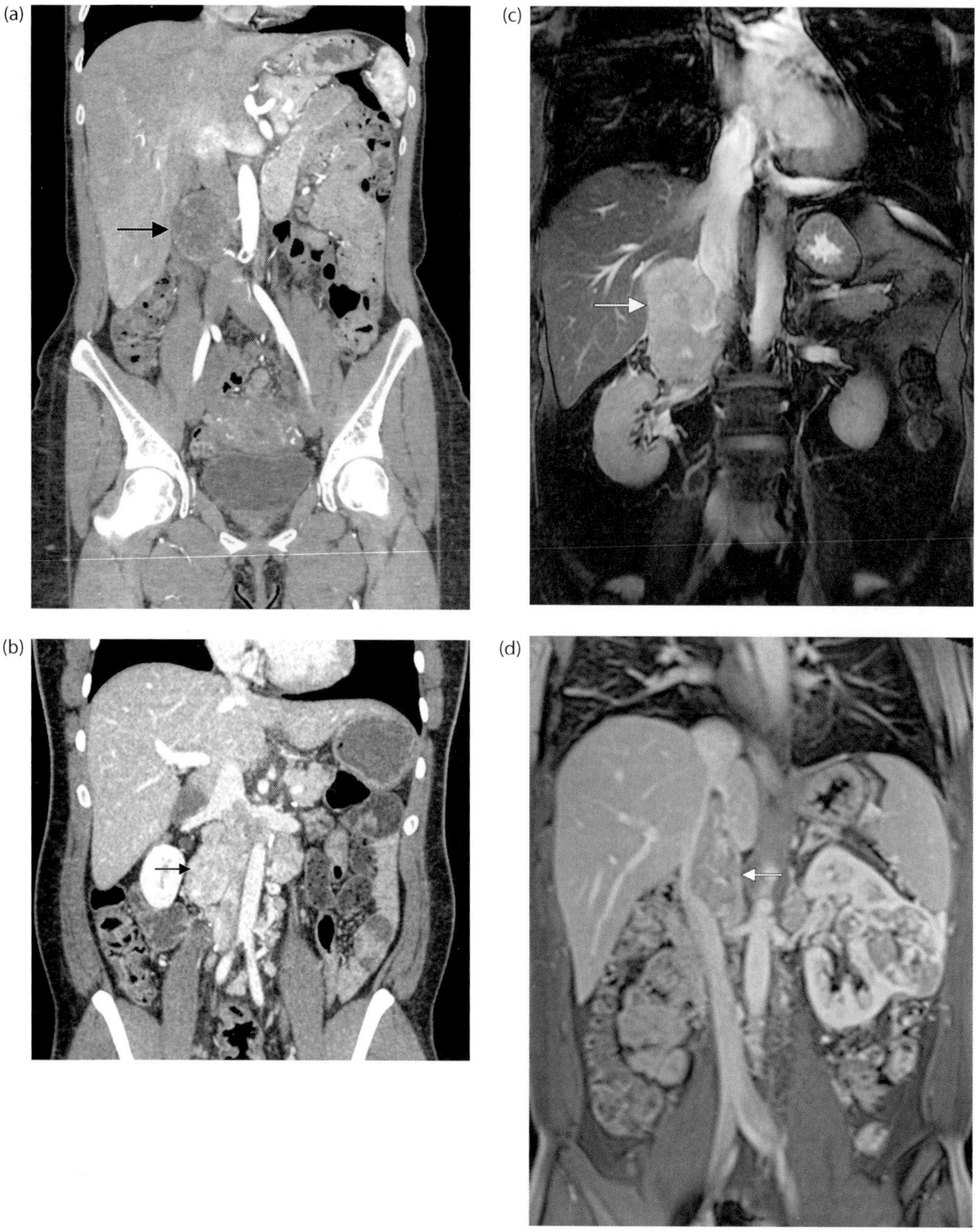

(a) (c) (b) (d)

图 55.1 累及肾周下腔静脉不同肿瘤(箭所示)的冠状切面图示。(a)肿瘤界限清晰,压迫下腔静脉,成功切除后并未出现下腔静脉的损伤,后期病理证实该肿瘤为畸胎瘤;(b)副神经节瘤累及肾周下腔静脉,肿瘤转移累及主动脉旁淋巴结,侵犯髂动脉和骶骨上段。该患者需接受下腔静脉切除联合血管置换术;(c)腹膜后位肉瘤;(d)左肾肾癌合并静脉瘤栓

而形成继发性肿瘤的病因[11,12]。约 1/3 的腹膜后肉瘤可侵犯下腔静脉并可同时表现为腔内和腔外生长,使得该继发肿瘤的表型较难与 PVL 鉴别[8,9]。生殖细胞肿瘤、主动脉-腔静脉间或腔静脉周淋巴结来源的畸胎瘤经过化疗或放疗之后,可与静脉形成粘连。恶性肿瘤累及下腔静脉或髂静脉患者的年龄区间较大,50~80 岁的患者均可患病。未经手术治疗的患者预后较差,生存时间往往不足 1 年。

55.3 临床表现

下腔静脉或髂静脉恶性肿瘤患者的临床表现多来自肿瘤本身或肿瘤的转移,较少因静脉阻塞产生症状或特殊体征。据 Mingoli 报道[5],只有 3% 的 PVL 患者在诊断时无自觉症状,绝大多数患者均有不适和相应的体征;Mingoli 报道的 144 例患者中,2/3 的患者主要表现为腹痛,接近一半的患者体格检查时可触及腹部肿块,39% 的患者表现为下肢水肿,31% 患者表现为不明原因的体重减轻,22% 的患者表现为 Budd-Chiari 综合征;不足 15% 的患者表现为发热、恶病质、不明原因的不适、虚弱、夜间盗汗、呕吐、呼吸困难或其他非特异性症状。也有研究者报道罕见的临床表现,如消耗性凝血功能障碍或红细胞异常[5]。梅奥诊所分析了 102 例因原发或继发肿瘤接受下腔静脉置换术患者的临床

数据，结果提示：大部分患者均有不同类型、不同程度的临床表现，其中59%的患者主要表现为疼痛[13]；1/4的患者主要表现为体重减轻、疲惫和恶心；10%的患者表现为下肢水肿；仅1位患者出现下肢深静脉血栓。接近30%的患者未诉任何自觉症状，但在体格检查和影像学检查中均可发现明显异常。近年计算机体层成像(computed tomography，CT)和磁共振成像(magnetic resonance imaging，MRI)的广泛使用提高了下腔静脉和髂静脉恶性肿瘤的早期检出率。

下腔静脉阻塞引起的自觉症状多见于瘤栓快速生成而有效的静脉侧支循环尚未建立的情况，或侧支循环无力代偿而进一步引起的静脉高压时。瘤栓累及右心系统并进一步阻塞右室流出道造成梗阻时则可引起心律失常、晕厥、肺动脉高压和右心功能衰竭[8,9]。肝静脉阻塞可导致明显的肝脏肿大、腹水和黄疸(Budd-Chiari综合征)，但较少引起明显的肝功能衰竭。肾上段下腔静脉梗阻可以引起背部或右上腹疼痛、胆道系统症状、恶心呕吐、肾功能不全或下肢水肿；而肾病综合征则较少出现，另外，肾病综合征是不常见的，肾功能衰竭需要透析维持的情况也较少出现，因为左肾的侧枝静脉可进行有效的代偿，除非右侧孤肾的患者伴有严重的肾静脉流出道梗阻。肾下段下腔静脉或髂静脉瘤栓通常表现为：背部、腹部或下肢疼痛；肿瘤侵犯腰骶部神经丛、神经根或腰大肌可导致感觉过敏或感觉减退；触诊可及的肿块；下肢水肿[9,13]。下腔静脉的恶性肿瘤较少引起下肢深静脉血栓形成，而在髂静脉或外周静脉PVL的患者中则相对常见[6,8,9,14]。

55.4 临床评估

下腔静脉或髂静脉肿瘤的治疗包括药物治疗、放射治疗、外科治疗等多个方面，治疗前需要对肿瘤类型、手术切除的可能性、化疗或放疗的获益与风险进行综合的评估。如果可进行手术治疗，根据肿瘤的类型、部位以及血管侵犯程度，我们需要构建包括血管外科、肝胆外科、泌尿外科、心胸外科医生在内的医疗团队。通常，患者需要接受CT或MRI检查，以明确肿瘤的范围、局部或远处转移情况；同时，静脉造影检查可以帮助明确血管阻塞及侧支循环的情况。部分泌尿外科医生选择MRI帮助明确腔静脉内瘤栓的上界，另外该检查对肾下段下腔静脉瘤栓的鉴别诊断有一定意义[15]；然而部分患者因各种原因无法耐受MRI检查，此时只可选择多层螺旋CT帮助诊断。Guzzo研究团队进行的一项纳入41位患者的研究显示，84%的患者术前的CT扫描结果和术中病理结果一致，96%的患者CT扫描显示的瘤栓的分级与术中发现一致[16]。两项小样本研究结果提示，CT诊断的准确性波动在75%~100%之间，而MRI诊断的准确性在75%~88%之间[17,18]。针对RCC合并静脉瘤栓的患者，MRI评估瘤栓侵犯下腔静脉范围的诊断标准仍在研究中，虽然如此，将以下征象用于诊断肿瘤是否侵犯静脉壁，可使诊断的敏感性达到了90%以上：①钆显像时，沿静脉壁出现的异常信号；②下腔静脉直径大于40mm；③Ⅲ或Ⅳ级的瘤栓；④下腔静脉直径18mm且肾静脉开口处直径14mm[19]。梅奥诊所的Psutka研究团队基于术前的影像学评估建立了多变量预测模型，用于评估RCC瘤栓侵犯下腔静脉壁的可能性，以及是否需要行下腔静脉切除和多静脉重建手术[20]。该研究持续10年，共纳入了172名RCC且伴有Ⅰ~Ⅳ级不同静脉瘤栓的患者，两名放射科医师分别对172名患者的影像学资料和解剖因素进行了独立的评估，两名放射科医生评估的结果有着较好的一致性。通过分析38名需要腔静脉切除、腔静脉补片或人工血管植入的患者，研究者发现，若下腔静脉-肾静脉开口处梗阻，那么腔静脉壁受到瘤栓侵犯的可能性则升高了5倍；若下腔静脉在肾静脉开口处的前后径大于24mm，腔静脉壁受到瘤栓侵犯的可能性则升高了4倍；若肿瘤累及右肾，则腔静脉受到侵犯的可能至少升高3倍。

现阶段，腔静脉造影已经较少使用，在CT或超声引导下活检但未获得明确诊断的情况下，或需要对惰性血栓和瘤栓进行精确鉴别以决定进一步的治疗策略时，以及在阳性活检可以辅助术前治疗时，我们仍可选择腔静脉造影。另外，经静脉的活检可以帮助我们更好地获取瘤栓标本。

超声检查在评估外周静脉的通畅性方面具有较大的优势，尤其是CT或MRI对下腔静脉或髂静脉的通畅性评估不佳时。针对盆腔肿瘤累及髂静脉的患者，常规对下肢深静脉进行超声检查可帮助排除隐秘的下肢深静脉血栓。但是，针对中心静脉的超声检查往往会受到肠道气体或肿瘤静脉扭曲的影响。静脉瘤栓靠近右心房时，术前或术中的经食管超声检查可以帮助进一步确定瘤栓的范围。

若肿瘤的累及范围相对局限同时肿瘤切除术有较大的可行性时，下一步则需要对患者进行全面的术前风险评估。术前全面的心肺功能评估非常必要，尤其是肿瘤累及肝脏及肝后段下腔静脉(受到肿瘤直接侵犯或瘤栓累及)或瘤栓累及右心系统的患者。经胸超声、经食管超声、负荷超声心动图、肺功能检测、静息血气等检测同样必要。另外，患者的活动能力评分同样重要，根据东方肿瘤协作组(Eastern Cooperative Oncology Group，ECOG)提出的肿瘤患者活动能力状态评分，0分：患者具有完全自主的行为能力，日常生活不受任何限制；4分：患者必须卧床，生活无法自理。根据既往治疗经验，术前评分0~1分的患者，术后有较大可能恢复正常的生活能力；另有文献报道，术前评分2分的患者接受肿瘤切除和下腔静脉重建手术后活动能力恢复的时间明显延长，而评分3~4分的患者往往不能接受手术治疗[1,8,9,21]。

55.5 治疗手段和重建方式

大部分患者在诊断下腔静脉肿瘤时往往伴有局部或发生转移的晚期恶性肿瘤，因而患者在诊断时常常已经丧失了最佳的手术时机。我们的手术团队认为，发生以下情况时一般不考虑进行手术治疗：恶性肿瘤已出现广泛的转移；肠系膜中心的大肿瘤且累及多个大动脉和静脉；患者心肺功能较差；患者极度衰弱。但是，针对一般状况较好、合并症较少、且仅有局灶肿瘤的患者，即使肿瘤已经累及下腔静脉和髂静脉，我们依旧会采取积极的治疗措施[1,3,4,8,9,22-29]。

术前准备的关键包括：选择合适的手术切口，以便获得最佳的术野来切除肿瘤，并暴露重要的血管以便行人工血管移植或补片修补；是否选择静脉-静脉旁路或体外循环来维持患者血流动力学的稳定。在进行相关评估时，我们需着重考虑肿瘤的类型、范围、下腔静脉受累程度；肿瘤切除是否需同时切除肝脏和肠管；侧支循环的位置和代偿状态等。

除此之外，切口的选择至关重要，选择手术切口时需要考虑以下问题：患者体质、肿瘤位置、处理下腔静脉和髂静脉时手术器械的使用。腹部正中切口便于暴露肋边缘较窄或腹部皮下侧支静脉扩张患者的肾下段、肝下段下腔静脉。双侧肋缘下切口便于暴露肋边缘较宽患者的肝下或肝后段下腔静脉，进而便于切除腹膜后肉瘤同时进行肝切除或肾切除。针对瘤体较大的RCC且合并Ⅲ、Ⅳ级静脉瘤栓需要体外循环辅助的患者，肋缘下切口或腹部正中切口均可联合胸骨正中切口。操作时需要注意的是，静脉阻塞往往使得肝脏肿大，此时在腹腔内移动肝脏或对肝脏上段下腔静脉进行操作有一定的难度，且静脉的阻塞往往增加了出血的风险，需格外留意。最后，针对肋边缘较窄同时瘤体较大的患者，往往需要进行肝大部切除和肝后段下腔静脉置换，此时经右侧第八或第九肋间的胸腹联合切口是较好的选择[8]。放射状或圆弧形膈肌切口可帮助更好地暴露靠上部的下腔静脉。

进行髂静脉继发肿瘤手术治疗时，我们同样需要考虑肿瘤的范围，但需提前考虑到毗邻动脉和神经的受累的可能[30-32]。慢性长节段的髂静脉闭塞往往不需要血管置换，除非在肿瘤切除的过程中严重损伤了侧支循环。若髂静脉的通畅性尚可，且需要进行节段性的切除和静脉置换，我们更倾向于在保护肠管、泌尿生殖器官、剩余的正常髂静脉不受到损害的前提下，使用聚四氟乙烯(polytetrafluoroethylene，PTFE)人工血管。若手术野的组织器官受到了污染，可使用隐静脉、冷藏保存的主动脉、髂动脉或其他静脉血管作为桥血管，但仍需考虑髂静脉的尺寸和缺损的长度。手术中同时进行了动脉和静脉的切除时，应首先进行动脉的重建，继而进行静脉重建。

55.6 无血管置换的单纯下腔静脉切除术

肿瘤切除后是否进行血管置换至今仍是充满争议的话题，但是否进行血管置换主要取决于血管阻塞产生的不良结果，如下肢水肿或严重的肾功能不全[1,5,8,9,14]，肿瘤引起慢性下腔静脉阻塞伴有较好的侧支循环且下腔静脉状态较好时，在不破坏侧支循环的前提下，可在进行肿瘤切除时一并切除受累的下腔静脉[2]。而快速进展的瘤栓往往无法迅速出现充足的侧支循环进行代偿，此时则需要进行血管置换术[1,8,9]。

进行肾上段下腔静脉处理时，我们更倾向于进行血管的重建而不是仅仅切除受累节段的静脉，因为这样可以降低下肢水肿和急性肾功能不全的发生率[1,8,9,27]。即使椎旁静脉、腰大肌静脉、腹壁上静脉、肾上腺静脉以及生殖腺静脉均通畅，我们仍无法准确预测肾上段下腔静脉置换后是否会出现肾功能不全[8,9]。然而，有的医生在生殖腺静脉、肾上腺静脉和腰大肌静脉结构完整的前提下，选择不进行剩余肾静脉的重建，而我们则倾向于进行静脉的重建，可选择血管再植或人工血管置换(图55.2，图55.3)。若患者出现无尿或少尿时，则需保证肾静脉流出道直接与下腔静脉连接，保证肾血管的通畅引流[1,3]。

55.7 肾细胞癌合并下腔静脉瘤栓

肾细胞癌合并下腔静脉瘤栓是下腔静脉最常见的恶性肿瘤。在大部分情况下，进行肾脏切除术的同时会进行瘤栓的清除，除非瘤体巨大或巨大的肿瘤扩展至肝下段的下腔静脉[7-10]。

瘤栓的近端靠近肝静脉或右心房时，尽早进行肾静脉结扎可在一定程度上缩小瘤栓体积，简化手术操作[10,33]。在该操作基础上我们可在高于肝静脉的位置或刚刚低于肝静脉的位置进行下腔静脉的阻断，从而避免体外循环的使用或肝脏全血管分离(total vascular isolation，TVI)。术中经食管超声可以帮我们准确定位下腔静脉阻断的位置。某些患者的瘤体较大，针对此类患者，较好的处理方式是在肾静脉汇入下腔静脉的位置切断肾静脉，在分离瘤栓前切除肾脏。

在瘤体较大的肿瘤中，研究者普遍认为肾动脉栓塞治疗可有效减少肿瘤血供，进而减小瘤栓的体积。克利夫兰医学中心比较了135位接受术前肾动脉栓塞、肾切除术和下腔静脉肿瘤切除术患者和90位未接受术前肾动脉栓塞患者的临床结局，研究结果未显示术前肾动脉栓塞治疗的有效性[34]。术前肾动脉栓塞组患者的死亡率反而更高(13% vs. 3%)，多因素分析显示肾动脉栓塞治疗组患者围术期死亡率升高5倍，输血的比例更高且术后并发症的发生率更高(43% vs. 29%)。值得关注的是，瘤栓的级别并未出现明显的下降。梅奥诊所的治疗经验提示，肾动脉栓塞治疗可作为一种减轻症状的治疗方式，或被用于无法接受手术治疗患者。肾切除手术中大量的出血多来自肾周扩张的静脉和腹膜后静脉，然而对于这样的出血，肾动脉栓塞并无减少出血的效果。下腔静脉瘤栓清除血流恢复后，腹膜后出血即可明显减少。

多数患者的瘤栓均局限在肝下段下腔静脉，肝尾叶静脉分离之后，该节段则被完全分离[7]。在这个水平上进行阻断较少引起血流动力学的剧烈变化。瘤栓累及肝后段下腔静脉和肝静脉的时，TVI可以帮助我们获得无血的手术野。然而，有时肝左动脉或扩张的腰静脉在TVI过程中可造成难以处理的出血。将肝后段下腔静脉向右侧移动可以帮助我们结扎以上两根血管。通常情况下，紧邻肾静脉汇入下腔静脉部位的后方，会有一至两根腰静脉可能会引起难以控制的出血。在无法对腰静脉进行结扎止血或夹闭止血时，在下腔静脉后方进行压迫或移动瘤栓后，从下腔静脉内部在腰静脉发出部位进行压迫止血均可获得较好的效果，然而后者会伴随一定量的出血。少数Ⅲ级瘤栓的患者，在进行TVI时需要静脉-静脉旁路的辅助来维持血流动力学的稳定，然而通常维持较好的静脉血容量即可避免静脉-

静脉旁路的使用。

瘤栓累及右心系统时，往往需要体外循环、低温停循环技术的辅助。低温增加了凝血的风险，瘤栓累及右心系统的患者往往伴随肝脏淤血，移动肝脏暴露下腔静脉时应确保体外循环处于低流量状态防止肝脏包膜的撕裂[7-9]。

一般情况下，我们选择不损伤下腔静脉进行相关操作，除非肿瘤累及下腔静脉需要进行受累节段血管的切除或血管置换。若下腔静脉周径50%以下的范围受到肿瘤累及，我们一般进行静脉补片修补治疗；若肿瘤累及范围超过下腔静脉周径的50%，血管置换被认为是更合适的治疗策略。Zini研究者团队的研究纳入了32名RCC合并瘤栓的患者，经过多因素分析，研究者发现经过肿瘤体积、患者年龄、瘤栓等级等变量校正后，肿瘤的不完全切除使患者死亡率升高6倍[19]。

一些患者因为慢性粘连性或阻塞性的瘤栓需要进行下腔静脉阻断治疗来防止肺栓塞。梅奥诊所泌尿外科进行的一项长达24年的研究提示，在160名Ⅲ级或Ⅳ级静脉瘤栓患者中，40名患者接受了下腔静脉阻断治疗[35]。下腔静脉的阻断方式包括结扎、缝合或置入Greenfiled滤器。根据美国静脉论坛-国际共识协会（American Venous Forum International Consensus Committee）的残疾标准，术后仅有60%的患者出现了最轻微的残疾，没有患者出现三级残疾。前文提及的该治疗方案，不仅仅适用于RCC合并静脉瘤栓，同样适用于其他类型的肿瘤合并下腔静脉瘤栓。

55.8 下腔静脉置换术

研究者普遍认为，下腔静脉出现部分性梗阻或静脉壁受到肿瘤侵犯而需要进行大范围切除来保证静脉切缘未受到肿瘤侵犯时，下腔静脉置换是较好的治疗策略[1,4,8,9]。有研究者报道，大直径的PTFE人工血管（20mm）是一种较好的选择，超过对100名患者的治疗经验提示该人工血管的通畅率在90%以上（图55.3）。UCLA的医疗团队同样认为，PTFE人工血管是较好的选择，只是UCLA的研究团队认为就流体力学方面的考量，小直径人工血管会获得更好的治疗效果[3]。同种主动脉、静脉桥血管和冷藏保存的同种异体移植物的治疗均取得了成功（图55.2）[8,36]。在抵抗内脏的挤压方面，因径向和轴向可承受的拉力更大，人造血管和自体血管往往有着更大的优势。

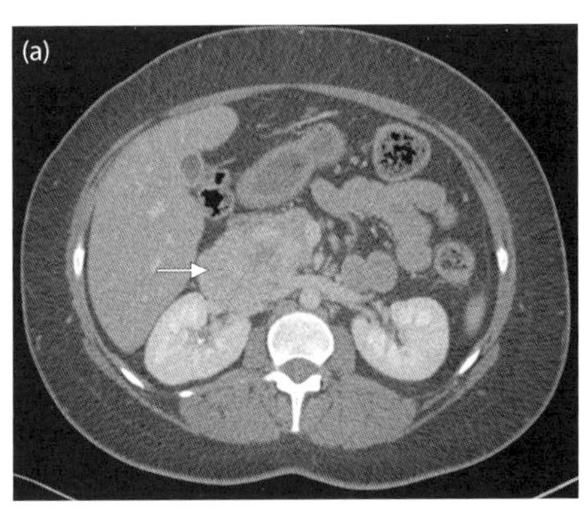

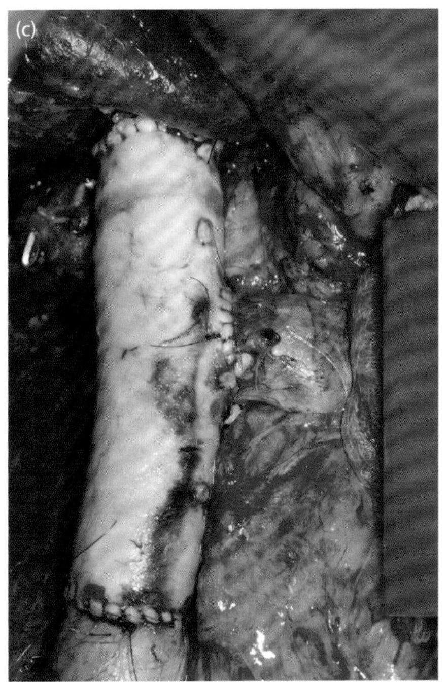

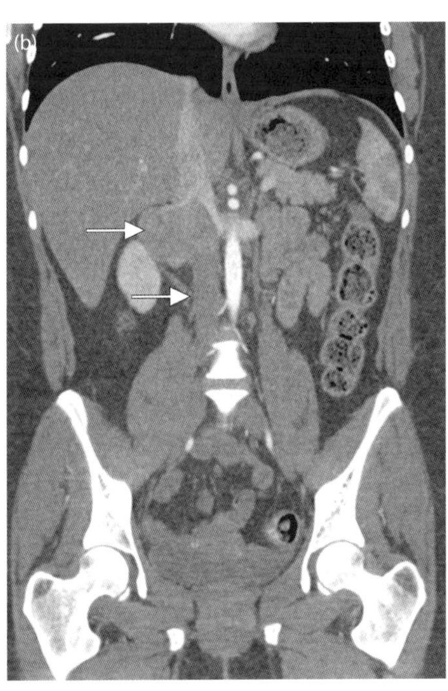

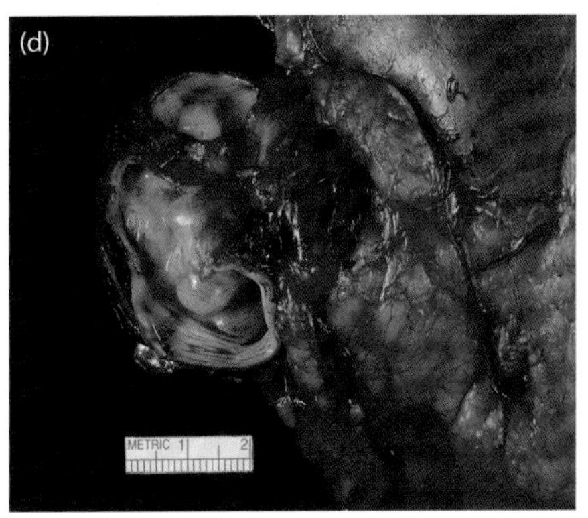

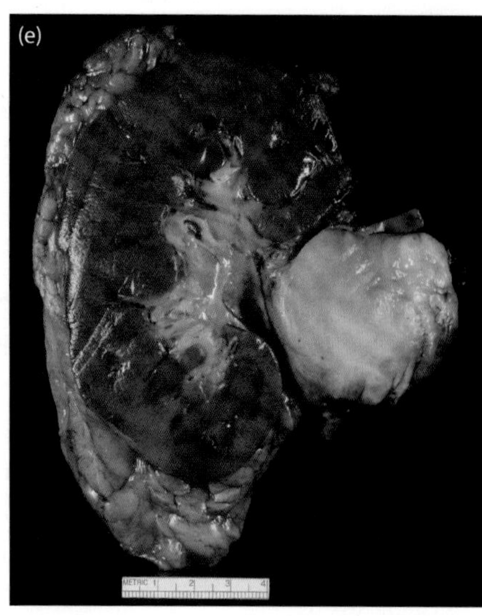

图 55.2 下腔静脉原发平滑肌肉瘤累及肾脏上段和肾脏下段下腔静脉的横切面示意图(a)和冠状面示意图(b)。患者接受了冷藏主动脉为桥血管的静脉置换术,因为十二指肠浆膜需与肿瘤一同切除。左肾静脉重新与腔静脉移植物进行了吻合(c)。组织病理如(d)和(e)所示,肿瘤累及下腔静脉,使下腔静脉呈现结节状外观。如 CT 所见一致,肿瘤明显侵犯肾静脉和肾门

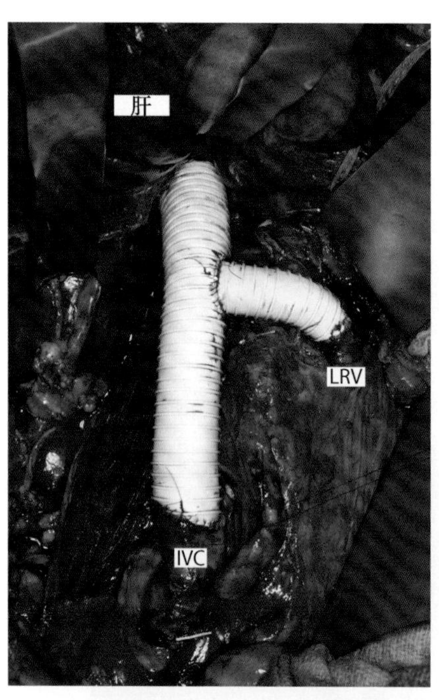

图 55.3 肾细胞癌右肾根治术、瘤栓切除术联合肝下段和肾下段下腔静脉(IVC)置换术,并进行了人工血管与残余左肾静脉(LRV)吻合。因肿瘤侵犯下腔静脉和左肾静脉,因而必须进行下腔静脉的重建和肾血管吻合

1/4 因肠管污染而进行股静脉血管置换的患者,会出现上部吻合口狭窄而需要进行球囊扩张。也许,螺旋大隐静脉移植物或同种静脉在径向有着更好的抗压能力而能够对抗内脏的挤压。另外,有患者因 PTFE 人工血管缺少支撑环而引起吻合口狭窄,而进一步需要血管内支架植入。同时,为了保证移植血管的通畅而构建人工动静脉瘘在我们看来是完全没有必要的。

55.9 肝脏后段下腔静脉置换联合肝大部切除术

全球多个医疗中心已经报道,肝脏后段下腔静脉置换术联合肝大部切除术已经在技术上取得了成功[1-4,22,24-27,29,36,37]。手术可采用原位或非原位技术。我们认为,在治疗效果上原位技术和非原位技术的效果类似,但是原位技术的应用范围更为广泛[4]。

在过去的若干年中,肝脏后段下腔静脉置换联合肝切除的技术得到了不断的改进[4]。得到改进的关键步骤包括:TVI 技术,选择性使用静脉 - 静脉旁路来维持血流动力学的稳定;选择安全的体位进行上段下腔静脉的阻断;在进行肝实质分离之前先进行肝脏血管的结扎。术中超声检查可帮助我们排除潜在的器官内肿瘤转移,明确瘤体和大血管的毗邻关系,尤其是我们选择保留的肝静脉。在移动肝脏之前,需要分离肝脏下段下腔静脉和肝胃韧带。肝脏上段下腔静脉均为游离状态,无论位于膈下或膈上心包外的位置。进行肝脏切除时,我们通常使用 CUSA 设备(Valley Lab,Boulder,CO)周期性阻断肝脏血供。多囊肝患者或需要进行二次手术的患者往往可以通过肝脏缺血预处理获益。在进行 TVI 处理之前,可对肝脏上段下腔静脉可进行暂时性的阻断来评估血流动力学的反应。在进行静脉补液的基础上,若收缩压无法维持在 100mmHg 以上时,则需要进行静脉 - 静脉旁路循环来维持血流动力学稳定,进行静脉 - 静脉旁路循环时,需要肝脏下段下腔静脉套管、颈静脉导管和轴流泵等设备共同维持。作为非常规操作,静脉 - 静脉旁路循环在维持老年心肺功能不良患者的血流动力学稳定方面有独特的优势[1]。下腔静脉阻断之前,可给予患者 1 000~2 000U 肝素;若患者在肝脏切除时有大量的出血而形成自动抗凝状态,则可以不额外给予肝素。无论是否进行静脉 - 静脉旁路循环,术者决定进行同期肿瘤切除时,血管阻断的顺序则为:肝脏下段下腔静脉、门静脉、肝脏上

段下腔静脉。在进行 TVI 处理时，我们需要进行腔静脉上端吻合。检测静脉吻合口时，患者往往采用头低脚高体位，并给予双肺过度通气至 30mmHg 以防止肺栓塞的形成，同时将肝脏中积攒的酸性代谢产物冲洗出来，此时，阻断钳会钳夹住移植血管。因移植物往往过长，因而在最深吸气和呼气时，需对移植血管的位置和长度进行标注，移植血管过长或扭曲会明显降低肝静脉和下腔静脉的血流量。下端吻合口一般和下腔静脉进行端 - 端吻合，且桥血管埋入网膜中，以避免接触肠管。手术步骤见图 55.4。

原位肝脏切除和腔静脉重建的主要限制因素在于肝脏暖缺血时间。研究者报道自己团队的肝脏平均缺血时间是 18 分钟，但该时间也存在着一定的不可预测性。另外，该研究者团队报道了 2 名 PVL 患者的治疗经验，该 2 名患者肿瘤均累及肝脏后段下腔静脉和肝静脉，且肝脏淤血扩大明显，同时考虑到肝脏暖缺血损伤的问题，研究者在治疗过程中采用了体外循环和低温停循环技术来辅助完成静脉重建和肿瘤切除（图 55.5）。肝脏切除术同期行自体肝脏移植虽然已在很多中心成功开展，但肝脏的缺血时间往往难以预测[28,37]。在肝脏保护液灌注下行单纯低温肝脏切除可帮助手术者完成复杂的血管重建[4,28,37]。但是，手术时间越长，往往血管吻合口越多，则更容易升高患者的死亡率和肝功能衰竭的发生率，此时可以进行原位肝脏移植作为抢救策略[17,18,27]。

多个外科中心的临床数据均显示，以上提及的大手术的可行性得到了不断的证实[1-4,22,24-27,29,36,37]。其他保护肝功能的缺血保护措施、更加优化的辅助治疗，使这些手术的实用性得到更大的提升[4]。

术后肝功能检测（liver function tests，LFTs）是否出现的异常以及异常指标的持续时间往往取决于肝脏暖缺血时间。通常来说，LFTs 指标在术后 7~10 天可恢复正常水平[1,4,8,9]。若术后肝功能指标无法恢复正常，可通过超声或 CT 检查下腔静脉移植物、肝脏和门静脉来寻找可能病因。一些患者在术后 24~48 小时仍然处在自体抗凝的状态。当术者认为术后患者的出血风险降低同时血小板计数恢复正常之后则开始皮下注射肝素进行抗凝治疗。患者出院前使用肝素的目标是出院时使国际标准化比值（international normalized

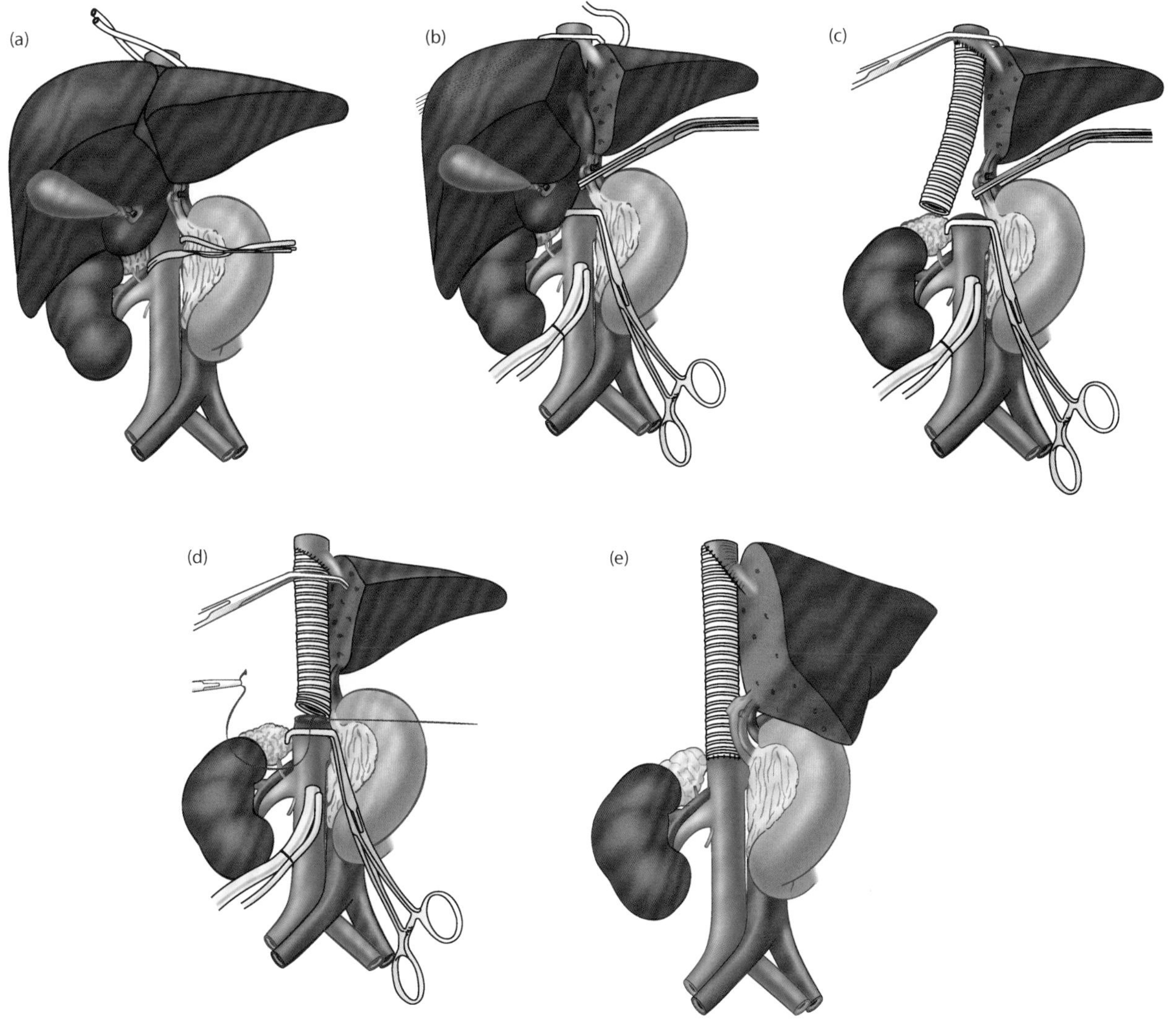

图 55.4 肝后段下腔静脉重建联合肝脏切除术中的关键步骤。(a)早期分离肝脏上段和肝脏下段下腔静脉；(b)肿瘤和下腔静脉切除前先进行肝脏血管的分离；(c)肝脏血管分离的前提下进行下腔静脉上段吻合，一些患者需要进行静脉 - 静脉辅助维持血流动力学稳定；(d)完成下腔静脉下端吻合恢复肝脏血供；(e)置换完成的下腔静脉与肝韧带重新贴合，避免肝静脉流出道血流不畅

ratio，INR）维持在 2~3 之间。出院后的抗凝治疗至少维持 6 个月，同时需影像学检查提示移植物无阻塞。6 个月之后，因为肾脏上段下腔静脉的血流量较大，肾脏上段下腔静脉血管移植的患者需继续接受阿司匹林抗血小板治疗[1,4,8,9]，而接受肾脏下段下腔静脉血管置换的患者则需要终身抗凝。接受其他部位血管移植的患者，口服阿司匹林抗血小板治疗即可[3]。

55.10 肿瘤切除术中髂静脉的处理

在骶骨切除术和侧骨盆切除术过程中进行髂静脉处理是一项充满挑战的工作。通常情况下，会首先进行骶骨前面的切除，若切除范围扩大到第五腰椎椎体，则需要移动下段主动脉和下腔静脉。在髂静脉汇入下腔静脉处附近，可能会有 1~3 支静脉分支；另外在右髂总静脉汇入下腔静脉处的后部，会存在一根中等尺寸且管壁较薄的静脉。单纯结扎这些静脉分支是无效的，往往需要缝扎止血。在进行髂内动脉和髂静脉丛分离之前应首先进行髂总动脉和髂外动脉的分离。尽可能多的结扎髂内动脉和静脉分支可以在骨切除过程中减少出血。首先结扎髂内动脉的分支可以明显减轻髂内静脉分支的扩张。进行高位骶骨切除术的患者，保留髂内动脉的前分隔支可以使患

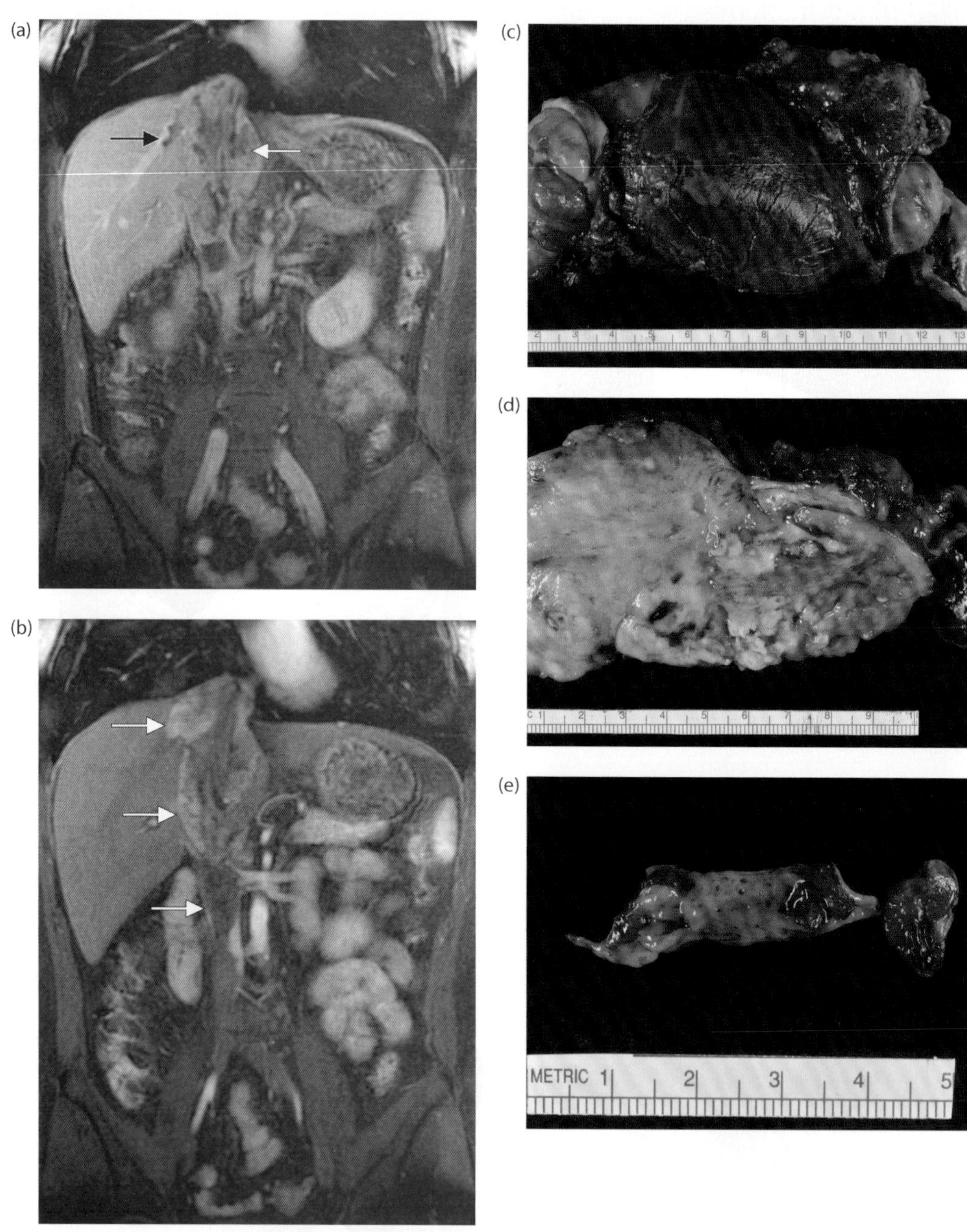

图 55.5 冠状切面（a 和 b）展示了原发下腔静脉的平滑肌肉瘤累及肝下段下腔静脉（白色箭标识了肿瘤的范围以及瘤栓）。瘤栓累及右肝静脉（a，黑色箭）。后期证实，肿瘤同时累及左肝静脉和中肝静脉。（b）显示瘤栓从左肾静脉 - 下腔静脉汇入部侵犯至肾脏下段下腔静脉（下方白色箭）。病理标本的前面观（c）和后面观（d）下腔静脉被侵犯后呈现出的结节状外观。患者在体外循环辅助下进行了肝静脉瘤栓（e）的切除

(f)

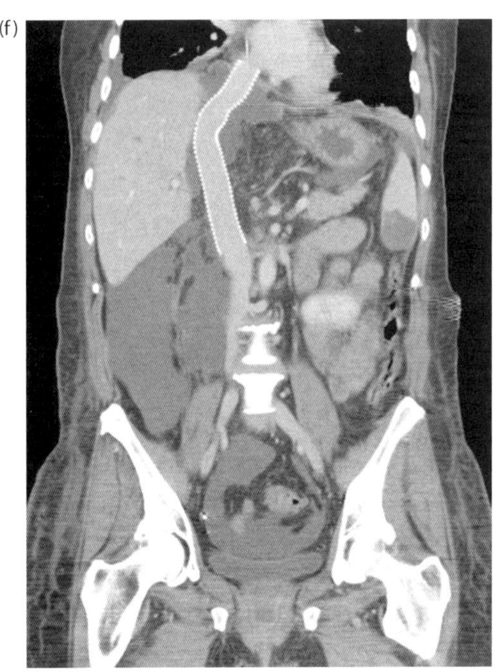

(g)

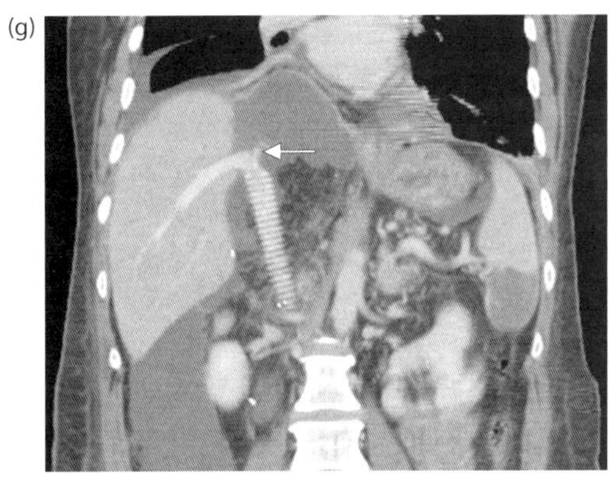

图 55.5 (续)右肝静脉和左、中肝静脉进行了重新吻合。术后 CT 血管造影扫描示移植血管从右心房 - 下腔静脉连接处至肾静脉 - 下腔静脉汇合处均有较好的通畅性(f),重新移植吻合的右肝静脉同样完全通畅(g,白色箭)

者获得更大的收益。我们通常在尾部和后部的血管分支都分离或结扎之后,才会进行髂内动脉主干的结扎,该方法可以减少远端分支的扩张。这些血管往往较为粗大且管壁较薄,损伤之后会引起难以控制的出血。紧贴骨盆壁走形的较短或基底部较宽的静脉分支最好进行缝扎止血来减少术中的出血。针对髂外静脉或髂总静脉,我们更倾向于使用补片的血管成形术而不是血管置换术,若必须进行血管置换术,我们则倾向于使用 12mm 或 14mm 管径的 PTFE 人工血管。一般情况下,我们较少进行双侧髂总静脉置换术,但如果双侧髂总静脉被肿瘤包裹,我们可选择性实施该手术;若肿瘤呈腔内生长状态且伴有静脉内瘤栓和难以排除的肿瘤远处转移,我们一般不进行双侧髂总静脉置换术。

55.11 临床预后与结局

患者的临床预后取决于多个因素的共同作用,包括:肿瘤类型、肿瘤分期、肿瘤累及下腔静脉和髂静脉节段的不同、手术种类的不同、是否进行同期肝脏切除、是否进行体外循环支持、患者的既有合并症,以及患者的一般状态等[2,3,21,24-27,38]。另外,训练有素的外科医生、麻醉医生、术后重症监护团队对患者的预后也有着重要的影响。

尽管新近的研究和多重证据支持对部分恶性肿瘤患者进行下腔静脉重建手术,但临床结局的比较仍然存在一些困难,主要原因如下:第一,大多数研究入选的患者基线资料并不具备可比性,肿瘤的类型、分期各不相同;第二,临床结果分析时,进行不同治疗的患者被混杂在一起进行了分析,其中包括下腔静脉补片治疗、全周下腔静脉切除术、下腔静脉置换术等不同治疗方法。不同治疗手段,如下腔静脉部分切除补片修补术,肾脏下段下腔静脉切除术,体外循环辅助下肝脏后段下腔静脉置换联合肝大部切除术,可引起不同的血流动力学改变和不同的机体应激性改变,同时以上手术的技术难度差异也相对较大,对临床结局可产生不同的影响。例如,Keiffer 研究团队的数据显示,患者死亡率在 20% 左右,乍一看,该中心的手术死亡率极高;但是经过分析,不难发现该组患者的肿瘤体积相对较大,且 14 名患者(63%)出现肿瘤累及肝脏后段下腔静脉或肝脏上段下腔静脉;另外,5 名患者肿瘤累及右心系统或肝静脉。其中 13 名患者需要进行血管置换来进行下腔静脉的重建[26]。与之相反,Illuminati 研究团队的研究结果显示,纳入的患者未出现死亡的情况。该研究中 20 名患者被诊断为 PVL,但只有其中 5 名患者需要进行血管移植;另外,该研究中仅有 1 名患者的肿瘤累及了肝静脉和另 1 名患者需要进行肝脏部分切除术;2 名患者进行了同期动脉置换:1 例主动脉置换,1 例髂动脉置换[25]。Illuminati 的研究中,大部分患者的肿瘤累及了肾脏下段下腔静脉,有 11 名患者接受了静脉置换术[24]。表 55.1 列举了额外的一些针对原发性或继发性血管肿瘤的样本量较大的临床研究,表格信息包括下腔静脉受累节段和治疗方法,围术期患者死亡率等。经过 18 个月至 4 年的随访后,主要不良事件发生率在 11%~33% 之间;而移植物的通畅率较高,在 85%~100% 之间[1,3,4,22,24-27]。

另外,在此我们需要讨论一些近 3 年发表的研究。Quinones-Baldrich 研究团队的一项研究纳入了 1990 至 2011 年接受手术治疗的 47 名静脉肿瘤患者,手术治疗方式包括肿瘤切除后进行下腔静脉缝合、下腔静脉补片修补成形、下腔静脉节段性切除和血管置换。77% 的患者被诊断为静脉肉瘤,其中 30 名患者被诊断为 PVL。需要进行血管置换的 27 名患者,除肝肾血管重建之外还进行了多个血管节段的血管置换。18 名患者(67%)进行了不止一个静脉节段的血管置换,这 18 名患者中的 8 名进行下腔静脉血管置换后,还进行了肝肾的血管重建;6 名患者接受了肾周 / 肾上段下腔静脉的血管置换;4 名患者进行了肾下 / 肾周下腔静脉的血管置换治疗,其他 9 名患者进行了肾下段下腔静脉血管置换术。令人惊讶的是,该组患者的死亡率为 0,主要并发症的发生率为 10.6%,包括:1 例肠梗阻、1 例一过性肾功能不全、1 例因出血进行的二次手术及 1 例移植物血栓形成。累积 5 年生存率为 45%[3]。

表 55.1 下腔静脉恶性肿瘤性切除联合血管移植术的结果

第一作者	年份	*n*	类型	*n*	位置 IR	位置 SR	位置 SH	移植	死亡 *n*(%)
Kieffer	2006	22	PVL	22	3	13	4	13	4(20)
Ito	2007	20	PVL	20	6	13	1	5	0
Kuehnl	2007	35	二次	20	5	7	14	13	2(6)
			PVL	6					
Illuminati	2008	11	PVL	11	8	3	0	11	0
Quinones- Baldrich	2012	47	二次	17	25	14	8	27	0
			PVL	30					
Hemming	2013	38	二次	38	0	38	3	38	5(13)
Benkirane	2014	26	二次	26				26	1(4)
Bower[a]	2014	102	二次	69	28	14	1	102	2(2)
			PVL	33					

PVL，原发静脉平滑肌肉瘤；IR，肾脏下段；SR，肾脏上段；SH，肝脏上段。

[a]59 名患者进行了多节段下腔静脉置换术。

Hemming 研究者团队的研究纳入了 60 名进行下腔静脉切除术的患者，其中大部分患者被诊断为肝脏肿瘤[2]。43% 的患者诊断为胆管细胞癌，27% 的患者诊断为肝细胞癌。其中 38 名患者需要进行血管置换术，14 名患者需要进行补片血管成形术，8 名患者进行静脉缝合术。该组患者，5 名患者（8%）出现了围术期死亡，其中 3 名患者的死因为急性肝功能衰竭，1 名患者的死因为肺出血，1 名患者的死因为肺栓塞。另外 9 名患者虽然出现严重的肝功能不良，但最终得以恢复。Kaplan-Meier 生存曲线显示 1 年和 5 年的患者生存率分别为 89% 和 35%。研究者认为除外手术风险，针对无其他有效治疗办法的患者，死亡和严重不良事件的发生风险被可能的生存获益抵消。

Benkirane 团队在 2014 年报道 26 名患者的临床结局，该 26 名患者均诊断为肾细胞癌合并瘤栓，进行了肾癌根治合并下腔静脉置换术[38]。在 2000—2011 年的 11 年间，共有 820 名患者因 RCC 接受肾癌根治术，普遍使用的手术方法为：若肿瘤累及肝脏下段下腔静脉则进行下腔静脉的重建；若肿瘤累及肝脏后段或肝脏上段下腔静脉则不选择血管重建手术。在该组 26 名患者中，有 6 名患者因瘤栓累及心脏，在体外循环支持下进行了瘤栓清除术，16 名患者出现病理学诊断明确的下腔静脉受累。经过中位随访时间为 28 个月的随访，5 名患者（19%）在术后的第 1 年出现了移植物的血栓，尽管患者都使用了大管径（19mm）的 PTFE 人工血管进行血管置换并同时进行了术后的华法林抗凝治疗。移植物堵塞的具体原因并没有具体论述。整体而言，该研究中患者血栓形成的比例高于既往报道的其他研究，患者 3 年的生存率为 64%。

在 2014 年血管年会上，梅奥诊所报道了自己的治疗经验，尽管相关研究数据尚未发表。该研究纳入了 25 年间经过治疗的 102 名患者，该研究发表后，将会成为下腔静脉恶性肿瘤进行节段性切除和血管移植领域患者样本量最大的研究。其中部分患者进行了肾静脉和肝静脉的血管重建，进行单纯静脉缝合术和补片血管成形术的 200 名患者未纳入最后的结果分析。值得注意的是，90% 的患者与术前相比，生活能力状态有较大的提高。1/3 的患者被诊断为 PVL，1/4 的患者被诊断为肾癌或肾上腺肉瘤，还有接近 20% 的患者被诊断为腹膜后肉瘤。全部的患者中，只有 2 名患者未接受 PTFE 人工血管置换术。术后 2 名患者死亡，15 名患者发生术后严重的不良事件。6 名患者出现移植物堵塞，其中大部分为术后晚期的移植物堵塞，5 年的血管通畅率为 92%，最长的移植物通畅时间为 18 年。整体而言，5 年和 10 年的患者的生存率分别为 51% 和 30%。大多数患者的死亡原因为肿瘤远处转移而不是肿瘤引起的局部症状[21]。

RCC 合并静脉瘤栓的手术死亡率和并发症发生率在大的肿瘤中心中一般是最低的，且近年来治疗质量还得到了不断的提升。在梅奥诊所，每年会进行 300 例以上肾癌根治术，其中 10%~15% 会合并下腔静脉瘤栓。Blute 的研究数据提示，医院的患者量和治疗的年代对患者的预后有着一定的影响[7]。1970—1980 年，接受治疗的 86 名诊断为 RCC 合并瘤栓的患者的死亡率为 8.1%，1990—2000 年，105 名经过治疗的该疾病患者的死亡率下降至 3.8%。Ⅲ级或Ⅳ级瘤栓的患者术后并发症的发生率明显增高。与静脉-静脉旁路循环相比，体外循环往往伴有更高的术后并发症和死亡率[9]。

经过治疗性切除的下腔静脉平滑肌肉瘤患者往往可以获得最好的预后。尽管 Mingoli 研究团队的综述认为：针对 PVL 患者，受累血管的治疗性切除和非治疗性切除并不能改变患者术后的生存率[39]，但越来越多的治疗中心的研究结果提示进行扩大切除术可以在一定程度上改善患者的临床预后。Kieffer 研究团队的研究数据显示术后 3 年和 5 年的生存率分别为 52% 和 34.8%[26]。Ito 研究团队的数据提示，接受肿瘤全切的患者，平均无疾病生存时间为21个月，而平均整体生存时间为71个月[25]。Illuminati团队的研究数据显示，患者的累积5年无疾病生存率为44%[24]。

在过去的10年中，下腔静脉继发肿瘤的生存率也得到了较大的提高。梅奥诊所2000年发表的研究数据显示，患者1年、2年和3年的整体生存率分别为89.3%、80.3%和75%[1]。接受肾脏下段静脉切除和血管置换的患者预后相对较好(平均生存时间3.1年)，接受肝脏后段下腔静脉血管置换和其他部位下腔静脉置换的患者预后则相对较差(平均生存时间分别为2.88年和2.26年)。与此同时，需要明确的是肿瘤类型和患者的预后也是密切相关的。该团队的另一项针对19名接受肝脏后段下腔静脉血管置换联合肝大部切除术的患者的研究显示，整体的5年生存率为21%，中位生存时间为38个月，虽然患者术后预后较差，但未接受手术治疗的患者的生存时间往往只有数月。根据亚组分析的结果，胆管细胞癌患者的预后最好，3年生存率为69%[4]。德国慕尼黑某医学中心的数据显示，患者1、3和5年生存率分别为76%、32%和21%。手术过程中，肿瘤的不完全切除和体外循环的使用都会对患者的预后产生负面的影响[27]。迈阿密某临床中心的数据显示，在经过中位随访时间为24个月的随访后，12名接受手术的患者中，4名患者因肿瘤复发而死亡[22]。

下腔静脉原发或继发肿瘤的患者中，在手术中获益最大、预后最好的为RCC合并下腔静脉瘤栓患者[7,40-42]。若肿瘤仅累及静脉而无远处转移，5年生存在大约为40%~65%；若肿瘤在手术时已出现远处的转移，患者的5年生存率则会降至6%~28%[42]。在肿瘤未出现局部侵犯和远处转移的情况下，患者可获得最好的预后；但患者一般状况较差时，或出现肿瘤的淋巴结转移、远处转移或肿瘤呈现出肉瘤样的特征，患者预后较差[40]。

为了更好地控制肿瘤进展并获得更好的临床预后，除手术治疗外，相关的辅助治疗也很关键。值得庆幸的是，肿瘤的辅助治疗在近年取得了很大的进展。肉瘤患者，若瘤体较大，肿瘤级别较高或未进行R0切除，则肿瘤复发的概率相对较大。对预期进行R0切除的患者进行局部肿瘤切除联合放疗，肿瘤的复发率明显升高。相关研究数据证实，45~50Gy剂量的体外放疗联合10~20Gy的手术中放疗有较好的抑制肿瘤进展的效果。该方法为肿瘤的控制提供了更好的选择，避免了局部并发症的发生，如毗邻神经、血管、骨和软组织的损伤[43]。以酪氨酸激酶抑制剂为代表的靶向分子治疗，如舒尼替尼，可显著减小RCC瘤体体积，为手术的切除提供了可能。目前针对酪氨酸激酶抑制剂是否可用于RCC合并下腔静脉瘤栓的患者尚无定论，但目前的研究证据显示，酪氨酸激酶抑制剂并不能减小瘤栓体积[44]。

少数研究评估了患者手术后的生活质量。梅奥诊所的数据显示，接受手术治疗的下腔静脉恶性肿瘤患者，80%术后都获得了极佳的生活质量[1,4]。

美国静脉论坛指南5.3.0：下腔静脉和髂静脉的原发和继发肿瘤

编码	指南	推荐登记（1：强；2：弱）	证据级别（A：高质量；B：中等质量；C：低或极低质量）
5.3.1	原发肿瘤累及下腔静脉，若在手术之前静脉的畅通程度较好且腔静脉切除后侧支循环的状况欠佳，推荐腔静脉置换术。人工血管移植是安全、有效且耐久性较好的治疗策略	1	B
5.3.2	针对下腔静脉瘤栓——多见于肾细胞癌患者——瘤栓累及右心系统，推荐在体外循环辅助下进行瘤栓切除，可使用也可不使用低温停循环技术	1	B

参考文献

● = Key primary paper
★ = Major review article

● 1. Bower TC, Nagorney DM, Cherry KJ et al. Replacement of the inferior vena cava for malignancy: An update. *J Vasc Surg* 2000;31(2):270–81.

2. Hemming AW, Mekeel KL, Zendejas I, Kim RD, Sicklick JK, and Reed AI. Resection of the liver and inferior vena cava for hepatic malignancy. *J Am Coll Surg* 2013;217(1):115–24.

● 3. Quinones-Baldrich W, Alktaifi A, and Eilber F. Inferior vena cava resection and reconstruction for retroperitoneal tumor excision. *J Vasc Surg* 2012;55(5):1386–93.

4. Sarmiento JM, Bower TC, Cherry KJ, Farnell MB, and Nagorney DM. Is combined partial hepatectomy with segmental resection of inferior vena cava justified for malignancy? *Arch Surg* 2003;138(6):624–30.

★ 5. Mingoli A, Feldhaus RJ, Cavallaro A, and Stipa S. Leiomyosarcoma of the inferior vena-cava—Analysis and search of world literature on 141 patients and report of 3 new cases. *J Vasc Surg* 1991;14(5):688–99.

● 6. Dzsinich C, Gloviczki P, Vanheerden JA et al. Primary venous leiomyosarcoma—A rare but lethal disease. *J Vasc Surg* 1992;15(4):595–603.

● 7. Blute ML, Leibovich BC, Lohse CM, Cheville JC, and Zincke H. The Mayo Clinic experience with surgical management, complications and outcome for patients with renal cell carcinoma and venous tumour thrombus. *BJU Int* 2004;94(1):33–41.

★ 8. Bower TC. Venous tumors. In: Croenenwett J, ed. *Rutherford's Vascular Surgery*, 5th Ed. Philadelphia,

PA: Elsevier, 2014, 989–1002.
9. Bower TC. Primary and secondary tumors of the inferior vena cava and iliac veins. In: Gloviczki P, ed. *Handbook of Venous Disorders,* 3rd Ed. London: Hodder Arnold, 2009, 574–582.
10. Nesbitt JC, Soltero ER, Dinney CPN et al. Surgical management of renal cell carcinoma with inferior vena cava tumor thrombus. *Ann Thorac Surg* 1997;63(6):1592–600.
11. Burke AP and Virmani R. Sarcomas of the great-vessels—A clinicopathological study. *Cancer* 1993;71(5):1761–73.
12. Hartman DS, Hayes WS, Choyke PL, and Tibbetts GP. Leiomyosarcoma of the retroperitoneum and inferior vena-cava—Radiologic–pathological correlation. *Radiographics.* 1992;12(6):1203–20.
13. Beck SDW, Lalka SG, and Donohue JP. Long-term results after inferior vena caval resection during retroperitoneal lymphadenectomy for metastatic germ cell cancer. *J Vasc Surg* 1998;28(5):808–14.
14. Mingoli A, Sapienza P, Cavallaro A et al. The effect of extent of caval resection in the treatment of inferior vena cava leiomyosarcoma. *Anticancer Res* 1997;17(5B):3877–81.
15. Boorjian SA and Blute ML. Surgery for vena caval tumor extension in renal cancer. *Curr Opin Urol* 2009;19(5):473–7.
16. Guzzo TJ, Pierorazio PM, Schaeffer EM, Fishman EK, and Allaf ME. The accuracy of multidetector computerized tomography for evaluating tumor thrombus in patients with renal cell carcinoma. *J Urol* 2009;181(2):486–90.
17. Hallscheidt PJ, Fink C, Haferkamp A et al. Preoperative staging of renal cell carcinoma with inferior vena cava thrombus using multidetector CT and MRI—Prospective study with histopathological correlation. *J Comput Assist Tomogr* 2005;29(1):64–8.
18. Lawrentschuk N, Gani J, Riordan R, Esler S, and Bolton DM. Multidetector computed tomography vs magnetic resonance imaging for defining the upper limit of tumour thrombus in renal cell carcinoma: A study and review. *BJU Int* 2005;96(3):291–5.
19. Zini L, Destrieux-Garnier L, Leroy X et al. Renal vein ostium, wall invasion of renal cell carcinoma with an inferior vena cava tumor thrombus: Prediction by renal and vena caval vein diameters and prognostic significance. *J Urol* 2008;179(2):450–4.
20. Psutka SP, Boorjian SA, Thompson RH et al. Clinical and radiographic predictors of the need for inferior vena cava resection during nephrectomy for patients with renal cell carcinoma and caval tumour thrombus. *BJU Int* 2015;116(3):388–96.
•21. Bower TC, Mendes BC, Toomey BJ et al. Outcomes of 102 atients treated with segmental inferior vena cava resection and graft replacement for malignant disease. *J Vasc Surg* 2014;59(6):36S–S.
22. Delis SG, Madariaga J, and Ciancio G. Combined liver and inferior vena cava resection for hepatic malignancy. *J Surg Oncol* 2007;96(3):258–64.
23. Hemming AW, Reed AI, Langham MR, Fujita S, and Howard RJ. Combined resection of the liver and inferior vena cava for hepatic malignancy. *Ann Surg* 2004;239(5):712–9.
24. Illuminati G, Calio FG, D'Urso A, Giacobbi D, Papaspyropoulos V, and Ceccanei G. Prosthetic replacement of the infrahepatic inferior vena cava for leiomyosarcoma. *Arch Surg* 2006;141(9):919–24.
25. Ito H, Hornick JL, Bertagnolli MM et al. Leiomyosarcoma of the inferior vena cava: Survival after aggressive management. *Ann Surg Oncol* 2007;14(12):3534–41.
26. Kieffer E, Alaoui M, Piette JC, Cacoub P, and Chiche L. Leiomyosarcoma of the inferior vena cava—Experience in 22 cases. *Ann Surg* 2006;244(2):289–95.
27. Kuehnl A, Schmidt M, Hornung HM, Graser A, Jauch KW, and Kopp R. Resection of malignant tumors invading the vena cava: Perioperative complications and long-term follow-up. *J Vasc Surg* 2007;46(3):533–40.
28. Oldhafer KJ, Lang H, Schlitt HJ et al. Long-term experience after ex situ liver surgery. *Surgery* 2000;127(5):520–7.
29. Yoshidome H, Takeuchi D, Ito H et al. Should the inferior vena cava be reconstructed after resection for malignant tumors? *Am J Surg* 2005;189(4):419–24.
30. Matsushita M, Kuzuya A, Mano N et al. Sequelae after limb-sparing surgery with major vascular resection for tumor of the lower extremity. *J Vasc Surg* 2001;33(4):694–9.
31. Schwarzbach MHM, Hormann Y, Hinz U et al. Results of limb-sparing surgery with vascular replacement for soft tissue sarcoma in the lower extremity. *J Vasc Surg* 2005;42(1):88–97.
32. Nishinari K, Wolosker N, Yazbek G, Zerati AE, and Nishimoto IN. Venous reconstructions in lower limbs associated with resection of malignancies. *J Vasc Surg* 2006;44(5):1046–50.
33. Ciancio G, Livingstone AS, and Soloway M. Surgical management of renal cell carcinoma with tumor thrombus in the renal and inferior vena cava: The University of Miami experience in using liver transplantation techniques. *Eur Urol* 2007;51(4):988–95.
34. Subramanian VS, Stephenson AJ, Goldfarb DA, Fergany AF, Novick AC, and Krishnamurthi V. Utility of preoperative renal artery embolization for management of renal tumors with inferior vena caval thrombi. *Urology* 2009;74(1):154–60.
35. Blute ML, Boorjian SA, Leibovich BC, Lohse CM, Frank I, and Karnes RJ. Results of inferior vena caval interruption by Greenfield filter, ligation or resection during radical nephrectomy and tumor thrombectomy. *J Urol* 2007;178(2):440–4.
36. Praseedom RK, Dhar P, Jamieson NV, Wallwork J, Bergman I, and Lomas DJ. Leiomyosarcoma of the retrohepatic vena cava treated by excision and reconstruction with an aortic homograft: A case report and review of literature. *Surg Innov* 2007;14(4):287–91.

37. Lodge JPA, Ammori BJ, Prasad KR, and Bellamy MC. *Ex vivo* and *in situ* resection of inferior vena cava with hepatectomy for colorectal metastases. *Ann Surg* 2000;231(4):471–9.
38. Benkirane A, Khodari M, Yakoubi R et al. Polytetrafluoroethylene expanded prosthesis as replacement of the inferior vena cava in renal cell carcinoma with caval thrombus. *Int J Urol* 2014;21(5):448–52.
★39. Mingoli A, Cavallaro A, Sapienza P, Feldhaus RJ, and Cavallari N. International registry of inferior vena cava leiomyosarcoma: Analysis of a world series on 218 patients. *Anticancer Res* 1996;16(5B):3201–5.
40. Klatte T, Pantuck AJ, Riggs SB et al. Prognostic factors for renal cell carcinoma with tumor thrombus extension. *J Urol* 2007;178(4):1189–95.
41. Wagner B, Patard JJ, Mejean A et al. Prognostic value of renal vein and inferior vena cava involvement in renal cell carcinoma. *Eur Urol* 2009;55(2):452–60.
42. Pouliot F, Shuch B, LaRochelle JC, Pantuck A, and Belldegrun AS. Contemporary management of renal tumors with venous tumor thrombus. *J Urol* 2010;184(3):833–41.
43. Petersen IA, Haddock MG, Donohue JH et al. Use of intraoperative electron beam radiotherapy in the management of retroperitoneal soft tissue sarcomas. *Int J Radiat Oncol Biol Phys* 2002;52(2):469–75.
44. Cost NG, Delacroix SE, Sleeper JP et al. The impact of targeted molecular therapies on the level of renal cell carcinoma vena caval tumor thrombus. *Eur Urol* 2011;59(6):912–8.

56

动静脉畸形评估与治疗

56.1 介绍

动静脉畸形(arteriovenous malformation,AVM)是一种先天性血管畸形(congenital vascular malformation,CVM),因其解剖缺陷导致动脉血液不同程度地流入静脉系统[1-3]。动静脉(arteriovenous,AV)分流允许高流速、低阻力的血流从动脉管腔进入静脉系统[4-6]。

这种独特的动脉与静脉系统之间"动静脉分流"的情况导致心血管中央、外周及局部的血流动力学发生了改变,因此动静脉畸形成为先天性血管畸形中血流动力学最复杂的类型[7-9]。

动脉、静脉及淋巴系统的血流动力学改变会影响整个心血管系统,并可能导致心力衰竭、周围动脉功能不全(如坏疽)、慢性静脉功能不全以及静脉高压引起的淋巴管超负荷。这些病变对周围组织和局部器官也有影响,有着很高的发病率及复发率[4,5]。动静脉畸形被认为是所有先天性血管畸形中危害性最大的类型[10-11]。

56.2 发病与流行病学

医学文献报告的流行病学数据往往曲解了基于名称分类的先天性血管畸形的真实发生率和患病率。在国际血管异常研究学会(Iinternational Society for the Study of Vascular Anomalies,ISSVA)及 Hamburg 先天性血管畸形分类系统建立之前,有关动静脉畸形发病率及患病率的数据可靠性有限,仍然存在许多混乱[5,12,13]。

Tasnadi(1993 年)报告的数据表明,先天性血管畸形的整体发病率为 1.2%[14]。先天性血管畸形是一组累及血管系统的先天缺陷疾病,90% 以上在出生时发病,男女之比为 1∶1[1,4,12]。

有综述报道了脑脊髓的动静脉畸形发病率及患病率[15]。在非特定的人口中,动静脉畸形的发病率约为 1/100 000 人 / 年,在成人中的患病率约为 18/100 000。在美国,每 250 000 人中就有 1 人患有脑脊髓的动静脉畸形,发病年龄在 20~40 岁之间,男女比例为 1∶1 或 1∶2[15]。

据报道,外周动静脉畸形是最罕见的先天性血管畸形,约占所有临床意义的先天性血管畸形病变的 10%~15%(范围从 5%~10% 至 15%~20%)[4,16]。

在 Hamburg 分类(表 56.1)定义的所有先天性血管畸形中[5,13],动静脉畸形是一种比静脉畸形(venous malformations,VMs)[17,18] 或淋巴管畸形(lymphatic malformations,LMs)[19,20]更罕见的疾病。大多数先天性血管畸形是静脉畸形或淋巴管畸形,静脉畸形约占所有先天性血管畸形的 2/3[21]。

在动静脉畸形中,"血管腔外型"动静脉畸形(以前称为血管瘤状动静脉畸形)占大多数。"血管腔干"型动静脉畸形病变非常罕见,是动脉与静脉直接连通的结果,如骨盆血管或股动脉与静脉之间的连通。这些都是真正的瘘管病变,没有如动脉导管未闭或肺动 - 静脉瘘等的原发病灶[4]。

动静脉畸形大多数单独存在,很少伴有静脉畸形和 / 或淋巴管畸形,这使其诊断及治疗更加困难。这些新归类为血管 - 淋巴畸形的混合性先天性血管畸形常常成为临床医生的噩梦(如 Parkes-Weber 综合征[PWS])。其治疗方式相当混乱，疗效往往令人失望（如微分流动静脉畸形）[22,23]。目前为止，尚没有发现其任何关于种族、人口或环境的危险因素[4]。

表 56.1 先天性血管畸形 Hamburg 分类

主要分类 [a]

- 动脉畸形
- 静脉畸形
- 动静脉畸形
- 淋巴管畸形
- 毛细血管 / 微血管畸形
- 混合脉管畸形：血管淋巴管畸形

胚胎学亚型分类 [b]

血管腔外型（“血管瘤”型）[c]

- 弥漫浸润型
  - 局限型

血管腔干型 [c]

- 梗阻和 / 或狭窄型
  - 萎缩，发育不良，增生
  - 膜型，先天性嵴样突起
- 扩张型
  - 局限型（血管瘤型）
  - 弥漫型（扩张型）

[a]根据 1988 年德国汉堡和 1995 年韩国首尔国际专家组先天性血管畸形共识改良分类。

[b]胚胎发育不同阶段出现发育停滞：胚胎发育早期——血管腔外型；胚胎发育晚期——血管腔干型。

[c]两种类型可同时出现，可合并其他多种血管畸形（如毛细血管、动脉、动静脉分流、静脉、静脉、血管淋巴管和 / 或淋巴管畸形），和 / 或合并血管瘤。

56.3 病因及病理生理学

通过发生在组织的基因突变来解释血管腔外型动静脉畸形病变的生长趋势已有很大进展。一些基因突变与胚胎发育过程中的缺陷有关，导致高流量的动 - 静脉瘘通过发育不良的血管分流[4,6,24-27]。

尽管为了更好理解这些机制还需要进一步研究，但目前对几种病变的致病基因的识别已经使得更精确的诊断成为可能。现已发现某些基因突变是导致一些罕见的遗传性血管畸形的原因，如 Osler-Weber-Rendu 综合征（遗传性出血性毛细血管扩张症）、blue rubber bleb nevus 综合征（Bean 综合征）、RASA1 突变、PTEN 突变等[24-27]。例如，遗传性出血性毛细血管扩张症是由于编码转化生长因子 -β 血管生长因子的活化素受体样激酶 -1（activin receptor-like kinase-1，ACVRL1）及 endoglin（ENG）基因失去功能而导致的一种常染色体显性遗传性疾病。

大多数动静脉畸形病变随着时间推移而逐渐进展，特别在大脑、肺及肝脏等器官，最终在成年时被诊断出来。动静脉畸形的血管构成中大多数是动 - 静脉瘘，有报道在使用血管生成抑制剂（如贝伐单抗）治疗该类患者时出现阳性结果。RASA1 突变是另一种合并毛细血管畸形（capillary malformations，CMs）及动静脉畸形的常染色体显性遗传性疾病。在发病的人群中，动静脉畸形最常见的部位是大脑、脊柱、面部及四肢。颅内动静脉畸形可以是典型的动静脉畸形，也可以是软脑膜动 - 静脉瘘或动 - 静脉瘘。

Parkes-Weber 综合征与 RASA1 突变有关。患者的动静脉畸形通常最初表现为“微分流”损害，其他症状表现为四肢肌肉及皮下组织的弥漫性小血管病变。与其他血管畸形（静脉畸形及淋巴管畸形）共同作用，导致明显的肌肉、骨骼及皮下脂肪组织过度生长。然而，没有多个额外毛细血管畸形病变的 Parkes-Weber 综合征患者通常不携带 RASA1 突变基因。

因为错构瘤中常有动静脉畸形，所以 PTEN 突变是导致错构瘤中局灶性组织过度生长的重要原因。这些突变表现为组织过度生长的症状（如 Cowden and Bannyan-Riley-RuvalCaba 综合征）。多发性动静脉畸形病变是常见的，常常影响四肢肌肉、椎旁肌及硬脑膜。血管构成通常是动 - 静脉，表现为侵略性倾向，难以通过血管栓塞来控制[4,6]。

进一步研究先天性血管畸形 / 动静脉畸形发生的遗传学机制，有助于更好了解血管腔外及血管腔干型动静脉畸形病变的形态发生及生物学特性。

56.3.1 动静脉畸形的内皮细胞更新率异常

血管内皮细胞更新率（endothelial cell turnover rate，ECTR）是区分血管畸形与血管瘤的一种内皮细胞特征，后者具有更高的更新率。动静脉畸形的血管内皮细胞更新率明显高于正常血管。动静脉畸形血管的平均 Ki-67 指数高于正常血管，非静息内皮细胞的数量增加约 7 倍[4,6]。Ki-67 蛋白在细胞周期中除外静止期（G0）的所有活动期均有表达。因此，可通过 Ki-67 抗原的免疫组织化学方法来鉴定非静息内皮细胞。基质细胞衍生因子 -1（stromal cell-derived factor-1，sdf-1）在动静脉畸形血管亦表达增加，提示内皮祖细胞（endothelial progenitor cells，EPCs）可能在动静脉畸形血管中维持活跃的血管重塑发挥作用，而 sdf-1 在正常血管中很少表达[4,6,28,29]。

此外，血管内皮生长因子、sdf-1α、肝细胞生长因子和缺氧诱导因子 -1 等介导内皮祖细胞募集的因子在动静脉畸形 Schobinger Ⅱ期和Ⅲ期均有不同程度的表达。在分期较高的动静脉畸形中内皮祖细胞与生长因子的表达活跃提示内皮祖细胞是动静脉畸形进展的促进因子，刺激其招募并参与血管新生[28,29]。

近十年来对血管内皮细胞更新率的研究使我们对动静脉畸形的分子机制以及内皮祖细胞作用的认识都有了很大提高[4,6]。

56.3.2 内皮祖细胞活性的不同遗传表达

Mulliken 等早期研究表明血管畸形不是由细胞增殖引起，而最近更多研究提示细胞增殖与基质金属蛋白酶(matrix metalloproteinases,MMP)的表达增加具有重要意义，尤其是有症状的动静脉畸形[4,30]。这一新发现可能有助于症状性动静脉畸形药物治疗新策略的发展[4,30]。

56.3.3 散发与基于家族性/综合征型的动静脉畸形[4,6,24-27]

尚未有报道“散发”型动静脉畸形将来可能由潜在的遗传异常所致基因突变来解释。然而，家族性/综合征型动静脉畸形的表现与大多数散发型不同。RASA1 突变的动静脉畸形一般保持相对稳定，进展最慢，但症状因动静脉畸形病变的解剖部位不同而有所不同，如中枢神经系统的动静脉畸形可表现为明显的占位表现及出血。

与发生在下肢的散发型动静脉畸形相比，Parkes-Weber 综合征的动静脉畸形病变往往进展缓慢。下肢的散发型动静脉畸形截肢率更高，即使其症状表现通常较轻。

遗传性出血性毛细血管扩张症(Osler-Weber-Rendu 综合征)患者内脏出血较散发型动静脉畸形更常见。但是前者需要通过肠管切除来控制出血的情况却很罕见。相反，散发型动静脉畸形患者需要通过手术切除控制肠道出血的占比较高。

PTEN 突变引起的动静脉畸形是目前已知的侵袭性最强的病变类型，不仅在栓塞治疗或切除后很快复发，而且具有在其他部位发生新病变的趋势。

56.3.4 动静脉分流的血流动力学影响

动静脉畸形是一种独特而复杂的血管疾病，绕过正常的毛细血管系统，导致动脉与静脉-淋巴系统之间的正常循环出现“短路”。毛细血管系统不再是维持两个不同血流动力学系统之间微妙平衡的关键所在[1-4,6,31,32]。若毛细血管系统功能不存在，那么循环系统中三种独特的不同血流动力学成分——动脉、静脉及淋巴管之间的平衡将受到严重损害。

这种高压与低压系统之间的非正常连通使两个循环系统通过代偿作出反应，以最大限度减少对血流动力学的影响。根据动-静脉瘘连通的位置和(或)程度(如大小及流量)，动脉与静脉系统会产生两种不同的反应：代偿期与失代偿期[4,6]。

在代偿期，心脏泵功能增强可通过动-静脉瘘降低外周血流压力而协助衰竭的动脉系统，从而维持正常的动脉血流，防止周围组织缺血。然而，心脏泵的增强导致静脉及淋巴系统负荷增加，以及随之对心脏本身的负荷增加。起初，正常静脉系统能够对动-静脉瘘及淋巴系统产生的压力及容量增加做出代偿反应。然而，淋巴系统由于其以自身调节的蠕动循环为基础的独特的淋巴动力机制，协助衰竭静脉系统的能力有限。一旦这些涉及动脉、静脉、淋巴系统以及心脏的代偿机制达到最大限度，则开始进入失代偿期。

动脉系统无法维持足够的动脉血流至动-静脉瘘远端的周围组织，导致组织缺血。动静脉畸形病变远端的静脉系统也无法维持正常的瓣膜功能，并引起血液反流。持续反流进一步阻碍周围组织正常的静脉血回流，导致严重的静脉高压和慢性静脉功能不全。

因此，动静脉畸形的血流动力学累及动静脉系统的各种血管成分，导致局部、周边及中央效应。正确处理动静脉畸形对整个循环系统的多种病理生理影响，必须准确理解近端、远端及侧支三对动脉、静脉之间在疾病不同阶段的密切联系[1-4,6]。

56.4 分类

1988 年在 Hamburg 举办的会议协商制定了关于先天性血管畸形的分类系统，因为传统的基于病毒学分类(如 Klippel Trenaunay 综合征)的方式不能对各种先天性血管畸形的解剖、病理生理以及临床表现提出合理的分类[4,5,13,33,34]。

会议首次描述了不同病变类型之间的形态学差异，病变涉及主要血管腔干且往往表现为直接连通(“血管干”形式)的以及病变发生在周围形成单独的血管缺陷(动-静脉血管瘤)。为避免与“血管瘤”一词混淆，Belov 等根据这些“血管瘤性”动静脉畸形病变与“血管腔干缺陷”形态上的明显差异，重新引入了一个古老的胚胎学术语“管腔外”对其进行描述[4,5,13,33,34]。

在血管生成的两个不同阶段，血管系统发育受阻的结果不同，Belov 等根据其胚胎学机制进一步对这两组病变的形态学差异进行分类，发生在“早期”阶段的缺陷发育将产生“网状”形式的原始血管结构，而发生在“晚期”阶段的缺陷将产生正常的、成熟的血管结构[5,34-36]。

该先天性血管畸形分类作为现代精确评估、诊断以及治疗方法指南的基础并进行修订，后来成为“改良的”Hamburg 分类(见表 56.1)[4,5,13,34]。

根据“Hamburg 共识”，Mulliken 等提出另一种新的血管异常分类方法，将血管瘤分为血管肿瘤和血管畸形，并根据血流特征进一步对血管畸形进行分类：快血流与慢血流病变。这一新的分类方法后来被采纳为 ISSVA 分类(表 56.2)[4,5,12]。

此外，还采纳了另外两种分类，即 Schobinger 分类和动脉造影分类，以改进动静脉畸形的治疗策略[4,6,37,38]。

动静脉畸形的 Schobinger 分类(表 56.3)对于评价动静脉畸形诊断以及治疗的临床进展水平具有重要意义。它为动静脉畸形病变不同的临床阶段提供了更准确的评估，也可以作为患者临床状况管理的临床指南。

动静脉畸形的动脉造影分类(表 56.4)仅用于根据“病灶”的动脉造影形态对位于躯干及四肢的“血管腔外”动静脉畸形病变进行分类。这些“病灶”的影像学表现为发育不良的微小血管的原始网状网络，即未能发育成熟为正常“毛细血管”的血管[4,6,38]。

表 56.2 国际血管异常研究协会(ISSVA)先天性血管畸形和血管肿瘤分类

血管畸形

- 高流量病变
  - 动脉畸形
  - 动静脉畸形
  - 动 - 静脉瘘
- 低流量病变
  - 毛细血管畸形(酒色斑,毛细血管扩张,血管角质瘤)
  - 静脉畸形
  - 淋巴管畸形
  - 混合血管畸形(CVM,CLM,CLVM,CAVM,CLAVM)

血管肿瘤

- 婴幼儿血管瘤
- 先天性血管瘤
- 其他

CVM,毛细血管畸形 + 静脉畸形;CLM,毛细血管畸形 + 淋巴管畸形;CLVM,毛细血管畸形 + 淋巴管畸形 + 静脉畸形;CAVM,毛细血管畸形 + 动静脉畸形;CLAVM,毛细血管畸形 + 淋巴管畸形 + 动静脉畸形。

表 56.3 动静脉畸形 Schobinger 分类

Ⅰ期——静止期:出现粉 - 蓝色斑、皮温升高,多普勒超声发现动静脉瘘管。动静脉畸形与毛细血管畸形或消退型血管瘤相类似

Ⅱ期——扩张期:在Ⅰ期的基础上出现扩张、搏动、震颤和迂曲 / 紧张的静脉

Ⅲ期——破坏期:在Ⅱ期的基础上出现皮肤营养不良性改变、溃疡、出血、组织硬化等。可出现溶骨性病变

Ⅳ期——失代偿期:在Ⅲ期的基础上出现高排出量和左心室肥厚的充血性心力衰竭表现

表 56.4 动静脉畸形动脉造影分类

Ⅰ型(动 - 静脉瘘):3 条以内的动脉分流至单一引流静脉

Ⅱ型(动静脉间瘘):多条小动脉分流至单一引流静脉

Ⅲa 型和Ⅲb 型(非动静脉瘘):小动脉和小静脉间有多条分流管道

Ⅰ型

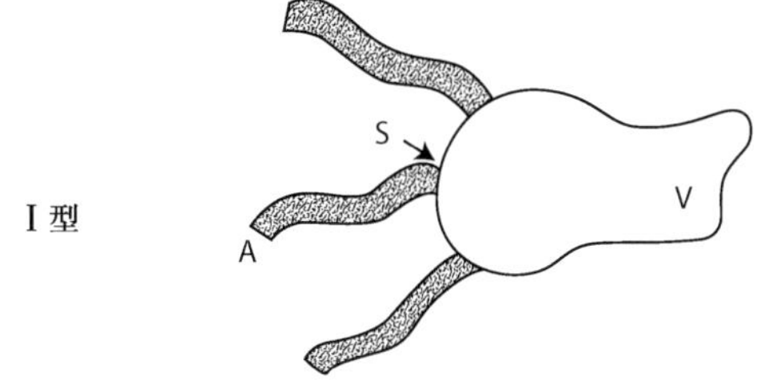

续表

Ⅱ型

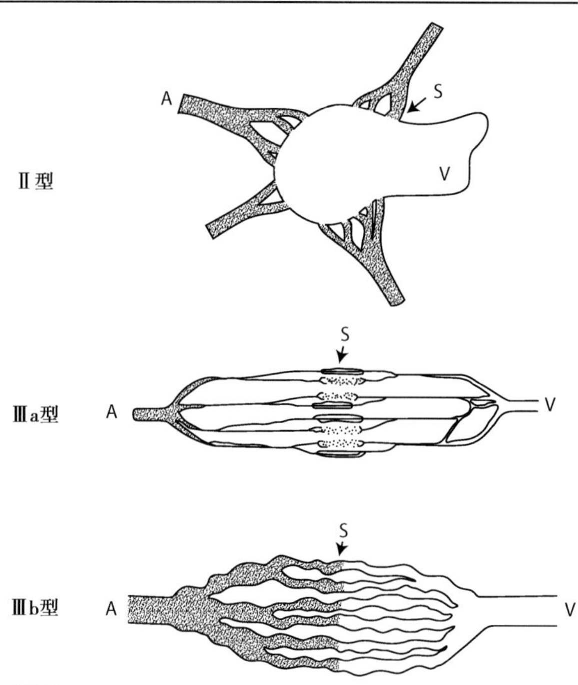

病灶可分为 3 型:Ⅰ型(动 - 静脉瘘)、Ⅱ型(动静脉间瘘管)、Ⅲa 型和Ⅲb 型(非动脉瘘)。此分类不仅有助于更好地制定血管腔外动静脉畸形病变的治疗方案,而且有助于预测血管腔内治疗结果。

56.4.1 胚胎学概念的临床应用[4,5,13,34]

根据发生发育停滞的胚胎学阶段,动静脉畸形又分为两个具有不同胚胎学特征的亚型——血管腔外病变和血管腔干病变(见表 56.1)。血管腔外病变是原始毛细血管网络的胚胎组织残余物,是在胚胎发生过程“早期”发育停滞结果。因此,此病变类型的内皮细胞 / 病灶保留了间质细胞的特性,拥有增殖能力及潜力,使其临床及生物学行为无法预测[35,36]。

通过各种内源性(如月经初潮或妊娠)以及外源性(如创伤或手术)因素刺激血管腔外病变,可引起病变复发或进展。这种病变扩散的可能性强调了详细制定治疗方案的重要性。

治疗过程中对一个处于休眠状态的血管腔外病变的刺激常导致不稳定反应及爆炸性生长,导致临床状况恶化。由于其胚胎学特征,浸润性血管腔外病变远比血管腔干病变复杂得多。因此,这种血管腔外病变具有更高的进展风险以及更大的破坏潜力。

相反,发生在胚胎发生过程“后期”的发育停滞所致的血管腔干病变不再具有增殖潜力(如肺动 - 静脉瘘)。然而,由于其独特的高流量“瘘管”状态以及在毛细管床没有病灶来限制血流,因此血管腔干病变对血流动力学的影响比血管腔外病变更为严重。此类型瘘管病变使动脉与静脉系统之间有直接连通,对中央、外周及局部都(简单说,对整个心血管系统)具有不同严重程度的显著血流动力学影响。

56.4.2 动 - 静脉瘘与动静脉畸形[4,5,12]

ISSVA 分类 12 的亚型分类将动静脉畸形分为动 - 静脉瘘与动静脉畸形，许多人误将动静脉畸形认为“非瘘管”病变（见表 56.2）[4-6]。无论有无“瘘管”，所有动静脉畸形病变属于“瘘管性”。换句话说，如果动脉与静脉之间没有瘘管连通允许“高流量”自由分流，就不会形成这种动静脉畸形病变。动静脉畸形由于发育不良而具有独特的胚胎学特征，因此不存在“非瘘管”的动静脉畸形。所有的动静脉畸形本质上都是“瘘管性”的。

ISSVA 分类定义的“动静脉瘘”病变相当于 Hamburg 分类定义的无病灶（如盆底或肺的动静脉畸形）的“血管腔干”动静脉畸形病变。ISSVA 分类定义的“动静脉畸形”相当于 Hamburg 分类定义的具有病灶的“管外”AVM 病变。

56.4.3 “小巢”与“非小巢”动静脉畸形[4-6]

“小巢”是临床影像学术语，用以描述使用造影剂在造影检查中观察到的动静脉小型连通道 - 瘘管（见表 56.4）[4-6]。因此，“小巢”不是一个组织学术语，也不是一个解剖或病理学术语，而是构成动静脉畸形的一组血管的描述性术语。

“小巢”是动静脉畸形病变的一个特征，总是存在于血管腔外病灶，并且只存在于“血管腔外”动静脉畸形病变中。“小巢”经常出现于动脉与静脉之间一个由搏动的、发育不良的、曲折的血管组成的网状结构。“小巢”是一个“弥漫性，多个小瘘管”实体，与之对比，血管腔干病灶是一个巨大的，孤立性的动静脉瘘。相反，血管腔干动静脉畸形病变在动、静脉之间形成直接联通。

56.5 评估

概述

动静脉畸形进展总是产生相应的症状（疼痛、溃疡及出血），当分流增加发生动脉盗血及静脉高压，均导致组织灌注减少[1-4]。

动静脉畸形的临床表现取决于其解剖部位：中心性病变引起心力衰竭，外周病变因局部静脉高压导致动、静脉功能不全。此外，动静脉畸形的局部损害可能包括溃疡及坏疽[1-4]。因此，需在周详的病史采集与体格检查后进行完整的系统性评估，然后进行非创伤性诊断成像，以便将动静脉畸形与其他先天性血管畸形鉴别。

动静脉畸形大多数是单发的，但对动静脉畸形的评估应首先作为先天性血管畸形评估，然后对动静脉畸形进行更有针对性的评估和确认。评估应遵循不同类型先天性血管畸形的基本鉴别诊断。

诊断时还应排除其他先天性血管畸形同时存在的可能性，因为动静脉畸形可能与静脉畸形及淋巴管畸形（如 Parkes-Weber 综合征）等其他先天性血管畸形同时存在[1-4]。

因此，首先应进行适当的鉴别诊断，结合各种非创伤性和低创伤性试验进行更具体的诊断程序，然后进一步对动静脉畸形进行整体的精确而详细的评估（表 56.5）[4,6]。

表 56.5 动静脉畸形的诊断性检查表

从无创到微创的初步检查：

- 多普勒超声显像（动脉和静脉）[25]
- 全身血池闪烁显像[26]
- T1、T2 相磁共振成像及磁共振血管成像[27]
- CT 及增强 CT 血管成像和 / 或三维 CT 重建[28]

用于明确最终诊断的有创性检查[a]：

- 选择性和超选择性血管造影
- 经皮直接穿刺造影
- 标准直接穿刺静脉造影

[a] 需明确最终诊断以此为选择合适的治疗方案提供指引。

除外对动静脉畸形的原发灶进行评估，还有必要评估其对非血管器官系统，尤其是肌肉骨骼系统的影响。早期发现长骨长度有差异的血管 - 骨综合征是合理治疗方案的关键[39,40]。

在非创伤性检查中，多普勒超声（duplex ultrasound sonography，DUS）仍是临床初诊评估及后续随访的首选方法。多普勒超声很容易将动静脉畸形与静脉畸形及淋巴管畸形区分开来，因其具有独特的脉动血流征象。此外，二维多普勒超声的蜂窝状多血管通道征象亦是动静脉畸形的特征，而在血管肿瘤中不存在这种征象[4,6,41]。

磁共振成像（magnetic resonance imaging，MRI）仍然是包括动静脉畸形在内的所有先天性血管畸形的主要诊断方法，因为 MRI 能提供病变范围、严重程度以及与周围组织、结构及器官的解剖关系等基本信息。然而，普通 MRI 通常不能精确显示病灶，而且在显示扩张的快速血流的血管通道时受到限制[4,6,42]。

经动脉肺灌注显像（transurethral lung perfusion scintigraphy，TLPS）[5]在确定肢体动静脉畸形的分流程度方面具有独特作用。它可以检测及评估微小动 - 静脉分流病变。这类型的动静脉畸形仅靠常规动脉造影很难发现。此类微小动静脉畸形病变在常规动脉造影中常被漏诊，常以合并先天性血管畸形（如 Parkes-Weber 综合征）的形式出现[2,6,8]。

此外，TLPS 还可提供治疗过程中分流状态的定量检测；TLPS 可能取代传统动脉造影作为肢体动静脉畸形随访评估工具的重要地位[2,6,8]。

56.6 治疗策略

一般原则

动静脉畸形的治疗，无论是血管腔外的还是血管腔干的，都应优先于所有其他的静脉畸形，因为随着病情发展其有可能危及生命或肢体[1,4,32]。

治疗所有“血管腔外”动静脉畸形病变的主要目的应是消除“小巢”。不彻底的手术切除或简单的闭塞和/或结扎供血动脉，而小巢保留完整，这样的治疗是不充分的，还会对病变产生刺激，生成新的供血血管而导致复发。

早期积极控制小巢是必要的，为防止复发以及最终导致动静脉畸形病变恶化应尽量将其根除。但通常比较困难，因为在现有治疗模式下，采取传统的治疗方法，复发可能性很高。

只有当评估疗效大于因治疗而出现并发症的危害时，才应在治疗动静脉畸形时采用“受到控制”的积极方法[4,32]。最初对动静脉畸形进行彻底干预，必须对治疗计划的长期目标进行现实评估。

为实现这一目标，治疗策略应以参与患者医护的多个不同学科专家（如血管外科医生、骨科医生、整形外科医生、头颈部外科医生、介入放射科医生及理疗师）达成的共识为基础。治疗方案的最终决定，以及治疗方式的选择，应在上述适应证的基础上，通过多学科小组合作的方法做出[2,4,7,32]。

动静脉畸形治疗因为有了多学科团队合作的新方法在诊断及治疗方面取得了显著的改善，通过全面整合最新的治疗方式，发病率、死亡率及复发率都有了显著降低[7,10,32]。

对于动静脉畸形的高阶诊断及治疗，需要一个完全整合的专业团队，以便在与先天性血管畸形相关的不同学科专家之间提供最大程度的协调，除了传统的外科治疗外，同时充分考虑利用血管腔内治疗。

在对动静脉畸形的累及范围及严重程度进行评估后，根据其紧急性确定治疗的适应证。这些适应证标准是根据“管外”病变制定的，因为绝大多数是管外型病变，而血管腔干动静脉畸形病变极为罕见（表 56.6）[2,4]。

表 56.6 动静脉畸形治疗指征

- 出血
- 高排量型心力衰竭
- 继发动脉缺血性并发症
- 继发慢性静脉高压并发症
- 病灶位于威胁生命的区域（如气道附近）或威胁重要功能区域（如视觉、咀嚼、听觉或呼吸）
- 致残性疼痛
- 功能损害
- 严重影响外观
- 血管-骨髓综合征：出现下肢不等长的长骨发育异常[19,20]
- 病灶位于并发症发生风险较高的区域（如关节腔积血）

在上述标准中，后 5 种适应证是临床常见的情况，前 5 种适应证相对较少，常常是反映发病率及死亡率都很高的情况。

必须再强调，仔细评估及诊断在制定治疗策略最大限度提高风险效益比方面的作用至关重要，在此策略，治疗的最终目标必须以现实的期望值加以明确界定。

56.7 治疗方法

56.7.1 血管腔内栓塞硬化治疗

56.7.1.1 概述

血管腔内栓塞治疗和硬化治疗方式在“不宜手术”的病变中起着重要作用，此外，作为一种新方法来补充“可手术”病变的外科治疗[1,23]。

血管腔内治疗现在是大多数“血管腔外”动静脉畸形病变的首选治疗方法，单纯的栓塞硬化治疗是手术“无法到达”病变的独立治疗选择（图 56.1），尤其是延伸至深筋膜以外的“弥漫性浸润”型病变，涉及肌肉、肌腱及骨骼，手术风险极大[1,2,4,7,16,23,43]。

尽管如此，已有报道许多新的相关问题，包括急性并发症（如组织坏死、静脉血栓形成、肺栓塞、神经损伤及心肺骤停）以及各种慢性并发症（如肌肉/肌腱收缩）及其相关的发病率[4]。

因此，选择栓塞剂和硬化剂时，仔细评估附带损害的潜在风险至关重要。应尽可能减少对周围组织-神经、血管、软骨、皮肤及软组织的附加损害。

尽可能多次进行腔内栓塞硬化治疗，每次治疗使用最小有效剂量的制剂，以最大限度降低硬化剂（如乙醇）相关并发症的风险。

首选的治疗方式根据详细的风险-效益分析选择，根据病变相关的发病率对该分析进行调整，如治疗危及生命或危害肢体的情况（如出血或高排出量心功能衰竭）。

对于动静脉畸形病变的初步控制，无水乙醇、Onyx、N-丁基氰基丙烯酸酯（N-Butyl Cyanoacrylate，nBCA）、contour particles 和/或静脉弹簧圈可进行不同组合[42-46]，同时或在疾病不同阶段使用。然而，单独使用 nBCA 或 Onyx 通常不足以对动静脉畸形病变进行长期控制[4,10,44,45]。

这些药剂可以根据化学性质分为两种类别：栓塞剂及液体制剂。所有“栓塞剂”（如弹簧圈）在形成血管腔机械性闭塞方面功能有限，无法穿透病灶。相反，液体制剂（如乙醇）具有穿透和治疗病灶的关键能力。液体制剂是治疗血管腔外型动静脉畸形病变的理想选择[4,46,47]。

液体制剂又分为两种类别：硬化剂和聚合剂。N-丁基氰基丙烯酸酯和 Onyx 是最常使用的两种聚合剂。

在众多硬化剂中，乙醇是迄今为止最常用和最有效的硬化剂，尤其对于动静脉畸形病变，而其他硬化剂（如十四醇硫酸钠、聚乙二醇单十二醚及博莱霉素）主要用于治疗低流量静脉及淋巴管病变[4,23]。

无水乙醇仍是治疗血管腔外动静脉畸形病变的首选硬化剂，尤其是无法行手术切除的情况，如弥漫性浸润型病变[4,48,49]。

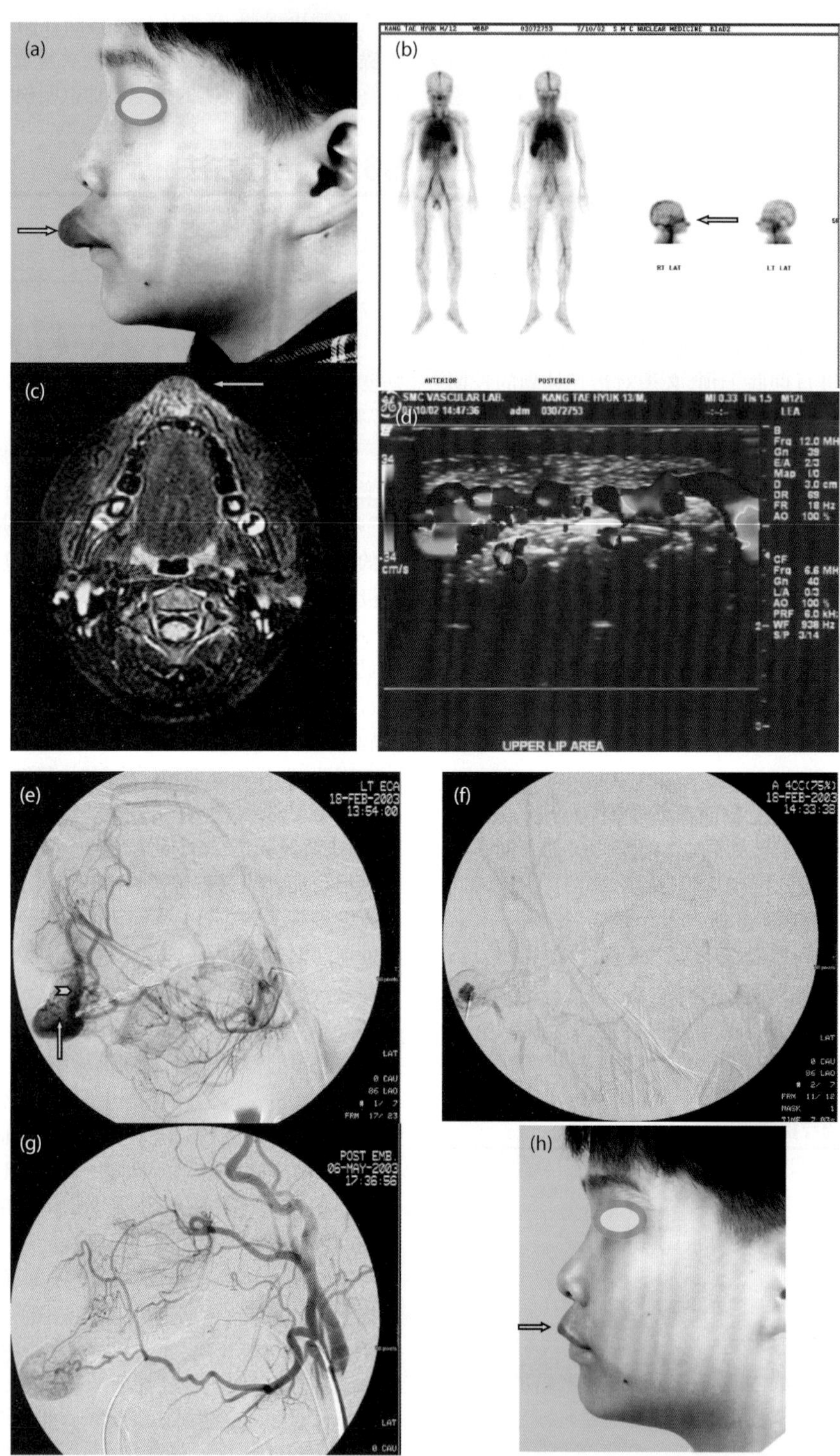

图 56.1 多节段性栓塞硬化治疗外科“无法到达”的血管腔外动静脉畸形（AVM）病灶。（a）累及上唇（箭头）伴疼痛、肿胀的 AVM 病灶的临床表现。（b）全身血池闪烁显像提示 AVM 病灶位于上唇（箭头）；该检查为后续的病情评估提供定性和定量的测量依据。（c）T2 相磁共振成像提示浸润性血管腔外 AVM 病灶（箭头）遍及整个上唇。（d）多普勒超声检查显示血流动力学极为活跃的 AVM 病灶累及整个上唇。（e）治疗前的动脉造影显示上唇 AVM 病变（箭头）的病灶巢、广泛侧支循环及其引流静脉（无尾箭头）。（f）动脉造影显示通过直接经皮穿刺方法进行初步的酒精注射硬化治疗；4mL 的 75% 乙醇用以控制病灶巢。（g）动脉造影显示经过两个节段的血管腔内治疗，AVM 病灶已得到完全控制。（h）经过单纯乙醇硬化治疗，上唇外观完全恢复正常。

56.7.1.2 N- 丁基氰基丙烯酸酯[4,23,44]

N- 丁基氰基丙烯酸酯（*N*-butyl cyanoacrylate，nBCA）是一种自由流动的黏接液，与任何离子溶液接触时都能聚合。nBCA 通过机械作用直接阻塞血管腔，聚合反应过程中产生的热量形成急性炎症反应，然后其化学作用产生慢性炎症反应。

56.7.1.3 ONYX[4,45]

Onyx 是一种新型的"低黏性"液体聚合栓塞剂，由乙烯共聚物和溶解在二甲基亚砜的乙烯醇组成。Onyx 与胶水（nBCA）相比，在动静脉畸形栓塞方面有以下几个优点：与胶水相比，它的黏附力更小，聚合速度也更慢。微导管很少粘在病灶内，从而使腔内注射更可控，结果更令人满意。此外，与其他栓塞剂相比，Onyx 肺栓塞风险低得多。

然而，对于某些患者，Onyx 栓塞会导致广泛的动脉闭塞，而不会穿透血管腔外动静脉畸形的病灶，因此其疗效可能不同。

Onyx 不能作为根治性药物，只是一种姑息性或术前栓塞剂，类似于 nBCA，用于治疗外周动静脉畸形病变。

对大范围动静脉畸形进行 Onyx 广泛栓塞后，其后对新生血管的刺激引发我们的关注。我们相信，Onyx 治疗导致新的侧枝血管发生，产生一个"巨大的小动脉 / 小动脉网络"，使用任何手段都无法栓塞。

56.7.1.4 弹簧圈[2,4,7,10,23,50]

使用弹簧圈的目的是使较大的血管局限性闭塞，而不是穿透病变病灶。弹簧圈的栓塞作用仅限于其所在血管内[2,4,50]。

因此，弹簧圈栓塞治疗本身只产生一种机械效应，阻塞血流并诱发血栓形成。弹簧圈对内皮细胞没有任何直接影响，也不能阻止病变小巢的再通。随后内皮再生或恢复将导致病变的复发。因此，通常需要额外的永久性治疗，以完全控制病灶，无论是用无水乙醇或手术切除，或情况可行结合 nBCA。

弹簧圈栓塞治疗作为一种独立的治疗方法，在临床上并不适用于血管腔外动静脉畸形病变。然而，弹簧圈栓塞治疗是将高血流病变转变为低血流病变的最有效方法，这对于治疗大范围的、多瘘管的动静脉畸形病变至关重要，这些病变与极快的血流以及容量分流相关的并发症通畅非常高[2,4,50]。

因此，我们提出了一种新的血管内栓塞方法，即首先使用弹簧圈进行栓塞，然后使用液体血管内药物（如乙醇）来控制高流量病变。初步将高血流状态转换为减少 / 低血流状态将使病变更容易接受乙醇硬化治疗或 NBCA 胶栓塞治疗，用于随后的手术切除，降低并发症发生风险。

因此，弹簧圈通常作为病变静脉侧的次级装置，以减缓流出，以便随后注射无水乙醇，从而永久阻断动静脉畸形（图 56.2）。

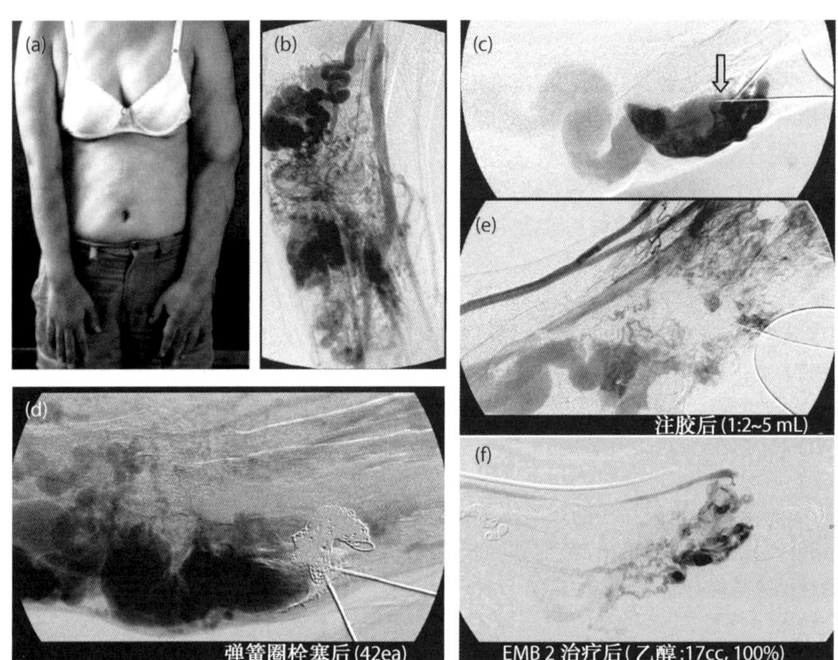

图 56.2 采用分步法栓塞硬化治疗多瘘管性动静脉畸形病灶以控制其大量的高流量血流。(a) AVM 病变累及左上肢肘部和前臂区域致反复大量出血。(b) 动脉造影显示广泛的 AVM 病灶呈"多瘘管高流量"表现；滋养动脉严重扩张、迂曲，引流静脉严重扩张。以上表现提示该病灶流量极高，增加了治疗的风险性。(c) 血管造影显示大量动脉血经一高流量瘘管（箭头）分流至病变静脉处，致其极剧扩张。在这种情况下，传统的一步法治疗极为困难；往往需要采用分步治疗的方式，在乙醇硬化治疗之前先采用弹簧圈和 / 或胶水控制或降低瘘管的流量。(d) 血管造影显示，通过将弹簧圈填塞至动静脉连接部，瘘管流量得到有效控制。(e) 随后注射 N- 丁基氰基丙烯酸酯（nBCA）胶进一步将流量降至在乙醇硬化治疗前的最低水平。(f) 最后采用 17mL 100% 无水乙醇注射治疗"多瘘管性"AVM

相比之下，弹簧圈适用于“血管腔干型动静脉畸形”首要治疗且疗效非常好。与血管腔外病变不同，血管腔干型动静脉畸形病变缺乏增殖能力，因此弹簧圈可作为一种有效治疗方式，与其他机械闭塞装置（如 Amplatz 装置）一起使用。

为了控制相关血流动力学后遗症（心功能衰竭、动脉功能不全和静脉功能不全），通常需要使用多个弹簧圈才能成功阻断瘘管（病变）。

56.7.1.5 无水乙醇[46-51]

无水乙醇是一种具有强大治疗作用的硬化剂，它能将血管内皮细胞从血管壁剥离，沉淀其原生质，使血管壁断裂至内弹力层。由于血管内皮细胞被完全破坏，血栓形成过程逐渐从血管壁开始将血管腔堵塞，永久性消除“细胞趋化因子”和“血管生成因子”[4]。

然而，无水乙醇硬化治疗存在心肺并发症的重大风险，因此给药期间需采取适当措施，包括全麻下使用 Swan-Ganz 导管进行密切监测[49,51]。

当大量乙醇进入肺循环时，肺动脉痉挛引起肺动脉痉挛，肺动脉高压是一种潜在的致命性并发症。肺动脉高压可导致急性右心功能衰竭以至发生心肺骤停。

为了防止心肺骤停的发生，除外用各种血管扩张剂适当控制肺痉挛，及时判断并立即停止乙醇治疗是非常必要的[4,49,51]。肺动脉压增高是潜在致命性肺动脉高压发生的最早期指标。

为了预防肺动脉高压，一般认为 1ml/kg 体重的乙醇总剂量是手术过程中可以安全使用的最大剂量。

如 Shin 等主张，使用大剂量乙醇治疗大范围病变时，建议进一步将乙醇用量限制在每 10 分钟 0.14ml/kg 理想体重，以避免使用肺动脉导管[4,49,51]。

在动静脉畸形硬化治疗中安全使用乙醇需要使用微导管精确进入病变部位。向供血动脉近端注射乙醇会导致严重的组织坏死。

特别是当乙醇通过动脉穿刺输送时，应该采取对应的预防措施，最大限度减少出现皮肤坏死的风险。尽可能使用最低有效剂量和浓度的乙醇，以降低并发症发生的风险。用于治疗皮肤坏死和与神经邻近的动静脉畸形的这类风险较高的浅表动静脉畸形病变时，可将无水乙醇稀释至 60%。

小剂量多次给药也能将周围组织损伤的风险降至最低。病灶残留的乙醇可在拔除导管前排出，特别是肿胀 / 反应严重的情况。治疗结束拔除导管后，可行 5~10 分钟轻压迫。

在注射乙醇的过程中，可对引流静脉进行压迫，以防止早期及过早将乙醇从病变中引流出来，并延长与血管内皮的接触时间，使其发挥最大作用。操作应谨慎，以避免不必要的附加损害。

联合使用三种途径到达动静脉畸形病变的“病灶”：经动脉、经静脉及直接穿刺。为了最大限度提高治疗效果，应同时使用以上方法。然而，经皮直接穿刺法通常是首选的，而且风险最小。

经动脉途径有较高的并发症风险；因此，使用应限于因病变较小而无法直接穿刺的情况（如面部动静脉畸形）。这些情况下，如有指征，经动脉输送胶水是一个更安全的方法，并可限制高风险的皮肤坏死发生。

经静脉途径，在乙醇注射前，如有必要，弹簧圈栓塞可首先在大、高流量静脉引流。

56.7.2 手术切除治疗[2,4,7,10,23,32,43]

手术切除一直是治疗“血管腔干外”动静脉畸形的金标准，至今仍是达到“治愈”的最理想治疗方法。然而，除非病灶定位良好，允许完全手术切除，否则手术切除通常会带来非常高的发病率及并发症（如大量手术失血和功能丧失）。事实上，单纯的外科治疗往往会导致对病变的不完全控制，这是因为根治性手术切除以防止复发而导致的高并发症发生率[2,4,7]。

近几十年来，随着血管腔内治疗的发展，传统手术切除的地位已发生改变。作为开放手术治疗的辅助手段[2,4,7,23,43]。我们提出了一种新的血管腔内栓塞硬化治疗方法。

术前栓塞硬化治疗可显著提高后续手术治疗的安全性和有效性，减少与手术切除相关的并发症（如术中出血）。术后辅助治疗也能提高手术治疗的整体疗效。我们已知，对手术残余病灶进行治疗时，术后栓塞硬化治疗与术前栓塞硬化治疗同样有效。

nBCA 胶主要用于可手术切除病变的术前治疗。胶水填充的病变可以安全进行解剖、手术切除，使手术的附加损伤降到最小[2,4,10]。

对于“可手术”动静脉畸形病变，栓塞硬化治疗已完全与传统外科治疗相结合，与单纯外科手术相比，结果有所改善，特别对于在能否手术边缘的病变（图 56.3）。

然而，目前大多数可利用的治疗方法仍然有很高的并发症发生风险。周详的诊疗计划，从诊断、治疗到长期随访评估，是动静脉畸形治疗成功的关键[2,4]。

大多数病例，应根据多普勒扫描、全身血管显影、TLPS、计算机断层扫描和 / 或 MRI 对治疗结果进行定期随访评估。在需要多次治疗的治疗过程中尤为重要。对于大多数动静脉畸形的评估，动脉造影一直是疗效评估的金标准[2,4]。

56.8 结论

通过多学科团队合作，实现有效的控制血管腔内治疗及外科手术治疗的动静脉畸形病变。血管腔内治疗是手术“无法到达”病变的首选，而外科治疗结合辅助血管腔内治疗是手术“可及”病变的最佳选择。

为了减轻任何血流动力学影响的后果，需要早期对所有动静脉畸形病变采取积极的治疗方法。除非对危及生命或危害肢体的病变（如出血或高排出量心功能衰竭）进行紧急治疗，否则必须在认真评估与治疗有关的风险及益处的基础上采取合理治疗方法。

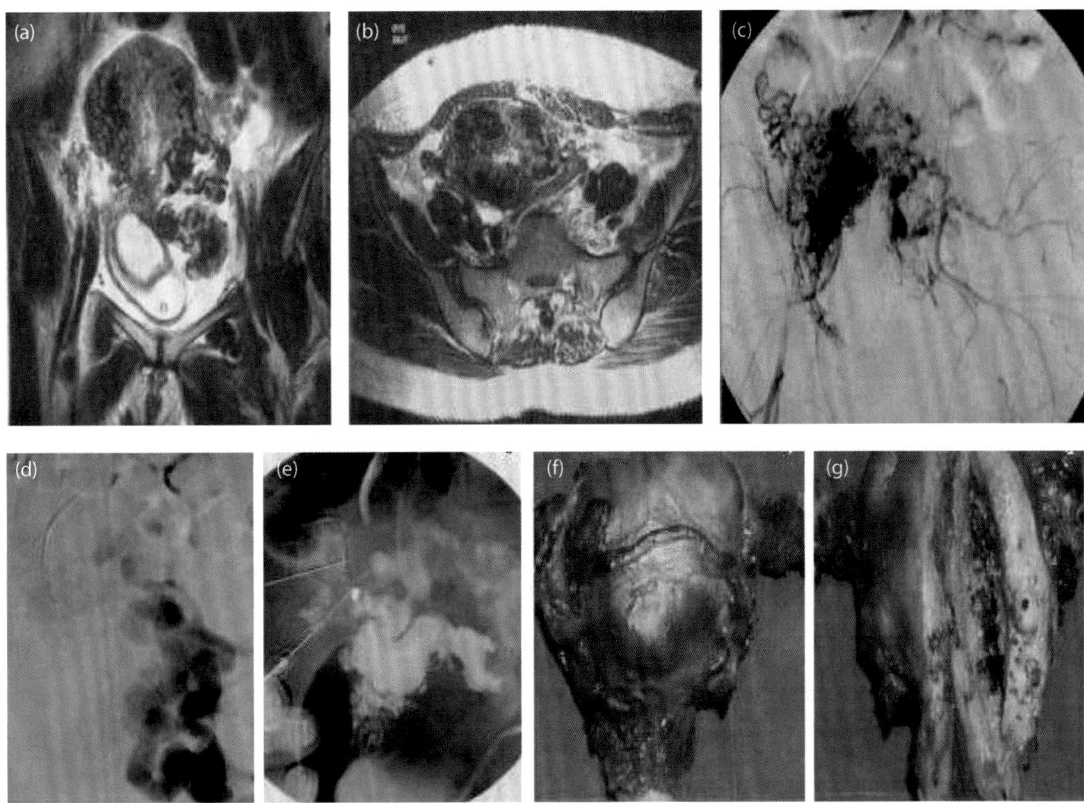

图 56.3 通过多节段性手术前腔内治疗联合手术切除治疗外科手术“可以达到”的血管腔外动静脉畸形(AVM)病灶。(a 和 b)T2 加权磁共振成像(MRI)显示盆腔 AVM 广泛累及子宫和附件周围软组织;该病灶可导致威胁生命的出血性休克,需急诊处理以控制大量的反复子宫出血。血管造影可见盆腔 AVM 广泛影响子宫及附件旁软组织。(d)血管造影可见大量扩张的盆腔静脉作为广泛的盆腔 AVM 病灶的静脉引流途径。(e)血管造影显示被 N- 丁基氰基丙烯酸酯(nBCA)胶充填的盆腔 AVM 病灶;该手术前栓塞治疗降低 / 消除了后续手术病灶切除过程中广泛出血的风险。(f)经手术切除的子宫标本。(g)子宫横切面内腔可见 nBCA 胶充填的病灶广泛浸润子宫内膜和肌层组织,与 MRI 所示相符

美国静脉论坛指南 5.4.0:动静脉畸形评估和治疗

序号	指南	建议等级 (1:强烈推荐;2:弱推荐)	证据级别 (A:高质量;B:中等质量;C:低或极低质量)
5.4.1	对于症状性的动静脉畸形,推荐血管腔内栓塞或硬化剂治疗。建议采用该方法治疗手术“无法进入”的病变以及作为“可以进入”病变的初始治疗方式	1	B

参考文献

● = 开创性文献报道
★ = 重点综述
◆ = 首次正式发表的治疗指南

★1. Gloviczki P, Duncan AA, Kalra M et al. Vascular malformations: An update. *Perspect Vasc Surg Endovasc Ther* 2009;21(2):133–48.

★2. Lee BB, Lardeo J, Neville R. Arterio-venous malformation: How much do we know? *Phlebology* 2009;24:193–200.

★3. Lee BB. Critical issues on the management of congenital vascular malformation. *Ann Vasc Surg* 2004;18:380–92.

●4. Lee BB, Baumgartner I, Berlien HP et al. Consensus Document of the International Union of Angiology (IUA)-2013. Current concept on the management of arterio-venous management. *Int Angiol* 2013;32(1):9–36.

5. Lee BB, Laredo J. Classification of congenital vascular malformations: The last challenge for congenital vascular malformations. *Phlebology* 2012;27(6):267–9.

●6. Lee BB, Antignani PL, Baraldini V et al. ISVI–IUA consensus document—Diagnostic guidelines on vascular anomalies: Vascular malformations and hemangiomas. *Int Angiol* 2015;34(4):333–74.

●7. Lee BB, Do YS, Yakes W et al. Management of arterialvenous shunting malformations (AVM) by surgery and embolosclerotherapy. A multidisciplinary approach. *J Vasc Surg* 2004;39:590–600.

8. Lee BB, Mattassi R, Kim BT, Park JM. Advanced management of arteriovenous shunting malformation with transarterial lung perfusion scintigraphy (TLPS) for follow up assessment. *Int Angiol* 2005;24:173–84.
9. Lee BB, Mattassi R, Kim BT et al. Contemporary diagnosis and management of venous and AV shunting malformation by whole body blood pool scintigraphy (WBBPS). *Int Angiol* 2004;23:355–67.
10. Lee BB. Statues of new approaches to the treatment of congenital vascular malformations (CVMs): Single center experiences. *Eur J Vasc Endovasc Surg* 2005;30:184–97.
•11. Lee BB, Kim DI, Huh S et al. New experiences with absolute ethanol sclerotherapy in the management of a complex form of congenital venous malformation. *J Vasc Surg* 2001;33:764–72.
12. Enjolras O, Wassef M, Chapot R. Introduction: ISSVA classification. In: *Color Atlas of Vascular Tumors and Vascular Malformations*. New York, NY: Cambridge University Press, 2007, 1–11.
◆13. Belov S. Classification of congenital vascular defects. *Int Angiol* 1990;9:141–6.
◆14. Tasnadi G. Epidemiology and etiology of congenital vascular malformations. *Semin Vasc Surg* 1993;6:200–3.
15. Al-Shahi R, Warlow C. A systematic review of the frequency and prognosis of arteriovenous malformations of the brain in adults. *Brain* 2001;124(10):1900–26.
16. Cho SK, Do YS, Shin SW et al. Arteriovenous malformations of the body and extremities: Analysis of therapeutic outcomes and approaches according to a modified angiographic classification. *J Endovasc Ther* 2006;13(4):527–38.
⋆17. Lee BB. Current concept of venous malformation (VM). *Phlebolymphology* 2003;43:197–203.
•18. Lee BB, Baumgartner I, Berlien P et al. Diagnosis and treatment of venous malformations consensus document of the international union of phlebology (IUP): Updated 2013. *Int Angiol* 2015;34(2):97–149.
•19. Lee BB, Andrade M, Antignani PL et al. Diagnosis and treatment of primary lymphedema. Consensus document of the international union of phlebology (IUP)-2013. *Int Angiol* 2013;32(6):541–74.
•20. Lee B-B, Antignani PL, Baroncelli TA et al. IUA–ISVI consensus for diagnosis guideline of chronic lymphedema of the limbs. *Int Angiol* 2015;34($):311–32.
21. Villavicencio JL, Scultetus A, Lee BB. Congenital vascular malformations: When and how to treat them. *Semin Vasc Surg* 2002;15(1):65–71.
22. Lee BB, Laredo J, Lee SJ, Huh SH, Joe JH, Neville R. Congenital vascular malformations: General diagnostic principles. *Phlebology* 2007;22(6):253–7.
23. Lee BB, Laredo J, Kim YW, Neville R. Congenital vascular malformations: General treatment principles. *Phlebology* 2007;22(6):258–63.
24. Boon LM, Mulliken JB, Vikkula M. RASA1: Variable phenotype with capillary and arteriovenous malformations. *Curr Opin Genet Dev* 2005;15:265–9.
25. McDonald J, Bayrak-Toydemir P, Pyeritz RE. Hereditary hemorrhagic telangiectasia: An overview of diagnosis, management, and pathogenesis. *Genet Med* 2011;13:607–16.
26. Tan WH, Baris HN, Burrows PE et al. The spectrum of vascular anomalies in patients with PTEN mutations: Implications for diagnosis and management. *J Med Genet* 2007;44:594–602.
27. Revencu N, Boon LM, Mulliken JB et al. Parkes Weber syndrome, vein of Galen aneurysmal malformation, and other fast-flow vascular anomalies are caused by RASA1 mutations. *Hum Mutat* 2008;29:959–65.
28. Lu L, Mulliken JB, Fishman SJ, Bischoff J, Greene A. Progression of arteriovenous malformation: Possible role of endothelial progenitor cells. Presented at: *18th ISSVA Workshop*. Brussels, Belgium, April 2010.
29. Hashimoto T, Mesa-Tejada R, Quick CM et al. Evidence of increased endothelial cell turnover in brain arteriovenous malformations. *Neurosurgery* 2001;49(1):124–31.
30. Marler JJ, Fishman SJ, Kilroy SM et al. Increased expression of urinary matrix metalloproteinases parallels the extent and activity of vascular anomalies. *Pediatrics* 2005;116:38–35.
⋆31. Lee BB. Changing concept on vascular malformation: No longer enigma. *Ann Vasc Dis* 2008;1(1):11–9.
32. Lee BB. Advanced management of congenital vascular malformation (CVM). *Int Angiol* 2002;21:209–13.
33. Sabin FR. Origin and development of the primitive vessels of the chick and of the pig. *Cont Embriol Carnegie Inst* 1917;6–7:61–7.
34. Belov S. Classification, terminology, and nosology of congenital vascular defects. In: Belov S, Loose DA, Weber J, eds. *Vascular Malformations*. Reinbek: Einhorn-Presse, 1989, 25–30.
◆35. Woolard HH. The development of the principal arterial stems in the forelimb of the pig. *Contrib Embryol* 1922;14:139–54.
◆36. Bastide G, Lefebvre D. Anatomy and organogenesis and vascular malformations. In: Belov St, Loose DA, Weber J, eds. *Vascular Malformations*. Reinbek: Einhorn-Presse, 1989, 20–2.
37. Schobinger RA. Diagnostische und therapeutische Möglichkeiten bei peripheren Angiodysplasien. *Helv Chir Acta* 1971;38(3):213–20.
38. Kohout MP, Hansen M, Pribaz JJ, Mulliken JB. Arteriovenous malformations of the head and neck: Natural history and management. *Plast Reconstr Surg* 1998;102(3):643–54.
39. Kim YW, Do YS, Lee SH, Lee BB. Risk factors for leg length discrepancy in patients with congenital vascular malformation. *J Vasc Surg* 2006;44:545–53.
40. Mattassi R. Differential diagnosis in congenital vascular-bone syndromes. *Semin Vasc Surg* 1993;6:233–44.
41. Lee BB, Mattassi R, Choe YH et al. Critical role of duplex ultrasonography for the advanced management of a venous malformation (VM). *Phlebology* 2005;20:28–37.
42. Lee BB, Choe YH, Ahn JM et al. The new role of MRI

(magnetic resonance imaging) in the contemporary diagnosis of venous malformation: Can it replace angiography? *J Am Coll Surg* 2004;198:549–58.

43. Lee BB, Bergan JJ. Advanced management of congenital vascular malformations: A multidisciplinary approach. *Cardiovasc Surg* 2002;10:523–33.
44. Zanetti PH. Cyanoacrylate/iophenylate mixtures: Modification and *in vitro* evaluation as embolic agents. *J Interv Radiol* 1987;2:65–8.
45. Numan F, Omeroglu A, Kara B, Cantaşdemir M, Adaletli I, Kantarci F. Embolization of peripheral vascular malformations with ethylene vinyl alcohol copolymer (Onyx). *J Vasc Interv Radiol* 2004;15(9):939–46.
46. ●Lee BB, Kim DI, Huh S et al. New experiences with absolute ethanol sclerotherapy in the management of a complex form of congenital venous malformation. *J Vasc Surg* 2001;33:764–72.
47. ●Lee BB, Do YS, Byun HS et al. Advanced management of venous malformation with ethanol sclerotherapy: Midterm results. *J Vasc Surg* 2003;37:533–8.
48. Yakes WF, Luethke JM, Merland JJ et al. Ethanol embolization of arteriovenous fistulas: A primary mode of therapy. *J Vasc Interv Radiol* 1990;1:89–96.
49. Jeon YH, Do YS, Shin SW et al. Ethanol embolization of arteriovenous malformations: Results and complications of 33 cases. *J Kor Radiol Soc* 2003;49:263–70.
50. Grady RM, Sharkey AM, Bridges ND. Transcatheter coil embolisation of a pulmonary arteriovenous malformation in a neonate. *Br Heart J* 1994;71(4):370–1.
51. Shin BS, Do YS, Lee BB et al. Multistage ethanol sclerotherapy of soft-tissue arteriovenous malformations: Effect on pulmonary arterial pressure. *Radiology* 2005;235:1072–7.

57

静脉畸形的管理

57.1 介绍

先天性血管畸形(congenital vascular malformations, CVMs)是比较少见的,局部散发的血管畸形和血管生成中的畸形,由于是来源于胚胎发育期的形态畸形,因此不会增加内皮细胞增殖,而内皮细胞增殖则会导致血管系统结构和功能的异常[1,2]。大多数医生——从主治医师到亚专科医生(也包括血管外科医生)——认为CVMs的处理是非常棘手的问题,需要到相关领域的专业中心处理。血管畸形的诊治之所以集中到大中心的原因包括它们发生率低,令人困惑的命名以及缺乏统一的分类系统来归类那些涉及CVMs的文献报道,另外就是过去缺乏对于CVMs诊治的指南。一些畸形能够通过表现就能够识别(葡萄酒色斑,毛细血管扩张等)[3]。其他的诊断依据则是诊断畸形的病理学检查(单纯性血管瘤,海绵状血管瘤,蔓状血管瘤或者血管球瘤)[4]。结果就是,尽管患者多次就诊,很大一部分CVMs的患者因为缺乏正确的诊断和合适的治疗而仍被忽视。

本章将讲述低流量的血管畸形(LFVMs)的诊断和处理,这些血管畸形主要是以静脉结构为主的。静脉为主的畸形预估发生率为0.8%~1%,是CVMs里最常见的类型,构成了几乎所有CVMs的2/3[5]。伴有明显动静脉分流的高流量血管畸形(HFVMs)的诊断和治疗已经在56章进行讲述。

57.2 分类

如前所述,历史上曾有数次依据解剖、临床以及胚胎发育标准来试图正确分类CVMs的尝试,但是关于这些病变的命名和处理并没有达成真正的共识。根据1982年最早由Mulliken和Glowacki提出的“血管型胎记”的分类法[1],国际脉管性疾病委员会(International Society for the Study of Vascular Anomalies, ISSVA)提出了一个分类系统,将所有的脉管性疾病分为血管畸形和血管肿瘤。脉管性疾病分为血管肿瘤和CVMs需要不同的医学专家进行更加有效的探讨来决定。非常不幸的是,ISSVA分类使用的术语是以名祖词为基础的,另外这个分类关于治疗前的计划缺乏临床适用性,这是这个系统被很多人认为不能被广泛接受和应用的主要原因。为了解决ISSVA分类法的局限性,“Hamburg分类”和“修订的Hamburg分类”的作者提出了一个包含CVMs疾病流量特点的分类系统,这个系统定义CVMs是建立在从胚胎发育到演变为主干和主干外病变的过程中阻滞的基础上的,这对于治疗选择和治疗结局的预测是非常重要的,因为主干外病变与高复发率和治疗抵抗是密切相关的,推测可能与他们保留有独立生长潜能的干细胞特性有关[6]。“修订的Hamburg分类”系统被认为是在CVMs疾病管理上对医师更加友好的分类法,如同在2009年国际静脉联合会(International Union of Phlebology, IUP)关于静脉功能不全治疗的共识文件中概括的那样[7]。

尽管经过上述努力,很多专家仍然不能理解CVMs疾病和血管瘤性病变的区别,一些古老陈旧的名词如“海绵状血管瘤”“葡萄酒色斑”“天使吻痕”等仍然被一些专家频繁地用来描述CVMs疾病。医生之间为进行更加有效的交流,以及对于临床可用性分类系统的需求的提高,促成了IUP委任的作者们来建立统一的分类系统以促进CVMs

的全面管理。作者们利用 ISSVA 和“修订的 Hmaburg 分类”系统作为基础，建立了一个新的综合分类系统用于 CVMs 的管理[8]。根据血流动力学特点血管畸形被分为高流量或低流量性病变，进一步根据主要的血管成分细分为解剖学亚组(动脉、静脉、毛细血管或淋巴性病变)。以这个分类方案，静脉、淋巴或毛细血管性的畸形都属于低流量病变。动脉性畸形认为是高流量病变。畸形又进一步被分为主干性病变或主干外病变。主干外病变分为弥漫 / 浸润性或局限性，而主干病变则分为阻塞 / 狭窄性或扩张性(表 57.1)。此外，血管畸形经常单独发生，但是也经常有复杂的联合的 CVMs，典型的就是合并不同的血管外畸形。这些综合征不在本章的讨论范围，但是我们推荐读者参考 Garzon 团队的综述文章[9]。新近提出的多学科会诊模式，特点就是将不同医疗专家的医疗意见进行整合，把在 CVMs 管理的多步骤诊断程序中使用统一分类系统作为开始。

57.3 病因

尽管 CVMs 的病因有待阐明，但是新近的研究数据表明 CVMs 形成的病理生理学机制是由血管系统形成过程中血管细胞的增殖、分化、成熟、黏附和凋亡调节的信号过程失调导致的[10]。血管发育是通过两种不同的途径的，包括血管发生和血管生成[11]。血管发育的这两个过程中包含的准确机制很大程度上是未知的，但是最近也慢慢为人所知晓。血管发生是指开始由中胚层前体细胞分化为内皮细胞的过程。血管发生的过程仅存在于胚胎发育过程中。在血管生成中，新的血管在既存血管的基础上通过出芽(发芽)、分裂(嵌套)、融合(插入)的方式形成。通过血管生成方式形成的这些新的血管(所谓的幼稚系统)通过成熟和重建的过程发展为成熟血管[12]。这些复杂的过程包含了一些受体酪氨酸酶。一些受体和配体已经被发现(例如血管内皮生长因子，Tie1 和 Tie2)[13]。

已经被证实地是，一些特定的基因异常影响了家族性血管畸形病变的部分受体。关于这些突变的研究不仅提高了对于血管畸形分子病理机制的认识，也有助于定义每一种亚型以更加符合临床特征。例如，在对常染色体显性遗传性皮肤静脉畸形家族的基因分析显示，内皮细胞受体 Tie2(也称为 TEK)，激酶结构域编码基因的突变位置定位于 VMCM1 基因座 9p2[14,15]。这个受体能够结合三个配体：血管生成素 1、2 和 4。理论上这个基因的突变使得 TEK 的磷酸化增加以及使得凋亡的抑制，从而导致了异常重塑，包括了毛细血管，以及小静脉不可控性的出芽和分支增多，但这其中并不包括更大的静脉和动脉[16]。家族性血管球瘤具有常染色体显性遗传模式，具有不完全的外显率。在 86 个家族中发现了染色体 1p21-22 区域影响 glomulin 基因的 30 个突变。这个 glomulin 只在平滑肌细胞表达，一般认为当此基因缺乏的时候，向“血管球瘤”表型的异常分化就会发生[17]。在有 CVMs 疾病的家族很多其他的基因异常同样被发现。

最近，基因学研究证实在染色体 6p21.3 的 *HLA* 基因座内发现了与主干静脉性畸形密切相关的高敏感性的基因位点[18]。尤其是很多因删除或复制引起的拷贝数变异被发现与进展性的主干病变发病的增加是相关的。这个区域包含有 211 个已知基因。目前更多的基因学的研究数据显示血管新生和血管生成的调节基因(TIE-2/PDGFB)在主干外静脉畸形的发育中起到重要作用[19]。2013 年 Rössler 等学者进行了 CD31、D2-40、GLUT-1 和 Ki67 的免疫组化分析以区分血管瘤和 LVFMs[20]。除此之外，作者还利用定量实时聚合酶链反应实验来分析肾上腺素能受体 β1、β2 和 β3 受体 mRNA 的表达水平。这项研究提示所有的 LVFMs 病变中内皮细胞都有 CD31 的免疫染色阳性结果和 GLUT-1 的免疫染色阴性结果。在增殖性的血管瘤内皮细胞中 Ki67 的免疫染色是阳性的(证实了他们的增殖潜能)，而在静脉性畸形中其免疫染色是阴性的，这个结果为这两种病变的分子鉴别和分化提供了基础。更为重要的是，静脉畸形中 β- 肾上腺素能受体的所有 3 个亚型的 mRNA 水平没有明显的表达。这是首个以 β- 肾上腺能受体亚型 mRNA 表达水平为依据，来为区分血管瘤和静脉性畸形提供基因依据的研究，这项研究也对于 β- 受体阻滞药物能够为用于特定的血管瘤亚型而不是静脉畸形的治疗提供有价值的参考。

表 57.1 先天性血管畸形的综合分类系统 a

先天性血管畸形					
低流量			高流量		
静脉性	主干外病变	弥漫 / 浸润性	动脉性	主干外病变	弥漫 / 浸润性
	主干病变	局限性		主干病变	局限性
淋巴性	主干外病变	阻塞 / 狭窄性	动静脉性	主干外病变	阻塞 / 狭窄性
	主干病变	扩张性		主干病变	扩张性
毛细血管性					

注释：综合征相关的畸形可以是低流量也可以是高流量血管畸形。

a 国际静脉学协会和国际脉管学协会批准。

57.4 临床表现

CVMs的临床表现和病程是高度变异的(包括病变范围和程度),这取决于病变的位置、大小、累及器官和病变的形态。尽管一些病变能够保持静止数年,但是CVMs是很少没有症状的。它们的出现和进展能够被创伤、感染和/或激素影响(在青春期、妊娠期和更年期),或者病变能够在缺乏刺激因素的情况下独立发生。先前的创伤能够打破目前稳定的胶原系统并促进病变的发生似乎是有可能发生的。尽管黄体酮受体在静脉畸形中被发现,但是,当激素水平改变时而导致病变的发生和进展的具体机制需进一步被阐明[21]。

患者经常因为疼痛、出血、外观影响、团块、肢体水肿、静脉曲张、静脉炎和/或其他静脉高压的并发症而就诊(表57.2)。此外,一些患者的日常行动能力以及生活质量明显降低。静脉畸形典型的表现就是具有蓝色、质软的、容易压迫的,非搏动性团块,这些团块在受累肢体独立支撑或做Valsalva动作时会增大。静脉畸形在做触诊时,局部皮肤温度和震颤并没有增加,听诊时没有杂音存在。在有大的静脉畸形的患者中,受累肢体比非受累肢体可能更温暖,患者可能会抱怨肢围增加和因为静脉容量增加而导致的沉重感。青少年可能会发展为脊柱侧弯和肢体不等长。如果在年轻患者身上发现肢体侧面的静脉曲张、毛细血管畸形、单侧肢体骨-肌肉肥大或者其他的静脉畸形会使检查者考虑到K-T综合征(Klippel-Trenaunay syndrome,KTS;见如下描述)的可能。骨盆内的畸形表现是复杂的,能够引起直肠疼痛、性功能障碍、大量子宫出血以及泌尿系统堵塞和肾盂积水。

表57.2 82个受累肢体体征改变的发生率

变化	数量	比例/%
颜色变化	57	69.5
红斑	33	—
发绀	24	—
静脉曲张	49	59.7
水肿	46	56.0
肢体增长	20	24.3
畸形	9	11.0
溃疡	8	9.8
脉搏短绌	3	3.6
出血	3	3.6

引自 Szilagyi DE et al. *Arch Surg* 1976;111:423-9.

57.5 评估

先天性血管病变管理的最重要的初始步骤就是区分CVMs和血管瘤,他们的病程和长期结局是有明显差异的(表57.3)。CVMs出生时即存在,表现出正常的内皮细胞结构、功能和周转[1]。他们随着儿童生长成比例的增长,并且不会随着时间消退。相反,血管瘤是真正的瘤样紊乱,在病理生理上表现出内皮细胞增高的周转率。血管瘤通常在出生数周内出现,表现出与儿童生长速度不匹配的快速增长,而后数年内缓慢消退。

表57.3 血管性胎记的特点

类型	血管瘤	畸形
临床表现	通常出生时不存在;30%表现为红色病变	出生时均存在;或许是不明显的
临床表现	出生后快速增长,缓慢消退	与身体匹配的生长,创伤、毒血症、激素刺激后快速增大
临床表现	男女比例为1∶3	男女比例为1∶1
细胞学	增厚的内皮层,增快的内皮周转	扁平的内皮层,缓慢的内皮周转
细胞学	肥大细胞增加	肥大细胞正常比例
细胞学	多层基底膜	正常厚度基底膜
细胞学	体外能够形成毛细血管结构	体外较差的内皮生长能力
血流动力学	原发的血小板捕获:血小板减少症(Kasabach-Merritt综合征)	原发的血液瘀滞(静脉性);局部自发性凝血
影像学	血管造影:中线血管边界清楚的、明显的叶-实质性显影	血管造影:弥漫性,无实质结构
影像学	—	低流量:静脉石,扩张的血管
影像学	—	高流量:扩张、弯曲的动脉伴有动静脉分流
骨骼受累	邻近骨骼罕见的"肿块效应";少见的骨肥大	低流量:弯曲的、肥大的或萎缩的 高流量:破坏的、扭曲的或肥大的

引自 Mulliken JB, Young AE eds. *Vascular Birthmarks: Hemangiomas and Malformations*. Philadelphia, PA: W. B. Saunders Co., 1988, 35, with permission.

在CVMs和血管瘤最初始的区分之后，诊断程序的第二步就是病变的血流动力学的评估，也就是LFVMs和HFVMs的区分[22]。平片、CT、血管造影、静脉造影、多普勒超声以及MRI是传统上用于评估血流动力学的方法，因为临床评估经常低估了深部结构(例如肌肉、骨、关节或腹内脏器)的重要性，因此对于区分HFVMs和LFVMs通常是不充分的。平片可以显示软组织和骨的增生，肢体长度的不对等以及静脉石。增强CT能够对静脉畸形、骨累及、血管扩张和动脉瘤的形成进行定位。平扫CT上病变累及软组织的真正范围是被低估的，因为只有对比增强的血管才能显影。

多普勒超声是便携的、非创伤性的影像检查方法，它可以提供静脉畸形评估的功能和解剖数据。多普勒超声尤其能够在不规则病变内帮助判断血流特征，有助于区分单纯的静脉、动脉性或混合性畸形。在超声影像上，静脉畸形在78%，6%和16%的病例中分别显示出单向的，双向的血流或无血流信号，同时HFVMs的超声影像具有双向血流，快速的动静脉分流和高振幅动脉波形的频谱加宽效应[23]。

在灰阶超声上，静脉畸形表现为低密度或混杂密度病变，少于50%的病例表现出无回声[23]。在一些病例中，静脉畸形的血流在超声检查时仅在加压和释放畸形时才能够检测到。

尽管上述的超声检查对于确诊是有帮助的，但是由于其检查快速、简便，对显示病变范围和与周围解剖结构的关系上是不充分的。因此，MRI检查对于评估CVMs是一个合适的选择[24]。高流量病变相对于静脉畸形在MRI上有更加显著的不同。他们往往在T1和T2加权图像上经典地表现为低信号区("流空信号")。相反，静脉畸形在T2加权像上表现为高信号(图57.1)。供血动脉扩张和引流的缺乏也表明是静脉畸形。由于很多因素能够干扰上述的观察结果，因此利用MRI区分HFVMs和LFVMs在一些更为复杂的病例中就更具挑战性。例如，在成像平面内的一条血管尽管流速很快，但是在MRI上也能显示腔内信号，这对于静脉畸形评估是假阳性的结果。最近出现的动态增强MRI(decMRI)能够更加准确地评估病变内的血流，它是利用动态增强的时间分辨成像和时间分辨的回波共享血管成像技术在几秒内就可以获得连续图像。除此之外，这些技术的优势就是能够描绘主要的或多支供血血管，这对于制定治疗计划是有帮助的。我们的研究数据证实动态增强MRI在区分HFVMs和LFVMs上准确率达到83.8%[25]。数据显示其对LFVMs诊断的特异性和敏感性分别为78.6%和85.2%[25]。这就使得有一小部分不确定性病例存在，就是当dceMRI不能评估血流性质或根据dceMRI的结果不能排除动脉性血流时。对于这部分患者，合适的诊断方法就是静脉造影。静脉造影在制定治疗前计划时能够准确评估回流静脉和用于评估病变范围(图57.2)。在一些患者中，血管造影可以用来提供干预的机会。以我们的研究数据为基础，我们推荐利用动态增强dceMRI用于诊断，以做出正确的血流性质和解剖的诊断以及治疗前计划，因为dceMRI能够使得一大部分患者避免导管相关诊断方法的费用、风险以及不便，同时避免了延误和错误诊断[25]。

K-T综合征

与静脉畸形有关系的最常见的综合征是K-T综合征。这是一种少见的、散发的以临床三联征为特征的综合征：①毛细血管畸形；②软组织和骨的肥大，或偶尔是一侧下肢的肥大；③非对称的，大部分是侧面的静脉曲张合并或不合并深静脉异常(图57.3)。它通常也包含了淋巴系统的异常。区分K-T综合征和Parkers-Weber综合征是非常重要的，因为后者有动静脉交通而K-T综合征没有。我们建议读者参考Gloviczki和Driscoll出版的梅奥诊所在治疗这些综合征方面的丰富经验[26]。

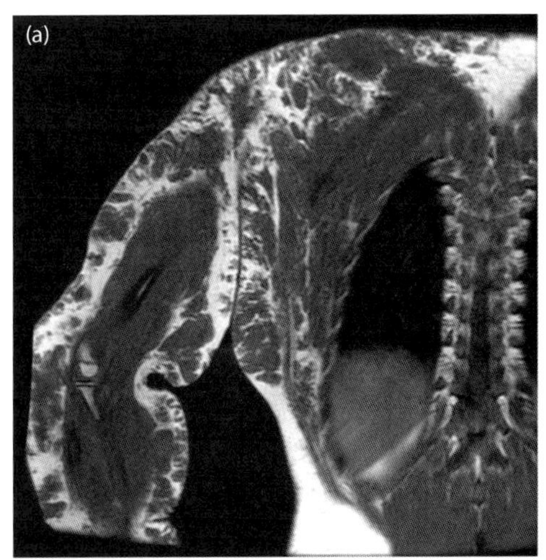

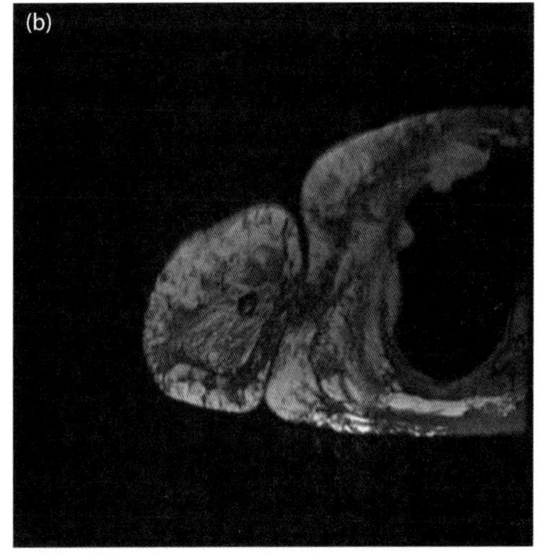

图57.1 冠状位(a)和横断面(b)的T2加权的磁共振图像显示在一个9岁患者中广泛的低流量静脉畸形累及右侧的手部、上肢、肩部、胸部和上背部

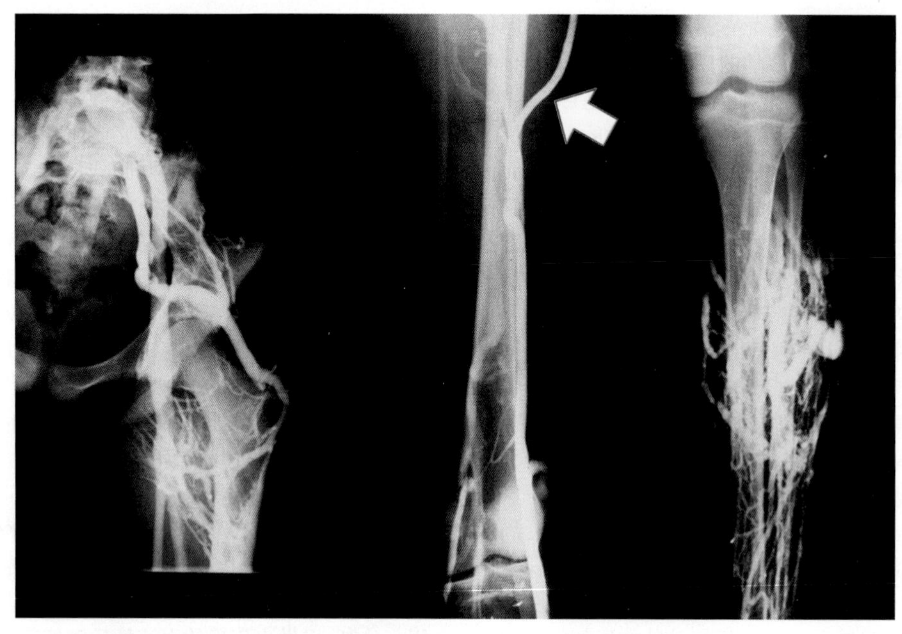

图 57.2 静脉造影在一位 K-T 综合征患者中显示一条粗的边缘胚胎静脉（箭头所示）。静脉造影不仅用于诊断，也可用于评估深静脉系统的通畅度以及畸形和深静脉系统间的关系，这对于制定手术计划是非常重要的。（图片引用得到了梅奥医学教育和研究基金会同意）

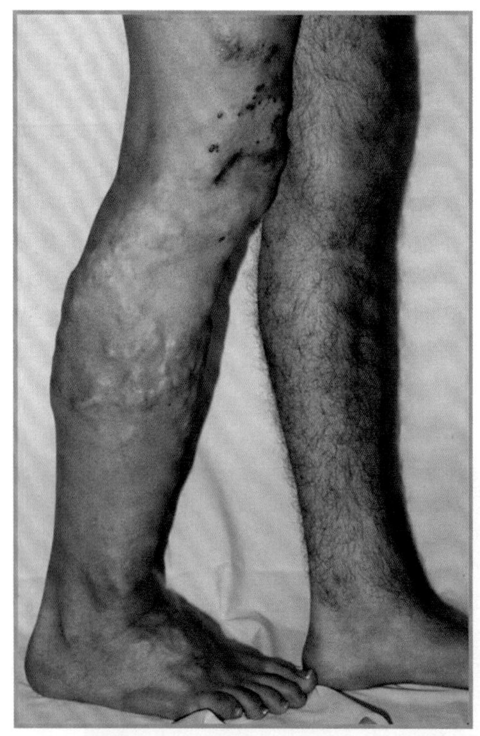

图 57.3 K-T 综合征男性患者中右下肢特征性的下肢肥厚、毛细血管畸形和侧面的静脉曲张。（图片引用得到了梅奥医学教育和研究基金会同意）

57.6 治疗

对于静脉畸形患者的干预计划的评估最好是由多学科参与的血管畸形诊疗团队来完成。治疗计划制定前，应尽一切努力排除动脉成分。在 CVMs 管理中这种区分是至关重要的，因为 HFVMs 和静脉畸形的治疗选择是不同的，并且病变中含有动脉成分是硬化疗法治疗的绝对禁忌，因为这增加了远端栓塞事件的风险[22]。治疗计划应该常规包含深静脉和浅静脉系统的评估，因为在静脉畸形患者中有较高的深静脉异常发生率。在一个包含 392 个患者的研究中，Eifert 等学者发现在 8% 的 CVMs 患者中存在深静脉主干的发育不良[27]。在有 K-T 综合征患者亚组中，深静脉异常的发生率更高（18%）[28]。这项评估之所以需要被纳入治疗计划中，是因为来自受累肢体的静脉血流可能依赖异常血管，因此从循环中堵塞或消除畸形血管有损害受累肢体静脉回流的风险。在深静脉缺失或发育不全的患者中切除扩张的浅表曲张静脉是灾难性的，因为剩余的静脉侧支系统不足以引流肢体，会导致广泛的肢体肿胀和溃疡。

静脉畸形治疗通常的特点是根据病变的部位、范围和形态来采取不同的治疗方案。为了增加患者的配合，在治疗前就需要与患者讨论多种治疗方案。应该在治疗前就告诉患者复发的可能性（尤其是对于患有主干外病变的患者），以尽量减少患者在复发时的挫败感。治疗的目标应该针对患者进行个体化制定，预定目标的成功完成标志着治疗的完成，因为尤其对病变广泛的患者，治疗通常是姑息性和目标导向性的。

如果是无症状性的静脉畸形应该进行保守治疗（在适当的时候进行外部加压治疗）。静脉畸形的患者应早期着弹力袜或袖套来消除长期静脉淤血造成的并发症。只有当患者出现症状或有静脉畸形的并发症出现时才考虑进行治疗干预，这主要是考虑到任何干预措施都有导致额外发病率增加的可能性。

对于包裹性的和范围较小的病灶，外科切除在传统意义上是有效的。然而，对于弥漫性和多发病变的患者，外科治疗的应用是相对受限的，因为其会对周围的解剖结构造成损伤，并且导致大出血的发生。在 2106 年，Malgor 等学者分别评估了 49 例 K-T 综合征患者(53 个肢体)行外科手术后的长期效果[29]。分别在 17(32%)、15(28%)、10(19%)和 9(17%)例下肢中进行大隐静脉抽剥以及胚胎静脉侧支、小隐静脉、副大隐静脉的外科切除。研究数据显示有 2 个患者发展为深静脉血栓，一个有肺栓塞(pulmonary embolism，PE)，另一个患者有腓神经麻痹。Kaplan-Meier 生存分析显示 1 年、3 年和 5 年的致残性疼痛的发生率分别为 95%、77% 和 59%。二次手术的缓解率分别为 86%、78% 和 74%[29]。此外，在最后一次随访分析中，静脉的临床严重得分由 9.4 ± 3.27 降到了 6.0 ± 3.20(P<0.001)。这项研究的数据显示 K-T 综合征患者的外科治疗效果是安全持久的(图 57.4)[29]。

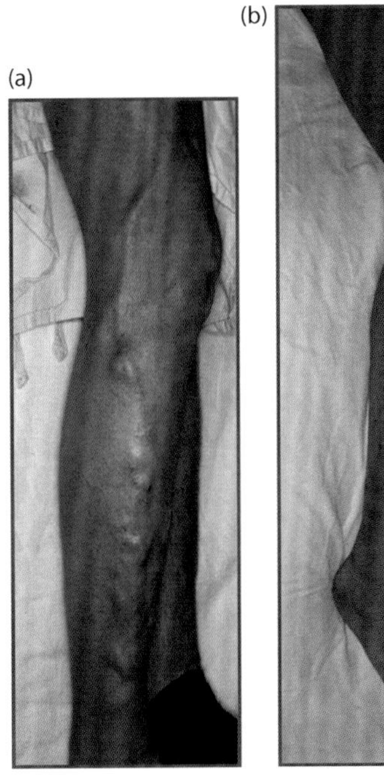

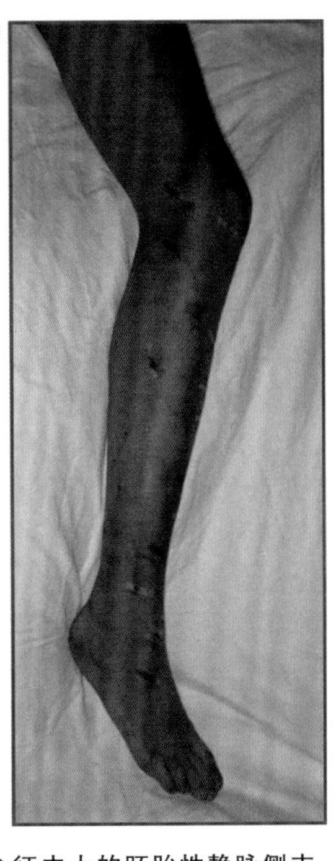

图 57.4 (a)在 K-T 综合征中大的胚胎性静脉侧支。(b)术中图片展示进行胚胎静脉侧支和先天性静脉曲张外科切除的小型静脉切除术的皮肤切口以及切口用免缝合胶带闭合

胚胎静脉侧支的治疗尤其值得注意，因为通常这些无瓣膜静脉的血液瘀滞不仅能引发症状，也与静脉栓塞的高发生率有关。值得注意的是对于永存的胚胎静脉在大多数文献里面使用了不一致的术语。永存的侧面(边缘)的胚胎静脉和坐骨静脉是 K-T 综合征患者中发现的两条仅有的永存胚胎静脉。侧面的边缘胚胎静脉是一条浅表静脉，尽管从解剖学的观点来看“浅表”一词并不恰当，因为它通常穿过深筋膜汇入到下肢的深部间隙的肌肉里。永存的坐骨静脉是深静脉系统的一部分。具体的治疗要根据症状的严重程度和深静脉系统的情况制定。深静脉通畅的有症状的患者(例如，出血、慢性疼痛和 / 或功能障碍)，其边缘胚胎静脉的治疗适合在不影响下肢血液回流的情况下来解决发生改变的血流动力学。这也适用于深静脉发育不全的亚组患者：在此类患者中，侧支边缘静脉的治疗将会导致深静脉的自发扩张，因此深静脉发育不全对此治疗并不是禁忌[8]。相反，深静脉发育不全对于介入治疗是禁忌，因为在这些病例中边缘胚胎静脉在受累肢体中充当重要的回流静脉。有边缘胚胎静脉的所有患者均应该进行高凝状态的评估(包括 D- 二聚体和纤维蛋白原)，并且在围术期应该接受适当剂量的低分子肝素的抗凝治疗[100U/(kg·d)][8]。前面提到，外科切除比血管腔内治疗更好，因为这条静脉位置表浅，外科处理过程安全、效果持久，另外静脉腔内治疗有引起皮肤损伤的风险。除此之外，Frasiar 等学者报道，在小部分患者中，多数 K-T 综合征患者应用腔内射频治疗后需要再次接受治疗，因为有些处理过的静脉有再通现象[30]。

有些局限的、浅表性的病变能够明确的通过手术完整切除。在某些综述文献中，血管畸形患者能够进行完整切除的患者只占 20%~30%。最大的手术系列研究分别在 1976 年、1983 年、1990 年和 1992 年出版，包括了不到 100 个患者。Szilagyi 等学者报道了 18 例手术治疗的血管畸形的患者[31]。总共有 55% 的患者在手术切除后症状有改善，11% 的患者症状无改善，三分之一的患者术后症状变的比术前更差[30]。在 1992 年，Scott 等学者报道了 15 例西北部血管畸形患者手术处理的经验[32]。有 5 个患者失访。假设这 5 个患者恢复好且没有寻求再次干预，那么总共有三分之二的患者在切除病变后好转。总共 13% 的患者无改善，20% 的患者在手术切除后变差[31]。如果畸形的完整切除是不可能的，一些作者则建议选择性地进行病变隔离。将所有滋养血管和供血血管结扎使得病变钙化，这在概念上是有吸引力的，但是具体操作却很难。因为即使很小的侧支血管也能随着时间代偿变大并导致复发。主要滋养血管的近端结扎或栓塞可以使症状短暂改善。当侧支恢复血管团块供血的时候病变就会复发。通过外科手段切除或介入方法进行堵塞主要滋养主干血管，阻碍了进一步的介入处理，应当禁止。

硬化疗法在手术治疗血管畸形中是一种有效的备选方法。在传统上，广泛使用的硬化剂是酒精。尽管有效，酒精硬化疗法存在局限性以及会导致严重的并发症(局部的和系统的)，包括需全身麻醉的严重疼痛、酒精中毒和局部组织坏死[33]。在一项研究中 LEE 等学者报道了令人满意的结果，87 个静脉畸形患者接受了 98 个部位的酒精硬化治疗，有 95% 的初始治疗成功率且 71 个患者在 24 个月的随访中未发现复发[34]。这个研究数据记录了 26.7% 的患者出现了中度到重度并发症。其中有 9 例患者有缺血性肺大泡，5 例患者有神经麻痹，4 例患者有短暂性的肺动脉压升高，2 例患者有组织坏死和组织纤维化，1 例患者有深静脉血栓形成，1 例患者有肺动脉栓塞。在 5 例神经麻痹的病例中有 1 例(影响到了腓神经)是令人难以置信的[33]。也有其他研究报道了酒精硬化疗法的主要副作用，包括心搏骤停和短暂性的心动过缓[35]。酒精硬化疗法也能够导致透壁性血管坏死、大范围水肿(通常会导致骨筋膜室综合征)、中枢神经系统抑制、高血压和肺血管痉挛[36]。Burrows 和 Mason 报道了 75%~90% 的 LFVMs 患者经过系列的酒精硬化治疗后收到了良好效果，并提示酒精注射部位应该避开主要神经或皮肤病变[37]。在每个系列研究中有12%的并发症发生率，系列研究中每个患者有28%的并发症发生率，至少有10%~15%的皮肤坏死发生率。因为液体硬化剂能够被病灶内的血液稀释，相比之下微泡沫形式的硬化剂更能显著改善静脉畸形的治疗效果，由于泡沫能够将病灶内的血液替换，因此能够阻止硬化剂被稀释。当泡沫硬化剂在血管内注射后（利用或不利用超声或者荧光指引的）通过破坏细胞膜会对血管内皮层产生不可逆的化学损害。内皮下胶原的暴露导致血管收缩、血小板激活和随后的腔内纤维化从而损伤血管[38]。泡沫能够使得硬化剂和畸形的内皮层之间获得最大的暴露，并且泡沫的回声特性能够在超声下可视，从而使得操作更加有效和方便。鉴于上述原因，泡沫治疗，而不是液体硬化剂治疗，能够在局麻下可移动的基础上进行操作。在一个前瞻性的随机临床试验中，Yamaki等学者在89个有临床症状的静脉畸形患者中比对了超声引导的泡沫硬化剂治疗和超声引导的液体硬化剂治疗的有效性[39]。这项研究的数据表明用泡沫硬化剂治疗的患者其用量明显减少。硬化剂在泡沫形成中的这些特性使得它以较小的增量从而使用更少的剂量，这就使得副作用和毒性降低。

利用不同技术生产的泡沫硬化剂在泡沫大小，泡沫稳定性和再吸收率上有所不同。最被广泛接受的生产稳定泡沫的方法是"Tessari方法"，在2001年首次被介绍[40]。泡沫硬化剂的选择是有典型的医师依赖性的。目前大多数的静脉畸形是利用0.5%~1%的十四烷基硫酸钠或1%的聚多卡醇来治疗。其他可供选择的硬化剂例如平阳霉素或强力霉素在特定的条件下也可能会被使用，包括手臂的静脉畸形和包含有淋巴成分的病变。在我们中心，我们目前使用的是超声或荧光引导的聚多卡醇泡沫硬化剂治疗，这是大部分静脉畸形患者治疗的一线选择。

Cabrera等学者报道了泡沫硬化剂治疗的首个大宗报道[41]。这项研究包括了50个患者（35个是静脉畸形，15个是K-T综合征）。硬化疗法是在超声引导下注射0.25%~4%的聚多卡醇微泡沫。这项研究的数据表明在46个（92%）患者是治疗获益的。病变全部消失、病变缩小超过50%，病变缩小小于50%分别为158个，15个以及13个。在症状表现为疼痛的亚组患者中（n=39），25个患者有完全缓解，剩余的14个患者有显著缓解。没有重大不良事件发生。有3个患者出现皮肤坏死，4个患者出现暂时的皮肤过度色素沉着。另一个前瞻性研究的数据表明，14个LFVMs患者（8个是K-T综合征患者）用1%和2%的聚多卡醇进行治疗，结果表明聚多卡醇泡沫硬化疗法是有效的并且没有表现出重大并发症，也无需休息、局部或全身麻醉[42]。

最近，我们评估了上述治疗方法的有效性和安全性，这由我们CVM诊疗团队利用一个大的包含CVMs患者的系列研究（n=136）来完成的[43]。这项研究包含105个（77.2%）LFVMs。总体上，47.1%和14.0%的CVMs分别出现在下肢和上肢；同时头颈部（19.9%），躯干（5.1%）和盆腔（2.9%）。总共有11%的CVMs是弥漫性的，影响到两个或以上的上述的解剖学位置。23例（21.9%）LFVMs患者进行保守治疗，38例（36.2%）患者是利用硬化剂治疗（十四硫基磺酸钠、聚多卡醇、强力霉素和酒精），18例（17.1%）是手术切除，8例（7.6%）是联合治疗。31例（29.5%）患者使用硬化剂治疗（十四烷基磺酸钠或聚多卡醇），7例（6.7%）患者使用酒精，1例（0.95%）患者使用了强力霉素。得出的数据显示保守治疗适用于症状较轻的且能耐受的非复杂病变患者。接近88%的LFVMs患者症状明显缓解，达到了患者和医师制定的预期目标。在一个亚组分析中，我们也分析了LFVMs的形态来识别影响治疗的病变特征[44]。我们的数据表明症状性的、弥漫性的和广泛性的LFVMs以及累及多组织平面和重要结构的LFVMs最好利用泡沫硬化剂治疗。以微囊性、血管分隔为特点的LFVMs对硬化剂治疗无反应，这些病变最好采用外科切除。对于局限性的、微囊性的和表浅的LFVMs病变选择手术切除也是首选的治疗手段[43]。如同先前所提到的那样，广泛性病变的治疗是姑息性的，以目标为导向的。

与我们的研究结果相类似，伯明翰儿童医院的治疗团队以33个静脉性畸形患者的回顾性综述为基础，建议对于能够忍受症状的患者进行保守治疗，对于局部的、边界清楚的病变一开始就进行手术切除，而对于涉及重要结构的静脉畸形进行硬化疗法[45]。这项研究数据表明，75%的患者（包括12个患者）通过使用有3%的十四烷基磺酸钠的硬化剂治疗后的临床获益和症状改善。没有从硬化剂疗法获益的3个患者有畸形血管侵入膝关节。硬化剂和手术治疗的并发症发生率为15%。在进行硬化剂治疗的患者中，3个（25%）有远节趾骨终末端的坏死，皮肤坏死和急性肾衰（因为大剂量硬化剂的应用）需要透析治疗。在手术治疗的亚组患者分析中，2个（11%）患者出现较小的并发症例如伤口裂开和皮肤坏死。硬化剂治疗能否安全实施，需要有经验的医师根据患者和病变的临床背景来做出决定，医师需要熟知静脉畸形的范围，沟通类型，血流动力学以及其他治疗方式选择的应变性。对于合适的患者，硬化剂疗法在技术上是可行的，且把严重并发症的风险降到最低，这需要通过能够利用不同的技术在硬化剂输送的时候限制静脉血的流出。可以在静脉流出道的下游利用止血带或者手工压迫的方法来减少硬化剂进入系统循环的风险，使硬化剂保留在病变局部，确保硬化剂和病变的内皮层最大限度地接触。

在大多数具有挑战性的病例中，静脉引流的解剖是相对复杂的，静脉畸形多种方法的联合治疗（选择性的）包括术前进行引流静脉的栓塞，随后再对静脉畸形注射的硬化剂能够被有效利用。在201个患者的研究中，Jin等学者证实引流静脉栓塞后对病变进行硬化剂治疗在196例（97.5%）患者中是获益的[46]。在随访响应患者中，症状完全缓解，显著改善（几乎接近正常），明显改善的患者分别为56例（28.6%）、42例（21.4%）和62例（31.6%）。在一共592个治疗方案中，作者没有发现重大并发症（例如需要进一步治疗、持续的不良后遗症或死亡）。一些小的并发症是硬化剂特异性的，包含了组织坏死、外周神经麻痹、水疱、皮肤色素沉着、发热和胃肠道刺激，分别在6个（1.0%）、5个（0.8%）、10个（1.7%）、35个（5.9%）和76个（12.8%）患者中出现。所有并发症都是自限性的并以自行消散为特点[45]。

57.7 总结

在过去的20年里，有关静脉性畸形的病因和病理生理学的分子以及对其基因机制的理解，以及对病变的处理都有了很大进展。不同研究的数据提供了强有力的证据，有经验的研究者在合作和结构性的多学科血管畸形诊疗团队的基础上对CVMs患者提供了安全有效的管理。在大多数患者中为了做出正确的诊断和制定治疗计划，区分血管肿瘤和CVMs以及静脉畸形和HFVMs的治疗原则是有临床实用性的。静脉畸形的系统评估是以血流特点为基础的，能够描述病变累及的解剖学范围和相关的血管外异常的表现。对于大多数无症状的静脉畸形，观察随访是最好的治疗策略。其他的无症状病变，单独加压治疗也是足够的。有症状的静脉畸形的患者最好选用泡沫硬化剂治疗和/或原发外科切除，这取决于病变位置、范围和形态特征。在通常具有挑战性的患者分组中，这个治疗原则获得了满意的结果以及合理的并发症发生率。

美国静脉论坛指南5.5.0：静脉畸形的管理

	指南	推荐登记（1：强；2：弱）	证据级别（A：高质量；B：中等质量；C：低或极低质量）
5.5.1	对于加压治疗无反应的有症状的静脉畸形，推荐泡沫硬化剂治疗，优于硬化加酒精治疗	2	C
5.5.2	对于可行手术以及局限性有症状的静脉畸形，推荐局部外科切除作为硬化剂治疗的替代	2	C

参考文献

● = Key primary papers
★ = Major Review articles

●1. Mulliken JB and Glowacki J. Hemangiomas and vascular malformations in infants and children. A classification based on endothelial characteristics. *Plast Reconstr Surg* 1982;69:412–22.
2. Young AE. Pathogenesis of vascular malformations. In: Mulliken JB, Young AE, eds. *Vascular Birthmarks: Hemangiomas and Malformations*. Philadelphia, PA: W.B. Saunders Co., 1988, 107–13.
3. Villavicencio JL, Scultetus A, and Lee BB. Congenital vascular malformations: When and how to treat them. *Semin Vasc Surg* 2002;15(1):65–71.
★4. Mulliken JB, Young AE, eds. *Vascular Birthmarks: Hemangiomas and Malformations*. Philadelphia, PA: W.B. Saunders Co., 1988.
5. Tasnadi G. Epidemiology and etiology of congenital vascular malformations. *Semin Vasc Surg* 1993;6:200–3.
6. Belov S. Classification, terminology, and nosology of congenital vascular defects. In: Belov S, Loose DA, Weber J, eds. *Vascular Malformations*. Reinbek, Germany: Einhorn-Presse, 1989, 25–30.
★7. Lee BB, Bergan J, Gloviczki P et al. Diagnosis and treatment of venous malformations—Consensus document of the International Union of Phlebology (IUP)—2009. *Int Angiol* 2009;28(6):434–51.
★8. Lee BB, Baumgartner I, Berlien P et al. Diagnosis and treatment of venous malformations. Consensus document of the International Union of Phlebology (IUP): Updated 2013. *Int Angiol* 2015;34:97–149.
★9. Garzon MC, Huang JT, Enjolras O, and Frieden IJ. Vascular malformations. Part II. Associated syndromes. *J Am Acad Dermatol* 2007;56:541–64.
10. Vikkula M, Boon LM, Mulliken JB, and Olsen BR. Molecular basis of vascular anomalies. *Trends Cardiovasc Med* 1998;8:281–92.
11. Folkman J and D'Amore PA. Blood vessel formation: What is its molecular basis? *Cell* 1996;87:1153–5.
12. Cohen MM Jr. Vascular updated: Morphogenesis, tumors, malformations and molecular dimensions. *Am J Med Genet* 2006;140A:2013–38.
13. Vikkula M, Boon LM, Carraway KL III et al. Vascular dysmorphogenesis caused by an activating mutation in the receptor tyrosine kinase TIE2. *Cell* 1996;87:1181–90.
14. Brouillard P and Miikka V. Genetic causes of vascular malformation. *Hum Mol Genet* 2007;16:140–9.
15. Calvert JT, Riney TJ, Kontos CD et al. Allelic and locus heterogeneity in inherited venous malformations. *Hum Mol Genet* 1999;8:1279–89.
16. Fachinger G, Deutsch U, and Risau W. Functional interaction of vascular endothelial-protein-tyrosine phosphatase with the angiopoietin receptor Tie-2. *Oncogene* 1999;18:5948–53.
17. Brouillard P, Boon LM, Enjolras JB et al. Mutations in a novel factor, glomulin, are responsible for glomuvenous malformations ("glomangiomas"). *Am J Hum Genet* 2002;70:866–74.
18. Ferlini A, Bovolenta M, Neri M et al. Custom CGH array profiling of copy number variations (CNVs) on chromosome 6p21.32 (*HLA* locus) in patients with venous malformations associated with multiple sclerosis. *BMC Med Genet* 2010;28;11:64.
19. Uebelhoer M, Natynki M, Kangas J et al. Venous malformation-causative TIE2 mutations mediate an AKT-dependent decrease in PDGFB. *Hum Mol Genet* 2013;22:3438–48.
20. Rössler J, Haubold M, Gilsbach R et al. β1-adrenoceptor mRNA level reveals distinctions between infantile hemangioma and vascular malformations. *Pediatr Res* 2013;73(4 Pt 1):409–13.

21. Duyka LJ, Fan CY, Coviello-Malle JM, Buckmiller L, and Suen JY. Progesterone receptors identified in vascular malformations of the head and neck. *Otolaryngol Head Neck Surg* 2009;141(4):491–5.
★22. Markovic JN and Shortell CK. Multidisciplinary treatment of extremity arteriovenous malformations. *J Vasc Surg Venous Lymphat Disord* 2015;3(2):209–18.
23. Trop I, Dubois J, Guibaud L. et al. Soft-tissue venous malformations in pediatric and young adult patients: Diagnosis with Doppler US. *Radiology* 1999;212:841–5.
24. Pearce WH, Rutherford RB, Whitehall TA et al. Nuclear magnetic resonance imaging: Its diagnostic value in patients with congenital vascular malformations. *J Vasc Surg* 1988;8:64–70.
25. Lidsky M, Spritzer C, and Shortell C. The role of dynamic contrast-enhanced magnetic resonance imaging in the diagnosis and management of patients with vascular malformations. *J Vasc Surg. I* 2011;53(1):131–7.
★26. Gloviczki P and Driscoll DJ. Klippel–Trenaunay syndrome: Current management. *Phlebology* 2007;22:291–8.
27. Eifert S, Villavicencio JL, Kao TC, Taute BM, and Rich NM. Prevalence of deep venous anomalies in congenital vascular malformations of venous predominance. *J Vasc Surg* 2000;31:462–71.
28. Browse NL, Burnand KG, and Lea Thomas M. The Klippel Trenaunay syndrome. In: Browse NL, Burnand KG, Thomas ML, eds. *Diseases of the Veins: Pathology, Diagnosis and Treatment*. London: Edward Arnold, 1988, 609–25.
29. Malgor RD, Gloviczki P, Fahrni J et al. Surgical treatment of varicose veins and venous malformations in Klippel–Trenaunay syndrome. *Phlebology* 2016;31:209–15.
30. Frasier K, Giangola G, Rosen R et al. Endovascular radiofrequency ablation: A novel treatment of venous insufficiency in Klippel–Trenaunay patients. *J Vasc Surg* 2008;47:1339–45.
31. Szilagyi DE, Smith RF, Elliot JP et al. Congenital arteriovenous anomalies of the limbs. *Arch Surg* 1976;111:423–9.
32. Scott EE, Pearce WH, McCarthy WJ et al. Arteriovenous malformation: Long-term follow-up. In: Yao JST, Pearce WH, eds. *Long-Term Results in Vascular Surgery*. Norwalk, CT: Appleton and Lange, 1993, 401–10.
33. Villavicencio JL. *Primum non nocere*: Is it always true? The use of absolute ethanol in the management of congenital vascular malformations. *J Vasc Surg* 2001;33:904–6.
●34. Lee BB, Kim DI, Huh S et al. New experiences with absolute ethanol sclerotherapy in the management of a complex form of congenital venous malformation. *J Vasc Surg* 2001;33(4):764–72.
35. Yakes WF, Haas DK, Parker SH et al., Symptomatic vascular malformations: Ethanol embolotherapy. *Radiology* 1989;170(3 Pt 2):1059–66.
36. Yakes WF and Baker R. Cardiopulmonary collapse: Sequelae of alcohol embolotherapy. *Radiology* 1993;189:145.
37. Burrows PE and Mason KP. Percutaneous treatment of low flow vascular malformations. *J Vasc Interv Radiol* 2004;15:431–45.
38. Bergan J and Cheng V. Foam sclerotherapy of venous malformations. *Phlebology* 2007;22(6):299–302.
39. Yamaki T, Nozaki M, Sakurai H, Takeuchi M, Soejima K, and Kono T. Prospective randomized efficacy of ultrasound-guided foam sclerotherapy compared with ultrasound-guided liquid sclerotherapy in the treatment of symptomatic venous malformations. *J Vasc Surg* 2008;47:578–84.
40. Tessari L, Cavezzi A, and Frullini A. Preliminary experience with a new sclerosing foam in the treatment of varicose veins. *Dermatol Surg* 2001;27:58–60.
●41. Cabrera J, Cabrera J, Garcia-Olmedo MA, and Redondo P. Treatment of venous malformations with sclerosant in microfoam form. *Arch Dermatol* 2003;139:1494–6.
42. Pascarella L, Bergan JJ, Yamada C, and Mekenas L. Venous angiomata: Treatment with sclerosant foam. *Ann Vasc Surg* 2005;19:457–64.
43. Lidsky ME, Markovic JN, Miller MJ Jr., and Shortell CK. Analysis of the treatment of congenital vascular malformations using a multidisciplinary approach. *J Vasc Surg* 2012;56(5):1355–62.
44. Markovic JN, Kim CY, Lidsky ME, and Shortell CK. A 6-year experience treating vascular malformations with foam sclerotherapy. *Perspect Vasc Surg Endovasc Ther* 2012;24(2):70–9.
45. Mendonca DA, McCafferty I, Nishikawa H, and Lester R. Venous malformations of the limbs: The Birmingham experience, comparisons and classification in children. *J Plast Reconstr Aesthet Surg* 2010;63:383–9.
46. Jin Y, Lin X, Li W, Hu X, Ma G, and Wang W. Sclerotherapy after embolization of draining vein: A safe treatment method for venous malformations. *J Vasc Surg* 2008;47(6):1292–9.

58

静脉瘤的诊治

58.1 介绍

静脉瘤是较为罕见的解剖畸形。William Osler 爵士在1913 年首次报道了静脉瘤[1]。此后,几乎所有主要静脉均有见静脉瘤的报道。尽管已经有许多病例报告和小型单中心系列研究,但目前对这种罕见的血管畸形的了解仍然十分有限。大多数关于静脉瘤诊治的指南推荐是基于个案和回顾性的经验总结。

用于描述静脉扩张的术语往往没有准确的定义。静脉扩张(phlebectasia)、静脉瘤(venous aneurysm)和静脉曲张(varix)经常被用作同义词。在本章中,我们将使用"静脉瘤"描述任何显著的静脉扩张,无论是囊状的还是梭形的。使用"静脉扩张"描述梭形、弥漫性的静脉扩张。而同时出现静脉扩张及迂曲则称为"静脉曲张"。

静脉瘤样扩张通常与高流量状态或先天性静脉畸形相关[2]。在动静脉内瘘成形术后,静脉为适应高剪切力而出现静脉扩张。最终,形成静脉瘤。这一类静脉瘤与长期血液透析的动静脉内瘘通路和创伤相关。静脉瘤的形成有时也见于部分阻塞静脉的近端,可能是由于该部位腔内压力增加[3]。也有许多静脉瘤与无动静脉分流型的血管畸形相关。静脉扩张合并静脉瘤与"真性弥漫性静脉扩张"和Klippel-Trenaunay 综合征有关。真性弥漫性静脉扩张是一类罕见疾病,其特征是出生时即存在并随年龄增长而加重,可见于任何肢体(通常为上肢)的弥漫性静脉扩张[4]。病理标本表现为平滑肌萎缩和弹性蛋白纤维丢失。与之相关的Klippel-Trenaunay 综合征,其特征是深静脉系统畸形,包括静脉扩张、发育不全、血管迷走(如侧静脉)和静脉瘤[5]。这些静脉畸形在胚胎发育过程中形成,多种畸形可同时存在,包括同时出现多个静脉瘤(图 58.1)。

孤立性静脉瘤(与高流量状态,创伤,炎症或先天性畸形无关)并不常见,这一类静脉瘤是本章的重点。最常见受影响的部位是腘静脉,其次是隐静脉和肢体浅静脉。同时也可见于颈静脉、门静脉、奇静脉、上腔静脉、纵隔静脉、下腔静脉、腋静脉、面静脉和腮腺静脉[6]。

58.2 病因学

静脉瘤的发病机制尚不明确。既往病例报告中的组织学发现可见静脉中层从正常到明显破坏的不等变化及炎症表现。随着血流量的增加,静脉流出道可出现"动脉化",即早期静脉壁的增生肥大,及随后出现的扩张和硬化(钙化)。静脉重塑,指"静脉内皮增生肥大 endophlebohy"和"静脉内皮硬化 endophlebo-sclerosis",可能是静脉瘤发生发展的重要病因[7]。在对腘静脉的研究中,Lev 和 Saphir[7,8]发现静脉内皮增生肥大在出生时就已出现,且出现在静脉应力区域(分支入口和毗邻动脉区域)。静脉内皮硬化(变薄)随着年龄的增长而加重,并且在静脉贴近动脉后迅速出现。Lev 和 Saphir 认为静脉壁变薄发生在静脉和动脉接触的部位。这一发现表明,外力(而不是腔内力)可以改变静脉组织学表型。

与主要血管的畸形相关的静脉瘤的发病机制更易理解。在胚胎发育期,主要血管和淋巴管在空间上发生聚结

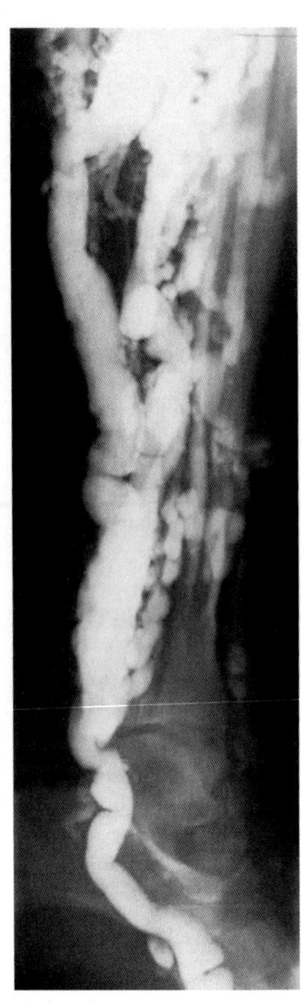

图 58.1 弥漫性静脉扩张患者的下肢静脉造影

继而分离以形成循环系统的动脉、静脉和淋巴组分。动脉和静脉之间的异常通道导致动静脉畸形。当淋巴囊未能与静脉系统完全分离时,会发生水囊状淋巴管瘤。颈部静脉淋巴不能完全成熟可以解释颈部和胸部静脉瘤伴有水囊状淋巴管瘤的高发生率[9]。有时,水囊状淋巴管瘤可被误认为静脉瘤[10]。外周静脉的孤立性静脉瘤的病因是最难理解的。这些病变的极度局部化特征表明此部位的静脉壁有特定的异常。与动脉瘤类似,静脉壁中层变薄,平滑肌丢失[11]。腘静脉瘤高发的原因尚不明确,但可能与 Lev 和 Saphir 的发现有关[7,8]

58.3 腘静脉瘤

腘静脉被认为是最常发生静脉瘤的部位,至少有 208 例病例报道了腘静脉瘤[12,13]。腘静脉瘤的真实患病率及伴随症状的发生率尚无法估计。在一针对世界范围内文献的综述中,Bergqvist 等[12]发现,在大多数报道的病例中,腘静脉瘤是在有提示可能肺栓塞的胸部症状的患者中发现的(肺栓塞;46/105),其次才是腘窝的局部症状(38/105)。随着近年来超声(US)和其他影像学手段的广泛使用,如今大多数腘静脉瘤是偶然发现的。已发表的文献中,有 4 例患者出现致死性肺栓塞。而腘静脉瘤破裂尚未见报道。可见双侧累及但并不常见。腘静脉瘤通常可伴随静脉功能不全的相关症状。

腘静脉瘤可通过双功能超声检查准确诊断。手术方案可单纯基于超声检查结果来制定,但大多数外科医生会选择能显示更多细节的静脉造影技术。计算机断层扫描(CT)静脉造影和磁共振(MR)静脉造影实际上已经取代了临床上常用的顺行静脉造影。最近的一份研究表明腘静脉瘤与 May-Thurner 综合征之间存在潜在的关联[14]。然而,其他研究者分析了腘静脉瘤患者的 CT 和 MR 结果,未发现右髂总动脉压迫左髂静脉的证据[15]。

鉴于腘静脉瘤多与肺栓塞相关,大多数研究者认为腘静脉瘤应在诊断明确后进行外科治疗。单纯抗凝治疗预后较差,已有文献报道至少有 5 例死亡案例[13,16,17]。另一方面,未见手术治疗后出现致命性肺栓塞的报道。而静脉瘤的大小似乎与血栓栓塞的风险无关[18]。与传统的强制性手术治疗方法相反,最近的一系列研究表明偶然发现的腘静脉瘤可通过单纯抗凝来治疗或可仅观察随访。在这个单中心的系列研究中,研究者收集了含有"腘静脉扩张或瘤样腘静脉"的影像学报告,入组病例的腘静脉平均扩张为 2cm,回顾性分析显示,4 名抗凝治疗患者和 13 名未接受任何治疗的患者在平均随访 34 个月内,未出现肺栓塞和肺栓塞相关死亡[15]。由于该研究为回顾性研究,且观察到的腘静脉扩张的直径较小,我们认为应该谨慎使用单纯抗凝治疗和观察疗法。鉴于缺乏数据和可靠的科学证据,每个患者的个性化治疗方案应谨慎制定。我们倾向于对有静脉血栓栓塞,静脉瘤较大或充满血栓的患者进行手术治疗。仅选择性的对直径较小的,偶然发现的且具有高手术风险的腘静脉瘤患者使用单纯抗凝治疗或观察疗法。

本中心的手术治疗患者[2,11]和文献报道的短期结果均较好。侧位静脉造影并静脉瘤切除术或补片修复血管成形术,切除并端端吻合术或搭桥(使用非逆转大隐静脉、颈内静脉、隐静脉复合板或螺旋静脉)均有相近的疗效。对静脉修复的长期通畅率仍无共识。文献报道的通畅率从 40% 到 90% 不等,但少有研究报告 12 个月后的静脉通畅率。有些人认为即使静脉短期通畅也可促进侧支静脉通道的建立[19]。大多数腘静脉瘤可经背侧手术入路(图 58.2),并在围术期常规使用静脉注射抗凝治疗,术后 1~3 个月继续口服抗凝治疗。

58.4 肢体其他部位静脉瘤

四肢的静脉瘤可出现在浅表静脉或深静脉系统。大多数四肢浅静脉瘤表现为柔软、可回复性的蓝色肿块,少有症状。隐静脉瘤通常与静脉曲张有关(图 58.3)。位于大腿上部的静脉瘤常被误诊为可回复的腹股沟疝或股疝。如果静脉瘤位于浅静脉系统中,则通常在吸气(上肢)或呼气(下肢)时出现充血肿大。

由下肢浅静脉瘤引起肺栓塞的风险很低,而上肢静脉瘤甚至可能是完全没有风险。因此,大多数浅静脉瘤只应在出现症状(影响外貌,疼痛或血栓形成)时进行治疗。在大多数情况下,单纯切除静脉瘤段是最好的治疗选择。如果有深静脉系统血栓形成或闭塞的证据,可能需要进行切除并血管重建[20,21]。

四肢深静脉瘤通常表现为无症状的软肿块或在因其他原因进行的影像学检查中意外发现。其解剖位置决定了手

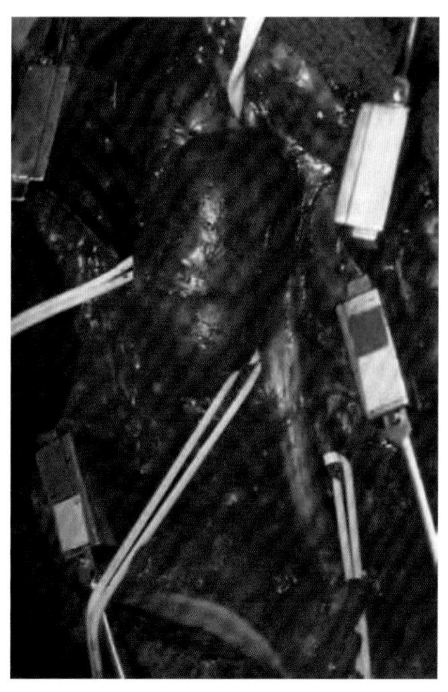

图 58.2 腘静脉瘤经背侧手术入路暴露。在静脉瘤的侧面可见腓肠神经，其深面可见血管环包围的腘动脉

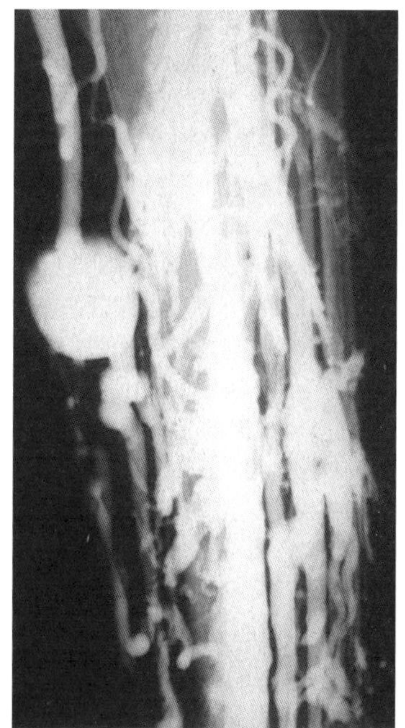

图 58.3 静脉曲张伴隐静脉瘤患者的下肢静脉造影

术方案。肱静脉或腋静脉的静脉瘤（图 58.4）与肺栓塞风险无关，应仅在出现症状（影响外貌或血栓形成）时进行治疗。髂静脉瘤（图 58.5）很少见。大多数髂外静脉瘤患者为女性，年轻且喜爱运动[22]。由于大多数病例报道显示髂静脉瘤与血栓栓塞事件相关[2,3,23]，因而与股静脉瘤类似，应予以外科手术治疗。与腘静脉瘤一样，切除并侧位静脉造影或完全切除并血管重建均是可行的治疗方案。Jayaraj 和 Meissner 描述了一种新技术，通过在腔内球囊支持的静脉外使用吻合器打钉关闭髂静脉瘤[24]。

58.5 颈部及面部静脉瘤

已有面部静脉[25,26]、腮腺[27]及颈静脉系统中出现静脉扩张的文献报道。颈静脉瘤可是囊状，或更常见呈梭形。梭形颈静脉瘤在儿童中常见，并被命名为“颈静脉扩张 jugular phlebectasia”。1875 年 Gruber 和 1928 年 Harris 均报道了这一种疾病。该病也被描述为静脉瘤，静脉囊肿和先天性静脉囊肿[28]。大多数病例被认为是特发性的，但研究者们也提出了与静脉壁缺陷和胸内静脉压增加相关的各种可能发病机制[29]。在 2001 年发表的综述中，Paleri 和 Gopalakrishnan[29]记录了既往发表文献中的 31 例小儿颈内静脉扩张。我们在儿童和成人中发现了 100 多例颈静脉瘤。其典型体征是，颈部单侧的软质肿块，并在用力、哭泣、咳嗽和 Valsalva 动作时胀大。颈静脉瘤往往是无症状的，有部分患者描述了皮肤紧张感、窒息和眩晕感、颈部皮肤变蓝、体力活动时的不适、咳嗽、吞咽及在阅读或说话时声音的突然终止等症状[30]。在 1 例报道中，患者颈内静脉瘤是在其他手术术后接受正压通气时发现的[31]。静脉扩张常

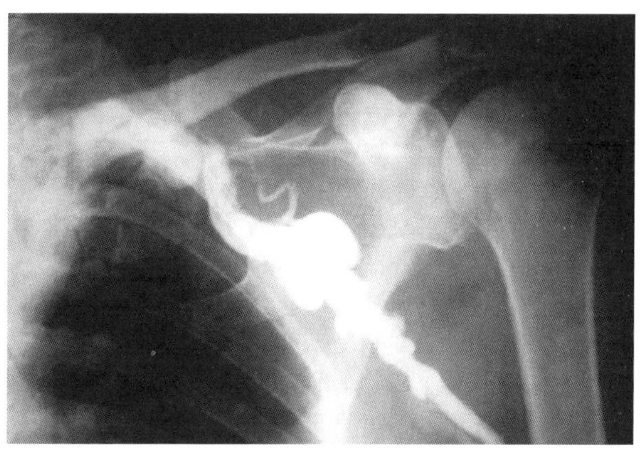

图 58.4 一例巨大左腋静脉瘤的静脉造影

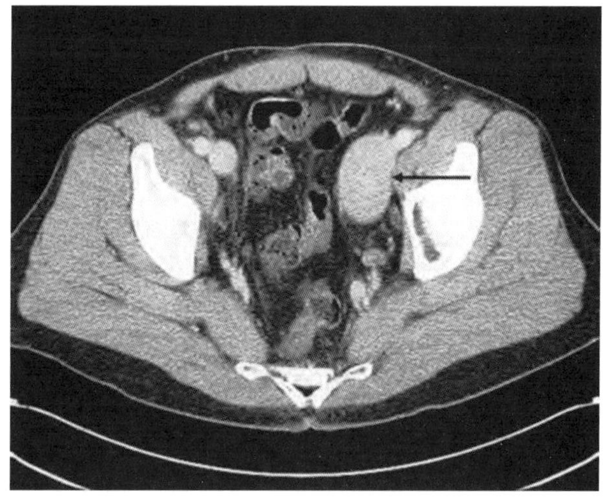

图 58.5 在骨盆 CT 平扫中意外发现的巨大左髂左静脉瘤（箭头）

发生于右侧颈内静脉，并不常见双侧同时出现。双功能超声检查是首选的诊断方法，可用于区分儿童时期的颈静脉扩张和其他颈部肿块，尤其是可随 Valsalva 动作胀大的其他两种肿物：上纵隔肿瘤 / 囊肿和喉气囊肿。

颈静脉扩张的治疗仍有争议，特别是针对无症状颈静脉扩张。虽然有 1 例扁桃体切除术中出现大出血的报道[32]，但尚未有瘤体自发破裂的报道。同时其出现血栓栓塞并发症的风险似乎非常低，仅有 6 例成人颈外静脉瘤患者出现了自发性血栓形成，也没有与颈静脉扩张相关的肺栓塞报道。因此，大多数研究者强烈建议采用保守治疗[21,28,29,33]。但其他研究者则选择更积极的手术治疗[34]。采取手术治疗的原因有：对静脉瘤增大的担心，对未来误诊或出现破裂的担心，血栓栓塞并发症的潜在可能，影响外貌和心理因素[34,35]。针对手术治疗，可选择单纯结扎扩张的颈静脉或使用血管重建技术来保证血液循环。颈静脉结扎可导致头颈部水肿[34,35]。在一单中心报道中，32 例接受手术治疗的颈静脉扩张患者中有 3 例出现头部和脑水肿、颅内高压、颅面水肿及 1 例中风[34]。该中心强调应谨慎对待右颈静脉结扎术，而术前临时阻断颈内静脉有助于颅内静脉和颅外静脉之间侧支循环的建立[35]。

58.6 胸部静脉瘤

胸部静脉瘤可见于上腔静脉、奇静脉系统，或无名静脉及锁骨下静脉。

58.6.1 上腔静脉瘤

我们检索到 30 例上腔静脉瘤的病例报道。大多数静脉瘤是在因其他原因进行影像学检查的无症状患者或有轻度症状（如咳嗽，呼吸困难和胸部不适）的患者中偶然发现的。有 5 例患者出现上腔静脉瘤与锁骨下静脉瘤，无名静脉瘤与奇静脉瘤并存的情况。已有关于上腔静脉瘤并发颈部水囊瘤的报道中，15 例手术治疗中：10 例为直接切除或动脉瘤缝闭术，1 例玻璃纸包裹瘤体治疗，1 例未完成手术，3 例为诊断手术。在接受手术的患者中，1 名患者在术中触诊静脉瘤时突发肺栓塞死亡。虽然随访期较短，其他手术治疗的患者表现可。另一方面，文献报道中有一半的患者未接受手术治疗。1 例患者在接受诊断性上腔静脉造影时突发肺栓塞死亡，1 例患者经历了局限性瘤体破裂但后续未接受手术治疗并康复。尽管一些作者记录了 4[36]年和 14[37]年的随访，与手术治疗的队列一样，这部分内科治疗患者的随访时间通常较短或未有报告。

根据这次文献调研，我们可以得出一些观察性的结论。由于担心出血风险而进行的手术治疗并不是合理的，因为仅有 2 例静脉瘤破裂报道，且均是局限性破裂。1 例接受手术治疗，另 1 例接受单纯观察治疗且表现可。同时未见瘤体完全破裂并伴血运崩溃的病例报道。尽管在几例静脉瘤的影像学研究和手术标本中发现了血栓，但并没有自发性肺栓塞，或自发性致死性肺栓塞的报道。另一方面，有在静脉造影中和手术中发生肺栓塞并导致灾难性后果的案例。因而，对上腔静脉瘤应采取谨慎的处理，使用 MR 静脉造影和动态 CT 扫描进行非侵入性的影像学检查随访。针对进行性肿大，症状严重，存在血栓或肺栓塞证据的患者，可考虑手术干预。Pasic 等[38]推荐在切除上腔静脉瘤时使用心肺分流术。

58.6.2 奇静脉瘤

我们共检索到 38 例奇静脉瘤和半奇静脉瘤的报道。其中 15 例存在相关的解剖变异和血流动力学异常，包括：肝硬化和门静脉高压症，肺隔离症，下腔静脉梗阻，奇静脉延续综合症（先天性右上主静脉未与肝静脉合流，导致血流从远端下腔静脉直接经奇静脉引流至上腔静脉），Ehlers-Danlos 综合征和肺癌。另有 3 例胸部创伤后假性静脉瘤。在其余 20 例中，未发现高流量状态或静脉阻塞的证据，因而被认为是特发性的奇静脉瘤。大多数奇静脉瘤是在无症状患者或有轻度胸部不适，呼吸困难或咳嗽的患者中偶然发现的。胸部 X 线片可见纵隔肿大和一些非特异性征象。在广泛使用 CT 和 MR 之前发表的病例报道中，往往是在影像学提示存在后纵隔肿块时，在开胸手术中确诊为奇静脉瘤。近年来的病例报道的诊断多是基于影像学检查。动态 CT 可见肿物在动脉期出现轻微增强，并在晚期均匀增强（图 58.6）[39-41]。呼吸及特定的姿势动作可引起增强显影的肿块的大小出现变化。MR 并钆注射可使静脉瘤均匀增强[42]。经食管超声图可见无回声纵隔肿块[43]。奇静脉瘤体可压迫右主支气管或上腔静脉。仅 2 例病例报道了奇静脉瘤体内血栓，未见肺栓塞及瘤体破裂的报道。

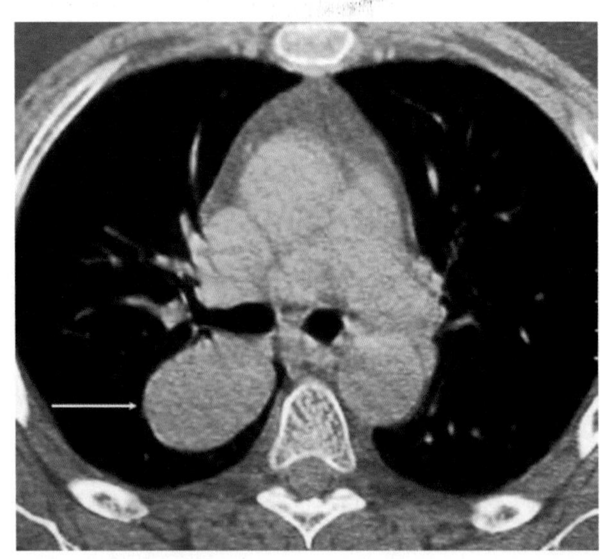

图 58.6 奇静脉瘤（箭头所示）。（由 Dr. Francis J. Podbielski. 提供）

在 38 例病例报道中，治疗策略不尽相同。包括单纯观察治疗，右侧胸廓切开术切除静脉瘤，在 1 例奇静脉延续综合症合并 Ehlers-Danlos 综合征中术者通过支架连接右肝静脉及奇静脉。鉴于血栓形成的发生率非常低，并且未见肺栓塞或瘤体破裂的报道，对于大多数无症状患者，应采取影像学随访的保守治疗。如果存在压迫右支气管或上腔静脉，或出现症状，或随访发现瘤体增大或瘤体内血栓形成，则可考虑手术或介入治疗。Podbielski 等[44]及其他研究者[45]

认为，视频辅助胸腔镜切除术是奇静脉瘤的理想治疗方案。而 D'Souza 等人[46]认为在仔细评估解剖结构后，有经验的血管外科医生也可考虑奇-体静脉分流。

58.6.3 其他胸部静脉瘤

目前已发表 19 例锁骨下静脉瘤和无名静脉瘤的病例报道。其中并发静脉瘤包括：上腔静脉瘤（5 例），奇静脉瘤（1 例）和颈静脉瘤（1 例）。在 1 例关于右侧无名静脉瘤的报道中，患者并发水囊状淋巴管瘤。这些静脉瘤中的大多数是囊状，无症状的，并多见于女性。未见血栓栓塞并发症的报道。在前文提及的 1 个病例中[47]，1 名上腔静脉左侧异位的 24 岁女性出现了自发性局限性的静脉瘤破裂。经过期待治疗，患者静脉瘤血栓形成并最终吸收，结局可。这些病例报道表明，对于锁骨下静脉瘤和无名静脉瘤，除非出现症状或并发症，否则均应保守治疗。

58.7 腹部静脉瘤

大多数腹部静脉瘤都见于门静脉系统（图 58.7）。我们发现了 115 例门静脉系统静脉瘤。虽然超过 25 例被归类为特发性或先天性静脉瘤，但大多数门静脉瘤与肝硬化和门静脉高压有关。胰腺炎与脾静脉瘤和肠系膜上静脉瘤有关，可能是由于局部严重的炎症。大多数静脉瘤见于门静脉肝外段，但肝内门也有发现：静脉段静脉瘤（25 例）、肠系膜上静脉瘤（17 例）和脾静脉瘤（10 例）。鉴于高分辨率影像学技术的广泛使用，最近确诊的大多数门静脉瘤是在其他原因进行的腹部超声，MR 或 CT 扫描中偶然发现的。在 1 例病例报道中，研究者在患者子宫内发现了门静脉瘤[48]。小型的门静脉瘤通常无症状，较大的静脉瘤可伴随腹部不适或邻近组织受压的症状，引起黄疸（胆总管）、消化不良（十二指肠），甚至门静脉高压（如 1 例无肝病患者因肠系膜上静脉瘤压迫门静脉）。在门静脉高压患者的上消化道出血检查中常能发现门静脉瘤。

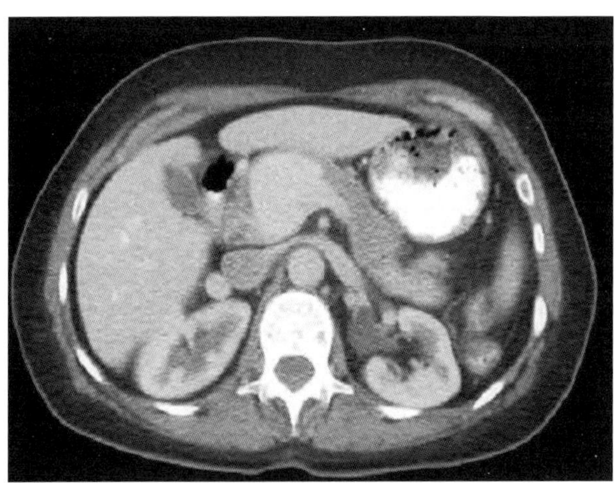

图 58.7 1 例无症状患者意外发现的巨大门静脉瘤

这些腹部静脉瘤的自然病史尚不明确。大多数病例报道描述了诊断时腹部静脉瘤的影像学特征，但只有少数文献对这些腹部静脉瘤进行了前瞻性的随访研究。在文献报道中，至少有 12 例患者出现自发性的血栓形成，至少有 4 例出现瘤体破裂。更常见的胃肠道出血通常是由门静脉高压引起的，并不是腹部静脉瘤本身的症状。基于文献，对无症状的门静脉瘤患者，应多次影像学随访。在没有门静脉高压的情况下，少见腹部静脉瘤增大。在 1 例报道中，白血病患者的脾静脉瘤的大小随着其脾脏大小变化而变化，并且在脾肿大消退后缩小。如果出现胃肠道出血，应考虑门体静脉分流术以缓解门静脉高压。而出现血栓形成或邻近组织压迫症状的患者应考虑进行瘤体修复，而由门静脉高压引起静脉瘤的患者应考虑进行门静脉降压[49]。针对血栓切除术和瘤体缝闭术 10 年的随访研究表明这两种术式在长期仍有不错的疗效[50]。另外一些研究者也报道了单纯切除瘤体具有不错的效果。而对有血栓形成的腹部静脉瘤病例，部分研究者也报道了单纯保守治疗的良好效果[51]。外科治疗的倡导者们认为，虽然对有血栓形成的静脉瘤，单纯保守治疗效果尚可，但通过更积极的手术治疗，可预防肝门海绵样变性、门静脉高压与潜在的静脉曲张出血和肠系膜静脉梗塞。因而手术干预可以选择性地应用于手术普通风险和手术低风险患者，而观察治疗可以用于老年人及手术高风险患者。

58.8 下腔静脉瘤

我们检索到 25 例下腔静脉瘤的病例报道。在大多数已发表的病例报道中，患者无任何症状，多是偶然发现下腔静脉瘤。据报道 8 例患者出现血栓形成，其中 1 例瘤体破裂[1]；2 例出现肺栓塞，其中 1 例死亡。1 例患者在诊断阴茎出血时发现下腔静脉瘤[1]。现代影像学技术通常可以诊断这些不常见的下腔静脉瘤。在有血栓形成的下腔静脉瘤中，静脉瘤可能与腹膜后肿瘤，肾癌，淋巴结病和下腔静脉肿瘤相混淆。在 1 例病例中，下腔静脉瘤合并腹膜后神经节细胞瘤。一些研究者根据其解剖位置对下腔静脉瘤进行了分类[52]。与其他静脉瘤一样，有限的病例报道使其自然病史不明确，因此很难给出治疗建议。由于有血栓形成，破裂和栓塞的报道，应考虑对低风险患者进行手术修复。单纯切除，切除并一期修复，补片修复血管成形术或下腔静脉置换术均有报道。对于不能接受手术的患者，可考虑在下腔静脉的肾上段植入滤器以预防肺栓塞。

58.9 结论

静脉瘤并不常见，这类血管变异的症状和治疗取决于它们的解剖位置。下肢深静脉的静脉瘤具有血栓形成和栓塞的高风险，一旦确诊就应该立刻进行手术修复。下肢浅静脉系统的静脉瘤、上肢静脉瘤（无论是浅静脉还是深静脉）很少出现血栓栓塞，因而仅应在影响外貌或发生血栓时进行修复。颈部和面部的静脉瘤通常表现为可见的柔软肿块，其大小随呼吸和皮肤的紧弛而变化。对于儿童，对 Valsalva 动作增大的颈部肿块的鉴别诊断应包括颈静脉扩张。颈静脉扩张的治疗仍然存在争议。

胸部静脉瘤很少出现血栓栓塞或出血，可以保守治疗。当发生增大或并发症时，传统的手术修复、胸腔镜切除术和腔内手术均是可行的治疗方案。腹部静脉瘤最常在影像学检查中偶然发现。应针对低风险患者进行手术治疗，并对不可耐受手术的无症状患者进行期待治疗。

58.10 总结

- 下肢深静脉系统的静脉瘤具有血栓栓塞并发症的重大风险，应予以修复。
- 上肢和下肢浅静脉系统和上肢深静脉系统的静脉瘤很少出现栓塞或破裂，除非影响外貌或出现并发症，否则多保守治疗。
- 颈静脉扩张的血栓栓塞风险较低。应仅因影响外貌或患者心理原因进行手术治疗。
- 胸部静脉瘤很少出现破裂或血栓栓塞并发症，大多数病例仅需保守治疗。
- 腹部静脉瘤有出现破裂和栓塞等并发症的风险。对于可耐受手术的患者，应考虑进行手术修复。

美国静脉论坛指南 5.6.0：静脉瘤的诊治

编码	指南	推荐等级（1：强；2：弱）	证据级别（A：高质量；B：中质量；C：低或极低质量）
5.6.1	对于即便无症状下肢深静脉瘤，基于血栓栓塞并发症风险，推荐手术治疗	1	B
5.6.2	对上、下肢浅静脉瘤及上肢深静脉瘤，推荐观察治疗，除非影响美容貌或避免并发症发生	2	B
5.6.3	对于颈静脉瘤，推荐观察治疗，除非影响美容貌及心理原因	2	C
5.6.4	对于腹部静脉瘤，基于破裂及血栓栓塞风险，推荐手术治疗	2	C
5.6.5	胸部静脉瘤少见破裂或血栓栓塞并发症，大多患者可观察治疗	2	C

参考文献

● = Key primary paper
★ = Major review article

1. Osler W. An arterio–venous aneurysm of the axillary vessels of thirty years' duration. *Lancet* 1913;2:1248.
★2. Pearce WH, Winchester DJ, and Yao JST. Venous aneurysms. In: Yao JST and Pearce WH, eds. *Aneurysms: New Findings and Treatment*. Norwalk, CT: Appleton and Lange, 1994, 379–88.
3. Hurwitz RL and Gelabert H. Thrombosed iliac venous aneurysm: A rare cause of lower extremity venous obstruction. *J Vasc Surg* 1989;9:822–4.
4. Mala E and Puglionisi A. Congenital angiodysplasias of the extremities. *J Cardiovasc Surg* 1964;5:87.
5. Young AE. Combined vascular malformations. In: Mulliken JB and Young AE, eds. *Vascular Birthmarks: Hemangiomas and Malformations*. Philadelphia, PA: W.B. Saunders, 1988, 246–74.
6. Rodriguez HE and Pearce WH. The management of venous aneurysms. In: Gloviczki P, ed. *Handbook of Venous Disorders*, 3rd Ed. London, UK: Hodder Arnold, 2009, 604–17.
7. Lev M and Saphir O. Endophlebohypertrophy and phlebosclerosis. I. The popliteal vein. *Arch J Pathol* 1951;51:154–78.
8. Lev M and Saphir O. Endophlebohypertorphy and phlebosclerosis. II. The external and common iliac veins. *Arch J Pathol* 1951;51:401–11.
9. Joseph AE, Donaldson JS, and Reynolds M. Neck and thorax venous aneurysm: Association with cystic hygroma. *Radiology* 1989;170(1 Pt 1):109–12.
10. Steinberg I. Roentgen diagnosis of persistent jugular lymph sac. *Radiology* 1964;82:1022–3.
★11. Winchester D, Pearce WH, McCarthy WJ et al. Popliteal venous aneurysms. *Surgery* 1993;114:600–7.
★12. Bergqvist D, Bjorck M, and Ljungman C. Popliteal venous aneurysm: Systematic review. *World J Surg* 2006;30:273–9.
13. Maldonado-Fernandez N, Lopez-Espada C, Martinez-Gamez FJ et al. Popliteal venous aneurysms: Results of surgical treatment. *Ann Vasc Surg* 2013;27(4);501–9.
14. Lutz H-J, Sacuiu RD, and Savolainen H. Surgical therapy of an asymptomatic primary popliteal venous aneurysm. *Ann Vasc Surg* 2012;26:729.e7–9.
15. Donaldson CW, Oklu R, Watkins MT et al. Popliteal venous aneurysms: Characteristics, management strategies, and clinical outcomes—A modern, single-center series. *Ann Vasc Surg* 2014;28:1816–22.
16. Greenwood LH, Yrizarry JM, and Hallett JW. Peripheral venous aneurysm with recurrent pulmonary embolism: Report of a case and review of the literature. *Cardiovasc Intervent Radiol* 1982;5:43–5.
17. Donald IP and Edwards RC. Fatal outcome from popliteal venous aneurysm associated with pulmonary embolism. *Br J Radiol* 1982;55:930–1.
★18. Sessa C, Nicolini P, Perrin M et al. Management of symptomatic and asymptomatic popliteal venous aneurysms: A retrospective analysis of 25 patients and review of the literature. *J Vasc Surg* 2000;32:902–12.

19. Tsuji A, Katada Y, Tanimoto M, and Fujita I. Congenital giant aneurysm of the left innominate vein: Is surgical treatment required? *Pediatr Cardiol* 2004;25:421–3.
20. Ranero-Juarez GA, Sanchez-Gomez RH, Loza-Jalil SE, and Cano-Valdez AM. Venous aneurysms of the extremities: Report of 4 cases and review of literature. *Angiology* 2005;56:475–81.
★21. Gillespie DL, Villavicencio JL, Gallagher C et al. Presentation and management of venous aneurysms. *J Vasc Surg* 1997;26:845–52.
22. Hosaka A, Miyata T, Hoshina K, Okamoto H, and Shigematsu K. Surgical management of a primary external iliac venous aneurysm causing pulmonary embolism: Report of a case. *Surg Today* 2014;44(9):1771–3.
23. Banno H, Yamanouchi D, Fujita H et al. External iliac venous aneurysm in a pregnant woman: A case report. *J Vasc Surg* 2004;40:174–8.
24. Jayaraj A and Meissner M. Novel repair of an external iliac vein aneurysm. *Ann Vasc Surg* 2012;26:859.e13–5.
25. Shekib N and Hakami F. Venous aneurysm of the facial vein. *Chest* 1978;73:679–80.
26. Daily WW and Hertler CK. Aneurysm of the facial vein. *Ear Nose Throat J* 1989;68:548–52.
27. Jensen JL and Reingold IM. Venous aneurysm of the parotid gland. *Arch Otolaryngol* 1977;103:493–5.
28. Lubianca-Neto JF, Mauri M, and Prati C. Internal jugular phlebectasia in children. *J Otolaryngol* 1999;20:415–18.
★29. Paleri V and Gopalakrishnan S. Jugular phlebectasia: Theory of pathogenesis and review of literature. *Int J Pediatr Otorhinolaryngol* 2001;57:155–9.
30. Calligaro KD, Ahmed S, Dandora R et al. Congenital aneurysm of the internal jugular vein in a pregnant woman. *Cardiovasc Surg* 1995;3:63–4.
31. Spiro SA, Coccaro SF, and Bogucki E. Aneurysm of the internal jugular vein manifesting after prolonged positive pressure ventilation. *Head Neck* 1991;13:150–2.
32. Burstin PP and Hooper RE. Massive primary hemorrhage during tonsillectomy from a large venous varicosity. *Otolaryngol Head Neck Surg* 1997;117:287–90.
★33. Calligaro KD, Ahmad S, Dandora R et al. Venous aneurysms: Surgical indications and review of the literature. *Surgery* 1995;117:1–6.
34. Jianhong L, Xuewu J, and Tingze H. Surgical treatment of jugular vein phlebectasia in children. *Am J Surg* 2006;192:286–90.
35. Xianliang H, Jianhong L, Tingze H, and Xuewu J. Congenital jugular vein phlebectasia. *Am J Otolaryngol* 2005;26:172–4.
36. Gallucci V, Sanger PW, Robicsek F, and Daugherty HK. Aneurysm of the superior caval vein. *Vasc Surg* 1967;1:158–61.
37. Farr KE, Anderson WT, and Brundage BH. Congenital aneurysm of the superior vena cava. *Chest* 1974;65:566–8.
38. Pasic M, Schöpke W, Vogt P et al. Aneurysm of the superior mediastinal veins. *J Vasc Surg* 1995;21:505–9.
39. Poll LW, Koch JA, Finken S et al. Azygos continuation syndrome with aneurysm of the azygos vein: CT and MR appearances. *J Comput Assist Tomogr* 1999;23:19–22.
40. Gomez MA, Delhommais A, Presicci PF et al. Partial thrombosis of an idiopathic azygos vein aneurysm. *Br J Radiol* 2004;77:342–3.
41. Chiu SS, Lau S, and Kam CK. Azygous vein aneurysm. CT scan follow-up. *J Thorac Imaging* 2006;21:66–8.
42. Gallego M, Mirapeix RM, Castañer Domingo CH et al. Idiopathic azygos vein aneurysm: A rare cause of mediastinal mass. *Thorax* 1999;54:653–5.
43. Léna H, Desrues B, Heresbach D et al. Azygos vein aneurysm: Contribution of transesophageal echography. *Ann Thorac Surg* 1996;61:1253–5.
44. Podbielski FJ, Sam AD II, Halldorsson AO et al. Giant azygos vein varix. *Ann Thorac Surg* 1997;63:1167–9.
45. Watanabe A, Kusajima K, Aisaka N et al. Idiopathic saccular azygos vein aneurysm. *Ann Thorac Surg* 1998;65:1459–61.
46. D'Souza ES, William DV, Deeb GM, and Cwikiel W. Resolution of large azygos vein aneurysm following stent-graft shunt placement in a patient with Ehlers–Danlos syndrome type IV. *Cardiovasc Intervent Radiol* 2006;29:915–19.
47. Taira A and Akita H. Ruptured venous aneurysm of the persistent left superior vena cava. *Angiology* 1981;32:656–9.
48. Gallagher DM, Leiman S, and Hux CH. *In-utero* diagnosis of a portal vein aneurysm. *J Clin Ultrasound* 1993;21:147–51.
49. Wolff M, Schaefer N, Schmidt J, and Hirner A. Thrombosis of a large portal vein aneurysm: Treatment by thrombectomy, aneurysmorrhaphy, and portocaval shunt. *J Gastrointest Surg* 2006;10:128–31.
50. Ercolani S, Panzarola P, Barzi F, and Lupattelli L. Aneurysm of the superior mesenterior vein. *Ann Radiol* 1992;35:552–5.
51. Okur N, Inal M, Akgul E, and Demircan O. Spontaneous rupture and thrombosis of an intrahepatic portal vein aneurysm. *Abdom Imaging* 2003;28:675–7.
52. Gradman WS and Steinberg F. Aneurysm of the inferior vena cava: Case report and review of the literature. *Ann Vasc Surg* 1993;7:347–53.

59

盆腔淤血综合征和会阴静脉曲张的治疗

在美国，有近900万女性每天醒来后要遭受慢性盆腔疼痛的折磨。慢性盆腔疼痛定义为病因不明的间歇性或持续性盆腔疼痛，存在6个月或更长时间，对常规治疗无效。这是美国的一个主要健康问题，约15%的18~50岁之间的女性深受困扰，并且医疗保健系统增加了近20亿美元的成本而患者却无明显受益。慢性盆腔疼痛者经历更多的活动受限、疲劳和抑郁，往往导致工作场所的时间浪费（工作效率低下）[1]。经过全面的妇科评估，包括双合诊检查、盆腔超声检查和腹腔镜检查，如果慢性盆腔疼痛仍然不能明确病因，则超过80%的人可能是盆腔淤血综合征（pelvic congestion syndrome，PCS）所致。

PCS指与盆腔静脉血流异常相关所导致的慢性盆腔疼痛的临床综合征（表59.1）。PCS人群常见，估计美国约有6百万至7百万妇女罹患本病，但直到最近才被认识。目前认为，PCS是由于血液反流至盆腔静脉，导致盆腔静脉曲张，或通过其他静脉通路，导致腿部复发性静脉曲张。与腿部静脉曲张一样，盆腔静脉淤血通常与异常的重力依赖性有关，当患者长时间站立或坐着时会引起疼痛、抽痛或刺痛症状。该综合征不会影响日常活动，但会对生活质量产生显著的负面影响。治疗PCS患者的目标是减少或消除症状，并在可能的情况下治疗潜在的原因。要做到这一点，血管专家必须清楚地了解盆腔静脉的解剖结构、正常和异常静脉血流的机制以及与血流异常相关的症状。

59.1 盆腔静脉相关解剖学

作为生殖部位，女性盆腔具有丰富、复杂且相互连通的静脉回流系统，能够容纳适应怀孕期间额外增加近60%的血容量和血流量[2]。生殖综合体位于盆腔其他脏器及下肢静脉回流通路的必经之处并共享相互沟通的侧支。

子宫有一个特殊的静脉系统（图59.1）。子宫内膜和子宫肌层内的静脉形成一个广泛互联的网络，在月经期扩张[3]，外子宫肌层和周围静脉与阴道静脉有多处相互连接的侧支，形成功能性吻合网络[4]。子宫的基底部静脉回流入卵巢静脉丛[5]。子宫的其余部分静脉回流入子宫静脉，汇入髂内静脉。子宫和卵巢静脉通常具有相似的直径，提示两者汇集的静脉血流量相似，而且静脉血能够自由地通过它们[6]。

每个卵巢静脉由阔韧带内的蔓状静脉丛的小静脉汇合形成（见图59.1）。通过计算机断层扫描（CT）扫描测量，单个薄壁卵巢静脉直径通常在5~7mm之间[7,8]。左侧卵巢静脉从骨盆上行进入左肾静脉，右卵巢静脉上行，通常直接进入右肾静脉水平以下的下腔静脉。每个卵巢静脉在末段存在单个瓣膜。

盆腔结构的其余部分和大腿上部的静脉通过髂内静脉的分支回流，形成与生殖复合体沟通的另一个重要的静脉回流吻合网。臀上静脉、臀下静脉收集的静脉血不仅来自3个臀肌，而且来自大腿上段后方。大腿后侧股二头肌上部的小静脉可以回流到股深静脉分支-旋股外侧静脉、或回流到臀静脉（后者回流至髂内静脉）。这些连接大腿后外侧与盆腔脏器的静脉通路可能成为引起复发性静脉曲张的反流通路。

盆腔外侧的闭孔静脉也与股静脉系统相互沟通。这些通路将前内侧大腿的静脉与盆腔的静脉连接起来。

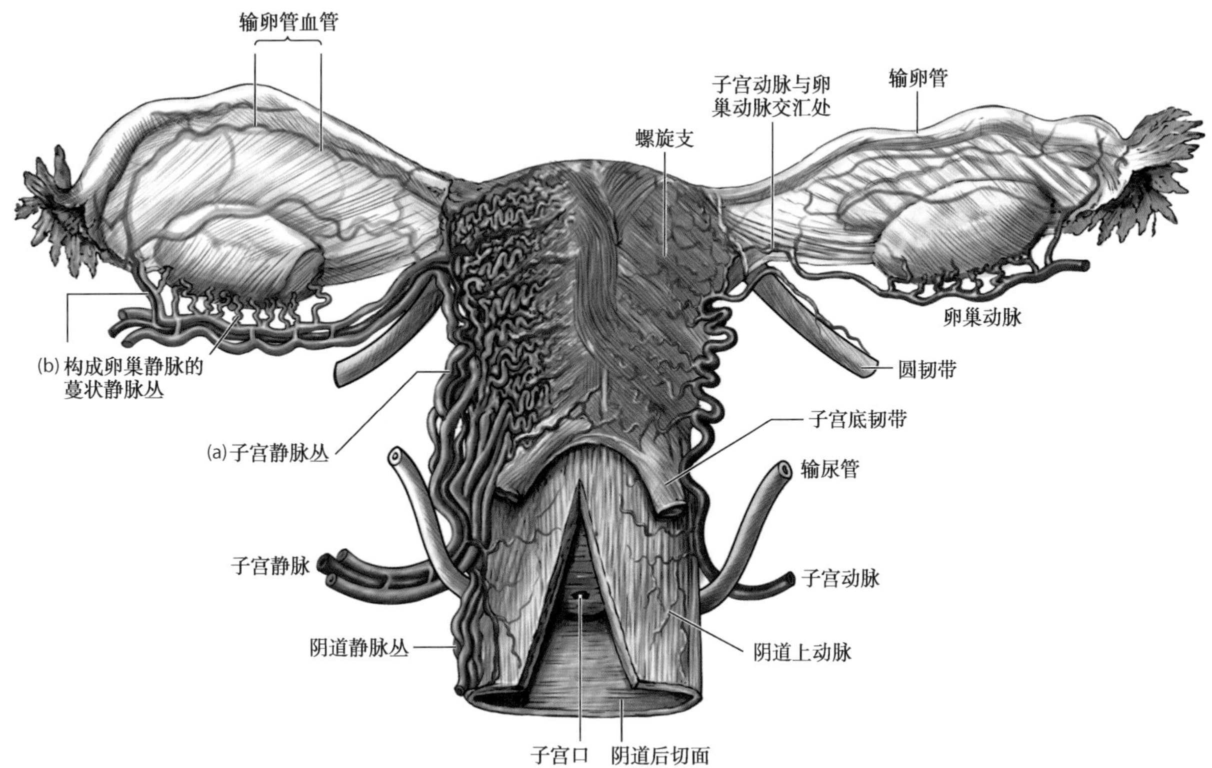

图 59.1　女性生殖系统的主要静脉回流通路。(a)子宫内有子宫肌层和周围的静脉丛，它们通过子宫静脉和蔓状静脉丛连通并回流；(b)蔓状静脉丛合并形成卵巢静脉，除了单个卵巢静脉瓣膜外，该系统静脉无瓣膜且血流可自由流动

最后，会阴也具有双重静脉回流通路，其直接连接盆腔与下肢前部的静脉。会阴和外阴的皮肤静脉血通过浅表背侧静脉进入阴部外静脉，后者在隐股静脉交界处汇入大隐静脉。会阴和外阴的较深层的静脉血通过背侧深静脉进入阴部内静脉，然后通过直肠下静脉汇入髂内静脉。通过阴部内静脉和阴部外静脉之间的吻合支，在生殖器官和会阴之间又建立了静脉侧支联系。

与下肢不同，盆腔静脉很少有瓣膜来限制静脉流动的方向。在 200 例尸体研究中，单个双瓣型静脉瓣膜 62% 出现在左侧卵巢静脉，48% 出现在右侧卵巢静脉，静脉瓣膜位于卵巢静脉末段[9]，子宫静脉内没有瓣膜，髂内静脉也缺乏瓣膜。LePage 及其同事在 42 具尸体中研究了 79 个髂内静脉系统，73% 的髂总静脉是由髂外静脉与 1 条髂内静脉汇合形成，27% 髂总静脉是由髂外静脉与两条髂内静脉汇合形成，仅在 10.1% 髂内静脉主干和 9.1% 髂内静脉次要分支的发现静脉瓣膜[10]。在没有瓣膜的情况下，丰富的静脉侧支允许在静脉血量增加时静脉血向其他方向回流，例如在怀孕期间静脉血流可以改变回流方向。

59.2　盆腔静脉血流机制

使得血液在盆腔静脉系统流动的机制尚不明确。由于缺乏瓣膜，盆腔静脉血流不能像下肢那样：由肌泵及瓣膜配合驱动下，血流从小腿到股总静脉呈单向阶梯样上升回流。实际上，盆腔的静脉血的路径阻力更小，尽管是上升的头向血流，但盆腔静脉血返回心脏的路径可以选择通过上述的静脉吻合侧支中的任何一个。最有可能的是，髂内静脉分支收集盆腔肌肉和下肢上段静脉血，而驱动力来自这些肌肉在行走时收缩，类似于下肢静脉回流。这种驱动力有助于盆腔其他脏器静脉血的回流。一旦静脉血从髂内静脉进入髂总静脉，它就会保持到右心房的直线路径。

驱动卵巢静脉回流的机制仍然不明。卵巢静脉血流克服重力向上运行 20~40cm，此区间缺乏明确的内在动力或周围肌泵及其他可收缩结构的驱动力。尽管这种独特的静脉上行轨迹没有明确的驱动力，但卵巢静脉内的流速超过了子宫静脉的流速[4]。

多条盆腔静脉回流通路和有效的静脉泵，使机体能适应孕期的生理变化，如通过骨盆的血量的急剧增加、妊娠子宫对静脉的压迫，而不影响盆腔循环。正是这些相同的机制，当血流超负荷时，可能导致骨盆静脉充血的症状和体征。

59.3　盆腔静脉血流变化机制

与下肢静脉曲张一样，盆腔静脉淤血的潜在机制尚不明确。盆腔内的无瓣静脉系统通常遵循静脉生理学的原则：血流从同侧较小的静脉汇入同侧近段较大的静脉，在盆腔静脉淤血的情况下，这些机制可以发生变化以维持盆腔静脉的回流。导致盆腔静脉曲张和 PCS 临床症状的原因有多种，如静脉瓣膜功能的减退，导致后者的因素有很多，如静脉瓣瓣叶本身结构薄弱或静脉直径的增加使静脉瓣关闭不全。除了重力之外，已明确以下因素驱使过多的静脉血汇入盆腔：包括妊娠、左肾静脉受压和左髂总静脉受压。尽可能识别和控制这些因素是治疗盆腔静脉淤血综合征患者的重要步骤。

妊娠是盆腔和下肢静脉曲张的公认原因。在怀孕期间，骨盆的动脉流入量显著增加。孕期总血容量增加近 50%，并且脉搏、每搏输出量和心输出量增加，从而增加了盆腔静脉回流[2]。随着妊娠子宫的增大，使盆腔静脉受到压迫或扭曲，从而改变静脉流出模式。为了维持静脉血的回流，通过与子宫和卵巢相沟通的静脉吻合支的血流量相应增加；盆腔和腿部的主要静脉的直径也增加。卵巢静脉直径的增加可能使卵巢静脉瓣膜、髂内静脉瓣膜和腿部浅静脉瓣膜功能不全。在一项腹部 CT 研究中，110 名有怀孕经历的女性与 41 名无怀孕经历的女性相比，44% 的一胎或多胎的女性出现卵巢静脉反流，而只有 5% 的未怀孕妇女出现卵巢静脉反流[7]。左侧卵巢静脉的直径与反流有关，反流者的大于非反流者（8.3 ± 2.1mm vs 4.9 ± 1.3mm，P <0.000 1）。类似的静脉直径增加和瓣膜功能关闭不全的现象也出现在怀孕期间的大隐静脉[11]。怀孕导致盆腔静脉回流不良，静脉血流被迫入盆腔与下肢相连的静脉侧支，出现阴道、阴唇或上段前内侧或后外侧静脉曲张。在许多女性，这些变化在分娩后可以恢复，但高达 28% 单次怀孕后者可发展成慢性静脉曲张，并且此后的每次怀孕都会增加发病率[12,13]。

最常见的 PCS 形式是由于缺乏功能完善卵巢静脉瓣而出现的左侧卵巢静脉重力性反流（图 59.2）。如前所述，单个静脉双瓣型瓣膜先天发育不全或由于瓣膜结构薄弱或卵巢静脉扩张，使静脉瓣膜功能不全。无论瓣膜功能不全的原因如何，当患者处于坐位或站立位置时，重力将导致卵巢静脉反流。由于肾脏接受大约 25% 的心排血量，因此反流进入和穿过盆腔侧支的血液量可能非常大。患者通常出现盆腔症状，这些症状白天明显，仰卧时症状缓解。

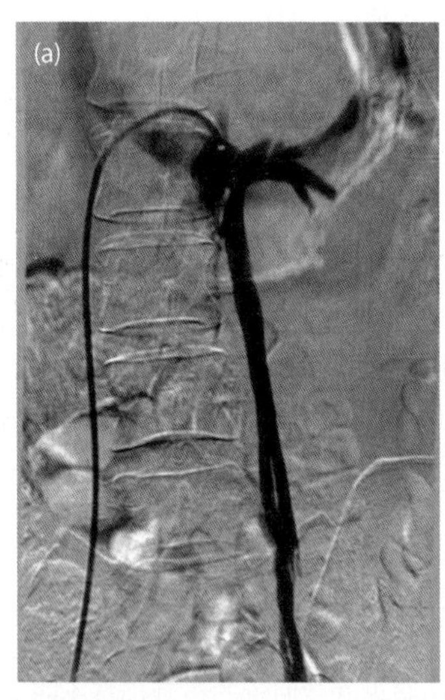

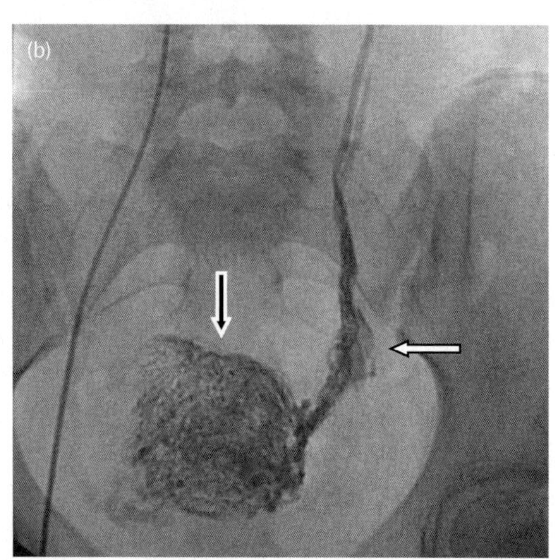

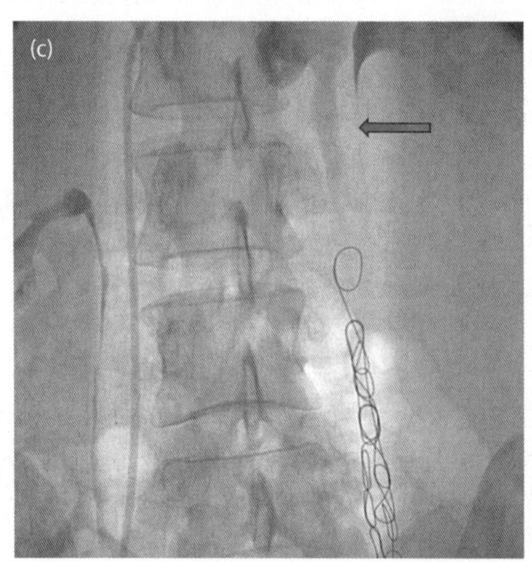

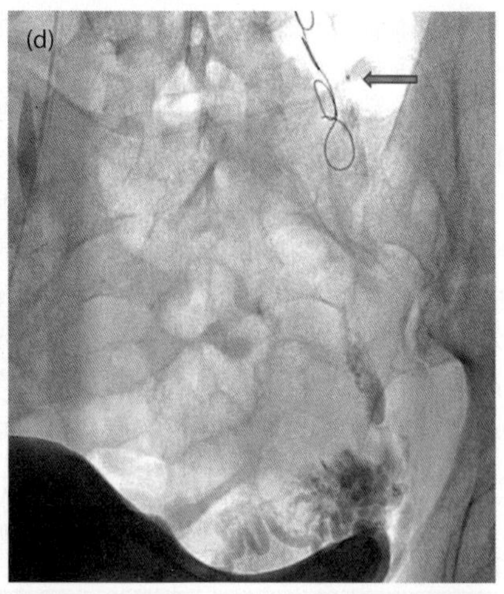

图 59.2 重力的作用使左侧卵巢静脉血反流。(a)左侧卵巢静脉在瓣膜与左肾静脉交界处后发生反流。(b)左侧卵巢静脉的反流促使血液进入蔓状静脉丛（白色箭）和子宫小静脉（黑色箭）并通过子宫静脉流入右侧内髂静脉和髂总静脉。患者在头高腿低仰卧位（reverse Trendelenburg position）最容易证实反流。(c)弹簧圈栓塞卵巢静脉治疗卵巢静脉反流（箭头）。(d)使用微导管（箭头）的泡沫硬化剂治疗可以闭合更远端的静脉曲张

当左肾静脉在主动脉和肠系膜上动脉之间被压迫时(胡桃夹综合征)(图 59.3),血流可通过左卵巢静脉的回流。随着肾静脉的压力升高,左卵巢静脉可能扩张,出现扩张处瓣膜功能不全,如同前述妊娠所致的盆腔静脉血流变化一样。来自肾脏进入左肾静脉的血压反流至左卵巢静脉回流至蔓状血管丛中,在那里,血液可以进入子宫的周围和子宫肌层,并通过左或右子宫静脉进入髂内静脉并通过髂腔静脉返回心脏。如果卵巢静脉反流迅速发展,患者可能不出现左侧腹痛或间歇性镜下血尿的症状,但有进行性加重的盆腔充血症状。

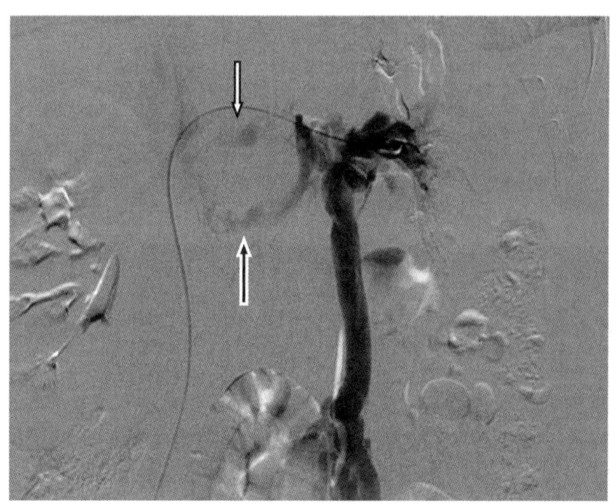

图 59.3 胡桃夹子综合征促使盆腔静脉曲张的发展。这个患者环主动脉的肾静脉前后受压,如箭所示,这种受压促使侧支静脉反流,如卵巢静脉

右髂总动脉压迫左髂总静脉(May-Thurner 综合征)也可能是盆腔静脉淤血的一种机制(图 59.4)。左髂总静脉的这种外在压迫被公认为是左髂总动脉静脉血栓形成和/或慢性间歇性左腿水肿的原因。经过左髂总静脉回流的血液减少时,左腿的静脉血逆流至左髂内静脉,左髂外静脉的血下降至左髂内静脉穿过盆腔的吻合支通过右侧的髂腔静脉系统返回右心房。通过这种回流途径,患者可能出现左腿症状,但可能会出现 PCS 的体征和症状。纠正髂总静脉狭窄可以减少骨盆静脉血流异常,改善腿部深静脉的回流[14]。

通过左侧卵巢静脉中的逆行血流这一常见机制产生的反流血液,进入子宫蔓状静脉丛、穿过子宫周围静脉和子宫肌层静脉,回流到右子宫静脉或右侧的蔓状静脉丛,通过右髂静脉或卵巢静脉进入体循环。交叉进入盆腔的静脉血流可能使右侧盆腔血流过载并导致右侧蔓状静脉丛的静脉曲张,出现右侧盆腔疼痛,或通过与下肢共用的静脉吻合支引起大腿上部的静脉曲张(图 59.5)。

59.4 症状

盆腔疼痛有几种不同的病因,包括静脉、与静脉充血相关的终末器官,以及潜在的驱动机制,这些往往使诊断具有

(a)

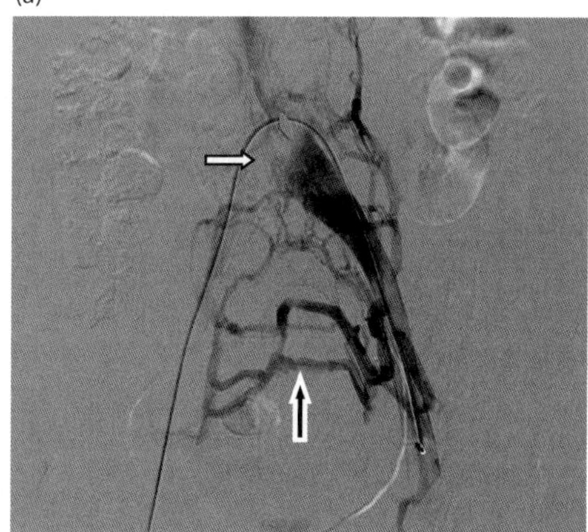

(b)

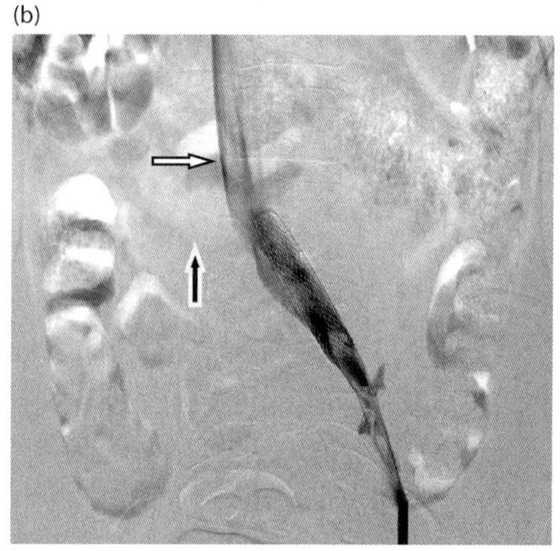

图 59.4 May-Thurner 综合征。(a)右髂总动脉压迫左髂总静脉(白色箭)迫使左腿静脉流出左髂内静脉并通过小侧支静脉穿过骨盆(黑色箭),通过右髂静脉系统返回心脏。(b)通过放置左髂总静脉支架治疗 May-Thurner 综合征使骨盆静脉血流(白色箭)正常化,左下肢头向血流、盆腔侧支消失(黑色箭)

挑战性(表 59.1)。蔓状静脉丛静脉曲张相关的盆腔疼痛常可描述为疼痛、跳痛和刺痛,当患有这种异常盆腔静脉血流的女性站立一段时间后,可能会出现进行性盆腔曲张静脉充血导致的不适症状。盆腔疼痛与盆腔曲张静脉膨胀有关已得到证实。在一项单盲交叉研究中,12 名患有 PCS 和盆腔静脉曲张的女性静脉注射双氢麦角胺(DHE)治疗,6 名女性在盆腔静脉造影时给予 1mg 剂量,结果出现盆腔曲张静脉平均直径减少 35%;另外 6 名女性,出现盆腔疼痛时静脉注射 DHE 或安慰剂,在随后的 5 天,记录注射前后疼痛程度量表,在下一次盆腔疼痛发作期间用替代药物治疗,并记录疼痛量表。与安慰剂相比,DHE 治疗后疼痛显著降低并有统计学意义($P<0.05$)[15],这充分提示盆腔疼痛与盆腔静脉曲张有关联。

静脉淤血最重的区域可能是患者最不舒服的部位。如果淤血最严重处位于左侧或右侧的蔓状静脉丛或子宫区域,疼痛的中心也通常在位于这些相应的位置;如果盆腔曲张静脉内的血流自由反流到外阴静脉,则疼痛位于阴唇和会阴处;如果盆腔曲张静脉内的血流自由反流到下肢,则患者可出现下肢静脉曲张的表现。性交痛,是 PCS 患者的常见症状,原因可能是多方面的,可以因为盆腔和子宫静脉曲张充血,以及性交期间尤其是性交后的机械创伤。

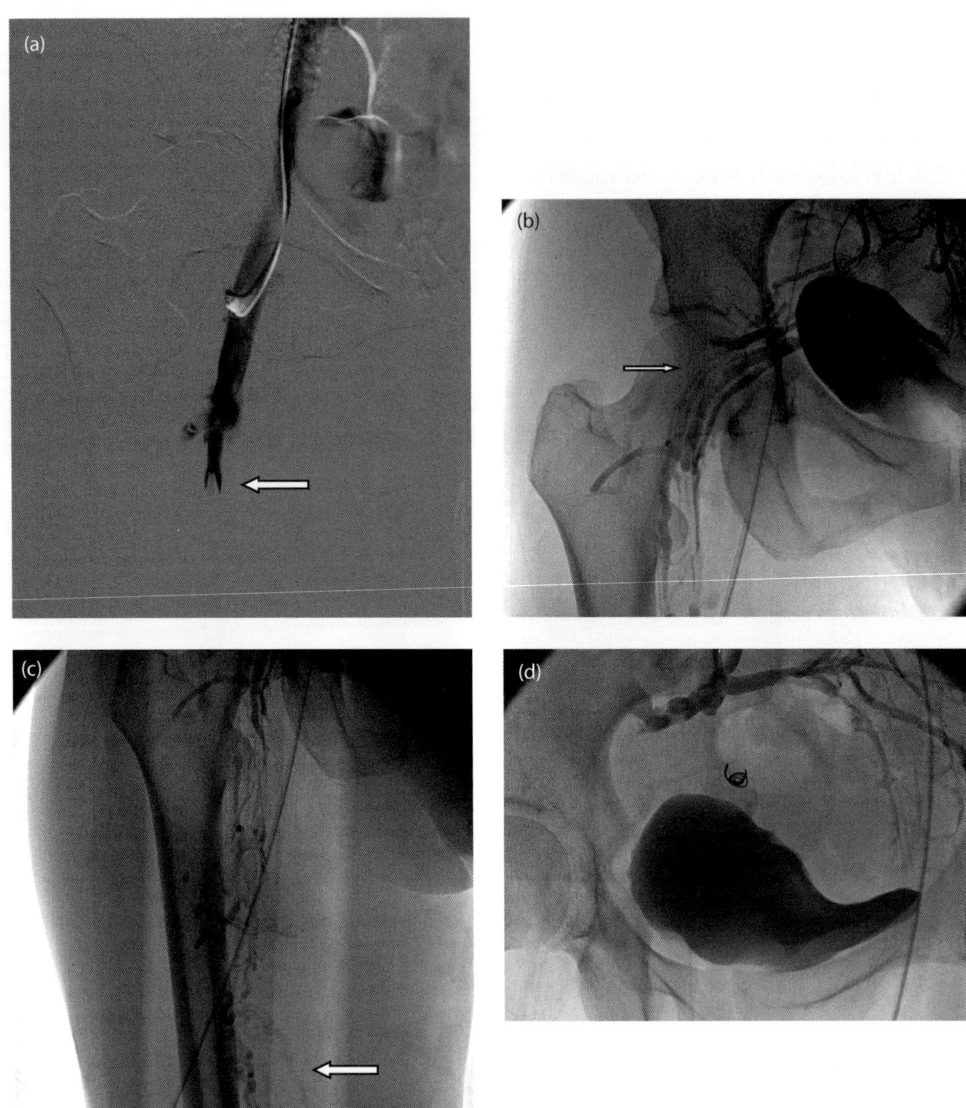

图 59.5 盆腔静脉血流引起复发性下肢静脉曲张。(a)逆行静脉造影显示由于股静脉中的主动瓣膜(箭),右腿没有明显的回流。(b)通过髂内静脉的上臀静脉分支回流到股深静脉分支(箭)。(c)从股深静脉回流到浅静脉曲张(箭)。(d)通过弹簧圈栓塞盆腔静脉侧支根除右下肢静脉反流

表 59.1 盆腔静脉淤血综合征的症状

症状	重力性卵巢静脉反流	胡桃夹综合征	髂静脉压迫综合征
久站后盆腔疼痛	+++	+++	+++
久坐后盆腔疼痛	++	+	++
仰卧时盆腔疼痛	–	++	–
性交疼痛	++	++	–
性交后盆腔疼痛	+++	++	–
痛经	++	++	+/–
左侧腹痛	–	+++	–
间断血尿	–	+++	–
左腿水肿	–	–	+++

注:+++,很常见;++,常见;+,不常见:+/–,可有 / 可无;–,一般无。

与盆腔静脉曲张相关的终末器官也可引起症状。PCS患者的盆腔静脉血流常常瘀滞，导致盆腔温度升高，并且是左侧卵巢区域不适的另一个原因[16]。逆流充盈至子宫周围和肌层静脉的血液可引起子宫壁水肿，这可导致子宫疼痛和伴有更不舒服的月经过多。

疼痛还可以源于盆腔静脉血流改变的潜在机制。胡桃夹综合征通常最初表现为左侧腹痛和间歇性血尿。由于左肾静脉淤血持续存在，导致左侧卵巢静脉瓣膜不全，患者主诉盆腔和腰部疼痛。一旦卵巢静脉逆向回流能够适应左肾的静脉流出，左侧腹痛就会消退，患者只会感受到盆腔静脉淤血的不适。同样，May-Thurner综合由于左下肢静脉回流受阻而导致左下肢间歇性肿胀和疼痛。当左髂内静脉扩张以适应来自左腿的血流时，疼痛和肿胀的症状可能消退，仅有盆腔充血。

患有慢性盆腔疼痛的患者也经常患有抑郁症[1]。虽然这不是血管外科医生能直接解决的躯体症状，但同样重要。慢性盆腔疼痛许多检查手段不能确诊并且许多治疗无效的患者，经过一段时间后会变得沮丧和抑郁。一个全面的治疗计划不仅应消除盆腔淤血及其原因，还应治疗患者的心理健康问题。

59.5　诊断

PCS的诊断始于排除其他盆腔问题，因此，应该进行完整的妇科检查，如有必要还应进行妇科泌尿系评估或胃肠道评估。在没有其他原因能解释慢性盆腔不适时，应怀疑盆腔静脉血流异常，并对患者进行适当的评估。

应获得与盆腔静脉淤血相关的详细病史（表59.2）。女性经常报告她们第一次出现盆腔疼痛是在怀孕期间或产后早期，通常在一觉醒后不久出现，白天会加重，到晚上可能疼痛至影响正常睡眠。性交后疼痛持续一会也是PCS的特征。肉眼及或镜下血尿和排尿困难通常出现在胡桃夹综合征[17]。痛经和/或月经过多是子宫静脉淤血患者的常见症状。左下肢沉重和/或水肿者应考虑May-Thurner综合征（伴有或不伴有深静脉血栓形成）。最后，盆腔淤血通过内部或浅层外阴部静脉减压的患者，可能会主诉外阴静脉曲张和/或大隐静脉曲张或大腿股深静脉分支静脉曲张。总的来说，这些信息对于建立合理的诊断计划具有重要价值。

表59.2　相关病史

卵巢相对应的左下腹或右下腹疼痛、刺痛或跳痛
久站出现中线或左腿牵涉性疼痛
白天疼痛加重
经前期疼痛加重
久站后出现左侧腹痛或左腿肿胀
性交/性交后疼痛
仰卧时不同程度的缓解
先前的治疗缺乏明确的疗效，包括激素治疗

虽然除了轻度左卵巢区压痛外，盆腔体检往往正常，但有一些发现可以强烈提示盆腔血流紊乱，这些发现包括：阴唇、阴道或耻骨上静脉曲张、伴有腹股沟区静脉曲张的慢性或间歇性左腿水肿、或出现在小腿静脉曲张之前的复发性大腿静脉曲张（见图59.1）。

59.5.1　盆腔超声检查

大多数PCS患者做盆腔超声检查时卵巢和子宫是阴性结果。在这种情况下，反复的检查，尤其注意盆腔静脉的解剖及静脉排空的变化可能有助于诊断。盆腔超声检查使用经腹5MHz探头及直接的经阴道探头。这种检查最好采用站立位或反特伦德伦堡体位（头高腿低仰卧位），在仰卧位检查时，也可间断地使用Valsalva动作，最近有人提出用超声内镜进行检查[18]。

以下超声检查结果提示PCS：卵巢静脉扩张>4mm并伴有血流缓慢（<3cm/s）或血液足向倒流；盆腔静脉扩张并扭曲且直径>6mm；子宫肌层静脉扩张成弓状或蔓状静脉丛与髂静脉系统连通[19-21]。有趣的是，人们注意到PCS与多囊卵巢疾病有关联[20]。

59.5.2　CT和/或磁共振静脉造影

除了症状和体征，CT和/或磁共振（MR）静脉造影可以协助PCS诊断。这些检查对明确在仰卧位时都出现盆腔静脉曲张的严重病例非常有用[19]。虽然通常使用含钆造影剂进行MR静脉造影，而静脉快速注射碘普罗胺或碘海醇（约3ml/s）的CT静脉造影可以得到的优质的图像。

在CT和MR断层扫描图像中，骨盆静脉曲张表现为子宫旁的扩张和迂曲的管状结构，它可以在阔韧带中延伸或与下方的阴道旁静脉丛相连通。Coakley及其同事建议，CT/MR诊断盆腔静脉曲张的标准包括：①至少4条不同直径的同侧子宫旁静脉曲张，其中至少有1条最大直径>4mm；②1处卵巢静脉直径>8mm[22]。虽然这些标准可以证实存在盆腔静脉曲张，但该标准敏感性较低，因为仰卧位时静脉的口径通常变小，通过小直径卵巢静脉的反流可能是显著的[23]。其他重要发现可包括肠系膜下方的左肾静脉受压（胡桃夹综合征；见图59.2）或右髂总动脉下方的左髂静脉受压（May-Thurner综合征）。

对评估静脉反流，MR静脉造影比CT静脉造影具有更高的分辨率。有一项研究对23例女性慢性盆腔疼痛进行的双功超声、MR静脉造影和常规静脉造影做前瞻性对比研究，Asciutto及其同事分析比较了每种方法对确定盆腔静脉解剖和卵巢静脉回流模式的评估能力：MR静脉造影在解剖的可视化方面与常规静脉造影类似，正确显示卵巢静脉的占88%，髂内静脉占100%，盆底静脉占91%；不幸的是，尽管评估盆腔静脉解剖敏感度很高，但评估相同的静脉的反流和充血准确性较低：正确识别的卵巢静脉准确率只有67%，髂内静脉准确率38%，盆底静脉准确率42%。当常规静脉造影不能清楚的评估骨盆静脉解剖和骨盆的静脉曲张时，MR静脉造影可能有价值[24]。

59.5.3 静脉造影

传统的静脉造影仍然是确诊 PCS 的黄金标准。虽然最佳操作方法存在争议,最好经颈静脉或股静脉途径并且在倾斜至少 20° 以上的反特伦德伦堡体位("倾斜台静脉造影")操作,分别超选左侧肾静脉、双侧性腺静脉、双侧股总静脉/髂外静脉、双侧髂内静脉进行造影[25]。造影剂应该是用手推注而不是用高压注射器,以防由于高压注射造影剂反流所致的假阳性结果(见图 59.2)。

静脉造影诊断 PCS 的标准包括:①卵巢静脉反流;②子宫静脉充血;③卵巢静脉丛淤血;④盆腔静脉充盈并越过中线;⑤外阴阴道大腿曲张静脉充盈[19]。广泛充盈的腰椎旁侧支静脉也可以提示该综合征(见图 59.3)。虽然卵巢静脉直径绝对值已被用作盆腔淤血综合征的诊断,现在已经认识到 PCS 是静脉血流发生紊乱,并非单纯静脉直径的扩张。诊断更多根据左卵巢静脉的反流、横过盆腔的静脉血流通过较小的侧支静脉、左侧盆腔静脉血通过右侧髂内静脉回流[26]。如果阴唇或阴道出现静脉曲张,但肾静脉和盆腔静脉造影未发现静脉反流或粗大的盆腔曲张静脉,直接穿刺浅表曲张静脉进行造影可能有价值。

59.6 推荐的诊断方法

诊断疑似导致盆腔疼痛或复发性下肢静脉曲张的 PCS 流程见图 59.6。诊断慢性盆腔疼痛原因的积极方法一定是与降低其发病率相关联的。盆腔双合诊及妇科腹腔镜检查正常的慢性盆腔疼痛的患者,应该用倾斜台静脉造影评估,因为这是唯一的重力依赖性骨盆静脉血流检查。如果发现盆腔静脉血流异常,应该继续寻找致病机制。左侧肾静脉逆流横过中线或左髂总静脉逆流横过中线分别提示胡桃夹子综合征和 May-Thurner 综合征。这两种解剖异常最好进一步行 CT 静脉造影评估,因为左侧卵巢静脉或左侧髂内静脉丰富的反流侧支段内的压力梯度可能很小。如果复发性大腿静脉曲张有静脉造影术适应证,操作时要注意使髂内静脉分支显影。一旦获得有关诊断 PCS 的所有信息,即可制定出合理的治疗计划。

59.7 治疗

一旦发现 PCS 症状,应着手治疗,目的是减少或消除盆腔静脉血流异常所致的症状,直至控制盆腔静脉曲张的潜在原因。在不能根除骨盆静脉曲张和静脉反流通路时,应该考虑其他治疗策略。过去的十年,人们提出了许多治疗 PCS 的方法,包括药物治疗到开放手术。

在一项 47 例 PCS 妇女的随机前瞻性研究中,对戈舍瑞林(一种促性腺激素释放激素拮抗剂)与醋酸甲羟孕酮(MPA)对控制症状的疗效进行了比较。虽然两者都能减轻症状且戈舍瑞林比 MPA 更好,但都不能消除盆腔疼痛。戈舍瑞林具有显著降低性欲的副作用,在超过 30% 的用药者可出现这种副作用[27]。也有依托孕烯(implanon)及其他激素治疗 PCS 的研究并且取得类似的结果的报道[28]。总的来说,这类药物控制下肢静脉曲张症状的疗效有限,提示这些激素在长时间控制异常静脉血流方面的局限性。因此,需要寻找其他更确切的治疗方法。

盆腔静脉血流异常最有效、最迅速的治疗方法是经静脉弹簧圈栓塞卵巢静脉(也可同时对曲张静脉进行硬化剂治疗)。这种技术含量高并临床成功率高的经血管腔内弹簧圈栓塞和/或硬化剂闭合技术临床非常有效。127 例慢性盆腔疼痛并静脉造影证实盆腔静脉曲张的患者,用弹簧圈对倒流的卵巢静脉及功能不全的髂内静脉进行栓塞,85% 的病例成功;这些患者中,盆腔疼痛症状 83% 显著改善,13% 无变化,4% 有加重;对盆腔疼痛进行评分,平均随访 45 个月后,疼痛评分从治疗前的 7.6 ± 1.8 降至栓塞后的 2.9 ± 2.8(P <0.000 1)[29]。常规的弹簧圈栓塞及泡沫硬化剂治疗盆腔静脉曲张均能获得类似的疗效(见图 59.5d)。Gandini 及其同事使用弹簧圈栓塞及泡沫硬化剂治疗 64 名卵巢静脉明显反流并有症状的盆腔静脉曲张患者,技术成功率为 100%,术后症状缓解至少 1 年以上[30,31]。栓塞这些反流和症状性曲张静脉在临床上未导致月经周期的明显变化[23]。

对于那些复发性静脉曲张,特别是大腿或会阴静脉曲张,根除盆腔静脉反流具有重要价值(见图 59.5)。Asciutto 和同事们骨盆静脉造影发现,妇女盆腔静脉功能不全者中,62% 的患者会有盆腔静脉反流至下肢曲张静脉[32]。在一项 86 例患有下肢静脉曲张和 PCS 的妇女研究中,单纯弹簧圈栓塞盆腔反流静脉可使 51% 的病例下肢静脉曲张得到改善[33]。

会阴和外阴静脉反流可导致复发性静脉曲张。在怀孕期间,这些静脉变得粗大并且出现明显的症状,有时由于严重淤血使阴道分娩姿势变得困难。因此,如果在怀孕早期出现静脉曲张,应该鼓励女性穿压力内衣直到分娩。如果她们能坚持穿戴到盆腔静脉反流控制之后,那这些曲张的静脉可以得到有效的直接根除的治疗。

总之,血管内治疗技术成功率已超过 99%,并发症低于 3%,临床改善率超过 90%,5 年后的静脉曲张复发率 13%[34]。

与腿部静脉曲张一样,结扎卵巢静脉的开放或微创手术对治疗女性 PCS 是有价值的。手术结扎术根除卵巢静脉反流并阻断其他主要静脉曲张反流也是一种有效的治疗方法,能明显改善患者的症状,短期和中期结果满意[35]。最近的研究显示:当进行微创手术时,头低足高的截石位并气腹使盆腔曲张静脉瘪缩而难于识别,如果静脉反流和静脉曲张主要位于身体左侧,将手术台倾斜使患者体位与静脉造影相同(即右侧倾斜体位-右高左低位置),使外科医生更容易识别及处理目标静脉。

子宫切除术和双侧卵巢切除术并结扎切除大的盆腔曲张静脉,这种手术被用作治疗盆腔疼痛有很长时间。一组 36 例患有 PCS 和顽固性盆腔疼痛的女性,接受子宫切除术和双侧卵巢切除术后疼痛缓解率为 67%[36]。鉴于这种手术疗效有限,应避免用于育龄妇女,除非其他妇科疾病需要它或所有其他治疗都不能改善症状。

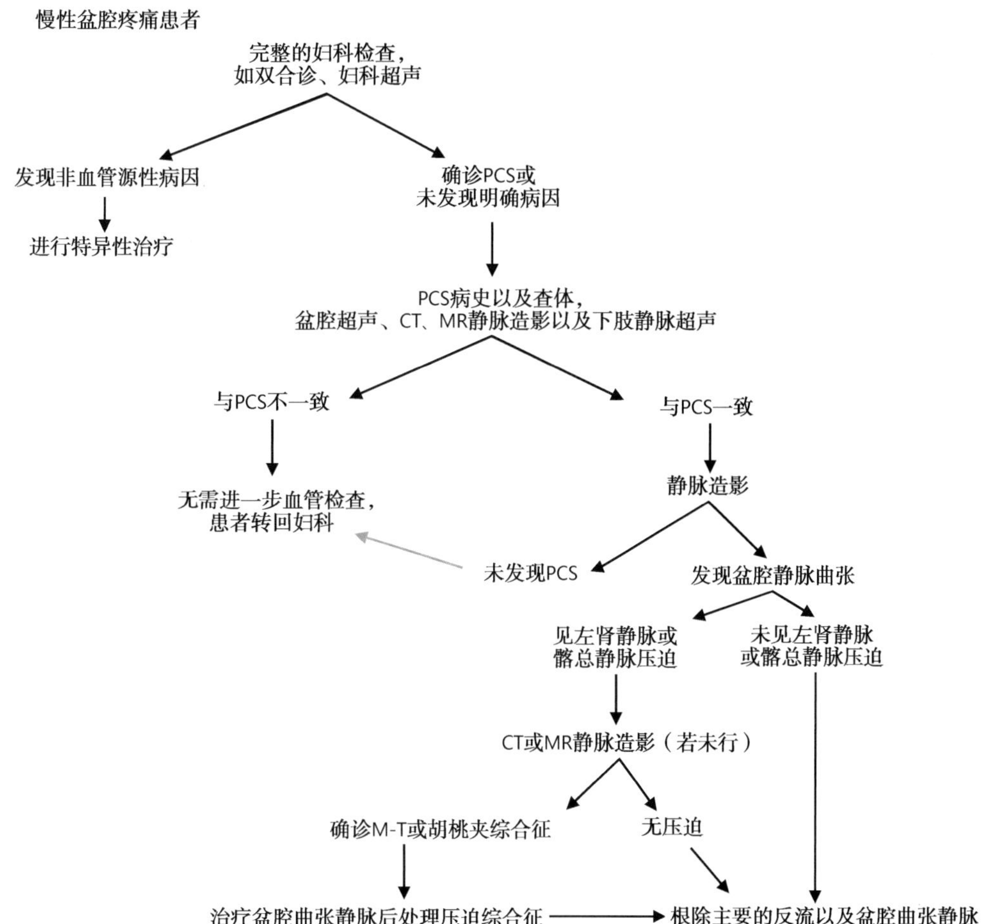

图 59.6 盆腔充血综合征的诊断流程。PCS，骨盆充血综合征；CT，计算机断层扫描；MR，磁共振；M-T，May-Thurner 综合征

无论是血管腔内、微创还是开放手术治疗 PCS，使盆腔静脉血流正常化应是治疗目标。胡桃夹综合征的干预措施有多种：左肾静脉支架术、左肾静脉移位到下方的下腔静脉及左肾静脉 - 下腔静脉旁路术。要注意左肾静脉选择合适尺寸的支架，当左卵巢静脉反流被消融后左肾静脉直径是增加的。治疗 May-Thurner 综合征所致的盆腔静脉淤血，最好的选择是左髂总静脉支架植入术[37]。治疗成功时，头向血流、横过盆腔的侧支血流和通过对侧静脉树的静脉回流应减少或消失（见图 59.4b）。彻底的治疗应减少早期复发的可能性。

59.8 结果

当病史、体检和静脉造影全面评估后，盆腔静脉淤血的治疗能得到很好的结果。一项对 866 名进行的系统回顾研究，这些盆腔静脉反流者接受血管腔内治疗，技术成功率为 99.8%[34]。目前的研究显示：90% 以上的患者症状完全或显著改善[29,38,39]。微创手术也具有类似的疗效[35]。5 年复发率估计为 13%[34]。然而，很少有大型研究能明确定义盆腔静脉血流异常并记录专门的结果和不同亚组的复发率。

59.9 并发症

每种治疗方法都有其特定的并发症。激素治疗通常会增加深静脉血栓形成的风险，并可出现多毛症、性欲降低和情绪波动。弹簧圈栓塞治疗卵巢静脉、髂内静脉和盆腔静脉曲张的异位弹簧圈迁移发生率大约占 1.5% 患者，最常见的弹簧圈迁移处是肺部[34]，从肺部或盆腔其他静脉部位取出弹簧圈通常是没有必要的。其他典型的静脉腔内治疗并发症，如穿刺部位并发症，只见于极少数患者且没有死亡率报告。同样的，极少数接受盆腔曲张静脉微创结扎术的患者，会出现此类微创手术的典型并发症，例如穿刺孔问题及出血。超过 5% 的胡桃夹综合征或 May-Thurner 综合征腔内治疗术后出现支架移位[40]。

美国静脉论坛指南 5.7.0：盆腔静脉淤血和会阴静脉曲张的治疗

编码	指南	推荐等级（1：强；2：弱）	证据级别（A：高质量；B：中质量；C：低或极低质量）
5.7.1	建议用盆腔超声来初步评估疑似盆腔静脉曲张的患者。超声能确诊盆腔静脉曲张，并可能确定其病因。推荐计算机断层静脉造影术或磁共振静脉造影术作进一步地评估	1	B
5.7.2	建议在 Trendelenburg 体位下行选择性对比盆腔静脉造影，以确认盆腔和会阴静脉曲张的诊断和病因，明确解剖结构以便静脉腔内治疗	1	B
5.7.3	建议使用弹簧圈栓塞术，或使用或不使用液体或泡沫硬化疗法来消融回流的卵巢静脉	1	B
5.7.4	如果血管内治疗失败或无法进行，建议采用开放手术方法结扎反流症状的卵巢静脉	1	B
5.7.5	建议液体或泡沫硬化疗法治疗会阴和外阴静脉曲张	2	B

参考文献

● = Key primary papers
★ = Major reviews

★ 1. Andrews J, Yunker A, Reynolds WS, Liskis FE, Sathe NA, and Jerome R. *Noncyclic Chronic Pelvic Pain Therapies for Women: Comparative Effectiveness Review No 41*. Rockville, MD: Agency for Healthcare Research and Quality, 2012.
2. Constantine MM. Physiologic and pharmacokinetic changes in pregnancy. *Front Pharmacol* 2015;5:65.
3. Bereza T, Tomaszweski KA, Lis GJ et al. Venous lakes—A corrosion cast scanning electron microscopy study of regular and myomatous human uterine blood vessels. *Folia Morphol* 2014;73:164–8.
4. Cincinelli E, Einer-Jensen N, Galantino P, Alfonso R, and Nicoletti R. The vascular cast of the human uterus: From anatomy to physiology. *Ann N Y Acad Sci* 2004;1034:19–26.
5. Kamina P and Chansiguad JP. Functional anatomy of the pelvic veins in women. *Phlebologie* 1989;42:363–79.
6. Pavkov ML, Koebke J, Notermans HP, and Brokelmann J. Quantitative evaluation of the utero-ovarian venous pattern in the adult human female cadaver with plastination. *World J Surg* 2004;28:201–5.
7. Hiromura T, Nishioka T, Nishioka S, Ikeda H, and Tomita K. Reflux in the left ovarian vein: Analysis of MDCT findings in asymptomatic women. *Am J Roentgenol* 2004;183:1411–5.
8. Dos Santos SJ, Holdstock JM, Harrison CC, Lopez AJ, and Whiteley MS. Ovarian vein diameter cannot be used as an indicator of ovarian vein reflux. *Eur J Vasc Endovasc Surg* 2015;49:90–4.
9. Lechter A, Lopez G, Martinez C, and Camacho J. Anatomy of the gonadal veins: A reappraisal. *Surgery* 1991;109:735–9.
●10. LePage PA, Villavincencio JL, Gomez ER, Sheridan MN, and Rich NM. The valvular anatomy of the iliac venous system and its clinical implications. *J Vasc Surg* 1991;14:678–83.
11. Pemble L. Reversibility of pregnancy-induced changes in the superficial veins of the lower extremities. *Phlebology* 2007;22:60–4.
12. Stansby G. Women, pregnancy, and varicose veins. *Lancet* 2000;355:1117–8.
13. Laurikka JO, Sisto T, Tarkka MR, Auvinen O, and Hakama M. Risk indicators for varicose veins in forty- to sixty year olds in the Tampere varicose vein study. *World J Surg* 2002;26:648–51.
14. Raju S, Darcey R, and Neglen P. Unexpecfed role for venous stenting in deep venous reflux. *J Vasc Surg* 2010;51:401–8.
●15. Reginald PW, Kooner JS, Samarage SU et al. Intravenous dihydroergotamine to relieve pelvic congestion with pain in young women. *Lancet* 1987;330:351–3.

16. Thomas DC, Stones RW, Farquhar CM, and Beard RW. Measurement of pelvic blood flow changes in response to posture in normal subjects and in women with pelvic pain owing to congestion by using a thermal technique. *Clin Sci (Lond)* 1992;83:55–8.
17. Kurklinsky AK and Rooke TW. Nutcracker phenomenon and nutcracker syndrome. *Mayo Clin Proc* 2010;85:552–9.
18. Cho SJ, Lee TH, Shim KY, Hong SS, and Goo DE. Pelvic congestion syndrome diagnosed using endoscopic ultrasonography. *Phlebology* 2014;29:126–8.
19. Ganeshan A, Upponi S, Hon L-Q, Uthappa MC, Warakaulle DR, and Uberoi R. Chronic pain due to pelvic congestion syndrome: The role of diagnostic and interventional radiology. *Cardiovasc Interv Radiol* 2007;30:1105–11.
20. Park SJ, Lim JW, Ko YT et al. Diagnosis of pelvic congestion syndrome using transabdominal and transvaginal sonography. *AJR Am J Roentgenol* 2004;182:683–8.
21. Sharma K, Bora MK, Varghese J, Malik G, and Kuruvilla R. Role of trans vaginal ultrasound and Doppler in diagnosis of pelvic congestion syndrome. *J Clin Diagn Res* 2014;8:OD05–7.
22. Coakley FV, Varghese SL, and Hricak H. CT and MRI of pelvic varices in women. *J Comp Assist Tomog* 1999;23:429–34.
•23. Venbrux, AC, Chang AH, Kim HS et al. Pelvic congestion syndrome (pelvic venous incompetence): Impact of ovarian and internal iliac vein embolotherapy on menstrual cycle and chronic pelvic pain. *J Vasc Interv Radiol* 2002;13:171–8.
24. Asciutto G, Mumme A, Marpe B et al. MR venography in the detection of pelvic venous congestion. *Eur J Vasc Endovasc Surg* 2008;36:491–6.
25. Durham JD and Machan L. Pelvic congestion syndrome. *Semin Interv Radiol* 2013;30:372–80.
26. White JV, Ryjewski C, and Stellar C. Pelvic venous flow disorder. In: Stanley JC, Veith FJ, and Wakefield TW, eds. *Current Therapy in Vascular and Endovascular Surgery*. Philadelphia: Elsevier, 2014, 936–9.
•27. Soysal ME, Soysal S, Vicdan K, and Ozer S. A randomized controlled trial of goserelin and medroxyprogesterone acetate in the treatment of pelvic congestion. *Hum Reprod* 2001;16:931–9.
28. Shokeir T, Amr M, and Abdelshaheed M. The efficacy of Implanon for the treatment of chronic pelvic pain associated with pelvic congestion: 1-year randomized controlled pilot study. *Arch Gynecol Obstet* 2009;280:437–43.
29. Kim HS, Malhotra AD, Rowe PC et al. Embolotherapy for pelvic venous congestion syndrome: Long-term results. *J Vasc Interv Radiol* 2006;17(2 Pt 1):289–97.
•30. Gandini R, Chiocchi M, Konda D et al. Transcatheter foam sclerotherapy of symptomatic female varicocoele with sodium-tetradecyl-sulfate foam. *Cardiovasc Interv Radiol* 2008;31:778–84.
31. Gandini R, Konda D, Abrignani S et al. Treatment of symptomatic high-flow female varicoceles with stop-flow foam sclerotherapy. *Cardiovasc Interv Radiol* 2014;37(5):1259–67.
32. Asciutto G, Asciutto KC, Mumme A, and Grier B. Pelvic venous incompetence: Reflux patterns and treatment results. *Eur J Vasc Endovasc Surg* 2009;38:381–6.
33. Hartung O. Embolization is essential in the treatment of leg varicosities due to pelvic venous insufficiency. *Phlebology* 2015;30(1 Suppl.):81–5.
★34. Hansrani V, Abbas A, Bhandari S, Caress AL, Seif M, and McCollum CN. Trans-venous occlusion of incompentent pelvic veins for chronic pelvic pain in women: A systematic review. *Eur J Obstet Gynecol Reprod Biol* 2015;185:156–63.
35. Gargiulo T, Mais V, Brokaj L, Cossu E, and Melis GB. Bilateral laparoscopic transperitoneal ligation of ovarian veins for treatment of pelvic congestion syndrome. *J Am Assoc Gynecol Laparosc* 2003;10:501–4.
•36. Beard RW, Kennedy RG, Gangar KF et al. Bilateral oophorectomy and hysterectomy in the treatment of intractable pelvic pain associated with pelvic congestion. *Br J Obstet Gynaecol* 1991;98:988–92.
37. Butros SR, Liu R, Oliveira GR, Ganguli S, and Kalva S. Venous compression syndromes: Clinical features, imaging findings and management. *Br J Radiol* 2013;86:20130284.
38. Hocguelet A, Le Bras Y, Balian E et al. Evaluation of the efficacy of endovascular treatment of pelvic congestion syndrome. *Diagn Interv Imaging* 2014;95:301–6.
39. Nasser F, Cavalcante RN, Affonso BB, Messina ML, Carnevale FC, and de Gregorio MA. Safety, efficacy, and prognostic factors in endovascular treatment of pelvic congestion syndrome. *Int J Gynaecol Obstet* 2014;125:65–8.
40. Hartung O, Otero A, Boufi M et al. Mid-term results of endovascular treatment for symptomatic chronic nonmalignant iliocaval venous occlusive disease. *J Vasc Surg* 2005;42:1138–44.

60

胡桃夹综合征

60.1 介绍

在 1937 年,Grant 首次提出了胡桃夹综合征(nutcracker syndrome,NS)这一罕见疾病。在 1950 年由 El-Sadr 和 Mina 报道了第一例病例[1,2]。胡桃夹现象是指由于解剖位置,左肾静脉受压于主动脉及肠系膜上动脉之间,就像是胡桃被夹在胡桃夹的两个钳口之间(图 60.1)。胡桃夹综合征是指那些存在胡桃夹现象并且出现左肾静脉淤血体征的患者[3]。还有极少见的病例是患者的左肾静脉受压于主动脉和脊柱之间,称为后胡桃夹综合征(图 60.2)[4]。

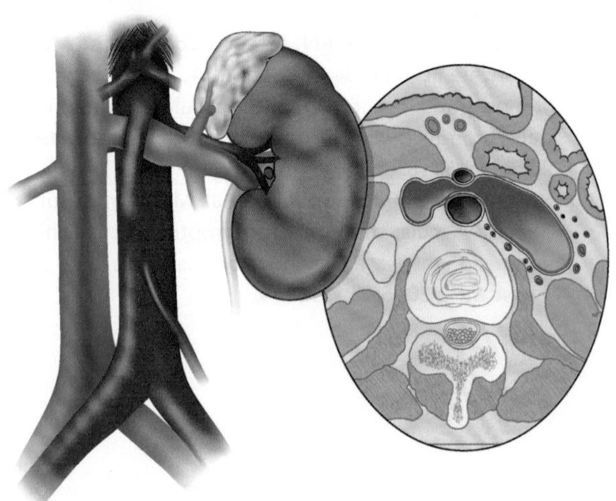

图 60.1 左肾静脉受压于主动脉与肠系膜上动脉之间的前胡桃夹综合征

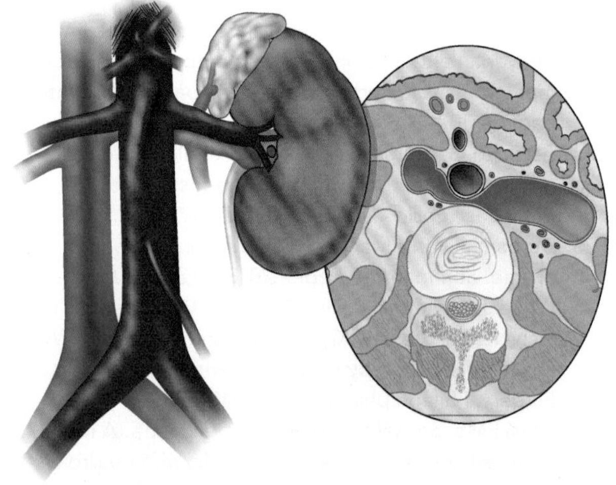

图 60.2 左肾静脉受压于主动脉和脊柱之间的后胡桃夹综合征

在这一章,我们将系统回顾胡桃夹综合征的临床表现与诊断。同时,我们将讨论其多样的治疗手段,包括观察和药物控制、开放式手术、腔内治疗以及杂交手术。基于现有的研究,我们为这种少见且具有挑战性的疾病提出建议性的临床实践指南。

60.2 临床表现

患者最常见的临床表现为血尿、左肾区疼痛或盆腔疼痛,以及由于肾静脉受压而引起的其他症状,包括腹痛、镜下血尿和蛋白尿。女性发病率高于男性,大多数患者在

11~30 岁时确诊为该病[5,6]。有病例报道兄弟姐妹均患有此病，并且低体重指数与胡桃夹综合征具有相关性[7,8]。有些男性患者可表现为左侧精索静脉曲张。还有些胡桃夹综合征的患者临床表现并不明显。

鉴别诊断包括肾结石、肾小球性肾炎、子宫内膜异位症、肾盂血管畸形、原发性精索静脉曲张、由于孤立卵巢或盆腔静脉功能不全导致的盆腔淤血，以及骨骼肌肉问题引发的背痛或者一侧躯体疼痛[9-12]。那些症状严重并且三维成像显示左肾静脉受压的患者推荐进行手术治疗[13,14]。

60.3 诊断

由于发病率较低，胡桃夹综合征经常会被误诊[15-17]。可以通过 CTV 和 MRV 的断层成像来诊断左肾静脉受压(图 60.3)。CTV 和 MRV 的矢状面上，肠系膜上动脉和主动脉之间的夹角小于 39° 是胡桃夹综合征的一个诊断依据。多普勒超声检查(US)和静脉造影术也可用于胡桃夹综合征的诊断[18,19]。近年来，血管腔内超声(IVUS)常能从血流动力学指标上诊断左肾静脉受压[4]。

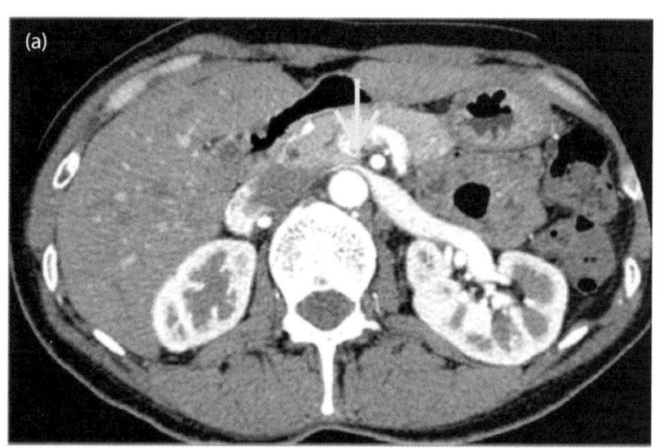

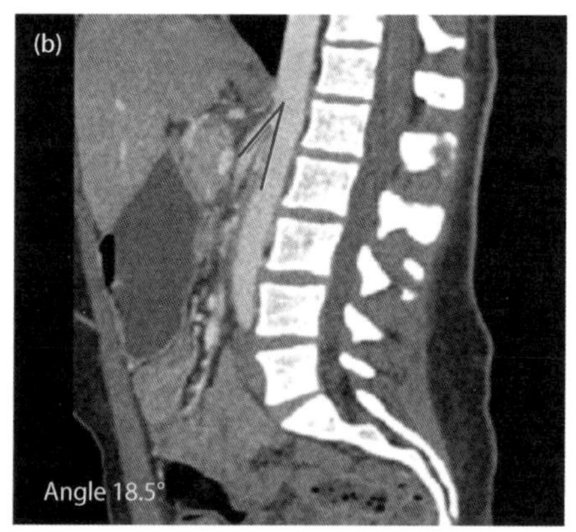

图 60.3 CTV 的横断面和矢状位显示:(a)左肾静脉受压;(b)肠系膜上动脉与主动脉的夹角

在超声检查中，左肾静脉受压处及侧方的直径与同一区域测量的收缩期峰值的比值≥ 5 即可考虑诊断胡桃夹综合征(图 60.4)[17,20,21]。

静脉造影中，受压处两端的压力梯度大于 2mmHg 即可考虑诊断胡桃夹综合征(图 60.5)[22-24]。

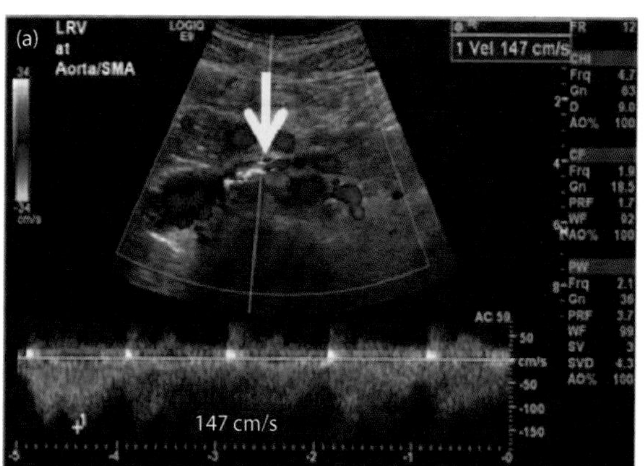

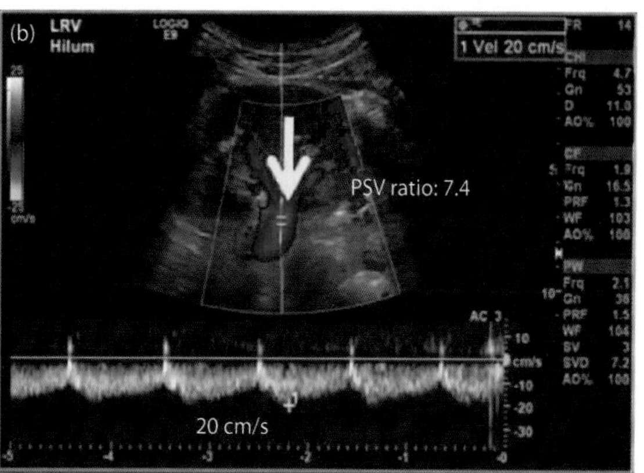

图 60.4 (a)左肾静脉最狭窄点的收缩期峰值(PSV)及肾内处肾静脉 PSV 的测量值;(b)PSV 比率

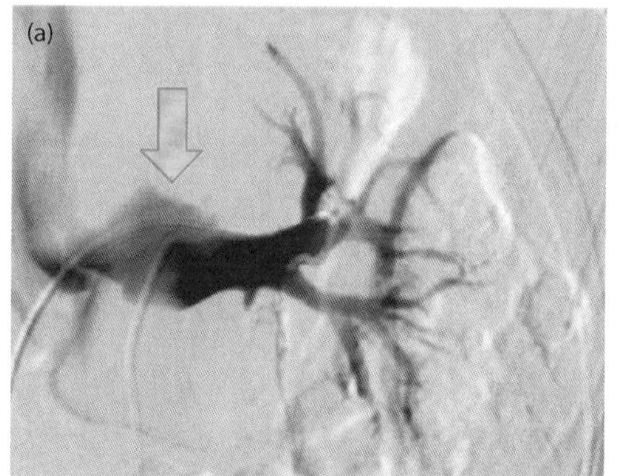

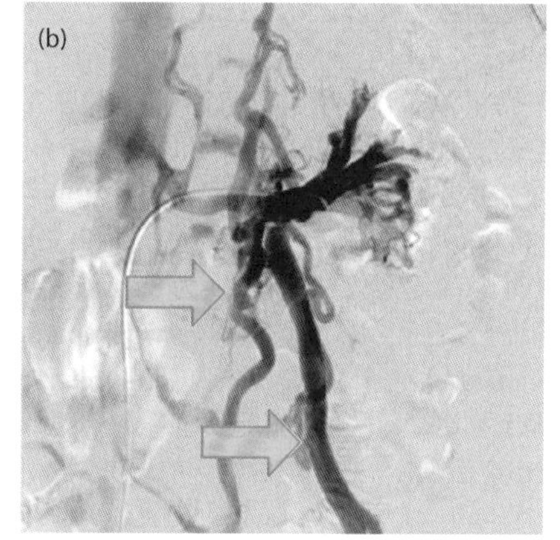

图 60.5 左肾静脉造影显示:(a)主动脉与肠系膜上动脉之间变窄;(b)多个侧支循环

60.4 治疗

60.4.1 药物治疗

对于患者疼痛的症状进行观察和医疗管理的目标是增加体重和增加腹膜后的脂肪。这种措施可能能够减少左肾静脉受压的压力，提高静脉期的排血量。在我们治疗的患者中，约有30%的患者通过观察和医疗管理治疗成功[21]。对于年轻的患者来说，保守治疗以延缓其他的介入性治疗是十分重要的。

60.4.2 开放手术治疗

胡桃夹综合征患者中，手术目的是消除左肾静脉压迫。迄今为止最成熟的手术是将左肾静脉远端移位到下腔静脉。其他减轻左肾静脉压力的手术包括：卵巢静脉近端回植下腔静脉、左肾静脉-下腔静脉搭桥（大隐静脉）、自体肾移植至盆腔、肠系膜上动脉旁路手术[25,26]。有时行肾切除术进行最终的治疗[6]。

在我们经验中[9]，选择的治疗手段是远侧左肾静脉移位（图60.6）。这个手术是通过腹中线小开口约15cm，暴露左肾静脉，结扎左肾上腺和性腺静脉。静脉肝素化，凝血酶原时间>200毫秒。左肾静脉横断后，与下腔静脉远端行端侧吻合。为实现无张力吻合，可能需要一些辅助手段以减轻左肾静脉张力、改善左深静脉流出道。主要包括：大隐静脉补片、大隐静脉袖带，或同时应用（图60.7）。

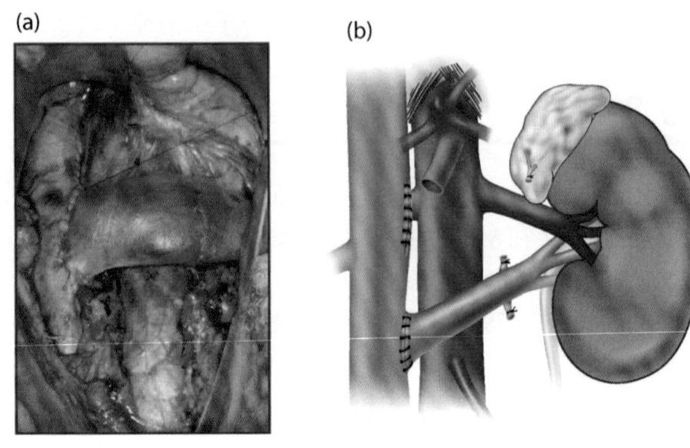

图60.6 （a）左肾静脉移位的术中照片及（b）左肾静脉移位的图示

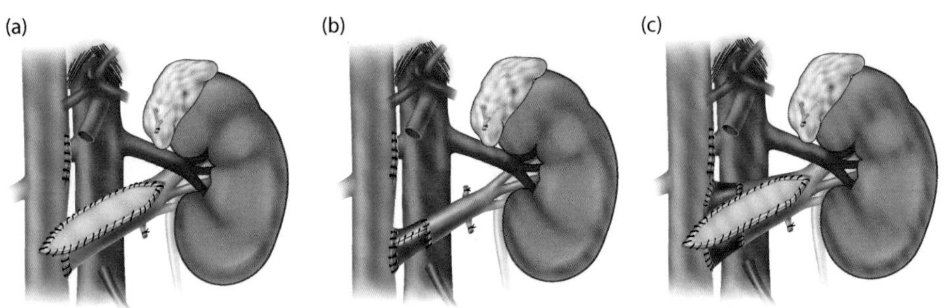

图60.7 与左肾静脉移位的连接处以扩大肾静脉（贴片）或减少腹主动脉和腹膜后脂肪缺乏引起的张力：（a）静脉贴片；（b）静脉袖口；（c）静脉贴片和袖口

腔镜下行左肾静脉换位术也获得良好成功，不过这些都需要腹腔镜缝合技术和血管腹腔镜手术的经验[23]。

60.4.3 腔内治疗

文献中已经提出了一期支架植入术，并且近年来已经普及。它通常包括首先使用5Fr鞘建立右股静脉入路，接下来使用猪尾巴导管和/或Cobra导管（Cook，Bloomington，IN）进行下腔静脉和左肾静脉的静脉造影。然后测量肾静脉-下腔静脉压力，并向所有患者给予静脉内肝素以维持活化凝血时间>200毫秒。5Fr鞘交换为8~10Fr鞘以容纳支架输送系统，随后植入自膨式Wallstent（Boston Scientific，Marlborough，MA）或SMART支架（Cordis，Fremont，CA）。最后，在鞘管撤出之前完成静脉造影。在最近的系列中，术中血管内超声用于补充二维静脉造影的结果。

60.4.4 杂交技术

我们在此介绍了一种杂交方式，用于降低因转位左肾静脉被肠系膜上动脉或小肠持续压迫而导致再狭窄的风险，以防止支架最具灾难性的潜在并发症：移位[27]。这种方法包括左肾静脉的远端转位，然后立即植入Wallstent。使用5-0聚丙烯缝线间断缝合。然后将支架固定在左肾静脉上以避免任何迁移和移位。如果肾静脉直径过小，则使用静脉补片扩大直径来放入12或14mm的Wallstent支架（图60.8）[28-31]。患者通常使用低分子量肝素和华法林抗凝治疗，出院后直至术后第一次复查，患者需要规律口服抗凝药物3个月。如果能确保症状缓解和左肾静脉通畅，则可以6个月后进行下次随访，或者当患者出现任何复发症状时随时复诊。

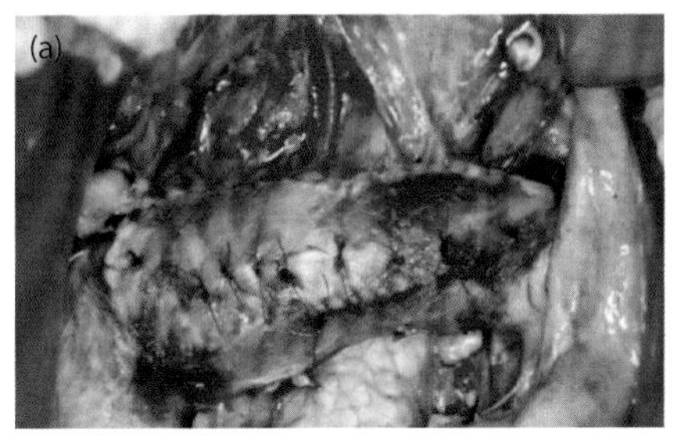

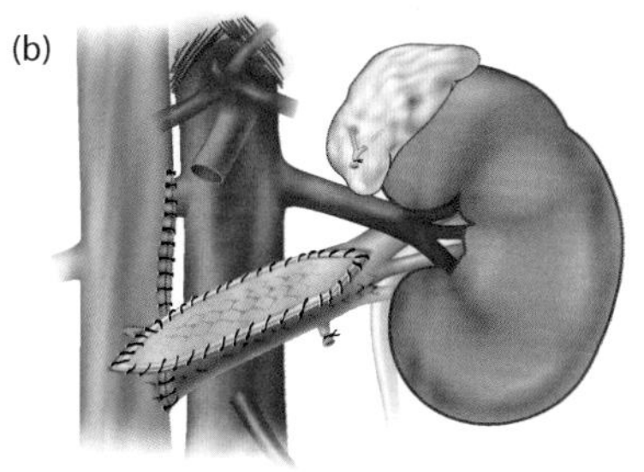

图 60.8 (a)使用大隐静脉贴片和 Wallstent 杂交手术修复左肾静脉压迫的术中照片。(b)(a)所示内容的图示

60.5 预后

梅奥医学中心的一项临床研究包括了平均年龄为 27 岁的 37 名患者[9],均没有出现严重的早期并发症,包括肾衰竭或死亡。3 名患者出现复发症状,需要在 30 天内进行再次干预:一例患者因为植入的左性腺静脉狭窄采取了二次开放手术(使用大隐静脉进行血管补片成形术),另外两例则行腔内血管成形术,在移位的左肾静脉进行了支架植入。

在 36.8 ± 52.6 个月的随访时间中,另外 8 名患者需要再次干预:其中 7 例是因为狭窄而 1 例是因为闭塞。这 8 例中,6 例进行腔内手术,2 例进行开放手术。随后,这些因原发性狭窄或支架内再狭窄而需要进行额外的腔内介入治疗(支架植入术)的患者 24 个月的一期和二期通畅率分别为 74% 和 100%(图 60.9 和图 60.10)。24 个月无再次干预的比例为 68%。87% 的患者症状得到了缓解。Hohenfellner 等[32]的研究显示:开放手术后再次干预的概率与梅奥中心结果相似。因此,我们最近改变了治疗 NS 患者的策略,并评估了左肾静脉移位术后立即进行支架植入的杂交手术的效果。在手术过程中,支架在吻合前进行固定,以避免其脱位或移动[27]。我们将密切关注远期结果,以确定该技术是否能成为胡桃夹综合征患者的首选治疗方案。

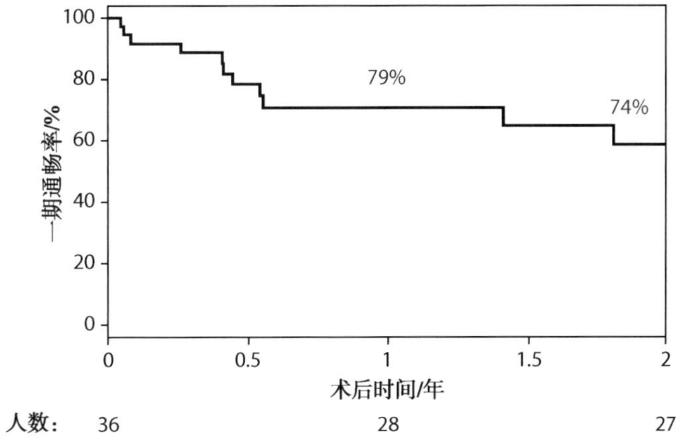

图 60.9 36 例左肾、左性腺静脉下移术 / 重建术的一期通畅率

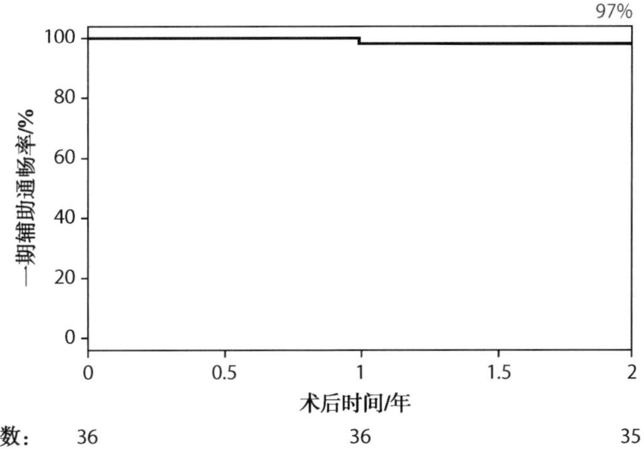

图 60.10 36 例左肾、左性腺静脉下移术 / 重建术的一期辅助通畅率

迄今为止发表的一些关于NS开放治疗小样本的研究，其结果与我们的结论类似。2002年，Hohenfellner等[32]对左肾静脉移位术术后5年的8例患者进行了随访，其中88%的患者症状得到改善。2009年，Wang等[33]的研究也展现出了左肾静脉移位术后的良好预后，86%的患者症状消失。最近，Orczyk等[5]对所有已发表的研究和病例报告进行了系统评价。这一研究表示，左肾静脉移位术仍然是治疗NS的推荐方法。

Chen等[34]对一开始就植入支架的61例患者进行了5年以上的随访，结果显示效果良好。95%的患者症状得到了改善。然而，出现了4例支架移位的情况：1例支架进入了左肾静脉的一个小分支，1例进入了下腔静脉，第3例进入右心房，第4例进入左肾静脉的侧支。

Wang等[35]在30例患者中研究了腔内治疗的疗效，使用了自膨式支架(SMART Nitinol支架)进行左肾静脉内支架植入。在为期12~80个月的随访期间(中位数为30个月)，93%的患者症状得到改善而无需再次干预。

60.6 结论

左肾静脉移位术仍然是胡桃夹综合征患者安全有效的治疗方法。开放式重建手术应根据患者的解剖结构进行调整，补片等辅助材料的应用可以改善血流量。尽管支架似乎可以提高通畅率，但是现有支架的安全性和耐用性仍需进一步检测。在美国，目前使用的支架具有较低但较明确的移位可能性。杂交手术可降低支架移位的风险。

美国静脉论坛指南5.8.0：胡桃夹子综合征

编码	指南	推荐等级 (1：强；2：弱)	证据级别 (A：高质量；B：中质量；C：低或极低质量)
5.8.1	建议以开放性手术治疗，如左肾静脉转位，作为胡桃夹综合征的主要治疗方法	2	B
5.8.2	对于不适合开放性手术或开放性手术治疗失败的患者，建议应用左肾静脉支架治疗胡桃夹综合征	2	C

参考文献

1. Grant GH. *The Heels of a Gale*. Boston, MA: Little, Brown, 1937.
2. El-Sadr AR and Mina E. Anatomical and surgical aspects in the operative management of varicocele. *Urol Cutaneous Rev* 1950;54:257–62.
3. Shin JL and Lee JS. Nutcracker phenomenon or nutcracker syndrome? *Nephrol Dial Transplant* 2005;20:2015.
4. Skeik N, Gloviczki P, and Macedo TA. Posterior nutcracker syndrome. *Vasc Enovascular Surg* 2011;45:749–55.
5. Orczyk K, Labetowics P, Lodzinski S, Stefanczyk L, Topol M, and Polguj M. The nutcracker syndrome—Morphology and clinical aspects of the important vascular variations: A systematic study of 112 cases. *Int Angiol* 2016;35(1):71–7.
6. Golleroglu K, Golleroglu B, and Baskin E. Nutcracker syndrome. *World J Nephrol* 2014;3(4):277–81.
7. Matsukura H, Arai M, and Miyawaki T. Nutcracker phenomenon in two siblings of a Japanese family. *Pediatr Nephrol* 2005;20:237–8.
8. Ozkurt H, Cenker MM, Bas N, Erturk SM, and Basak M. Measurement of the distance and angle between the aorta and superior mesenteric artery: Normal values in different BMI categories. *Surg Radiol Anat* 2007;20:595–9.
9. Erben Y, Gloviczki P, Kalra M et al. Treatment of nutcracker syndrome with open and endovascular interventions. *J Vasc Surg Venous Lymphat Disord* 2015;3(4):389–96.
10. Sharp G and Glenn D. A differential diagnosis of hematuria following a motor vehicle collision: Nutcracker Syndrome. *Case Rep Surg* 2015;2015:749182.
11. Vianello FA, Mazzoni MB, Peeters GG et al. Micro- and macroscopic hematuria caused by renal vein entrapment: Systematic review of the literature. *Pediatr Nephrol* 2015;2015 Jan 28.
12. Salehipour M, Kazemi K, Shamsaeefar A et al. Nutcrackerlike phenomenon is an unusual cause for gross hematuria after a kidney graft. *Exp Clin Transplant* 2016;14(1):93–5.
13. Barbey F, Venetz JP, Calderari B, Nguyen QV, and Meuwly JY. Orthostatic proteinuria and compression of the left renal vein (nutcracker syndrome). *Presse Med* 2003;32(19):883–5.
14. Wasseem M, Upadhyay R, and Prosper G. The nutcracker syndrome: An underrecognized cause of hematuria. *Eur J Pediatr* 2012;171(8):1269–71.
15. He Y, Wu Z, Chen S et al. Nutcracker syndrome—How well do we know it? *Urology* 2014;83(1):12–7.
16. Wislon Denham SL, Hester FA, and Weber TM. Abdominal pain of vascular origin: Nutcracker syndrome. *Ultrasound Q* 2013;3:263–5.
17. Butros SR, Liu R, Oliveira GR, Ganguli S, and Kalva

S. Venous compression syndromes: Clinical features, imaging findings and management. *Br J Radiol* 2013;86:20130284.
18. Fu WJ, Hong BJ, Gao JP et al. Nutcracker phenomenon: A new diagnostic method of multislice computed tomography angiography. *Int J Urol* 2006;13:870–3.
19. Arima M, Hosokawa S, Ogino T, Ihara H, Terakawa T, and Ikoma F. Ultrasonographically demonstrated nutcracker phenomenon: Alternative to angiography. *Int Urol Nephrol* 1990;22:3–6.
20. Mahmood SK, Oliveira GR, and Rosovsky RP. An easily missed diagnosis: Flank pain and nutcracker syndrome. *BMJ Case Rep* 2013;2013:bcr2013009447.
21. Reed NR, Kalra M, Bower TC, Vrtiska TJ, Ricotta JJ 2nd, and Gloviczki P. Left renal vein transposition for nutcracker syndrome. *J Vasc Surg* 2009;49:386–93.
22. Xu D, Liu Y, Gao Y et al. Management of renal nutcracker syndrome by retroperitoneal laparoscopic nephrectomy with *ex vivo* autograft repair and autotransplantation: A case report and review of the literature. *J Med Case Rep* 2009;3:82.
23. Hartung O, Barthelemy P, Berdah SV, and Alimi YS. Laparoscopy-assisted left ovarian vein transposition to treat one case of posterior nutcracker syndrome. *Ann Vasc Surg* 2009;23:413.
24. Feng KK, Huang CY, Hsiao CY et al. Endovascular stenting for nutcracker syndrome. *J Chin Med Assoc* 2013;76:350–3.
25. Dzsinich C, Toth G, Nyiri G, Vallus G, Berek P, and Barta L. Nutcracker syndrome—Treated by surgery. *Magy Seb* 2015;68(1):8–11.
26. Takezawa K, Nakazawa S, Yoneda S et al. Renal autotransplantation for the treatment of nutcracker phenomenon which caused varicocele rupture: A case report. *Hinyokika Kiyo* 2011;57(4):213–6.
27. Jayaraj A, Gloviczki P, Peeran S, and Canton L. Hybrid intervention for treatment of nutcracker syndrome. *J Vasc Surg Cases* 2015;1(4):268–71.
28. Rana MA, Oderich G, and Bjarnason H. Endovenous removal of dislodged left renal vein stent in a patient with nutcracker syndrome. *Semin Vasc Surg* 2013;26:43–7.
29. Chen S, Zhang H, Tian L, Li M, Zhou M, and Wang Z. A stranger in the heart: LRV stent migration. *Int Urol Nephrol* 2009;41:427–30.
30. Chen Y, Mou Y, Cheng Y, Wang H, and Zheng Z. Late stent migration into the right ventricle in a patient with nutcracker syndrome. *Ann Vasc Surg* 2015;29:839.
31. Chen S, Zhang H, Tian L, and Li M. Endovascular management of nutcracker syndrome after migration of a laparoscopically placed extravascular stent. *Am J Kidney Dis* 2012;60:322–6.
32. Hohenfellner M, D'Elia G, Hampel C, Dahms S, and Thuroff JW. Transposition of the left renal vein for treatment of the nutcracker phenomenon: Long-term follow-up. *Urology* 2002;59:354–7.
33. Wang L, Yi L, Yang L et al. Diagnosis and surgical treatment of nutcracker syndrome: A single-center experience. *Urology* 2009;73(4):871–6.
34. Chen S, Zhang H, Shi H, Tian L, Jin W, and Li M. Endovascular stenting for treatment of nutcracker syndrome: Report of 61 cases with long-term followup. *J Urol* 2011;186:570–5.
35. Wang X, Zhang Y, Li C, and Zhang H. Results of endovascular treatment for patients with nutcracker syndrome. *J Vasc Surg* 2012;56:142–8.
36. Hartung O, Grisoli D, Boufi M et al. Endovascular stenting in the treatment of pelvic vein congestion caused by nutcracker syndrome: Lessons learned from the first five cases. *J Vasc Surg* 2005;42(2):275–80.

第六篇

淋巴水肿

61

淋巴水肿：病理生理学、分类和临床评估

61.1 介绍

目前已证明 CEAP(临床症状、病因学、解剖学和病理生理学)分类可应用于静脉疾病分类[1],在这之上合理的延伸是考虑使用它来对淋巴水肿和淋巴疾病进行分类[2-4]。尽管静脉系统和淋巴系统有相似性,但目前这种分类方法尚未被广泛接受。因此,本章将根据 CEAP 分类讨论淋巴水肿的分类。

61.2 临床

淋巴系统的目的是从周围组织中吸收间质液并将其返回淋巴循环[5]。当淋巴系统出现异常而未能去除富含蛋白质的间质液时,将会导致淋巴水肿[6]。

在急性发病过程中,淋巴水肿类似于大多数其他类型的水肿(例如充血性心力衰竭、静脉疾病等)。在淋巴水肿的早期阶段,尽管检查结果可能揭示了淋巴管的亚临床异常,但肿胀可能是隐匿的。随着病情的进展,体征上表现为显著的水肿。早期可以通过休息,弹力袜治疗或局部加压使肿胀消退。但随着时间的推移(通常 1 年或更长时间),高蛋白质间质液的压力会改变皮肤 / 皮下组织的结构,产生纤维化、细胞增殖、炎症反应和其他变化[7]。可以通过检查和触诊发现皮肤出现的进行性硬化和硬结表现。皮肤变化可能包括橘皮样增厚和褶皱。Stemmer 征通常认为是淋巴水肿的特异性体征,即无法捏起足趾根部的皮肤(阳性)(图 61.1)[8]。在慢性淋巴水肿过程中,皮肤逐渐丧失其在压力下凹陷的能力,并且即使长时间肢体抬高、包裹等,肿胀也不可消退[9]。

随着时间的推移,肢体的外观可能会进一步改变。随着皮肤持续增厚,可能会出现苔藓样变和疣状改变[10]。随着这些病变的增加和聚集,肢体可能会出现不规则的外观,严重的可表现为“象皮肿”,即受影响的肢体形如大象腿[11]。

淋巴水肿的患者也可有类似慢性静脉疾病或其他血管皮肤异常的表现,可出现长期迁延不愈的外伤或糜烂性皮肤伤口[12]。无论伤口大小,均可表现为自发的持续渗液[13],大量的液体可能会渗透患者的衣物。

淋巴水肿的肢体易患蜂窝织炎或淋巴管炎,通常由革兰氏阳性球菌引起,如链球菌[14]。临床治疗的关键是寻找隐匿性感染或潜在的感染部位。在某些情况下,有复发性蜂窝织炎病史的患者可使用适当的抗生素进行间断性或连续性预防性治疗[15]。

淋巴水肿可以表现为各种症状,例如疼痛、肢体肿胀及沉重感,以及感觉及温度觉异常,这些均应作为临床评估的一部分进行记录[16]。虽然疼痛在淋巴水肿患者中并不常见,但其存在可能会使患者衰弱[17]。大部分患者可出现肢体肿胀,表现为肢体沉重感,后期可出现活动受限[18]。感觉及温度觉异常(通常是“寒冷”)很常见[19]。这些症状会对患者就业,社会互动等活动产生重要影响[20]。

肢体尺寸的增加、皮肤改变、持续性淋巴漏液、复发性淋巴管炎及疼痛和活动受限等症状产生的复合影响可能导致个体的残疾。因此临床医生必须评估并记录残疾的程度,其范围可以从最小到最严重[21]。

最后需要注意的是:有许多疾病可出现类似淋巴水肿的表现。黏液性水肿(与甲状腺功能紊乱有关)可产生

类似于典型淋巴水肿的肿胀和皮肤改变(图 61.2)[22]。另一种常见的相似疾病是脂肪水肿，由遗传决定的过度皮下脂肪沉积所引起[23]。与肢体长期依赖性相关的水肿，可能被错误地认为是某种类型的创伤后淋巴水肿。由止血带或其他方法引起的水肿很少见，但偶尔也会出现(图 61.3)[24]。

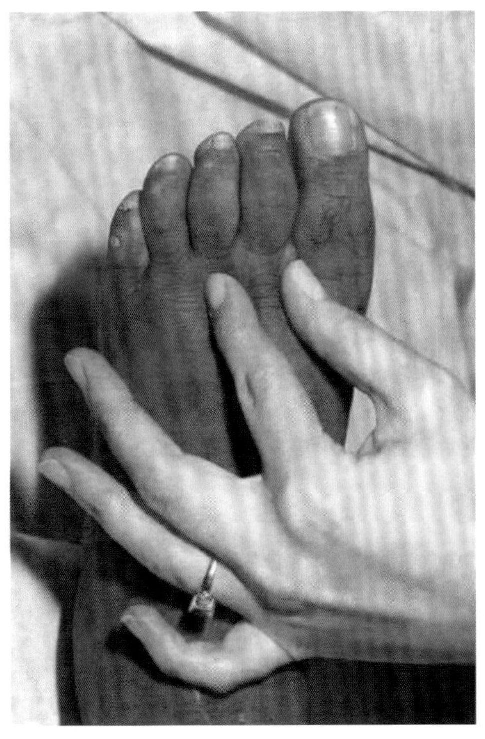

图 61.1 Stemmer 征阳性(无法捏起足趾根部皮肤)。(引自 Gasbarro V，Michelini S，Tsolaki E et al. *BMC Geriatr* 2010；10(Suppl.1)：A58.)

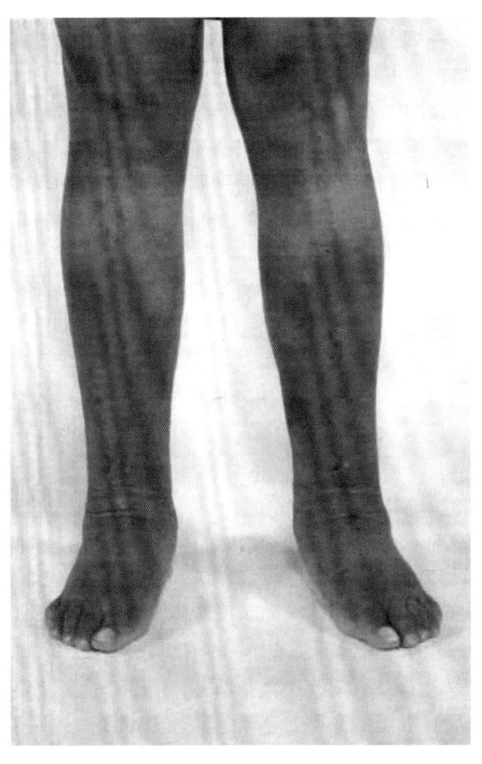

图 61.2 粘液性水肿可导致水肿以及淋巴瘤样皮肤改变。(引自 Smeltzer DM，Stickler GB，and Schirger A. *Pediatrics* 1985；76：206-18.)

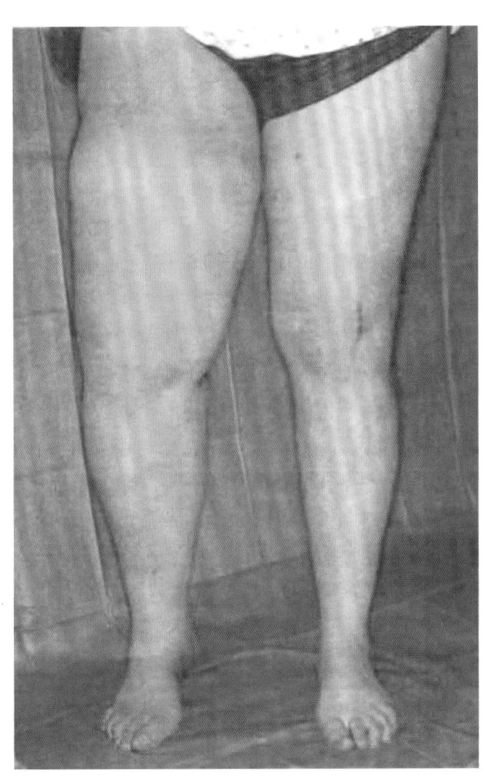

图 61.3 由止血带导致的右大腿人为水肿

61.3 病因学

淋巴水肿传统上可分为原发性和继发性淋巴水肿[25]。原发性淋巴水肿可进一步细分为几类。先天性淋巴水肿通常在出生后的 2 年内发生[26]，部分是常染色体显性遗传(例如，Noone-Milroy 综合征)[27,28]，而其他的则表现为隐性遗传。部分先天性淋巴水肿还可能与特定的遗传性综合征有关，包括染色体异常，如 Turner 综合征[29]、克氏综合征和 21、13 或 18- 三体综合征。其他的先天性综合征如 K-T 综合征、Proteus 综合征、黄指(趾)甲综合征[30]、Maffucci 综合征[31]、神经纤维瘤病等也与淋巴水肿相关。

所有原发性淋巴水肿病例中约有 10% 是先天性。然而在临床中面对这些患者时，有时很难区分淋巴水肿是原发性的或是继发于某些隐匿性疾病。例如，原发性淋巴水肿仅与 Turner 综合征有关，或者 Turner 综合征是否会在某些情况下引起继发性淋巴水肿？随着对原发性淋巴水肿的潜在病因的了解越来越多，未来可能会将目前所认为许多类型的原发性淋巴水肿归结为继发性。

除先天性淋巴水肿外，还有另外两种类型的原发性淋巴水肿。第一种是 Allen 发现的，同时是最常见的，被称为早发性淋巴水肿(约占所有形式的原发性淋巴水肿的

80%)[27]，其定义为2~25岁之间自然发生的淋巴水肿。虽然它被称为自发性，但通常会有诱因，如昆虫叮咬，烧伤等。尽管以散发病例最常见，但少数几种是遗传性的(如Meige病)。

第二种则是迟发性淋巴水肿，约占所有原发性淋巴水肿的10%，其发病年龄超过35岁。

继发性淋巴水肿是由淋巴管的炎症或阻塞引起的。最常见的原因包括以下这些：

● 肿瘤：特别是淋巴瘤、前列腺癌、乳腺癌或宫颈癌和黑素瘤是淋巴水肿的常见诱因。同时任何转移性癌症都可能引起淋巴水肿。

● 创伤：产生淋巴水肿的最常见创伤类型是医源性创伤。放射治疗，外科手术中淋巴管的破坏，淋巴结切除和其他可能会损害淋巴管的侵入性治疗均可导致淋巴水肿。非医源性创伤也会损伤淋巴管，如钝器伤、穿透伤或烧伤。

● 感染/炎症：如前所述，蜂窝织炎和淋巴管炎在患有淋巴水肿的患者中是很常见的，并可能进一步损害淋巴管。在某些情况下，原本正常的肢体可能在单次初始感染后发生淋巴水肿。其他炎症反应的诱因包括昆虫叮咬，类风湿或银屑病关节炎[33]和一系列的炎症性疾病。

● 丝虫病：到目前为止，全球淋巴水肿的最常见原因是丝虫病[34]，由诸如班氏丝虫，马来丝虫和帝汶丝虫等引起。世界卫生组织估计，全球感染丝虫的人数可能接近1亿。

61.4 解剖学

淋巴系统的解剖结构复杂，目前尚未被充分认识。在Browse中有一个很确切的评论[35]。

在讨论淋巴解剖学，特别是肢体淋巴管的解剖时，可以用几种方法来分类。例如，淋巴管可以分为浅淋巴系统或深淋巴系统，浅淋巴系统通常比深淋巴系统更重要。也可以以腹股沟区域来区分，下方为远端淋巴管，上方则为近端淋巴管，包括髂淋巴管、乳糜管和胸导管。类似的，上肢淋巴管存在更复杂的分区。此外，系统解剖淋巴系统的方法必须是解剖淋巴管通过的各个节点。对基本淋巴结解剖学的理解是必要的(例如，认识到离开节点的输出血管通常比进入其中的输入血管更大且更曲折)[35]。

一些作者选择不仅根据淋巴管的位置来解剖淋巴管(浅与深淋巴系统，近端与远端淋巴系统等)，同时还要考虑其淋巴管造影图像[32]。

淋巴异常可分为四个解剖类别：发育障碍(无淋巴管存在)、发育不全(少于正常淋巴管)、过度发育(淋巴管多于正常)和淋巴管扩张(许多扩张和曲折的淋巴管)。虽然这是严格的解剖学分类(因为它完全基于淋巴管造影图像来分类)，但它仍具有一些病理生理学和功能意义。此外，一些权威机构质疑这种分类的重要性[36](例如，轻度淋巴管增生是单纯的淋巴管问题，还是早期近端梗阻的隐匿性反应？)。

61.5 病理生理学

淋巴病理生理理异常有三大类，所有这些都可以进一步细分，包括淋巴管的阻塞、淋巴液反流和过度生成。

● 淋巴管阻塞：这是产生淋巴水肿的最常见机制，几乎覆盖了所有继发性淋巴水肿和大多数原发性淋巴水肿的病例。对于原发性疾病，阻塞的部位可能是远端(发育障碍或发育不全)、近端(上肢或更高)，或近端和远端的组合。在癌症、创伤、放射治疗、丝虫等引起继发性阻塞的情况下，阻塞部位可位于淋巴途径的任何位置。

● 淋巴液反流：大量的原发性淋巴水肿患者被认为有慢性反流(可能多达10%)[37]，包括最严重的先天性淋巴增生的疾病，如巨淋巴结增生症。

● 淋巴液过度生成：淋巴水肿不太常见的原因是间质/淋巴液的过度生成[38]。几乎任何可以增加毛细血管通透性并导致间质液产生增加的任何事物都可以引起这种急性表现。烧伤、创伤、炎症和许多其他病症均被认为通过这种机制产生淋巴水肿。

目前认为可能存在淋巴液过度生成的慢性状态。虽然有慢性“漏淋巴”综合征的假设，但目前很难证明其存在。慢性外周动静脉瘘患者的淋巴水肿变化，虽然很难排除其中一些患者隐匿性淋巴管阻塞的可能性，但认为高血流状态可伴随着间质液生成增加，最后导致淋巴水肿。

61.6 CEAP-L分类用于淋巴系统

如前所述，采用静脉系统分类对淋巴水肿进行分类似乎是可行的。事实上，Gasbarro和Cataldi已提议修改现有的CEAP系统，以适用于淋巴系统疾病。他们的工作重点包括：

● 临床分类：范围从C_0到C_4(C_0，正常；C_1，可逆性水肿；C_2，持续性水肿；C_3，愈合性溃疡；C_4，活动期溃疡)。考虑到溃疡并不是淋巴水肿的典型症状，作者同时设定了皮肤渗液这一子类别选项(S_0，无；S_1，少或“液滴”；S_2，“湿”)。在我们看来，渗出状态可以取代溃疡状态。

● 淋巴管炎：作者提出了一个描述患者淋巴管炎病史的分类(L_0，没有发作；L_1，1~3次；L_2，3次以上)。

● 症状：可分为无症状或特殊症状，如疼痛，痉挛，沉重感或冷感觉等。如果通过有效治疗改变症状，这些症状可能需要在治疗后重新分类。

● 残疾：患者的临床状况可根据其残疾进一步分类(D_0，无；D_1，需要极小的帮助用于日常活动；D_2，需要常规的帮助用于日常活动；D_3，需要完全且连续的帮助用于日常活动。)根据患者是否需要装置来控制肿胀可以用下标中的“sd+”或“sd-”表示；例如，D_{2sd+}或D_{2sd-}。

● 皮肤形态学：最终的类别包括皮肤形态学评估(S_0，正常；S_1，水肿；S_2，纤维化)。

临床中还存在其他分类方案。Beninson[39]提出了一个基于4个要素的分类方法：检查、触诊、腿抬高的效果和功能。这4个要素可分为1级(正常检查，触诊时出现凹陷性水肿，腿抬高可完全减少腿部肿胀，正常运动功能）到4级（皮肤检查示黄色，色素沉着，皮肤角化，苔藓样变，丘疹样变；触诊显露厚而无凹陷的皮肤；腿部抬高时水肿没有减轻；运动功能严重受损）。其他许多其他临床分类方案是可行的：

- 病因：Gasbarro 和 Cataldi[2]建议将淋巴水肿分为先天性形式，包括原发性和继发性，同时可进一步将原发性分为先天性、早发性和迟发性。
- 解剖学：这可能是对淋巴水肿进行分类最困难的特征。目前已经提出了将淋巴系统分为浅表，深部，侧部，内侧或其他部分的方案，其中深部复杂的淋巴管根据其附近的血管或其他结构来命名。另外，已经概述了用于识别所涉及的相对复杂节点组的方法。描述下肢与上肢或躯干的单独策略也存在。
- 病理生理学：目前以提出通过病理生理学描述淋巴水相对简单的方法（P_a，发育不全；P_o，阻塞；P_h，增生；P_r，反流；P_{ov}，过度生成）[40]。未来可以对该方案进行改进。

最后，作者提出了一种“Gravity”评分，在该评分中，他们根据 CEAP 各个项目进行评分，并得出患者的总体“严重程度”等级。例如，这些分数涉及临床分级、疾病程度、残疾程度和症状学；这些可以合计出总体严重性分数。但该评分系统的效用仍未确定。

总之，淋巴水肿的“CEAP”分类方法可以提供准确和完整分类各种淋巴疾病所需的所有信息。因此，似乎通用的“CEAP-L”分类系统已经成熟。目前已经提出了这样做的建议，但是为了优化最终结果仍需要更多的意见 / 共识。我们认为需要通过国际共识委员会用类似创建目前静脉疾病的 CEAP 系统[41]的方法，来制定类似的淋巴疾病分类方案。

美国静脉论坛指南 6.1.0：淋巴水肿：病理生理学、分类和临床评估

编码	指南	证据级别（A：高质量；B：中等质量；C：低或极低质量）
6.1.1	淋巴水肿分为两大类：原发性和继发性。原发性淋巴水肿可进一步细分为3类： • 先天性淋巴水肿（10%）在出生后2年内发展。一些先天性形式是遗传性的 • 早发性淋巴水肿（80%）发生在2~25岁之间。尽管散发病例最常见，但有一些形式是遗传性的 • 迟发性淋巴水肿（10%）发病于35岁以上 继发性淋巴水肿是由淋巴管的炎症或阻塞引起的。一些最常见的原因包括丝虫病、癌症、创伤（主要是医源性）和感染 / 炎症	B
6.1.2	淋巴异常可分为4个解剖类别：发育障碍、发育不全、过度发育和淋巴管扩张	B
6.1.3	淋巴病理生理异常可分为3类：淋巴液阻塞、淋巴液反流和过度生成	B

参考文献

● = Key primary paper
★ = Major review article

● 1. Porter JM and Moneta GL. Reporting standards in venous disease: An update. International Consensus Committee on Chronic Venous Disease. *J Vasc Surg* 1995;21:635–45.
● 2. Gasbarro V and Cataldi A. CEAP-L. Proposal of a new classification of lymphedema of the limbs. *Eur J Lymphol* 2004;12:41.
3. Gasbarro V, Michelini S, Antignani PL et al. The CEAP-L classification for lymphedema of the limbs: The Italian experience. *Int Angiol* 2009;28(4):315–24.
4. Gasbarro V, Michelini S, Tsolaki E et al. Rationale for a clinical classification for lymphedema. *BMC Geriatr* 2010;10(Suppl. 1):A58.
5. Guyton AC. *Human Pathophysiology and Mechanisms of Disease*. Philadelphia, PA: W.B. Saunders, 1982.
6. Mortimer PS. The pathophysiology of lymphedema. *Cancer* 1998;83:2798–803.
7. Witte CL and Wolfe JH. Lymphodynamics and the pathophysiology of lymphedema. In: Rutherford RB, ed. *Vascular Surgery*, 4th Ed. Philadelphia, PA: W.B. Saunders, 1995, 1889–98.
● 8. Stemmer R. Ein klinisches Zeichen sur Früh—und Differential—Diagnose des Lymphöhdems. *Vasa* 1976;5:261–2.
9. Watts GT. Lymphoedema (non-pitting) and simple (pitting) oedema are different. *Lancet* 1985;2:1414.
10. Browse NL. The diagnosis and management of primary lymphedema. *J Vasc Surg* 1986;3:181–5.
11. Schiff BL and Kern AB. Elephantiasis nostras. *Cutis* 1980;25:88.
12. Doughty DB, Waldrop J, and Ramundo J. Lower-extremity ulcers of vascular etiology. In: Bryant RA, ed. *Acute and Chronic Wounds: Nursing*

Management. St. Louis, MO: Mosby, 2000, 265–300.
13. MacDonald JM. Wound healing and lymphedema: A new look at an old problem. *Ostomy Wound Manage* 2001;47:52–7.
★14. Schirger A. Lymphedema. *Cardiovasc Clin* 1983;13:293–305.
15. Babb RR, Spittell JA, Martin WJ et al. Prophylaxis of recurrent lymphangitis complicating lymphedema. *JAMA* 1966;195:871–3.
16. Spittell JA and Schirger A. Edema, peripheral. In: Taylor RB, ed. *Difficult Diagnosis*. Philadelphia, PA: W.B. Saunders, 1985, 130–7.
17. Woods M, Tobin M, and Mortimer P. The psychological morbidity of breast cancer patients with lymphedema. *Cancer Nurs* 1995;18:467–71.
18. Franks PJ, Moffatt CJ, Doherty DC et al. Assessment of health-related quality of life in patients with lymphedema of the lower limb. *Wound Repair Regen* 2006;14:110–8.
19. Kärki A, Simonen R, Mälkiä E, and Selfe J. Impairments, activity limitations and participation restrictions 6 and 12 months after breast cancer operation. *J Rehabil Med* 2005;37:180–8.
★20. Smeltzer DM, Stickler GB, and Schirger A. Primary lymphedema in children and adolescents: A follow-up study and review. *Pediatrics* 1985;76:206–18.
21. Merli GL. Lymphedema. *Clin Podiatry* 1984;1(2):363–72.
22. Bull RH, Coburn PR, and Mortimer PS. Pretibial myxoedema: A manifestation of lymphoedema. *Lancet* 1993;341:403–4.
★23. Wold LE, Hines EA, and Allen EV. Lipoedema of the legs. *Ann Intern Med* 1949;34:1243–50.
24. Brunning J, Gibson AG, and Perry M. Factitious lymphoedema, Secretan's syndrome. *Acta Dermatol (Stockholm)* 1983;63:271.
★25. Browse NL and Stewart G. Lymphedema: Pathophysiology and classification. *J Cardiovasc Surg* 1985;26:91–106.
26. Gordon K, Schulte D, Brice G et al. Mutation in vascular endothelial growth factor-C, a ligand for vascular endothelial growth factor receptor-3, is associated with autosomal dominant Milroy-like primary lymphedema. *Circ Res* 2013;112:956–60.
★27. Allen EV. Lymphedema of the extremities. *Arch Intern Med* 1934;54:606.
●28. Milroy WF. Chronic hereditary edema: Milroy's disease. *JAMA* 1928;91:1172–5.
29. Benson PF, Gough MH, and Polani PE. Lymphangiography and chromosome studies in females with lymphedema and possible ovarian dysgenesis. *Arch Dis Child* 1965;40:27–32.
★30. Siegelman SS, Heckman BH, and Hasson J. Lymphedema, pleural effusions and yellow nails: Associated immunologic deficiency. *Dis Chest* 1969;56:114–7.
★31. Carleton A, Elkington JStC, Greenfield JG, and Robb-Smith AH. Maffucci's syndrome (dyschondroplasia with haemangiomata). *Q J Med* 1942;11:203–9.
●32. Kinmonth JB, Taylor GW, Tracy GD, and Marsh JD. Primary lymphoedema: Clinical and lymphangiographic studies of a series of 107 patients in which lower limbs were affected. *Br J Surg* 1957;45:1–10.
33. Kyle VM, DeSilvia M, and Hurst G. Rheumatoid lymphedema. *Clin Rheumatol* 1982;1:126.
34. Dandapat MC, Mahapatro SK, and Dash DM. Management of chronic manifestations of filariasis. *J Indian Med Assoc* 1986;84:210–5.
35. Browse NL. Anatomy. In: Browse NL, Burnand KG, and Mortimer PS, eds. *Diseases of the Lymphatics*. London: Arnold, 2003, 21–43.
36. Browse NL. Aetiology and classification of lymphoedema. In: Browse NL, Burnand KG, and Mortimer PS, eds. *Diseases of the Lymphatics*. London: Arnold, 2003, 151–6.
★37. Wolfe JHN and Kinmonth JB. The prognosis of primary lymphedema of the lower limbs. *Arch Surg* 1981;116:1157–60.
38. Wolfe JH. The prognosis and possible cause of severe primary lymphedema. *Ann R Coll Surg Engl* 1984;66:251–7.
39. Beninson J. Postmastectomy lymphedema. *Lymphology* 1985;18:54.
40. Manson-Bahr PH, ed. *Manson's Tropical Disease*, 16th Ed. London: Cassell, 1966.
41. Subcommittee on Reporting Standards in Venous Disease, Ad Hoc Committee on Reporting Standards, Society for Vascular Surgery/North American Chapter, International Society for Cardiovascular Surgery. Reporting standards in venous disease. *J Vasc Surg* 1988;8:172–81.

62

淋巴闪烁成像术、淋巴管造影与磁共振成像

62.1 介绍

Kinmonth 的开创性工作在 20 世纪 50 年代为淋巴系统的成像带来了革命性突破[1],他们开创了一种实用的技术,即直接插入淋巴管并注射不透射线的造影材料,以显示盆腔和腿部淋巴管和淋巴结。他对淋巴管造影的系统评价和分类为我们对淋巴水肿患者淋巴解剖结构的理解奠定了基础[2]。然而,随着一种侵入性较小的成像技术——同位素淋巴闪烁成像技术的发展,淋巴管造影在评估淋巴水肿患者中的作用大大降低。然而,在几种情况下淋巴造影仍具有明显的优点,并且在需要时,该技术的解剖学分辨率是无与伦比的。在本章我们将讨论淋巴管造影的现有适应证和技术。此外,我们将讨论计算机断层扫描和磁共振淋巴管造影(magnetic resonance lymphangiography,MRL)在当今临床中的作用。

62.2 淋巴造影

淋巴闪烁成像术是一种评估淋巴对放射性粒子清除率的检查方式,也是在 20 世纪 50 年代发展起来的。淋巴闪烁成像在淋巴系统的评估中很大程度上取代了淋巴管造影,因为它具有创伤小,易于操作和并发症少的特点。使用较新的成像设备和现代放射性标记的示踪剂,可以准确地确定正常和病理淋巴功能,并且获得大量的解剖学信息。近年来,淋巴闪烁成像技术最常用于检查淋巴引流和来自各种肿瘤病变的潜在淋巴结转移。磁共振淋巴管造影术是淋巴系统的一种新的且有前景的成像方式。

62.2.1 淋巴闪烁成像术的历史

1953 年,Sherman 和 Ter-Pogossian[3]首次报道了淋巴系统对放射性胶体的转运。他们在实验中使用胶体金(^{198}Au),希望将肿瘤杀灭剂量的 β- 辐射剂运送到区域淋巴结从而治疗转移性癌症。Sherman 和 Ter-Pogossian 对区域淋巴结进行了放射自显影,证明了这种技术用于淋巴成像的潜力。同年,Jepson 等[4]证实了使用 ^{131}I 放射性标记的血浆蛋白评估淋巴转运的可行性。他们发现淋巴系统对间质蛋白的清除比毛细血管网络对晶体 ^{131}I 的清除更慢。1957 年,Taylor 等[5]发现,与正常受试者相比,淋巴水肿患者皮下注射部位的放射性标记蛋白转运延迟。尽管从这些早期研究中得到了许多关于胶体材料的物理性质和淋巴转运率的数据,但很明显高能辐射发射器不适合用于诊断成像。而锝 99m(^{99m}Tc)标记的放射性胶体和大分子的发展使得淋巴闪烁成像技术成为一种安全而实用的技术。

62.2.2 淋巴闪烁成像的技术要点

选择合适的放射性标记的大分子或胶体材料是高质量成像的关键。诸如粒子尺寸和表面电荷的特性将影响皮下注射材料的生物动力学行为。直径大于 10nm 的颗粒由淋巴管输送,而较小的颗粒通过毛细血管网输送。淋巴转运时间与颗粒大小直接相关,超过 100nm 的颗粒运输非常缓慢。在肢体淋巴闪烁成像中显示淋巴管和淋巴结的最佳粒子尺寸在 10~40nm 之间[6]。梅奥诊所的最初经验是使用 ^{99m}Tc 锑三硫化物胶体,但在过去十年中,该化合物尚未被美国批准。目前,过滤的 ^{99m}Tc 硫胶体(Tc-fSC)是美国最常用于淋巴闪烁成像的放射性药物。当 Tc-fSC 通过 0.1mm

的过滤器时，它会产生稳定的颗粒，平均直径为 38nm，90% 的颗粒小于 50nm[7]。临床和研究表明，Tc-fSC 的效果与以往使用的药物相似[8]。

众所周知，运动会影响淋巴转运率，因此必须在淋巴闪烁成像过程中进行标准化[9]。患者放松地躺在成像台上，对于下肢的研究，将患者足部连接到足测力计上，并指导患者使用它。对于上肢研究，给予患者可挤压的球，在检查期间让患者挤压该球。

对于淋巴水肿的肢体的研究，使用结核菌素注射器和 27 号针头将放射性标记的示踪剂皮下注射入手或脚的第二和第三指 / 趾之间的网状空间。在注射前 20 分钟用局部麻醉剂麻醉皮肤[15]。注射的体积保持在 0.1~0.2ml 之间，可能会引起注射部位的短暂不适，但是可以非常好地耐受。我们使用 15~18 MBq(400~500mCi) 的 Tc-fSC。3 小时后，这些化合物会从注射部位运走 10%~20% 的示踪剂。

具有大视野的 γ- 照相机在注射示踪剂之后立即定位以选定上部视野中的腹股沟区域。使用通用准直器，并且设定 20% 的窗口对称地围绕 ^{99m}Tc 同位素的 140keV 光峰。在第 1 小时内，每 5 分钟获取一次动态前部图像(图 62.1)。在注射示踪剂化合物后立即开始使用足部测力计或塑料球进行运动。要求患者最初运动 5 分钟，然后在第一个小时的剩余时间内每 5 分钟锻炼 1 分钟，同时获取动态图像。

在注射后 1 小时和 3 小时获得超过 20 分钟的全身图像(图 62.2)。鼓励患者在采集这些图像之间的时候走动，虽然在运动的程度并未标准化。在淋巴转运延迟的特定患者中，也可以在 6 和 24 小时获得全身图像以进一步检查淋巴阻塞的程度。

62.2.3 肿瘤组织淋巴引流图

本章的主要重点是评估肢体淋巴水肿。然而，注射 Tc-fSC 以检测肿瘤区域的淋巴结引流已成为淋巴闪烁成像技术的主要临床应用。在淋巴闪烁成像的早期阶段，人们发现其对淋巴结引流肿瘤的检测和治疗的潜力，并在 20 世纪 70 年代得到证实[10,11]。20 世纪 90 年代，淋巴闪烁成像识别和辅助前哨淋巴结活检的临床应用迅速发展[12-15]。淋巴引流图正在越来越多的癌症中得到普遍使用，包括那些影响皮肤、乳房、头颈部、外阴和阴茎的癌症[15-19]。

前哨淋巴结是第一个过滤从肿瘤部位排出的淋巴液的淋巴结。每个人的淋巴引流情况都不同。淋巴闪烁成像可以绘制每个患者的引流特点。注射到肿瘤部位附近的 Tc-fSC 颗粒被困在前哨淋巴结中。术前淋巴闪烁成像对于识别淋巴引流和前哨淋巴结位置是有价值的。然后在手术中使用手持式 γ 探针来识别放射性累积的淋巴结。在真皮，皮下组织和肿瘤周围位置的示踪剂注射均已投入使用并且结果令人满意。大多数报告表明放射性示踪剂与可见染料(异硫氰蓝)的组合能产生最佳结果。研究人员报告了超过 90% 的患者中前哨淋巴结的成功定位。前哨淋巴结定位和检查在黑素瘤和乳腺癌治疗中的效用和长期影响已经确立，但超出了本章的范围[20-23]。

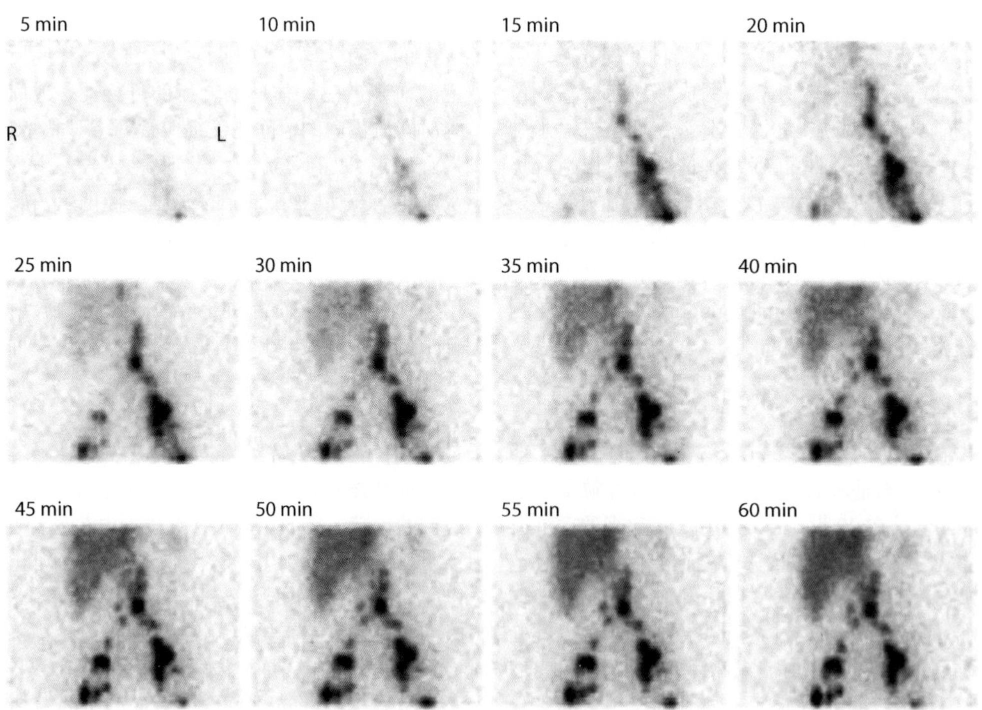

图 62.1 双足示踪剂注射后前 60 分钟内每 5 分钟的动态图像。本例为 57 岁男性，双下肢间歇性肿胀，淋巴转移迅速，正常，腹股沟淋巴结在 15 分钟内显像

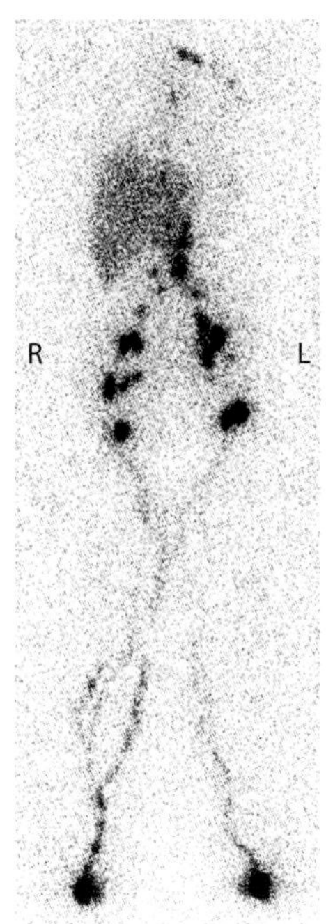

图 62.2 示踪剂注射后 1 小时内全身淋巴扫描图。这位 54 岁的妇女因 19 年来双下肢肿胀而入院。淋巴管、淋巴结和转运动力学均正常。右侧腘窝有多个侧枝淋巴通道。左侧锁骨上区域的显像活性集中在胸导管内。(获得 Mayo 基金会和研究机构的许可)

62.2.4 淋巴闪烁成像的解读

在从淋巴闪烁扫描检查中获得任何诊断信息之前,可以使用图像来确保正确的注射技术。在研究的前 10~15 分钟内,肝脏不应该显像,并且应该在 1 小时后才能清晰可见。在区域或腹部淋巴结中没有显像,而肝脏早期显像往往提示示踪化合物注入静脉,这可能误导检查的解读。一旦确认了正确的技术,可以通过动态成像期间区域淋巴结中放射性的出现或定性地使用视觉闪烁图像来定量评估淋巴功能。这些技术的组合使用视觉图像来获得淋巴转运指数,这是 Kleinhans 等人最初描述的评分系统的修正。

转运指数是淋巴闪烁照相图像的评分系统,接近 0 表示正常扫描,最大值 45 表示没有淋巴转运。评分的组成部分和评分标准如图 62.3 所示。通过检查图像,可以对区域节点中示踪剂的外观,淋巴通道和淋巴结的位置和数量以及示踪剂的分布模式进行评分和制表。这种半定量评分对于比较个体患者的连续扫描或比较患者之间的淋巴功能最有效。

使用转运指数对 386 个肢体进行的前瞻性评估显示,无症状肢体(n=79)的平均转运指数为 2.6,而淋巴水肿性肢体(n=124)的平均指数为 23.8[25]。在该系列中,转运指数大于 5 的高度提示淋巴水肿(敏感性,80%;特异性,94%)。然而,转运指数无法将原发性淋巴水肿的肢体与继发性淋巴水肿的肢体区分开来。这并不奇怪,因为这些疾病的最后阶段的淋巴解剖结构可能非常相似。然而,淋巴闪烁成像能够排除淋巴疾病,而淋巴疾病是三分之一患者肢体肿胀的原因。一些报告指出使用各种示踪化合物和解读方法的淋巴闪烁成像的准确性。Stewart 等[26]仅使用淋巴闪烁成像的

患者的首字母 ______________________

临床编号 ______________________ 日期 __________

淋巴闪烁成像

评估日期

______ 上肢 ______ 下肢

	1小时		3小时		6小时		24小时	
图像	右	左	右	左	右	左	右	左
淋巴传输动力学: 0=无延迟,1=快速,3=低等级延迟, 5=严重延迟,9=无运输								
分布模式: 0=正常,2=病灶异常示踪剂, 3=部分真皮,5= 广泛真皮, 9=无运输								
淋巴结显像时间: 分钟								
淋巴结评估: 0=清晰可见,3=模糊,5=几乎看不见, 9=完全不可见								
淋巴管评估: 0=清晰可见,3=模糊,5=几乎看不见, 9=没有可视化								
示踪剂积聚异常部位(描述)								

图 62.3 淋巴转运指数计算评价表

视觉解读报告了非常高的敏感性和特异性。这些发现得到了其他人的支持[27,28]。然而，一些作者建议使用动态成像获得的区域淋巴结的时间活动曲线进行淋巴功能分析[29-31]。Weissleder[9]报道了当使用定量清除数据时其检查灵敏度的提高。区域淋巴结示踪剂积累的定量分析经验表明，正常四肢存在很大的变异性，这使得对这些数据的解读变得困难[32]。因此，我们已经开始严重依赖于给定研究中淋巴闪烁图像的视觉解读，使用如上所述的半定量转运指数来比较不同患者的系列检查或研究。

62.2.5 正常及肿胀肢体淋巴结形态

在正常淋巴结扫描图中，具有最高示踪活性的区域通常是注射部位。如前所述，在研究期间，通常只有10%~20%的示踪活性从注射部位运输到靶部位。在下肢，强烈的活性遮盖了脚部区域的任何解剖细节。从足部逐渐向上，示踪剂活性逐渐降低，并且在正常转运的情况下，在注射时间15~60分钟之间在动态图像上的腹股沟淋巴结中检测到示踪活性。在不到15分钟内在腹股沟中出现显著活动则表明转运迅速，1小时后没有活动表明延迟淋巴转运(图62.4)。在全身图像上，可以在小腿区域看到几个淋巴通道，但是在大腿中，淋巴管在内侧靠在一起。很少看到每个通道中的单独活动情况。在正常的转运时间内，腹股沟淋巴结应在注射后1小时内清晰可见，并且可以看到腹主动脉旁淋巴结，肝脏和膀胱模糊可见(图62.2)。在3小时的图像中，骨盆和腹部淋巴结和肝脏的摄取应该是强烈的(图62.5)，偶尔会看到左锁骨上窝远端胸导管的区域。在淋巴水肿的四肢中，可以单独或组合观察几种淋巴闪烁显像模式[33]。大致分类如下：

1. 注射部位延迟或不存在淋巴转运。注射后1小时在区域淋巴结中检测到很少或没有活动。在极端情况下，不能检测到来自脚的活动。

2. 在四肢可见侧支通道或与皮肤回流一致的皮肤模式。这些发现提示四肢淋巴管阻塞，淋巴流动要么在梗阻周围，找到新的通道，要么回填富含真皮的淋巴网络(图62.6)。

3. 腹股沟，骨盆或主动脉旁淋巴结的减少，微弱或无摄取，表明区域淋巴结水平的局部淋巴阻塞区域(图62.6)。虽然这种模式可见于原发性淋巴水肿，但它更能提示淋巴结清扫后的继发性疾病或肿瘤性疾病的放射。

4. 异常示踪剂累积提示外渗，淋巴囊肿或淋巴管扩张(图62.7)。这些类型的积聚可见于多种淋巴病变，从手术后的直接创伤到淋巴管，再到淋巴液外渗到体内空腔(乳糜腹水或乳糜胸)或乳糜回流到皮肤(淋巴管)。然而，这些疾病中的闪烁扫描结果很少产生足够的解剖学细节来确定淋巴漏的部位，对比剂淋巴管造影在这方面可能协助诊断。

淋巴闪烁成像可用于监测治疗干预的效果或淋巴水肿随时间的变化。在一项研究中，超过80%的肢体在复杂的物理治疗和压迫方案后表现出淋巴闪烁扫描结果的改善[34]。同样，淋巴闪烁扫描可以测量淋巴流量随热敷或冷敷的变化[35]。Mayo诊所转运指数(图62.3)与患者症状程度相关。

淋巴闪烁成像在评估正在考虑进行直接淋巴重建的患者中非常有用。在理想的患者(由于腹股沟或腋窝水平阻塞引起的继发性淋巴水肿)，淋巴闪烁成像可以确定相关肢体中的扩张淋巴管，并且具有足够的准确性，可以根据这些发现进行手术探查[32]。此外，本研究适用于追踪某些淋巴重建的有效性。虽然无法直接证实淋巴静脉吻合的通畅[36]，但该研究可以对阑尾或腋窝淋巴移植物进行单侧淋巴管阻塞治疗进行显像观察(图62.8)[24]。

静脉疾病四肢的淋巴闪烁扫描结果根据静脉病变的持续时间和程度而有所不同。在静脉疾病的早期，在广泛的水肿形成或脂肪性皮肤硬化的发展之前，淋巴系统是正常

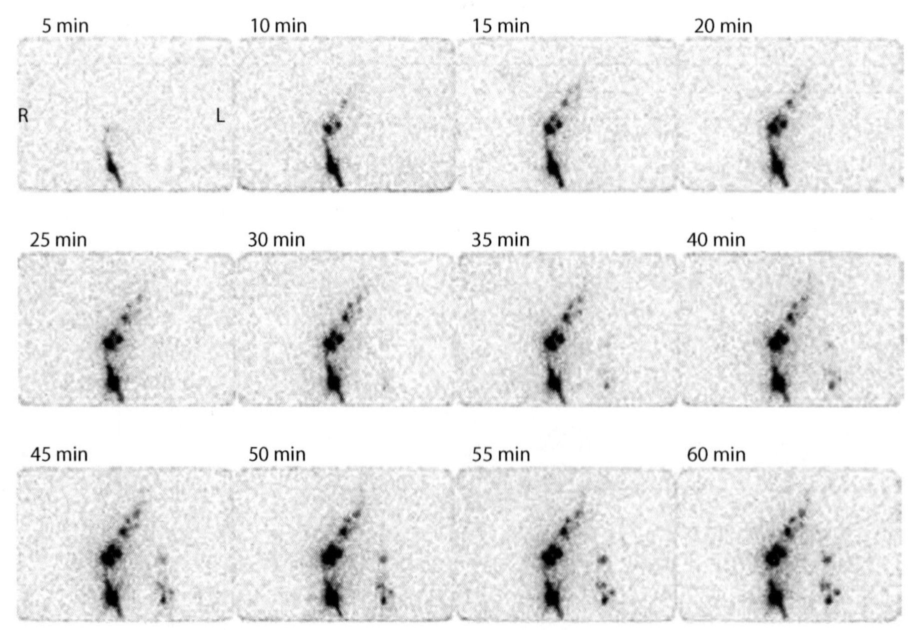

图62.4 双足示踪剂注射后前60分钟内每5分钟的动态图像。右侧腹股沟淋巴结淋巴转移正常，图像模式正常，左侧淋巴结未见。这位26岁的女性左腿原发性淋巴水肿

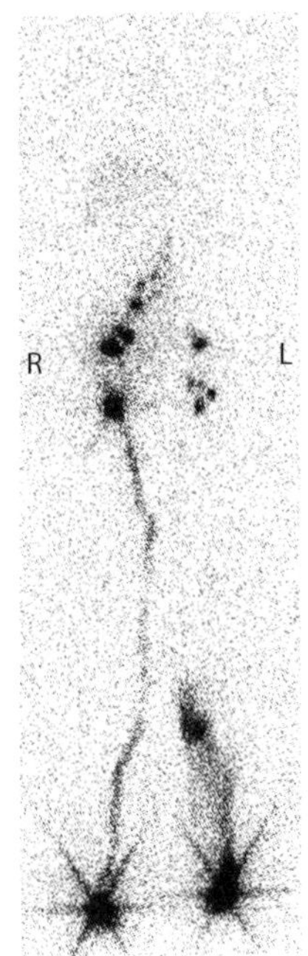

图 62.5 注射后 3 小时，一名 75 岁男性，5 年左腿肿胀（原发性淋巴水肿）。左侧小腿有局部真皮分布，左侧腹股沟区淋巴结减少

图 62.6 注射后 6 小时的 25 岁女性先天性下肢原发性淋巴水肿和肠道淋巴管扩张症患者的全身图像。注意到小腿远端无淋巴管，6 小时几乎没有淋巴结活动，仅可见轻微的真皮回流

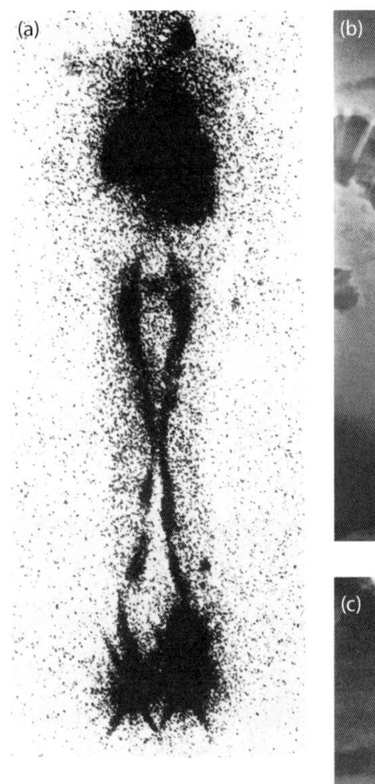

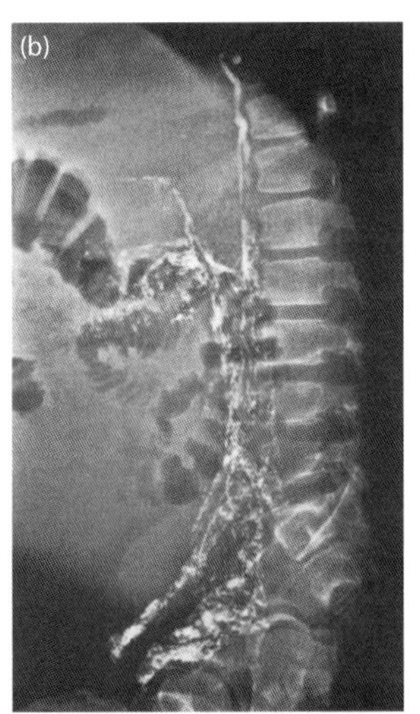

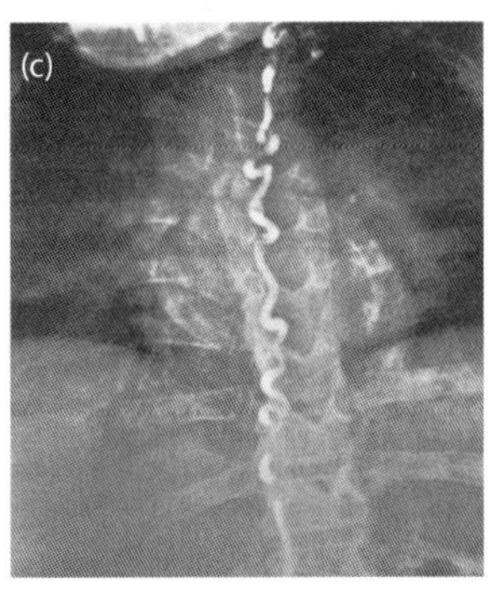

图 62.7 （a）一名 18 岁男子淋巴血管扩张、蛋白丢失性肠病和乳糜性腹水的淋巴图。注意腿部大淋巴管及胶体反流进入肠系膜淋巴管，几乎填满整个腹腔。（b）同一患者的淋巴管造影显示染料回流至扩张的肠系膜淋巴管。（c）注意极度扩张和曲折但通畅的胸导管。（Gloviczki P，and Wahner HW. Vascular Surgery. Philadelphia，PA：W. B. Saunders，1995，1899-920.）

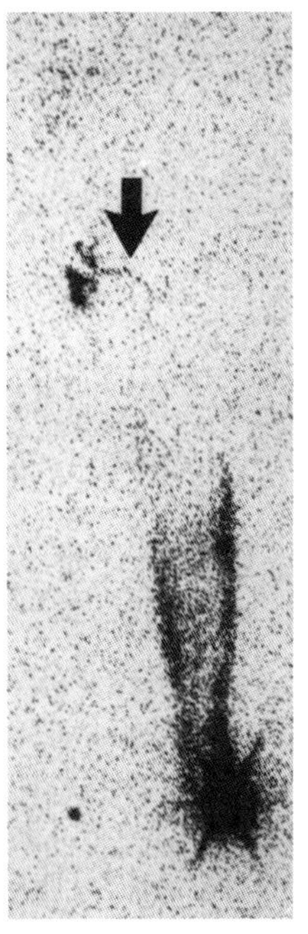

图 62.8 一名 52 岁男性，左侧下肢继发性淋巴水肿，5 年前接受耻骨上淋巴移植。箭头所指的是未切除的淋巴管移植物。注意，胶体被注射到左脚，耻骨上移植物充填了右腹股沟淋巴结

的并且淋巴闪烁显像的外观将反映这一点。随着毛细血管过滤和四肢水肿的增加，淋巴转运（快速转运）也在增加。这在 ^{131}I 标记的白蛋白[37]的淋巴流动的早期研究中被注意到，并且已经在动物模型[38]和人体中得到证实[26]。淋巴转运的增加作为稳态机制发生，证明淋巴系统试图减少增加的组织液。其他人已证实与静脉病理学相关的淋巴转运减少[9,31,39]，伴有晚期静脉疾病的广泛性脂肪性皮肤硬化区淋巴管受损，导致淋巴转运延迟和四肢水肿加剧。在一项前瞻性系列研究中，31 例患者有深静脉功能不全，其中 4 例(13%)有快速转运，9 例(29%)有正常的淋巴转运，18 例(58%)有延迟转运[25]。

62.2.6 总结

淋巴闪烁成像已成为疑似淋巴水肿患者的首选检测方法。与对比剂淋巴管造影不同，它是非侵入性的，耐受性良好，并且很少有并发症。必要时，可以连续重复，以跟踪淋巴功能的临床过程。尽管最初开发为功能性研究，但较新的成像技术和设备可以获取大量的解剖学信息，在某些情况下提示可以对淋巴系统进行直接外科手术。虽然已经报道了通过利用几种解读方法的诊断准确性，但我们已经在很大程度上依赖于闪烁图像的视觉解读。必要时，可以应用简单的评分系统来获得淋巴转运指数，然后可以将其用于比较各个闪烁扫描研究。最近，淋巴闪烁成像已经开始频繁用于各种肿瘤中淋巴引流和前哨淋巴结的定位。

62.3 淋巴管造影术

1943 年，Servelle 进行了第一次对比剂淋巴血管造影。10 年后，Kinmonth[1]描述了皮下注射活体染料的基本技术，用于识别浅表背足淋巴管，这些淋巴管可以插管和直接注射造影剂。约 50 年后，仅对注射的造影剂和检查的射线照相成像进行了修改。

横断面成像技术（计算机断层扫描，磁共振成像和超声波检查）和同位素淋巴闪烁扫描的持续发展和完善导致对诊断性淋巴管造影的需求减少。

虽然淋巴管造影术是一项耗时且技术上具有挑战性的放射学手术，但它提供了对淋巴管和淋巴结的高度详细的检查。同时它提供了泄漏情况下经皮栓塞所需的细节。

62.3.1 淋巴管造影技术细节

淋巴管造影术是一种门诊手术。指示患者在检查前 8 小时不进食或饮水。允许使用药物和透明液体。如果患者焦虑或无法保持安静至少 60 分钟，可以给予清醒镇静。将患者仰卧在带衬垫的放射线透视台上。由于患者定位的重要性，患有呼吸系统疾病的患者可能无法忍受该过程。

必须首先观察淋巴通道，以便在淋巴管造影期间对它们进行插管。用于淋巴通道浑浊化的蓝色染料是异硫氰蓝(Lymphazurin 1%；Hirsch Industries)。与附近静脉较厚的壁相比，淋巴管被识别为薄壁。共 90% 的异硫氰蓝通过胆道排出，剩余的 10% 通过尿液排出。术后几天尿液可能会变色。在对蓝色染料过敏的患者中，荧光素可用于定位淋巴管，但不如传统的蓝色染料对比度高。

在初始阶段，用酒精清洁每个脚趾之间的皮肤，并在每个淋巴网中皮内注射 0.5ml 利多卡因[40]。然后注射 0.5ml 异硫氰蓝(Lymphazurin 1%)。然后指示患者主动弯曲并伸展脚趾和脚踝，直到最佳可视化。如有必要，将脚背上的毛发剃除。

用于观察腿部深部淋巴管的蓝色染料注射部位是足底，靠近外展肌。对于手臂的淋巴管造影，注射手指之间的手背。对于颈部淋巴管造影，注射部位在耳后。穿过皮肤的醒目蓝色条纹是可视化的淋巴通道。在深色皮肤的患者中可能难以识别它们。围绕双脚放置无菌巾，以便为检查者提供操作区域。选择足背上的大淋巴通道用于插管。该通道通常位于足中背部，但偶尔在脚踝附近的近端通道是最佳选择。

使用切割技术，将不含肾上腺素的 1% 利多卡因大量注射到蓝色淋巴管周围的皮下组织。这种自由局部麻醉注射的目的是获得无痛的环境，以及帮助去除淋巴管外脂肪和其他组织。利多卡因也可能对小淋巴通道产生解痉作用。

在淋巴管上做 2cm 的垂直或横向切口，并进行钝性分离直至定位通道。然后将一个薄的 3cm × 1cm 可延展金属楔子滑入血管下方，进一步清除任何相邻的脂肪或纤维组织。在暴露的血管的近端和远端，轻轻地置入 5-0 丝线以供后续使用。接下来，用 Steristrip 粘贴近端丝线(朝向脚踝)。为了使淋巴管扩张，使该丝线处于轻微张力下。更远端的丝线可用作泄漏修复，但针必须穿过丝线。

我们使用基于可视化淋巴管直径的 30 号淋巴管造影针。针尖几乎平行于淋巴通道保持插管。可以用无菌盐水轻轻地测试针以检查位置。一旦就位，使用 Steristrip 固定针或脚的背部。然后释放近端丝线以允许淋巴液流动；它可以在针的斜面附近移动并拧紧以获得更好的密封。针管可以在适当的脚趾之间放置，然后用胶带粘在皮肤上。

使用 Harvard 输液泵装置(Bard Medsystems)以每分钟 0.10~0.15ml 的速度注入加热的造影剂材料，每条腿总共 5~7ml，没有泄漏。用于淋巴管造影的碘化造影剂材料是碘油(罂粟籽油的脂肪酸的碘化乙酯；Guerbet LLC)。几乎 90% 的造影剂被淋巴结保留，其余部分流入进入肺床的胸导管。在肺功能减退的患者中，这可能导致进一步的肺损害。

如果一侧不成功，使用 10~12ml 过量填充输注对侧可以在双侧主动脉旁淋巴结水平进行交叉填充。注射 1~2ml 后，进行简短的透视或 X 线照片以确认淋巴充盈。当对比剂材料在小腿上升时，患者可能会出现腿部痉挛。注射后，用无菌盐水洗涤两个切口。用聚丙烯缝合线行单侧或双侧垂直褥式闭合切口。使用抗菌软膏和小敷料。缝合线应在 10 天内拆除。

在手术后即时和 24 小时后立即获得的标准系列射线照片（用于评估血管或用于检查淋巴结结构和位置）包括：

- 骨盆：前后位、侧位和两侧斜位
- 腰骶脊柱：前后位、侧位和两侧斜肌
- 胸部：后前位和外侧位

射线照相点胶片可用于识别躯干，胸部或四肢中的外渗部位。早期，频繁的荧光镜观察可以帮助定位泄漏。立即进行淋巴管造影后计算机断层扫描(CT)以记录泄漏部位，检测透视或平片上未识别的细微泄漏，并提供详细的解剖结构以在进一步处理之前协助介入放射科医师或外科医生。延迟的24小时CT也可能在困难的情况下有用。如需检查淋巴水肿情况，也应拍摄肢体图像。

一些设施正在使用超声引导的结节淋巴管造影技术来识别胸导管栓塞的淋巴管[41]。腹股沟淋巴结使用25号针头注射碘油，尖端位于淋巴结的皮质和门之间的过渡区域。该技术也可用于儿科患者。根据我们团队40多年的经验，我们给患者做踏板淋巴管造影术。

62.3.2 淋巴管造影的解读

淋巴管造影的完整评估包括对研究的通道(即时)和淋巴结(24小时后)时相的解读，以及所摄的任何点片和CT扫描(图62.9)。评估淋巴通道的大小、数量、渗漏、阻塞或转移受累。个体化评估淋巴结的大小、数量、轮廓和内部结构。

(a)

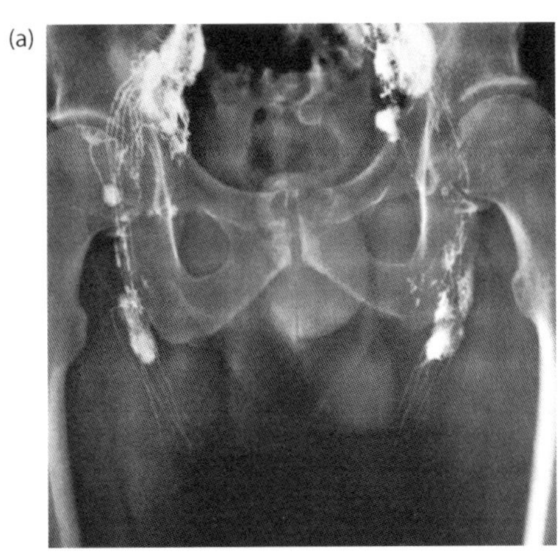

(b)

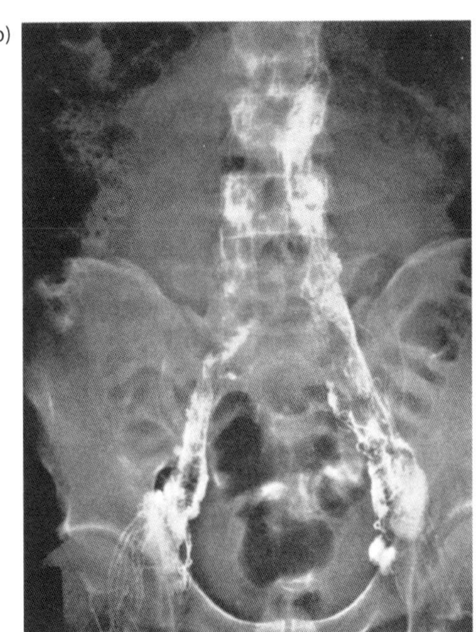

图62.9 (a和b)双足造影示正常淋巴解剖

碘油通常在3~4小时内从淋巴管清除。近端阻塞会导致排空延迟。淋巴管周围组织的外渗可发生在淋巴阻塞或输注速度过快时。

淋巴结的表现取决于：①浑浊化程度；②组织结构。对比剂材料位于窦腔内。正常淋巴结表现为清晰的圆形或椭圆形密度，具有精细，均匀和颗粒状外观。淋巴管通道以淋巴结的门部为中心发散性运输淋巴液。

62.3.3 淋巴管造影的并发症

只要仔细选择患者并采取标准预防措施，淋巴管造影术就相对安全[41,42]。并发症分类如下：

- 对蓝染料或碘油特异性反应
- 肺部并发症
- 中枢神经系统油性造影剂栓塞
- 局部伤口并发症
- 意外静脉注射碘油
- 淋巴造影后发热
- 淋巴水肿加重

对蓝色染料或碘油的轻度或重度过敏反应很少见(少于1%)。但是，必须在手术室中提供生命支持措施。患者也可能在几小时内发生迟发反应。Weg和Harkleroad[43]在没有肺部疾病的患者中检测到淋巴管造影术后肺总扩散和毛细血管体积适度减少。肺部并发症的严重程度与先前存在的肺部疾病和较大体积(>20ml)的碘油有关。极端罕见的咯血、肺梗死和呼吸窘迫综合征病例均已有报道[44,45]。Bron等人报道了45例患者的肺碘油栓塞。然而，Hessel等[47]仅在0.4%的患者中观察到临床上显著的肺部并发症。如果必须在患有肺部疾病的患者中进行淋巴管造影，可以提供使用4~5ml碘油的单臂研究。Hessel等人报道的总体死亡率为0.01%。Clouse等[48]描述了其108例手术中5%患者的轻度至中度发热。据报道，对比剂淋巴管造影术后会使慢性阻塞性淋巴水肿恶化[33]。

62.3.4 淋巴管造影术的适应证

目前淋巴管造影术的用途很少。淋巴闪烁成像是我们对淋巴水肿常规评估的选择。对比剂淋巴管造影术一般选择性地用于淋巴水肿的诊断(图62.10a和b)[33]。对于乳糜胸，乳糜腹水患者和淋巴瘘的微血管淋巴管重建术或经皮胸导管栓塞治疗的患者可能有用[49]。在某些情况下，直接淋巴管造影被认为是淋巴管渗漏的治疗选择[50]，对淋巴管扩张症和乳糜反流患者的评估非常有帮助。扩张导管的范围和位置的细节用对比淋巴管造影术比淋巴闪烁成像更好(见图62.7)。淋巴管造影可以用于研究胸导管的阻塞和盆腔、腹部或胸部淋巴瘘的定位。

62.3.5 淋巴管造影术禁忌证

仔细选择患者和常规预防措施是这种侵入性手术成功的关键。应排除有明显造影剂过敏、肺部疾病或心内或肺内分流史的患者。不应对接受肺部放射治疗的患者进行淋巴管造影。不应在可能广泛淋巴阻塞的患者中进行(例如，巨大的盆腔或腹膜后腺体病)。

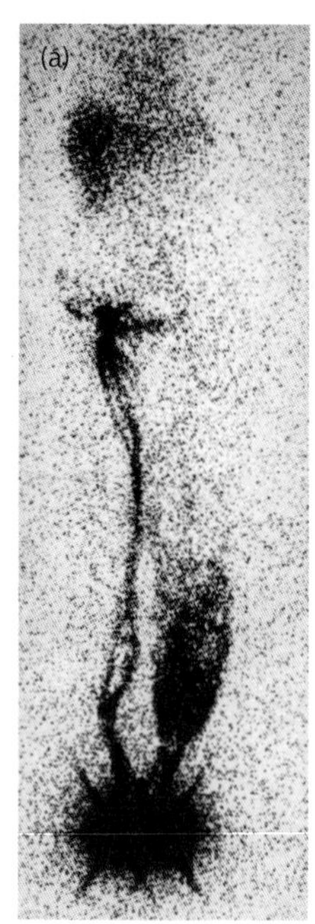

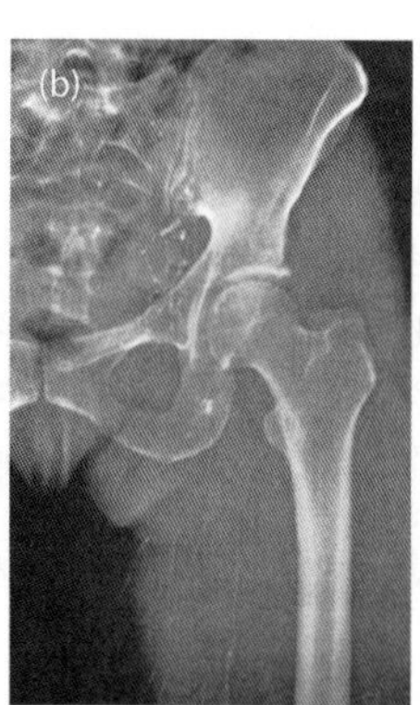

图 62.10 (a)一名 43 岁妇女,因宫颈癌行子宫切除和双侧髂淋巴结清扫术后,左侧下肢淋巴水肿的淋巴造影。左侧可见真皮模式,腹股沟淋巴结未见。在临床无症状的右肢体中,转运被轻微延迟。注意双侧髂淋巴结不可见。(b)同一患者的对比剂淋巴管造影证实淋巴造影的结果。仅在大腿可见少量小淋巴管和两个小淋巴结。(Gloviczki P and Wahner HW. *Vascular Surgery*. Philadelphia, PA:W. B. Saunders,1995,1899-920.)

62.4 磁共振淋巴管造影(MRL)

MRL 的淋巴评估由于其能够可视化淋巴通道和淋巴结而获得了越来越多的兴趣。磁共振长期以来被用于评估前列腺癌、宫颈癌和乳腺癌等恶性肿瘤中的淋巴结。皮内造影的 MRL 具有明确前哨淋巴结和分辨转移淋巴结和非转移淋巴结的潜力[51-53]。MRL 在淋巴管畸形患者中起着重要作用,描述了畸形受累的程度和确切位置,用于诊断和程序规划。淋巴管扩张症和淋巴水肿是不断发展的适应证,目前 MRL 尚未成为这些患者评估的主要依据[54-57]。

MRL 在乳糜胸或乳糜腹水患者中的作用是不断变化的,并正在进行研究中。在许多机构中,MRL 用于在胸导管栓塞之前评估小脑池。这在我们的经验中不是必要的,因为它昂贵并且通常不能预测淋巴管造影结果。然而,日本的一项研究通过使用呼吸门控明确了 72% 患者的整个胸导管[58]。通过 MRL 明确切泄漏部位具有挑战性,而且在我们的实践中并不常规。一些研究人员已成功识别腹股沟淋巴管的渗漏[59]。

MRL 技术取决于指征和身体部位的成像。大多数研究者报告使用 3D 梯度回声和 T2 序列。皮内造影注射可用于显现淋巴管通道并评估淋巴结增强模式和淋巴流动力学[58,60]。使用磁共振静脉造影结合淋巴管的轴向和轴外评估有助于区分淋巴管与静脉(图 62.11)[61]。

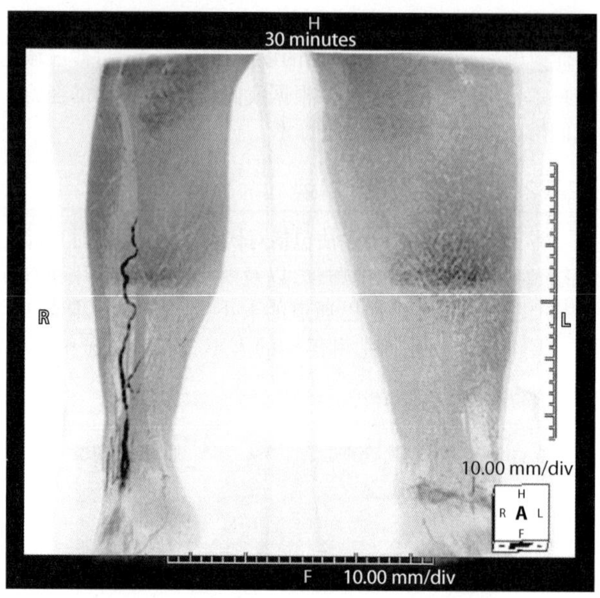

图 62.11 双足注射嘉多明钆贝葡胺 30 分钟。磁共振成像显示肿胀水肿的左下肢,踝关节造影不清。右侧下肢淋巴轻度扩张,无梗阻。注意右肢静脉的边缘轮廓。需要多次随访影像学检查

62.5 结论

淋巴闪烁成像已成为疑似淋巴水肿患者的首选检测方法。由于淋巴闪烁成像是非侵入性的并且耐受性良好,因此可以连续重复进行以追踪淋巴功能障碍患者的临床转归。较新的淋巴闪烁成像技术和设备可以为淋巴系统的直接外科干预提供足够的解剖信息,特别是用于指导前哨淋巴结活检。作者主要依赖于闪烁图像进行定性解读。可以使用简单的评分系统来获得淋巴转运指数,以比较闪烁扫描研究和记录患者对治疗的反应。淋巴水肿患者应选择性地使用对比剂淋巴管造影术。然而,它确实为淋巴管扩张症、腹部或胸部淋巴瘘及胸导管异常患者的评估提供了有用的信息。

美国静脉论坛指南 6.2.0 :淋巴闪烁成像术和淋巴管造影

编码	指南	推荐等级(1 :强;2 :弱)	证据级别(A:高质量;B:中等质量;C:低或极低质量)
6.2.1	建议淋巴闪烁成像术而不是对比剂淋巴管造影来初步评估淋巴水肿患者		
6.2.2	推荐淋巴闪烁成像术,使用图像的视觉解读与半定量评分指数,以记录治疗淋巴水肿的反应		

参考文献

● = Seminal primary article
★ = Key review paper
◆ = First formal publication of a management guideline

●1. Kinmonth JB. Lymphangiography in man; a method of outlining lymphatic trunks at operation. *Clin Sci* 1952;11:13–20.
2. Kinmonth JB, Taylor GW, Tracy GD, and Marsh JD. Primary lymphedema. Clinical and lymphangiographic studies of a series of 107 patients in which the lower limbs were affected. *Br J Surg* 1957;45:1–10.
3. Sherman AI, and Ter-Pogossian M. Lymph node concentration of radioactive colloidal gold following interstitial injection. *Cancer* 1953;6:1238–40.
4. Jepson RP, Simeone FA, and Dobyns BM. Removal from skin of plasma protein labelled with radioactive plasma protein. *Am J Physiol* 1953;175:443–8.
●5. Taylor GW, Kinmonth JB, Rollinson E et al. Lymphatic circulation studied with radioactive plasma protein. *BMJ* 1957;1:133–7.
6. Bergqvist L, Strand SE, and Persson BRR. Particle sizing and biokinetics of interstitial lymphoscintigraphic agents. *Semin Nucl Med* 1983;13:9–19.
7. Hung JC, Wiseman GA, Wahner HW et al. Filtered technetium-99m–sulfur colloid evaluated for lymphoscintigraphy. *J Nucl Med* 1995;36:1895–901.
★8. Szuba A, Shin WS, Strauss HW, and Rockson S. The third circulation: Radionuclide lymphoscintigraphy in the evaluation of lymphedema. *J Nucl Med* 2003;44:43–57.
●9. Weissleder H, and Weissleder R. Lymphedema: Evaluation of qualitative and quantitative lymphoscintigraphy in 238 patients. *Radiology* 1988;167:729–35.
10. Fee HJ, Robinson DS, Sample WF et al. The determination of lymph shed by colloidal gold scanning in patients with malignant melanoma: A preliminary study. *Surgery* 1978;84:626–32.
●11. Meyer CM, Lecklitner ML, Logic JR et al. Technetium-99m sulfur colloid cutaneous lymphoscintigraphy in the management of truncal melanoma. *Radiology* 1979;131:205–9.
12. Morton DL, Wen DR, and Cochran AJ. Management of early-stage melanoma by intraoperative lymphatic mapping and selective lymphadenectomy: An alternative to routine elective lymphadenectomy or "watch and wait". *Surg Oncol Clin North Am* 1992;1:247–59.
◆13. Cox CE, Pendas S, Cox JM et al. Guidelines for sentinel node biopsy and lymphatic mapping of patients with breast cancer. *Ann Surg* 1998;227:645–53.
●14. Krag D, Weaver D, Ashikaga T et al. The sentinel mode in breast cancer: A multicenter validation study. *N Engl J Med* 1998;339:941–6.
15. Burak WE, Walker MJ, Yee LD et al. Routine preoperative lymphoscintigraphy is not necessary prior to sentinel node biopsy for breast cancer. *Am J Surg* 1999;177:445–9.
16. Kelemen PR, Essner R, Foshag LJ, and Morton DL. Lymphatic mapping and sentinel lymphadenectomy after wide local excision of primary melanoma. *J Am Coll Surg* 1999;189:247–52.
17. Vigili MG, Tartaglione G, Rahimi S et al. Lymphoscintigraphy and radioguided sentinel node biopsy in oral cavity squamous cell carcinoma: Same day protocol. *Eur Arch Otorhinolaryngol* 2007;264:163–7.
18. Martinez-Palones JM, Perez-Benavente MA, Gil-Moreno A et al. Comparison of recurrence after vulvectomy and lymphadenectomy with and without sentinel node biopsy in early stage vulvar cancer. *Gynecol Oncol* 2006;103:865–70.
19. Kroon BK, Horenblas S, Meinhardt W et al. Dynamic sentinel node biopsy in penile carcinoma: Evaluation of 10 years experience. *Eur Urol* 2005;47:601–6.
★20. Uren RF, Thompson JF, Howman-Giles R, and Chung DK. The role of lymphoscintigraphy in the detection of lymph node drainage in melanoma. *Surg Oncol Clin North Am* 2006;15:285–300.
21. Uren RF, Howman-Giles R, Chung DK et al. The reproducibility in routine clinical practice of sentinel lymph node identification by pre-operative lymphoscintigraphy in patients with cutaneous melanoma. *Ann Surg Oncol* 2007;14:899–905.
22. Estourgie SH, Nieweg OE, Olmos RA et al. Lymphatic drainage patterns from the breast. *Ann Surg* 2004;239:232–7.
23. Gentilini O, Trifiro G, Soteldo J et al. Sentinel lymph node biopsy in multicentric breast cancer. The experience of the European Institute of Oncology. *Eur J Surg Oncol* 2006;32:507–10.
24. Kleinhans E, Baumeister RGH, Hahn D et al. Evaluation of transport kinetics in lymphoscintigraphy: Follow-up study in patients with transplanted lymphatic vessels. *Eur J Nucl Med* 1985;10:349–52.
●25. Cambria RA, Gloviczki P, Naessens JM, and Wahner HW. Noninvasive evaluation of the swollen extremity with lymphoscintigraphy: A prospective semiquantitative analysis in 386 extremities. *J Vasc Surg* 1993;18:773–82.
●26. Stewart G, Gaunt JI, Croft DN, and Browse NL. Isotope lymphography: A new method of investigating the role of the lymphatics in chronic limb oedema. *Br J Surg* 1985;72:906–9.
27. Golueke PJ, Montgomery RA, Petronis JD et al. Lymphoscintigraphy to confirm the clinical diagnosis of lymphedema. *J Vasc Surg* 1989;10:306–12.
28. Richards TB, McBiles M, and Collins PS. An easy method for the diagnosis of lymphedema. *Ann Vasc Surg* 1990;4:255–9.
29. Ohtake E, and Matsui K. Lymphoscintigraphy in patients with lymphedema. *Clin Nucl Med*

1986;11:474–8.
30. Carena M, Campini R, Zelaschi G et al. Quantitative lymphoscintigraphy. *Eur J Nucl Med* 1988;14:88–92.
31. Rijke AM, Croft BY, Johnson RA et al. Lymphoscintigraphy and lymphedema of the lower extremities. *J Nucl Med* 1990;31:990–8.
•32. Vaqueiro M, Gloviczki P, Fisher J et al. Lymphoscintigraphy in lymphedema: An aid to microsurgery *J Nucl Med* 1986;27:1125–30.
33. Gloviczki P, and Wahner HW. Clinical diagnosis and evaluation of lymphedema. In: Rutherford RB, ed. *Vascular Surgery*. Philadelphia, PA: W.B. Saunders, 1995, 1899–920.
34. Hwang JH, Kwon JY, Lee KW et al. Changes in lymphatic function after complex physical therapy. *Lymphology* 1999;32:15–21.
35. Meeusen R, van der Veen P, Joos E et al. The influence of cold and compression on lymph flow at the ankle. *Clin J Sport Med* 1998;8:266–71.
•36. Gloviczki P, Fisher J, Hollier LH et al. Microsurgical lymphovenous anastomosis for treatment of lymphedema: A critical review. *J Vasc Surg* 1988;7:647–52.
37. Hollander W, Reilley P, and Burrows BA. Lymphatic flow in human subjects as indicated by the disappearance of I131-labelled albumin from the subcutaneous tissue. *J Clin Invest* 1961;40:222–33.
38. Szabo G, Magyar Z, and Papp M. Correlation between capillary filtration and lymph flow in venous congestion. *Acta Med Hung* 1963;19:185–9.
39. Larcos G and Wahner HW. Lymphoscintigraphic abnormalities in venous thrombosis. *J Nucl Med* 1991;32:2144–8.
40. Kadir S. The lymphatic system. In: Kadir S, ed. *Diagnostic Angiography*. Philadelphia, PA: W.B. Saunders, 1986, 617–41.
41. Nadolski G and Itkin M. Feasibility of ultrasound-guided intranodal lymphangiogram for thoracic duct embolization. *J Vasc Inter Radiol* 2012; 23:613–6.
42. Lossef SV. Complication of lymphangiography. *Semin Interv Radiol* 1994;11:107–12.
43. Weg JG and Harkleroad LE. Aberrations in pulmonary function due to lymphangiography. *Dis Chest* 1986;53:534–40.
44. Koehler PR. Complications of lymphography. *Lymphology* 1986;1:116–20.
45. Silvestri RC, Huseby JS, Rughani I et al. Respiratory distress syndrome from lymphangiography contrast medium. *Am Rev Respir Dis* 1980;122:543–9.
46. Bron KM, Baum S, and Abrams HL. Oil embolism in lymphangiography: Incidence, manifestations, and mechanisms. *Radiology* 1963;80:194–202.
47. Hessel SJ, Adams DF, and Abrams HL. Complications of angiography. *Radiology* 1981;138:273–81.
48. Clouse ME, Hallgrimsson J, and Wenlund DE. Complications following lymphography with particular reference to pulmonary oil embolization. *Am J Roentgenol Radim Ther Nucl Med* 1966;96:972–8.
49. Lee EW, Shin JH, and Ko HK. Lymphangiography to treat postoperative lymphatic leakage: A technical review. *Korean J Radiol* 2014;15(6):724–32.
50. Gruber-Rouh T, Haguib NN, Lehnert T, and Harth M. Direct lymphangiography as treatment option of lymphatic leakage: Indications, outcomes and role in patient's management. *Eur J Radiol* 2014;83:2167–71.
51. Lu Q, Hua J, and Kassir MM, Delproposto Z. Imaging lymphatic system in breast cancer patients with magnetic resonance lymphangiography. *PLoS ONE* 2013;8(7):e69701.
52. Meijer HJ, Debats OA, and Roach M 3rd. Magnetic resonance lymphography findings in patients with biochemical recurrence after prostatectomy and the relation with the Stephenson nomogram. *Int J Radiat Oncol Biol Phys* 2012;84(5):1186–91.
53. Hong Y, Xiang L, and Hu Y. Interstitial magnetic resonance lymphography is an effective diagnostic tool for the detection of lymph node metastases in patients with cervical cancer. *BMC Cancer* 2012;12:360.
54. Jiang Z, Cao W, and Kretlow JD. MR lymphangiography for the assessment of the lymphatic system in a primary penoscrotal lymphedema patient undergoing surgical management. *J Plast Reconstr Aesthet Surg* 2014;67(6):e173–5.
55. Liu NF, Yan ZX, and Wu XF. Classfication of lymphatic-system malformations in primary lymphedema based on MR lymphangiography. *Eur J Vasc Endovasc Surg* 2012;44(3):345–9.
56. Lohrmann C, Foeldi E, and Langer M. Diffuse lymphangiomatosis with genital involvement—Evaluation with magnetic resonance lymphangiography. *Urol Oncol* 2011;29(5):515–22.
57. Lohrmann C, Foeldi E, and Speck O. High-resolution MR lymphangiography in patients with primary and secondary lymphedema. *AJR Am J Roentgenol* 2006;187(2):556–61.
58. Takahashi H, Kuboyama S, and Abe H. Clinical feasibility of noncontrast-enhanced magnetic resonance lymphography of the thoracic duct. *Chest* 2003;124(6):2136–42.
59. Lu Q, Bui D, and Liu NF. Magnetic resonance lymphography at 3T: A promising noninvasive approach to characterize inguinal lymphatic vessel leakage. *Eur J Vasc Endovasc Surg* 2012;43(1):106–11.
60. Lui NF, LU Q, and Jiang ZH. Anatomic and functional evaluation of the lymphatics and lymph nodes in diagnosis of lymphatic circulation disorders. *J Vasc Surg* 2009;49(4):980–7.
61. Lear T, Hoffer FA, Burrous PE, and Kozakewich HP. MR lymphangiography in infants, children and young adults. *Am J Radiol* 1998;17:1111–17.

63

淋巴水肿:物理和药物治疗

63.1 背景

2013 年国际淋巴学学会上,一个关于淋巴水肿治疗有启发性的概括声明指出:“让大多数成员感到失望的是,没有一种治疗方法真正进行了令人满意的 meta 分析”(更不用说严格的、随机的、分层的长期临床对照试验)[1]。遗憾的是,从设计、报告和系统评价的角度来看,淋巴水肿治疗研究的质量相对较差。例如,在采用加压疗法的患者中显然难以实现双盲治疗。此外,许多研究未能说明结果评估员是否采用盲法。即使在淋巴水肿治疗观察性研究中,一个重要的问题是在设计或分析中未能解决暴露组和未暴露组的可比性。由于样本量的原因,许多试验的结果不一定可信。结果发现,关于哪些患者受益于哪些治疗方式是缺乏共识的,并且产生了不同的治疗指南。因此,在医疗保健领域对淋巴水肿的处理存在着不满和怀疑是可以理解的。尽管这些试验存在不足之处,但仍有 160 多种主流出版物用于协助制定一套治疗淋巴水肿的一般性建议。需要注意的是,继发性淋巴水肿治疗的研究多数与乳腺癌有关。遗憾的是,很少研究评估癌症或其他继发性下肢淋巴水肿治疗的临床疗效和潜在的副作用。

不幸的是,目前淋巴水肿是不可治愈的,并且与其功能、外观及随之而来的情绪等问题的发生相关。然而,早期诊断和治疗可以改善这些状况。如果不进行治疗,淋巴水肿将持续地进展,并且会导致如不可逆硬化性硬皮病的发生,它会影响日常的生活活动[2]。在一项 196 名受试者的病例对照研究中证实了早期诊断和治疗乳腺癌相关淋巴水肿的获益,同时进行手术前后肢体容积测量和早期压迫治疗,可伴随亚临床上肢淋巴水肿的持续减轻[3]。

淋巴水肿治疗的主要目标包括减少肢体周径,减轻症状和预防进展,次要目标包括降低感染风险,减少身体残疾和心理后遗症,以及促进侧枝淋巴管的形成。淋巴水肿的非手术方式治疗可包括 3 种:①物理治疗技术作为淋巴水肿治疗的基础,经常是在受过专门培训的淋巴水肿治疗师的协助下,为特定淋巴水肿类型制定的;②药物治疗可在慢性淋巴水肿的治疗方案中提供辅助作用;③减少危险因素和预防措施(初级和次级)日益被认为是多模式淋巴水肿治疗的组成部分。

63.2 物理治疗

不同组合的人工治疗是原发性和继发性淋巴水肿的主要治疗措施。有效治疗淋巴水肿并减轻肢体肿胀的新型加压装置正在不断开发。

63.2.1 综合消肿疗法(综合淋巴水肿疗法)

一种叫作综合消肿疗法(complex decongestive therapy,CDT)的多层次治疗方法在国际上被许多协会和淋巴水肿专家认为是治疗淋巴水肿的“金标准”[1,4-7]。通过结合加压包扎和锻炼的手法——人工淋巴引流(manual lymphatic drainage,MLD)及其衍生的整体淋巴按摩,CDT 可减轻并控制淋巴水肿肢体的肿胀并恢复其功能。除了从肢体中去除多余的细胞间液外,CDT 还可以软化纤维化硬结,并动员过剩的蛋白质。CDT 中的 MLD 通过重新导向和增强淋巴流经未受累的初始皮肤淋巴管,以及增强较大淋巴管的扩张和收缩性。对侧(健侧)躯干和肢体初始轻柔的按摩用于作为随后引导患肢淋巴回流的侧枝途径。按摩开始于淋巴水肿的边缘,逐步到远端节段。图 63.1 提供了躯干肢体 MLD 的顺序[6]。表 63.1 列出了由治疗阶段(阶段Ⅰ)和维持阶段(阶段Ⅱ)组成的两阶段 CDT 计划的组成部分。

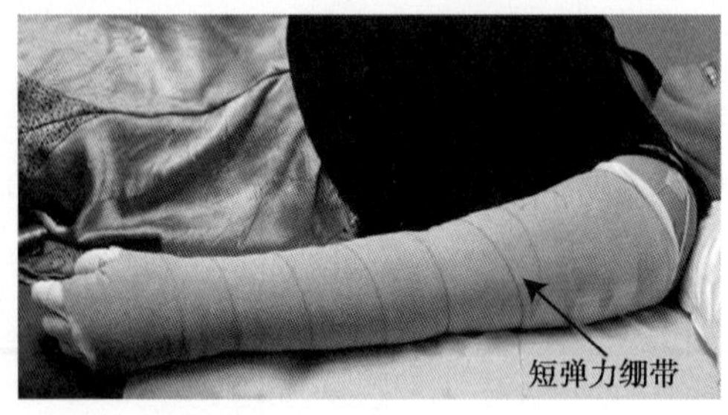

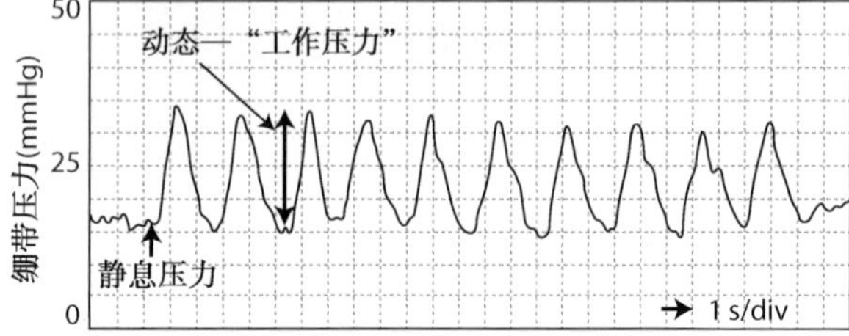

图 63.1 短拉伸压力包扎作为淋巴水肿护理的一个组成部分。短拉伸压缩包扎用于维持体积减小,并且还用作外部非弹性覆盖物,其通过肢体运动和肌肉收缩期间产生的动态压力促进淋巴运动。推进淋巴运动的"工作压力"是峰值动态压力和肌肉放松时的"静息压力"之间的差值。在该示例中,患者在约 2.5 秒的速率下挤压橡胶球,同时记录绷带下的压力

表 63.1 两阶段综合消肿疗法的组成部分,包括治疗阶段(第一阶段)和随后的维持阶段(第二阶段)

第一阶段(减少)治疗专科设置,每周 2~5 次,每 2~4 周一次,包括以下内容:
1. 细致的皮肤和指甲护理
2. 手动淋巴引流 30~60 分钟
3. 多层,短弹力(低拉伸)压力包扎,包括泡沫或所涉及肢体的织物填充层
4. 淋巴水肿指导运动以协助淋巴运动
5. 渐变压力服装,以保持肢体体积减小
第二阶段(维持)
治疗的重点是保持并优化在前期阶段取得的成果。患者和/或其护理人员承担长期每天家庭治疗的责任

2009 年至 2014 年发表的 9 篇研究论文和 5 篇综述为 CDT 的有效性提供支持,其中作者给出了这种模式最佳临床实践的最高证据[4]。在 2015 年关于淋巴水肿的文献综述中记录到肢体容积从 3%~66%,其中包括 7 项关于 CDT 的研究[8]。一项涉及 299 名患者的研究证明,上睑和下肢淋巴水肿对 CDT 有反应,其中上肢和下肢的平均体积减小率分别为 59% 和 68%[9]。CDT 在其开始的前 5 天内产生最大的体积减小,在接下来的几周内,在较低的水平上持续改善,直至进展平稳。虽然这种流行的技术似乎可有效减少淋巴水肿,但 CDT 的各个组成部分的作用比较和影响其有效性的因素尚未得到明确的解释。

CDT 的不足之处在于,它在身体上的条件要求苛刻,操作不方便,并且耗时,患者可能有不适感,尤其是 MLD 和使用压迫包扎组件的时候。因此,在Ⅱ期(自我护理)CDT 中,长期维持其有效性及依从性是具有挑战性的。例如,对 299 名患有上肢或下肢淋巴水肿患者的研究表明,当患者在Ⅱ期 CDT 时保持依从性时,在超过 9 个月的时间内体积能够维持减小 90%。但是,依从性不佳的患者淋巴水肿较初始减少量减少了 33%[9]。

CDT 的几个相对禁忌证主要与 MLD 组成有关。这些禁忌证包括中度至重度心力衰竭、活动性蜂窝织炎、活动性癌症和急性深静脉血栓形成。但是,这些相对禁忌证主要基于理论上存在,目前没有临床数据的支持。例如,对有或没有局部区域癌症的二级淋巴水肿患者的回顾性比较发现,两组 CDT 均可以安全有效地减小肢体容量[10]。然而,在局部区域癌症存在的情况下,确实需要更长时间才能实现体积减小。作者得出结论:"尽管在解剖位置上存在持续或复发的疾病,但不应禁止对淋巴水肿进行手法治疗。"没有研究明确证实 CDT 的 MLD 可以传播和加速活动性癌症。

63.2.2 MLD 分拆

上面已经描述了 MLD 的技术和有益效果。尽管 MLD 并未成为治疗淋巴水肿的独立治疗方法,但在最近一项针对 67 名乳腺癌术后的女性的随机试验中,受试者被分配到为期 6 个月的 MLD 疗程(在术后第 2 天开始)或没有 MLD[11]。在 6 个月的随访中,接受 MLD 治疗的女性没有增加肢体体积,而未治疗组的患者经历了肢体体积的显着增加(P=0.003 3)。迪德姆等进行了一项关于术后上肢淋巴水肿的随机化治疗,其中干预组(n= 27)接受标准 CDT(包括 MLD),对照组(n = 26)接受标准治疗,无 MLD[12]对照组手臂容量减小 36%,而标准 CDT(含 MLD)组的体积减小 56%(P<0.05)。

相比之下,一项针对 42 名患有轻度或早期乳腺手术相关淋巴结转移的女性的随机研究发现,与单独使用压迫相比,MLD 没有进一步减小体积[13]。在一篇综述文章中,Leal 等发现 MLD 不是一种有效治疗淋巴水肿的独立方法,因为需要联合使用压迫包扎才能达到最佳的体积减小[14]。这些不一致的结果可能反映了关于淋巴水肿的定义,测量和治疗需要进一步的研究。

最后,2015 年 Cochrane 数据库对 MLD 乳腺癌淋巴水肿的评估得出结论,认为该模式是安全的,并且可以为压缩带减小体积提供额外的获益[15]。亚组分析显示,轻度至中度乳腺癌相关淋巴水肿的受试者对 MLD 的反应较中度至重度受试者更好。结果与活动范围相矛盾,对生活质量影响不确定。

63.2.3 压迫包扎

除了 MLD 之外,CDT 还将外部压迫应用于淋巴水肿的初始治疗,重复应用短弹力(或低拉伸)绷带和填充材料。因此,创建了一个多层隔室,在肌肉收缩期间施加压力,增强淋巴收缩力和流动(图 63.2)。另外,减少病理性增加的超滤最终改善了液体的吸收。可以通过插入不同强度的泡沫垫来产生可变压力,以便在更多功能失调的区域中选择性地施加压力。

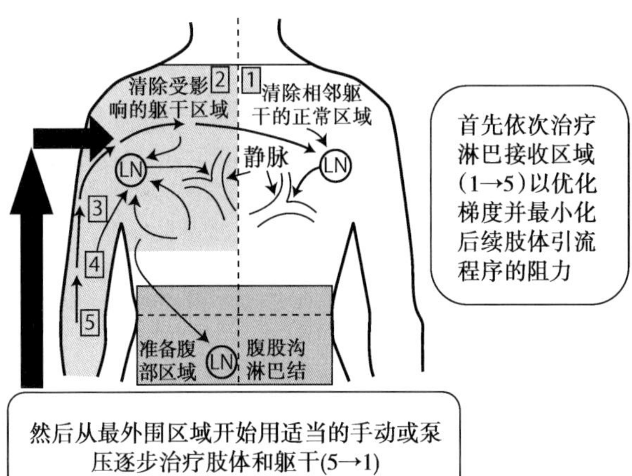

图 63.2 有效躯干治疗的示意图。正常的流动路径减少或消失。在尝试肢体引流治疗前,清除躯干区域以减小躯干组织以及连接同侧和对侧象限淋巴结与静脉系统的淋巴管内压力,增强正常淋巴管泵送作用。因此优化了治疗相关的淋巴流动。数字显示用于治疗性消肿或清除的顺序是最合适和有效。主要的重点是在治疗受影响的肢体之前准备躯干区域。LN,淋巴结

在淋巴水肿减少期间,在 MLD 之后且经常穿戴压迫包扎物。随着每天行第一阶段 CDT,肢体体积减小将最终达到最低点。因此,治疗的维持阶段从患者在清醒时穿戴弹性或非弹性的加压服装开始。部分患者也需要夜间压迫。加压服装必须正确穿戴,理想情况下每 3~6 个月更换一次。多层短弹力带包扎的有效性在 54 例上肢和 29 例下肢淋巴水肿患者的随机对照试验中得到证实[16]。在 24 周时间内,受试者随机分为压缩带多层包扎和压缩带单层包扎,与单独的加压相比,多层加压 - 拉伸包扎减小 2 倍的体积。一项纳入 29 名患者的实验性对照研究发现,在短弹力绷带下应用于正常和淋巴水肿下肢的时候,其压力和体积均减小。在应用新绷带(-290ml)后的 24 小时内观察到淋巴水肿腿内的体积减小。在正常和淋巴水肿的肢体中,体积减小与绷带压力显著减小相关,从初始值超过 60mmHg 分别显著减小 37% 和 48%[17]。

63.2.4 弹性加压服装

弹性加压服装的使用为淋巴水肿管理的维持阶段(第二阶段)奠定了基础。严格遵守日常穿戴压力袜是保持肢体大小和体积的关键。弹性双向拉伸加压服装为渐变的方式构造,从而在远端产生比近端更大的压力,这促进了流体的活动。除了改善淋巴静脉回流外,加压服装还起到皮肤保护作用,并且通常仅在白天穿着。

加压长袜和套管有逐层压缩等级,可提供 20~30mmHg 至 50~60mmHg 的压力。虽然推荐使用压力为 30~40mmHg 治疗下肢纤维性淋巴水肿,但灵活性欠佳的患者合并其他疾病(例如,病态肥胖,关节炎或神经损伤)会使这些加压长袜和套管造成脱落成为可能。因此,压力为 20~30mmHg 的压缩长袜和套管可能效果并不是最佳,但对于上肢淋巴水肿,仅 20~30mmHg 的压力通常是足够的。

虽然大多数患者可以使用弹性加压服装,但对于患有严重畸形的淋巴水肿患者来说难以适应,可能需要定制袜子。多种制造商可以为这些服装提供各种压力,以及不同的颜色和面料选择。理想情况下,这些长袜应每 3~6 个月更换一次,或者当它们变得不合身时更换。

63.2.5 非弹性压力装置

肥胖、身体损伤、肢体灵活性差、时间限制等原因,经常使得患者使用多层加压包扎或渐变压力袜的依从性差[18]。或者,部分扭曲大的下肢淋巴水肿不适合梯度压缩袜。在这种情况下,可调节的魔术贴固定的非弹性梯度压力装置允许在多个水平上进行可变的、定制的压缩力,这是维持治疗的一种选择。这些压力装置允许将直径改变达 20%。例如,随着肢体体积的减小,它们可以逐渐收紧,从而改善患者的治疗效果。此外,它们还提供了更好的穿戴体验和减少脱落,以及更高的舒适度。这些产品包括 ReadyWraps(Solaris),FarrowWraps(Farrow Medical),Juxta-Fit(CircAid MedicalProducts)和 CompreFit(BiaCare)。用于夜间加压的类似产品包括 ReidSleeve(Peninsula Medical),Tribute NightWare(Solaris)和 JoViPak(BSN Medical)服装。患者和他们的治疗师都发现这些压力替代方案对患者非常有帮助。然而,需要高质量的临床研究来解决依从性和功效问题,并且对这些相对昂贵的压力设备的报销可能存在问题。

63.2.6 气动压力泵

尽管 CDT 代表了淋巴水肿的护理标准,但多模式组件既麻烦又耗时。此外,基于临床的长期 Ⅰ 期或 Ⅱ 期 CDT 非常昂贵。此外,患者或护理人员的 Ⅱ 期 CDT 或“自我护理”不太可能与专业管理阶段 Ⅰ 期 CDT 期间达到的相等的体积减小。因此,诸如气动压力泵(PCP)的家用器具可作为维持前期主动治疗阶段实现的体积减小的有价值的辅助手段。尽管 PCP 涉及初始购买成本,但其临床有效性可能可以持续减少医疗保健服务的使用。

PCP 作用机制包括减少毛细血管过滤,减少静脉反流,模仿小腿肌肉泵引起周围淋巴管的收缩,以及动员组织液到达具有正常淋巴功能的区域[19,20]。典型的 PCP 顺序为逐渐充气膨胀——从远端到近端方向。目前有 3 种 PCP。第一个(代码 0650)是一个简单且很少使用的单腔装置,可为整个肢体提供非校准的非梯度的静态压缩。相比之下,最先进的 PCP(代码 0652)由校准的梯度压缩机组成,该压缩机在至少 3 个流出端口上提供可调控制,并且与多室服装配对。因此,可以定制治疗以满足患者的个体需求[21]。

多项研究记录 PCP 成功治疗淋巴水肿的疗效,无论是单独使用还是与 CDT 等其他方式共同治疗[21-25]。在一篇详细的淋巴水肿治疗现状综述中,作者指出,PCP 使用了高度可变的泵参数,包括压力为 40~150mmHg,治疗持续时间为每天 20 分钟至每天 6 小时,治疗频率为每天 1~3 次,每周一次至每天一次[8]。患肢体积减小 7%~45%。作者得出

结论,当 PCP 与其他治疗方法如 MLD 和 / 或压力服装相结合时,体积减小更多。与 CDT 类似,关于 PCP 功效的研究大多集中在上肢乳腺癌相关淋巴水肿。目前 PCP 治疗下肢淋巴水肿的数据有限,研究发现,迄今为止仅涉及下肢淋巴水肿患者且患者数量最大的前瞻性研究(n=196)表明,PCP 可以显著促进肢体容量减小,提高生活质量,并且先进的 PCP 无明显副作用[26]。

但是,PCP 有可能加速淋巴水肿进展到皮肤纤维化恶化的更晚期阶段,特别是在高抽吸压力的情况下。尽管如此,在最近发表的 18 例单侧下肢淋巴水肿患者的研究中,3 年中每天使用气动压力泵,PCP 压力为 100~120mmHg[20],没有出现并发症,组织弹性实际上随着肢体体积的减小而增加。尚未发生归因于高压性 PCP 的其他所谓的并发症,例如生殖器淋巴水肿或大腿皮肤改变。

2014 年的一项回顾性分析中,评估了 PCP 对 1 065 例癌症相关淋巴水肿患者的影响。PCP 治疗后,住院率。(从 45% 降至 32%,P <0.000 1)。门诊住院病例(从 95% 到 90%,P <0.000 1)。蜂窝织炎诊断(从 28% 到 22%,P = 0.003)和物理治疗的使用(从 50% 到 41%,P <0.000 1)均降低。平均基线医疗保健费用升高(53 422 美元),但在 PCP 治疗的 1 年后显著减少(-11 833 美元,P <0.000 1)[27]。然而,为了明确最佳 PCP 压力、频率、持续时间和最有效的装置,需要进一步研究。表 63.2 总结了关于淋巴水肿物理治疗有效性的评论摘要[8]。

表 63.2 关于淋巴水肿的各种物理疗法有效性的 21 篇评论的摘要

- 评论中一致认为综合消肿疗法(CDT)可有效减少淋巴液量。但是,根据目前的证据水平,无法确定 CDT 最有效的组成部分。似乎需要持续治疗来维持 CDT 强化期间的初始减少
- 手动淋巴引流(MLD)对淋巴水肿的记录效果不一致。当与压力疗法一起使用时,MLD 似乎是有益的,但现有证据不支持其作为独立治疗使用
- 使用气动压力泵实现了体积减小,当泵与其他手段(例如,MLD 或压力服装)结合使用时,可以显著减小体积
- 联合治疗计划中的压力绷带和服装已显著减小体积,但单独使用压缩疗法的体积减小的贡献尚不清楚

63.3 药物治疗

迄今为止,尚无针对淋巴水肿的治疗性药物干预措施,药物的使用存在争议。尽管如此,几类药物可能会产生一些益处。

63.3.1 利尿管理

利尿剂治疗以前被纳入治疗计划方案[28],但在最近的文献中并未推荐[29]。有人认为长期利尿剂可能有害,因为大分子蛋白质的转移不受液体减少的影响。因此,增加的间质蛋白浓度可能增加渗透性使得额外的淋巴液积累[30]。然而,没有确凿的证据支持这一基础数据。对于血栓后综合征,静脉压增加的患者,低剂量噻嗪类利尿剂可能在淋巴水肿管理中发挥有益的辅助作用[5]。无论如何,高剂量利尿剂治疗不太可能减轻明显纤维化的淋巴水肿的肿胀。当针对其他基础疾病(高血压、慢性心力衰竭、肝硬化等)开处方时,长期利尿在慢性淋巴水肿的情况下是合适的。

63.3.2 苯并吡喃酮

具有蛋白水解和血管收缩特性的华法林类药物 α- 苯并吡喃酮(香豆素 /5,6- 苯并 - [α]- 吡喃酮)最初被报道通过降解升高的蛋白质来减少淋巴水肿[31]。既往的研究通过记录 140 名妇女在 6 个月和 12 个月时减小手臂容量和缓解症状,研究香豆素(200mg,每天两次)和安慰剂之间的差异[32]。此外,从 6% 接受香豆素治疗的患者中发现肝毒性的血清学证据。

γ- 苯并吡喃酮分为类黄酮化合物和黄酮类。黄酮类化合物是植物色素,被认为可以增强淋巴运动性,而黄酮类则可以作为毛细管稳定剂来减少大分子的渗漏。目前证据不支持使用 γ- 苯并吡喃酮(包括 oxerutin、Daflon 和 Cyclo3 Fort)治疗淋巴水肿引起的肿胀或不适[33]。

硒被认为可能在淋巴水肿的情况下抑制软组织感染。Cochrane 数据库评估了硒在减少淋巴水肿复发感染方面的功效。由于研究质量和相关缺乏确凿的有益证据,不建议使用硒预防感染或减小体积[35,36]。

总之,2004 年 Cochrane 数据库对 α- 和 γ- 苯并吡喃酮的综述认为,由于代表性研究的质量欠佳,所以无法得出任何关于这些药物能够有效减小患者肢体体积、不适感和疼痛感的结论[35]。

63.3.3 用于软组织感染的抗生素

尽管细致的皮肤护理,慢性和 / 或复发性肢体蜂窝织炎可能使淋巴水肿复杂化。此外,先前的研究已经证实,60% 以上的无症状淋巴水肿患者的深部组织,组织液和肢体淋巴液中存在阳性细菌[25]。当有局部体征和 / 或全身表现时,应立即给予有效链球菌 A 覆盖的抗生素治疗,预防急性软组织感染发生。及时治疗软组织感染可以最大限度地减少额外的淋巴管损伤。青霉素或红霉素等抗生素预防已被证实对复发性软组织感染患者有效,如蜂窝织炎,丹毒和 / 或皮肤淋巴管炎[37,38]。在一项研究中,淋巴水肿患者被随机分配到治疗组和安慰剂组[37]。接受青霉素治疗的治疗组患者皮肤淋巴管炎的复发率在统计学上较低(P <0.002),四肢深部组织和淋巴组织中革兰氏阳性球菌和革兰氏阴性杆菌分离株的患病率降低。青霉素和其他测试抗生素对皮肤表面,深部组织和淋巴的分离物没有耐药性。2014 年抗生素预防的系统评价和荟萃分析包括 5 项随机对照试验(n=535),干预组有 260 名患者,对照组有 275 名[38]。38 名接受抗生素预防的患

者(8%),97 名(18%)安慰剂组的患者有蜂窝织炎发作。连续进行 18 个月的抗生素预防显著减少了复发性蜂窝织炎的发作次数,风险比为 0.46(95% CI:0.26~0.79)。目前没有研究报告由抗生素引起的严重不良反应。因此,抗生素预防可以降低复发性蜂窝织炎的发生率。未来的研究应该尝试对抗生素的理想类型,剂量,持续时间和起始(第一次、第二次或第三次感染后)进行研究,以及明确哪种特定患者亚型(淋巴水肿患者)最有可能获益。

63.4 减少危险因素和预防措施

63.4.1 肥胖

肥胖是美国继发性下肢淋巴水肿的一种常见且未被充分认识的原因。虽然肥胖与下肢淋巴水肿之间的联系尚未在医学文献中得到充分的阐述,但 2008 年的研究纳入来自全美 17 个创伤中心大约 15 000 名患者,记录了病态肥胖患者中淋巴水肿患病率达到惊人的 74%[39]。在患有淋巴水肿的病态肥胖患者减掉足够的体重之前,腿部肿胀的显著减少是不可能的,因此可能需要进行减肥手术。为病态肥胖患者大的,小叶的和经常扭曲的淋巴水肿肢体获得适当的梯度压力袜可能是具有挑战性的。同样困难还在于患有大腿和腹部血管翳的患者中穿戴和移除梯度加压服装。尽管短弹力绷带比压力服装更容易应用,但是四肢较大部位需要多层绷带,并且它们通常在很少的活动下被快速解开。因此,前文提到的可调节的非弹性压缩装置可以是该群体中有用的治疗辅助装置。肥胖淋巴水肿患者减重的重要性不应过分夸大。

63.4.2 慢性静脉功能不全

由慢性静脉功能不全引起的淋巴水肿代表了继发性淋巴水肿的另一个常见且严重低估的危险因素。尽管通常认为癌症、肥胖、慢性静脉功能不全和淋巴水肿之间似乎存在特别的关系[40]。在一项对 21 例Ⅲ期下肢淋巴水肿(象皮病)患者的研究中,平均体重指数为 55.8,71% 的患者并发慢性静脉功能不全,因此临床医生必须认识到下肢功能不全合并淋巴水肿是常见的,在某些情况下,可以采用补救性静脉手术。纠正浅表轴性静脉回流和/或再通慢性髂静脉阻塞可能会显著减少静脉高压,进而治疗与此相关的继发性淋巴水肿。同样重要的是患者保持理想的体重,以减少淋巴静脉高压并避免进展为象皮病。

63.4.3 运动

虽然淋巴水肿患者传统上不鼓励参加运动,但现代数据表明,运动和适当的重量训练(机器和自由重量使用)都有益于受影响的肢体以及患者的心血管健康[42-45]。例如,141 名患有稳定上肢淋巴水肿的乳腺癌患者的随机对照试验阐明了运动益处和安全性,这些患者在 1 年内接受了每两周一次的渐近性举重治疗[44]。举重组(11%)和对照组(12%)中肢体肿胀增加 5% 或以上的女性比例相当。与对照组相比,举重组的淋巴水肿症状严重程度(P=0.03)和上下身强度(两项比较 P<0.001)均有较大改善,由经过认证的淋巴水肿专家进行客观评估,淋巴水肿急性加重的发生率较低(14% vs 29%,P=0.04)。此外,没有与干预有关的严重不良事件。

美国淋巴水肿网站(National Lymphedema Website,NLN)关于运动在淋巴水肿的意见,建议确认淋巴水肿的患者在运动期间应穿戴某种类型的压力装置[7]。此外,对于只有淋巴水肿"风险"的患者,NLN 指出应该在运动期间做出个性化决定是否穿压力服装。表 63.3 概述了 NLN 对淋巴水肿患者的有氧运动和阻力运动的推荐修改。

运动对淋巴水肿的有益作用包括:①改善间质液体流入淋巴管;②伸展运动减少局部纤维化的可能性;③有氧运动增加交感神经张力,随后增加淋巴管内的平滑肌收缩;④阻力运动增加个体肌肉的功能,从而增加过度使用或疲劳的阈值。应逐步进行锻炼计划以允许肌肉和局部环境容量逐渐增加,以免压迫淋巴管。

表 63.3 美国淋巴水肿网站建议改善淋巴水肿患者的有氧运动和阻力运动

1. 在两组之间留出足够的休息间隔
2. 避免重量紧紧缠绕在导致收缩的四肢或衣服上
3. 运动时穿着压力袖带或绷带
4. 保持水分
5. 避免过冷或过热
6. 在锻炼过程中改变锻炼类型和锻炼的身体部位

63.4.4 皮肤护理

定期评估皮肤完整性是必要的,应及时解决任何可观察到的结垢和/或开裂,以尽量减少蜂窝织炎或皮肤淋巴管炎的风险。用肥皂和清水清洗受影响的肢体后,用一种无酒精/温和的保湿剂,保持皮肤的湿润,以保持强大的保护性皮肤屏障。应避免皮肤上的直接和持久的极端温度,因为晒伤可引起炎症反应,并伴有间质性淋巴水肿的增加。当肢体处于暴晒之中时,应经常使用防晒霜。

仔细检查指甲和角质层并保持良好的保养。治疗向内生长的脚趾甲。对脚癣进行定期自我检查,这种感染会影响大多数患有严重淋巴水肿的患者,这是因为肿胀的脚趾之间存在具有水分的机会性生长环境。因为它们都是软组织感染的病灶,及时识别和治疗足癣可以避免出现间隙裂隙和真菌定植。使用电动剃须刀代替安全剃刀,脱毛剂或磨砂手套去除毛发。

63.4.5 避免"极端"(温度、收缩、运动等)

建议患有"隐匿性"手术后淋巴水肿的患者,有可能患上临床明显的淋巴水肿或有可能加剧既定淋巴水肿的患者,避免"极端"情况。温度过高,无论是热还是冷,都可以增加淋巴负荷[46]。在适当的情况下,建议穿着轻便、宽松的衣服,以消散热量,湿气和汗水,以及避免压缩脆弱的浅表淋巴管。运动过度也可能增加淋巴预负荷,这可能导致淋巴流出阻塞的肿胀恶化。NLN 关于过度运动的文件指出,“个人常规的运动持续时间或强度的突然增加可能引发或加重淋巴水肿。”对受影响的身体部位进行缓慢渐进运动的计划可能会减少常见的可能导致过度使用的活动。虽然大多数适度的活动都没有问题,但淋巴系统的突然或过大的挑战与淋巴水肿的出现和/或恶化有关。

63.4.6 周期性肢体抬高

淋巴水肿肢体的简单抬高(尤其是卧床休息)通常会减轻肿胀,特别是在淋巴水肿的Ⅰ期。如果通过这种干预有效地减轻肿胀,则应通过穿着适当的压力服装来保持效果。表 63.4 列出了 NLN 中相关的淋巴水肿风险。但是,文末出现了以下警告:鉴于关于这些实践的证据基础很薄弱,大多数建议是基于病理生理学理论和该领域专家数十年的临床经验。

表 63.4 降低淋巴水肿风险的行为摘要

Ⅰ. 皮肤护理 - 避免创伤/损伤以降低感染风险
- 保持四肢清洁干燥
- 每天使用保湿霜,以防止皮肤开裂/擦伤
- 注意指甲护理;不要切割角质层
- 使用防晒霜和驱虫剂保护暴露的皮肤
- 使用剃须刀进行护理,以避免划伤和刺激皮肤
- 如果可能,避免穿刺,如注射和抽血
- 在进行可能导致皮肤损伤的活动时戴上手套(例如,洗碗、园艺、使用工具或使用化学品,如洗涤剂)
- 如果皮肤出现划痕/刺破,请用肥皂和水清洗,涂抹抗生素,并观察是否有感染迹象(即发红)
- 如果皮疹、瘙痒、发红、疼痛、皮肤温度升高、肿胀加剧,出现类似流感的症状,请立即联系您的医生,以便及早治疗可能的感染

Ⅱ. 活动/生活方式
- 逐步增加各种活动或锻炼的持续时间和强度
- 在活动期间经常休息,以便肢体的恢复
- 在活动期间和活动后监测肢体的大小、形状、组织、质地、酸痛、沉重或坚硬度等的各种变化
- 保持最佳重量。肥胖是主要的淋巴水肿危险因素

Ⅲ. 避免肢体压缩
- 如果可能,避免对有风险的肢体施加血压,尤其是重复抽吸
- 穿非限制性珠宝和衣服
- 避免在有风险或淋巴水肿的肢体上携带过重的袋子或钱包

Ⅳ. 压力服装
- 选择合适的压力服装
- 使用加压服装支撑有风险的肢体以进行剧烈活动(即举重,长时间站立和跑步),除了患有开放性伤口或在有肢体循环不良风险的患者
- 淋巴水肿患者应考虑穿着合身的压力衣服进行空中旅行。美国淋巴水肿网站不特别推荐用于预防危险患者的压力服装

Ⅴ. 极端温度
- 个人应具备常识,并在使用热疗时谨慎行事。观察有风险的肢体是否有肿胀,或者在喉部的血管肢体肿胀是否增加,以及停止使用热水,例如热水浴缸或桑拿浴
- 避免暴露于极度寒冷,这可能与肿胀反弹或皮肤开裂有关
- 避免长时间(超过 15 分钟)暴露在高温下,特别是热水浴缸和桑拿浴室

Ⅵ. 针对下肢淋巴水肿的其他做法
- 避免长时间站立,坐下或交叉盘腿以减少肢体中的液体停滞
- 穿着合身,合身的鞋类和针织品
- 使用加压服装支撑有风险的肢体以进行剧烈活动,除了患有开放性伤口或有肢体循环不良风险的患者

63.5 总结

有多种物理治疗可以减少淋巴水肿肢体的体积。CDT 的功效得到了许多随机对照试验的支持,但影响其疗效的各种方式的相对贡献仍然是有限的。患者依从性对于维持Ⅰ期 CDT 实现的体积减小很重要。认识到并最大限度地减少淋巴水肿等危险因素,如肥胖和慢性静脉功能不全是至关重要的,应采取适当的预防措施,包括皮肤护理和运动。在淋巴水肿患者中使用各种药物疗法作为辅助手段的阐述较少,但可以考虑。在没有模棱两可的情况下,需要更加批判性的长期和比较数据,以明确在不同阶段对上肢和下肢淋巴水肿最有效的非侵入性急性和维持治疗的组成。

美国静脉论坛指南 6.3.0 :淋巴水肿:物理和药物治疗

编码	指南	推荐等级(1:强;2:弱)	证据级别(A:高质量;B:中等质量;C:低或极低质量)
6.3.1	为减少淋巴水肿,建议采用多模式综合消肿疗法,包括手动淋巴引流、多层短弹力包扎、补救运动、皮肤护理和长期管理指导	1	B
6.3.2	为减少淋巴水肿,建议使用短弹力绷带,每天保持 22 小时以上	1	B
6.3.3	为了减少淋巴水肿,建议每天治疗,每周至少 5 天,并继续治疗,直到建立正常的解剖结构或恢复到正常体积范围	1	B
6.3.4	为了减少淋巴水肿,建议在一些患者中使用压力泵	2	B
6.3.5	为了维持淋巴水肿疗效,建议使用合适的加压服	1	A
6.3.6	为了维持晚期(Ⅱ期和Ⅲ期)疾病患者的淋巴水肿,建议在夜间使用短弹力绷带。压力装置可以代替短弹力绷带	1	B
6.3.7	对于补救措施,建议穿着加压服或绷带	1	C
6.3.8	对于蜂窝织炎或淋巴管炎,建议抗生素覆盖革兰氏阳性球菌,尤其是链球菌。例如头孢氨苄、青霉素、克林霉素和红霉素	1	A
6.3.9	对于超过 3 次感染事件的患者预防蜂窝织炎,建议抗生素具有优异的革兰氏阳性球菌,特别是链球菌覆盖率,每月 1 周。例如头孢氨苄、青霉素、克林霉素和红霉素	1	A
6.3.10	对于淋巴水肿患者,建议通过减少肥胖、治疗慢性静脉功能不全、促进皮肤护理和锻炼来减少风险因素	1	C

参考文献

● = Key primary paper
★ = Major review article
◆ = First formal publication of a management guideline

◆1. International Society of Lymphology. The diagnosis and treatment of peripheral lymphedema: 2013 Consensus Document of the International Society of Lymphology. *Lymphology* 2013;46(1):1–11.

●2. Casley-Smith JR. Alterations of untreated lymphedema and its grades over time. *Lymphology* 1995;28(4):174–85.

3. Stout Gergich NL, Pfalzer LA, McGarvey C et al. Preoperative assessment enables the early diagnosis and successful treatment of lymphedema. *Cancer* 2008;15;112(12):2809–19.

★4. Fu MR, Deng J, and Armer JM. Putting evidence into practice: Cancer-related lymphedema. Evolving evidence for treatment and management from 2009–2014. *Clin J Oncol Nurs* 2014;18(Suppl.):68–79.

★5. Rockson SG. Diagnosis and management of lymphatic vascular disease. *J Am Coll Cardiol* 2008;52:799–806.

★6. Mayrovitz HN. The standard of care for lymphedema: Current concepts and physiological considerations. *Lymphat Res Biol* 2009;7(2):101–8.

◆7. National Lymphedema Network. NLN position paper: Exercise for lymphedema patients. http://www.lymphnet.org/pdfDocs/nlnexercise.pdf (updated November 2013).

★8. Finnane A, Janda M, and Hayes SC. Review of the evidence of lymphedema treatment effect. *Am J Phys Med Rehabil* 2015;94(6):483–98.

9. Ko DS, Lerner R, Klose G, and Cosimi AB. Effective treatment of lymphedema of the extremities. *Arch Surg* 1998;133(4):452–8.

10. Pinell XA, Kirkpatrick SH, Hawkins K et al. Manipulative therapy of secondary lymphedema in the presence of locoregional tumors. *Cancer* 2008;15;112(4):950–4.

●11. Zimmermann A. Wozniewski M, Szklarska A et al. Efficacy of manual lymphatic drainage in preventing secondary lymphedema after breast cancer surgery. *Lymphology* 2012;45:103–12.

●12. Didem K, Ufuk YS, Serdar S, and Zümre A. The comparison of two different physiotherapy methods in treatment of lymphedema after breast surgery. *Breast Cancer Res Treat* 2005;93:49–54.

●13. Andersen L, Hojris I, Erlandsen M, and Andersen J. Treatment of breast-cancer-related lymphedema with or without manual lymphatic drainage: A randomized study. *Acta Oncol* 2000;39:399–405.

14. Leal NF, Carrara HH, Vieira KF, and Ferreira CH. Physiotherapy treatments for breast cancer-related lymphedema: A literature review. *Rev Lat Am Enfermagem* 2009;17:730–6.

★15. Ezzo J, Manheimer E, McNeely ML et al. Manual lymphatic drainage for lymphedema following breast cancer treatment. *Cochrane Database Syst Rev* 2015;5:CD003475.

●16. Badger CM, Peacock JL, and Mortimer PS. A randomized, controlled, parallel-group clinical trial comparing multilayer bandaging followed by hosiery versus hosiery alone in the treatment of patients with lymphedema of the limb. *Cancer* 2000;88:2832–7.

●17. Damstra RJ, Brouwer ER, and Partsch H. Controlled, comparative study of relation between volume changes and interface pressure under short-stretch bandages in leg lymphedema patients. *Dermatol Surg* 2008;34:773–9.

★18. Cheville AL. Current and future trends in

lymphedema management: Implications for women's health. *Phys Med Rehabil Clin N Am* 2007;18(3):539–53.

•19. Moattari M, Jaafari B, Talei A et al. The effect of combined decongestive therapy and pneumatic compression pump on lymphedema indicators n patient with lymphedema secondary to breast cancer treatment: A randomized clinical control trial. *Breast J* 2013;19:114–5.

20. Zaleska M, Olszewski WL, and Durlik M. The effectiveness of intermittent pneumatic compression in long-term therapy of lymphedema of lower limbs. *Lymphat Res Biol* 2014;12(2):103–9.

21. Wilburn O, Wilburn P, and Rockson SG. A pilot, prospective evaluation of a novel alternative for maintenance therapy of breast cancer-associated lymphedema. *BMC Cancer* 2006;6:84.

•22. Szuba A, Achalu R, and Rockson SG. Decongestive lymphatic therapy for patients with breast carcinoma-associated lymphedema. A randomized, prospective study of a role for adjunctive intermittent pneumatic compression. *Cancer* 2002;95(11):2260–7.

23. Ridner SH, McMahon E, Dietrich MS, and Hoy S. Home-based lymphedema treatment in patients with cancer-related lymphedema or noncancer-related lymphedema. *Oncol Nurs Forum* 2008;35(4):671–80.

24. Adams KE, Rasmussen JC, Darne C et al. Direct evidence of lymphatic function improvement after advanced pneumatic compression device treatment of lymphedema. *Biomed Optics Express* 2010;1(1):114–25.

★25. Feldman JL, Stout NL, Wanchai A et al. Intermittent pneumatic compression therapy: A systematic review. *Lymphology* 2012;45(1):13–25.

26. Muluk SC, Hirsch AT, and Taffe EC. Pneumatic compression device treatment of lower extremity lymphedema elicits improved limb volume and patient-reported outcomes. *Eur J Vasc Endovasc Surg* 2013;46(4):480–7.

27. Brayton KM, Hirsch AT, and O'Brien PJ. Lymphedema prevalence and treatment benefits in cancer: Impact of a therapeutic intervention on health outcomes and costs. *PLoS One* 2014;9(12):e114597.

28. Schirger A. Lymphedema. *Cardiovasc Clin* 1983;13:293–305.

29. Foldi M, Foldi E, and Kubik S. *Textbook of Lymphology for Physicians and Lymphedema Therapists*. San Francisco, CA: Urban & Fischer, 2003.

30. Schuchhardt C. There is no drug therapy for lymphedema. Interview by Elisabeth B. Moosmann (in German). *Fortschr Med* 1997;115(22–23):37–8.

31. Casley-Smith JR, Morgan RG, and Piller NB. Treatment of lymphedema of the arms and legs with 5,6-benzo-[alpha]-pyrone. *N Engl J Med* 1993;14;329(16):1158–63.

•32. Loprinzi CL, Kugler JW, Sloan JA et al. Lack of effect of coumarin in women with lymphedema after treatment for breast cancer. *N Engl J Med* 1999;340(5):346–50.

★33. Poage EG, Rodrick JR, Wanchai A et al. Exploring the usefulness of botanicals as an adjunctive treatment for lymphedema: A systematic search and review. *PM R* 2015;7(3):296–310.

34. Wheat J, Currie G, Kiat H, and Bone K. Improving lymphatic drainage with herbal preparations: A potentially novel approach to management of lymphedema. *Aust J Med Herb* 2009;21:66–70.

★35. Badger C, Preston N, Seers K, and Mortimer P. Benzo-pyrones for reducing and controlling lymphedema of the limbs. *Cochrane Database Syst Rev* 2004;(2):CD003140.

36. Dennert G and Horneber M. Selenium for alleviating the side effects of chemotherapy, radiotherapy, and surgery in cancer patients. *Cochrane Database Syst Rev* 2006;(3):CD005037.

37. Olszewski WL, Jamal S, Manokaran G et al. The effectiveness of long-acting penicillin (penidur) in preventing recurrences of dermatolymphangioadenitis(DLA) and controlling skin, deep tissues, and lymph bacterial flora in patients with "filarial" lymphedema. *Lymphology* 2005;38(2):66–80.

★38. Oh CC, Ko HC, Lee HY et al. Antibiotic prophylaxis for preventing recurrent cellulitis: A systematic review and meta-analysis. *J Infect* 2014;69(1):26–34.

39. Fife CE and Carter MJ. Lymphedema in the morbidly obese patient: Unique challenges in a unique population. *Ostomy Wound Manage* 2008;54(1):44–56.

40. Farrow W. Phlebolymphedema—A common underdiagnosed and undertreated problem in the wound care clinic. *J Am Col Certif Wound Spec* 2010;2(1):14–23.

41. Dean SM, Zirwas MJ, and Vander Horst A. Elephantiasis nostras verrucosa: An institutional analysis of 21 cases. *J Am Acad Dermatol* 2011;64(6):1104–10.

42. Markes M, Brockow T, and Resch KL. Exercise for women receiving adjuvant therapy for breast cancer. *Cochrane Database Syst Rev* 2006;(4):CD005001.

43. Ahmed RL, Thomas W, Yee D, and Schmitz KH. Randomized controlled trial of weight training and lymphedema in breast cancer survivors. *J Clin Oncol* 2006;24:2765–72.

44. Schmitz KH, Ahmed RL, Troxel A et al. Weight lifting in women with breast-cancer-related lymphedema. *N Engl J Med* 2009;361:664–73.

★45. Kwan ML, Cohn JC, Armer JM et al. Exercise in patients with lymphedema: A systematic review of the contemporary literature. *J Cancer Surviv* 2001;5(4):320–36.

◆46. National Lymphedema Network. NLN position paper: Summary of Lymphedema Risk Reduction Practices http://www.lymphnet.org/pdfDocs/nlnriskreduction_summary.pdf (revised May 2012).

64

慢性淋巴水肿的外科治疗原则

64.1 介绍

先天性或后天性的淋巴管阻塞、淋巴管的损伤及原发性或继发性瓣膜功能不全会降低正常的淋巴转运能力。当侧支淋巴循环及其代偿机制[组织巨噬细胞活力和淋巴静脉吻合(lymphovenous anastomoses, LVAs)]超负荷时，高渗透压的细胞外液积聚引起并促进慢性淋巴水肿。当含有淋巴细胞、各种血浆蛋白、免疫球蛋白和细胞因子的组织液的运输受损时，皮肤及皮下组织就会发生慢性炎症改变。

物理疗法，包括医用弹力袜、气压治疗和按摩疗法，是目前治疗慢性淋巴水肿首选治疗方法。除此之外，还可以通过外科手术进行治疗。

外科手术可以切除多余的组织以减轻肢体的肿胀[1-3]。其基本原则是采用微创技术，切除多余的皮下组织[4,5]。通过LVAs、淋巴移植、肠系膜搭桥手术或血管化淋巴结转移(vascularized lymph node transfer, VLNT)恢复淋巴转运生理功能[6-26](图64.1)。目前已运用结扎和切除腹膜后淋巴管治疗淋巴管瓣膜功能不全。

64.2 术前诊断评估

根据患者的年龄，疾病的表现以及是否计划手术治疗，选择不同的影像学检查。CT是排除潜在的恶性肿瘤重要手段，MRI可用于鉴别疑似血管畸形或软组织肿瘤还可以帮助确认皮下组织淋巴水肿的存在。下肢静脉的双重扫描可排除静脉闭塞或瓣膜功能不全。超声扫描可用于评估皮下组织厚度和治疗的疗效。淋巴荧光成像是现在最常用作评估淋巴系统的主要诊断工具，在组织间隙注射少量放射性标记的三硫化锑胶体(锝99m标记的Sb_2S_3胶体)或人血清白蛋白，双头γ探头用于对胶体在整个淋巴系统中的运动进行成像，描绘出淋巴流动的解剖结构，评估淋巴管阻塞、瓣膜功能不全以及淋巴管的分布。Kleinhans等[6]使用半定量转运指数可用于记录水肿的严重程度。其对淋巴水肿具有较高的敏感性(92%)和诊断特异性(接近100%)，是目前区分淋巴水肿和其他来源水肿的首选测量指标。

在有些医院，淋巴管的标记在手术室，患者镇静状态下进行。使用0.1~0.2ml吲哚菁绿(ICG)对淋巴管进行标记，使用激光辅助ICG荧光血管造影术可视化淋巴管，在全身麻醉剂进行淋巴结重建手术，需要注意的是，ICG注射后立即进行可视化以避免定位模糊。这种评估浅表淋巴功能的具有非侵入性，非放射性，在术前即刻识别淋巴管非常有价值(图64.2)。通过在ICG注射后使用皮肤上的ICG荧光血管造影术，可以识别淋巴通道并对功能进行评估。

64.3 外科治疗指征

外科手术干预的适应证：①对保守治疗无效的淋巴水肿，组织功能受损和影响相关肢体的运动；②蜂窝织炎和淋巴管炎反复发作；③顽固性疼痛；④淋巴管肉瘤；⑤美容(患者不愿接受更保守的治疗，甚至愿意接受实验手术)。淋巴水肿的手术分为两大类：切除和淋巴重建。

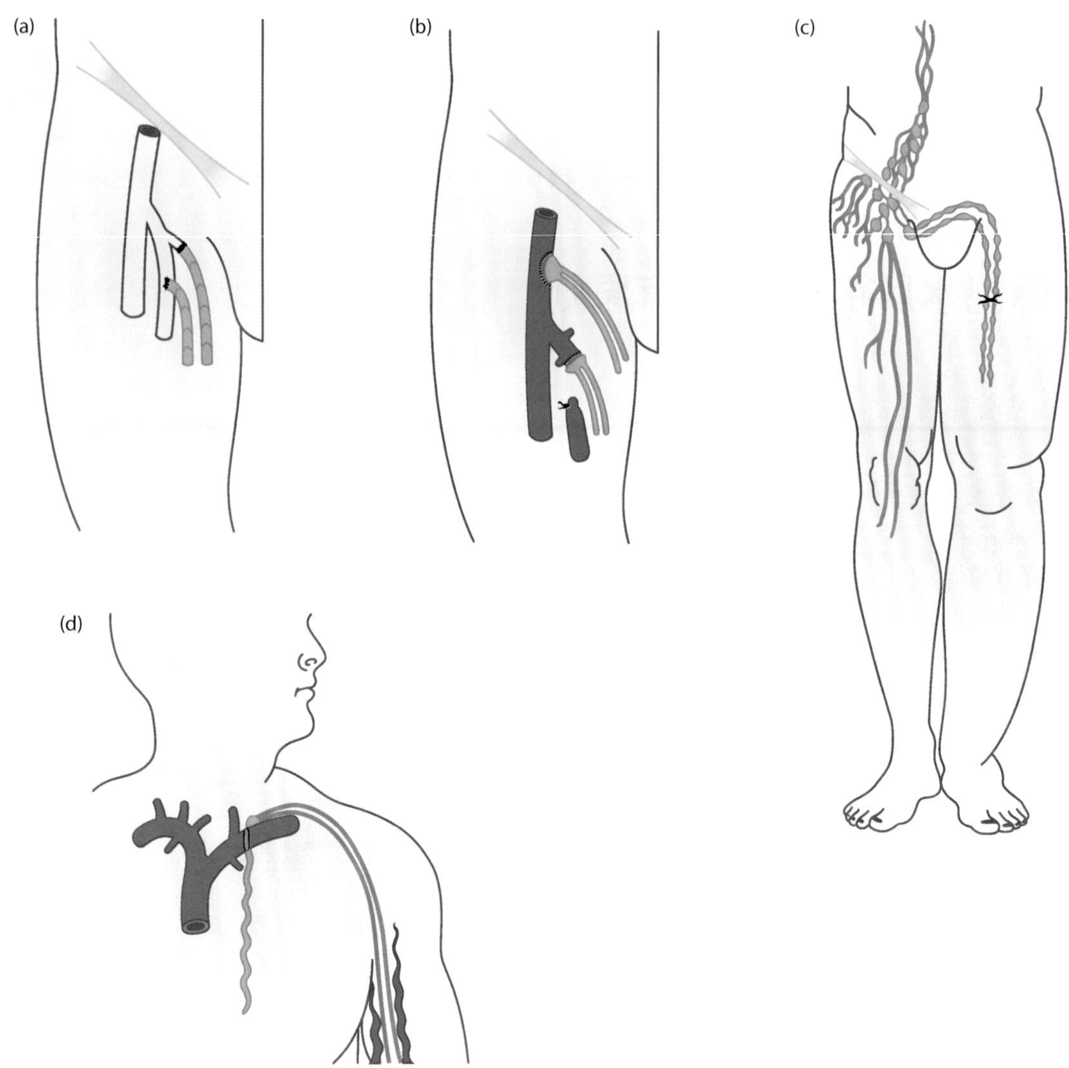

图 64.1 继发性淋巴水肿淋巴管阻塞的重建。(a)端对端和端对侧淋巴结 - 静脉吻合术。(b)端对端和端对侧淋巴管 - 静脉吻合术。(c)左下肢继发性淋巴水肿的交叉股动脉淋巴管转位。(d)从下肢到上肢移植两个淋巴通道治疗乳房切除术后淋巴水肿

关于手术时机,目前尚有争议。当在淋巴水肿的早期阶段进行手术时,特别是在淋巴重建中,患者预计会有更多的获益。然而,与所有外科手术干预一样,病患的选择是关键,以及术后长期的物理治疗至关重要。患者应在多学科团队环境中进行管理,并由经验丰富的显微外科医生在专门的中心进行手术。

64.4 切除手术

切除手术通常为分期去除下肢淋巴水肿皮下组织。如果皮肤有病变且必须切除,则须进行皮肤移植。最彻底的切除手术——查尔斯手术——从胫骨结节到踝骨的全部皮肤和皮下组织切除。遗憾的是,皮肤移植物难以控制,经常局部脱落(特别是在蜂窝织炎反复发作的区域),过度瘢痕形成,过度角化和皮炎。

改良的 Homans 手术(Servelle 分期切除术,Miller 分期皮下切除术和 Pflug 分期切除术)涉及纤维化水肿皮下组织的局部切除[1,2]。中等厚度的皮瓣(1~1.5cm)在小腿和/或大腿的中间矢状平面的前方和后方升高。切除深筋膜上方的过量皮下组织以及覆盖的多余皮肤并且闭合伤口。由于并非所有的水肿组织都被切除,因此大多数是姑息性手术,效果与切除的皮下组织的数量直接相关。患者易于复发,应继续穿弹性压力袜。就减容而言,大多数这些手术的效果良好。然而,也会出现需长期住院治疗,伤口愈合不良,手术瘢痕长,感觉神经损伤以及足踝残留水肿等手术并发症。这些常见的并发症使得淋巴水肿无法对治疗措施做出反应。

淋巴水肿组织的节段切除必须注意有足够的皮肤血液供应以尽量减少愈合不良的并发症。Salgado 等[3]报道了 15 例采用减压手术治疗并结合显微外科手术保留胫后动脉和腓动脉,术后患者取得良好的治疗效果。随访 13 个月,淋巴水肿平均减少 52%。并且没有伤口破裂或皮瓣坏死的病例。有 3 名患者有蜂窝织炎和 1 名患者存在皮下血肿[3]。Lee 等报道,在 12 个月的随访中,33 例下肢淋巴水肿的患者中有 28 例获得满意的治疗效果。然而,只有 18 名患者术后继续采用压迫治疗并在 2 年内保持良好的治疗效果。

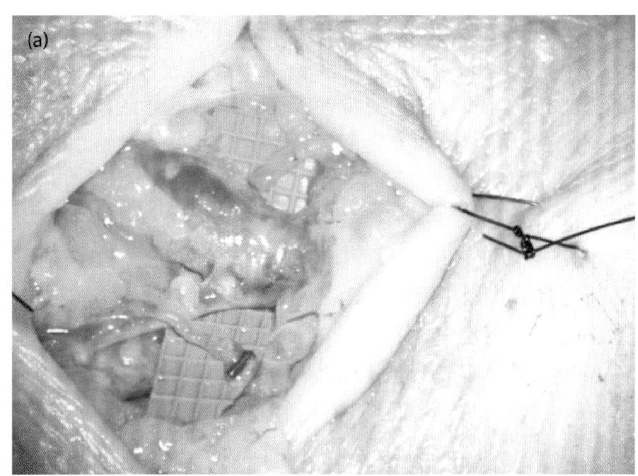

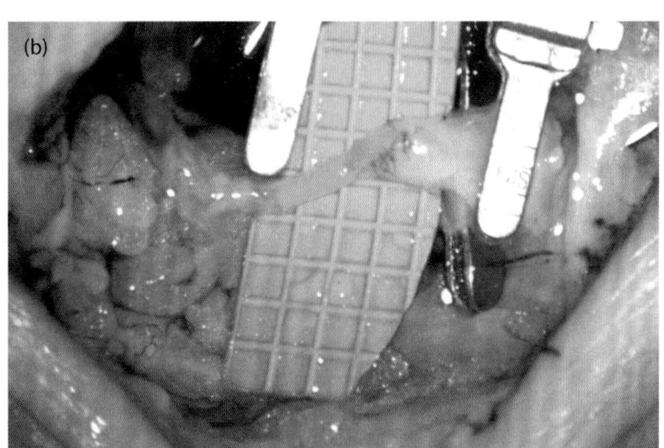

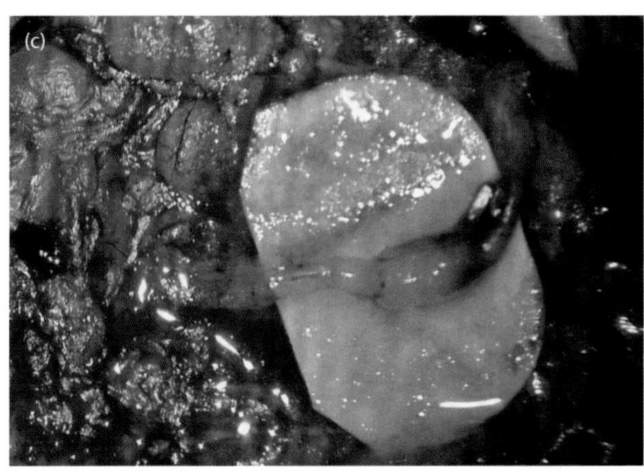

图 64.2 淋巴吻合术。(a)解剖 3 个淋巴管并鉴别浅静脉,其侧枝适于吻合;(b)淋巴静脉吻合术的端对端修复;(c)端对端淋巴静脉吻合术

在随访的患者中,发生两种常见的手术并发症:愈合延迟和伤口感染[28]。

64.5 抽吸辅助下蛋白质脂肪切除术

在长期存在的慢性淋巴水肿中,脂肪的堆积导致肢体肿胀,不能通过生理性淋巴静脉手术、按摩或压迫治疗来减轻淋巴水肿。这就是抽吸辅助脂肪切除术(SALP)以减少肢体肿胀的基本原理。SALP 具有创伤小、治疗风险较低的优势,正在成为最常见的减压手术。该手术在全身麻醉下用手术止血带进行。使用动力辅助吸脂插管吸出过量的脂肪组织。Granzow 等报道 SALP 术后 4 条腿的体积减小了 86%,6 条腿的体积减小了 111%。Brorson 及其同事提倡这种技术,并报告了 SALP 最大的前瞻性研究:104 例上肢和 41 例下肢 SALP 随访长达 15 年和 8 年。两项研究的平均减少均大于 100%[29,30]。SALP 也被证明可以降低严重蜂窝织炎的发病率[25]。

在一些中心,SALP 与淋巴重建相结合,如 LVA[25]。在淋巴静脉转流不起作用的情况下提供吸脂术,由于存在相当多的瘢痕形成,并且如果患者不是淋巴结转移的候选者,则可能不起作用。在 LVA 手术后,观察 6~12 个月以确定是否有显著的改善,如果患者已经最大化的使用所有保守措施仍未取得良好的效果,那么可以考虑 SALP。当然,患者必须了解 SALP 治疗的局限性,SALP 没有解决淋巴水肿的根本原因,因此术后要使用弹力袜以防止多余的液体重新积累。

64.6 淋巴重建

微血管技术的发展允许手术尝试绕过淋巴管的阻塞水平,直接行淋巴重建:

- 将淋巴管直接连接到静脉系统(LVA)
- 使用人工血管将淋巴管和静脉系统连接
- 将两个淋巴系统连接在一起(淋巴 - 淋巴吻合术)
- 将淋巴结导入患病区域(VLNT)

理想情况下,这种重建技术应该在淋巴水肿的早期阶段,未发生脂肪沉积和纤维化之前进行,并且在具有远端保留淋巴管的近端梗阻的患者中进行。从技术上讲,这些手术需要使用高倍放大的超微外科技术,因为大多数淋巴管的直径范围为 0.1~0.6mm,并且只能由专业的经验丰富的显微外科医生进行。

少数患者通过将一块网膜或一段回肠(肠系操作)植入受影响的区域以促进淋巴转运,增加淋巴运输[31-33]。

64.6.1 淋巴吻合术

这项手术的基本原理是基于以下观察结果:在患有慢性淋巴水肿的患者中,可通过淋巴管造影证实自发性 LVAs。该手术方式首先在 20 世纪 70 年代出现[34],使用显微外科吻合技术将多个淋巴管直接连接到静脉系统,允许多余的淋巴绕过阻塞或低流量区域并直接排入静脉系统(图 64.3)。

淋巴系统的直接重建在淋巴水肿过程的早期,必须在皮下纤维化和淋巴管硬化发生之前。由于静脉高压使淋巴液回流到淋巴系统,因此静脉高压是一种手术禁忌证。在无法进行直接 LVA 的静脉疾病的情况下,使用人工血管可用于绕过阻塞并直接排入静脉(图 64.4b)或静脉可用作连接上下淋巴管的导管(图 64.4a 和 b)。静脉中的阀门确保淋巴的正确定向流动。尤其适用于患有近端盆腔淋巴阻塞和扩张的腹股沟淋巴管的患者。如前所述进行与 ICG 的淋巴作图,基于动态观察淋巴流动和远端 - 近端方向性的存在来选择淋巴管,如果没有发现适当的淋巴管,则将不适手术治疗。在淋巴作图后,在网状空间水平皮内注射 0.1ml

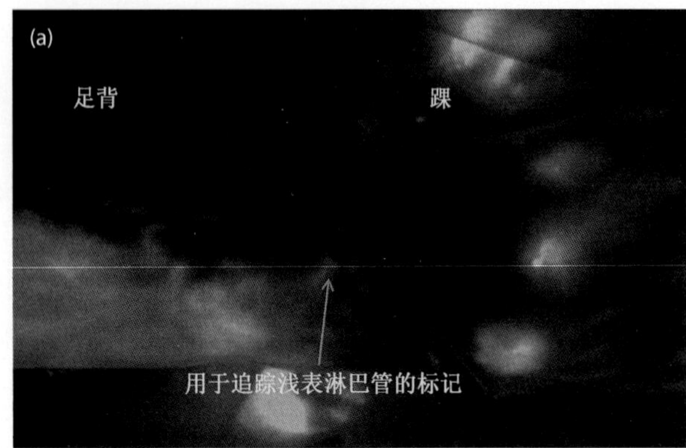

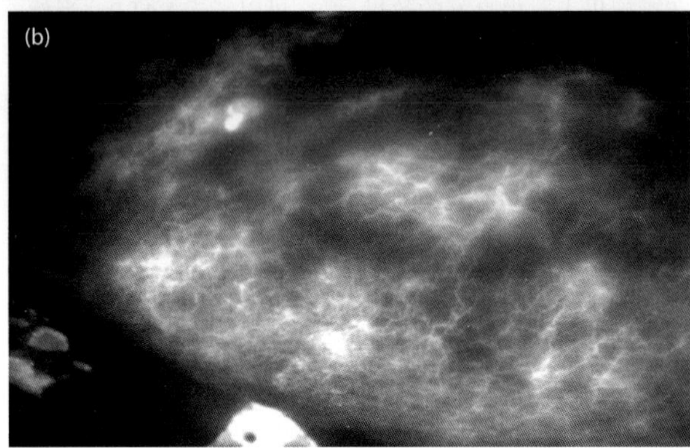

图 64.3 将 ICG 注入左脚腹板空间后的术前激光辅助吲哚青绿(ICG)荧光血管造影。(a)用于绘制和标记浅表淋巴管和淋巴静脉吻合部位的标记笔。(b)左下肢显示 ICG 注射后皮肤淋巴管丛,用于通过抚摸皮肤和可视化填充小腿的通道来识别高密度淋巴管通道及其功能

淋巴锌蓝(必要时重复),以染色淋巴管并帮助鉴定它们。将淋巴管可视化并解剖。在上肢,在皮下静脉进行显微外科端端吻合术;在腿部,它们通常在浅表内侧淋巴管的淋巴管和隐静脉或深静脉的属支之间进行(见图 64.3a)。这些也可以通过将淋巴管内陷到隐静脉或股静脉中来进行。腹股沟淋巴结和邻近静脉之间的吻合也可以采用横断的隐静脉以端对端的方式进行,或者采用股静脉或隐静脉的端对端方式(见图 64.3b)。蓝染淋巴液流入静脉表明吻合口通畅(图 64.5)。

在动物实验中,Gloviczki 等获得了手术晚期通畅的客观证据。使用正常股动脉淋巴管和股静脉支流进行吻合术后,在手术后 3~8 个月通过淋巴管造影术观察发现约 50% 的通畅率[19]。但这种手术的有效性在人类中目前难以证实,目前仍没有研究淋巴管通畅的方法。在梅奥诊所接受 LVA 治疗的 14 例患者中,仅有 5 例患者在术后平均 46 个月内保持最初的改善[10]。10 例患有继发性淋巴水肿的患者中有 4 例获得改善,7 例原发性淋巴水肿患者中仅有 1 例获得改善。淋巴成像只能提供淋巴转运改善的间接证据,不能记录吻合口的通畅性。术后淋巴管造影是确认吻合口通畅的唯一方法。这是不实际的,因为这种操作具有侵入性的并且已经报道了这些操作影响淋巴水肿的进展。

在澳大利亚、亚洲和欧洲,大量的手术经验表明,患者通过行淋巴引流术可以实现临床的改善[7-9,11-16]。在澳大利亚 O' Brien 和 Shafiroff[6]报道的系列中,73% 的患者有主观改善,42% 获得长期改善。Chang 等在一项前瞻性研究中,100 名接受 LVA(89 名上肢和 11 名下肢)的患者报告了类似的结果,1 年时平均减少了 42%。下肢的表现不如上肢,这可能是由于更晚期的疾病所致[35]。

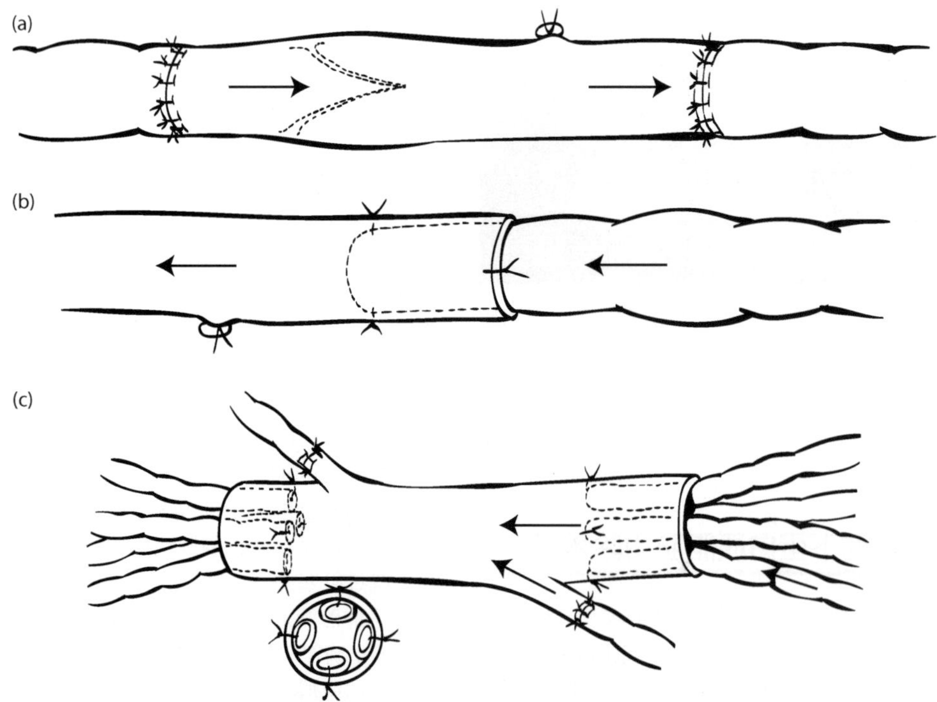

图 64.4 Campisi 等介绍的淋巴重建技术[23]。采用(a)静脉移植物或(b)淋巴静脉管进行吻合。(c)在静脉移植物中套迭多根淋巴管的技术(淋巴管 - 静脉 - 淋巴管吻合)(Mayo 基金会授权转载)

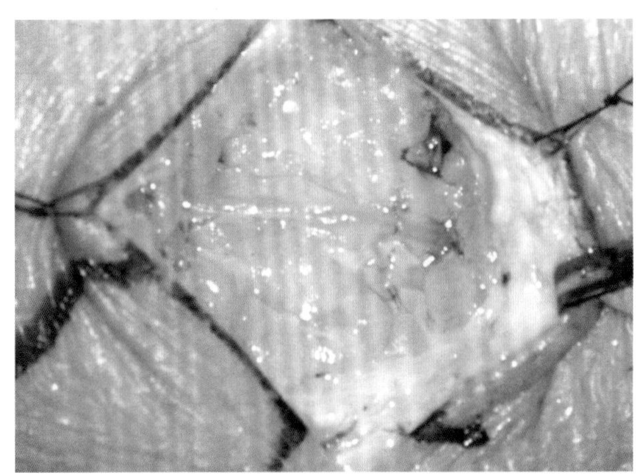

图 64.5 蓝色淋巴液进入静脉的流量表明吻合口通畅；在手术开始前用激光辅助吲哚青绿荧光血管造影术进行术前绘图后，患者在手中的网状空间水平背部皮内注射淋巴凝土蓝(0.1ml)

在丝虫病中，淋巴管经常扩大并且淋巴流动很高。淋巴系统重建对丝虫病患者有效。Jamal[8]报道了90%在腹股沟区域接受淋巴结静脉分流的患者获得临床的改善。

Campisi及其同事[11-13,23]在意大利拥有最丰富的淋巴显微手术经验。他的研究小组报告了使用显微手术LVA治疗阻塞性淋巴水肿的665例患者，87%的患者主观改善[11-12]。共有446名患者长期随访，体积减小69%，保守治疗中止率为85%，显微外科手术后蜂窝织炎发生率降低87%。得出结论，淋巴水肿早期的显微外科手术重建更为有效，因为淋巴管的内在收缩性仍然存在[13]。在皮下组织中显著的慢性炎症变化发展之前，淋巴循环正常化的机会更好。

在日本的Koshima等[15]中，13例手术患者中有8例也确认了LVA后平均3.3年的显著改善。另一组来自日本的研究表明，LVA可以预防接受盆腔淋巴结切除术治疗癌症的患者淋巴水肿的发生[16]。但是，Vignes等[17]未能证实一组13例患者的LVAs治疗效果，其中10例患有原发性淋巴结和3例患者伴有继发性淋巴水肿。5例患者临床疗效的全面评估非常好或良好，另外5例患者的评估中等；然而，手术未能改善下肢的体积，也没有减少丹毒的发作频率。

64.6.2 淋巴淋巴管旁路

淋巴移植的概念是有吸引力的，因为可以避免LVA固有的问题(例如静脉高压引起流入淋巴回路的逆转)。此外，淋巴管淋巴吻合的通畅理论上应该优于充血系统的通畅性。由Baumeister及其同事[18,20,21]开创的这项技术已被提供给患有下肢单侧继发性淋巴水肿的患者或患有乳房切除术后淋巴水肿的患者。在考虑手术之前，用淋巴成像记录供体腿部的正常淋巴管是很重要的。

在乳房切除术后淋巴水肿中，进行从大腿内侧到手臂的主要淋巴束的2个或3个淋巴管的自体移植。远端吻合术在近端臂上以端对端的方式进行，具有筋膜和筋膜下淋巴管。近端吻合术最好在颈部至一条较大的颈部下行淋巴管中进行。

下肢淋巴重建的手术是将大腿中的2个或3个正常淋巴干移位到患病肢体，并在腹股沟中进行淋巴吻合术(交叉股骨移植)。在55例接受此类手术的患者的报告中，80%的患者在平均随访3年后有改善(体积减小)[21]。通过淋巴扫描可以获得淋巴移植物流动的客观记录。在Mayo组最近的一项研究中，在自体淋巴管移植之前和之后的8年内，对8名患有下肢原发性或继发性淋巴水肿的患者进行了调查。在所有8例患者中，通过半定量淋巴显像测量的淋巴功能在显微外科治疗后显著($P<0.01$)得到改善[22]。

64.6.3 血管化淋巴结转移(VLNT)

目前来说，非血管化淋巴结治疗移植到淋巴水肿区有待进一步的实验研究，对人类的临床经验很少，动物研究结果总体上令人失望[36-38]。随着超微外科技术的进步，研究兴趣转向了使用VLNT。这种有前途的新方法旨在将血管化淋巴结导入淋巴水肿影响的部位。手术涉及从供体部位(浅表腹股沟、胸部、锁骨上和颏下淋巴结)移植含有淋巴结和周围脂肪的血管化组织瓣，并使用显微外科技术微观吻合动脉和静脉(但不是淋巴)血液供应(图64.6)。

确切的作用机制存在争议：一种理论认为淋巴管生成发生，转移淋巴结和受体部位之间的淋巴管再通[39]。另一种理论假设血管化淋巴结充当泵，吸收淋巴液周围组织并将其喷射到静脉循环中[40-41]。研究显示，VLNT后的症状和皮肤感染改善包括丹毒和淋巴管炎在内的客观和主观改善[40-46]。Becker等研究发现24名女性接受乳腺癌治疗后的上肢淋巴水肿，取腹股沟淋巴结至腋窝VLNT，10名患者恢复正常周围，平均随访8.3年，12名患者恢复正常。在研究期间进行的16次淋巴显影中有5次显示移植节点的有淋巴流动[42]。Lin等观察随访13个上肢淋巴水肿的患者，随访56个月时发现水肿平均体积减小51%，但这次用VLNT到手腕而不是腋窝。淋巴显影显示淋巴液运动更快，提示淋巴清除率提高[40]。然而，VLNT并非没有潜在的并发症，Vignes等发现26例接受VLNT治疗的患者体积未得到改善，反而观察到并发症发生率升高(38%)，包括供体部位淋巴水肿，淋巴囊肿和供体部位疼痛[47]。Saaristo等取腹部脂肪组织进行自体乳房重建同时行腹股沟淋巴结的VLNT。9名患者中有7名报告淋巴水肿显著减少，9名患者中有3名不需要穿压缩服装或接受理疗[48]。在一些患者中，术后即刻出现腋窝VLNT后淋巴水肿的改善，与单独进行自体皮瓣重建后报告的结果相似[49]。

减压和重建方法的组合有可能解决软组织过剩和淋巴水肿。Granzow等[25]将SAPL与VLNT联合作上肢分期手术，患者仅在晚上需要按压。他们主张减少SAPL以减少长期存在淋巴水肿的肢体容量，其次是VLNT(上肢有利)或LVA。

Basta等[50]对22个淋巴瘤手术并行5个VLNT进行有效性和安全性的系统性荟萃分析，报道了这些技术之间的定量和主观改善方面的可比结果，并报道了VLNT中较高的并发症发生率。然而，作者认为患者人群的异质性，评估方式以及不一致的并发症报告是主要的限制因素。

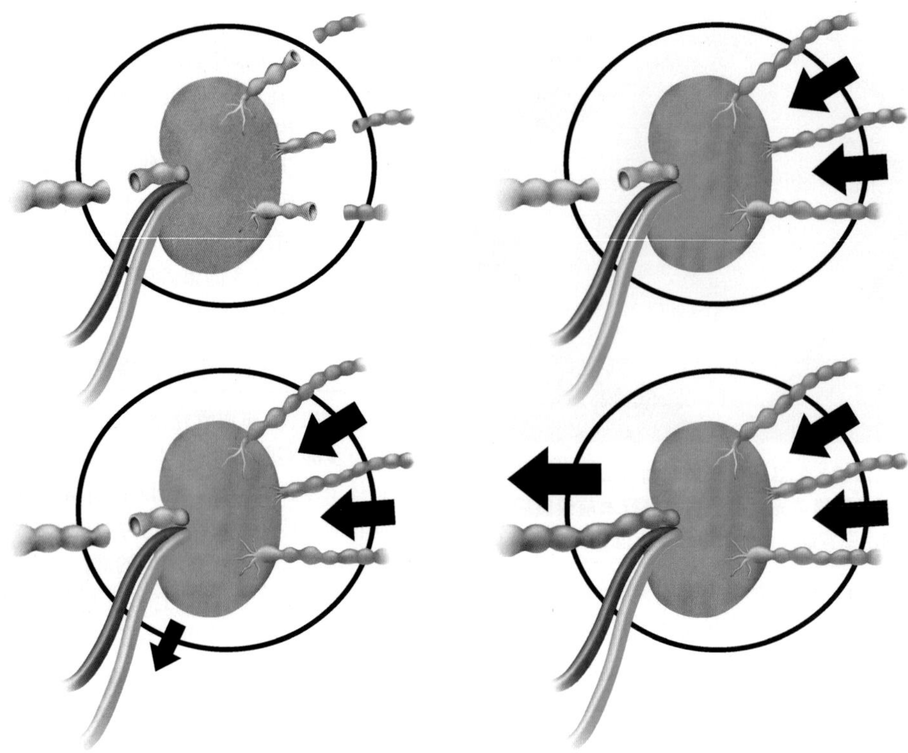

图 64.6 手术后即时血管化淋巴结转移的示意图(左上),受体和转移的淋巴结(右上)之间的淋巴管再通,以及通过节点内的淋巴静脉通讯传出的淋巴液(左下)或通过节点的传出淋巴管(右下)。(引自 Ito R and Suami H. *Plast Reconstr Surg* 2014;134:548-56.)

无数外科手术方式突出了治疗这种慢性病的困难。研究设计和结果测量的异质性,随访的持续时间以及并发症的报告差异使得难以对各种治疗方案进行比较和得出结论。在进行常规手术治疗或治疗组合的建议之前,需要在大量在多个中心手术的患者的报告与记录的临床改善相关的长期通畅率。

美国静脉论坛指南 6.4.0:慢性淋巴水肿的外科治疗原则

编码	指南	推荐等级(1:强;2:弱)	证据级别(A:高质量;B:中等质量;C:低或极低质量)
6.4.1	对慢性淋巴水肿的所有干预措施之前应进行至少 6 个月的非手术压迫治疗	1	C
6.4.2	建议切除手术或吸脂仅适用于保守措施失败的晚期非凹陷性淋巴水肿患者	2	C
6.4.3	如果在疾病早期进行选择的继发性淋巴水肿患者,建议在卓越中心进行显微外科淋巴重建	2	C

参考文献

● = Key primary paper
★ = Major review article

●1. Miller TA, Wyatt LE, and Rudkin GH. Staged skin and subcutaneous excision for lymphedema: A favorable report of long-term results. *Plast Reconstr Surg* 1998;102:1486–98.

2. Puckett TA and Silver D. Staged skin and subcutaneous excision for lymphedema: A favorable report of long-term results (discussion). *Plast Reconstr Surg* 1998;102:1499–501.

3. Salgado CJ, Mardini S, Spanio S, Tang WR, Sassu P, and Chen HC. Radical reduction of lymphedema with preservation of perforators. *Ann Plast Surg* 2007;59:173–9.

●4. Brorson H, Svensson H, Norrgren K, and Thorsson O. Liposuction reduces arm lymphedema without significantly altering the already impaired lymph transport. *Lymphology* 1998;31:156–72.

5. Brorson H, Ohlin K, Olsson G, and Nilsson M. Adipose tissue dominates chronic arm lymphedema following breast cancer: An analysis using volume rendered CT images. *Lymphat Res Biol* 2006;4:199–210.

6. O'Brien BM and Shafiroff BB. Microlymphaticovenous and resectional surgery in obstructive lymphedema. *World J Surg* 1979;3:3–15, 121–3.

7. Huang GK et al. Microlymphaticovenous anastomosis in the treatment of lower limb obstructive lymphedema: Analysis of 91 cases. *Plast Reconstr Surg* 1985;76:671–85.
8. Jamal S. Lymphovenous anastomosis in filarial lymphedema. *Lymphology* 1981;14:64–8.
9. Gong-Kang H, Ru-Qi H, Zong-Zhao L, Yao-Liang S, Tie-De L, and Gong-Ping P. Microlymphaticovenous anastomosis for treating lymphedema of the extremities and external genitalia. *J Microsurg* 1981;3:32–9.
10. Gloviczki P, Fisher J, Hollier LH, Pairolero PC, Schirger A, and Wahner HW. Microsurgical lymphovenous anastomosis for treatment of lymphedema: A critical review. *J Vasc Surg* 1988;7:647–52.
•11. Campisi C, and Boccardo F, Zilli A, Macciò A, and Napoli F. Long-term results after lymphatic-venous anastomoses for the treatment of obstructive lymphedema. *Microsurgery* 2001;21:135–9.
12. Campisi C and Boccardo F. Lymphedema and microsurgery. *Microsurgery* 2002;22:74–80.
•13. Campisi C, Eretta C, Pertile D et al. Microsurgery for treatment of peripheral lymphedema: Long-term outcome and future perspectives. *Microsurgery* 2007;27:333–8.
•14. O'Brien BM, Mellow CG, Khazanchi RK, Dvir E, Kumar V, and Pederson WC. Long-term results after microlymphaticovenous anastomoses for the treatment of obstructive lymphedema. *Plast Reconstr Surg* 1990;85:562–72.
15. Koshima I, Nanba Y, Tsutsui T, Takahashi Y, and Itoh S. Long-term follow-up after lymphaticovenular anastomosis for lymphedema in the leg. *J Reconstr Microsurg* 2003;19:209–15.
16. Takeishi M, Kojima M, Mori K, Kurihara K, and Sasaki H. Primary intrapelvic lymphaticovenular anastomosis following lymph node dissection. *Ann Plast Surg* 2006;57:300–4.
17. Vignes S, Boursier V, Priollet P, Miserey G, and Trévidic P. [Quantitative evaluation and qualitative results of surgical lymphovenous anastomosis in lower limb lymphedema]. *J Mal Vasc* 2003;28:30–5.
18. Kleinhans E, Baumeister RG, Hahn D, Siuda S, Büll U, and Moser E. Evaluation of transport kinetics in lymphoscintigraphy: Follow-up study in patients with transplanted lymphatic vessels. *Eur J Nucl Med* 1985;10:349–52.
19. Gloviczki P, Hollier LH, Nora FE, and Kaye MP. The natural history of microsurgical lymphovenous anastomoses: An experimental study. *J Vasc Surg* 1986;4:148–56.
20. Baumeister RG, and Siuda S, Bohmert H, and Moser E. A microsurgical method for reconstruction of interrupted lymphatic pathways: Autologous lymph-vessel transplantation for treatment of lymphedemas. *Scand J Plast Reconstr Surg* 1986;20:141–6.
•21. Baumeister RG and Siuda S. Treatment of lymphedemas by microsurgical lymphatic grafting: What is proved? *Plast Reconstr Surg* 1990;85:64–74; discussion 75–6.
22. Weiss M, Baumeister RGH, and Hahn K. Dynamic lymph flow imaging in patients with oedema of the lower limb for evaluation of the functional outcome after autologous lymph vessel transplantation: An 8-year follow-up study. *Eur J Nucl Med Mol Imaging* 2003;30:202–6.
•23. Campisi C, Bellini C, Campisi C, Accogli S, Bonioli E, and Boccardo F. Microsurgery for lymphedema: Clinical research and long-term results. *Microsurgery* 2010;30:256–60.
24. Brorson H and Svensson H. Liposuction combined with controlled compression therapy reduces arm lymphedema more effectively than controlled compression therapy alone. *Plast Reconstr Surg* 1998;102:1058–67; discussion 1068.
25. Granzow JW, Soderberg JM, Kaji AH, and Dauphine C. An effective system of surgical treatment of lymphedema. *Ann Surg Oncol* 2014;21:1189–94.
★26. Granzow JW, Soderberg JM, Kaji AH, and Dauphine C. Review of current surgical treatments for lymphedema. *Ann Surg Oncol* 2014;21:1195–201.
•27. Noel AA, Gloviczki P, Bender CE, Whitley D, Stanson AW, and Deschamps C. Treatment of symptomatic primary chylous disorders. *J Vasc Surg* 2001;34:785–91.
28. Lee BB, Kim YW, Kim DI, Hwang JH, Laredo J, and Neville R. Supplemental surgical treatment to end stage (stage IV–V) of chronic lymphedema. *Int Angiol* 2008;27:389–95.
29. Brorson H, Freccero C, Ohlin K, and Svensson B. Liposuction of postmastectomy arm lymphedema completely removes excess volume: A 15 year study. *Lymphology* 2010;43:108–10.
30. Brorson H. Liposuction normalizes elephantiasis of the leg—A prospective study with an eight-year follow-up. Presented at: *91st Annual Meeting of the American Association of Plastic Surgeons*; 14–16 April 2012, San Francisco.
31. Hurst PA, Kinmonth JB, and Rutt DL. A gut and mesentery pedicle for bridging lymphatic obstruction: Experimental studies. *J Cardiovasc Surg (Torino)* 1978;19:589–96.
32. Kinmonth JB, Hurst PA, Edwards JM, and Rutt DL. Relief of lymph obstruction by use of a bridge of mesentery and ileum. *Br J Surg* 1978;65:829–33.
33. Hurst PA, Stewart G, Kinmonth JB, and Browse NL. Long term results of the enteromesenteric bridge operation in the treatment of primary lymphoedema. *Br J Surg* 1985;72:272–4.
34. Gilbert A, O'Brien BM, Vorrath JW, and Sykes PJ. Lymphaticovenous anastomosis by microvascular technique. *Br J Plast Surg* 1976;29:355–60.
35. Chang DW, Suami H, and Skoracki R. A prospective analysis of 100 consecutive lymphovenous bypass cases for treatment of extremity lymphedema. *Plast Reconstr Surg* 2013;132:1305–14.
36. Pabst R and Rothkötter HJ. Regeneration of autotransplanted lymph node fragments. *Cell Tissue Res* 1988;251:597–601.
37. Blum KS, Hadamitzky C, Gratz KF, and Pabst R. Effects of autotransplanted lymph node fragments

on the lymphatic system in the pig model. *Breast Cancer Res Treat* 2010;120:59–66.
38. Tammela T, Saaristo A, Holopainen T et al. Therapeutic differentiation and maturation of lymphatic vessels after lymph node dissection and transplantation. *Nat Med* 2007;13:1458–66.
39. Honkonen KM, Visuri MT, Tervala TV et al. Lymph node transfer and perinodal lymphatic growth factor treatment for lymphedema. *Ann Surg* 2013;257:961–7.
40. Lin CH, Ali R, Chen SC et al. Vascularized groin lymph node transfer using the wrist as a recipient site for management of postmastectomy upper extremity lymphedema. *Plast Reconstr Surg* 2009;123:1265–75.
41. Cheng MH, Chen SC, Henry SL, Tan BK, Lin MC, and Huang JJ. Vascularized groin lymph node flap transfer for postmastectomy upper limb lymphedema: Flap anatomy, recipient sites, and outcomes. *Plast Reconstr Surg* 2013;131:1286–98.
42. Becker C, Assouad J, Riquet M, and Hidden G. Postmastectomy lymphedema: Long-term results following microsurgical lymph node transplantation. *Ann Surg* 2006;243:313–5.
43. Becker C, Vasile JV, Levine JL et al. Microlymphatic surgery for the treatment of iatrogenic lymphedema. *Clin Plast Surg* 2012;39:385–98.
44. Gharb BB, Rampazzo A, Spanio di Spilimbergo S, Xu ES, Chung KP, and Chen HC. Vascularized lymph node transfer based on the hilar perforators improves the outcome in upper limb lymphedema. *Ann Plast Surg* 2011;67:589–93.
★45. Ito R and Suami H. Overview of lymph node transfer for lymphedema treatment. *Plast Reconstr Surg* 2014;134:548–56.
★46. Raju A and Chang DW. Vascularized lymph node transfer for treatment of lymphedema: A comprehensive literature review. *Ann Surg* 2015;261:1013–23.
47. Vignes S, Blanchard M, Yannoutsos A, and Arrault M. Complications of autologous lymph-node transplantation for limb lymphoedema. *Eur J Vasc Endovasc Surg* 2013;45:516–20.
48. Saaristo AM, Niemi TS, Viitanen TP, Tervala TV, Hartiala P, and Suominen EA. Microvascular breast reconstruction and lymph node transfer for postmastectomy lymphedema patients. *Ann Surg* 2012;255:468–73.
49. Chang DW and Kim S. Breast reconstruction and lymphedema. *Plast Reconstr Surg* 2010;125:19–23.
★50. Basta MN, Gao LL, and Wu LC. Operative treatment of peripheral lymphedema: A systematic meta-analysis of the efficacy and safety of lymphovenous microsurgery and tissue transplantation. *Plast Reconstr Surg* 2014;133:905–13.

65

乳糜疾病的保守和开放手术治疗

65.1 介绍

肠系膜淋巴系统收集的乳糜液富含蛋白和脂质,循环异常就会导致乳糜性疾病。它们不常见但严重且经常危及生命。淋巴管的原发异常(淋巴管扩张、闭锁或发育不全)[1]或继发病因(医源性损伤、手术、创伤或肿瘤)[2,3]导致体腔内乳糜液积聚,淋巴管破坏引起乳糜积液比如乳糜胸,乳糜性腹水或心包积液等。继发于淋巴管扩张和瓣膜功能丧失导致的淋巴液回流障碍定义为乳糜反流。在本章中,我们将重点关注乳糜性疾病的保守治疗、开放手术和腔内治疗;淋巴水肿在第 61~64 章中讨论。由于发病率较低,相关报道包括病例报告和观察性研究都较少。

65.2 发病率

由于疾病罕见,乳糜积液的发生率尚未明确。德国的一项全国范围前瞻性流行病学研究显示,先天性乳糜胸的发病率为 1∶24 000[4]。然而报道的发病率主要来自回顾性观察研究。接受腹部手术的 1 103 名癌症患者术后有 1.1% 发生乳糜腹水;当进行腹膜后、食管、胃手术或肿瘤细胞减灭术时,发病率增加至 7.4%。在接受妇科恶性肿瘤手术的患者中,术后乳糜腹水发生率为 0.17%~2.0%[5]。腹腔镜淋巴清扫术后乳糜疾病的发生率为 0.9%。与盆腔淋巴结清扫相比,主动脉旁淋巴清扫术后发生乳糜腹水的风险增加(0.32%~4.08% vs 0.08%~0.35%);发生了乳糜腹水的患者切除主动脉旁淋巴结中位数高于无此并发症患者(26 对 17, $P = 0.001$)。

统计表明,在梅奥诊所进行普胸外科手术的 11 315 例患者术后乳糜胸发生率为 0.42%[6];在 Cerfolio 医生主刀的 2 838 名肺切除全纵隔淋巴结清扫的患者术后乳糜胸的发生率为 1.4%[7]。对于原发性肺癌患者,接受肺叶切除术后或更大范围的广泛纵隔淋巴结清扫术后发生乳糜胸的占 2.3%(37/1 580)。一些研究报道了食管切除术后继发的乳糜胸,发病率低于 4.0%。有报道的颈部淋巴结清扫术后淋巴漏发生率从 0.6% 到 6.2% 不等。

65.3 病因

原发性乳糜疾病比较罕见,它们通常由先天性淋巴管扩张引起[1,2,8]。发病机制目前知之甚少。研究表明血管内皮生长因子(VEGF)和血管生成素家族在淋巴发育过程中共同起作用,血管生成素 2 的缺失可能导致乳糜疾病[9];VEGF-C/VEGFR-3 轴突变是遗传性淋巴水肿的主要发病机制之一[10]。尽管一般会有相关的发育不全或胸导管阻塞,淋巴管扩张(巨淋巴管)也可能在没有近端闭塞的情况下发生[11,12]。

梅奥诊所的临床资料显示,在 1976 年至 2000 年间治疗的 35 例原发性乳糜疾病患者中,病因为原发性淋巴管扩张的占 66%,黄指甲综合征 11%,淋巴管平滑肌瘤病 9%,其他病因占 18%[13];当纳入一组在 1988 年至 2015 年间接受手术治疗的 24 名患者时,58% 的患者为原发性淋巴管扩张,42% 的患者因手术(50%)或潜在的其他疾病(50%)而继发[14]。胸部或腹部的恶性肿瘤,例如食管癌、淋巴瘤或肺癌侵犯胸导管或淋巴系统时可伴有乳糜积液。淋巴管平滑肌瘤病是一种慢性进行性全身性疾病，其特征是肺和淋巴管中的平滑肌细胞浸润，同样可引起乳糜积液。

Browse 等[15]提出了 3 种可能的乳糜腹水形成机制：①先天性瓣膜功能不全和肠系膜或腹膜后淋巴管先天性淋巴管扩张症，或两者兼有；②胸导管的先天性阻塞或发育不全；③局限于肠系膜淋巴结和淋巴管的阻塞。广泛腹膜后淋巴结清扫术，腹部手术或腹主动脉手术后也可发生手术相关的乳糜腹水。其他原因包括结核病、肾病综合征、肝硬化、恶性肿瘤或放疗。钝性腹部创伤可引起淋巴管破裂而导致乳糜腹水。

乳糜性胸腔积液可以是自发或创伤性的。自发性乳糜胸可能由于先天性、传染性、肿瘤性，或由于其他疾病导致。例如淋巴管平滑肌瘤病、上腔静脉血栓形成、结节病、淀粉样变性和肝硬化，并且可导致胸导管阻塞或淋巴管破坏。整合素 α9 的错义突变伴随的异常免疫反应和淋巴管生成在先天性乳糜胸，特别是胎儿乳糜胸的发病机制中起重要作用[16]。乳糜胸也可能由淋巴管扩张引起，伴或不伴胸导管阻塞(图 65.1)。传染性病因包括淋巴结核、纵隔淋巴结炎和引流淋巴管炎。目前，创伤性乳糜胸最常见的原因是手术和肿瘤。乳糜胸的特发性病因包括唐氏综合征和 Noonan 综合征；但其机制尚不清楚。双侧乳糜胸在黄指甲综合征中更常见。乳糜腹水也可穿过膈肌并积聚在胸膜腔内，从而引起乳糜胸。

65.4 临床表现

乳糜积液的症状与液体积聚有关。然而，淋巴管扩张和乳糜液反流的典型征兆是由于扩张的淋巴管的破坏而导致的乳糜液渗漏。扩张的淋巴管或淋巴囊肿的破裂可能表现为蛋白流失肠病(乳糜液泄漏至肠腔内导致的营养吸收不良)[8,11]，乳糜腹水[17]、乳糜胸[2,18]、乳糜液痰(由于乳糜液积聚在肺或支气管中导致)[19]、乳糜尿、乳糜 - 子宫出血或乳糜皮肤瘘，伴或不伴肢体或生殖器淋巴水肿[1,20]。

先天性乳糜疾病一般在年轻时症状显著。大多数患者在青少年时期症状较严重。偶尔老年患者也可能出现乳糜疾病，而没有潜在的恶性肿瘤或创伤史。

乳糜腹腔积液最常见的症状是腹胀、恶心、呕吐和腹腔穿刺出乳糜性腹水。对于继发于创伤(包括手术)的乳糜积液，如果损伤不严重，则在创伤和症状发作之间通常会有 2~10 天的潜伏期。Han 等报道在切除妇科恶性肿瘤和腹膜后淋巴清扫术后平均 30 天发生乳糜腹水[5]。乳糜胸患者根据积液的体积和位置可无症状；然而随着时间的推移，可能会出现进行性腹痛、呼吸困难、咳嗽和胸部不适。

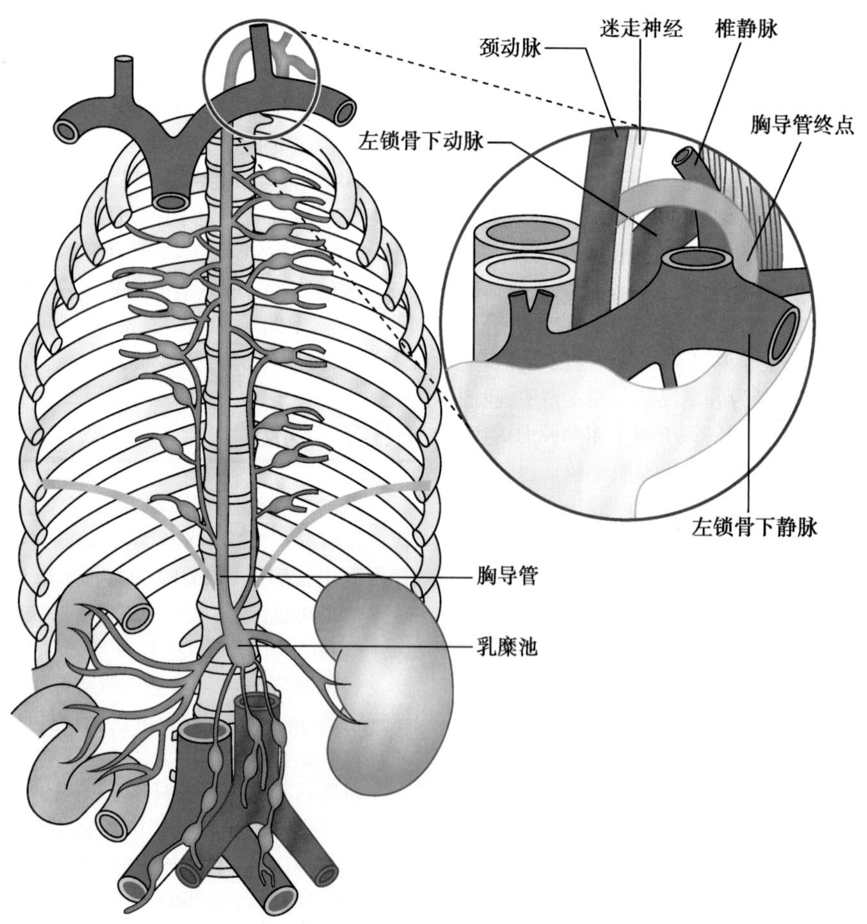

图 65.1 胸导管在颈部和胸腹部的走行解剖。(经 Elsevier 授权转载自 *Rutherford' Vascular Surgery*, 6th Ed, Gloviczki P and Noel AA, Surgical treatment of chronic lymphedema and primary chylous disoders, 2428-45, 2005.)

梅奥诊所的 35 例患者，其中 15 名男性和 20 名女性，接受手术治疗原发性乳糜疾病的平均年龄为 29 岁，年龄范围为 1 天到 81 岁[13]。患者症状表现分别为下肢水肿(54%)、呼吸困难(49%)、阴囊或阴唇水肿(43%)和腹胀(37%)。在 24 例手术治疗乳糜积液的病例中，50% 为女性；平均年龄为 50 岁，从 19 岁到 78 岁不等。92% 的患者伴有乳糜腹水，58% 有乳糜胸，54% 的患者乳糜腹水、乳糜胸水同时存在。1 名患者患有乳糜性心包积液[14]。

大量乳糜丢失意味着脂质，蛋白质，钙和胆固醇的消耗，即营养不良。淋巴细胞和免疫球蛋白的大量丢失将导致免疫系统的严重损害，致使患者易感染。

65.5　诊断

询问病史和体格检查是最重要的，很多时候可以直接诊断。胸部 X 线检查对诊断胸腔积液有帮助，腹腔穿刺或胸腔穿刺得到富含白蛋白和脂质的乳状液是诊断乳糜积液的必要条件。诊断标准包括：乳液状外观，静置时分离成乳脂状层，无味，比重 > 1.012，甘油三酯水平 > 110mg/dl[21,22]。大约一半的乳糜胸水呈乳白色液体；禁食或先天性乳糜胸的患者很少产生或没有乳糜状胸水[23]。Maldonado 等[24]报道，14%(10/74) 的乳糜胸患者的甘油三酯水平可能 <110mg/dl，2 名患者的甘油三酯水平 <50mg/dl。高于相应血浆值的乳糜微粒和淋巴细胞浓度水平，也可以鉴别由于细菌感染或肿瘤细胞异常代谢而获取的“假性收集物”[25]。

对于胎儿和新生儿，从胸部或腹部取得的液体中甘油三酯超过 1.2mmol/L，超过 1 000 个细胞 /ml，淋巴细胞占优势，蛋白质水平高于 2.5g/dl，乳酸脱氢酶高于 110IU/L 可以确诊乳糜积液[26]。当疑似软组织和内脏淋巴液异常形成积聚者需要磁共振成像(MRI)鉴别诊断。

乳糜积液患者的手术评估包括计算机断层扫描(CT)或 MRI 以排除胸部或腹部恶性肿瘤，然后进行淋巴闪烁扫描和淋巴管造影。淋巴闪烁成像，淋巴管造影和 MRI 的益处将在第 62 章中详细介绍。扩张的淋巴管(巨淋巴管和淋巴管平滑肌瘤病)在 MRI 中显示更清楚，造影剂从骨盆回流到受影响的肢体(图 65.2a)。虽然我们最初尝试使用淋巴闪烁成像，但后来发现使用脂溶性造影剂的淋巴管造影才能够明确诊断。它能够定位扩张的腹膜后淋巴管，并经常可以确定淋巴泄漏的部位。

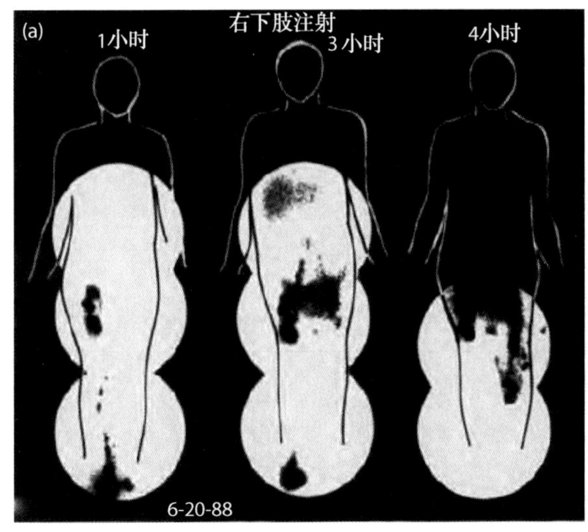

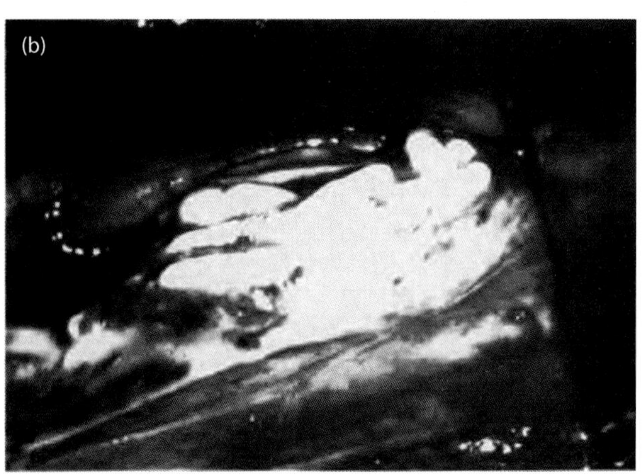

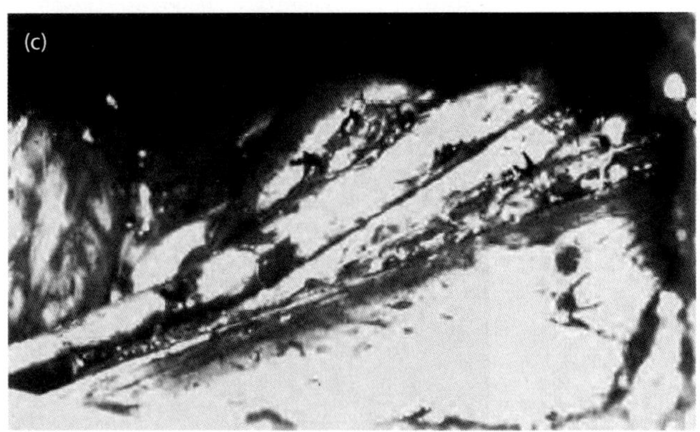

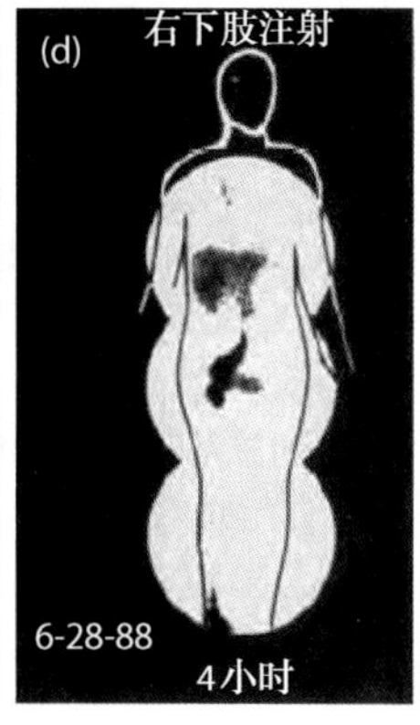

图 65.2　(a)一名 16 岁女孩的右下肢淋巴闪烁造影。患者患有淋巴管扩张合并严重反流入生殖器和左下肢。向右下肢注射放射性同位素显示在 3 小时开始回流入骨盆，并在 4 小时进入左下肢。(b)术中照片显示左髂窝内富含乳糜扩张的无功能腹膜后淋巴管。(c)淋巴管的根治性切除和结扎。此外，还在两支扩张的淋巴管和两支腰静脉之间进行了淋巴 - 静脉吻合术。(d)以类似方式进行的术后淋巴扫描显示在 4 小时没有回流的迹象。患者术后 4 年无明显反流

65.6 保守治疗

乳糜积液的治疗方式主要取决于病因；一线治疗应选择保守治疗，除非是大量乳糜泄漏而导致生命危险。保守治疗乳糜积液的目标是通过从胸腔或腹腔引流乳糜液来缓解症状，并通过改进营养措施配合药物治疗来减少乳糜产生，以及预防或治疗营养不良和免疫缺陷。在某些情况下，治疗潜在原因也可以改善乳糜积液。

当饮食或营养措施无效时应开始保守治疗，或者应作为营养管理的辅助方法。当患者有严重呼吸困难和/或腹部不适时可进行治疗性腹腔穿刺或胸腔穿刺。如果乳糜胸的流量小于500ml则可采用保守治疗，并28%~90%的患者乳糜漏可能自发闭合。保守治疗一般有效，特别是对于术后乳糜腹水，其有效率为71%~100%。

65.6.1 营养管理

可通过减少食物摄入结合肠外营养（parenteral nutrition，PN）来减少乳糜的产生。适当的补充液体和电解质也很重要。在特定的患者中可应用中链甘油三酯（medium chain triglyceride，MCT，少于12个碳原子的甘油三酯）饮食，因为中链甘油三酯可以直接被吸收到门脉循环中，从而绕过淋巴循环。富含MCT的饮食方案可以作为肠内营养（EN）或口服MCT补充，具体取决于患者的营养状况和经口饮食的耐受性。目前，PN、富含MCT的EN或无脂肪饮食口服补充MCT哪种方法更好尚未达成共识。

临床上一般将营养管理与药物治疗，腹腔穿刺或胸腔穿刺术同时应用以控制有症状的腹水或胸腔积液。虽然这些只是保守缓解措施，但许多患者的病情可能得到充分控制。如果以上措施效果不佳，则可以考虑外科手术治疗以获得长期缓解。

65.6.2 药物治疗

生长抑素及其类似物能够改善电解质紊乱，其应用通常能够减少液体和电解质支持。其作用机制主要在于内脏小动脉阻力增加，导致血液和淋巴流量减少，或胃肠动力减少，导致胃、胰腺和胆汁分泌物减少，从而减少淋巴流量[27]；或者淋巴管可能具有生长抑素受体，它们的特异性结合可导致淋巴流量减少。与生长抑素相比，奥曲肽具有更长的半衰期和更高的效力，并且能够皮下给药。生长抑素和奥曲肽在颈淋巴结清扫术后对乳糜腹水、乳糜胸水和乳糜皮肤瘘的治疗效果显著。

临床上经常需要使用利尿剂来减少乳糜的产生，并且在严重的情况下需大剂量使用呋塞米和醛固酮。依替福林是一种能使胸导管平滑肌收缩的拟交感神经药物，有助于治疗术后乳糜疾病，但尚未用于原发性乳糜积液。据报道西罗莫司能够改善淋巴管平滑肌瘤病患者的乳糜积液。在胸膜固定术治疗的患者中，用四环素、米诺环素、博来霉素、OK-432制剂、聚维酮碘和滑石粉等药物进行胸膜冲洗可有效诱导胸膜粘连固定。

65.7 开放手术治疗

现在开放手术治疗仅适用于那些对保守治疗没有效果，且不适合或介入治疗失败的患者。经皮穿刺硬化剂治疗和胸导管栓塞为代表的微创腔内技术已越来越频繁地用于治疗乳糜疾病，主要是在胸部乳糜疾病。

65.7.1 乳糜反流

在患有淋巴水肿以及乳糜液向生殖器和四肢反流的患者中，常用的治疗手段为结扎、硬化治疗或切除无功能的腹膜后淋巴管，进行或不进行淋巴管-静脉吻合重建或淋巴旁路移植术[12]。术前4小时患者食用60g黄油或16盎司搅拌过的奶油。侧腹切口经腹膜后暴露淋巴管，术前的脂肪餐可以显露淋巴管走行。结扎淋巴管应小心谨慎，以避免更多的淋巴管撕裂和渗漏（图65.2a~d）。也可对扩张的淋巴管进行硬化治疗以辅助手术的功效。我们将四环素500~1 000mg稀释在20ml生理盐水中，直接注射到扩张的腹膜后淋巴管以引发阻塞性淋巴管炎。也可试行淋巴管静脉吻合，但血液回流到无功能的淋巴管可能会是隐患，且该手术操作在技术上要求很高，需要显微镜下才能完成吻合。虽然血液也有可能回流到扩张和无功能的淋巴管中，但瓣膜功能完好的移植大隐静脉可以避免反流，并增加淋巴引流[13]。

Servelle报道了55名接受结扎和切除扩张、反流淋巴管的病例，均取得满意效果[20]。Kinmonth等进行了一项纳入19例接受腹膜后淋巴管结扎的患者的研究，其中5例患者实现一期治愈，症状缓解，12名患者接受数次手术后症状缓解，2例患者症状未明显变化。

我们在统计了24年里35例原发性乳糜积液患者[28]，10例患者接受了腹膜后淋巴管切除术，有或无淋巴管硬化治疗；4例行淋巴管-静脉吻合或大隐静脉移植术（图65.3）；4例接受腹腔静脉分流术（peritoneovenous shunting，PVS）；1例患者行子宫切除术治疗宫旁淋巴管扩张症。所有患者起初症状均有改善，但有5例患者平均25

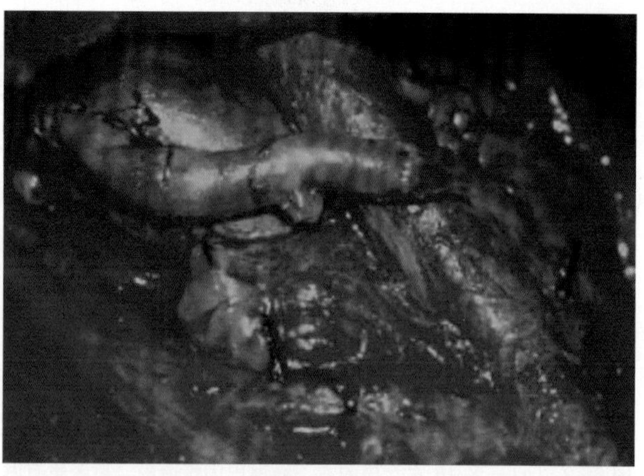

图65.3 在扩张膨大的腹膜后淋巴管和右髂总静脉之间使用大隐静脉以端-端吻合方式进行淋巴-静脉吻合术。大隐静脉的瓣膜可防止血液回流到扩张的淋巴管中

个月后不同程度复发(范围 1~43 个月)。其中 3 例腿部肿胀患者术后淋巴闪烁显像也证实淋巴回流改善,反流减少。

65.7.2 乳糜腹水

乳糜腹水的术前准备与腹膜后淋巴管结扎的相同。脂肪餐 4 小时后,腹腔探查可发现扩张和破裂的淋巴管,然后进行手术切除或结扎。发现乳糜囊肿时应切除。对于患严重蛋白质丢失性肠病的患者可以切除受累最严重的肠段。如果淋巴管或囊肿破裂导致明显的腹腔淋巴瘘,则腹腔探查更容易发现病灶,结扎淋巴管和淋巴管硬化治疗有助于减少淋巴渗漏(图 65.4)。然而,如果病因是肠系膜淋巴管纤维化、再生障碍或发育不全,并且乳糜弥漫性渗出是腹水的主要来源,则预后很差并且常见复发。在这些患者中,可以用 PVS 控制乳糜腹水。

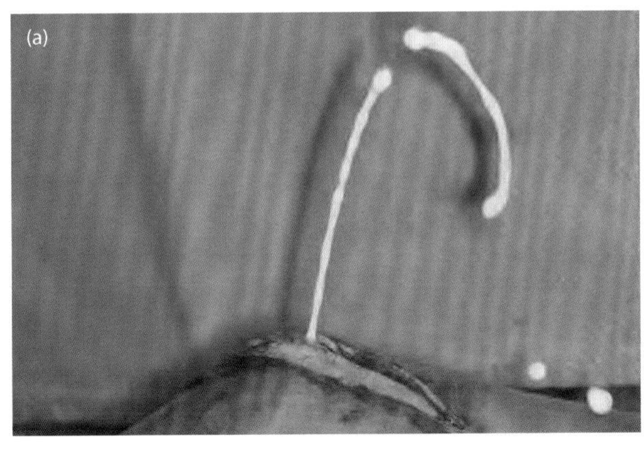

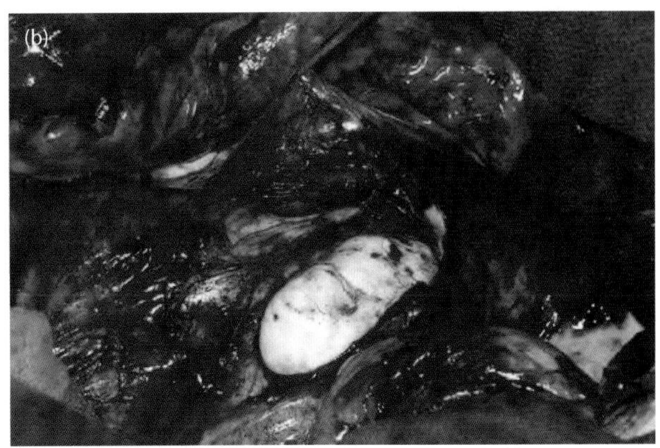

图 65.4 (a)一名 62 岁女性患有原发性淋巴管扩张导致乳糜腹水。总共排出 6 500ml 的乳糜液。(b)将从左肾静脉到髂分叉处的破裂和扩张的腹膜后淋巴管结扎并缝扎;硬化剂治疗扩张的腹膜后和盆腔淋巴管,并切除淋巴囊肿

Browse 等[17]报道了 45 名乳糜腹水患者,介于 1~80 岁(中位数 12 岁);23 名患者年龄在 15 岁或以下。35 名患者患有淋巴管异常(原发性乳糜腹水);另外 10 例腹水为继发性,主要是非霍奇金淋巴瘤(6 例)。36 例患者存在其他淋巴异常,其中腿部淋巴水肿最常见(26 例)。所有患者最初均采用饮食控制进行保守治疗,发现对于小肠淋巴管渗漏的患者效果最佳。30 例患者接受手术治疗(腹膜后或肠系膜淋巴瘘闭合,肠切除或 PVS 置入)。结扎关闭腹膜后或肠系膜淋巴瘘的手术效果最好,治愈了 12 名患者中的 7 名[17]。在由于医源性创伤,特别是主动脉手术而发生乳糜腹水的患者中,短期保守治疗即可收到良好效果。如果以上乳糜腹水再发,再次结扎瘘管的手术仍然是最有效的治疗方法。

在一项回顾性单中心研究中,Campisi 等[29]报道了 12 例原发性乳糜腹水患者的手术结果,平均随访 5 年(3~7 年)。他们发现,腹腔镜检查有助于确诊、引流腹水和评估淋巴管异常程度。对于占总数 75% 的低度淋巴管扩张的患者,二氧化碳激光也可以用作"焊接"淋巴管的辅助手段。8 例患者未出现腹水复发,3 例轻度复发(其中 1 例用 PVS 治疗有效),1 例患者术后 1 年因无关原因死亡。

PVSs 的治疗结果不一;通畅与否可通过腹水复发情况来判断。在 Browse 等[2]的一项研究中,9 例 PVS 置入后 3~6 个月内全部闭塞。我们之前报道过在 3 名患者中应用 LeVeen 分流术(Becton Dickinson,Franklin Lakes,NJ)获得满意效果,尽管 1 名患者因分流管周围血栓形成而出现上腔静脉综合征症状[13]。我们的经验[14]显示,LeVeen 分流经常需要更换阻塞的导管,也只是临时获益(图 65.5)。目前唯一可用的腹腔 - 静脉分流器——丹佛分流器,在我们治疗乳糜腹水的应用中表现不佳。丹佛分流器治疗乳糜腹水只有少量报道,且结果不一致[30,31]。丹佛分流在乳糜腹水治疗的有效性仍然存在争议。

如果条件允许,我们仍然优先推荐淋巴 - 静脉重建,方法为在肠系膜或腹膜后淋巴管与下腔静脉或髂静脉之间直接进行淋巴静脉吻合,或通过移植静脉进行旁路吻合,以达到将乳糜液引流入静脉系统的目的。

65.7.3 乳糜胸

Bender 等总结了 1981 年至 2009 年间乳糜胸手术的病例报告;手术治疗成功率在 67%~100% 之间[32]。在乳糜腹水引起的乳糜胸病例中,当乳糜腹水得到控制时乳糜胸也可得到改善。

梅奥诊所的 Clafolio 等[6]报道了 47 例胸腔手术后继发乳糜胸的病例。三分之一的患者经非手术治疗治愈,但有 32 名患者需要结扎胸导管,2 名患者接受了胸膜固定术和纤维蛋白胶治疗。34 例患者中有 31 例(91%)手术成功。作者建议当乳糜引流量超过 1 000ml/d 时,应早期再次手术和结扎胸导管。Schild 等[23]回顾总结了 1995 年至 2013 年间公开发表的关于乳糜胸诊治的文献,并建议在下列情况下进行手术治疗:①每天引流超过 1 000~1 500ml 的乳糜液(儿童 > 100ml/kg 体重);②经治疗后仍然连续 5 天排出超过 1 000ml/d(儿童 100ml/ 岁);③乳糜液引流(100ml/d)持续超过 2 周;④排出液量超过 1~2 周稳定不变;⑤营养不良或代谢问题等临床情况恶化。对于排出液体量较大的年轻患者和体重低于 4kg 的儿童,建议早期手术治疗。对于食管切除术后乳糜胸的患者建议延迟 2~4 周再处理,以避免食管吻合口瘘或者狭窄[23]。Takuwa 等[33]建议对纵隔淋巴结清

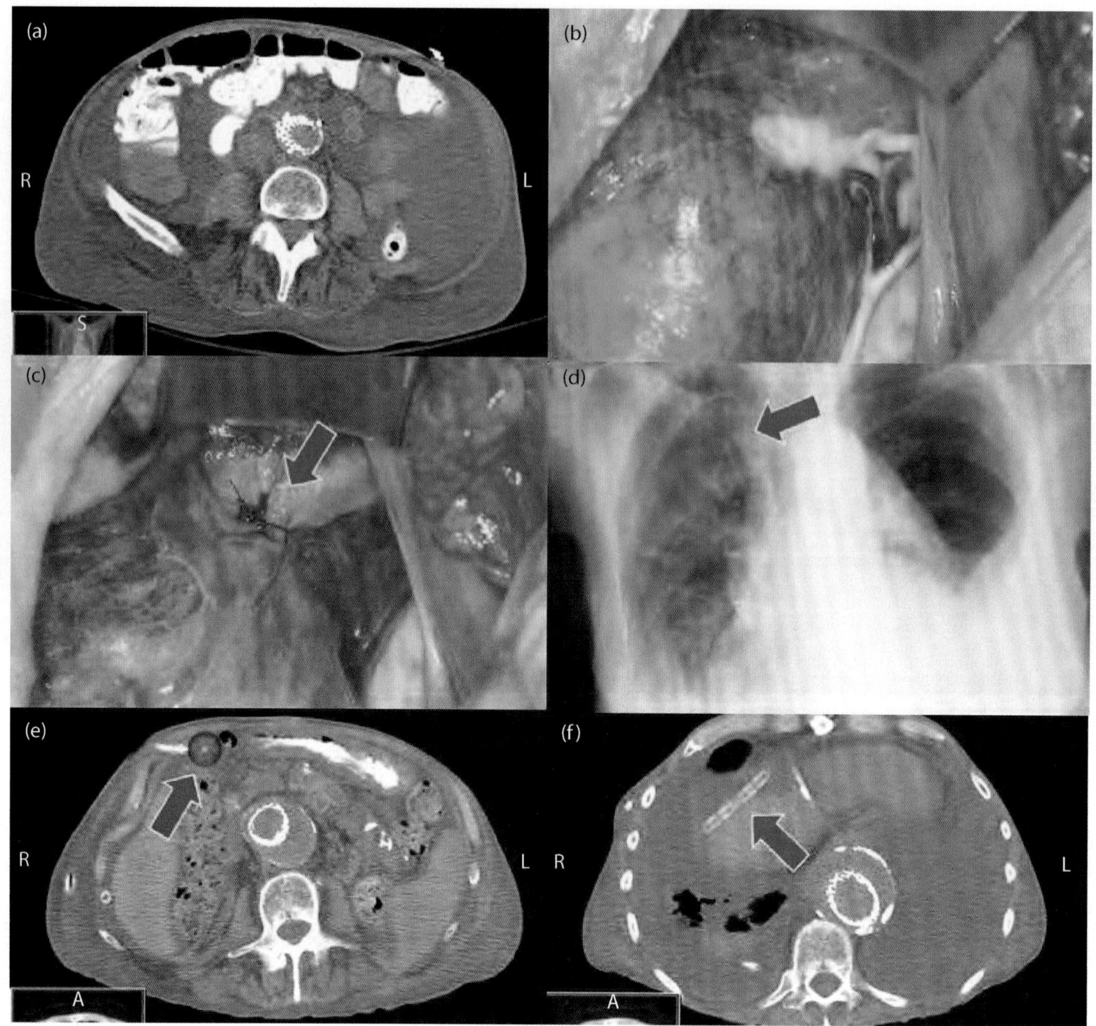

图 65.5 (a)一名患有 Debakey Ⅲ型胸腹主动脉瘤的 77 岁男性进行主动脉修复术后继发乳糜腹水。(b)肠系膜根部淋巴漏。(c)缝扎淋巴泄漏处(箭头)和放置 LeVeen 分流器。(d)术后 CT 检查显示腹膜腔内 LeVeen 分流在位(箭头)。(e 和 f)术后 CT 检查显示 LeVeen 分流器的阀门(e;箭头)和管道(f;箭头)。在手术期间共吸印出 6 000ml 乳糜腹水

扫术和原发性肺癌切除术后发生的乳糜胸，若发现低脂饮食的情况下 24 小时内引流乳糜液超过 500ml 时应尽早进行手术治疗。

术前淋巴管造影可以定位乳糜漏的部位或了解胸导管的闭塞情况。胸腔穿刺一般只能起到诊断作用，因为就算抽液治疗，来自胸导管或大的肋间、纵隔或膈肌侧枝的乳糜液又会重新积聚。尽管经皮或导管的胸膜固定术可能对某些非恶性的乳糜胸有效，但它对原发性乳糜胸的效果较差。外科胸膜固定术，无论是电视辅助胸腔镜(video-assisted thoracoscopic surgery，VATS)下还是直视下开胸手术切除顶叶胸膜都是最佳治疗方法[17,18]。脂肪餐后开胸或 VATS 进行淋巴管切除或结扎夹闭，然后进行胸膜硬化固定术。

多项病例研究报道了胸腔镜下胸导管结扎在乳糜胸治疗中的作用[3,34,35]。2004 年 Kumar 等的综述总结报告了 21 例 VATS 手术治疗乳糜胸(n=16)、心包积液(n=4)和颈部乳糜漏(n=1)[34]。远离膈肌的胸导管结扎效果可能比靠近膈肌更好。此外，如果存在广泛的纤维化并且胸导管解剖不清不易识别，则可以在 VATS 下将奇静脉和主动脉之间的组织块进行广泛结扎，效果可令人满意。VATS 治疗乳糜胸的另一优点是可将胸腔内结构清晰放大，有助于准确结扎。由于 VATS 的疗效确切，费用低，并发症率低，建议尽早进行再次手术，以避免长时间的保守住院治疗以及大量的乳糜液丢失。建议大多数高排量瘘患者(> 1 000ml/24h)早期进行 VATS 手术，但也有学者建议至少先进行为期 1 周的保守治疗试验。如果 1 周后乳糜泄漏量仍然大于 200ml/24h，再考虑使用 VATS 干预[3,34]。

Silk 等[36]和 Engum 等[37]报道了在儿童患者中使用胸膜 - 腹膜分流术效果良好。最近，Slater 和 Rothenberg 等报道了 VATS 下使用组织封闭剂和 / 或缝合线进行机械胸膜固定术，以及纤维蛋白胶用于治疗乳糜胸。共治疗 21 名年龄从 3 周到 5 岁的患者，所有手术均在右胸部以三孔腹腔镜进行。手术成功率为 90%；2 例治疗无效的患者后来在胸腔镜下化学胸膜固定术获得成功[35]。

如果淋巴管造影显示胸导管上部阻塞，导致乳糜反流

到胸膜腔或腹腔，则可以尝试胸导管 - 奇静脉吻合术重建胸导管并改善淋巴循环。通过右后外侧胸廓切口，显微镜下在下端胸导管和奇静脉之间用 8-0 或 10-0 不可吸收缝线进行端 - 端间断吻合（图 65.6a~c）。Kinmonth 等[1]在几名患者中进行了这项手术，结果表明仅行吻合术不能有效降低胸导管压力，同时必须结扎异常的纵隔淋巴管和淋巴管渗漏处。Browse 等[17]报道了 3 例胸导管 - 奇静脉吻合术，但手术后 1 年内所有分流通道均闭塞。在 Browse 等的报道中，总共 20 名患者接受了原发性或继发性乳糜胸的手术治疗，推荐先保守治疗，但如果成人乳糜液引流超过 1.5L/d，5~7 天以上，儿童超过 100ml/d，则应放弃保守治疗；开胸胸膜切除术是防止乳糜液再积聚最有效的治疗方法；治疗后 3~22 年，20 名患者中有 12 名存活并且没有再发积液。

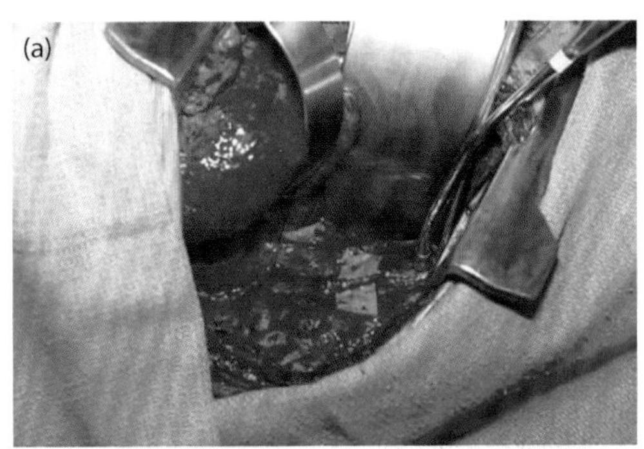

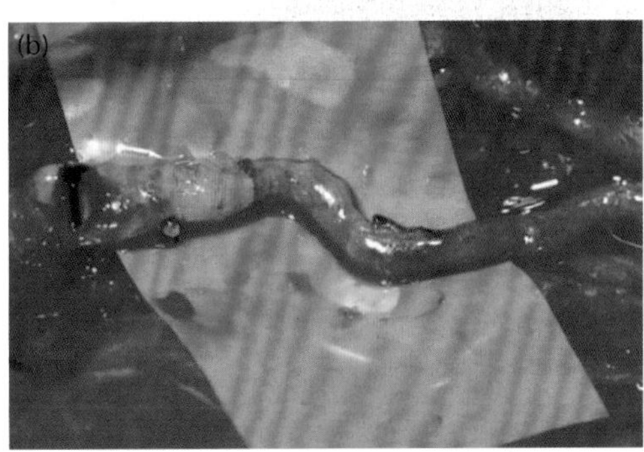

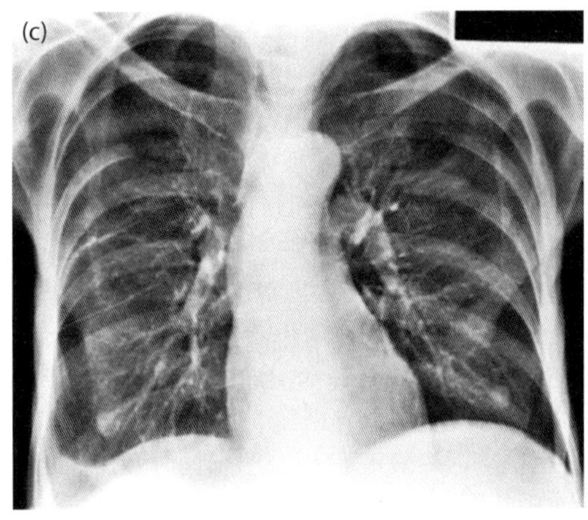

图 65.6 （a 和 b）胸导管 - 奇静脉吻合术通过右后外侧胸廓切口入路以端 - 端吻合方式进行，以 8-0 Prolene 缝合线间断缝合。（c）2 年后复查胸片确认没有乳糜胸

梅奥诊所早期研究报道 8 例乳糜胸手术，包括胸廓切开进行胸膜剥脱术和胸膜固定术（4 名患者），结扎胸导管（3 名患者），并且切除了 1 个胸导管囊肿（1 名患者），所有患者的早期结果均满意[13]。最近的研究显示，接受胸导管 - 奇静脉吻合术（n=3）或胸导管 - 颈内静脉吻合术（n=1）的胸导管重建治疗的 4 例患者（乳糜胸 3 例，乳糜性心包积液 1 例）没有发生早期死亡。随访期间患者均不需胸腔穿刺术或腹腔穿刺术排液，所有患者均临床获益[14]。

65.8 腔内治疗

Cope 在 1998 年首次报道了经皮选择性胸导管栓塞（thoracic duct embolization，TDE）治疗乳糜胸[38]；后续有了一些病例报道[39-44]以及一些较大型的系列研究[45-49]。TDE 目前一般在保守治疗无效的创伤性或非创伤性乳糜积液患者中进行[43,46-49]。由于其并发症率低和良好的临床效果，公认 TDE 已经优于传统胸导管结扎[46-49]。虽然 TDE 具有微创的优点，但是其对技术要求很高。

65.8.1 技术步骤

患有乳糜积液的患者首先进行诊断性淋巴管造影，以记录淋巴管的解剖结构并确定淋巴漏的部位。应使用脂溶性造影剂和第 62 章所述的标准步骤进行手术。为减少淋巴管造影辐射剂量，Nadolski 和 Itkin 等研究发现，超声引导下淋巴结内造影可以更快更好地进行 TDE 的成像和导管选入[42]。其他也有人报道了超声引导下成功使用脂质或水溶性造影剂进行经皮淋巴管造影[44]。

Kurklinsky 等发表了梅奥诊所的手术指南[41]。首先超声辅助下经皮肝穿刺，然后将 22 号，20cm 的抽吸活检针（Remington Medical，Inc.，Alpharetta，GA）在透视引导下以布尔塞耶法在右前斜位和稍向尾端至颅方向插入到小脑池中。3F 扩张器扩张后将导丝（ev3 Endovascular，Inc.，Plymouth，MN）导入胸导管。注射 Omnipaque 300 造影剂（GE Healthcare，Princeton，NJ）并进行造影检查淋巴漏（图 65.7 和图 65.8）。将 3F 扩张器更换为 TurboTracker 微导管（Boston Scientific，Natick，MA），并与 0.018GoldGlide 导丝（Terumo，Somerset，NJ）一起通过胸导管进入到乳糜漏的部位（图 65.9）。然后使用 3 或 4mm Nester 弹簧圈（Cook，Bloomington，IN）进行栓塞治疗，将它们填塞入淋巴漏部位的上方，上方和下方。然后将 TurboTracker 交换 Rebar 微导管（ev3 Neurovascular，Irvine，CA），以便接下来将二甲亚枫和 Onyx-34 蛋白胶（ev3 Endovascular，Inc.）注入胸导管下方乳糜池上方的区域，同时缓慢将导管退回乳糜池中以完全闭塞胸导管（图 65.10）。然后移除导管，手术完成。胶水和弹簧圈是 TDE 最常用的栓塞剂[39-41,43,45,46,48,49]。

对于无法进行胸导管介入的患者，可以尝试将胸导管在膈肌下进行封闭，例如 Cope 和 Kaiser 等[45]和 Itkin 等[46]报道了针刺破坏胸导管法（TDD）。如果经典的经皮肝穿刺胸导管介入失败，Mittleider 等[40]报道也可以通过锁骨下静脉逆行的方法将导管插入胸导管和乳糜池来实现 TDE。

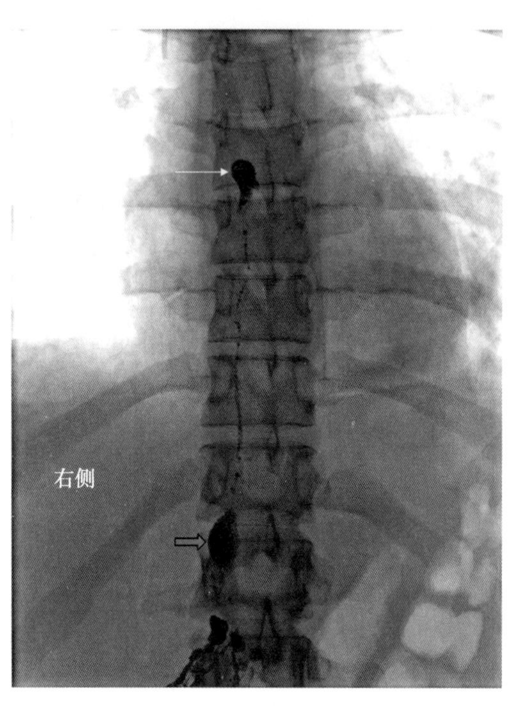

图 65.7　淋巴管造影：初始图像显示膨大的乳糜池（粗箭）和中段胸部的乳糜外渗（细箭）

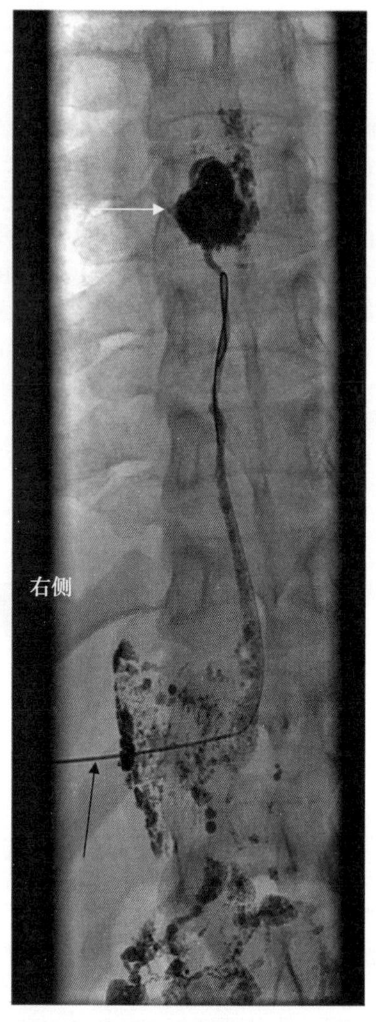

图 65.8　治疗：在成功穿刺乳糜池后（黑色箭指穿刺针），胸导管造影显示胸导管外渗区域（白色箭）

65.8.2　结果

Cope 和 Kaiser 报道了 42 例创伤性或非创伤性乳糜漏的患者，TDE 和 TDD 后部分缓解或治愈率为 74%；而且没有发生并发症和死亡[45]。在纳入 109 例创伤性胸导管损伤患者（乳糜胸：106 例，颈淋巴囊肿：2 例，乳糜心包积液：1 例）的大样本研究中，TDE 或 TDD 的总体成功率为 71%（77/109）。淋巴管造影在 109 例患者中有 108 例成功；在 73 名患者（67%）中成功进行胸导管介入，其中 71 名患者成功进行了 TDE，并且在 TDE 后 64 名患者（90%）乳糜漏减轻或消退。18 例 TDD 患者中有 13 例（72%）成功，轻微并发症发生率为 3%[46]。

一项单中心回顾性研究了 169 例接受 TDE 的创伤性或非创伤性乳糜漏患者，手术技术成功率为 63%。慢性腹泻（12%）和下肢肿胀（8%）为介入手术主要副作用[47]。同组也报告了 34 例非创伤性乳糜疾病患者 TDE 后的结果，在 24 名患者中获得技术成功（71%）；其中，临床成功缓解率为 68%（n=16）。TDE 在处理胸导管阻塞（75%）和淋巴管造影可见的乳糜泄漏（50%）方面效果最佳[48]。

在另一研究中，105 例患者共接受 120 次 TDE 或 TDD 治疗，技术成功率为 79%。TDE 的临床成功率为 72%，TDD 的成功率为 55%（P=0.13）。创伤性乳糜疾病患者的临床缓解成功率高于非创伤性乳糜疾病患者（62% vs 13%，P <0.05）。轻微并发症的发生率为 6.7%[49]。

栓塞或硬化治疗的乳糜腹水或腹部淋巴漏患者结果均差于乳糜胸。仅有报道 1 例乳糜腹水的患者进行了乳糜池的栓塞，并获得了短期缓解[40]。可以尝试在妇科恶性肿瘤手术后使用多西环素和无水酒精进行硬化治疗或栓塞以治疗乳糜或非乳糜腹水。在这些患者中如果腔内治疗失败，可以通过开放手术来处理术前淋巴管造影所诊断的淋巴漏[50]。Dinc 等报道在超声引导下淋巴结内造影辅助 CT 引导经腹用氰基丙烯酸正丁酯胶栓塞，同时经皮穿刺介入下导管 N- 丁基氰基丙烯酸酯胶和弹簧圈栓塞淋巴液泄漏的淋巴管治疗手术后乳糜腹水获得成功[44]。

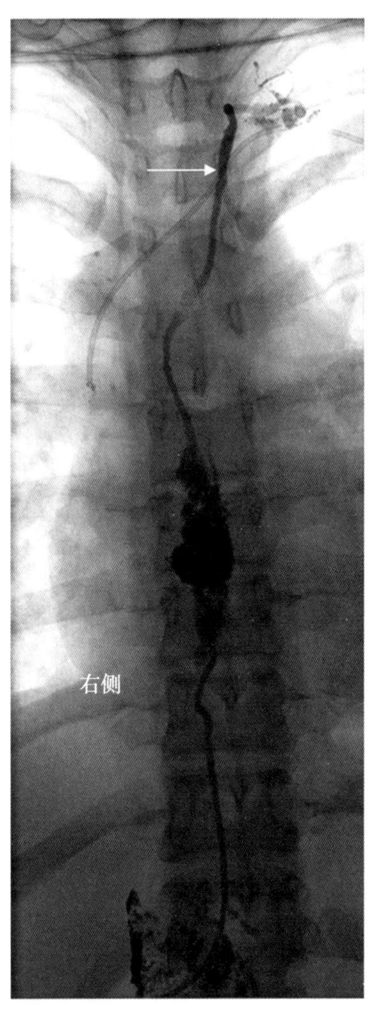

图 65.9 治疗:微导管成功向头端推进穿过胸导管外漏部分(白色箭头)

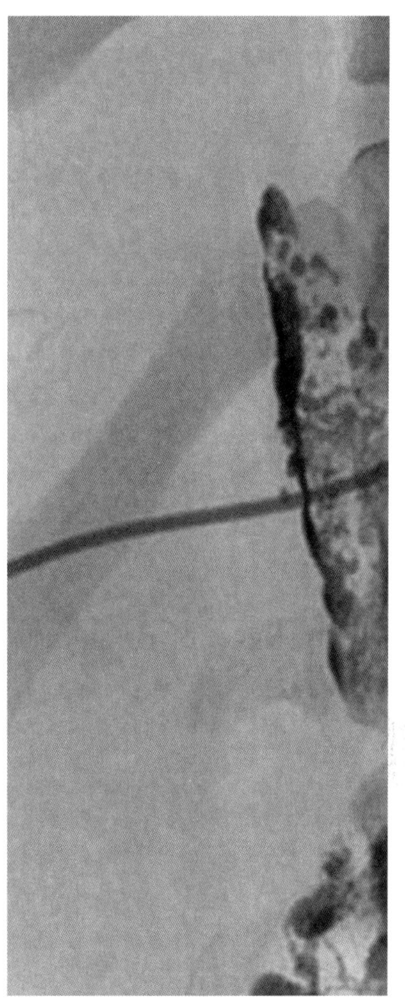

图 65.10 治疗:将弹簧圈放置在胸导管外漏区域的上方和下方。最终造影显示在胸导管原渗漏部位没有进造影剂外渗

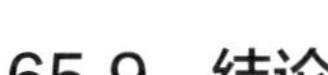

65.9 结论

- 幸运的是乳糜疾病很少见。原发性乳糜疾病的潜在病变是先天性淋巴管扩张,伴或不伴胸导管的闭塞或局限于肠系膜淋巴结和淋巴管的梗阻。
- CT 或 MRI 有助于排除恶性肿瘤,最常见的是鉴别诊断淋巴瘤以及接受原发性或复发性恶性肿瘤手术切除的患者发生的继发性乳糜疾病。
- 乳糜积液的保守治疗措施包括饮食治疗、肠外营养、生长抑素、腹腔穿刺或胸腔穿刺排液。
- 如果保守治疗失败,应试行弹簧圈和胶水进行经皮介入栓塞治疗持续性乳糜泄漏;栓塞治疗一般安全有效,尤其是对乳糜胸患者。术前通过淋巴管造影对乳糜积液的病因和泄漏部位详细检查有助于预测介入治疗的成功概率和预后。
- 开放手术后发生的乳糜积液患者,应考虑经皮栓塞。对于乳糜胸,胸膜化学固定术和胸腔镜下结扎泄漏淋巴管或胸导管效果通常很好。对于某些特定的乳糜胸患者,可选择胸导管 - 奇静脉吻合术或胸膜腔 - 腹腔分流术。
- 结扎 / 缝扎无功能或破裂腹膜后淋巴管可以长期改善淋巴管扩张和淋巴反流。可以通过结扎肠系膜或腹膜后淋巴瘘来治疗乳糜腹水。
- 因为目前唯一可用的分流设备的早期血栓形成率很高,故 PVS 治疗乳糜腹水的效果仍然存在争议。

美国静脉论坛指南 6.5.0 :乳糜疾病的保守和开放手术治疗

编码	指南	推荐等级 (1 :强;2 :弱)	证据级别 (A:高质量;B:中质量;C:低或极低质量)
6.5.1	对于因反流引起的乳糜积液和乳瘘的主要治疗,建议首先低脂或中链甘油三酯饮食,然后进行药物治疗,其中包括生长抑素及其类似物,利尿剂和拟交感神经药物,以增强胸导管收缩。然后再通过胸腔穿刺排出乳糜液	1	B

续表

编码	指南	推荐等级 (1:强;2:弱)	证据级别 (A:高质量;B:中质量; C:低或极低质量)
6.5.2	对于乳糜积液患者,如果保守治疗失败,建议使用弹簧圈或胶水进行经皮介入栓塞作为一线治疗	2	B
6.5.3	如果无法进行腔内治疗,建议采用开放手术治疗乳糜积液和症状性淋巴管扩张。手术方式包括结扎淋巴瘘,切除扩张的淋巴管,硬化剂疗法,电视辅助胸腔镜下的胸膜固定术和胸导管结扎,淋巴重建。或最后考虑放置腹腔 - 静脉分流	2	C

参考文献

● = Key primary paper
★ = Major review article
◆ = First formal publication of a management guideline

★1. Kinmonth JB. Chylous diseases and syndromes, including references to tropical elephantiasis. In: Kinmonth JB, ed. *The Lymphatics: Surgery, Lymphography and Diseases of the Chyle and Lymph Systems*. 2nd Ed. London: Edward Arnold, 1982: 221–68.
★2. Browse NL, Allen DR, and Wilson NM. Management of chylothorax. *Br J Surg* 1997;84:1711–6.
★3. Duncan AA. Local complications: Lymphatic. In: Cronenwett JL and Johnston KW, eds. *Rutherford's Vascular Surgery*. Philadelphia, PA: Sauders, 2014, 723–31.
4. Bialkowski A, Poets CF, and Franz AR. Congenital chylothorax: A prospective nationwide epidemiological study in Germany. *Arch Dis Child Fetal Neonatal Ed* 2015;100:F169–72.
5. Han D, Wu X, Li J, and Ke G. Postoperative chylous ascites in patients with gynecologic malignancies. *Int J Gynecol Cancer* 2012;22:186–90.
6. Cerfolio RJ, Allen MS, Deschamps C, Trastek VF, and Pairolero PC. Postoperative chylothorax. *J Thorac Cardiovasc Surg* 1996;112:1361–5; discussion 1365–6.
7. Bryant AS, Minnich DJ, Wei B, and Cerfolio RJ. The incidence and management of postoperative chylothorax after pulmonary resection and thoracic mediastinal lymph node dissection. *Ann Thorac Surg* 2014;98:232–5; discussion 235–7.
●8. Servelle M. Congenital malformation of the lymphatics of the small intestine. *J Cardiovasc Surg (Torino)* 1991;32:159–65.
9. Gale NW, Thurston G, Hackett SF et al. Angiopoietin-2 is required for postnatal angiogenesis and lymphatic patterning, and only the latter role is rescued by angiopoietin-1. *Dev Cell* 2002;3:411–23.
10. Brouillard P, Boon L, and Vikkula M. Genetics of lymphatic anomalies. *J Clin Invest* 2014;124:898–904.
★11. Kinmonth JB and Cox SJ. Protein-losing enteropathy in lymphoedema. Surgical investigation and treatment. *J Cardiovasc Surg (Torino)* 1975;16:111–4.
★12. Gloviczki P and Noel AA. Surgical treatment of chronic lymphedema and primary chylous disorders. In: Rutherford RB, ed. *Rutherford's Vascular Surgery*. 6th Ed. Philadelphia, PA: Elsevier, 2005, 2428–45.
★13. Noel AA, Gloviczki P, Bender CE, Whitley D, Stanson AW, and Deschamps C. Treatment of symptomatic primary chylous disorders. *J Vasc Surg* 2001;34:785–91.
14. Huang Y, Gloviczki P, Duncan AA et al. Lymphovenous reconstructions and peritoneovenous shunts for management of refractory chylous effusions. Poster presentation, American Venous Forum 2013 Annual Meeting, Phoenix, AZ.
15. Browse NL, Burnand KG, and Mortimer PS, eds. *Diseases of the Lymphatics*. London: Arnold, 2003, 259–92.
16. Yeang CH, Ma GC, Shih JC et al. Genome-wide gene expression analysis implicates the immune response and lymphangiogenesis in the pathogenesis of fetal chylothorax. *PLoS One* 2012;7:e34901.
●17. Browse NL, Wilson NM, Russo F, al-Hassan H, and Allen DR. Aetiology and treatment of chylous ascites. *Br J Surg* 1992;79:1145–50.
◆18. Peillon C, D'Hont C, Melki J et al. Usefulness of video thoracoscopy in the management of spontaneous and postoperation chylothorax. *Surg Endosc* 1999;13:1106–9.
19. Sanders JS, Rosenow EC 3rd, Piehler JM, Gloviczki P, and Brown LR. Chyloptysis (chylous sputum) due to thoracic lymphangiectasis with successful surgical correction. *Arch Intern Med* 1988;148:1465–6.
★20. Servelle M. Surgical treatment of lymphedema: A report on 652 cases. *Surgery* 1987;101:485–95.
●21. Jahsman WE. Chylothorax; brief review of literature; report of three non-traumatic cases. *Ann Intern Med* 1944;21:669–78.
22. Staats BA, Ellefson RD, Budahn LL, Dines DE, Prakash UB, and Offord K. The lipoprotein profile of chylous and nonchylous pleural effusions. *Mayo Clin Proc* 1980;55:700–4.
23. Schild HH, Strassburg CP, Welz A, and Kalff J. Treatment options in patients with chylothorax. *Dtsch Arztebl Int* 2013;110:819–26.
24. Maldonado F, Hawkins FJ, Daniels CE, Doerr CH, Decker PA, and Ryu JH. Pleural fluid characteristics of chylothorax. *Mayo Clin Proc* 2009;84:129–33.

★25. Aalami OO, Allen DB, and Organ CH Jr. Chylous ascites: A collective review. *Surgery* 2000;128:761–78.

★26. Bellini C, Ergaz Z, Radicioni M et al. Congenital fetal and neonatal visceral chylous effusions: Neonatal chylothorax and chylous ascites revisited. A multicenter retrospective study. *Lymphology* 2012;45:91–102.

◆27. Stajich GV and Ashworth L. Octreotide. *Neonatal Netw* 2006;25:365–9.

28. Gloviczki P, Calcagno D, Schirger A et al. Noninvasive evaluation of the swollen extremity: Experiences with 190 lymphoscintigraphic examinations. *J Vasc Surg* 1989;9:683–9; discussion 690.

★29. Campisi C, Bellini C, Eretta C et al. Diagnosis and management of primary chylous ascites. *J Vasc Surg* 2006;43:1244–8.

30. Barakat HM, Shahin Y, and McCollum P. Chylous ascites complicating elective abdominal aortic aneurysm repair: Case report and review of treatment options. *Vasc Endovascular Surg* 2012;46:682–5.

31. Kanou T, Nakagiri T, Minami M, Inoue M, Shintani Y, and Okumura M. Peritoneovenous shunt for chylous ascites after lung transplantation for lymphangioleiomyomatosis. *Transplant Proc* 2012;44:1390–3.

32. Bender B, Murthy V, and Chamberlain RS. The changing management of chylothorax in the modern era. *Eur J Cardiothorac Surg* 2016;49:18–24.

33. Takuwa T, Yoshida J, Ono S et al. Low-fat diet management strategy for chylothorax after pulmonary resection and lymph node dissection for primary lung cancer. *J Thorac Cardiovasc Surg* 2013;146:571–4.

34. Kumar S, Kumar A, and Pawar DK. Thoracoscopic management of thoracic duct injury: Is there a place for conservatism? *J Postgrad Med* 2004;50:57–9.

35. Slater BJ and Rothenberg SS. Thoracoscopic thoracic duct ligation for congenital and acquired disease. *J Laparoendosc Adv Surg Tech A* 2015;25:605–7.

36. Silk YN, Goumas WM, Douglass HO Jr., and Huben RP. Chylous ascites and lymphocyst management by peritoneovenous shunt. *Surgery* 1991;110:561–5.

37. Engum SA, Rescorla FJ, West KW, Scherer LR 3rd, and Grosfeld JL. The use of pleuroperitoneal shunts in the management of persistent chylothorax in infants. *J Pediatr Surg* 1999;34:286–90.

38. Cope C. Diagnosis and treatment of postoperative chyle leakage via percutaneous transabdominal catheterization of the cisterna chyli: A preliminary study. *J Vasc Interv Radiol* 1998;9:727–34.

39. Binkert CA, Yucel EK, Davison BD, Sugarbaker DJ, and Baum RA. Percutaneous treatment of high-output chylothorax with embolization or needle disruption technique. *J Vasc Interv Radiol* 2005;16:1257–62.

40. Mittleider D, Dykes TA, Cicuto KP, Amberson SM, and Leusner CR. Retrograde cannulation of the thoracic duct and embolization of the cisterna chyli in the treatment of chylous ascites. *J Vasc Interv Radiol* 2008;19:285–90.

41. Kurklinsky AK, McEachen JC, and Friese JL. Bilateral traumatic chylothorax treated by thoracic duct embolization: A rare treatment for an uncommon problem. *Vasc Med* 2011;16:284–7.

42. Nadolski GJ and Itkin M. Feasibility of ultrasound-guided intranodal lymphangiogram for thoracic duct embolization. *J Vasc Interv Radiol* 2012;23:613–6.

43. Marthaller KJ, Johnson SP, Pride RM, Ratzer ER, and Hollis HW Jr. Percutaneous embolization of thoracic duct injury post-esophagectomy should be considered initial treatment for chylothorax before proceeding with open re-exploration. *Am J Surg* 2015;209:235–9.

44. Dinc H, Oguz S, and Sari A. A novel technique in the treatment of retroperitoneal lymphatic leakage: Direct percutaneous embolization through the leakage pouch. *Diagn Interv Radiol* 2015;21:419–22.

45. Cope C and Kaiser LR. Management of unremitting chylothorax by percutaneous embolization and blockage of retroperitoneal lymphatic vessels in 42 patients. *J Vasc Interv Radiol* 2002;13:1139–48.

★46. Itkin M, Kucharczuk JC, Kwak A, Trerotola SO, and Kaiser LR. Nonoperative thoracic duct embolization for traumatic thoracic duct leak: Experience in 109 patients. *J Thorac Cardiovasc Surg* 2010;139:584–9; discussion 589–90.

47. Laslett D, Trerotola SO, and Itkin M. Delayed complications following technically successful thoracic duct embolization. *J Vasc Interv Radiol* 2012;23:76–9.

★48. Nadolski GJ and Itkin M. Thoracic duct embolization for nontraumatic chylous effusion: Experience in 34 patients. *Chest* 2013;143:158–63.

★49. Pamarthi V, Stecker MS, Schenker MP et al. Thoracic duct embolization and disruption for treatment of chylous effusions: Experience with 105 patients. *J Vasc Interv Radiol* 2014;25:1398–404.

50. Janco JM, Gloviczki P, Friese JL, and Cliby WA. Lymphatic mapping and ligation for persistent ascites after surgery for gynecologic malignancy. *Obstet Gynecol* 2015;125:434–7.

第七篇

静脉疾病相关问题

66

急性静脉疾病的预后评估

1960 年,Barritt 和 Jordan 首次公布了一项应用肝素和维生素 K 拮抗剂(vitamin K antagonist,VKA)治疗肺栓塞患者的对照试验的结果[1]。由于对照组中未接受抗凝治疗患者的死亡率较高,该研究在纳入 35 名患者后提前终止。虽然这项开拓性研究因其方法学上的诸多不足备受批评[2,3],但是很显然该研究为静脉血栓栓塞症(venous thromboembolism,VTE)的抗凝治疗和急性静脉疾病治疗的客观评估开辟了新的道路。

在这项研究结果公布之后至今,在急性静脉血栓栓塞症患者中已开展大量临床试验[4],内容涉及抗凝药物的预防和治疗作用、深静脉血栓形成(deep venous thrombosis,DVT)和肺栓塞(pulmonary embolization,PE)的诊断性评估、髂股静脉血栓形成的介入治疗,以及下腔静脉滤器植入术的适应证和疗效。本章节将简要回顾这些研究中有关预后评估的共同问题。

66.1 急性静脉疾病预后评估的关键点

和其他疾病一样,急性静脉疾病(VTE 等)医疗管理的目标是提高生存率和改善生活质量;此外,治疗过程中应尽可能降低并发症发生率和疾病的复发率,减少治疗带来的副作用,同时应以最少的花费实现以上所有目标。在急性静脉疾病中,以下关于成功治疗的标准至关重要:

1. 安全与疗效一样重要。抗血栓治疗过程中出血相关并发症通常很严重。每年,服用 VKA 的患者大出血事件的发生率为 1.3%~3.8%[5]。而服用新型口服抗凝药的患者大出血事件发生率比口服 VKA 的患者低约 1/3[6]。

2. 在大多数情况下,最严重并发症的急性发作时,应先处理相关并发症,再考虑患者的生活质量。

3. 治疗时间窗不仅限于疾病发作的(首次发作和复发)急性期:

- 抗血栓药物预防疾病复发的作用和治疗时间紧密相关;很多情况下疾病的复发只是延迟了而不是避免了,停止治疗后仍应进行严密的随访[7,8]。
- 远期并发症并不罕见,一旦发生可能导致患者残疾[血栓后综合征(PTS)]或危及患者生命(肺动脉高压),在进行效益风险评估时应考虑这方面的影响。

66.2 死亡率

在美国,20 世纪末和 21 世纪初,肺动脉栓塞至少导致了 45 000 名患者的死亡[9]。降低过高的死亡率仍然是 VTE 预防和治疗的目标。降低 PE 相关的死亡率仍然是大面积肺栓塞或肺栓塞合并右心功能不全的溶栓治疗[10]、下腔静脉滤器植入术[11,12]和在 VTE 高风险患者中进行预防性试验的主要疗效标准[13]。在抗血栓治疗过程中出血并发症的发生也可能导致死亡。此外,在 PE 或 DVT 发生后的数月,死亡并不罕见,患者主要死因是并发症相关事件[14,15]。因此,PE 相关死亡和其他原因导致的死亡是 VTE 治疗的一项很有意义的结局指标,因为它能反应治疗的获益,同时抗血栓药物也可能改变一些合并症的病程进展如肿瘤[16]和心血管事件[17]。

66.3 非致死性 VTE 事件

在无症状的 VTE 高风险患者中常常可以发现下肢深静脉血栓[18]。同样，在无呼吸道症状的近、远端 DVT 患者中，通过肺通气 - 灌注显像或螺旋 CT 扫描可以发现无症状 PE 发生率分别为 40%[19]和 13%[20]。这些无症状的 DVTs 或 PEs 通常被当做 VTE 患者或 VTE 高风险患者二期预防或临床疗效试验的替代终点。它们在概念上和统计学上和与临床结局高度相关，可以作为替代终点，减少证明相关研究假设所需的样本量（表 66.1）。然而，无症状的 DVTs 或 PEs 不能完全替代客观确诊的有症状的首发或复发 DVT 和 PE。后者是三期临床预防或治疗性试验或诊断策略评估的唯一有效终点。在这些试验中，临床首发或复发 DVT/PE 的是最常被选择来评价疗效的终点事件（表 66.2）。

表 66.1 无症状性 DVT 或 PE 替代诊断标准

- 放射性纤维蛋白原试验阳性
- 静脉造影提示静脉腔内充盈缺损
- 超声检查发现无法完全压闭的静脉节段
- 肺通气 - 灌注现象提示高度可能性
- 螺旋 CT 检查提示静脉腔内充盈缺损

表 66.2 临床症状和体征与影像学检查一致客观确诊有症状性 DVT 或 PE

- 超声检查发现无法完全压闭的静脉节段
- 静脉造影提示静脉腔内充盈缺损
- 肺通气 - 灌注现象提示高度可能性
- 螺旋 CT 扫描或肺血管造影静脉腔或肺动脉充盈缺损

66.4 出血

出血是抗血栓药物的一种严重副作用。在接受系统溶栓治疗的 PE 患者中，严重出血并发症的发生率高达 14%[10]；维生素 K 拮抗剂类抗凝药物所导致的出血并发症发生率也较高[5]。肝素，即使是预防剂量也有导致严重出血的风险[13]。总的来说，出血并发症的发生比复发性血栓栓塞事件更严重[7]。出血并发症可以是穿刺点的少量出血，也可以是严重的大面积脑出血甚至死亡。目前由于规范性标准的引入，出血风险的评估得到了明显的改善。欧洲药品评价局（European Agency for The Evaluation of Medicines，EMEA）制定的主要出血事件标准（表 66.3）[21]和 TIMI 研究中心肌梗死溶栓（Thrombolysis in Myocardial Infarction，TIMI）治疗过程中的主要和次要出血事件标准被广泛应用于抗凝治疗领域（表 66.4）[22]。然而针对 VTE 治疗的出血标准——国际血栓和止血学会（International Society for Thrombosis and Hemostasis，ISTH）标准，近期已开始被应用于临床工作中（表 66.5）[23]。

表 66.3 欧洲药品评价局（EMEA）主要出血事件标准

- 临床显性出血，血红蛋白下降≥ 20g/L
- 临床显性出血导致输注 2 个单位或更多的红细胞或全血
- 腹膜后或颅内出血
- 需要终止治疗的出血

来源：The European Agency for the Evaluation of Medical Products. Clinical investigation of medicinal products for prophylaxis of intra-and post-operative thrombo-embolic risk. http://www. emea. europa. eu/pdfs/human/ewp/070798en. pdf（June 2000）.

表 66.4 心肌梗死溶栓治疗（TIMI）出血标准

主要出血事件	次要出血事件	“未定位失血”
• 血红蛋白下降 >5g/dl（出血部位明确或未明确） • 颅内出血 • 心包填塞	• 血红蛋白下降 >3g/dl 但≤ 5g/dl，出血部位明确 • 自发性肉眼血尿，咯血或呕血	• 血红蛋白下降 >4g/dl 但≤ 5g/dl 出血部位不明确

来源：Bovill EG et al. *Ann Intern Med* 1991；115：256-65.

表 66.5 国际血栓和止血学会（ISTH）关于非手术患者主要出血事件的定义

1. 致命性出血
2. 重要部位或器官的症状性出血如颅内、椎管内、眼内、腹膜后、关节内、心包内出血或肌内筋膜室综合征。
3. 出血导致血红蛋白下降≥ 20g/L（1.24mmol/L）或输注≥ 2 单位全血或红细胞。

来源：Adapted from Schulman S and Kearon C. *J Thromb Haemost* 2005；3：692-4.

66.5 血栓后综合征

PTS 是 VTE 患者常见而严重的远期并发症。然而，临床试验很少对其进行评估，主要是因为 PTS 的评估需要对患者进行长期随访，所需的随访时间超过了大多数 VTE 抗凝治疗相关试验的研究时间。然而，据报道首发 DVT 患者发病后 10 年，PTS 的发病率高于 30%[24-26]，在肥胖[27-29]、易栓症[30]、DVT 同侧复发[29]、抗凝不足[29]和下腔静脉滤器植入术后[31,32]患者中，PTS 发生率会增加。直到最近，学者们仍然认为压迫治疗可以降低 PTS 的发生率[33,34]，尽管 SOX 试验对该理念提出了挑战[35]。研究显示，通过外科血栓切除术，系统性或导管直接溶栓或药物机械联合除栓对血栓进行早期清除可以降低 PTS 的发生率[36-39]。

PTS 最常见的表现是深静脉反流[40]，发生于 PTS 的早期，有时被用作 PTS 的诊断标准[41]。在一些研究中，深静脉反流被用作 PTS 的替代终点，虽然不一定会引起相应的临床症状。

下肢溃疡是深静脉血栓形成后最容易致残的远期并发症；据报道，大约 40% 的下肢溃疡由既往 DVT 导致[42]。然而，PTS 的早期临床症状也会对患者的生活质量造成影响，在对 PTS 患者进行生活质量评估时也需要将其考虑在内。

66.6 PTS 的发病率

PTS 的发病率是评估 VTE 患者预后的一个重要指标。尽管 PTS 的定义很简单，但医生在决定是否进行治疗时需要采用经验证过的临床工具进行评估。第 67 章详细讨论了慢性静脉疾病的预后评估，但这里需要提及一些临床工具，因为它们也用于急性静脉疾病患者的预后评估。为了评估急性 VTE 患者 PTS 的发病率，两种特异性的诊断工具被开发：Ginsberg 和 Villalta 评分量表。Ginsberg 评分量表(表 66.6)[43]基于急性 DVT 后 6 个月患者的持续性或新发持续性下肢疼痛和肿胀；Villalta 评分量表由 11 个症状（疼痛、痉挛、沉重感、感觉异常、瘙痒）和体征(胫前水肿、皮肤硬化、色素沉着、新发静脉扩张、发红、小腿按压痛）以及其对应的四个层次的评分组成。该量表将在第 67 章中详细讨论（表 67.8）[44,45]。Villalta 评分 >5 分提示中度 PTS，≥ 15 分提示重度 PTS。目前第三种评分量表已被 Brandjes 等[33]提出，但应用较少，只在一个试验中被应用。一项对照研究结果提示 Villalta 评分比 Ginsberg 评分更敏感[41]；而另一项研究提示这可能与动态静脉压有关[46]。一项系统综述结果提示 Villalta 评分是最适合用于诊断 PTS 的量表[47]。另外 Villalta 评分量表也被 ISTH[48]和 AHA[49]指南所推荐应用于 PTS 的诊断。

表 66.6 Ginsberg PTS 诊断标准

- 下肢疼痛伴肿胀超过 1 个月
- DVT 后 6 个月或更长时间发病
- 站立或行走后加重
- 休息或抬高下肢时缓解

来源：Adapted from Ginsberg JS et al. *Arch Intern Med* 2000；160：669-72.

66.7 PTS 的严重程度

虽然 Villalta 评分可用于 PTS 的诊断以及轻、中、重度的划分，但它不能量化 PTS 的严重程度。一项研究显示 Villalta 评分在 PTS 的严重程度划分方面与静脉临床严重程度评分（venous Clinical Severity Score，VCSS）不完全符合[50]。VCSS 评分由美国静脉论坛（American Venous Forum，AVF）[51]所制定，目的是从医生的角度评估患者慢性静脉功能不全的临床严重程度，以及随着时间的推移，严重程度的变化。目前，该评分系统已经被应用于 100 多项研究中，显示了良好的结构效度以及令人满意的观察者内部和观察者间结果的重复性[52]。这些优势将随着修订版（表 67.1，第 67 章）中对部分分级定义的阐明得到进一步加强[53]。虽然用 VCSS 评分针对性地对 PTS 患者进行评估的研究不多，但是这些研究显示 VCSS 评分结果与 PTS 患者的动态静脉压显著相关[46]。Ricci 等[54]的一项研究显示，在易栓症人群中，VCSS 评分结果与超声检查结果具有较好的一致性。

PTS 相关的健康负担也应该通过一个从患者角度进行评估的工具进行衡量。这种工具独立于观察者，可用于评估患者的症状或生活质量。PTS 能够显著影响患者的生活质量，即使是使用非特异性的生活质量量表 SF-36（Short Form 36）[41]进行评估。CIVIQ2 是慢性静脉功能不全问卷（Chronic Venous Insufficiency Questionnaire，CIVIQ）这一生活质量问卷的修订版，由 20 个简单的问题组成（表 67.2，第 67 章）[55]。该量表是针对慢性静脉疾病的特异性量表，已在多种慢性静脉疾病患者中得到验证，其中包括患有严重 PTS 的患者。它的实用性以及具有多个语言版本的特点使其被广泛应用于慢性静脉功能不全的患者中。

慢性静脉功能不全患者生活质量的流行病学和经济学研究（VEINES QoL）/Sym 问卷无疑是最完善的工具之一（表 66.7）[56]。它包括 10 个评估症状严重程度的问题，和 15 个评估受静脉疾病影响的生活质量的问题。其可接受性、可靠性和内容有效性已经在超过 1 500 名慢性静脉疾病患者的大量人群中[56]一系列涉及既往有 DVT 病史的老年患者的研究中得到彻底的验证[57]，同时研究发现该问卷与 Villalta 评分量表[41,58]以及 SF-36 生活质量量表具有良好的一致性[56]。该问卷是最近 PTS 预防研究中最常用的生活质量评估量表[59-64]。

急性静脉疾病的预后评估涉及范围很广。早期研究主要关注 PE、出血并发症和死亡风险。最近提出一种包括远期静脉事件在内更为全面的综合评估方式，其强调了保留静脉功能的重要性。

表 66.7　VEINES QoL/Sym 调查问卷

(一) 在过去的 4 周内,您有多少次出现以下腿部症状?					
(每行只选一处)	每天	每周多次	1 周一次	少于 1 周一次	从不
1. 腿沉	1	2	3	4	5
2. 腿疼	1	2	3	4	5
3. 腿肿	1	2	3	4	5
4. 夜间痉挛	1	2	3	4	5
5. 发热或烧灼感	1	2	3	4	5
6. 不安腿	1	2	3	4	5
7. 悸动	1	2	3	4	5
8. 瘙痒	1	2	3	4	5
9. 刺痛感(例如针刺感)	1	2	3	4	5

(二) 一天中什么时间段下肢症状最严重?(单项选择)	
1. 工作时间	4. 夜间
2. 中午	5. 一天中任何时间
3. 傍晚	6. 从不

(三) 和 1 年前相比,总体上您现在如何评价您的下肢症状?(单项选择)	
1. 相比 1 年前改善很多	4. 相比 1 年前稍有加重
2. 相比一年前稍有改善	5. 相比 1 年前,明显加重
3. 和 1 年前差不多	6. 我去年没有任何腿部症状

(四) 以下是一天中你可能常规进行的活动。你的下肢症状是否会对这些活动造成影响? 如果造成影响,影响的程度有多大?				
(一行只选一处)	我不工作	是, 受到明显影响	是, 受到较小影响	不, 不受影响
a. 工作中的日常活动	0	1	2	3
b. 家里的日常活动(例如,家务活,熨烫,打零工 / 修葺房屋,园艺等)		1	2	3
c. 需要长时间站立的社交或休闲活动(例如,聚会,婚礼,乘坐公共交通工具,购物等)		1	2	3
d. 需要长时间坐立的社交或休闲活动(例如去看电影,或者戏剧,旅行等。)		1	2	3

(五) 在过去 4 周内,由于您的下肢不适,您是否在工作或其他日常活动中遇到以下任何问题?		
(一行只选一处)	是	否
a. 减少您在工作或其他活动上花费的时间	1	2
b. 完成工作或其他事情比预期的少	1	2
c. 在工作或其他活动中受到限制	1	2
d. 难以完成工作或进行其他活动(例如,需要额外的努力)	1	2

(六) 在过去 4 周内,您的下肢症状在多大程度上干扰了您与家人,朋友,邻居或团体的正常社交活动?(单项选择)	
1. 不影响	4. 很大程度
2. 轻微	5. 严重
3. 中等	

(七) 您在过去 4 周下肢疼的严重程度?(单项选择)	
1. 无疼痛	4. 中等
2. 非常轻微	5. 严重
3. 轻微	6. 非常严重

表 66.7 （续）VEINES QoL/Sym 调查问卷

（八）这些问题是关于过去 4 周下肢症状给您带来的具体感受以及对您的影响：对于每个问题，请给出一个与您的感觉最接近的答案，即在过去 4 周内，这些感受出现的时间长短。						
（一行只选一处）	总是	大部分时间	很多时候	有时候	偶尔	从不
a. 你是否担心腿部外观？	1	2	3	4	5	6
b. 你是否感到烦躁？	1	2	3	4	5	6
c. 你是否觉得这对你的家人或朋友来说是个负担？	1	2	3	4	5	6
d. 你是否担心会碰到其他东西？	1	2	3	4	5	6
e. 腿部的外观是否影响你对穿着的选择？	1	2	3	4	5	6

来源：Adapted from Lamping DL et al. *J Vasc Surg* 2003；37：410-9.

参考文献

● = Key primary papers
★ = Major review articles

●1. Barritt DW and Jordan SC. Anticoagulant drugs in the treatment of pulmonary embolism. A controlled trial. *Lancet* 1960;1:1309–12.
2. Cundiff DK. Anticoagulant for deep venous thrombosis. *J R Soc Med* 2003;94:608–9.
3. Iles S and Dalen JE. Clot burden and comorbidity in natural history of untreated pulmonary thromboembolism. Autopsy data in the trial by Barritt and Jordan. *Chest* 2003;124:1178–9.
★4. Meissner MH, Wakefield TH, Ascher E et al. Acute venous disease: Venous thrombosis and venous trauma. *J Vasc Surg* 2007;46:25S–53S.
★5. Levine MN, Raskob G, Beyth RJ, Kearon C, and Schulman S. Hemorrhagic complications of anticoagulant treatment. *Chest* 2004;126:287S–310S.
★6. van der Hulle T, Kooiman J, den Exter PL, Dekkers OM, Klok FA, and Huisman MV. Effectiveness and safety of novel oral anticoagulants compared with vitamin K antagonists in the treatment of acute symptomatic venous thromboembolism: A systematic review and meta-analysis. *J Thromb Haemost* 2014;12:320–8.
7. Ost D, Tepper J, Mihara H, Lander O, Heinzer R, and Fein A. Duration of anticoagulation following venous thromboembolism. A meta-analysis. *JAMA* 2005;294:706–15.
8. Couturaud F, Sanchez O, Pernod G et al. Six months vs extended oral anticoagulation after a first episode of pulmonary embolism: The PADIS-PE randomized clinical trial. *JAMA* 2015;314:31–40.
★9. Goldhaber SZ and Elliott CG. Acute pulmonary embolism: Part I. Epidemiology, pathophysiology, and diagnosis. *Circulation* 2003;108:2726–9.
10. Task Force on Pulmonary Embolism, European Society of Cardiology. Guidelines on diagnosis and management of acute pulmonary embolism. *Eur Heart J* 2000;21:1301–36.
●11. Decousus H, Leizorovicz A, Parent F et al.; for the PREPIC Study Group. A clinical trial of vena caval filters in the prevention of pulmonary embolism in patients with proximal deep-vein thrombosis. *N Engl J Med* 1998;338:409–15.
12. Mismetti P, Laporte S, Pellerin O et al. Effect of a retrievable inferior vena cava filter plus anticoagulation vs anticoagulation alone on risk of recurrent pulmonary embolism: A randomized clinical trial. *JAMA* 2015;313:1627–35.
★13. Guyatt GH, Eikelboom JW, Gould MK et al.; American College of Chest Physicians. Approach to outcome measurement in the prevention of thrombosis in surgical and medical patients: Antithrombotic therapy and prevention of thrombosis, 9th ed: American college of chest physicians evidence-based clinical practice guidelines. *Chest* 2012;141(2 Suppl.):e185S–94S.
14. Anderson FA Jr., Wheeler HB, Goldberg RJ et al. A population-based perspective of the hospital incidence and case-fatality rates of deep vein thrombosis and pulmonary embolism. The Worcester DVT Study. *Arch Intern Med* 1991;151:933–8.
15. Silverstein MD, Heit JA, Mohr DN et al. Trends in the incidence of deep vein thrombosis and pulmonary embolism: A 25-year population-based study. *Arch Intern Med* 1998;158:585–93.
●16. Lee AYY, Rickles FR, Julian JA et al. Randomized comparison of low molecular weight heparin and coumarin derivatives on the survival of patients with cancer and venous thromboembolism. *J Clin Oncol* 2005;23:2123–9.
●17. Sørensen HT, Horvath-Puho E, Pedersen L, Baron JA, and Prandoni P. Venous thromboembolism and subsequent hospitalization due to acute arterial cardiovascular events: A 20-year cohort study. *Lancet* 2007;370:1773–79.
18. Schindler OS and Dalziel R. Post-thrombotic syndrome after total hip or knee arthroplasty: Incidence in patients with asymptomatic deep venous thrombosis. *J Orthop Surg* 2005;13:113–9.
19. Lopez-Beret P, Pinto JM, Romero A, Orgaz A, Fontcuberta J, and Oblas M. Systematic study of occult pulmonary thromboembolism in patients with deep venous thrombosis. *J Vasc Surg* 2001;33(3):515–21.

20. Hughes MJ, Stein PD, and Matta F. Silent pulmonary embolism in patients with distal deep venous thrombosis: Systematic review. *Thromb Res* 2014;134:1182–5.
21. The European Agency for the Evaluation of Medical Products. Clinical investigation of medicinal products for prophylaxis of intra- and post-operative thromboembolic risk. http://www.ema.europa.eu/docs/en_GB/document_library/Scientific_guideline/2009/09/WC500003301.pdf (June 2000).
22. Bovill EG, Terrin ML, Stump DC et al. Hemorrhagic events during therapy with recombinant tissue-type plasminogen activator, heparin, and aspirin for acute myocardial infarction. Results of the Thrombolysis in Myocardial Infarction (TIMI), Phase II trial. *Ann Intern Med* 1991;115:256–65.
⋆23. Schulman S and Kearon C. Subcommittee on control of anticoagulation of the scientific and standardization committee of the international society on thrombosis and haemostasis. Definition of major bleeding in clinical investigations of antihemostatic medicinal products in non-surgical patients. *J Thromb Haemost* 2005;3:692–4.
•24. Janssen MC, Haenen JH, van Asten WN et al. Clinical and haemodynamic sequelae of deep venous thrombosis: Retrospective evaluation after 7–13 years. *Clin Sci (Lond)* 1997;93(1):7–12.
25. Franzeck UK, Schalch I, and Bollinger A. On the relationship between changes in the deep veins evaluated by duplex sonography and the postthrombotic syndrome 12 years after deep vein thrombosis. *Thromb Haemost* 1997;77(6):1109–12.
26. Saarinen J and Domonyi K, Zeitlin R, and Salenius JP. Post-thrombotic symptoms after an isolated calf deep venous thrombosis. *J Cardiovasc Surg* 2002;43:687–91.
27. Ageno W, Piantanida E, Dentali F et al. Body mass index is associated with the development of the post-thrombotic syndrome. *Thromb Haemost* 2003;89(2):305–9.
28. Kahn SR, Kearon C, Julian JA et al. Predictors of the post-thrombotic syndrome during long-term treatment of proximal deep vein thrombosis. *J Thromb Haemost* 2005;3:718–23.
29. van Dongen CJ, Prandoni P, Frulla M, Marchiori A, Prins MH, and Hutten BA. Relation between quality of anticoagulant treatment and the development of the postthrombotic syndrome. *J Thromb Haemost* 2005;3(5):939–42.
30. Bradbury AW, MacKenzie RK, Burns P, and Fegan C. Thrombophilia and chronic venous ulceration. *Eur J Vasc Endovasc Surg* 2002;24:97–104.
•31. The PREPIC Study Group. Eight-year follow-up of patients with permanent vena cava filters in the prevention of pulmonary embolism. The PREPIC randomized study. *Circulation* 2005;112:416–22.
32. Fox MA and Kahn SR. Postthrombotic syndrome in relation to vena cava filter placement: A systematic review. *J Vasc Interv Radiol* 2008;19:981–5.
33. Brandjes DPM, Buller HR, Heijboer H, Hulsman MV, de Rijk M and Jagt H. Randomized trial of effect of compression stockings in patients with symptomatic proximal-vein thrombosis. *Lancet* 1997;349:759–62.
•34. Prandoni P, Lensing AW, Prins MH et al. Below-knee elastic compression stockings to prevent the post-thrombotic syndrome: A randomized, controlled trial. *Ann Intern Med* 2004;141:249–56.
⋆35. Kahn SR, Shapiro S, Wells PS et al.; for the SOX trial investigators. Compression stockings to prevent postthrombotic syndrome: A randomised placebo-controlled trial. *Lancet* 2014;383:880–8.
•36. Plate G, Akesson H, Einarsson E, Ohlin P, and Eklöf B. Long-term results of venous thrombectomy combined with a temporary arterio-venous fistula. *Eur J Vasc Surg* 1990;4:483–9.
37. Arnesen H, Hoiseth A, and Ly B. Streptokinase of heparin in the treatment of deep vein thrombosis. Follow-up results of a prospective study. *Acta Med Scand* 1982;211:65–8.
38. Enden T, Haig Y, Kløw NE et al. Long-term outcome after additional catheter-directed thrombolysis versus standard treatment for acute iliofemoral deep vein thrombosis (the CaVenT study): A randomised controlled trial. *Lancet* 2012;379:31–8.
⋆39. Comerota AJ and Paolini D. Treatment of acute iliofemoral deep venous thrombosis: A strategy of thrombus removal. *Eur J Vasc Endovasc Surg* 2007;33:351–60.
40. Haenen JH, Janssen MCH, van Langen H et al. The postthrombotic syndrome in relation to venous hemodynamics, as measured by means of duplex scanning and straingauge plethysmography. *J Vasc Surg* 1999;29:1071–6.
41. Kahn SR, Desmarais S, Ducruet T, Arsenault L, and Ginsberg JS. Comparison of the Villalta and Ginsberg clinical scales to diagnose the post-thrombotic syndrome: Correlation with patient-reported disease burden and venous valvular reflux. *J Thromb Haemost* 2006;4:907–8.
42. Cornwall JV, Doré CJ, and Lewis JD. Leg ulcers: Epidemiology and aetiology. *Br J Surg* 1986;73:693–6.
•43. Ginsberg JS, Gent M, Turkstra F et al. Postthrombotic syndrome after hip or knee arthroplasty. *Arch Intern Med* 2000;160:669–72.
•44. Villalta S, Bagatella P, Piccioli A, Lensing AWA, Prins MH, and Prandoni P. Assessment of validity and reproducibility of a clinical scale for the post-thrombotic syndrome (abstract). *Haemostasis* 1994;24:158a.
45. Prandoni P, Villalta S, Polistena P, Bernardi E, Cogo A, and Girolami A. Symptomatic deep-vein thrombosis and the post-thrombotic syndrome. *Haematologica* 1995;80(Suppl. 2):42–8.
46. Kolbach DN, Neumann HA, and Prins MH. Definition of the post-thrombotic syndrome, differences between existing classifications. *Eur J Vasc Endovasc Surg* 2005;30:404–14.
47. Soosainathan A, Moore HM, Gohel MS, and Davies AH. Scoring systems for the post-thrombotic syndrome. *J Vasc Surg* 2013;57:254–61.
⋆48. Kahn SR, Partsch H, Vedantham S, Prandoni P, and Kearon C; Subcommittee on Control of Anticoagulation of the Scientific and Standardization

Committee of the International Society on Thrombosis and Haemostasis. Definition of post-thrombotic syndrome of the leg for use in clinical investigations: A recommendation for standardization. *J Thromb Haemost* 2009;7:879–83.

49. Kahn SR, Comerota AJ, Cushman M et al. The post-thrombotic syndrome: Evidence-based prevention, diagnosis, and treatment strategies: A scientific statement from the American Heart Association. *Circulation* 2014;130:1636–61.
50. Jayaraj A and Meissner MH. A comparison of Villalta–Prandoni scale and venous clinical severity score in the assessment of post thrombotic syndrome. *Ann Vasc Surg* 2014;28:313–7.
•51. Rutherford RB, Padberg FT Jr., Comerota AJ, Kistner RL, Meissner MH, and Moneta GL. Venous severity scoring: An adjunct to venous outcome assessment. *J Vasc Surg* 2000;31:1307–12.
52. Meissner MH, Natiello C, and Nicholls SC. Performance characteristics of the venous clinical severity score. *J Vasc Surg* 2002;36:889–95.
★53. Vasquez MA, Rabe E, McLafferty RB et al. Revision of the venous clinical severity score: Venous outcomes consensus statement: Special communication of the American Venous Forum Ad Hoc Outcomes Working Group. *J Vasc Surg* 2010;52:1387–96.
54. Ricci MA, Emmerich J, Callas PW et al. Evaluating chronic venous disease with a new venous severity scoring system. *J Vasc Surg* 2003;38:909–15.
•55. Launois R, Reboul-Marty J, and Henry B. Construction and validation of a quality of life questionnaire in chronic lower limb venous insufficiency (CIVIQ). *Qual Life Res* 1996;5:539–54.
•56. Lamping DL, Schroter S, Kurz X, Kahn SR, and Abenhaim L. Evaluating outcomes in chronic venous disorders of the leg: Development of a scientifically rigorous, patient-reported measure of symptoms and quality of life. *J Vasc Surg* 2003;37:410–9.
57. Mean M, Limacher A, Kahn SR, and Aujesky D. The VEINES-QOL/Sym questionnaire is a reliable and valid disease-specific quality of life measure for deep vein thrombosis in elderly patients. *Qual Life Res* 2014;23:2463–71.
58. Kahn SR, Hirsch A, and Shrier I. Effect of post-thrombotic syndrome on health-related quality of life after deep venous thrombosis. *Arch Intern Med* 2002;162:1144–8.
59. Broholm R, Sillesen H, Damsgaard MT et al. Postthrombotic syndrome and quality of life in patients with iliofemoral venous thrombosis treated with catheter-directed thrombolysis. *J Vasc Surg* 2011;54(Suppl.):18S–25S.
60. Enden T, Wik HS, Kvam AK, Haig Y, Kløw NE, and Sandset PM. Health-related quality of life after catheter-directed thrombolysis for deep vein thrombosis: Secondary outcomes of the randomised, non-blinded, parallel-group CaVenT study. *BMJ Open* 2013;3:e002984.
61. Roberts LN, Patel RK, Donaldson N, Bonner L, and Arya R. Post-thrombotic syndrome is an independent determinant of health-related quality of life following both first proximal and distal deep vein thrombosis. *Haematologica* 2014;99:e41–3.
62. Vedantham S, Goldhaber SZ, Kahn SR et al. Rationale and design of the ATTRACT Study: A multicenter randomized trial to evaluate pharmacomechanical catheter-directed thrombolysis for the prevention of postthrombotic syndrome in patients with proximal deep vein thrombosis. *Am Heart J* 2013;165:523–30.
63. Ten Cate-Hoek AJ, Bouman AC, Joore MA, Prins M, and Ten Cate H; IDEAL DVT trial investigators. The IDEAL DVT study, individualised duration elastic compression therapy against long-term duration of therapy for the prevention of post-thrombotic syndrome: Protocol of a randomised controlled trial. *BMJ Open* 2014;4:e005265.
64. Catarinella FS, Nieman FH, de Wolf MA, Toonder IM, de Graaf R, and Wittens CH. Quality-of-life in interventionally treated patients with post-thrombotic syndrome. *Phlebology* 2015;30(Suppl. 1):89–94.

67

慢性静脉疾病的预后评估

67.1 介绍

什么是现实？这是在本章中对于治疗静脉疾病后的效果值得探讨的一个问题。现实是绝对的还是相对于特定情境？前一版本章的作者 Robert Rutherford 医生力图通过标准化的结果测量来显现血管病治疗的现实结果。实际上，个体结果可能会对本人有所帮助，但存在个体差异。而以公用语言收集回答重要问题的统一结果则是有效的，真实的和有价值的，即使措施不完善也是如此。慢性静脉疾病(chronic venous disease，CVD)复杂而多变，每天都会给医生带来新的挑战。在本章中，我们回顾了最常用的评估治疗静脉回流和阻塞结果的指标。将我们的实践纳入“衡量标准”来审视作为实践者的我们。如果对于我们自己没有益处，那也会对那些关注我们的人产生益处。

67.2 基本理念

对于目前治疗方式数量和质量的快速发展逐渐引起了医疗保健供应商对其治疗预后评估的兴趣。统一结果数据的建立对于第三方付款人来说变得必不可少。一个有价值的评测工具是可以对静脉相关症状进行衡量、分级，并阐明治疗与疾病进展的结果。其中，由临床医师评测的量表包括临床病因解剖病理评分(Clinical Etiology，Anatomy and Pathology Score，CEAP)(表 67.1)和静脉疾病临床严重程度评分(Venous Clinical Severity Score，VCSS)具有较好的对数据测量的客观性(表 67.2)。此外，对患者主诉的评估也越发受到重视。静脉疾病相关文献中经常引用的评估工具有 4 种，此外还有一种新的具有前景的工具，分别是静脉功能不全的流行病学和经济研究 - 生活质量 / 症状评分(Venous Insufficiency Epidemiological and Economic Study of Quality-of-Life，VEINES-QOL/Sym)、慢性静脉功能不全问卷(Chronic Venous Insufficiency Questionnaire，CIVIQ)(表 67.3 和表 67.4)、Aberdeen 静脉曲张问卷(Aberdeen Varicose Vein Questionnaire，AVVQ)、Charing Cross 静脉溃疡问卷(Charing Cross Venou Ulceration Questionnaire，CXVUQ)和静脉曲张症状问卷(Varicose Vein Symptoms Questionnaire，VVSymQ)(表 67.5)。目前将医生评估与患者自诉评估相结合的新想法正在被探索，其好处也许可以更准确地去评估患者的症状和治疗结果。一个包含症状，治疗结果和超声结果的模型也许是未来医疗需求和报销的框架。

表 67.1 CEAP 评分

特征	分数	描述
临床表现		
	0	无症状
	1	网状静脉曲张
	2	静脉曲张
	3	水肿
	4	皮肤改变如色素沉着、湿疹及脂质硬化等
	5	皮肤改变并愈合溃疡
	6	皮肤改变并活动性溃疡

续表

特征	分数	描述
病因		
	先天性	
	原发性	
	继发性	
解剖		
	浅表静脉	
	深静脉	
	交通支静脉	
病理		
	反流	
	阻塞	
	反流及阻塞	

工具方法的标准化对于实现准确数据的比较至关重要。对于静脉疾病，需要这些工具来评估临床治疗结果和生活质量（quality of Life，QoL）问题。近年来，可用的预后评估工具数量日益增加。此外，限制的付费网络需求也日渐增加。导致的结果就是一系列相似但不同的评估工具来反映测量结果。

第一个联合血管学会报告的静脉疾病标准于 1988 年出版。其间接地促进了美国静脉论坛（American Venous Forum，AVF）对于新工作组的建立，并与国际工作组一起制定了 CEAP 评分。随后，AVF 又对 VCSS 相关残疾评分进行了修改，制定了静脉节段性疾病评分（Venous Segmental Disease Score，VSDS）（表 67.6）和静脉残疾评分（Venous Disability Score，VDS），以便更好地评估 CVD 的干预措施。CEAP 被认定是一个良好的分级系统，但在评估干预措施的效果方面却被证明不可靠。随后，又有很多对于这些工具的修改版本。虽然现在大多数工具都适用于静脉功能不足和静脉阻塞疾病，但识别最佳的工具仍存在困难。

在本章中，我们将回顾目前有效的可用于评估 CVD 症状和表现的工具，并着重关注其对治疗结果的评估。并且讨论了它们的优点和局限性。考虑到新疗法的可能出现，除了对预后评估进行系统评价之外，我们还注重评估工具可能的未来价值。

表 67.2 VCSS 评分

疼痛	无:0	轻度:1	中度:2	重度:3
或其他不适 （即疼痛、沉重、疲劳、酸痛、燃烧）		偶发疼痛或其他不适（没有限制定期日常活动）	每日疼痛或其他不适（干扰但不限制定期日常活动）	每日疼痛或其他不适（限制最常规日常活动）
静脉曲张	无:0	轻度:1	中度:2	重度:3
“曲张”静脉直径≥ 3mm		少数：分散（孤立或集簇的分支变异） 还包括环状静脉扩张	局限于小腿或大腿	涉及小腿和大腿
静脉水肿	无:0	轻度:1	中度:2	重度:3
静脉起源		仅限于脚部和足踝区域	伸展到足踝以上但膝盖以下	延伸到膝盖以上
色素沉着	无:0	轻度:1	中度:2	重度:3
静脉起源 不包括其他慢性疾病引起的局灶性色素沉着（如血管炎性紫癜）	无或局部	局限于足踝区	局限于小腿下 1/3	广泛分布至小腿 1/3 以上
炎症	无:0	轻度:1	中度:2	重度:3
不仅是最近的色素沉着(如红斑、蜂窝织炎、静脉湿疹、皮炎		局限于足踝区	局限于小腿下 1/3	广泛分布至小腿 1/3 以上
硬结	无:0	轻度:1	中度:2	重度:3
继发于静脉起源疾病的皮肤和皮下改变（如纤维化，皮下炎的慢性水肿），包括白色萎缩和脂肪性皮肤硬化		局限于足踝区	局限于小腿下 1/3	广泛分布至小腿 1/3 以上
活动溃疡数目	0	1	2	≥ 3
活动溃疡时间	无	<3 个月	>3 个月，但 <1 年	>1 年未愈
活动溃疡大小	无	<2cm	2~6cm	>6cm
压迫治疗	0	1	2	3
	无	间断	经常	全天 + 抬高肢体

表 67.3 CIVIQ-20 问卷

方面	选项
疼痛	下肢痛
	妨碍工作
	影响睡眠
	长时间站立
身体功能	爬楼
(是否影响)	蹲跪
	常速行走
	做家务
心理	感觉焦虑
	自认为是负担
	不愿暴露下肢
	易怒
	自认为残疾
	不愿外出
	必须采取防护
	易疲惫
	行走启动困难
社交	参加聚会
	体育锻炼
	乘坐汽车、飞机出行

表 67.4 CIVIQ-14 问卷

方面	选项
疼痛	下肢痛
	妨碍工作
	影响睡眠
身体功能	爬楼
(是否影响)	蹲跪
	常速行走
	参加聚会
	体育锻炼
心理	感觉焦虑
	自认为是负担
	不愿暴露下肢
	易怒
	自认为残疾
	不愿外出

表 67.5 VVSymQ 问卷

维度	条款
症状	沉重感
	疼痛
	肿胀
	搏动感
	瘙痒

表 67.6 VSDS 评分

反流		阻塞	
静脉	分数	静脉	分数
小隐静脉	0.5		
大隐静脉	1	大隐静脉(腹股沟至膝下)	1
大腿交通支	0.5		
小腿交通支	1		
多只小腿静脉	2	多支小腿静脉	1
胫后静脉	1		
腘静脉	2	腘静脉	2
股静脉	1	股静脉	1
股深静脉	1	股深静脉	1
股总、髂静脉	1	股总静脉	2
		髂静脉	1
		下腔静脉	1

67.3 目前可用的评估工具

自本卷上一期以来的 6 年间,静脉疾病领域发生了显著变化。评估工具仍然为两类,为医生评测或患者自诉评估。不过经过了对可用的工具进一步的验证,从而更好地了解了许多工具的优点和不足。

在有了很多工具后,选择最好的工具来简单地提供所需信息成为一项挑战,并且用不同的评估工具来比较研究也很困难。许多临床医生并不使用通用的 QoL 评分,包括简表 36(SF-36)。尽管 SF-36 已通过验证,但它却可以产生基于群体和集体治疗不同的结果[1,2]。不过最近,特定于静脉疾病症状和治疗的评估工具合并了医生评测量表和患者自诉的结果。

67.3.1 医生评测的工具

CEAP 和 VCSS 评分提供了对于静脉疾病进展中临床参数的评测。因此,CEAP 评分并不单独用于评估治疗结果。CEAP 对治疗状况变化的反应有限,特别是在 4 级和 5 级水平。而修订过的 VCSS 评分通过连续报告更加动态地展现静脉疾病过程(见表 67.2)[3]。CEAP 评分和 VCSS 评分因其共同的描述平台和易用性而获得了认可,并且在血管外科学会和美国静脉论坛的临床实践指南[2]以及欧洲血管外科学会(ESVS)指南中关于 CVD 的治疗方面得到了强烈推荐[4]。

修订后的 VCSS 评分是目前最广泛使用的由医生评测静脉疾病严重程度和治疗结果的评测量表。在 2010 年至 2015 年 *Medline*,*Embase* 和 *Web of Science* 数据库的详细回顾中,共有 101 篇文章使用 VCSS 评分评测结果,82 篇文章引用了 VCSS 评分相关文献。起初,VCSS 评分因其观察者间的多变性而受到批评。后 VCSS 评分于 2010 年(见表 67.2)在对语言特异性,术语和观察者间变异进行了修改,特别是在症状和色素沉着方面得到了改良。经过修订的 VCSS 目前已被欧洲和美国的静脉注册机构纳入,并可以在 AVF 网站上查询到。对于 VCSS 评分是否应需要增加压缩治疗的主观类别仍存在争议,这也许会在未来的修订中得到解决[1,3]。不过,对于静脉功能不全,修订后的 VCSS 评分已成为全球最受认可的医生评测量表,并在文献中得到了验证。

修订后的 VCSS 评分优于其他评测工具的特征是它能够反映患者对治疗的不同反应,并因为静脉疾病的类别特征被细分为基本元素从而更直观的可以提供视觉语言。对于临床描述包括静脉病变的大小和位置,压迫疗法的使用,皮肤变化和水肿情况。痛苦程度被定义并为疼痛、沉重、疲劳、酸痛和灼烧感。修订后的 VCSS 评分提高了初始版的灵敏度,并可以更好地识别患有轻度静脉疾病患者的问题。对于修订后 VCSS 评分的一些研究也证实了忙碌的医生们对它易操作性(图 67.1)。

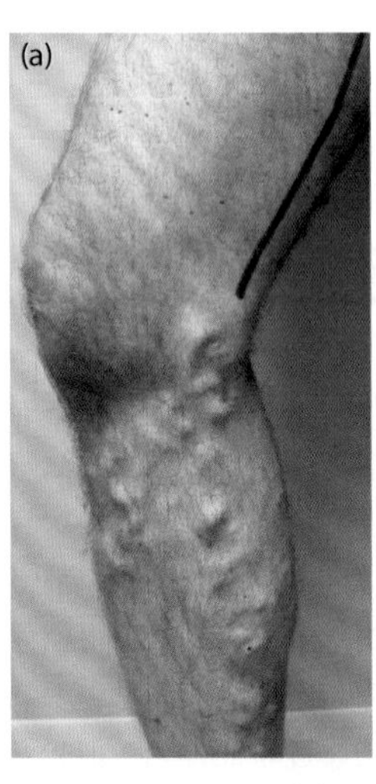

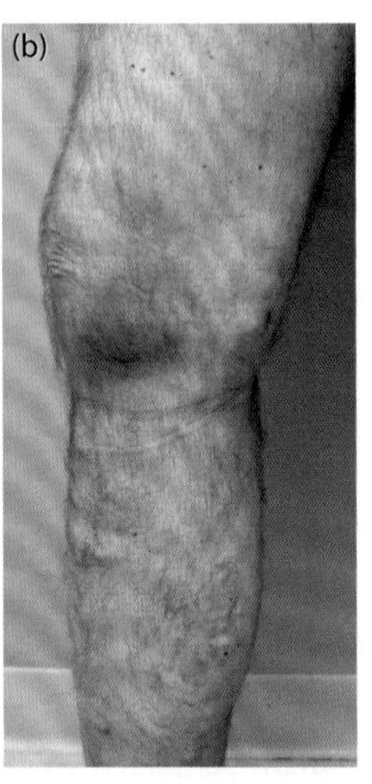

图 67.1 修订后 VCSS 评分的视觉展示。命名法可使临床医生对静脉疾病进行清晰,可重复的评分。(a)术前腿部照片,伴有疼痛性静脉曲张和水肿。CEAP 评分 = 3,VCSS 评分 =7(疼痛 =1;静脉曲张 =2;水肿 =2;色素沉着 =0;炎症 =0;硬结 =0;活动性溃疡,大小,持续时间 =0;压迫治疗 =2)。(b)大隐静脉消融术后 1 周同侧腿部照片。CEAP 评分 =2,VCSS 评分 =3(疼痛 = 0;静脉曲张 = 1;水肿 = 0;染色 = 0;炎症 =0;硬结 =0;活动性溃疡,大小,持续时间 =0;压迫治疗 =2)

67.3.2 患者自诉的评估

最近,患者自诉的静脉相关疾病的预后评估工具作为治疗效果的主观评估已经受到了青睐。最常用的 5 个评估量表分别是 VEINES-QOL/Sym、CIVIQ、AVVQ、CXVUQ[1]和 VVSymQ 评分。它们主要关注疾病症状,是评估患者对治疗效果看法的有效工具。

CIVIQ 问卷经过验证,已经成为评估静脉疾病的全球指标(见表 67.3 和表 67.4)。虽然没有涉及静脉疾病的特殊表现,但 CIVIQ 问卷在整体评估中具有很高的价值[1],并已在不同语言的 17 个版本中得到了验证[5]。CIVIQ 问卷有两个版本:CIVIQ-14 和 CIVIQ-20(见表 67.3 和表 67.4)。对于 CIVIQ-20,患者自诉的静脉疾病体征和症状报告用于生成问卷;这 20 项的调查问卷全面收集了疼痛、身体、心理和社会情况的相关参数。

而 CIVIQ-20 问卷(见表 67.3)在评估不同人群中的社会因素方面并不完整。因此,又开发了 CIVIQ-14 问卷,它将社会因素和疼痛因素结合起来产生了三大分类——疼痛、身体和心理(见表 67.4),且也已在国际上得到验证。

CIVIQ 问卷中问题可以评估静脉所有疾病的患者,但只分为 0~4 级(见表 67.1)。如若患有溃疡则会被排除在外,因为早期 CVD 相关的因素(包括是否参加体育运动或社会活动限制)可能与存在溃疡发生无关联。但 CIVIQ-20 在治疗后追踪病情变化方面表现出了强大的可靠性,这已经在比较治疗方法(包括非手术治疗)的研究中得到验证。

VEINES-QOL/Sym 问卷则适用于各种临床情况。但它侧重于相关症状的基础状况和变化,而不是治疗。它有助于记录对许多治疗研究中的症状变化[6]。但因它侧重于诊断要素,因此却很难评估特定疗法的变化反应。此外,VEINES-QOL/Sym 问卷对解剖和生理因素的关注也有限,这也可能不利于识别有益的治疗方案[1]。

AVVQ 问卷是考虑了静脉疾病的所有因素,甚至包括化妆品的表现。AVVQ 问卷有很多用途乃至用于静脉疾病的发现。但它在阐明个体患者,特别是症状轻微的患者在随时间病情的变化方面缺乏敏感性[1]。

CXVUQ 问卷是无论治疗方案如何都会特别评估静脉溃疡患者的生活质量(Qol 因子)。对于对溃疡患者进行完整的静脉疾病评估,应将 CXVUQ 问卷与传统的疾病评估工具相结合[1]。

最新的评估工具是 VVSymQ 评分问卷[7]。这是一种以症状为重点,患者自诉的评估工具,旨在评估泡沫硬化剂注射大隐静脉的随机对照试验中治疗前后静脉曲张的病情负担。它是唯一符合美国食品药品管理局指导文件(Patient-Reported Outcome Measures:Use in Medical Product Development to Support Labeling Claims)[8]中描述的可靠性,敏感性和内容有效性标准的患者自诉评估工具。VVSymQ 问卷的评分是基于每日患者对已研究确定重要的静脉曲张症状:沉重、疼痛、肿胀、悸动和瘙痒来评估的。

VCSS 评分、VEINES-QOL 问卷和 CIVIQ-20 问卷等评估工具之间是存在相关性的。在注射泡沫硬化剂的临床试验中,VVSymQ、VCSS 和 VEINES-QOL 问卷对治疗后的病情变化具有高敏感度。VVSymQ 问卷和 VCSS 评分之间的中度相关性则表明两种工具可以评估相同疾病的不同方面。这与我们对医生评测工具与患者自诉评估工具之间互补特性的理解是一致的。

使用电子日记记录每日症状评分，并且将7天的症状评分平均，这使得问卷能够在没有医疗服务提供者影响的情况下正确完成。但是，VVSymQ问卷目前是专有的，而不能广泛使用。对此经过美国静脉论坛和相关公司之间讨论后可能会产生一种改良单次使用的版本，同样可以保持良好的评估性。

Villalta量表（表67.8）是结合了临床医师评估和患者评估的评级量表。医生按0~4的等级评定六个标准，患者回答五个问题。分数的总和取决于疾病的严重程度；血栓后综合征（PTS）定义为≥5分，轻度PTS为5~9分，严重PTS为>15分或以发生静脉溃疡。这是目前很多出版书籍中用于评估静脉疾病临床结果的最常用量表之一。

VCSS评分在研究PTS患者方面可能不如Villalta量表有用[9]。修订后的VCSS评分旨在评估各阶段CVD的患者，包括PTS患者，大隐静脉消融术、静脉支架置入术和药物机械溶栓治疗后的患者。在最近一篇关于PTS的综述中，建议将"Villalta评分与VVSymQ问卷相结合作为PTS诊断和分类的"黄金标准"。另一项研究表明在与评估相同PTS患者上，相较CEAP评分，VCSS评分和VSDS评分的分数明显较高[10]。在比较Villalta量表得分和VCSS评分时，两者在对PTS的识别和随访中都被认为是重要的。在评估轻度、中度至严重疾病时，两者之间存在一致性[11]。不过Villalta量表是专门为PTS设计的，而VCSS则不是。

67.4 静脉闭塞性疾病

慢性静脉闭塞的评价需要评估临床结果，生命质量以及静脉血栓栓塞症复发风险。虽然大部分评价工具均适用于闭塞病变，但它们的证据大部分还是来源于静脉功能不全的研究。

67.5 静脉功能评分系统

67.5.1 CEAP分级法

CEAP分级法是使用最广泛、最为大众熟知的静脉功能评分系统（见表67.1）。CEAP评分包括4个部分：临床症状，病因，解剖位置和病理生理机制。临床症状评估包括水肿、皮肤改变和溃疡情况。病因部分需要报告静脉反流是先天的，还是继发于既往闭塞病变的。病理生理机制部分评估是否存在进行性阻塞。解剖位置关注受累的静脉分布和节段。修订后的CEAP分级法加入了新的描述符号，以进一步提高分级准确性。然而，CEAP分级法仍然存在局限性，例如对于静脉炎后常见的水肿的患者，CEAP分级法并不能很好预测手术干预的效果。

67.5.2 修订后的静脉临床严重程度评分表（VCSS）

VCSS一般用于将要接受手术治疗的静脉功能不全患者，同时也可以用于闭塞性静脉疾病患者（见表67.2）。VCSS包括9个小项，每一项得分为0~3分，分别为：疼痛、静脉水肿、皮肤色素沉着、皮肤硬化、活动性溃疡数目、持续时间、面积以及是否使用压力治疗。但VCSS不包括静脉性跛行和静脉闭塞对于生命质量的影响，也不描述静脉阻塞的位置及其影响，尽管静脉阻塞的位置对于了解静脉血栓手术治疗的风险和获益非常重要。

先前的一项研究显示，VCSS、CEAP、改良CIVIQ和静脉多普勒超声结果之间存在相关关系[3]。其中，疼痛和肿胀相关性最高，相关系数分别为0.55（P<0.000 1）和0.3（P<0.000 1）。本研究中，只有1.5%患者在股静脉、腘静脉或者大隐静脉段发现残余闭塞病变。

67.5.3 静脉节段性疾病评分系统（VSDS）

静脉多普勒超声是评估静脉阻塞的最常用工具。然而，结果描述的规范化仍然不易。VSDS提出的目的是作为CEAP和VCSS的补充，VSDS把18个静脉节段归纳成8组，用于规范静脉疾病部位的报告（见表67.6）。但小隐静脉不包括在VSDS系统内，因为小隐静脉极少引起静脉阻塞性疾病。多普勒超声和静脉造影明确某一静脉节段存在闭塞病变或程度大于50%的狭窄长度大于一半，则VSDS对该静脉节段赋予分值。VSDS最大评分为10分，不同静脉节段权重不一。VSDS也可以评价静脉反流程度，通畅用于合并静脉炎的患者。目前尚无高等级的研究证实VSDS可以用于慢性阻塞性静脉疾病患者。另外，虽然髂静脉在临床实践中具有重要的临床意义，一般是深静脉血栓形成介入治疗的靶血管，但在VSDS评分中髂静脉权重并不高。

一项研究应用VSDS分析了VCSS和CEAP的一致性，结果发现13%的患者多普勒超声可以发现静脉病变，VCSS和CEAP结果一致；14%的患者尽管超声结果没有异常，但CEAP分级大于1[12]。CEAP分级阴性预测值达94%，特异性91.5%，但阳性预测值仅36.7%，特异性32.1%。VSCC阴性预测值97.9%，特异性96.4%，但阳性预测值仍然较低，为66.7%，特异性46.4%。在该研究中，只有1例患者发现闭塞节段（大隐静脉），因此就此概括VSDS适用于静脉阻塞性疾病并不完全让人信服[12]。

67.5.4 静脉功能损害程度评分（VDS）

VDS最先是作为CEAP的修正而提出，用于评估患者静脉疾病发生前后日常生活能力（表67.7）。在最早的版本中，VDS设定基础状态为每日8个小时活动。随后，修正版的VDS包括了详细描述静脉疾病导致的功能损害发生前，正常日常活动的能力，以及把压力治疗装置和肢体抬高纳入支持装置内。很少研究把VDS纳入研究设计中，探讨VDS在慢性静脉阻塞性疾病中的作用。

表67.7 VDS评分

分数	症状
0	无症状
1	有症状；但无需压迫治疗维持日常活动
2	有症状；需压迫治疗维持日常活动
3	压迫治疗及抬高肢体或仍无法维持日常活动

67.5.5 Villalta 评分

REVERSE 研究是一项关于非继发性中央型 DVT 的研究，在其中一项包括 367 个病例的亚组分析中，通过比较同侧（受累侧）和对侧肢体的 Villalta 评分，探讨 Villalta 评分是否可以准确反映深静脉血栓后综合征（PTS）症状（表 67.8）[13]。受累侧肢体的 Villalta 评分平均为 3.7 分，而对侧肢体平均为 1.9 分，两者有显著差异（P<0.000 1）；受累侧肢体评分与对侧肢体评估存在强相关性（r=0.68；P<0.000 1）。受累侧肢体 PTS 发生率为 31.6%，而有 13.6% 患者对侧肢体虽然没有发生 DVT，但仍然符合 PTS 诊断标准。在受累侧肢体发生 PTS 的患者中，根据 Villalta 评分预测 39.7% 患者对侧肢体也达到发生 PTS 的标准。研究结果提示较高的 Villalta 评分和 PTS 诊断与肢体发生 DVT 前的静脉是否阻塞或反流的关系，较与单纯 DVT 发生更为密切。

表 67.8 Villata 评分

参数	无（0 分）	轻（1 分）	中（2 分）	重（3 分）
症状（患者评价）				
疼痛	0	1	2	3
肌肉抽筋	0	1	2	3
沉重感	0	1	2	3
感觉异常	0	1	2	3
瘙痒	0	1	2	3
体征（医生评价）				
胫前区水肿	0	1	2	3
皮肤硬化	0	1	2	3
色素沉着	0	1	2	3
腓肠肌压痛	0	1	2	3
静脉曲张	0	1	2	3
红斑	0	1	2	3

注意：得分：<5 分，无血栓形成后综合征；5~14 分，轻 - 中度血栓形成后综合征；>15 分，严重血栓形成后综合征。

ELATE 试验也得到了相似的结果，使用 Villalta 评分在 2 年随访时发现 17% 的患者对侧肢体发生 PTS，但该结果可能混杂了既往 VTE 病史的干扰。在没有 VTE 病史的人群中，异常 Villalta 评分的发生率为 23%[14]。因此，其他引起下肢水肿的因素可能会影响 Villalta 评分。

另外一个研究发现 CEAP，Villalta 评分和髂股静脉型深静脉血栓溶栓治疗效果有关[15]。在溶栓治疗成功（残余血栓≤ 50%）患者中，CEAP 分级平均 1 级，Villalta 评分平均为 2.21；而在溶栓治疗失败（残余血栓 >50%）患者中，CEAP 分级平均 4 级（P ≤ 0.025），Villalta 评分平均为 7.13（P ≤ 0.011），均具有显著差异。

CaVenT 研究把髂股静脉型深静脉血栓患者，随机分成溶栓治疗组和传统抗凝治疗组，使用 2 年随访时 Villalta 评分评价溶栓治疗的效果，同时在 6 个月时随访 PTS 的发生率和静脉通畅率[16]。研究结果提示溶栓治疗可以降低 14.4% 的 PTS 发生风险。

67.6 生活质量（QoL）评价

因为 CVD 常见于年轻人群和健康人群，因此生活质量（QoL）是 CVD 患者最为关心的指标之一。对于患者来说，恢复正常工作和生活非常重要。另外，QoL 纳入了不同静脉功能不全和阻塞性疾病的治疗方法的费用效益，对于比较不同治疗方法的效果具有重要的作用。

67.6.1 通用 QoL 工具

目前用于报告静脉功能的通用的 QoL 工具包括 SF-36 健康调查量表和 SF-12 健康调查量表[17]。使用通用化的 QoL 量表的优势在于可以比较静脉疾病和其他系统疾病的 QoL 得分。SF-36 量表包括两个维度（生理状况和心理状况），以及 8 个评价社会功能、生理 / 心理健康伤害导致的角色限制、心理状况、疼痛、活力、身体机能和健康感知的模块。SF-36 得分越高，代表个体健康状况越好。SF-12 量表是 SF-36 量表的子集，能够在 2 分钟内完成。然而，这些工具量表也无法完整评价个体静脉功能状况。

67.6.2 疾病专用 QoL 工具

慢性阻塞性静脉疾病专用的 QoL 工具包括慢性静脉功能不全问卷（CIVIQ），Charing Cross 静脉溃疡问卷（CXVUQ），静脉功能不全病因及经济调查 - 生活质量 / 症状问卷（VEINES-QOL/Sym）和 Villalta 评分。

一项研究使用 CIVIQ 量表评价慢行静脉阻塞患者介入治疗前后的生活质量，发现静脉支架成形术能提高这类患者的生活质量[18]。

CXVUQ 一般用于静脉溃疡患者，和 SF-36 量表结果具有很好的一致性[19]。

另一项研究使用 VCSS、VEINES-QOL/Sym、CEAP 和多普勒超声评价 PTS 患者接受腔内静脉切除和髂静脉 - 腔静脉重建的患者疗效，发现 VCSS 从 17 降至 9.8（P=0.02），VEINES-QOL/Sym 得分和生活质量提高（P=0.01）；而 CEAP 分级改变最小[20]。

另一项研究关注改良 Villalta 评分和 VEINES-QOL/Sym 评价生活质量，在妊娠期发生 VTE 的患者中，发生 DVT 患者中有 42% 出现 Villalta 评分大幅改变（分值改变 >5），而对照组 Villalta 评分大幅改变的比例为 10%[21]。发生 PTS 的患者 VEINES-QOL/Sym 得分明显较低（36.5 vs 52.3）。

67.7 CVD 评价未解决的问题

VTE 复发的风险以及相关危险因素尚未清楚。原发性 VTE 的危险因素不一定与复发相关危险因素完全一致。关于静脉疾病的血流动力学测量的研究仍然极少，而且目前既缺乏评价血流动力学的测量或者报告工具，大部分血管实验室也没有在评价静脉疾病时测量血流动力学。

静脉疾病评价和报告的其他挑战包括常常联合多种干预手段同时使用，可能使得对于单独每一种干预手段的评价发生偏倚。例如，同时使用大隐静脉消融治疗交通支反流和髂股静脉闭塞。尽管对于一名活动性静脉溃疡的患者而言，如果某一干预手段可以同时改善多种病理状态，是合理的；但是，这种情况限制了我们对于每一种干预手段治疗机制的深入理解。未来对于静脉疾病治疗的研究，应该具有足够的效能，努力阐明每一种干预手段治疗静脉疾病的独立影响。

67.7.1 血流动力学评价工具

规范化、无创的评价静脉血流动力学标准和工具对于评估静脉疾病的自然病程、药物和手术治疗效果来说十分重要。未经治疗的静脉阻塞可能会发展出侧枝代偿，减轻部分阻塞症状。因此，静脉疾病的全面评估，了解阻塞病变的部位，阻塞导致的血流动力学改变以及后期的代偿改变同样重要。

客观的血流动力学试验包括空气容积描记法，静脉压力梯度和静脉阻塞容积描记法。标准空气容积描记法测量变异度为13.4%[21]。血管腔内超声在操作过程中可以定量描述静脉解剖面积的减少，但无法评估静脉面积减少对于血流动力学的影响，也无法预测治疗后静脉血流动力学功能的改善程度。而且，我们仍然不能确定静脉狭窄程度是否是评估静脉功能的主要指标，因为很少研究在静脉阻塞性疾病中，比较了血流动力学试验结果和临床结果或者QoL量表间的关系。

在一项症状性PTS的回顾性研究中，纳入了静脉性跛行患者29例，以及健康对照63例，分别使用CEAP，应变仪容积描记法和多普勒超声评估阻塞程度[22]。另外15例患者接受了静脉造影，14例患者接受了CT或核磁检查。计算机化的静脉体积描记术使用电容模式来评估静脉闭塞。测量包括静脉闭塞容积，流出量，1秒和4秒流出分数。90%患者有残余髂静脉血栓，包括14例患者髂静脉完全闭塞，另外12例患者髂静脉残余狭窄。CEAP分级11例为3级，10例为4级，3例为5~6级。静脉跛行患者静脉容积平均仅6.7ml，正常对照患者为100ml。静脉跛行患者流出量和流出分数也明显下降。流出分数下降程度较流出量下降敏感，其中4秒内流出分数预测静脉跛行最敏感，69%静脉跛行患者发现4秒内流出分数异常。研究提示4秒内流出分数较1秒内流出分数准确。

另一项前瞻性试验研究了压力治疗对于血流动力学的影响，临床指标包括CEAP，VCSS和VSDS。研究纳入了PTS患者共40条肢体，VSDS评分提示有80%的肢体的症状可以归因于静脉反流。在发病时和接受弹力袜治疗后，分别接受空气体积描记法。结果发现，无论哪一等级的弹力袜治疗，都能明显改善静脉充盈情况，减少反流。静脉充盈指数提高了19%~27%，静脉充盈时间增加了18%~36%，静脉内流量增加例2%~17%[23]。

另一项为期10年的回顾性研究旨在探讨髂-股静脉型DVT对于静脉血流动力学，临床结果和QoL的长期影响。研究纳入了39例单独使用抗凝治疗的髂-股静脉型DVT患者，通过跑步机测试发现43.6%患者发生静脉性跛行[17]。在跑步机行走后，分布测量患者的VCSS、CEAP、静脉多普勒超声、SF-36量表以及空气体积描记法。81%的肢体在深静脉和浅静脉均发现反流，而19%肢体只在深静脉发现反流现象。在所有评估的参数包括静脉溶剂、静脉充盈指数、射出分数、残留容积分数以及流出分数中，压力治疗对射出分数和静脉体积改善较小。QoL量表发现5个维度的功能受损，包括身体功能、身体角色、一般情况、社会功能以及心理功能。

67.7.2 复发

静脉疾病复发或进展风险是决定抗凝治疗时间的关键因素（表67.9）。先前的回顾分析发现原发病变和复发病变的危险因素有所不同[24]。没有证据显示无差别的抗凝治疗有助于减低疾病死亡率，而且抗凝治疗同时存在较高的出血风险[25]。

表67.9 静脉血栓栓塞症复发风险评估

因素	变量	分值
深静脉血栓/肺栓塞		
	具有可去除的危险因素	0
	具有可去除的危险因素 >1	1
	不具有可去除的危险因素，单一部位	2
	不具有可去除的危险因素，多部位	3
性别		
	女性	0
	男性	1
恶性肿瘤		
	没有或已治愈	0
	恶性肿瘤	1
	转移性恶性肿瘤	2
化疗		
	无	0
	有	1
激素治疗		
	无	0
	有	1
BMI		
	正常或轻度超重	0
	肥胖或病态肥胖(>30kg/m^2)	1
残余静脉血栓 >50%		
	非急性期，或只有小腿静脉/上肢静脉血栓	0

续表

因素	变量	分值
	股静脉 / 腘静脉	1
	髂静脉 / 股总静脉	2
高凝状态		
	无	0
	凝血酶原 G20210A 突变 /V 因子 Leiden 突变	1
抗凝结束 D 二聚体水平		
	<250ng/ml	0
	>250ng/ml	2
内源性凝血酶生成能力		
	<100%	0
	>100%	1

目前没有广泛认可的工具用于评估复发风险和指导抗凝治疗时间。已有一些临床研究关注于静脉疾病的复发风险。在一项关于原发性 DVT 的研究中，如果合并肺损伤，那么再次发生肺栓塞和 DVT 的风险也增加，其中肺栓塞复发占了所有复发病例的 60%。然而，孤立性肌肉静脉血栓形成或上肢深静脉血栓形成复发十分罕见[26]。多发性静脉血栓栓塞症患者复发风险最高，继发性 DVT 患者有 27.9% 出现血栓复发。对于多种原因导致的 VTE，研究数据仍然很少。增加血栓复发风险的危险因素有：男性、肥胖、癌症、转移瘤、化疗、持续口服避孕药物或激素替代治疗、残余静脉血栓、抗凝血酶缺乏症、凝血因子 V Leiden 突变和凝血酶原 G20219A 突变。目前还不清楚这些因素是否会产生叠加效应。也发现一些实验室检验结果可能提示静脉血栓复发风险升高，包括 D 二聚体水平（抗凝治疗完成后 D 二聚体 >250ng/ml）和内源性凝血酶生成能力 >100%。在 AUREC 研究中，内源性凝血酶生成能力和 D 二聚体水平是有关血栓复发的独立危险因素，而且得到其他研究的证实[27,28]。

DVT 的部位也影响复发。髂 - 股静脉型 DVT 在抗凝治疗头 3 个月内的复发风险比周围型 DVT 升高 2.4 倍[29]。大部分研究提示残余血栓会使血栓复发风险提高 1.5~4.0 倍[30-33]。在一项关于髂 - 股静脉溶栓和血栓去除治疗的研究中，对于残余血栓 >50% 的患者，3 年内复发率为 38%；而对于残余血栓 <50% 的患者，3 年复发率仅 5%[34]。

在一项纳入了 929 例完成抗凝治疗的非继发性 DVT 或 PT 患者的研究中，有 18.9% 的患者在平均随访 43.3 个月内出现症状复发。Kaplan-Meier 分析显示 2 年症状复发率为 13.8%，5 年症状复发率为 24.6%，10 年症状复发率为 31.8%[26]。研究者使用 Vienna 预测模型，提出了一个静脉血栓复发的风险预测模型。该模型以 D 二聚体水平为基础，包括了 D 二聚体水平，性别和原发 VTE 部分，把患者分为低危、中低危、中高危和高危四类，四类患者的 5 年血栓复发率分别为 9.2%、21.0%、29.7% 和 33.1%。但这个模型的局限在于排除了合并高凝状态的患者，而且没有评估残余静脉血栓情况。

67.8 总结

综合性评估手段用于预测静脉血栓栓塞症复发的效果需要进一步改进和验证。这些评估包括 D 二聚体、高凝状态筛查、血栓解剖位置、残余血栓情况、性别、体重指数、妊娠、激素替代治疗或者化疗药物使用。这些因素可以帮助我们决定合适的抗凝治疗持续时间。

我们需要在外科干预前后在血管实验室增加规范化的血流动力学评估。在综合考虑或者新的评估工具中应该纳入静脉跛行症状作为临床结果预测的一部分。QoL 问卷应该考虑到与静脉疾病相关的生活质量的方方面面，包括外观、反流和阻塞。下一步研究应该把 QoL 和经济效益综合考虑。

在慢性静脉疾病的临床评估中，并不存在“金标准”，但我们依然力求完美。多种有效的、可靠的评估工具可以用于症状和治疗效果的评估。新的治疗手段也在涌现，当然我们需要把不同的治疗手段的结果用统一标准进行衡量。医生的检查或患者的自检相互补充，可以为疾病发展提供更清楚和准确的脉络。我们相信，无论是原发性或继发性慢性静脉疾病，患者的自检结果都是整体疾病评估的一个重要补充，可以帮助临床医生进行决策。鼓励临床工作者使用多种分级工具是合理和重要的。我们认为，在进行临床治疗决策以及保险理赔时，以多普勒超声结果为基础的联合分级系统是较为理想的医疗决策依据。

参考文献

1. Vasquez MA and Munschauer CE. Venous clinical severity score and quality of life assessment tools: Application to vein practice. *Phlebology* 2008;23(6):259–75.
2. Gloviczki P, Comerota AJ, Dalsing MC et al. The care of patients with varicose veins and associated chronic venous diseases: Clinical practice guidelines of the Society for Vascular Surgery and the American Venous Forum. *J Vasc Surg* 2011;53:2S–48S.
3. Passman MA, McLafferty RB, Lentz MF et al. Validation of Venous Clinical Severity Score (VCSS) with other venous severity assessment tools from the American Venous Forum, National Venous Screening Program. *J Vasc Surg* 2011;54:2S–9S.
4. Wittens C. Management of chronic venous disease: Clinical practice guidelines. *Eur J Vasc Endovasc Surg* 2015:49:678–737.
5. Launois R, Mansilha A, and Lozano F. Linguistic validation of the 20 item-chronic venous disease quality-of-life questionnaire (CIVIQ-20). *Phlebology* 2014;29:484–7.
6. Pitsch F. CIVIQ domains. In: *The CIVIQ-20 Users' Guide*. http://www.civiq-20.com (accessed June 2, 2014).
7. Paty J. VVSymQ and patient profiles: Interpreting a new patient-reported outcome (PRO) instrument for great saphenous vein incompetence (GSVI). *J Vasc*

Intervasc Rad 2014;25(3 Suppl.):S101.
8. United States Food and Drug Administration. http://www.fda.gov/downloads/Drugs/Guidances/UCM193282.pdf. Accessed February 6, 2013.
9. Soosainathan A, Moore HM, Gohel MS, and Davies AH. Scoring systems for the post-thrombotic syndrome. *J Vasc Surg* 2013;57:254–61.
10. Gillett JL, Perrin MR, and Allaert FA. Clinical presentation and venous severity scoring of patients with extended deep axial vein reflux. *J Vasc Surg* 2006;44:588–94.
11. Jayaraj A, Natiello C, Nicholls S, and Meissner M. A comparison of the Villalta and Venous Clinical Severity Scoring instruments in the assessment of post-thrombotic syndrome. *J Vasc Surg* 2011;53(1):256.
12. Ricci M, Emmerich J, Callas P et al. Evaluating chronic venous disease with a new venous severity scoring system. *J Vasc Surg* 2003;38:909–15.
13. Galanaud J, Holcroft C, Rodger M et al. Comparison of the Villalta post-thrombotic syndrome score in the ipsilateral vs. contralateral leg after a first unprovoked deep vein thrombosis. *J Thromb Haemost* 2012;10:1036–42.
14. Kahn S, Shrier I, Julian J et al. Determinants and time course of the postthrombotic syndrome after acute deep venous thrombosis. *Ann Intern Med* 2008;149:698–707.
15. Comerota A, Grewal N, Martinez J et al. Postthrombotic morbidity correlates with residual thrombus following catheter-directed thrombolysis for iliofemoral deep vein thrombosis. *J Vasc Surg* 2012;55:768–73.
16. Enden T, Haig Y, Klow N et al. Long-term outcome after additional catheter-directed thrombolysis versus standard treatment for acute iliofemoral deep vein thrombosis (the CaVenT Study): A randomised controlled trial. *Lancet* 2012;379:31–8.
17. Delis K, Bountouroglou D, and Mansfield A. Venous claudication in iliofemoral thrombosis long-term effects on venous hemodynamics, clinical status and quality of life. *Ann Surg* 2004:239:118–26.
18. Neglen P, Hollis K, Olivier J, and Raju S. Stenting of the venous outflow in chronic venous disease: Long-term stent-related outcome, clinical and hemodynamic result. *J Vasc Surg* 2007;46:979–90.
19. Smith J, Guest M, Greenhalgh R, and Davies A. Measuring the quality of life in patients with venous ulcers. *J Vasc Surg* 2000;31:642–49.
20. Vogel D, Comerota A, Al-Jabouri M, and Assi Z. Common femoral endovenectomy with iliocaval endoluminal recanalization improves symptoms and quality of life in patients with postthrombotic iliofemoral obstruction. *J Vasc Surg* 2012;55:129–35.
21. Wik H, Jacobsen A, Sandvik L, and Sandset S. Prevalence and predictors for post-thrombotic syndrome 3–16 years after pregnancy-related venous thrombosis: A population-based, cross-sectional, case-control study. *J Thromb Haemost* 2012;10:840–47.
22. Rosfors S and Blomgren L. Venous occlusion plethysmography in patients with post-thrombotic venous claudication. *J Vasc Surg* 2013;58:722–6.
23. Lattimer C, Azzam M, Kalodiki E, Makris G, Geroulakos G. Compression stockings significantly improve hemodynamic performance in post-thrombotic syndrome irrespective of class or length. *J Vasc Surg* 2013;58:158–65.
24. Cannegieter S and Vlieg A. Venous thrombosis: Understanding the paradoxes of recurrence. *J Thromb Haemost* 2013;11:161–9.
25. Bauer K. Duration of anticoagulation: Applying the guidelines and beyond. *Hematology Am Soc Hematol Educ Program* 2010;2010:210–15.
26. Eichinger S, Heinze G, Jandeck L, and Kyrle P. Risk assessment of recurrence in patients with unprovoked deep vein thrombosis or pulmonary embolism—The Vienna Prediction Model. *Circulation* 2010;121:1630–36.
27. Tripodi A, Legnani C, Chantarangkul V, Cosmi B, Palareti G, and Mannucci P. High thrombin generation measured in the presence of thrombomodulin is associated with an increased risk of recurrent venous thromboembolism. *J Thromb Haemost* 2008;6:1327–33.
28. Besser M, Baglin C, Luddington R, Vlieg A, and Baglin T. High rate of unprovoked recurrent venous thrombosis is associated with high thrombin-generating potential in a prospective cohort study. *J Thromb Haemost* 2008;6:1720–25.
29. Douketis J, Crowther M, Foster G, and Ginsberg J. Does the location of thrombosis determine the risk of disease recurrence in patients with proximal deep vein thrombosis? *Am J Med* 2001;110:515–9.
30. Hull R, Marder V, Mah A, Biel R, and Brant R. Quantitative assessment of thrombus burden predicts the outcome of treatment for venous thrombosis: A systematic review. *Am J Med* 2005;118:456–64.
31. Tan M, Mos I, Klok F, and Huisman M. Residual venous thrombosis as predictive factor for recurrent venous thromboembolim in patients with proximal deep vein thrombosis: A systematic review. *Br J Haematol* 2011;153:168–78.
32. Prandoni P, Lensing A, Prins M et al. Residual venous thrombosis as a predictive factor of recurrent venous thromboembolism. *Ann Intern Med* 2002;137:955–60.
33. Piovella F, Crippa L, Barone M et al. Normalization rates of compression ultrasonography in patients with a first episode of deep vein thrombosis of the lower limbs: Association with recurrence and new thrombosis. *Haematologica* 2002;87:515–22.
34. Mewissen M, Seabrook G, Meissner M, Cynamon J, Labropoulos N, and Haughton S. Catheter-directed thrombolysis for lower extremity deep venous thrombosis: Report of a national multicenter registry. *Radiology* 1999;211:39–49.

68

美国静脉论坛指南[*]摘编

编码	指南	推荐等级（1：强；2：弱）	证据级别（A：高质量；B：中等质量；C：低或极低质量）
第一篇 静脉疾病的基础知识			
美国静脉论坛指南 1.1.0：静脉系统的形成与解剖			
1.1.1	位于大腿的股总静脉与腘静脉之间的主要深静脉是股静脉，旧术语“股浅静脉”应被弃用	1	
1.1.2	下肢浅静脉主要为大隐静脉和小隐静脉	1	
1.1.3	旧称呼“Cockett”和“Giacomini”静脉分别更改为“胫后穿支静脉”和“隐间静脉”，不鼓励使用名族名词（以人名命名的名词）	1	
美国静脉论坛指南 1.2.0：正常静脉循环的生理和血流动力学			
1.2.1	静脉回流遵循持续的动态压力梯度。由心脏泵出提供的大部分能量被分配并消耗于动脉循环中		A
1.2.2	静脉系统中的静水压与以右心房为零点的血柱高度直接相关		A
1.2.3	静脉对抗重力回流是通过肢体远端主动的肌肉泵运动以及单向静脉瓣膜功能联合提供的		A
1.2.4	足底静脉泵起到启动小腿肌肉泵的作用		C
1.2.5	大腿肌肉泵对静脉回流的贡献甚微		B
1.2.6	静脉的解剖结构允许其直径可以发生很大的变化这可以提高静脉系统的储备功能以对抗容量和环境温度变化		A
1.2.7	作用于可压缩近心端静脉的外部压力可以增加远心端静脉压		B
美国静脉论坛指南 1.3.0：慢性静脉疾病分类与病因学			
1.3.1	推荐使用 CEAP（临床分级、病因学、解剖学、病理生理学）分类描述慢性静脉功能失调，该分类系统已被验证	1	B
1.3.2	推荐使用基本 CEAP 分类协助临床实践，而完整 CEAP 分级应用在临床研究	1	B
1.3.3	推荐区分原发性和继发性静脉功能不全，因为两者在病理生理学和治疗方法中存在明显差异	1	B
美国静脉论坛指南 1.4.0：慢性静脉功能不全的病理生理学及血流动力学			
1.4.1	由静脉阻塞或瓣膜功能不全引起的持续动态静脉高压是慢性静脉功能不全的主要病因		A

[*] 免责声明：《静脉及淋巴系统疾病手册》（第 4 版）中列出的指南是基于之前发表的同行评议以及美国静脉论坛、血管外科学会或其他致力于静脉性疾病管理的国家或国际学会发布的循证指南。如已发布的指南不适用，则根据相应章节的作者及编委会的专家共识对推荐等级及证据级别。

续表

编码	指南	推荐等级（1：强；2：弱）	证据级别（A：高质量；B：中等质量；C：低或极低质量）
美国静脉论坛指南 1.5.0：慢性静脉功能不全的病理生理学和静脉曲张的发病机制			
1.5.1	遗传因素和深静脉血栓形成是静脉曲张的诱因		A
1.5.2	年龄、性别、妊娠、体重、身高、种族、饮食、排便习惯、职业及姿势是静脉曲张的诱因		C
1.5.3	受血流动力学因素、金属基质蛋白酶和纤溶酶原激活物影响的静脉壁重塑和纤维化导致曲张静脉形成		C
1.5.4	在慢性静脉功能不全中，高静脉压向皮肤微循环的传递导致大分子和红细胞的渗出，后者为炎症损伤的潜在刺激因子		A
1.5.5	转化生长因子 -β1（TGF-β1）和金属基质蛋白酶（MMP）在导致皮肤脂质硬化和慢性皮肤改变中起关键作用		B
美国静脉论坛指南 1.6.0：静脉溃疡形成和愈合的细胞机制			
1.6.1	我们向所有治疗下肢静脉溃疡的医师推荐一套有关静脉生理学和下肢静脉溃疡病理生理学的基本实用知识		最优方案
1.6.2	年龄、性别和环境因素易诱发静脉溃疡		B
1.6.3	剪切应力、多糖 - 蛋白质复合物损伤和静脉内皮细胞激活引起的黏附分子表达，均可导致白细胞附着，这是慢性静脉功能不全进展的关键步骤		B
1.6.4	白细胞活化和与内皮细胞的相互作用引发一系列炎症反应		B
1.6.5	巨噬细胞在溃疡形成中具有重要作用		C
1.6.6	功能异常的白细胞、衰老的成纤维细胞和角质细胞可延迟溃疡愈合		B
1.6.7	关键的调节细胞周期蛋白（p21 和 pRb）影响成纤维细胞增殖和延迟伤口愈合		B
1.6.8	静脉溃疡渗液具有抑制性细胞因子和金属基质蛋白酶（MMP）。MMP 在静脉溃疡形成中起着不可或缺的作用		A
1.6.9	Ⅷ因子、纤溶酶原和细胞外 MMP 诱导剂调节 MMP 活性并可导致静脉溃疡		C
美国静脉论坛指南 1.7.0：急慢性静脉血栓形成：发病机制及新展望			
1.7.1	急性静脉血栓形成可引起静脉壁和血栓的急性到慢性炎症反应，导致血栓增大、机化及再通，同时损伤静脉壁和瓣膜		A
1.7.2	D- 二聚体、内皮细胞、血小板源性微粒和可溶性 P- 选择素是血栓形成的标志物，在急性静脉血栓栓塞患者中明显增多		A
1.7.3	血栓的溶解由天然抗凝剂如抗凝血酶Ⅲ、蛋白 C、蛋白 S 及凝血酶调节		B
1.7.4	中性核细胞促进纤溶和胶原酶溶解，并在血栓溶解中起关键作用。单核细胞在血栓溶解后期必不可少		A
美国静脉论坛指南 1.8.0：急性静脉血栓形成的流行病学和危险因素			
1.8.1	静脉血栓栓塞（VTE）的预防和处理需要对潜在危险因素的相互作用充分理解。所有静脉血栓栓塞性疾病的发作都应该归为原发性（无诱因和特发性）或继发性（有诱因）	1	A
1.8.2	所有住院患者都应该在入院时进行全面的血栓栓塞风险因素的评估	1	A
1.8.3	应使用公认的模型，如 Rogers 或 Caprini 评分，来评估手术患者的血栓栓塞风险	1	B
1.8.4	应遵循已制定的循证指南，以预防高危患者深静脉血栓形成	1	A
1.8.5	易栓症的筛查应限于已有指南所列入的患者	1	A

续表

编码	指南	推荐等级（1：强；2：弱）	证据级别（A：高质量；B：中等质量；C：低或极低质量）
美国静脉论坛指南 1.9.0：慢性静脉疾病的流行病学			
1.9.1	静脉曲张在成年人中的患病率高于 20%（21.8%~29.4%）		A
1.9.2	约 5%（3.6%~9.6%）的成人出现慢性静脉功能不全导致的皮肤改变或溃疡		A
1.9.3	活动性静脉溃疡占成年人口的 0.1%~0.7%；0.6%~1.4% 存在已愈合溃疡		B
1.9.4	年龄增长是静脉曲张和慢性静脉功能不全的危险因素		A
1.9.5	家族史、女性和多次生育史是静脉曲张的危险因素		A
1.9.6	年龄和肥胖是慢性静脉功能不全的危险因素		A
第二篇　诊断性评价与静脉影像研究			
美国静脉论坛指南 2.1.0：高凝状态的评价和急性静脉血栓的分子标记物			
2.1.1	以下情况的患者可考虑进行易栓症评估： 1. 不明原因或“特发性”血栓栓塞（首次）； 2. 继发性、非癌症相关的首次发病和年龄小于 50 岁（包括口服避孕药和激素替代疗法引起的血栓形成）； 3. 复发的特发性或非癌症相关的继发性发病； 4. 不常见部位血栓形成（门静脉、静脉窦等）； 5. 广泛的血栓形成； 6. 明显的静脉血栓栓塞性疾病家族病史	1	C
2.1.2	大多数患者在完成标准抗凝治疗（通常为 6 个月）2~4 周进行易栓症的检测	1	C
2.1.3	不建议对无症状易栓症患者进行长期、初级的药物血栓预防	2	B
2.1.4	易栓症患者应考虑在手术、创伤、长期制动、妊娠或急性疾病等高血栓风险时期，进行血栓预防	1	A
2.1.5	易栓症患者在急性深静脉血栓形成发生后，应考虑延长抗凝治疗时间	1	B
美国静脉论坛指南 2.2.0：多普勒超声在急性静脉疾病中的应用			
2.2.1	推荐多普勒超声扫描作为诊断肢体急性深静脉血栓形成（DVT）的标准手段	1	A
2.2.2	我们推荐对 DVT 的多普勒超声检查在每个静脉段中的检查应包括 3 个部分：血栓的可视性、静脉的顺应性或可压缩性及探查静脉血流	1	A
2.2.3	我们认为多普勒超声扫描在症状性髂股静脉血栓形成的灵敏度大于或等于 90%，在小腿静脉血栓形成的灵敏度为 50%~70%	2	B
2.2.4	我们认为多普勒超声扫描在诊断上肢 DVT 的敏感性在 78% 和 100% 之间，特异性在 82% 和 100% 之间	2	B
美国静脉论坛指南 2.3.0：多普勒超声检查在慢性静脉阻塞性疾病及瓣膜功能不全中的应用			
2.3.1	对于所有怀疑慢性静脉阻塞及瓣膜功能不全患者，推荐首选多普勒超声扫描。该项检查安全、无创、经济并可靠	1	A
2.3.2	我们推荐对慢性静脉阻塞的多普勒超声检查包含以下 4 个部分：可视性、可压缩性、静脉血流及扩张	1	A
2.3.3	推荐多普勒超声用于鉴别急性和慢性静脉阻塞	2	B
2.3.4	我们建议通过两种方式诱发反流：应用 Valsalva 动作增加腹压；通过手动或袖带压迫远端肢体并在检查时释放压力	2	B
2.3.5	坐位时，我们推荐通过两种方式诱发反流：应用 Valsalva 动作增加腹压，评估股总静脉及大隐静脉交汇处；或者，对于远端静脉较多的患者，可手动或袖带压迫肢体远端并在检查时释放压力	1	A

续表

编码	指南	推荐等级（1：强；2：弱）	证据级别（A：高质量；B：中等质量；C：低或极低质量）
2.3.6	推荐以1秒为界限判断股、腘静脉是否存在反流；建议以500毫秒为界限判断大隐静脉、小隐静脉、股深静脉和交通静脉是否存在反流	1	B
2.3.7	我们推荐在慢性静脉功能不全的患者中可选择性应用超声多普勒对交通静脉进行扫描。并推荐“病理性”交通静脉的定义应包括：外流时间大于或等于500毫秒、直径大于或等于3.5mm、位于已愈合或开放溃疡下方（CEAP分级C5~C6）	1	B
美国静脉论坛指南2.4.0：间接无创检测评价静脉功能（容积描记术）			
2.4.1	我们建议选择性地使用静脉体积描记法对单纯静脉曲张患者的静脉系统进行无创性评估（CEAP C2级）	2	C
2.4.2	对晚期慢性静脉疾病患者（CEAP类别C3~C6），如果多普勒扫描不能提供明确的病理生理学信息，我们建议使用静脉体积描记法对静脉系统进行无创性评估	2	B
美国静脉论坛指南2.5.0：静脉造影			
2.5.1	我们推荐急性或慢性静脉疾病在静脉腔内重建手术前行静脉造影	1	B
2.5.2	我们建议对怀疑有急性深静脉血栓的患者，只有在其他影像学检查方法无法确定时才进行静脉造影	2	B
美国静脉论坛指南2.6.0：计算机断层扫描与磁共振成像在静脉系统中的应用			
2.6.1	我们推荐CT静脉增强用于评估胸部、腹部和盆腔大静脉阻塞。CT可准确地描述潜在的病理情况、证实外在压迫、肿瘤侵犯、外伤性破坏、解剖变异、血栓范围和静脉滤器的位置	1	B
2.6.2	我们推荐CT静脉增强用于诊断肺栓塞。对于中心型栓塞，其敏感性和特异性接近100%，而对于亚段栓塞，其敏感性和特异性分别为83%和96%	1	A
2.6.3	我们推荐MR静脉造影用于诊断急性髂股静脉和腔静脉血栓形成。据报道其敏感性100%，特异性96%。其亦被推荐用于门静脉、脾静脉或肠系膜静脉血栓的诊断	1	A
2.6.4	MRI和MR静脉造影对与肾脏、肾上腺、腹膜后、原发性腔静脉或转移性恶性肿瘤相关的下腔静脉血栓成像有很高的准确性。磁共振静脉造影可显示肾静脉和下腔静脉中有无血栓或癌栓	1	A
第三篇　急性血栓形成的管理			
美国静脉论坛指南3.1.0：急性深静脉血栓形成的临床表现和自然病程			
3.1.1	基于自然病程的不同，我们推荐将下肢深静脉血栓形成（DVT）准确地描述为累及髂股静脉、股腘静脉或孤立的小腿静脉，而不是简单地分为近端或远端血栓	1	A
3.1.2	我们推荐在所有出现急性DVT症状和体征的患者中，使用经验证的评分系统进行正式的DVT验前概率评估	1	A
3.1.3	我们推荐在终止抗凝治疗前，充分评估患者静脉血栓栓塞性疾病的复发风险，尤其是特发性DVT患者	1	A
3.1.4	推荐在符合以下标准的患者采取早期血栓清除的策略：(a)首次出现的急性髂股深静脉血栓形成；(b)发病时间<14天；(c)出血风险低；(d)具有良好的活动能力和可接受的预期寿命	2	C
3.1.5	我们推荐对依从性好的急性DVT患者使用30~40mmHg弹力袜（膝关节水平）来降低DVT患者血栓后综合征的风险	1	C
美国静脉论坛指南3.2.0：急性深静脉血栓形成和肺栓塞的诊断路径			
3.2.1	在疑似有症状的急性DVT的门诊患者中，建议急性临床评分和D-二聚体水平监测，以选择患者应的进行进一步的诊断	1	B

续表

编码	指南	推荐等级（1：强；2：弱）	证据级别（A：高质量；B：中等质量；C：低或极低质量）
3.2.2	在某些临床条件下诊断 DVT 的 D- 二聚体水平是不准确的，包括近期手术、妊娠、恶性肿瘤、感染、胆红素升高、外伤和肝素使用。在这些情况下，建议采用其他诊断方法	1	B
3.2.3	我们建议采用双功能超声扫描或其他影像学反复检查，随访哪些双功能超声阴性，但临床怀疑有 DVT 的患者	1	B
3.2.4	临床评分和 D- 二聚体水平的组合在 DVT 诊断时与计算机断层扫描中具有相似的诊断价值	2	B
3.2.5	我们建议在肾功能不全患者中慎用钆剂，因存在肾源性系统纤维化的风险	2	C
美国静脉论坛指南 3.3.0：急性深静脉血栓形成和肺栓塞医学治疗的主要建议摘要			
3.3.1a	如果家庭环境适宜，我们建议在家中对急性 DVT 患者的进行初步治疗，而不是在医院里	1	B
3.3.2a	我们建议低分子量肝素（LMWH）治疗急性 DVT 优于普通肝素	2	B
3.3.3a	我们建议每日一次优于两次使用 LMWH 治疗急性 DVT	2	C
3.3.4b	对于合并癌症的急性 DVT 患者，建议使用 LMWH 优于 NOACs 或 VKAs		
3.3.5b	对未合并癌症的急性 DVT 患者，在长期抗凝治疗中，建议使用对达比加群、利伐沙班、阿哌沙班或依度沙班优于维生素 K 激动剂（VKA）	2	B
3.3.6b	我们建议无诱因的近端 DVT 患者在停止抗凝治疗后应服用阿司匹林，以防止静脉血栓复发	2	B
3.3.7b	我们建议对对暂时性危险因素（手术或非手术）引起的急性近端 DVT 进行 3 个月的治疗	1	B
3.3.8b	我们建议对无严重症状或危险因素的急性孤立型远端 DVT 进行 2 周以上的抗凝连续影像监测优于抗凝治疗	2	C
3.3.9b	我们建议对严重症状和危险因素的急性远端 DVT 抗凝治疗	2	C
3.3.10b	我们建议对有低或中度出血风险的急性无诱因近端 DVT 患者延长抗凝治疗	2	B
3.3.11b	我们建议对有较高出血风险的急性无诱因的近端 DVT 患者 3 个月的抗凝治疗，而不是延长治疗时间	1	B
3.3.12b	如果出血的风险不高，我们建议对存在活动性癌症的急性下肢 DVT 患者的抗凝期延长至 3 个月以上	1	B
3.3.13b	我们建议对于急性近端 DVT 患者抗凝治疗优于导管溶栓治疗	2	C
3.3.14b	我们建议对合并低血压或没有高出血风险的肺栓塞患者进行系统性溶栓治疗	2	C
美国静脉论坛指南 3.4.0：置管溶栓、机械吸栓和手术治疗急性髂股深静脉血栓形成			
3.4.1	对于有症状 DVT 和血栓较大的患者，尤其是髂股深静脉血栓患者，我们推荐包括血栓清除在内的治疗策略	1	B
3.4.2	对于持续时间小于 14 天有症状的髂股 DVT，在条件适合的情况下，我们建议使用导管溶栓来减少急性症状和血栓后遗症发病率（如果有适当的专业知识和资源）	1	B
3.4.3	我们建议在髂股深静脉血栓形成的治疗中采用药物机械溶栓、血栓碎裂和抽吸而不是单用导管溶栓，以缩短治疗时间（如果有适当的专业知识和资源）	2	B
3.4.4	对于急性 DVT 患者不建议进行全系统性溶栓	1	B
3.4.5	对于不适合经导管溶栓有症状髂股 DVT 患者，我们建议进行手术取栓	1	B

续表

编码	指南	推荐等级 (1：强；2：弱)	证据级别 (A：高质量；B：中等质量；C：低或极低质量)
美国静脉论坛指南 3.5.0：急性肺栓塞的腔内及外科处理			
3.5.1	对于急性 PE 患者，我们推荐使用皮下注射 LMWH、磺达肝素或静脉推注 UFH 开始治疗	1	A
3.5.2	对于合并轻度右心室能障碍的低风险 PE 或次面积 PE，建议单独抗凝治疗	1	B
3.5.3	如果出血风险可接受的，建议对大面积 PE 进行溶栓治疗	2	C
3.5.4	如果出血风险可接受的，建议对预后较差的次大面积 PE 进行溶栓治疗	2	C
3.5.5	溶栓禁忌的大面积 PE，建议根据就诊中心的专业条件选择导管取栓、碎栓或手术清除血栓	1	C
3.5.6	对于溶栓后仍不稳定的大面积 PE 患者，建议根据就诊中心的专业条件选择导管取栓、碎栓或手术清除血栓	1	C
3.5.7	对于判定为预后不良的次大面积 PE，建议行导管取栓或手术切除栓子	2	C
3.5.8	对于低危 PE 或次大面积 PE 合并轻度右心室功能障碍患者，我们不建议行导管取栓或手术切除栓子	2	C
美国静脉论坛指南 3.6.0：急性深静脉血栓形成的治疗策略			
3.6.1	目前治疗深静脉血栓(DVT)的首选是低分子量肝素(LMWH)，优于普通肝素(UFH)	1	A
3.6.2	停用口服抗凝的标准包括血栓风险、残余血栓负荷和凝血系统激活(根据 D- 二聚体水平)	1	A
3.6.3	肝素诱导的血小板减少仍然是所有肝素制剂存在的一个问题，但 UFH 比 LMWH 更常见。替代药物包括水蛭素、阿加曲班和磺达肝素	1	C
3.6.4	在 DVT 治疗后采用高压力和早期下床活动可以显著降低 DVT 引起的疼痛和肿胀的远期发病率	1	A
美国静脉论坛指南 3.7.0：预防深静脉血栓形成			
3.7.1	当药物引起出血的风险很高时，建议使用非药物的方法预防静脉血栓栓塞，包括弹力袜、间歇气动加压装置、腿抬高和早期活动。每一种都能减少约 20%VTE 的发生	2	C
3.7.2	对于 VTE 风险极高的患者，建议使用非药物学方法与药物相结合方法预防 VTE		
3.7.3	对于 1 个月内发生急性 DVT 患者，如果需要进行紧急手术或其他情况不允许抗凝，我们建议放置下腔静脉滤器	1	B
3.7.4	我们不建议将下腔静脉滤器治疗不加选择地作为创伤患者的主要常规预防措施	2	C
3.7.5	我们建议暂时的、可回收的或可选择的下腔静脉过滤器的适应证与永久的下腔静脉过滤器相同	2	C
3.7.6	在重大关节手术后结合其他预防性治疗，阿司匹林可以适度降低血栓的风险	1	B
3.7.7	对于非常低风险的患者(Caprini 评分为 0)，VTE 风险非常低，因此只建议早期活动预防静脉血栓栓塞	1	B
3.7.8	对于低风险患者(Caprini 评分 1~2)，我们建议使用间歇性气动加压泵	2	C
3.7.9	对于中危患者(Caprini 评分 3~4)，我们建议应用低剂量普通肝素、预防剂量低分子量肝素(LMWH)或间歇气压泵	2	B
3.7.10	对于高危普外科患者(Caprini 评分≥ 5)，我们推荐低剂量普通肝素或预防剂量低分子量肝素	1	B
3.7.11	对于接受癌症相关手术的患者，我们建议药物预防延长到术后 4 周	1	B
3.7.12	对于高出血风险外科手术患者，我们建议采用机械预防，而非药物预防	2	C

续表

编码	指南	推荐等级（1：强；2：弱）	证据级别（A：高质量；B：中等质量；C：低或极低质量）
3.7.13	在全关节置换或髋部骨折手术后，建议预防 VTE 时长为 10 天	1	A
3.7.14	对于接受全髋关节置换术的患者，我们推荐 LMWH、磺达肝素（2.5mg/d）或华法林（INR 指标：2.0~3.0）用于预防性方案。RECORD 和 ADVANCE 试验证明，利伐沙班和阿哌沙班都可作为合理的替代药物。而达比加群和依度沙班均未被 FDA 批准用于髋关节置换术后 VTE 的预防	1	B
3.7.15	对于接受全膝关节置换手术的患者，我们推荐 LMWH、磺达肝素（2.5mg/d）或华法林（INR 指标：2.0~3.0）用于预防性方案。RECORD 和 ADVANCE 试验证明，利伐沙班和阿哌沙班都可作为合理的替代药物。而达比加群和依度沙班均未被 FDA 批准用于全膝关节置换术后 VTE 的预防	1	B
3.7.16	对于接受髋部骨折手术的患者，建议使用磺达肝素、LMWH 或华法林作为预防静脉血栓栓塞方案	1	B
3.7.17	对于接受髋部骨折手术的高出血风险患者，建议采用间歇性气压泵	1	C
3.7.18	对于一般疾病的住院患者推荐使用低剂量普通肝素、LMWH 或磺达肝素，是预防静脉血栓栓塞发生的安全有效的预防措施	1	B
3.7.19	对于合并出血的患者，建议采用间歇性气压泵预防血栓形成	2	C
美国静脉论坛指南 3.8.0：胸廓出口综合征导致的锁骨下 - 腋静脉血栓			
3.8.1	对于原发性胸廓静脉出口综合征患者的锁骨下静脉血栓形成，我们推荐建议进行静脉溶栓后，再行胸廓出口减压术。这种综合处理既安全又有效	1	B
3.8.2	我们反对将锁骨下静脉支架置入术作为胸廓出口综合征减压术的替代治疗方法	1	A
3.8.3	对于严重的难治性回缩病变，建议在手术减压后，置入锁骨下静脉支架。但这种方案的远期安全性缺乏证据	1	C
3.8.4	对于有胸廓静脉出口综合征病史患者，因锁骨下静脉血栓形成而行溶栓和第一肋骨切除术后仍存在残余狭窄的患者，我们建议仅行观察，因为这些患者大部分临床表现良好，多数病变将会再通 / 改善	1	C
3.8.5	对于有肋锁关节狭窄同时伴有同侧肢体动静脉瘘，并且有肿胀、疼痛或功能障碍的患者，我们建议行胸廓出口减压术及血管腔内治疗。经证明这种方案是安全且有效的	1	B
美国静脉论坛指南 3.9.0：中心静脉导管、起搏器导线和透析导管与中心静脉血栓			
3.9.1	为了降低中心静脉血栓形成的风险，我们建议将中心静脉导管的尖端放置在右心房和上腔静脉的交界处	1	B
3.9.2	我们建议对中心静脉导管、起搏器导线或透析导管引起的症状性急性中心静脉血栓形成进行 3~6 个月的抗凝治疗。当不再需要中心导线或导管时，才建议拔除中央导管或导管	1	B
美国静脉论坛指南 3.10.0：下腔静脉滤器适应证、技术和效果			
3.10.1	我们建议以下患者放置下腔静脉过滤器： ·有抗凝禁忌的深静脉血栓形成（DVT）和 / 或肺栓塞（PE）的患者； ·出现抗凝并发症的患者； ·在抗凝充分的情况下出现复发性 DVT 或 PE 的患者； ·以前有大面积 E 且不能忍受再次 PE 相关的进一步心肺损伤的患者	1	A
3.10.2	我们建议对髂静脉或下腔静脉内漂浮血栓长度大于 5cm 的患者放置下腔静脉滤器	2	B
3.10.3	我们建议对合并恶性肿瘤或创伤性损伤等相关疾病容易发生 DVT 或 PE 患者使用预防性滤器	2	B

续表

编码	指南	推荐等级（1：强；2：弱）	证据级别（A：高质量；B：中等质量；C：低或极低质量）
3.10.4	我们建议在特殊情况下放置滤器应更加小心： ·菌血症未经治疗或未经控制的患者； ·对于儿科患者和孕妇，滤器的长期影响和耐久性存在不确定性	2	C
3.10.5	我们建议在床边通过经腹双功或血管内超声引导放置静脉滤器。这两种方法都被证明是安全有效的	2	B
3.10.6	我们建议进行更多的临床研究以证明在存在时间限制的抗凝禁忌证患者中放置可回收过滤器在中的安全性和有效性	2	B
3.10.7	我们建议每年对腔静脉滤器患者进行随访检查，以评估滤器的机械稳定性。此外，应评估下肢的情况以监测持续的血栓形成风险	2	B
美国静脉论坛指南 3.11.0：血栓性浅静脉炎			
3.11.1	对于隐股静脉或隐腘静脉交界处 3cm 范围内的隐静脉血栓性静脉炎，我们推荐行抗凝治疗	1	B
3.11.2	对于处在隐股交界处远端 3cm 以上，血栓长度大于 5cm 的中度血栓性静脉炎，我们推荐磺达肝素 2.5mg/d 或者 LMWH 40mg/d，持续 45 天	1	B
3.11.3	对于血栓长度小于 5cm 的大隐静脉远端或属支的血栓性静脉炎，我们建议采用活动、温水浸泡和非甾体抗炎药进行治疗	2	B
3.11.4	对于上述中度血栓性静脉炎或隐股交界处 3cm 范围内的血栓性静脉炎，如果存在抗凝禁忌，建议对大隐静脉高位结扎和离断	2	B
3.11.5	对于隐静脉血栓性静脉炎的患者，如果有双功超声扫描证实存在静脉功能不全，我们建议一旦炎症消退，立即溶蚀	2	B
美国静脉论坛指南 3.12.0：肠系膜静脉血栓形成			
3.12.1	我们推荐使用 CT 血管造影和磁共振血管造影来诊断肠系膜静脉血栓形成(MVT)	1	B
3.12.2	我们推荐立即进行抗凝治疗 MVT 以改善预后	1	B
3.12.3	如果 MVT 患者伴有腹膜炎或穿孔明确，我们推荐外科手术	1	B
3.12.4	对于存在遗传性或永久性血栓形成高风险的患者，我们建议长期抗凝治疗	1	B
第四篇　慢性静脉疾病的管理			
美国静脉论坛指南 4.1.0：静脉疾病患者的临床表现和评估			
4.1.1	对于上肢的临床检查，我们建议同时检查对侧肢体，触诊，听诊和检查腋窝淋巴结。对于患有淋巴结肿大或手臂肿胀的患者，我们建议检查乳房以排除恶性肿瘤	1	B
4.1.2	对于疑似急性深静脉血栓形成患者的下肢临床检查，我们建议检查(水肿、发绀和静脉曲张)、触诊(压痛和凹陷性水肿)、听诊(动脉杂音和心肺检查)，并检查深静脉和浅静脉和小腿肌肉	1	B
4.1.3	我们建议使用 Wells 的临床评分系统来预测深静脉血栓形成的概率	2	B
4.1.4	对于下肢静脉曲张和慢性静脉功能不全的临床检查，我们建议检查(静脉曲张、水肿、皮肤颜色、毛细血管扩张、溃疡和脂质硬化)、触诊(条索、静脉曲张、压痛、硬结、反流、脉搏、震颤)、听诊(杂音)，并检查腹股沟和腹部(肿块、侧枝静脉或淋巴结肿大)和踝关节活动度	1	B
4.1.5	静脉曲张患者的临床表现可能包括诸如疼痛、沉重和紧张、肿胀感、疲倦、腿部不适、夜间痉挛和瘙痒等症状。而这些症状与静脉曲张的存在和严重程度或反流的情况和严重程度之间关系不大	2	B
美国静脉论坛指南 4.2.0：毛细血管扩张、静脉曲张和静脉溃疡的诊断标准			
4.2.1	我们建议对患有毛细血管扩张、静脉曲张和慢性静脉功能不全的患者，收集完整的病史采集和详细的体格检查与深静脉、浅静脉及交通静脉的多普勒超声检查，以评估静脉瓣膜功能不全	1	B

续表

编码	指南	推荐等级（1：强；2：弱）	证据级别（A：高质量；B：中等质量；C：低或极低质量）
4.2.2	我们建议在毛细血管扩张、静脉曲张和慢性静脉不全的患者中，对于长期静脉淤滞性溃疡患者（全血计数和代谢组合）和拟行全身麻醉治疗慢性静脉疾病的患者，若有个人或家族易栓症病史，需要有选择性地进行实验室检查（筛查高凝状态）	1	B
4.2.3	我们建议对毛细血管扩张、静脉曲张和慢性静脉功能不全的患者，有选择地使用体积描记法、CT、MRI、顺行性和逆行性静脉造影及血管内超声检查	1	B
4.2.4	我们建议对有反复静脉血栓病史及慢性复发性下肢静脉溃疡患者进行易栓症的相关实验室评估	1	C
4.2.5	我们建议对所有患有静脉性溃疡患者进行动脉脉搏检查及踝肱指数的测量	1	B
美国静脉论坛指南 4.3.0：静脉性溃疡的压力治疗			
4.3.1	我们建议使用加压法治疗静脉性溃疡	1	A
4.3.2	我们建议使用加压治疗来降低溃疡复发的风险	2	B
4.3.3	我们建议使用多层加压绷带，而不是单层绷带治疗下肢静脉性溃疡	2	B
4.3.4	我们建议加强患者依从性，因为这是压力疗法成功的必要条件	2	B
4.3.5	我们建议对其他加压方法不能被提供，或不能使用，或在长期压力治疗后无法帮助腿部静脉溃疡愈合时，使用间歇性气压压力治疗	2	C
美国静脉论坛指南 4.4.0：静脉曲张及其水肿、溃疡的药物治疗			
4.4.1	对于伴有下肢肿痛的静脉曲张患者，除了加压治疗，我们建议在有以下药物的地区使用以下静脉活性药物治疗，如（地奥司明、橙皮苷、红景天苷、舒洛地特、微粉化纯化黄酮类药物、七叶树籽提取物（七叶皂苷）、番红花和羟苯磺酸钙）	2	B
4.4.2	己酮可可碱、微粉化的纯化黄酮类药物与加压治疗联合使用可治疗慢性或大面积静脉溃疡	1	B
4.4.3	我们建议合并营养障碍、抽筋和肿胀的患者应用地奥司明、橙皮苷，静脉水肿患者使用红景天苷	2	B
美国静脉论坛指南 4.5.0：毛细血管扩张及静脉曲张的液体硬化治疗			
4.5.1	我们推荐使用液体或者泡沫硬化治疗毛细血管扩张、网状静脉及静脉曲张	1	B
4.5.2	对于功能不全的大隐静脉的治疗，我们推荐使用静脉热溶蚀，优于使用泡沫硬化剂	1	C
美国静脉论坛指南 4.6.0：毛细血管扩张及静脉曲张的激光治疗			
4.6.1	对于静脉直径小于 0.5mm 的毛细血管扩张，我们建议使用 595nm 波长的脉冲染料激光	1	C
4.6.2	对于静脉直径小于 0.7mm 的毛细血管扩张，我们建议使用 532nm 波长的磷酸氧钛钾激光	2	C
4.6.3	对于静脉直径最大 3mm 的大毛细血管扩张，我们建议使用 1 064nm 波长的长脉冲掺钕钇铝石榴石激光器进行治疗	1	C
4.6.4	在激光治疗过程中，我们推荐使用动态喷雾冷却装置、接触冷却装置或者冷空气进行冷却以避免皮肤热损伤	1	C
4.6.5	我们不建议对患者的日光照射后晒黑腿部皮肤使用美容激光治疗毛细血管扩张，其黑色素含量增加	1	A
美国静脉论坛指南 4.7.0：泡沫硬化疗法			
4.7.1	建议泡沫硬化剂治疗原发性和复发性静脉曲张。这适用于 CEAP 临床级 C2~C6 的患者	1	A
4.7.2	建议使用超声引导泡沫硬化疗法而非液体硬化疗法治疗静脉曲张	1	B

续表

编码	指南	推荐等级（1：强；2：弱）	证据级别（A：高质量；B：中等质量；C：低或极低质量）
美国静脉论坛指南 4.8.0：静脉功能不全的外科治疗			
4.8.1	对有静脉功能不全患者合并有症状静脉曲张的患者，推荐隐静脉消融手术治疗优于压力治疗	1	B
4.8.2	对有隐静脉功能不全合并有症状静脉曲张患者，推荐高位结扎剥脱大隐静脉至膝关节水平	2	B
4.8.3	对有小隐静脉功能不全合并有症状静脉曲张的患者，推荐在膝关节距离小隐静脉汇入腘静脉 3~5cm 远处进行高位结扎小隐静脉，并选择性剥除	2	B
4.8.4	为了降低开放手术中感染的风险，推荐预防性使用抗生素	1	B
4.8.5	为了减少术后下肢肿胀和疼痛，推荐术后下肢压力治疗 1 周	1	B
美国静脉论坛指南 4.9.0：大隐静脉功能不全的射频治疗			
4.9.1	腔内热消融（激光和射频消融）是一种安全有效的治疗方法，推荐用于治疗隐静脉功能不全	1	B
4.9.2	由于恢复期缩短、疼痛减轻和并发症率低，建议对功能不全的大隐静脉进行热消融优于开放手术	1	B
美国静脉论坛指南 4.10.0：隐静脉功能不全的激光治疗			
4.10.1	大隐静脉内激光治疗是安全有效的，推荐其治疗隐静脉功能不全	1	A
4.10.2	腔内激光治疗 3 年后的随访效果可与传统的剥脱和结扎相当，推荐腔内激光治疗用于治疗大隐静脉功能不全	1	C
美国静脉论坛指南 4.11.0：慢性静脉疾病的新型腔内技术：机械闭塞加化学辅助消融、氰基丙烯酸酯栓塞和 V 阻断辅助硬化治疗			
4.11.1	建议机械闭塞加化学辅助（MOCA）消融用于： • 直径 <10mm 的小隐静脉（SSV）功能不全 • 由于有可控导丝，可用于轻度扭曲的隐静脉（GSV）/SSV • C2~C6 期疾病的膝以下（BK）和踝关节以上的大隐静脉功能不全	2	B
4.11.2	还建议 MOCA 消融治疗浅筋膜交通支功能不全	2	C
4.11.3	建议将氰基丙烯酸酯栓塞（CAE）用于： • C2~C6 期膝下大隐静脉功能不全 • 小隐静脉（SSV）功能不全	2	C
4.11.4	不建议 CAE 治疗浅筋膜交通支	2	C
4.11.5	建议使用 V 阻断辅助硬化疗法（VBAS）治疗直径 < 12mm 的膝关节上（AK）GSV 功能不全	2	C
4.11.6	建议将聚多卡醇腔内微泡（PEM）用于扭曲的轴静脉（GSV）	2	B
4.11.7	对于直径 <6mm 的分支静脉曲张，建议使用 PEM	2	C
4.11.8	作为所有非热非肿胀（NTNT）技术指南，建议 MOCA 消融、CAE 和 PEM 用于直径 <12mm 的 AK GSV	1	B
4.11.9	建议使用热肿胀技术治疗直径 > 12mm 的静脉	1	C
4.11.10	建议不要将 NTNT 用于直径 >12mm 的静脉	2	B
4.11.11	建议不要将 NTNT 用于血栓后再通静脉	2	C
美国静脉论坛指南 4.12.0：静脉切除术			
4.12.1	建议在门诊进行静脉切除术——它是一种在局部麻醉下进行的门诊手术——作为治疗静脉曲张的一种有效且明确的治疗方法，该手术在隐静脉消融术后进行，或者同期进行，或者在以后进行	1	B

续表

编码	指南	推荐等级（1：强；2：弱）	证据级别（A：高质量；B：中等质量；C：低或极低质量）
4.12.2	已有多项研究证实了透视下静脉旋切术在治疗静脉曲张中的作用。建议将其作为一种选择	2	C
4.12.3	建议采用静脉切除术优于硬化剂治疗静脉曲张	2	B
美国静脉论坛指南 4.13.0：复发性静脉曲张			
4.13.1	临床描述复发性静脉曲张，推荐使用手术后复发性静脉曲张分类	1	B
4.13.2	评估复发性静脉曲张，推荐应用双功超声来确定静脉曲张复发位置及来源	1	B
4.13.3	治疗复发性静脉曲张，建议根据病因和严重程度，采用静脉腔内技术、超声引导的泡沫硬化疗法或静脉切除术	2	C
美国静脉论坛指南 4.14.0：曲张静脉的治疗			
4.14.1	建议在可获得静脉活性药物的国家中，除了对因慢性静脉疾病而疼痛和肿胀的患者进行压迫治疗外，还可使用静脉活性药物[地奥司明、橙皮苷、芸香苷、磺胺、超细纯化黄酮部分或马栗子种子提取物（七叶皂苷）]	2	B
4.14.2	建议热消融或剥脱作为静脉曲张的主要治疗方法。推荐使用中等压力（20~30mmHg）的压迫疗法来治疗那些不适合接受手术的患者	1	B
4.14.3	对于隐静脉功能不全的治疗，推荐静脉内热消融，优于高位结扎、剥离或泡沫硬化治疗	1	B
4.14.4	对于经过严格选择的患者，建议可使用非热静脉消融术来治疗隐静脉功能不全，优于高位结扎、剥离或内热静脉消融	2	C
4.14.5	建议微创静脉切除术、泡沫硬化或静脉热消融治疗复发性静脉曲张	2	B
4.14.6	轴静脉反流处理后，建议使用微创静脉切除术联合硬化剂治疗属支静脉曲张	2	B
4.14.7	在临床实践中，推荐使用基础 CEAP 临床分类结合修订的静脉临床严重性评分来跟踪结果	1	B
美国静脉论坛指南 4.15.0：原发性深静脉瓣膜功能不全的外科治疗			
4.15.1	对有下肢静脉溃疡风险的皮肤病变（C4b）、下肢静脉溃疡愈合（C5）、下肢静脉溃疡或活动（C6）的深静脉反流患者，建议除标准压力治疗外，对有轴向反流并有深静脉瓣膜结构保留的患者，可行个体化瓣膜修复，以帮助静脉溃疡的愈合和防止复发。在微创治疗失败后，应考虑重建瓣膜	2	C
美国静脉论坛指南 4.16.0：血栓形成后瓣膜功能不全的外科治疗			
4.16.1	建议腹股沟以下深静脉反流以及存在静脉性下肢溃疡风险的皮肤改变（C4b）或治愈 / 活动的静脉性下肢溃疡（C5~C6）的血栓形成后瓣膜功能不全患者行外科手术治疗。在手术治疗的基础上应行标准压迫治疗以促进静脉性溃疡愈合并预防复发	2	C
4.16.2	对于进展的血栓形成后综合征患者（C4b，C5~C6），反对将股静脉或腘静脉结扎作为常规治疗方式	2	C
4.16.3	对于进展的血栓形成后综合征（C4b，C5~C6），建议对深静脉瓣膜结构尚保留伴有轴向反流的患者行个体化瓣膜修复结合标准压迫治疗，以促进静脉性溃疡愈合并预防复发	2	C
4.16.4	对于进展的血栓形成后综合征（C4，C5~C6），建议对无深静脉瓣膜结构保留且无解剖合适的静脉流出道作为充足的静脉流出途径的患者，行瓣膜移位或瓣膜移植手术。在手术治疗的基础上应结合标准压迫治疗以促进静脉性溃疡愈合并预防复发	2	C

续表

编码	指南	推荐等级（1：强；2：弱）	证据级别（A：高质量；B：中等质量；C：低或极低质量）
4.16.5	对于进展的血栓形成后综合征（C4，C5~C6），建议对于无其他治疗选择的患者可根据外科医生的技术经验考虑自体瓣膜替代，例如新瓣膜。在手术治疗的基础上应行标准压迫治疗以促进静脉性溃疡愈合并预防复发	2	C
美国静脉论坛指南 4.17.0：原发性髂静脉阻塞的血管腔内重建			
4.17.1	推荐静脉内支架作为目前治疗原发性髂静脉阻塞的“可选方法”	1	B
4.17.2	为了减轻疼痛和肿胀，促进持续的溃疡愈合，建议行静脉支架治疗原发性髂静脉阻塞。静脉支架可以提高患者的生活质量	1	B
美国静脉论坛指南 4.18.0：血栓后髂股静脉阻塞性疼痛的血管腔内治疗			
4.18.1	对于下腔静脉或髂静脉慢性完全闭塞或严重狭窄合并有或无下肢深静脉反流，导致下肢严重水肿（C3），存在下肢静脉溃疡风险的皮肤改变（C4b），已愈合的下肢静脉溃疡（C5），活动性的下肢静脉溃疡（C6），建议行静脉血管成形术和支架置入，结合标准的压迫治疗静脉溃疡愈合和防止溃疡复发	1	B
美国静脉论坛指南 4.19.0：复杂髂 - 腔静脉阻塞的血管腔内重建			
4.19.1	建议用血管腔内支架重建复杂的髂 - 腔静脉阻塞	2	B
美国静脉论坛指南 4.20.0：非恶性病变引起的下腔静脉与髂静脉 - 股静脉闭塞的开放手术重建			
4.20.1	对于单侧髂静脉 - 股静脉闭塞、有症状但腔内重建失败或不能实施腔内治疗的患者，推荐使用大隐静脉进行耻骨上交叉转流术（Palma 术）	1	B
4.20.2	对于髂静脉或下腔静脉堵塞的有症状的患者，在腔内治疗失败或不可行时，推荐使用带外支撑环的聚四氟乙烯人工血管进行开放搭桥手术	2	B
美国静脉论坛指南 4.21.0：采用开放式和内镜手术治疗交通静脉功能不全			
4.21.1	对于位于愈合或活动性溃疡下方的功能不全的病理性交通静脉（持续时间 > 500 毫秒，直径 > 3.5mm）的开放性外科手术治疗，由于相关并发症问题，建议不要使用改良的 Linton 开放性手术	2	C
4.21.2	对于预计将从病理性交通静脉消融中受益的患者，建议采用经皮技术治疗优于筋膜下内镜交通静脉手术	2	C
美国静脉论坛指南 4.22.0：射频消融和激光治疗交通静脉功能不全			
4.22.1	下肢静脉溃疡（C6）患者存在反流到溃疡区域的功能不全浅静脉，并合并溃疡下方病理性交通静脉（反流 >500 毫秒，直径 >3.5mm）者，建议在标准压力治疗基础上消融功能不全浅静脉和交通静脉，有助于溃疡愈合以及防止复发	2	C
4.22.2	有发生溃疡风险的皮肤改变（C4b）或愈合的静脉溃疡（C5）患者存在反流到溃疡区域的功能不全浅静脉，并合并溃疡下方病理性交通静脉（反流 >500 毫秒，直径 > 3.5mm），建议消融功能不全浅静脉防止下肢静脉溃疡形成或复发。功能不全的交通静脉的治疗可同时进行或分期进行	2	C
4.22.3	在已愈合（C5）或活动性溃疡（C6）患者的溃疡床下方存在病理性孤立的交通静脉（反流时间 > 500 毫秒，直径为 >3.5mm），无论深静脉的状况如何，建议在标准压力治疗基础上消融病理性交通静脉，有助于溃疡愈合以及防止复发	2	C
4.22.4	对于那些能够从病理性交通静脉消融中获益的患者，建议采用经皮穿刺技术，包括超声引导的硬化治疗或静脉内热消融（射频或激光）优于开放性交通静脉手术，以减少切开受损皮肤	2	C
美国静脉论坛指南 4.23.0：静脉溃疡的局部治疗			
4.23.1	对于伤口清洁，建议首先清洁静脉腿溃疡，并在每次换药时都使用中性、无刺激性、无毒的溶液进行清洁，并以最小的化学或机械损伤进行清洁	2	C
4.23.2	建议静脉曲张溃疡在初次评估时进行彻底的清创术，以清除明显的坏死组织，过多的细菌负担以及死亡和衰老细胞的负担	1	B

续表

编码	指南	推荐等级（1：强；2：弱）	证据级别（A：高质量；B：中等质量；C：低或极低质量）
4.23.3	建议反复清创术以维持伤口床的外观为愈合做准备，并建议从以下清创方法中选择一种或多种，包括锐性、酶消化的、机械的、生物的和自溶的方法	2	B
4.23.4	建议进行局部麻醉（局部或局部注射），以最大限度地减少与手术溃疡清创相关的不适感。在某些情况下，可能需要局部阻滞或全身麻醉	1	B
4.23.5	建议外科清创去除小腿静脉溃疡的蜕皮，不可存活的组织，或焦痂。连续的伤口评估可决定是否需要重复清创	1	B
4.23.6	建议使用水外科清创术代替标准外科清创术	2	B
4.23.7	建议反对超声清创术优于手术清创术	2	C
4.23.8	建议反对酶促清创术优于外科清创术，除非在没有进行外科清创术培训的临床医生情况下	2	C
4.23.9	建议幼虫可以作为外科清创的治疗方法	2	B
4.23.10	建议静脉使用抗革兰氏阳性抗生素治疗溃疡周围的蜂窝组织炎	1	B
4.23.11	建议在没有临床感染证据的情况下，不要采用静脉抗菌治疗下肢静脉溃疡定植菌或菌膜	2	C
4.23.12	建议在以下情况下抗菌治疗溃疡：临床感染证据，$>1\times10^6$ 克隆形成单位（CFU）/g 的组织，或在低水平的菌落每克组织的毒性或难以根除细菌（如 β-hemolytic 溶血性链球菌、假单胞菌和耐药葡萄球菌物种）。建议机械清创和抗生素治疗相结合是最成功的根除静脉性腿部溃疡感染的方法	2	C
4.23.13	对于有临床感染证据的溃疡，建议在伤口培养的药物敏感性指导下使用口服全身抗生素。除非伤口感染持续，否则抗生素治疗的持续时间应限制为 2 周	1	C
4.23.14	建议不要使用局部抗菌剂来治疗感染的溃疡	2	C
4.23.15	建议使用局部敷料以控制溃疡渗出并保持伤口床湿润，温暖	2	C
4.23.16	建议选择一种主要的伤口敷料，以吸收溃疡产生的伤口渗出液（藻酸盐和泡沫）并保护溃疡周围的皮肤	2	B
4.23.17	建议在没有感染的情况下，不要常规使用局部含抗生素的敷料	2	A
4.23.18	建议在加压下面使用润滑剂减少皮炎，通常影响周围溃疡皮肤。如果与严重的皮炎有关，建议局部使用类固醇	2	C
4.23.19	建议不要使用消炎疗法来治疗下肢静脉溃疡	2	C
4.23.20	建议对于标准治疗 4~6 周后不愈合的溃疡，采用辅助伤口治疗	1	B
4.23.21	建议反对厚皮移植是静脉溃疡的首选治疗方法，但对于 4~6 周内无愈合迹象的大溃疡则建议采用厚皮移植	2	B
4.23.22	建议在标准治疗后 4~6 周内不愈合的溃疡中使用培养的同种异体双层皮肤替代物（具有表皮层和真皮层）	2	A
4.23.23	建议在细胞疗法之前进行加压和伤口水分控制的试验	2	C
4.23.24	在使用双层细胞移植物之前，建议准备伤口床，包括彻底清除蜕皮，碎屑和任何坏死组织。我们还建议对增加生物负荷水平进行其他评估和管理	1	C
4.23.25	只要溃疡继续有反应，建议重新应用细胞疗法	2	C
4.23.26	建议对标准治疗 4~6 周后无法治愈的溃疡，用猪小肠黏膜下组织构建物治疗	2	B
4.23.27	建议不要将常规的负压伤口疗法用于腿部静脉溃疡	2	C
4.23.28	建议不要对腿部静脉溃疡进行电刺激治疗	2	C
4.23.29	建议不要对腿部静脉溃疡进行常规超声治疗	2	B

续表

编码	指南	推荐等级（1：强；2：弱）	证据级别（A：高质量；B：中等质量；C：低或极低质量）
美国静脉论坛指南 4.24.0：慢性静脉疾病患者伴静脉性溃疡的治疗			
4.24.1	静脉溃疡的定义，静脉解剖学和病理生理学		
4.24.1.1	我们建议采用的静脉溃疡的标准定义为：在腿部或足部由于静脉高压影响的区域出现的皮肤开放性损伤。（最佳实践）		
4.24.1.2	我们建议使用静脉解剖学术语国际共识委员会的标准静脉解剖学命名法。（最佳实践）		
4.24.1.3	我们建议所有照顾静脉性腿溃疡的医护人员掌握静脉生理学和静脉性腿溃疡病理生理学的基本实践知识。（最佳实践）		
4.24.2	临床评估		
4.24.2.1	我们建议对于所有下肢疑似溃疡并符合下肢静脉溃疡定义的患者，应进行慢性静脉疾病证据的临床评估。（最佳实践）		
4.24.2.2	我们建议针对影响溃疡愈合和其他非静脉引起的溃疡医疗因素。（最佳实践）		
4.24.2.3	我们建议对腿部静脉溃疡创面进行连续测量和记录。（最佳实践）		
4.24.2.4	我们建议不必常规对下肢静脉溃疡进行微生物培养，仅当存在感染的临床证据时才对创面进行微生物培养。	2	C
4.24.2.5	我们建议对接受创面和加压标准治疗 4~6 周后下肢静脉溃疡无改善的患者，以及所有非典型特征溃疡的患者进行伤口活检	1	C
4.24.2.6	我们建议对有复发性静脉血栓形成和慢性下肢静脉溃疡复发家族史的患者进行血栓易栓症的实验室检测评估	2	C
4.24.2.7	我们建议对下肢静脉溃疡患者检查动脉搏动情况和踝肱指数（ABI）测量	1	B
4.24.2.8	我们建议不必常规对下肢静脉溃疡进行微循环评估，但可以考虑将其作为监测进展期伤口治疗的一种辅助评估	2	C
4.24.2.9	我们建议对疑似下肢静脉溃疡患者进行全面的下肢静脉双功超声检查	1	B
4.24.2.10	我们建议对于疑似下肢静脉溃疡患者，如果静脉双功超声无法提供明确的诊断信息，可选择使用静脉体积描记法评估	2	B
4.24.2.11	我们建议对于疑似下肢静脉溃疡患者，如果需要对血栓性或非血栓性的髂静脉阻塞进行另外进一步诊断，或是在选择开放手术或静脉腔内治疗的手术计划前需要进一步诊断，可选择性使用 CT 静脉造影，磁共振静脉造影，增强静脉造影，和 / 或血管内超声等检查	2	C
4.24.2.12	我们建议根据静脉疾病分类评估对所有下肢静脉溃疡患者进行分类，包括临床 CEAP 分类，修订后的静脉临床严重程度评分，和静脉疾病特定生活质量评估。（最佳实践）		
4.24.2.13	我们建议对静脉手术疗效进行评估，包括报告解剖成功，静脉血流动力学成功，手术相关的大小并发症，以及对静脉性腿溃疡愈合的影响。（最佳实践）		
4.24.3	加压治疗		
4.24.3.1	对于伴有下肢静脉溃疡的患者，我们建议采用加压治疗优于非加压治疗以提高下肢静脉溃疡愈合率	1	A
4.24.3.2	对于伴有下肢愈合性静脉溃疡的患者，我们建议采用加压治疗以减少溃疡复发的风险	2	B
4.24.3.3	我们建议采用多层加压绷带优于层绷带治疗下肢静脉溃疡	2	B
4.24.3.4	对于下肢静脉溃疡和伴有潜在动脉疾病的患者，如果 ABI ≤ 0.5 或踝部绝对压力 <60 毫米汞柱，我们不建议使用加压绷带或弹力袜	2	C

续表

编码	指南	推荐等级（1：强；2：弱）	证据级别（A：高质量；B：中等质量；C：低或极低质量）
4.24.3.5	当其他加压方式难以获取，或无法使用，或长期加压治疗未能促进下肢静脉溃疡愈合时，我们建议使用间歇充气加压治疗	2	C
4.24.4	手术和腔内治疗		
4.24.4.1	对于存在下肢静脉溃疡（C6），浅表静脉功能不全伴有径直反流至溃疡床的患者，除了标准加压治疗外，我们还建议对功能不全的静脉进行热消融治疗以促进溃疡愈合	2	C
4.24.4.2	对于存在下肢静脉溃疡（C6），浅表静脉功能不全伴有径直反流至溃疡床的患者，除了标准加压治疗外，我们还建议对功能不全的静脉进行热消融治疗以防止溃疡复发	1	B
4.24.4.3	对于存在下肢已愈合静脉溃疡（C5），浅表静脉功能不全伴有径直反流至溃疡床的患者，除了标准加压治疗外，我们还建议对功能不全的静脉进行热消融治疗以防止溃疡复发	1	C
4.24.4.4	对于存在有溃疡倾向的下肢皮肤改变（C4b），浅表静脉功能不全伴有径直反流至皮肤改变处血管床的患者，除了标准加压治疗外，我们还建议对功能不全的浅表静脉进行热消融治疗以防止溃疡发生	2	C
4.24.4.5	我们建议对腿部静脉性溃疡（C6）和伴有浅表静脉功能不全伴有径直反流至溃疡床，而且合并存在溃疡床下方或相关的的交通静脉（反流时间持续 500 毫秒，直径 >3.5mm）的患者进行消融治疗，处理浅表静脉和交通静脉，同时行标准的加压治疗，帮助溃疡愈合与防治复发	2	C
4.24.4.6	我们建议对有溃疡倾向的皮肤改变（C4b）或者已愈合静脉性溃疡（C5）伴有反流至溃疡床的浅表静脉功能不全，而且合并与溃疡床相关的交通静脉（反流时间持续 500 毫秒，直径 >3.5mm）的患者进行进行浅静脉消融治疗，以预防溃疡的发生或者复发。功能不全交通静脉可以同期处理，或者在浅静脉纠正后重新评估交通静脉功能，如存在持续功能不全，可行分期处理	2	C
4.24.4.7	我们建议对 C5 或者 C6 期伴有孤立性的病理性交通通静脉（反流时间持续 500 毫秒，直径 >3.5mm）进行消融治疗，并且行标准的加压治疗来帮助溃疡愈合和防止溃疡复发，无论深静脉功能如何	2	C
4.24.4.8	我们建议对可能受益于病理性交通静脉消融治疗的病人，行经皮治疗包括经皮超声引导的硬化剂，或者静脉内治疗热消融治疗（射频或者激光），优于开放手术，以减少对于手术区域皮肤的切口损伤	1	C
4.24.4.9	我们建议对腹股沟深静脉阻塞导致静脉溃疡倾向皮肤改变患者（C4b）、已愈合溃疡的患者（C5）或者活动性溃疡的患者（C6）行自体大隐静脉旁路移植或者静脉内膜情除术，同时行标准的加压治疗帮助溃疡愈合和防止溃疡复发	2	C
4.24.4.10	我们不建议对腹股沟深静脉反流导致静脉溃疡倾向皮肤改变患者（C4b）、已愈合溃疡的患者（C5）或者活动性溃疡的患者（C6）常规行股静脉或者腘静脉结扎	2	C
4.24.4.11	对于腹股沟有下深静脉反流导致静脉溃疡倾向皮肤改变（C4b）、愈合的下肢静脉性溃疡（C5）或活动性下肢静脉性溃疡（C6）等皮肤变化风险的患者，我们建议对那些有瓣膜结构保留的深静脉瓣膜反流患者，除了标准的压迫治疗外，还建议进行个体化瓣膜修复，以帮助静脉溃疡愈合和防止复发	2	C
4.24.4.12	对于腹股沟下由深静脉反流导致静脉溃疡倾向皮肤改变（C4b）、愈合的下肢静脉性溃疡（C5）或活动性下肢静脉性溃疡（C6）患者，我们建议，当静脉流出道功能正常且在解剖学上适合进行手术吻合时，除标准压迫治疗外，对缺乏完整瓣膜的深静脉反流患者进行瓣膜移位或移植，以帮助下肢静脉溃疡愈合并预防复发	2	C
4.24.4.13	对于腹股沟下由深静脉反流导致静脉溃疡倾向皮肤改变（C4b）、愈合的下肢静脉性溃疡（C5）或活动性下肢静脉性溃疡（C6），没有其他方法选择的情况下，除标准加压治疗，我们建议经验丰富的外科医生考虑使用自体瓣膜替代物，以促进溃疡愈合和预防复发	2	C

续表

编码	指南	推荐等级（1：强；2：弱）	证据级别（A：高质量；B：中等质量；C：低或极低质量）
4.24.4.14	对于下腔静脉和/或髂静脉慢性完全闭塞或严重狭窄，无论是否有下肢深静脉反流疾病，对于有静脉溃疡倾向的皮肤改变（C4b）、已愈合的静脉溃疡（C5）或活动性静脉溃疡（C6）患者，我们建议除了标准加压疗法外，还进行静脉血管成形术和支架植入血管重建，以帮助静脉溃疡愈合并防止复发	1	C
4.24.4.15	对于下腔静脉和/或髂静脉慢性闭塞或严重狭窄以及血管内治疗失败的患者，无论是否有下肢深静脉反流，这些都会导致顽固性下肢静脉溃疡，当腔内治疗失败后，我们建议除了标准压迫疗法外，还使用带外支撑环的聚四氟乙烯（PTFE）人工血管进行开放旁路手术，以帮助下肢静脉溃疡愈合并防止复发	2	C
4.24.4.16	对于单侧髂股静脉闭塞/重度狭窄伴顽固性下肢静脉溃疡且尝试血管内治疗失败的患者，我们建议使用大隐静脉做耻骨上交叉转流术（Palma 术），以帮助静脉溃疡愈合并防止复发。在没有自体组织的情况下，合成移植物也是一种替代物	2	C
4.24.4.17	对于那些将受益于开放静脉旁路的患者，建议增加行辅助动静脉瘘（4~6mm 大小）作为辅助提高自体或人工材料内流量不足的流入道血流，帮助下肢静脉溃疡愈合和防止复发	2	C
4.24.5	辅助治疗		
4.24.5.1	建议对任何有营养不良证据的下肢静脉溃疡患者进行营养评估，并在发现营养不良时提供营养补充（最佳实践）		
4.24.5.2	对于长期存在或较大的静脉下肢溃疡，建议使用戊酮昔芬林或微量纯化黄酮类化合物联合压迫治疗	1	B
4.24.5.3	建议有监督的积极锻炼来提高泵功能和减少下肢静脉溃疡患者的疼痛和水肿	2	B
4.24.5.4	我们不建议采用辅助淋巴引流术治疗慢性下肢静脉溃疡	2	C
4.24.5.5	建议使用浴疗法来改善晚期静脉疾病患者的皮肤营养变化和生活质量	2	B
4.24.5.6	我们不建议使用紫外线治疗下肢静脉溃疡	2	C
4.24.6	一级预防		
4.24.6.1	对于 CEAP C3~C4 期的患者，因为原发性瓣膜的反流，建议膝盖或大腿以上 20~30mmHg 压力	2	C
4.24.6.2	对于和深静脉血栓（DVT）相关的 CEAP C1~C4 期的患者，建议膝盖或大腿 30~40mmHg 压力	1	B
4.24.6.3	因为血栓后综合征（PTS）是静脉性溃疡常见的事件，建议根据循证治疗急性深静脉血栓形成	1	B
4.24.6.4	对于急性深静脉血栓的治疗，建议使用低分子量肝素优于维生素 K 拮抗剂治疗 3 个月，以减少患者 PTS 的发生。我们也建议低出血风险的髂股静脉血栓形成时间小于 14 天的患者采取导管接触溶栓	2	B
4.24.6.5	对于 C1~C4 期的患者，建议对患者和家人进行教育，定期锻炼，休息时抬高患肢，注意皮肤的护理，并穿合适的鞋（最佳实践）		
4.24.6.6	对于无症状的 C1~C2 期患者，我们不建议采取预防性的介入治疗来预防下肢静脉溃疡的发生	2	C
第五篇　特殊静脉疾病			
美国静脉论坛指南 5.1.0：上腔静脉综合征的手术与静脉腔内治疗			
5.1.1	恶性上腔静脉梗阻患者，推荐支架作为首选治疗，除非肿瘤能够切除	1	A
5.1.2	非恶性病因上腔静脉综合征，推荐介入治疗为首选治疗	1	B
5.1.3	对于不适合或介入治疗失败的患者，我们推荐使用螺旋静脉血管移植物、自体股静脉移植或 PTFE 人工血管行开放外科手术重建	1	B

续表

编码	指南	推荐等级（1：强；2：弱）	证据级别（A：高质量；B：中等质量；C：低或极低质量）
美国静脉论坛指南 5.2.0：大静脉创伤的处理			
5.2.1	对于处理Ⅰ级穿刺伤，建议进行压迫或缝合修复	1	B
5.2.2	对于处理Ⅱ级损伤（血流动力学稳定患者的撕裂伤），建议直接静脉侧壁缝合或考虑血管腔内治疗	1	B
5.2.3	对于处理Ⅲ级损伤（血流动力学稳定患者的大静脉横断伤），建议端端吻合或移植物间置	1	B
5.2.4	对于处理血流动力学不稳定患者的Ⅳ级大静脉损伤的，建议进行旁路转流优于结扎	1	B
美国静脉论坛指南 5.3.0：下腔静脉和髂静脉的原发和继发肿瘤			
5.3.1	原发肿瘤累及下腔静脉，若在手术之前静脉的畅通程度较好且腔静脉切除后侧支循环的状况欠佳，推荐腔静脉置换术。外支撑环 PTFE 移植物是安全、有效且耐久性好	1	B
5.3.2	针对下腔静脉瘤栓——多见于肾细胞癌患者——瘤栓累及右心系统，推荐在体外循环辅助下进行瘤栓切除，可使用也可不使用低温停循环技术	1	B
美国静脉论坛指南 5.4.0：动静脉畸形评估和治疗			
5.4.1	对于症状性的动静脉畸形，推荐血管腔内栓塞或硬化剂治疗。建议采用该方法治疗手术"无法进入"的病变以及作为"可以进入"病变的初始治疗方式	1	B
美国静脉论坛指南 5.5.0：静脉畸形的管理			
5.5.1	对于加压治疗无反应的有症状的静脉畸形，推荐泡沫硬化剂治疗，优于硬化加酒精治疗	2	C
5.5.2	对于可行手术以及局限性有症状的静脉畸形，推荐局部外科切除作为硬化剂治疗的替代	2	C
美国静脉论坛指南 5.6.0：静脉瘤的诊治			
5.6.1	对于即便无症状下肢深静脉瘤，基于血栓栓塞并发症风险，推荐手术治疗	1	B
5.6.2	对上、下肢浅静脉瘤及上肢深静脉瘤，推荐观察治疗，除非影响美容貌或避免并发症发生	2	B
5.6.3	对于颈静脉瘤，推荐观察治疗，除非影响美容貌及心理原因	2	C
5.6.4	对于腹部静脉瘤，基于破裂及血栓栓塞风险，推荐手术治疗	2	C
5.6.5	胸部静脉瘤少见破裂或血栓栓塞并发症，大多患者可观察治疗	2	C
美国静脉论坛指南 5.7.0：盆腔静脉淤血和会阴静脉曲张的治疗			
5.7.1	建议用盆腔超声来初步评估疑似盆腔静脉曲张的患者。超声能确诊盆腔静脉曲张，并可能确定其病因。推荐计算机断层静脉造影术或磁共振静脉造影术作进一步地评估	1	B
5.7.2	建议在反 Trendelenburg 体位下行选择性对比盆腔静脉造影，以确认盆腔和会阴静脉曲张的诊断和病因，以明确解剖结构以便静脉腔内治疗	1	B
5.7.3	建议使用弹簧圈栓塞术，使用或不使用液体或泡沫硬化疗法来消融回流的卵巢静脉	1	B
5.7.4	如果血管内治疗失败或无法进行，建议采用开放手术方法结扎有症状的反流卵巢静脉	1	B
5.7.5	建议液体或泡沫硬化疗法治疗会阴和外阴静脉曲张	2	B
美国静脉论坛指南 5.8.0：胡桃夹子综合征			
5.8.1	建议以开放性手术治疗，如左肾静脉转位，作为胡桃夹综合征的首要治疗方法	2	B

续表

编码	指南	推荐等级 (1:强;2:弱)	证据级别 (A:高质量;B:中等质量;C:低或极低质量)
5.8.2	对于不适合开放性手术或开放性手术治疗失败的患者,建议应用左肾静脉支架治疗胡桃夹综合征	2	C
第六篇　淋巴水肿			
美国静脉论坛指南 6.1.0:淋巴水肿:病理生理学、分类和临床评估			
6.1.1	淋巴水肿分为两大类:原发性和继发性。原发性淋巴水肿可进一步细分为3类: • 先天性淋巴水肿(10%)在出生后2年内发展。一些先天性形式是遗传性的 • 早发性淋巴水肿(80%)发生在2~25岁之间。尽管散发病例最常见,但有一些形式是遗传性的 • 迟发性淋巴水肿(10%)发病于35岁以上 继发性淋巴水肿是由淋巴管的炎症或阻塞引起的。一些最常见的原因包括丝虫病、癌症、创伤(主要是医源性)和感染/炎症		B
6.1.2	淋巴异常可分为4个解剖类别:发育障碍、发育不全、过度发育和淋巴管扩张		B
6.1.3	淋巴病理生理异常可分为3类:淋巴液阻塞、淋巴液反流和过度生成		B
美国静脉论坛指南 6.2.0:淋巴闪烁成像术和淋巴管造影			
6.2.1	建议淋巴闪烁成像术而不是对比剂淋巴管造影来初步评估淋巴水肿患者	1	B
6.2.2	推荐淋巴闪烁成像术,使用图像的视觉解读与半定量评分指数,以记录治疗淋巴水肿的反应	2	B
美国静脉论坛指南 6.3.0:淋巴水肿:物理和药物治疗			
6.3.1	为减少淋巴水肿,建议采用多模式综合消肿疗法,包括手法淋巴引流、多层短弹力包扎、补救运动、皮肤护理和长期管理指导	1	B
6.3.2	为减少淋巴水肿,建议使用短弹力绷带,每天保持22小时以上	1	B
6.3.3	为了减少淋巴水肿,建议每天治疗,每周至少5天,并继续治疗,直到建立正常的解剖结构或恢复到正常体积范围	1	B
6.3.4	为了减少淋巴水肿,建议在一些患者中使用压力泵	2	B
6.3.5	为了维持淋巴水肿疗效,建议使用合适的加压套	1	A
6.3.6	为了维持晚期(Ⅱ期和Ⅲ期)疾病患者的淋巴水肿,建议在夜间使用短弹力绷带。其他压力装置可以代替短弹力绷带	1	B
6.3.7	对于补救措施,建议穿着加压套或绷带	1	C
6.3.8	对于蜂窝织炎或淋巴管炎,建议抗生素覆盖革兰氏阳性球菌,尤其是链球菌。例如头孢氨苄、青霉素、克林霉素和红霉素	1	A
6.3.9	对超过3次感染事件的患者应预防蜂窝织炎,建议抗生素具有广谱抗革兰氏阳性球菌,特别是链球菌,足量每月1周。抗菌素例如头孢氨苄、青霉素、克林霉素和红霉素	1	A
6.3.10	对于淋巴水肿患者,建议通过减少肥胖、治疗慢性静脉功能不全、促进皮肤护理和锻炼来减少风险因素	1	C
美国静脉论坛指南 6.4.0:慢性淋巴水肿的外科治疗原则			
6.4.1	对慢性淋巴水肿的所有干预措施之前应进行至少6个月的非手术压迫治疗	1	C
6.4.2	建议切除手术或吸脂仅适用于保守措施失败的晚期非凹陷性淋巴水肿患者	2	C
6.4.3	如果在疾病早期进行选择的继发性淋巴水肿患者,建议在卓越中心进行显微外科淋巴管重建	2	C

续表

编码	指南	推荐等级（1：强；2：弱）	证据级别（A：高质量；B：中等质量；C：低或极低质量）
美国静脉论坛指南 6.5.0：乳糜疾病的保守和开放手术治疗			
6.5.1	对于因反流引起的乳糜积液和乳瘘的主要治疗，建议首先低脂或中链甘油三酯饮食，然后进行药物治疗，其中包括生长抑素及其类似物，利尿剂和拟交感神经药物，以增强胸导管收缩。然后再通过胸腔穿刺排出乳糜液	1	B
6.5.2	对于乳糜积液患者，如果保守治疗失败，建议使用弹簧圈或胶水进行经皮介入栓塞作为一线治疗	2	B
6.5.3	如果无法进行腔内治疗，建议采用开放手术治疗乳糜积液和症状性淋巴管扩张。手术方式包括结扎淋巴瘘，切除扩张的淋巴管，硬化剂疗法，电视辅助胸腔镜下的胸膜固定术和胸导管结扎，淋巴重建。或最后考虑放置腹腔-静脉分流	2	C